TRAITÉ ÉLÉMENTAIRE

D'ANATOMIE DE L'HOMME

AVEC

NOTIONS D'ORGANOGÉNIE ET D'EMBRYOLOGIE GÉNÉRALE

TOME SECOND

20938. — Imprimeries réunies, A, rue Mignon, 2, Paris.

TRAITÉ ÉLÉMENTAIRE

D'ANATOMIE

DE L'HOMME

(Anatomie descriptive et Dissection)

AVEC NOTIONS

D'ORGANOGÉNIE ET D'EMBRYOLOGIE GÉNÉRALE

PAR

CH. DEBIERRE

Professeur d'anatomie à la Faculté de médecine de Lille

TOME SECOND

SYSTÈME NERVEUX CENTRAL. — ORGANES DES SENS. — SPLANCHNOLOGIE.
EMBRYOLOGIE GÉNÉRALE

AVEC 515 GRAVURES EN NOIR ET EN COULEURS DANS LE TEXTE

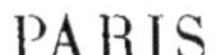

PARIS

ANCIENNE LIBRAIRIE GERMER BAILLIÈRE ET Cie

FÉLIX ALCAN, ÉDITEUR

108, BOULEVARD SAINT-GERMAIN, 108

1890

20938. — Imprimeries réunies, A, rue Mignon, 2, Paris.

ANATOMIE DESCRIPTIVE

LIVRE CINQUIÈME (Suite)

NÉVROLOGIE

CHAPITRE III

CENTRES NERVEUX

Le *système nerveux central* ou *axe cérébro-spinal* est formé par une tige cylindroïde irrégulière renfermée dans le canal vertébral, la *moelle épinière*, et par une masse renflée contenue dans la boîte crânienne, l'*encéphale*, qui n'est que l'épanouissement de la partie supérieure de la moelle. — Il se compose donc : 1° de la *moelle épinière*, dont le couronnement supérieur en forme de chapiteau porte le nom de *bulbe rachidien;* — 2° de l'*encéphale*, qui comprend : *a*. le *cervelet* en arrière; — *b*. le *cerveau* en avant. Entre le cerveau, le cervelet et la moelle épinière, on voit une portion rétrécie, l'*isthme de l'encéphale* ou point de réunion du cerveau et du cervelet au bulbe, à la protubérance et aux pédoncules cérébraux. L'isthme de l'encéphale se compose en effet de la *protubérance annulaire*, des *pédoncules du cerveau*, des *pédoncules du cervelet* et des *tubercules quadrijumeaux*. Toutes ces parties centrales du système nerveux, nous le savons, sont reliées à la périphérie par les nerfs; elles sont protégées par les os du crâne et les vertèbres, et de plus enveloppées par des membranes propres, les *méninges*, par lesquelles nous commencerons l'étude du système nerveux central.

A. — DES MÉNINGES

Les enveloppes du centre nerveux céphalo-rachidien se continuent sans interruption du canal rachidien dans la cavité crânienne, c'est-à-dire qu'elles se présentent sous la forme d'un globe dans le crâne et sous celui d'un tube effilé à sa partie inférieure dans le canal vertébral. Pour faciliter leur étude on les a divisées en *méninges crâniennes* et en *méninges rachidiennes*. Elles comprennent, en procédant de l'extérieur à l'intérieur : 1° une membrane fibreuse très résistante, la *dure-mère;* — 2° une membrane séreuse délicate, l'*arachnoïde;* — 3° une membrane cellulo-vasculaire très fine, directement appliquée sur les centres nerveux, la *pie-mère.*

Préparation des méninges. — Le sujet étant couché sur le ventre, on dénude la calotte du crâne au moyen d'une incision cruciale pratiquée sur le péricrâne dont on rabat les lambeaux. Ceci fait, on ouvre le crâne, soit par le *procédé de la scie*, soit par le *procédé du marteau*, puis on ouvre le canal rachidien dans toute son étendue, après l'avoir préalablement mis à nu, soit par le *procédé de la hachette*, soit à l'aide du *rachitome à scie;* — une fois les lames des vertèbres coupées, on arrache la série des apophyses épineuses avec leurs lames et on enlève un coin de l'occipital en arrière du trou. Les cavités rachidienne et crânienne sont dès lors ouvertes, on a sous les yeux la dure-mère qu'il suffit d'inciser pour tomber sur les autres méninges et finalement sur les centres nerveux eux-mêmes. Mais avec ce procédé, on ne peut étudier, au niveau du crâne, que la dure-mère qui tapisse la base du crâne. — Pour conserver la dure-mère avec tous ses replis, on s'y prendra de la façon suivante : 1° faites sur la calotte un double trait de scie de chaque côté de la ligne médiane, allant du rebord orbitaire à 1 ou 2 centimètres au-dessus de la protubérance occipitale; — 2° puis deux traits horizontaux qui réunissent les deux extrémités des deux précédents, de façon à détacher les deux portions latérales du crâne sous la forme de deux segments d'ellipsoïde. — Il reste après cela au niveau de la voûte du crâne une anse à la face profonde de laquelle adhère la faux du cerveau. — Puis, on régularisera la section de la dure-mère si elle a été intéressée par les traits de scie horizontaux et on enlèvera la masse encéphalique par fragments. Cela étant fait, on voit tous les prolongements de la dure-mère dans leur situation et leurs rapports. On peut aussi laisser intact un des côtés de la dure-mère, après avoir préalablement injecté l'artère méningée moyenne. Dans toutes ces préparations, il est bon d'injecter les sinus de la dure-mère.

Le *feuillet viscéral de l'arachnoïde rachidienne* est facilement démontré par l'insufflation par ponction, lorsque l'on a incisé longitudinalement la dure-mère préalablement mise à nu.

Le *feuillet viscéral de l'arachnoïde crânienne* est également mis en évidence par l'insufflation à l'aide d'un chalumeau introduit au-dessous de lui ou par l'injection d'eau. — A la base de l'encéphale, il est facile de voir ce feuillet sans aucune préparation au niveau des confluents où l'arachnoïde est séparée de la pie-mère par la présence du liquide sous-arachnoïdien.

La *pie-mère crânienne* est facile à isoler de l'arachnoïde par l'insufflation ou l'injection. Pour démontrer sa pénétration entre les circonvolutions, il suffit d'en arracher des lambeaux ou bien de pratiquer des coupes sur un cerveau durci, surtout quand les vaisseaux de cette membrane ont été préalablement remplis par une injection fine. — Les *prolongements externes de la pie-mère rachidienne* sont visibles aussitôt qu'on a incisé la dure-mère et le feuillet viscéral de l'arachnoïde; — ces prolongements qui s'enfoncent dans les sillons de la moelle sont également visibles aussitôt qu'on a incisé la membrane et qu'on l'a écartée de la moelle. — On peut aussi faire une préparation sèche de cette membrane, comme l'a indiqué PARISE. A cet effet, on ouvre le canal rachidien, on maintient sur la dure-mère un linge humide et on abandonne la pièce quinze à vingt jours, jusqu'au moment où la moelle est suffisamment diffluente pour qu'on puisse la faire sortir, par l'extrémité supérieure, à l'aide de pressions graduelles de bas en haut. Après avoir vidé le tube formé par la membrane, on la lave avec le jet d'eau, puis on insuffle ce tube et on le fait sécher, en ayant soin d'épingler les nerfs spinaux renfermés dans leurs gaines.

1. — DURE-MÈRE

La *dure-mère,* membrane d'enveloppe la plus externe du centre nerveux céphalo-rachidien, constitue un sac fibreux allongé dans le canal rachidien, renflé dans la cavité crânienne. Bien que cette membrane soit ininterrompue et que sa portion rachidienne se continue directement avec sa portion crânienne à travers le trou occipital, on lui décrit, pour la commodité de la démonstration, deux portions : l'une *crânienne,* l'autre *rachidienne.*

§ I. — Dure mère crânienne.

La *dure-mère crânienne* sert à la fois d'enveloppe à l'encéphale et de périoste interne aux os du crâne (endocrâne). Elle présente une face externe ou face extérieure et une face interne ou intérieure.

1° La *face externe* tapisse exactement la table interne des os du crâne auxquels elle adhère par des prolongements fibro-vasculaires. Cette adhérence varie selon les points du crâne : à la voûte elle est très faible, très forte, au contraire, à la base du crâne, et surtout au niveau des sutures et des parties saillantes (crête du rocher, bord postérieur des petites ailes du sphénoïde, pourtour du trou occipital, apophyse crista-galli, etc.). Cette adhérence varie du reste avec l'âge; très faible à la voûte chez l'adulte, elle l'est beaucoup plus chez le vieillard. Chez les jeunes enfants, la dure-mère se confond avec le péricrâne au niveau des fontanelles et des sutures encore ouvertes. Il en est encore de même chez l'adulte, au niveau des trous de la base du crâne, où elle se prolonge sur les nerfs qui sortent par ces trous (gaine durale), qu'elle abandonne ensuite pour aller se confondre avec le périoste externe. Au niveau du trou optique et de la fente sphénoïdale, elle passe dans la cavité orbitaire, où elle se dédouble en deux feuillets, l'un qui forme une gaine fibreuse au nerf optique et va se perdre sur la sclérotique au moment où ce nerf traverse le pôle postérieur du globe de l'œil ; l'autre qui se continue avec le périoste de l'orbite. Au niveau de la lame criblée de l'ethmoïde, elle fournit une gaine à chaque filet du nerf olfactif. Sur la face externe de la dure-mère on aperçoit la saillie des vaisseaux méningés, qui, logés dans son épaisseur, s'impriment, pour ainsi dire, dans les os du crâne.

2° La *surface intérieure* de la dure-mère a un aspect nacré, lisse, poli et humide, dû au revêtement séreux du feuillet pariétal de l'arachnoïde qui la tapisse. Elle fournit des cloisons qui divisent la cavité crânienne en trois compartiments, communiquant entre eux

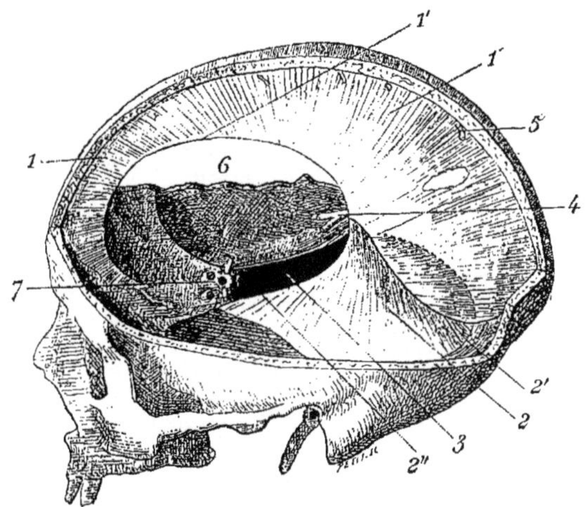

FIG. 1. — Dure-mère crânienne.

1, faux du cerveau ; — 1', bord libre de la faux ; — 2, tente du cervelet ; — 2' et 2", grande et petite circonférence de la tente ; — 3, trou ovale de Pacchioni ; — 4, veine de Galien ; — 5, veines cérébrales se rendant dans le sinus longitudinal supérieur ; — 6, coupe de la paroi du crâne du côté opposé ; — 7, fosse pituitaire.

et destinés à loger le cervelet et les deux hémisphères du cerveau. Ces prolongements sont : *a.* la *faux du cerveau ;* — *b.* la *tente du cervelet ;* — *c.* la *faux du cervelet ;* — *d.* le *repli pituitaire.*

a. La *faux du cerveau* est une lame fibreuse falciforme, tendue verticalement sur la ligne médiane entre les deux hémisphères du cerveau. Elle a la forme d'un croissant, et présente une extrémité antérieure, une extrémité postérieure, un bord supérieur, un bord inférieur et deux faces latérales. L'*extrémité antérieure* ou *sommet* est effilée en pointe ; elle s'attache sur l'apophyse crista-galli, à la crête frontale et au trou borgne dans lequel elle envoie un prolongement. L'*extrémité postérieure* ou *base* se fixe sur la ligne médiane de la face supérieure de la tente du cervelet, qu'elle maintient soulevée en dôme ; elle est parcourue par le sinus droit. Le *bord supérieur* ou *adhérent* est convexe ; il s'insère sur la ligne médiane de la voûte du crâne, et renferme dans son épaisseur le sinus longitudinal supérieur. Le *bord inférieur* ou *libre* est mince et concave (tranchant de la faux); il est placé au-dessus du corps calleux et contient le sinus longitudinal inférieur. — Les *faces latérales* sont en rapport avec la face interne des hémisphères cérébraux.

La faux du cerveau destinée à maintenir le poids des hémisphères, dans les

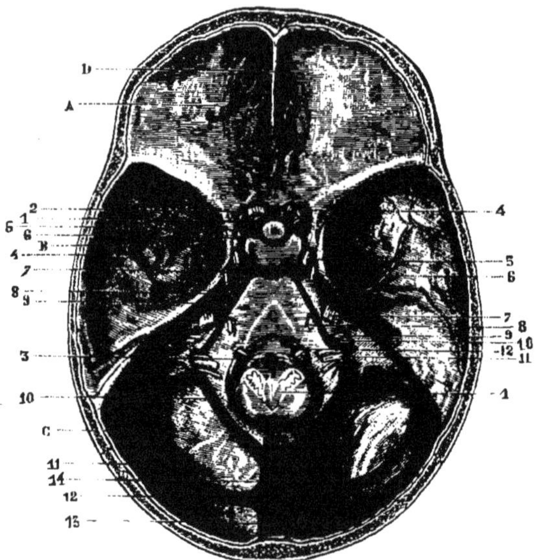

FIG. 2. — Orifices de la dure-mère pour le passage des nerfs crâniens.

A, fosse cérébrale antérieure; — B, fosse cérébrale moyenne; — C, fosse cérébrale postérieure; — D, crête frontale. — *Côté droit :* 1, coupe du bulbe rachidien; — 4, nerf optique; — 5, nerf moteur oculaire commun; — 6, nerf pathétique; — 7, nerf trijumeau; — 8, nerf moteur oculaire externe; — 9, nerf facial; — 10, nerf auditif; — 11, les trois nerfs du trou déchiré postérieur; — 12, nerf grand hypoglosse. — *Côté gauche :* 1, artère carotide interne; — 2, trou optique; — 3, tronc basilaire; — 4, artère méningée moyenne; — 5, carotide interne; — 6, sinus caverneux et en avant de lui le sinus circulaire autour de la glande pituitaire; — 7, sinus occipital transverse; — 8, sinus pétreux supérieur; — 9, sinus pétreux inférieur; — 10, sinus occipital latéral; — 11, sinus latéral; — 12, pressoir d'Hérophile; — 13, sinus longitudinal supérieur; — 14, sinus droit.

inclinaisons latérales de la tête ou du corps, peut être perforée congénitalement; — elle peut aussi faire défaut.

b. La *tente du cervelet* est une voûte membraneuse en forme de toit à deux pans latéraux, qui sépare le cerveau du cervelet. Elle présente *deux faces* et *deux bords*.

La *face supérieure*, convexe, supporte les lobes occipitaux du cerveau; elle donne insertion sur la ligne médiane (sommet du toit), à la base de la faux du cerveau.

La *face inférieure*, concave, est en rapport avec la convexité du cervelet. — Le *bord extérieur*, ou *grande circonférence*, s'insère en arrière sur les gouttières latérales de l'occipital, et en avant sur le bord supérieur du rocher et l'apophyse clinoïde postérieure par chacun de ses coins. — Il contient en arrière une partie des sinus latéraux, et en avant les sinus pétreux supérieurs.

Le *bord intérieur*, ou *petite circonférence*, est libre et en forme de croissant dont les angles vont s'attacher en avant aux apophyses clinoïdes antérieures. Ce bord concave forme, avec la gouttière basilaire, une large ouverture, le *trou ovale de Pacchioni*, qui est traversé par l'isthme de l'encéphale.

Les pointes des deux circonférences de la tente du cervelet s'entre-croisent en X vers le sommet du rocher et sur les côtés de la selle turcique. Les angles de la petite circonférence passent au-dessus de la grande circonférence pour aller s'insérer aux apophyses clinoïdes antérieures : ils constituent la paroi externe des sinus caverneux. Les angles de la grande circonférence passent en pont au-dessus des nerfs trijumeaux pour aller se fixer aux apophyses clinoïdes postérieures. — La tente du cervelet sert à soutenir les lobes postérieurs du cerveau et les empêche de peser sur le cervelet.

c. La *faux du cervelet, petite faux du cerveau*, est une petite cloison verticale tendue entre les deux hémisphères du cervelet. Elle présente une *base* insérée sur la ligne médiane de la face inférieure de la tente du cervelet, en regard de la base de la faux du cerveau; — un *sommet*, bifurqué, qui se perd en bas sur les côtés du trou occipital; — un *bord postérieur*, convexe, adhérent à la crête occipitale interne; — un *bord antérieur*, concave, logé entre les deux lobes du cervelet.

On trouve dans l'épaisseur du bord adhérent de la faux du cervelet les sinus occipitaux postérieurs, et à l'angle postérieur de la base le pressoir d'Hérophile. Winslow l'a vue double.

d. Le *repli pituitaire*, ou *tente de l'hypophyse*, est un feuillet fibreux tendu au-dessus de la selle turcique et qui emprisonne le corps pituitaire. Pour le former, la dure-mère se dédouble en deux lames : la lame profonde tapisse le fond de la selle turcique; la lame superficielle est tendue horizontalement à la façon d'une peau de tambour, du bord postérieur au bord antérieur de la selle turcique, et se continue de chaque côté avec les parois des sinus caverneux : elle est percée d'un trou central pour le passage de la tige pituitaire et forme le *diaphragme de l'hypophyse*.

La circonférence du diaphragme renferme le sinus coronaire.

Structure. — La dure-mère est une membrane fibreuse résistante formée de fibres entre-croisées de tissu conjonctif au milieu desquelles on trouve des réseaux de fibres élastiques. Partout ailleurs qu'au niveau des sinus, elle ne forme qu'un seul feuillet ainsi que l'avaient dit Colombo et Fallope; mais au niveau des sinus elle se dédouble en deux feuillets pour donner lieu à ces canaux (1). L'un de ces feuillets, l'externe, a été considéré comme représentant le périoste interne des os du crâne.

Les *artères* de la dure-mère sont : 1° les *méningées antérieures*, fournies par les ethmoïdales ; — 2° les *méningées moyennes*, qui viennent de la maxillaire interne, et la petite méningée de Lauth ; — 3° les *méningées postérieures*, qui sont des branches de la pharyngienne inférieure, de la vertébrale et de l'occipitale. Ces artères ne sont pas exclusivement destinées à la dure-mère, mais vont se perdre dans les os du crâne.

Les *veines* sont ou solitaires, ou satellites des artères. L'artère méningée moyenne est accompagnée par deux *veines méningées moyennes* qui reçoivent des veines osseuses dans les sillons du pariétal, et s'ouvrent en haut dans le sinus longitudinal supérieur, en bas dans le plexus ptérygoïdien en passant à travers le trou petit rond, parfois dans le sinus caverneux. — Outre ces *veines* et les *sinus de la dure-mère*, gros canaux veineux qui circulent dans l'épaisseur de cette membrane (t. I, p. 680), la dure-mère contient encore deux catégories de veines qui font communiquer les sinus entre eux : les *petites veines anastomotiques*, qui ne sont autres que les veines propres de la dure-mère, et les *grandes veines anastomotiques*, qui sont : 1° la grande veine anastomotique antérieure, grande veine cérébrale supérieure de Cruveilhier, veine de Trolard, allant du sinus longitudinal supérieur au sinus pétreux supérieur ou au sinus caverneux, en suivant à peu près la direction du sillon post-rolandique ; — 2° la grande veine anastomotique postérieure, qui s'étend du sinus longitudinal supérieur au sinus latéral (p. 161).

Les *lymphatiques* signalés par MASCAGNI sont peu connus. SAPPEY les nie formellement. J. MICHEL, au contraire, y admet des *fentes* lymphatiques qui communiqueraient avec l'arachnoïde. Le réseau vasculaire propre de la dure-mère a été considéré comme de nature lymphatique par RECKLINGHAUSEN, tandis que AXEL KEY et RETZIUS le regardent comme purement veineux, et BŒHM comme un réseau spécial mettant en communication le réseau sanguin de la dure-mère avec la cavité de l'arachnoïde.

Les nerfs de la dure-mère (LUSCHKA, RÜDINGER, KRAUSE, ALEXANDER) sont peu nombreux. On les a divisés en *antérieurs*, *moyens* et *postérieurs*. Les antérieurs, très grêles, viennent du filet ethmoïdal du rameau nasal de l'ophthalmique de Willis (FROMENT). — Les moyens viennent du ganglion de Gasser et se distribuent à la portion temporo-pariétale de la dure-mère ; quelques filets proviennent du plexus sympathique qui entoure l'artère méningée moyenne. — Les postérieurs émanent de la branche ophthalmique de Willis près de son origine et se portent en arrière (nerf récurrent d'Arnold) pour se terminer dans la tente du cervelet et la faux du cerveau (J. CRUVEILHIER, BONAMY).

§ II. — Dure-mère rachidienne.

La *dure-mère rachidienne* se continue en haut avec la dure-mère crânienne et se termine en bas en cul-de-sac à l'extrémité du canal sacré. Elle constitue un long étui, *sac dural*, qui enveloppe et pro-

(1) MASSA, en 1560, admit la présence de deux feuillets qui se séparaient l'un de l'autre au niveau des sinus et au niveau de chacun des prolongements que la dure-mère envoie dans la cavité du crâne. De là le nom de *replis* donné à ces prolongements, parce qu'on supposait que le feuillet interne, en s'écartant de l'externe, s'adosse à lui-même pour leur donner naissance. — Cette opinion, adoptée par SLEVOGT, BOURGELAT et SABATIER, fut exagérée encore par VERHEYEN et PAULI, qui admirent que la dure-mère est composée de quatre et même cinq feuillets.

tège la moelle épinière, mais qui est trop grand pour la contenir et trop étroit pour remplir le canal rachidien (1). Comme la moelle, elle s'élargit au niveau du cou et des lombes.

Elle présente : une *surface extérieure*, une *surface intérieure*, et *deux extrémités*.

a. La *surface extérieure* n'est point adhérente aux parois du canal rachidien; elle en est séparée par une graisse molle et rougeâtre et par les plexus veineux intrarachidiens. En avant et sur la ligne médiane elle adhère cependant au grand surtout ligamenteux postérieur par des filaments, nombreux surtout dans les régions cervicale et lombaire, plus rares dans la région dorsale. Sur les côtés, elle fournit des gaines fibreuses aux nerfs rachidiens (gaines durales) qui s'engagent dans les trous de conjugaison (1 et 2, fig. 3).

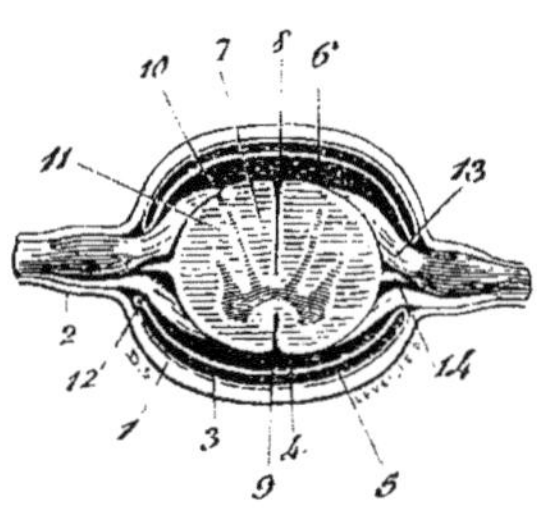

Fig. 3. — Coupe transversale de la moelle et de ses enveloppes (Hirschfeld et Léveillé).

1, dure-mère rachidienne; — 2, son prolongement sur les nerfs spinaux; — 3, 4, arachnoïde spinale; — 3, feuillet pariétal; — 4, feuillet viscéral; — 5, cavité intra-arachnoïdienne; — 6, espace sous-arachnoïdien; — 7, cordon postérieur de la moelle; — 8, sillon médian postérieur; — 9, sillon médian antérieur; — 10, prolongement de la substance grise qui correspond aux racines postérieures; — 11, cordon antéro-latéral; — 12, racines antérieures; — 13, racines postérieures; — 14, coupe du ligament dentelé.

b. La *surface intérieure* est lisse, en raison de ce fait qu'elle est tapissée par le feuillet pariétal de l'arachnoïde. Des filaments cellulo-fibreux l'unissent en avant et en arrière à la pie-mère. Sur les côtés, elle donne insertion aux pointes du ligament dentelé qui l'unit également à la pie-mère, et présente la série des doubles orifices qui livrent passage aux racines antérieures et postérieures des nerfs rachidiens. Entre la dure-mère et l'arachnoïde, qui lui est étroitement unie, existe un espace lymphatique, l'*espace sub-dural*.

c. L'*extrémité supérieure*, très adhérente au pourtour du trou occipital, se continue avec la dure-mère crânienne. — A ce niveau, elle est traversée à droite et à gauche par les artères vertébrales.

d. L'*extrémité inférieure* se prolonge sur les nerfs qui forment la queue de cheval, qu'elle entoure comme dans un sac conoïde dont le sommet se termine à la base du coccyx (2).

(1) Si la dure-mère a une capacité supérieure au volume de la moelle, c'est pour contenir le liquide céphalo-rachidien (Cotugno, Magendie).

(2) Selon Trolard, l'extrémité inférieure du cul-de-sac fibro-séreux de la moelle chez l'adulte ne descend pas au delà de la deuxième vertèbre sacrée.

La *structure* de la dure-mère rachidienne est analogue à celle de la dure-mère crânienne. Elle est constituée comme elle par un feutrage de fibres lamineuses entremêlées de nombreuses fibres élastiques.

Ses *vaisseaux* sont grêles et peu nombreux. Ses *artères* viennent des branches spinales des vertébrales, des intercostales, des lombaires et des sacrées latérales. Ses *veines* suivent les artères et aboutissent aux veines extrarachidiennes. Elle est dépourvue de vaisseaux lymphatiques (SAPPEY) et peut-être aussi de nerfs (PURKINJE, SAPPEY, KŒLLIKER). RÜDINGER cependant prétend en avoir observé.

La dure-mère rachidienne a pour usage de protéger la moelle en l'immobilisant au centre du canal vertébral.

2. — ARACHNOIDE

L'*arachnoïde*, interposée entre la dure-mère et la pie-mère, est une membrane séreuse qui, comme toutes les vraies séreuses, peut être considérée comme un sac sans ouverture, entourant le système nerveux central sans le contenir dans sa propre cavité. On lui décrit un *feuillet pariétal* et un *feuillet viscéral*. Le premier est intimement uni à la face profonde de la dure-mère, dont il ne peut être isolé par le scalpel; le second enveloppe le cerveau et la moelle, dont il est séparé par la pie-mère et le liquide céphalo-rachidien (1). Les deux feuillets se continuent l'un avec l'autre au niveau des racines des nerfs, des vaisseaux et des ligaments dentelés, toutes parties qui sont revêtues par le feuillet viscéral jusqu'au moment où elles arrivent à la face interne de la dure-mère.

Le *feuillet pariétal* est considéré par beaucoup d'anatomistes comme un simple revêtement épithélial qui tapisse la face interne de la dure-mère. Mais les coupes microscopiques montrent que cet épithélium est supporté par un feuillet propre, distinct par sa structure de la dure-mère, à laquelle il est intimement accolé, et formé d'un entre-croisement de fibres lamineuses entremêlées de réseaux de fibres élastiques (CH. ROBIN et CADIAT).

Ce feuillet tapissant exactement la surface intérieure de la dure-mère dans toute son étendue, aussi bien dans le crâne que dans le rachis, il n'y a pas lieu d'imiter les auteurs qui le décrivent isolément dans la boîte crânienne et dans le canal vertébral. Le feuillet pariétal de l'arachnoïde est un; il se continue sans interruption du canal rachidien dans la cavité céphalique, en suivant dans tout son parcours la face profonde de la dure-mère.

Le *feuillet viscéral de l'arachnoïde*, au contraire, constituant une véritable membrane autonome, mince et transparente, et présentant

(1) Longtemps confondue avec la pie-mère, l'arachnoïde viscérale a été reconnue pour la première fois sur la convexité du cerveau par RUYSCH, et un peu après sur la base par VAROLE. Le feuillet pariétal a été découvert par BICHAT.

des dispositions différentes autour de l'encéphale et autour de la moelle, mérite une description spéciale dans le crâne et dans le rachis.

a. **Arachnoïde crânienne** (feuillet viscéral). — Le feuillet viscéral de l'arachnoïde crânienne est une membrane très mince qu'on a comparée à une toile d'araignée, adhérant à la pie-mère par des tractus de tissu conjonctif.

Sur toute l'étendue du cerveau, ce feuillet passe en pont au-dessus de tous les sillons et de toutes les anfractuosités, c'est-à-dire qu'il ne s'enfonce pas dans les sillons qui limitent les circonvolutions comme le fait la pie-mère. Il n'y a d'exception à cette loi qu'au niveau de la grande scissure interhémisphérique dans laquelle descend la faux du cerveau. Là, le feuillet viscéral de l'arachnoïde, après avoir tapissé la convexité de l'un des hémisphères, s'enfonce dans la scissure médiane, glisse au-dessous du bord inférieur de la faux du cerveau, se relève, et, continuant son chemin, va tapisser la convexité de l'autre hémisphère cérébral.

Ce feuillet passe directement du cerveau sur le cervelet, sans pénétrer dans la grande fente de Bichat, et en formant à ce niveau un espace, appelé *espace sous-arachnoïdien* ou *confluent postéro-supérieur*. — Il passe du cervelet sur le bulbe, en voilant l'entrée du quatrième ventricule, et en formant à ce niveau un nouvel et vaste espace sous-arachnoïdien, *espace* ou *confluent postérieur*, formé par la réflexion de la membrane qui, après avoir tapissé la face inférieure du cervelet, se réfléchit sur le bulbe.

Au niveau de la base de l'encéphale, ce feuillet se conduit d'une façon identique, c'est-à-dire qu'il passe comme une jetée d'une circonvolution à l'autre, transformant ainsi en un canal prismatique et triangulaire le sillon qui sépare deux circonvolutions voisines ou en espaces plus ou moins irréguliers les anfractuosités qu'on observe à la base du cerveau. — C'est ainsi qu'il convertit la scissure de Sylvius en un large canal, *confluent latéral;* qu'en passant d'un hémisphère à l'autre au niveau du bec du corps calleux il donne lieu au *confluent antérieur;* — qu'après avoir recouvert le chiasma des nerfs optiques et avoir envoyé une gaine autour de la tige pituitaire, il passe sur la protubérance annulaire, en transformant l'espace interpédonculaire en une cavité close, *confluent central,* — tous espaces où vient s'amasser le liquide céphalo-rachidien.

Dans son trajet, l'arachnoïde rencontre les nerfs qui sortent de l'encéphale et les vaisseaux qui y arrivent ou en sortent; elle forme à chacun d'eux une gaine infundibuliforme qui les accompagne jusqu'au moment où ils traversent la dure-mère; dans ce point, elle les abandonne et se réfléchit sur la face interne de la dure-mère pour former l'arachnoïde pariétale.—Ces gaines sont assez courtes, et il n'y a qu'une très légère invagination de la séreuse dans le conduit fibreux ou ostéo-fibreux de chaque nerf. Il n'y a d'exception à cette règle que pour les nerfs facial et acoustique, qui sont accompagnés par un long manchon séreux qui s'étend jusqu'au fond du conduit auditif interne et contient du liquide céphalo-rachidien (1).

Au niveau où l'arachnoïde rencontre la veine de Galien, elle forme autour d'elle un repli circulaire, une gaine, qui se continue avec le feuillet viscéral de l'arachnoïde vers le milieu de la grande fente cérébrale, et avec le feuillet pariétal à l'extrémité antérieure du sinus droit où vont se jeter les veines de Galien. C'est cette gaine séreuse que l'on déchire fatalement en enlevant l'encéphale, qui fut considérée par Bichat, puis par L. Hirschfeld, comme étant un *canal arachnoïdien* qui aurait fait communiquer la cavité arachnoïdienne avec les ventricules du cerveau. — Or ce canal est artificiel et n'existe pas avant la déchirure de la gaine de la veine de Galien.

L'arachnoïde viscérale est séparée de la pie-mère par un tissu cellulaire lâche extrêmement délié; ce tissu, presque séreux, ne s'infiltre jamais de graisse; mais au niveau de la base du cerveau, dans l'aire de l'hexagone de Willis en particulier, il devient plus dense et prend l'aspect fibroïde. — C'est là le *tissu cellulaire sous-arachnoïdien*, que Gelez a décrit sous le nom de *séreuse sous-arachnoïdienne.*

b. **Arachnoïde rachidienne** (feuillet viscéral). — L'*arachnoïde spinale* ou *rachidienne* est séparée de la pie-mère par un espace assez large, de telle façon qu'il y a entre elle et la moelle immédiatement recouverte par la pie-mère, un large canal circulaire sous-arachnoïdien qui est occupé par le liquide céphalo-rachidien. En se prolongeant autour des nerfs de la queue de cheval, le feuillet viscéral de l'arachnoïde spinale, forme une grosse ampoule ou s'accumule le même liquide.

Il enveloppe tous les tractus fibreux, tous les vaisseaux qui se portent de la pie-mère à la dure-mère; il tapisse les ligaments dentelés et le ligament coccygien, et se continue à la face interne de la dure-mère avec le feuillet pariétal. Au niveau des racines des nerfs rachidiens, il forme une gaine infundibuliforme à ces racines qu'il accompagne jusqu'au point où elles traversent la dure-mère. Là il se continue encore avec le feuillet pariétal. De la sorte, est établie

(1) C'est à cette disposition qu'on a attribué la cause des écoulements séreux par l'oreille, dans les fractures transversales du rocher. La gaine rupturée laisserait échapper le liquide en question dont l'analyse chimique a montré toute l'analogie avec le liquide sous-arachnoïdien.

la continuité entre le feuillet pariétal et le feuillet viscéral de l'arachnoïde.

L'espace compris entre les deux feuillets de l'arachnoïde forme la *cavité arachnoïdienne* ou subdurale (5, fig. 3). Cette cavité ne renferme aucun liquide à l'état normal, quoique HITZIG y ait reconnu l'existence d'un peu de sérosité chez le Chien vivant; sa surface, recouverte d'épithélium, est seulement humide et tapissée d'une légère couche de sérosité onctueuse, destinée à faciliter les mouvements des deux feuillets l'un sur l'autre.

L'espace situé entre l'arachnoïde et la pie-mère porte le nom d'*espace sous-arachnoïdien*. C'est lui qui contient le liquide céphalo-rachidien.

La *structure* de l'arachnoïde (feuillet viscéral) est des plus simples. — Elle est essentiellement constituée par deux feuillets : l'un, de nature connective, est composé par des faisceaux de tissu conjonctif entre-croisés et par quelques fibres élastiques; l'autre, de nature épithéliale, est formé d'un *épithélium pavimenteux* simple, ou à deux (LUSCHKA) ou plusieurs couches (HENLE). — Il est à observer que le feuillet épithélial regarde la cavité de l'arachnoïde, exactement comme pour le feuillet pariétal, et comme cela a lieu dans toutes les séreuses.

On ne connaît ni les *vaisseaux* ni les *nerfs* de l'arachnoïde. SAPPEY nie les uns et les autres. BOURGERY, BENEDIKT, auraient cependant observé des nerfs dans l'arachnoïde, et AXEL KEY admet que les franges arachnoïdiennes sont en connexion avec les lymphatiques de la dure-mère.

3. — PIE-MÈRE

La *pie-mère* est une membrane cellulo-vasculaire délicate, qui enveloppe directement les centres nerveux à l'égard desquels elle joue le rôle de membrane nourricière. Méninge la plus profonde, elle est en rapport en dehors avec le feuillet viscéral de l'arachnoïde et le liquide céphalo-rachidien, en dedans avec la substance du centre nerveux encéphalo-médullaire auquel elle adhère par des prolongements celluleux et vasculaires.

La pie-mère spinale diffère de la pie-mère encéphalique par son caractère moins vasculaire et plus franchement fibreux; la seconde adhère au feuillet viscéral de l'arachnoïde par des prolongements celluleux plus ou moins lâches qui constituent le tissu cellulaire sous-arachnoïdien, alors que la pie-mère spinale n'a aucune connexion avec l'arachnoïde dont elle est séparée sur toute son étendue, par un espace cylindrique dans lequel se meut le liquide céphalo-rachidien. Mais dans le crâne comme dans le rachis, il y a entre la pie-mère et l'arachnoïde une cavité, d'autant plus comparable à une séreuse qu'AXEL KEY et RETZIUS y ont découvert un revêtement épithélial.

§ I. — Pie-mère cérébrale.

En raison de sa disposition à la surface ou dans les cavités du cerveau, on a divisé la *pie-mère cérébrale* en *pie-mère extérieure* et en *pie-mère intérieure*.

1° Pie-mère extérieure. — Sous-jacente à l'arachnoïde crânienne à laquelle elle est unie par des brides déliées de tissu cellulaire lâche, la *pie-mère encéphalique* enveloppe le cerveau et le cervelet et pénètre entre les circonvolutions qu'elle tapisse dans toute leur étendue. Mais alors que la majorité des anatomistes admettent qu'il s'agit là d'une réflexion totale dans les sillons qui séparent les circonvolutions, c'est-à-dire d'un véritable pli, Batty Tuke a soutenu que la pie-mère passe en réalité d'une circonvolution à l'autre en n'envoyant dans le sillon intermédiaire qu'un simple prolongement destiné à soutenir les vaisseaux.

Au niveau du cervelet, cette dernière disposition est beaucoup plus évidente, et là, la pie-mère n'envoie réellement entre les lames du cervelet que de simples cloisons, et non pas un repli dont les feuillets seraient adossés. — Par sa surface extérieure elle est en contact direct avec l'arachnoïde au niveau des circonvolutions; elle s'en sépare au moment où elle s'enfonce dans les sillons et les anfractuosités du cerveau, mais aussi bien au niveau des sillons qu'ailleurs elle est unie à l'arachnoïde par des tractus filamenteux plus ou moins déliés. — Par sa surface interne elle est en relation directe avec le cerveau auquel elle est rattachée par d'innombrables vaisseaux qui pénètrent dans la substance de l'encéphale (1). — A la base du crâne, la pie-mère se prolonge sur les nerfs crâniens auxquels elle forme une gaine, qui peu à peu se transforme en une simple membrane fibreuse de protection et se confond avec le névrilème des nerfs.

2° Pie-mère intérieure. — Au niveau de la partie moyenne de la grande fente cérébrale de Bichat, entre le bourrelet du corps calleux et les tubercules quadrijumeaux, la pie-mère pénètre dans l'intérieur du troisième ventricule et forme la *toile choroïdienne;* aux extrémités de cette fente, elle s'enfonce dans les ventricules latéraux et constitue les *plexus choroïdes* des ventricules latéraux (2). — Au niveau du trou de Magendie, la pie-mère ne pénètre

(1) Lorsqu'on décortique le cerveau, ces vaisseaux dans certains endroits où ils sont nombreux et assez volumineux, laissent à leur place (après arrachement de la pie-mère) un ensemble de pertuis qui donne à la surface de l'encéphale l'aspect d'un petit crible : c'est ce qu'on appelle les *espaces perforés* (voy. Cerveau).

(2) Il est préférable de dire que la pie-mère se prolonge dans les ventricules du cerveau en déprimant devant elle, en certains points, leurs parois extrêmement amincies,

pas dans l'encéphale, de sorte que le liquide céphalo-rachidien passe avec facilité à travers l'aqueduc de Sylvius. Beaucoup d'anatomistes estiment même que la pie-mère ferme cette ouverture et que le trou de Magendie est artificiel (voy. p. 85).

§ II. — Pie-mère spinale.

La *pie-mère spinale ou rachidienne* est en continuité directe avec la pie-mère encéphalique, mais elle est beaucoup plus résistante et moins vasculaire qu'elle. A partir de l'isthme de l'encéphale en effet, la pie-mère prend les caractères d'une membrane fibreuse à la surface de laquelle rampent les vaisseaux de la moelle et du bulbe. — Elle présente :

1° Une *surface externe* recouverte d'un grand nombre de petits vaisseaux artériels et veineux qui traversent la membrane pour aller s'enfoncer dans la substance de la moelle, ou qui en émergent pour se rendre dans les plexus veineux périmédullaires. Elle est hérissée d'un grand nombre de filaments celluleux irréguliers qui soulèvent l'arachnoïde pour aller se fixer à la dure-mère, et sur les parties latérales elle se prolonge sur les racines des nerfs rachidiens dont elle va former le névrilème — Entre chaque paire de nerfs elle fournit de chaque côté un prolongement membraniforme festonné, *ligament dentelé,* et à l'extrémité inférieure de la moelle, un prolongement filiforme, *ligament coccygien.*

Les *ligaments dentelés* de la moelle situés longitudinalement de chaque côté de la moelle, sont constitués par une série de dix-huit à vingt festons, dont chacun a une forme triangulaire et dont l'ensemble forme une longue bandelette placée de champ le long de la moelle entre les racines antérieures et les racines postérieures des nerfs spinaux (7, fig. 4). La base de cette bandelette festonnée est continue à la pie-mère, tandis que la pointe des dentelures s'insère sur la face profonde de la dure-mère dans l'intervalle des conduits à travers lesquels passent les paires nerveuses, c'est-à-dire à la hauteur des pédicules des vertèbres. Ils commencent au niveau du trou occipital et se terminent au niveau de la première ou de la deuxième vertèbre lombaire. Leur disposition n'est pas toujours aussi régulière que celle que nous venons de décrire.

Le *ligament coccygien* est un cordon grêle longtemps considéré comme la simple terminaison de la pie-mère rachidienne qui, au-dessous de la moelle n'ayant plus rien à contenir, se ramasserait sur elle-même en un ligament étendu de l'extrémité inférieure de la

car nous verrons en effet que les plexus choroïdes du cerveau ne sont pas contenus à proprement parler dans les cavités du cerveau, puisque, en réalité, il sont en dehors de l'épendyme (voy. CERVEAU, p. 173).

moelle à la base du coccyx (1). Mais en réalité ce cordon est creux et renferme une mince colonne de substance grise nerveuse limitant un canal très irrégulier, le *filum terminale* (2).

2° La *surface interne* de la pie-mère rachidienne, très adhérente à la moelle épinière, envoie une infinité de prolongements qui pénètrent dans l'épaisseur de ce centre nerveux. — Parmi ces prolonge-

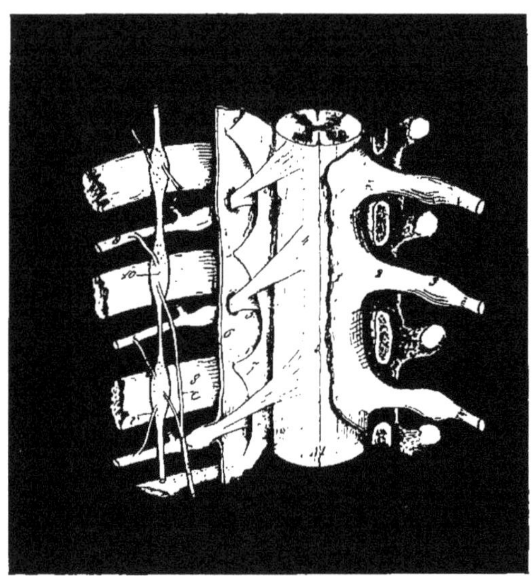

Fig. 4. — Ligaments dentelés (région dorsale).

M, moelle épinière vue en avant (la dure-mère est fendue, rejetée du côté droit, laissée en place à gauche); — 1, dure-mère laissée en place ; — 2, nerf rachidien enveloppé dans sa gaine dure-mérienne; — 3, ganglion rachidien; — 4, racine antérieure mise à découvert par le renversement de la dure-mère en dehors ; — 5, racine postérieure ; — 7, ligament dentelé ; — 8, côte ; — 9, nerf rachidien qui a traversé la dure-mère (au niveau du dernier l'orifice de la dure-mère est ouvert) ; — 10, ganglion du sympathique avec ses racines ; — r, racine du sympathique ; — e, branche efférente qui va contribuer à former ici le nerf grand splanchnique.

ments il en est deux qui entrent dans les sillons médians de la moelle : l'un, postérieur, *prolongement médian postérieur*, s'y enfonce sous la forme d'une simple cloison jusqu'à la commissure grise; l'autre, antérieur, *prolongement médian antérieur*, constitué

(1) Regardé comme un nerf par les anciens anatomistes, ce ligament a été appelé *nerf impair*.

(2) D'après les récentes recherches de Trolard (*Arch. de Physiolog.*, 1888), le *filum terminale* se compose d'un cordon médian qui va se fixer au coccyx et de deux cordons latéraux qui sont les sixièmes paires sacrées.

par un véritable pli, s'engage dans le sillon antérieur jusqu'à atteindre la commissure blanche.

Les autres prolongements pénètrent de tous côtés dans l'intérieur de la moelle, et en s'unissant à la tunique adventice des vaisseaux ou en se perdant au milieu de la névroglie, forment des cloisons incomplètes qui isolent plus ou moins les uns des autres les éléments de la moelle.

Structure de la pie-mère. — La *pie-mère cérébrale* est essentiellement constituée par un lacis de vaisseaux formant un réseau très serré et soutenu par une trame très légère de tissu cellulaire lâche. Dans ce réseau vasculaire, les veines sont beaucoup plus volumineuses et plus nombreuses que les artères. Le tissu cellulaire qui réunit et soutient les vaisseaux est presque dépourvu de fibres élastiques; par contre, il contient beaucoup d'éléments cellulaires et souvent des cellules pigmentaires.

La *pie-mère rachidienne* est une véritable membrane cellulo-fibreuse, beaucoup moins vasculaire que la pie-mère crânienne.

Selon FOHMANN, la pie-mère contiendrait des vaisseaux lymphatiques, et l'on a décrit autour des vaisseaux de la pie-mère cerébrale des gaines, *gaines périvasculaires* de Ch. Robin et His, que l'on a considérées comme des gaines lymphatiques. — SAPPEY nie l'existence des vaisseaux lymphatiques. — Les *nerfs*, décrits par PURKINJE et KRAUSE, sont fournis par le système sympathique, et la plupart accompagnent les artères. Dans le crâne, ils proviennent du plexus carotidien.

La pie-mère joue un triple rôle : 1° elle est la membrane nourricière des centres nerveux; — 2° elle préside à la sécrétion du liquide céphalo-rachidien; — 3° elle sert à fixer la moelle dans une position invariable par ses adhérences à cet organe d'une part et à la dure-mère ou au coccyx d'autre part par les ligaments dentelés et coccygien (1).

4. — ESPACE SOUS-ARACHNOIDIEN ET LIQUIDE CÉPHALO-RACHIDIEN

1. Espace sous-arachnoïdien. — Il existe entre les centres nerveux et la dure-mère, en réalité entre l'arachnoïde et la pie-mère, un espace libre qui s'étend du crâne dans le rachis et réciproquement. Cet espace, c'est l'*espace sous-arachnoïdien*. Il constitue un véritable sac rappelant les cavités séreuses, et revêtues comme elles, d'après LUSCHKA, AXEL KEY et RETZIUS, d'un revêtement épithélial. Il communique avec les espaces séreux des nerfs. — Complètement libre dans le rachis, cet espace est coupé dans certains points du

(1) La surface des ventricules est tapissée par une membrane spéciale, l'*épendyme* (VIRCHOW). Cette membrane extrêmement délicate, formée d'un substratum de tissu conjonctif recouvert d'un épithélium cylindrique à cils vibratiles (PURKINJE, VALENTIN, KÖLLIKER, etc.), tapisse sous forme d'une pellicule le canal central de la moelle épinière et se prolonge dans les ventricules du cerveau où elle recouvre les plexus choroïdes et la toile choroïdienne. Regardée comme une séreuse spéciale et distincte de la séreuse arachnoïdienne par BICHAT, J. CRUVEILHIER, etc.; comme une dépendance de la pie-mère par WINSLOW, HALLER, LONGET, etc., cette membrane est regardée aujourd'hui comme une formation particulière et dépendante des centres nerveux eux-mêmes sous le nom d'*épendyme* (voy. MOELLE et CERVEAU).

crâne par des brides fibreuses très ténues (*tissu sous-arachnoïdien*), qui réunissent le feuillet viscéral de l'arachnoïde à la pie-mère, comme cela se voit à la surface des circonvolutions et sur toutes les parties saillantes de l'encéphale. Dans certaines régions, au contraire, à la base du cerveau principalement, il y a des espaces dilatés qui servent de réservoirs au liquide céphalo-rachidien, et auxquels MAGENDIE a donné le nom de *confluents* (p. 10).

L'espace sous-arachnoïdien communique avec les ventricules du cerveau par l'intermédiaire de la fente de Bichat, des trous de Luschka et du trou de Magendie percé sur la voûte du quatrième ventricule près du bec du *calamus scriptorius* (1). Il diffère de la cavité arachnoïdienne en ce qu'il renferme un liquide particulier découvert par HALLER et COTUGNO, le *liquide céphalo-rachidien*, auquel MAGENDIE a attribué sa véritable valeur tout en montrant qu'il occupe l'espace sous-arachnoïdien.

2. Liquide céphalo-rachidien. — Le *liquide céphalo-rachidien* ou *cérébro-spinal* est un liquide clair et limpide, alcalin et remarquable par le peu d'albumine qu'il renferme, ce qui le différencie aussitôt du sérum du sang (2). — Issu par transsudation des vaisseaux de la pie-mère, ce liquide occupe l'espace sous-arachnoïdien spinal dont la capacité est beaucoup trop grande pour contenir la moelle et s'accumule dans l'ampoule terminale inférieure qui l'entoure.

Dans la cavité crânienne, il se rassemble dans les sillons et les scissures qui séparent les circonvolutions ou les lobes du cerveau, en formant des *rivuli*, des *rivi*, des *flumina* (DURET), qui se déversent dans des *confluents* ou *lacs* (espaces sous-arachnoïdiens de Magendie). — On admet généralement, nous l'avons dit, qu'il pénètre dans les cavités ventriculaires en passant par le trou de Magendie, le quatrième ventricule et l'aqueduc de Sylvius.

On a beaucoup discuté sur les *usages* du liquide céphalo-rachidien.

Certains auteurs ont prétendu qu'il n'était là que pour remplir le vide qui existe autour des centres nerveux; — d'autres (MAGENDIE), qu'il exerce une pression salutaire, puisque les animaux que l'on prive du liquide céphalo-rachidien par ponction chancellent et finissent par tomber. LONGET a réfuté cette

(1) Le *trou de Magendie*, dont l'existence normale est encore douteuse, est limité en avant par le bec du *calamus scriptorius*, en arrière par le *vermis inferior* du cervelet, latéralement par les lobules amygdaliens du cervelet et les plexus choroïdes du quatrième ventricule.

(2) La densité du liquide céphalo-rachidien varie de 1010 à 1020. — Il contient du glucose à peu près dans les mêmes proportions que le sang, beaucoup plus d'eau que le sérum, une fois plus de sel marin et 60 fois moins d'albumine et n'est pas coagulable par la chaleur. Cette composition peut aider à reconnaître l'origine du liquide qui s'écoule par les oreilles ou le nez à la suite de certains traumatismes du crâne (LAUGIER, TILLAUX). — Sa quantité, évaluée de 60 à 100 grammes chez l'adulte, augmenterait chez le vieillard jusqu'à atteindre 300 à 400 grammes, et cette augmentation est en rapport avec le degré même du retrait ou de l'atrophie du cerveau.

opinion. FOLTZ (de Lyon), considérant que les centres nerveux baignent dans le liquide, a pensé que ces centres perdent une grande partie de leur poids selon la loi d'Archimède, d'où il considérait le liquide céphalo-rachidien comme jouant le rôle d'un *ligament suspenseur du cerveau*. J. CRUVEILHIER comparait le rôle de ce liquide vis-à-vis des centres nerveux à celui des eaux de l'amnios vis-à-vis du fœtus : ce serait un organe de protection.

Voici ce que nous apprend l'expérience relativement aux fonctions du liquide céphalo-rachidien.

Dans l'intérieur du crâne, le liquide céphalo-rachidien possède une tension supérieure à la tension atmosphérique, et cette tension il la doit à la pression artérielle, car elle tombe à zéro si l'on coupe les carotides (DURET). — Ce liquide est animé d'oscillations, en relation directe avec les mouvements d'expansion du cerveau, produits eux-mêmes par les ondées artérielles, et exagérés par l'expiration. Malgré la rigidité du crâne, les changements de volume de l'encéphale sont rendus possibles par suite du reflux du liquide céphalo-rachidien dans le rachis à chaque systole cardiaque et à chaque mouvement expiratoire, reflux accusé par le soulèvement du peloton adipeux des trous de conjugaison du rachis et démontré expérimentalement à l'aide d'appareils enregistreurs. Mais il est à remarquer que dans ce phénomène le principal rôle n'est pas rempli par le liquide céphalo-rachidien, dont les oscillations sont assez restreintes et ne dépassent guère la région cervicale, mais par le sang veineux contenu dans la cavité crânienne qui fuit devant l'ondée artérielle ainsi que l'indique un manomètre introduit dans la veine jugulaire. Les mouvements du cerveau sont donc synchrones à la pulsation artérielle et aux mouvements respiratoires. Pendant l'inspiration, au contraire, il y a diminution du contenu de la cavité crânio-rachidienne par suite de l'aspiration par le thorax du sang veineux intracrânien et intrarachidien. C'est alors que le liquide céphalo-rachidien reflue du rachis dans le crâne pour y remplir le vide qu'y laisse le sang veineux qui se précipite vers le cœur, et que le vide intrarachidien lui-même est comblé par les pelotons adipeux qui garnissent l'entrée des trous de conjugaison. Ces pelotons, en effet, se dépriment pendant l'inspiration. L'élasticité de la dure-mère rachidienne et la pression atmosphérique (tendance au vide dans le crâne) sont les forces qui font remonter le liquide du rachis dans le crâne; celles qui le font descendre dans le rachis, c'est l'ondée artérielle et l'accumulation du sang dans l'intérieur du crâne.

En résumé, le liquide céphalo-rachidien a pour usage de régulariser les pressions auxquelles sont soumis les centres nerveux par suite des afflux et reflux intermittents du sang sous l'action de la pompe cardiaque et sous l'influence des mouvements respiratoires. Ce liquide se meut des espaces péri-encéphaliques vers les espaces périmédullaires et réciproquement, selon que les canaux veineux intracrâniens ou intrarachidiens sont gorgés ou dégorgés, et dans ce mécanisme le canal vertébral joue le rôle d'un tuyau d'échappement

Tel est le rôle du liquide céphalo-rachidien, ainsi qu'il résulte des récentes recherches de SALATHÉ, MOSSO, FRANÇOIS-FRANCK, etc., et c'est dans ce sens que doivent être modifiées, à ce sujet, les idées de MAGENDIE et de A. RICHET.

5. — DÉVELOPPEMENT DES MÉNINGES

Les enveloppes du cerveau dérivent des lames céphaliques du mésoderme. — On distingue de bonne heure une couche interne très vasculaire qui répond à la pie-mère et une couche externe à texture, plus serrée répondant à la dure-mère. — La cavité de l'arachnoïde se montre primitivement sous forme de fentes multiples qui se produisent à la face profonde de la dure-mère et confluent peu à peu en un espace unique. — Des phénomènes analogues se passent dans les lames protovertébrales au niveau du rachis de l'embryon et aboutissent à la formation de la pie-mère et de la dure-mère.

Quant à l'arachnoïde, elle provient d'une fissuration du feuillet moyen. Au sein du tissu conjonctif embryonnaire qui existe entre l'arc neural et le névraxe se développe un espace analogue à celui de la cavité viscérale de l'arc viscéral. — Tantôt cet espace reste cloisonné par des faisceaux connectifs délicats, tantôt prend secondairement la forme d'une séreuse analogue à celle constituée par la cavité viscérale : c'est la séreuse arachnoïdienne ou séreuse de l'arc neural.

Les changements de forme de l'encéphale dans le cours du développement entraînent à leur suite la capsule dure-mérienne qui est alors très molle et malléable, de façon à produire les différents replis de cette membrane. La faux du cerveau, la tente du cervelet n'ont pas d'autre origine. Quant à la pénétration de la pie-mère dans les centres nerveux, elle est le résultat de la végétation vasculaire, ou plutôt du développement des vésicules cérébrales autour des vaisseaux qui sont peu à peu environnés par de la substance nerveuse. C'est de cette façon que la pie-mère semble avoir pénétré dans les ventricules du cerveau (voy. p. 173).

Tous les auteurs n'acceptent cependant pas que les prolongements de la dure-mère soient le résultat de l'expansion de cette membrane (Kollmann, Lœwe, etc.); certains (Dursy, Mihalkovics, Kölliker) pensent qu'ils se forment sur place par transformation fibreuse des éléments de la faux primitive.

6. — GRANULATIONS MÉNINGIENNES OU GLANDES DE PACCHIONI

Les *granulations méningiennes* bien décrites par Pacchioni le premier, d'où le nom de *corpuscules*, *corps* ou *glandes de Pacchioni* sous lequel on les désigne encore, sont des grains jaunâtres, plus ou moins volumineux, isolés ou réunis en grappes, qu'on rencontre à la face interne de la dure-mère, parfois dans son épaisseur ou faisant saillie à sa surface. On en trouve toujours le long du sinus longitudinal supérieur, à l'extrémité antérieure du sinus droit, au niveau de la scissure de Sylvius.

On a émis un grand nombre d'opinions sur la nature de ces granulations. Elles ont été considérées tour à tour comme des globules graisseux, des glandes, des ganglions lymphatiques, des grains semblables à ceux des plexus choroïdes.

Ces corps qui n'existent pas chez le fœtus, commencent à paraître chez l'enfant, augmentent avec le progrès de l'âge et sont remarquablement développés chez le vieillard. Situés d'abord dans le tissu cellulaire sous-arachnoïdien, ils éraillent les parois de la dure-mère, pénètrent dans l'épaisseur de cette membrane, la traversent même et entrent souvent dans le sinus longitudinal supérieur et les lacs sanguins. Lorsqu'ils sont très développés, ils font saillie à la face externe de la dure-mère, se mélangent à des bouquets de veinules et se creusent dans l'épaisseur des parois du crâne des cavités irrégulières qui peuvent même aboutir à la perforation complète (1). Ces érosions sont presque caractéristiques des pariétaux des vieillards.

(1) Ces corps sont le point de départ des tumeurs fongueuses ou *fongus de la dure-mère*.

Les granulations méningiennes sont formées d'un stroma de tissu conjonctif jeune, parsemé de granulations calcaires. Les uns estiment que leur point de départ est dans le tissu cellulaire sous-arachnoïdien, d'autres qu'elles proviennent de la pie-mère ou même de la dure-mère. LUSCHKA les regarde comme des *franges arachnoïdiennes* analogues à celles des séreuses. — Leur pénétration par les veines et leur mélange avec ces vaisseaux sont considérés comme secondaires par SAPPEY.

B. — CENTRES NERVEUX

Les centres nerveux, avons-nous dit déjà, comprennent la *moelle*, l'*isthme de l'encéphale*, le *cerveau* et le *cervelet*. Nous commencerons par l'étude de la moelle épinière.

I. — Moelle épinière.

Préparation. — Voy. p. 2.

La *moelle épinière* est cette portion du centre nerveux céphalo-rachidien qui est renfermée dans le canal vertébral. Elle s'étend sous la forme d'un gros cordon cylindroïde de l'anneau atloïdien à la deuxième vertèbre lombaire, et se continue en haut avec le bulbe rachidien. En bas, elle se termine en cône, *cône terminal*, en se continuant avec le *filum terminale* qui va s'attacher à la base du coccyx. Chez le fœtus, la moelle épinière s'étend dans toute la longueur de la colonne vertébrale. Cette différence entre l'étendue de la moelle chez le fœtus et chez l'adulte est due à l'allongement relativement beaucoup plus considérable du rachis. Il résulte de cet accroissement inégal entre la colonne vertébrale et la moelle, que celle-ci semble remonter dans le canal vertébral, et cet accroissement rend compte de la disposition des nerfs de la *queue de cheval*, qui, au lieu de se porter horizontalement en dehors vers le trou de conjugaison le plus voisin comme les autres racines des nerfs médullaires, cheminent dans une assez grande étendue dans l'intérieur du canal et paraissent avoir été attirés en haut. — Toutefois, on retrouve les vestiges de la moelle épinière même au centre des nerfs de la queue de cheval, sous la forme du *filum terminale* renfermé dans le ligament coccygien.

La moelle ne remplit guère que la moitié du calibre du canal vertébral, dans lequel elle est comme suspendue au milieu d'un cylindre aqueux, formé par le liquide céphalo-rachidien. Son *volume* n'est pas le même dans toute l'étendue de son trajet. D'un diamètre moyen de 10 à 12 millimètres, elle se renfle au niveau de la partie inférieure de la région cervicale et à la partie inférieure de la région dorsale. Du premier renflement, *renflement cervical*, émergent les nerfs du membre supérieur, d'où encore le nom de *renflement brachial* qui lui a été donné; le second renflement, improprement appelé *renflement lombaire*, donne naissance aux nerfs qui se rendent dans le membre inférieur, d'où le nouveau nom qu'on lui a donné de *renflement crural*. Au niveau de chacun de ces renflements, la moelle perd son aspect cylindroïde et s'aplatit d'avant en arrière (1).

Les deux renflements cervical et lombaire correspondent aux points d'origine

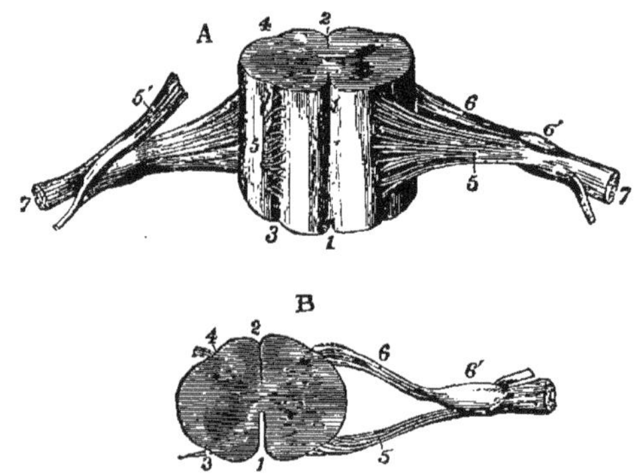

FIG. 5. — Coupes transversales de la moelle épinière (Quain).

1, sillon médian antérieur; — 2, sillon médian postérieur; — 3, sillon collatéral antérieur; — 4, sillon collatéral postérieur; — entre 1 et 3, cordon antérieur; — entre 2 et 4, cordon postérieur; — 5, racine antérieure des nerfs rachidiens; — 5′, même racine sectionnée; — 6, racine postérieure; — 6′, ganglion rachidien; — 7, nerf rachidien (n. mixte).

des nerfs respectivement destinés aux membres thoraciques et pelviens. Leur formation est en relation intime avec le développement des membres. Aussi chez les Poissons qui n'ont que des rudiments de membres, la moelle est-elle peu près d'un volume égal dans toute sa longueur.

La *longueur* moyenne de la moelle est estimée à 40 centimètres, et son *poids* à environ 30 grammes, ce qui représente environ le 1/40 du poids de l'encéphale (MECKEL). — Placée dans un liquide durcissant, elle reprend ses courbures (FLESCH), qu'elle n'a plus lorsqu'on vient de l'extraire du canal rachidien.

Renfermée dans le canal rachidien qui la protège, contenue dans une triple enveloppe que lui forme la dure-mère, l'arachnoïde et la pie-mère rachidiennes, la moelle est maintenue dans le canal vertébral, en avant et en arrière, par des tractus fibreux irréguliers,

(1) DESMOULINS a établi que le volume de la moelle chez les animaux est en rapport avec l'énergie du mouvement et de la sensibilité tactile.

ligaments antérieurs et postérieurs; latéralement par les ligaments dentelés, les racines des nerfs spinaux et leurs gaines pie-mériennes; en bas, par le ligament coccygien qui la fixe au coccyx; en haut, par le bulbe rachidien avec le collet duquel elle se continue.

On décrit à la moelle épinière une *configuration extérieure* et une *conformation intérieure.*

I. — CONFIGURATION EXTÉRIEURE

La *surface extérieure* de la moelle épinière peut être étudiée malgré la présence de la pie-mère qui l'engaine et lui adhère intimement. Elle présente à considérer *deux sillons médians* longitudinaux, l'un antérieur, l'autre postérieur, qui règnent le long de la moelle et la divisent en deux moitiés parfaitement symétriques, et les *origines des nerfs rachidiens* situées de chaque côté sur deux lignes longitudinales parallèles.

Le *sillon médian antérieur* (1, fig. 5) divise la face antérieure de la moelle en deux parties parfaitement égales. Il s'étend de l'entre-croisement des pyramides (collet du bulbe) à l'extrémité caudale de la moelle, et occupe, en profondeur, à peu près le tiers de l'épaisseur de cet organe. Dans ce sillon, s'enfonce un repli de la pie-mère, et dans son fond on aperçoit une lame blanche qui passe d'une moitié de la moelle à l'autre, la *commissure blanche* ou *commissure antérieure* (7, fig. 11).

Le *sillon médian postérieur* (2, fig. 5), plus étroit et plus profond que l'antérieur, s'étend du bec du *calamus scriptorius* à la terminaison de la moelle dont il partage la face postérieure en deux moitiés parfaitement semblables. Dans ce sillon, la pie-mère n'envoie qu'une simple cloison, mais celle-ci est très adhérente aux parois du sillon, dont il est très difficile d'écarter les deux lèvres. Son fond est limité par une commissure analogue à celle qui garnit la profondeur du sillon médian antérieur, la *commissure grise* ou *commissure postérieure* (8, fig. 11).

Sur les *parties latérales de la moelle*, on observe *deux sillons latéraux* représentés par les lignes d'implantation des racines antérieures et postérieures des nerfs rachidiens.

Le *sillon collatéral postérieur* ou *sillon des racines postérieures* est très apparent lorsqu'on a enlevé la pie-mère et arraché les racines postérieures des nerfs spinaux (3, fig. 5). Il se présente alors sous la forme d'une ligne longitudinale ponctuée, dont les points sont représentés par l'insertion des racines sur la substance grise centrale de la moelle.

Le *sillon collatéral antérieur* correspond à la ligne d'insertion des racines antérieures des nerfs rachidiens. Mais ce sillon n'est nullement comparable au sillon collatéral postérieur, car l'arrachement des racines antérieures montre que ces racines s'implantent d'une façon irrégulière sur les parties antéro-latérales de la moelle et non pas comme les racines postérieures, suivant une ligne longitudinale régulière. — Les sillons latéraux, au reste, on le conçoit, sont purement artificiels.

Les sillons naturels médians et les sillons artificiels collatéraux de la moelle s'étendent d'un bout à l'autre de cet organe et le divisent en faisceaux ou cordons pairs et symétriques.

La portion de la moelle comprise entre le sillon médian antérieur

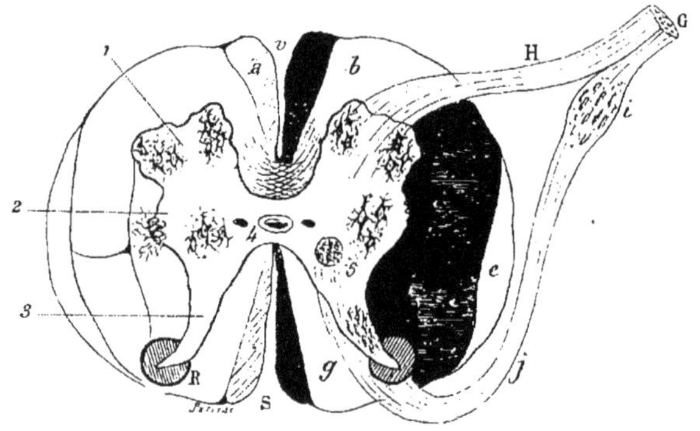

FIG. 6. — Coupe transversale de la moelle épinière (région cervicale).

v, sillon médian antérieur; — *s*, sillon médian postérieur; — *a*, faisceau de Turck ; — *b*, faisceau fondamental du cordon antérieur ; — *c*, faisceau principal du cordon latéral; — *d*, faisceau pyramidal croisé; — *e*, faisceau cérébelleux direct ; — *f*, faisceau limitrophe ou profond ; — *g*, faisceau de Burdach ; — *h*, faisceau de Goll ; — *i*, ganglion rachidien ; — *j*, racine postérieure des nerfs rachidiens ; — H, racine antérieure ; — G, nerf rachidien ; — R, substance gélatineuse de Rolando ; — 1, corne antérieure de la moelle ; — 2, corne latérale ; — 3, corne postérieure ; — 4, canal central flanqué des veines centrales ; — 5, colonne de Clarke.

et le sillon collatéral antérieur porte le nom de *cordon antérieur*. — La portion comprise entre le sillon collatéral antérieur et le sillon collatéral postérieur est appelée *cordon lateral*. La portion intermédiaire au sillon collatéral postérieur et au sillon médian postérieur porte le nom de *cordon postérieur*. L'anatomie et la physiologie démontrant que la séparation du cordon antérieur d'avec le cordon latéral n'est pas complète, on a coutume de réunir ces deux cordons sous la dénomination de *cordon antero-latéral*.

Enfin, les cordons antérieur et postérieur sont dédoublés. — La partie la plus interne du cordon antérieur, limitée par une ligne fictive allant de la tête de la corne antérieure au bord antérieur du sillon médian antérieur, a été distinguée physiologiquement du reste du cordon antérieur : c'est le *cordon de Turck* (*a*, fig. 6). — De son côté, la portion la plus interne du cordon postérieur est séparée du reste du cordon par un sillon longitudinal, le *sillon intermédiaire postérieur*, bien visible chez le fœtus, effacé chez l'adulte, chez lequel on ne le retrouve plus que dans les régions supérieures de la moelle. Les deux portions du cordon postérieur ainsi isolées l'une de l'autre par le sillon intermédiaire portent, l'interne, attenante au sillon médian postérieur, le nom de *cordon grêle* ou *cordon de Goll* (*h*, fig. 6) ; l'externe, plus considérable et attenante au sillon collatéral postérieur, le nom de *cordon cunéiforme*, *cordon de Burdach* (*g*, fig. 6), qui comprend la zone radiculaire des racines postérieures.

II. — CONFORMATION INTÉRIEURE DE LA MOELLE ÉPINIÈRE

La *texture de la moelle* ne peut être étudiée qu'au moyen de coupes transversales. Ces coupes montrent que la moelle est composée, dans toute son étendue, de deux substances, l'une corticale, la *substance blanche*, l'autre centrale, la *substance grise*.

La *substance blanche* est située à la périphérie et environne de toutes parts la substance grise, sauf dans le fond du sillon médian antérieur; elle constitue les cordons que nous avons délimités à la surface de la moelle, et qui règnent dans la longueur de cet organe sous la forme de colonnes blanches parallèles.

La *substance grise* forme, dans chaque moitié de la moelle, une colonne longitudinale dont la coupe transversale présente assez bien la forme d'un croissant lunaire, à concavité externe.

Ce croissant est terminé par deux extrémités renflées. L'antérieure porte le nom de *corne antérieure*, la postérieure celui de *corne postérieure*. Les deux croissants gauche et droit sont reliés l'un à l'autre par leur convexité, à l'aide d'une bande transversale de substance grise que l'on peut voir au fond du sillon médian postérieur, mais qui est séparée du sillon médian antérieur par un pont de substance blanche, qui unit l'un à l'autre les deux cordons antérieurs. Cette bande, *commissure grise*, est percée en son centre d'un canal, le *canal épendymaire*, *canal central de la moelle*, qui règne le long de l'axe de la moelle, et qui est accompagné de chaque côté par une veine centrale, *veines centrales de la moelle*.

Dans toutes les coupes, la substance grise est vaguement représentée au centre de la substance blanche sous l'aspect d'un H, ou mieux peut-être sous celui de deux ailes d'oiseau réunies par une barre transversale. Elle forme, au centre de la moelle, une colonne cannelée, dans les cannelures de laquelle viennent se placer les cordons blancs.

La moelle épinière a une constitution à peu près semblable dans toute son étendue, comme on peut s'en rendre compte sur une série de coupes transversales pratiquées à diverses hauteurs. Sur toutes les coupes, on voit que les *deux moitiés* de la moelle sont séparées, en avant et en arrière, par les *sillons médians antérieur* et *postérieur;* qu'elles sont unies, au fond du sillon médian antérieur, par la *commissure blanche;* qu'elles sont réunies dans le fond du sillon médian postérieur par la *commissure grise*, qui s'adosse, en avant, à la commissure blanche; que le centre de la commissure grise est percé d'un trou, trou qui n'est que la coupe du *canal central* de la moelle ou *canal épendymaire.*

Les mêmes coupes de la moelle nous apprennent encore que la substance grise et la substance blanche ne sont pas également réparties dans toute la longueur de la moelle, et que la colonne de substance grise n'a pas non plus exactement la même forme dans toute son étendue. La coupe offre, en effet, tantôt l'image de deux croissants unis par leur convexité à l'aide d'une barre transversale; tantôt celle d'un X; ailleurs l'image de deux C adossés par leur dos. La colonne de substance grise est plus épaisse dans la région cervicale et la région lombaire que dans la région thoracique. La couche de substance blanche est également plus épaisse au niveau des renflements cervical et dorso-lombaire. — Au niveau du cône terminal, la substance blanche ne constitue plus qu'une lame enveloppant la substance grise. — Dans les régions cervicale et lombaire, les cornes antérieures se font remarquer par leur volume; vers le renflement dorso-lombaire, les cornes postérieures augmentent de grosseur. Mais, quelles que soient ces modifications, la coupe de la substance grise n'en présente pas moins, dans tous les cas, ses deux croissants et sa commissure grise centrale. L'extrémité antérieure des croissants est renflée, c'est la *corne antérieure;* l'extrémité postérieure est plus effilée et se rapproche davantage de la surface de la moelle, c'est la *corne postérieure* (1).

Toutefois, la forme de ces cornes n'est pas celle d'une pointe, mais bien celle d'un renflement supporté par une portion plus ou moins rétrécie. Le renflement porte le nom de *tête* de la corne; la portion rétrécie, celui de *col* de la corne.

(1) Il va sans dire que ce n'est là qu'une image de la section transversale des deux colonnes grises qui règnent le long de la moelle sous la forme d'épaisses lames roulées sur elles-mêmes en gouttière à concavité externe, de même que la bande grise transversale doit être regardée comme un long ruban transversal qui court également le long de la moelle.

La tête de la corne postérieure est remarquable en ce qu'elle est coiffée d'une calotte de substance névroglique (en forme d'U sur une coupe), à laquelle on a donné le nom de substance *gélatineuse de Rolando* (*r*, fig. 6).

Dans la moelle cervicale inférieure et thoracique supérieure, la portion la plus latérale de la corne antérieure s'accuse d'une façon spéciale, jusqu'à constituer un prolongement particulier qu'on appelle *corne latérale*, *tractus intermédio-latéral* de Clarke. Entre les cornes antérieure et postérieure, enfin, la substance grise n'est pas nettement limitée ; elle pénètre dans un réseau de trabécules et de filaments gris qui s'enfoncent profondément dans la substance blanche : ce sont les *prolongements réticulés* de Lenhossek, le *processus reticularis* ou *formation réticulée de Deiters* (2, fig. 6).

L'examen des coupes de moelle, à l'œil nu, montre que la corne antérieure n'arrive pas jusqu'à la surface de l'organe. Il résulte de cette disposition que toute la substance blanche qui entoure la corne antérieure, et qui s'étend du sillon médian antérieur à la corne postérieure, est indivise. Elle semble ne former qu'un cordon homogène, le *cordon antéro-latéral*. En arrière, au contraire, la corne postérieure sépare nettement le cordon précédent du *cordon postérieur*, portion de substance blanche comprise entre le sillon médian postérieur et la corne postérieure. Dans la région cervicale, ce cordon postérieur est nettement divisé en deux cordons secondaires par le *sillon intermédiaire postérieur* qui sépare le *cordon de Goll* appliqué contre le sillon médian postérieur, du cordon postérieur fondamental ou *cordon de Burdach*, qui, lui, s'appuie contre la corne postérieure.

III. — STRUCTURE OU CONSTITUTION DE LA MOELLE

La *moelle épinière* est composée de fibres et de cellules nerveuses, de névroglie et de vaisseaux. Dans la *substance blanche*, il n'y a que des tubes nerveux et de la névroglie ; — dans la *substance grise*, des cellules et des fibrilles nerveuses plongées dans un stroma névroglique.

§ I. — Substance blanche.

La *substance blanche* de la moelle est uniquement composée de tubes nerveux et de névroglie.

1° Tubes nerveux. — Les *fibres nerveuses* de la moelle sont formées par un cylindre-axe entouré d'un manchon de myéline, sans gaine de Schwann comme toutes les fibres des centres nerveux (1). Elles n'ont pas non plus d'étranglements annulaires comme les nerfs périphériques. — Quelques-unes portent cependant à leur surface un noyau environné d'une petite plaque de protoplasma (Ranvier) analogue aux noyaux des segments interannulaires des nerfs périphériques. Le diamètre de ces fibres varie de 5 à 20 μ, et les plus volumineuses sont dans les portions motrices des cordons antéro-latéraux, les plus fines dans les faisceaux cérébelleux.

Ces fibres peuvent être divisées en *fibres intrinsèques* et en *fibres extrinsèques*.

Les *fibres intrinsèques* naissent et se terminent dans la moelle en reliant entre eux les divers étages de substance grise (p. 136). Fixées par leur extrémité inférieure sur un point donné de substance grise, elles suivent un trajet ascendant et vont se perdre par leur extrémité supérieure sur un point plus ou moins élevé de la colonne grise. Les fibres intrinsèques de la moelle sont donc des fibres d'union ou d'association qui établissent des communications entre les diverses régions ou étages de la substance grise de la moelle. Ces fibres sont localisées en grande partie : 1° dans le cordon de Burdach où elles relient entre elles les cellules des cornes postérieures ; 2° dans le faisceau latéral fondamental et dans le faisceau antérieur fondamental où elles unissent entre elles les cellules des cornes antérieures (fig. 7). Elles apparaissent les premières chez le fœtus et subissent la dégénérescence limitée (fibres courtes).

Les *fibres extrinsèques*, nées dans la substance grise médullaire, se portent aux ganglions du cerveau, après avoir traversé le bulbe, la protubérance et les pédoncules cérébraux. Elles rattachent donc les cellules de la substance grise de la moelle aux centres nerveux supérieurs. Elles sont longues et diminuent graduellement de nombre de haut en bas de la moelle. La dégénérescence les frappe dans toute leur étendue ; les unes sont *centripètes* et subissent la *dégénérescence ascendante :* elles sont contenues dans le cordon de Goll et le faisceau cérébelleux direct (fig. 7) ; les autres sont *centrifuges* et subissent la *dégénérescence ascendante :* elles sont localisées dans le faisceau pyramidal croisé et le cordon de Turck (4, fig. 7). Elles paraissent les dernières de toutes et manquent dans l'absence ou l'arrêt de développement des hémisphères (p. 177).

Toutes, fibres intrinsèques comme fibres extrinsèques, n'ont aucune connexion directe avec celles des nerfs rachidiens. Les racines des nerfs arrivent à la substance grise centrale dans laquelle elles entrent, après avoir passé entre les fibres de la substance

(1) D'après Le Goff et Tourneux, les étranglements annulaires existeraient aussi dans la moelle épinière, contrairement à l'opinion de Ranvier.

blanche périphérique ; mais aucune d'elles ne prend part à la constitution des cordons blancs corticaux. Il faut dire toutefois que les racines antérieures suivent un court trajet descendant dans le cordon antéro-latéral, et que les racines postérieures suivent un certain trajet ascendant dans la zone radiculaire postérieure. Elles entrent donc momentanément dans la constitution des cordons blancs.

2° **Névroglie.** — De la face profonde de la pie-mère partent des prolongements extrêmement fins qui pénètrent la moelle et forment dans son épaisseur une infinité de cloisons d'une minceur extrême. Ces cloisons en s'unissant à la tunique adventice des vaisseaux de la moelle et au tissu qui sert de « basement membrane » à l'épithélium du canal épendymaire, constituent un réseau à mailles polygonales (sur une coupe transversale) qui isole les uns des autres sous forme de colonnettes les éléments nerveux. Cette sorte de charpente, qui a été considérée comme formée par du tissu conjonctif réticulé, a été comparée par Bidder à une éponge dans les aréoles de laquelle se trouveraient les cellules et les fibres de la moelle. Les éléments constitutifs qui entrent dans la composition de ces trabécules sont des fibrilles que l'on considérait avant les travaux de Ranvier et J. Renaut comme des fibrilles connectives et élastiques, des cellules et de la matière amorphe qui sert comme d'un ciment intermédiaire.

Ranvier a démontré que les fibres de la névroglie sont des faisceaux de fibrilles d'une extrême minceur, entre-croisés et revêtus de distance en distance par les cellules de la névroglie, cellules plasmatiques pour les Allemands (Golgi, F. Boll, Deiters, etc.), myélocytes de Ch. Robin. Lorsque ces cellules correspondent au point d'entre-croisement de faisceaux de fibrilles, il semble qu'on ait sous les yeux une cellule à prolongements ramifiés, d'où le rapprochement que l'on a fait entre leur forme et celle du poulpe, d'où encore le nom qu'on leur a donné de *cellules araignées* (Jarkowitz), *cellules de Deiters*. Mais Ranvier a fait voir que ce n'est là qu'une apparence, que les prolongements n'appartiennent pas à la cellule, mais que ce sont les fibrilles de la névroglie entre-croisées au niveau des cellules qui donnent lieu à cette illusion. Enfin, cet éminent anatomiste et J. Renaut ont montré que la névroglie n'appartient pas à la catégorie du tissu conjonctif. C'est là une formation spéciale qui dérive du neuro-épithélium primitif. Ce qui ne veut pas dire toutefois que dans les cloisons principales on ne trouve pas de fibres connectives, car il y en a fatalement qui émanent de la pie-mère et pénètrent dans la moelle avec les vaisseaux.

Les fibrilles sont du reste de plus en plus fines et de plus en plus rares au fur et à mesure que les cloisons elles-mêmes deviennent plus ténues. Arrivée à la substance grise centrale, la névroglie ne contient presque plus que de la matière amorphe et quelques éléments cellulaires. Cette matière amorphe isole les uns des autres les tubes nerveux de la substance blanche.

La substance gélatineuse de Rolando est composée de névroglie abondante en matière amorphe.

3° Cordons blancs de la moelle. — Les fibres nerveuses de la moelle, groupées autour de l'axe gris central, auquel elle forme une

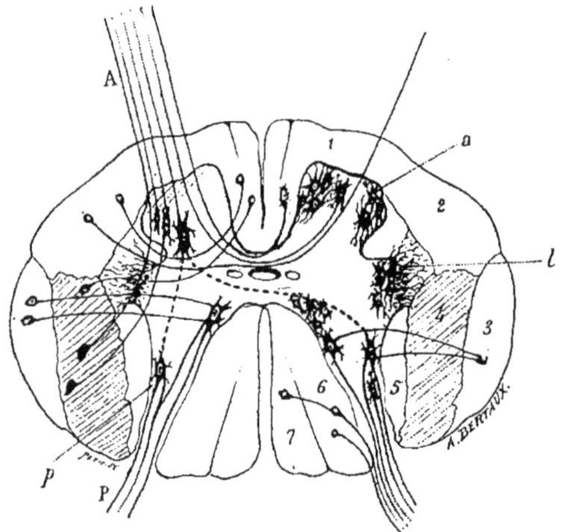

FIG. 7. — Schéma du trajet des fibres blanches et des racines des nerfs dans la moelle.

1, cordon antérieur; — 2, faisceau fondamental du cordon latéral ; — 3, faisceau cérébelleux direct ; — 4, faisceau pyramidal croisé ; — 5, faisceau limitrophe ; — 6, cordon de Burdach ; — 7, cordon de Goll ; — A, racines antérieures ; — *a*, corne antérieure ; — *l*, corne latérale et formation réticulée de Deiters ; — *p*, corne postérieure, et P, racines postérieures.

sorte d'écorce blanche, sont distribuées dans les différents cordons que nous avons déjà signalés. En réalité elles constituent ces cordons. C'est donc le moment d'étudier ceux-ci en détail.

a. Cordon antérieur. — Le *cordon antérieur* est compris entre le sillon médian antérieur de la moelle et la ligne d'implantation des racines antérieures des nerfs spinaux. Ses fibres les plus internes, fibres commissurales, s'entre-croisent dans toute la hauteur de la moelle, avec celles du cordon opposé. Elles contribuent ainsi à former la *commissure blanche* (1), dont le reste des fibres est formé par les anastomoses transversales, qui se font au même niveau, entre

(1) On ne saurait donc plus admettre avec KUPFFER, OWSJANNIKOFF, etc., que la commissure blanche est une commissure composée de fibres connectives.

les grosses cellules des cornes antérieures des deux moitiés de la moelle.

Sous le nom de *faisceau de Turck*, *faisceau pyramidal direct*, *faisceau moteur direct*, on désigne la partie du cordon antérieur attenante au sillon médian antérieur. Ce faisceau contient les fibres de la pyramide antérieure du bulbe du même côté, c'est-à-dire celles qui ne se sont pas entre-croisées au niveau du collet du bulbe. Ces fibres sont centrifuges et descendent du cerveau pour venir se terminer dans les cellules des cornes antérieures. Elles subissent la dégénérescence descendante.

b. Cordon latéral. — Le *cordon latéral* est compris entre la ligne d'implantation des racines antérieures et la ligne d'insertion des racines postérieures des nerfs rachidiens. Il est constitué par des fibres qui sont volumineuses à la surface, plus fines dans la profondeur. — Il n'y a pas d'entre-croisement des cordons latéraux dans la moelle, mais ils s'entre-croisent en partie dans le bulbe (voy. p. 52).

L'histoire des dégénérations secondaires et l'étude du développement de la moelle ont montré que dans les parties supérieures de la moelle, le cordon latéral est divisible en quatre faisceaux : le *faisceau cérébelleux ;* — le *faisceau pyramidal croisé ;* — le *faisceau latéral principal* ou *fondamental ;* — la *zone limitante latérale, faisceau latéral profond, faisceau limitrophe* (5, fig. 7) (1). — Situé à la périphérie, le *faisceau cérébelleux direct* ou *faisceau de Fleschig* (3, fig. 7) contient des fibres provenant du pédoncule inférieur du cervelet du même côté ; — placé plus profondément et à la partie postérieure du cordon latéral (4, fig. 7), le *faisceau pyramidal croisé, faisceau moteur croisé,* fait suite à la pyramide antérieure du bulbe du côté opposé, et monte dans le cerveau.

Le *cordon latéral* (L, fig. 11) est formé de fibres commissurales courtes, qui réunissent les cellules des cornes antérieures ou cellules motrices des divers étages de la moelle ; il se développe de bonne heure, avant tous les autres.

Le *faisceau cérébelleux direct* s'étend de la moelle dorsale aux corps restiformes ; — composé de fibres centripètes, il subit la dégénérescence ascendante et se développe chez le fœtus avant les faisceaux pyramidaux, mais après les faisceaux latéraux fondamentaux et les faisceaux de Burdach.

Le *faisceau pyramidal croisé* (4, fig. 7) fait suite à la pyramide du bulbe du côté opposé. Il est formé de fibres centrifuges qui descendent de l'hémisphère du cerveau du côté opposé, après entre-croisement dans le bulbe, et viennent se terminer dans les cellules motrices des cornes antérieures en diminuant de nombre de haut en bas. — Ces fibres subissent la dégénérescence

(1) Sous le nom de *faisceau de Lissauer*, on décrit une zone de fibres grêles située à la jonction extérieure des cordons postérieurs et latéraux, et constituée par les filets radiculaires des racines postérieures des nerfs spinaux ; on différencie aussi la zone antéro-externe des cordons postérieurs sous le nom de *faisceau de Gowers*.

descendante à la suite des lésions qui frappent l'écorce du cerveau, la capsule interne ou le pédoncule cérébral. — Elles se développent tardivement, et à la naissance elles sont encore fort incomplètes. Le *faisceau latéral profond* se perd probablement dans le réseau gris latéral du bulbe.

Le *faisceau de Turck* peut manquer d'un côté. — D'autres fois la dégéné-

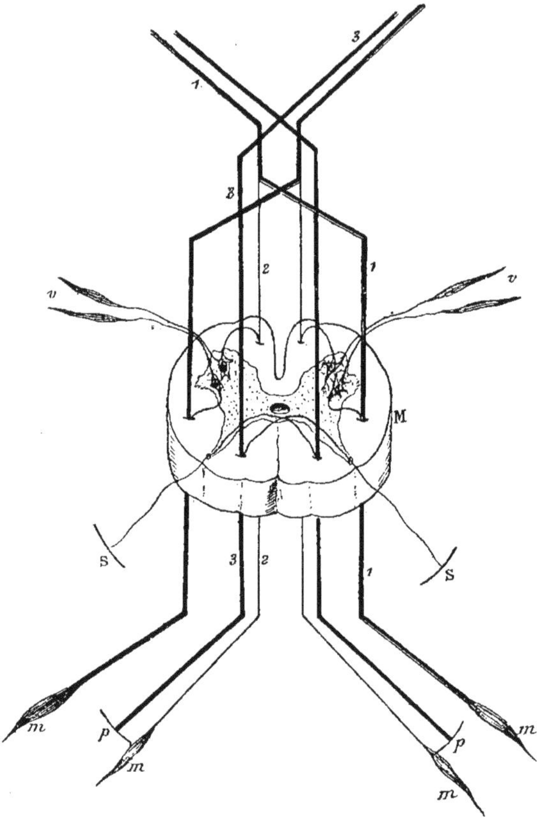

Fig. 8. — Diagramme destiné à montrer l'entrecroisement des cordons de la moelle dans le bulbe et leurs relations avec la substance grise et les nerfs.

1, 1, faisceau pyramidal croisé du cordon latéral ; — 2, 2, faisceau pyramidal direct du cordon antérieur ; — 3, 3, cordon postérieur ; — *m*, *m*, agent moteur (muscles) ; — *p*, *p*, surface sensible (peau) ; — S, S, nerfs sensitifs ; — *v*, *v*, nerfs moteurs.

rescence descendante, consécutive à une lésion unilatérale du cerveau ou de la moelle, occupe les deux faisceaux pyramidaux. — On peut en conclure, pour certains sujets au moins, qu'il y a un double entre-croisement des fibres des faisceaux pyramidaux (fibres motrices) : l'un au niveau du bulbe, l'autre dans la moelle, au niveau de la commissure blanche.

Les *cordons antéro-latéraux* sont les conducteurs des incitations des mouvements volontaires. — Leur section abolit la motilité ; — leur respect exclusif dans les sections méthodiques de la moelle, permet à la motilité volontaire de continuer à se faire (WOROSCHILOFF). — Leurs fibres ne se rendent pas directement aux muscles, mais dans les cellules des cornes antérieures (cellules motrices), d'où partent les fibres nerveuses qui se rendent définitivement à la périphérie en cheminant dans les nerfs. — Ils sont excitables à une action énergique (VULPIAN), et le *faisceau limitrophe* est sensible : son pincement détermine de la douleur; — il ne subit pas la dégénération descendante des faisceaux pyramidaux.

c. Cordon postérieur. — Le *cordon postérieur* est compris entre le sillon collatéral postérieur et le sillon médian postérieur. Il est composé de fibres fines, surtout dans la portion voisine du sillon médian postérieur, et remarquable par son abondance en névroglie. Il est également décomposable en deux faisceaux, un *interne* et un *externe*. — Le *faisceau interne* (7, fig. 7), *cordon grêle, cordon de Goll*, surtout apparent à la partie supérieure de la moelle, a la forme d'une pyramide triangulaire, dont la base est tournée vers la périphérie et le sommet vers la commissure grise centrale. — Le *faisceau externe, faisceau postérieur fondamental, cordon cuneiforme* ou *cordon de Burdach* (6, fig. 7), s'étend en dehors jusqu'au sillon collatéral. Il comprend donc la *zone radiculaire posterieure*. — Le faisceau de Goll se perd en haut dans la pyramide postérieure du bulbe; il subit la dégénérescence ascendante. — Le faisceau de Burdach est composé de fibres qui unissent les fibres des racines postérieures aux cellules de la substance grise, et de fibres qui réunissent les unes aux autres, d'étage en étage, les cellules de la substance grise centrale ; il se termine dans le noyau restiforme d'où part le ruban de Reil. Il se développe avant le cordon de Goll et subit la dégénération ascendante et limitée. — C'est ce faisceau qui est frappé de sclérose systématique dans l'ataxie locomotrice.

Nous allons voir que les fibres radiculaires postérieures des nerfs spinaux entrent aussi pour une bonne part dans la constitution des cordons postérieurs.

SCHRŒDER VAN DER KOLK admettait que les prolongements ascendants des cellules des cornes postérieures s'entre-croisent dans toute la hauteur de la moelle, celles du côté gauche passant à droite presque aussitôt leur origine, et inversement. — On sait aujourd'hui qu'il n'en est ainsi que pour une partie des cordons postérieurs.

Depuis les expériences de MAGENDIE, on admet que les cordons postérieurs sont excitables. — VAN DEEN, STILLING, BROWN-SÉQUARD avaient toutefois attribué cette excitabilité aux fibres radiculaires. Mais comme à la suite de la dégénération des fibres radiculaires consécutive à la section des racines en deçà du ganglion spinal, le cordon postérieur reste excitable, que son irritation détermine de la douleur et des mouvements réflexes, il s'ensuit que l'excitabilité des cordons postérieurs appartient en propre à ces cordons (LONGET, CL. BERNARD, SCHIFF, CHAUVEAU, GIANNUZZI, etc.). — BECHTEREW parait admettre que les cordons de Goll ont une influence incontestable sur l'équilibre du corps, et que ceux de Burdach conduisent au cerveau la sensation de la position des membres dans l'espace (sens musculaire).

d. Racines des nerfs. — A côté des fibres longitudinales des cordons de la moelle et des fibres transversales ou obliques de la commissure blanche, il existe dans les cordons médullaires des fibres transversales ou plus ou moins obliques, qui croisent les fibres propres des cordons pour se porter dans la substance grise centrale.

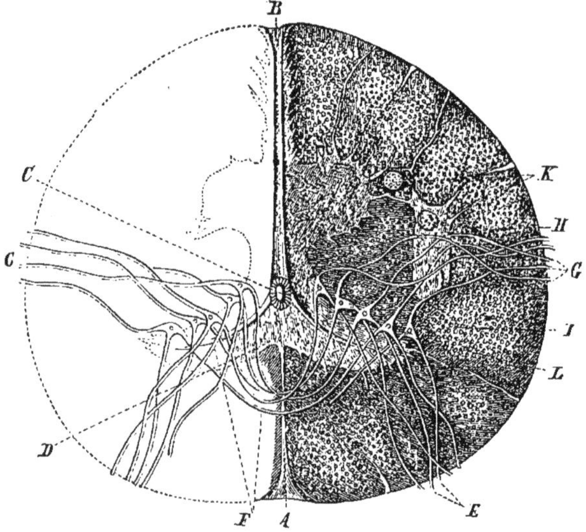

Fig. 9. — Coupe transversale de la moelle épinière du *Salmo salar* (Owsjannikow).

A, sillon médian antérieur; — B, sillon postérieur; — C, canal central ou épendymaire; — D, tissu conjonctif péri-épendymaire; — E, racines antérieures; — F, fibres commissurales; — G, racines postérieures; — H, tissu conjonctif; — I, fibres nerveuses de la substance blanche; — K, vaisseaux sanguins; — L, cellules ganglionnaires.

Ces fibres qui existent dans toute la longueur de la moelle sont les racines antérieures et postérieures des nerfs rachidiens, qui contiennent aussi les fibres des nerfs grands sympathiques.

Les *filets radiculaires antérieurs*, composés de gros tubes nerveux, s'élèvent insensiblement en s'enfonçant dans les cordons antéro-latéraux et vont se perdre dans les cellules ganglionnaires des cornes antérieures. — Les *filets radiculaires postérieurs*, composés de tubes fins, après avoir traversé le ganglion intervertébral se portent vers le sillon collatéral postérieur, où elles s'enfoncent dans la moelle en se divisant en deux groupes : un groupe externe, *fibres radiculaires externes*, dont les fibres pénètrent dans la substance gélatineuse de Rolando, puis se redressent et deviennent ascendantes et finalement vont se jeter après un trajet plus ou moins long, dans les cellules ganglionnaires de la corne postérieure; — un groupe interne, *fibres radiculaires internes*, qui passent entre le cordon postérieur et la substance gélatineuse de Rolando, se portent en avant en croisant la direction des fibres propres du cordon postérieur, et au moment où elles atteignent le col de la corne postérieure, elles se redressent et montent en se mêlant aux fibres externes du cordon postérieur : après un certain trajet, les unes se perdent dans les cellules des cornes postérieures, les autres dans la colonne vésiculeuse de Clarke.

Ces deux sortes de racines, mais surtout les racines antérieures, contiennent des filets sympathiques dont le centre trophique est dans la moelle (COURVOISIER, GIANNUZZI). — VULPIAN, entre autres, pensait que ces filets sympathiques (vaso-moteurs) ne sont pas uniquement centrifuges, mais que quelques-uns sont centripètes et vont des ganglions du sympathique à la moelle en suivant le trajet des rameaux communicants (t. I, p. 925).

§ II. — Substance grise de la moelle.

La *substance grise de la moelle* est composée de *névroglie*, de *fibrilles* et de *cellules nerveuses*.

a. Les *cellules* de la substance grise de la moelle, comme toutes celles des centres nerveux, sont constituées par une petite masse de protoplasma dans laquelle est plongé un noyau environné de granulations pigmentaires. — Ces cellules, dont le volume varie avec les groupes comme nous le verrons, présentent un certain nombre de prolongements.

Les cellules de la moelle ne sont pas disséminées sans ordre dans la substance grise. Elles se groupent en certains points pour former des noyaux, *noyaux des nerfs* (STILLING), qui s'échelonnent à leur tour les uns au-dessus des autres, de façon à former des colonnes parallèles à l'axe de la moelle. — On distingue trois groupes de ce genre dans la corne antérieure : un *groupe antéro-interne*, un *groupe antéro-externe* et un *groupe postéro-externe* (fig. 7). — Dans les cornes postérieures, les cellules sont éparses; ce n'est qu'à la partie interne du col de la corne postérieure que l'on trouve un nouveau groupement qui constitue le *noyau dorsal de Stilling* ou *colonne vésiculeuse de Clarke* (5, fig. 6), bien développé surtout entre les deux renflements brachial et crural.

Les *cellules ganglionnaires des cornes antérieures* sont très grosses et étoilées; elles ont de 70 à 120 μ, c'est-à-dire qu'elles sont presque visibles à l'œil nu (fig. 10). — Elles émettent six à dix prolongements ramifiés de nature fibrillaire, qui s'anastomosent avec ceux des cellules voisines pour former un abondant réseau d'une finesse extrême, et un prolongement non ramifié, le *prolongement de Deiters*, qui semble se continuer dans les racines antérieures des nerfs spinaux. — Le volume de ces cellules est en raison directe du volume des nerfs qui en partent (GRATIOLET), ce qui fait qu'elles sont plus grosses dans les renflements cervical et lombaire de la moelle.

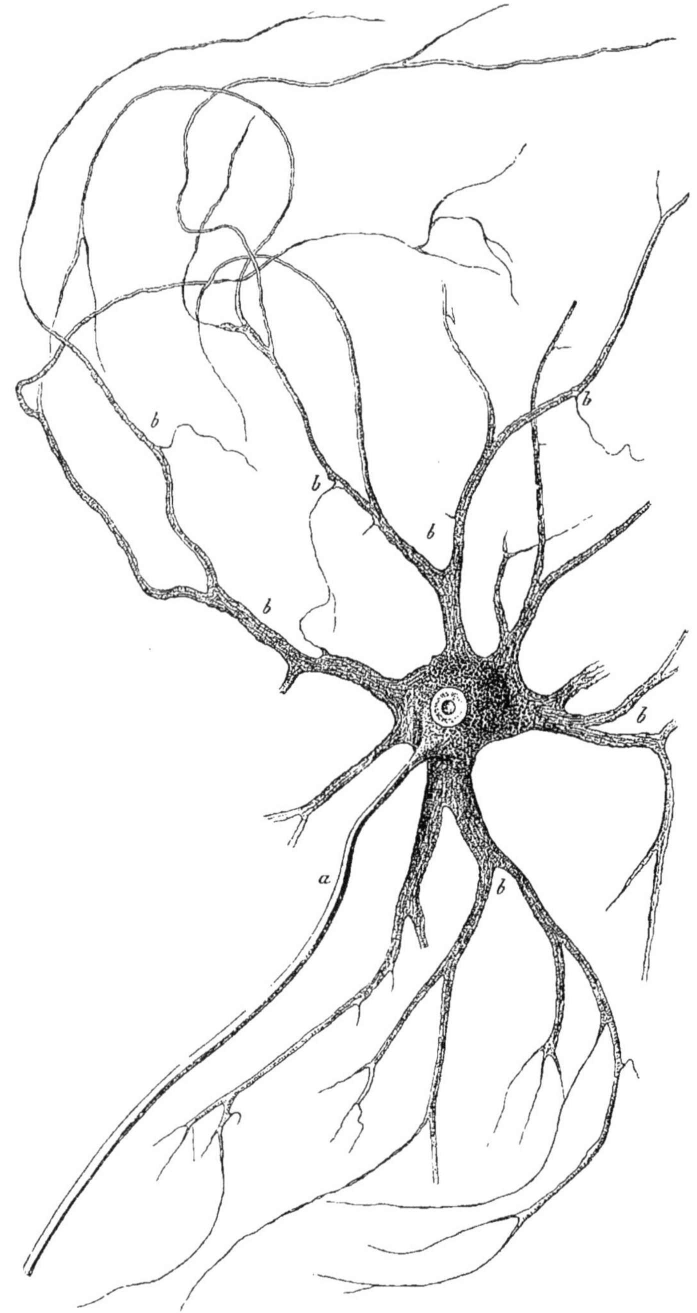

Fig. 10. — Cellule nerveuse multipolaire de la corne antérieure de la moelle épinière du Bœuf. —*a*, prolongement de Deiters; — *b*, *b*, prolongements rameux.

Noyaux d'origine des racines antérieures, frappées de dégénération dans les diverses formes d'atrophie musculaire (atrophie musculaire progressive, paralysie infantile, amyotrophies des hémiplégiques, etc.), ces cellules, en raison de leur fonction, ont été appelées *cellules motrices* (fig. 10).

Les *cellules des cornes postérieures*, irrégulièrement dispersées au milieu de la névroglie, sont moins nombreuses et plus petites que dans les cornes antérieures. — Leur diamètre est de 20 μ en moyenne; — elles n'ont que des prolongements ramifiés, et ceux-ci sont moins nombreux que dans les cellules des cornes antérieures. — Leurs connexions avec les fibres blanches sont à peu près inconnues. On leur donne cependant le nom de *cellules sensitives.*

Les *cellules de la colonne vésiculeuse de Clarke* sont des cellules rondes, munies de quelques prolongements et d'un diamètre moyen de 50 à 60 μ; — elles sont plongées au milieu d'un mince faisceau de fibrilles nerveuses, parallèles à l'axe de la moelle. — On n'a guère de notions certaines sur leurs relations avec les fibres blanches (1).

b. Les *fibrilles de la substance grise* forment un réseau, *réseau de Gerlach*, qui paraît constitué par les prolongements ramifiés des cellules nerveuses multipolaires et de cette disposition résulte un aspect spongieux de la substance grise (2). — Quelques-unes sont recouvertes d'une mince gaine de myéline. — Elles unissent l'une à l'autre les deux moitiés de l'axe gris de la moelle, *commissure grise*, en passant en avant et en arrière du canal épendymaire. — Ce sont ces fibres qui s'irradient dans la substance blanche au niveau des parties latérales de l'axe gris central de la moelle, sous le nom de *fibres irradiées de Stilling*, *fibres marginales de Schrœder van der Kolk*, *processus reticularis* (p. 26).

c. La *névroglie de la substance grise* a une constitution analogue à celle de la névroglie de la substance blanche de la moelle, à part qu'elle est beaucoup moins fibrillaire. — On la rencontre spécialement à l'extrémité des cornes postérieures, où elle constitue la *substance gélatineuse de Rolando;* — à la périphérie du canal épendymaire, *substance gélatineuse centrale*, par opposition à la couche

(1) Jacubowitsch a décrit une colonne cellulaire à la face interne de la corne postérieure près de la commissure grise, à laquelle il fait aboutir les fibres sympathiques, d'où le nom de *colonnes sympathiques* qu'il a donné à ces colonnes.

(2) Dans des recherches récentes, His rejette l'existence du réseau de Gerlach. Pour lui les prolongements ramifiés des cellules se terminent par des extrémités libres. Il admet en outre qu'il y a deux sortes d'éléments dans la plaque médullaire de l'embryon : des cellules germinales d'où dérivent les neuroblastes, et des cellules épithélioïdes d'où dérive le myélospongium. Une partie des fibres neuroblastiques se séparent de la moelle pour donner naissance aux racines motrices; — quant aux racines sensitives, elles se forment en dehors de la moelle, dans les cellules bipolaires des ganglions et gagnent ensuite la moelle pour constituer les racines postérieures (1er *Congres international de physiologie*, Berne, 1889).

périphérique qui enveloppe la surface de la moelle, à laquelle on réserve le nom de *substance gélatineuse corticale*.

Maintenant que nous connaissons la substance blanche et la substance grise de la moelle, nous est-il possible d'esquisser le trajet général des filets radiculaires des nerfs et leur relation avec les centres nerveux? — Nous sommes encore assez peu avancés sur ce sujet; — néanmoins, voici ce que l'on peut admettre

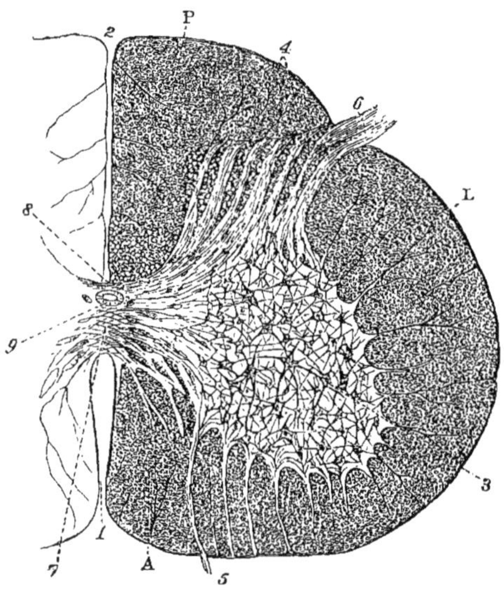

Fig. 11. — Coupe transversale de la moelle épinière (région lombaire).

A, cordon antérieur; — L, cordon latéral; — P, cordon postérieur; — 1, sillon antérieur; — 2, sillon postérieur; — 3, cornes antérieures; — 4, cornes postérieures; — 5, racines antérieures du nerf spinal; — 6, racines postérieures; — 7, commissure antérieure; — 8, commissure postérieure; — 9, canal épendymaire.

de plus général et en schématisant la description, que nous baserons sur les données physiologiques et en grande partie hypothétiques encore.

Les cellules ganglionnaires des cornes antérieures sont les noyaux des nerfs moteurs. — Les muscles d'un même groupe ayant une action synergique (les fléchisseurs du bras par exemple), sans que la volonté puisse faire agir isolément l'un ou l'autre (le biceps ou inversement le brachial antérieur dans l'exemple choisi), nous avons besoin d'admettre pour nous rendre compte de ce phénomène, que ces muscles sont actionnés par le même groupe de cellules motrices. — Or, ces cellules sont reliées à l'encéphale (organe de la volonté) par un certain nombre de conducteurs qui leur transmettent les ordres du cerveau; — de plus, ces noyaux moteurs sont reliés par d'autres fils conducteurs à des groupes voisins, plus ou moins éloignés, qui peuvent être excités subsidiairement par le même acte volontaire. — Il en résulte une complication plus grande dans l'association des mouvements.

Relativement aux racines antérieures, on peut admettre l'existence : 1° de fibres qui, des racines, se jettent dans les cellules ganglionnaires des cornes antérieures en se confondant avec leur prolongement cylindraxile; — 2° des fibres qui traversent la corne antérieure et se rendent dans le cordon latéral, mais sans entrer en relation avec les cellules des cornes antérieures; — 3° des fibres qui traversent la corne antérieure et vont se rendre dans le cordon latéral, après être entrées en relation avec une cellule ganglionnaire; — 4° des fibres qui pénètrent dans la corne postérieure (c'est vraisemblablement là le substratum anatomique des actes réflexes); — 5° des fibres qui se portent dans la corne antérieure et le cordon latéral de la moitié opposée de la moelle en traversant la commissure antérieure (fig. 7) (1).

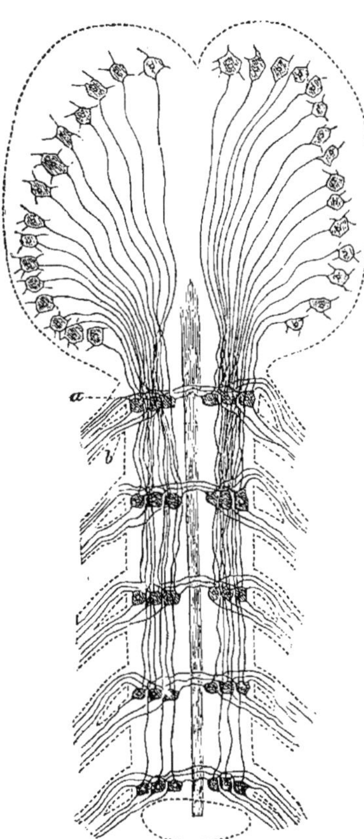

Fig. 12. — Trajet des fibres dans la moelle épinière (schéma d'après Leydig).

a, racine antérieure; — *b*, racine postérieure.

Le trajet des fibres radiculaires postérieures paraît être le suivant. — Les fibres des racines postérieures se partageraient en trois faisceaux : l'un, faisceau des fibres tactiles, qui se porterait dans le cerveau en suivant les cordons postérieurs (Schiff, Danilewsky) et transmettrait les impressions tactiles; — le second faisceau se rendrait dans les cellules des cornes postérieures et présiderait plus spécialement à la conduction des impressions douloureuses que les conducteurs ascendants des cornes postérieures seraient chargés de transmettre ensuite aux centres nerveux supérieurs; — le troisième et dernier faisceau enfin, serait composé de fibres qui, soit directement, soit après être entrées en relation avec les cellules de la corne postérieure, se rendraient dans les cellules de la corne antérieure du même côté ou du côté opposé (fig. 7 et 12). C'est à ce dernier groupe de fibres que Jaccoud a donné le nom de *système intermédiaire des fibres de la moelle*, fibres excito-motrices qui permettent d'expliquer le simple acte réflexe, c'est-à-dire un mouvement inconscient et involontaire à la suite d'une impression périphérique.

La substance grise de la moelle est, par excellence, le *centre des mouvements réflexes* (2). — Les éléments ganglionnaires de la moelle reçoivent les excita-

(1) Il existe fatalement une communication entre les racines motrices d'un côté et celles du côté opposé par l'intermédiaire des cellules des cornes antérieures, car chez un animal dont la moelle est sectionnée à sa partie supérieure, une irritation unilatérale assez vive produit des mouvements réflexes dans les deux moitiés du corps (*loi de symétrie*).

(2) Le pouvoir réflexe est cette faculté que possède la moelle de transformer une

tions venues de la périphérie par l'intermédiaire des fibres sensitives, et provoquent le mouvement par l'intermédiaire des fibres motrices. — L'ensemble de ces éléments, reliés les uns aux autres, constitue l'*appareil réflexe* ou *arc diastaltique* de Marshall Hall.

Nous n'avons pas à rappeler ici les *lois des réflexes*, mais nous devons dire que ce pouvoir de la moelle, *pouvoir réflexe* ou *excito-moteur*, est exagéré toutes les fois que l'action cérébrale est supprimée. — Nous dirons de plus que les réflexes généralisés semblent se réduire à des mouvements coordonnés de fuite ou de défense qui semblent annoncer, alors même que l'animal est décapité, un certain état de conscience (DUGÈS, PFLÜGER, AUERBACH).

C'est la substance grise qui joue le principal rôle dans la propagation des réflexes. — Cette substance contient en outre des *centres* réflexes. — En effet, si à l'exemple de MASIUS et VAN LAIR, on isole, par une double section, un segment de moelle correspondant à une paire de nerfs, on peut, par une excitation portée sur cette paire à la périphérie, donner lieu à des mouvements réflexes dans tous les muscles qu'elle anime. — Plusieurs centres médullaires ont pu ainsi être établis.

Le *centre cilio-spinal*, placé entre la sixième vertèbre cervicale et la deuxième vertèbre dorsale (CHAUVEAU), préside à la dilatation de l'iris et à la contraction du muscle ciliaire; — le *centre cardiaque* (CL. BERNARD) s'étend de la région cervicale inférieure à la région thoracique supérieure et détermine l'accélération des battements du cœur; — le *centre vésico-spinal* (GIANNUZZI, GOLTZ), situé entre la troisième et la cinquième vertèbre des lombes, a pour action d'exciter les contractions de la vessie; — le *centre génito-spinal* (BUDGE) et le *centre ano-spinal* (MASIUS) sont localisés dans la moelle lombaire.

La substance grise est encore le siège des *sensations* et *mouvements associés* et sert de *conducteur aux impressions sensitives* (LABORDE, etc.).

§ III. — Canal de l'épendyme.

Le *canal de l'épendyme* ou *canal central de la moelle* est un canal qui règne le long de la moelle et se continue au niveau du bec du *calamus scriptorius* avec les ventricules de l'encéphale. — Très large sur le fœtus, ce canal se rétrécit au fur et à mesure de la croissance, et chez l'adulte il est fréquemment oblitéré par places. — D'après STILLING, vers le milieu du renflement lombaire, le canal épendymaire s'ouvrirait au fond du sillon médian postérieur (1), comme il s'ouvre au niveau de l'écartement des corps restiformes. Mais cet aspect est vraisemblablement dû à ce que, au niveau du cône terminal, le canal central se rapproche beaucoup de la face postérieure et présente une dilatation fusiforme appelée ventricule terminal (W. KRAUSE). — Ses parois sont composées de dedans en

impression, transmise par les nerfs sensitifs, en une incitation qui se porte sur les nerfs moteurs sans la participation de la volonté : ces mouvements réflexes sont inconscients et involontaires.

(1) Si cette disposition existait réellement, elle rappellerait le sinus rhomboïdal des Oiseaux. Chez l'Oiseau, il existe, en effet, au niveau du renflement lombaire, un sinus rhomboïdal analogue à celui du quatrième ventricule, et fermé par une mince lame nerveuse (MATHIAS DUVAL).

dehors : *a*. d'un épithélium cylindrique cilié; — *b*. d'une couche amorphe sous-épithéliale; — *c*. d'un substratum névroglique (1).

§ IV. — Vaisseaux de la moelle.

Les *artères* de la moelle épinière sont les *artères spinales*. — La *spinale antérieure* provient des vertébrales par deux racines qui s'unissent au-devant du bulbe pour former un tronc médian qui descend verticalement au-devant du sillon médian antérieur jusqu'à l'extrémité du ligament coccygien. — Les *spinales postérieures* viennent des vertébrales ou des cérébelleuses et descendent en serpentant en arrière des cordons postérieurs jusqu'à la fin du ligament coccygien. — Un peu au-dessous de leur origine, ces artères donnent une branche longue et grêle, qui descend isolément le long de la moelle entre les racines postérieures et les cordons latéraux, tout en s'anastomosant fréquemment avec les spinales postérieures. — En outre, chemin faisant, les artères spinales reçoivent des affluents ou *artères de renforcement*, qui pénètrent par les trous de conjugaison et viennent successivement de haut en bas des vertébrales et cervicales ascendantes, des intercostales et des lombaires. — Du réseau artériel que forment ces artères à la surface de la moelle, proviennent les artères qui s'enfoncent dans la moelle. — Duret en distingue trois variétés : *a*. les *artères médianes*, qui pénètrent dans les sillons médians antérieur et postérieur, se rendent aux commissures et aux cordons qui limitent les sillons médians; — *b*. les *artères radiculaires*, qui suivent les racines des nerfs et pénètrent avec elles dans la substance grise, où elles se terminent en un réseau capillaire; — *c*. les *artères périphériques*, qui pénètrent par tous les points de la moelle; elles sont surtout abondantes au niveau des cordons latéraux et au niveau du sillon qui sépare le cordon de Burdach du cordon de Goll. — A ces artères, Adamkiewicz a ajouté deux nouveaux groupes : l'un pour la colonne de Clarke, et l'autre qui comprend les artères longitudinales anastomotiques.

Le *réseau capillaire* est beaucoup plus riche dans la substance grise que dans les cordons blancs.

Les *veines* suivent un trajet parallèle à celui des artères. — Elles se jettent dans les deux veines centrales, et de celles-ci partent des veines qui vont s'anastomoser en plexus à la surface de la moelle. De ce plexus émanent des troncs qui suivent les racines postérieures des nerfs pour aller se jeter dans les plexus veineux intrarachidiens.

Les vaisseaux de la moelle, comme ceux du cerveau, sont pourvus d'une *gaine lymphatique* (Ch. Robin, His).

§ V. — Développement de la moelle épinière.

Lorsque les bipartitions successives et répétées du noyau de l'œuf ont donné naissance au blastoderme, et que celui-ci s'est subdivisé en trois feuillets super-

(1) Le *filum terminale* représente la partie terminale, devenue rudimentaire, de la moelle épinière, comme la région caudale de la colonne vertébrale représente une partie atrophiée de l'axe squelettique dont trois vertèbres au moins ne correspondent pas à des nerfs rachidiens. — Il est formé d'une gaine de substance grise formée par le prolongement de la substance gélatineuse centrale de la moelle; — çà et là on trouve dans cette gaine des noyaux ganglionnaires d'où émergent des fibres nerveuses qui se mettent en rapport avec un petit ganglion. Ces fibres représentent une paire de nerfs spinaux atrophiés et ne se comportant plus comme les nerfs coccygiens (A. Rauber, *Morph. Jahrb.*, III, p. 603, 1877).

posés, le feuillet externe ou ectoderme se déprime le long de la ligne axiale de la tache embryonnaire pour former un sillon longitudinal (1). — Ce sillon (G, fig. 14) est limité à droite et à gauche par une crête, les *crêtes médullaires* (*n*, fig. 14), qui s'élèvent peu à peu, se rapprochent en convergeant vers la ligne médiane, et enfin finissent par se réunir et se souder de façon à transformer le sillon médullaire en un canal complet, le *canal neural* (*m*, fig. 14), dont nous retrouvons les vestiges chez l'adulte sous la forme du canal de l'épendyme.

Une fois fermé, le canal médullaire s'isole peu à peu de l'ectoderme, qui lui a donné naissance par suite de la prolifération des cellules du mésoderme qui l'environnent et qui finissent par l'englober.

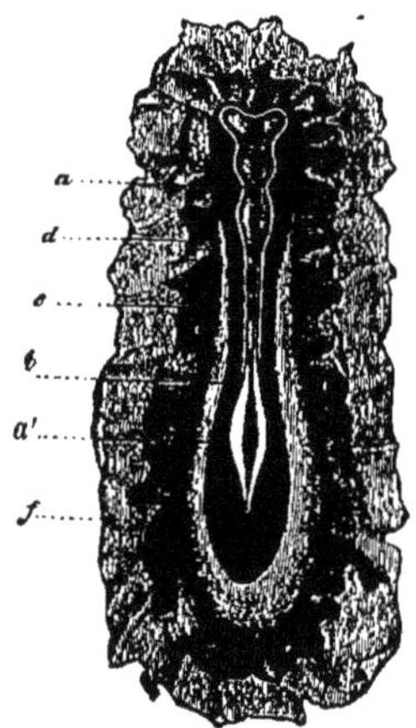

FIG. 13. — Ébauche embryonnaire de l'œuf de la Chienne (Bischoff).

a, vésicules cérébrales, et *a'*, sinus rhomboïdal lombaire; — *b*, protovertèbres; — *c*, parois du corps; — *d* et *f*, membranes embryonnaires déchirées.

Au moment où le cylindre médullaire vient de se clore, la paroi du canal est composée de cellules épithéliales, dont la rangée qui limite la lumière du canal central a pris le caractère prismatique de l'épithélium épendymaire. Ces cellules prolifèrent par karyokinèse, selon les récentes recherches de P. LACHI, et donnent naissance aux éléments de la substance grise, et au fur et à mesure de cette croissance, le canal lui-même se rétrécit. — Avant même la fermeture totale du sillon névraxial, l'ectoderme neural est déjà composé de plusieurs couches. Ses cellules s'étirent en biscuit et se divisent, les cellules filles restant unies toutefois par des filaments protoplasmiques. Il se forme ainsi des chaînes cellulaires radiées, étendues de la rangée des cellules épendymaires à la basale (2) qui limite à la périphérie le névraxe primitif. — Indépendamment des cellules de l'ectoderme entrant dans la composition de l'ébauche de la moelle, il intervient assez tôt dans la constitution de cet organe, des éléments qui dérivent du mésenchyme. Le tube médullaire, une fois isolé de l'ectoderme, est entouré par des cellules du mésoderme qui fournissent à la fois l'ébauche de la paroi du canal rachidien et les enveloppes de la moelle épinière. La couche la plus voisine de la moelle, celle qui fournira la pie-mère, intervient dans la constitution de la charpente de l'organe. D'elle s'échappent des prolongements qui s'enfoncent dans la moelle et y portent des vaisseaux et des éléments connectifs d'où dérivera la substance intercellulaire ou connective de la moelle épinière. La moelle, largement abordée par les

(1) La chaîne nerveuse ganglionnaire ventrale des Invertébrés est tout aussi bien d'origine ectodermique que la moelle épinière des Vertébrés. Elle provient du sillon médullaire. Celui-ci se bifurque en avant (*plaque sincipitale* de W. Salensky) pour embrasser l'œsophage. C'est de cette portion du sillon médullaire que sort le ganglion cérébroïde. (Voy. W. SALENSKY, *Études sur le développement des Annélides* (Développement de Branchiobdella), *Arch. de biolog.*, t. VI, fasc. I, p. 1-61, pl. I à V, 1885.)

(2) La basale, qui limite en dehors l'ectoderme neural, *membrana prima* de Hensen, n'est autre chose que la continuation de la membrane basilaire qui sépare l'ectoderme du mésoderme.

vaisseaux, voit ses cellules pousser des prolongements qui établissent des anastomoses entre les cellules des chaînes radiales de prolifération. Il s'établit de la sorte un réseau de prolongements protoplasmiques, coupés par des nœuds qui répondent aux éléments cellulaires et d'où dérive le tissu neuro-névroglique. — La substance grise de la moelle est contenue en puissance dans

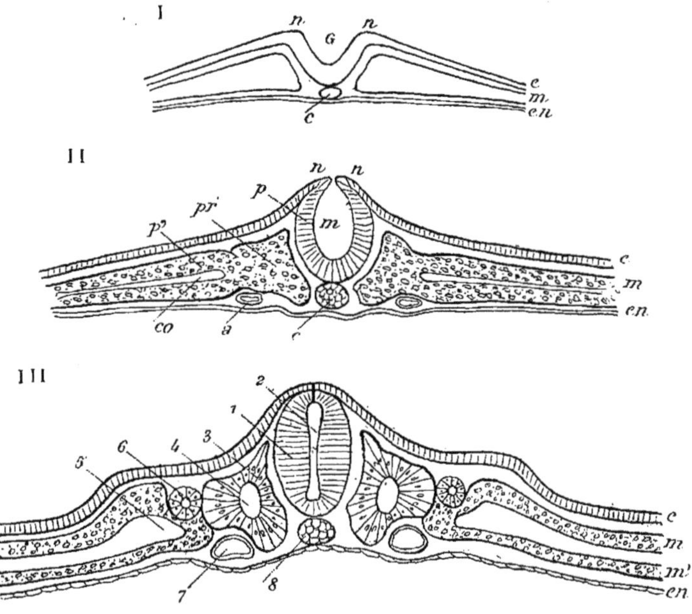

Fig. 14. — Développement de la moelle.

I. — Coupe transversale d'un embryon de poulet de la fin du premier jour : *e*, ectoderme ; — *m*, mésoderme ; — *en*, endoderme ; — *c*, corde dorsale ; — G, gouttière médullaire ; — *n*, *n*, crêtes médullaires.

II. — Coupe transversale d'un embryon de la deuxième moitié du deuxième jour : *e*, ectoderme ; — *m*, mésoderme ; — *en*, endoderme ; — *c*, corde dorsale ; — *a*, aortes primitives ; — *m*, canal médullaire ; — *p*, paroi de la moelle ; — *n*, *n*, crêtes médullaires ; — *pr*, lame protovertébrale ; — *p'*, lame latérale ; — *co*, fente pleuro-péritonéale.

III. — Coupe transversale d'un embryon du commencement du troisième jour . *e*, ectoderme ; — *m*, *m'*, mésoderme ; — *en*, endoderme ; — 1, moelle ; — 2, canal central ; — 3, protovertèbre ; — 4, sa cavité ; — 5, fente pleuro-péritonéale ; — 6, canal de Wolff ; — 7, aortes descendantes ; — 8, corde dorsale.

ces cellules ramifiées, qui proviennent d'une prolifération des cellules de l'épendyme.

Ultérieurement, les cellules de la substance grise, qui sont originairement toutes semblables, se différencient et se groupent autour du canal central sous forme de quatre colonnettes, qui deviennent l'origine des cornes de cette substance (fig. 15). La transformation des cellules médullaires primitives (myélocytes de Ch. Robin) en vraies cellules médullaires ou en cellules névrogliques, s'effectue entre le troisième et le cinquième mois de la vie utérine. —

De trois à quatre mois, ces éléments acquièrent des prolongements ramifiés, à part l'un d'entre eux, qui ne se ramifie pas et se révèle déjà comme le prolongement de Deiters.

A la naissance, les cellules de la moelle ont en partie acquis les caractères des cellules de la moelle de l'adulte, mais leur achèvement ne s'accomplit que plus tard.

A la surface du cylindre de substance grise primitive, ne tardent pas à se développer les parties blanches, destinées à donner naissance aux cordons médullaires. — Ceux-ci apparaissent successivement et restent longtemps distincts. — Les premiers en date sont les cordons antérieurs : ils sont visibles sur l'embryon humain d'un mois ; — les seconds sont les cordons postérieurs, qui commencent à poindre également à la fin du premier mois de la vie utérine ; — les derniers venus sont les cordons latéraux : ils naissent vers six semaines. — La croissance de ces cordons, autour de la substance grise centrale, donne lieu à la commissure blanche et aux sillons de la moelle.

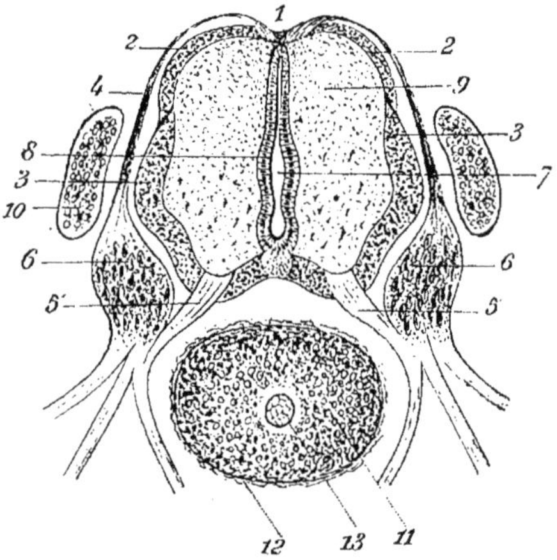

FIG. 15. — Coupe transversale de la moelle d'un embryon de six semaines.

1, ébauche du sillon médian postérieur ; — 2, 2, ébauche des cordons postérieurs ; — 3, 3, ébauche des cordons antéro-latéraux ; — 4, racines postérieures ; — 5, racines antérieures ; — 6, 6, ganglions spinaux ; — 7, canal épendymaire ; — 8, paroi du canal ; — 9, substance grise ; — 10, lames de la vertèbre ; — 11 et 12, corps de la vertèbre ; — 13, corde dorsale.

Les *fibres de la substance blanche* ne sont que les prolongements des cellules nerveuses, ainsi que l'a établi His, sur des embryons humains de dix-huit à vingt-cinq jours (1). A cette époque de la vie utérine, on peut voir les fibres des chaînes radiales proliférantes de la substance grise, s'élargir lorsqu'elles arrivent à la périphérie et former là une sorte d'écorce, *membrana limitans medullaris* de His, qui est le premier rudiment de la substance blanche.

Il est digne de remarque qu'au début les tubes nerveux ne possèdent point de gaine de myéline. — Au septième mois les fibres à myéline sont abondantes

(1) Le canal cérébro-médullaire consiste en deux parois latérales épaisses, réunies sur la face ventrale par une mince lame, *plaque du plancher* de His, et sur la face dorsale par une autre lame, *plaque du plafond*. — D'autre part, chaque paroi latérale peut être divisée en deux moitiés : l'une ventrale, *plaque basale ;* l'autre dorsale, *plaque alaire* de His. — Toutes les fibres motrices des nerfs cérébraux spinaux naissent des cellules de la plaque basale. — D'autre part, alors que la majorité des embryologistes (BALFOUR, LAHOUSSE, etc.) font provenir les racines des nerfs de prolongements postéro-externes et antéro-externes (LAHOUSSE, *Acad. de méd. de Belgique*, 1885), HIS et E. GOLOWINE font sortir les fibres sensitives des ganglions dont le prolongement central pénétrerait dans la moelle ou le cerveau (*Arch., f. Anat. u. Phys.*, 1887 et *Anat. Anzeiger*, 1890, page 119).

dans les cordons antérieurs, en proportion beaucoup moindre encore dans les cordons latéraux et postérieurs (VIGNAL). Les cordons blancs de la moelle n'arrivent du reste qu'assez tardivement à leur complet développement. — PIERRET a fait voir qu'à la naissance les cordons de Goll sont loin d'être achevés. Ce phénomène de différenciation est le résultat de la formation des gaines de myéline autour des cylindres-axes (FLECHSIG).

De très bonne heure apparaît, autour de l'épendyme, une substance molle et grisâtre, qui forme comme une gangue aux éléments nerveux de la moelle. — Pour les uns (VIRCHOW, HENLE, MERKEL, KÖLLIKER, FREY, KLEIN, etc.), cette gangue, qui n'est que la *névroglie* (tissu de soutènement), est de nature connective; pour d'autres (CH. ROBIN, BOLL, GOLGI, EICHHORST, etc.), elle est de nature spéciale et particulière. Mais des recherches récentes de RANVIER, J. RENAUT, VIGNAL, L. WITKOWSKI, RAMON Y CAJAL, il résulte que les cellules de la névroglie, comme les cellules des centres nerveux eux-mêmes, procèdent du neuro-épithélium primitif. — Du troisième au cinquième mois, la cellule névroglique acquiert ses caractères particuliers. — Elle passe d'abord par la forme étoilée, puis par la forme ramifiée, *cellules araignées*. — Ce qui prouve que cette formation est indépendante du tissu conjonctif, c'est qu'on la rencontre dans la moelle de la Lamproie et de l'Ammocœte. Or les vaisseaux n'ont pu apporter de tissu connectif dans la moelle de ces animaux, car ils y font à peu près totalement défaut (REISSNER, LANGERHANS, J. RENAUT, etc.).

Au début la moelle descend jusqu'à l'extrémité inférieure du rachis et même au delà du coccyx (TOURNEUX et HERRMANN) mais à partir du troisième mois elle cesse de s'allonger aussi vite que le canal vertébral, d'où son remontement relatif dans ce canal et sa cessation au niveau de la première ou deuxième vertèbre lombaire chez l'adulte.

C'est donc par *végétation* (RANVIER, RENAUT) et non par *étirement* (HENSEN) que s'allonge et se développe le neuro-épithélium primitif, qui donne ainsi naissance aux chaînes radiales de prolifération dont les grains ont la valeur de cellules nerveuses jeunes, reliant d'une part l'épithélium épendymaire générateur à la vitrée de l'ectoderme réfléchie autour du névraxe épithélial et devenue la *membrana prima* de Hensen. Cette végétation donne lieu à une stratification analogue à celle de l'épiderme; mais, abordés plus tard par les vaisseaux, les éléments des chaînes radiales subissent de profondes modifications et prennent alors les caractères des para-épithéliums (J. RENAUT).

II. — Bulbe rachidien.

Le *bulbe rachidien*, *moelle allongée*, n'est que la continuation de la moelle épinière, qu'il couronne à la partie supérieure sous la forme d'un chapiteau. — Étendu de la moelle à la protubérance annulaire, le bulbe est un renflement en forme de cône tronqué, un peu aplati d'avant en arrière, et long d'environ 3 centimètres.

Il commence vers la partie moyenne de l'apophyse odontoïde, et, s'inclinant en avant, il repose en grande partie sur la gouttière basilaire de l'occipital, formant avec la moelle un angle obtus, ouvert en avant. — En arrière et sur les côtés, il est embrassé par le cervelet.

En bas, le bulbe est limité par un plan qui couperait la moelle au-dessous de l'entre-croisement des pyramides. — Ce point, au niveau duquel le *sommet* du bulbe paraît se continuer sans ligne de démarcation avec la moelle épinière, est légèrement rétréci et porte le nom de *collet du bulbe.* — En haut, la base du bulbe a pour limites : en avant, le bord inférieur de la protubérance annulaire; — en arrière, une ligne transversale, qui réunirait les angles latéraux du quatrième ventricule et diviserait en deux triangles le plancher du quatrième ventricule.

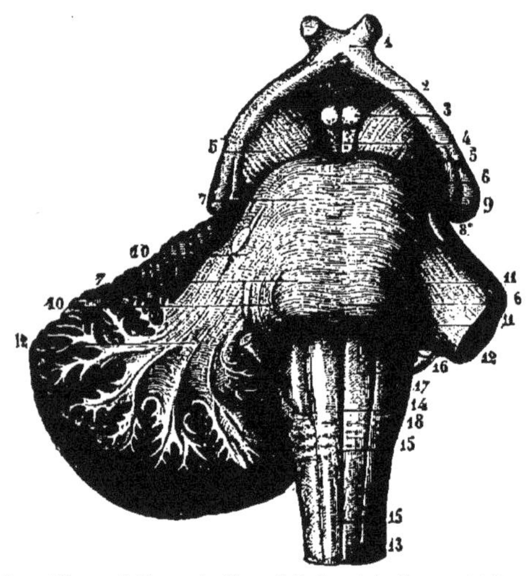

Fig. 16. — Isthme de l'encéphale et bulbe rachidien (face inférieure).

1, chiasma des nerfs optiques ; — 2, tuber cinereum et tige pituitaire ; — 3, tubercules mamillaires ; — 4, espace interpédonculaire ; — 5, pédoncule cérébral ; — 6, sillon basilaire de la protubérance ; — 7, saillie latérale du même corps ; — 8, origine du trijumeau ; — 9, fibres supérieures de la protubérance ; — 10, ses fibres médianes ; — 11, ses fibres inférieures s'enfonçant sous les autres ; — 12, 12, pédoncules cérébelleux moyens (le gauche est coupé) ; — 13, moelle épinière ; — 14, sillon médian antérieur du bulbe ; — 15, décussation des pyramides ; — 16, pyramides ; — 17, olive ; — 18, fibres arciformes.

§ I. — *Conformation extérieure du bulbe.*

On considère ordinairement au bulbe quatre faces : une antérieure, une postérieure et deux latérales.

Nous préférons en étudier la configuration extérieure sous *deux vues* principales, l'une antérieure, l'autre postérieure, et en contournant l'organe de la ligne médiane vers la périphérie.

Examiné par sa face antéro-inferieure, le bulbe présente sur la ligne médiane un sillon longitudinal, *sillon médian antérieur du bulbe* (14, fig. 16), faisant suite à celui de la moelle, mais moins profond que lui dans le tiers inférieur du bulbe où il est en partie comblé par un entre-croisement de fibres blanches qui passent d'un côté à l'autre. — Cet entre-croisement, sur lequel nous reviendrons, porte le nom de *décussation des pyramides* (15, fig. 16).

Ce sillon se termine en haut par une petite fossette située juste sous le bord inférieur de la protubérance annulaire, *trou borgne de Vicq-d'Azyr.* — Il n'est pas très rare de trouver le sillon médian, à la partie supérieure, recouvert par des fibres blanches transversales; on les désigne sous le nom de *ponticule* ou d'*avant-pont*.

De chaque côté du sillon médian, on voit deux cordons blancs légèrement renflés à leur partie supérieure sous la forme d'une massue. — Ces cordons portent le nom de *pyramides antérieures* (16, fig. 16). — Ils semblent continuer les cordons antérieurs de la moelle, mais en réalité leurs faisceaux s'entre-croisent à la partie inférieure du bulbe pour donner naissance à la *décussation* et se continuent au delà avec les cordons latéraux de la moelle. — En haut, ils s'engagent sous les fibres les plus superficielles du pont de Varole. Entre les pyramides et le bord inférieur de ce pont, on trouve l'origine apparente du nerf moteur oculaire externe.

En dehors des pyramides, on rencontre deux autres saillies ovalaires à grand axe vertical, longues d'environ 12 millimètres : ce sont les *olives* (17, fig. 16), éminences surajoutées au bulbe et ne faisant suite à aucune partie de la moelle épinière.—Ces saillies sont séparées des pyramides en avant par un sillon qui fait suite au faux sillon collatéral antérieur de la moelle, *sillon anté-olivaire*, dans lequel on voit l'origine apparente du nerf grand hypoglosse (IX, fig. 17); —elles sont séparées des corps restiformes par un autre sillon, *sillon rétro-olivaire* ou *latéral du bulbe*, qui continue le sillon collatéral postérieur et d'où émergent les nerfs glosso-pharyngien, pneumogastrique et spinal (VIII, fig. 17); — en bas, où elles s'effacent un peu, elles sont limitées par des fibres blanches arquées qui descendent des corps restiformes et croisent en sautoir le sillon latéral, *fibres arciformes de l'olive* (1); — en haut, elles sont séparées de la protubérance annulaire par une dépression, *fossette sus-olivaire*. — Immédiatement derrière l'olive, entre ce corps et le sillon latéral du bulbe, on trouve un faisceau blanc vertical, épais d'environ 2 millimètres; c'est le *faisceau intermédiaire, sous-olivaire* ou *latéral du bulbe*, qui fait suite à *une partie* du cordon latéral de la moelle. — A sa partie supérieure, ce faisceau est séparé de la protubérance par une dépression, *fossette latérale du bulbe*, qui se confond en avant avec la fossette sus-olivaire. A son niveau émergent du bulbe les nerfs facial, acoustique et intermédiaire de Wrisberg (VII, fig. 17).

A 5 ou 6 millimètres au-dessous des olives et un peu en arrière,

(1) Ces fibres, observées pour la première fois par SANTORINI, mieux décrites par ROLANDO, sont plus ou moins apparentes suivant les sujets. — Les plus constantes sont celles qui forment le *faisceau arciforme de l'olive* et les fibres que nous avons décrites à la partie supérieure du bulbe, sous le nom de *ponticule*. Mais dans certains cas, non seulement les deux extrémités des corps olivaires, sont embrassées par une sorte de demi-collier que leur forment les fibres arciformes, mais encore ils peuvent être voilés en grande partie par ces fibres qui passent au-dessus d'eux.

sur le faisceau latéral du bulbe, on voit une tache grisâtre plus ou moins apparente, *tubercule cendré de Rolando*, qui n'est autre chose que la tête de la corne postérieure de la substance grise de la moelle voilée seulement par quelques fibres blanches qui la recouvrent.

En arrière du *sillon latéral du bulbe*, on aperçoit un gros cordon de substance blanche, le *corps restiforme*, qui semble se continuer

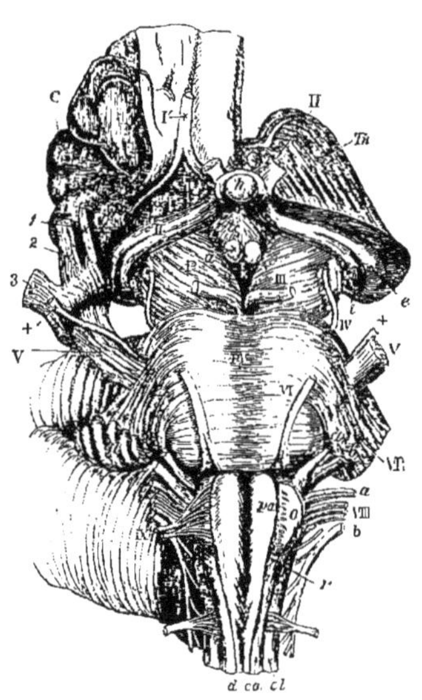

Fig. 17. — Face inférieure du bulbe et de l'isthme de l'encéphale.

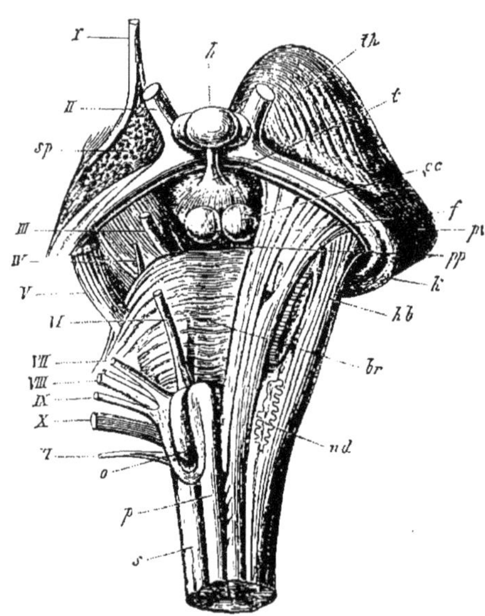

Fig. 18. — Isthme de l'encéphale (face inférieure) et parties voisines.

Fig. 17. — I', nerf olfactif; — II, n. optique; — II', bandelette optique, avec *i* et *e*, les corps genouillés interne et externe; — *h*, glande pituitaire; — *tc*, tuber cinereum et infundibulum du troisième ventricule; — *a*, tubercule mamillaire; — P, pédoncule cérébral; — III, nerf oculo-moteur commun; — IV, n. pathétique; — V, n. trijumeau; — VI, n. oculo-moteur externe; — VII, n. facial (*a*) et auditif (*b*); — VIII, n. vague et n. glosso-pharyngien (VIII *a*); — VIII *b*, n. spinal; — IX, n. hypoglosse; — PV, protubérance annulaire; — *fl*, lobule du pneumogastrique; — *pa*, pyramide antérieure; — *o*, olive; — *d*, sillon antérieur de la moelle; — *ca*, cordon antérieur, et *cl*, cordon latéral de la moelle.

Fig. 18. — *h*, hypophyse; — *th*, couche optique; — *t*, tuber cinereum avec l'infundibulum, la tige et la glande pituitaire; — *f*, pédoncule cérébral; — *c*, *c*, tubercules mamillaires; — *p*, *p*, substance perforée postérieure; — *k*, corps genouillés; — *br*, pont de Varole; — *nd*, noyau denté de l'olive; — *s* et *hb*, cordon latéral; — *p*, pyramide antérieure; — *pl*, pédoncule cérébral; — *o*, olive; — *sp*, substance perforée latérale; — I à XI, nerfs crâniens.

en bas avec les cordons postérieurs de la moelle, alors qu'en haut il se continue avec les pédoncules inférieurs du cervelet.

Ce sont là les seules parties du bulbe que l'on puisse voir par des vues antérieures et latérales de l'organe. — Pour en achever l'étude, il faut le retourner et l'examiner par sa face postéro-supérieure.

Étudié dans une *vue postérieure* (fig. 19), le bulbe laisse voir aussitôt que son tiers inférieur est bien différent de ses deux tiers supérieurs.

Dans son tiers inférieur, il reproduit l'aspect caractéristique de la face postérieure de la moelle, c'est-à-dire qu'il présente un sillon médian, *sillon médian postérieur du bulbe*, qui fait suite au sillon postérieur de la moelle, et de chaque côté deux gros cordons blancs faisant suite aux cordons postérieurs du même organe.

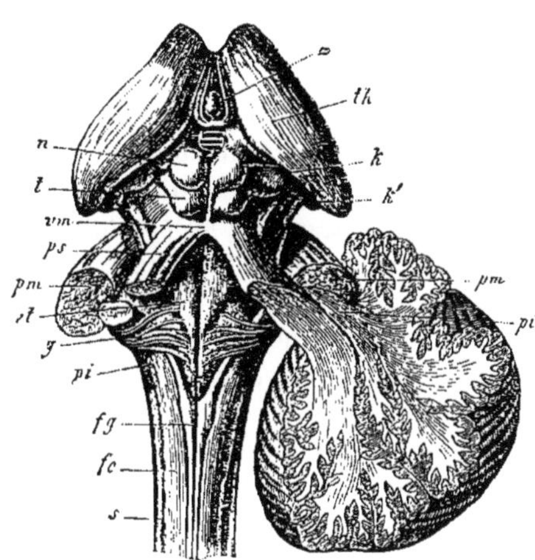

FIG. 19. — Bulbe et parties voisines (face postérieure).

z, glande pinéale ; — *th*, couche optique ; — *k*, corps genouillé interne ; — *k'*, corps genouillé externe ; — *pm*, pédoncules cérébelleux moyens ; — *pi*, pédoncules cérébelleux inférieurs ; — *s*, cordon latéral ; — *fg*, funicules grêles ; — *fc*, cordon postérieur ; — *el*, plancher du quatrième ventricule ; — *ps*, pédoncules cérébelleux supérieurs ; — *t*, tubercules quadrijumeaux (*testes*) ; — *n*, tubercules quadrijumeaux (*nates*) ; — *f*, barbes du calamus.

Dans les deux tiers supérieurs du bulbe, cette forme est bien changée. Bientôt, en effet, les cordons postérieurs, qui prennent dès lors le nom de *corps restiformes* ou *pédoncules cérébelleux inférieurs*, au lieu de rester juxtaposés, s'écartent l'un de l'autre de façon à laisser entre eux une surface en forme de V à ouverture supérieure, et laissent à nu la substance grise centrale. L'espace triangulaire compris entre les branches d'écartement ou corps restiformes, *calamus scriptorius d'Hérophile*, fait partie du plancher du quatrième ventricule, dont la partie angulaire supérieure est formée par la face postérieure de la protubérance annulaire. — Cet espace présente un sillon médian longitudinal qui se continue en haut avec celui de la face postérieure de la protubérance et s'arrête en bas au niveau où les corps restiformes s'écartent l'un de l'autre. Ce sillon, c'est la *tige du calamus scriptorius*. De chaque côté de la tige, on voit des stries blanches transversales et convergentes en dehors, *barbes du calamus scriptorius*, qui ne sont autre chose que les racines postérieures des nerfs acoustiques.

Le sommet déprimé du calamus, *bec du calamus*, forme une fossette, *ventricule d'Arantius*, par laquelle le canal central de la moelle s'ouvre et s'épanouit dans le quatrième ventricule.

Les *corps restiformes* qui forment les limites du plancher du quatrième ventricule de chaque côté du calamus *semblent* provenir des cordons postérieurs de la moelle. Ils se portent en haut et en dehors vers le cervelet et paraissent se diviser en deux faisceaux, dont l'un monte directement vers le cerveau en suivant le plancher du quatrième ventricule, et dont l'autre vient du cervelet et contribue à former le *pédoncule cérébelleux inférieur*.

Les *cordons de Goll* suivent les cordons postérieurs dans leur déviation en dehors; — au moment où ils s'écartent l'un de l'autre au niveau du bec du calamus, ils se renflent en une saillie ovoïde, *renflement mamelonné* ou *pyramide postérieure du bulbe, clava*, et vont se perdre insensiblement dans le corps restiforme correspondant.

Au niveau du bec du calamus, les pyramides postérieures sont unies par un tractus transversal, *verrou*, qui recouvre l'entrée du canal épendymaire dans le quatrième ventricule. — De leur superficie naît une lamelle blanche analogue à la valvule de Tarin ou *voile médullaire supérieur*, d'où le nom de *voile médullaire inférieur* donné à cette lamelle qui fait partie du toit du quatrième ventricule.

Nous étudierons plus tard le plancher du quatrième ventricule; bornons-nous, pour l'instant, à signaler quelques formations spéciales qu'on voit dans le triangle inférieur ou portion bulbaire de cette excavation. — On y distingue, au-dessous des barbes du calamus et en allant de la tige du calamus vers le corps restiforme, trois zones longitudinales successives, qui sont : *a.* un triangle de coloration blanche à base supérieure, *aile blanche interne*, qui recouvre le noyau d'origine de l'hypoglosse; — *b.* une surface triangulaire à base inférieure, *aile grise*, qui correspond aux noyaux des neuvième, dixième et onzième paires de nerfs crâniens; — *c.* un triangle blanc à base supérieure comme le premier, *aile blanche externe*, qui recouvre le noyau du nerf acoustique (fig. 39, p. 81).

§ II. — *Conformation intérieure ou structure du bulbe.*

Le bulbe, comme la moelle épinière, est formé par des cellules nerveuses, des tubes nerveux et une gangue de névroglie. Comme il est la continuation de la moelle, nous devons y retrouver les cordons blancs et l'axe gris central que nous avons observés dans la moelle. — Et, en effet, nous allons revoir dans le bulbe les divers éléments constitutifs que nous avons appris à connaître en étudiant la moelle, mais avec cette différence que l'agencement de ces divers éléments est bien changé. — Les cellules forment des noyaux de nerfs analogues à ceux de la moelle, mais mieux isolés; — elles émettent aussi des fibrilles qui les unissent aux cellules du noyau dont elles font partie, aux cellules des noyaux voisins, à celles des noyaux homologues de la moitié opposée du bulbe, aux cellules de l'encéphale et aux nerfs dont elles sont les foyers d'origine. — Mais dans le bulbe, le groupement de ces noyaux est tout autre que celui que nous avons rencontré dans la moelle. C'est bien toujours la même substance grise centrale, mais modifiée dans sa forme et sa disposition, coupée çà et là par des faisceaux blancs et comme fragmentée.

Pour se rendre compte de cette nouvelle disposition, il faut se rappeler qu'au niveau du bulbe la substance grise centrale de la moelle a été mise à jour en arrière, par suite de l'écartement des corps restiformes, le passage en avant des cordons postérieurs et la formation du sinus rhomboïdal, et qu'elle s'est étalée de façon à former le plancher du quatrième ventricule. — Les cornes postérieures se sont écartées, ont subi une rotation sur elles-mêmes, et, déjetées en dehors, sont venues se placer à la partie externe du plancher du quatrième ventricule; — les cornes antérieures, de leur côté, ont vu leur base venir se placer sur le plancher du quatrième ventricule, de chaque côté du raphé (fig. 24, 25, 26 et 27).

De plus, les cordons latéraux se portent en avant, en dedans et en haut, en coupant la base des cornes antérieures (fig. 24), pour aller s'entre-croiser sur la ligne médiane avec ceux du côté opposé, en donnant lieu à la *formation réticulée de Deiters* (1) d'une part, et au *septum médian* ou *raphé de Stilling* (2) d'autre part. Plus haut, les cordons postérieurs s'entre-croisent à leur tour en décapitant pour ainsi dire les cornes postérieures (fig. 25). Ce sont toutes ces nouvelles dispositions qui compliquent singulièrement la texture du bulbe, texture que l'on commence à peine à bien connaître aujourd'hui.

Dans la constitution du bulbe, nous trouvons les *éléments de la moelle* prolongés, substance blanche et substance grise, et des *parties surajoutées*.

(1) Au niveau de l'entre-croisement des pyramides, la substance grise s'étend de chaque côté entre les cornes antérieures et postérieures déjetées en dehors et forme une sorte de réseau qui envahit la partie interne des cordons latéraux. — Ce système est connu sous le nom de *formation réticulée de Deiters*. — Il est le résultat de l'entre-croisement des cordons latéraux qui, dans leur marche en avant et en haut, traverse la base des cornes antérieures sous la forme d'une multitude de petits faisceaux, arqués et entre-croisés d'un côté à l'autre.

(2) Au-dessus de l'entre-croisement des pyramides, le sillon antérieur, interrompu au niveau de cet entre-croisement, devient de moins en moins profond et se trouve remplacé en grande partie par un système de *fibres blanches entre-croisées* : c'est le *raphé de Stilling*.

a. — Substance blanche du bulbe.

La *substance blanche du bulbe rachidien* est formée par le prolongement des cordons de la moelle épinière et par une masse blanche surajoutée, l'olive.

Les *cordons antérieurs de la moelle*, arrivés au niveau du collet

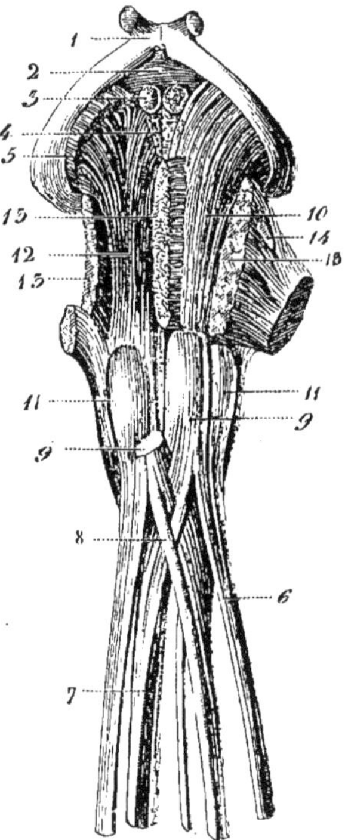

FIG. 20. — Entre-croisement des pyramides, prolongement des pyramides et des faisceaux innominés du bulbe à travers la protubérance annulaire jusqu'aux pédoncules cérébraux (L. Hirschfeld et Léveillé).

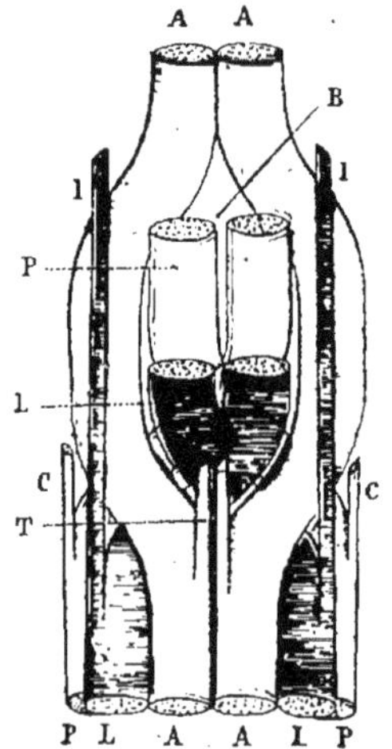

FIG 21. — Schéma de la décussation des pyramides dans le bulbe (vue de face).

FIG. 20. — 1, chiasma des nerfs optiques ; — 2, tuber cinereum, infundibulum ; — 3, tubercules mamillaires ; — 4, espace perforé interpédonculaire ; — 5, pédoncules cérébraux ; — 6, faisceau externe du cordon antérieur de la moelle se portant dans la pyramide du même côté ; — 7, faisceau interne s'entre-croisant avec celui du côté opposé ; — 8, entre-croisement des pyramides ; — 9, 9, pyramides ; — 10, prolongement des pyramides se rendant aux pédoncules cérébraux correspondants ; — 11, 11, olives ; — 12, faisceau innominé du bulbe formant la partie moyenne du pédoncule cérébral correspondant ; — 13, 13, 13, fibres de la protubérance annulaire coupée ; — 14, origine du nerf de la cinquième paire.

FIG. 21. — A, A, cordons antérieurs de la moelle épinière ; — L, L, cordons latéraux ; — I, I, faisceau intermédiaire ou direct ; — P, P, cordons postérieurs ; — C, C, faisceau cérébelleux direct ; — T. faisceau de Turck.

du bulbe, semblent se diviser en plusieurs faisceaux qui *paraissent* s'entre-croiser sur la ligne médiane en formant une espèce de natte avec les faisceaux du côté opposé (8, fig. 20, et A, L, fig. 21). C'est là ce que l'on a appelé la *décussation des pyramides*, que découvrit MISTICHELLI en 1709, — d'après laquelle les fibres des cordons antérieurs de la moelle s'entre-croiseraient dans le bulbe de droite à gauche et de gauche à droite pour remonter ensuite dans l'encéphale, de telle façon que le cordon antérieur droit de la moelle aurait été se terminer dans l'hémisphère gauche du cerveau, et inversement. Cet entre-croisement se fait à 25 millimètres environ au-dessous de la protubérance annulaire, et sa hauteur est d'environ 10 à 12 millimètres. Cette disposition, adoptée par SCHRŒDER VAN DER KOLK, fut admise jusque dans ces dernières années.

Les recherches d'anatomie de SAPPEY et MATHIAS DUVAL, celles de FLECHSIG et de PIERRET, les recherches anatomo-pathologiques de l'École de la Salpêtrière, ont considérablement modifié cette manière de voir. — En se basant sur ces recherches, voilà comment on peut exposer la décussation des pyramides.

Les *cordons antérieurs de la moelle* s'entre-croisent en partie le long de cet organe pour former la commissure blanche; jusqu'alors juxtaposés et parallèles, lorsqu'ils arrivent au collet du bulbe, au-dessous de la décussation des pyramides, ils s'écartent l'un de l'autre, se portent en dehors, en arrière et en haut, sous la forme d'un arc dont la concavité embrasserait la face externe des cordons latéraux et postérieurs, et en séparant ces derniers cordons du faisceau latéral du bulbe, du corps restiforme et de la pyramide postérieure. Ils gagnent ainsi le plancher du quatrième ventricule en se rapprochant et en se juxtaposant de nouveau, puis montent parallèlement sans s'entre-croiser, traversent la protubérance dans ses régions postérieures et gagnent le plan supérieur ou toit du pédoncule cérébral correspondant. — En s'écartant au niveau du collet du bulbe, les deux cordons antérieurs de la moelle forment ainsi une boutonnière elliptique, oblique de bas en haut et d'avant en arrière, dans laquelle passent les cordons latéraux et postérieurs (fig. 21). Pour certains auteurs ils ne dépasseraient pas les olives.

Les *cordons latéraux de la moelle* ne subissent aucun entre-croisement le long de cet organe. Arrivés à l'endroit où cesse la commissure blanche, c'est-à-dire au point où les cordons antérieurs se séparent l'un de l'autre pour se porter en arrière et en haut, ils s'inclinent en avant, traversent la boutonnière que leur présentent les cordons antérieurs et s'entre-croisent successivement par faisceaux distincts, à la façon des doigts des deux mains entre-croisées (L, L, fig. 21). Ainsi se forme la natte qui porte le nom de *décussa-*

tion des pyramides, et que l'on aperçoit dans le sillon médian antérieur du bulbe. — Par cette disposition, le cordon latéral droit de la moelle passe à gauche dans le bulbe, et réciproquement, et chacun d'eux donne lieu à la partie superficielle de la pyramide anté-

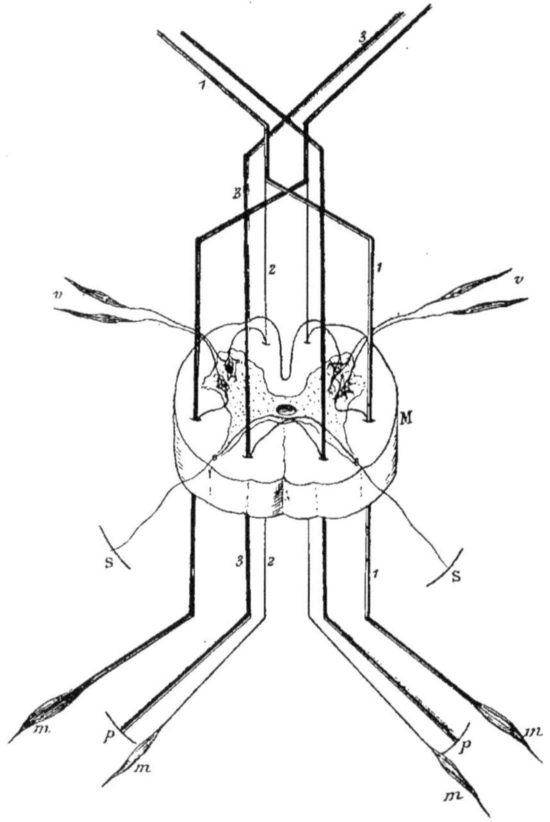

FIG. 22. — Diagramme de la marche et des rapports des cordons de la moelle épinière, y compris leur entre-croisement dans le bulbe rachidien.

1, 1, faisceau pyramidal croisé ; — 2, 2, faisceau pyramidal direct ; — 3, 3, cordon postérieur ; — *m*, *m*, muscles (surfaces motrices) ; — *p*, *p*, peau (surfaces sensitives) ; — S, S, nerfs sensitifs ; — *v*, *v*, nerfs moteurs.

rieure du côté opposé (7, 9, fig. 20). — Arrivés en ce point, les cordons latéraux, c'est-à-dire les pyramides antérieures, montent parallèlement dans la protubérance et vont former avec des fibres surajoutées provenant de la substance grise de la protubérance, le plan inférieur ou pied (portion motrice) des pédoncules cérébraux.

Mais le cordon latéral ne s'entre-croise pas en totalité. Il n'y a que le *faisceau pyramidal croisé* qui se conduise de la sorte. — Le *faisceau pyramidal direct* continue son trajet direct sous le nom de *faisceau latéral* ou *intermédiaire du bulbe*, entre l'olive et le sillon latéral, pour monter ensuite dans la protubérance annulaire et gagner de là le plan inférieur du pédoncule cérébral correspondant (portion motrice) (2, 2', fig. 23) et le *faisceau latéral profond* se perd dans le réseau gris latéral du bulbe (1).

Les *cordons postérieurs de la moelle épinière*, de même que les cordons latéraux, ne subissent aucun entre-croisement dans la moelle, le long de laquelle ils restent parallèles et séparés l'un de l'autre par le sillon médian postérieur.

Arrivés au collet du bulbe, ils suivent les cordons latéraux dans leur inclinaison en avant, en restant appliqués contre eux.—Adossés l'un à l'autre, ils franchissent ainsi la boutonnière que leur offrent les cordons antérieurs, et, lorsqu'ils arrivent au-dessus de l'entre-croisement des cordons latéraux qui leur sont sous-jacents (décussation des pyramides), ils s'entre-croisent à leur tour sur la ligne médiane, de façon que le cordon droit passe à gauche et le cordon gauche à droite, et forment la portion profonde des pyramides antérieures (portion sensitive) (4, 4, fig. 23). — De là ils montent dans la protubérance et gagnent le toit (portion sensitive) des pédoncules cérébraux, où ils sont séparés de la portion motrice ou pied des pédoncules, par une couche de substance grise, le *locus niger* (2) (5, fig. 23). Quelques auteurs croient qu'ils s'arrêtent dans le noyau restiforme d'où part le ruban de Reil.

Les *corps restiformes* et les *cordons de Goll* ont longtemps été considérés comme la continuation des cordons postérieurs de la moelle. — STILLING déjà avait fait remarquer que les corps restiformes ne se rendent pas de la moelle au cervelet, mais au contraire qu'ils descendent du cervelet dans le bulbe, où ils se recourbent bientôt en fibres transversales qui parcourent la surface ou l'intérieur du bulbe sous le nom de *système des fibres arciformes*. —

(1) On a beaucoup discuté sur l'entre-croisement ou le non-entre-croisement de ce faisceau. VALENTIN, LONGET, etc., admettaient l'entre-croisement du faisceau latéral. — LUYS l'accepte. — Arrivé à la protubérance, dit J. CRUVEILHIER, le faisceau latéral ou innominé du bulbe s'entre-croise avec son semblable et se bifurque : une portion se recourbe en dehors et va former le pédoncule cérébelleux moyen et les deux autres s'écartent pour laisser passer le *processus cerebelli ad testes*, la division externe formant le faisceau triangulaire de l'isthme, la division interne passant au-dessous des tubercules quadrijumeaux et se rendant aux pédoncules cérébraux.

(2) Les *pyramides antérieures* du bulbe sont donc formées par les cordons latéraux (faisceau pyramidal croisé) du côté opposé (décussation des cordons moteurs), par les cordons de Turck du même côté et les cordons postérieurs du côté opposé (décussation des cordons sensitifs).

Selon SAPPEY et MATHIAS DUVAL, les corps restiformes proviennent du cervelet et forment les *pédoncules cérébelleux inférieurs*. Arrivés dans le bulbe, leurs fibres se dissocient : les unes contournent la surface du bulbe sous le nom de *fibres arciformes superficielles*, et gagnent le sillon longitudinal médian ; — les autres pénètrent dans l'épaisseur de l'organe, *fibres arciformes profondes*. Les unes et les autres viennent s'entre-croiser d'un côté à l'autre, sur la ligne médiane du bulbe, où elles donnent naissance au *raphé médian du bulbe*. — Ces cordons (corps restiformes) contiennent cependant une partie des cordons postérieurs de la moelle, le *faisceau cérébelleux direct*.

Quant aux *cordons de Goll*, ils se terminent insensiblement sur les corps restiformes correspondants sans s'entre-croiser (1).

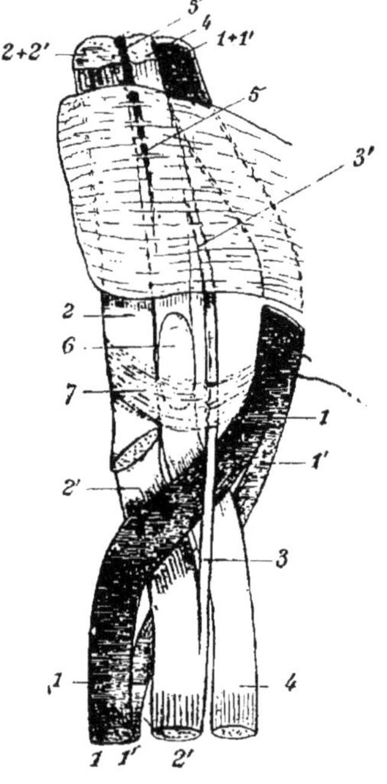

FIG. 23. — Entre-croisement des cordons de la moelle dans le bulbe et continuation des pyramides bulbaires dans les pédoncules cérébraux à travers la protubérance (vue latérale).

Variétés de la décussation des pyramides. — Il est de règle qu'il y ait un faisceau direct et un faisceau croisé, le

1, cordon antérieur gauche; — 1', cordon antérieur droit; — 1 + 1', dans le pédoncule après avoir traversé la protubérance (ils forment boutonnière dans le bulbe) : — 2, cordon latéral gauche; — 2', cordon latéral droit (ils passent à travers la boutonnière des cordons antérieurs, s'entre-croisent d'un côté à l'autre, décussation des pyramides, traversent la protubérance et vont former l'étage inférieur du pédoncule, 2 + 2') : — 3, 3', faisceau non entre-croisé du cordon latéral (cordon intermédiaire ou latéral du bulbe) ; — 4, 4, cordons postérieurs ou sensitifs (ils passent dans la boutonnière des cordons antérieurs, s'entre-croisent au-dessus des cordons latéraux, traversent la protubérance et vont former l'étage moyen des pédoncules) ; — 5, locus niger ; — 6, olive ; — 7, fibres arciformes.

(1) Les fibres de la région rolandique du cerveau descendent par la zone moyenne de la capsule interne, parcourent le pied des pédoncules cérébraux, traversent de haut en bas la protubérance annulaire et se continuent avec la pyramide antérieure. Là elles s'entre-croisent sur la ligne médiane (décussation des pyramides) pour passer dans le cordon latéral de la moelle du côté opposé, où elles forment le *faisceau pyramidal croisé*. Cette notion anatomique nous explique les localisations des dégénérations descendantes consécutives aux lésions corticales ou médullaires, qui ont pour effet de déterminer l'hémiplégie et la contracture tardive. — Dans les mêmes cas et pour les mêmes raisons on assiste à la dégénérescence secondaire du *faisceau pyramidal direct*, qui appartient au cordon antérieur.

premier égalant à peu près le $\frac{1}{20}$ du dernier (Féré). — Dans certains cas, il y a une décussation totale d'un côté et incomplète de l'autre. — D'autres fois la décussation est totale des deux côtés. — Dans d'autres cas enfin, la décussation fait complètement défaut, ainsi que cela résulte des faits pathologiques (Charcot) et de l'étude du bulbe de l'embryon (Flechsig, Pierret). — Elle peut aussi commencer au-dessous du bulbe. Ordinairement, l'entre-croisement des pyramides est très incomplet chez les animaux (Vulpian); il est cependant complet chez le Chat (Monakow).

En résumé, si l'on envisage une coupe frontale idéale de la moelle épinière, du bulbe, de la protubérance, des pédoncules et du cerveau, on voit le raphé médian se continuer de la moelle jusqu'à la partie supérieure de la protubérance. Dans la moelle le raphé est déterminé par l'entre-croisement des fibres des faisceaux fondamentaux antérieurs, qui cessent vers le collet du bulbe et se continuent avec la formation réticulaire médiane de ce dernier organe. Le faisceau fondamental postérieur se perdrait dans le noyau restiforme, d'où part le ruban de Reil qui le continue dans le cerveau en passant par le bulbe, la protubérance et les pédoncules. Le faisceau latéral profond se perd très probablement dans le réseau gris latéral du bulbe, et le faisceau latéral ascendant se termine dans le noyau du cordon latéral du bulbe. Le ruban de Reil semble donc provenir du faisceau fondamental postérieur du côté opposé, car les rubans de Reil s'entre-croisent dans le bulbe, comme le font d'autre part les faisceaux pyramidaux. — A ces cordons s'ajoutent des faisceaux directs et entre-croisés venant des olives du bulbe, des faisceaux émanés des noyaux de la protubérance et des fibres sorties des noyaux des nerfs bulbo-protubérantiels. Ce sont tous ces faisceaux qui coupent et dissocient la substance grise du bulbe.

b. — Substance grise du bulbe.

Au niveau du collet du bulbe, la *substance grise* de la moelle épinière qui se continue dans le bulbe rachidien subit de profondes modifications par suite de l'écartement des cordons postérieurs et de l'entre-croisement des cordons latéraux, et consécutivement l'élargissement du sillon postérieur, l'ouverture du canal central de la moelle au niveau du bec du calamus et l'étalement de la substance grise centrale sur le plancher du quatrième ventricule.

En s'écartant l'un de l'autre, les cordons postérieurs laissent à nu en arrière la substance grise centrale, et repoussent en dehors d'autre part les cornes postérieures de la substance grise qui viennent dès lors s'étaler en quelque sorte sur le plancher du quatrième ventricule. — La base de ces cornes se dispose en une colonne grise sensitive étendue en long, de chaque côté de la tige du calamus, *en dehors* de la base des cornes antérieures qui, elle, forme une colonne grise également longitudinale sur le plancher du quatrième ventricule, mais juste à droite et à gauche de la tige du calamus (6, 6, fig. 26).

Par suite de la décussation des cordons latéraux, décussation des pyramides, les cornes antérieures sont coupées en deux (fig. 24) :

une partie postérieure, ou *base de la corne*, reste en rapport avec la commissure grise, par conséquent vient se placer de chaque côté du raphé médian du bulbe où elle forme une colonne motrice que nous retrouverons en étudiant le plancher du quatrième ventricule; — la partie antérieure ou *tête de la corne* est légèrement rejetée en dehors où elle forme une nouvelle colonne grise motrice que divise en tronçons le passage des fibres arciformes (4, 4, fig. 26).

L'entre-croisement des cordons postérieurs qui se fait juste au-

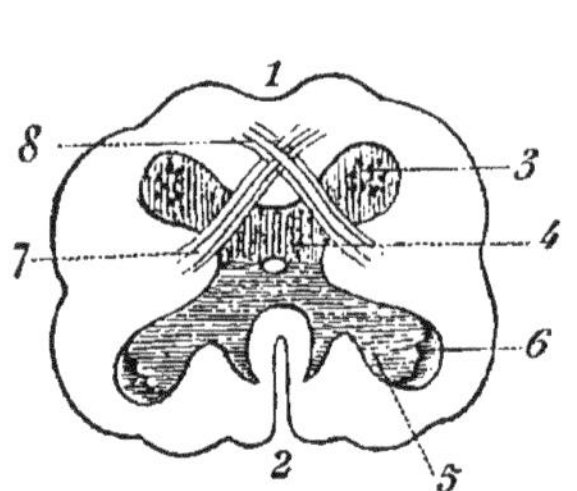

Fig. 24. — Coupe du bulbe au niveau du collet (Mathias Duval).

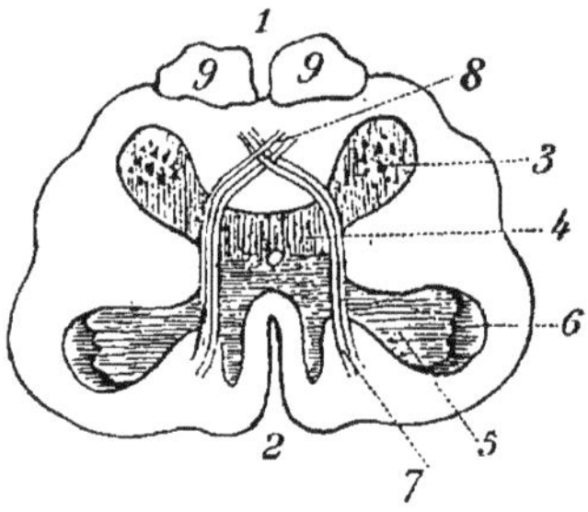

Fig. 25. — Coupe du bulbe à sa partie supérieure.

Fig. 24. — 1, sillon médian antérieur ; — 2, sillon médian postérieur ; — 3, tête de la corne antérieure ; — 4, base de la même corne ; — 5, tête de la corne postérieure recouverte de sa calotte de substance gélatineuse de Rolando, 6 ; — 7, cordons latéraux d'où émanent les faisceaux qui s'entre-croisent en 8, pour aller former les pyramides.

Fig. 25. — 1, sillon médian antérieur ; — 2, sillon médian postérieur ; — 3 et 4, tête et base de la corne antérieure ; — 5, corne postérieure ; — 6, calotte de substance gélatineuse ; — 7, faisceaux qui émanent des cordons postérieurs et vont s'entre-croiser en 8 ; — 9, pyramides antérieures formées par les cordons latéraux qui à ce niveau ont achevé leur décussation.

dessus de celui des cordons latéraux, ne peut se faire de son côté en laissant intactes les cornes postérieures. En effet, en se portant en avant et en haut à la suite des cordons latéraux, les cordons postérieurs d'un côté qui vont passer de l'autre, et réciproquement, coupent également en deux la corne postérieure, dont la *base* reste étalée sur le plancher du quatrième ventricule, tandis que la *tête* se trouve refoulée en dehors où elle apparaît sous la forme d'une colonne grise qui chemine en arrière et un peu en dehors de la colonne formée par la tête des cornes antérieures (fig. 25).

Cette colonne fait saillie à la partie inférieure du bulbe sous la forme du tubercule cendré de Rolando, et monte vers la protubérance où elle s'épuise.

Il résulte de cet ensemble de phénomènes que la tête de la corne antérieure est séparée de sa base par les cordons latéraux, et que la tête et la base des cornes postérieures sont séparées l'une de l'autre par le passage des cordons postérieurs (fig. 24 et 25).

Sur une coupe transversale du bulbe à sa partie moyenne (fig. 26), les choses ont pris la disposition que nous venons de donner; la décussation des cordons latéraux et postérieurs est achevée, aussi trouve-t-on en avant la coupe bien circonscrite des pyramides antérieures ou pyramides motrices (1, fig. 26), puis en arrière de ces dernières, des cordons blancs qui font suite aux cordons postérieurs de la moelle du côté opposé ou pyramides sensitives (2, fig. 26), et enfin plus en arrière encore, des faisceaux blancs non entre-croisés, qui glissent sous le plancher du quatrième ventricule, et qui ne sont autre chose que la prolongation des cordons antérieurs de la moelle.

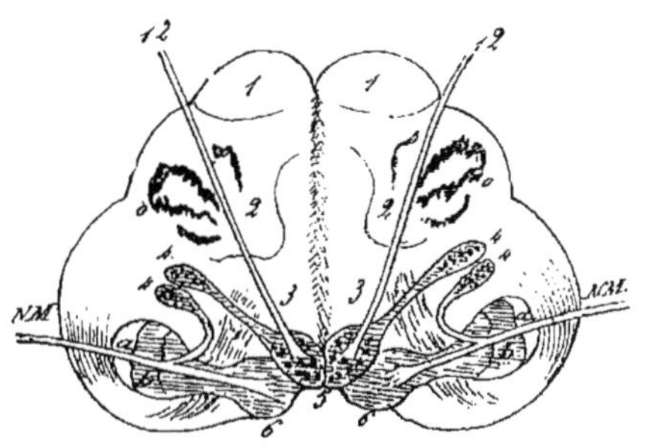

Fig. 26. — Coupe transversale du bulbe rachidien à sa partie moyenne (d'après Mathias Duval).

1, 1, cordon antérieur; — 2, 2, cordon latéral; — 3, 3, cordon postérieur; — 4, 4, restes de la tête de la corne antérieure de la moelle; — 5, 6, base des cornes antérieure et postérieure de la moelle; — 12, nerf grand hypoglosse; — N M, nerf pneumogastrique; — O, O, olive flanquée à droite et à gauche des corps juxta-olivaires interne et externe; — h, tête de la corne postérieure; — a, substance gélatineuse de Rolando (racine bulbaire du trijumeau).

L'examen de tranches transversales minces du bulbe permet de voir très exactement tous ces détails, que les schémas ci-contre, exécutés d'après les belles préparations du professeur Mathias Duval, reproduisent assez fidèlement (fig. 24, fig. 25 et fig. 26).

c. — Parties surajoutées du bulbe.

Les *parties blanches* qu'on rencontre dans le bulbe et que l'on ne voit pas dans la moelle, sont les noyaux blancs des olives, et des fibres blanches transversales qui avoisinent le raphé médian où elles s'entre-croisent sous des angles variés. — Parmi ces fibres, les unes réunissent les noyaux des nerfs bulbaires d'un côté avec les noyaux homologues du côté opposé; — d'autres émanent des corps olivaires, des corps restiformes ou des cordons pyramidaux postérieurs.

Toutes ces fibres réunissent les deux moitiés du bulbe. Il en est de même du système des fibres arciformes. Descendues des corps restiformes, les unes, fibres arciformes superficielles ou corticales, entourent la périphérie du bulbe ; les autres, fibres arciformes profondes, plongent dans l'épaisseur de l'organe où elles traversent la substance réticulée, et s'entre-croisent pour contribuer à former le raphé médian du bulbe.

D'après DEITERS, CLARKE, MEYNERT, ces fibres mettraient en relation les corps restiformes d'un côté avec les faisceaux grêle et cunéiforme du côté opposé en affectant des rapports avec les olives encore incomplètement établies (1).

Les *parties grises* qu'on trouve dans le bulbe, et qui ne sont pas représentées dans la moelle, sont : *a.* le *noyau de la pyramide postérieure*, *noyau des cordons grêles* ou *postpyramidaux*, et *b.* le *noyau du cordon cunéiforme* ou *noyau des corps restiformes*, tous les deux détachés des cornes grises, au moment où les cordons postérieurs vont s'entre-croiser ; — *c.* les *noyaux pyramidaux*, constitués par un petit amas variable de matière grise à la partie antéro-interne des pyramides antérieures ; — *d.* les *noyaux olivaires* et *juxta-olivaires*.

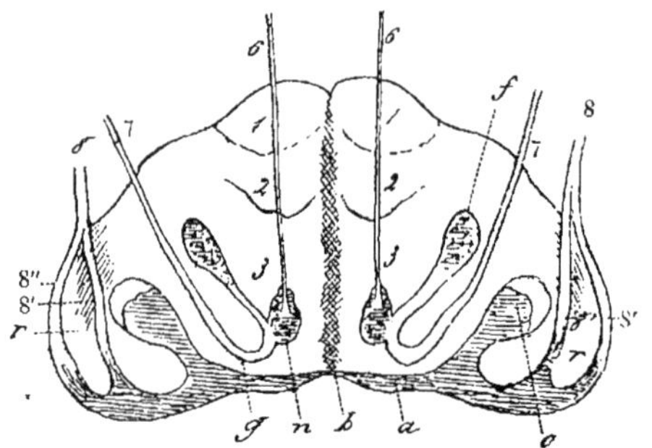

FIG. 27. — Coupe transversale du bulbe rachidien à sa partie supérieure (d'après Mathias Duval).

a, substance grise du quatrième ventricule ; — *b*, raphé médian du bulbe ; — *c*, noyau du trijumeau (tête de la corne postérieure de la moelle) ; — *f*, noyau propre du facial (tête de la corne antérieure de la moelle) ; — *g*, genou du facial ; — *n*, noyau commun au facial et à l'oculo-moteur externe (base de la corne antérieure de la moelle) ; — *r*, corps restiforme ; — 1, pyramide antérieure ; — 2, cordon latéral ; — 3, cordon postérieur ; — 6, nerf oculo-moteur externe ; — 7, nerf facial ; — 8, nerf acoustique ; — 8' et 8'', racines interne et externe de l'acoustique.

L'*olive* (2) est formée par une portion blanche corticale qui appartient au cordon latéral ; — par une lame grise intermédiaire plissée sur elle-même de façon à représenter une sorte de bourse oblongue

(1) Selon EDINGER, au-dessus de la décussation des pyramides, des fibres volumineuses issues des cordons postérieurs (fibres arciformes profondes) traverseraient la substance grise du bulbe d'arrière en avant et s'entre-croiseraient avec celles du côté opposé, pour se continuer plus loin avec le ruban de Reil, formation qu'il appelle *entre-croisement des fibres des rubans de Reil.* — Au milieu, ces fibres forment une nappe interposée entre les pyramides et les olives à laquelle on a donné le nom de *couche interolivaire* ou *couche des rubans de Reil.*

(2) Elle est encore appelée *olive inférieure* par opposition à un petit noyau très peu développé et placé en dedans du noyau propre du facial auquel on a donné le nom d'*olive supérieure*.

ouverte à son extrémité interne, *corps dentelé* ou *rhomboïdal de l'olive* (*n d*, fig. 18); — par un noyau blanc central dont les fibres appartiennent en grande partie au système des fibres arciformes. — Le corps dentelé de l'olive est constitué par une grande quantité de petites cellules multipolaires. Les fibrilles qui en émanent vont se rendre à l'olive du côté opposé en traversant le raphé, ou bien remontent vers la protubérance ou vont aboutir au noyau de l'hypoglosse et peut-être à celui du facial. — Ces dernières fibres ont été décrites par LENHOSSEK sous le nom de *pédoncule de l'olive*. — Les *noyaux para* ou *juxta-olivaires*, *noyaux olivaires accessoires*, au nombre de deux, sont placés l'un en dedans, l'autre en dehors de l'olive. Le *noyau juxta-olivaire interne*, *grand noyau pyramidal de Stilling*, est représenté par une lame grise coudée, dont l'ouverture regarde le corps olivaire ; — le *noyau juxta-olivaire externe* est formé d'une baguette grise, fusiforme (sur une coupe), placé de champ en dehors de l'olive.

Vaisseaux du bulbe. — DURET a divisé les artérioles qui se rendent au bulbe, en : 1° *artères radiculaires*, destinées aux racines : ces artérioles qui viennent des vertébrales et des cérébelleuses inférieures se bifurquent, l'un des rameaux accompagne les racines des nerfs dans son trajet intrabulbaire et jusqu'à son noyau d'origine; l'autre accompagne les racines vers la périphérie; — 2° *artères médianes*, dont les unes, *médianes antérieures*, naissent des vertébrales et de la spinale antérieure, pénètrent dans le sillon médian antérieur, traversent l'épaisseur du bulbe et se rendent principalement aux noyaux des nerfs; les autres, *médianes postérieures*, viennent des spinales correspondantes et se rendent principalement dans la substance grise du plancher du quatrième ventricule; — 3° *artères périphériques* enfin, qui vont aux pyramides, à l'olive et aux corps restiformes.

Les *veines* du bulbe peuvent être divisées comme les artères en médianes et radiculaires. Elles se rendent dans un plexus qui entoure le bulbe et la protubérance, et de ce plexus partent des rameaux qui se jettent dans les sinus voisins.

Fonctions du bulbe rachidien. — Les divers faisceaux du bulbe paraissent réellement excitables (LONGET, VULPIAN), et comme la moelle, le bulbe est traversé par des impressions qui vont au cerveau, et par des ordres du cerveau qui vont aux muscles. — Le résultat de l'excitation est croisé. — L'existence de fibres entre-croisées (faisceaux médullaires) rend compte des *paralysies opposées* à la suite de lésions corticales dans le cerveau, de même que la présence de fibres non entre-croisées (nerfs bulbaires) explique les *paralysies alternes*. — La *liaison des noyaux opposés des nerfs bulbaires* par des fibres commissurales permet la synergie et le synchronisme des mouvements de la face (clignement, etc.) que l'hémisection du bulbe a pour résultat d'abolir. — Enfin, on a localisé dans le bulbe une infinité de centres : *centre réflexe des mouvements respiratoires*, *centre vaso-dilatateur*, *centre d'arrêt du cœur*, *centre de phonation*, *centre de coordination des réflexes compliqués*, *centre réflexe du mouvement de la déglutition*, *centre glycogénique* découvert par CL. BERNARD dans sa célèbre expérience de la piqûre du plancher du quatrième ventricule; *centres sécrétoires divers* (albuminurie, salivation, etc.). — La section du bulbe, au niveau du bec du calamus (*nœud vital* de Flourens), arrête immédiatement la respiration et produit la mort.

III. — Isthme de l'encéphale.

L'*isthme de l'encéphale* est cette portion des centres nerveux supérieurs qui relie le cerveau au cervelet et au bulbe rachidien. Il comprend : *a.* la *protubérance annulaire ;* — *b.* les *pédoncules cérébraux ;* — *c.* les *pédoncules cérébelleux supérieurs*, la *valvule de Vieussens* et les *rubans de Reil ;* — *d.* les *tubercules quadrijumeaux.*

Examiné par sa face inférieure ou antérieure, l'isthme de l'encéphale ne laisse voir que la protubérance annulaire et les pédoncules cérébraux ; — observé en arrière, il présente les pédoncules cérébelleux supérieurs, la valvule de Vieussens, les rubans de Reil et les tubercules quadrijumeaux.

I. — Protubérance annulaire.

La *protubérance annulaire*, pont de *Varole* ou *mésocéphale* de Chaussier, est une sorte de bourrelet blanc transversal en forme de demi-anneau, intermédiaire au bulbe et aux pédoncules cérébraux qui la limitent en bas et en haut, et situé entre les hémisphères cérébelleux de chaque côté. — Le volume de la protubérance annulaire est toujours en rapport avec le volume des hémisphères du cervelet, — et en conséquence le pont de Varole est d'autant plus gros que l'on s'élève dans la série animale. — On lui considère six faces :

1° Une *face antérieure* (fig. 17), libre, convexe et arrondie (*nœud de l'encéphale*, Sœmmerring), qui regarde en bas et en avant et repose sur la gouttière basilaire de l'occipital. — Elle présente un sillon médian antéro-postérieur, *sillon basilaire*, dans lequel se loge le tronc basilaire ; — de chaque côté de ce sillon, deux saillies parallèles dues au soulèvement des fibres annulaires de la protubérance par les pyramides antérieures qui la traversent ; — plus en dehors, l'origine apparente des nerfs trijumeaux. — Sur toute cette face, on voit des fibres blanches transversales qui se ramassent de chaque côté pour pénétrer dans les hémisphères correspondants du cervelet sous la forme d'un gros cordon, les *pédoncules cérébelleux moyens ;*

2° Une *face postérieure* (fig. 19), qui fait partie du plancher du quatrième ventricule et se continue avec la face correspondante du bulbe rachidien. — Elle a la forme d'un triangle, dont le sommet tourné en haut est placé au niveau de l'orifice inférieur de l'aqueduc de Sylvius, et dont les côtés sont formés par les pédoncules cérébelleux supérieurs. Sur la ligne médiane elle présente un sillon qui fait suite à celui du calamus et de chaque côté duquel on trouve deux saillies peu accusées, formées par les faisceaux innominés du bulbe ;

3° Une *face supérieure*, qui se confond avec les pédoncules cérébraux et dont la partie antérieure forme un bord, *bord antérieur de la protubérance*, séparé du bulbe par un sillon, *sillon pédonculo-protubérantiel;*

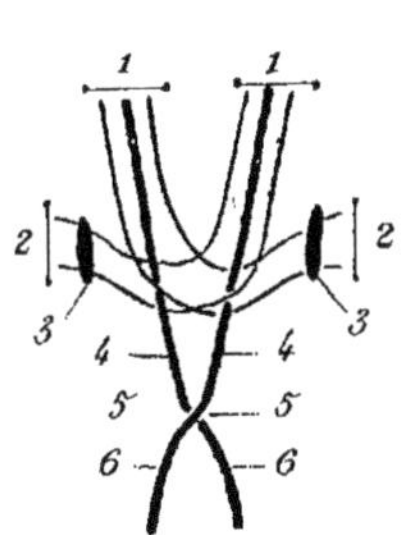

Fig. 28. — Schéma du trajet des faisceaux dans le pont de Varole.

1, pédoncule cérébral; — 2, pédoncule cérébelleux moyen ; — 3, noyau de la protubérance ; — 4, pyramide antérieure ; — 5, entre-croisement des pyramides antérieures ; — 6, faisceau pyramidal croisé du cordon latéral (Gegenbaur).

4° Une *face inférieure*, qui se continue avec la base du bulbe et dont la sépare en avant un sillon analogue au précédent, *sillon bulbo-protubérantiel.*

En haut, les fibres annulaires de la protubérance embrassent comme dans un demi-collier chaque pédoncule cérébral, et en bas elles se comportent d'une façon analogue par rapport aux pyramides antérieures du bulbe;

5° Deux *faces latérales* (fig. 18), qui se confondent avec l'origine des *pédoncules cérébelleux moyens.* — Ces pédoncules s'enfoncent dans les hémisphères du cervelet où ils vont se perdre; — ils sont limités en bas par le lobule du pneumogastrique et par l'émergence des nerfs acoustiques.

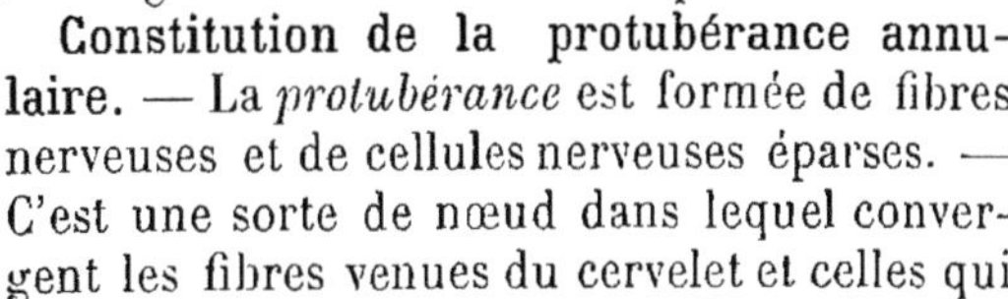

Constitution de la protubérance annulaire. — La *protubérance* est formée de fibres nerveuses et de cellules nerveuses éparses. — C'est une sorte de nœud dans lequel convergent les fibres venues du cervelet et celles qui passent du bulbe dans les pédoncules cérébraux ou de ces derniers dans le bulbe (fig. 18, 20 et 28).

Les *fibres transversales* qui forment l'écorce de la protubérance, le pont proprement dit, se rendent en grande partie dans les pédoncules cérébelleux moyens. — Ce sont donc des fibres commissurales qui vont d'un hémisphère cérébelleux à l'autre. Quelques faisceaux émanés des pédoncules cérébelleux moyens s'entre-croisent sur la ligne médiane avec ceux du côté opposé, donnent lieu à un raphé médian, *raphé médian de la protubérance*, et se terminent dans les masses grises de l'organe. — Ces fibres horizontales semi-annulaires et obliques recouvrent les fibres longitudinales qui réunissent le bulbe aux pédoncules cérébraux, — et s'entre-croisent avec elles en formant plusieurs plans successifs.

Les *fibres verticales* sont groupées en trois faisceaux :

1° Un faisceau antérieur qui contient les fibres moyennes du pied du pédoncule cérébral et se continue avec les fibres superficielles (motrices) des pyramides antérieures du bulbe, et plus loin avec celles du cordon pyramidal de la moelle du côté opposé; — 2° un faisceau moyen qui contient les fibres de la calotte du pédoncule cérébral et se continue avec la partie postérieure sensitive des pyramides antérieures, et plus bas encore avec le cordon postérieur de la moelle du côté opposé ; — 3° un faisceau postérieur qui longe le plancher du quatrième ventricule dont il est séparé par un plan de fibres transversales et se continue avec le cordon antérieur de la moelle. Chaque faisceau vertical est séparé de son voisin par un plan de fibres transversales.

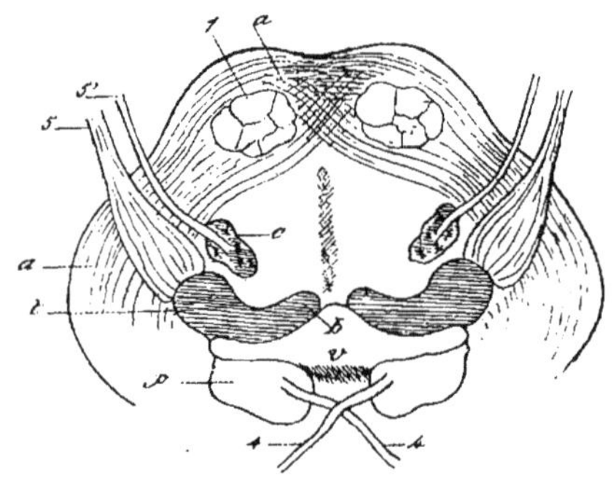

Fig. 29. — Coupe transversale de la protubérance annulaire (d'après Mathias Duval).

a, fibres transversales de la protubérance; — *b*, plancher du quatrième ventricule (base des cornes postérieures de la moelle); — *c*, noyau masticateur (base des cornes antérieures de la moelle, origine de la racine motrice du trijumeau) ; — *p*, pédoncules cérébelleux supérieurs; — *t*, tête de la corne postérieure de la moelle; — *v*, valvule de Vieussens; — 1, pyramide antérieure; — 4, 4, nerfs pathétiques; — 5, racine sensitive du nerf trijumeau, et 5′, sa racine motrice.

La *substance grise de la protubérance* se trouve isolée en petits îlots, *noyaux de la protubérance*, entre les diverses couches blanches que nous venons d'énumérer. On y trouve en outre la suite des cornes postérieures de la moelle (*b*, fig. 29) qui donnent naissance à la racine sensitive du trijumeau, et en dedans et un peu en avant un amas gris composé de grosses cellules multipolaires qui représentent la tête des cornes antérieures de la moelle : c'est le noyau d'origine de la racine motrice du trijumeau. De chaque côté du raphé et près de la surface du sinus rhomboïdal on trouve divers autres noyaux gris : le noyau du facial et de l'oculo-moteur externe, le noyau propre du facial en dedans duquel on aperçoit un amas jaunâtre constituant l'*olive supérieure* ou *protubérantielle* qui est un ganglion de l'appareil acoustique (1) (voy. Plancher du quatrième ventricule, p. 81).

(1) Entre les olives supérieures, il existe un système de fibres qui enveloppent et recouvrent les noyaux olivaires et s'entre-croisent sur la ligne médiane en arrière des

Les *vaisseaux de la protubérance* ont à peu près la même disposition que dans le bulbe. — Les *artères* protubérantielles et sus-protubérantielles naissent du tronc basilaire et de sa bifurcation supérieure; les sous-protubérantielles viennent des vertébrales. — Toutes ces artères s'enfoncent dans la protubérance jusqu'au plancher du quatrième ventricule, où elles s'épanouissent en branches terminales. — Les *veines* ont une disposition analogue, mais elles ne suivent pas régulièrement le trajet des artères et forment à la surface de la protubérance un plexus, d'où partent des veines efférentes qui vont se jeter dans les veines basilaires, les veines cérébelleuses ou les sinus voisins.

Fonctions de la protubérance. — La protubérance est *sensible* aux fortes excitations (LONGET); — elle paraît être le siège du *sensorium commune* (LONGET, VULPIAN), autrement dit elle serait le *centre de perception des impressions sensitives;* — on a localisé dans son épaisseur le *foyer des mouvements de la locomotion;* — la blessure des pédoncules cérébelleux moyens produit des troubles dans la *coordination des mouvements*, en particulier le mouvement de manège (l'animal tourne autour d'un axe qui traverserait toute la longueur de son corps). —Enfin, par ses noyaux gris la protubérance joue le rôle d'un *centre nerveux*, et par ses faisceaux blancs le rôle d'un *conducteur*. Ainsi que l'ont démontré certaines lésions anatomo-pathologiques, il peut survenir dans les altérations protubérantielles : de la *paralysie croisée*, lorsque la lésion frappe les prolongements des cordons latéraux de la moelle, qui traversent la protubérance; — de l'*hémiplégie alterne*, lorsque la lésion frappe à la fois les faisceaux ci-dessus et les fibres du facial et de l'hypoglosse, qui ne s'entre-croisent que dans la protubérance. — Les centres, que l'on a admis dans la protubérance, sont : le centre de la mimique et de l'expression faciale; — le centre de la mastication; — le centre du mouvement des paupières et du clignement; — le centre des mouvements associés des yeux.

Dans la protubérance nous retrouvons donc le raphé antéro-postérieur, le faisceau pyramidal et le ruban de Reil, mais le cordon latéral ne se montre plus. Ces faisceaux cérébraux sont séparés les uns des autres par un *stratum superficiale*, un *stratum profondum* et un *stratum complexum* qui dissocie le faisceau pyramidal jusque-là compact, strates qui ne sont que l'épanouissement du pédoncule cérébelleux moyen.

§ II. — Pédoncules cérébraux.

Les *pédoncules du cerveau* (1) sont deux gros cordons blancs, un peu aplatis de haut en bas, qui s'étendent en divergeant de la face supérieure de la protubérance annulaire jusque dans les couches optiques (5, fig. 20, et 2, fig. 30).

Le volume des pédoncules cérébraux est en raison directe du volume des hémisphères du cerveau et plus considérable que les cordons de la moelle réunis parce qu'ils contiennent de plus des

pyramides. — C'est à ce système de fibres qui uniraient les noyaux antérieurs des deux nerfs acoustiques (EDINGER), qu'on a donné le nom de *corps trapézoïde*.

(1) Les pédoncules cérébraux ont été tour à tour considérés comme des prolongements de la moelle vers le cerveau, *processus medullæ oblongatæ ad cerebrum;* — comme des prolongements du cerveau vers la moelle, *processus cerebri ad medullam oblongatam, ad pontem Varoli, crura cerebri.*

fibres venant des noyaux gris du bulbe, de la protubérance, des tubercules quadrijumeaux, du *locus niger* et des amas gris échelonnés le long de l'aqueduc de Sylvius; leur longueur est de 15 à 18 millimètres. Aussitôt leur émergence de la protubérance, ils s'écartent l'un de l'autre en se portant vers les hémisphères correspondants du cerveau et laissent entre eux un espace triangulaire, *espace interpédonculaire*, remplis en arrière par une lamelle blanche criblée d'un grand nombre de trous vasculaires, *lame perforée interpédonculaire* ou *espace perforé postérieur*. Limité par le chiasma optique, cet espace est occupé en avant par les tubercules mamillaires et le *tuber cinereum*.

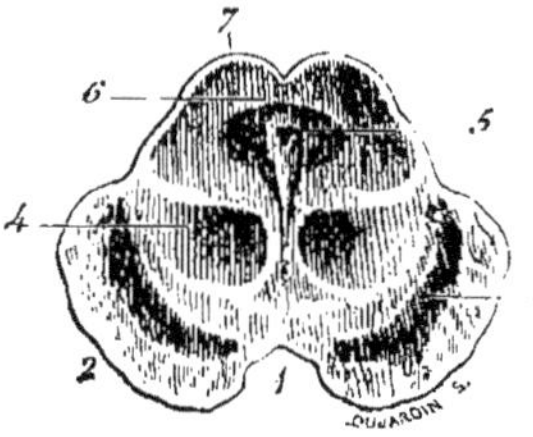

Fig. 30. — Coupe transversale faite sur les pédoncules cérébraux, au-devant de la protubérance annulaire (d'après Arnold).

1, espace interpédonculaire; — 2, pédoncules cérébraux: — 3, locus niger de Vicq-d'Azyr; — 4, faisceaux innominés du bulbe; — 5, aqueduc de Sylvius; — 6, pédoncules cérébelleux supérieurs; — 7, tubercules quadrijumeaux postérieurs.

Les pédoncules cérébraux présentent: 1° une *face inférieure* libre et fasciculée en long (1); — 2° Une *face supérieure*, qui supporte les tubercules quadrijumeaux; — 3° une *face interne*, sur laquelle on voit l'origine des nerfs oculo-moteurs communs, et une ligne noire qui répond au *locus niger* de Vicq-d'Azyr; — 4° une *face externe* embrassée en grande partie par la circonvolution de l'hippocampe, et qui concourt à former la grande fente de Bichat. Cette face est contournée par les bandelettes optiques.

Texture ou constitution des pédoncules. — Une coupe transversale des pédoncules cérébraux permet de se rendre compte de l'architecture de ces gros cordons nerveux. — Sur une coupe de ce genre (fig. 30 et 31) on voit que les pédoncules sont séparés en deux étages blancs superposés par une masse noirâtre, *locus niger* de Sœmmerring, et de plus qu'ils sont plus volumineux que les cordons de la moelle réunis. — L'étage inférieur, *pied du pédoncule*, est en grande partie formé par un gros faisceau blanc aplati, qui n'est que la prolongation des fibres motrices de la moelle qui ont traversé le bulbe et la protubérance, et s'enfoncent dans le cerveau en glissant sous la couche optique correspondante, pour passer entre les noyaux lenticulaire et caudé du corps strié où elles s'étalent pour donner lieu à la plus

(1) Brissaud a décrit une subdivision du pédoncule en trois faisceaux séparés; plus souvent, un certain nombre de fibres du pédoncule sont comme tordues ou se dévient en formant une écharpe plus ou moins oblique (Féré).

grande partie de la capsule interne, et aller de là se perdre dans la couche corticale des hémisphères (*faisceau pyramidal*). Ces fibres subissent la dégénérescence descendante (fibres centrifuges). Mais le pied du pédoncule cérébral ne comprendrait pas seulement des fibres motrices. Meynert, le premier, a décrit un faisceau sensitif spécial qui occupe la partie la plus externe de ce pied. Ce faisceau provient de la couche profonde de la pyramide antérieure du bulbe et fait suite, par conséquent, au cordon postérieur de la moelle (sensitif); — dans le cerveau il aboutit à la région lenticulo-optique et forme la partie la plus postérieure de la couronne rayonnante de Reil qui se rend dans le lobe occipital. — Ce faisceau n'est pas anatomiquement visible, mais l'expérimentation chez les animaux (Duret et Veyssière) et les faits anatomo-pathologiques observés chez l'Homme (Charcot, Turck, Rosenthal, etc.) obligent à admettre l'existence de ce faisceau sensitif.

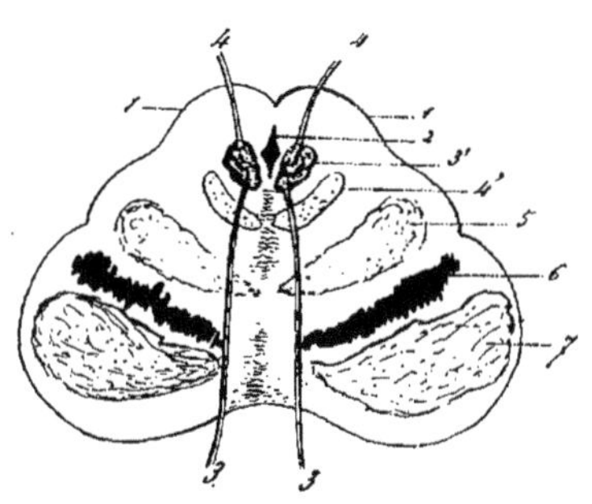

Fig. 31. — Coupe transversale de l'isthme de l'encéphale à sa partie supérieure (d'après Mathias Duval).

1, tubercules quadrijumeaux; — 2, aqueduc de Sylvius; — 3, 3, nerfs moteurs oculaires communs; — 3', noyaux des troisième et quatrième paires des nerfs crâniens (restes de la base de la corne antérieure de la moelle); — 4, 4, nerfs pathétiques; — 4', noyaux rouges de Stilling (pédoncules cérébelleux supérieurs); — 5, pyramides postérieures (sensitives); — 6, locus niger; — 7, pyramides antérieures (motrices).

L'étage supérieur du pédoncule cérébral, *toit* ou *calotte du pédoncule*, est également un gros faisceau blanc aplati, subdivisé en deux faisceaux secondaires, l'un interne, l'autre externe. — Le *faisceau interne*, noyau rouge de la calotte (4', fig. 31), est constitué par le pédoncule cérébelleux supérieur, dont les fibres aboutissent au *noyau rouge* de Stilling, situé dans la couche optique, après s'être entre-croisées sous les tubercules quadrijumeaux avec leurs homologues du côté opposé. — Le *faisceau externe* vient de la partie postérieure de la pyramide antérieure (cordon postérieur ou sensitif de la moelle) et monte se jeter dans un noyau gris situé dans la couche optique et sous-jacent au noyau de Stilling. Ces faisceaux sont formés de fibres centripètes et le faisceau externe paraît également contenir le ruban de Reil qui part du noyau restiforme.

Entre les deux étages du pédoncule se trouve une lame de substance grise, *locus niger*, qui sépare le pied du toit du pédoncule (6, fig. 31), et s'étend en bas jusque dans la partie supérieure du pont de Varole. — Les cellules de cette substance sont très pigmentées et émettent un faisceau de fibres qui monte dans la couronne rayonnante.

La calotte des pédoncules cérébraux est recouverte d'une nouvelle couche qui comprend l'aqueduc de Sylvius surmonté des tubercules quadrijumeaux. Certains anatomistes décrivent cette couche sous le nom d'étage supérieur des pédoncules et réservent à la calotte le nom d'*étage moyen*.

La coupe transversale des pédoncules (fig. 30 et 31) présente de chaque côté de l'aqueduc un noyau gris qui n'est autre chose que le noyau d'origine de la troisième et de la quatrième paire de nerfs crâniens. Le moteur oculaire commun se porte en bas pour émerger sur le bord interne du pédoncule; le pathétique se dirige en haut, passe sous les tubercules quadrijumeaux pour aller sortir, après entre-croisement sur la ligne médiane avec celui du côté opposé (4, fig. 31), sur les côtés du frein de la valvule de Vieussens. Enfin, au-dessous de ces deux noyaux, on voit la coupe de deux cordons gris rougeâtre, les *pédoncules cérébelleux supérieurs* (4', fig. 31).

Fonctions des pédoncules cérébraux. — La lésion des pédoncules produit des *troubles sensitifs* et *moteurs croisés*. — Un certain nombre de racines de la troisième paire, venant directement de la substance grise des pédoncules, une lésion de ceux-ci peut donner lieu à une paralysie alterne, c'est-à-dire à une paralysie du moteur oculaire du même côté que la lésion et à une hémiplégie du côté opposé du corps. — La même lésion donne lieu à un mouvement de manège du côté opposé.

§ III. — Tubercules quadrijumeaux.

Les *tubercules quadrijumeaux* (*corpora bigemina* de Sœmmerring) (1), sont quatre petites éminences en forme de mamelon situées entre les deux couches optiques, derrière le ventricule moyen, au-dessus des pédoncules cérébraux et cérébelleux supérieurs sur lesquels ils reposent (1, fig. 32), au-dessous de la glande pinéale et de la toile choroïdienne qui les recouvrent et les séparent du bourrelet du corps calleux, en avant du vermis du cervelet. Sous ces éminences passe l'aqueduc de Sylvius qui fait communiquer le troisième avec le quatrième ventricule.

(1) Chez les Vertébrés, autres que les Mammifères, les tubercules en question sont au nombre de deux et sont appelés *lobes optiques*. Chez l'Ornithorhynque, la division en quatre de ces tubercules est encore très peu accusée (caractère avien), mais ils n'ont plus de cavité communiquant avec l'aqueduc de Sylvius comme chez les Poissons, les Reptiles et les Oiseaux. Leur volume, peu considérable chez l'Homme, est, dans la série animale, en raison inverse de celui du cervelet. Dans certains groupes, les antérieurs sont plus volumineux (Ongulés, Rongeurs, etc.); dans d'autres, c'est le contraire (Carnassiers, etc.).

Ces tubercules, séparés par un sillon cruciforme, forment deux paires : l'une antérieure, ce sont les *tubercules quadrijumeaux antérieurs* ou *éminences nates;* l'autre postérieure, ce sont les *tubercules quadrijumeaux postérieurs* ou *éminences testes*. Les tubercules antérieurs sont ovalaires, grisâtres et plus volumineux que les tubercules postérieurs, qui sont plus arrondis et plus blancs. Formés par un noyau de substance grise recouvert par une couche de substance blanche, les tubercules quadrijumeaux affectent les connexions suivantes : les tubercules *nates* sont reliés par un tractus de fibres blanches au corps genouillé externe ; — les tubercules *testes* fournissent un cordon arrondi qui se porte au corps genouillé interne. Ces fibres (bras antéro-externes), après avoir recouvert ou traversé les tubercules, semblent se réunir en arrière pour former un nouveau bras (bras postéro-externe) qui se continue avec les fibres du ruban de Reil ou faisceau latéral de l'isthme, qui descend vers le bulbe en passant sous les pédoncules cérébelleux supérieurs. Selon Meynert, les bras antéro-externes des tubercules quadrijumeaux se rendraient directement dans le centre ovale et aboutiraient dans le lobe occipital par les radiations optiques de Gratiolet, conjointement avec les fibres du corps genouillé externe.

Usages. — Reliés avec les racines des bandelettes optiques, les tubercules quadrijumeaux sont considérés comme le foyer des perceptions visuelles. — On les regarde aussi comme présidant à la coordination des mouvements du globe de l'œil, mais l'existence des fibres qui les unissent aux noyaux d'origine des nerfs moteurs de l'œil aurait besoin d'être mieux établie.

§ IV. — Pédoncules cérébelleux supérieurs.

Les *pédoncules cérébelleux* sont au nombre de trois paires. Ce sont : 1° les *pédoncules cérébelleux inférieurs*, en grande partie constitués par les corps restiformes ; — 2° les *pédoncules cérébelleux moyens*, formés par les fibres transversales du pont de Varole ; — 3° les *pédoncules cérébelleux supérieurs* enfin, qui seuls restent à étudier.

Les *pédoncules cérébelleux supérieurs*, *processus cerebelli ad testes* (Haller), *processus cerebelli ad cerebrum*, sont deux cordons blancs un peu aplatis de haut en bas, étendus du hile du corps rhomboïdal du cervelet jusque dans les couches optiques (3, fig. 32). — Ils émergent des hémisphères du cervelet en passant au-dessus des pédoncules cérébelleux moyens et se portent d'arrière en avant et un peu de dehors en dedans (en convergeant) vers les tubercules quadrijumeaux sous lesquels ils s'engagent. Arrivés à ce niveau, entre les tubercules quadrijumeaux qui sont au-dessus et les pédoncules cérébraux qui sont au-dessous, ils s'entre-croisent d'un côté à l'autre, et se portent à la partie inférieure de la couche optique, où ils se jettent dans un noyau rougeâtre, le noyau rouge de Stilling. — Mais leurs fibres ne paraissent pas s'arrêter là; elles se dirigent ensuite vers la couronne rayonnante, sans qu'on sache encore comment elles se terminent dans l'écorce du cerveau (HUGUENIN).

Les pédoncules cérébelleux présentent : 1° une *face supérieure*,

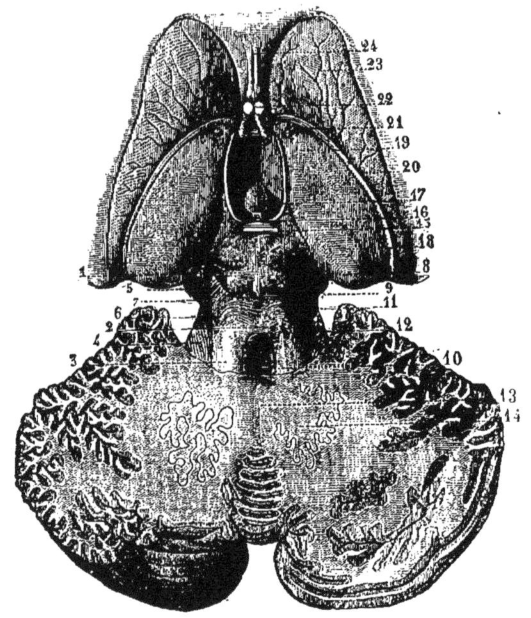

FIG. 32. — Isthme de l'encéphale, avec le cervelet et les corps opto-striés (face supérieure).

1, tubercules quadrijumeaux ; — 2, valvule de Vieussens ; — 3, pédoncules cérébelleux supérieurs ; — 4, 12, pédoncules cérébelleux moyens ; — 5, pédoncules cérébraux ; — 6, sillon latéral de l'isthme ; — 7, 11, rubans de Reil ; — 8, cordon s'étendant du testis au corps genouillé interne ; — 9, colonne de la valvule de Vieussens ; — 10, lame grise de la même valvule ; — 13, centre blanc du cervelet ; — 14, corps rhomboïdal du même organe ; — 15, commissure postérieure du cerveau ; — 16, pédoncules de la glande pinéale ; — 17, glande pinéale renversée en avant ; — 18 et 19, couche optique ; — 20, tænia semi-circularis ; — 21, veine du corps strié ; — 22, piliers antérieurs de la voûte entre lesquels on voit la commissure antérieure du cerveau ; — 23, corps strié ; — 24, septum lucidum avec le ventricule de la cloison.

en partie libre, où elle est recouverte par le cervelet en arrière, et par le ruban de Reil en avant ; — 2° une *face inférieure*, qui, dans sa partie antérieure, s'applique intimement sur les pédoncules cérébraux et concourt, dans sa partie libre, à former la paroi supérieure du quatrième ventricule ; — 3° un *bord externe*, qui est séparé de la protubérance par un sillon, le *sillon latéral de l'isthme* de Cruveilhier, et répond, en avant, au ruban de Reil; — 4° un *bord interne*, qui donne insertion à la valvule de Vieussens, et d'où émerge, en haut, le nerf pathétique.

§ V. — Valvule de Vieussens.

On donne le nom de *valvule de Vieussens* (*velum medullare anterius*) a une membrane nerveuse très mince, qui remplit l'intervalle existant entre les deux pédoncules cérébelleux supérieurs (7, 8, 9, fig. 33). On lui considère : 1° une *face supérieure*, qui présente des stries transversales (*lingula*), alternativement grises et blanches, et que recouvre le *vermis superior* du cervelet; — 2° une *face inférieure* un peu convexe et faisant partie de la voûte du quatrième ventricule; — 3° *deux bords latéraux*, qui se fixent sur les pédoncules cérébelleux supérieurs; — 4° une *extrémité antérieure* ou *sommet*, qui est recouverte par les fibres les plus postérieures du ruban de Reil et se perd dans la substance blanche qui enveloppe les éminences *testes*; — 5° une *extrémité postérieure* ou *base*, qui se continue avec l'extrémité antérieure des deux vermis du cervelet qu'elle sépare l'un de l'autre.

On donne le nom de *freins de la valvule de Vieussens* à un petit faisceau blanc qui se dégage du sillon qui sépare les deux éminences *testes*, se bifurque et se perd sur la valvule.

La valvule de Vieussens, formée de fibres et de cellules amassées en îlots et analogues à celles de la substance grise du cervelet, a été considérée par Luys, à juste raison, croyons-nous, comme une lame avancée du cervelet. — Hirschfeld, au contraire, estime qu'elle est une dépendance des rubans de Reil.

§ VI. — Ruban de Reil ou faisceau latéral de l'isthme.

Le *ruban de Reil, faisceau triangulaire latéral de l'isthme, lemniscus* (3, fig. 33), est une bandelette blanche, qui s'étend du sillon latéral de l'isthme aux éminences *testes*. — Il se porte de bas en haut et d'arrière en avant, en contournant les pédoncules cérébelleux supérieurs, et s'engage sous les tubercules quadrijumeaux où il s'entre-croise avec celui du côté opposé. — Une partie des fibres blanches de ce faisceau semble se continuer avec les fibres du pédoncule cérébelleux supérieur et monter avec lui dans la couche optique correspondante.

J. Cruveilhier, Sappey, etc., font provenir les rubans de Reil des faisceaux intermédiaires du bulbe; Schröder van der Kolk, au contraire, les considère comme originaires des fibres efférentes des olives bulbaires, et Luys, de son côté, les rattache au système des fibres efférentes des noyaux d'origine des nerfs acoustique et trijumeau.

Jelgersma les fait monter de la moelle dans le bulbe où ils s'entre-croiseraient entre les olives bulbaires et monteraient ensuite dans les hémisphères en

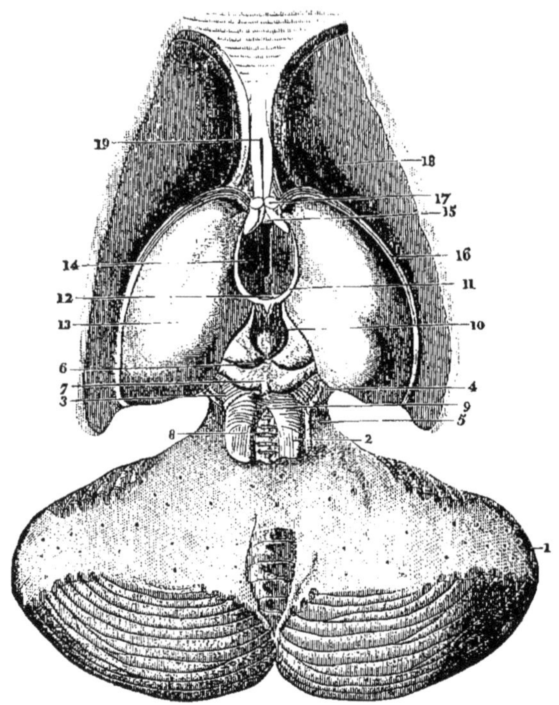

Fig. 33. — Tubercules quadrijumeaux ; pédoncules cérébelleux supérieurs; valvule de Vieussens (d'après Vicq-d'Azyr).

1, cervelet; — 2, pédoncules cérébelleux supérieurs ; — 3, faisceau latéral de l'isthme ; — 4, partie supérieure du pédoncule cérébral ; — 5, partie supérieure du pédoncule cérébelleux moyen ; — 6, tubercules quadrijumeaux ; — 7, colonne de la valvule de Vieussens ; — 8, partie postérieure de la valvule de Vieussens recouverte de lamelles de substance grise ; — 9, valvule de Vieussens ; — 10, glande pinéale ; — 11, freins de la glande pinéale ; — 12, commissure postérieure ; — 13, couche optique ; — 14, traces de la commissure grise ; — 15, commissure antérieure ; — 16, lame cornée ; — 17, piliers antérieurs de la voûte ; — 18, corps strié ; — 19, septum lucidum.

suivant les pédoncules et la capsule interne, et après avoir reçu des faisceaux olivaires qui s'entre-croiseraient également avant de se perdre dans les rubans.

La *couche du ruban de Reil* est située, au niveau du pédoncule cérébral, audessous et en dehors du noyau rouge de la calotte. Les faisceaux de la partie interne de cette couche semblent provenir de la couche interolivaire et paraissent se continuer dans le pied du pédoncule. — Un certain nombre des faisceaux de sa partie moyenne semblent aller se perdre directement dans les couches optiques, tandis que les autres décrivent un trajet curviligne et vont se rendre dans les tubercules quadrijumeaux antérieurs et le corps genouillé interne (*ruban supérieur de Forel*). Enfin, les faisceaux de la partie externe de la même couche pénètrent dans les tubercules quadrijumeaux postérieurs (*ruban postérieur de Meynert*), et des fibres qui naissent dans le lobe pariétal, s'entre-croisent dans le corps trapézoïde, et descendent jusque dans les cordons grêles.

IV. — Cervelet.

Le *cervelet* (fig. 34, 35 et 36) est situé à la partie postérieure et inférieure du cerveau. — Il répond au cerveau par sa face supérieure, qui est séparée de cet organe par la tente du cervelet, et, en avant, à la face postérieure de la protubérance annulaire et du bulbe rachidien, dont il est séparé par le quatrième ventricule.

Le cervelet remplit les fosses occipitales inférieures et, recouvert entièrement par les lobes occipitaux du cerveau chez l'Homme, il l'est incomplètement chez les Singes inférieurs, ce que l'on a pu observer également chez certains idiots. Il est relié par des cordons blancs, *pédoncules cérébelleux*, à l'encéphale et à la moelle. Ces cordons sont au nombre de six, trois de chaque côté : ce sont les *pédoncules cérébelleux supérieurs, crura cerebelli ad cerebrum ;* — les *pédoncules cérébelleux inférieurs, crura cerebelli ad medullam oblongatam ;* — les *pédoncules cérébelleux moyens, crura cerebelli ad pontem*.

Le poids moyen du cervelet est d'environ 140 grammes. D'un volume plus considérable chez l'Homme que chez les animaux (1), il est proportionnellement moins gros chez le nouveau-né humain que chez l'adulte. — Chez le premier, il est au cerveau comme 1 : 20, tandis que chez le second il est comme 1 : 8; mais ultérieurement le cervelet croît plus rapidement que le cerveau. — Cuvier et Gall ont considéré le cervelet comme plus volumineux chez la femme; il en est bien ainsi, en effet, comme il résulte des recherches de Sappey, Broca, Boya chez l'adulte, et de Danielbekof chez les nouveau-nés.

a. — Conformation extérieure.

La forme du cervelet a été comparée à celle d'un cœur de carte à jouer, dont l'échancrure serait tournée en arrière. — Il est formé d'un lobe médian, *vermis*, et de deux lobes latéraux, *hémisphères*

(1) Chez les Oiseaux, mais surtout dans les Vertébrés inférieurs le cervelet en est presque réduit au lobe médian. — Les lobes latéraux commencent à paraître chez les Crocodiliens, s'accentuent davantage chez les Oiseaux, augmentent encore chez les Marsupiaux, mais ce n'est que chez les Ruminants et les Carnassiers qu'ils prennent un certain volume, acquérant toutefois seulement toute leur ampleur (hémisphères du cervelet) chez les Singes supérieurs et surtout chez l'Homme. — Le volume du pont de Varole croît dans la série animale d'une façon correspondante.

cérébelleux; — sa circonférence présente un sillon, *grand sillon circonférentiel* de Vicq-d'Azyr, qui le divise en deux faces, l'une supérieure, l'autre inférieure, et toute sa surface, d'un gris rougeâtre, est parcourue par des *sillons* qui la divisent en *segments, lames* et *lamelles.*

Parmi ces sillons, les uns s'enfoncent jusqu'au noyau blanc central du cervelet : ce sont les sillons de premier ordre qui divisent l'organe en douze ou quinze segments ou lobules, et dont les plus remarquables sont le *sillon circumlobaire* ou *grand sillon horizontal,* et le *grand sillon supérieur de Vicq-d'Azyr,* qui divise la face supérieure du cervelet.

Les autres sillons ne vont pas jusqu'à la substance blanche centrale, et partagent les lobules en lames adossées comme les feuillets d'un livre : ce sont les sillons de second ordre, au nombre de six à huit cents, selon le dénombrement de Malacarne et Chaussier.

Les *lames* sont divisées à leur tour en *lamelles;* — les premières ne tiennent au cervelet que par leur bord adhérent, et sont séparées les unes des autres par un feuillet de pie-mère qui s'enfonce entre elles; — les *lamelles,* au contraire, comme ensevelies dans les sillons, passent d'une lame à l'autre ou d'un lobule au lobule voisin.

Dans leur ensemble, tous les sillons et toutes les lames décrivent des arcades concentriques à ouverture antérieure; mais ces arcades ne sont pas toutes absolument orientées de même et ne présentent pas toutes le même rayon de courbure, de sorte que certains groupes coupent les voisins sous des angles plus ou moins aigus.

Sur la face supérieure du cervelet, ces arcades passent d'un lobe à l'autre en traversant le vermis, mais, sur la face inférieure, leur continuité ne s'établit que par l'intermédiaire des bras latéraux du *vermis inferior.*

Parfaitement symétrique d'ordinaire, le cervelet présente à étudier *deux faces* et une *circonférence.*

1° Face supérieure. — Cette face (fig. 34), séparée des lobes postérieurs du cerveau par la tente du cervelet, offre, sur la ligne médiane, une saillie antéro-postérieure, divisée en un grand nombre d'anneaux par des sillons qui la coupent transversalement, ce qui lui donne l'aspect d'un ver, d'où le nom de *vermis superior* sous lequel on la connaît (2, fig. 34). — En avant, cette saillie se recourbe en bas pour venir rejoindre une éminence analogue de la face inférieure du cervelet et recouvre la valvule de Vieussens. — Elle fait partie du lobe médian du cervelet, et divers de ses anneaux portent un nom spécial. Ce sont, d'avant en arrière :

1° la *lingula*, petit lobule arrondi, qui se continue avec la valvule de Vieussens; — 2° le *lobulus centralis;* — 3° le *monticulus*, segment le plus saillant du vermis; — 4° le *folium cacuminis* ou bourgeon terminal, qui forme l'extrémité la plus reculée du vermis.

De chaque côté du *vermis superior*, on voit la face supérieure des lobes latéraux du cervelet inclinée à droite et à gauche et sillonnée par de nombreuses rainures curvilignes. Ces rainures subdivisent cette face en plusieurs lobules principaux, qui sont d'avant en arrière : 1° les *lobules de la lingula*, qui se portent en dehors et

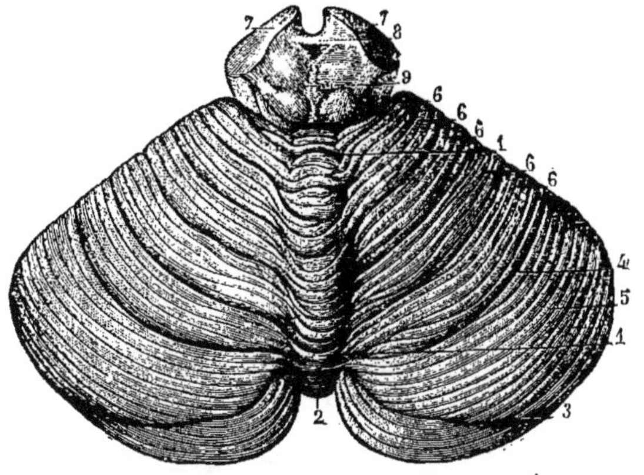

FIG. 34. — Face supérieure du cervelet.

1, 1, vermis supérieur (lobule moyen); — 2, extrémités postérieures des vermis supérieur et inférieur; — 3, grand sillon périphérique ; — 4, scissure principale du lobe latéral; — 6, 6, segment antérieur, quadrilatéral, composé de cinq segments secondaires; — 7, 7, coupe des pédoncules cérébraux; — 8, commissure postérieure du cerveau; — 9, tubercules quadrijumeaux.

recouvrent les pédoncules cérébelleux supérieurs correspondants; — 2° les *ailes du lobulus centralis;* — 3° les *lobules quadrangulaires*, situés de chaque côté du *monticulus* du vermis; — 4° les *lobules semi-lunaires* (fig. 34), qui font suite, à droite et à gauche, au *folium cacuminis*.

2° Face inférieure. — Elle repose sur les fosses occipitales inférieures par ses parties latérales, et, par sa partie moyenne, elle répond au bulbe qu'elle recouvre. Sa partie médiane est profondément échancrée d'avant en arrière, *grande scissure médiane du cervelet* ou *scissure interhémisphérique*, qui reçoit, en avant, la partie postérieure du bulbe rachidien et sépare nettement l'un de l'autre les deux hémisphères ou lobes latéraux du cervelet. — Dans le fond de ce sillon, on trouve une saillie antéro-postérieure analogue à celle que nous avons rencontrée sur la face supérieure, c'est le *vermis inferior* (1, fig. 35) qui se continue en avant et en arrière avec le *vermis superior*, pour former avec lui le lobe médian du cervelet. — Ce vermis peut aussi être subdivisé en plusieurs lobules secondaires, qui sont d'avant en arrière : 1° le *nodulus* (8, fig. 36); — 2° l'*uvula* ou luette (9, fig. 36); — 3° la *pyramide de Malacarne* ou lobule pyramidal (10, fig. 36); — 4° le *tubercule posterior* ou *valvulaire* (11, fig. 36).

La *pyramide de Malacarne* est constituée par une saillie cruciale

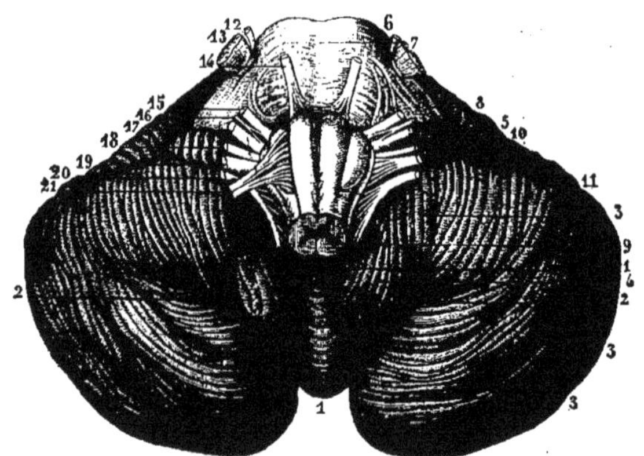

FIG. 35. — Face inférieure du cervelet.

1, vermis inférieur; — 2, 2, scissure interhémisphérique; — 3, 3, lobes et lobules des hémisphères; — 4, lobule amygdalien ; — 5, lobule du pneumogastrique ; — 6, protubérance annulaire ; — 7, son sillon basilaire; — 8, pédoncule cérébelleux moyen ; — 9, collet du bulbe coupé en travers ; — 10, extrémité antérieure de la grande scissure périphérique ; — 11, bord antérieur de la surface supérieure du cervelet ; — 12, racine motrice du trijumeau ; — 13, sa racine sensitive ; — 14, oculo-moteur externe; — 15, facial ; — 16, nerf de Wrisberg ; — 17, auditif ; — 18, glosso-pharyngien ; — 19, pneumogastrique ; — 20, spinal ; — 21, hypoglosse.

qui résulte de la pénétration dans les deux hémisphères cérébelleux de quelques lamelles du vermis.

La *luette* de Malacarne, *éminence mamillaire* de Vicq-d'Azyr, est un renflement mamelonné qui termine le vermis en avant et pend dans le quatrième ventricule comme la luette dans la bouche.

Des bords latéraux de ce mamelon partent de longs replis nerveux, connus sous le nom de *valvules de Tarin*.

Les *valvules de Tarin* (6, 6, fig. 36) sont deux replis curvilignes qui unissent la luette du vermis aux lobules de l'amygdale et du pneumogastrique.

Elles présentent un bord postérieur convexe et adhérent, uni à la substance du cervelet, et un bord antérieur concave et libre; — une extrémité interne adhérente à la luette; une extrémité externe qui contourne le corps restiforme correspondant et vient s'unir à la racine du lobule du pneumogastrique.

Ainsi disposée, cette valvule fait partie de la voûte du quatrième ventricule et porte le nom de *velum medullare posterius* (5, fig. 40).

Entre elle et la paroi supérieure du quatrième ventricule, il existe un petit carrefour que Reil comparait à un nid d'hirondelle.

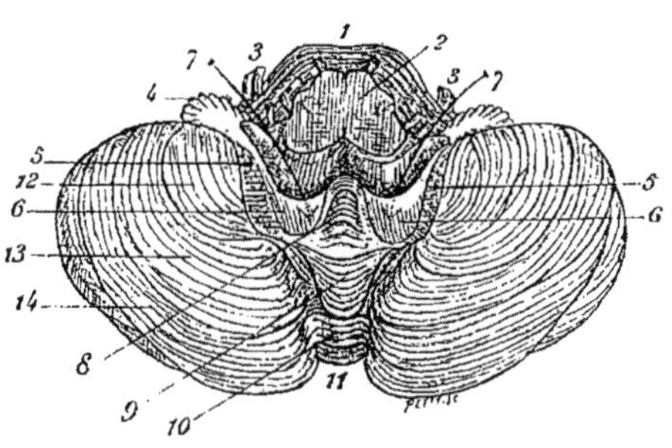

Fig. 36. — Région inférieure du cervelet (le bulbe est coupé en travers et les lobules tonsillaires abattus pour montrer les valvules de Tarin).

1, protubérance annulaire; — 2, bulbe coupé en travers (on voit sur la surface de section les corps dentés des olives); — 3, 3, nerfs pneumogastriques; — 4, lobule du pneumogastrique; — 5, 5, lobules tonsillaires abattus pour laisser voir les valvules de Tarin, 6, 6; — 7, 7, flèches engagées sous les valvules de Tarin; — 8, 9, 10, 11, vermis inferior; — 12, 13 et 14, lobes des hémisphères cérébelleux.

De chaque côté de la grande scissure médiane, on voit la surface inférieure convexe des hémisphères du cervelet qui présente les lobules secondaires suivants : 1° le *lobule du pneumogastrique* ou *flocculus* (4, fig. 36), sorte de touffe implantée au-dessous des pédoncules cérébelleux moyens, au-dessus et en avant des racines des nerfs pneumogastriques, — et reliée à la luette par la valvule de Tarin; — 2° le *lobule du bulbe rachidien*, *lobule tonsillaire* ou *amygdale* (5, fig. 36), situé sur la partie la plus interne de chaque lobe latéral, de chaque côté de l'*uvula*, et comme creusé pour recevoir le bulbe : il recouvre la valvule de Tarin, qu'il cache à la vue, et pénètre dans le trou occipital de chaque côté du bulbe; — 3° les *lobules cunéiformes* ou *lobuli biventres* de Reil (12, fig. 36), placés en dehors et un peu en avant des amygdales et reliés à la pyramide; — 4° le *lobule grêle*, qui limite en arrière et de chaque côté de l'échancrure médiane, la face inférieure des hémisphères cérébelleux.

3° Circonférence. — La *circonférence du cervelet* présente, en arrière, une échancrure où vient se loger la crête occipitale interne et la faux du cervelet, et au fond de laquelle on voit la continuation des deux éminences vermiformes; en avant elle présente également une échancrure qui forme une sorte de lit au bulbe et à la protubérance : dans le fond de cette échancrure, on aperçoit la luette. — Sur les parties latérales, la circonférence est formée par les bords externes des hémisphères cérébelleux, sauf en avant, où l'on rencontre l'implantation des pédoncules cérébelleux moyens. C'est la partie la plus mince du cervelet; elle est parcourue par le grand sillon horizontal, où aboutissent les principaux sillons des faces supérieure et inférieure de l'organe.

Les deux moitiés du cervelet sont reliées par des fibres commissurales, *commissure antérieure* et *postérieure*, qui traversent les vermis. — Au-dessous de l'écorce court parallèlement à la surface un système d'association, *fibres arciformes* ou *en guirlande*, qui réunissent entre elles les lames du cervelet. — Des parties profondes de l'écorce s'échappe enfin un système d'irradiation, *fibres arborescentes*, qui s'entrelacent autour du corps dentelé en réseau touffu, *plexus intraciliaire, toison*. — Du plexus intraciliaire, qui occupe la cavité du corps dentelé, s'échappent : le pédoncule cérébelleux supérieur qui se rend dans le noyau rouge opposé, et le pédoncule cérébelleux inférieur qui se rend dans l'olive bulbaire en s'entre-croisant avec son homonyme du côté opposé. — Quant au pédoncule cérébelleux moyen, il constitue la grande commissure interhémisphérique du cervelet (GALL) qui s'entre-croise dans le raphé et se termine dans les noyaux protubérantiels, *noyau réticulé* et *olive supérieure*, cette dernière n'étant qu'un ganglion de l'appareil acoustique.

b. — Constitution intérieure du cervelet.

Le cervelet, comme le cerveau et la moelle, est composé de substance blanche et grise.—La substance grise, plus abondante, occupe la périphérie de l'organe; — la substance blanche, qui représente à peu près le tiers de la masse totale du cervelet et dont la consistance est supérieure à celle de la substance grise, est placée au centre de l'organe et enveloppée de toutes parts par la matière grise.

Du noyau central de substance blanche partent une infinité de prolongements arborescents qui vont se terminer dans les cellules de la substance grise des lames et des lamelles : c'est à cette formation rameuse qu'on a donné le nom d'*arbre de vie* (fig. 32).

Chacune des divisions foliacées de cette formation blanche arboriforme est entourée d'une lamelle très mince de substance jaunâtre et entièrement enveloppée par la substance grise corticale du cervelet qui s'enfonce dans la substance blanche au niveau des sillons qui séparent les lames les unes des autres. Dans le vermis, l'arbre de vie porte le nom de *corps trapézoïde*.

Une coupe horizontale du cervelet laisse voir au centre de chaque moitié de l'organe un corps ovoïde, assez semblable à l'olive du bulbe par ses dimensions et sa structure : c'est le *corps rhomboïdal* ou *olive cérébelleuse*, *corps dentelé* ou *festonné* (14, fig. 32).

Il est formé par une lame jaunâtre, plissée sur elle-même, en forme de bourse et ouverte en avant. — Dans l'intérieur de cette coque, on trouve le tissu propre du corps rhomboïdal, formé d'une matière qui paraît tenir le milieu entre la substance blanche et la substance grise et que pénètrent quelques vaisseaux. Sous le nom

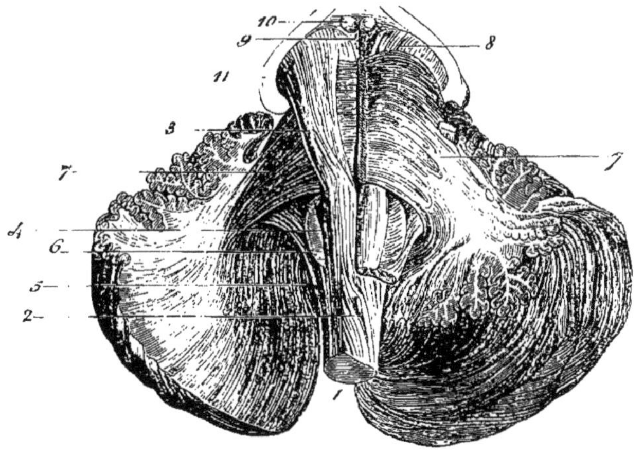

Fig. 37. — Bulbe rachidien et pédoncules du cervelet (d'après Arnold).

1, bulbe rachidien; — 2, entre-croisement des pyramides; — 3, pyramide se prolongeant dans l'épaisseur de la protubérance; — 4, olive; — 5, corps restiforme; — 6, pédoncules cérébelleux inférieurs; — 7, pédoncules cérébelleux moyens; — 8, pédoncules cérébraux; — 9, espace perforé interpédonculaire; — 10, tubercules mamillaires; — 11, bandelette optique.

de *noyaux dentelés accessoires*, Meynert a décrit deux petits feuillets de substance grise situés en avant et en bas des corps rhomboïdaux (*embole* et *globulus*); — et sous celui de *noyaux du toit*, Stilling a signalé deux noyaux gris clair de 6 à 7 millimètres de long que l'on découvre au-dessous du lobule central dans une coupe de cervelet faite parallèlement à la face postérieure du bulbe. — Otto a réuni quatre-vingt cas de noyaux accessoires surnuméraires.

Du noyau blanc central partent, vers les angles latéraux du sinus rhomboïdal, trois prolongements de chaque côté : ce sont les *pédoncules cérébelleux*.

Les *pédoncules cérébelleux supérieurs* se portent en avant, passent sous les tubercules quadrijumeaux, où ils s'entre-croisent d'un côté à l'autre dans l'étage supérieur des pédoncules cérébraux et aboutissent aux couches optiques (3, fig. 32); — les *pédoncules cérébel-*

leux moyens se portent en avant et en dedans pour constituer les fibres annulaires superficielles de la protubérance : ces fibres forment une véritable commissure entre les deux hémisphères du cervelet; — quelques autres s'entrecroisent dans le pont de Varole et se terminent dans ses îlots de substance grise; — les *pédoncules cérébelleux inférieurs* se portent en bas et en dedans, forment la majeure partie des corps restiformes et se terminent dans la substance grise du calamus et l'olive.

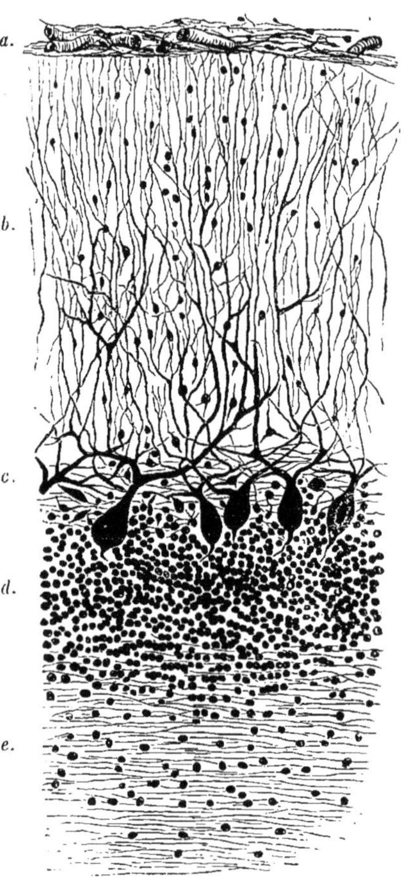

Fig. 38. — Structure de l'écorce du cervelet (grossissement, 400 d.).

a, pie-mère du cervelet; — *b*, couche externe granulo-fibreuse; — *c*, couche des cellules bipolaires de Purkinje; — *d*, couche granuleuse interne; — *e*, fibres blanches.

Dans le cervelet, les fibres des pédoncules supérieurs se rendent en rayonnant à l'écorce du cervelet: on comprend ainsi que dans certaines lésions cérébrales on ait pu observer de l'atrophie croisée du cervelet.

Les pédoncules cérébelleux moyens forment également un système rayonnant, qui se rend à l'écorce du cervelet : outre les fibres commissurales, ils contiennent des fibres qui proviennent des ganglions cérébraux par les pédoncules du cerveau. — Une partie (partie interne) des fibres des pédoncules inférieurs aboutissent aux noyaux du toit de Stilling; l'autre partie (partie externe) se rend directement dans la substance corticale. — Enfin, outre les fibres d'association se portant d'une lamelle à l'autre, il faut encore admettre des fibres d'union entre le noyau du toit de Stilling et le noyau externe de l'acoustique (Huguenin), contenu dans l'épaisseur du pédoncule cérébelleux moyen.

La structure de la substance grise corticale du cervelet est remarquable. — A l'œil nu, on peut distinguer dans cette substance deux couches dont la coloration est bien différente : l'une, profonde, est *jaunâtre* ou *rouillée;* l'autre, périphérique, est franchement *grise*. — La *couche rouillée* est formée d'une agglomération de petites cellules nerveuses (myélocytes), perdues au milieu d'un plexus nerveux très fin et très serré; — au-dessus, on rencontre une *couche intermédiaire*, constituée par des éléments cellulaires volumineux, piriformes et disposés en général sur une seule couche, *cellules de Purkinje*, dont les prolongements rameux se portent à la périphérie, le prolongement de Deiters restant tourné vers la substance blanche centrale (*c*, fig. 38) et paraissant se continuer avec une fibre nerveuse ; — la dernière couche, ou *couche grise périphérique*, est formée par de la névroglie, par de petites cellules nerveuses, assez rares, et par les ramifications des cellules de Purkinje : elle est remarquable par la quantité de capillaires sanguins qu'elle renferme. — La membrane jaunâtre plissée du corps rhomboïdal est constituée par un réseau de cellules nerveuses, anastomosées et reliées d'une part aux fibrilles qui descendent de la substance grise corticale, et d'autre part aux fibres blanches des pédoncules.

Vaisseaux du cervelet. — Les *artères cérébelleuses*, fournies par les vertébrales et le tronc basilaire (t. I, p. 582 et 584), se ramifient dans l'épaisseur de la pie-mère qui recouvre le cervelet et pénètrent dans l'épaisseur de l'organe en suivant les cloisons que la pie-mère envoie entre ses lames. — On ne sait pas si elles arrosent des territoires séparés comme cela a lieu pour les artères cérébrales. — Les *veines* ne suivent pas toujours les artères et se rendent à la surface de l'organe dans deux ordres de veines : deux veines médianes, l'une inférieure, l'autre supérieure; quatre veines latérales, deux supérieures et deux inférieures. — Toutes ces veines communiquent entre elles par des rameaux transversaux et vont se jeter dans les sinus latéraux.

M. J. Weber a signalé en outre l'existence d'une *veine azygos cérébelleuse postérieure*, qui va se jeter dans le pressoir d'Hérophile, et Meckel une *veine du lobule du pneumogastrique*, qui se jette dans le sinus pétreux supérieur et reçoit parmi ses affluents une branche importante sortant du corps rhomboïdal.

Fonctions du cervelet. — Gall localisait dans le cervelet le foyer de l'amour et du sens génital ; d'autres l'ont considéré comme le siège de la sensibilité générale, du *sens musculaire* (Lussana), de la force motrice (Luys), etc. — Au fond, nous savons peu de chose encore de la physiologie du cervelet. On s'accorde cependant généralement à le considérer comme le centre de la coordination des mouvements. — Quant aux pédoncules cérébelleux, la physiologie expérimentale *semble* démontrer : 1° que la lésion du pédoncule supérieur détermine un mouvement de manège du côté opposé ; — 2° que la blessure du pédoncule moyen donne lieu à un mouvement gyratoire autour de l'axe qui traverse le corps de l'animal ; — 3° que la lésion du pédoncule inférieur détermine un roulement en cercle.

V. — Quatrième ventricule.

Nous connaissons les organes qui contribuent à former le quatrième ventricule, bulbe, protubérance et cervelet ; c'est le moment d'étudier ce ventricule.

Le *quatrième ventricule, ventricule du cervelet*, est une cavité rhomboïdale (sinus rhomboïdal), intermédiaire au bulbe et à la protubérance qui constituent sa paroi inférieure ou antérieure, et d'autre part au cervelet qui contribue à former sa paroi supérieure ou postérieure.

Aplati de haut en bas, il présente à considérer, une paroi inférieure ou plancher, une paroi supérieure ou voûte, quatre bords, dont deux supérieurs et deux inférieurs, et quatre angles, deux latéraux, un inférieur et un supérieur.

a. **Paroi inférieure ou plancher du quatrième ventricule.** — Le *plancher du quatrième ventricule*, tapissé d'une couche de substance grise qui fait suite à celle de la moelle, représente un losange (plancher du sinus rhomboïdal) formé par deux triangles qui seraient adossés par leur base.—Le triangle inférieur (calamus) appartient à la face postérieure du bulbe, le triangle supérieur à la face postérieure de la protubérance annulaire.

Sur la ligne médiane, le plancher du quatrième ventricule présente un léger sillon, tige du calamus, et de chaque côté plusieurs saillies, rondes ou allongées, plus ou moins visibles, mais en général peu apparentes. — Ce sont, dans le triangle inférieur et de dedans en dehors, c'est-à-dire de la tige du calamus vers le corps restiforme: 1° l'aile blanche interne (11,

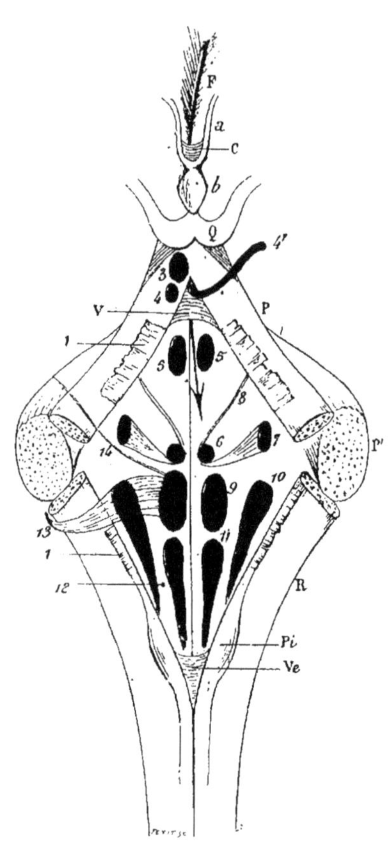

Fig. 39. — Plancher du quatrième ventricule.

a, rênes de la glande pinéale; — *b*, glande pinéale; — *c*, commissure postérieure; — F, flèche passée dans l'aqueduc de Sylvius; — V, valvule de Vieussens; — Q, tubercules quadrijumeaux; — P, pédoncules cérébelleux supérieurs; — P', pédoncules cérébelleux moyens; — R, pédoncules cérébelleux inférieurs (corps restiformes); — *Pi*, pyramides postérieures; — *Ve*, verrou; — 1, 1, valvule de Vieussens et valvule de Tarin déchirées; — 3, noyau de l'oculo-moteur commun; — 4, noyau du pathétique; — 5, locus ceruleus (noyau du trijumeau); — 6, eminentia teres (noyau commun à l'oculo-moteur externe et au facial); — 7, noyau propre au facial; — 8, nerf facial; — 9, racine postérieure de l'acoustique; — 10, aile blanche externe (racine antérieure de l'acoustique); — 11, aile blanche interne (noyau de l'hypoglosse); — 12, aile grise (noyau des nerfs mixtes glosso-pharyngien, pneumogastrique et spinal); — 13, nerf acoustique; — 14, baguette harmonique de Bergmann.

fig. 39); — 2° l'aile grise (12, fig. 39); — 3° l'aile blanche externe (10, fig. 39). — Dans le triangle supérieur, on trouve : de chaque côté de la tige du calamus et près de la base du triangle, deux éminences arrondies, *eminentia teres* (6, fig. 39) ; plus haut, deux autres saillies, *locus cæruleus* (5, fig. 39). — Chacune de ces saillies correspond à l'origine d'un nerf crânien. Sous le *locus cæruleus*, c'est l'origine de la petite racine du trijumeau; — sous l'*eminentia teres*, l'origine commune du facial et du moteur oculaire externe; — sous l'aile blanche interne, le grand hypoglosse; — sous l'aile grise, les racines motrices des nerfs glosso-pharyngien, pneumogastrique et spinal; — sous l'aile blanche externe, une partie des fibres de l'acoustique et les fibres sensitives des nerfs mixtes (glosso-pharyngien, pneumogastrique et spinal). — L'aile blanche interne répond à un relief, *funiculus teres;* l'aile grise a une dépression, *fovea posterior*. De chaque côté de l'*eminentia teres* existe aussi une légère dépression, *fovea anterior*, colorée en gris bleuâtre, *substantia ferruginea* d'Arnold.

Au niveau de la partie moyenne du plancher du quatrième ventricule, enfin, on voit des stries blanches transversales en nombre variable, qui se portent en dehors en convergeant : ce sont les *barbes du calamus*, que l'on considère comme des racines du nerf auditif (13, fig. 39). Quelques-unes ne se rendent pas au tronc de l'acoustique, mais se portent obliquement en haut et en dehors vers les pédoncules cérébelleux supérieurs. L'une d'elles, plus apparente, porte le nom de *baguette harmonique de Bergmann* (14, fig. 39). Entre les barbes du calamus, on voit des stries de substance grise, *fasciolæ cinereæ* d'Arnold, qui forment, en convergeant vers les angles latéraux du ventricule, un petit renflement, le *tæniola cinerea* de Henle.

A quoi correspondent les diverses formations que nous venons de décrire? — Des coupes horizontales sériées du bulbe rachidien et de la protubérance annulaire permettent de répondre à cette question.

En pénétrant dans le bulbe, la substance grise de la moelle épinière s'étale, nous l'avons vu, sur le plancher du quatrième ventricule, et ses cornes se trouvent fragmentées en plusieurs tronçons par l'entre-croisement des pyramides.

Ainsi disposée, la substance grise, sous le plancher du quatrième ventricule, représente quatre colonnes longitudinales irrégulières et discontinues, deux centrales et deux superficielles (de chaque côté).

La *base de la corne antérieure* forme une colonne superficielle, colonne *superficielle interne*, qui longe de chaque côté la tige du calamus. — Cette colonne, de nature motrice, constitue quatre masses grises principales ou noyaux d'où émergent de bas en haut :

1° l'hypoglosse (sous l'aile blanche interne) ;— 2° le moteur oculaire externe et le facial (*eminentia teres* ou noyau commun de l'oculo-moteur et du facial) ;— 3° plus haut, de chaque côté de l'orifice inférieur de l'aqueduc de Sylvius, les noyaux d'origine des nerfs oculo-moteur commun et pathétique (3 et 4, fig. 39).

La *tête de la corne antérieure* forme une colonne interrompue par le passage des fibres arciformes et s'allonge sous la forme d'un fuseau, *colonne centrale antéro-interne*, de nature motrice.

Cette colonne constitue quatre noyaux superposés qui sont de bas en haut : 1° le noyau moteur des nerfs mixtes (sous l'aile grise) ; — 2° le noyau accessoire de l'hypoglosse ; — 3° le noyau inférieur ou propre du facial ; — 4° le noyau de la racine motrice du trijumeau (fig. 39 et 40).

La *base de la corne postérieure* forme à son tour une colonne qui s'étend de chaque côté de la tige du *calamus scriptorius*, mais en dehors de la colonne constituée par la base de la corne antérieure ; c'est la *colonne superficielle externe*, de nature sensitive. — Elle forme les noyaux des nerfs suivants : 1° noyau sensitif des nerfs mixtes et racine antérieure de l'acoustique (sous l'aile blanche externe) ; — 2° noyau d'une partie des fibres sensitives du trijumeau (5', 9', 10' et 11', fig. 40).

La *tête de la corne postérieure* forme une colonne

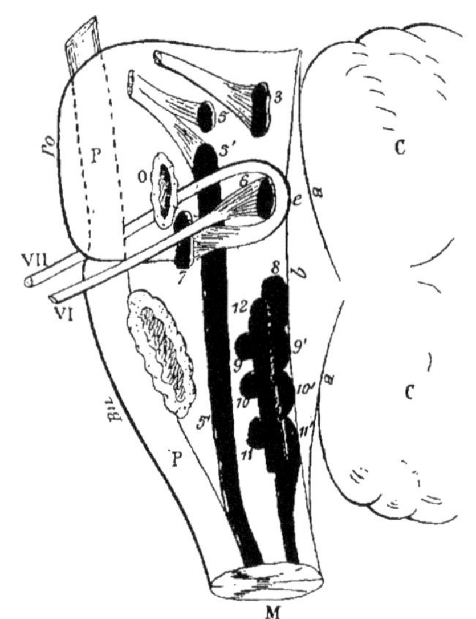

Fig. 40. — Coupe antéro-postérieure et verticale (coupe sagittale) du bulbe rachidien, du pont de Varole et du cervelet.

Bu, bulbe ; — *Po*, protubérance annulaire : — M, moelle épinière ; — P, pyramides antérieures ; — O, olive supérieure ; — *c*, *c*, cervelet ; — *a*, *a*, toit du quatrième ventricule (voiles médullaires antérieur et postérieur) ; — *b*, plancher du quatrième ventricule ; — *e*, genou du facial ; — 3, noyau de l'oculo-moteur commun (origine réelle) ; — 5, noyau moteur du trijumeau, et 5', noyau sensitif du même nerf ; — 6, noyau commun à l'oculo-moteur externe et au facial ; — 7, noyau du facial ; — 8, noyau de l'acoustique ; — 9, noyau moteur du glosso-pharyngien, et 9', noyau sensitif du même nerf ; — 10, noyau moteur du pneumogastrique, et 10', noyau sensitif du même nerf ; — 11, noyau moteur du spinal, et 11', noyau sensitif du même nerf ; — VI, nerf oculo-moteur externe ; — VII, nerf facial.

qui longe en dehors et en arrière la colonne que représente la tête de la corne antérieure; c'est la *colonne centrale antéro-externe*, de nature sensitive. — Apparente à sa partie inférieure sous le nom de tubercule cendré de Rolando, elle donne naissance à la majeure partie des fibres de la grosse racine du trijumeau (5', fig. 40).

b. **Paroi supérieure ou voûte du quatrième ventricule.** — La *paroi supérieure* ou *toit du quatrième ventricule* comprend un segment antérieur et un segment postérieur.

Le segment antérieur dérive de la lame cérébelleuse (p. 166). — Il est formé : 1° par la valvule de Vieussens ou voile médullaire antérieur (ou supérieur), uni de chaque côté aux pédoncules cérébelleux supérieurs; — 2° par le sommet du vermis inférieur au milieu, les valvules de Tarin ou voile médullaire postérieur (ou inférieur) sur les parties latérales, valvules dont le bord inférieur n'est pas libre, comme on le dit d'ordinaire, mais qui se recourbe en bas et en arrière pour se continuer avec l'épithélium de la toile choroïdienne du quatrième ventricule (1).

Le triangle qui avoisine l'aqueduc de Sylvius porte le nom de *tente du ventricule*, et son sommet celui de *fastigium* (Reichert).

Le segment postérieur de la voûte dérive du plafond de l'arrière-cerveau (p. 167). — Il est réduit chez l'adulte à un simple feuillet épithélial, *membrana tectoria*, qui tapisse la toile choroïdienne du quatrième ventricule. D'où, lorsqu'on a enlevé cette toile, le ventricule se trouve ouvert. — Nous verrons absolument la même chose, relativement au toit du troisième ventricule (p. 169). — Quelques segments de la voûte du quatrième ventricule s'épaississent cependant et donnent naissance à deux lamelles de tissu nerveux, l'*obex* ou *verrou* que nous connaissons et qui n'est qu'un petit pont jeté entre les deux pyramides postérieures au niveau de la pointe du calamus scriptorius (p. 49), et le *tænia* ou *ligula* du quatrième ventricule, sorte de tractus qui s'insèrent de chaque côté sur les bords latéraux du quatrième ventricule, et se continuent avec l'épithélium des plexus choroïdes et le bord concave des valvules de Tarin.

c. **Bords du quatrième ventricule.** — Les *bords supérieurs* sont formés par l'union des pédoncules cérébelleux supérieurs avec la protubérance annulaire; — les *bords inférieurs*, par l'union des corps restiformes avec le bulbe, bords complétés par cette lamelle qui s'étend du tænia aux lobules tonsillaires du cervelet.

(1) Dans certains cas, ce repli de la valvule de Tarin constitue une mince membrane nerveuse, qui se continue avec l'épendyme qui tapisse les plexus choroïdes et va s'attacher de chaque côté sur les corps restiformes. — La disposition primitive ou embryonnaire est presque conservée, et l'on peut dès alors avoir une juste idée du voile médullaire inférieur.

d. **Angles du quatrième ventricule.** — Les *angles latéraux* du sinus rhomboïdal, *recessus laterales*, sont formés par deux diverticulums qui correspondent à la séparation et à l'écartement des trois pédoncules du cervelet. — L'*angle antérieur* ou *supérieur* correspond à l'union angulaire des deux pédoncules cérébelleux supérieurs. On y voit l'orifice inférieur de l'aqueduc de Sylvius, canal creusé sous les tubercules quadrijumeaux et faisant communiquer le quatrième avec le troisième ventricule. — L'*angle inférieur* répond à l'angle de séparation des deux corps restiformes. — On y voit l'orifice qui fait communiquer le quatrième ventricule avec le canal central de la moelle. — C'est aussi à ce niveau qu'on trouve une ouverture qui ferait communiquer le quatrième ventricule avec l'espace sous-arachnoïdien, le *trou de Magendie.*

e. **Toile choroïdienne inférieure et plexus choroïdes du quatrième ventricule. — Trou de Magendie.** — La *toile choroïdienne inférieure* est formée par un repli de la pie-mère bulbaire qui descend du cervelet et s'enfonce dans le sinus rhomboïdal en tapissant le vermis inférieur, les amygdales et les valvules de Tarin (feuillet supérieur), puis se réfléchit en bas et en arrière à partir du bord concave des valvules de Tarin, pour couvrir comme un voile la voûte du segment bulbaire du ventricule (feuillet inférieur), et se continuer au niveau du bec du calamus avec la pie-mère de la moelle. Le feuillet inférieur de cette toile est tapissé par l'épendyme.

Quant aux *plexus choroïdes*, ce sont deux cordons rougeâtres formés de capillaires pelotonnés qui commencent l'un à côté de l'autre, par une extrémité très fine au sommet de la toile choroïdienne, puis montent au-dessus du vermis pour diverger l'un de l'autre au niveau de la base de la toile (ligne de réflexion) et se porter sous forme de houppes vasculaires vers les angles latéraux du sinus rhomboïdal où ils s'enfoncent dans les diverticules du sinus jusque dans l'espace sous-arachnoïdien pour venir faire saillie au-dessous des lobules des pneumogastriques.

Les *artères* de la toile et des plexus choroïdes proviennent de l'artère cérébelleuse postérieure et inférieure.

La toile choroïdienne présente-t-elle un orifice à son sommet qui permette à la cavité du quatrième ventricule de communiquer avec celle de l'espace sous-arachnoïdien ? — En un mot, le *trou de Magendie* existe-t-il avant qu'on ait arraché la toile choroïdienne?

L'histoire du développement fait penser que le quatrième ventricule doit être clos de toutes parts; — l'anatomie comparée en montrant qu'il en est ainsi chez certains animaux domestiques (Chien, Mouton, Cheval), apporte une preuve à la supposition précédente. — Cependant Magendie, et après lui nombre d'anatomistes,

LUSCHKA, KEY et RETZIUS, SAPPEY, SCHWALBE, etc., considèrent qu'il y a un orifice normal de communication, situé au niveau du sommet du calamus, entre la cavité du quatrième ventricule et l'espace sous-arachnoïdien. — Au contraire, BURDACH, J. CRUVEILHIER, REICHERT, KÖLLIKER estiment que le trou de Magendie est un orifice artificiel. Des recherches plus récentes de MARC SÉE et C. HESS, il semble résulter que le trou de Magendie est bien un orifice réel et normal. — Il se présenterait sous la forme d'une courte invagination digitiforme de la toile choroïdienne du quatrième ventricule, dont la cavité communique avec l'espace sous-arachnoïdien par de nombreuses lacunes (tissu réticulé en continuité avec le tissu sous-arachnoïdien) percées dans ses parois et au niveau desquelles l'épithélium épendymaire aurait disparu. — Il en serait de même au niveau des processus latéraux où les orifices sont appelés *trous de Luschka* (BOCHDALEK, LUSCHKA, etc.).

Ces trous étant admis, il est facile de se rendre compte du passage du liquide céphalo-rachidien des espaces sous-arachnoïdiens dans les cavités ventriculaires de l'encéphale.

VI. — Aqueduc de Sylvius.

Un canal d'un centimètre et demi de long, creusé au-dessous des tubercules quadrijumeaux, fait communiquer le quatrième ventricule avec le troisième ou ventricule des couches optiques (2, fig. 31 et F, fig. 39). — Ce canal, qui dérive de la vésicule cérébrale moyenne, c'est le *canal de Sylvius*, déjà connu, malgré son nom, de GALIEN et ARANTIUS.

Ses parois sont formées : en haut par la valvule de Vieussens, les tubercules quadrijumeaux et la commissure blanche postérieure, au-dessous de laquelle se voit l'orifice supérieur (*anus*) de l'aqueduc; — en bas, par la région de la calotte des pédoncules cérébraux. — Son plancher est sillonné par la continuation du sillon médian du quatrième ventricule.

VII. — Cerveau.

Préparation. — *Extraction du cerveau.* — Placez un billot sous l'occiput, de manière à ramener la tête sur le thorax; — incisez le cuir chevelu d'une oreille à l'autre et rabattez en avant et en arrière les deux lambeaux; — incisez transversalement le muscle temporal, puis décalottez le crâne à l'aide de la scie ou mieux du marteau (sauf dans les autopsies médico-légales) en faisant passer votre section suivant une ligne circulaire qui passe par la protubérance occipitale externe et un peu au-dessus des arcades orbitaires. — Une fois la brisure du crâne achevée, passez le crochet mousse qui termine le manche du marteau sous la partie frontale de la calotte crânienne et arrachez-la. — Cela fait, incisez la dure-mère avec des ciseaux de chaque côté du sinus longitudinal supérieur et rabattez-en les lambeaux à droite et à gauche; — coupez ensuite la faux du cerveau au-dessus de l'apophyse crista-galli et renversez-la en arrière. — Rendez-vous compte de la disposition des parties contenues dans la boîte crânienne : — en écartant les hémisphères, vous apercevrez au fond de la scissure interhémisphérique le corps calleux; — en soulevant les lobes postérieurs du cerveau, vous verrez la tente du cervelet, et entre le cerveau et le cervelet un espace qui embrasse la protubérance et suit la petite circonférence du cervelet ; c'est la fente cérébrale de Bichat au fond de laquelle sur la ligne médiane vous apercevez la veine de Galien qui vient se jeter dans le sinus droit. — Pour enlever le cerveau, passez les doigts de la main gauche sous les lobes orbitaires et renversez peu à peu l'encéphale d'avant en arrière en suivant de l'œil le renversement et en coupant avec le scalpel tenu de la main droite les nerfs qui se détachent de la base de l'organe aussi près que possible du point où ils traversent la dure-mère et en ayant soin de ne pas les tirailler trop fort de crainte de les arracher. — Quand vous serez arrivé à la sixième paire, abandonnez le cerveau et soulevez l'un des hémisphères de façon à pouvoir sectionner la tente du cervelet le long de sa grande circonférence; — faites la même chose du côté opposé et soulevez à nouveau l'encéphale d'avant en arrière; — achevez de couper les nerfs qui restent, plongez un long scalpel dans le canal rachidien, et sectionnez la moelle épinière aussi loin que possible. — Enlevez l'encéphale et placez-le sous un courant d'eau. — Il est alors bon à étudier ou à faire durcir pour des études ultérieures.

Avant de plonger l'encéphale dans un liquide durcissant, enlevez soigneusement la pie-mère. — Les liquides employés varient avec les résultats que l'on désire obtenir. — L'un des premiers procédés est celui de P. Broca. Il consiste à plonger le cerveau, pendant quinze à vingt jours, dans de l'eau acidulée avec l'acide azotique (10 0/0), — jusqu'au moment où l'organe a acquis la consistance de la cire à modeler. On installe ensuite convenablement la pièce dans un séchoir sur un lit souple et on la retourne fréquemment. — Par ce procédé on n'obtient que des pièces très réduites, mais sur lesquelles les circonvolutions, écartées les unes des autres, deviennent très apparentes.

Pour obtenir des pièces sur lesquelles on puisse étudier le cerveau par la méthode des coupes, il faut employer d'autres liquides. Un premier procédé consiste à plonger le cerveau débarrassé de la pie-mère dans une solution concentrée de chlorure de zinc pendant quarante-huit heures; à la suite on le place dans de l'alcool à 36 degrés pendant deux jours et on l'abandonne ensuite dans un bain de glycérine pendant un mois. — Dans un deuxième procédé, on plonge le cerveau ou la pièce que l'on veut durcir pendant quelques jours dans un bain d'acide azotique et d'eau (1/25e), puis on le place dans une solution faible de bichromate de potasse : il se forme de l'acide chromique qui durcit la pièce dans toute son épaisseur. On la place ensuite dans la glycérine pendant quelque temps avant de la mettre à l'air pour la faire sécher après y avoir pratiqué les coupes voulues. — On peut aussi se servir d'huile bouillante ou d'alcool, mais un des procédés de durcissement et de conservation les meilleurs consiste à plonger la pièce préparée dans du chlorure de zinc marquant 20 degrés à l'aréomètre de Beaumé (Giacomini) pendant deux à trois jours.

Bien débarrassé de sa pie-mère, le cerveau peut encore être plongé dans l'alcool à 95 degrés pendant une quinzaine de jours après avoir reçu également de l'alcool dans ses ventricules par l'aqueduc de Sylvius ; — puis abandonné dans l'alcool et la glycérine à parties égales avec sublimé à 1/3000e pendant quinze jours ; on le fait sécher ensuite sous cloche contenant du chlorure de chaux ou sur l'acide sulfurique. — Ainsi préparé, le cerveau conserve son volume presque entier; — il reste souple et se prête très facilement aux diverses coupes. — Un autre procédé a été donné par PAULIER. Il consiste à faire macérer les parties nerveuses dans une solution composée de : 50 parties d'eau, 1 partie de bichromate de potasse et 2 parties de sulfate de cuivre. — Au bout de huit à dix jours, la masse est plongée pendant deux à trois jours dans une solution à 1/100e d'acide chlorhydrique ou sulfurique, puis dans une solution de chloral à 1/100e pendant douze heures. On peut alors poursuivre les cordons blancs des centres nerveux à l'aide de la dissection. Ainsi disséquées, les pièces peuvent être conservées dans la glycérine. — Pour faire des coupes sur les pièces durcies par l'alcool, mouillez le rasoir avec l'alcool et plongez la tranche faite aussi mince que possible dans un mélange d'alcool et d'acide acétique (1 d'acide pour 3 d'alcool), puis dans l'alcool pur, et enfin dans l'essence de térébenthine pour l'éclaircir. — Sur les coupes de pièces durcies dans des solutions de plus en plus concentrées de bichromate de potasse, on fait agir une solution faible de soude ou l'acide sulfurique étendu pour leur donner de la transparence, puis on les lave et on les plonge dans la glycérine. — Le trajet des fibres nerveuses dans les centres est bien mieux poursuivi encore si l'on fait agir sur les pièces durcies dans l'alcool ou le bichromate de potasse, les réactifs colorants. — STILLING a fait toutes ses recherches sur des pièces transparentes et non colorées, mais GERLACH, en 1858, a montré quel avantage on pouvait retirer de la coloration des coupes par le carmin.

WEIGERT, en 1884, en appliquant la coloration par l'hématoxyline en solution alcoolique a fait faire un véritable progrès à l'histologie des centres nerveux. Les coupes ainsi colorées sont traitées par l'alcool, puis éclaircies par l'huile éthérée ou le xylol, ou bien lavées dans une solution de ferrocyanure rouge de K jusqu'à ce que les fibres deviennent visibles. — On suit aussi assez aisément le trajet des fibres nerveuses avec les imprégnations au chlorure d'or ou la coloration par l'acide osmique, les couleurs d'aniline, etc. — Les imprégnations d'argent, d'autre part (GOLGI), permettent assez bien l'étude des cellules ganglionnaires. — C'est grâce à ces procédés d'étude, aidés et contrôlés par les épreuves physiologiques, l'examen des dégénérations secondaires pathologiques (CHARCOT, FLECHSIG, WESTPHAL, etc.), ou expérimentales (GUDDEN, MONAKOW, SCHIEFFERDECKER, etc.), et par l'examen du développement des éléments de la moelle et du cerveau (FLECHSIG, PIERRET, etc.), que l'on est arrivé à poursuivre les faisceaux de la moelle jusque dans le cerveau et inversement.

Le *cerveau* est situé dans la boîte crânienne (véritable domicile du cerveau comme le disait KERKRING), dont il occupe toute la cavité, à part les fosses occipitales inférieures qui reçoivent le cervelet.

Sa *forme* est celle d'un segment d'ovoïde, à grand axe antéro-postérieur, à base tournée en bas et à grosse extrémité dirigée en arrière.

Son *poids moyen* varie avec les races et avec les sexes. — Il est d'environ 1400 grammes chez l'Homme de race blanche et de 1250 chez la Femme de même race (SHARPEY) (1) et oscille le plus ordinairement entre 1380 grammes et 1590 chez l'Homme, et entre 1230 grammes et 1410 chez la Femme. Ce poids

(1) P. BROCA estime le poids moyen du cerveau en Europe à 1421 grammes pour l'Homme de 25 à 45 ans. — WAGNER à 1410; — HUSCHKE à 1424; — BISCHOFF à 1362; — NICOLUCCI à 1331 ; — WELCKER à 1390. — Ces différences, assez minimes au

égale à peu près le 1/36e du poids total du corps, — et la stature n'a sur lui qu'une faible influence (PARCHAPPE, BOYD), bien que celle-ci soit réelle (MARSHALL, BROCA, LE BON). — Le cerveau comme tous les autres organes est susceptible de s'atrophier avec l'âge, et cette atrophie commence vers cinquante ans (P. BROCA). — Elle se fait également sentir chez les individus affectés de maladies chroniques (FOVILLE, P. BROCA) (voy. *Rev. d'Anthrop.* p. 681, 1881, et p. 1, 1882).

Le poids de l'encéphale présente des différences individuelles considérables. Alors que ce poids est en moyenne de 1400 grammes chez l'Européen ordinaire, il était chez CUVIER de 1831, et chez lord BYRON de 1799 grammes. — Cela nous amène à énoncer cette autre loi générale, à savoir que le poids du cerveau est d'autant plus grand que l'Homme appartient à une classe plus intelligente ou qu'il exerce davantage les facultés de l'entendement (LÉLUT, PARCHAPPE, P. BROCA, LACASSAGNE, CH. DEBIERRE, etc.) (1). Et dans cet accroissement c'est surtout la surface du lobe frontal qui prend de la prédominance sur la surface des autres lobes, comme WAGNER l'a montré en mesurant respectivement la surface des lobes du cerveau de deux savants, GAUSS et FUCHS, comparativement aux mêmes surfaces du cerveau de l'artisan. De même, J.-S. WIGHT a fait voir que la surface du cerveau antérieur de l'Homme l'emporte toujours sur celle de la Femme, mais que cette différence est plus grande chez l'Homme cultivé que l'on compare à la Femme du peuple. Il est à noter aussi que les criminels se font ordinairement remarquer par le volume de leur cerveau.

Le volume et le poids de l'encéphale augmentent enfin au fur et à mesure que l'on s'élève dans la série animale. Alors que ce poids égale le 1/36e au 1/45e du poids du corps chez l'Homme, le 1/60e au 1/100e chez les Anthropoïdes, il descend à 1/186e chez les Mammifères inférieurs aux Primates, à 1/212e dans les

fond, tiennent sans doute, d'une part au *procédé opératoire* employé, d'autre part à la *race*, les uns ayant opéré sur les Anglo-Saxons, les autres sur des Français ou des Italiens. — TH. von BISCHOFF (*Das Hirngewicht des Menschen*, Bonn, 1880) accorde 1362 grammes à l'Homme, 1219 à la Femme, — les deux extrêmes pour les Hommes s'étendant de 1018 à 1825 grammes et pour les Femmes de 820 grammes à 1525. — D'après le même auteur, le poids du cerveau dans les fœtus mâles s'élève à 32-45 grammes au cinquième mois ; — à 120-187 grammes de six à sept mois ; — à 256-388 grammes de huit à neuf mois. — Après la naissance ce poids double la première année et augmente de 50 à 70 pour 100 jusqu'à la puberté. Il augmente rapidement à partir de l'âge de sept ans, puis plus lentement entre seize et vingt ans et encore plus lentement entre trente et quarante ans, époque à laquelle il atteint son maximum. Le poids proportionnel du cerveau, relativement à celui du corps, est beaucoup plus grand chez le nouveau-né où il est de 1/5e, que chez l'adulte, où il n'atteint plus que 1/45e.

(1) D'après les tableaux dressés par C. BASTIAN, la proportion des cerveaux qui excèdent 1500 grammes, est, chez les Hommes illustres, de plus de 20 pour 100, tandis que cette proportion n'est que de 4 à 6 pour 100 chez les classes inférieures de la Société. — P. BROCA a fait des observations analogues en comparant le poids des cerveaux des classes instruites et s'adonnant à la culture intellectuelle avec celui des classes pauvres qui meurent à Bicêtre, à la Salpêtrière, à Saint-Antoine et à la Pitié. — D'où, à part la question de race, de taille, d'hérédité (intelligence accumulée), il est bien permis de dire que la culture de l'esprit et la gymnastique intellectuelle augmentent le volume du cerveau tout en élevant les qualités supérieures de l'entendement. — Le poids du cerveau dans les diverses races indique très bien la relation qui existe entre le volume du cerveau et la capacité mentale, comme il ressort du tableau suivant dont j'emprunte les éléments à HOVELACQUE et HERVÉ :

157	Écossais.....	1417 grammes.	460	Bavarois.....	1375 grammes.
167	Français... .	1359 —	244	Italiens......	1358 —
13	Chinois.... .	1343 —	141	Nègres......	1331 —

Oiseaux, à 1/1321e dans les Reptiles, et à 1/5668e dans les Poissons (LEURET). Chez les microcéphales idiots, il est à peu près égal à celui de l'Anthropoïde, c'est-à-dire de 1/60e (DUCATTE). En passant de la race australienne à la race nègre et de celle-ci à la race caucasique, le poids du cerveau augmente également d'une façon progressive (voy. t. I, p. 124). Si l'Homme n'est pas de tous les Animaux celui qui a le cerveau le plus volumineux, car il est dépassé de ce côté par l'Éléphant, le Dauphin et la Baleine, il est cependant celui qui a le cerveau le plus pesant, relativement au poids du corps. — Alors que son cerveau est à son corps comme 1 : 36-46, celui du Dauphin est au poids du corps du même animal comme 1 : 66, et celui de l'Éléphant comme 1 : 500 (1).

La *densité* du cerveau est à celle de l'eau comme 1030 : 1000 (MUSCHENBRŒCK), et DESMOULINS a constaté que la densité du cerveau des vieillards était moindre de 1/15e à 1/20e.

Chez nombre de Mammifères (Monotrèmes, Marsupiaux, Carnassiers, etc.), les hémisphères laissent à découvert en avant les *bulbes olfactifs* qui ont la valeur de *lobes cérébraux*, et en arrière les *lobes optiques* (tubercules quadrijumeaux) et le cervelet. — Il faut arriver aux Pithéciens et aux Cébiens, mais surtout aux Anthropoïdes pour voir le cerveau recouvrir entièrement le cervelet. — Le cerveau des Nègres est plus pigmenté que celui des blancs (MECKEL, BROCA, etc.); il est étroit et allongé; — ses lobes antérieurs sont raccourcis et ses lobes postérieurs comme déprimés à la face postérieure; — ses lobes pariétaux sont saillants, et le grand volume du cervelet ainsi qu'une sorte d'étranglement au niveau de la scissure de Sylvius (GRATIOLET, MARSHALL) le font ressembler au cerveau de l'enfant européen (HUSCHKE, PRÜNER-BEY).

I. — CONFORMATION EXTÉRIEURE DU CERVEAU

Le cerveau doit être examiné dans sa *configuration extérieure* et dans sa *conformation intérieure*.

Le cerveau se compose de deux moitiés symétriques, *hémisphères*, séparés l'un de l'autre en avant, en arrière et en haut par une fente profonde, *fente interhémisphérique*, mais réunis au centre et en bas, par des parties médianes, *corps calleux*, *commissures* et *plancher du troisième ventricule*. — La symétrie des deux hémisphères n'est pas toujours parfaite, et cette asymétrie n'est pas une cause de déchéance intellectuelle. — BICHAT, qui a soutenu cette opinion erronée, a fourni lui-même la preuve du contraire, car son cerveau était précisément très asymétrique.

Les hémisphères sont séparés en lobes, lobules et circonvolutions par des scissures et des sillons profonds. — La raison d'être des circonvolutions paraît être dans le plissement obligatoire du cerveau en face de la boîte crânienne rigide, et dans le mode de rayonne-

(1) Les divers poids donnés concernent l'encéphale dans son entier. Le cerveau constitue à lui seul à peu près les 9/10es de la masse encéphalique, le cervelet le 10e, l'isthme le 85e et le bulbe la 126e partie.

Or les variations de poids portent presque entièrement sur le cerveau lui-même, lorsque l'on n'envisage que l'Homme, car le poids du cervelet, de l'isthme et du bulbe varient à peine d'un sexe à l'autre (SAPPEY, L. PARIZOT, etc.).

ment de l'expansion des fibres pédonculaires. Elles ont pour résultat de permettre le logement à une masse nerveuse beaucoup plus considérable dans un espace donné, et c'est un phénomène qui peut être rapproché de celui qui donne lieu aux circonvolutions de l'intestin.

On considère au cerveau une *face supérieure* ou *convexe* et une *face inférieure* ou *base du cerveau*.

1° Face supérieure du cerveau. — Cette face présente sur la ligne médiane un sillon profond, *grande scissure médiane* ou *interhémisphérique*, qui divise le cerveau en deux moitiés latérales,

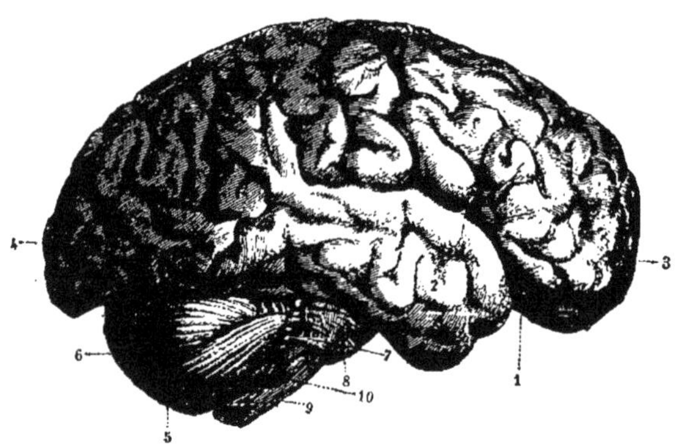

FIG. 41. — Surface latérale du cerveau.

1, origine de la scissure de Sylvius; — 2, extrémité antérieure du lobe postérieur, ou lobe de Sylvius; — 3, lobe antérieur; — 4, extrémité postérieure du lobe postérieur — 5, cervelet; — 6, scissure moyenne du cervelet; — 7, lobule du pneumogastrique; — 8, protubérance annulaire; — 9, bulbe rachidien; — 10, olive.

hémisphères cérébraux, cerveau droit et cerveau gauche de Galien.

La *scissure médiane*, à direction antéro-postérieure, sépare complètement les deux hémisphères en avant et en arrière, c'est-à-dire qu'elle se prolonge jusqu'à la face inférieure du cerveau; mais à la partie moyenne elle se termine sur une lame blanche qui unit les deux hémisphères, le *corps calleux*. Elle reçoit la faux du cerveau.

Les *hémisphères* sont situés de chaque côté de la scissure médiane; — ils présentent deux extrémités, une antérieure ou frontale, une postérieure ou occipitale, et trois faces : une *face interne*, plane, verticale, séparée de celle du côté opposé par la faux du cerveau, et excavée en gouttière le long du corps calleux, *sinus* ou *ventricule du corps calleux*; — une *face externe*, convexe, en rapport avec les parois antérieures, latérales et postérieures de la voûte crânienne, et présentant vers sa partie moyenne un sillon plus profond que les autres, *scissure de Sylvius*, obliquement dirigé de bas en haut et d'avant en arrière de façon à partager l'hémisphère en deux lobes, l'un antéro-supérieur dit lobe antérieur ou frontal, l'autre postéro-inférieur, dit lobe postérieur ou pariéto-occipito-sphénoïdal; — une *face inférieure* qui fait partie de la base du cerveau.

2° Face inférieure du cerveau. — La face inférieure du cerveau se moule sur la base du crâne; — dans ses deux tiers antérieurs elle repose dans les fosses crâniennes antérieures et moyennes, et dans son tiers postérieur sur la tente du cervelet. — Elle doit être examinée successivement dans sa partie moyenne et dans ses parties latérales.

a. Région médiane de la face inférieure du cerveau. — En allant d'avant en arrière, on trouve les parties suivantes :

1° L'*extrémité antérieure de la grande scissure interhémisphérique* (14, fig. 43), limitée en arrière par l'extrémité antérieure du corps calleux; — elle sépare l'un de l'autre les deux lobes frontaux et loge l'apophyse crista-galli et la pointe de la faux du cerveau;

2° L'*extrémité antérieure du corps calleux*, que l'on voit en écartant les bords de la scissure interhémisphérique. En se repliant en bas et en arrière, ce corps forme une surface arrondie, *genou du corps calleux*, qui se termine en arrière par une portion rétrécie et triangulaire, *bec du corps calleux*, d'où partent de chaque côté deux lamelles blanches, *pédoncules du corps calleux*, qui vont se perdre en divergeant en arrière, dans l'extrémité interne de la scissure de Sylvius. — Dans l angle de séparation de ces pédoncules se voit une lamelle grise, *lamelle grise sus-optique* ou *racine grise des nerfs optiques;*

3° Le *chiasma des nerfs optiques*, sorte de rectangle allongé transversalement, dont les angles antérieurs se continuent avec les nerfs optiques, et les angles postérieurs avec les bandelettes optiques (15, fig. 43). — Ce corps, qui repose dans la gouttière optique du sphénoïde, est formé par l'entre-croisement des bandelettes optiques, décussation telle qu'une partie des fibres de la bandelette optique gauche passe dans le nerf optique droit et réciproquement. En avant et en arrière de cet entre-croisement, il existe en outre un système de fibres arciformes commissurales qui unissent les deux nerfs l'un à l'autre, et les deux bandelettes l'une à l'autre. Les *bandelettes optiques* naissent d'une éminence de la couche optique, *corps genouillé externe;* ce sont deux lamelles blanches qui se portent en avant et en dedans en contournant les pédoncules cérébraux et s'accolent l'une à l'autre au-devant du *tuber cinereum* pour former le chiasma.

En renversant en arrière le chiasma optique, on aperçoit entre les pédoncules du corps calleux que l'on met à jour par cette manœuvre, un espace gris triangulaire, c'est la *racine grise des nerfs optiques*, qui forme en partie le *plancher du troisième ventricule*.

4° *Losange central*. — En arrière du chiasma est un espace losangique, *losange central*, circonscrit en avant par le chiasma et les partie attenantes des bandelettes optiques, en arrière par deux grosses colonnes blanches, *pédoncules ou cuisses du cerveau*. — Dans cet espace on trouve en allant d'avant en arrière :

Le *tuber cinereum* ou *corps cendré*, lame grise triangulaire et

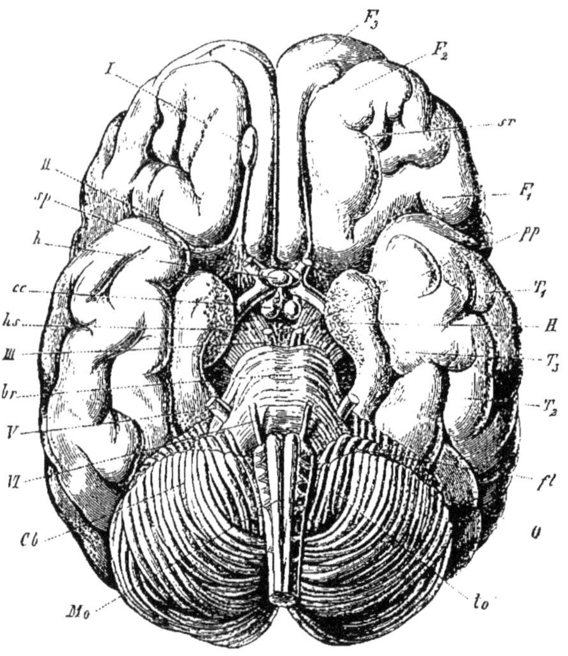

FIG. 42. — Face inférieure ou base de l'encéphale.

I, bulbe olfactif; — *sr*, sillon olfactif; — II, nerf optique; — *sp*, espace perforé latéral; — *h*, hypophyse; — *cc*, tubercules mamillaires; — *p*, *p*, espace perforé postérieur; — *hs*, pédoncules cérébraux; — III, nerf oculo-moteur commun; — H, circonvolution de l'hippocampe; — *br*, protubérance annulaire; — V, nerf trijumeau; — VI, nerf oculo-moteur externe; — *Cb*, cervelet; — *te*, lobule amygdalien; — *Mo*, pyramides antérieures du bulbe rachidien; — O, lobe occipital du cerveau; — *fl*, lobule du pneumogastrique du cervelet; — T^1, T^2, T^3, première, deuxième et troisième circonvolutions sphénoïdales; — F^1, F^2, F^3, première, deuxième et troisième circonvolutions frontales.

bombée en dôme, limitée en avant par le chiasma, en arrière par les tubercules mamillaires et de chaque côté par les bandelettes optiques (17, fig. 43). — Il forme la partie la plus déclive du plancher du troisième ventricule et sur lui s'implante une tige conique, la *tige pituitaire*. — Celle-ci est un cordon grisâtre, long d'environ 5 millimètres, implanté par sa base, *infundibulum*, sur le dôme du *tuber cinereum*, et aboutissant par son sommet au corps pituitaire (16, fig. 43). — Elle est formée par une écorce fibro-vasculaire dépendant de la pie-mère, et par une lamelle enroulée de substance grise qui se continue avec celle du *tuber cinereum*.

La *tige pituitaire* est creusée d'un canal évasé en haut où il communique avec le troisième ventricule et dont il peut être considéré comme le prolongement, plus étroit en bas où il est assez souvent oblitéré. — Elle traverse le diaphragme de l'hypophyse et comme elle se brise ordinairement lorsqu'on enlève le cerveau, on trouve un petit trou en son lieu d'insertion au centre du *tuber cinereum*.

Le *corps* ou *glande pituitaire*, *glans pituitam excipiens* de Vésale, *hypophyse* de Chaussier (*h*, fig. 42), est un corps ovoïde grisâtre appendu à la tige pituitaire et logé dans la selle turcique où il est maintenu par le repli pituitaire de la dure-mère, *diaphragme de l'hypophyse*, percé d'un trou à son centre par lequel passe la tige pituitaire. — Il est formé de deux lobes séparés par une cloison transversale de tissu conjonctif. — Le lobe antérieur, d'une couleur jaunâtre, est le plus volumineux ; il paraît offrir les caractères d'une glande vasculaire sanguine (Frey, Kœlliker, Ch. Robin, etc.) et dérive de l'épithélium pharyngien de la bourse de Rathke (voy. Embryologie). Le lobe postérieur, plus petit et grisâtre, contient des éléments nerveux au milieu d'une gangue névroglique.

En arrière du *tuber cinereum*, entre lui et l'espace interpédonculaire, on voit deux tubercules arrondis et blancs, *tubercules mamillaires* (*corpora candicantia*) (*cc*, fig. 42), adossés l'un à l'autre et implantés par leur base sur une lamelle de substance grise. — Leur écorce, seule partie blanche, est formée par les piliers antérieurs du trigone cérébral qui les embrassent dans une sorte de boucle; leur centre, constitué par de la matière grise, se continue avec la substance grise qui tapisse le troisième ventricule et reçoit un faisceau blanc, *faisceau de Vicq-d'Azyr*, qui vient du tubercule antérieur de la couche optique, et d'autres faisceaux, *faisceaux de la calotte*, qui proviennent du plancher de l'aqueduc de Sylvius et du ruban de Reil.

En arrière des tubercules mamillaires on trouve une dépression de forme triangulaire, à sommet dirigé en arrière vers la protubérance, et limitée à droite et à gauche par les pédoncules cérébraux, c'est l'*espace interpedonculaire*. — Il est de couleur grise et percé d'un grand nombre de trous vasculaires, d'où le nom qui lui a été donné d'*espace perforé posterieur* (*p*, *p*, fig. 42). — Lorsque cet espace est déchiré, on voit à sa place un orifice qui mène dans le troisième ventricule dont la paroi inférieure a été ouverte. — Sur la partie médiane de l'espace interpédonculaire on aperçoit un sillon, et de chaque côté deux tractus blancs qui sont les origines des nerfs oculo-moteurs communs (3, fig. 43). — Ces tractus sont séparés des pédoncules cérébraux par une traînée de substance noire.

5° *Pédoncules cérébraux.* — En arrière du losange central, on voit émerger de dessous le bord antérieur de la protubérance annulaire, deux gros cordons blancs, *pédoncules cérébraux* (*h*, *s*, fig. 42), qui

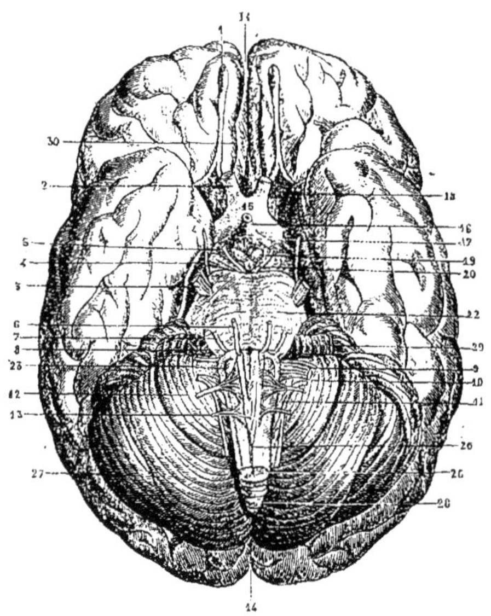

FIG. 43. — Surface inférieure du cerveau et origine apparente des nerfs crâniens.

1, nerf olfactif; — 2, nerf optique; — 3, nerf moteur oculaire commun; — 4, nerf pathétique; — 5, nerf trijumeau; — 6, nerf moteur oculaire externe; — 7, nerf facial; — 8, nerf auditif; — 9, nerf glosso-pharyngien; — 10, nerf pneumogastrique; — 11, nerf spinal; — 12, nerf grand hypoglosse; — 13, nerf de la première paire cervicale; — 14, 14, scissure interlobaire; — 15, chiasma des nerfs optiques; — 16, infundibulum; — 17, tuber cinereum; — 18, quadrilatère perforé; — 19, tubercules mamillaires; — 20, espace perforé interpédonculaire; — 21, pédoncules du cerveau; — 22, protubérance annulaire; — 23, olive; — 24, pyramide antérieure; — 25, entre-croisement des pyramides; — 26, moelle épinière; — 27, cervelet; — 28, vermis inférieur; — 29, lobule du pneumogastrique; — 30, circonvolution olfactive interne.

se portent en avant et en dehors en divergeant et pénètrent dans l'hémisphère cérébral correspondant où ils se perdent. — Si vous coupez ces cordons en travers, vous retranchez du même coup le cervelet et l'isthme du cerveau, et vous voyez sur la surface de section le *locus niger*, le *noyau rouge de Stilling*, l'implantation des racines de l'oculo-moteur commun sur le bord interne des pédoncules, et un orifice qui n'est autre chose que la coupe de l'aqueduc de Sylvius. — Cette coupe permet de voir le reste des parties qui siègent sur la région médiane de la base du cerveau, l'extrémité postérieure du corps calleux et la partie la plus reculée de la grande fente interhémisphérique.

6° *Extrémité postérieure du corps calleux.* — En arrière des pédoncules cérébraux, on aperçoit l'extrémité postérieure du corps calleux sous la forme d'un gros cordon blanc transversal, *bourrelet du corps calleux*, qui s'enfonce latéralement dans les lobes postérieurs du cerveau (25, fig. 44).

7° *Fente de Bichat.* — Le bourrelet du corps calleux forme la partie moyenne de la lèvre supérieure d'une large fente, grande *fente cérébrale de Bichat*, dont la lèvre inférieure est constituée au milieu par les tubercules quadrijumeaux. — Sur les côtés, la lèvre inférieure est continuée par les pédoncules cérébraux et la lèvre supérieure par le bord interne des lobes postérieurs du cerveau. — Dans son ensemble, cette fente présente la forme d'un fer à cheval ouvert en avant, embrassant les pédoncules cérébraux et les couches optiques, et s'étendant d'une scissure de Sylvius à l'autre. — Pour la bien voir, il convient, l'encéphale reposant sur sa convexité, de soulever le cervelet que l'on porte en même temps en avant. — Sa portion médiane donne passage à la toile choroïdienne qui pénètre dans le ventricule moyen. Les parties latérales laissent pénètrer la pie-mère, *plexus choroïdes*, dans les ventricules latéraux.

8° *Extrémité postérieure de la grande scissure médiane.* — Beaucoup plus étendue que l'antérieure, l'extrémité postérieure de la scissure interhémisphérique est limitée en avant par le bourrelet du corps calleux et loge la base de la faux du cerveau.

La région médiane de la base du cerveau que nous venons de décrire, depuis le genou du corps calleux jusqu'à l'espace interpédonculaire, forme une lame nerveuse qui unit les deux hémisphères l'un à l'autre à la base du cerveau comme le corps calleux les réunit plus haut. Cette lame constitue le plancher du troisième ventricule.

b. Régions latérales de la face inférieure du cerveau. — Elles présentent d'avant en arrière :

1° La *face inférieure du lobe antérieur* ou *frontal* ($F^1 F^2 F^3$, fig. 42), de forme triangulaire à sommet mousse dirigé en avant, *corne frontale*, à base tournée en arrière et répondant à la scissure de Sylvius : cette face repose sur la fosse frontale et présente à sa partie interne deux circonvolutions antéro-postérieures, entre lesquelles on voit un sillon qui reçoit une bandelette blanche, le nerf olfactif (*sr*, fig. 42) (1) ;

2° L'*extrémité inférieure de la scissure de Sylvius*, qui, en raison de sa largeur à ce niveau, prend le nom de *fosse de Sylvius.* —C'est en ce point qu'est situé le confluent latéral. — Si l'on détruit l'arachnoïde qui passe comme un pont sur l'extrémité interne et inférieure de la scissure de Sylvius, et si l'on enlève ensuite la pie-mère qui la tapisse, on met à jour une surface quadrilatère blanchâtre et criblée de trous vasculaires; c'est la *substance perforée antérieure* de Vicq-d'Azyr, le *quadrilatère perforé* de Foville, l'*espace perforé latéral* (18, fig. 43).

Limité en avant par l'écartement des deux racines blanches du nerf olfactif, en arrière par la bandelette optique, en dedans par le chiasma et la racine grise des nerfs optiques, en dehors par le sommet du lobe sphénoïdal du cerveau, cet espace perforé est le résultat de l'arrachement des artérioles qui pénètrent le cerveau pour se rendre dans les corps striés.

La scissure de Sylvius se porte en dehors et en haut en décrivant une courbe à concavité postérieure ; son extrémité externe se bifurque : la branche antérieure de la bifurcation, plus petite, continue le trajet primitif de la scissure ; sa branche postérieure se porte en haut et en arrière, et se perd au milieu des circonvolutions de la face externe des hémisphères. — En écartant les deux bords de la scissure de Sylvius, on aperçoit, entre ses deux branches de division, un groupe de quatre ou cinq circonvolutions disposées en éventail, c'est l'*insula de Reil*, encore appelé *lobule du corps strié* en raison de ses rapports avec le corps strié.

La scissure de Sylvius est masquée par l'arachnoïde qui passe en pont du lobe antérieur sur le lobe postérieur du cerveau ; la pie-mère, au contraire, s'enfonce dans la scissure, qui loge aussi l'artère cérébrale moyenne (vallée de Sylvius).

3° En arrière de la scissure de Sylvius, on aperçoit une surface réniforme, *face inférieure du lobe postérieur du cerveau*, subdivisée généralement en lobe moyen ou sphénoïdal reposant dans la fosse cérébrale moyenne, et en lobe postérieur ou occipital qui repose sur la tente du cervelet (fig. 42 et 43). — Ce lobe embrasse, par son bord interne, le pédoncule cérébral correspondant et forme la lèvre externe de la partie latérale de la fente de Bichat. — Il présente,

(1) Chez beaucoup de Vertébrés, y compris les Mammifères, cette partie de la face inférieure du cerveau se dispose en un lobe, *lobe olfactif*, qui s'avance en avant et porte une cavité dans son épaisseur. — La cavité des lobes olfactifs communique avec la cavité des ventricules latéraux. — Ces lobes, bien visibles jusqu'au cinquième mois chez le fœtus humain, disparaissent plus tard.

comme le reste de la surface de l'hémisphère une série de circonvolutions, circonvolutions temporo-occipitales, que nous étudierons plus tard (voy. p. 136) et se termine en avant par un sommet mousse, *corne sphénoïdale*, et en arrière par une extrémité analogue, *corne occipitale*.

II. — CONFORMATION INTÉRIEURE DU CERVEAU

La lame inférieure du cerveau (plancher du ventricule moyen) et la lame commissurale supérieure (corps calleux) réunissent l'une à l'autre les deux moitiés du cerveau. Mais ces deux lames ne sont pas appliquées l'une sur l'autre; elles laissent entre elles sur la ligne médiane un espace ou étage dont les parois latérales sont formées par des masses ganglionnaires profondes, couches optiques : cet espace, c'est le ventricule moyen ou troisième ventricule, limité en avant par les piliers antérieurs du trigone cérébral.

D'autre part, les masses ganglionnaires profondes, couches optiques et corps striés, auxquelles aboutissent les pédoncules cérébraux, ne sont pas non plus réunies au corps calleux qui passe au-dessus d'elles sans y adhérer. — En raison de cette nouvelle disposition, chaque hémisphère cérébral présente également une cavité, les ventricules latéraux.

Ces trois ventricules, le ventricule moyen et les deux ventricules latéraux, ne formeraient qu'une seule et même cavité s'ils n'étaient séparés les uns des autres par de nouvelles parties qui jouent le rôle de cloisons. — Le ventricule moyen ne se prolonge pas aussi loin en avant que les ventricules latéraux, d'où ces derniers communiqueraient l'un avec l'autre, si n'était entre eux une lame intermédiaire tendue de champ, la cloison transparente (24, fig. 44), et avec le ventricule moyen, si n'était une autre formation cloisonnante tendue horizontalement, le trigone cérébral (23, fig. 44). — Deux trous, les trous de Monro (22, fig. 44), établissent cependant une communication entre le ventricule moyen et les ventricules latéraux.

La conformation intérieure du cerveau est une de celles qui sont réputées comme les plus difficiles. — On peut cependant en fort peu de temps s'en rendre un compte très exact à l'aide d'un certain nombre de coupes horizontales et frontales et d'une coupe sagittale médiane.

Si, avec un couteau tenu à plat, on pratique une coupe horizontale du cerveau reposant par sa base à un certain niveau au-dessus du corps calleux, on obtient une surface de section qui montre dans chaque hémisphère une surface ovalaire blanche, entourée d'une bordure grise très sinueuse : c'est le *centre ovale de Vicq-d'Azyr*. —

En avant et en arrière, les deux centres sont séparés l'un de l'autre par la scissure interhémisphérique.

Lorsqu'on pratique la section juste au-dessus du corps calleux, on obtient une surface de section analogue dans chaque moitié du cerveau, mais les deux centres ovalaires sont réunis transversalement l'un à l'autre par le corps calleux : c'est là le *centre ovale de Vieussens* (fig. 46).

En continuant les coupes de haut en bas, on tombe successivement

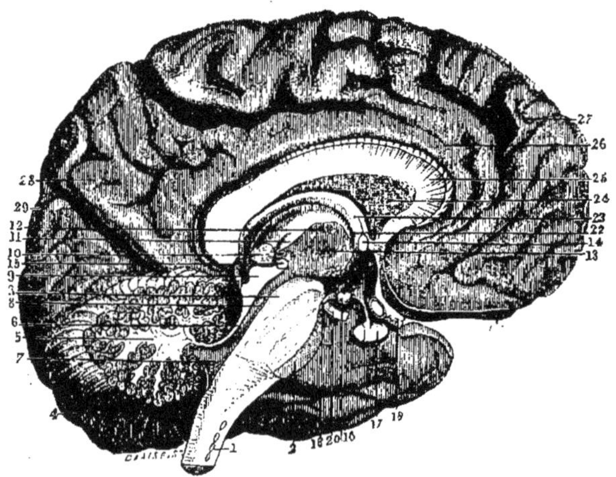

FIG. 44. — Coupe antéro-postérieure de l'encéphale (Foville).

1, bulbe rachidien; — 2, protubérance annulaire; — 3, pédoncule cérébral; — 4, cervelet; — 5, arbre de vie; — 6, valvule de Vieussens; — 7, quatrième ventricule; — 8, aqueduc de Sylvius; — 9, tubercules quadrijumeaux; — 10, glande pinéale; — 11, frein de la glande pinéale; — 12, couche optique; — 13, commissure grise; — 14, commissure blanche antérieure; — 15, commissure blanche postérieure; — 16, tubercule mamillaire; — 17, tuber cinereum, infundibulum et corps pituitaire; — 18, espace perforé interpédonculaire; — 19, nerf optique; — 20, nerf moteur oculaire commun; — 21, nerf olfactif; — 22, trou de Monro; — 23, voûte à trois piliers; — 24, septum lucidum; — 25, corps calleux; — 26, circonvolution de l'ourlet; — 27, circonvolutions antérieures (frontales) de la face interne; — 28, groupe quadrilatère des circonvolutions (pariétales) de la face interne; — 29, circonvolutions postérieures (occipitales) de la face interne.

sur le *corps calleux*, la *cloison transparente*, le *trigone cérébral*, la *toile choroïdienne* et la *glande pinéale*, le *ventricule moyen* sur la ligne médiane, et latéralement sur les *ventricules latéraux* et les parties qui les limitent.

§ 1. — *Corps calleux.*

Préparation. — On prépare le corps calleux en faisant la section de Vieussens. — Mais il est préférable d'user du procédé de Foville. — Il consiste à écarter les hémisphères l'un de l'autre, puis à introduire le doigt dans le sinus du corps calleux que l'on promène d'avant en arrière, lorsque l'on a incisé avec le couteau les parties antérieure et postérieure de l'hémisphère, de façon à séparer le corps calleux de l'hémisphère cérébral que l'on renverse en dehors.

Le *corps calleux* (1) (25, fig. 44, et *bk*, fig. 45) se présente sous la forme d'une voûte tendue au-dessus des ventricules, plus large en arrière qu'en avant, et présentant de chaque côté trois prolonge-

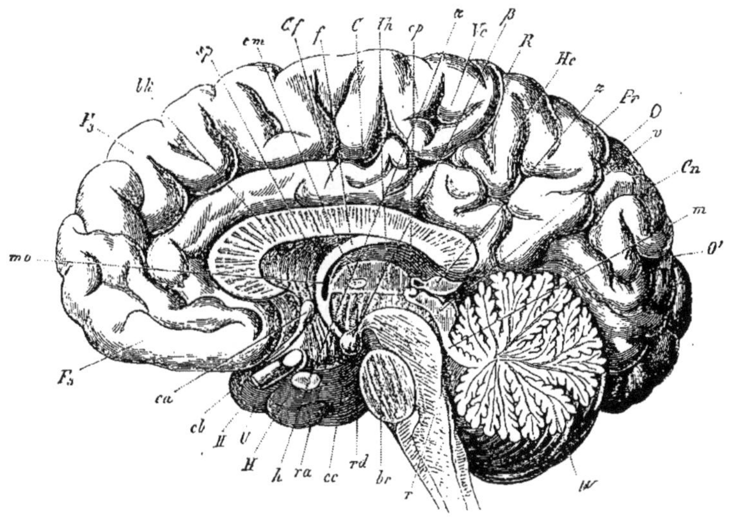

Fig. 45. — Coupe sagittale médiane de l'encéphale.

br, pont de Varole; — *r*, quatrième ventricule; — W, cervelet; — *rd*, troisième ventricule; — *cc*, tubercules mamillaires; — *ra*, piliers antérieurs du trigone; — *h*, hypophyse; — H, circonvolution de l'hippocampe; — U, sommet du lobe sphénoïdal; — II, nerf optique; — *ca* et *cb*, commissure antérieure; — F^3, troisième circonvolution frontale; — *mb*, trou de Monro: — *bk*, corps calleux; — *sp*, cloison transparente; — *cm*, commissure moyenne; — *cf*, circonvolution du corps calleux ou de l'ourlet; — *f*, trigone; — C, sillon calloso-marginal; — *th*, couche optique; — *cp*, commissure postérieure; — Vc, lobule paracentral; — R, extrémité du sillon calloso-marginal; — Hc et *Pr*, præcunéus; — *z*, glande pinéale; — O, sillon cunéo-précunéen; — *v*, tubercules quadrijumeaux; — *Cn*, cunéus; — *m*, voile médullaire supérieur; — O', sillon occipital ou perpendiculaire interne.

ments qui correspondent aux trois cornes des ventricules latéraux. — C'est une large commissure blanche, composée de fibres transversales réunissant l'un à l'autre les hémisphères du cerveau. — Sa longueur est d'environ 8 centimètres; son épaisseur, bien appré-

(1) Les Marsupiaux et les Monotrèmes seuls, parmi les Mammifères, n'ont pas de corps calleux, ou du moins ce corps est chez eux rudimentaire.

ciable sur une coupe sagittale du cerveau (fig. 45), est différente suivant les points et varie de 3 à 6 millimètres.

On considère au corps calleux une *face supérieure*, une *extrémité antérieure*, une *extrémité postérieure*, deux *bords latéraux* et une *face inférieure*.

1° **Face supérieure** (fig. 46). — Légèrement convexe d'avant en arrière, elle présente, sur la ligne médiane, un très léger sillon, le *raphé du corps calleux*, et, de chaque côté de ce sillon, deux tractus blancs à direction antéro-postérieure, *tractus longitudinaux* ou *nerfs de Lancisi*. — Ces tractus sont coupés par d'autres tractus transversaux qui glissent au-dessous d'eux et passent d'un hémisphère à l'autre : ce sont les *tractus transversaux*, qui s'enfoncent dans l'hémisphère en rayonnant, *couronne rayonnante du corps calleux*.

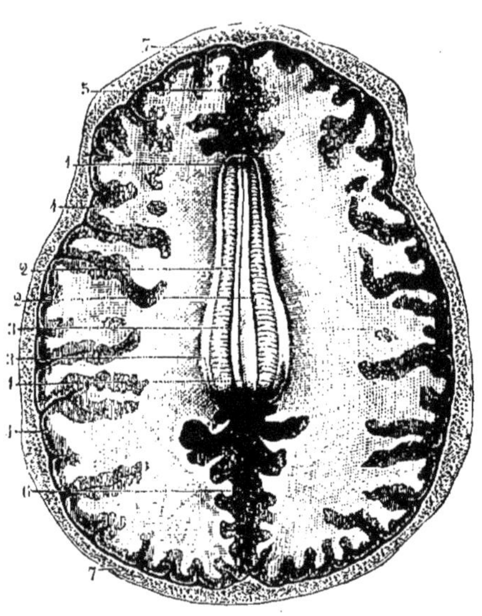

FIG. 46. — Coupe du centre ovale de Vieussens.

1, 1, sillon médian de la face supérieure du corps calleux; — 2, 2, tractus de Lancisi; — 3, faisceaux transversaux du corps calleux; — 3', section de la substance blanche ou médullaire au niveau du bord du corps calleux; — 4, 4, écorce grise des circonvolutions; — 5, partie antérieure de la grande scissure interhémisphérique; — 6, partie postérieure de la même scissure; — 7, coupe des parois du crâne.

Cette face du corps calleux peut être aperçue en écartant les deux hémisphères l'un de l'autre; — elle est en rapport avec le bord libre de la faux du cerveau, les artères calleuses, et bordée, à droite et à gauche, par la circonvolution du corps calleux, circonvolution de l'ourlet ou *gyrus fornicatus*, dont elle est séparée par le sinus du corps calleux.

2° **Extrémité antérieure** (fig. 45). — Repliée sur elle-même, l'extrémité antérieure du corps calleux forme une saillie arrondie, désignée sous le nom de *genou du corps calleux*, distante de 3 à 4 centimètres du sommet des lobes frontaux, et dont la concavité embrasse la cloison transparente et les corps striés, et ferme en avant les ventricules latéraux. — L'extrémité réfléchie du corps calleux se porte en bas et en arrière, en s'amincissant, pour former le *bec* ou *rostre du corps calleux*, et ce bec se divise en deux cordons blancs qui vont constituer, avec les tractus longitudinaux, les *pédoncules du corps calleux* de Vicq-d'Azyr, *bandelettes diagonales* de P. Broca, qui se dirigent vers la substance perforée latérale. — Des angles antérieurs partent enfin deux prolongements courbes, *cornes frontales du corps calleux*, qui pénètrent dans l'épaisseur des lobes frontaux, où ils vont se perdre en contournant la partie antérieure des corps striés.

3° Extrémité postérieure (fig. 45). — Replié sur lui-même en arrière, le corps calleux forme un bord épais, *bourrelet du corps*

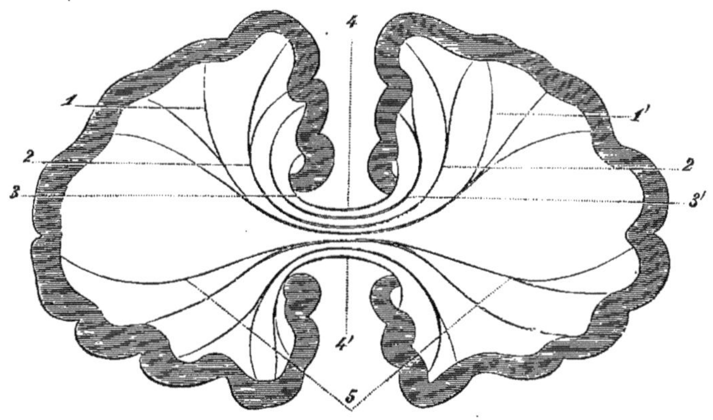

Fig. 47. — Schéma des fibres commissurantes des régions antérieures du cerveau (Luys).

1 et 1', 2 et 2', 3 et 3', fibres commissurantes des régions supérieures, formant en 4 et 4' le corps calleux; — 5, fibres commissurantes des régions inférieures.

calleux, distant du sommet des lobes occipitaux d'à peu près 5 centimètres. — En suivant, de haut en bas et d'arrière en avant, le contour de ce bourrelet, on arrive dans le troisième ventricule. Latéralement, l'extrémité postérieure du corps calleux se prolonge en deux feuillets qui recouvrent la corne occipitale (*forceps major* de Reil) et la corne sphénoïdale (*tapetum* de Reil) du ventricule latéral.

4° Bords latéraux. — Le corps calleux n'a que des bords latéraux fictifs, car ses fibres se continuent latéralement avec celles des hémisphères. — Néanmoins, la coupe de Foville démontre que de chaque côté, les fibres du corps calleux se coudent suivant une ligne antéro-postérieure, *bourrelet latéral*, pour s'épanouir en gerbe et rayonner de là, en bas et en dehors, dans l'épaisseur des hémisphères.

5° Face inférieure du corps calleux. — Pour voir cette face, il faut pénétrer dans les ventricules latéraux par leur plancher, car elle forme la voûte de ces ventricules. — Lisse et légèrement convexe sur le milieu, concave sur les côtés, elle se continue en arrière avec le trigone cérébral, qui s'en écarte en avant en se portant en bas. Libre en avant, elle donne insertion sur la ligne médiane à la cloison transparente (fig. 45).

Le corps calleux est composé de fibres blanches transversales, qui viennent des cellules de la substance corticale d'un hémisphère et se rendent dans les cellules de la couche corticale de l'hémisphère du côté opposé (fig. 47). — Il forme donc une large commissure entre les deux cerveaux, dont il assure la synergie d'action et peut-être la suppléance.

D'après Luys, les nerfs de Lancisi iraient du corps godronné à un noyau gris qui existe sur les côtés de la région inférieure de la cloison transparente ; — ils appartiennent au système olfactif.

§ II. — *Cloison transparente.*

Préparation. — Ouvrez le ventricule latéral par une incision longitudinale qui divise le corps calleux en dehors des tractus longitudinaux ; — soulevez alors la lèvre externe de l'incision et abattez toute la partie externe du corps calleux jusqu'au corps strié ; — répétez la même opération sur l'autre côté. — Vous aurez alors sous les yeux le plancher des ventricules latéraux avec les corps striés, les couches optiques, les plexus choroïdes et le trigone (fig. 48). — Pour voir la cloison transparente, soulevez un peu la bande médiane de corps calleux que vous avez laissée entre vos deux incisions.

La *cloison transparente* ou *septum lucidum* (*sp*, fig. 45) est une lame triangulaire, à bords curvilignes, tendue verticalement entre les parties antérieures des deux ventricules latéraux qu'elle sépare l'un de l'autre. — Elle présente *deux faces latérales*, *deux bords*, une *base* et un *sommet*.

Ses *faces* sont verticales et lisses, tapissées par la membrane ventriculaire. — Son *bord supérieur*, convexe et le plus long des trois, s'unit à la partie médiane de la face inférieure du corps calleux. — Son *bord inférieur*, concave, se fixe sur la face supérieure du trigone cérébral. — Sa *base* ou *bord antérieur* adhère à la portion réfléchie ou concavité du genou du corps calleux.

La cloison transparente est formée de deux lames juxtaposées (5, fig. 48), qui interceptent entre elles un petit espace dans lequel on trouve une très petite quantité de sérosité : cette cavité, c'est le *ventricule de la cloison*, le *cinquième ventricule* de Cuvier (5, fig. 48), que l'on voit en enlevant d'un coup de ciseaux la partie médiane du corps calleux. Chacune des lamelles qui en forment les parois est composée d'une couche de substance blanche, en continuité avec le trigone cérébral, et doublée, en dehors, d'une couche de substance grise qui provient d'un prolongement de la masse cendrée des parois du ventricule moyen, formation tapissée en dedans d'une séreuse extrêmement mince, séreuse du ventricule de la cloison, et, en dehors, d'une autre séreuse, la membrane ventriculaire.

On a admis une communication entre le ventricule de la cloison et la cavité du troisième ventricule au niveau de la dépression vulvaire (VIEUSSENS, WINSLOW, TARIN, TIEDEMANN, etc.), mais cette communication n'existe pas. Nous verrons plus tard en effet que le ventricule de la cloison ne saurait être assimilé aux autres cavités ventriculaires du cerveau (p. 171).

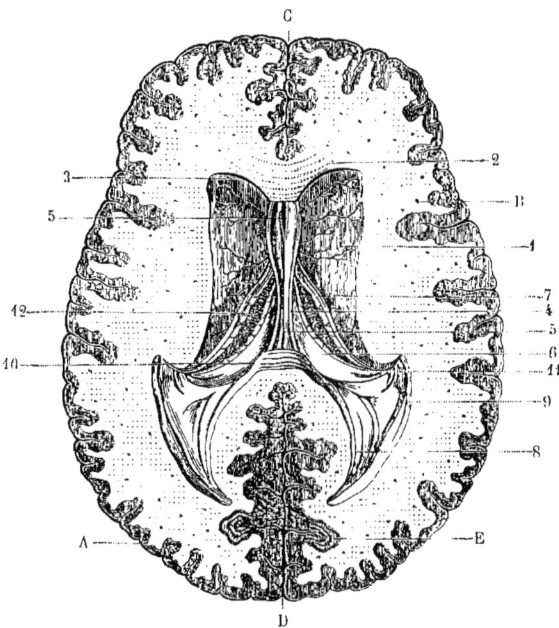

FIG. 48. — Cinquième ventricule et partie supérieure des ventricules latéraux (D'après Vicq-d'Azyr).

A, substance corticale; — B, substance blanche ou médullaire sur laquelle on voit de petits points correspondant aux vaisseaux du cerveau coupés dans la préparation; — C, sillon qui sépare les lobes antérieurs du cerveau; — D, sillon qui sépare les lobes postérieurs; — E, lamelles blanches et grises qui entrent dans la structure des circonvolutions; — 1, corps striés sur lesquels on voit de petites veines qui passent sous le tænia semi-circularis; — 2, fibres transversales appartenant au corps calleux; — 3, prolongements antérieurs des ventricules latéraux; — 4, parois écartées du septum lucidum; — 5, 5, espace compris entre les deux lames du septum lucidum ou cavité du cinquième ventricule, dont on ne voit que la moitié inférieure; — 6, pilier postérieur de la voûte à trois piliers; — 7, lame cornée; — 8, ergot de Morand; — 9, cavité digitale ou ancyroïde; — 10, coupe du bourrelet du corps calleux; — 11, extrémité supérieure de la corne d'Ammon; — 12, plexus choroïde.

§ III. — *Trigone cérébral.*

Préparation. — Sectionnez en travers le pont de corps calleux que vous avez laissé dans les préparations précédentes (p. 99 et 103) et rabattez-en les deux lambeaux en avant et en arrière; — enlevez complètement la cloison transparente : vous apercevrez alors une surface blanche de forme triangulaire entre les plexus choroïdes, c'est le trigone cérébral.

Pour étudier les piliers, écartez les plexus choroïdes, introduisez de fins ciseaux par les trous de Monro et coupez transversalement le trigone à ce niveau, puis renversez-le en arrière. — Vous tombez alors sur la toile choroïdienne que nous décrirons plus tard avec les ventricules du cerveau ; — si vous l'enlevez d'avant en arrière, vous enlevez du même coup les plexus choroïdes confondus avec ses bords latéraux et la glande pinéale contenue dans son épaisseur, et vous mettez à jour le ventricule moyen placé sous la forme d'une fente en coin entre les deux couches optiques.

Le *trigone cérébral* (CHAUSSIER), *voûte à trois piliers* (WINSLOW), *voûte à quatre piliers*, *fornix*, *bandelette géminée* (REIL), vu par sa face supérieure, se présente sous la forme d'une lame triangulaire, dont la base, tournée en arrière, adhère à la face inférieure du corps calleux, tandis que son sommet se sépare du corps calleux en se portant en bas et en avant jusqu'à l'extrémité antérieure du troisième ventricule, où il se recourbe brusquement en bas, en circonscrivant l'extrémité antérieure des couches optiques (*f* et *ra*, fig. 45). — Vu par sa face inférieure, il représente une voûte simple dans son milieu, bifide à ses deux extrémités. En réalité, il est formé par deux bandelettes à direction antéro-postérieure (bandelette géminée), qui divergent l'une de l'autre en avant et en arrière et constituent deux piliers antérieurs et deux piliers postérieurs (voûte à quatre piliers). D'une manière générale, la voûte à quatre piliers repose latéralement sur les couches optiques et forme la paroi supérieure du ventricule moyen. Dans l'espace angulaire ouvert en avant que l'on voit entre elle et le corps calleux, est placé de champ le *septum lucidum* (*sp*, fig. 45). Le trigone présente deux faces, trois bords et quatre angles ou piliers.

Face supérieure. — Légèrement convexe, elle répond, en arrière, au corps calleux, avec lequel elle se confond; en avant, sur la ligne médiane, au *septum lucidum* auquel elle donne insertion; latéralement, elle est contiguë au plancher des ventricules latéraux.

Face inférieure. — Elle recouvre le troisième ventricule dont elle forme la voûte et se trouve en contact avec la toile choroïdienne. — De chaque côté, elle repose simplement sur la face supérieure des couches optiques. Un sillon médian, répondant à l'union des deux bandelettes dont est formé le trigone, la parcourt dans toute son étendue.

Bords latéraux. — Minces et concaves, ces bords sont appliqués sur les couches optiques et longés par les plexus choroïdes qui les recouvrent un peu, et auxquels ils adhèrent par les vaisseaux qu'ils reçoivent de ces plexus. — En avant et en arrière, ils se continuent avec les piliers de la voûte.

Bord postérieur ou base du trigone. — La base du trigone est sous-jacente au bourrelet du corps calleux. A ce niveau, les deux

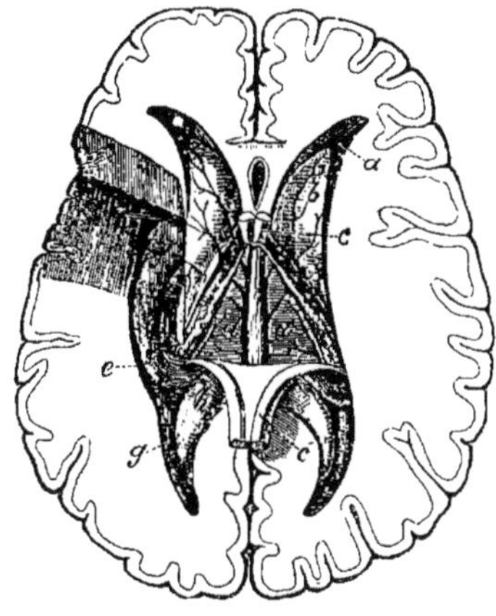

FIG. 49. — Ventricules latéraux.

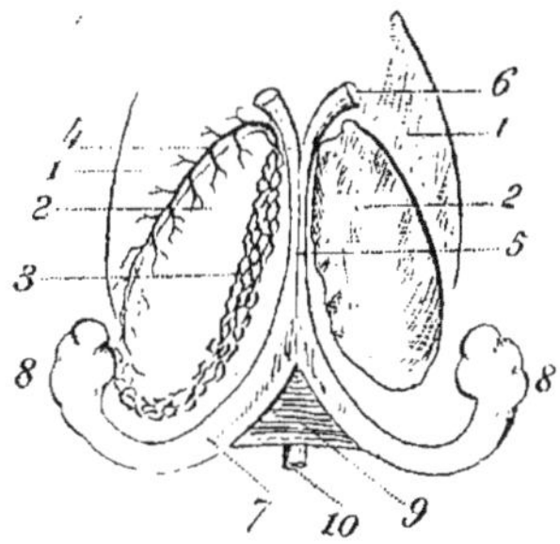

FIG. 50. — Schéma du trigone cérébral.

FIG. 49. — *c*, *c*, trigone coupé et renversé; — *d*, *d*, toile choroïdienne ou velum interpositum; — *b*, corps strié; — *a*, corne frontale; — *g*, corne occipitale; — *e*, corne sphénoïdale; — *f*, grand hippocampe (corne d'Ammon); — *h*, petit hippocampe (ergot de Morand).

FIG. 50. — 1, 1, corps striés; — 2, 2, couches optiques; — 3, plexus choroïdes des ventricules latéraux; — 4, veine du corps strié courant le long du tænia semi-circularis et franchissant le trou de Monro; — 5, bandelette géminée; — 6, piliers antérieurs du trigone limitant en arrière le trou de Monro; — 7, ses piliers postérieurs; — 8, corne d'Ammon; — 9, lyre; — 10, veine de Galien.

rubans de la bandelette géminée s'écartent l'un de l'autre et plongent dans la corne sphénoïdale des ventricules latéraux, laissant ainsi à découvert la face inférieure du corps calleux dans un espace triangulaire, remarquable à cause de la direction transversale des fibres blanches, qui tombent perpendiculairement, à droite et à gauche, sur les fibres longitudinales des piliers postérieurs à leur origine. — Ces fibres blanches transversales, qui comblent l'angle de séparation des piliers postérieurs, forment la *lyre*, *psalterium* ou *corps psalloïde* (9, fig. 50), que GALL, LUYS considèrent comme une commissure entre les deux moitiés de la voûte; SAPPEY, au contraire, comme appartenant au corps calleux.

Piliers postérieurs de la voûte. — Les piliers postérieurs (7, fig. 50) de la voûte se portent obliquement en bas, en dehors et en arrière, en suivant la direction même du prolongement sphénoïdal du ventricule latéral dans lequel ils s'engagent. — Chacun d'eux se divise en deux parties : l'une qui va se confondre avec l'écorce blanche de la corne d'Ammon ; l'autre qui contourne l'extrémité postérieure de la couche optique, suit le bord concave de la corne d'Ammon et se termine en pointe dans la substance grise

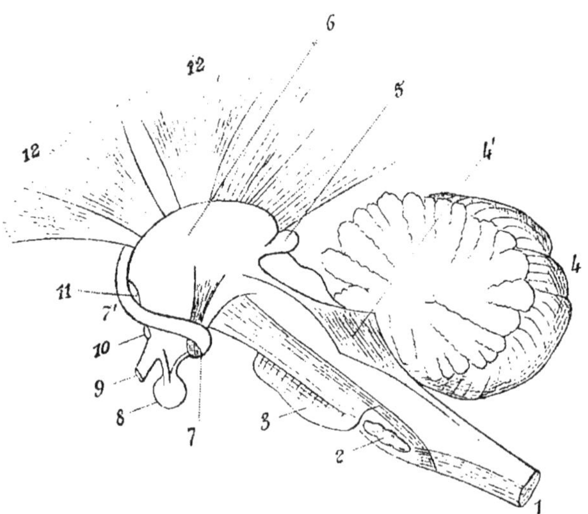

FIG. 51. — Vue schématique des fibres rayonnantes.

1, moelle épinière ; — 2, olive ; — 3, protubérance ; — 4, cervelet ; — 4', quatrième ventricule ; — 5, glande pinéale ; — 6, couche optique (thalamencéphale) ; — 7, tubercule mamillaire (réflexion du pilier antérieur du trigone) ; — 7', pilier antérieur du trigone ; — 8, glande pituitaire ; — 9, nerf optique ; — 10, commissure antérieure ; — 11, trou de Monro ; — 12, 12, fibres radiées (couronne rayonnante de Reil).

du pied de la corne d'Ammon : c'est le *corps bordé*, *corps bordant*, *corpus fimbriatum* ou *corps frangé*.

Piliers antérieurs et sommet de la voûte. — En avant, les deux bandelettes de la voûte semblent se confondre et former ce que l'on appelait autrefois le *sommet de la voûte*, qui serait venu se perdre dans la commissure antérieure (VIEUSSENS, TARIN, LIEUTAUD, etc.). — Mais, depuis SANTORINI et GUNZ, nous savons que ces bandelettes s'écartent l'une de l'autre, en avant comme en arrière, pour former deux piliers, *piliers antérieurs du trigone* (7', fig. 51), qu'on peut suivre jusqu'aux tubercules mamillaires que GUNZ a justement appelés *bulbi fornicis*, et même jusque dans la profondeur des couches optiques (Vicq-d'Azyr).

Le sommet du trigone se bifurque donc pour former les piliers antérieurs, qui se séparent à angle aigu, passent en arrière de la commissure blanche antérieure, avec laquelle ils limitent un orifice appelé *vulve* (3, fig. 53), et contournent la partie antérieure de la couche optique correspondante en interceptant entre eux et les couches optiques, deux ouvertures appelées *trous de Monro*, qui font communiquer le ventricule moyen avec les ventricules latéraux (11, fig. 51). — Puis, quand ils ont contourné la couche optique, ils s'infléchissent en bas et en arrière en passant à travers la substance grise qui constitue, en avant et en bas, la paroi interne du ventricule moyen, et vont gagner les tubercules mamillaires. — Là ils subissent un double mouvement de torsion et de réflexion autour du noyau gris des tubercules mamillaires ; en un mot, ils décrivent autour de ce noyau une sorte de boucle en 8 de chiffre, qui forme l'écorce blanche de ces tubercules, et se portent, en haut et en dehors (*faisceau de Vicq-d'Azyr*), vers la couche optique dans laquelle ils se terminent (7, fig. 51).

Chemin faisant, ces piliers reçoivent des fibres de renforcement, qui viennent : 1° de la cloison transparente ; — 2° des pédoncules antérieurs de la glande pinéale.

Le trigone est considéré comme constitué par les fibres de la circonvolution de l'hippocampe, qui, en suivant ce trajet détourné, vont se relier aux noyaux des couches optiques. Il appartient aussi au système olfactif central.

§ IV. — *Glande pinéale.*

La *glande pinéale*, *conarium*, *épiphyse* (10, fig. 44), est un petit corps gris rougeâtre, en forme de pomme de pin, long de 8 à 10 millimètres, situé dans l'épaisseur de la toile choroïdienne, entre le bourrelet du corps calleux et les tubercules quadrijumeaux antérieurs, en avant du cervelet, en arrière du troisième ventricule. — Grosse comme un pois, elle repose dans le sillon qui sépare les deux éminences *nates*, qui lui forme une sorte de lit, *logette du conarium*.

Libre par son sommet, elle est réunie à l'encéphale (paroi postérieure du troisième ventricule) par sa base, d'où partent trois prolongements de chaque côté, *pédoncules de la glande pinéale*, divisés en antérieurs, postérieurs et transversaux.

Les *pédoncules antérieurs* ou *supérieurs*, *habenæ*, *freins*, *rênes* de la glande pinéale (11, fig. 44), sont deux petits cordons blancs qui se portent en avant, en longeant l'angle supéro-interne des couches optiques, pour aller se perdre dans les piliers du trigone après avoir limité la lèvre postérieure du trou de Monro.

Les *pédoncules postérieurs* ou *inférieurs* descendent en bas et en dehors au-devant de la commissure blanche postérieure et se perdent dans la partie la plus reculée de la face interne des couches optiques.

Les *pédoncules transversaux* ou *moyens* se portent transversalement en dehors, au-dessus de la commissure blanche postérieure, pour se terminer dans les couches optiques.

Jusque dans ces derniers temps, la nature de la glande pinéale dans laquelle DESCARTES avait placé le siège de l'âme, était restée inconnue. — On admettait naguère encore qu'elle était composée d'une écorce de substance grise et d'une partie centrale formée d'un mélange de tissu connectif, de vaisseaux, de follicules clos, de fibres nerveuses en continuité avec celles des pédoncules, et de concrétions calcaires.

Aujourd'hui nous savons que chez tous les Vertébrés la glande pinéale est le résultat d'une évagination du plafond de la vésicule cérébrale intermédiaire (p. 169), et qu'elle est un œil avorté (troisième œil des Vertébrés).

En effet, on retrouve cet œil médian chez les larves d'Ascidies et chez les Pyrosomes adultes; — chez les Sauriens, il acquiert la valeur d'un véritable œil analogue à celui des Mollusques céphalophores, c'est-à-dire que la paroi antérieure de la vésicule oculaire remplie d'un liquide hyalin se différencie en un cristallin et que le reste de son étendue sert à la perception de la lumière comme le ferait une rétine dont elle a d'ailleurs la constitution élémentaire. — Véritable œil, cet organe est relié au cerveau par un pédicule comparable au nerf optique et vient se loger en dehors du crâne en passant à travers un trou pariétal (très développé chez certains Reptiles fossiles, tels que l'Ichthyosaure, le Plésiosaure, le Nothosaure, le Labyrynthodonte) chez les Sauriens. Chez les Amphibiens, l'œil pinéal est situé aussi en dehors du crâne, mais sous le tégument frontal, et chez les Oiseaux et les Mammifères il demeure dans le crâne. — La glande pinéale est donc morphologiquement un œil atrophié, en pleine régression, constitué par un corpuscule de nature épithéliale, envahi par des travées conjonctives très vasculaires cloisonnantes, à éléments dégénérés, rappelant les glandes vasculaires sanguines (voy. DE VARIGNY, *Rev. scient.*, 25 décembre 1886; — CH. JULIN, *Bull. scient. du Nord*, 2e série, p. 54, 1887 ; — A. PEYTOUREAU, *La glande pinéale et le troisième œil des Vertébrés* (Thèse de Bordeaux, 1887); — BERNARD, *La Nature*, 21 mai 1887; — H. STRAHL et E. MARTIN, *Dévelop. de l'œil pariétal* (*Arch. f. Anat.*, 1888).

Parfois la glande pinéale est creusée d'une petite cavité centrale, *recessus pinealis* de Mihalkowicz, correspondant au diverticule embryonnaire du cerveau intermédiaire qui donne naissance à cette glande, et remplie d'un liquide lactescent.

§ V. — *Ventricule moyen ou troisième ventricule.*

Préparation. — Voy. p. 105.

Le *troisième ventricule*, *ventricule moyen* ou *ventricule commun* de Vésale, est une petite cavité en forme d'entonnoir aplati latéralement placé entre les deux couches optiques. — Dirigé très obliquement de haut en bas et d'arrière en avant, son sommet répond au *tuber cinereum* et sa base à la toile choroïdienne. — Il communique en avant avec les ventricules latéraux par les trous de Monro (22, fig. 44), en arrière avec le quatrième ventricule par l'aqueduc de Sylvius (8, fig. 44).

On lui considère une *paroi supérieure* ou *base*, un *sommet*, deux *parois latérales*, un *bord antérieur* et un *bord postérieur*.

Base du troisième ventricule. — Elle répond à la toile choroïdienne et au trigone qui s'étend au-dessus; elle est limitée de chaque côté par les pédoncules antérieurs de la glande pinéale. En réalité, elle est constituée par une toile épithéliale qui en forme le plafond, double la toile choroïde et adhère de chaque côté à l'angle supéro-interne des couches optiques (*tæniæ ventriculi tertii*) en se continuant avec la membrane ventriculaire, comme nous l'apprend le développement du cerveau (p. 169).

Sommet du troisième ventricule. — Le sommet ou plancher du troisième ventricule répond au *tuber cinereum* et à la tige pituitaire, qui, en réalité, n'est que le reste de l'évagination inférieure de la vésicule cérébrale intermédiaire, *hypophyse*, et en continuité directe avec le lobe postérieur de la glande pituitaire. Cette tige peut exceptionnellement rester creuse chez l'adulte, et alors, elle est tapissée d'un épithélium cylindrique à cils vibratiles (Luschka).

Parois latérales. — Les parois latérales du ventricule moyen sont parcourues de chaque côté par un sillon arqué à concavité tournée en haut, le *sillon de Monro*, qui s'étend de l'aqueduc de Sylvius au trou de Monro correspondant. — Ce sillon partage le ventricule en deux étages, l'un supérieur appartenant aux couches optiques, l'autre inférieur formé d'une lame de substance grise, se continuant en bas avec la substance grise du *tuber cinereum* et la lamelle sus-optique, en haut avec la lame grise du *septum lucidum*.

Les deux parois latérales du ventricule moyen qui sont formées en grande partie par la face interne des deux couches optiques sont réunies l'une à l'autre vers leur partie centrale par un pont transversal, quadrilatère ou triangulaire (Henle, Schwalbe) de prétendue substance grise, *commissure médiane*, *commissure molle* ou *commissure grise* du cerveau (13, fig. 44, et *d*, fig. 52). — On a vu cette commissure double; — par contre elle pourrait faire défaut (Wenzel, Meckel, Longet, etc.).

La commissure grise est absente 6 à 7 fois sur 100 (Tenchini) ; elle peut être double (Tenchini, Viller, etc.). Chez les Mammifères, elle n'existe pas, mais elle est remplacée par la soudure des couches optiques. Aussi, eu égard à cette disposition et à sa structure qui ne contient que du tissu névroglique, a-t-on fait de la commissure grise une formation à caractère atavique (voy. F. M. R. Viller, *Rech. anat. sur la commissure grise*, Thèse de Nancy, 1887).

Bord antérieur. — Il représente une ligne brisée, formée successivement de trois étages qui sont de haut en bas : les piliers antérieurs du trigone et la commissure blanche antérieure, la lame grise des nerfs optiques (*lamina terminalis*), le chiasma optique.

La *commissure blanche antérieure* (14, fig. 44) est un cordon blanc cylindrique de 6 à 8 centimètres de long, étendu transversalement d'un hémisphère à l'autre. Sa partie moyenne, saillante

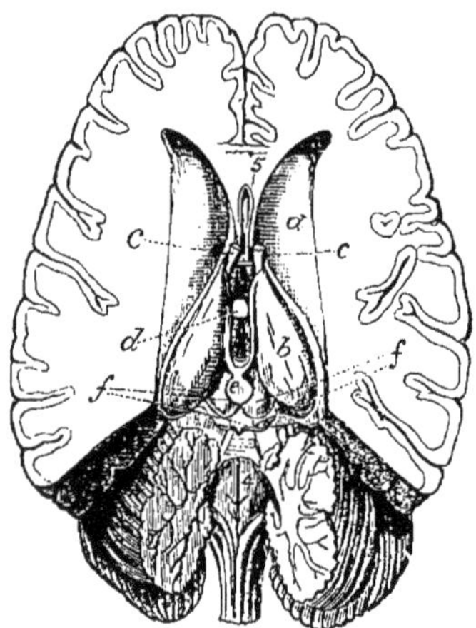

FIG. 52. — Troisième et quatrième ventricules, mis à nu en enlevant la toile choroïdienne.

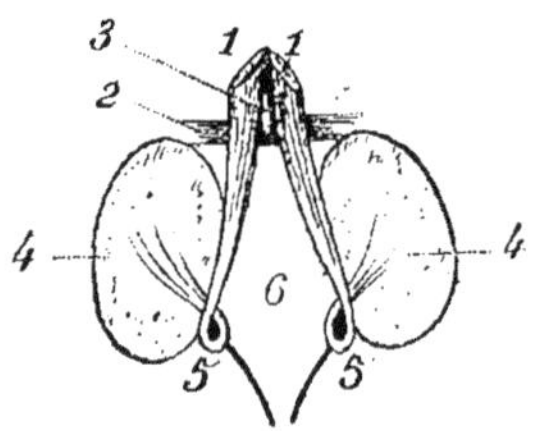

FIG. 53. — Schéma, destiné à montrer la dépression vulvaire.

FIG. 52. — *a*, corps strié ; — *b*, couche optique, et entre les deux la bandelette cornée ; — *c*, *c*, piliers antérieurs du trigone ; — *d*, commissure moyenne ; — *e*, glande pinéale avec ses rênes ; — *f*, *f*, tubercules quadrijumeaux ; — 4, quatrième ventricule au-dessus duquel on aperçoit la valvule de Vieussens ; — 5, septum lucidum et ventricule de la cloison.

FIG. 53. — 1, piliers antérieurs du trigone, coupés et rejetés en avant ; — 2, commissure antérieure ; — 3, dépression vulvaire (vulve) ; — 4, 4, couche optique ; — 5, 5, tubercules mamillaires ; — 6, troisième ventricule.

dans le troisième ventricule, répond en arrière à l'angle de séparation des piliers antérieurs du trigone et limite avec eux une dépression triangulaire à base inférieure, la *dépression vulvaire* ou *vulve*, point au niveau duquel les anciens anatomistes établissaient une communication entre le troisième ventricule et le ventricule de la cloison (3, fig. 3). — Par ses extrémités, la commissure antérieure passe de chaque côté sous le noyau lenticulaire du corps strié et s'étend jusqu'à la pointe du lobe sphénoïdal en des points correspondants aux extrémités des cornes antérieures du corps calleux. En passant sous le noyau lenticulaire, elle détermine une empreinte en demi-gouttière à laquelle GRATIOLET a donné le nom de *canal de la commissure antérieure.* — Selon MEYNERT, un faisceau du lobe olfactif vient se perdre dans son épaisseur.

La *lamelle grise des nerfs optiques* s'étend du bec du corps calleux et de la commissure antérieure au bord antérieur du chiasma.

Le chiasma qui fait encore partie de cette paroi est confondu en ce point avec le *tuber cinereum.* — En avant de lui, on trouve un petit cul-de-sac, *recessus opticus* (MICHEL), qui limite l'angle antéro-inférieur du ventricule, et n'est qu'un reste de la fente qui du cerveau intermédiaire se prolonge dans le pédoncule optique (MIHALKOWICZ).

Enfin, aux points de jonction des parois latérales et du bord antérieur du ventricule moyen, on voit deux orifices, *trous de Monro*, qui font communiquer les ventricules latéraux avec le troisième ventricule. Circonscrits, nous l'avons déjà dit, par les piliers antérieurs du trigone et l'extrémité antérieure des couches optiques, ces trous laissent passer les deux extrémités de la toile choroïdienne qui se réunissent aux plexus choroïdes (fig. 48 et 49).

Les ventricules cérébraux ne communiquent entre eux que par les trous de Monro, et avec l'espace sous-arachnoïdien que par le trou de Magendie, les trous de Luschka et la fente de Bichat. Mais partout la paroi ventriculaire est continue, réduite il est vrai en partie à l'épithélium épendymaire.

Bord postérieur. — Le bord postérieur du ventricule moyen, oblique en bas et en avant, présente de haut en bas : 1° la glande pinéale avec ses pédoncules moyens; — 2° un cordon blanc transversal, la *commissure blanche postérieure*, qui se perd de chaque côté dans l'épaisseur des couches optiques; — 3° l'ouverture antérieure de l'aqueduc de Sylvius, auquel les anciens anatomistes ont donné le nom d'*anus* par opposition au prétendu orifice vulvaire; — 4° une partie blanche formée par le pont de Varole; — 5° la lame perforée interpédonculaire, qui forme le *ganglion interpédonculaire* chez nombre d'animaux; — 6° la base des tubercules mamillaires; — 7° le *tuber cinereum.*

Toute la substance grise du plancher et des parois latérales du troisième ventricule est issue de la base de la vésicule cérébrale intermédiaire.

§ VI. — *Ventricules latéraux.*

Préparation. — Faites la coupe de Vieussens; — puis divisez le corps calleux d'avant en arrière de chaque côté de la ligne médiane; — faites partir de chacune des extrémités de ces incisions, une incision transversale, et cela fait, rejetez en dehors ce lambeau en forme de couvercle de boîte circonscrit par vos trois incisions : les ventricules latéraux sont dès lors ouverts et leur plancher à nu. — Pour découvrir le prolongement sphénoïdal, introduisez le manche d'un scalpel d'arrière en avant dans la corne sphénoïdale et divisez la paroi externe; — ou bien pénétrez dans cette corne en écartant les lèvres de la fente de Bichat et en séparant la paroi inférieure de la corne par une incision pratiquée d'avant en arrière à partir de la scissure de Sylvius.

Les *ventricules latéraux*, *grands ventricules*, *ventricules supérieurs* sont deux grandes cavités creusées dans les hémisphères du cerveau, séparés du ventricule moyen par le trigone, et celui du côté droit de celui du côté gauche par le *septum lucidum*, — mais communiquant néanmoins ensemble et par l'intermédiaire du troisième ventricule par les trous de Monro.

On peut les considérer comme formant un canal curviligne, *canal circumpédonculaire*, qui embrasse les pédoncules cérébraux et les gros ganglions de la base du cerveau qui leur font suite, c'est-à-dire les corps opto-striés. — Ils sont limités par deux parois, l'une supérieure, l'autre inférieure; deux bords, l'un interne, l'autre externe, et présentent trois prolongements, l'un antérieur, corne frontale, l'autre postérieur, corne occipitale, et le dernier inférieur, corne sphénoïdale.

Paroi supérieure. — La paroi supérieure des ventricules latéraux est formée par la face inférieure du corps calleux.

Paroi inférieure. — Elle est essentiellement formée par les ganglions centraux des hémisphères cérébraux. On y trouve d'avant en arrière : 1° une saillie grise antéro-externe en forme de virgule à grosse extrémité (tête) tournée en avant, *noyau caudé* ou *intraventriculaire du corps strié* (*a*, fig. 52) ; — 2° une saillie blanche triangulaire (*b*, fig. 52), *couche optique* (partie externe de la face supérieure seulement), qui présente en avant une sorte de petit mamelon, *corpus album subrotondum* (VIEUSSENS), *tuberculum anterius* (VICQ-D'AZYR).

Entre le corps strié et la couche optique, existe un sillon oblique d'avant en arrière et de dehors en dedans, *sillon intermédiaire* ou *opto-strié*, qui loge un tractus blanchâtre d'une nature complexe. — Il contient en allant de la superficie à la profondeur : 1° un petit ruban blanchâtre, *lame cornée*, *stria cornea*, formée par un épaississement de l'épithélium épendymaire doublé de quelques fibres nerveuses; — 2° la *veine du corps strié;* — 3° un nouveau ruban blanchâtre, *bandelette semi-circulaire*, *tænia semi-circularis* (12, fig. 57). — Le tractus logé dans le sillon opto-strié doit être considéré comme un faisceau blanc qui contient dans son épaisseur la veine du corps strié.

Les fibres qui le composent naîtraient, selon LUYS, du ganglion olfactif de la couche optique, et selon MEYNERT, de la tête du noyau caudé. — SCHWALBE, au contraire, lui assigne pour origine le pilier du trigone et le fond de la partie antérieure de la corne frontale. — Ce qu'il y a de certain, c'est que le *tænia semi-circularis* se recourbe en arrière avec la queue du noyau caudé, l'abandonne alors pour suivre le plafond de la corne sphénoïdale et se perd dans la substance grise du crochet terminal de la circonvolution de l'hippocampe.

Quant à la veine du corps strié, elle longe le sillon opto-strié d'arrière en avant pour s'engager dans le trou de Monro et se porter ensuite en arrière dans l'épaisseur de la toile choroïde sous le nom de veine de Galien; — dans son trajet elle reçoit une série de petites veinules qui viennent des corps opto-striés (fig. 50).

Sur le plancher du ventricule, nous trouvons encore, reposant sur la face supérieure de la couche optique, le bord externe du trigone et les plexus choroïdes du ventricule latéral qui s'étendent des trous de Monro jusque dans la corne sphénoïdale et ne sont qu'une expansion de la toile choroïdienne. — Ces plexus pénètrent dans les ventricules latéraux par la fente que forme le bord externe du trigone en venant s'appliquer sur la couche optique correspondante; mais il est à remarquer que la paroi ventriculaire ne présente pas de solution de continuité à ce niveau. — La fente que nous venons d'indiquer répond en effet à la scissure que le prolongement de la faux primitive se creuse sur la face interne des hémisphères, dont les parois sont refoulées ainsi et considérablement amincies (réduites à l'épithélium épendymaire), mais non détruites. — On comprend dès lors que les plexus choroïdes des ventricules latéraux qui ne sont qu'un lacis de capillaires pelotonnés et formant dans leur ensemble un tractus rougeâtre et granuleux, ne soient pas en réalité dans la cavité des ventricules, bien qu'ils reposent sur leur plancher : ils sont seulement invaginés dans cette cavité dont les sépare une couche épithéliale de recouvrement de nature épendymaire adhérente d'une part au bord externe du trigone et de l'autre à la couche optique près du sillon opto-strié (6, fig. 58).

Bord interne. — Il est formé en avant par le *septum lucidum* où il représente une véritable face, et en arrière par l'union sur la ligne médiane du corps calleux et du trigone.

Bord externe. — Il résulte de la rencontre et de l'union de la paroi supérieure (corps calleux) et de la paroi inférieure (fibres divergentes du corps strié).

Corne frontale. — Elle se présente sous la forme d'une dépression plus ou moins profonde selon les sujets, dépression fermée par la concavité du genou du corps calleux qui circonscrit en avant la tête du noyau caudé.

Corne occipitale (1). — Le prolongement occipital, *corne occipitale, cavité digitale* ou *ancyroïde* (5, fig. 55), part de la cavité du ventricule latéral au niveau du bourrelet du corps calleux (angle postérieur du carrefour ventriculaire), et s'enfonce directement en arrière dans l'épaisseur du lobe occipital, sous la forme d'une cavité en doigt de gant légèrement courbée sur elle-même en dedans.

Ce prolongement représente une cavité prismatique et triangulaire. On lui décrit : une *face supéro-externe*, formée par la partie postérieure de la corne occipitale du corps calleux ou *tapetum;* une *face inférieure*, légèrement bombée par suite de la saillie d'un fais-

(1) La corne occipitale est spéciale à l'Homme, aux Singes, aux Phoques, aux Marsouins.

ceau blanc longitudinal, *fasciculus longitudinalis inferior* de Burdach, qui fait partie de la masse blanche qui constitue le lobe occipital et forme le plancher de la cavité ancyroïde ; — une *face interne*, qui présente une saillie blanche conoïde, de volume variable selon les sujets, et qui pourrait même faire défaut chez quelques-uns (Wenzel, Longet), *ergot de Morand*, *calcar avis*, *petit hippocampe* (*h*, fig. 49, et 6, fig. 55). — Cette saillie correspond à une région de la surface de l'hémisphère fortement déprimée par la scissure calcarine, mais ce n'est pas une circonvolution retournée comme on a l'habitude de le dire. — Sa face inférieure se confond avec la paroi de la corne sphénoïdale et sa base se continue avec le bourrelet du corps calleux et la corne d'Ammon. — Henle décrit au-dessus d'elle un deuxième renflement longitudinal, *bulbus cornu posterius*, qui ne serait autre chose que la saillie du *forceps major* du corps calleux dans la cavité digitale (inconstant).

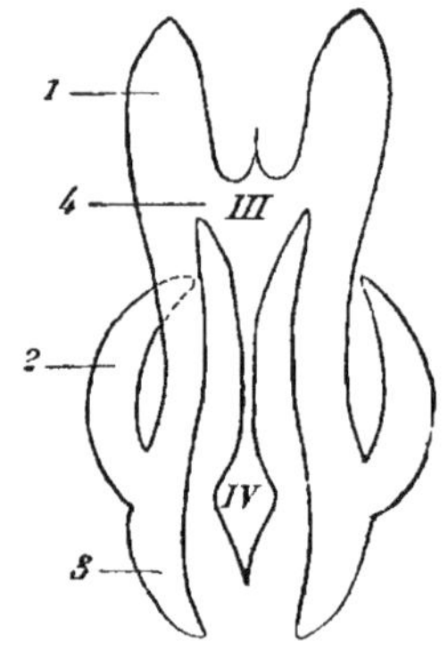

Fig. 54. — Moule des cavités ventriculaires.

1, corne frontale du ventricule latéral ; — 2, sa corne sphénoïdale ; — 3, sa corne occipitale ; — 4, trou de Monro ; — III, troisième ventricule ; — IV, quatrième ventricule.

Corne sphénoïdale. — Le plus considérable des prolongements du ventricule latéral, la *corne sphénoïdale*, *temporale* ou *réfléchie* (7, fig. 55), se détache de celui-ci au même niveau que la corne occipitale, mais se recourbe aussitôt en bas pour pénétrer dans le lobe sphénoïdal qu'elle parcourt en s'enroulant pour ainsi dire autour du pédoncule cérébral correspondant qu'elle embrasse par son bord interne. Aplatie de haut en bas et incurvée sur elle-même en dedans, on lui décrit deux faces ou parois, deux bords et deux extrémités.

La *paroi supérieure*, légèrement concave, est formée par le prolongement sphénoïdal du corps calleux ou *tapetum* (*tapis* de Reil).

La *paroi inferieure* est voilée par les plexus choroïdes. — Elle présente : 1° la *corne d'Ammon* ; — 2° le *corps bordant* ; — 3° le *corps godronné*.

1° La *corne d'Ammon*, *pied d'hippocampe*, *grand hippocampe*, *corne de belier* (8, fig. 55, et 3, fig. 56), est une grosse saillie blanche cylindroïde qui décrit une courbe semi-annulaire à concavité tournée en dedans. Elle se termine en avant par une extrémité épaissie et élargie présentant trois à quatre bosselures séparées par des sillons. — Cette disposition, qui rappelle vaguement l'aspect d'une griffe d'animal, a valu à la corne d'Ammon le nom de pied d'hippocampe.

Libre par sa face supérieure qui fait saillie dans la cavité du ventricule, *alveus*, elle est recouverte par une lame blanche qui provient de l'épanouissement d'une partie du pilier postérieur du trigone; — adhérente par sa face inférieure, elle fait corps avec la circonvolution de l'hippocampe qui lui forme une sorte de lit, *subiculum de la corne d'Ammon*. — Son bord externe s'unit au prolongement sphénoïdal du corps calleux (tapis); — son bord interne est bordé par la *bandelette de l'hippocampe* et loge dans sa concavité le *corps*

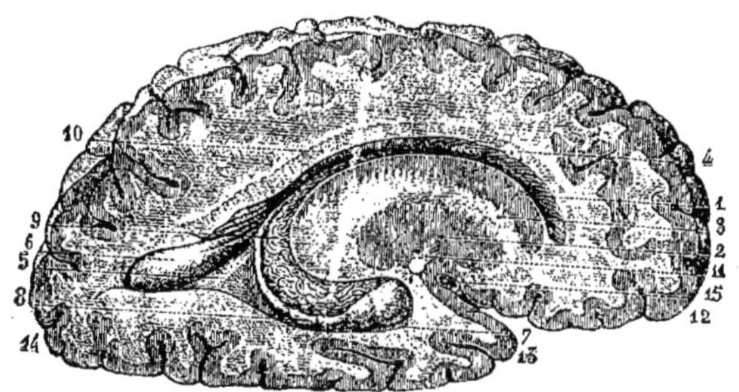

FIG. 55. — Coupe longitudinale verticale à travers l'hémisphère gauche, montrant le ventricule latéral avec ses trois cornes.

1, 2, portions intra et extra-ventriculaires du corps strié, séparées par 3, capsule interne; — 4, origine de la corne frontale; — 5, corne occipitale; — 6, ergot de Morand; — 7, corne sphénoïdale; — 8, corne d'Ammon; — 9, plexus choroïdes; — 10, coupe du corps calleux; — 11, commissure antérieure; — 12, lobe frontal; — 13, lobe sphénoïdal; — 14, lobe occipital; — 15, fond de la scissure de Sylvius.

godronné. Son *extrémité antérieure* (ou inférieure) se continue au niveau du crochet (*uncus*) avec la circonvolution de l'hippocampe, et son *extrémité postérieure* avec la base de l'ergot de Morand et le bourrelet du corps calleux.

La corne d'Ammon n'est autre chose qu'une circonvolution (circonvolution de l'hippocampe) dont la partie blanche fait saillie sur le plancher du ventricule latéral (fig. 102).

2° *Corps bordant*. — Le long du bord concave de la corne d'Ammon, on trouve une lamelle blanche qui en suit la courbure, c'est le *corps bordant*, *corps bordé*, *corps frangé*, *bandelette* ou *tænia de l'hippocampe*, *fimbria* (4, fig. 56). — Cette bandelette représente le prolongement du pilier postérieur du trigone avec lequel elle se continue par son extrémité supérieure; par son extrémité inférieure elle se perd dans le crochet de l'hippocampe. — Son bord externe se continue avec le revêtement blanc de la corne d'Ammon; son bord interne, légèrement concave, circonscrit avec la face inféro-externe de la couche optique, une fente par laquelle la pie-mère pénètre dans la corne sphénoïdale pour former les plexus choroïdes.

3° *Corps godronné.* — En soulevant le corps bordant, on aperçoit au-dessous et en arrière de lui, une autre bandelette de couleur grise, située comme la précédente dans la courbure de la corne d'Ammon; c'est le *corps godronné*, *corps denté*, *fascia dentata* (5, fig. 56). Son bord externe adhère à la concavité de la corne d'Ammon; son bord interne ou concave présente une série de douze à quatorze petites échancrures qui lui donnent un aspect festonné, d'où le nom de corps godronné que porte la formation que nous étudions. — Son extrémité antérieure se continue avec le revêtement cortical du crochet de l'hippocampe; en arrière, les uns font terminer le corps godronné sur le pilier postérieur du trigone, tandis que les autres estiment qu'il se continue avec les tractus de Lancisi par l'intermédiaire d'un petit faisceau gris appelé *fasciola cinerea*.

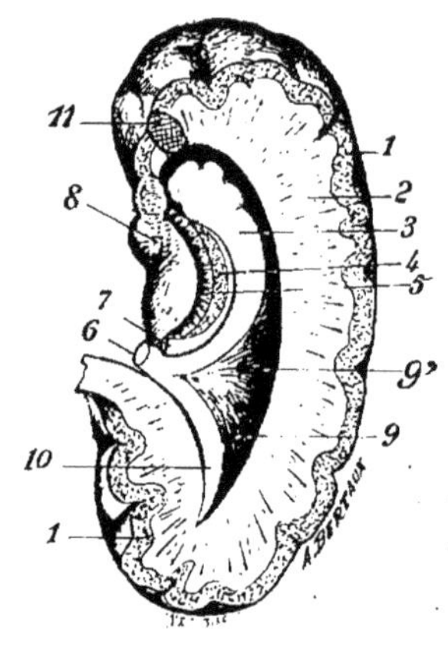

Fig. 56. — Cornes sphénoïdale et occipitale du ventricule latéral.

1, 1, écorce du rameau; — 2, centre ovale; — 3, corne d'Ammon; 4, corps bordant; — 5, corps godronné; — 6, racine de la corne d'Ammon; — 7, racine du bordant; — 8, circonvolution de l'hippocampe; — 9, cavité de la corne occipitale; — 9', cavité de la corne sphénoïdale (tapis); — 10, ergot de Morand; — 11, noyau amygdalien.

Il nous reste enfin à faire mention d'une éminence accessoire et inconstante située sur le plancher de la corne sphénoïdale au-dessus et en dehors de la corne d'Ammon, *cuissart* de Malacarne, *éminence collatérale* de Meckel, *accessoire du pied d'hippocampe* de Vicq-d'Azyr, résultat de la pénétration et du relief de la quatrième temporale dans la corne temporale.

Le *bord externe* de la corne sphénoïdale est formé par la réunion des parois supérieure et inférieure; il décrit une courbe parallèle à la branche externe de la scissure de Sylvius.

Le *bord interne* forme la partie latérale de la fente cérébrale de Bichat, limitée en haut par la face inférieure de la couche optique, en bas par la circonvolution de l'hippocampe. — Cette fente laisse pénétrer dans le ventricule latéral les plexus choroïdes, qui restent coiffés d'une lame d'épithélium épendymaire qu'ils ont refoulée : d'où ils ne sont pas, à proprement parler, dans la cavité ventriculaire (*b*, fig. 103). — Cet épithélium s'insère en haut sur l'extrémité réfléchie du *tænia semi-circularis*, en bas à une crête longitudinale que présente le corps bordant (SCHWALBE). — Il s'ensuit qu'une partie de ce dernier et tout le corps godronné sont réellement en dehors des cavités ventriculaires.

L'*extrémité antérieure* de la corne sphénoïdale est un cul-de-sac qui se termine à 20 millimètres environ du sommet du lobe sphénoïdal, c'est-à-dire qu'elle répond à la partie antérieure de la fente de Bichat et qu'elle est très rapprochée de la scissure de Sylvius. — On y voit un petit renflement qui répond au noyau amygdalien, situé dans la pointe du lobe temporal (11, fig. 56) et dépendance de l'écorce qui forme l'espace perforé latéral.

L'*extrémité postérieure* s'ouvre dans le carrefour du ventricule ou point de réunion des trois cornes. Dans les ventricules latéraux, on trouve les plexus choroïdes, que nous étudierons bientôt (p. 120).

§ VII. — *Pie-mère interne, toile choroïdienne et plexus choroïdes.*

La toile choroïdienne du ventricule moyen et les plexus choroïdes des ventricules latéraux sont formés par une invagination de la pie-mère cérébrale dans l'intérieur des cavités ventriculaires, *pie-mère interne.*

Cette invagination de la pie-mère externe se fait par la fente cérébrale de Bichat. Avant de suivre ce prolongement intérieur de la pie-mère, il est donc nécessaire de bien connaître les voies de pénétration.

a. *Fente de Bichat.* — Si l'on examine un cerveau renversé, on trouve à sa base une grande fente en forme de fer à cheval, à concavité dirigée en avant : c'est la *grande fente cérébrale* de Bichat. — Cette fente s'étend d'une scissure de Sylvius à l'autre, en contournant les pédoncules cérébraux et en passant au-dessous du bourrelet du corps calleux. — Sa partie moyenne ou médiane est limitée en haut par ce bourrelet, et en bas par la face supérieure de l'isthme de l'encéphale qui supporte les tubercules quadrijumeaux. — Ses parties latérales sont également limitées, en haut, par la face inférieure des pédoncules cérébraux et des couches optiques, en bas par la circonvolution de l'hippocampe. — La partie médiane de la fente résulte du mode de développement du corps calleux qui s'est avancé d'avant en arrière, de façon à recouvrir toute la toile choroïdienne; — les parties latérales ne sont qu'un segment de la grande scissure choroïdienne, la fente marginale d'Aeby (voy. p. 172). — C'est par cette fente que se fait la pénétration de la pie-mère interne, mais ce n'est qu'en faisant abstraction de l'épithélium épendymaire que l'on peut dire que la fente de Bichat donne accès dans les cavités ventriculaires (voy. p. 172).

b. *Toile choroïdienne.* — La *toile choroïdienne* est un repli de la

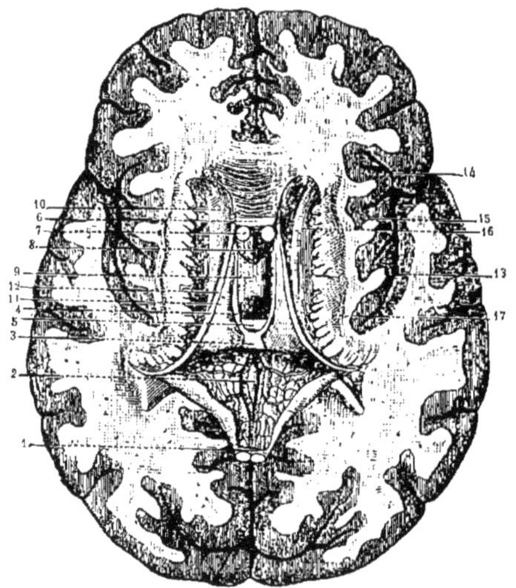

FIG. 57. — Coupe horizontale du cerveau, passant par le troisième ventricule.

1, trigone sectionné et rejeté en arrière avec la toile choroïdienne, pour découvrir le troisième ventricule; — 2, veines de Galien; — 3, glande pinéale; — 4, pédoncules antérieurs de la glande pinéale; — 5, commissure postérieure du cerveau; — 6, commissure antérieure; — 7, coupe des piliers antérieurs du trigone; — 8, troisième ventricule; — 9, commissure moyenne ou grise; — 10, corps strié; — 11, couche optique; — 12, tænia semi-circularis; — 13, 14, 15, coupe des circonvolutions de l'insula de Reil; — 16, noyau intraventriculaire du corps strié; — 17, substance blanche de l'hémisphère.

pie-mère qui tapisse la face supérieure du cervelet et la face inférieure du cerveau et qui, parvenue au niveau du bourrelet du corps calleux, s'engage sous ce bourrelet et arrive ainsi à la face inférieure du trigone. De forme triangulaire comme ce dernier, elle présente : une *face supérieure* qui est recouverte par le trigone auquel elle adhère par quelques tractus vasculaires;—une *face inférieure*, qui passe en pont sur la base du troisième ventricule, dont elle forme la paroi supérieure, et repose par ses parties latérales sur la face supérieure des couches optiques. En examinant cette face sous l'eau ou par transparence, on voit qu'elle est parcourue de chaque côté de la ligne médiane par deux traînées de granulations rougeâtres accolées l'une à l'autre et composées de capillaires pelotonnées : ce sont les *plexus choroïdes du ventricule moyen* (1, fig. 57). — En avant, chacun d'eux se recourbe et franchit le trou de Monro correspondant pour se continuer avec les plexus choroïdes du ventricule latéral; en arrière, ils convergent l'un vers l'autre au niveau de la glande pinéale.

Le *sommet de la toile* se bifurque et va se continuer de chaque côté avec les plexus choroïdes des ventricules latéraux à travers les trous de Monro.

La *base* occupe la partie médiane de la fente de Bichat; — à ce niveau, les deux feuillets de la toile s'écartent et enveloppent la glande pinéale, puis se continuent, le supérieur avec la pie-mère cérébrale, l'inférieur avec la pie-mère cérébelleuse.

Les *bords latéraux* de la toile choroïdienne répondent au bord externe du trigone et sont garnis de pelotons vasculaires, les plexus choroïdes des ventricules latéraux (6, fig. 58).

c. *Plexus choroïdes des ventricules latéraux.*—Ce sont deux cordons vasculaires rougeâtres situés sur les bords latéraux du trigone, où ils se continuent avec les bords de la toile choroïdienne. — Ils proviennent de la pie-mère, qui s'introduit dans la corne sphénoïdale du ventricule latéral par les côtés de la fente de Bichat (9, fig. 55). — Situés sur le plancher des ventricules, les plexus choroïdes montent vers le trou de Monro en suivant la corne d'Ammon, puis les bords latéraux du trigone, trajet dans lequel ils décrivent une sorte d'S, et traversent les trous de Monro pour se continuer avec les plexus choroïdes du troisième ventricule.

La toile choroïdienne est une membrane cellulo-vasculaire, formée par de très fines artérioles, venues des cérébrales postérieures et des cérébelleuses supérieures. Ses veinules proviennent : 1° des veinules de la portion réfléchie du corps calleux et du *septum lucidum;* — 2° de la veine du corps strié ; — 3° de la veine du plexus choroïde du ventricule latéral ; — 4° de la veine du trigone et de la couche optique; — 5° des veines de la corne d'Ammon et de l'ergot de Morand : toutes ces veines se rendent dans les veines de Galien. Celles-ci, nées de chaque côté (au niveau des trous de Monro) des veines des plexus choroïdes des ventricules latéraux, se réunissent vers la partie postérieure de la toile en un seul tronc, qui passe au-dessus de la glande pinéale et va se jeter dans le sinus droit (2, fig. 57).

Les *plexus choroïdes* sont formés par des prolongements villeux de la pie-mère. Leur stroma est composé de tissu connectif englobant un réseau de capillaires unciformes. — Les plexus choroïdes, comme la toile choroïdienne du reste, sont tapissés par un épithélium (cilié chez l'embryon), qui les sépare complètement de la cavité des ventricules. — On peut donc répéter avec MATHIAS DUVAL que ces cordons vasculaires passent, non par les trous de Monro, mais à côté d'eux.

§ VIII. — *Noyaux gris ou ganglions centraux du cerveau.*

Préparation. — Enlevez le corps calleux, le trigone cérébral et la toile choroïdienne, comme il a été dit page 105 ; vous apercevez alors sur le plancher du ventricule latéral la couche optique et le corps strié. — Mais, de cette façon, on n'en voit que la face supérieure. — Pour les voir de plusieurs côtés et se rendre

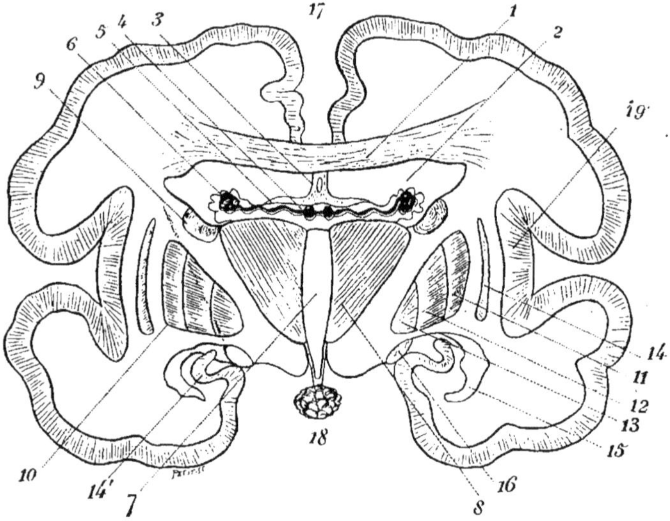

FIG. 58. — Section verticale et transversale (coupe frontale) du cerveau, passant par l'infundibulum.

1, corps calleux ; — 2, ventricule latéral ; — 3, cloison transparente avec son ventricule ; — 4, plexus choroïdes et toile choroïdienne du troisième ventricule ; — 5, trigone ; — 6, plexus choroïdes des ventricules latéraux ; — 7, ventricule moyen ou troisième ventricule ; — 8, couche optique ; — 9, noyau caudé, et 10, noyau lenticulaire du corps strié ; — 11, 12, 13, les trois zones ou membres du noyau lenticulaire ; — 14, avant-mur ; — 14', corne d'Ammon ; — 15, corne sphénoïdale du ventricule latéral ; — 16, bandelette optique ; — 17, scissure interhémisphérique ; — 18, glande pituitaire ; — 19 insula.

un compte exact de leur constitution et de leur topographie, il faut pratiquer diverses coupes du cerveau : 1° une coupe frontale passant par le genou du corps calleux ; — 2° une coupe analogue passant par les tubercules mamillaires ou l'infundibulum (fig. 58) ; — 3° la coupe de Flechsig, modifiée par Brissaud : elle divise transversalement le cerveau ou un seul hémisphère, suivant un axe oblique, passant en avant un peu au-dessus du sommet du lobe frontal, et aboutissant en arrière à la pointe du lobe occipital (fig. 66). — Pour voir le corps strié, on peut encore abraser le lobule de l'insula après avoir écarté les bords qui le circonscrivent.

Les *ganglions centraux du cerveau* sont les *couches optiques* et les *corps striés* (corps opto-striés).

a. — Couches optiques.

Les *couches optiques* (*thalami optici*) sont deux gros renflements ovoïdes, placées sur le trajet des pédoncules cérébraux,

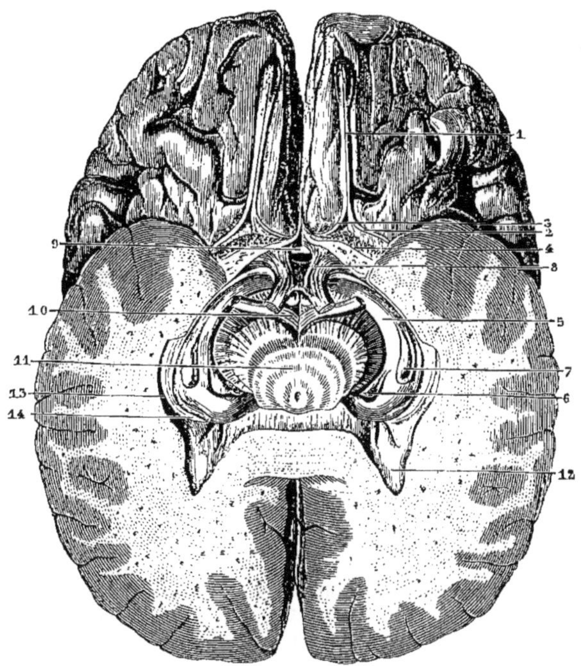

Fig. 59. — Corps genouillés, mis à découvert par ouverture des ventricules latéraux, par la face inférieure du cerveau.

1, nerf olfactif; — 2, racine blanche externe; — 3, racine blanche interne; — 4, quadrilatère perforé; — 5, bandelette optique; — 6, corps genouillé interne; — 7, corps genouillé externe; — 8, racine grise des nerfs optiques; — 9, commissure antérieure et troisième ventricule; — 10, origine du nerf moteur oculaire commun; — 11, coupe de la protubérance annulaire au niveau des pédoncules cérébraux; — 12, prolongement postérieur des ventricules latéraux; — 13, origine du prolongement sphénoïdal des ventricules latéraux; — 14, bandelette demi-circulaire.

constituant les parois latérales du ventricule moyen, et dont les faces supérieures font partie du plancher des ventricules latéraux (3, fig. 58).

De la grosseur d'un œuf de pigeon, ces ganglions sont dirigés obliquement en avant et en dehors, assez rapprochés par leur extrémité antérieure, plus écartées par leur extrémité postérieure. — Ils répondent en avant et en dehors aux corps striés; en arrière et en dedans aux tubercules quadrijumeaux qui sont contenus dans leur écartement.

On leur décrit quatre faces et deux extrémités. La *face supérieure*, blanche et convexe, fait partie du plancher du ventricule latéral en

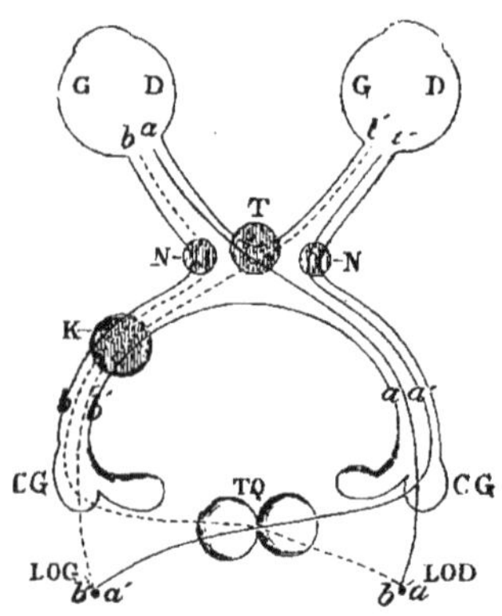

FIG. 60. — Schéma de l'entre-croisement des tractus optiques (Charcot).

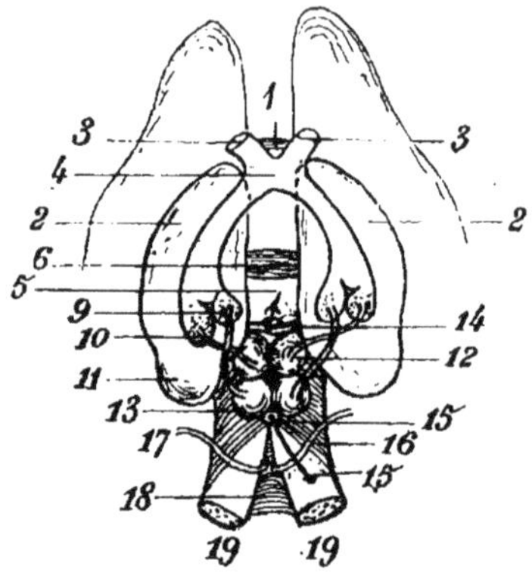

FIG. 61. — Schéma destiné à montrer les relations des tubercules quadrijumeaux avec les corps genouillés.

FIG. 60. — T, semi-entre-croisement dans le chiasma optique ; — TQ, entre-croisement postérieur aux corps genouillés ; — GG, corps genouillés ; — *a'*, *b*, fibres qui ne s'entre-croisent pas dans le chiasma ; — *b'*, *a*, fibres qui s'entre-croisent dans le chiasma ; — *b'*, *a'*, fibres venant de l'œil droit, qui se rencontrent dans l'hémisphère gauche LOG ; — LOD, hémisphère droit ; — K, lésion du tractus optique gauche, provoquant l'hémiopie droite latérale ; — LOG, lésion en ce point provoque l'amblyopie droite ; — T, lésion provoquant l'hémiopie temporale ; — N, N, lésion produisant l'hémiopie nasale.

FIG. 61. — 1, commissure blanche antérieure ; — 2, 2, couches optiques ; — 3, 3, nerfs optiques ; — 4, chiasma ; — 5, ventricule moyen ; — 6, commissure grise ; — 9, corps genouillé interne ; — 10, corps genouillé externe ; — 11, pulvinar de la couche optique ; — 12, tubercules quadrijumeaux antérieurs ; — 13, tubercules quadrijumeaux postérieurs ; — 14, commissure blanche postérieure ; — 15, aqueduc de Sylvius dans lequel passe une flèche ; — 16, ruban de Reil ; — 17, nerfs pathétiques ; — 18, valvule de Vieussens ; — 19, pédoncules cérébelleux supérieurs.

dehors, mais est recouverte en dedans par les plexus choroïdes et les bords latéraux du trigone qui s'appuient sur elle. — Elle présente en avant un mamelon, *tubercule antérieur de la couche optique, corpus album subrotundum*, dans lequel viennent se terminer les piliers antérieurs du trigone après leur réflexion autour des tubercules mamillaires.

La *face inférieure* se confond en avant avec le pédoncule cérébral, sur lequel elle repose et dont elle reçoit une partie des fibres. — En arrière, elle reste libre, déborde le pédoncule et présente deux renflements mamelonnés, les *corps genouillés* (6 et 7, fig. 59), distingués en *interne* et en *externe*.

Le *corps genouillé interne* (9, fig. 61), moins volumineux que le suivant, est relié par son extrémité postéro-interne au tubercule quadrijumeau postérieur, et son extrémité antéro-interne est l'origine de la racine interne de la bandelette optique. — Le *corps genouillé externe* (10, fig. 61) est plus volumineux et plus blanc que le précédent, en dehors et un peu en avant duquel il est placé ; — il est réuni par une bandelette blanche au tubercule quadrijumeau antérieur par son extrémité postérieure, et de son extrémité antérieure s'échappe la racine externe de la bandelette optique.

La *face interne* de la couche optique est séparée de la face supérieure par les freins de la glande pinéale. La partie antérieure de cette face, de couleur grisâtre, est libre et forme la paroi latérale du ventricule moyen ; — la partie postérieure se confond avec la partie externe des tubercules quadrijumeaux et reçoit la pénétration des pédoncules cérébelleux supérieurs. Les faces internes des deux couches optiques sont réunies, nous l'avons vu, par la commissure grise et par la commissure blanche postérieure (fig. 52 et 57).

La *face externe* est confondue avec le corps strié à la face interne duquel elle s'adosse ; — toutefois, elle est séparée du noyau lenticulaire par la capsule interne (R, fig. 62). La zone externe de la couche optique est percée par des fibres entre-croisées entre lesquelles se trouvent quelques îlots de substance grise : c'est la *couche fenêtrée* ou lame médullaire externe.

L'*extrémité antérieure*, extrémité la plus petite de l'ovoïde que représente la couche optique, est contournée par le pilier antérieur correspondant du trigone. Légèrement déprimée, elle forme, avec ce pilier, un petit orifice arrondi qui fait communiquer les ventricules latéraux avec le ventricule moyen : c'est le *trou de Monro*.

L'*extrémité postérieure*, grosse extrémité de l'ovoïde, forme une saillie arrondie qui est contournée par le pilier postérieur correspondant du trigone et le plexus choroïde du même côté. — Elle est surmontée d'une éminence à laquelle on a donné le nom de *tubercule postérieur* ou *pulvinar de la couche optique*, au-dessous de laquelle on découvre les corps genouillés.

Les couches optiques sont constituées par des cellules nerveuses et des fibres de même nature. A la surface supérieure on trouve une couche de fibres blanches, *stratum zonale*. — Les cellules forment de petits amas ou noyaux dans leur épaisseur, et de plus une lame qui tapisse leur face interne. — Parmi les noyaux, il faut citer : 1° le *noyau de l'habenula* (1), accolé au frein de la glande

(1) Du *ganglion de l'habenula*, part le *fasciculus retroflexus* de Meynert, qui se rend dans le ganglion interpédonculaire en s'entre-croisant avec le faisceau du côté opposé selon GUDDEN.

pinéale au bout de la commissure blanche postérieure ; — 2° le *noyau antérieur* (*corpus subrotundum*) où se termine le faisceau de Vicq-d'Azyr ; — 3° les *noyaux interne* et *externe*, de teinte gris jaunâtre et à cellules du type moteur : le noyau interne contient en arrière le pulvinar, et noyaux interne et externe reçoivent la plus grande partie des fibres de l'étage supérieur du pédoncule cérébral (fibres sensitives) (1).

Une lame médullaire, *lame médullaire interne*, sépare les noyaux interne et externe du thalamus ; une autre lame, *lame médullaire externe*, le sépare de la capsule interne. Enfin, sous la couche optique et à la partie postérieure nous rencontrons deux nouveaux noyaux gris : 1° le *noyau rouge de Stilling*, qui reçoit les fibres des pédoncules cérébelleux supérieurs ; — 2° le *corps sous-optique*, *noyau médian*, *corps de Luys*, *olive cérébrale* ou *supérieure* (16, fig. 68).

La plupart des physiologistes s'accordent pour admettre que les couches optiques sont l'aboutissant de la plupart des fibres sensitives, soit qu'elles viennent du cervelet par les pédoncules cérébelleux supérieurs, soit qu'elles se rendent dans le bulbe et la moelle par les pédoncules cérébraux.

Pour certains physiologistes (Wundt, Meynert, Bechterew), les couches optiques seraient des centres sensitifs chargés de recevoir l'impression inconsciente que transforme en mouvement le corps strié (mouvement réflexe) ; — selon d'autres (Luys, Ferrier), elles seraient les grands centres de réception des impressions sensorielles, des sortes de relais placés sur le trajet des impressions centripètes dans lesquelles ces dernières subiraient une première élaboration avant d'atteindre l'écorce cérébrale, où elles sont définitivement perçues, mais il faut avouer que la physiologie de ces gros ganglions est encore fort imparfaite. Les impressions olfactives passeraient par le centre antérieur ou olfactif ; les impressions visuelles par le centre moyen ou optique, etc. (13, 14, 15, fig. 55). — Divers faits pathologiques plaident en faveur de cette manière de voir. Une personne perdit successivement, en l'espace de trois ans, l'odorat, la vue, l'ouïe et la sensibilité générale, et resta par suite insensible à toutes les actions sensorielles externes ; — or, à l'autopsie, on constata que les couches optiques, et elles seules, avaient été détruites par un néoplasme (Hunter, A. Voisin).

b. — Corps striés.

Le *corps strié* est une masse ganglionnaire qui fait saillie sur le plancher du ventricule latéral dans son prolongement frontal (9 et 10, fig. 58). — Il est situé en avant et un peu en dehors de la couche optique, dont il est séparé par le sillon opto-strié qui loge la bandelette cornée, la veine du corps strié et la bandelette semi-circulaire, et repose par sa face inférieure sur un îlot de circonvolutions cachées au fond de la scissure de Sylvius, auquel, pour cette raison, on a donné le nom de *lobule du corps strié*, *insula de Reil* (15, fig. 57).

(1) Luys décrit, dans les couches optiques, trois groupes ganglionnaires : 1° un *centre antérieur* ou *olfactif*, qui recevait les fibres du nerf olfactif par l'intermédiaire du tænia *semi-circularis* ; — 2° un *centre moyen*, placé en arrière du précédent, et qui recevrait un faisceau de fibres venant des corps genouillés ; — 3° un *centre postérieur* ou *auditif*, qui serait l'aboutissant des fibres du nerf acoustique (fig. 73). Tous ces noyaux gris sont en relation par des fibres nerveuses avec l'écorce des hémisphères, d'une part, et avec les pédoncules cérébraux, d'autre part.

Dans son ensemble, le corps strié représente une masse ovoïde logée dans l'épaisseur du lobe frontal, en relation en dehors avec le lobule de l'insula et le centre ovale de l'hémisphère, en rapport en dedans avec la couche optique et la lame grise du ventricule moyen, répondant en bas à la base du cerveau et faisant saillie en haut par l'une de ses parties sur le plancher du ventricule latéral, sous la forme d'une éminence en virgule dont la queue est dirigée en arrière et en dehors, et la tête en avant et en dedans.

En avant, les corps striés sont très rapprochés l'un de l'autre et

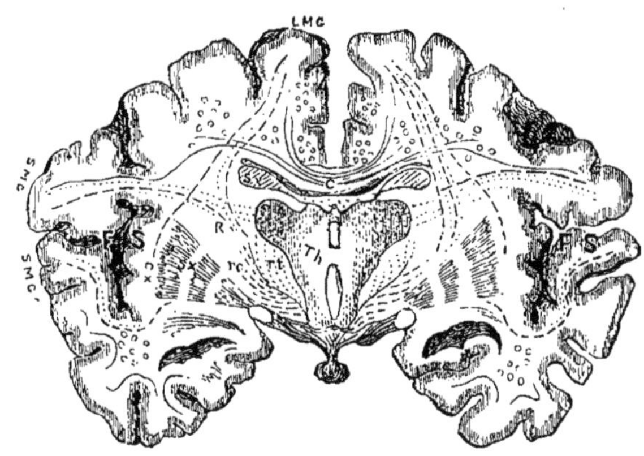

FIG. 62. — Coupe frontale du cerveau, immédiatement en arrière de l'infundibulum.

SV, noyau intraventriculaire ou caudé du corps strié; — SX, noyau extraventriculaire ou noyau lenticulaire avec ses trois membres; — *th*, couche optique; — *rc* et *rt*, pédoncule cérébral; — R, capsule interne; — CX, capsule externe; — C, corps calleux; — FS, scissure de Sylvius; — LMG, circonvolution marginale longitudinale; — SMG, SMG', circonvolution marginale sylvienne. — Les lignes brisées indiquent le trajet des fibres provenant du corps strié; les lignes pointillées celles de la couche optique (Broadbent).

réunis par la commissure blanche antérieure du cerveau. — Leur extrémité antérieure est embrassée par la concavité du genou du corps calleux, et chacune d'elles est séparée de son homologue du côté opposé par la cloison transparente (7, fig. 66).

Mais les corps striés sont des ganglions complexes dont on ne peut prendre connaissance que par une série de coupes de l'hémisphère. — Si l'on fait sur la partie moyenne de ce corps une incision transversale, on voit que la saillie visible sur le plancher du ventricule latéral n'est qu'une portion d'une grosse masse nerveuse, et que le corps strié est constitué par deux gros noyaux de substance grise, *noyau caudé* et *noyau lenticulaire*, séparés l'un de l'autre par un faisceau de substance blanche, *capsule interne* (R, fig. 62).

Le *noyau caudé*, ainsi appelé à cause de sa forme en poire, est placé en haut et en dedans (noyau supéro-interne); — c'est lui qui fait saillie sur le plancher du ventricule latéral sous la forme de cette éminence en virgule dont nous avons parlé; aussi l'appelle-t-on encore *noyau intraventriculaire* du corps strié (9, fig. 58).

Le *noyau lenticulaire*, ou noyau inféro-externe, se confond en avant et en bas avec la tête du noyau caudé, mais plus en arrière, il en est séparé par la capsule interne en dehors de laquelle il est placé (10, fig. 58). — En raison de sa situation près du centre du corps

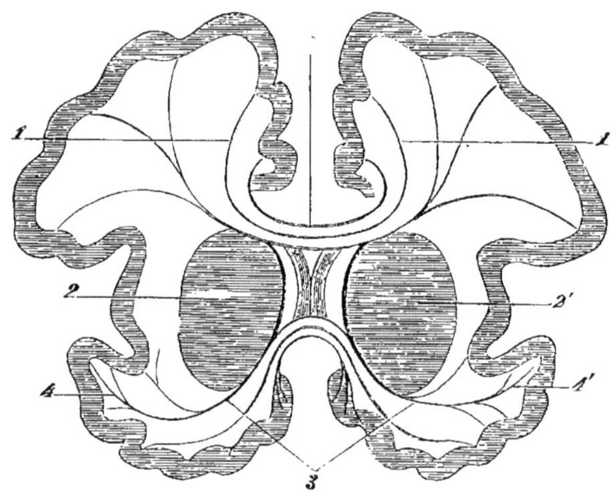

FIG. 63. — Schéma des fibres commissurantes, au niveau du corps strié (Luys).
1, 1', groupes de fibres transversales supérieures, emboîtées les unes dans les autres; — 2, 2', substance grise du corps strié; — 3, 4 et 4', groupe de fibres commissurantes inférieures.

strié et en dehors du ventricule, il porte encore le nom de *noyau extraventriculaire* du corps strié. — Sur une coupe, on voit que ce noyau est divisé en trois segments (parfois davantage) de coloration différente séparés les uns des autres par des lames médullaires verticales qui paraissent provenir de la couronne rayonnante (HUGUENIN). — Les deux segments internes, de couleur jaune pâle, portent le nom de *globulus pallidus*: le segment externe, le plus foncé des trois, a été appelé *putamen* (fig. 58 et 62).

La *capsule interne, double centre semi-circulaire de Vieussens, pied de la couronne rayonnante de Reil*, est une lame de substance blanche située entre les deux noyaux du corps strié (R, fig. 62). — Elle est constituée par des fibres blanches convergentes qui partent de tous les points de l'écorce de l'hémisphère et aboutissent au pédoncule cérébral correspondant. Ce sont là les *fibres directes*. — Mais à côté de celles-ci la capsule interne en contient d'autres qui lui sont fournies par les noyaux gris qui la limitent.

Sur une coupe horizontale, la capsule interne se présente sous la forme d'un angle ouvert en dehors, embrassant le noyau lenticulaire. — Son segment antérieur porte le nom de *segment lenticulo-strié;*

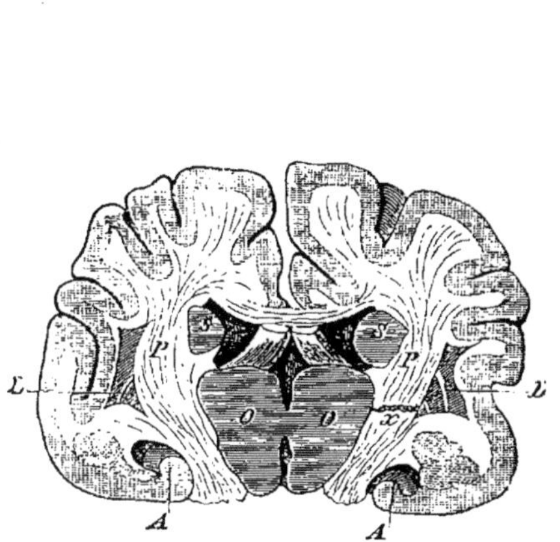

Fig. 64. — Coupe frontale du cerveau du Chien, passant au-devant de la commissure optique (Carville et Duret).

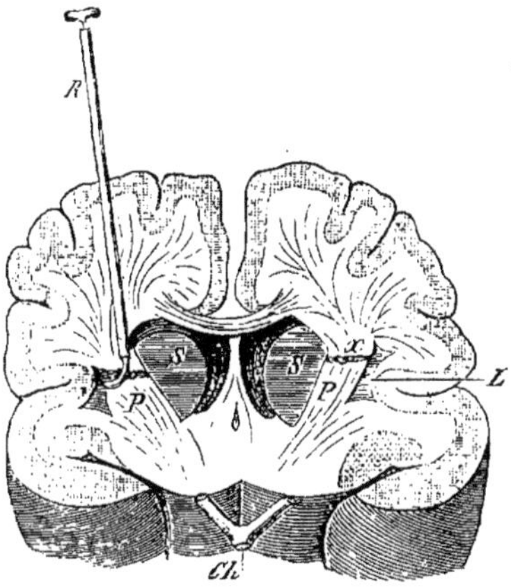

Fig. 65. — Coupe frontale au travers du cerveau du Chien, au niveau des tubercules mamillaires (Carville et Duret).

Fig. 64. — O, O, couches optiques; — S, S, noyaux caudés, et L, L, noyaux lenticulaires des corps striés; — P, P, capsule interne ou expansion pédonculaire; — A, A, hippocampes; — X, section de la partie postérieure de l'expansion pédonculaire, provoquant l'*hémianesthésie*.

Fig. 65. — S, S, noyaux caudés du corps strié ; — L, noyau lenticulaire; — P, P, capsule interne; — *Ch*, chiasma optique; — *x*, section de la capsule interne, d'où résulte l'*hémiplégie*.

— le postérieur, celui de *segment lenticulo-optique*, le sommet de l'angle étant appelé *genou de la capsule* (14, 15, 16, fig. 66). — Or, le segment antérieur, le genou et les deux tiers antérieurs du segment postérieur contiennent des fibres motrices, le tiers postérieur du segment postérieur renfermant des fibres sensitives. — C'est en raison de cette disposition que ce dernier point de la capsule a reçu le nom de *carrefour sensitif*. — Les lésions du premier segment déterminent des troubles permanents de la motilité (hémiplégie), s'accompagnant de contracture et de dégénération secondaire; celles du segment postérieur des troubles sensitifs (hémianesthésie sensitivo-sensorielle généralisée).

Enfin, pour en finir avec la topographie du corps strié, disons que la face externe du noyau lenticulaire est séparée de l'écorce du lobule de l'insula par une nouvelle couche de substance blanche appelée *capsule externe* (12', fig. 69), en dehors de laquelle on voit encore, avant d'arriver à la substance blanche qui forme le centre des circonvolutions de l'insula, une traînée de matière grise à laquelle on a donné le nom d'*avant-mur* ou *claustrum* (11, fig. 66).

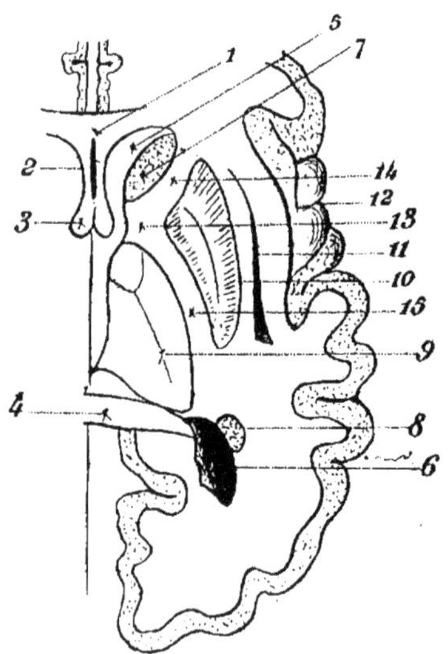

FIG. 66. — Coupe horizontale du cerveau, passant par les noyaux centraux (coupe de Flechsig).

1, genou du corps calleux; — 2, septum lucidum; — 3, pilier antérieur du trigone; — 4, bourrelet du corps calleux; — 5, corne frontale du ventricule latéral; — 6, corne occipitale; — 7, tête du noyau caudé; — 8, queue du noyau caudé; — 9, couche optique; — 10, noyau lenticulaire du corps strié; — 11, avant-mur; — 12, insula; — 13, capsule interne, avec 13, son genou, 14, son bras antérieur, et 15, son bras postérieur.

Aucun faisceau d'irradiation important n'unit le corps strié au manteau cortical.

Les *corps striés* paraissent jouer, pour les incitations centrifuges, le même rôle que les couches optiques pour les impressions centripètes, c'est-à-dire que l'influx nerveux du mouvement volontaire, ordonné par l'écorce, descend tout d'abord dans les corps striés, où il subit une sorte de première matérialisation avant d'apparaître au grand jour sous l'aspect des mouvements musculaires combinés (fig. 73).

§ IX. — *Centre ovale des hémisphères.*

Du manteau de substance grise qui recouvre les hémisphères du cerveau, émergent des fibres blanches qui constituent le *centre ovale*, la *couronne rayonnante de Reil*, et réunissent la substance corticale aux noyaux gris centraux et aux pédoncules cérébraux. — On peut diviser ces fibres en trois groupes (MEYNERT, CH. FÉRÉ, etc.).

Le premier groupe comprend les *fibres d'association* qui réunissent les divers points d'un même hémisphère. Ce sont : 1° des fibres qui s'étendent d'une circonvolution à la circonvolution voisine ; —

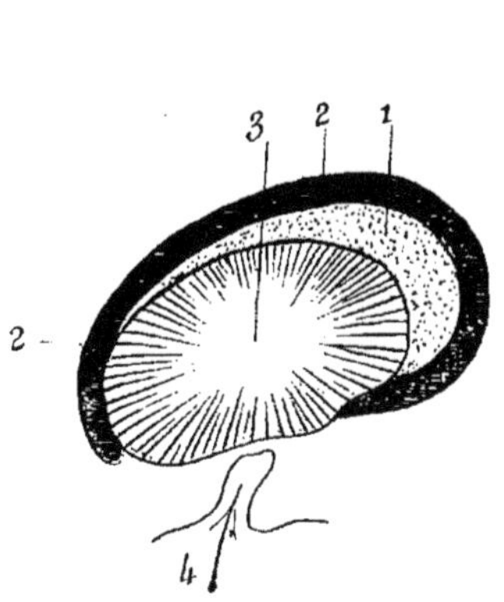

FIG. 67. — Coupe sagittale des noyaux centraux de l'hémisphère.

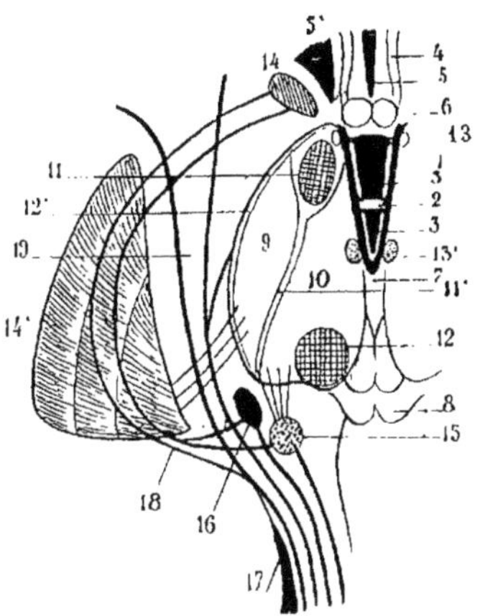

FIG. 68. — Noyaux de la couche optique et anse de Gratiolet

FIG. 67. — 1, couche optique ; — 2, noyau caudé ; — 3, noyau lenticulaire ; — 4, espace perforé latéral.

FIG. 68. — 1, paroi du troisième ventricule ; — 2, commissure moyenne ; — 3, 3, cavité du troisième ventricule ; — 4, paroi de la cloison transparente ; — 5, ventricule de la cloison ; — 6, trigone ; — 7, commissure postérieure ; — 8, tubercules quadrijumeaux ; — 9, noyau externe, et 10, noyau interne du thalamus ; — 11, noyau antérieur, et 12, noyau postérieur (pulvinar) du même corps ; — 12', tænia semi-circularis ; — 13, coupe du frein de la glande pinéale ; — 13', noyau de l'habenula ; — 14, noyau caudé, et 14', noyau lenticulaire du corps strié ; — 15, noyau rouge ; — 16, corps sous-optique (corps de Luys) ; — 17, locus niger ; — 18, anse de Gratiolet.

2° un faisceau longitudinal sous-jacent à la circonvolution crêtée qui établit des communications entre le lobe frontal, le lobe occipital et le sommet du lobe sphénoïdal ; — 3° un faisceau longitudinal supérieur, *fasciculus arcuatus*, qui s'étend du lobe frontal au lobe occipital à travers le centre ovale ; — 4° un faisceau unciforme, *fasciculus uncinatus*, qui se dégage de la troisième circonvolution frontale, traverse la base de l'insula, puis se réfléchit et se porte dans le lobe sphénoïdal, où il se termine dans le noyau amygdalien (MEYNERT) ; — 5° un faisceau longitudinal inférieur qui unit les deux sommets des lobes occipital et sphénoïdal l'un à l'autre.

Le deuxième groupe de fibres comprend les *fibres commissurales* destinées à réunir les régions homologues des deux hémisphères. — Ce sont : le *corps calleux ;* — la *commissure blanche antérieure ;* — la *commissure blanche postérieure* et la *commissure de la base du cerveau ou sus-optique* (commissure de Meynert et commissure

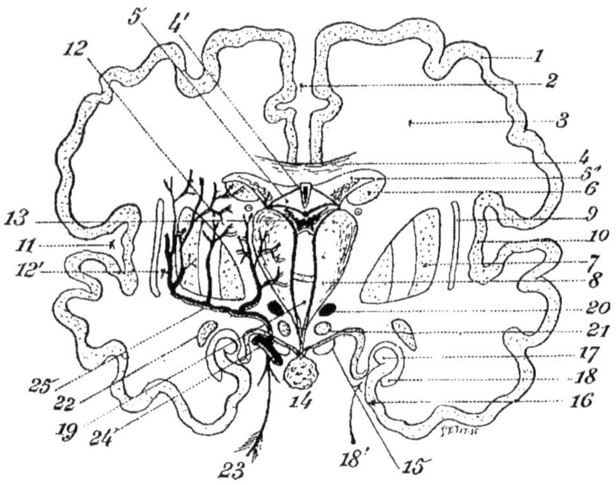

FIG. 69. — Coupe frontale du cerveau, passant juste en arrière du chiasma optique.

1, écorce du cerveau ; — 2, scissure interhémisphérique ; — 3, centre ovale ; — 4, corps calleux ; — 4', septum lucidum ; — 5, trigone ; — 6, noyau caudé ; — 7, noyau lenticulaire avec ses trois membres ; — 8, couche optique ; — 9, 9, avant-mur ; — 10, insula ; — 11, vallée de Sylvius ; — 12, capsule interne ; — 12', capsule externe ; — 13, toit du ventricule moyen et toile chroroïdienne ; — 14, glande pituitaire ; — 15, bandelette optique ; — 16, circonvolution de l'hippocampe ; — 17, corne d'Ammon ; — 18, cavité de la corne sphénoïdale ; — 18', fente choroïdienne ; — 19, ventricule moyen ; — 20, corps de Luys ; — 21, noyau rouge ; — 22, noyau amygdalien ; — 23, espace perforé latéral ; — 24, artère sylvienne ; — 25, artères striées.

de Gudden), toutes formations qui nous sont maintenant connues.

Le troisième groupe de fibres comprend les fibres *rayonnantes* ou *convergentes* (système d'irradiation). Entremêlées aux précédentes, ces fibres se portent en convergeant vers l'isthme de l'encéphale ; — certaines descendent vers la protubérance, le cervelet, le bulbe et la moelle ; — d'autres s'arrêtent dans les ganglions centraux. Leur ensemble porte le nom de *couronne rayonnante de Reil.*

Les fibres pédonculaires sensitives (centripètes) traversent la calotte des pédoncules et rayonnent en éventail vers les régions postérieures des hémisphères; — les fibres pédonculaires motrices (centrifuges) passent par le pied des pédoncules et vont aboutir en rayonnant à leur foyer d'origine dans les régions antérieures du cerveau. — Les fibres qui vont à la périphérie motrice et sensitive et les fibres cérébelleuses ont une action croisée (fig. 74).

A la couche optique se rendent presque toutes les fibres nerveuses supérieures de l'écorce, en se rassemblant près du thalamus en faisceaux épais, appelés *pédoncules de la couche optique*. — Plus bas, on trouve : 1° des fibres de l'écorce des circonvolutions rolandiques et du lobule paracentral, qui se rendent du cerveau dans le faisceau moteur de la moelle ; — 2° d'autres

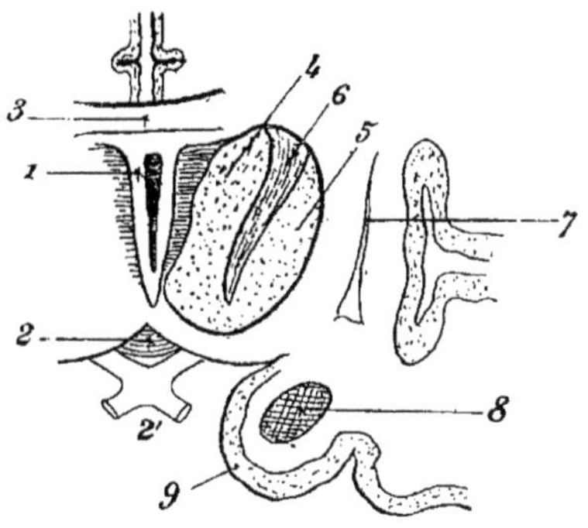

Fig. 70. — Coupe frontale du cerveau, passant par le chiasma des nerfs optiques.

1, septum lucidum; — 2, lamelle sus-optique; — 2', chiasma; — 3, corps calleux; — 4, noyau caudé ; — 5, noyau lenticulaire; — 6, capsule interne; — 7, avant-mur; — 8, noyau amygdalien; — 9, pointe du lobe sphénoïdal.

fibres qui descendent des lobes frontaux et se portent principalement aux ganglions de la protubérance annulaire (*faisceau cortico-protubérantiel antérieur*) et aussi et de là dans le cervelet; — 3° des fibres qui proviennent de l'écorce des lobes temporaux et occipitaux et se portent probablement aussi dans les ganglions de la protubérance (*faisceau cortico-protubérantiel postérieur*); — 4° des fibres qui descendent du lobule pariétal supérieur, passent par la capsule interne et vont se jeter dans le noyau lenticulaire ou glissent sous la couche optique pour aller se rendre dans le ruban de Reil, *fibres rayonnantes de la calotte;* — 5° des fibres qui partent de l'écorce du lobe occipital, passent par la capsule externe et se rendent aux noyaux d'origine du nerf optique (radiations optiques de Gratiolet); — 6° des fibres qui se détachent du corps strié, et vont aboutir à la couche optique, au corps sous-optique et aux régions protubérantielles (Flechsig). — La plupart de ces fibres nerveuses de la couronne rayonnante entrent en rapport avec le corps strié et la couche optique. Beaucoup cependant ne s'amortissent pas exclusivement dans les corps opto-striés, une notable proportion passe, *contingent sous-optique* de Luys, au-dessous des couches optiques et réunissent directement l'écorce aux noyaux bulbo-protubérantiels, où les fibres de la moelle et du cerveau viennent converger (Luys). — Dans le tiers postérieur du pédoncule de la capsule interne se voient les faisceaux rayonnants de la calotte, — plus en arrière se trouvent les radiations optiques qui viennent du lobe occipital. — Dans cette région existent aussi des fibres qui vont de l'écorce du lobe temporal au noyau de l'acoustique

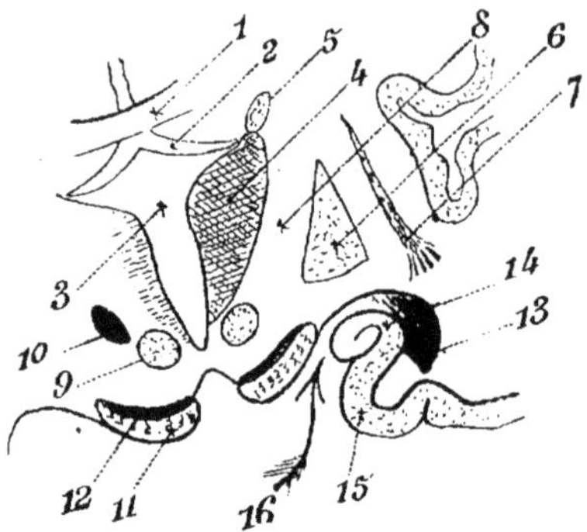

FIG. 71. — Coupe frontale du cerveau, passant par l'espace interpédonculaire.

1, corps calleux; — 2, trigone; — 3, ventricule moyen; — 4, couche optique; — 5, noyau caudé; — 6, noyau lenticulaire; — 7, avant-mur; — 8, capsule interne; — 9, noyau rouge de la calotte; — 10, corps de Luys; — 11, pédoncule cérébral; — 12, locus niger; — 13, cavité de la corne sphénoïdale du ventricule latéral; — 14, corne d'Ammon; — 15, circonvolution de l'hippocampe ; — 16, scissure choroïdienne.

et d'autres fibres en rapport avec les centres olfactifs (EDINGER); — en avant du noyau lenticulaire se trouve un faisceau nommé *anse de Gratiolet* qui vient

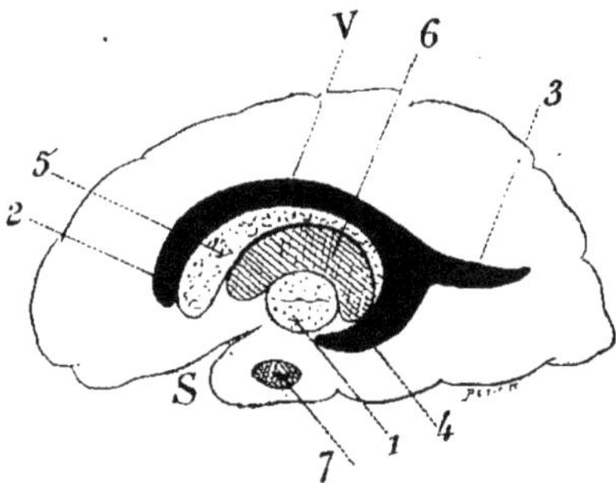

FIG. 72. — Coupe sagittale latérale de l'hémisphère, passant par le ventricule latéral.

1, pédoncule cérébral ; — 2, corne frontale ; — 3, corne occipitale ; — 4, corne sphénoïdale du ventricule latéral; — 5, noyau caudé; — 6, couche optique; — 7, noyau amygdalien : — S, scissure de Sylvius.

du noyau caudé, s'unit à des fibres du noyau lenticulaire et se continue dans le *corpus subthalamicum*, et de là dans le ruban de Reil. — La capsule interne est constituée : 1° par des fibres pédonculaires (fibres d'un fort calibre) qui descendent des régions motrices corticales et vont aboutir aux faisceaux pyramidaux de la moelle après s'être entre-croisées dans le bulbe (décussation antérieure ou motrice) et après avoir suivi le pied des pédoncules et s'être reliées ou non aux corps striés; — 2° par des fibres qui descendent de la périphérie des hémisphères et viennent se rendre dans la couche optique et le corps

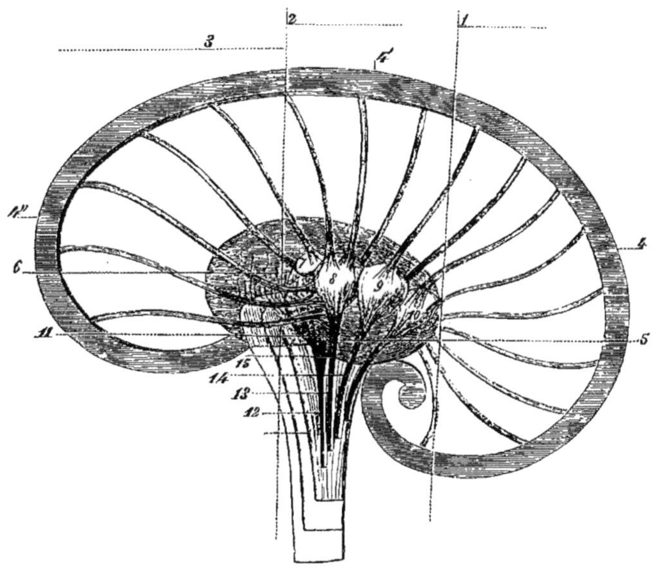

Fig. 73. — Schéma du système des fibres convergentes dans leurs rapports avec les noyaux gris centraux (Luys).

1, fibres convergentes des circonvolutions postérieures du cerveau; — 2, fibres convergentes des circonvolutions médianes du cerveau; — 3, fibres convergentes des circonvolutions antérieures; — 4, 4' et 4'', substance corticale dans ses rapports avec les noyaux gris centraux; — 5, couche optique; — 6, corps strié; — 7, centre antérieur olfactif; — 8, centre moyen optique; — 9, centre médian sensitif; — 10, centre postérieur acoustique; — 11, région grise centrale; — 12, fibres ascendantes grises de l'innervation viscérale; — 13, fibres grises optiques; — 14, fibres ascendantes sensitives; — 15, fibres ascendantes acoustiques; — 16, série des fibres antéro-latérales de l'axe allant se perdre dans le corps strié.

strié; — 3° par des fibres qui montent de la moelle, s'entre-croisent dans le bulbe (décussation postérieure ou sensitive) et vont se rendre aux régions corticales sensitives ou sensorielles du cerveau après relais ou non dans les couches optiques, — et après avoir passé par le toit des pédoncules; — 4° par des fibres qui viennent du cervelet, passent par les pédoncules cérébelleux, et s'entre-croisent d'un côté à l'autre avant d'aller aboutir à la périphérie du cerveau. — Les fibres centrifuges ou motrices occupent la partie antérieure de la capsule interne, les fibres centripètes ou sensitives la partie postérieure. Mais, contrairement à Charcot et Flechsig, Monakow (*Corresp. Blatt. f. schw. Aerzte*, 1884)

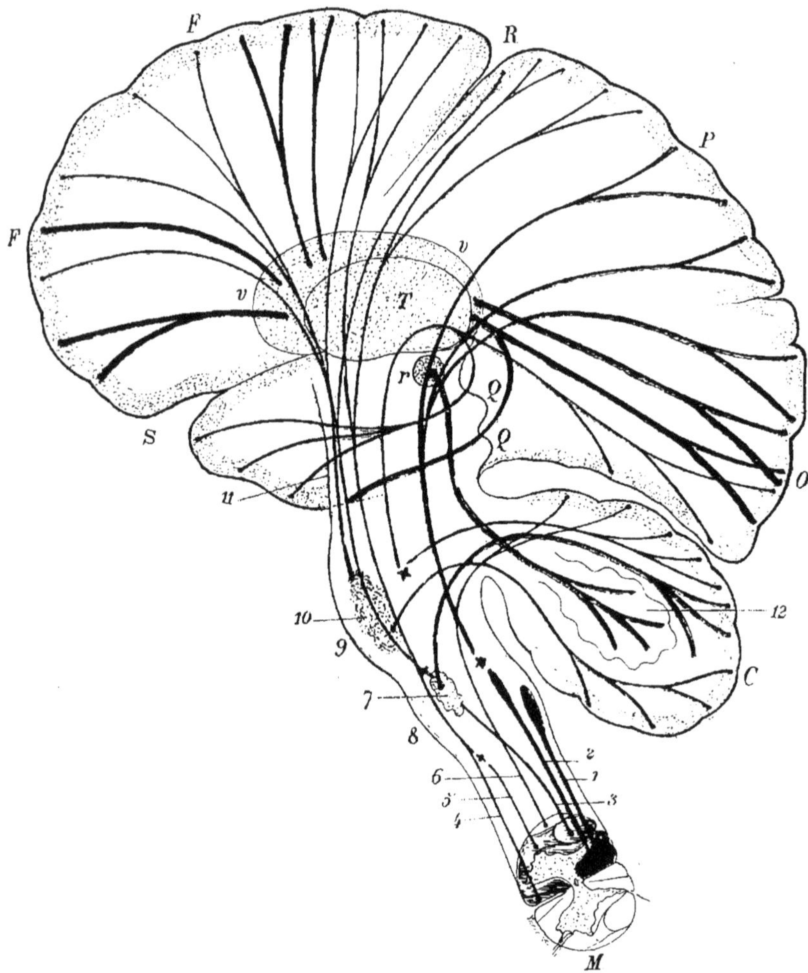

Fig. 74. — Schéma du trajet des fibres de la moelle épinière dans le cerveau et le cervelet.

R, sillon de Rolando; — S, scissure de Sylvius; — F, lobe frontal; — P, lobe pariétal, — O, lobe occipital; — v, v, corps strié; — T, couche optique; — r, corps sous-optique (corpus subthalamicum, corps de Luys); — Q, tubercules quadrijumeaux; — C, cervelet; — 1, cordon de Goll; — 2, cordon de Burdach; — 3, faisceau pyramidal croisé; — 4, faisceau pyramidal direct; — 5, faisceau latéral ascendant; — 6, faisceau cérébelleux direct; — 7, olive bulbaire; — 8, bulbe; — 9, pont de Varole; — 10, noyau du pont; — 11, pédoncule cérébral. — Les croix et les coupures indiquent l'entre-croisement des faisceaux d'un côté à l'autre. Le cordon fondamental antérieur et le cordon latéral profond, dont le trajet est court, n'ont pas été représentés dans leur marche ascendante.

pense qu'il ne faut pas limiter l'origine des pyramides motrices aux circonvolutions rolandiques, car les circonvolutions frontales y participeraient aussi.

Si nous récapitulons ici les trajets nerveux dans la moelle et l'encéphale, voilà ce que nous pouvons dire de plus général.

La moelle épinière peut être considérée comme essentiellement formée d'une série de segments correspondant à chaque paire de nerfs spinaux, et analogue à une chaine ganglionnaire d'insecte ou d'annélide. — Chacun de ces segments est un centre complet, se suffisant à lui-même avec ses cellules ganglionnaires, ses nerfs sensitifs et moteurs (arc réflexe). Chacun d'eux est aussi différent du voisin, car il innerve un point spécial du corps, surface sensible ou groupe musculaire. — Les cellules ganglionnaires y sont groupées en champs moteurs et sensitifs, mais réunies entre elles par de nombreux fils, et celles de la moitié droite de la moelle avec celles de la moitié gauche, à l'aide de la commissure grise. La moitié droite de chaque segment est en outre réunie à la moitié gauche, par des commissures aussi courtes que l'espace qui sépare deux paires rachidiennes, soit de 1 à 3 centimètres, fournies par les faisceaux antérieur et postérieur fondamentaux et le faisceau latéral profond (faisceaux à trajet court). — Enfin, la chaine ganglionnaire (moelle) est reliée à l'encéphale par de longues fibres formant une écorce autour des précédentes (fig. 6) et provenant du faisceau latéral ascendant, le faisceau cérébelleux direct, le cordon de Goll qui vont au bulbe et au cervelet, et par le faisceau cérébral ou pyramidal, qui monte dans les centres supérieurs des hémisphères cérébraux (voy. p. 52-55). Le mésocéphale comme la moelle, peut être également considéré comme constitué par une série de segments correspondants aux nerfs crâniens (AEBY, WIEDERSHEIM).

Tout noyau spinal a des fibres périphériques qui vont aux muscles ou viennent des surfaces sensibles, ce sont les nerfs rachidiens; — il possède aussi des fibres centrales qui vont au cerveau auquel elles conduisent les impressions, ou en viennent en en portant les ordres. — Ces fibres centrales sont le faisceau cérébral ou pyramidal pour la voie motrice; les voies sensitives sont encore mal déterminées. — De même, tout centre de nerf crânien est en relation avec l'extérieur par ses racines périphériques, et avec le cerveau par ses fibres centrales. Ces fibres centrales sortent du noyau d'origine et toutes sont croisées, à part le pathétique peut-être, qui subit une décussation complète de ses fibres efférentes. — Elles passent alors dans les pédoncules et se rendent dans l'écorce du cerveau. C'est ainsi que l'on explique les paralysies alternes dans les lésions de la protubérance, la lésion pouvant fort bien frapper à la fois les fibres cérébrales des membres, non encore décussées, et celles de la face déjà entre-croisées. La paralysie des membres ne sera donc pas du même côté que la paralysie de la face et réciproquement.

§ X. — *Membrane ventriculaire ou épendyme.*

Les cavités ventriculaires sont tapissées par une mince membrane qui se continue avec celle qui recouvre le canal central de la moelle épinière au niveau du ventricule d'Arantius. Cette membrane, c'est l'*ependyme*. Elle est constituée par une lame épithéliale, doublée sur certains points d'une mince couche fibroïde de tissu conjonctif. — Ses cellules sont polyédriques et primitivement ciliées, caractère qu'elles conservent du reste toute la vie dans l'aqueduc de Sylvius, et parfois aussi sur le plancher du quatrième ventricule. — Sur les plexus choroïdes, cet épithélium s'amincit et ses cellules prennent les caractères des cellules pavimenteuses.

La membrane ventriculaire adhère d'une façon plus ou moins intime au tissu sous-jacent; sa face interne est lisse et polie. — Au niveau des bords latéraux du trigone, elle se continue, d'une part, sur la toile choroïdienne, de l'autre, sur les plexus choroïdes : il s'ensuit que les ventricules latéraux ne communiquent avec le troi-

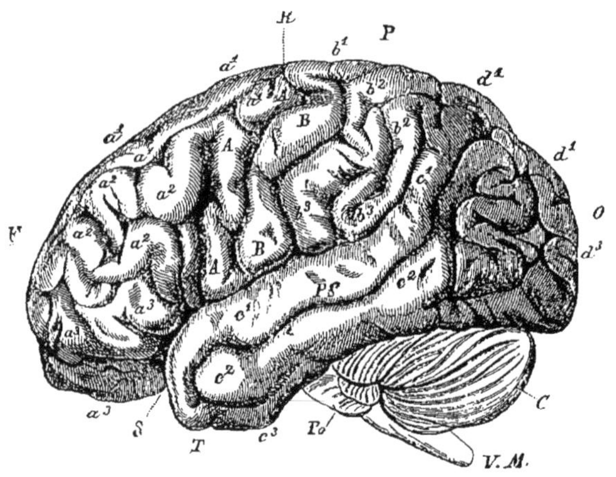

Fig. 75. — Cerveau de la Vénus hottentote, vue latérale (Gratiolet).

F, lobe frontal; — P, lobe pariétal; — O, lobe occipital; — T, lobe temporal; — C, cervelet; — Po, protubérance; — VM, bulbe; — S, scissure de Sylvius; — R, sillon de Rolando; — PS, scissure parallèle; — a^1, a^2, a^3, circonvolutions frontales supérieure, moyenne et inférieure; — A, circonvolution frontale ascendante; — B, circonvolution pariétale ascendante; — b^1, b^2, b^3, circonvolutions pariétales supérieure, moyenne et inférieure; — c^1, c^2, c^3, circonvolutions temporales supérieure, moyenne et inférieure; — d^1, d^2, d^3, circonvolutions occipitales supérieure, moyenne et inférieure.

sième ventricule que par les trous de Monro, comme nous l'avons déjà dit.

§ XI. — *Circonvolutions et sillons du cerveau.*

On désigne sous le nom de *circonvolutions cérébrales* des replis épais, juxtaposés et tortueux, qui recouvrent la surface du cerveau.

Si les actes de transmission dans le cerveau, qu'il s'agisse de sensations, de mouvements réflexes, de mouvements voulus ou d'actes intellectuels, ont pour conducteurs les fibres blanches des hémisphères, les actes de la pensée, au contraire, se passent au sein de la substance grise qui constitue l'écorce du cerveau. — Plus la nappe de substance grise sera étendue, plus seront étendus les phénomènes intellectuels (fig. 75 et 76). — A cet effet, cette nappe se plisse et se contourne de mille manières, de façon à multiplier son étendue (1).

C'est là l'office des circonvolutions, plis tortueux, séparés par des sillons plus ou moins profonds, et dont le nombre et la richesse paraissent être en rapport direct avec la puissance de l'activité intellectuelle (2).

Leur abondance dans le cerveau de l'homme a été longtemps un obstacle à leur étude, — et ce n'est que depuis que GRATIOLET (1855) a fait remarquer que le cerveau beaucoup plus simple des animaux représente, en quelque sorte, le schéma fondamental de celui de l'Homme, que l'on est parvenu à mettre de l'ordre dans ce dédale.

En effet, au milieu de la complexité apparente que présentent les plis de l'écorce cérébrale, on peut reconnaître, comme le dit S. POZZI, les marques d'un plan uniforme et comme l'esquisse d'un même dessin.

Les circonvolutions manquent chez les Poissons, les Reptiles et les Oiseaux; nulles également chez quelques Mammifères (Ouistiti, etc.), rudimentaires chez la plupart des Rongeurs et des Édentés (*Lissencéphales*), elles arrivent à un notable développement dans les Carnassiers, et plus remarquable encore dans les Solipèdes et les Ruminants (*Gyrencéphales*). — Elles atteignent leur plus grand développement chez le Marsouin, l'Éléphant, les Singes, les Anthropoïdes, mais surtout chez l'Homme (*Archencéphale*), où elles prennent une ampleur exubérante.

Or, pour découvrir le plan général des circonvolutions cérébrales, il ne faut pas commencer par les étudier chez l'Homme; il faut, au contraire, s'adresser de préférence au cerveau du Singe ou à celui du fœtus de l'Homme lui-même, chez lequel les circonvolutions commencent seulement à se développer à partir du sixième mois, ou encore à des cerveaux d'idiots ou de microcéphales (3). — C'est en s'y prenant de la sorte que LEURET d'abord, mais GRATIOLET surtout, ont pu établir un système de *circonvolutions fondamentales*, autour duquel viennent se grouper chez les Singes, et chez l'Homme surtout, des *circonvolutions accessoires* ou mieux *de perfectionnement*. — Les premières sont des circonvolutions antéro-postérieures plus ou moins parallèles; — les secondes apparaissent au centre de celles-ci sur la région moyenne de l'hémisphère, et

(1) La surface corticale mesure environ 700 c. c. sans les enfoncements, 2000 c. c. avec les enfoncements.

(2) FLESCH conclut que c'est au mode de développement des systèmes de fibres de la substance blanche qu'il faut attribuer le rôle essentiel dans la disposition des sillons principaux du cerveau, tandis que l'apparition des sillons secondaires dérive du mode de distribution des vaisseaux, et la direction des systèmes de sillons est déterminée par la réaction du crâne sur l'encéphale (*Corresp. Blatt. f. sch. Aerzte*, p. 50, 1888).

Au contraire, pour JELGERSMA (*Ueber den Bau Sangethiergehirns*, in *Morph. Jahrb.*, t. XV, 1889), la formation des scissures et circonvolutions est le résultat de la tendance qu'ont les couches superficielles, c'est-à-dire l'écorce cérébrale, à s'étendre, et de l'adaptation réciproque de la substance grise périphérique aux trajets blancs centraux.

(3) Le cerveau des microcéphales est un cerveau arrêté dans son développement. — Les plis et les sillons sont réduits aux circonvolutions élémentaires, et le cerveau peut ne peser que 640 grammes comme celui de CHER..., de l'observation de BOURNEVILLE et WILLAUMIÉ (*Arch. de neurologie*, p. 59, 1882). — Voy. C. VOGT, *Mémoire sur les microcéphales*, Genève 1882. — E. DUCATTE, *La microcéphalie au point de vue de l'atavisme*. Thèse de Paris, 1880. — DARWIN et VOGT ont admis que la microcéphalie est un arrêt de développement, mais aussi un phénomène d'atavisme. E. DUCATTE, en rencontrant chez certains microcéphales idiots, la scissure sous-pariétale propre aux Mammifères gyrencéphales osmatiques, le pli pariéto-limbique postérieur profond des Chats, chez la Négresse de BAILLARGER le pli cunéo-limbique superficiel des Singes, qui

coupent perpendiculairement les circonvolutions fondamentales (LEURET).

On considère à chaque circonvolution une *base* ou *bord adhérent*, appuyée sur le centre ovale de l'hémisphère; un *sommet* ou *bord libre*, légèrement arrondi est assez souvent parcouru par un sillon.

Les surfaces comprises dans l'intervalle de la base et du sommet portent le nom de *flancs des circonvolutions* (FOVILLE). Ceux-ci sont moulés les uns sur les autres et séparés par un repli de pie-mère.

Le développement des circonvolutions est extrêmement variable chez les divers individus, et aussi sur le même cerveau. — Comme le disait A. DESMOULINS en 1825, on peut regarder comme un fait général bien établi que leur dévelop-

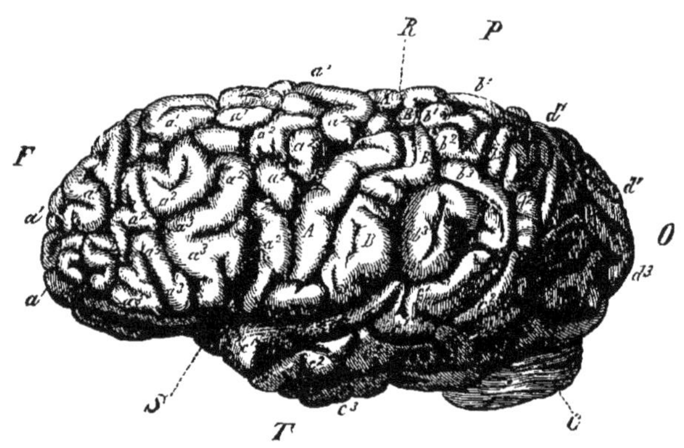

FIG. 76. — Cerveau de Gauss, célèbre mathématicien, vue latérale (R. Wagner).

F, lobe frontal; — P, lobe pariétal; — O, lobe occipital; — T, lobe temporal; — C, cervelet; — S, scissure de Sylvius; — R, sillon de Rolando; — a^1, a^2, a^3, circonvolutions frontales supérieure, moyenne et inférieure; — A, circonvolution frontale ascendante; — B, circonvolution pariétale ascendante; — b^1, b^2, b^3, circonvolutions pariétales supérieure, moyenne et inférieure; — c^1, c^2, c^3, circonvolutions temporales supérieure, moyenne et inférieure; — d^1, d^2, d^3, circonvolutions occipitales supérieure, moyenne et inférieure.

pement est en raison directe du nombre et de la perfection des facultés intellectuelles, dans les espèces comme dans les individus (1).

Avant de passer à l'étude individuelle des circonvolutions du cerveau, il est de toute nécessité de partager celui-ci en un certain nombre de *départements* ou *lobes* naturels séparés les uns des autres par des sillons fondamentaux et de premier ordre.

est profond chez l'Homme et le Gibbon, a été amené à conclure qu'il y avait là d'évidentes réversions ataviques, et dès lors il s'est demandé pourquoi on ne regarderait pas également comme telles, la calotte occipitale, la continuité du sillon pariétal avec la scissure occipitale externe, la grande étendue du premier sillon temporal? Je partage cette opinion. La plupart des malformations, en effet, ne sont que le résultat d'arrêts de développement, et la complexité de ces malformations n'est elle-même que le résultat de la déviation dans la formation ordinaire, conséquence elle aussi de l'arrêt de développement.

(1) Le cerveau des Nègres se distingue de celui de l'Européen par des plis plus simples et moins saillants, et par l'épaisseur moindre de la couche grise corticale (PRUNER-BEY).

Considérez la face externe des hémisphères : vous y voyez une vaste scissure oblique en haut et en arrière, c'est la *scissure de Sylvius* (*s'*, fig. 77), et, au-dessus de sa partie moyenne, un sillon profond qui tombe sur elle un peu obliquement de haut en bas et d'arrière en avant, c'est le *sillon de Rolando* (*c*, fig. 77). — Tout ce qui est en avant du sillon de Rolando appartient au *lobe frontal;* ce qui est en arrière, à la région pariéto-occipitale qu'un sillon divise en *lobe pariétal* et *lobe occipital*. Pour comprendre cette division et voir le sillon, il faut regarder la face externe de l'hémisphère du cerveau d'un Singe. On y voit, à l'union du quart postérieur avec les trois quarts antérieurs, un sillon presque vertical, *scissure perpendiculaire externe*, qui sépare la région pariéto-occipitale en deux lobes, l'un antérieur, *lobe parietal*, l'autre postérieur, *lobe occipital*. — Chez l'Homme, cette scissure est comblée par des plis, *plis de passage*, qui unissent les circonvolutions pariétales aux circonvolutions occipitales. Néanmoins, il est possible de la reconnaître encore et de la délimiter à l'aide d'une ligne fictive, grâce à l'existence d'une incisure que l'on voit sur le bord supérieur de l'hémisphère, et qui est le vestige de la scissure comblée par les circonvolutions de passage mentionnées plus loin (p. 143). — Tout ce qui reste au-dessous de la scissure de Sylvius constitue le *lobe sphénoïdal* ou *temporal*, continu en arrière avec les lobes pariétal et occipital. A la division de la surface des hémisphères en lobes, doit être rattachée la formation des *lobes olfactifs*, qui, à la suite du développement du lobe frontal, se trouvent reportés à la base du cerveau et perdent beaucoup de leur importance dans l'espèce humaine.

Nous décrirons successivement les circonvolutions de la face externe, de la face interne et de la face inférieure des hémisphères.

1° Circonvolutions de la face externe des hémisphères. — Sur cette face, nous voyons deux sillons qui ont la plus grande importance dans l'étude de la morphologie de l'écorce : c'est le sillon de Rolando et la scissure de Sylvius.

Le *sillon de Rolando*, *sulcus centralis*, *scissure centrale* (*c*, fig. 77), dirigé de haut en bas et d'arrière en avant (1), n'atteint pas tout à fait en bas la scissure de Sylvius. — Il sépare le lobe frontal du lobe pariétal, et sur certains cerveaux on rencontre dans son fond des plis de passage (Wagner, Ch. Féré, Giacomini, Richter, etc.), plus ou moins accusés. — Il est bordé en avant et en arrière par deux circonvolutions parallèles à son trajet, en avant la *circonvolution frontale ascendante* (centrale antérieure, *quatrième frontale*), en arrière la *circonvolution pariétale ascendante* (centrale postérieure).

Le sillon de Rolando peut être dédoublé, et dès lors il existe trois circonvolution centrales.

(1) Chez le fœtus de six mois le sillon de Rolando est presque vertical, comme cela existe dans les formes basses des Primates. Son extrémité supérieure s'incline en arrière plus tard et passe successivement par l'obliquité peu accusée du sillon des Semnopithèques, plus considérable des Anthropoïdes, avant d'acquérir l'obliquité propre à l'Homme adulte. — Or, plus le sillon est oblique, plus le lobe frontal est volumineux.

De la partie antérieure de la *circonvolution frontale ascendante*, on voit partir deux sillons, *sillon frontal supérieur* et *sillon frontal inférieur*, qui se portent horizontalement en avant et délimitent

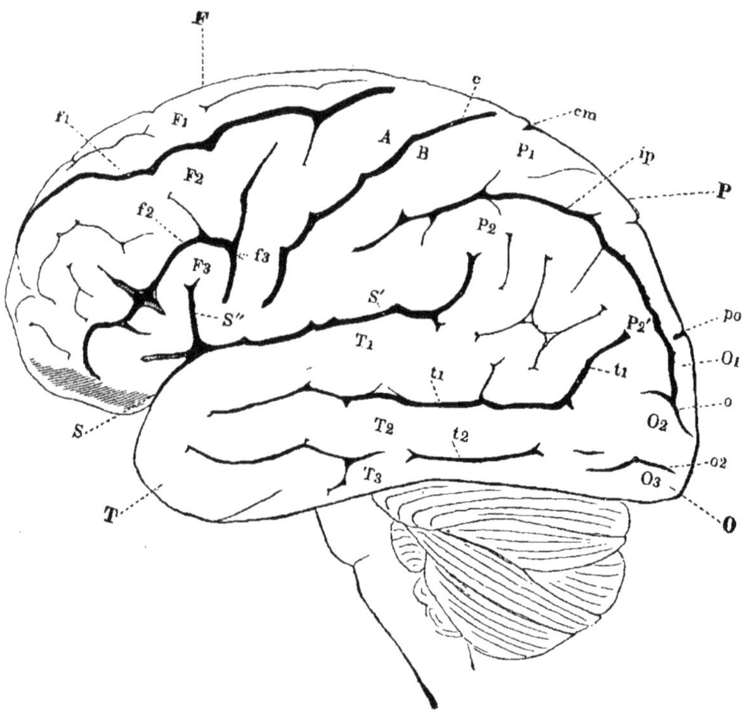

FIG. 77. — Vue latérale du cerveau de l'Homme.

F, lobe frontal; — P, lobe pariétal; — O, lobe occipital; — T, lobe temporo-sphénoïdal; — S, scissure de Sylvius; — S', S'', branches horizontale et verticale de la précédente scissure; — *c*, sillon de Rolando; — A, circonvolution frontale ascendante, et B, circonvolution pariétale ascendante; — circonvolutions frontales : F^1, supérieure; F^2, moyenne; F^3, inférieure; — f^1, inférieur, f^2 et f^3, sillon frontal supérieur moyen et inférieur, sulcus præcentralis; — P^1, lobe pariétal supérieur; — P^2, lobule pariétal inférieur; — $P^{2'}$, gyrus supra-marginal; — $P^{2''}$, pli courbe; — *ip*, sillon intrapariétal; — *cm*, extrémité de la scissure calloso-marginale; — O^1, O^2, O^3, première, deuxième et troisième circonvolutions occipitales; — *po*, scissure pariéto-occipitale; — *o*, sillon occipital transverse; — o^2, sillon occipital longitudinal; — T^1, T^2, T^3, première, deuxième et troisième circonvolutions temporo-sphénoïdales; — t^1 et t^2, première et deuxième scissures temporo-sphénoïdales.

trois circonvolutions sur le lobe frontal : les *circonvolution frontale supérieure, circonvolution frontale moyenne, circonvolution frontale inferieure* (F^1, F^2, F^3, fig. 77). — La première suit la direction de la scissure interhémisphérique et va se terminer en pointe au sommet du lobe frontal où elle se continue avec le *gyrus rectus;* — la seconde circonvolution frontale, intermédiaire aux deux autres, est assez souvent dédoublée (quatrième circonvolution frontale); mais cette particularité n'est pas spéciale (A. RICHTER, etc.) aux cerveaux des criminels, comme l'ont supposé BENEDICKT, HANOT, et le type à quatre frontales existe aussi bien chez l'Homme ordinaire que chez les criminels; — la troisième circonvolution frontale, *circonvolution de Broca*, forme une courbe analogue à celle du sourcil, *pli sourcilier de Gratiolet*, qui embrasse dans sa concavité la branche antérieure de bifurcation de la scissure de Sylvius. — La circonvolution de Broca recouvre le lobule de l'Insula, *opercule*, et son bord inférieur fait partie de la scissure de Sylvius.

La partie qui est comprise entre les deux branches de bifurcation de la scissure sylvienne porte le nom de *cap* de la troisième circonvolution frontale, région dans laquelle siège le centre du langage articulé (F^3, fig. 77) (1). — A l'extrémité postérieure du sillon frontal inférieur, enfin, s'ajoute très souvent un sillon vertical, *sillon prérolandique, sulcus præcentralis*, qui délimite en avant la circonvolution frontale ascendante. Il peut aussi arriver que le sillon de Rolando soit dirigé en avant, qu'il soit comblé par des plis de passage, ou qu'il soit dédoublé de façon à ce qu'il existe trois circonvolutions centrales.

La *scissure de Sylvius* commence à la base du cerveau, à la partie externe de l'espace perforé latéral, se porte en avant et en dehors, en séparant le lobe frontal du lobe sphénoïdal, puis se réfléchit en arrière, en montant obliquement sur la face externe de l'hémisphère (S, fig. 77).

Après un court trajet sur cette face, elle se divise en deux branches, l'une antérieure, verticale et courte, *branche antérieure*, l'autre postérieure, longue et oblique en haut et en arrière, *branche*

(1) La circonvolution de Broca présente des variations importantes. — Voici comment les résume G. HERVÉ, qui a étudié cette question d'une façon toute spéciale (Thèse de Paris, 1888) : 1° le type cérébral Primitif des primates est un type à deux étages frontaux; — 2° la circonvolution de Broca n'apparait qu'à partir des Anthropoïdes, en même temps que la branche horizontale de la scissure de Sylvius; — 3° elle se forme par dédoublement du deuxième étage frontal primitif; — 4° le développement de cette circonvolution chez le fœtus reproduit le développement dans la série; — 5° chez les microcéphales, le centre de la mémoire motrice des mots est ou absent (premier type), ou rudimentaire comme chez les Anthropoïdes (deuxième type), ou constitué, à la complication près, comme dans l'individu normal (troisième type). Presque toujours, chez les idiots, les imbéciles, les sourds-muets, souvent dans les races inférieures, le centre en question est plus ou moins rudimentaire. Chez les intellectuels, sa complexité morphologique est, d'une façon générale, corrélative à la puissance de la fonction, c'est-à-dire que le développement de la mémoire motrice des mots est subordonné au développement de la circonvolution de Broca. Elle était très développée dans le cerveau de GAMBETTA.

postérieure. — Leur angle de séparation embrasse l'extrémité inférieure du sillon de Rolando, et l'extrémité des deux circonvolutions ascendantes qui se réunissent en anse au-dessous de l'extrémité du sillon (S', fig. 77).

La lèvre supérieure de la scissure de Sylvius est formée en avant par la troisième circonvolution frontale, puis par la partie inférieure des frontale et pariétale ascendantes; — sa lèvre inférieure est constituée par la première circonvolution temporo-sphénoïdale, et son sommet est entouré par le lobule pariétal inférieur.

En écartant les bords de la scissure de Sylvius, on découvre une saillie conoïde constituée ordinairement par trois plis radiés; c'est le *lobule du corps strié* ou *insula de Reil.* — Ce groupe de circonvolutions est limité par *trois rigoles* (P. Broca), une *antérieure*, qui le sépare de la troisième frontale, une *supérieure*, qui le sépare du bord supérieur de la scissure de Sylvius, une *inferieure*, qui le sépare de la première circonvolution temporo-sphénoïdale et de la *région rétro-insulaire* constituée par un pli, *circonvolution temporale transverse* de Heschl, *pli de passage temporo-pariétal profond* de Broca.

Le *lobe temporo-sphénoïdal* est parcouru par un sillon longitudinal parallèle à la scissure de Sylvius, *scissure parallèle* (t^1, fig. 77), qui délimite nettement *deux circonvolutions temporo-sphénoïdales.* — La première, *première circonvolution sphénoïdale* ou *circonvolution sphénoïdale supérieure*, se continue en arrière avec le pli courbe; — la seconde, *deuxième circonvolution sphénoïdale*, se continue avec les circonvolutions occipitales. — Assez généralement, cette dernière circonvolution est subdivisée en deux plis secondaires par un sillon longitudinal plus ou moins accusé ou étendu. Il y a alors *trois circonvolutions temporales*, une *supérieure*, une *moyenne* et une *inférieure.*

Le lobe pariétal est coupé en deux par un sillon curviligne, à concavité inférieure embrassant à la fois les extrémités postérieures de la scissure de Sylvius et de la scissure parallèle; — c'est la *scissure interpariétale.* — Cette scissure limite, en arrière, la circonvolution pariétale ascendante, bornée en avant par le sillon de Rolando, et sépare le lobe pariétal en deux circonvolutions : l'une supérieure, *lobule pariétal supérieur, circonvolution pariétale supérieure, gyrus supero-parietalis*, l'autre inférieure, *lobule pariétal inférieur, lobule du pli courbe, circonvolution pariétale inférieure* (p^2, fig. 77). La première se continue en avant avec la circonvolution pariétale ascendante, en arrière avec la circonvolution occipitale supérieure, par l'intermédiaire du premier pli de passage; — la seconde, à cheval sur les extrémités postérieures de la scissure de

Sylvius et de la scissure parallèle, se continue en avant avec la circonvolution temporo-sphénoïdale supérieure, en arrière avec les deuxième et troisième circonvolutions occipitales, par l'intermédiaire des deuxième et troisième plis de passage. — La partie qui contourne l'extrémité de la scissure de Sylvius forme le *lobule du pli courbe, gyrus marginalis*, et le crochet qui embrasse l'extrémité de la scissure parallèle constitue le *pli courbe, gyrus angularis*.

La scissure interpariétale est souvent traversée par des *plis de passage transversaux* (Gromier), et elle peut aussi se relier à la scissure perpendiculaire externe; — il résulte de cette disposition que la partie antérieure de la scissure peut être isolée du reste et constituer un sillon parallèle au sillon de Rolando, *sillon post-rolandique*, limité en arrière par une deuxième circonvolution pariétale ascendante, qui peut même se dédoubler dans certains cas (Ch. Féré).

Le *lobe occipital* est très nettement séparé du lobe pariétal par une scissure profonde chez les Singes, mais chez l'Homme il est comblé par des plis de passage qui la masquent presque entièrement. — C'est la *scissure perpendiculaire externe, sillon occipital externe*, qui n'a qu'une existence fictive, mais qu'une encoche taillée sur le bord supérieur de l'hémisphère, et en continuité directe avec la scissure perpendiculaire interne, permet toujours de reconnaître en haut.

Ce lobe, qui, chez les Singes, est comme surajouté à l'hémisphère, *calotte* de Gratiolet, est divisé d'une façon fort irrégulière par deux sillons, *sillon occipital supérieur* et *sillon occipital inférieur*, délimitant trois circonvolutions horizontales, appelées *circonvolution occipitale supérieure, circonvolution occipitale moyenne, circonvolution occipitale inferieure*. — La première est reliée en avant à la circonvolution pariétale supérieure par le premier *pli de passage occipito-parietal;* — la seconde, avec le pli courbe, par le *deuxième pli de passage;* — la troisième, enfin, est unie aux circonvolutions temporales, moyenne et inférieure, par un *troisième pli de passage occipito-temporal*.

Ch. Giacomini a rencontré des cerveaux à deux, à quatre et à cinq circonvolutions frontales. Il a également observé que le type frontal à quatre circonvolutions survient par dédoublement de la frontale moyenne comme l'a dit Hanot, et qu'il n'y a aucun rapport entre ce type et le type frontal des Carnivores que l'on a voulu ainsi rapprocher des criminels auxquels on a également voulu attribuer (Benedikt, Hanot) le type à quatre circonvolutions frontales. — Giacomini signale aussi l'existence d'un sillon post-rolandique, l'existence de trois circonvolutions pariétales, le passage direct de la scissure interpariétale dans le lobe occipital, etc. (*Arch. ital. de biol.*, t. I, p. 333, 1882). — La présence du sillon limbique sur la pointe du lobe temporal a été signalée par Broca, qui l'a retrouvé sur tous les cerveaux de Nègres qu'il a examinés, presque aussi accusé que chez les Singes; d'où Broca a attribué à ce sillon un caractère réversif.

2° Circonvolutions de la face interne de l'hémisphère. — Cette face est sillonnée par une scissure qui commence sous le genou du corps calleux, se réfléchit en haut et en arrière en suivant une marche parallèle au corps calleux jusque vers sa partie postérieure où elle se recourbe brusquement en haut pour se terminer sur le

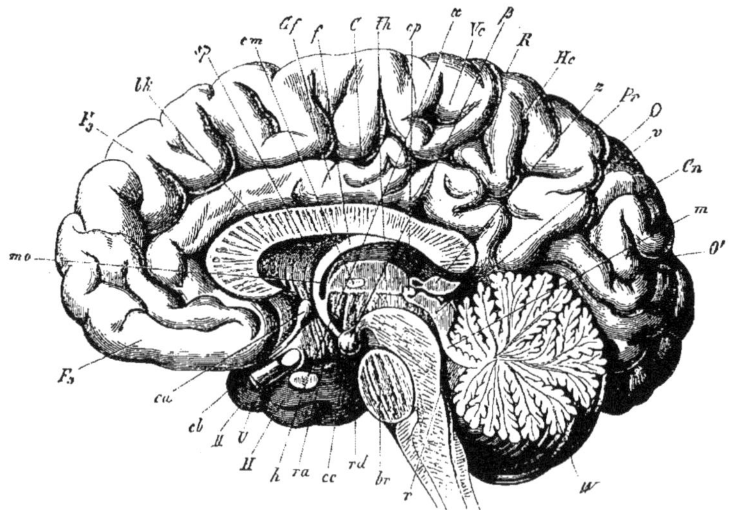

Fig. 78. — Circonvolutions de la face interne des hémisphères.

br, pont de Varole; — *r*, quatrième ventricule; — W, cervelet; — *rd*, troisième ventricule; — *cc*, tubercules mamillaires; — *ra*, piliers antérieurs du trigone; — *h*, hypophyse; — H, circonvolution de l'hippocampe; — U, sommet du lobe sphénoïdal; — II, nerf optique; — *ca* et *cb*, commissure antérieure; — F³, troisième circonvolution frontale; — *n.b*, trou de Monro; — *bk*, corps calleux; — *sp*, cloison transparente; — *cm*, commissure moyenne; — *Cf*, circonvolution du corps calleux ou de l'ourlet; — *f*, trigone; — C, sillon calloso-marginal; — *th*, couche optique; — *cp*, commissure postérieure; — Vc, lobule paracentral; — R, extrémité du sillon calloso-marginal; — Hc et Pr, præcunéus; — *z*, glande pinéale; — O, sillon cunéo-précunéen; — *v*, tubercules quadrijumeaux; — Cn, cunéus; — *m*, voile médullaire supérieur; — O', sillon occipital ou perpendiculaire interne.

bord de la scissure interhémisphérique, un peu en arrière de l'extrémité supérieure du sillon de Rolando; c'est le *sillon calloso-marginal*, la *scissure festonnée* (C, fig. 78). — Au-dessus de ce sillon, on voit la *circonvolution frontale interne supérieure*, qui n'est autre chose que la face interne de la première frontale de la face externe de l'hémisphère; — au-dessous du sillon, s'étend la *circonvolution frontale interne inférieure*, *circonvolution crêtée*, *circonvolution du corps calleux*, *gyrus fornicatus*, *circonvolution de l'ourlet* (Cf, fig. 78). — La première est interrompue en arrière par un petit sillon vertical; entre ce sillon et la portion ascendante du sillon calloso-marginal, on voit un lobule, *lobule paracentral, lobule ovalaire*, qui correspond, sur la face interne de l'hémisphère, à la partie supérieure des circonvolutions frontale et pariétale ascendantes. — A sa partie postérieure, la circonvolution du corps calleux s'élargit et se porte dans le lobule pariétal supérieur. — Cette portion élargie, limitée en avant par la portion ascendante du sillon calloso-marginal, en arrière par la scissure perpendiculaire interne, porte le nom de *lobule quadrilatère, lobule carré, præcuneus, lobule pariétal interne* (Pr, fig. 78).

La circonvolution du corps calleux, née au-dessous du bec de cet organe, contourne son genou, suit sa courbure, et, arrivée à son bourrelet, se réfléchit d'arrière en avant en enveloppant le pédoncule cérébral et les ganglions du cerveau, ce que GRATIOLET appelait le hile de l'hémisphère. A partir du bourrelet, elle prend le nom de circonvolution de l'hippocampe.

Vers la partie postérieure de l'hémisphère, on voit descendre obliquement en avant, jusqu'au-dessous du bourrelet du corps calleux, un sillon qui fait suite à l'encoche de la scissure perpendiculaire externe; — c'est la *scissure perpendiculaire interne, sillon pariéto-occipital* (O', fig. 78). Sur ce sillon, vient se jeter perpendiculairement une autre scissure, qui part des environs du sommet du lobe occipital, c'est la *scissure calcarine*, à laquelle on donne aussi le nom de *sillon du petit hippocampe*, parce qu'elle correspond à la saillie intraventriculaire appelée petit hippocampe. La scissure perpendiculaire interne et la scissure calcarine délimitent un lobule triangulaire dit *lobule cuneiforme, cuneus, lobule occipital interne* (Cn, fig. 78).

Le *lobe temporo-sphénoïdal* est parcouru par deux sillons, *scissures temporo-occipitales internes*, qui délimitent trois circonvolutions, *circonvolutions temporo-occipitales*, distinguées en *supérieure, moyenne, inférieure*. — La circonvolution temporale moyenne porte encore le nom de *lobule fusiforme*; — la temporale supérieure, *pli unciforme* de Vicq-d'Azyr, *circonvolution du grand hippocampe, gyrus hippocampi, subiculum*, limite en bas la fente cérébrale de Bichat et se termine en avant en se recourbant en crochet, *uncus. gyrus uncinatus*, pour se continuer en arrière avec le corps bordant et le corps godronné. — En arrière, elle s'unit à une petite circonvolution du lobe occipital, le *lobule lingual*. — Quant au sillon des hippocampes, en s'enfonçant dans la corne sphénoïdale du ventricule latéral, il détermine la formation d'un bourrelet, la *corne d'Ammon* (voy. p. 116).

3° Circonvolutions de la base du cerveau. — La *face inférieure* de l'hémisphère est divisée en deux parties inégales par la scissure de Sylvius. La partie antérieure appartient au lobe frontal et porte le nom de *lobule orbitaire.* — On y voit deux sillons, l'un interne, rectiligne et longitudinal, *sillon olfactif*, qui loge le nerf de ce nom; l'autre externe, très irrégulier, en forme d'étoile, de croix, d'H, *sillon cruciforme* ou *orbitaire.* — En dedans du sillon olfactif,

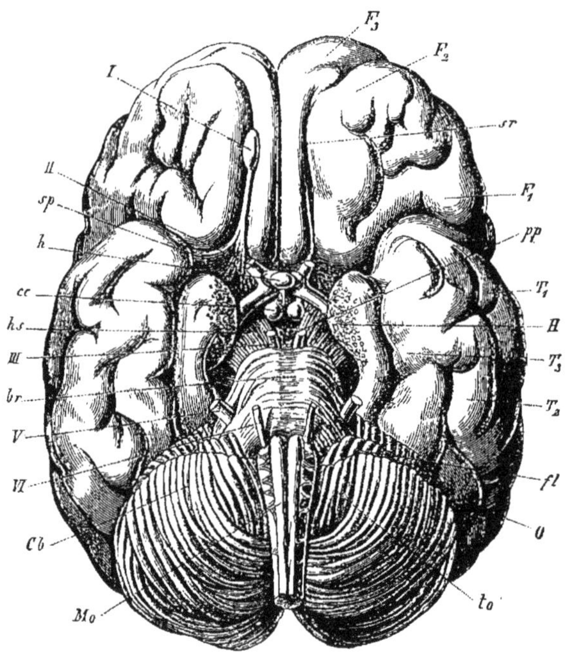

Fig. 79. — Circonvolutions de la base du cerveau.

I, bulbe olfactif; — *sr*, sillon olfactif; — II, nerf optique; — *sp*, espace perforé latéral; — *h*, hypophyse; — *cc*, tubercules mamillaires; — *p*, *p*, espace perforé postérieur; — *hs*, pédoncules cérébraux; — III, nerf oculo-moteur commun; — H, circonvolution de l'hippocampe; — *br*, protubérance annulaire; — V, nerf trijumeau; — VI, nerf oculo-moteur externe; — *Cb*, cervelet; — *te*, lobule amygdalien; — *Mo*, pyramides antérieures du bulbe rachidien; — O, lobe occipital du cerveau; — *fl*, lobule du pneumogastrique du cervelet; — T^1, T^2, T^3, première, deuxième et troisième circonvolutions sphénoïdales; — F^1, F^2, F^3, première, deuxième et troisième circonvolutions frontales.

on trouve une circonvolution qui longe la scissure interhémisphérique, c'est le *gyrus rectus*, qui se continue en avant avec la circonvolution frontale supérieure de la face externe; — entre le sillon olfactif et le sillon cruciforme, on voit une nouvelle circonvolution qui se continue avec la frontale moyenne de la face externe, et, en dehors du sillon cruciforme, une dernière circonvolution qui forme l'origine du pli sourcilier de la circonvolution de Broca.

En arrière de la scissure de Sylvius, on aperçoit les *circonvolutions temporo-occipitales*, que nous avons décrites, avec la face interne de l'hémisphère (p. 146).

Structure des circonvolutions. — La section en travers des circonvolutions laisse voir qu'elles sont constituées par une couche superficielle de substance grise et d'une partie centrale de substance blanche. — La première est le substratum matériel du mécanisme cérébral, qui aboutit à la pensée, à la conscience, à la mémoire, à la volition; la seconde est une substance conductrice.

La substance grise, qui revêt toute la surface des hémisphères, n'est pas homogène, mais elle présente plusieurs séries de couches alternativement blanches et grises, disposition parfaitement exposée et figurée par BAILLARGER (E, fig. 48).

La substance blanche est formée de faisceaux fibreux, qui sortent du centre ovale et s'épanouissent en éventail dans les circonvolutions.

La substance grise est composée de cellules nerveuses, plongées dans une gangue névroglique, et de vaisseaux.

Les *cellules nerveuses* ont une *forme pyramidale* presque caractéristique; rarement elles sont fusiformes. On les a divisées en *petites* (10 à 15 μ), *moyennes* (40 à 50 μ) et *géantes* (100 à 120 μ), mais toutes sont dirigées d'une façon telle que leur sommet regarde la périphérie, leur base la substance blanche, et toutes ont : 1° un *corps cellulaire* strié en long; — 2° un *noyau* ovoïde et volumineux, autour duquel il existe des *granulations pigmentaires*, auxquelles est due la couleur grise du manteau cortical des hémisphères; — 3° des *prolongements* multiples et ramifiés qui s'anastomosent avec ceux des cellules voisines pour donner lieu à un véritable réseau de cellules nerveuses, qui occupe toute l'épaisseur de la substance grise; — 4° un prolongement non ramifié, *prolongement basal de Meynert*, qui naît de la base de la cellule et semble représenter le prolongement de Deiters et se continuer (KOSCHEWNIKOFF) avec le cylindre-axe des fibres blanches sous-jacentes (B, fig. 80).

Ces divers éléments sont associés en couches superposées, de telle manière que dans une coupe de substance grise, on trouve : 1° superficiellement, juste sous la pie-mère, une *premiere couche*, mince, qui se présente sous l'aspect d'une ligne claire : elle est constituée par de la matière amorphe névroglique, quelques noyaux ou myélocytes et un plexus de fibres nerveuses fines ; — 2° une *deuxieme couche, couche des petites cellules pyramidales*, qui se présente sous la forme d'une bande plus foncée : elle est constituée par des zones successives de petites cellules pyramidales, parcourues par de très rares fibrilles nerveuses; — 3° la *troisieme couche, couche des grandes cellules pyramidales*, se présente sous la forme de deux lignes superposées, l'une supérieure, presque translucide, l'autre inférieure, plus sombre : cet aspect est dû à ce que les cellules sont plus tassées et les fibrilles nerveuses plus abondantes dans la lame inférieure; — la *quatrième couche* offre la plus grande analogie avec la première, et elle est constituée presque exclusivement par une lame de névroglie; — la *cinquième couche*, foncée comme la troisième, est formée en grande partie par les éléments fusiformes à prolongements ramifiés, auxquels CH. ROBIN a donné le nom de *cellules de la volition* (fig. 80). — Dans les diverses couches, les éléments nerveux sont soutenus par la névroglie, et les cinq couches stratifiées sont parcourues par les prolongements ramifiés et anastomosés des cellules qui unissent entre elles les cellules d'une même couche et les cellules des couches voisines.

Tel est le type général de la structure du manteau cortical des hémisphères, mais il y a quelques particularités suivant les régions. — Les *cellules pyrami-*

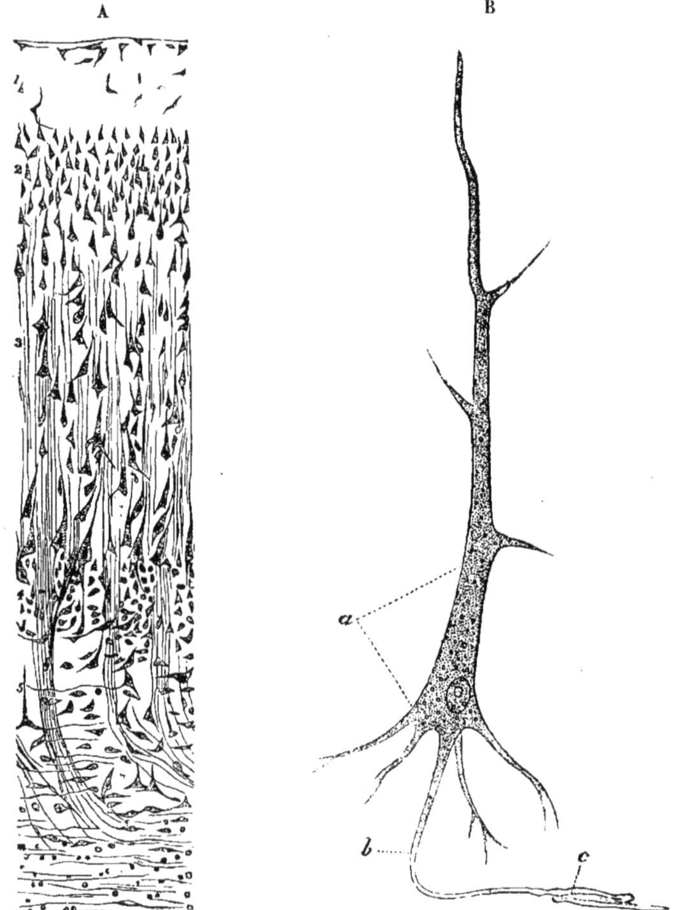

Fig. 80. — Structure de l'écorce du cerveau (grossissement 65 d., Meynert).

A. — 1, couche de petits corpuscules, spécialement de nature névroglique; — 2, couche de petites cellules pyramidales; — 3, couche de grosses cellules pyramidales; — 4, couche de petits corpuscules irréguliers, occupée dans certaines régions par des *cellules geantes;* — 5, couche de corpuscules fusiformes; — *m*, couche blanche ou médullaire.

B. — Grosse cellule pyramidale isolée ou cellule géante (Charcot).

a, corps de la cellule; — *b*, son prolongement basilaire; — *c*, fibres blanches de la circonvolution.

dales géantes se rencontrent spécialement dans les régions psycho-motrices (BETZ), où elles se groupent par nids (LEWIS, CLARKE); — les *grosses cellules de la volition* se voient surtout dans l'écorce de l'insula; — dans la région occipitale, la substance grise est séparée en deux bandes par une lame blanche intermédiaire, *ruban de Vicq-d'Azyr*, zone claire qui est le résultat de l'abondance de la névroglie et de la rareté des cellules pyramidales dans cette région: — dans la corne d'Ammon, la structure de la substance corticale est extrêmement simplifiée, puisqu'elle ne consiste qu'en une seule couche de cellules pyramidales analogues à celles des circonvolutions ascendantes (MEYNERT); — dans la circonvolution godronnée on trouve une couche surajoutée de petites cellules rondes, *stratum granulosum*, et dans la circonvolution de l'hippocampe une couche blanche spéciale, appelée *subiculum* (fig. 105).

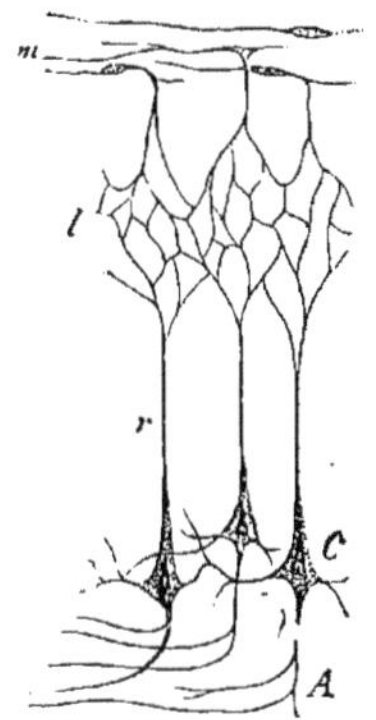

FIG. 81. — Structure de la corne d'Ammon.

A, fibres blanches de la circonvolution ; — C, cellules pyramidales ; — *r*, stratum radiatum ; — *l*, *m*, couches équivalentes de la première et de la deuxième couche de l'écorce commune.

Quant à la *substance blanche des circonvolutions*, elle est constituée principalement, comme celle du centre ovale, de tubes nerveux qui sortent de la base des cellules corticales à l'état de cylindres-axes et se recouvrent d'une gaine de myéline.

§ XII. — *Fonctions du cerveau. — Localisations cérébrales.*

La substance grise corticale, comme le dit excellemment BECHTEREW, représente le lieu où les impulsions centripètes, venues de la périphérie du corps, se métamorphosent en sensations et en perceptions, où celles-ci se groupent et s'associent en séries compliquées, appelées idées, et où éveillée par une série donnée de perceptions, s'engendre une impulsion motrice (volonté), qui met en jeu tel ou tel groupe de muscles. — Toutes les sciences biologiques s'accordent pour convenir que la substance grise corticale n'est autre chose que le foyer de notre activité psychique. — Sans doute le mécanisme intime de la formation des idées nous échappe; — sans doute, il serait grossier de dire que le « cerveau sécrète la pensée », mais ce que l'on peut dire, sans crainte d'être démenti, c'est que le cerveau est aussi indispensable pour produire la pensée que l'est le muscle pour fournir du travail, le charbon et le zinc pour engendrer le courant électrique (1).

(1) Parce que la pensée jaillit du cerveau comme l'éclair de la nuée, on en a fait une force mystérieuse et cachée. — Certes, nous ne connaissons pas l'essence même de la pensée, mais connaissons-nous davantage celle de l'attraction universelle ou celle de l'électricité ? — Et cependant, viendrait-il à quelqu'un aujourd'hui l'idée de dire que l'électricité est une force titanique ? — Non, nous ne connaissons point l'essence de la pensée, mais nous connaissons exactement les conditions de sa production, ses éléments constitutifs (impression, sensation, perception, mémoire, etc.) et les chaînons qui la relient au monde extérieur et aux forces naturelles.

Personne ne nie aujourd'hui que la chaleur est l'équivalent de la force vive moléculaire, et l'onaccepte l'idée d'ÉPICURE, GASSENDI, DESCARTES, LOCKE, NEWTON, que toutes les propriétés de la matière ne sont que des *modes de mouvements* des éléments. — S'il n'y a pas deux chimies, une vivante et une morte, il n'y a pas non plus deux physiques et deux mécaniques, et la force pensante, comme la force musculaire, vient

Quand un hémisphère est détruit par la maladie, le mouvement volontaire est aboli dans la moitié opposée du corps ; — il y a *hémiplégie*. Le cerveau ordonne et commande les mouvements volontaires, et l'animal que l'on prive de ses hémisphères tombe dans l'immobilité végétative et dans un « sommeil sans rêves ». Si on l'excite, on provoque des mouvements réflexes, et il peut marcher ; — si on le pince, il crie et retire la patte ; — si on promène une lumière devant ses yeux, il la suit ; un grand bruit le fait tressaillir, et une violente odeur le fait reculer, mais il a perdu la faculté de la perception ; il a perdu la volonté ; il ne sait plus *regarder ;* il ne sait plus *écouter ;* il ne sait plus *flairer ;*

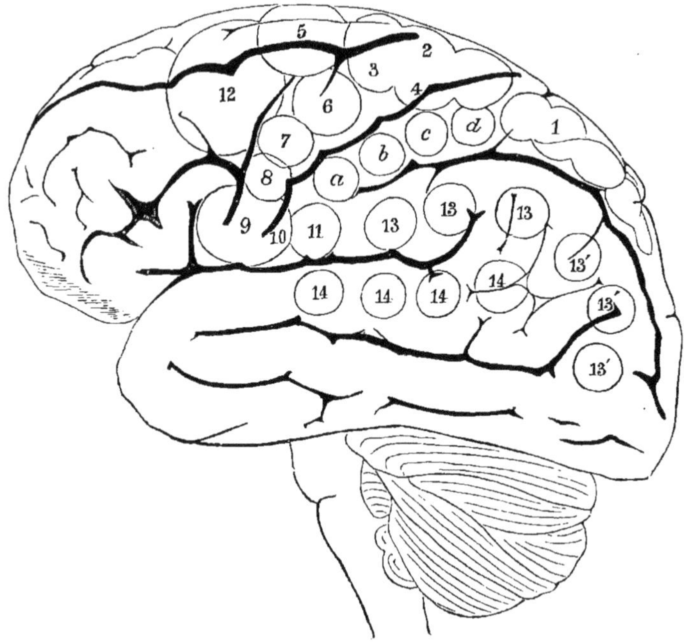

FIG. 82. — Centres psycho-moteurs de l'écorce du cerveau (Ferrier).

1 à 6, centres des mouvements des membres (*hémiplégie*) ; — 7 et 8, centre des mouvements des commissures des lèvres (*paralysie faciale*) ; — 9 et 10, centre des mouvements des lèvres et de la langue, destinés à l'articulation des mots (mémoire des mouvements du langage parlé ou mémoire motrice verbale : *aphasie motrice* ou *aphémie*) ; — 11, centre de rétraction de l'angle de la bouche ; — 12, centre pour les mouvements latéraux de la tête et des yeux, et centre de la mémoire des mouvements de l'écriture ou mémoire motrice graphique (*agraphie*) ; — 13, centre de la mémoire des mots écrits ou imprimés, ou mémoire visuelle verbale (*cécité verbale*), et 13', centre de la vision binoculaire (*hémianopsie*) ; — 14, centre de l'audition (mémoire des sons verbaux ou mémoire auditive verbale : *surdité verbale*).

des aliments et du carbone qui brûle. Au même titre que les phénomènes physico-chimiques produisent dans le muscle une force qui se matérialise par des leviers, le cerveau produit une force qui se matérialise en passant par les rouages nerveux. La pensée n'est pas plus la matière que l'électricité n'est la bouteille de Leyde ; mais pas de cerveau, pas de pensée. Contester ces choses, c'est se laisser aller à un reste de vitalisme.

il ne sait plus *vouloir;* — il marche il est vrai, mais il ne sait plus se *diriger* et se butte contre les obstacles (1).

On sait encore que l'action du cerveau sur les mouvements volontaires est *croisée* en raison de l'entre-croisement des faisceaux médullo-bulbaires et des racines des nerfs, et qu'un seul hémisphère (suppléance?) peut suffire à l'accomplissement des fonctions du cerveau; mais on ne sait presque rien des usages de la plupart de ses formations principales. Nous sommes moins pauvres heureusement quant aux fonctions des circonvolutions, depuis les travaux remarquables de P. Broca, Fritsch et Hitzig, Ferrier, Carville et Duret, Munk, Charcot, Goltz, Luciani et Tamburini, etc.

Longtemps la théorie de Gall a régné dans le vulgaire sinon dans la science; Gall admettait que chaque faculté était localisée dans un point spécial et particulier des hémisphères, et que ces facultés se traduisaient à l'extérieur du crâne par des saillies des os, d'où le fameux *système des bosses*, bosse du calcul, bosse du crime, etc., dont on a pu dire avec une pointe d'ironie que c'était avant tout la *bosse des systèmes*. C'est aujourd'hui de l'histoire.

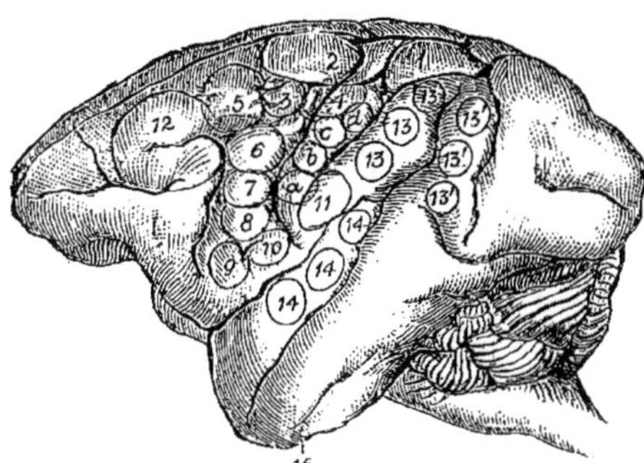

Fig. 83. — Surface externe de l'hémisphère gauche du Singe.

1, sur le lobule pariétal supérieur; — 2, 3, 4, 5, 6, 7, 8, 9, 10 et 11, sur les circonvolutions rolandiques; — 12, sur la moitié postérieure des circonvolutions frontales supérieure et moyenne; — 13 et 13', sur le gyrus angulaire (pli courbe); — 14, sur la circonvolution temporo-sphénoïdale supérieure; — 15, subiculum cornu Ammonis; — *a*, *b*, *c*, *d*, cercles situés sur la circonvolution pariétale ascendante. Les cercles ont la même valeur que dans la figure 82.

Il n'en est pas de même de la *doctrine des localisations cérébrales*, car il paraît bien établi que certaines régions de la substance grise des circonvolutions tiennent sous leur dépendance certaines sensibilités et les mouvements volontaires.

Les *localisations sensorielles*, *centres psycho-sensoriels*, qui ont été établies jusqu'à ce jour chez l'Homme, sont celle de la *surdité verbale* (perte de mémoire des sons verbaux), siégeant sur la circonvolution temporo-sphénoïdale supérieure (14, fig. 82); — celle de la *cécité verbale* (perte de la mémoire des mots écrits) et de l'*hémianopsie*, dont le centre est situé dans le lobule pariétal inférieur (13, fig. 82).

Les expériences de Ferrier, A.-N. Vitzou ont aussi confirmé, sur le Chien, les observations cliniques de Munk, de Bouveret, Chauffard, J. Audry, Oulmont, J. Déjérine, à savoir que le centre cortical de la vision serait situé au niveau des lobes occipitaux (13', fig. 82) et particulièrement dans le cunéus

(1) Le Pigeon comme la Grenouille, auquel on a enlevé le cerveau, ouvre les yeux et agite ses ailes quand on l'irrite; — jeté en l'air, il vole; si on lui met du manger dans le pharynx, il mange; en un mot les sensations paraissent conservées comme les mouvements qui ont quelque chose de fatal, mais la perception et la volonté sont abolies. — Chez les Mammifères (Cobaye, Lapin, Chien), au contraire, l'ablation des centres corticaux psycho-moteurs détermine de la *parésie transitoire* d'ordre intentionnel surtout (Goltz), et chez le Singe et chez l'Homme la paralysie est durable.

(BOUVERET, *Lyon médical*, 1887; — J. AUDRY, *Amblyopie par hématomes symétriques des fosses occipitales*, *Ibid.*, 1888; — CHAUFFARD, *Acad. des sc.*, 23 juillet 1888; — OULMONT, *Cécité par ramollissement des deux lobes occipitaux*, in *Gaz. hebd.*, n° 38, 1889; — J. DÉJÉRINE, P. SOLLIER et AUSCHER,

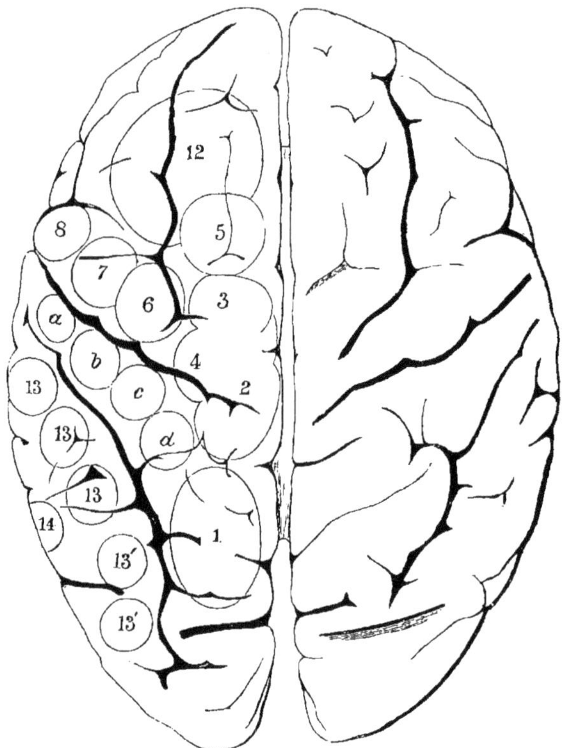

FIG. 84. — Face supérieure du cerveau de l'Homme (Ferrier).

1, sur le lobule pariétal supérieur; — 2, 3, 4, 5, 6, 7 et 8, sur la circonvolution frontale ascendante; — *a*, *b*, *c*, *d*, cercles situés sur la circonvolution pariétale ascendante; — 12, sur la moitié postérieure des circonvolutions frontales supérieure et moyenne; — 13 et 13', placées sur les membres antérieur et postérieur du gyrus angulaire (pli courbe); — 14, sur la circonvolution temporo-sphénoïdale supérieure. Les cercles ont la même valeur que dans la figure 82.

Deux cas d'hémianopsie homonyme par lésions de l'écorce du lobe occipital, in *Arch. de physiol.*, p. 177, 1890) (1).

Les *localisations motrices*, *centres psycho-moteurs*, sont mieux connues encore. — Aux troubles *fonctionnels de l'expression et de la perception des*

(1) L'ouïe aussi reste intacte quand la circonvolution temporale supérieure n'est pas atteinte, tandis qu'elle est supprimée quand cette circonvolution est détruite (FERRIER), ce qui concorde avec les faits de SHARD, WERNICKE, FRIEDLANDER (surdité et cécité), à la suite d'une atrophie du gyrus angulaire et des circonvolutions temporo-sphénoïdales supérieures (A. SCHAEFER, *Brain*, avril 1888; — FERRIER, *Brain*, avril 1888).

signes correspondent des lésions anatomiques limitées de l'écorce du cerveau. — La localisation la plus anciennement établie est celle de l'*aphasie motrice* (perte de la mémoire des associations musculaires nécessaires à l'articulation des sons), qui siège dans le pied de la troisième circonvolution frontale du côté gauche (P. Broca), exceptionnellement à droite (Bouillaud) (9-10, fig. 82); — celle de l'*agraphie* (perte de la mémoire des mouvements nécessaires pour tracer les caractères graphiques), dont le centre répond au pied de la deuxième circonvolution frontale gauche (9-10, fig. 82). — D'autre part, le *centre des mouvements de la face et des membres* est localisé autour du sillon de Rolando (1-6, fig. 82); — celui des mouvements de la partie inférieure de la face dans la région inférieure des deux circonvolutions frontale et pariétale ascendante (8 et 10, fig. 82 et fig. 85 *bis*); — le centre de rotation de la tête (12, fig. 82), dans la partie moyenne de la frontale gauche supérieure (Beevor, Schafer, Horsley); — le centre moteur des membres supérieurs dans la partie moyenne de la frontale ascendante, au niveau du pied de la frontale moyenne (6, 7, fig. 82); — le centre des mouvements des membres inférieurs enfin est localisé dans la région supérieure des deux circonvolutions ascendantes et la région moyenne de la pariétale ascendante (1 à 6, fig. 82).

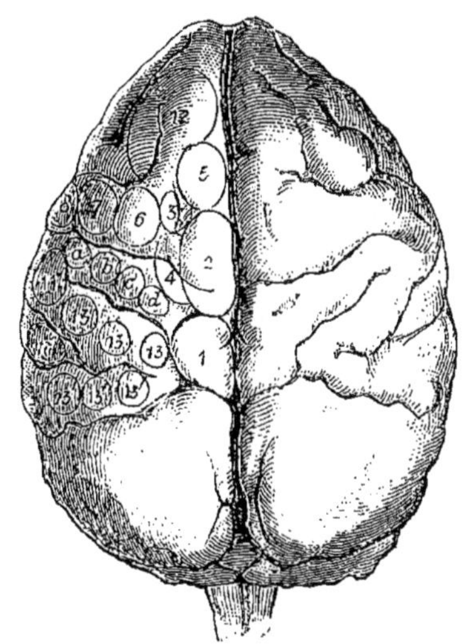

Fig. 85. — Surface supérieure du cerveau du Singe.

Pour la légende, voy. celle de la figure 83.

Les lésions qui entraînent la paralysie de la partie inférieure de la face et de la langue déterminant souvent en même temps des troubles moteurs du larynx et du pharynx, une *paralysie labio-glosso-laryngée d'origine cérébrale* (Lépine, Féré, Bernhardt, etc.), on en arrive à penser à une union des deuxième et troisième circonvolutions frontales avec les noyaux bulbaires des nerfs trijumeau, facial, spinal et hypoglosse. Landouzy, de son côté, a très bien montré la nécessité d'admettre une *origine cérébrale* pour une partie du nerf facial, puisqu'il est de connaissance classique que des lésions cérébrales peuvent donner lieu à une paralysie de la moitié inférieure de la face du côté opposé (voy. fig. 85 *bis*).

Le même auteur enfin a montré qu'une lésion intéressant l'hémisphère depuis les circonvolutions motrices jusqu'aux parties inférieures du pédoncule cérébral homologue peut se traduire par la déviation conjuguée des yeux (sixième paire) et la rotation de la tête (onzième paire), ce qui implique fatalement l'existence d'un centre cortical rotateur (origine cérébrale) des nerfs moteurs oculaire externe et spinal, centre que Landouzy a placé dans le pied du lobule pariétal inférieur et dont les conducteurs sont entre-croisés dans les régions bulbo-protubérantielles (L. Landouzy, *De la déviation conjuguée des yeux et de la rotation de la tête par excitation ou paralysie des sixième et onzième paires,* in *Progrès médical*, 1879. — Augé, *Hémiplégie faciale*, Thèse de Paris, 1878).

Selon Ferrier (*Fonctions du cerveau*, p. 491), le *centre de l'odorat* résiderait dans la corne d'Ammon, et près de lui on rencontrerait le centre du goût; — enfin, le centre du toucher siégerait dans la région de l'hippocampe (1).

Ajoutons que nombre de bonnes raisons font croire que les lobes frontaux sont plus spécialement les *lobes de l'intelligence*, les lobes postérieurs ceux de

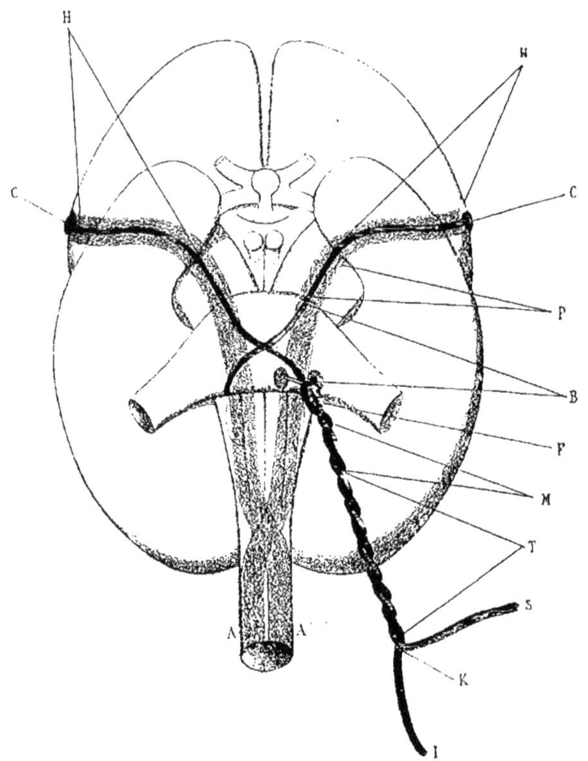

Fig. 85 *bis*. — Schème destiné à montrer les origines, les rapports, les connexions et la direction des fibres entrant dans la constitution du nerf facial (Landouzy).

A, A, faisceaux pyramidaux croisés de la moelle; — H, H, facial cérébral (rouge); — P, trajet pédonculaire du facial; — B, portion bulbo-protubérantielle du facial; — F, émergence du facial de la fossette sus-olivaire du bulbe (torsade rouge et bleue le cordon rouge représente le facial cérébral, le cordon bleu le facial bulbaire émanant des deux noyaux bulbaires (en noir); — M, portion intracrânienne du facial; — T, portion intrapierreuse; — K, séparation de la branche supérieure S (cordon bleu) fournissant les rameaux temporo-orbiculo-faciaux du facial de la branche inférieure I (cordon rouge) qui donne les filets cervico-faciaux; — C, centre cortical (tiers inférieur des circonvolutions frontale et pariétale ascendante) du facial.

(1) La doctrine des localisations a rencontré des adversaires, mais nous ne pensons pas que les faits si intéressants d'*inhibition*, rapportés par Brown-Séquard, soient absolument de nature à renverser cette doctrine.

l'*instinct* et de la *sensibilité*, c'est-à-dire des régions où les mouvements réflexes se font autrement et où la transformation des forces affecte un caractère particulier, vraisemblablement en raison même de la différence dans les rouages de la machine cérébrale.

§ XIII. — *Topographie crânio-cérébrale.*

Aujourd'hui que nous connaissons aux environs du sillon de Rolando des centres moteurs importants, il peut devenir utile de trépaner le crâne, soit pour remédier aux accidents primitifs des fractures du crâne, soit même pour aller à la recherche d'une tumeur ou d'un foyer pathologique. Il est donc nécessaire de connaître les rapports que les diverses régions du cerveau affectent avec la boîte crânienne.

Pour trouver la situation de l'extrémité supérieure du sillon de Rolando, déterminez la situation du bregma à l'aide du *plan auriculo-bregmatique* ou

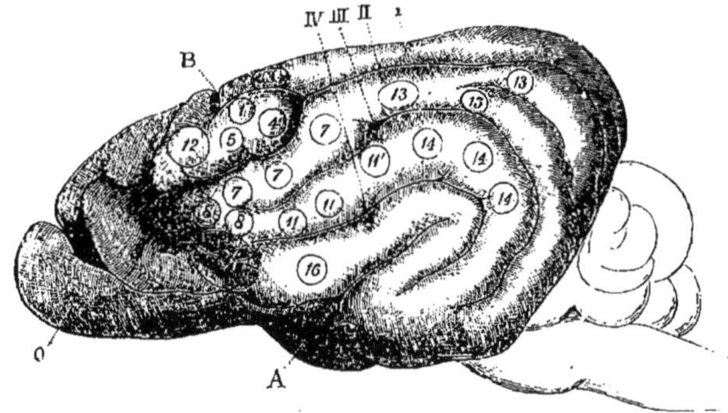

Fig. 86. — Face latérale du cerveau du Chien (Ferrier).

A, scissure de Sylvius ; — B, scissure cruciale ; — O, lobe olfactif ; — I, II, III, IV, première, deuxième, troisième et quatrième circonvolutions. — Les cercles et les chiffres ont une valeur analogue à ceux de la figure 83.

courbe verticale, passant par les deux conduits auditifs, et prenez 5 centimètres en arrière : l'extrémité de cette ligne tombe à peu près sur l'extrémité supérieure du sillon de Rolando (P. Broca). — Pour déterminer l'extrémité inférieure du même sillon oblique en bas et en avant, tirez à partir de l'apophyse orbitaire externe une ligne horizontale qui se porte en arrière ; — à 7 centimètres en arrière de l'apophyse orbitaire, élevez sur cette ligne une verticale : c'est sur celle-ci, à 3 centimètres au-dessus de son point de départ sur la ligne horizontale, que se trouve l'extrémité inférieure du sillon de Rolando (Lucas-Championnière). — Pour trouver le pied de la circonvolution de Broca (centre du langage articulé), prenez 5 centimètres de la ligne horizontale ci-dessus et élevez à partir de ce point une perpendiculaire de 2 centimètres : l'extrémité de cette dernière correspond au point cherché.

La scissure de Sylvius correspond à la suture écailleuse, c'est-à-dire à 5 centimètres environ au-dessus de l'arcade zygomatique, et son extrémité antérieure répond au ptérion, c'est-à-dire à 3 centimètres en arrière de l'apophyse orbitaire externe ; — la scissure perpendiculaire externe est sous-jacente à la suture lambdoïde, et l'on trouve son extrémité supérieure en recherchant le lambda, situé à 6 centimètres au-dessus de l'inion (fig. 87). A l'aide de ces diverses lignes, il devient facile de délimiter les différents lobes du cerveau.

Voy. C. L. DANA, *On cranio-cerebral topography* (*The medical Record*, p. 29, 1889).

§ XIV. — *Vaisseaux du cerveau.*

Les *artères* du cerveau naissent de l'hexagone de Willis (fig. 88).

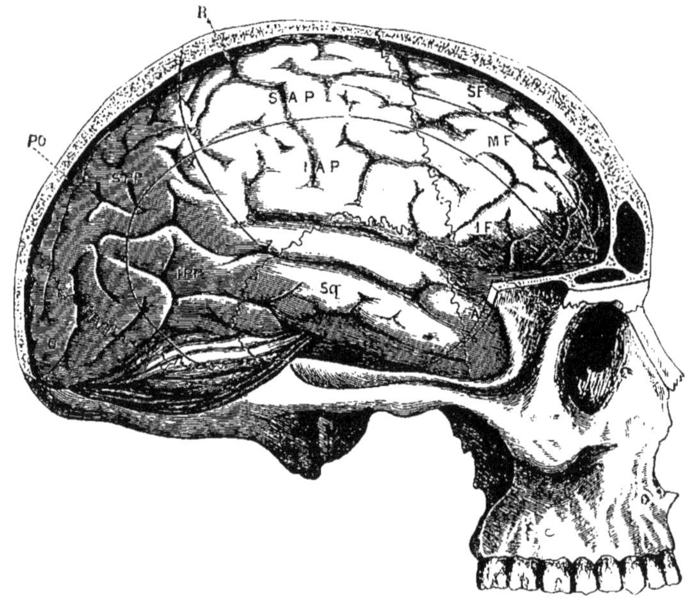

FIG. 87. — Diagramme montrant les rapports des circonvolutions avec le crâne (Turner).

R, sillon de Rolando; — PO, scissure pariéto-occipitale; — SS, scissure de Sylvius; — SF, MF, IF, circonvolutions frontales antéro-postérieures; — SAP, TAP, régions pariétales antérieures (supérieure et inférieure) : AP est sur la circonvolution frontale ascendante, et SI sur la pariétale ascendante; — SPP et IPP, régions pariétales postérieures (supérieure et inférieure) : IPP est placé sur la circonvolution temporo-sphénoïdale moyenne; — X, circonvolution du pli courbe ou de la bosse pariétale; — O, région occipitale du crâne; — SQ, région temporo-écailleuse du crâne; — AS, région ali-sphénoïde du crâne.

La distribution de ces vaisseaux n'est bien connue que depuis les recherches d'HEUBNER (1872) et de DURET (1874).

Les artères du cerveau peuvent être divisées en trois groupes : *a.* le *système des artères corticales* ou *système arteriel des circonvolutions;* — *b.* le *système des artères centrales* ou *système artériel des ganglions centraux.* — Ces deux systèmes n'ont entre eux que de rares et peu importantes communications; — aussi a-t-on considéré les deux systèmes comme indépendants l'un de l'autre; — *c.* le troisième groupe comprend les *artères ventriculaires* ou *choroïdiennes.*

Le système des artères corticales est constitué par les trois artères cérébrales; — celui des artères centrales par un grand nombre de petites artères émanées du cercle de Willis ou du pied des artères cérébrales.

a. **Artères corticales** (fig. 88 et 89). — Le sang est porté aux circonvolutions cérébrales par les trois artères cérébrales, cérébrale antérieure, cérébrale moyenne, cérébrale postérieure qui irriguent chacune un *département* limité, bien que l'isolement ne soit pas aussi complet que l'a admis Duret; — d'autre part, les rameaux de ces artères départementales ne s'anastomosent que fort peu entre eux, de façon que chacun d'eux irrigue à son tour un *territoire* isolé. — Cette disposition explique les nécrobioses localisées de l'écorce du cerveau à la suite d'oblitération de certains vaisseaux, par embolie ou par thrombose.

Selon Duret, la circulation artérielle des deux hémisphères est jusqu'à un certain point indépendante; — sans doute les deux cérébrales antérieures sont réunies par la communicante antérieure et les cérébrales postérieures présentent quelques communications sur la ligne médiane, mais les sylviennes des deux hémisphères restent à peu près tout à fait indépendantes l'une de l'autre.

Département de la cérébrale antérieure. — L'*artère cérébrale antérieure* contourne le genou du corps calleux et suit la face interne de l'hémisphère en longeant à peu près le sillon calloso-marginal et se perd dans le lobule quadrilatère. — Indépendamment de quelques rameaux qu'elle fournit au corps calleux et au *gyrus fornicatus*, elle émet trois branches qui irriguent autant de territoires : 1° une *antérieure*, qui naît au niveau du genou du corps calleux et se rend dans la partie antérieure de la circonvolution frontale interne et dans le lobule orbitaire; — 2° une *moyenne*, qui fournit à la partie postérieure de la circonvolution frontale interne, au lobule paracentral, et, passant à la surface externe de l'hémisphère, envoie des rameaux à la première et à la deuxième frontale, ainsi qu'à la partie supérieure des frontale et pariétale ascendantes; — 3° une *postérieure*, qui se distribue tout entière au lobule quatrilatère.

Département de la cérébrale moyenne. — L'*artère cérébrale moyenne* ou *artère sylvienne*, ainsi appelée parce que son territoire comprend la vallée de Sylvius et ses affluents, s'enfonce dans la scissure de Sylvius, et, arrivée à l'insula de Reil, elle se divise en cinq branches qui émergent de la scissure pour aller se distribuer aux circonvolutions environnantes. — La *première* se rend dans la circonvolution de Broca (territoire de l'aphasie); — la *seconde* se porte dans la frontale ascendante et le pied de la 2e frontale ; — la *troisième* se rend dans la pariétale ascendante et le lobule pariétal supérieur; — la *quatrième*, dans le lobule pariétal inférieur; — la *cinquième*, à la 1re temporo-sphénoïdale.

Département de la cérébrale postérieure. — Originaire du tronc basilaire, l'*artere cérébrale postérieure* se dirige vers la face interne du lobe occipital et se divise en trois branches : une *antérieure*, qui se rend à la partie antérieure des circonvolutions temporo-occipitales; — une *moyenne*, qui se distribue à la partie moyenne des mêmes circonvolutions; — une *postérieure*, qui se rend aux circonvolutions du lobe occipital. — Tous ces rameaux artériels rampent à la surface du cerveau dans l'épaisseur de la pie-mère où ils forment le réseau extrêmement riche de cette membrane essentiellement vasculaire. De la face profonde de ce réseau s'échappe une pluie d'artérioles qui s'enfoncent perpendiculairement dans l'épaisseur du cerveau. — Les unes, *artères courtes* ou *corticales*, s'épuisent dans la substance corticale en un chevelu d'une très grande richesse ; — les autres, *artères longues* ou *médullaires*, traversent la substance grise et s'enfoncent dans la substance blanche jusqu'au voisinage des noyaux centraux.

b. **Artères centrales.** — Les *artères des ganglions centraux du cerveau* naissent du pourtour du cercle de Willis ou des troncs qui constituent ce cercle artériel. — Elles pénètrent verticalement dans le cerveau par sa base pour se porter dans les couches optiques et les corps striés. On peut les diviser en deux groupes : l'un *antérieur*, l'autre *postérieur*.

Le *groupe antérieur*, double et symétrique, est fourni à la fois par la céré-

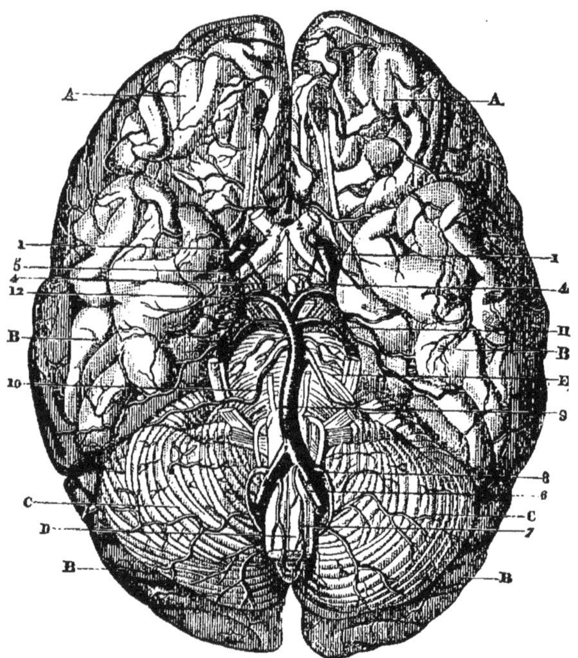

FIG. 88. — Artères de la base du cerveau.

A, A, lobes antérieurs du cerveau ; — B, B, B, B, lobes postérieurs du cerveau ; — C, C, cervelet ; — D, bulbe rachidien ; — E, protubérance annulaire ; — 1, 1, artère carotide interne ; — 2, 2, artère cérébrale antérieure ; — 3, artère communicante antérieure (l'artère cérébrale moyenne est cachée dans la scissure de Sylvius) ; — 4, 4, artère communicante postérieure ; — 5, artère choroïdienne ; — 6, artère vertébrale ; — 7, artère spinale antérieure ; — 8, artère cérébelleuse inférieure et postérieure ; — 9, tronc basilaire ; — 10, artère cérébelleuse inférieure et antérieure ; — 11, artère cérébelleuse supérieure ; — 12, artère cérébrale postérieure.

brale antérieure et la cérébrale moyenne, mais surtout par cette dernière. — Il est formé par des artérioles qui pénètrent par l'espace perforé latéral. — L'artère cérébrale antérieure fournit pour son compte un bouquet d'artérioles inconstantes qui vont pénétrer dans la tête du noyau caudé.

Les artères fournies par la sylvienne abordent le corps strié par sa face inférieure et là se divisent en deux groupes : 1° les *artères striées internes*, qui traversent le noyau lenticulaire, puis la capsule interne, pour aller se perdre dans le noyau caudé; — 2° les *artères striées externes*, qui pénètrent dans la partie externe du noyau lenticulaire et traversent ensuite la capsule externe en se divisant en deux groupes : l'un antérieur, *artères lenticulo-striées*, qui se rendent au noyau caudé, et parmi elles un rameau remarquable par son volume et sa longueur, l'*artère de l'hémorrhagie cérébrale* ou *artère de Charcot;* — l'autre postérieur, *artères lenticulo-optiques*, qui vont se perdre dans les parties antérieure et externe de la couche optique (artères optiques externes) (voy. fig. 69, p. 132).

Le *groupe postérieur des artères centrales* est unique et médian; — il pénètre dans le cerveau par l'espace perforé postérieur et se compose d'artérioles qui naissent de l'origine de l'artère cérébrale postérieure et vont se rendre pour la plupart dans la couche optique sous le nom d'*artères optiques inférieures et internes*, et *postérieures interne et externe*. — Le plancher du troisième ventricule et sa paroi postérieure reçoivent leurs artères de la communicante postérieure; — sa paroi antérieure, de la communicante antérieure. — Enfin, la corne d'Ammon reçoit une artère spéciale qui vient de la cérébrale postérieure, *artère de la corne d'Ammon*, et l'ergot de Morand une qui émerge de l'artère occipitale, *artère de l'ergot de Morand*.

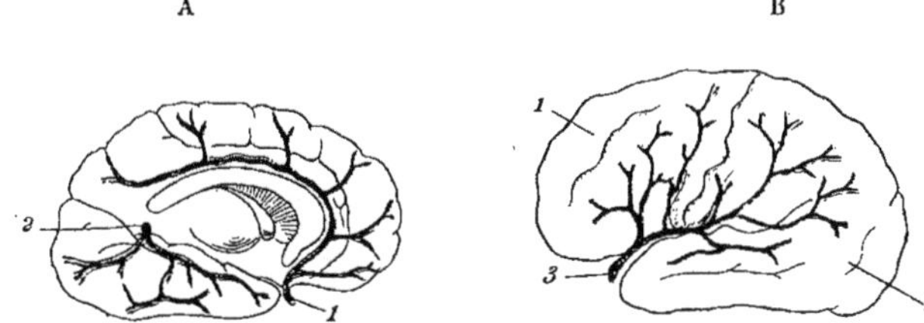

Fig. 89. — Territoires vasculaires de la surface du cerveau.

A, face externe, et B, face interne; — 1, cérébrale antérieure; — 2, cérébrale postérieure, et 3, cérébrale moyenne.

c. **Artères ventriculaires.** — Les artères ventriculaires entrent dans les ventricules avec la pie-mère interne. — Elles sont au nombre de trois : 1° l'*artère choroïdienne antérieure* ou *inférieure*, qui naît de la terminaison de la carotide interne ou de la sylvienne et pénètre dans la corne sphénoïdale pour se rendre dans les plexus choroïdes et donner quelques rameaux au crochet de l'hippocampe; — 2° l'*artère choroïdienne postérieure* et *latérale* (Duret), qui vient de la cérébrale postérieure, pénètre entre les deux feuillets de la toile choroïdienne et se divise en deux rameaux, dont l'un se ramifie uniquement dans la toile, alors que l'autre se rend aux plexus choroïdes du ventricule latéral; — 3° l'*artère choroïdienne postérieure moyenne* émerge, soit de la cérébrale postérieure, soit des cérébelleuses supérieures, et se termine également par deux rameaux, l'un destiné à la toile choroïdienne, l'autre aux plexus choroïdes du ventricule moyen. Les artères de la toile donnent des rameaux aux parties voisines (parois du ventricule moyen), tandis que celles des plexus choroïdes ne fournissent aucune branche aux parois ventriculaires.

Les *veines de l'encéphale*, bien étudiées par Sappey et plus récemment par Hédon, prosecteur à la Faculté de Bordeaux, ont comme caractères généraux : 1° d'être disséminées sur toute la surface du cerveau et non pas localisées à la base comme les principaux troncs artériels; — 2° d'être variables et inconstantes dans leur cours, et d'avoir un trajet indépendant de celui des artères ; — 3° de ne pas se cacher dans les sillons de la surface du cerveau comme les artères, mais de ramper à sa surface ; — 4° d'être *sinusiennes* près de leur embouchure à cause de leur soudure à la dure-mère au moment où elles traversent cette membrane ; — 5° d'être volumineuses et de fournir d'abondantes anastomoses ; — 6° d'être dépourvues de valvules et de fibres musculaires.

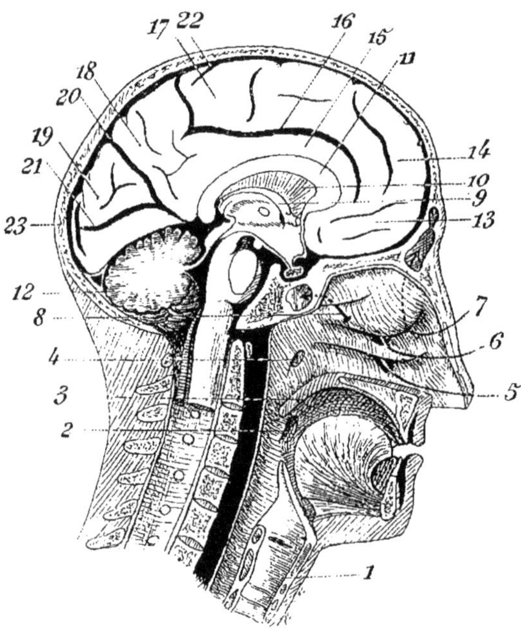

Fig. 90. — Coupe sagittale médiane de la tête.

1, larynx ; — 2, amygdale ; — 3, voile du palais ; — 4, pavillon de la trompe d'Eustache ; — 5, flèche introduite dans le canal nasal ; — 6, flèche passée dans l'orifice du sinus maxillaire ; — 7, flèche introduite dans le sinus frontal par l'infundibulum ; — 8, flèche passée dans le sinus sphénoïdal ; — 6', 7', 8', cornets inférieur, moyen et supérieur ; — 9, trigone cérébral ; — 10, septum lucidum ; — 11, corps calleux ; — 12, cervelet ; — 13, sillon sus-orbitaire ; — 14, première circonvolution frontale ; — 15, circonvolution du corps calleux ; — 16, sillon calloso-marginal ; — 17, lobule paracentral ; — 18, præcunéus ; — 19, cunéus ; — 20, sillon pariéto-occipital ; — 21, scissure calcarine ; — 22, sillon de Rolando ; — 23, coupe de la paroi du crâne.

On peut les diviser en : a. *veines de la surface des hémisphères ;* — b. *système des veines de Galien.*

a. Les *veines de la face externe des hémisphères* sont : 1° les *veines cérébrales supérieures*, tributaires du sinus longitudinal supérieur, au nombre de huit à quinze, et parmi elles la grande *veine cérébrale supérieure de J. Cruveilhier, veine de la zone motrice de Sperino, grande veine de Trolard;* — 2° les *veines cérébrales externes postérieures*, tributaires du sinus latéral qui continuent la série des cérébrales supérieures ; — 3° les *veines sylviennes,* tributaires des sinus de la base du crâne, dont la *grande veine cérébrale médiane de Browning* est la branche principale et constitue la partie inférieure de la *grande veine anastomotique de Trolard.*

Cette dernière, arrivée à la face inférieure du cerveau, au niveau de l'apophyse d'Ingrassias, devient sinusienne et s'abouche ordinairement dans le sinus sphéno-pariétal de Breschet; — TROLARD, qui considère ce sinus comme appartenant à la veine méningée moyenne antérieure, estime que la veine sylvienne se recourbe en arrière lorsqu'elle arrive au sommet de la petite aile du sphénoïde, et, traversant toute la fosse sphéno-temporale dans l'épaisseur de la dure-mère, irait se jeter dans le sinus pétreux supérieur (voy. t. I, p. 682).

Les *veines de la face interne* des hémisphères se jettent pour la plupart dans le sinus longitudinal supérieur après s'être unies ou non aux cérébrales supérieures; — quelques-unes, outre celles de la faux, vont se rendre dans le sinus longitudinal inférieur (LABBÉ, HÉDON).

Les *veines de la face inférieure* sont divisées en *antérieures* ou *frontales*, tributaires du sinus longitudinal supérieur; en *moyennes*, qui naissent dans la région de la fosse de Sylvius et de l'insula, et se jettent soit dans la veine sylvienne, soit dans le sinus de Breschet, et parmi elles la *veine ophtalmo-méningée* de Hyrtl qui s'arrête dans le sinus sphéno-pariétal, le sinus caverneux ou communique avec les veines de l'orbite; — en *postérieures* ou *temporo-occipitales*, qui se jettent dans le sinus latéral.

b. Le *système de la grande veine de Galien* comprend: 1° les *veines ventriculaires;* — 2° les *veines basilaires;* — 3° des *veines postérieures.* — 1° Les *veines ventriculaires* ramènent le sang des régions centrales du cerveau et cheminent entre les deux feuillets de la toile choroïdienne : ce sont les *deux veines cérébrales internes* ou *veines de Galien.* Elles naissent en avant et de chaque côté de trois affluents qui convergent vers le trou de Monro : ce sont la *veine du corps strié;* — la *veine des plexus choroïdes;* — la *veine de la cloison transparente,* dont les rameaux d'origine les plus volumineux viennent de la corne antérieure du ventricule latéral, d'où le nom de *veine antérieure du ventricule* que BROWNING a donné à la veine de la cloison. — Dans leur parcours les veines de Galien reçoivent : des veinules de la couche optique, du trigone, de la corne d'Ammon, de l'ergot de Morand et de la toile choroïdienne elle-même. — En arrière elles se réunissent au-dessous du bourrelet du corps calleux pour former un tronc unique, la *grande veine de Galien,* qui se jette presque aussitôt dans le sinus droit (t. I, p. 684). — 2° Les *veines basilaires, veines cérébrales médianes inférieures* de Cruveilhier, *vena cerebri anterior* de Henle, sont au nombre de deux, une de chaque côté; — elles commencent au niveau de l'espace perforé antérieur, se portent en arrière, contournent le pédoncule cérébral correspondant, et se jettent dans la veine de Galien. Leurs affluents originaires sont : la veine cérébrale antérieure, la veine de l'insula (inconstante), un petit système veineux qui traverse l'espace perforé latéral et provient des ganglions centraux et de la capsule interne, *veines lenticulo-striées inférieures* (HÉDON) (1), les veines des divers organes médians de la base du cerveau, des veines des lèvres de la fente de Bichat et parmi elles des veines choroïdiennes ou pariétales de la corne sphénoïdale du ventricule latéral. En avant, les veines basilaires communiquent d'ordinaire avec la veine sylvienne, en arrière avec une cérébelleuse; au centre de la base du cerveau

(1) HÉDON fait justement remarquer que l'on peut voir les analogues des *veines striées supérieures* (ventriculaires) dans les rameaux des artères ventriculaires qui abordent le corps strié par sa face supérieure. On pourrait appeler ces artères, très grêles à la vérité, *artères striées supérieures.*

elles s'anastomosent entre elles de façon à former un *polygone veineux* correspondant au polygone artériel de Willis.

3° Les *affluents postérieurs de la veine de Galien* sont : *a.* des veines de la face inférieure du lobe occipital ; — *b.* des veines de la face interne du même lobe ; — *c.* la veine calleuse postérieure ; — *d.* les veines des tubercules quadrijumeaux et de la glande pinéale, *vena azygos conarii* de Weber ; — *e.* une ou plusieurs veines cérébelleuses supérieures et médianes.

Le système veineux de l'encéphale n'est pas composé de départements plus ou moins fermés et analogues aux départements artériels : toutes les veines s'anastomosent largement entre elles, celles de la surface extérieure avec les veines basilaires et les deux avec les veines intracérébrales. — D'autre part, les veines du cerveau communiquent largement avec les veines cérébelleuses et bulbo-protubérantielles et par celles-ci avec les veines médullaires. Il peut même se faire qu'elles communiquent avec les veines exo-crâniennes par la veine ophtalmo-méningée (Hyrtl) et des veinules qui sortent de la pie-mère et traversent les trous de la lame criblée de l'ethmoïde (Hédon).

La *communication entre les artères et les veines du cerveau* se fait par des *capillaires* vrais, précédés de petites artérioles engainées par un manchon lymphatique dans lequel flotte l'artère, la *gaine lymphatique* de Ch. Robin. — Mais existe-t-il des *communications directes* dans l'épaisseur de la pie-mère entre les artères et les veines encéphaliques ? En un mot, y aurait-il là comme dans d'autres régions du corps, des *canaux dérivatifs de Sucquet?* — Duret, Sappey, Vulpian nient l'existence de tous canaux de ce genre, tandis que Schrœder van der Kolk, Heubner, Ecker, Cadiat les acceptent, et que Labbé les regarde comme très probables.

§ XV. — *Développement de l'encéphale.*

L'encéphale dérive, comme la moelle épinière (p. 40), du sillon médullaire qui, avant même sa fermeture, se dilate un peu à son extrémité antérieure et présente trois renflements séparés par deux étranglements : ces renflements, ce sont les premières ébauches des trois *vésicules cérébrales primitives* qui se complètent bientôt par l'occlusion du tube encéphalique sur la ligne médio-dorsale. — La *vésicule antérieure*, la plus volumineuse, fournit de bonne heure deux petits diverticules latéraux qui deviendront les vésicules oculaires primitives ; la *vésicule moyenne* est moins spacieuse, et la *vésicule postérieure* se continue insensiblement avec la moelle (fig. 91, 94, 97, 98).

Par suite des progrès du développement, on voit sortir de la partie antérieure de la vésicule cérébrale antérieure au-dessus et en avant de l'embouchure des pédicules optiques, une sorte d'ampoule, d'abord simple, mais bientôt divisée en deux moitiés latérales par un sillon longitudinal : ce sont là les ébauches des *vésicules hémisphériques*, qui restent unies au fond du sillon par une lame nerveuse, la *lame unissante*. — A partir de ce moment, la moitié postérieure de la vésicule cérébrale antérieure primitive qui donne insertion aux pédicules optiques, prend le nom de *vésicule intermédiaire.*

Durant ces modifications, la *vésicule cérébrale moyenne primitive* ne subit aucun changement notable, mais la *postérieure* est subdivisée elle-même en deux portions par un étranglement qui se fait à sa partie moyenne.

A ce moment l'encéphale de l'embryon se compose donc de *cinq vésicules cérébrales* appelées *vésicules secondaires :* 1° la *vésicule antérieure, cerveau antérieur, prosencéphale,* constituée principalement par les *vésicules hémisphériques,* destinées à former les hémisphères cérébraux par leurs parois et les ventricules latéraux par leur cavité; — 2° la *vésicule intermédiaire, cerveau intermédiaire, thalamencéphale,* destinée à former le ventricule moyen par sa cavité et les couches optiques par ses parois; — 3° la *vésicule moyenne, cerveau moyen, mésencéphale,* qui formera les tubercules quadrijumeaux et l'aqueduc de Sylvius; — 4° le *cerveau postérieur, vésicule du cervelet* ou *métencéphale,* dérivé de la moitié antérieure de la vésicule cérébrale postérieure et donnant le cervelet et la protubérance; — et 5° l'*arrière-cerveau, vésicule du bulbe, épencéphale,* qui fournira la moelle allongée, la cavité tout entière de

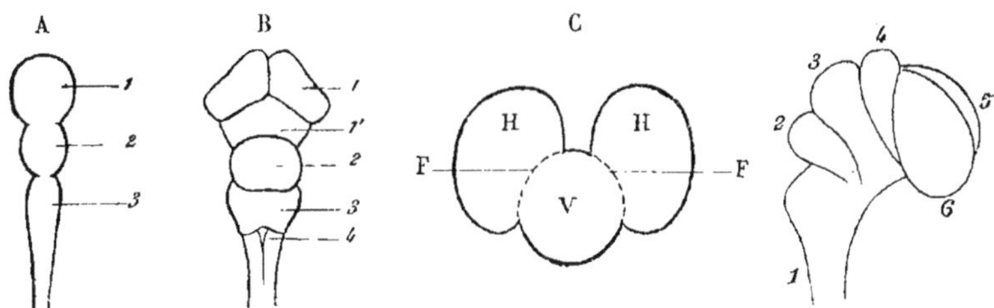

Fig. 91. — Développement du cerveau.

Évolution des vésicules cérébrales.

Fig. 92. — Les cinq vésicules cérébrales secondaires (embryon de sept semaines).

Fig. 91. — A, les trois vésicules cérébrales : 1, vésicule antérieure; — 2, vésicule moyenne; — 3, vésicule postérieure. — B, subdivision des trois vésicules primitives en cinq vésicules secondaires: — 1, vésicule des hémisphères; — 1', cerveau intermédiaire; — 2, cerveau moyen; — 3, cerveau postérieur; — 4, arrière-cerveau. — C, coupe transversale des vésicules cérébrales, passant par le thalamencéphale et les vésicules des hémisphères: V, vésicule des couches optiques (troisième ventricule); — H, H, vésicules des hémisphères (ventricules latéraux); — F, F, fentes de Monro.

Fig. 92. — 1, arrière-cerveau (bulbe); — 2, cerveau postérieur (cervelet); — 3, cerveau intermédiaire (tubercules quadrijumeaux) ; — 4, cerveau moyen (thalamencéphale); — 5 et 6, vésicules des hémisphères.

la vésicule postérieure primitive donnant lieu au quatrième ventricule.

A partir du moment de l'apparition des vésicules hémisphériques, le tube encéphalique jusqu'alors à peu près droit s'incurve fortement en avant et en bas par son extrémité antérieure. — Cette sorte d'antéversion du cerveau antérieur, *inflexion céphalique antérieure* de Kölliker, conduit sur la base du crâne la *lame unissante* qui se continue en arrière avec le toit du cerveau intermédiaire et limite maintenant en avant et en bas la cavité du ventricule moyen en se prolongeant jusqu'au chiasma, où elle prend le nom de *lame terminale* (*u*, fig. 104). A partir de cette époque, la partie antérieure du tube encéphalique a dépassé l'extrémité de la corde dorsale sur laquelle elle semble s'être enroulée, et il y a réellement à la base crâne membraneux deux du segments (Dursy, Lœwe), l'un postérieur ou *chordal*, l'autre antérieur ou *préchordal* (t. I, p. 93).

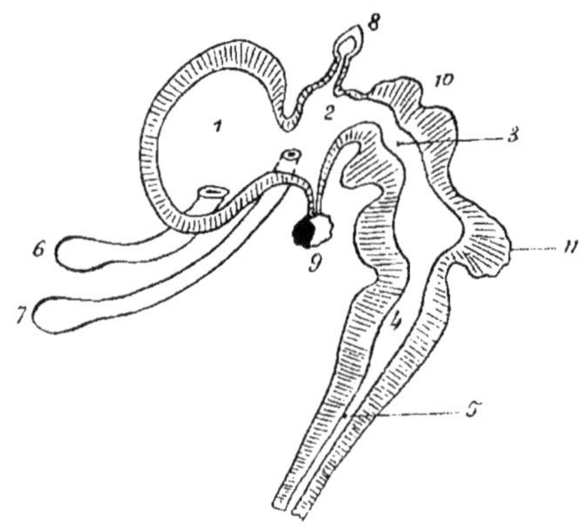

Fig. 93. — Schéma du développement de l'encéphale et des nerfs olfactif et optique.

1, cavité des vésicules hémisphériques; — 2, cavité du ventricule moyen; — 3, aqueduc de Sylvius; — 4, quatrième ventricule; — 5, canal central de la moelle épinière; — 6, nerf olfactif; — 7, nerf optique; — 8, épiphyse; — 9, hypophyse avec sa portion pharyngienne en noir; — 10, tubercules quadrijumeaux; — 11, cervelet.

Cette incurvation n'est pas la seule que subissent les vésicules cérébrales. Il s'en fait une deuxième, *inflexion du pont de Varole*, par suite de la courbure en arc de cercle du cerveau moyen et de l'arrière-cerveau ; puis une dernière, *inflexion de la nuque*, au point de jonction de la moelle et de l'arrière-cerveau : cette dernière donne lieu à l'*éminence nuchale* (*d*, fig. 97).

La cause de ces incurvations doit être cherchée dans les résistances mécaniques que le tube encéphalique éprouve dans son développement.

Les saillies mésodermiques (Kölliker, Lœwe) qui pénètrent entre les différents segments jouent peut-être bien aussi un certain rôle, car elles peuvent déprimer la paroi des vésicules et les soumettre ainsi à des déformations passives ; mais le rôle le plus important en l'espèce doit être dévolu à l'accroissement plus rapide en longueur de la paroi supérieure du tube encéphalique (Rathke, Dursy, His, Kölliker, etc.).

C'est de ce tube nerveux recourbé sur lui-même et qui représente l'encéphale primitif que vont naître par suite d'amincissement des parois ici, d'épaississement ailleurs, toutes les parties de l'encéphale. L'évolution de ces vésicules ne diffère pas, au fond, de celle de la moelle épinière; elle consiste principalement en une multiplication des cellules constituant le tube neuro-encéphalique primitif et en une différenciation progressive de ces éléments, les uns acqué-

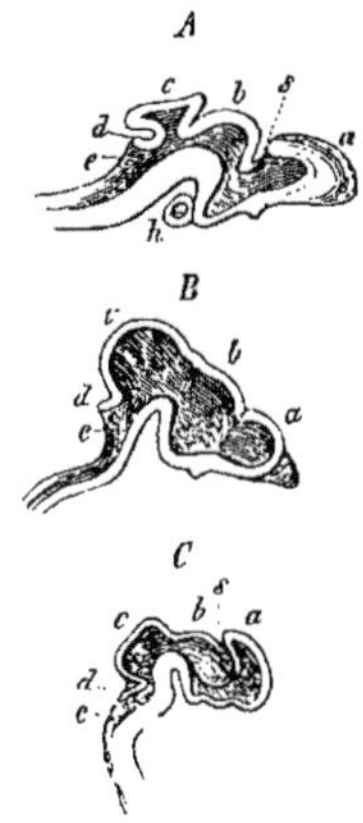

Fig. 94. — Vésicules cérébrales.

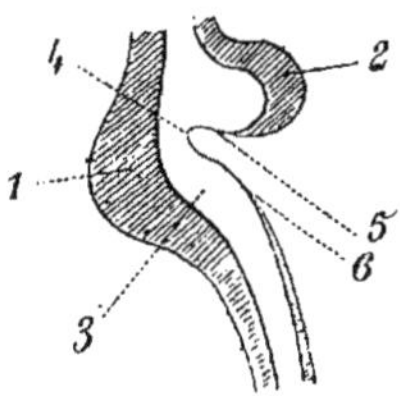

Fig. 95. — Développement de l'arrière-cerveau.

Fig. 94. — A, cerveau d'un jeune Sélacien; — B, cerveau d'un embryon de Vipère; — C, cerveau d'un embryon de Chèvre : *a*, cerveau antérieur; — *b*, cerveau intermédiaire; — *c*, cerveau moyen; — *d*, cerveau postérieur; — *e*, arrière-cerveau.

Fig. 95. — 1, pont de Varole; — 2, cervelet; — 3, sinus rhomboïdal; — 4, continuité du voile médullaire postérieur (valvule de Tarin), 5, avec la membrane obturatrice, 6.

rant les caractères des cellules nerveuses, les autres ceux des cellules de soutien ou cellules névrogliques. Plus tard, les cylindres-axes émanés des cellules nerveuses s'entourent d'une gaine de myéline et l'on voit apparaître dans la substance grisâtre uniforme du début des tractus de substance blanche qui se montrent suivant un ordre déterminé dans les diverses régions de l'encéphale. Quant aux cavités de ces vésicules, en continuité avec le canal central de la moelle, elles donneront naissance aux ventricules du cerveau et aux trous qui les mettent en communication chez l'adulte.

Voyons les transformations évolutives des différentes vésicules cérébrales.

Cerveau postérieur et arrière-cerveau. — En même temps que se produit la courbure du pont de Varole, il se fait : 1° un élargissement des deux dernières vésicules cérébrales; 2° un épaississement assez considérable de leurs parois antéro-latérales; 3° un amincissement extrême du toit de l'arrière-cerveau qui se réduit à une membrane très mince, *membrane obturatrice du quatrième ventricule* de Kölliker. Le plafond non aminci du cerveau postérieur (vésicule cérébelleuse) donne naissance à une forte lame nerveuse qui fournira le cervelet et le voile médullaire antérieur (valvule de Vieussens), son plancher constitue la protubérance (fig. 95) et les

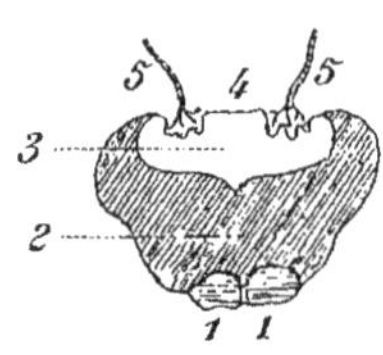

FIG. 96. — Développement du quatrième ventricule et pénétration des plexus choroïdes.

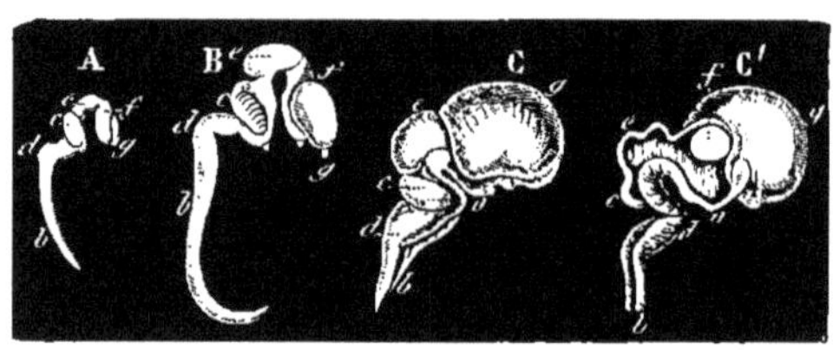

FIG. 97. — Développement de la moelle épinière et du cerveau chez l'Homme (Tiedmann).

FIG. 96. — 1, ébauche des pyramides; — 2, substance du bulbe ; — 3, quatrième ventricule ; — 4, voûte du quatrième ventricule ; — 5, plexus choroïdes.

FIG. 97. — A, cerveau et moelle d'un embryon de *sept semaines*, et B, d'un embryon plus âgé : *b*, moelle; — *d*, renflement et inflexion de la nuque; — *c*, cervelet; — *e*, ébauche des tubercules quadrijumeaux; — *f*, couche optique ; — *g*, hémisphères du cerveau ; — C, cerveau et moelle d'un embryon de *onze semaines* : *b*, moelle; — *d*, inflexion nuchale ; — *c*, cervelet ; — *e*, ébauche des tubercules quadrijumeaux ; — *g*, hémisphère du cerveau, qui recouvre déjà le cerveau moyen et arrive aux tubercules quadrijumeaux qu'il ne recouvre pas encore ; — *o*, nerf optique. — C', même cerveau en coupe sagittale médiane : *b*, moelle épinière ; — *d*, inflexion du pont de Varole; — *c*, cervelet ; — *e*, tubercules quadrijumeaux ; — *f*, couche optique ; — *v*, troisième ventricule et ébauche de l'infundibulum ; — *g*, hémisphère.

parois latérales donnent naissance aux trois paires de pédoncules cérébelleux. Le plafond de l'arrière-cerveau (vésicule bulbaire), réduit à une simple couche épithéliale (l'épithélium épendymaire), représente la membrane obturatrice (voile médullaire postérieur et valvules de Tarin). Cette membrane est refoulée plus tard vers la cavité du quatrième ventricule par le développement de riches réseaux vasculaires, *toile choroïdienne inférieure et plexus choroïdes du quatrième ventricule* (2, fig. 96), qui, au fur et à mesure qu'ils s'enfoncent dans la cavité ventriculaire, sont coiffés par cette lame, d'où l'on s'explique que les plexus choroïdes soient tapissés par l'épithélium épendymaire et réellement en dehors de la cavité du ventricule. Le plancher de l'arrière-cerveau fournit le bulbe, la cavité répond au quatrième ventricule.

Cerveau moyen. — Les modifications du cerveau moyen sont peu compliquées. Les parois s'épaississent considérablement pour donner naissance : en bas (plancher), à la partie postérieure des pédoncules cérébraux et à la lame perforée postérieure; — en haut (voûte), aux tubercules quadrijumeaux qui ne sont nettement dessinés qu'au septième mois de la vie fœtale; — à droite et à gauche (parties latérales), aux corps genouillés.

Sa cavité rétrécie en forme de canal, *aqueduc de Sylvius*, continue à s'ouvrir en bas dans le quatrième ventricule, en haut dans le ventricule moyen (fig. 101).

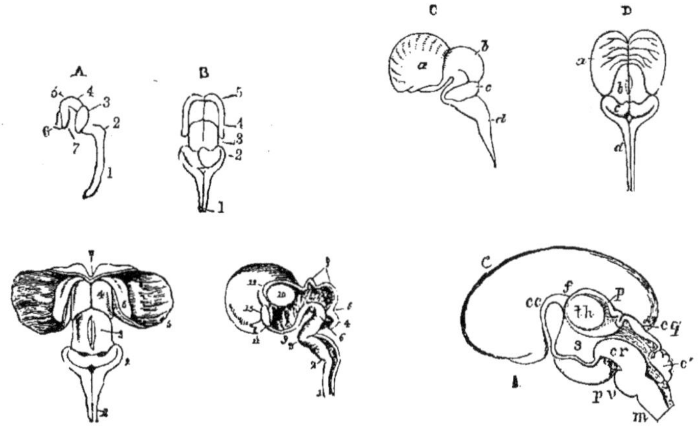

Fig. 98. — Esquisses des formes premières de l'encéphale dans l'embryon humain (Tiedmann).

A, vue latérale à la *septième semaine* : 1, moelle; — 2, bulbe; — 3, cervelet; — 4, mésencéphale; — 5, 6, 7, cerveau antérieur et moyen. — B, vue postérieure à la *neuvième semaine* : 1, bulbe; — 2, cervelet; — 3, mésencéphale; — 4, 5, couches optiques et hémisphères du cerveau. — C et D, vues latérale et postérieure du cerveau à la *douzième semaine* : *a*, cerveau; — *b*, tubercules quadrijumeaux; — *c*, cervelet; — *d*, bulbe. — Les couches optiques sont maintenant recouvertes par les hémisphères. — E, vue postérieure du même cerveau disséqué pour montrer les parties profondes : 1, bulbe; — 2, cervelet; — 3, tubercules quadrijumeaux; — 4, couches optiques; — 5, hémisphères, rejetés sur les côtés; — 6, corps strié, enfoui dans l'hémisphère; — 7, ébauche du corps calleux. — F, face interne de la moitié droite du même cerveau, séparée par une coupe sagittale : 1, 2, moelle et bulbe encore largement creux; — 3, courbure du pont; — 4, cervelet; — 5, pédoncules cérébelleux supérieurs; — 6, pédoncules cérébraux; — 7, tubercules quadrijumeaux, encore creux; — 8, troisième ventricule; — 9, infundibulum; — 10, couche optique; — 11, nerf optique; — 12, trou de Monro; — 13, ébauche du corps calleux. — G, coupe sagittale du cerveau d'un embryon de *quatorze semaines* (grossi trois fois) : *c*, hémisphère cérébral; — *c*, *c*, corps calleux, commençant à passer en arrière; — *f*, trou de Monro; — *p*, toile choroïdienne et glande pinéale; — *th*, couche optique; — 3, troisième ventricule. — I, bulbe olfactif : *cq*, tubercules quadrijumeaux; — *cr*, pédoncules du cerveau, et au-dessous d'eux l'aqueduc de Sylvius encore large; — *c'*, cervelet, et au-dessous de lui le quatrième ventricule; — *pv*, pont de Varole; — *m*, moelle allongée.

Cerveau intermédiaire. — Les transformations du cerveau intermédiaire, vésicule des couches optiques, thalamencéphale, sont également assez simples.

Cette vésicule communique avec les vésicules des hémisphères par deux ouvertures d'abord très larges, mais qui se rétrécissent par la suite pour prendre la forme de deux fentes longitudinales, *fentes de Monro* (8, fig. 100). Sa cavité persiste sous la forme du troisième ventricule et ses parois latérales s'épaississent considérablement pour former les couches optiques (3, fig. 102), qui s'unissent bientôt en dehors à des éminences ganglionnaires développées dans les parois des vésicules hémisphériques, les corps striés (6, fig. 101, et 4, fig. 102). La paroi supérieure émet un diverticulum en doigt de gant qui donnera naissance à l'*épiphyse* (8, fig. 93) : on s'explique de la sorte la situation des pédoncules de la glande pinéale chez l'adulte. La partie du toit du thalamencéphale placée en arrière du conarium donne naissance à la commissure postérieure; la partie antérieure s'amincit à un tel point qu'elle se réduit à l'épithélium épendymaire que vient recouvrir une lame de pie-mère, toile choroïdienne : on conçoit de la sorte que le plafond du troisième ventricule ne soit plus formé chez l'adulte que par la toile choroïde tapissée inférieurement par l'épithélium ventriculaire. Au-dessus de cette toile vasculaire les deux vésicules des hémisphères se rapprochent, recouvrent. en se portant en arrière, la vésicule intermédiaire qu'elles débordent de toutes parts et finissent par se souder l'une à l'autre en donnant naissance à deux commissures, le corps calleux et le trigone (fig. 100 et 104).

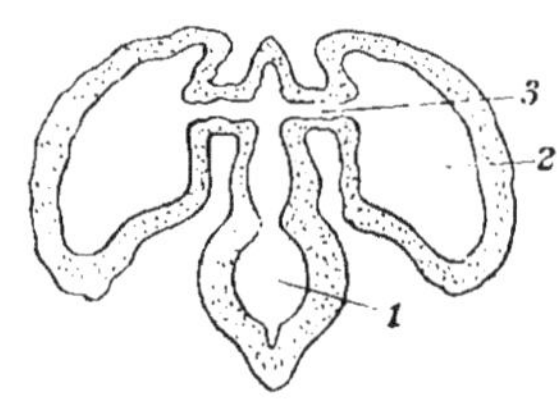

FIG. 99. — Développement du cerveau moyen et du cerveau antérieur (embryon de six semaines).

1, ventricule moyen ; — 2, vésicule de l'hémisphère ; — 3, canal de Monro (coupe frontale).

On comprend maintenant comment la toile choroïde est emprisonnée au-dessus du toit du troisième ventricule et pourquoi elle semble placée dans l'intérieur du cerveau, alors qu'elle est réellement en dehors de ses cavités.

La paroi inférieure de la vésicule intermédiaire donne naissance à la lame grise des nerfs optiques, à l'infundibulum et à la tige pituitaire qui va se mettre en rapport avec le fond du saccule hypophysaire de l'ectoderme pharyngien (voy. EMBRYOLOGIE) pour constituer le lobe postérieur de la glande pituitaire, et plus tard (cinquième mois) aux tubercules mamillaires et à la lame interpédonculaire. Dans la portion adjacente des parois latérales prennent naissance les bandelettes optiques et la partie antérieure des pédoncules cérébraux.

Cerveau antérieur. — Au début le *cerveau antérieur*, *prosencéphale*, est représenté par une ampoule unique surmontant en avant la vésicule intermédiaire, mais ayant avec elle un plancher commun. Dans les stades ultérieurs a lieu : 1° la subdivision de la vésicule hémisphérique impaire et médiane en deux vésicules hémisphériques

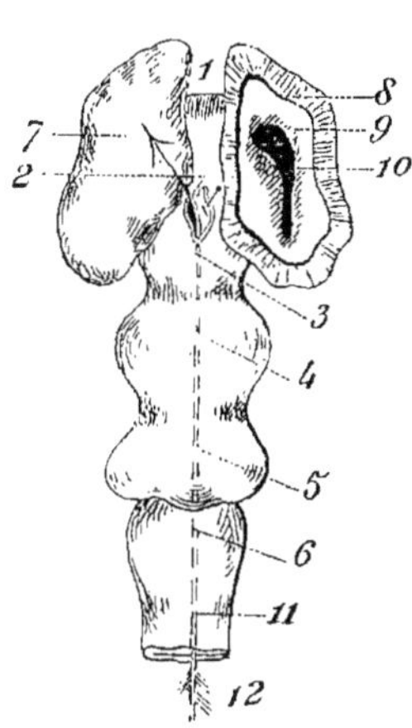

FIG. 100. — Développement du cerveau. — Vue supérieure.

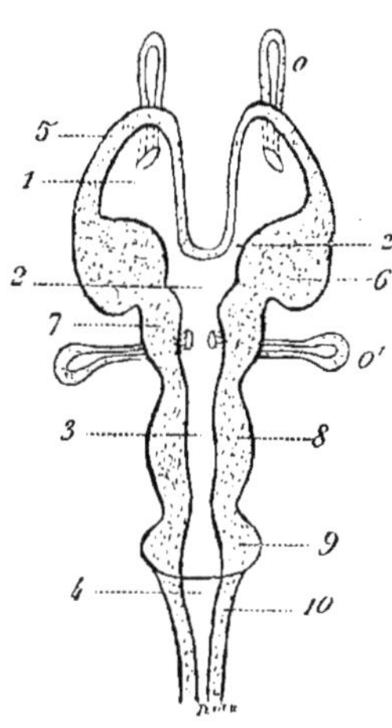

FIG. 101. — Développement du cerveau. — Coupe horizontale (schéma).

FIG. 100. — 1, lamina terminalis (lame unissante); — 2 et 3, vésicule cérébrale intermédiaire (couches optiques et troisième ventricule); — 4, vésicule des tubercules quadrijumeaux; — 5, vésicule du cervelet; — 6, vésicule du bulbe; — 7 et 8, paroi de la vésicule des hémisphères; — 9, cavité de cette vésicule (ventricule latéral), dont la paroi supérieure a été enlevée; — 10, fente de Monro; — 11, moelle; — 12, flèche qui passe à travers le canal central de la moelle et du cerveau.

FIG 101. — 1, ventricule latéral; — 2, fente de Monro; — 2', troisième ventricule; — 3, aqueduc de Sylvius; — 4, quatrième ventricule; — 5, paroi des vésicules des hémisphères; — 6, corps strié; — 7, thalamencéphale (couche optique); — 8, tubercules quadrijumeaux; — 9, cervelet; — 10, bulbe.

paires et symétriques par suite de la formation d'un sillon longitudinal sur la voûte de la vésicule hémisphérique primitive; 2° l'extension progressive des hémisphères; 3° la formation de masses ganglionnaires centrales par suite de l'épaississement des parois inférieures des vésicules hémisphériques (fig. 91 et 102).

En premier lieu, la scissure interhémisphérique reçoit un prolongement cellulo-vasculaire qui émane des méninges, *faux primitive du cerveau*, et s'enfonce dans la scissure jusqu'à la *plaque unissante*. Au-devant de la lame unissante, les vésicules hémisphériques s'accolent par leur face interne dans un champ triangulaire, de façon à donner lieu à une cloison entre les deux hémisphères, cloison qui deviendra le *septum lucidum*.

La soudure n'a toutefois lieu que sur les bords de ce champ triangulaire, de sorte qu'il reste au centre du septum une cavité étroite, *ventricule de la cloison*, qui n'a rien de commun avec les ventricules du cerveau et qu'on a appelée à tort cinquième ventricule.

En même temps que se développe le *septum lucidum*, et déjà même auparavant, les vésicules hémisphériques ont changé de

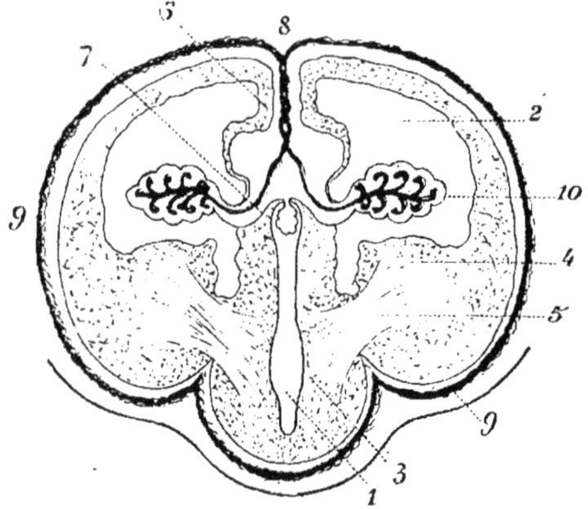

FIG. 102. — Coupe frontale du cerveau d'un embryon de sept à huit semaines.

1, troisième ventricule; — 2, ventricule latéral; — 3, couche optique; — 4, corps strié; — 5, couronne rayonnante; — 6, repli d'Ammon; — 7, toit du troisième ventricule; — 8, faux primitive, détachée de la pie-mère, 9; — 10, plexus choroïdes des ventricules latéraux.

forme. Alors que leur base s'épaissit, leur voûte s'étend d'avant en arrière en coiffant successivement le cerveau intermédiaire, et plus tard les cerveaux moyen et postérieur. Il en résulte que les vésicules hémisphériques se développent en arc de cercle autour d'une région basale fixe, d'où naissent les masses grises centrales.

A la région inférieure cependant il y a un point de la paroi qui ne participe pas à l'extension des parties environnantes; il en résulte que ces dernières le débordent de toutes parts, de façon à le laisser bientôt dans une sorte d'excavation : celle-ci marque le début de la fosse sylvienne au fond de laquelle se développera l'insula de Reil.

A cette époque, la cavité des hémisphères (ventricules latéraux) communique avec celles du cerveau intermédiaire (ventricule moyen) par de larges orifices, les *trous de Monro primitifs*, résultant de l'abaissement progressif de la lame unissante ou partie médiane enfoncée de la voûte des vésicules hémisphériques vers le plancher des mêmes vésicules. — Vers le milieu du deuxième mois, ces trous sont déjà bien rétrécis en raison de l'épaississement des parois inférieures des vésicules donnant naissance à deux masses ovoïdes,

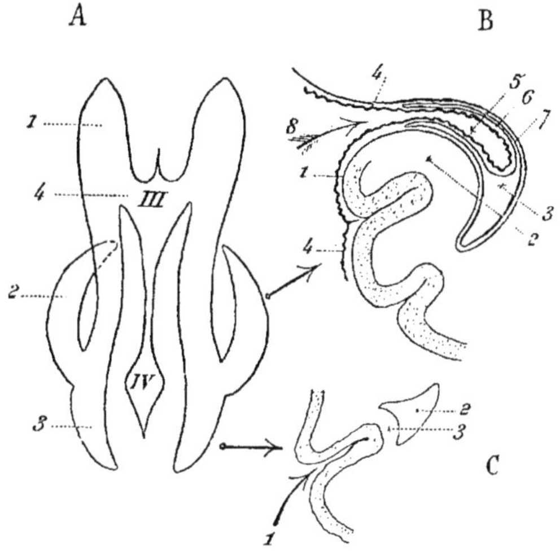

Fig. 103. — Moule des ventricules du cerveau, et mode de formation de la corne d'Ammon et de l'ergot de Morand.

A, cavités ventriculaires : 1, corne frontale du ventricule latéral ; — 2, sa corne sphénoïdale ; — 3, sa corne occipitale ; — 4, trou de Monro ; — III, ventricule moyen ; — IV, quatrième ventricule.

B, mode de pénétration des plexus choroïdes dans le ventricule latéral : 1, circonvolution de l'hippocampe ; — 2, corne d'Ammon ; — 3, cavité de la corne sphénoïdale ; — 4, pie-mère externe ; — 5, plexus choroïdes des ventricules latéraux (pie-mère interne) ; — 6, épithélium choroïdien ; — 7, épendyme ; — 8, extrémité de la fente de Bichat (scissure choroïdienne).

C, ergot de Morand : 1, scissure calcarine ; — 2, ergot ; — 3, cavité de la corne occipitale.

empiétant par leur face supérieure sur les ventricules, les *corps striés* (6, fig. 101).

Quand la cavité de la vésicule intermédiaire (cerveau moyen) a pris la forme d'une fente verticale par suite des épaississements considérables qui se sont faits sur le plancher de cette vésicule (couches optiques) et des vésicules hémisphériques (corps striés), les trous de Monro sont réduits à l'état de deux fentes arciformes, *fentes de Monro* (10, fig. 100), limitées par la face supérieure de ces épaississements et par la lame unissante.

Plus tard, le corps strié (paroi inférieure de la vésicule hémisphérique) se soude à la couche optique (paroi inférieure de la vésicule intermédiaire) et ainsi la cavité du ventricule latéral se rétrécit par en bas (fig. 102 et 104).

En même temps la lame unissante a subi de profondes modifications. La faux primitive du cerveau refoule de chaque côté devant elle la face interne des hémisphères sur laquelle elle creuse une dépression profonde, *scissure choroïdienne*, dans laquelle elle s'engage. La scissure, qui s'étend du trou de Monro à la pointe de la corne sphénoïdale et suit la courbure du ventricule autour des noyaux centraux, deviendra la partie latérale de la fente

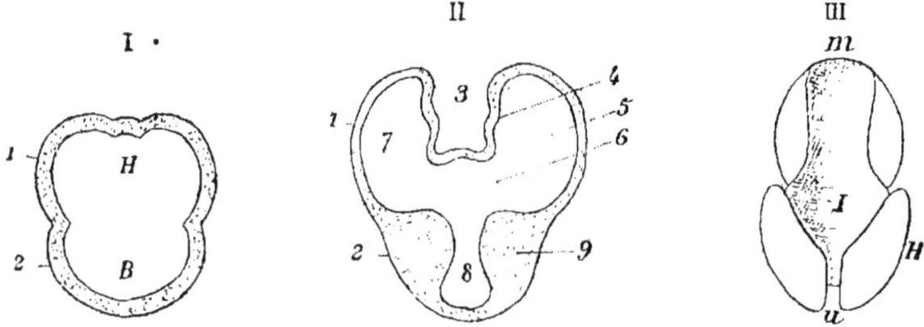

FIG. 104. — Développement du cerveau (embryon de six semaines). — Coupe frontale du cerveau antérieur, avant (I) et après (II) la formation de la scissure interhémisphérique et des éminences ganglionnaires. — III, Cerveau vu en avant.

H, cavité de la vésicule hémisphérique; — B, cavité basale; — 1, étage supérieur (voûte); — 2, étage inférieur ou plancher du prosencéphale; — 3, scissure interhémisphérique; — 4, pli d'Ammon; — 5, pli choroïdien; — 6, fente de Monro; — 7, cavité des ventricules latéraux; — 8, cavité du troisième ventricule; — 9, corps strié. — III : *m*, cerveau moyen; — I, cerveau intermédiaire; — H, vésicules des hémisphères; — *u*, lame terminale.

de Bichat, et les dépendances de la faux primitive, les plexus choroïdes.

La fente de Bichat par où pénètrent les plexus choroïdes dans les cavités ventriculaires n'est donc pas une fente réelle, mais une ligne suivant laquelle se fait le refoulement de la paroi des ventricules devant la végétation de la pie-mère chargée de houppes vasculaires. En un mot, ce n'est qu'un pli et de la sorte on s'explique qu'en réalité les plexus choroïdes soient en dehors de la cavité des ventricules latéraux (B, fig. 103).

D'autres formations modifient encore l'aspect des cavités ventriculaires. D'abord paraît le *pli d'Ammon* au-dessus de la scissure choroïdienne : ce pli formera la *corne d'Ammon*. — La scissure calcarine se dessine ensuite sur le lobe occipital et vient faire saillie dans le ventricule : c'est l'ébauche de l'*ergot de Morand*. Enfin, l'apparition du *système commissural* donne au ventricule sa forme définitive.

Le *pli choroïdien* en bas, le *pli d'Ammon* au-dessus, limitent une circonvolution dite *circonvolution arquée* ou *arc marginal de Schmidt*. Celle-ci ne tarde pas à être subdivisée en deux étages par un sillon longitudinal, *arc marginal supérieur* et *arc marginal inférieur*.

Sur le bord supérieur du *septum lucidum*, on voit naître des fibres transversales qui vont former un système commissural considérable, le *corps calleux*, qui se développe d'avant en arrière entre les deux arcs marginaux. Il résulte de cet accroissement du

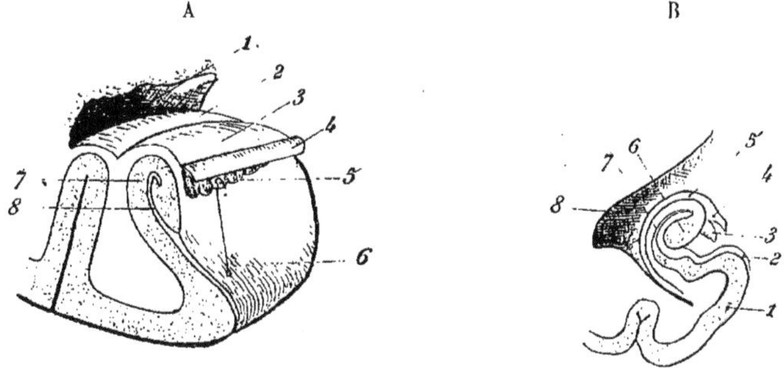

FIG. 105. — Coupes transversales du lobe sphénoïdal pour montrer la corne d'Ammon.

A. — 1, cavité du ventricule latéral (corne sphénoïdale); — 2, éminence collatérale de Meckel (inconstante); — 3, corne d'Ammon; — 4, corps bordant; — 5, corps godronné dégagé par une érigne; — 6, circonvolution de l'hippocampe; — 7, portion grise, et 8, subiculum de la corne d'Ammon.

B. — 1, écorce du lobe temporal recouvrant la circonvolution de l'hippocampe; — 2, subiculum de la corne d'Ammon; — 3, corps godronné; — 4, corps bordant; — 5, alveus de la corne d'Ammon; — 6, corne d'Ammon; — 7, sa lame grise; — 8, cavité de la corne sphénoïdale.

corps calleux d'avant en arrière, qu'une partie de la faux primitive se trouve incluse dans le cerveau où elle devient la toile choroïdienne. A son tour, l'arc marginal supérieur, resté au-dessus du corps calleux, donne le *tractus de Lancisi* et le *corps godronné*, tandis que l'arc marginal inférieur, placé sous le corps calleux, se soude dans une partie de son étendue avec celui du côté opposé. La portion soudée fournira les bandelettes géminées, les portions restées libres les piliers du trigone (fig. 100, 102 et 104).

Développement des circonvolutions du cerveau, et histogenèse de l'encéphale. — Vers le milieu du troisième mois apparaissent sur les hémisphères une série de sillons disposés en rayons autour de la fosse de Sylvius qui a déjà fait son apparition : ce sont les *plis primitifs de Reichert.*

Ces plis, qu'on attribue à ce que la croissance du cerveau est plus rapide que celle des parties qui l'enveloppent, de sorte que la paroi du crâne met obstacle à l'extension de la surface des hémisphères, ne sont que temporaires.

Ce n'est que du cinquième au sixième mois que commence la formation des *circonvolutions* séparées par des *sillons corticaux*, résultant non plus d'un

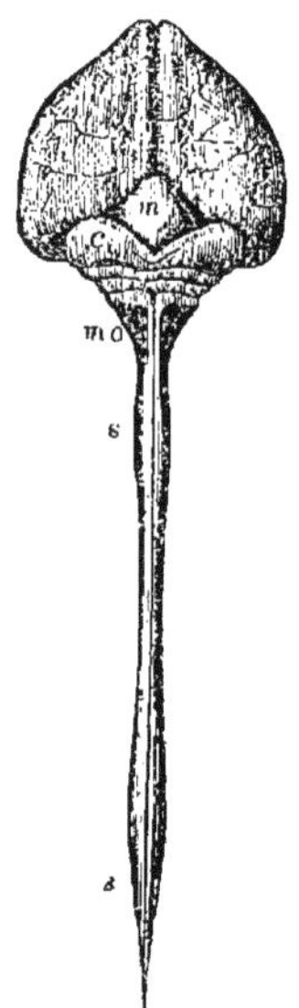

Fig. 106. — Moelle épinière et cerveau d'un fœtus de quatre mois (Kolliker).

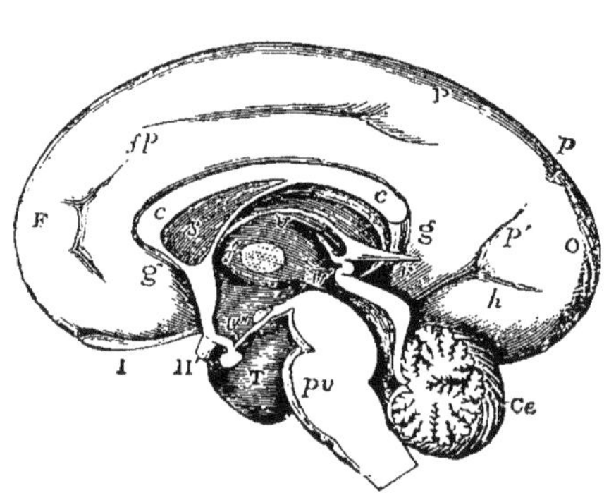

Fig. 107. — Vue de la face interne de la moitié droite du cerveau d'un fœtus de six mois (Reichert).

Fig. 106. — *h*, hémisphères cérébraux; — *m*, tubercules quadrijumeaux; — *c*, cervelet; — *mo*, moelle allongée; — *s*, *s*, renflements cervical et lombaire de la moelle.

Fig. 107. — F, lobe frontal; — P, lobe pariétal; — O, lobe occipital; — T, lobe temporal; — I, lobe olfactif; — II, nerf optique; — *fp*, scissure calloso-marginale; — *p*, scissure perpendiculaire; — *h*, scissure calcarine; — *g*, *g*, circonvolution du corps calleux; — *cc*, corps calleux; — *s*, septum lucidum; — *f*, la lettre est placée entre le trou de Monro à gauche et la commissure moyenne à droite; — *vv'*, *v''*, troisième ventricule; — *r*, glande pinéale; — *pv*, pont de Varole; — *cc*, cervelet.

plissage de la surface des hémisphères, mais de la formation de bourrelets séparés par des sillons profonds.

Au sixième mois apparaît le *sulcus centralis*, sillon de Rolando, puis la scissure interpariétale, les sillons temporo et occipito-temporaux, etc. — Tous ces sillons sont courts et presque rectilignes au début de leur apparition. Dans le cours du septième mois toutes les circonvolutions fondamentales sont esquissées, et à la naissance elles ont à peu près acquis les contours et les sinuosités qu'elles auront plus tard chez l'adulte. — Peut-être ne serait-il pas tout à fait exact de dire avec TIEDEMANN que le cerveau de l'Homme, pendant son développement embryonnaire, reproduit les principales dispositions permanentes chez les espèces qui lui sont inférieures; — mais on peut admettre avec R. WAGNER qu'il y a une grande analogie entre la série successive des phases embryonnaires et les degrés de développement du cerveau des Singes inférieurs aux Singes supérieurs. — Le cerveau presque lisse du fœtus humain de quatre mois ressemble avec évidence au cerveau privé de circonvolutions du Ouistiti, et celui des fœtus de six à sept mois ne ressemble pas moins à celui d'un grand nombre de Singes supérieurs.

Selon S. FUCHS, les cellules de Deiters sont visibles au cinquième mois avec

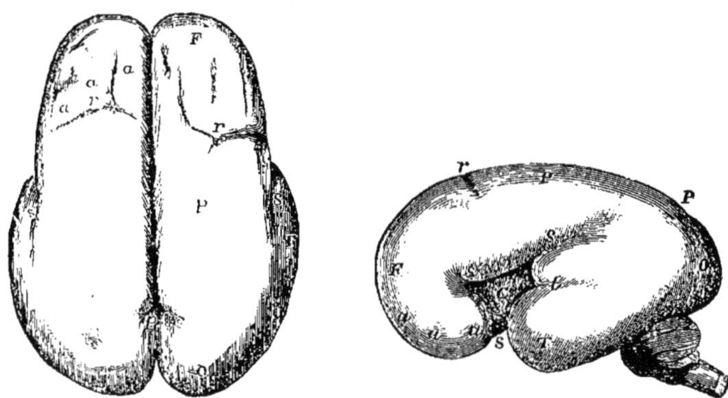

FIG. 108. — Surface externe du cerveau d'un fœtus de six mois (R. Wagner).

Vues latérale et supérieure : F, lobe frontal; — P, lobe pariétal; — O, lobe occipital; — T, lobe temporal; — *a*, *a*, circonvolutions frontales à peine indiquées — *s*, *s*, scissure de Sylvius; — *s'*, sa branche antérieure; — C, insula de Reil; — *r*, sillon de Rolando; — *p*, scissure perpendiculaire externe.

leurs caractères typiques, et du septième au huitième mois on peut déjà distinguer les couches de Meynert avec leurs cellules pyramidales (VIGNAL), bien que celles-ci n'aient pas encore acquis leurs formes adultes. Elles sont alors pour la plupart comparables aux cellules cérébellaires de Purkinje, et elles n'acquièrent leur forme pyramidale typique qu'après la naissance (G. MAGINI). Enfin, d'après W. BETZ (*Ueber die feniere structur des Gehirnrinde des Menschen*, *in Centralbl. f. d. med. Wiss*, n°s 11, 12, 13, 1881), on n'observerait que deux couches seulement, la première et la quatrième dans l'écorce du cerveau du fœtus de sept mois, et seule la corne d'Ammon posséderait de vraies cellules pyramidales. Chez le nouveau-né on constaterait la même disposition, mais de plus les cellules géantes sont groupées en ilots dans le lobule paracentral. — A six mois, un grand nombre de circonvolutions renferment une troisième couche de cellules pyramidales; — ces cellules ont des prolongements manifestes. — Entre onze et quatorze ans, les cellules géantes n'ont encore qu'un nombre relativement restreint de prolongements. Les cellules de la névroglie, enfin, n'apparaissent qu'après le sixième mois (VIGNAL).

Quant aux fibres blanches, voici dans quel ordre elles apparaitraient. Les fibres des voies réflexes de la moelle et du bulbe s'entourent les premières de myéline; les fibres du cervelet viennent ensuite; en troisième lieu nous trouvons les fibres qui font communiquer l'écorce des hémisphères avec la substance grise de la moelle et du bulbe; — les fibres disséminées dans les hémisphères cérébraux paraissent en dernier. Dans les régions rolandiques, les cellules pyramidales géantes, cellules comparables aux grandes cellules motrices des cornes de la moelle, prédominent (régions motrices), tandis que dans les régions postérieures du cerveau les cellules sont plus petites (cellules sensitives) et les grosses cellules rares, solitaires. — Or les cellules pyramidales géantes n'existent qu'en très petit nombre chez les très jeunes enfants (BETZ). — Et de même que ces régions corticales motrices ne sont pas développées à la naissance, de même aussi les faisceaux pyramidaux ou moteurs de la moelle, qui sont en relation avec les régions motrices du cerveau, ne sont pas développés non plus (FLECHSIG, PIERRET), c'est-à-dire que leurs tubes nerveux ne sont pas encore engainés par la myéline.

D'après FUCHS, à la naissance aucune fibre à myéline n'existerait encore dans le cerveau, ce qui paraît trop absolu, puisque VIGNAL les aurait observées à partir du troisième mois (*Arch. de physiol.*, 1888). — A en croire EDINGER, la myéline apparaitrait au neuvième mois de la vie fœtale dans l'écorce grise de quelques circonvolutions, mais dans les circonvolutions rolandiques elle ne ferait son apparition qu'après la naissance (1). PARROT (*Sur le dév. du cerveau chez les enfants du premier âge*, in *Arch. de physiol.*, 1879) a montré de son côté que le cerveau de l'enfant n'acquiert que peu à peu sa structure définitive et que quatre fois sur cinq le cerveau droit est en avance sur le cerveau gauche.

Ajoutons que BELOW a démontré que chez les Mammifères dont les petits naissent faibles et entièrement dépendants de la mère (Homme, Chien, Chat, etc.) les cellules ganglionnaires se développent tardivement et présentent encore au moment de la naissance des caractères embryonnaires; — au contraire, les nouveau-nés qui, à la naissance, ont déjà un certain degré d'indépendance et n'ont pas absolument besoin de la protection maternelle (Cheval, Porc, etc.), ont, dès avant la naissance, des cellules ganglionnaires entièrement développées tant dans la moelle allongée que dans l'encéphale. — Les cellules de Purkinje du cervelet et peut-être aussi celles de Denissenko apparaissent vers le sixième mois (VIGNAL).

Bibliographie. — TIEDEMANN, *Anat. u. Bildungs geschichte des Gehirns im fœtus des Menschen*, Nürnberg, 1816. — SERRES, *Anat. comp. du cerveau*, 1828. — LEURET et GRATIOLET, *Anat. comp. du système nerveux*, Paris, 1839-1857. — LONGET, *Anat. et physiol. du système nerveux*, Paris, 1842. — STILLING et WALLACH, *Unters. ü. die Textur des Rückenmarkes*, Leipzig, 1842. — GRATIOLET, *Mémoire sur les plis cérébraux de l'Homme et des Primates*, Paris, 1855. — FAIVRE, *Des granulations méningiennes* (Thèse de Paris, 1863). — SCHRÖDER VAN DER KOLK, *Bau u. function der Med. obl. u. Med. spin.*, Braunschweig, 1859. — CLARKE, *Philos. Trans.*, 1851-1859. — LUSCHKA, *Die Adergeflechte des menslichen Gehirns*, Berlin, 1855 (plexus choroïdes). — BIDDER et KUPFFER, *Unters. ü. die Textur des Rückenmarkes*, Leipzig, 1857. — GOLL, in *Denkschr. des Schw. naturf. Gesellschaft*, 1860. — REICHERT, *Der Bau des menschl. Gehirns*, Leipzig, 1859-1861. — KOLLMANN, *Die Entw. der Adergeflechte*, Leipzig, 1861 (plexus choroïdes). — DEITERS, *Unters. ü. Gehirn. ü. Rückenmark*, 1865. — A. ECKER, *Die Hirnwindungen des Menschen*, Braunschweig, 1869. — J. GROMIER, *Études sur les*

(1) Chez les animaux nouveau-nés, SOLTMANN et BECHTEREW, en excitant les circonvolutions rolandiques, n'ont pu obtenir de contractions des membres.

circonvolutions (Thèse de Paris, 1874). — MEYNERT, *Vom Gehirne der Saügethiere* (*Stricker's Handbuch*, 1870). — BROADBENT, *The structure of the cerebral hemisphere* (*Journ. of ment. sc.*, London, 1870-1871). — BALL et KRISHABER, art. « Cerveau » du *Dict. encyclop. des sc. méd.*, Paris, 1873. — FARABEUF, art. « Moelle épinière » du *Dict. encyclop. des sc. méd.*, 1874. — S. POZZI, art. « Circonvolutions » du *Dict. encyclop. des sc. méd.*, Paris, 1875. — KEY et RETZIUS, *Studien zur Anat. des Nervensystems*, Stockholm, 1875. — FLECHSIG, *Die Leitungsbahnen im Gehirn u. Rückenmark*, Leipzig, 1876. — CHARCOT, *Leçons sur les localisations dans les maladies du cerveau*, Paris, 1876. — FOREL, *Unters. ü. die Huben. u. ihre oberen Verknüpfungen im Gehirne*, etc. (*Arch. f. Psych.*, Berlin, 1877). — VON MIHALKOVICS, *Entw. des Gehirns*, Leipzig, 1877. — SALATHÉ, *Rech. sur les mouvements du cerveau*, etc. (Thèse de Paris, 1877). — MATHIAS DUVAL, *Rech. sur l'origine des nerfs crâniens* (*Journ. de l'anat.*, 1877-1879). — G. DENISSENKO, *Structure de l'écorce du cervelet et de la moelle épinière*, 1877. — CH. RICHET, *Structure des circonvolutions*, Paris, 1878. — CHARCOT, *Du faisceau pyramidal*, etc. (*Progrès médical*, 1879). — FISCHER, *Unters. ü. die Lymphbahnen des Centralnervensystem*, Bonn, 1879. — GAVOY, *Morphologie du cerveau*, Paris, 1882 et 1886. — DURET, *Études expér. et clin. sur les traumatismes cérébraux*, 1878. — HUGUENIN, *Les centres nerveux*, trad. Keller, 1879. — PANSCH, *Die Furchen u. Wülste am Grosshirn*, Berlin, 1879. — SCHWALBE, *Lehrb. der Neurologie*, 1881. — LUBINOFF, *Embryol. et histol. des centres nerveux et du sympathique* (*Virchow's Arch.*, t. LXVI, 217). — GOLGI, *Origine du tractus olfactorius* (*Arch. ital. de biol.*, 1882). — C. BASTIAN, *Le cerveau*, 1882. — CH. FÉRÉ, *Anat. du système nerveux*, Paris, 1886. — FLECHSIG, *Pan. des Menschl. Gehirns*, Leipzig, 1883. — BYROM-BRAMWELL, *Maladies de la moelle épinière*, édit. franç., 1883. — G. GIACOMINI, *Fascia dentata du grand hippocampe* (Arch. ital. de Biologie, 1883). — P. BROCA, *Description des circonv. du cerveau* (Rev. d'Anthrop. 1883). — AEBY, *Schema des Faserlaufes im menschl. Gehirn. u. Rückenmark*, 2e édit., 1884. — GIACOMINI, *Guida allo studio delle circonvoluzione cerebrali dell'uomo*, Torino, 1884. — TARTUFERI, *Sur la texture des tubercules quadrijumeaux* (*Arch. ital. per le malattie nervose*, 1885). — C. HESS, *Das Foramen Magendii*, etc. (*Morphol. Jahrb.*, 1885). — JABOULAY, *Relations des nerfs optiques avec le système nerveux central* (Thèse d'agrég., Paris, 1886). — HERRMANN, art. « Encéphale » du *Dict. encyclop. des sc. médicales*, Paris, 1887. — W. BECHTEREW, *Le cerveau de l'Homme*, etc. (*Arch. slaves de biologie*, t. III, p. 293, et t. IV, p. 1 et 250, 1887). — FRANÇOIS-FRANCK, art. « Encéphale » du *Dict. encyclop. des sc. médicales*, p. 1887. — WERTHEIMER et CURTIS, art. « Ventricules » du *Dict. encyclop. des sc. méd.*, 1887. — HERVÉ, *La circonvolution de Broca* (Thèse de Paris, 1888). — MAGINI, *Rech. sur le cerveau du fœtus* (*Arch. ital. de biologie*, t. X, 1888). — P. LACHI, *La tela coroidea superiore e i ventricoli cerebrali dell'uomo*, Pise, 1888. — BEARD, *Développement du système nerveux des Vertébrés* (*Anat. Anzeiger*, p. 874, 1888). — KAHLER, *Structure des centres nerveux*, in *Histologie* de VON TOLDT, Stuttgart, 1888. — ZELGERSMA, *Morphol. Jahrb.*, 1889. — G. BELLONCI et A. STEFANI, *Histogenèse du cervelet* (*Arch. ital. de biologie*, p. 21, 1889). — R. STADERINI, *Rech. sur la distrib. des artères de la surface de l'encéphale* (*Fisio-critici*, Siena, série IV, vol. II. 1889). — A. CHARPY, *Cours de splanchnologie* (les centres nerveux), Montauban, 1889.

LIVRE SIXIÈME

ORGANES DES SENS

Les organes des sens sont destinés à nous mettre en relation avec le monde extérieur. — Ce sont des appareils doués d'une sensibilité extrême, qui reçoivent les impressions des objets extérieurs et ont pour caractères communs : 1° d'être placés à la périphérie ; — 2° de présenter une structure propre, en harmonie avec la nature des corps dont ils sont chargés de nous faire connaître les propriétés ; — 3° de communiquer avec les centres nerveux par des nerfs, qui ont pour mission de transmettre aux centres les impressions recueillies par les appareils sensoriels.

Pairs et symétriques, les organes des sens sont au nombre de cinq : 1° l'organe du toucher, la *peau ;* — 2° l'organe du goût, la *langue ;* — 3° l'organe de l'odorat, les *fosses nasales ;* — 4° l'organe de la vue, l'*œil ;* — 5° l'organe de l'ouïe, l'*oreille*.

I. — Peau. — Sens du tact.

A. — APPARENCE EXTÉRIEURE

La *peau* ou *tégument externe* n'est pas seulement l'*organe du toucher*, l'*organe du sens du tact*, elle sert encore de protection à toutes les parties du corps qu'elle enveloppe et sur lesquelles elle se moule exactement. — Elle n'offre aucune interruption, et au niveau des orifices naturels, elle se continue insensiblement avec un système de membranes analogues tapissant les cavités du corps, les *membranes muqueuses*, *tégument interne* ou *peau rentrée*.

La *couleur* de la peau varie selon l'âge, le sexe, la région, mais surtout selon les races. — Blanche chez les races européennes (races blanches) ; jaune chez les Mongols (races jaunes) ; noire chez les Nègres (races noires) ; chocolat dans les races malaises (races océaniennes), elle est rouge-cuivre chez les indigènes de l'Amérique (races rouges ou Peaux-Rouges). — Son *épaisseur* varie énormément. — On peut lui accorder en moyenne de 2 à 3 millimètres, mais chacun se rendra compte de la différence qu'il y a à cet égard entre la peau du talon ou de la nuque et la peau des paupières. — Son *étendue* est estimée par J. CRUVEILHIER et par SAPPEY à environ 15000 centimètres carrés. — Son *élasticité* et sa *résistance* sont considérables.

La peau présente : 1° une *surface extérieure* ou *libre*; — 2° une *surface profonde* ou *adhérente*.

1° Surface libre. — On y voit des plis, des sillons, de petites saillies, des orifices, des productions cornées, ongles et poils.

Les *plis* sont de plusieurs espèces : 1° les plis articulaires, diversement disposés autour des articulations et dus aux mouvements des jointures, *plis de locomotion;* — 2° les plis dus à la contraction des muscles, *plis par froncement* ou *plis musculaires*, passagers d'abord, plus tard indélébiles; — 3° les *plis séniles* ou *rides*, en rapport avec la fonte du tissu cellulo-adipeux sous-cutané, la trop grande ampleur et la diminution d'élasticité de la peau.

Les *sillons*, bien marqués surtout à la paume des mains et à la plante des pieds, décrivent des arcades concentriques sur la pulpe des doigts; — ils sont séparés par des crêtes couvertes d'aspérités presque microscopiques, les *papilles*, — organes spéciaux de la sensibilité tactile.

Les *orifices*, outre ceux qui laissent pénétrer dans les cavités intérieures (bouche, anus, etc.), sont extrêmement nombreux. — La peau en est pour ainsi dire criblée, et chacun de ces pertuis correspond à l'orifice d'une glande sébacée ou d'une glande sudoripare. A la plante des pieds et à la paume des mains, il n'y a que des orifices de glandes sudorigènes; — beaucoup de glandes sébacées s'ouvrent dans les follicules pileux auxquels elles sont annexées (*b*, fig. 118).

Nous nous occuperons des *ongles* et des *poils* un peu plus loin.

2° Surface adhérente. — La peau répond, dans la majeure partie de son étendue, à une couche cellulo-graisseuse, dite *tissu cellulo-graisseux sous-cutané*, *pannicule adipeux*, *fascia superficialis*. — Cette couche, dépendance manifeste de la peau, est constituée de la façon suivante : la face profonde de la peau détache une infinité de faisceaux fibreux, qui s'entre-croisent et s'unissent pour former une lame aréolaire assez serrée, *feuillet superficiel du fascia superficialis;* — de cette lame partent de nouveaux prolongements qui circonscrivent de grandes mailles ou aréoles, dans lesquelles sont logés des pelotons adipeux, *pannicule adipeux* proprement dit; — enfin, arrivés sur les aponévroses d'enveloppe, ces faisceaux fibreux se réunissent en une nouvelle lame celluleuse, *feuillet profond du fascia superficialis*, par l'intermédiaire duquel la peau glisse sur les parties sous-jacentes, ou bien y adhère comme à la plante des pieds, à la paume des mains.

Chez les Quadrupèdes la peau est séparée du pannicule adipeux dans une notable partie de son étendue, par l'ensemble des muscles peauciers, *pannicule charnu*. — Le vestige de cette disposition se retrouve chez l'Homme, au cou et à la face. — Au scrotum, au pourtour du mamelon, une *couche de fibres musculaires lisses* double la face profonde de la peau. — Dans nombre d'endroits, le fascia superficialis est plus ou moins réduit, et la peau adhère aux aponévroses d'enveloppe par des prolongements fibreux (paume des mains, etc.) ou par des prolongements élastiques, qui ont pour but d'en maintenir les parties déprimées (aisselle, pli de l'aine, etc.). — La quantité de tissu adipeux est très variable suivant les régions; — aux paupières, à la verge, il fait totalement défaut. — Lorsque la peau est en rapport avec les éminences osseuses, et qu'elle doit y conserver sa mobilité, elle en est séparée par des bourses séreuses, normales ou accidentelles.

C'est par sa face adhérente que la peau reçoit les vaisseaux et les nerfs.

B. — STRUCTURE DE LA PEAU

La peau se compose essentiellement de deux couches superposées, l'une profonde, *derme cutané*, avec lequel nous décrirons les *papilles*; — l'autre superficielle, l'*épiderme*, dont les *ongles*, les *poils* et les *glandes de la peau* sont des dépendances.

1° Derme ou chorion cutané. — Le *derme*, *cutis*, est une membrane fibro-élastique, riche en vaisseaux et en nerfs. — Il constitue la charpente de la peau, et c'est à lui que le tégument externe doit sa résistance et son élasticité. — D'une épaisseur variable suivant les régions du corps (cette épaisseur varie de 1/3 à 4 millimètres), il présente une *face externe* couverte de papilles; après l'ablation de l'épiderme par macération, cette face apparaît comme criblée d'orifices glandulaires.

Sa *face interne* est creusée d'une foule d'*alvéoles* ou *aréoles* remplies de tissu adipeux, logeant les glandes sudoripares et traversées par les vaisseaux et les nerfs de la peau.

Considéré dans sa *structure*, le derme présente à examiner : 1° son tissu propre; — 2° les papilles vasculaires et nerveuses; — 3° les vaisseaux et les nerfs.

a. *Tissu propre.* — Le derme est formé de faisceaux de fibres connectives, entre-croisées et feutrées, riches en fibres élastiques. — Sa surface est limitée, du côté de l'épiderme, par une couche amorphe, membrane basilaire (basement-membrane de Todd et Bowman); — sa face profonde, aréolaire, *stratum adiposum*, se continue insensiblement avec le tissu cellulaire sous-cutané. — Dans la plus grande partie de son étendue on rencontre des fibres musculaires lisses : au mamelon, au scrotum, au pénis, elles constituent des membranes musculaires sous-cutanées (muscle sous-aréolaire, muscle péripénien, dartos) ; partout ailleurs, les fibres musculaires lisses sont annexées aux follicules pileux, *muscles érecteurs* des poils, *arrectores pili*.

Ces muscles, au nombre de deux ou trois par follicule pileux, se présentent sous la forme de petits faisceaux fixés, d'une part, dans les couches les plus superficielles du derme, et, d'autre part, sur le fond du follicule pileux. En se contractant, ils soulèvent les follicules, redressent les poils, compriment les glandes sébacées qu'ils embrassent sous la forme d'une sangle, et déterminent le phénomène connu sous le nom de *chair de poule*.

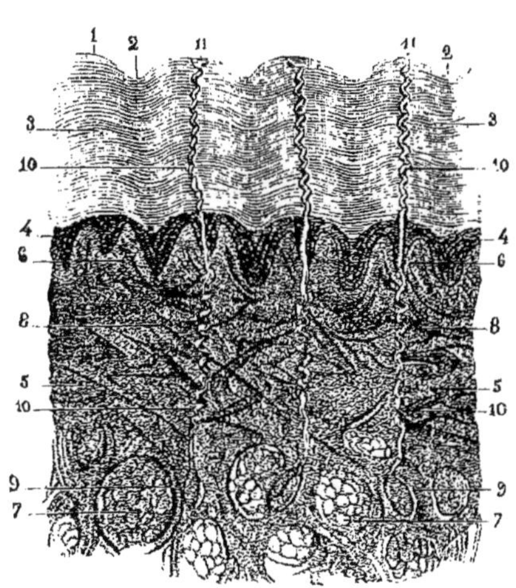

Fig. 109. — Structure de la peau.

1, 1, éminences de la peau ; — 2, 2, sillons de la peau ; — 3, 3, épiderme ; — 4, 4, réseau muqueux ; — 5, 5, derme ; — 6, 6, papilles ; — 7, 7, alvéoles du derme, remplis de vésicules adipeuses ; — 8, 8, tissu fibreux du derme ; — 9, 9, glandes sudoripares ; — 10, 10, 10, 10, canaux spiraux sudorifères ; — 11, 11, orifice des canaux sudorifères.

b. *Papilles*. — Les *papilles* sont de petites saillies conoïdes qui s'élèvent de toute la surface du derme, où leur ensemble constitue le *corps papillaire* (fig. 110). — Leur base se confond avec le derme, leur sommet est coiffé par une sorte de cornet épidermique. — Elles sont *simples* ou *composées ;* leur *nombre* est considérable (il y en a, en moyenne, cent par millimètre carré) et les plus développées sont celles de la couronne du gland, de la paume des mains et de la plante des pieds. — A la paume des mains, elles sont rangées en séries linéaires doubles et comme supportées par une crête du derme, — séparées des séries voisines par un sillon dans le fond duquel s'ouvrent les conduits des glandes sudoripares. — Leur *hauteur* varie de 100 à 200 μ.

Simples prolongements de la surface du derme, les papilles en ont la *structure* générale. Cependant les fibres lamineuses et élastiques y sont plus fines et la matière amorphe plus abondante. — Le mélange de ces trois éléments donne lieu à un tissu blanchâtre, d'aspect homogène et très résistant.

Les papilles sont de deux ordres, *vasculaires*, quand elles ne renferment que des vaisseaux, *nerveuses*, si les nerfs sensitifs viennent s'y terminer. — Les *papilles vasculaires*, de beaucoup les plus nombreuses, contiennent une *anse vasculaire*, émanée du réseau capillaire du derme. — Les *papilles nerveuses*, au nombre d'une contre quatre papilles vasculaires à la pulpe des doigts (MEISSNER), contiennent un corpuscule ovoïde, rappelant par sa forme la pomme de pin, le *corpuscule du tact* ou *corpuscule de Meissner*.

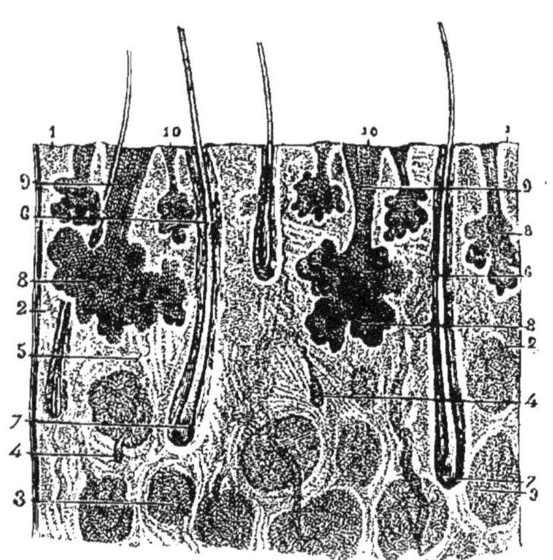

FIG. 110. — Structure de la peau.

1, épiderme ; — 2, derme ; — 3, cellules adipeuses ; — 4, glandes sudoripares ; — 5, leur canal excréteur spiral ; — 6, follicule pileux ; — 7, racine des follicules pileux ; — 8, glandes sébacées ; — 9, conduit excréteur des glandes sébacées ; — 10, orifice du canal excréteur.

Le corpuscule du tact (fig. 112 et 119), long de 80 μ à 150 μ, occupe le sommet de la papille, et se compose essentiellement d'une *capsule* fibroïde lamelleuse, striée transversalement, et d'un *noyau* ou *bulbe central* constitué par une masse molle, claire et parsemée de fines granulations. — A chaque corpuscule aboutissent une, deux, trois ou quatre fibres nerveuses, qui le pénètrent par son pôle inférieur en s'enroulant sur elles-mêmes en tire-bouchon, confondent leur gaine (gaine de Henle) avec la capsule du corpuscule, perdent leur myéline et vont se terminer entre les cellules internes du corpuscule par des épanouissements discoïdaux, *disques tactiles de Ranvier*, *boutons terminaux*, qui sont les analogues des *cellules du tact de Merkel* (fig. 111). — En un mot, le corpuscule de Meissner n'est qu'un *corpuscule de Merkel* ou *de Grandry* composé (fig. 111). — Les *corpuscules de Krause*, de leur côté, que nous rencontrerons dans la conjonctive, le gland de la verge et du clitoris, sont des corpuscules tactiles élémentaires, des corpuscules de Meissner simplifiés.

Vaisseaux et nerfs. — Le derme cutané est abondamment pourvu de vaisseaux et de nerfs. — Les *artères* constituent au-dessous du corps papillaire un très riche réseau, d'où partent les capillaires destinés aux papilles. Ces capillaires forment des anses simples dans les petites papilles, des anses anastomosées dans les papilles composées ou volumineuses. — Chemin faisant ces artères abandonnent des ramuscules aux lobules graisseux des aréoles, aux glandes sébacées et sudoripares, ainsi qu'aux follicules pileux.

Les *veines*, nées des capillaires, s'anastomosent en réseau au-dessous des papilles, et vont se jeter dans les veines sous-cutanées. — Les *vaisseaux lymphatiques* naissent par un réseau très riche, situé à la surface même du

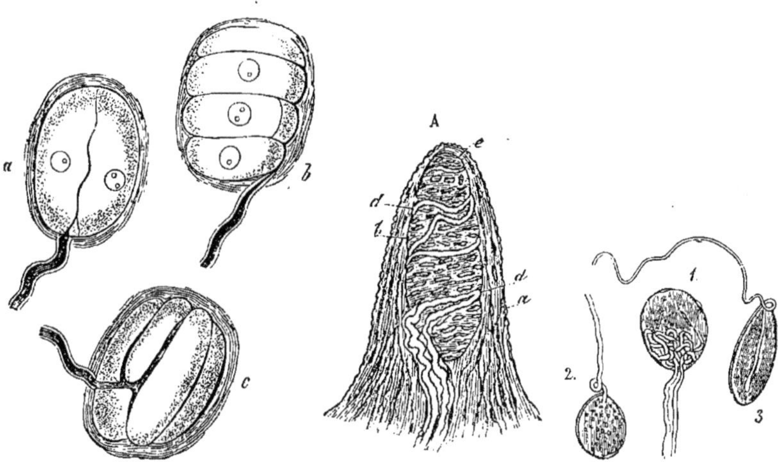

Fig. 111. — Corpuscules tactiles du bec du Canard (*a*) et de ses papilles linguales (*b*, *c*).

Fig. 112. — Corpuscules de Meissner (A) et de Krause (B).

Fig. 112. — *a*, papille dermique ; — *b*, corpuscule du tact ; — *c*, rameaux nerveux qui abordent le corpuscule et l'entourent en spirale (*d*, *d*.) — *e*, leur terminaison apparente.

derme (Sappey, Teichmann, etc.). — De ce réseau partent des tubes en doigt de gant, qui s'enfoncent dans les papilles, et d'autres vaisseaux qui traversent le derme pour aller se rendre dans un autre réseau plus large, qui occupe la face profonde du derme (Teichmann).

Les *nerfs* de la peau s'enfoncent dans le derme, où ils forment de riches plexus dans le voisinage du corps papillaire. — De ces plexus partent des fibres qui se terminent : 1° dans les corpuscules du tact ; — 2° entre les cellules du corps muqueux de Malpighi (Langerhans, E. et G. Hoggan, Eberth, Ranvier, etc.).

En outre, les nerfs de la peau se terminent dans la gaine radiculaire externe des follicules pileux (Jobert, Bonnet, etc.) et dans des corpuscules spéciaux, que l'on rencontre constamment sur les nerfs cutanés des doigts et des orteils.

Ces corpuscules, *corpuscules de Vater* ou *de Pacini*, sont ovoïdes, longs de 1 à 2 millimètres, et sont appendus à un filet nerveux. — Ils sont formés d'une *capsule*, d'un *canal central* et d'une *fibre nerveuse* (*a*, *b*, *c*, fig. 114). La capsule est constituée par une série de lamelles de tissu conjonctif, emboîtées les unes dans les autres et tapissées à leur face interne d'une couche de cellules endothéliales nucléées (HOYER). — Le canal central est rempli d'une substance transparente, contenant des noyaux (bulbe). — La fibre nerveuse pénètre le corpuscule par son pôle inférieur en confondant sa gaine lamelleuse avec les capsules du corpuscule; — arrivée au pôle proximal du canal central, elle se dépouille de sa gaine de myéline, puis traverse le canal, où elle est entourée d'une rangée de noyaux du bulbe central, et se termine au pôle

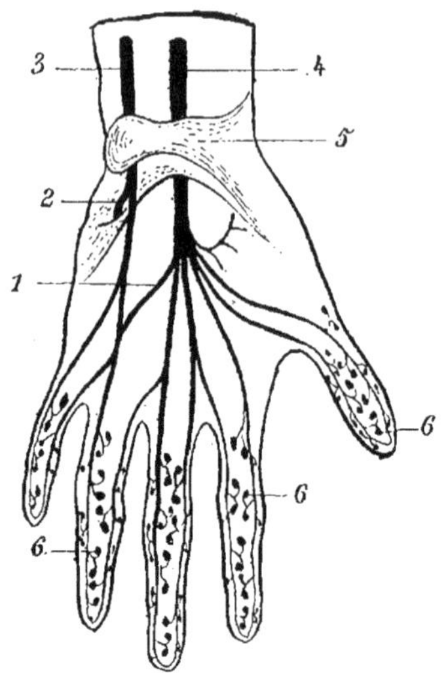

FIG. 113. — Nerfs de la main avec les corpuscules de Pacini.

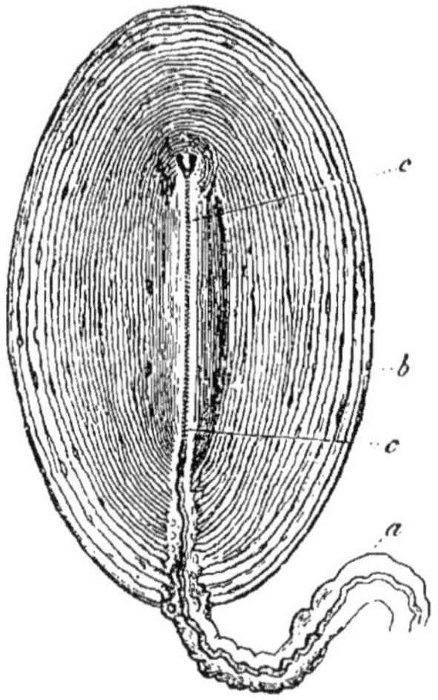

FIG. 114. — Corpuscules de Vater.

FIG. 113. — 1, anastomose du médian et du cubital; — 2, branche profonde du cubital; — 3, nerf cubital; — 4, nerf médian; — 5, ligament annulaire antérieur du carpe; — 6, 6, corpuscules de Pacini sur les nerfs digitaux.

FIG. 114. — *a*, nerf avec sa gaine de Henle; — *b*, capsule stratifiée du corpuscule; — *cc*, terminaison du cylindre-axe dans le canal central.

distal du canal, le plus généralement par un renflement piriforme (voy. t. I, p. 775).

2° **Épiderme.** — L'épiderme est une membrane transparente, de nature épithéliale, qui recouvre le derme. — Sa *face superficielle* n'est autre chose que la surface libre de la peau. Elle présente donc les plis et les sillons que nous avons décrits à propos du derme, ainsi qu'une infinité de pertuis, *pores de la peau*, qui ne sont que les orifices des glandes du tégument externe. — Excepté à la paume des mains et à la plante des pieds, cette surface est unie et ne présente pas de saillies correspondantes aux papilles du derme. — Sa *face profonde* se moule sur la face externe du derme, et se trouve creusée d'une multitude de petits alvéoles, qui reçoivent, comme dans un étui, les papilles dermiques. Il en résulte que l'épaisseur de l'épiderme n'est pas uniforme, — plus considérable dans l'intervalle qu'au niveau des papilles. — En outre l'épiderme présente une infinité de prolongements tubulés, qui se continuent avec les conduits des glandes de la peau et avec les follicules pileux, de façon à former aux poils une gaine épidermique.

D'une épaisseur moyenne de 100 μ, cette membrane peut s'épaissir au point d'atteindre 2 et 3 millimètres à la paume des mains et à la plante des pieds.

Structure de l'épiderme. — L'épiderme se compose de deux couches : l'une superficielle, *couche cornée;* l'autre profonde, *corps muqueux de Malpighi* (3, fig. 109) (1).

La *couche cornée* est composée de lamelles, *lamelles cornées de l'épiderme*, constituées par des cellules aplaties en forme d'écailles, cimentées les unes avec les autres et disposées en un grand nombre de couches ou strates. — Elle comprend, de la superficie à la profondeur : *a.* le *stratum corneum*, formé de plusieurs rangées de cellules aplaties, cornées, sans aucune trace de noyaux ; — *b.* le *stratum lucidum*, composé de plusieurs couches de cellules aplaties et cornées, mais dans lesquelles on reconnaît les vestiges d'un noyau. — Au fond, le feuillet corné de l'épiderme est constitué par des cellules hexagonales, de 25 à 30 μ de diamètre, qui proviennent de la couche sous-jacente et s'aplatissent au fur et à mesure qu'elles deviennent superficielles, en même temps qu'elles se chargent de kératine et perdent leur noyau.

La *couche muqueuse*, *corps muqueux de Malpighi*, composée de plusieurs strates de cellules molles, adhère à la surface libre du derme, sur laquelle elle se moule exactement. — Elle présente, par suite, une série de saillies et de dépressions dont la disposition est juste l'inverse des saillies et des dépressions du corps papillaire du derme. Épaisse au niveau des intervalles qui séparent les papilles, elle n'est cependant pas interrompue au niveau du sommet des papilles, d'où le nom de *corpus reticulosum* seu *cribrosum*, qui a été donné à cette couche, ne répond-il pas à la réalité des choses.

Les cellules du corps muqueux varient un peu selon qu'on les considère en différents points de l'épaisseur de la membrane. Les couches les plus superficielles sont composées de cellules aplaties, dont le noyau est entouré de granules d'éléidine (Ranvier) : c'est le *stratum granulosum* de Langerhans.

Dans les couches moyennes, les cellules sont polyédriques, dente-

(1) On sépare assez facilement ces deux couches l'une de l'autre par l'ébullition, la macération dans l'eau acidulée, l'action vésicante.

lées ou crénelées (Schultze), de façon à s'engrener les unes dans les autres (cellules en pomme épineuse). — Enfin, tout contre le derme est rangée en mur une couche simple de cellules prismatiques, à noyau volumineux et ovalaire (couche génératrice). Cette couche profonde du corps muqueux est appliquée sur la *membrane basale* ou *soubassement hyalin du derme*, qui la sépare et l'unit au derme. — L'épiderme est le type des épithéliums pavimenteux stratifiés.

C. — PIGMENT OU MATIÈRE COLORANTE DE LA PEAU

Le pigment est la matière qui *colore* la peau. Il se présente sous la forme de granulations brunes, infiltrant le protoplasma et le noyau des cellules des couches profondes du corps muqueux. — Peu abondant dans les races caucasiques, ce pigmentum est en masse beaucoup plus considérable chez le Nègre. — C'est lui qui donne à la peau la couleur particulière à chaque race, et propre à chaque individu et à chaque région. — Aux bourses, aux grandes lèvres, à l'aréole du mamelon, il est assez abondant chez l'Européen aux cheveux noirs, pour donner à la peau de ces endroits une couleur qui rappelle celle de la peau des races océaniennes ou éthiopiennes.

Il est inutile d'ajouter que l'*appareil chromatogène* de Breschet et Roussel de Vauzème n'existe pas davantage que l'*appareil blennogène* (destiné à la sécrétion de l'épiderme) des mêmes auteurs.

D. — ONGLES

Les ongles sont des lames cornées et élastiques dépendant de l'épiderme et situées sur la face dorsale de la troisième phalange des doigts et des orteils. — Ils sont reçus dans un repli du derme en forme de demi-lune, la *rainure* ou *pli unguéal*, et présentent : 1° une *extrémité postérieure* ou *adhérente*, enfoncée dans la rainure unguéale, *racine* de l'ongle, mince et légèrement dentelée ; — 2° une *extrémité antérieure libre ;* — 3° un *corps* dont la face supérieure ou libre est convexe et striée en long, et dont la face inférieure, concave, creusée de crêtes longitudinales et de sillons parallèles aux crêtes, repose sur le derme sous-unguéal, *lit de l'ongle*, auquel elle adhère intimement. — La *matrice de l'ongle* est constituée par la partie postérieure du lit unguéal, et l'on donne le nom de *derme sus-unguéal* ou *manteau de l'ongle* (J. Renaut) à la portion réfléchie du derme qui recouvre la racine de l'ongle. — Le derme sous-unguéal est relié à la face dorsale du squelette par des trousseaux fibreux, *ligament de l'ongle* de J. Renaut. — Il est blanc au niveau de la racine, plus vasculaire et plus rosé sous le corps de l'ongle; la coloration blanche se prolonge un peu au delà de la racine et forme une surface blanche semi-lunaire, *lunule de l'ongle*, que l'on aperçoit à travers la transparence de cet organe, en avant de la rainure unguéale. — Cette partie du chorion dermique porte des crêtes longitudinales, *crêtes de Henle*, constituées par des papilles disposées en séries et s'engrenant avec les dépressions et les crêtes correspondantes de la face profonde de l'ongle.

Le repli de la peau dans laquelle s'engage l'ongle et qui porte successivement le nom de *pli unguéal*, de *matrice de l'ongle* et de *lit unguéal*, est formé de la façon suivante : le derme de la face dorsale des doigts se prolonge sur la face dorsale de l'ongle (derme sus-unguéal), mais bientôt il se réfléchit d'avant en arrière, en s'adossant à lui-même jusqu'à l'extrémité de la racine, contourne cette racine (rainure unguéale), puis se porte en avant, passe entre la face inférieure de l'ongle et la face dorsale de la phalangette (derme sous-unguéal), et se continue, en avant et sur les côtés, avec le derme qui revêt la face palmaire et l'extrémité des doigts. — Le corps muqueux, distinct de la couche cornée de l'épiderme, accompagne partout le derme et forme le corps muqueux sous-unguéal. La couche cornée de l'épiderme, au contraire, ne suit pas la couche de Malpighi dans tous ses contours, elle l'abandonne, ainsi que le derme, au moment où ils se réfléchissent pour former la rainure et la matrice de l'ongle, mais partout elle se continue avec les bords de l'ongle, après s'être enfoncée plus ou moins entre l'ongle et le lit de cet organe. Au niveau de la rainure de l'ongle, elle forme un liséré sur le dos de l'ongle, *couche cornée sous-unguéale* de Sappey, *périonyx* d'Arloing.

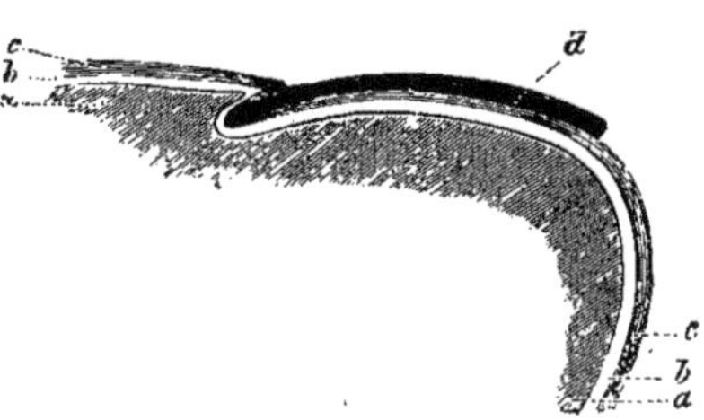

FIG. 115. — Coupe sagittale de l'ongle.

a, derme cutané; — *b*, couche muqueuse; — *c*, couche cornée; — *d*, ongle.

La substance de l'ongle est formée par un grand nombre de couches d'écailles, qui, au fond, ne sont que des lamelles épithéliales, dont les cellules ont subi la kératinisation. — L'ongle n'est qu'une modification de la couche cornée de l'épiderme, dont il représente le *stratum lucidum*, et se continue avec l'épiderme.

Les ongles comme les poils se développent aux dépens de la couche muqueuse de Malpighi. Au troisième mois, il se forme à l'extrémité des doigts un repli bondé de cellules analogues à celles du corps muqueux, au-dessus duquel passe le *stratum corneum*. Ce repli, c'est la matrice de l'ongle. Autrement dit « l'organe de l'ongle » apparait sous la forme d'un bourgeon épidermique napiforme, de provenance malpighienne, qui s'enfonce comme un coin dans l'épaisseur du derme. — Au quatrième mois, on trouve au centre de ce lit épithélial une petite lamelle épidermoïde en forme de lunule : c'est l'ébauche de l'ongle. — L'ongle fœtal, moulé dans le pli du corps muqueux, repose sur un lit (lit de l'ongle), formé par l'ectoderme malpighien, et est recouvert d'une couche épidermique, dite *épidermicule* (RANVIER), périonyx (ARLOING) ou éponychium (UNNA). — L'ensemble du lit et de la couche épidermique formera le *pli unguéal*, dont le fond constitue la *matrice de l'ongle*. — Vers le sixième mois, le bord du *stratum corneum* se déchire (épidermicule), et ses débris constituent le périonyx; — les ongles, qui poussent d'arrière en avant, débordent la gouttière elliptique, qui donne accès dans la matrice, et l'on voit leur portion libre s'avancer progressivement. — De même que la couche cornée de l'épiderme, l'ongle résulte donc de la transformation en lamelles cornées des cellules épidermiques qui composent le corps muqueux. — Pour certains auteurs (REICHERT, AMMON, ARLOING, etc.), la matrice seule ferait de l'ongle, alors que pour d'autres (SAPPEY, KÖLLIKER, etc.) le lit de l'ongle ou le derme sous-unguéal ajouterait également de la substance cornée à la face profonde du corps de l'ongle, dont il augmenterait ainsi l'épaisseur. — La kératinisation de l'ongle se fait aux dépens de granules spéciaux, *onychogene* de Ranvier, qui infiltrent les cellules épidermiques constituant cet organe.

Dans des recherches faites au laboratoire d'histologie de la Faculté de Lille, F. CURTIS, après avoir résumé les travaux de KÖLLIKER, UNNA, ARLOING, RETTERER, HENLE, BIESIADECKI, RENAUT, BROOKE, ZANDER (1), arrive aux conclusions suivantes. Le *lit de l'ongle* se forme au troisième mois par une prolifération épithéliale active qui repousse le derme environnant, de façon à déterminer un sillon semi-lunaire. A cette époque, la « gouttière unguéale » est bondée de cellules épidermiques qui la comblent. Tous les points du lit se couvrent successivement de trois couches distinctes, qui sont : 1° l'*éponychium*, véritable *stratum corneum*, qui débute au quatrième mois et se développe de la partie antérieure du lit vers la gouttière de l'ongle; — 2° l'*ongle primitif*, qui se développe au centre du lit (matrice primitive) et remplace peu à peu l'éponychium, qui se déchire vers la fin du quatrième mois et persiste en arrière sous la forme du *périonyx;* — 3° l'*ongle définitif*, qui commence à l'entrée de la gouttière unguéale (matrice définitive) et

(1) L'ongle se développe *in toto* sur le lit (KÖLLIKER); — il se développe immédiatement en avant de la gouttière, s'étend légèrement en avant, puis s'enfonce d'avant en arrière jusque dans le fond de l'involution génératrice (UNNA, KÖLLIKER (1888), RETTERER); — l'ongle naît dans la gouttière, d'où il émerge comme un poil de son follicule (HENLE, BIESIADECKI, RENAUT, BROOKE); — il se développe dès l'origine à la surface de l'épiderme, paraît d'abord à l'extrémité antérieure du lit et pousse d'avant en arrière; il n'y a pas d'éponychium (ZANDER).

s'étend progressivement sur toute l'étendue occupée primitivement par l'ongle primitif. — En résumé, « par sa situation entre l'éponychium (couche cornée) et la matrice (couche granuleuse), l'ongle représente un *stratum lucidum* modifié reposant sur un *stratum granulosum* qui, au lieu d'éléidine, renferme de la substance onychogène » (F. CURTIS, *Sur le développement de l'ongle*, in *Journal de l'anatomie*, 1889).

E. — POILS ET FOLLICULES PILEUX

Les *poils* sont des productions épidermoïdes, filiformes et flexibles, implantées dans une dépression digitiforme du derme, le *follicule pileux*.

La peau de l'Homme n'est pas recouverte de poils aussi fournis que celle des animaux. — Cependant, sauf à la paume des mains et à la plante des pieds, on trouve sur le tégument externe de petits poils très fins et très courts, *duvet*, *poils follets* (lanugo). — Dans certaines régions, ils sont beaucoup plus drus et plus volumineux. Ils portent le nom de *cheveux* à la tête, de *barbe* à la face, de *cils* aux paupières, etc.

Le *système pileux* est plus développé chez l'Homme que chez la Femme. Les poils offrent une coloration, une raideur, une forme qui varient selon les individus, l'âge, le climat, mais surtout suivant les races. Ils sont lisses, droits et raides dans les races américaines et altaïques, les Lapons et les Esquimaux; — ils sont *ondés*, fins et soyeux chez les Européens; — *bouclés* chez les Polynésiens, les Dravidiens; — *frisés* chez les Nubiens, les Australiens, les mulâtres; — *laineux*, *crépus* ou *vrillés* chez les Nègres. — Dans les grandes familles ethniques le cheveu a une forme caractéristique : *elliptique* (1) (aplati) dans les races noires, — il est *arrondi* chez les Mongols, les Chinois, les Malais et les Américains, — *ovoïde* chez les Européens (PRUNER-BEY).

La forme et la disposition des cheveux sont devenues de précieux caractères de races. — Déjà BORY DE SAINT-VINCENT avait partagé les races humaines en *lissotriques* (chevelure lisse) et en *ulotriques* (chevelure laineuse), division correspondant aux deux espèces humaines de VIREY, les Blancs et les Noirs. — Plus récemment, HÆCKEL partageait les races nigritiques en *ériocomes* et prétendus *lophocomes*. — Certaines races (noires) se font en outre remarquer par un système pileux peu développé, en particulier aux aisselles et aux parties génitales.

La *couleur* des poils varie du ton le plus clair au noir le plus foncé. En général, la coloration des poils suit celle de la carnation. Ainsi, à la carnation claire des races septentrionales correspond un système pileux blond ou roux, tandis qu'à la carnation brunâtre de nos races méridionales correspond la chevelure noire.

L'*implantation* des poils enfin se fait obliquement et en séries linéaires, dont la réunion donne lieu à des figures désignées par ESCHRICHT sous les noms de *tourbillons*, *courants*, *croix*.

Le poil se compose d'une partie libre, *tige* du poil, et d'une par-

(1) Plus le cheveu est aplati, plus il s'enroule : la chevelure laineuse des Nègres est en rapport avec l'aplatissement transversal des cheveux.

tie implantée dans le derme, *racine* du poil. — Il prend son origine dans une dépression en cul-de-sac, *sac* ou *follicule pileux*, située dans l'épaisseur du derme, traverse l'épiderme en passant dans un canal qui lui est propre et vient faire saillie à l'extérieur. — A chaque follicule sont annexées des glandes sébacées.

1. Follicules pileux. — Le *follicule pileux* est un petit cul-de-sac en forme de bouteille, long de 2 à 6 millimètres, ouvert à la surface de l'épiderme par un goulot qui livre passage au poil. Il traverse le derme cutané, et son fond, légèrement élargi et terminé en cæcum, vient se perdre pour beaucoup jusque dans le tissu cellulaire sous-cutané. — A ce niveau, il présente une sorte de creux conoïde dans lequel s'invagine une petite saillie vasculaire, *papille du poil* (*h*, fig. 116), constituée par du tissu conjonctif jeune et des anses de vaisseaux capillaires sanguins.

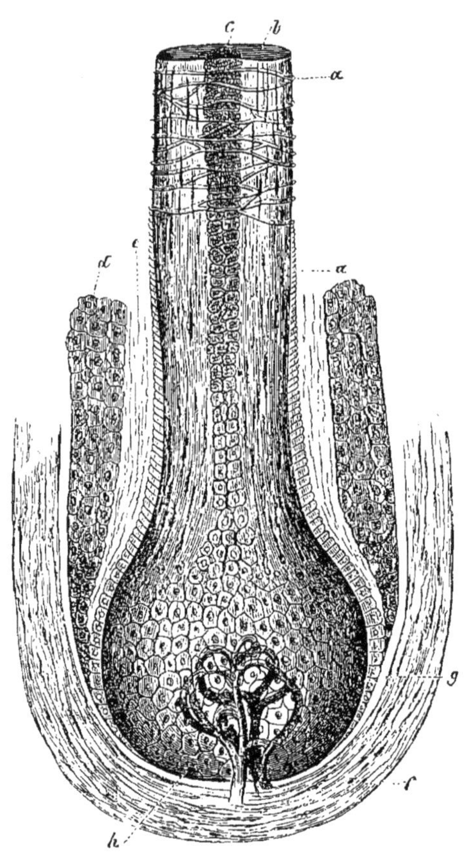

Fig. 116. — Coupe longitudinale d'un follicule pileux.

a, épiderme du poil; — *b*, écorce; — *c*, moelle; — *d*, gaine externe de la racine; — *f*, sac pileux; — *h*, papille ou bulbe du poil.

La surface externe des follicules est en rapport avec les glandes sébacées, les muscles redresseurs ou érecteurs des poils et le chorion de la peau.

Dépression de la peau qui reçoit la racine des poils, le follicule pileux se compose, comme cette membrane, de deux parties : une partie externe dermique, *follicule pileux*, et une partie interne épidermique, *gaine de la racine du poil*.

Le *follicule pileux* se compose de trois couches : 1° une *couche externe*, fibreuse et vasculaire, *tunique fibreuse* du follicule, constituée par des fibres connectives à direction générale longitudinale; — 2° une *couche moyenne*, composée par des éléments fusiformes à direction transversale et regardés par les uns comme de nature conjonctive, par d'autres (HENLE, KÖLLIKER, BIEDIASECKI) comme des fibres-cellules; — 3° une *couche interne*, amorphe, *tunique vitreuse*, en continuité avec celle de la peau (basement-membrane). — La couche moyenne n'existe que dans la moitié inférieure du follicule, et les trois couches se continuent avec le derme cutané.

La *gaine de la racine du poil*, intermédiaire à la racine du poil et à la paroi du follicule, se compose de deux couches : 1° une couche externe, *gaine externe de la racine*, dont la constitution est la même que celle de la couche muqueuse de Malpighi, avec laquelle elle se continue directement à la surface de la peau, et dans le fond du follicule, avec le bulbe du poil; — 2° une couche interne, *gaine interne de la racine*, constituée par deux strates de cellules transparentes : l'un externe, à éléments allongés, sans noyaux (*couche de Henle*); l'autre interne, composée de cellules moins longues et nucléées (*couche de Huxley*) (3, fig. 117). Cette gaine interne de la racine dérive de la couche cornée de l'épiderme invaginée en même temps que la couche de Malpighi, et les couches de Henle et Huxley se continuent plus haut avec une portion du *stratum lucidum* (EBNER, RANVIER, WALDEYER), à laquelle UNNA a donné le nom de « manteau rouge ». — En résumé, l'épiderme revêt la face interne du follicule pileux en constituant les gaines de la racine et en se continuant à la surface de la papille avec un renflement en forme de bouton, qui est l'organe producteur du poil.

2. Poil. — Le poil se compose : 1° d'une cuticule, *épiderme du poil*; — 2° d'une écorce, *substance corticale* ou *cortex du poil*; — 3° d'un canal ou axe central, *substance médullaire* ou *moelle du poil*.

1° *Épiderme du poil.* — L'épiderme du poil est une mince cuticule constituée par une seule couche de cellules écailleuses dépourvues de noyau et imbriquées les unes sur les autres de bas en haut, de façon que la cellule qui est au-dessous recouvre le bord inférieur de celle qui est au-dessus. — Cette disposition donne à la surface du poil un aspect strié ou dentelé en travers. — Très adhérent au cortex, l'épiderme du poil cesse au niveau de la racine, ou plutôt il se continue avec une couche de cellules à noyau, dérivant de celles du bulbe du poil.

2° *Cortex du poil.* — La substance corticale du poil représente un cylindre creux contenant l'axe médullaire et recouvert par l'épiderme du poil dans toute son étendue. — Elle est striée suivant sa longueur, et se décompose par les réactifs en fibres longues, minces et denticulées, *fibres pileuses*, constituées par de longues écailles de substance cornée, à l'intérieur desquelles on trouve un reste de noyau et accolées les unes aux autres par de la matière cémentaire interstitielle. — Une matière colorante infiltre ces lamelles cornées et donne au poil sa coloration propre. Elle manque chez les albinos et dans les cheveux blancs des vieillards. On y voit aussi des granulations pigmentaires et de petites bulles d'air. Au niveau du bulbe, les cellules du cortex deviennent polyédriques, à noyau très net, et se continuent avec celles du bulbe pileux.

3° *Moelle du poil.* — Elle est constituée par un cordon de cellules polyédriques renfermant un noyau clair, des bulles d'air, et dans les poils colorés des granulations pigmentaires. — Ce cordon occupe le canal central du cortex et comprend environ le tiers de l'épaisseur du poil. — Il manque dans les poils follets et dans beaucoup de cheveux.

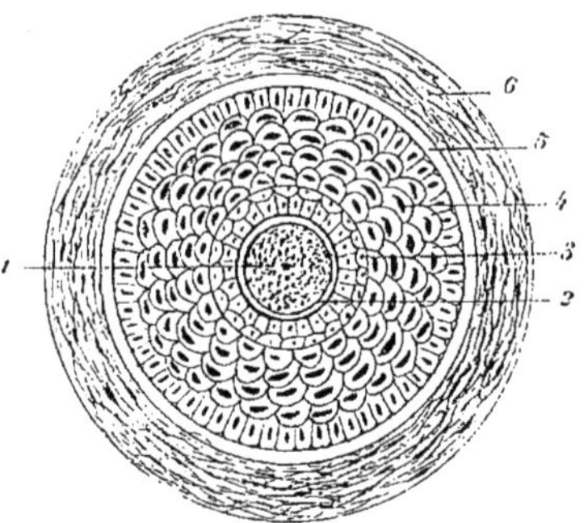

FIG. 117. — Coupe transversale d'un follicule pileux.

1, moelle du poil ou du cheveu; — 2, cuticule du poil; — 3, gaine interne de la racine de Huxley, couche de l'épiderme du follicule; — 4, gaine externe de la racine, couche muqueuse du follicule; — 5, gaine vitreuse; — 6, gaine fibreuse du follicule.

3. Bulbe du poil. — Au centre du follicule pileux, la racine du poil se termine par une extrémité en massue qui coiffe la papille : c'est le *bulbe du poil.* — Ce corps est constitué par des cellules épithéliales polyédriques qui se continuent avec les cellules de la gaine externe de la racine; juste à la surface de la papille, elles forment une rangée spéciale de cellules prismatiques en état de multiplication incessante. — C'est aux dépens de ces éléments que se forment et se renouvellent les cellules qui constituent la substance du poil, aussi bien les cellules cornées de l'épiderme et du cortex que les cellules de la moelle, — tous éléments qui se continuent, d'une part, avec les cellules du bulbe, et de l'autre, avec les trois couches du poil, en se modifiant insensiblement.

Développement des poils. — Les poils commencent à se développer à partir du troisième mois de la vie fœtale. — A cette époque, on voit la couche de Malpighi donner lieu à de nombreux bourgeons en forme de massue, *germes* ou *graines des poils*, qui s'enfoncent dans l'épaisseur du derme. — Ce prolongement épidermique donnera naissance au poil et à la tunique épithéliale du follicule (gaine de la racine du poil); la dépression dermique formera la couche fibreuse du follicule. C'est également du chorion que se dégage la papille, qui s'invagine dans le fond du bourgeon pilifère. Aussitôt que celle-ci a fait son apparition, les cellules du bourgeon jusque-là confondues en une seule masse se séparent en deux couches, en une couche centrale, qui prend la forme d'un cône plein surmontant la papille, et en une couche périphérique représentant un cône creux, qui emboîte le premier. — Les cellules du dernier constituent la couche muqueuse de la tunique épithéliale du follicule; — celles du cône central se partagent en deux groupes : un groupe central, qui donne naissance au poil, et un groupe périphérique qui formera la couche cornée de la tunique épithéliale du follicule. — La prolifération cellulaire, dans le bulbe pileux, se fait comme dans l'épiderme par voie karyokinétique (FLEMMING).

L'éruption des poils commence au cinquième mois de la vie utérine. Poussé peu à peu par une addition incessante de cellules, qui se forment sur la papille (couche génératrice) et se transforment en cellules pileuses, le poil traverse la couche cornée de l'épiderme qui le recouvre, et sa flèche s'allonge progressivement. Ce poil embryonnaire tombe, mais il est remplacé par un autre, qui se développe au fond du follicule pileux. — Ce phénomène se reproduit à toutes les époques de la vie.

La plume de l'Oiseau se développe à la façon des poils des Mammifères, et en a la valeur.

F. — GLANDES SÉBACÉES

Dans l'épaisseur du derme, on trouve de petites granulations blanchâtres, petites glandes en grappe, qui sécrètent une humeur grasse et onctueuse, la matière sébacée ou sébum : ce sont les *glandes sébacées* (8, fig. 110, et *b*, fig. 118). — Annexées aux follicules pileux, ces glandes, glandes pileuses, ont des canaux excréteurs s'ouvrant ordinairement dans ces follicules; quelques-unes s'ouvrent cependant directement sur la peau. — Elles manquent là où il n'y a pas de poils, paume des mains, plante des pieds, sauf sur le prépuce, le gland, les petites lèvres, le mamelon, le bord libre des lèvres. — Leur volume est d'ordinaire en raison inverse de celui du follicule pileux correspondant; les plus grosses se voient dans la conque de l'oreille, au nez, au scrotum, où elles atteignent jusqu'à 2 millimètres d'épaisseur — Très abondantes aux ailes du nez, dans l'aisselle, autour de l'anus et de la vulve, elles sont moins serrées sur le reste du corps.

Le nombre des glandes sébacées est considérable; il y en a en moyenne deux par chaque poil. — Au scrotum, aux grandes lèvres, elles forment une couronne autour de chaque follicule pileux.

Structure. — Les glandes sébacées sont des *glandes en grappe simples*, c'est-à-dire qu'elles sont composées de quelques utricules piriformes aboutissant à un goulot commun; — les plus grosses cependant ont la structure des *glandes en grappe composées*. — Les *culs-de-sac glandulaires*, *utricules* ou *vésicules* glandulaires, dont la réunion constitue les lobules de la glande composée, sont constitués par une membrane de tissu connectif tapissée à sa face interne d'une couche d'épithélium. — La tunique conjonctive paraît être un prolongement de la paroi fibreuse du follicule pileux; — la tunique épithéliale est composée d'une couche de cellules polyédriques, avec noyau, et contenant des granulations pigmentaires et surtout graisseuses. — Une fois bien chargées de graisse, ces cellules tombent dans les culs-de-sac glandulaires et sont remplacées

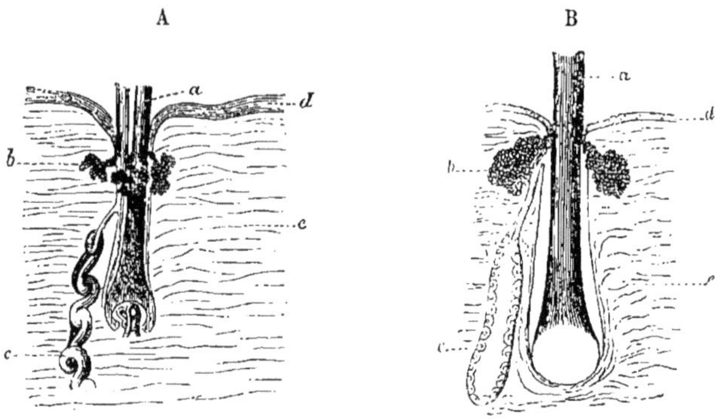

Fig. 118. — Coupe perpendiculaire de la peau du Chien (A) et du Veau (B).

a, poil; — *b*, glandes sébacées; — *c*, glande sudoripare; — *d*, épiderme; — *e*, derme.

par des éléments jeunes. Ce sont ces cellules pleines de gouttelettes huileuses que l'on trouve dans l'intérieur des alvéoles et du canal excréteur de la glande; ce sont elles ou les produits de leur désintégration qui constituent le sébum que la glande sébacée verse dans le goulot du follicule pileux et à la surface de la peau.

Développement et usages des glandes sébacées. — Les glandes sébacées se présentent d'abord (cinquième mois de la vie utérine) comme des sortes d'excroissances piriformes de la tunique muqueuse du follicule pileux. — Ces bourgeons, d'abord pleins et limités par la membrane basale, donnent naissance à des bourgeons secondaires, et ainsi se développe la petite glande en grappe, qui vient s'ouvrir par son canal excréteur dans la cavité du follicule, à un niveau très voisin du *stratum corneum* de l'épiderme.

La matière sébacée sert à lubrifier les poils et à protéger la peau. — Ce sont les glandes sébacées de l'aisselle qui sécrètent l'humeur odorante particulière à cette région; — ce sont elles aussi qui donnent les odeurs propres aux organes génitaux externes.

L'inflammation gangreneuse du follicule pilo-sébacé donne lieu au *furoncle;* — l'oblitération du goulot de la glande sébacée détermine la production des comédons, des tannes, des loupes (kystes sébacés).

G. — GLANDES SUDORIPARES

Les *glandes sudoripares* ou *sudorifères* (*e*, fig. 119), déjà entrevues par Sténon et Malpighi, bien décrites par Breschet et Roussel de Vauzème (1834), sont des glandes en tubes qui sécrètent la sueur (*appareil diapnogène*) et existent sur toute l'étendue de la peau, excepté au voisinage du bord des lèvres et des paupières. — Leur *volume* varie de 1/5e de millimètre à 1 et 2 millimètres. — Les plus grosses se voient dans la peau du creux de l'aisselle. — Leur *nombre*, évalué à cent-vingt en moyenne par centimètre carré pour la majeure partie de la surface du corps, atteint près de quatre cents au niveau de la plante des pieds (Sappey). — C'est un total de près de deux millions de glandes sudorales pour toute la surface du corps (Krause, Sappey). Dans la conque et le conduit auditif externe, elles affectent une forme spéciale et constituent les *glandes cérumineuses*.

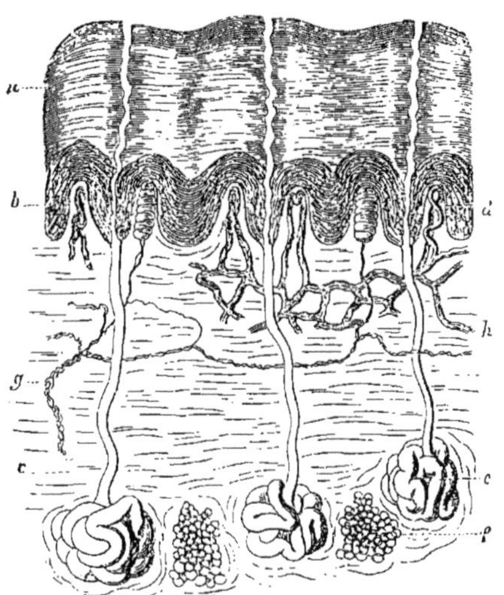

Fig. 119. — Coupe de la peau d'un doigt.

a, couche cornée de l'épiderme ; — *b*, couche muqueuse ; — *c*, chorion ou derme de la peau ; — *d*, corps papillaire ; — *e*, glandes sudoripares ; — *f*, pelotons adipeux sous-cutanés ; — *g*, nerfs qui vont se terminer dans les corpuscules du tact ; — *h*, vaisseaux sanguins qui vont se terminer en anse dans les papilles.

Structure. — La glande sudoripare est essentiellement constituée par un tube enroulé sur lui-même dans les couches profondes du derme ou dans le tissu cellulaire sous-cutané, *glomérule glandulaire*, et rectiligne ou légèrement flexueux dans son passage à travers le derme, puis spiralé dans sa marche à travers l'épiderme, *canal excréteur* ou *canal sudorifère*.

Le *glomérule glandulaire*, produit par l'entremêlement où le pelotonnement d'un canal sécréteur terminé en cul-de-sac, est représenté par un corpuscule arrondi et jaunâtre, logé dans les mailles de la partie aréolaire du derme. — Ce canal est constitué par trois tuniques : 1° une externe, de nature connective, dans laquelle viennent se ramifier les capillaires sanguins de la glande ;

— 2° une moyenne, hyaline et amorphe, membrane basale propre; — 3° une interne, épithéliale, composée d'une rangée unique de cellules prismatiques. — Une capsule celluleuse enveloppe le glomérule, et, dans les grosses glandes, il existe un stratum de fibres musculaires lisses (fibres myo-épithéliales), disposées longitudinalement, entre la membrane basilaire propre et le revêtement épithélial (1).

Le *canal excréteur* ou *canal sudorifère* fait suite au glomérule, traverse verticalement le derme et arrive à l'épiderme qu'il traverse aussi en s'enroulant en tire-bouchon pour venir s'ouvrir obliquement à la surface de la peau, entre les papilles de cette membrane. Sur le cuir chevelu, il n'est pas rare non plus d'en voir s'ouvrir dans les follicules des cheveux.

Dans son trajet dans le derme, le canal excréteur a la même structure que le glomérule; mais, en arrivant à l'épiderme, sa tunique conjonctive se confond avec la surface du derme, et sa paroi se réduit à la membrane basale limitante et à l'épithélium, qui se compose de deux ou trois couches de cellules polyédriques, prolongement du stratum de Malpighi de l'épiderme.

Les vaisseaux forment un riche réseau capillaire en forme de corbeille autour des glomérules; les nerfs y sont admis par les uns, contestés par d'autres.

Les *glandes cérumineuses* ne diffèrent des glandes sudorales ordinaires que par leur volume, l'infiltration graisseuse et pigmentaire de leurs cellules glandulaires et par leur canal excréteur droit et court. — Il en est de même de celles de la racine du pénis, de l'aréole du mamelon, de la marge de l'anus (glandes circumanales de A. Gay), ainsi que des glandes axillaires, dont le cul-de-sac terminal est parfois subdivisé en plusieurs culs-de-sac secondaires.

Développement et usages des glandes sudoripares. — La première ébauche des glandes sudorales apparaît vers le cinquième mois de la vie fœtale sous la forme d'un bourgeon épithélial, qui dérive du corps muqueux de Malpighi et s'enfonce peu à peu dans le derme. — A partir du sixième mois, ce bourgeon commence à se creuser en canal et présente les premières traces du pelotonnement, qui donnera dans la suite naissance au glomérule. — Au septième mois, les canaux excréteurs s'ouvrent à la surface de la peau (pores sudoraux).

Les glandes sudoripares sécrètent la sueur à l'aide de laquelle nous luttons contre la chaleur extérieure, et par laquelle nous nous débarrassons de produits de désassimilation, devenus impropres à l'existence (urée). — Aussi l'appareil sudoral peut-il en partie suppléer le rein, et l'on sait que les fonctions de ces deux organes sont le siège d'un *balancement* remarquable.

(1) La nature musculaire de cette couche a été contestée. A. Ficatier (*Thèse de Paris*, 1881) la considère comme correspondante à la couche des cellules basilaires du corps muqueux.

DÉVELOPPEMENT ET USAGES DE LA PEAU

L'*épiderme* dérive du feuillet externe du blastoderme, dont les cellules se multiplient et se disposent en plusieurs couches, de façon à donner lieu à l'épithélium stratifié, qui constitue à la fois le *stratum corneum* et le stratum de Malpighi ; — le *derme*, au contraire, provient du feuillet fibro-cutané du mésoderme. La papille est le résultat de la végétation en ondes alternatives de la couche muqueuse de Malpighi dans les couches superficielles du derme, et dans ce processus ce dernier reste à peu près passif. L'épiderme est jeté comme un vernis protecteur à la surface du derme, qu'il couvre comme d'un manteau imperméable ; le derme n'a pas seulement pour fonction de recueillir les impressions tactiles ; extrêmement riche en glandes, il représente l'un des principaux émonctoires de l'organisme et un appareil régulateur de la chaleur animale par ses glandes sudorales.

La peau en elle-même est à la fois un organe de protection et de défense. — L'ongle, la griffe, la corne, le sabot, le poil, la plume, les odontoïdes des Ruminants, les dents sont des dépendances de l'épiderme, et l'on doit considérer le poil et la plume, l'ongle, la griffe et le sabot comme des phanères de même valeur.

Bibliographie. — Unna, *Arch. f. mikr. Anat.*, 1876. — Arloing, *Thèse d'agrég.*, 1878. — J. Renaut, *Ann. de dermatol.*, 1879-1880. — Ed. Retterer, *Dict. encycl.*, art. « Pileux », 1886. — Ch. Robin et Retterer, art. « Peau », du *Dict. encycl.*, 1886. — Kollman, *Der Tastapparat der Hand*, Hambourg, 1883, et *Arch. f. Anat.*, 1885. — Mertsching, *Arch. f. mikr. Anat.*, 1877. — Ranvier, *Traité technique*, 2e éd., 1889.

II. — Langue. — Sens du goût.

La *langue* est l'organe essentiel de la gustation, et l'*organe du goût* est tout entier concentré sur la muqueuse linguale, muqueuse dermo-papillaire ayant la plus grande analogie avec la peau dont elle participe aux fonctions du tact et du toucher. — Nous renvoyons donc pour l'étude de cet organe au chapitre qui traite de la langue (p. 338).

III. — Organe de l'odorat. — Sens de l'olfaction.

L'*organe de l'odorat* ou plutôt l'*appareil de l'odorat*, destiné à nous faire connaître les odeurs qui s'échappent des corps, est situé dans deux grandes cavités creusées dans la face, à l'entrée des voies respiratoires et au-dessus de la bouche. — Il présente à considérer : 1° un organe de protection destiné en même temps à diriger les odeurs dans la cavité nasale, le *nez* avec les *narines* ou *vestibules des fosses nasales* ; — 2° les *fosses nasales* avec la membrane qui les revêt et qui est douée de la faculté de recevoir les impressions des particules odorantes, la *muqueuse pituitaire*.

1. — NEZ

Situé au milieu du visage, le *nez* a la forme d'une pyramide triangulaire à base regardant en bas et présentant deux ouvertures, les narines.

La forme du nez est des plus variables. Son *sommet* ou *racine du nez* se confond avec la région frontale immédiatement au-dessous de la bosse nasale dont il est séparé par un sillon transversal. — La *base du nez* surmonte l'orifice buccal et présente deux orifices elliptiques, les *narines*, séparées par une cloison mobile, la *sous-cloison*. La *sous-cloison* prolonge en bas la cloison des fosses nasales, et s'étend du lobule du nez au sillon médian de la lèvre supérieure. — Les *narines* ou *vestibules des fosses nasales* sont deux petites cavités elliptiques qui précèdent l'entrée des fosses nasales et se prolongent en avant dans le lobule du nez (ventricule du lobule). — Leur *orifice inférieur*, de forme ovoïde ou semi-lunaire, est borné en dedans par la sous-cloison, et en dehors par une paroi mobile et concave qui répond au bord inférieur de l'aile du nez. — Leur *orifice supérieur*, triangulaire, se continue en arrière avec les fosses nasales. — Tapissées par un repli de la peau, ces cavités sont couvertes de poils assez raides, *vibrisses*.

Les *faces latérales* du nez sont planes à la partie supérieure, légèrement convexes à la partie inférieure où elles forment une paroi mobile, les *ailes du nez*, séparées de la portion précédente par un sillon curviligne à concavité inférieure qui n'est autre chose que la partie antérieure du *sillon naso-labial*. Les mouvements des ailes du nez sont volontaires ou involontaires selon les sujets.

Le *bord antérieur* du nez, formé par la rencontre en avant des deux faces latérales, forme le *dos du nez*, dont la forme varie suivant les individus et les races. — Ce bord se termine par une petite saillie arrondie, le *lobule du nez*, parfois divisée en deux moitiés latérales par un sillon vertical et superficiel.

La *face postérieure* du nez se confond avec les fosses nasales, et ses deux *bords latéraux* s'unissent avec les joues au niveau des *sillons naso-géniens*.

Structure du nez. — Le nez est formé : *a*. d'une charpente ostéo-cartilagineuse ; — *b*. de muscles ; — *c*. d'une enveloppe cutanée ; — *d*. d'un revêtement intérieur muqueux ; — *e*. de vaisseaux et de nerfs.

a. *Charpente* ou *squelette du nez*. — Le squelette du nez est constitué surtout par les os propres du nez et les apophyses montantes du maxillaire supérieur (voy. Ostéologie, p. 118), réunis en une sorte de voûte; — en bas, par des cartilages au nombre de cinq, quatre latéraux et un médian et quelques noyaux accessoires. — Le cartilage médian est le *cartilage de la cloison*, les latéraux, les *cartilages latéraux du nez* et les *cartilages de l'aile du nez*.

1° Cartilage de la cloison. — Ce cartilage, situé sur la ligne médiane, complète en avant la cloison des fosses nasales formées par la lame perpendiculaire de l'ethmoïde et le vomer (fig. 121). Épais et quadrangulaire, il présente : *deux faces* recouvertes par la membrane pituitaire; — un *bord antéro-supérieur* qui correspond aux os propres du nez et se continue dans sa moitié supérieure avec les cartilages latéraux; — un *bord postéro-supérieur* uni à la lame perpendiculaire de l'ethmoïde; un *bord postéro-inférieur* reçu dans la gouttière du vomer, au niveau de l'angle rentrant qu'on trouve entre la lame perpendiculaire de l'ethmoïde et le vomer; — un *bord antéro-inférieur*, étendu du lobule du nez à l'épine nasale inférieure et répondant aux branches internes des cartilages des ailes du nez.

Le cartilage de la cloison envoie parfois un prolongement, *prolongement caudal* ou *intravomérien*, qui passe entre les deux lames du vomer et va se fixer à l'épine du sphénoïde.

2° Cartilages latéraux. — De figure triangulaire, les *cartilages latéraux du nez* s'unissent entre eux par leur bord antérieur et au bord antéro-supérieur du cartilage de la cloison, et se rabattent à droite et à gauche de façon à former avec ce dernier une double gouttière dirigée en arrière. — Leur *bord antérieur* est réuni sur le dos du nez au cartilage de la cloison; — leur *bord supérieur* s'unit aux os propres du nez; — leur *bord inférieur* aux cartilages des ailes du nez (fig. 120).

3° Cartilages des ailes du nez. — Les *cartilages de l'aile du nez* ou *cartilages des narines* sont deux lames contournées sur elles-mêmes en forme de parabole ouverte en arrière. — On leur considère : une *branche externe*, qui forme la charpente de l'aile du nez, et s'unit par son bord supérieur au cartilage latéral, tandis que son bord inférieur est tapissé par la peau qui se réfléchit dans les narines; — une *branche interne*, qui, adossée à celle du côté opposé, dont elle est séparée en haut par le cartilage de la cloison, forme la sous-cloison. Les cartilages des ailes du nez ne s'étendent pas jusqu'à l'épine nasale, et la courbe qu'ils forment en se repliant limite de chaque côté le lobule du nez (fig. 120).

4° Cartilages accessoires. — Les *cartilages accessoires du nez*, appelés par Santorini *cartilagines minores seu sesamoides*, sont de petits noyaux placés entre les cartilages principaux du nez. — Les uns sont constants et sont situés entre le cartilage de la cloison et celui des ailes du nez; — les autres inconstants se voient dans l'intervalle des cartilages des ailes du nez et des cartilages latéraux.

Tous les cartilages des ailes du nez sont unis entre eux par une membrane fibreuse, *squelette fibreux du nez*, qui n'est que la continuation du périoste des os voisins, et qui au niveau des cartilages acquiert la valeur d'un périchondre très dense. Ce squelette fibreux permet aux cartilages du nez de se mouvoir les uns sur les autres.

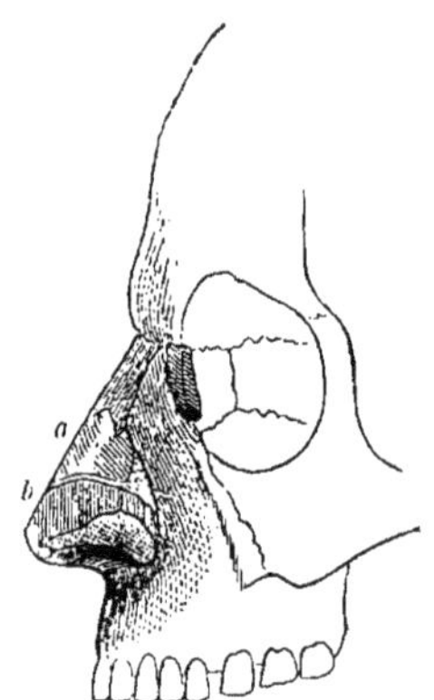

Fig. 120. — Cartilages des ailes du nez.

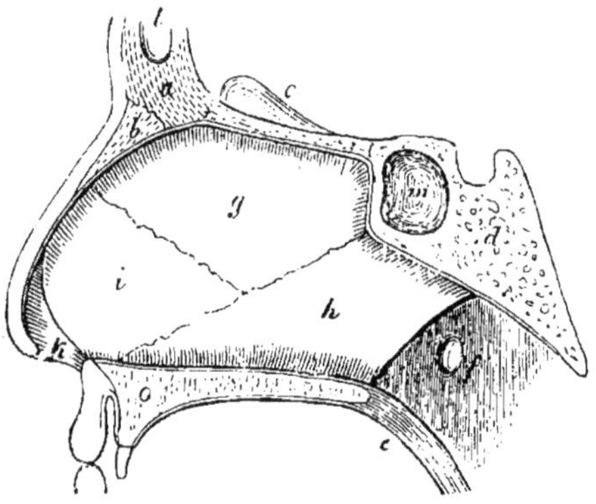

Fig. 121. — Cloison des fosses nasales.

Fig. 120. — *a*, cartilages latéraux; — *b*, cartilages des ailes du nez.

Fig. 121. — *a*, os frontal, avec *l*, sinus frontal; — *b*, os propres du nez; — *c*, apophyse crista-galli; — *d*, sphénoïde, avec, *m*, sinus sphénoïdal; — *g*, lame perpendiculaire de l'ethmoïde; — *h*, vomer; — *f*, orifice pharyngien de la trompe d'Eustache; — *i*, cartilage médian du nez; — *k*, sous-cloison; — *o*, voûte palatine; — *e*, voile du palais.

b. *Muscles du nez.* — Six muscles entrent dans la constitution du nez (voy. Myologie, p. 304).

c. *Peau du nez.* — La peau qui recouvre le nez ne diffère pas notablement du reste de l'enveloppe cutanée du corps. Les poils y sont rudimentaires, mais les glandes sébacées y sont aussi nombreuses que volumineuses dans la partie inférieure des faces latérales du nez. Au niveau des ouvertures des narines cette peau se réfléchit sur elle-même et tapisse la face interne des ailes du nez, pour se continuer plus loin avec la muqueuse des fosses nasales. Ce pli de la peau qui renferme dans son intérieur des fibres musculaires, constitue essentiellement la paroi externe des narines.

d. *Membrane muqueuse du nez.* — La muqueuse des fosses

nasales se continue sur les deux gouttières que forme en arrière la face postérieure du nez. Au niveau du bord supérieur de l'aile du nez, cette muqueuse se continue avec la peau qui tapisse les cavités des narines.

Vaisseaux et nerfs du nez. — Les *artères* viennent de la faciale; — les *veines* se jettent dans la veine faciale; — les *lymphatiques* se rendent aux ganglions sous-maxillaires; — les *nerfs* sensitifs sont fournis par le trijumeau, les nerfs moteurs par le facial.

2. — FOSSES NASALES

Les *fosses nasales* sont constituées par une *charpente osseuse*, et par une membrane muqueuse, *membrane pituitaire*, *membrane de Schneider*.

a. Charpente osseuse. — Une double coupe sagittale et frontale permet de se rendre très exactement compte de la situation et de la forme des fosses nasales. — Sur une coupe de ce genre, on voit que les fosses nasales sont situées au-dessous de la base du crâne, au-dessous et en dedans des orbites, au-dessus de la voûte palatine et en dedans des deux sinus maxillaires (fig. 122).

Elles se présentent sous la forme d'une pyramide triangulaire à sommet tronqué et dirigé en haut. Une cloison placée de champ, *cloison des fosses nasales*, divise cette cavité en deux cavités secondaires et latérales, *fosses nasales*. Ces fosses présentent : 1° une *paroi supérieure* ou *voûte des fosses nasales*, en forme de rigole antéro-postérieure et formée successivement d'avant en arrière, par la voûte nasale, la lame criblée de l'ethmoïde, le corps du sphénoïde; — 2° une *paroi inférieure* ou *plancher des fosses nasales*, constituée par la face supérieure de la voûte palatine; — 3° une *paroi interne*, plane, constituée par les faces latérales de la cloison des fosses nasales, cloison souvent déviée à droite ou à gauche; — 4° une *paroi externe*, très accidentée, formée par les cornets et les méats; — 5° *deux orifices antérieurs*, dont l'ensemble a la forme d'un cœur de carte à jouer, séparé en deux moitiés par une cloison médiane; — 6° *deux orifices postérieurs*, de forme elliptique et séparés l'un de l'autre par le bord postérieur du vomer, tandis qu'ils sont limités en dehors par l'aile interne de l'apophyse ptérygoïde (1).

b. Membrane pituitaire. — La *muqueuse pituitaire*, *membrane de Schneider*, tapisse exactement les fosses nasales et adhère très intimement au périoste sous-jacent. — En continuité directe avec la peau qui revêt les narines, et avec la muqueuse de l'arrière-cavité

(1) Pour l'arrière-cavité des fosses nasales, cavité naso-pharyngienne, ou portion nasale du pharynx, voy. PHARYNX, p. 356.

des fosses nasales, elle pénètre dans les divers sinus de la face, dont elle rétrécit et modifie les orifices de communication.

Si nous poursuivons la membrane pituitaire dans son trajet, nous voyons qu'elle tapisse le plancher des fosses nasales en fournissant un prolongement qui s'engage dans l'orifice supérieur du canal palatin antérieur (1), puis remonte sur les faces latérales de la cloi-

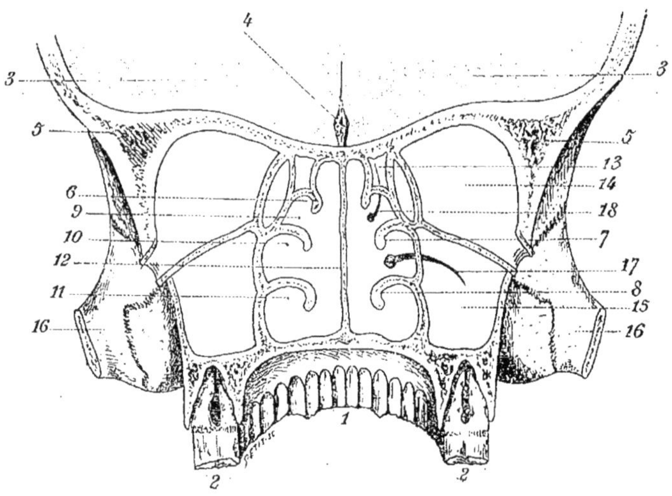

Fig. 122. — Coupe frontale des fosses nasales.

1, voûte palatine; — 2, arcade dentaire; — 3, 3, fosses cérébrales; — 4, apophyse crista-galli; — 5, 5, apophyse orbitaire du frontal; — 6, cornet supérieur; — 7, cornet moyen; — 8, cornet inférieur; — 9, 10 et 11, méats supérieur, moyen et inférieur; — 12, cloison des fosses nasales; — 13, cellules ethmoïdales; — 14, cavité orbitaire; — 15, sinus maxillaire; — 16, os jugal.

son où elle est remarquable par son épaisseur, gagne la voûte des fosses nasales où elle envoie un prolongement dans le sinus sphénoïdal après avoir rétréci l'ouverture de cette cavité, puis se porte en dehors et descend sur la paroi externe des fosses nasales. — Là elle tapisse d'abord le cornet supérieur, gagne le méat supérieur et pénètre dans les cellules ethmoïdales postérieures en formant un ou plusieurs orifices d'entrée, et passe en avant du trou sphéno-palatin; — puis passe sur le cornet moyen qu'elle prolonge en arrière, s'engage dans le méat moyen et pénètre dans l'infundibulum, dans les cellules ethmoïdales antérieures, les sinus frontaux

(1) Chez beaucoup de Mammifères, ces prolongements gagnent la muqueuse qui tapisse la face inférieure de la voûte palatine, en constituant deux canaux, *canaux de Stenson*, qui établissent une communication entre les fosses nasales et la bouche.

et maxillaires dont elle rétrécit les orifices (1) ; — elle arrive ensuite sur le cornet inférieur qu'elle tapisse et prolonge en avant et en arrière, gagne le méat inférieur, rencontre l'orifice du canal nasal dans lequel elle pénètre après avoir fourni une sorte de valvule à

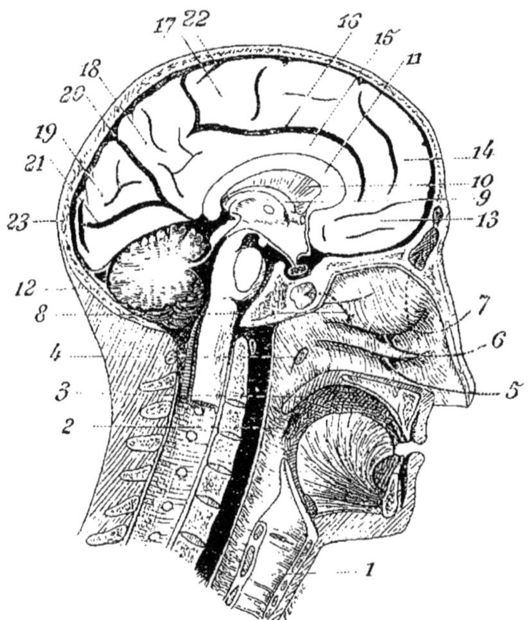

Fig. 123. — Coupe sagittale de la tête et du cou.

1, larynx; — 2, amygdale; — 3, voile du palais; — 4, pavillon de la trompe d'Eustache; — 5, flèche introduite dans le canal nasal; — 6, flèche passée dans l'orifice du sinus maxillaire ; — 7, flèche introduite dans le sinus frontal par l'infundibulum; — 8, flèche passée dans le sinus sphénoïdal; — 6', 7', 8', cornets inférieur, moyen et supérieur; — 9, trigone cérébral; — 10, septum lucidum; — 11, corps calleux; — 12, cervelet; — 13, sillon sus-orbitaire; — 14, première circonvolution frontale; — 15, circonvolution du corps calleux; — 16, sillon calloso-marginal; — 17, lobule paracentral; — 18, præcunéus; — 19, cunéus; — 20, sillon pariéto-occipital; — 21, scissure calcarine; — 22, sillon de Rolando; — 23, coupe de la paroi du crâne.

son embouchure, et finalement parvient au plancher des fosses nasales où nous l'avons prise. — A la partie antérieure des fosses nasales, la membrane pituitaire se continue avec la peau qui tapisse les cavités des narines; — en arrière, elle se continue avec la

(1) Dans le méat moyen on trouve : 1° à la partie antérieure et supérieure, une fente : c'est l'*orifice des cellules ethmoïdales antérieures;* — 2° au-dessus une gouttière oblique, l'*infundibulum*, à la partie supérieure de laquelle s'ouvre le sinus frontal correspondant, et à l'extrémité inférieure, le sinus maxillaire.

muqueuse du pharynx, celle de la trompe d'Eustache et de la face supérieure du voile du palais.

La membrane pituitaire est mince et rosée sur la cloison ; — sur la paroi externe des fosses nasales elle est épaisse, de couleur plus foncée, molle et comme infiltrée ; — elle est mince à la voûte et plus mince encore dans les sinus.

Structure de la muqueuse pituitaire. — La pituitaire est une membrane de couleur rouge plus ou moins foncé, très vasculaire,

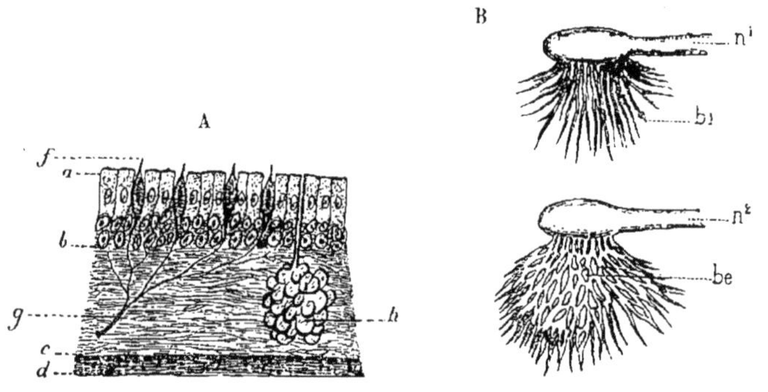

FIG. 124. — Coupe de la muqueuse pituitaire (région olfactive).

A. — *ab*, épithélium ; — *a*, cellules cylindriques, et *f*, cellules fusiformes à bâtonnet (bâtonnet olfactif) ; — *b*, cellules basales ; — *c*, *d*, périoste des os ; — *g*, nerf olfactif ; — *h*, glande muqueuse.

B. — n^1 et n^2, bandelette et bulbe olfactifs ; — *be* et *bi*, nerfs olfactifs.

assez molle et peu résistante ; sa surface libre est criblée d'orifices glandulaires ; sa surface profonde est intimement unie au périoste et au périchondre qui revêtent le squelette ostéo-cartilagineux des fosses nasales. C'est à cette dernière disposition qu'elle doit d'avoir été rangée parmi les *membranes fibro-muqueuses*.

La muqueuse pituitaire est constituée par une charpente fibreuse, le derme ou chorion, un épithélium étalé à sa surface, des glandes nombreuses logées dans son épaisseur, des vaisseaux et des nerfs. — Mais comme cette membrane offre des caractères particuliers dans le *tiers supérieur* des fosses nasales, on est obligé de la diviser en deux portions : une supérieure, de couleur brune ou jaunâtre, *locus luteus* (ECKER), qui reçoit les ramifications du nerf olfactif et qui est seule influencée par les odeurs, *région* ou *tache olfactive* ; — une inférieure, de couleur rouge foncé, plus vasculaire et plus épaisse, *région respiratoire*.

a. *Derme*. — Le *derme* ou *chorion muqueux* est composé d'un feutrage de fibres connectives entremêlées de nombreux corpuscules étoilés et de quelques fibres élastiques ; il est infiltré dans nombre de points de corpuscules lymphatiques. Il adhère fortement au périoste par sa face profonde, d'où l'on a décrit la muqueuse des fosses nasales comme une fibro-muqueuse, nous l'avons déjà dit; mais SAPPEY et REMY ont fait remarquer que malgré cette adhérence les deux membranes ne sont pas confondues. Très épais dans la partie inférieure de la paroi externe des fosses nasales où il atteint 3 à 4 millimètres, ce chorion l'est beaucoup moins dans les sinus où il se confond réellement avec le périoste.

b. *Épithélium.* — L'épithélium diffère dans la région respiratoire et dans la région olfactive.

Dans la *région respiratoire* de la membrane de Schneider on rencontre un *épithélium cylindrique stratifié à cils vibratiles*, analogue à celui du larynx et de la trachée. — Cet épithélium repose sur une *vitrée* (basement-membrane de TODD et BOWMAN) qui le sépare du derme.

Dans la *région olfactive*, l'épithélium, bien étudié par ECKHARD (1855), ECKER, MAX SCHULTZE, est très généralement dépourvu de cils. — Il est composé de deux ordres de cellules : 1° une couche superficielle de longues cellules prismatiques ou plutôt coniques, renfermant chacune un noyau ovalaire et contenant dans leur protoplasma des granulations pigmentaires brunes ou jaunâtres; c'est l'*épithélium prismatique superficiel*, ce sont les *cellules épithéliales* de la région olfactive. — L'extrémité profonde de ces cellules présente un prolongement filiforme ramifié qui s'enfonce dans l'épaisseur de la muqueuse où il s'anastomose en réseau avec les voisins. — 2° La deuxième variété de cellules, *cellules olfactives* ou *sensorielles* de MAX SCHULTZE, sont des éléments fusiformes bipolaires, qui s'interposent entre les cellules épithéliales précédentes. — Ovoïdes, avec un noyau clair et nucléolé, ces éléments, situés un peu plus profondément que les précédents, présentent deux prolongements filiformes, l'un inférieur, l'autre supérieur. — Le premier s'enfonce dans la profondeur pour se mettre en rapport avec un tube nerveux terminal du nerf olfactif (SCHULTZE, REMY, etc.); — le second se dirige sous la forme d'un *bâtonnet* vers la surface libre de la muqueuse en passant entre les cellules épithéliales et se termine chez l'Homme, par une extrémité libre au niveau de la surface de l'épithélium.

Selon SCHULTZE, il en serait de même chez les Mammifères et les Poissons, tandis que chez les Amphibies, les Reptiles et les Oiseaux, le bâtonnet des cellules olfactives s'étendrait au-delà de la surface libre de l'épithélium sous la forme d'un poil raide, *poil olfactif*, ou d'un bouquet de cils, *cils olfactifs.* — Mais KLEIN figure des *cils olfactifs* dans la muqueuse olfactive du Cobaye, et GRIMM chez l'Esturgeon. — Enfin VON BRUNN, SIDKY, ont décrit à la surface de l'épithélium une délicate *limitante externe* analogue à celle de la rétine. —

Cette limitante, pourvue de pores destinés à laisser passer les poils olfactifs, ne serait qu'une cuticule résultant de la soudure des plateaux des cellules épithéliales selon J. CHATIN.

c. *Glandes de la membrane pituitaire.* — La membrane pituitaire est richement pourvue de glandes. — Celles-ci sont des glandules en grappe. Quelques-unes sont très allongées et présentent une forme caractéristique, *glandes en épi* (SAPPEY). — Dans les sinus elles sont aussi très nombreuses et sont ramifiées, *glandes rameuses* (SAPPEY). — Dans les diverses régions elles varient de trente à cent cinquante par centimètre carré (SAPPEY). — Dans la région olfactive, outre les glandes en grappe précédemment mentionnées, on a décrit des glandes en tube, *glandes de Bowman*, mais ces glandes n'existent pas chez l'Homme (SAPPEY, CH. ROBIN, REMY). — Les cellules de l'épithélium glandulaire de la région olfactive contiennent des granulations pigmentaires qui contribuent à donner à cette région sa couleur spéciale.

ISCH-WALL (*Progrès médical*, 1887) et ARVISET (*Thèse de Lyon*, 1887) ont signalé l'existence du tissu érectile dans la muqueuse des fosses nasales.

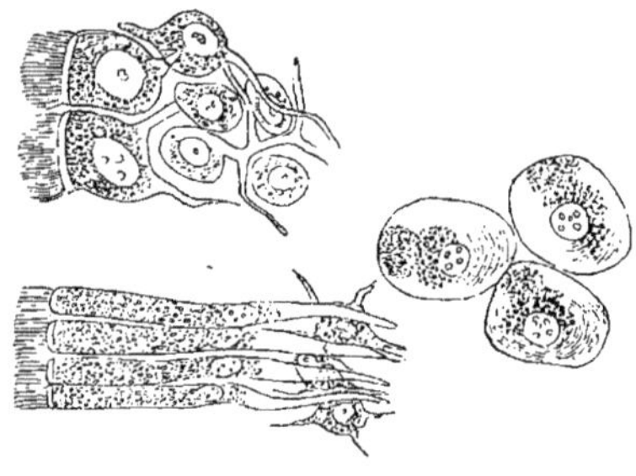

FIG. 125. — Épithélium nasal des Poissons et des Reptiles (Leydig).

Vaisseaux et nerfs de la pituitaire. — Les *artères* viennent de la maxillaire interne (sphéno-palatine, sous-orbitaire, alvéolaire, palatine supérieure, ptérygo-palatine) et de l'ophthalmique (ethmoïdales et sus-orbitaire). — Les *veines* vont se jeter dans la veine faciale et dans le plexus ptérygoïdien en passant par le trou sphéno-palatin. — Ces veines forment dans l'épaisseur de la pituitaire un plexus veineux extrêmement riche. — Les *lymphatiques*, injectés par E. SIMON et PANAS, naissent d'un réseau fin et superficiel, et vont aboutir au ganglion pré-axoïdien et à deux ganglions situés au voisinage des grandes cornes de l'os hyoïde. — Les *nerfs* de la pituitaire sont de deux ordres : des *nerfs de sensibilité générale* fournis par l'ophthalmique de Willis et le maxillaire supérieur — et des *nerfs de sensibilité spéciale*, les filets de l'olfactif. — Les filets de l'olfactif traversent les trous de la lame criblée de l'ethmoïde accompagnés de leur périnèvre qui se confond avec l'étui que leur forme la dure mère, et abordent aussitôt la face profonde de la muqueuse (*g*, fig. 124). — Là ils apparaissent sous la forme de fibres pâles dépourvues de myéline et s'anastomosent de façon à former un riche plexus nerveux dans l'épaisseur de la muqueuse. — Près de la surface, émanent de ce plexus, des fibrilles variqueuses qui s'anastomosent entre elles et vont très probablement se terminer dans le pôle inférieur des cellules olfactives. Il existe enfin des *nerfs vasculaires* qui proviennent des plexus carotidiens et accompagnent les artères de la région (1).

(1) On sait que AXEL KEY et RETZIUS ont décrit des canaux de communication entre

Quant à l'*organe de Jacobson* que l'on rencontre aussi bien chez l'Homme (DURSY, KÖLLIKER, etc.) que chez les autres Mammifères, mais en voie d'atrophie, c'est un tube bilatéral couché sur le plancher des fosses nasales de chaque côté de la cloison. Ce tube, supporté par une gouttière de cartilage, est terminé en cul-de-sac par son extrémité postérieure, et s'ouvre en avant, soit directement sur le plancher des fosses nasales, soit dans le canal de Stenson. — Sa cavité est tapissée d'un épithélium cylindrique stratifié et sa constitution rappelle absolument celle de la région olfactive de la membrane de Schneider.

3. — DÉVELOPPEMENT DU NEZ ET DES FOSSES NASALES

La première ébauche des fosses nasales est représentée par une dépression de l'ectoderme, *fossette olfactive*, au-devant de la face. Cette fossette est primitivement borgne (1) comme l'ont décrit VON BAER et RATHKE et ne communique pas au début avec la fosse buccale comme l'a cru à tort MECKEL et avec lui plus tard COSTE et ERDL, qui n'ont observé que des stades trop avancés. A mesure que la dépression se développe, la vésicule cérébrale antérieure envoie à sa rencontre un prolongement, *vésicule olfactive*. — Dès que ces deux parties, qui marchent l'une contre l'autre, sont en contact, l'organe olfactif est constitué dans ses parties fondamentales : d'une part, la membrane nerveuse; d'autre part, la membrane épithéliale de la région olfactive.

Un peu plus tard (cinquième semaine chez l'Homme) les bourgeons nasaux interne et externe (voy. EMBRYOLOGIE) se développent et viennent border la fossette nasale sous forme de bourrelets. — Toutefois, à la partie inférieure des fossettes, ces bourgeons ne se sont pas réunis, et là s'est formé un sillon, *sillon nasal*, qui conduit de la fossette olfactive jusqu'à l'entrée de la fosse buccale. — Les bourgeons frontal externe et maxillaire supérieur qui limitent de leur côté la fossette oculaire dont le développement est analogue à celui de la fossette nasale, limitent à leur tour une deuxième fente, *sillon oculo-nasal*, qui va rejoindre la précédente. Ces fentes se ferment plus tard par leur partie la plus externe, et alors le labyrinthe nasal s'ouvre dans la cavité buccale par les canaux nasaux (voy. EMBRYOLOGIE) et le sillon oculo-nasal devient le *canal nasal* (2).

Plus tard, les bords de la fossette olfactive, qui est devenue très profonde, formeront les bords des orifices des narines; — en grandissant, les fossettes olfactives constituent la cavité nasale primitive ou labyrinthe olfactif. — Ultérieurement, la formation d'une cloison transversale, *voûte palatine*, subdivise la cavité bucco-nasale en deux étages, l'un inférieur, cavité buccale; l'autre supérieur, conduit naso-pharyngien ou fosse nasale, que la formation d'une cloison verticale, *cloison des fosses nasales*, subdivise enfin en deux cavités

la cavité de l'arachnoïde (espace sous-arachnoïdien ou sub-dural) et les fosses nasales. Ces canaux traverseraient la lame criblée par les conduits des nerfs olfactifs, viendraient former des réseaux dans la pituitaire et s'ouvriraient à la surface de la muqueuse par des orifices cratériformes. Cette opinion nous ramène aux idées des anciens qui considéraient les nerfs olfactifs comme l'émonctoire des humeurs du cerveau. Le nom de « rhume de cerveau » a perpétué cette idée.

(1) Elle persiste à cet état chez les Poissons et son épithélium de revêtement renferme les organes terminaux des nerfs olfactifs.

(2) Certains embryologistes, EWETZKY récemment encore (*Arch. f. Ophthalm.*, XXXIV, 1888), regardent le canal lacrymo-nasal comme dérivé d'un bourgeon épithélial qui se canalise plus tard et débute par le plancher de la fossette lacrymale, gagnant de là la conjonctive d'un côté, les fosses nasales de l'autre.

latérales, les *fosses nasales* définitives. — La dépression circulaire qui marque la première ébauche de l'organe olfactif correspond maintenant à la région olfactive des fosses nasales, tandis que le sillon olfactif, entraîné en arrière par l'enfoncement progressif de la fossette nasale, s'ouvre dans le pharynx et devient la portion respiratoire des fosses nasales.

Le *nez* se forme aux dépens des bourgeons nasaux; — au troisième mois de la vie fœtale les cornets et les méats sont admirablement dessinés, mais toutes ces anfractuosités ne sont que des sinus de la muqueuse nasale bordés de cartilage. Plus tard, ces capsules cartilagineuses disparaissent sans s'ossifier (Dursy, Kölliker) et les diverticulums de la muqueuse viennent se mettre en contact avec les os qui se moulent et se développent sur eux. — Dès l'âge de six mois se montre la première ébauche des sinus maxillaires et ethmoïdaux, mais ce n'est qu'après la naissance que se développent les sinus frontaux et sphénoïdaux.

La membrane pituitaire ne se différencie que tardivement. Sur des embryons de six semaines, elle ne se distingue encore en rien de l'ectoderme; sur ceux de douze semaines elle a acquis l'ébauche de sa disposition définitive (Remy). Les glandes n'apparaissent cependant que plus tard. A un moment donné le chorion communique avec les enveloppes du cerveau qui s'engagent à travers les trous du cartilage ethmoïdal, ce qui vient à l'appui des idées de Key et Retzius (voy. p. 207).

Les *conduits naso-palatins* ou *conduits de Stenson* sont un reste de la communication originelle des fosses nasale et buccale (cavité bucco-nasale primitive). — Les *organes de Jacobson*, de leur côté, ne sont rien autre chose que des diverticules ou des introrsions de la muqueuse des fosses nasales. — E. Laguesse (*Bull. de la Soc. de Biol.*, p. 653, 1885) a montré qu'il en était de même des sinus maxillaires qui prennent naissance sous la forme de diverticules de la muqueuse et se coiffent du cartilage formant la paroi externe des fosses nasales.

Quant au *bulbe olfactif* et à son *pédoncule*, je rappelle qu'il n'est primitivement qu'un diverticule creux et pédiculé de la vésicule cérébrale antérieure; — en un mot c'est un véritable lobe cérébral qui va à la périphérie pour y sentir les odeurs, comme la rétine se porte vers l'extérieur pour y recevoir les impressions lumineuses. — Ce rôle de lobe cérébral du bulbe olfactif est indubitable quand on considère que chez le fœtus il a réellement cette disposition qu'il conserve du reste toute la vie chez la plupart des animaux, les Mammifères osmatiques (Chien, Loutre, etc.) en particulier (voy. t. I, p. 847). Il reste uni toute la vie du reste : 1° avec le lobe de l'hippocampe par la racine externe; — 2° avec la partie frontale de la circonvolution du corps calleux par la racine interne; — 3° avec le lobule orbitaire (centre frontal) par la racine supérieure (Broca); — les centres olfactifs des deux côtés étant en outre réunis l'un avec l'autre par la racine moyenne, qui suit la commissure blanche antérieure et forme un chiasma olfactif (voy. t. I, p. 847), et les centres corticaux entre eux par des fibres d'association, fibres arquées de Gratiolet et nerfs de Lancisi (Foville, Gratiolet, Meynert, Broca).

Bibliographie. — Ch. Remy, *La membrane muqueuse des fosses nasales* (Thèse d'agrég., Paris, 1878). — J. Chatin, *Les org. des sens*, Paris, 1880. — Wintschgau, *Hermann's Handbuch*, 1880. — F. Franck, art. « Olfaction » (anatomie) du *Dict. encyclop. des sc. médicales*, 1880. — P. Broca, *Recherches sur les centres olfactifs* (*Rev. d'anthropol.*, 1878-1879). — G. Schwalbe, *Der anat. der Sinnesorgane*, Erlangen, 1885. — Max Schultze, *Unters. u. der Bau. der Nasenschleimhaut* (*Abh, der naturf. Gezell zu Halle*, t. VII, 1886. — Ranvier, *Traité technique*, 2e éd., 1889.

IV. — Appareil de la vision. — Sens de la vue.

L'*appareil de la vision* se compose des *yeux*, situés dans les cavités orbitaires et chargés de recevoir les impressions lumineuses. A cet appareil sont annexés des organes accessoires, *tutamina oculi* (HALLER), chargés de protéger l'œil, de le suspendre dans la cavité orbitaire, de le faire mouvoir et de le lubrifier. — C'est par eux que nous commencerons l'étude du sens de la vue.

§ I. — APPAREIL PROTECTEUR DE L'ŒIL

Cet appareil se compose des *sourcils* et des *paupières*.

1. — Sourcils.

Les *sourcils* sont deux saillies arquées et couvertes de poils raides situées au-devant des arcades orbitaires et surmontant les paupières supérieures. — L'extrémité interne plus épaisse porte le nom de *tête de sourcil*, l'extrémité externe celui de *queue du sourcil*. — Les deux sourcils sont séparés l'un de l'autre par la racine du nez, et leurs poils, dirigés de dedans en dehors et imbriqués les uns sur les autres, sont implantés obliquement dans une peau épaisse renfermant de grosses glandes sébacées. — Ces organes sont essentiellement constitués par la peau, doublée de fibres musculaires entre-croisées appartenant aux muscles sourcilier, frontal et orbiculaire des paupières qui s'insèrent à la face profonde de la peau.

Les *artères* du sourcil viennent de la sus-orbitaire et de la temporale ; — les *veines* se rendent dans l'ophthalmique ou la faciale et la temporale ; — les *lymphatiques* se portent aux ganglions parotidiens ; les *nerfs* sensitifs viennent de l'ophthalmique de Willis, les nerfs moteurs du facial.

Les sourcils protègent l'œil, arrêtent une certaine partie des rayons lumineux en s'abaissant au-devant de cet organe et concourent puissamment au jeu de la physionomie. — Ils sont souvent le siège de *kystes dermoïdes*, résultat d'un pincement du derme dans la fermeture des fentes branchiales.

2. — Paupières.

Les *paupières* sont deux voiles musculo-membraneux placés en avant de l'œil, qu'elles protègent et sur lequel elles étalent l'humeur lacrymale. Elles sont au nombre de deux, l'une *supérieure*, l'autre *inférieure*. Attachées au pourtour de la base de l'orbite et réunies entre elles par leurs extrémités correspondantes, *commissures*, elles interceptent entre elles une ouverture elliptique transversale, l'*orifice palpébral*. — Chez les Oiseaux et nombre de Reptiles, il existe une troisième paupière, *membrane clignotante*, que l'on retrouve chez l'Homme et les Mammifères à l'état de vestige.

La paupière supérieure est plus étendue en hauteur que la paupière inférieure.

Les paupières présentent à considérer :

1° Une *face antérieure* ou *cutanée*, couverte de plis transversaux quand la paupière est relevée, et régulièrement convexe, sauf au niveau du rebord orbitaire où elle se déprime, *sillon orbito-palpébral ;* — 2° Une *face postérieure* ou *oculaire* tapissée par la conjonctive, régulièrement concave et moulée sur le globe oculaire ; elle se continue avec le cul-de-sac oculo-palpébral et présente vers le bord libre de la paupière des stries verticales parallèles et jaunâtres qui sont l'indice de la présence des glandes de Meibomius ; — 3° un *bord adhérent* qui se continue avec la peau de la joue pour la paupière inférieure ; avec la peau en avant, la conjonctive en arrière pour la paupière supérieure et avec des fibres musculaires dans l'intervalle qui sépare ces deux membranes ; — 4° un *bord libre* divisé en deux parties par une saillie, *tubercule lacrymal*, situé au voisinage du grand angle de l'œil, et portant à son sommet un petit orifice, *point lacrymal*. — La partie placée en dehors du tubercule lacrymal porte le nom de *portion oculaire* ou *ciliaire* parce qu'à son niveau la lèvre antérieure du bord libre est garnie de trois ou quatre rangées de poils raides et arqués, les *cils ;* la lèvre postérieure de ce bord présente les orifices des glandes de Meibomius. — La partie placée en dedans du tubercule lacrymal, d'une étendue de 5 à 6 millimètres, ne porte point de cils, mais seulement un peu de duvet et s'appelle *portion lacrymale ;* — 5° un *angle interne*, *grand angle de l'œil*, limité par les bords de la portion lacrymale des paupières ; — il forme une sorte de carrefour, *lac lacrymal*, qui sert de confluent aux larmes et dans lequel on aperçoit une petite saillie jaunâtre de nature glanduleuse, *caroncule lacrymale*, supportant quelques poils ; — 6° un *angle externe*, *petit angle de l'œil*, situé à un niveau un peu plus élevé que l'interne, ce qui donne à la fente palpébrale une obliquité qui varie suivant les sujets, mais surtout suivant les races.

Pour nombre d'auteurs, le bord libre des paupières est taillé en biseau aux dépens de sa face postérieure. — Il en résulterait dans l'occlusion des paupières un canal prismatique et triangulaire (entre les paupières et le globe oculaire) destiné à porter les larmes dans le lac lacrymal. — Ce canal, admis par BOERHAAVE, F. PETIT, WINSLOW et ZINN, n'existe pas. — Dans sa portion ciliaire, le bord libre des paupières est coupé carrément ; il est arrondi dans sa portion lacrymale.

Structure des paupières. — Les paupières se composent de plusieurs couches superposées, de glandes, de vaisseaux et de nerfs. Les couches sont les suivantes, de la superficie à la profondeur : 1° la peau ; 2° une couche musculaire à fibres striées ; 3° une couche fibro-cartilagineuse ; 4° une couche musculaire à fibres lisses ; 5° une couche muqueuse.

1° *Peau.* — La peau, fine et mince, est doublée d'un tissu cellulaire séreux qui la rattache à la couche musculaire sous-jacente.

2° *Couche musculaire.* — Elle est formée par la portion palpébrale de l'orbiculaire des paupières, qui se résout, au niveau du bord libre des paupières, en faisceaux séparés par les cils et par les canaux excréteurs des glandes de Meibomius. Cette partie séparée du muscle entoure la fente palpébrale et a été décrite comme un muscle spécial, le *muscle ciliaire de Riolan* (voy. t. I, p. 302).

3° *Charpente fibro-cartilagineuse.* — La troisième couche des paupières est cartilagineuse vers le bord libre de l'organe et fibreuse dans le reste de son étendue.

La *portion cartilagineuse* est constituée par les *cartilages tarses*, au nombre de deux, l'un pour la paupière supérieure, l'autre pour la paupière inférieure, dont ils occupent toute la longueur. — Le supérieur, haut de 10 millimètres, est semi-lunaire, épais d'environ 1 millimètre ; — l'inférieur, haut seulement de 4 à 5 millimètres, est rectangulaire. — Ils répondent en avant à l'orbiculaire des paupières, en arrière à la conjonctive à laquelle ils adhèrent intimement. — Leur bord libre répond au bord libre de la paupière et est recouvert par la muqueuse qui se continue avec la peau ; — leur bord adhérent très aminci, est rattaché au rebord orbitaire par une lame fibreuse, *ligament large des tarses*, et pour la paupière supérieure donne insertion au tendon du releveur de la paupière. — Leurs extrémités enfin sont reliées à la base de l'orbite par les *ligaments angulaires interne et externe des tarses*.

Les cartilages tarses sont des fibro-cartilages souples, flexibles et élastiques ; ils contiennent dans leur épaisseur les glandes de Meibomius. — Ch. Robin et O. Cadiat les regardent comme exclusivement fibreux.

La *portion fibreuse* de cette couche est constituée par une membrane fibreuse, *ligament large des paupières*, *ligament large des tarses*, qui se fixe d'une part au bord supérieur des cartilages tarses, et d'autre part, au pourtour de la base de l'orbite où elle se continue avec le périoste. — Cette membrane est très mince en haut et en bas, mais au niveau des commissures elle s'épaissit beaucoup et constitue deux trousseaux ligamenteux, *ligaments angulaires* de Tenon, qui réunissent ensemble les extrémités correspondantes des cartilages tarses et celles-ci aux parois orbitaires, comme nous l'avons dit plus haut.

L'existence propre de ces ligaments est contestée par Sappey ; — cependant l'externe, *ligament palpébral externe*, paraît bien avoir une autonomie réelle. — Quand à l'interne, il se confond avec le tendon direct de l'orbiculaire (t. I, p. 302). — Le ligament large des tarses est doublé par une expansion de l'aponévrose orbito-oculaire et, pour la paupière supérieure seulement, par le tendon du releveur de la paupière.

4° *Muscle orbito-palpébral.* — La quatrième couche des paupières est constituée par des fibres musculaires lisses qui ont été découvertes par H. Müller en 1859, et désignées par Sappey sous le nom de *muscle orbito-palpébral* en 1867. — Le *muscle palpébral supérieur* est étendu du cartilage tarse au releveur de la paupière avec lequel il semble se continuer; — le *muscle palpébral inférieur* fixé au cartilage tarse inférieur va se perdre vers le cul-de-sac conjonctival inférieur. — En un mot, ces muscles sont situés entre les ligaments larges des tarses et la conjonctive.

5° *Membrane muqueuse* ou *conjonctive.* — La *conjonctive* ou *adnata*, ainsi appelée parce qu'elle unit les paupières au globe de l'œil, est une membrane muqueuse qui tapisse la face postérieure des paupières et l'hémisphère antérieur du globe oculaire, d'où sa division en *conjonctive palpébrale* et en *conjonctive oculaire.*

Du bord libre de la paupière supérieure où elle se continue avec la peau, cette membrane tapisse la face postérieure de la paupière supérieure jusqu'à l'arcade orbitaire, en formant un cul-de-sac, *cul-de-sac oculo-palpébral* ou *conjonctival supérieur,* puis revêt la face antérieure du globe de l'œil en se réduisant à son feuillet épithélial au niveau de la cornée, se réfléchit à nouveau en constituant un second cul-de-sac, *cul-de-sac oculo-palpébral* ou *conjonctival inférieur,* tapisse la face postérieure de la paupière inférieure et se continue avec la peau au niveau du bord libre de la paupière. — Dans le grand angle de l'œil elle recouvre un petit amas rougeâtre de glandules sébacées et de follicules pileux, *caroncule lacrymale*, et forme en s'adossant à elle-même en dehors de la caroncule un *petit repli semi-lunaire* qui est regardé à juste titre comme un vestige de la *membrane clignotante* ou *troisième paupière* des Oiseaux et des Reptiles (1). — Au niveau de l'angle externe de l'œil, la conjonctive s'enfonce profondément entre la paupière et le globe pour former le *cul-de-sac externe*, profond de 7 à 8 millimètres. — La conjonctive palpébrale est très adhérente à la face profonde des cartilages tarses; — au niveau des culs-de-sac supérieur et inférieur ses adhérences sont très lâches ainsi que sur la sclérotique, excepté au niveau du pourtour de la cornée où l'adhérence devient intime. — Entre la cornée et le repli semi-lunaire, son tissu cellulaire sous-muqueux se charge de cellules graisseuses qui forment parfois une petite saillie jaunâtre, *pinguicula.*

La conjonctive est formée de deux couches superposées, de glandes, de vaisseaux et de nerfs.

La couche profonde, *derme de la muqueuse*, se continue avec le chorion cutané au niveau des bords libres des paupières; — il présente quelques papilles dans la portion palpébrale et les sinus et quelques follicules clos (STIEDA, MORENO, etc.) (2).

La couche superficielle, *épithélium de la conjonctive,* est la continuation de l'épiderme; — c'est un *épithélium stratifié* qui s'aplatit beaucoup en passant sur la cornée où il représente toute la conjonctive.

Dans sa *portion tarsienne*, la conjonctive présente quelques *glandes en tube* (HENLE), glandes à mucus que ZABUSKOWSKY a décrites récemment avec soin (*Arch. f. mikr. Anat.*, XXX, 1887); — au *niveau des sinus*, le supérieur surtout, on trouve des *glandes en grappe* dans le tissu cellulaire sous-conjonctival, *glandules lacrymales accessoires* ou *glandes de Krause*, représentant la glande de Harder de beaucoup de Mammifères. Dans sa *portion caronculaire* elle

(1) GIACOMINI d'abord, puis EVERBUSCH et ROMITI ont trouvé un rudiment de glande de Harder dans les vestiges de la membrane nyctitante (troisième paupière) de l'Homme Noir et du Singe, ainsi que la présence d'un cartilage : l'homologie entre la troisième paupière des animaux et le repli semi-lunaire de l'Homme est donc complète.

(2) La qualité de corpuscules lymphoïdes attribuée à ces corps a été contestée par WALDEYER. — Ils sont cependant bien nets dans beaucoup de Mammifères, les Ruminants en particulier, où ils constituent les *glandes de Bruch.*

renferme dix à quinze glandes sébacées volumineuses et serrées les unes contre les autres, s'ouvrant dans des follicules pileux rudimentaires.

Les *artères* de la conjonctive proviennent des palpébrales et des ciliaires antérieures pour la portion scléroticale (t. I, p. 575); — les *veines* se rendent dans les origines de l'ophthalmique ou de la faciale et dans les ciliaires antérieures (t. I, p. 587). Les *lymphatiques* partent d'un réseau très fin et vont se jeter dans les ganglions parotidiens ou sous-maxillaires. Les *nerfs* viennent des nerfs ciliaires, frontal, lacrymal, nasal externe et sous-orbitaire; — ils se terminent en réseau entre les cellules épithéliales (L. Helfreich et Moreno, Poncet) et dans des corpuscules spéciaux, les *corpuscules de Krause*. — Ceux-ci sont des corpuscules ovoïdes composés d'une capsule nucléolée et d'un contenu granuleux. — Ordinairement un cylindre-axe vient se terminer en bouton dans ce corpuscule; d'autres fois une fibre nerveuse à myéline pénètre dans le corpuscule en s'enroulant, confond sa gaine lamelleuse avec la capsule du corpuscule et se ramifie dans le corpuscule en se terminant par de petits renflements (Krause, Merkel, etc.).

6° *Glandes des paupières*. — Outre les *glandes sous-conjonctivales* susmentionnées, les paupières présentent plusieurs genres de glandes : *a*. des glandes qui versent leurs produits sur la peau, ce sont les *glandes sébacées* ou *sudoripares* ordinaires au tégument externe; — *b*. des glandes qui s'ouvrent sur le bord libre des paupières, ce sont les *glandes de Meibomius* et les *glandes ciliaires*.

Les *glandes de Meibomius*, au nombre d'une trentaine pour la paupière supérieure, d'une vingtaine pour la paupière inférieure, occupent l'épaisseur des cartilages tarses où on les aperçoit par transparence sur la face postérieure des paupières sous la forme de stries jaunâtres parallèles et verticales. — Ce sont des glandes en grappe du genre *glandes en épi* (Sappey) dont les conduits excréteurs viennent s'ouvrir sur la lèvre postérieure du bord libre des paupières.

Les *glandes ciliaires* sont des glandules sébacées annexées aux cils, au nombre de deux par cil, et s'ouvrant dans le follicule ciliaire. Il y a en outre des glandes analogues aux glandes sudoripares qui s'ouvrent dans les follicules des cils, *glandes de Moll*, *glandes* en S de Sattler.

7° *Vaisseaux et nerfs des paupières*. — Les *artères* viennent de l'ophthalmique, de la temporale, de la faciale et de la sous-orbitaire; elles forment une arcade entre les cartilages tarses et l'orbiculaire. Les *veines* se jettent dans la veine ophthalmique et la faciale. — Les *lymphatiques* vont aux ganglions parotidiens et sous-maxillaires. — Les *nerfs* moteurs viennent du facial, les nerfs sensitifs de la branche ophthalmique et du sous-orbitaire.

Développement des paupières. — Les *paupières* naissent vers le deuxième mois (Ammon) sous la forme d'un repli circulaire du derme qui entoure le globe de l'œil vers la région équatoriale de cet organe. Ce bourrelet augmente rapidement de dimensions en haut et en bas, de sorte que l'ouverture qu'il limite, d'abord circulaire, prend la forme d'une fente transversale.

Ainsi ébauchées, les deux paupières marchent à la rencontre l'une de l'autre et s'unissent par leurs bords libres entre le troisième et le quatrième mois (Donders, Schweigel-Seidel), pour ne se séparer que vers la fin de la vie fœtale.

Les *glandes de Meibomius* se développent vers la fin du quatrième mois sous la forme de bourgeons épithéliaux qui s'enfoncent du bord libre des paupières dans la profondeur de ces voiles. — Les *cils* prennent naissance d'une façon analogue et suivant le procédé connu du développement des poils (p. 193).

§ II. — APPAREIL LACRYMAL

L'*appareil lacrymal*, destiné à la sécrétion des larmes, se compose : 1° d'un organe de sécrétion, *glande lacrymale* avec ses conduits excréteurs ; — 2° des *voies lacrymales*, composées elles-mêmes des *conduits lacrymaux*, du *sac lacrymal* et du *canal nasal*.

1. — Glande lacrymale.

La *glande lacrymale* est une glande en grappe de couleur rosée, située à l'angle externe et supérieur de la base de la cavité orbitaire,

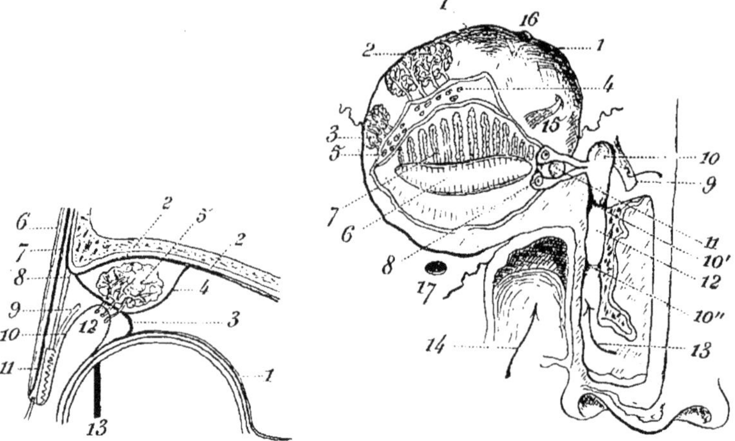

Fig. 126. — Loge de la glande lacrymale.

Fig. 127. — Schéma de l'appareil lacrymo-nasal.

Fig. 126. — 1, feuillet oculaire de la capsule orbito-oculaire ; — 2, 2, feuillet orbitaire de la même aponévrose ; — 3, tendon d'arrêt ; — 4, feuillet de dédoublement formant la loge de la glande lacrymale ; — 5, glande lacrymale ; — 6, peau de la paupière supérieure ; — 7, muscle orbiculaire des paupières ; — 8, ligament du cartilage tarse supérieur ; — 9, tendon du releveur de la paupière coupé ; — 10, conjonctive ; — 11, cartilage tarse ; — 12, cul-de-sac conjonctival supérieur dans lequel s'ouvrent les conduits de la glande lacrymale ; — 13, iris.

Fig. 127. — 1, 1, marge de l'orbite ; — 2, glande lacrymale principale (portion orbitaire) ; — 3, glande lacrymale accessoire ou glande de Monro (portion palpébrale de la glande lacrymale) ; — 4, orifices des canalicules de la glande lacrymale : — 5, orifices des conduits excréteurs de la glande accessoire ; — 6, orifice palpébral ; — 7, glandes de Meibomius ; — 8, points et conduits lacrymaux ; — 9, tendon direct de l'orbiculaire érigné et rejeté en dedans ; — 10, sac lacrymal ; — 10' et 10'', valvules du canal nasal ; — 11, caroncule lacrymale, et en dehors membrane nyctitante (vestige de la troisième paupière) ; — 12, canal nasal ; — 13, flèche introduite dans l'orifice inférieur du canal nasal (méat inférieur) ; — 14, sinus maxillaire ; — 15, tendon du grand oblique ; — 16, trou sus-orbitaire ; — 17, trou sous-orbitaire.

dans la fossette lacrymale du frontal. — Elle se compose de deux portions : une *portion orbitaire*, une *portion palpébrale*.

La *portion orbitaire*, *glande lacrymale principale*, située dans la fossette du frontal, a le volume d'une aveline; — elle présente une face supérieure, convexe, en rapport avec l'os frontal auquel elle adhère par des tractus fibreux; — une face inférieure, excavée, en rapport avec le muscle droit externe et l'élévateur de la paupière. Selon TILLAUX et RICHET, elle serait contenue dans une loge fibreuse spéciale formée par un dédoublement du périoste de l'orbite (fig. 126).

La *portion palpébrale* ou *glande lacrymale accessoire*, composée d'un certain nombre de glandules isolées, a la grosseur d'une lentille; — elle est située dans la partie externe de la paupière supérieure, entre le tendon du releveur qui la recouvre et le muscle droit externe et la conjonctive sur lesquels elle repose. En avant, elle n'atteint pas tout à fait le bord supérieur du cartilage tarse; en arrière, elle se continue avec la portion orbitaire (fig. 127).

Les *conduits excréteurs de la glande principale*, découverts par MONRO le fils, et au nombre de trois à cinq (SAPPEY), se dégagent du bord antérieur de la glande, marchent parallèlement et viennent s'ouvrir par autant d'orifices dans la partie externe du cul-de-sac conjonctival supérieur. — Les conduits de la glande accessoire, aussi nombreux que les lobules de la glande, s'ouvrent presque tous dans ceux de la glande principale; — cependant quelques-uns (BÉRAUD, SAPPEY) peuvent s'ouvrir directement sur la conjonctive (1).

Structure. — Les glandes lacrymales sont des glandes en grappes composées analogues aux glandes salivaires. Leurs *artères* viennent de l'ophthalmique, leurs *veines* se rendent dans la veine ophthalmique. Les *nerfs* viennent du lacrymal, branche de l'ophthalmique de Willis, et du rameau anastomotique ou lacrymal du maxillaire supérieur.

2. — Lac lacrymal.

On donne le nom de *lac lacrymal* à l'espace triangulaire circonscrit par la portion lacrymale des paupières. — On y voit au centre la caroncule, et sur les angles externes les deux points lacrymaux qui y baignent et y puisent les larmes.

(1) Ce point d'anatomie a été très discuté entre les anatomistes. — GOSSELIN (1843) admit deux conduits excréteurs pour la glande principale et six à huit pour la portion palpébrale, ces deux ordres de conduits restant indépendants. — TILLAUX (1859) estime de son côté que les conduits de la glande principale sont en nombre variable et qu'il en est de même pour ceux de la glande accessoire, ces derniers s'ouvrant soit directement sur la conjonctive, soit dans les canaux principaux.

3. — Points lacrymaux.

A l'union des portions ciliaire et lacrymale du bord libre des paupières on aperçoit une saillie conique, *tubercule lacrymal*, au sommet de laquelle on découvre un petit orifice béant : c'est le *point lacrymal* ou *orifice du conduit lacrymal* (1, fig. 128, et 5 et 6, fig. 131), autour duquel on a décrit un sphincter, *sphincter des papilles lacrymales* (Merkel). Au nombre de deux, l'un inférieur, l'autre supérieur, un pour chaque paupière, ces orifices ont d'un quart à un tiers de millimètre de diamètre et ne se correspondent pas exactement. Situés tous les deux sur la lèvre

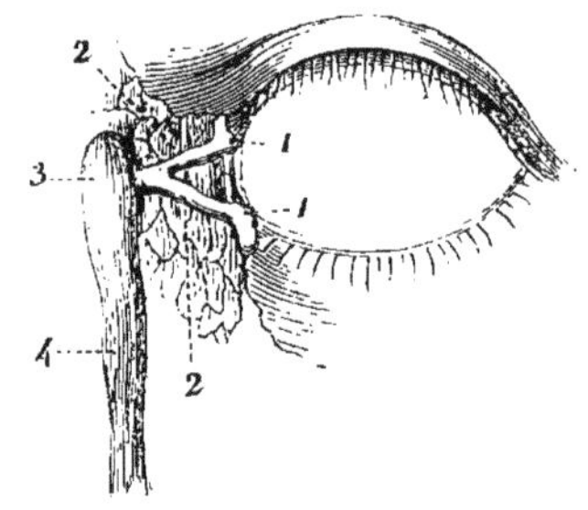

Fig. 128. — Voies lacrymales.

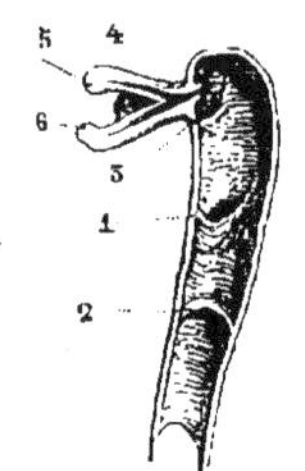

Fig. 129. — Valvules du canal nasal.

Fig. 128. — 1, 1, points lacrymaux; — 2, 2, conduits lacrymaux; — 3, sac lacrymal; — 4, canal nasal.

Fig. 129. — 1, valvule inférieure du sac lacrymal, ou valvule de Béraud; — 2, valvule de Taillefer; — 3, valvule supérieure du sac ou de Huschke; — 4, orifice commun des conduits lacrymaux; — 5, point lacrymal supérieur; — 6, point lacrymal inférieur.

externe du bord libre des paupières et regardant en arrière, le supérieur est placé un peu plus en dedans de sorte qu'ils ne se rencontrent pas dans le rapprochement des paupières. — L'inférieur est un peu plus large que le supérieur, et tous deux sont doués d'une remarquable élasticité.

4. — Conduits lacrymaux.

Les *conduits* ou *canalicules lacrymaux* (2, fig. 128) sont de petits canaux capillaires étendus des points lacrymaux au sac lacrymal. Ils commencent dans le tubercule lacrymal par une petite ampoule piriforme et se portent directement, le supérieur en haut, l'inférieur en bas. Après un trajet de 2 ou 3 millimètres (portion verticale), ils se coudent brusquement en dedans, suivent le bord libre de la paupière et, après un trajet de 6 à 8 millimètres (portion horizontale), ils s'ouvrent dans le sac lacrymal, à sa partie antérieure et externe et en arrière du tendon de l'orbiculaire, soit par un orifice commun (après s'être réunis), soit (ce qui est moins fréquent) par des orifices isolés (HUSCHKE, MERKEL).

Ces canaux ont une direction presque horizontale quand les paupières sont fermées, mais deviennent d'autant plus obliques que celles-ci sont plus ouvertes (2, fig. 128). — Ils sont creusés dans les deux branches de bifurcation du tendon de l'orbiculaire, qui forment leur tunique externe ou fibreuse. — Celle-ci est tapissée par un prolongement de la conjonctive palpébrale. — En avant, la tunique externe des conduits lacrymaux donne insertion à des fibres de la portion palpébrale de l'orbiculaire; en arrière, aux fibres du muscle de Horner. — On conçoit dès lors comment se fait la dilatation des conduits lacrymaux et l'aspiration des larmes.

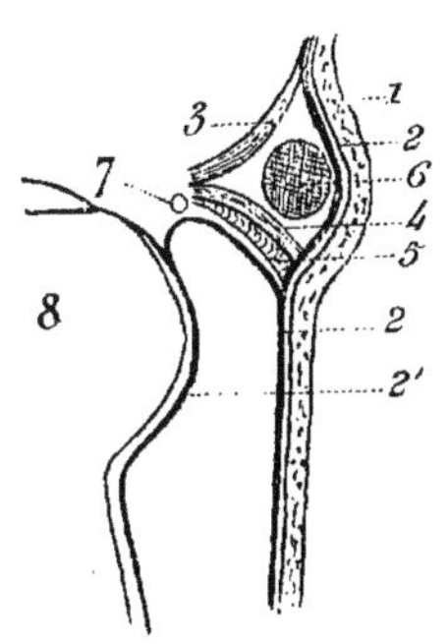

FIG. 130. — Capsule de Tenon et sac lacrymal (coupe horizontale, d'après Tillaux).

1, paroi osseuse; — 2, 2, feuillet orbitaire de la capsule de Tenon; — 2', son feuillet oculaire; — 3, tendon direct de l'orbiculaire des paupières; — 4, tendon réfléchi; — 5, muscle de Horner; — 6, sac lacrymal; — 7, lac lacrymal; — 8, globe de l'œil.

On a signalé (W. REUSS) l'absence congénitale des quatre points lacrymaux; — l'absence des voies lacrymales (MANZ), et le dédoublement des points et conjointement des conduits lacrymaux (MERKEL).

5. — Sac lacrymal.

Le *sac lacrymal* (3, fig. 128) est un sac fibreux terminé en cæcum en haut, ouvert dans le canal nasal en bas, long de 12 à 14 millimètres, large de 5 ou 6 millimètres, et légèrement rétréci à son union avec le canal nasal. Logé dans la gouttière lacrymale (t. I, p. 116), il est en rapport en avant avec le tendon direct de l'orbiculaire ou ligament antérieur et interne des tarses, qui le croise transversalement et le divise en deux parties; en arrière avec le tendon réfléchi de l'orbiculaire ou ligament postérieur et interne des tarses. C'est dire que le sac lacrymal est emprisonné dans une loge fibreuse constituée par l'union des tendons internes membraniformes des tarses (aponévrose d'insertion de la commissure de Richet) et le périoste qui tapisse la gouttière lacrymale. Adhérents à la paroi du sac, ces tendons donnent en outre insertion aux fibres de l'orbiculaire des paupières et du muscle de Horner, ce qui explique l'action de ces muscles sur le sac lacrymal qu'ils dilatent en se contractant.

Le sac lacrymal est formé d'une tunique fibreuse externe, tapissée d'une tunique muqueuse, qui se continue avec celle des conduits lacrymaux et du canal nasal. — Cette muqueuse est recouverte d'un épithélium cylindrique à cils vibratiles. — Les uns (FANO, BÉRAUD, HENLE) y admettent des glandes ; d'autres (SAPPEY, CH. ROBIN et CADIAT) les y récusent. — Au niveau de son tiers supérieur avec ses deux tiers inférieurs, le sac présente sur sa paroi externe l'orifice des conduits lacrymaux, garni d'une valvule semi-lunaire ou circulaire, *valvule de Huschke* ou *de Rosenmüller*, que l'on a comparée à la valvule de Bauhin ; — à son union avec le canal nasal, il présente une autre valvule non constante, *valvule de Béraud*.

6. — Canal nasal.

Le *canal nasal* (fig. 128, 129 et 131) s'étend de la partie inférieure du sac lacrymal (conduit lacrymonasal) au méat inférieur des fosses nasales (voy. t. I, p. 120). Il est oblique de haut en bas et de dedans en dehors, et un peu d'avant en arrière. — Il est en outre incurvé en arrière. A peu près cylindrique et large d'environ 3 millimètres, sa longueur varie de 15 à 25 millimètres. — En rapport, en dedans avec le méat moyen, en dehors avec le sinus maxillaire, il répond en arrière aux cellules ethmoïdales antérieures et en avant à l'apophyse montante du maxillaire. — Son orifice supérieur est situé au-dessous du tendon de l'orbiculaire ; — son orifice inférieur s'ouvre dans le méat inférieur sous la forme d'une fente ou d'une ouverture arrondie tantôt à la partie supérieure du méat, tantôt à sa partie inférieure, mais toujours à 8 ou 10 millimètres en arrière de l'extrémité antérieure du cornet inférieur, au niveau du coude que décrit cet os.

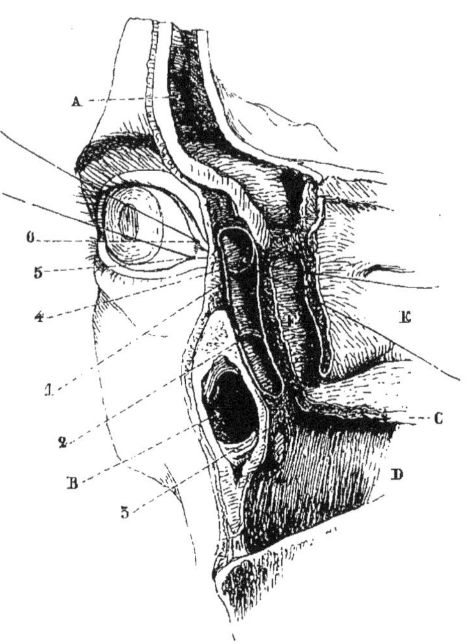

FIG. 131. — Rapports et valvules du canal nasal.

A, sinus frontaux ; — B, sinus maxillaire ; — C, section du cornet inférieur ; — D, méat inférieur ; — E, cornet moyen, coupé perpendiculairement en avant ; — F, méat moyen ; — 1, valvule supérieure ou valvule de Huschke ; — 2, valvule de Taillefer ; — 3, valvule de Cruveilhier ; — 4, orifice commun des conduits lacrymaux ; — 5, point lacrymal inférieur dans lequel une soie de sanglier est engagée ; — 6, point lacrymal supérieur ayant aussi une soie dans sa cavité.

Le canal nasal (1) est constitué par un canal osseux, formé par le maxillaire supérieur, l'unguis, et le cornet inférieur, et tapissé par une membrane fibro-muqueuse à épithélium vibratile, pourvue de glandules en grappe et de follicules clos (HENLE).

La muqueuse qui recouvre le canal nasal, se continue avec celle du sac lacrymal et avec la pituitaire; — elle présente des plis inconstants auxquels on a donné le nom de valvules. Ce sont, de haut en bas : 1° la *valvule de Béraud, valvule de Hasser* (1, fig. 129), située à l'union du sac lacrymal et du canal nasal; — 2° la *valvule de Taillefer* (2, fig. 129), située à la partie moyenne du canal, souvent absente et très irrégulière; — 3° la *valvule de J. Cruveilhier* (3, fig. 131), la plus constante de toutes, placée à l'embouchure du canal, dans le méat inférieur des fosses nasales, et que RICHET compare aux valvules des veines.

Les *artères* du canal lacrymo-nasal viennent de la nasale et de la sous-orbitaire; — les *veines* se rendent soit dans l'ophthalmique ou dans la faciale, soit dans les veines de la pituitaire; — les *nerfs* viennent du nasal externe et du dentaire antérieur. — Dans le tissu sous-muqueux les veines sont volumineuses et anastomosées, de façon à donner l'aspect du tissu caverneux.

Développement de l'appareil lacrymo-nasal. — Les *glandes lacrymales* se développent à la facon des glandes salivaires, c'est-à-dire qu'elles proviennent de bourgeons épithéliaux, qui partent de l'épithélium de la conjonctive et s'enfoncent dans la profondeur (quatrième mois). — Ces bourgeons végètent, et de leurs proliférations arborescentes résultent les culs-de-sac glandulaires, qui se groupent en lobules. — Les troncs des bourgeons deviennent les canaux excréteurs.

Le *canal lacrymo-nasal* a donné naissance à quelques divergences. — On admet généralement, avec COSTE, que ce conduit consiste, à l'origine, en une gouttière intermédiaire au bourgeon nasal externe et au bourgeon maxillaire supérieur, gouttière qui s'étend de l'œil à la fossette nasale correspondante, et se convertit en canal vers le milieu du deuxième mois par rapprochement et soudure de ses bords. — Il en résulte un canal qui n'est autre chose que le sac lacrymal et le canal nasal. — Pour expliquer la bifidité des conduits lacrymaux, qui se développent en même temps et aux dépens de la même formation, il faut admettre que près de l'œil le sillon lacrymal se divise en deux branches, ou bien supposer que les conduits lacrymaux se développent des paupières vers le sac lacrymal par suite d'une double invagination canaliculaire de l'épithélium du bord libre des paupières. — VON BAER avait considéré le canal lacrymo-nasal comme le résultat d'une végétation en doigt de gant de l'épithélium de la fosse buccale, et plus récemment BORN a décrit, d'une façon analogue, la formation du conduit lacrymo-nasal chez les Amphibies.

§ III. — APONÉVROSE ORBITO-OCULAIRE

Préparation. — Il y a deux manières de préparer la capsule de Tenon : la première consiste à énucléer l'œil en rasant la sclérotique et en coupant les

(1) Le canal nasal est large dans les races jaunes; fortement porté en avant, par suite de l'atrophie des os du nez et de l'apophyse montante du maxillaire supérieur, qui n'arrive pas à s'articuler avec le frontal, il peut être creusé tout entier dans l'unguis.

tendons des muscles du globe, ainsi que le nerf optique; — la seconde manière consiste à la préparer d'arrière en avant après avoir abattu la partie postérieure de l'orbite.

L'*aponévrose orbito-oculaire, capsule de Tenon*, est une toile cellulo-fibreuse qui entoure toute la partie scléroticale de l'œil et va

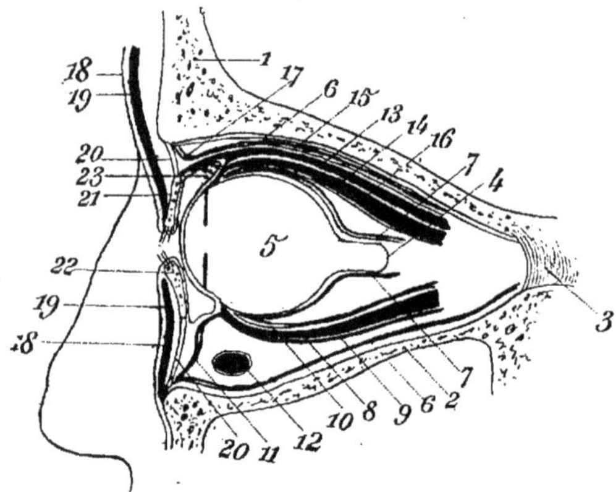

Fig. 132. — Coupe antéro-postérieure et verticale de la cavité orbitaire pour montrer la disposition de la capsule de Tenon.

1, coupe de l'os frontal; — 2, coupe de la paroi inférieure de l'orbite; — 3, tendon de Zinn; — 4, nerf optique; — 5, globe de l'œil; — 6, feuillet orbitaire ou périostal de la capsule de Tenon; — 7, feuillet oculaire; — 8, muscle droit inférieur, avec 9 et 10, la gaine que lui fournit l'aponévrose orbito-oculaire; — 11, tendon d'arrêt ou aileron inférieur de la capsule; — 12, petit oblique; — 13, releveur de la paupière supérieure; — 14, droit supérieur; — 15 et 16, gaine des releveur et droit supérieur; — 17, tendon d'arrêt ou aileron supérieur de la capsule de Tenon; — 18, 18, peau; — 19, 19, muscle palpébral; — 20, 20, ligaments des tarses; — 21, cartilage tarse supérieur; — 22, cartilage tarse inférieur; — 23, cul-de-sac conjonctival supérieur avec les orifices des conduits excréteurs de la glande lacrymale.

se fixer au pourtour de l'orbite. — C'est une sorte de cupule qui reçoit le globe de l'œil, à la façon de la capsule qui reçoit le gland du chêne et s'évase ensuite à la façon des bords d'un chapeau tyrolien, pour aller s'unir au pourtour de la base de l'orbite. Sa *face antérieure*, concave, se moule sur l'hémisphère postérieur du globe de l'œil sur lequel elle glisse à l'aide d'un tissu cellulaire séreux que Bogros a pris le premier pour une vraie séreuse, *séreuse de Bogros*, dont l'existence a été récemment démontrée par Budge, Schwalbe et Motais, *séreuse oculaire, capsule interne* ou *bulbaire* (9, fig. 139); sa *face postérieure*, convexe, est en rapport avec la graisse de l'orbite. Au niveau du pôle postérieur de l'œil, elle se laisse traverser par le nerf optique dont le névrilème se confond avec la capsule de Tenon. — Cette aponévrose divise donc la cavité orbitaire en deux loges : dans la loge antérieure on rencontre le globe de l'œil, dans la loge postérieure on trouve la graisse, les muscles, les vaisseaux et les nerfs de l'orbite.

Le professeur Richet comprend un peu différemment la disposi-

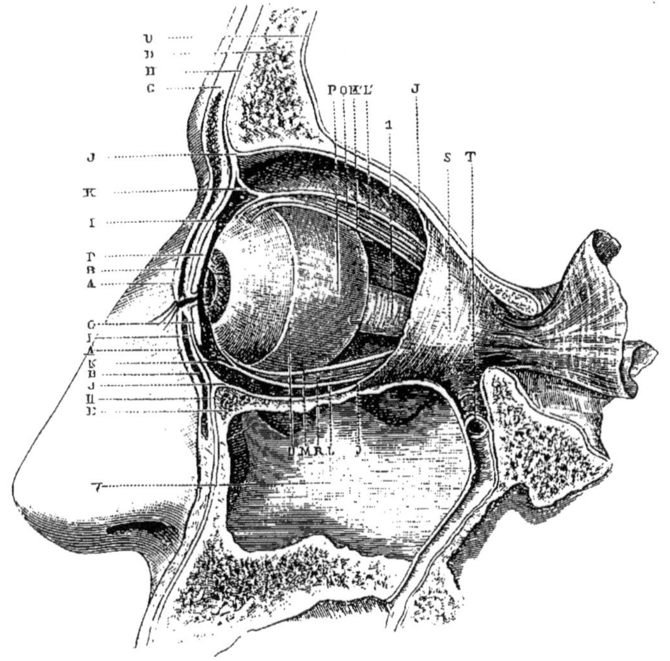

Fig. 133. — Aponévrose orbito-oculaire, vue de côté.

A, peau des paupières; — B, muscle orbiculaire; — C, fascia sous-cutané; — D, os frontal; — E, maxillaire supérieur; — F, cartilage tarse supérieur, et G, cartilage de la paupière inférieure; — H, périoste facial; — I, aponévrose palpébrale; — J, périoste orbitaire; — K, K, tendons d'arrêt ou ailerons supérieur et inférieur de la capsule de Tenon; — L, M, gaine du muscle droit inférieur, et L' et M', gaine du muscle droit supérieur (prolongements musculaires de la capsule); — O, coupe du feuillet oculaire de la capsule; — P, globe de l'œil; — Q, muscle droit supérieur, et R, muscle droit inférieur; — S, périoste orbitaire ou feuillet orbitaire de la capsule; — T, canal palatin postérieur; — V, sinus maxillaire; — 1, nerf optique, revêtu de sa gaine durale.

tion de la capsule de Tenon, qu'il appelle *aponévrose orbito-palpébro-oculaire*. — Continuation de la dure-mère, dit-il, elle entre dans l'orbite par le trou optique et la fente sphénoïdale, et tapisse les parois orbitaires auxquelles elle sert de périoste. — Arrivée à la base de l'orbite, elle se dédouble en deux feuillets : l'un qui se continue avec le périoste du contour de l'orbite; l'autre qui se réfléchit et converge vers le globe de l'œil en s'adossant aux ligaments larges des paupières et à la conjonctive, et, parvenu sur le globe de l'œil, au point de réflexion de la conjonctive, le tapisse dans ses trois quarts postérieurs jusqu'au nerf optique, sur le névrilème duquel il se perd. — En un mot, l'aponévrose orbito-oculaire représenterait assez bien les deux lames d'un bonnet de coton lorsque la tête (représentée ici par le globe oculaire) s'en est coiffée.

SAPPEY, en se fondant sur la différence de structure de la dure-mère de la

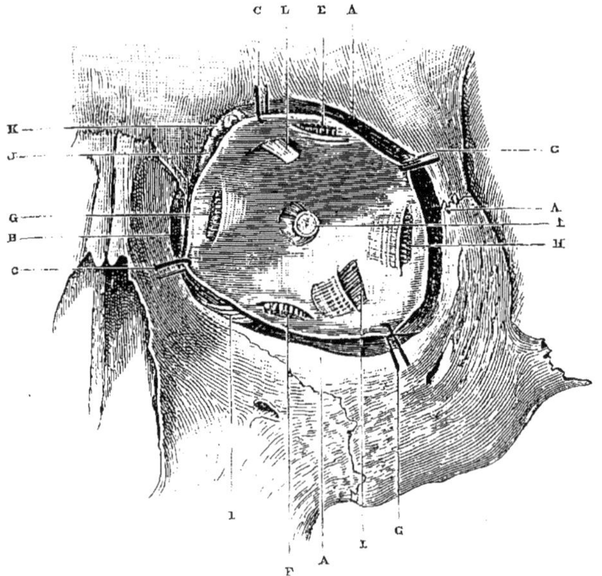

FIG. 134. — Aponévrose orbito-oculaire, vue d'en avant.

A, rebord orbitaire; — B, gouttière lacrymale; — C, C, érignes tendant l'aponévrose orbito-oculaire; — E, coupe du muscle droit supérieur traversant l'aponévrose oculaire; — F, muscle droit inférieur, — G, muscle droit interne, — H, muscle droit externe, et I, muscle petit oblique traversant la même aponévrose; — I', insertion du petit oblique sur le plancher de l'orbite; — J, grand oblique, avec K, sa poulie de réflexion, et L, son tendon qui a traversé l'aponévrose oculaire; — 1, nerf optique.

portion orbitaire qu'il considère comme un véritable périoste, et de la portion oculaire de la capsule de Tenon, rejette la conception de RICHET. Sur les grands Quadrupèdes, les Carnassiers, cette portion renferme des fibres musculaires, et constitue le *muscle orbitaire* qui sépare la fosse temporale de la cavité orbitaire.

Pour compléter l'histoire de l'aponévrose orbito-oculaire, il nous reste à parler de ses prolongements.

Au niveau de l'insertion des muscles de l'œil sur la sclérotique, la face postérieure de la capsule oculaire ne se laisse pas simplement traverser par les tendons de ces muscles, mais elle fournit à chacun d'eux une gaine fibro-celluleuse qui se prolonge en arrière jusque sur le corps charnu des muscles sur lesquels elle se perd insensiblement. — Ce sont là les *prolongements musculaires* de la capsule (fig. 132).

Au niveau du pourtour de l'orbite, l'aponévrose orbito-oculaire en fournit d'autres, *prolongements orbitaires*, qui se rendent aux parois de l'orbite (fig. 132). — Ces prolongements, *ailerons ligamenteux* de Tenon, sont au nombre de quatre, *deux latéraux*, un *supérieur* et un *inferieur*. — Ils émanent, non pas directement des muscles de l'œil, comme l'avait pensé TENON qui les appelait *tendons orbitaires*, mais bien de la gaine fibreuse des muscles (SAPPEY). — Des quatre gaines musculaires des muscles droits naissent autant d'ailerons ligamenteux. — L'aileron qui naît de la gaine du droit supérieur s'unit aussitôt au tendon du releveur de la paupière; celui qui provient de la gaine du droit inférieur se confond avec le ligament large du cartilage tarse et va se fixer au bord inférieur de l'orbite. — Ces deux ailerons sont peu développés.

Il n'en est pas de même des *ailerons latéraux*. Au nombre de deux, l'un *interne*, l'autre *externe*, ces ailerons se présentent sous la forme de deux lames fibreuses triangulaires, détachées chacune de la gaine fibreuse du muscle droit correspondant, près de l'équateur de l'œil, et se portant en avant de façon à venir s'attacher, l'externe à la paroi externe de l'orbite, l'interne à la paroi interne de l'orbite sur la crête de l'unguis.

SAPPEY considère que ces ailerons interne et externe sont constitués par des fibres musculaires lisses à leur insertion osseuse. Il a donné le nom de *muscles orbitaires interne* et *externe* à ces fibres musculaires (1).

En un mot, la capsule de Tenon s'insère à tout le pourtour de l'orbite par un diaphragme complet dont les ailerons ne sont qu'un épaississement de son feuillet superficiel (RICHET, MOTAIS). Cette capsule n'est pas traversée par les muscles, mais elle les abandonne pour se porter sur le globe par son feuillet profond — Elle forme ainsi une gaine à chacun des muscles de l'œil et a été justement appelée par TENON *capsule musculaire commune, aponévrose commune des muscles de l'œil.*

Quant au *fascia épiscléral* ou *sous-conjonctival, capsule antérieure*, il n'est aussi qu'une dépendance de l'aponévrose de Tenon qui s'avance jusqu'au pourtour de la cornée où il s'insère sur la sclérotique (fig. 139).

L'aponévrose orbito-oculaire, invariablement fixée à la façon d'un diaphragme placé transversalement et de champ dans la cavité orbitaire, présente donc en avant une calotte glissante dans laquelle roule le globe de l'œil, qui ne peut jamais être porté en arrière par la contraction de ses muscles droits.

(1) H. MÜLLER a signalé quelques autres groupes de *fibres musculaires lisses* dans l'orbite, au niveau de la fente sphéno-maxillaire en particulier, où ces fibres rappellent la membrane musculaire qui, chez les Mammifères, ferme l'orbite du côté de la fosse temporale.

§ IV. — MUSCLES DE L'ORBITE

Ils sont au nombre de sept : un appartient à la paupière supérieure, *releveur de la paupière supérieure*, les six autres au globe oculaire, *muscles de l'œil :* ce sont les *quatre muscles droits* et les *deux muscles obliques*.

Préparation. — 1° Abattez la calotte du crâne et enlevez le cerveau; — 2° enlevez la voûte de l'orbite par deux traits de scie, qui convergent vers le

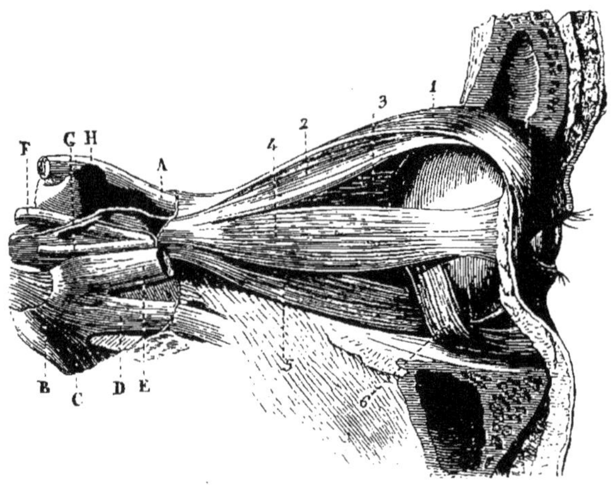

FIG. 135. — Muscles de l'orbite.

1, releveur de la paupière supérieure; — 2, droit supérieur; — 3, droit interne; — 4, droit externe; — 5, droit inférieur; — 6, petit oblique; — A, nerf optique; — B, ganglion de Gasser; — C, nerf maxillaire supérieur; — E, branche ophthalmique de Willis; — F, nerf moteur oculaire commun; — G, nerf pathétique; — H, artère carotide interne.

trou optique, en ayant soin que le trait de scie interne passe en dehors de la poulie du grand oblique; — 3° enlevez avec grand soin le tissu graisseux de l'orbite en ne respectant que le globe de l'œil et les muscles; — 4° préparez l'anneau de Zinn, en enlevant la partie supérieure du trou optique et en renversant en avant le nerf de ce nom. — Pour se *faire de la place,* on peut aussi faire sauter la paroi externe de l'orbite.

1. — Releveur de la paupière supérieure.

Mince, étroit, allongé, le releveur de la paupière occupe la partie la plus élevée de l'orbite (1, fig. 135).

Insertions. — Il s'attache, en arrière, à la petite aile du sphénoïde près du sommet de l'orbite et à la partie supérieure de la gaine du nerf optique, immédiatement en avant du trou optique; de là ses fibres se portent en avant parallèlement au grand axe de l'orbite et s'épanouissent sur un large tendon aponévrotique qui s'insère au bord supérieur du cartilage tarse, après avoir contourné le globe oculaire, et envoie deux prolongements : l'un, en dehors, attaché à l'apophyse orbitaire externe ; l'autre, en dedans, fixé au côté interne de la base de l'orbite près de la trochlée du grand oblique.

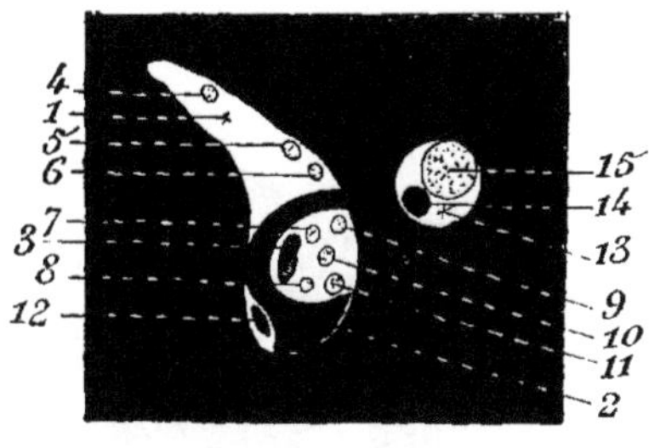

FIG. 136. — Fente sphénoïdale et tendon de Zinn.

1, fente sphénoïdale; — 2, tendon de Zinn; — 3, veine ophthalmique; — 4, nerf lacrymal; — 5, nerf frontal; — 6, nerf pathétique; — 7, nerf naso-ciliaire; — 8, nerf oculo-moteur externe; — 9 et 11, nerf oculo-moteur commun; — 10, nerf nasal; — 12, veine orbitaire; — 13, trou optique; — 14, veine ophthalmique; — 15, nerf optique.

Rapports. — Il répond en haut à la voûte orbitaire et au nerf frontal; — en bas, au droit supérieur de l'œil.

Action. — Il est *releveur de la paupière supérieure*, qu'il porte en même temps en arrière.

2. — Droit supérieur.

Il est situé au-dessous du précédent (2, fig. 135).

Insertions. — Il s'attache, en arrière : à la partie supérieure du trou optique et à la portion voisine de la gaine du nerf optique; de là ses fibres se portent d'arrière en avant en suivant l'axe de l'orbite et s'insèrent sur un large tendon qui se réfléchit sur le globe, et va s'attacher : 1° sur la sclérotique, à la partie supérieure du globe oculaire, à 8 millimètres environ de la cornée (tendon oculaire); — 2° sur le tendon du releveur de la paupière supérieure (tendon orbitaire ou tendon d'arrêt) en envoyant deux prolongements orbitaires, l'un interne et l'autre externe.

Rapports. — En haut, avec le releveur de la paupière; — en bas, avec le nerf optique et le globe de l'œil.

Action. — Il est *élévateur de la pupille* (*superbus*).

3. — Droit inférieur.

Il est situé à la partie inférieure de l'orbite (5, fig. 135).

Insertions. — Il s'attache, en arrière, au *tendon de Zinn* (1); — de

(1) On appelle *tendon de Zinn*, *ligament* ou *anneau de Zinn*, un ligament commun à plusieurs muscles de l'œil. — Ce ligament s'attache à une petite fossette, située au-dessous et en dehors du trou optique, au niveau de la partie la plus large de la fente sphénoïdale, et ne tarde pas à se diviser en trois faisceaux : l'un interne, qui donne attache au muscle droit interne; l'autre externe, pour le droit externe, et le dernier moyen pour le droit inférieur. — Le faisceau externe est bifurqué et entre ses deux branches de division passe le moteur oculaire commun, *anneau de Zinn ;* la branche de bifurcation supérieure se jette sur la gaine du nerf optique.

là ses fibres se portent en avant et se terminent comme celles du droit supérieur sur une large lanière aponévrotique qui se divise en deux portions : une, oculaire, s'insérant sur la sclérotique à 6 millimètres environ de la cornée ; — une, orbitaire, qui se fixe sur le

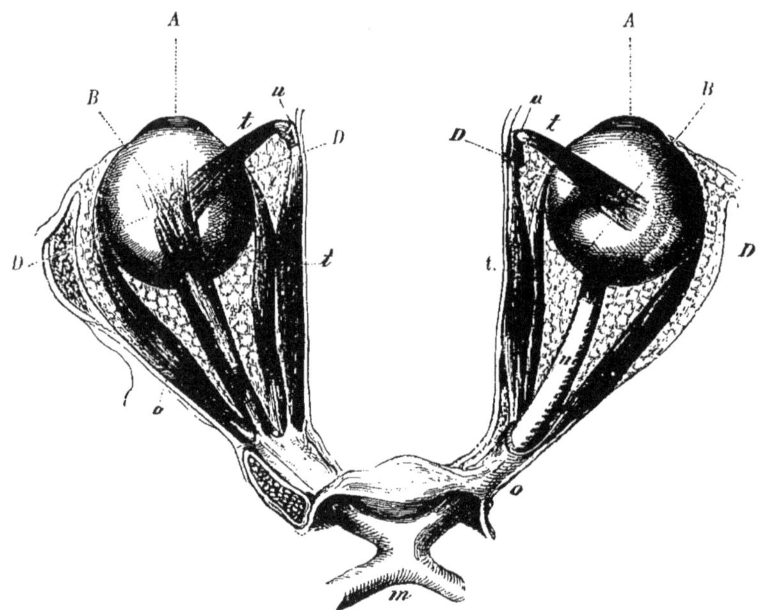

Fig. 137. — Muscles de l'œil.

m, chiasma optique ; — *o*, trou optique ; — *n*, nerf optique ; — *a*, muscle droit externe ; — *i*, muscle droit interne ; — *s*, muscle droit supérieur ; — *t*, *t*, muscle grand oblique ; — *u*, poulie de réflexion du grand oblique ; — A, cornée ; — B, D, D, axes de rotation du globe de l'œil.

plancher de l'orbite et par une expansion dans la paupière inférieure en se confondant avec le ligament large des tarses.

Rapports. — En bas, avec le muscle petit oblique et le plancher de l'orbite ; — en haut, avec le nerf optique et le globe de l'œil.

Action. — Il est *abaisseur de la pupille* (*humilis*).

4. — Droit interne.

Il est situé à la face interne de l'orbite (3, fig. 135).

Insertions. — Il s'attache, en arrière, à l'anneau de Zinn et à la partie interne de la gaine du nerf optique ; — en avant et par un double tendon, au globe de l'œil (tendon oculaire) à 5 millimètres environ de la cornée, et à la crête de l'unguis (tendon orbitaire).

Rapports. — En dedans, avec la paroi interne de l'orbite ; — en dehors, avec le nerf optique et le globe de l'œil.

Action. — Il est *adducteur de la pupille* (*amatorius* seu *bibitorius*).

5. — Droit externe.

Il est situé contre la face externe de l'orbite (*a*, fig. 137).

Insertions. — Il s'attache au tendon de Zinn et à la gaine fibreuse du nerf oculo-moteur externe ; — de là ses fibres se portent en avant et se terminent sur un tendon aplati qui embrasse l'œil et va s'attacher comme les précédents sur la sclérotique à 7 millimètres à peu près de la cornée (tendon oculaire) (1), après avoir fourni une expansion (tendon orbitaire) qui va se fixer sur la base de l'orbite, en arrière du ligament palpébral externe.

Rapports. — En dehors, avec la paroi externe de l'orbite ; — en dedans, avec le nerf optique et le globe de l'œil.

Action. — Il est *abducteur de la pupille* (*indignatorius*).

6. — Grand oblique.

Le *grand oblique* ou *oblique supérieur* est situé dans l'angle supérieur et interne de l'orbite (*t*, *t*, *u*, *u*, fig. 137).

Insertions. — Il s'attache, en arrière, à la partie interne du trou optique et à la partie voisine de la gaine du nerf optique, entre le droit supérieur et le droit interne ; — de là ses fibres se portent en avant vers l'angle interne et supérieur de l'orbite et se perdent sur un tendon arrondi, qui, arrivé à la partie interne de l'arcade orbitaire, s'engage dans un anneau fibro-cartilagineux, *poulie du grand oblique*, sur lequel il se réfléchit pour se porter en arrière, en dehors et en bas, en passant au-dessous du muscle droit supérieur et aller s'insérer en s'élargissant à la partie supérieure et externe du globe de l'œil, derrière l'équateur (hémisphère postérieur).

Le tendon du muscle glisse dans l'anneau de réflexion à l'aide d'une petite bourse séreuse. Cette disposition réfléchie du grand oblique est spéciale aux Mammifères.

Rapports. — Dans sa portion charnue, il est placé entre le droit supérieur et le droit interne, contre la paroi de l'angle supéro-interne de l'orbite ; — sa portion tendineuse traverse la capsule de Tenon, qui lui fournit une gaine, et glisse entre le droit supérieur et le globe de l'œil, autour duquel elle s'enroule en se portant à la région externe de son hémisphère postérieur.

Action. — Il porte la partie postérieure et externe du globe oculaire en haut

(1) Il est digne de remarque que l'insertion des muscles droits de l'œil se fait sur la sclérotique, suivant une ligne spiroïde.

et en dedans (rotateur en dedans) et la pupille en bas et en dehors (*méprisant*).

7. — Petit oblique.

Le *petit oblique* ou *oblique inferieur* est situé à la partie antérieure de l'orbite, sur le plancher de cette cavité (6, fig. 135).

Insertions. — Il se fixe, d'une part, sur la partie antérieure et interne du plancher de l'orbite ; — de là ses fibres se portent obliquement en arrière, en dehors et en haut, en s'enroulant sur le globe de l'œil, et vont s'insérer, par un tendon aplati, à la partie postérieure du globe (hémisphère postérieur), au-dessous de l'insertion du grand oblique. — Il suit de là que le globe oculaire est embrassé dans une sangle musculaire que lui forment les deux obliques.

Rapports. — En bas, avec le plancher de l'orbite et les muscles droits inférieur et externe, qu'il croise à angle aigu ; — en haut, avec le globe de l'œil.

Action. — Il porte la partie postérieure et externe du globe de l'œil en bas et en dedans (rotateur en dehors) et dirige la pupille en sens inverse, c'est-à-dire en haut et en dehors (*pathétique*).

Pour DORHN, les muscles de l'œil sont de vrais muscles d'arcs viscéraux. Si les muscles branchiaux se sont mis en relation avec l'œil, c'est qu'au moment où le tube médullaire commençait à se fermer, la lumière, pour arriver jusqu'à l'œil, devait traverser la fossette ectodermique d'une fente branchiale præ-orale. Cette fossette ectodermique est devenue la lentille de l'œil (DORHN).

Anomalies des muscles de l'orbite. — Les muscles de l'œil varient rarement. L'élévateur de la paupière émet parfois un faisceau par son bord interne, lequel va s'insérer sur la trochlée, formant le *tenseur de la trochlée* de BUDGE. On a observé l'absence de l'élévateur de la paupière (MACALISTER).

On a vu le droit externe : avec ses deux chefs séparés à leur insertion, formant ainsi un double muscle (ALBINUS) ; — avec l'absence de son chef externe (MACALISTER) ; on l'a vu donner des faisceaux à la paroi externe de l'orbite et à la paupière inférieure (CURNOW), ou en envoyer un au droit externe (MOTAIS), ce qui rappelle un état normal (échange de faisceaux entre les divers muscles de l'orbite) chez les Ruminants. Le *transverse de l'orbite* (BOCHDALEK) est un faisceau arqué de fibres musculaires, qui s'étend de la lame ethmoïdale orbitaire à la paroi externe de l'orbite en passant au-dessus du globe de l'œil. C'est probablement, comme le pense MACALISTER, un faisceau profond déplacé de fibres palpébrales de l'orbiculaire. Hormis l'Homme et les Singes, tous les Mammifères ont un *muscle choanoïde* qui s'insère au fond de l'orbite et forme une sorte d'entonnoir inscrit dans l'aire des quatre muscles droits : il attire l'œil vers le fond de l'orbite (1).

(1) Dans les espèces où les parois osseuses de l'orbite sont incomplètes, le muscle choanoïde et la troisième paupière existent (Quadrupèdes, etc.) ; — lorsque les parois osseuses se développent, ce muscle et la troisième paupière s'atrophient (Lémuriens) ; — enfin, ces organes disparaissent lorsque l'orbite est tout entier osseux (Primates). — L'appareil protecteur (troisième paupière) et rétracteur (muscle choanoïde) disparais-

Action générale des muscles de l'œil.

Pour faire l'étude de la statique et de la dynamique du globe de l'œil, nous suivrons spécialement TILLAUX, qui a magistralement exposé cette question.

Le globe de l'œil est un sphéroïde presque incompressible, suspendu dans la cavité orbitaire. — Ce globe est mis en mouvement par les muscles droits et les muscles obliques. Les muscles droits, dont l'*insertion fixe* se fait dans le

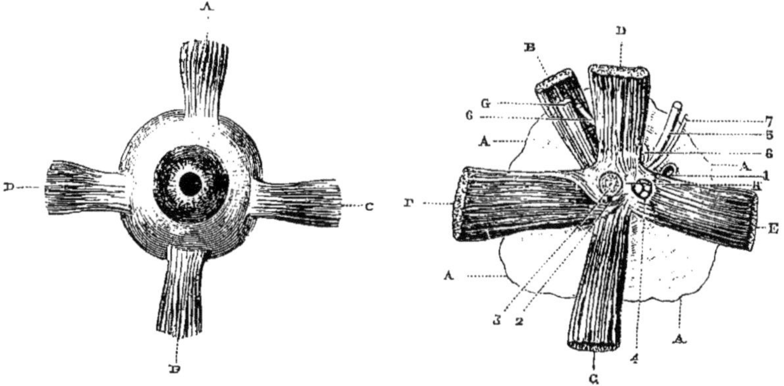

FIG. 138 A. — Insertions piroïde des muscles droits sur le globe de l'œil.

FIG. 138 B. — Insertions des muscles de l'œil au fond de l'orbite.

FIG. 138 A. — A, muscle droit supérieur; — B, droit inférieur; — C, droit interne; — D, droit externe.

FIG. 138 B. — A, aponévrose orbitaire; — B, muscle releveur de la paupière supérieure; — C, muscle droit inférieur; — D, muscle droit supérieur; — E, muscle droit externe; — F, muscle droit interne; — G, muscle grand oblique; — H, tendon de Zinn, vu par sa face antérieure; — 1, veine ophthalmique; — 2, artère centrale de la rétine; — 3, nerf optique; — 4, nerf moteur oculaire commun; — 5, nerf ophthalmique; — 6, nerf pathétique; — 7, nerf moteur oculaire externe.

fond de l'orbite et l'*insertion mobile* sur le globe, doivent tendre par leur contraction à ramener l'œil en arrière (*rétracteurs du globe*). — Les obliques prenant, au contraire, leur point fixe en avant et leur point mobile en arrière sur le globe, tendent en se raccourcissant, à ramener l'œil en avant (protracteurs du globe). — Ces deux groupes de muscles sont donc antagonistes, et leurs forces se faisant équilibre, il s'ensuit que le globe oculaire reste suspendu dans le même point de l'espace. — On croyait autrefois que la contraction simultanée des quatre muscles droits pouvait aplatir l'œil en le déprimant d'avant en arrière : on entrevoit quel changement surviendrait dans la vision s'il en était ainsi, puisque le diamètre antéro-postérieur de l'œil serait raccourci. — D'autres prétendaient qu'en redressant leur courbe, les mêmes muscles devaient comprimer le globe latéralement et de haut en bas et l'al-

sent donc à mesure que l'orbite offre une cavité plus complète et un abri plus sûr à l'œil. — Si le muscle choanoïde n'existe pas chez les Oiseaux, leur troisième paupière, par contre, est très développée.

longer. — On expliquait ainsi le phénomène de l'accommodation. — Aujourd'hui, que nous connaissons mieux l'appareil de la vision, nous savons que l'aplatissement aussi bien que la compression du globe de l'œil n'ont pas lieu. — La capsule de Tenon et les tendons orbitaires, si bien nommés par TENON *tendons d'arrêt*, s'opposent à ces résultats. — De telle sorte qu'au fond, le globe de l'œil ne pouvant se porter ni en avant, ni en arrière, ne fait que pivoter sur lui-même et ne subit que des mouvements de rotation. Tous les muscles de l'œil sont donc *rotateurs*.

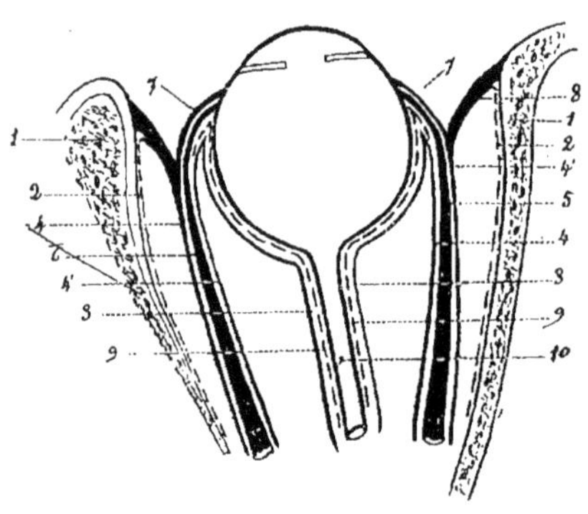

FIG. 139. — Coupe horizontale de l'orbite passant par les muscles droits pour montrer la disposition de la capsule de Tenon.

1, paroi osseuse de l'orbite; — 2, aponévrose orbitaire (périoste de l'orbite, feuillet superficiel de la capsule de Tenon); — 3, portion oculaire ou profonde de la capsule de Tenon; — 4, 4, gaine des muscles droits interne (5) et externe (6); — 7, capsule antérieure; — 8, 8, ailerons orbitaires interne et externe; — 9, séreuse oculaire; — 10, nerf optique.

En effet, que se passe-t-il lorsque les muscles droits se contractent? — Par suite de l'existence du tendon orbitaire et de l'aponévrose orbito-oculaire, qui constitue pour le tendon oculaire une véritable poulie de renvoi, à partir de laquelle la direction primitive du muscle est sensiblement changée, le muscle ne tire pas directement en arrière sur son insertion mobile, mais bien, si nous considérons le droit supérieur par exemple, obliquement en haut et en arrière. — Du redressement des anses que forment les muscles droits autour du globe oculaire, doit donc résulter tout autre chose que de la compression, car dans ce mouvement la sangle musculaire s'éloigne du globe. MOTAIS a bien montré de son côté dans ses recherches anatomiques et physiologiques sur l'appareil moteur de l'œil, que le globe entraîne dans son mouvement de rotation les couches profondes de l'atmosphère cellulo-graisseuse qui l'entoure et ses membranes d'enveloppe.

Ceci dit, un mot sur le rôle des muscles dans les mouvements du globe de l'œil:

1° Lorsque l'*œil regarde directement en avant* (absence de mouvement), aucun muscle n'entre en contraction : les muscles se font équilibre par leur énergie tonique.

2° Lorsque l'*œil regarde directement en dedans ou en dehors* (mouvements de convergence ou de divergence), un seul muscle suffit à ce mouvement : le droit interne tourne la pupille en dedans, le droit externe en dehors.

3° Lorsque l'*œil regarde directement en haut ou en bas* (mouvements d'élévation et d'abaissement), les muscles droits supérieur et inférieur entrent évidemment en contraction, mais *seuls* ils sont impuissants à produire le mouvement *direct* d'élévation ou d'abaissement de la pupille. — En effet, le plan vertical passant par ces muscles, passe en dedans du plan vertical qui traverse l'axe antéro-postérieur de l'œil; — il en résulte que la contraction exclusive de ces muscles ferait dévier la pupille en dedans en même temps qu'en haut ou en bas. — Le *mouvement de redressement* est fourni par les obliques, et l'action combinée du droit supérieur et du petit oblique *élève* directement la pupille, tandis que l'action combinée du droit inférieur et du grand oblique *abaisse* directement la pupille.

4° Lorsque l'*œil regarde dans les positions intermédiaires* (mouvements obliques ou diagonaux), trois muscles associent leurs efforts. — Quand la pupille regarde *obliquement* en haut et en dedans, ce sont : le droit interne, le droit supérieur et le petit oblique ; — quand la pupille regarde *obliquement* en bas et en dedans, ce sont : le droit interne, le droit inférieur et le grand oblique ; — quand la pupille regarde *obliquement* en haut et en dehors, ce sont : le droit externe, le droit supérieur et le petit oblique ; — quand enfin la pupille regarde *obliquement* en bas et en dehors, ce sont : le droit externe, le droit inférieur et le grand oblique. — Ceci étant connu, il est facile de se rendre compte du *strabisme paralytique* (voy. t. I, p. 857).

§ V. — GLOBE DE L'ŒIL

Préparation. — La dissection de l'œil doit se faire sous l'eau, et comprend deux sortes de préparations : la séparation par couches des membranes de l'œil et des coupes, soit équatoriales, soit méridiennes. — Ces coupes sont beaucoup plus faciles à faire et beaucoup plus instructives sur des yeux durcis dans les chromates ou le liquide de Müller. — Elles peuvent être exécutées de façon à permettre l'examen microscopique. — La séparation des membranes se fait de la façon suivante : 1° pour mettre à nu la choroïde, incisez la sclérotique avec beaucoup de soin au niveau de son équateur ; — 2° une fois arrivé sur la choroïde, ce que l'on reconnaît facilement à la couleur noire du fond de l'incision, insufflez de l'air entre les deux membranes pour les écarter ; — 3° puis incisez circulairement la sclérotique de façon à la partager en deux calottes, l'une antérieure, l'autre postérieure, que vous rabattrez l'une en avant, l'autre en arrière. Cette préparation vous permet de voir la surface externe de la choroïde avec les *vasa vorticosa* qui en émergent et les nerfs ciliaires qui courent d'arrière en avant ; — 4° pour découvrir la rétine, saisissez la partie superficielle de la choroïde avec deux pinces et déchirez-la ; — il est facile ensuite de l'isoler complètement de la choroïde en agissant comme précédemment ; — il suffit d'ordinaire de quelques tractions modérées pour opérer la séparation des procès ciliaires au pourtour de la cornée. — En séparant l'œil en deux calottes par une coupe qui passe par l'équateur, vous mettez en évidence les trois membranes de l'œil : sur le fond de la calotte postérieure, vous voyez la papille optique et la macula ; — sur le fond de la calotte antérieure, la zone de Zinn environnant le cristallin, et lorsque vous aurez détaché cette zone, vous apercevrez la couronne ciliaire entourant l'iris. — Le canal de Petit est insufflé ou injecté au mercure ; — celui de Fontana au mercure ou avec un liquide coloré. Les détails de structure ne peuvent être observés que sur des coupes microscopiques.

Le *globe de l'œil* est un sphéroïde irrégulier, surmonté en avant d'une sorte de calotte (cornée) plus bombée que le reste. — Il est comme suspendu au milieu de la cavité orbitaire, maintenu en place par ses muscles, le nerf optique, la conjonctive, l'aponévrose orbito-oculaire, qui, tout en lui assurant une contention solide, lui permettent des mouvements de rotation très variés et très étendus, s'exécutant autour de ses divers axes. — On appelle *axe de l'œil* son diamètre antéro-postérieur, dont les deux extrémités constituent les *pôles* du globe oculaire; — *équateur* de l'œil, le grand cercle perpendiculaire à l'axe qui partage l'œil en deux *hemisphères;* — les *méridiens* sont les cercles qui passent par l'axe. Le pôle postérieur correspond, non pas à l'entrée du nerf optique, qui se fait à 3 millimètres plus en dedans et à

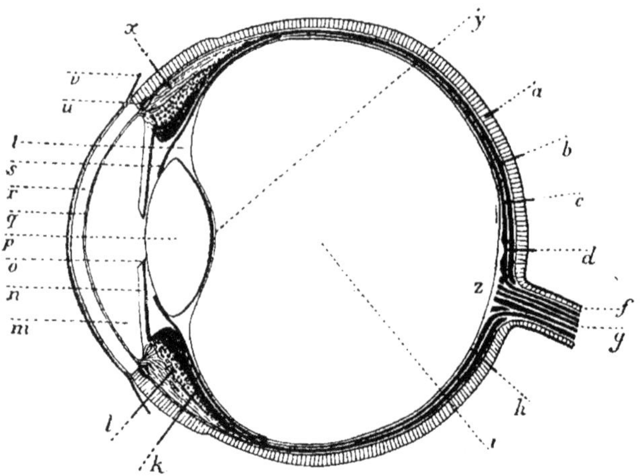

FIG. 140. — Coupe du globe de l'œil.

a, sclérotique; — *b*, choroïde; — *c*, rétine; — *d*, tache jaune; — *f*, gaine du nerf optique; — *z*, punctum cæcum; — *h* et *y*, membrane hyaloïde; — *i*, corps vitré; — *k*, procès ciliaires; — *l*, fibres circulaires du muscle ciliaire, et *x*, ses fibres radiées; — *m*, chambre antérieure de l'œil; — *n*, iris; — *o*, bord de la pupille; — *p*, cristallin; — *q*, membrane de Descemet; — *p*, cornée; — *s*, ligament suspenseur du cristallin (zone de Zinn de la rétine); — *t*, canal de Petit; — *u*, canal de Schlemm; — *v*, conjonctive.

1 millimètre au-dessous du méridien transversal, mais à la *macula lutea*.

Le globe de l'œil occupe à peu près la moitié antérieure de l'orbite, un peu plus rapproché de la paroi interne que de la paroi externe. — Plus ou moins saillant, suivant les sujets, son *volume* varie peu. — Son diamètre moyen antéro-postérieur, le plus long, est estimé à 24 millimètres; — son diamètre transversal à 23^{mm},5, et son diamètre vertical à 23 millimètres. — Chez la Femme, il est un peu plus petit, et chez le nouveau-né, ses dimensions ne sont inférieures à celles de l'œil de l'adulte que de quelques millimètres. Mais il faut savoir que l'ellipsoïde oculaire est plus allongé dans les yeux myopes, plus court dans les yeux hypermétropes. — Son *poids* est d'environ 7 à 8 grammes.

Il répond : *en avant*, et dans sa portion libre, à la conjonctive et aux paupières qui le recouvrent quand elles se ferment, — et dans sa portion cachée, à un coussinet cellulo-adipeux qui le sépare de l'aponévrose orbitaire; — *en arrière*, à la capsule de Tenon, sur laquelle il glisse et roule, et qui le sépare du coussinet adipeux du fond de l'orbite; — à la *périphérie*, aux muscles droits et obliques qui l'entourent.

Le globe de l'œil se compose de *membranes* ou enveloppes et de *milieux* transparents.

Les membranes sont, de la superficie à la profondeur : 1° la *sclérotique*, qui se continue en avant avec la *cornée* pour former l'enveloppe fibreuse ou protectrice de l'œil; — 2° la *choroïde*, qui se continue en avant avec l'*iris* et constitue l'enveloppe musculo-vasculaire de l'œil; — 3° la *rétine*, qui forme la membrane nerveuse et sensible de l'œil.

Les milieux transparents sont, en allant du pôle antérieur au pôle postérieur de l'œil : 1° l'*humeur aqueuse*, qui occupe les *chambres de l'œil;* — 2° le *cristallin;* — 3° l'*humeur vitrée*. — Au point de vue physiologique, on peut diviser le globe de l'œil en quatre appareils principaux : 1° un appareil de soutien ou de protection (sclérotique-cornée); — 2° un appareil d'accommodation (choroïde-iris et cristallin); — 3° un appareil de réfraction (cornée et milieux transparents); — 4° un appareil de réception (rétine).

1. — Sclérotique.

La *sclérotique*, *cornée opaque* ou *albuginée de l'œil*, occupe les 8/9es postérieurs du globe oculaire. — De nature fibreuse et très résistante, elle est d'un blanc opaque chez l'adulte, bleuâtre chez quelques sujets et chez les enfants, jaunâtre chez les vieillards, surtout autour de la cornée (*cercle sénile*). — Son épaisseur, qui est d'environ 1 millimètre en arrière, diminue à mesure que la membrane se porte en avant. — Elle est perforée, en arrière, d'une ouverture conoïde par laquelle pénètre le nerf optique; — en avant, elle présente un large orifice elliptique, coupé en biseau aux dépens de sa face interne et dans lequel est enchâssée la cornée transparente (4, fig. 147), à la façon d'un verre de montre dans sa monture métallique. — La sclérotique est, en outre, percée de trous obliques par où passent les vaisseaux et nerfs ciliaires et les *vasa vorticosa*.

Nous verrons qu'au milieu de l'entrée du nerf optique dans l'œil les trousseaux fibreux de la sclérotique s'écartent les uns des autres pour laisser passer les fibres nerveuses comme à travers un crible, d'où le nom de tache criblée donné à cette région.

Sa *surface extérieure* est en rapport, en arrière, avec la capsule de Tenon, en avant avec la conjonctive, et donne attache aux tendons des muscles de l'œil.

Sa *surface intérieure* est en contact avec la choroïde à laquelle elle adhère assez fortement en avant et en arrière; elle a une couleur brune qu'elle doit au pigment choroïdien, *lamina fusca*, et porte la trace des nerfs et des vaisseaux ciliaires, qui rampent entre elle et la choroïde, dans des sillons antéro-postérieurs dont elle est creusée.

Structure. — La sclérotique est une membrane inextensible, formée par des faisceaux fibreux réunis en lamelles. — Ces faisceaux affectent deux directions principales : les uns sont dirigés suivant les méridiens de l'œil; les autres sont parallèles à l'équateur et s'entre-croisent avec les premiers. — Entre les lamelles et les trousseaux fibreux, on rencontre des fibrilles élastiques et des corpuscules étoilés, les uns incolores, les autres pigmentés. — Pour certains auteurs, ces cellules étoilées, anastomosées en réseau, constituent un système de lacunes lymphatiques. — En avant, la sclérotique se confond avec le tissu cornéen et présente un sinus annulaire, le *canal de Schlemm;* — en arrière, elle se continue avec la gaine superficielle du nerf optique, et avec la lame *criblée*, sorte de grillage fibreux, à travers lequel passent les faisceaux de fibres du nerf optique au moment où il va s'épanouir pour former la papille. — Un tissu conjonctif lâche, *séreuse de Bogros*, l'unit à la capsule de Tenon; — un tissu cellulaire non moins lâche et chargé de granules pigmentaires dans ses cellules, *lamina fusca*, l'unit à la choroïde.

Les *artères* de la sclérotique sont fournies par les ciliaires postérieures et antérieures (voy. t. I, p. 574); — les *veines* se rendent, celles de la partie antérieure dans les veines ciliaires antérieures; celles de la partie postérieure dans les veines ciliaires postérieures, qui n'ont aucune connexion avec les veines de la choroïde (t. I, p. 687).

Le *réseau capillaire* de la sclérotique communique en avant avec celui de la choroïde et celui de la conjonctive. Quelques artérioles forment un cercle autour de l'entrée du nerf optique et communiquent avec l'artère centrale de la rétine à travers le nerf. Certains auteurs (KLEIN, etc.) y admettent l'existence d'espaces lymphatiques interfasciculaires et intercommunicants.

Le *canal de Schlemm*, *canal de Fontana*, simple, double ou même parfois triple, est un canal vasculaire creusé dans l'épaisseur de la sclérotique tout autour de la cornée, *grand cercle vasculaire péricornéen.* Tapissé d'un endothélium (KLEIN), ce canal est considéré par les uns (WALDEYER, SCHWALBE) comme un canal lymphatique, et par d'autres (LEBER, SAPPEY) comme un canal veineux (*grand cercle veineux* ou *canal veineux circulaire de l'iris*) (1).

Les *nerfs* de la sclérotique sont inconnus.

(1) Le *canal de Fontana* est une lacune plus forte que les autres, circonscrite par les trabécules du ligament pectiné de l'iris. — Cette lacune, formant un canal circulaire, a été observée chez le Bœuf, mais n'existe pas chez l'Homme. Il en est de même du *canal d'Hovius*, qui n'est qu'une grosse veine choroïdienne du Bœuf, circulaire autour de l'œil, et située au niveau de l'*ora serrata.*

2. — Cornée.

La *cornée* est une membrane transparente, enchâssée dans l'ouverture antérieure de la sclérotique. — Sa courbure, plus accusée que celle de la sclérotique, appartient à un rayon de 8 millimètres; — mais elle n'est pas absolument sphérique et représente des méridiens sensiblement elliptiques et symétriques (KNAPP) (1). — Son épaisseur égale à peu près 1 millimètre, mais elle est un peu plus considérable sur les bords qu'au centre de la membrane. — Son indice de réfraction est de 1,3525 (KRAUSE).

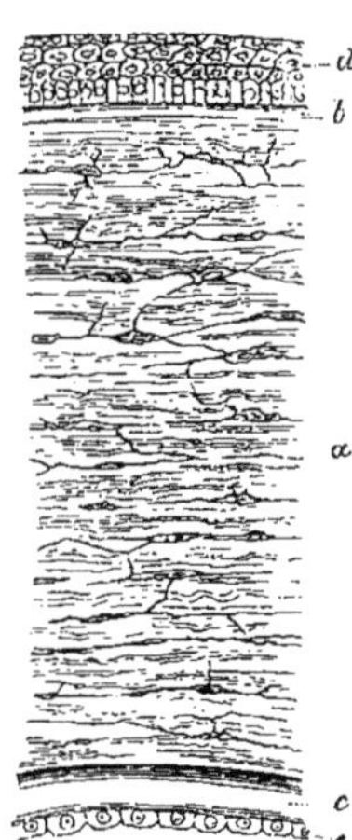

FIG. 141. — Coupe perpendiculaire de la cornée (Leydig).

a, couche propre de la cornée; — *b*, couche de Bowman; — *c*, membrane de Descemet; — *d*, conjonctive; — *e*, épithélium de la membrane de Descemet.

Sa *circonférence* est coupée en biseau aux dépens de sa face antérieure, de telle façon que la cornée est enchâssée dans l'ouverture de la sclérotique, ainsi que nous l'avons dit, comme un verre de montre dans son cadre, — et à ce niveau les fibres de la cornée se continuent avec celles de la sclérotique.

Sa *face antérieure*, convexe et elliptique, à grand diamètre transversal, fait relief sur la face antérieure de l'œil; elle est tapissée par la conjonctive réduite à ce niveau à sa couche épithéliale, — et ses deux diamètres ont, le transversal, 12 millimètres; — le vertical, 11 seulement. — Sa *face postérieure* est concave et circulaire, et tous ses diamètres sont d'environ 13 millimètres. — Elle est tapissée par la membrane de Demours, et forme la paroi antérieure de la chambre antérieure de l'œil.

Structure. — La cornée est composée d'une lame centrale, de nature fibreuse, le *tissu cornéen*, tapissé en avant et en arrière d'un *épithélium*, reposant sur une *couche élastique hyaline et vitrée*. — Nous trouverons donc, d'avant en arrière : 1° l'épithélium antérieur; — 2° la lame élastique antérieure; — 3° la substance propre de la cornée; — 4° la lame élastique postérieure; — 5° l'épithélium postérieur.

1° *Épithélium antérieur.* — C'est un épithélium pavimenteux stratifié, très transparent, qui se continue directement avec celui de la conjonctive.

2° *Lame élastique antérieure.* — Découverte par REICHERT et BOWMAN (1845), la lame élastique antérieure, *membrane de Bowman*, est une mince couche amorphe, qui se continue avec la couche amorphe de la conjonctive. — Elle doit être regardée comme une membrane basale (basement-membrane). — Elle con-

(1) L'asymétrie dans la courbure de la cornée donne lieu à l'*astigmatisme*.

tient quelques vaisseaux en anses à la périphérie, vestiges d'une vascularisation plus étendue chez le fœtus (J. Müller, Henle).

3° *Substance propre de la cornée.* — Elle se compose de fibres connectives entre-croisées sous des angles variés et réunies en lamelles qui se superposent et s'anastomosent les unes avec les autres. Les fibres et les faisceaux de fibres qui constituent les lamelles sont unis par une substance cémentaire interstitielle, et entre ces dernières on rencontre les *lacunes de la cornée.* — On appelle ainsi un système de cavités étoilées dont les prolongements sont anastomosés ensemble de façon à former un système de canaux anastomosés (*corneal tubes* de Bowman). — Ce système lacunaire ou canaliculaire, que d'autres considèrent comme le résultat de l'anastomose en réseau des lamelles de la cornée, réseau sur lequel viendraient se disposer des éléments cellulaires étoilés et anastomosés (cellules du tissu conjonctif), contient deux sortes d'éléments cellulaires : *a.* des *cellules étoilées, cellules cornéennes,* nucléées et ramifiées de façon à constituer un réseau analogue à celui des cellules du tissu muqueux, et en plus douées d'une certaine contractilité (Kühne et Rollett) (1); — *b.* des *cellules migratrices* (Recklinghausen) ou *cellules lymphatiques.* — A la périphérie de la cornée, les faisceaux connectifs de la membrane se continuent avec ceux de la sclérotique sans aucune ligne de soudure ou de brisure. — Les cellules cornéennes, décrites en premier lieu par Toynbee (1841) et par Virchow, sont donc des corpuscules de tissu conjonctif. — Le tissu cornéen semble cependant s'éloigner un peu du tissu conjonctif type, car il fournit une substance analogue à la chondrine par l'ébullition (Müller).

4° *Lame élastique postérieure.* — La *lame élastique postérieure de Bowman* est une vitrée épaisse et très élastique, intimement appliquée sur la face postérieure de la substance propre de la cornée. — A la périphérie, elle change de structure, perd ses caractères hyalins pour revêtir un aspect fibroïde, et au pourtour de la cornée elle se sépare en deux portions : 1° l'une qui continue son trajet et se dédouble pour entourer le canal de Schlemm : la lame interne s'épaissit au niveau du canal pour constituer l'*annulus tendinosus* de Dœllinger, et plus loin va se perdre sur la face interne de la sclérotique et jusque dans l'épaisseur du muscle ciliaire; — 2° la deuxième portion se porte sur la face antérieure de l'iris, où elle forme le *ligament pectiné de Hueck, ligament suspenseur de l'iris.*

Le ligament pectiné se fixe donc à la face profonde de la sclérotique en dedans du canal de Schlemm. — En ce point vient aussi s'attacher le sommet tendineux du muscle ciliaire. Il en résulte un épaississement annulaire, auquel on a donné le nom d'anneau tendineux.

L'*anneau tendineux* sclérotical et péricornéen de Dœllinger n'est qu'un épaississement circulaire de la sclérotique, placé autour de la cornée, en dedans du canal de Schlemm, et constitué par la fixation à ce niveau sur la sclérotique des fibres tendineuses du muscle ciliaire et des fibres élastiques de la membrane de Demours.

Quant au *ligament pectiné,* c'est une masse conique de tissu spongieux, qui unit étroitement la jonction de la cornée et de la sclérotique à l'iris et aux procès ciliaires. — Il est formé par la dissociation des trousseaux élastiques de la membrane de Descemet, qui s'anastomosent entre eux, de façon à former une sorte de tissu caverneux à mailles intercommunicantes, tapissées

(1) Lorsque la cornée est frappée d'irritation inflammatoire, ces corpuscules se multiplient avec une prodigieuse rapidité, et l'on voit la cornée infiltrée de corpuscules doués de mouvements amiboïdes. — Pour Cohnheim, toutefois, ces éléments cellulaires ne seraient que des leucocytes.

par un endothélium, qui se continue directement avec l'épithélium de la membrane de Descemet d'un côté, et avec l'épithélium qui recouvre la face antérieure de l'iris de l'autre côté. — Ces espaces intercommunicants du ligament pectiné, peu accusés chez l'Homme, mais considérables chez certains Mammifères, c'est ce que l'on a appelé les *espaces de Fontana* ou *canaux de Hueck* (1).

5° *Épithélium postérieur.* — L'épithélium postérieur est formé par une couche unique de cellules polygonales. — Uni à la lame élastique postérieure, il constitue la *membrane de Descemet* ou *de Demours*, encore appelée *membrane de l'humeur aqueuse*. Vers les bords de la cornée (limbe), cette couche

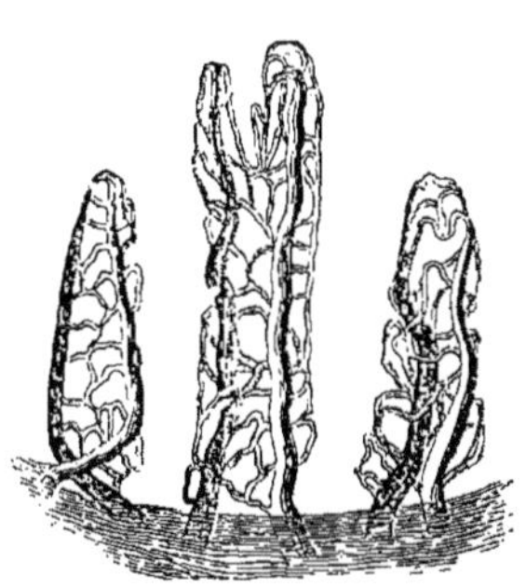

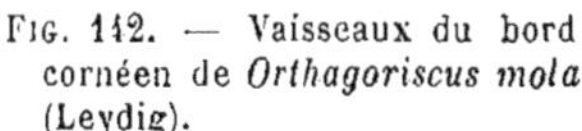

Fig. 142. — Vaisseaux du bord cornéen de *Orthagoriscus mola* (Leydig).

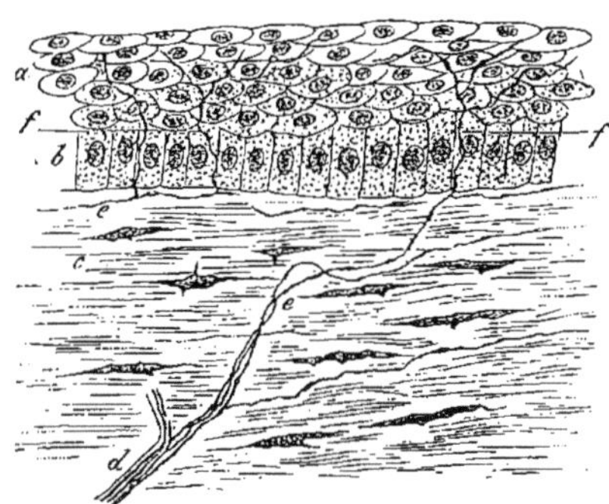

Fig. 143. — Coupe de la cornée du Lapin.

Fig. 143. — *a*, épithélium de la face antérieure; — *b*, assise des cellules profondes de cet épithélium; — *c*, tissu propre de la cornée; — *d*, *e*, nerf qui va se terminer dans l'épaisseur de l'épithélium.

épithéliale se continue sur les faisceaux fibreux du ligament pectiné et sur la face antérieure de l'iris jusqu'à son orifice pupillaire.

Vaisseaux et nerfs de la cornée. — La cornée ne contient pas de vaisseaux. Les capillaires de la conjonctive et de la sclérotique se recourbent en anses à peine arrivés au limbe cornéal. — Chez le fœtus cependant, les artères de la conjonctive scléroticale passent sur la cornée, où elles forment un réseau qui ne s'étend pas tout à fait jusqu'au centre de la membrane. — A la naissance, ce réseau est oblitéré, et il n'en persiste chez l'adulte que les quelques anses vasculaires que nous avons signalées à la périphérie de la lame élastique antérieure. — Les *lymphatiques* y seraient représentés par le système canaliculaire de la substance propre de la cornée, partout tapissé d'un endothélium continu. Sappey nie les lymphatiques de la cornée.

Les *nerfs* de la cornée viennent du plexus ciliaire. Ils pénètrent dans la sclérotique et abordent la cornée par sa périphérie, au nombre de trente à quarante, puis perdent presque aussitôt leur gaine de myéline. — Dans l'épaisseur de la cornée, ils forment des plexus superposés, et leurs ramifications terminales

(1) On a prétendu que c'était par ces canaux que s'établit la communication entre la chambre de l'humeur aqueuse, la bourse séreuse de Fontana d'une part, et le canal de Schlemm de l'autre. — Or, comme ce dernier communiquerait avec les espaces lymphatiques de la cornée et de la sclérotique, on voit que dans cette manière de voir on peut considérer la chambre antérieure de l'œil comme un réservoir de lymphe.

iraient aboutir : les unes dans les corpuscules cornéens (KÜHNE, WALDEYER), ce qui est fort douteux; — les autres dans l'épithélium antérieur. — Du plexus le plus superficiel de la substance propre de la cornée se détachent de minces fibres, qui se portent directement en avant et traversent la lame élastique antérieure, rameaux perforants (KÖLLIKER); puis, une fois sous l'épithélium antérieur, elles se résolvent en leurs fibrilles primitives, en s'écartant à la manière d'un pinceau (COHNHEIM) pour pénétrer entre les cellules épithéliales, où elles se terminent d'une façon très discutée encore (COHNHEIM, HOYER, etc.).

3. — Choroïde. — Muscle ciliaire. — Procès ciliaires.

La *choroïde* est la seconde enveloppe de l'œil (6, fig. 147). — C'est une membrane cellulo-vasculaire, située entre la sclérotique

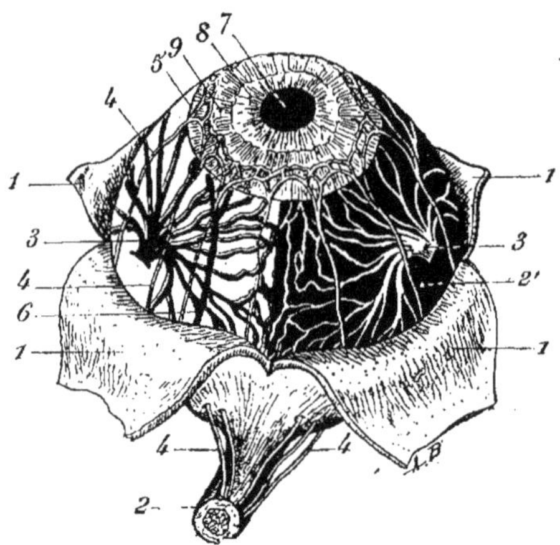

FIG. 144. — Membranes de l'œil, *vasa vorticosa* et nerfs ciliaires.

1, 1, lambeaux de la sclérotique; — 2, nerf optique; — 2' choroïde; — 3, 3, vasa vorticosa; — 4, 4, nerfs ciliaires; — 5, plexus ciliaire; — 6, une des artères ciliaires longues; — 7, pupille; — 8, iris; — 9, zone ciliaire de la choroïde.

et la rétine, d'une épaisseur moindre en arrière qu'en avant où elle atteint environ 1 millimètre.

En arrière, elle est percée d'un trou pour le passage du nerf optique, avec les gaines moyenne et profonde duquel elle se continue, et concourt à former la *lame criblée*. — En avant, elle se réfléchit à peu de distance du limbe de la cornée pour se continuer avec l'iris.

On peut la diviser en deux zones séparées par une ligne circulaire dentelée, *ora serrata*, située un peu en avant de l'équateur de l'œil, et répondant à une diminution subite d'épaisseur de la membrane sous-jacente, c'est-à-dire de la rétine : en une *zone postérieure* ou *choroïdiene* et en une *zone antérieure* ou *ciliaire*.

La *zone choroïdienne* est en rapport avec la sclérotique par sa face externe, à laquelle elle adhère par des tractus cellulo-vasculaires et la couche que nous avons appelée *lamina fusca*. — Cette face est noirâtre et tomenteuse, et sur elle cheminent, d'arrière en avant, les artères ciliaires longues, accompagnées des nerfs ciliaires.

Sa *face interne* est en contact avec la rétine, mais ne contracte avec elle aucune adhérence. Elle est lisse et noire.

La *zone ciliaire* forme un anneau à la partie antérieure de la choroïde. Sa face externe, brun grisâtre, adhère à la sclérotique; — sa *face interne* répond à la zone de Zinn ; — son bord antérieur se continue avec l'iris et les procès ciliaires. — Simple en arrière, où elle se continue avec la zone postérieure au niveau de l'*ora serrata* (bord dentelé), la zone ciliaire de la choroïde se dédouble en avant en deux couches : l'une externe, qui s'applique à la face interne de la sclérotique et lie la choroïde à cette membrane et à la cornée, *muscle ciliaire* (*ligament ciliaire* des anciens); l'autre interne, noire et lisse, formant une couronne autour du cristallin, *procès ciliaires*, *couronne ciliaire*, *corps ciliaire*.

Le *muscle ciliaire* ou *tenseur de la choroïde*, formé de fibres musculaires lisses, constitue un anneau prismatique et triangulaire, dont le sommet se continue avec la choroïde.

Il répond en dehors à la sclérotique, en dedans à la couronne ciliaire, et sa base, tournée en avant, adhère à l'anneau de Dœllinger et s'unit à la grande circonférence de l'iris (*l*, *x*, fig. 140).

Ce muscle se compose de deux ordres de faisceaux : des faisceaux antéro-postérieurs ou radiés, *muscle de Brücke ou de Bowman*, et des faisceaux circulaires, *muscle de H. Müller ou de Rouget*. — Les fibres radiées sont les plus superficielles; — elles s'attachent en avant sur la paroi interne du canal de Schlemm et sur le ligament pectiné, et se portent en arrière en rayonnant vers l'iris, le corps ciliaire et la choroïde où elles se perdent. — Les fibres annulaires, situées dans la partie la plus profonde du muscle, forment un anneau à l'union de l'iris et du corps ciliaire (*l*, fig. 140). — Les nerfs ciliaires forment dans ce muscle un riche plexus (5, fig. 144), qui présente des cellules ganglionnaires (KRAUSE et H. MÜLLER); il renferme aussi un plexus vasculaire abondant (voy. t. I, p. 574).

Le muscle ciliaire est le principal agent de l'accommodation (*muscle de l'accommodation*). — En se contractant, il tend la choroïde et attire la zone de Zinn en avant par ses fibres radiées, et comprime la circonférence du cristallin par ses fibres circulaires (par l'intermédiaire des plexus veineux des procès ciliaires). — Il en résulte un bombement plus considérable de la face antérieure du cristallin (la face postérieure ne subit aucun changement) et, par suite, une accommodation de l'œil à la vision des objets rapprochés (fig. 156).

Entre la face profonde de la sclérotique et le muscle ciliaire, près de ses insertions à l'anneau de Dœllinger, on a décrit une bourse séreuse, *bourse séreuse circulaire de Fontana*, qui communiquerait avec la chambre de l'humeur aqueuse par l'intermédiaire des fentes du ligament pectiné (voy. p. 235).

Le *corps ciliaire, couronne ciliaire*, forme une sorte de collerette à la Henri IV autour du cristallin; ses plis ont reçu le nom de *procès ciliaires*. — Située derrière l'iris, la couronne ciliaire se voit fort bien lorsque, après avoir divisé le globe de l'œil en deux hémisphères, on examine l'antérieur après l'avoir renversé (5, fig. 145). — Lorsqu'on sépare la choroïde des humeurs de l'œil, on voit, après cette séparation, deux disques à plis rayonnés : l'un attaché à la choroïde, *corps ciliaire de la choroïde;* — l'autre fixé à la partie antérieure du corps vitré et au cristallin, *procès ciliaires du corps vitré ou de la zone de Zinn* (3, fig. 157).

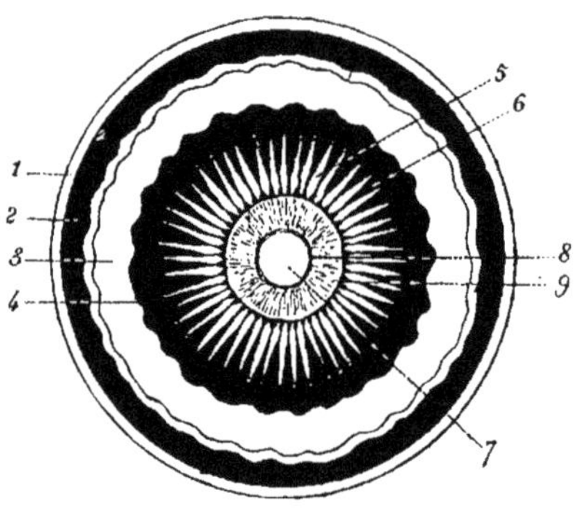

FIG. 145. — Corps ciliaire vu de face (observé par la face postérieure de l'hémisphère antérieur de l'œil après ablation du corps vitré et du cristallin).

1, sclérotique; — 2, choroïde; — 3, rétine; — 4, zone choroïdienne; — 5, couronne ou corps ciliaire; — 6, vallons ciliaires; — 7, pupille; — 8, petit cercle, et 9, grand cercle de l'iris.

Les *procès ciliaires de la choroïde*, au nombre de soixante-dix à quatre-vingts, sont des plis pyramidaux, dont la longueur moyenne est de 3 millimètres; mais il y en a de longs et de courts. — Leur base, arrondie (tête), s'applique sur la face postérieure de la grande circonférence de l'iris et flotte dans la chambre postérieure de l'œil. — Leur sommet (queue) se perd en arrière sur la choroïde ou plutôt se confond avec cette membrane dont le corps ciliaire n'est que le prolongement; — de leurs faces, l'une s'unit au muscle ciliaire, les deux autres, qui regardent l'intérieur de l'œil, correspondent aux procès ciliaires de la zone de Zinn qui les séparent du corps vitré et du cristallin (*k*, fig. 140).

La surface des deux faces internes des procès ciliaires est brune dans l'état normal à cause du pigment choroïdien qui la recouvre, blanchâtre au contraire, lorsqu'elle a été dépouillée du pigment. — Dans l'intervalle des procès ciliaires, c'est-à-dire dans les vallons ciliaires, on peut enfin découvrir quelques petits plis secondaires qui s'effacent en grande partie par la distension.

Les *procès ciliaires* sont essentiellement constitués par des plexus vasculaires supportés par une sorte de gangue de tissu conjonctif et quelques fibres musculaires lisses qui proviennent du muscle ciliaire. A leur face interne ils sont recouverts par une couche d'épithélium polyédrique, chargé de pigment, *tapetum nigrum*, qui leur donne leur couleur noire et qui est appliqué sur une basale épaisse, *lamina vitrea*.

Divers auteurs (SCHWALBE, EHRLICH, PANAS, W. NICATI, BOUCHERON) ont signalé l'aspect glandulaire de l'épithélium des procès ciliaires.— Récemment W. NICATI a considéré cet épithélium comme une glande à laquelle il accorde la propriété de sécréter l'humeur aqueuse.

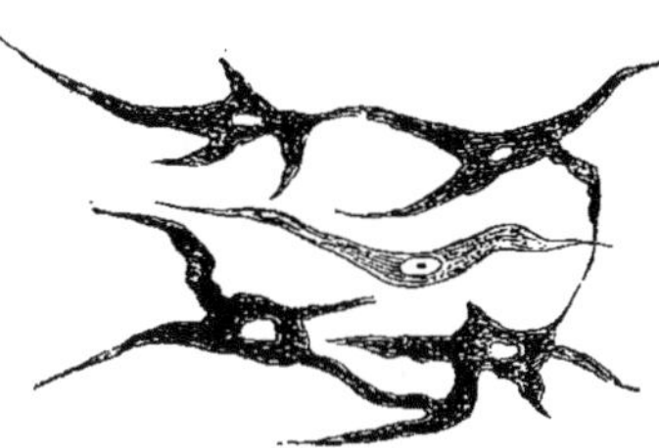

FIG. 146. — Cellules pigmentaires de la choroïde.

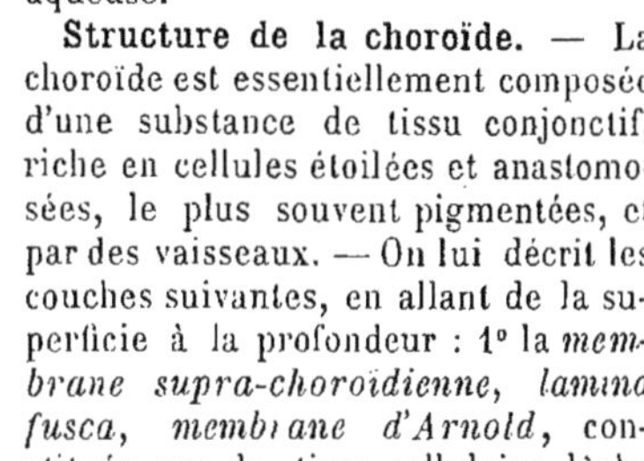
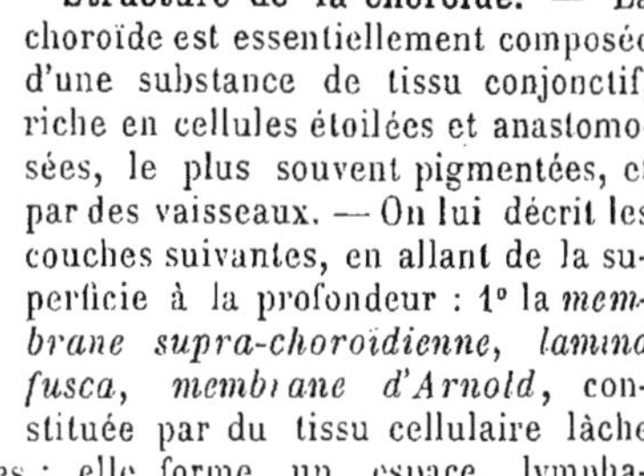

Structure de la choroïde. — La choroïde est essentiellement composée d'une substance de tissu conjonctif, riche en cellules étoilées et anastomosées, le plus souvent pigmentées, et par des vaisseaux. — On lui décrit les couches suivantes, en allant de la superficie à la profondeur : 1° la *membrane supra-choroïdienne*, *lamina fusca*, *membrane d'Arnold*, constituée par du tissu cellulaire lâche avec cellules pigmentaires abondantes : elle forme un espace lymphatique, dont les mailles sont tapissées par de grandes cellules endothéliales (SCHWALBE, FREY, etc.) et se continue en arrière avec la gaine moyenne du nerf optique et de là avec l'arachnoïde ; — 2° la *charpente choroïdienne*, constituée par du tissu conjonctif avec cellules fusiformes ou étoilées anastomosées en réseau, quelques fibres musculaires lisses longitudinales (H. MÜLLER) et de nombreux vaisseaux. — Parmi les cellules, les unes sont incolores, les autres pigmentées. — Quant aux vaisseaux, ils sont si abondants, qu'ils ont valu à cette couche le nom de *membrane vasculaire*. Disposés sous deux plans, ils sont formés par les *veines choroïdiennes*, contournées en tourbillon, *venæ vorticosæ*, qui occupent le plan superficiel, et par les *artères ciliaires postérieures*, qui siègent dans le plan profond. — Un riche plexus nerveux parcourt cette couche ; — 3° la *membrane chorio-capillaire* ou *membrane de Ruysch* (1), essentiellement formée d'un réseau dense et étoilé de capillaires sanguins, plongés dans une substance connective homogène. — Ce réseau ne dépasse pas l'*ora serrata*. — En arrière, les couches vasculaire et capillaire se continuent avec la gaine profonde du nerf optique, et de là avec la pie-mère ; — en avant, elles vont constituer la zone irido-ciliaire ; — 4° une lame élastique très mince, *lamina vitrea* ; — 5° l'*épithélium pigmentaire* ou *tapetum nigrum*, composé d'une seule assise de cellules hexagonales chargées de pigment (pigment choroïdien) et dessinant une superbe mosaïque. — Le noyau de ces cellules est très clair et la matière pigmentaire est accumulée dans la moitié supérieure du corps cellulaire. — Cette couche doit être considérée comme appartenant à la rétine. En avant de l'*ora serrata*, c'est-à-dire près des procès ciliaires, elle est

(1) Le *tapis* de l'œil des Ruminants est produit par une disposition spéciale des éléments de la membrane de Ruysch, qui se disposent de façon à interférer la lumière.

recouverte par une assise ou deux de cellules cylindriques et transparentes. — Elle se continue jusqu'à l'iris, alors que les autres couches de la choroïde semblent s'interrompre au moment où elles atteignent le muscle et le corps ciliaire. Ce point est indiqué par une ligne festonnée, située à peu près à 6 millimètres du limbe de la cornée : c'est l'*ora serrata*, où se termine aussi la portion nerveuse de la rétine. — La zone du carrelage hexagonal ne manque pas chez les albinos, mais ses cellules ne sont pas pigmentées. Il en est de même au niveau du *tapis* du fond de l'œil des Ruminants ou des Carnassiers.

Les *artères* de la choroïde viennent des ciliaires courtes postérieures (t. I, p. 574); — les *veines choroïdiennes, vanæ vorticosæ*, que Sténon avait prises pour des artères, et que Haller reconnut comme des veines, naissent du réseau capillaire par petits groupes étoilés et donnent naissance à des troncs disposés en tourbillon (*vesa vorticosa*). Ceux-ci forment quatre groupes : deux supérieurs et deux inférieurs, placés en dedans et en dehors de l'axe de l'œil, au niveau de l'équateur (4, 4, fig. 144). — Chacun d'eux a l'aspect d'une étoile à rayons courbes. — En avant, les veines choroïdiennes forment des arcades au niveau de chaque procès ciliaire et s'anastomosent largement avec les veines iriennes (Rouget). — Ces veines ont fort peu de valvules. — Alexander a décrit des *fentes lymphatiques* dans la choroïde de l'Homme; — Altmann et Alexander, un réseau de capillaires lymphatiques dans les yeux à tapis (Alexander, *Arch. f. Anat. u. phys. Anat.*, Abth, 1889).

4. — Iris.

L'*iris* est un diaphragme musculo-vasculaire placé en avant du cristallin et percé, un peu en dedans de son centre, d'une ouverture circulaire chez l'Homme, la *pupille* ou *prunelle* (11 et 12, fig. 147), qui se resserre sous l'influence de la lumière et se dilate sous l'action de l'obscurité.

L'iris présente : 1° une face *antérieure*, un peu convexe pour les uns (Galien, Vésale, Sappey, Tillaux), plane pour d'autres (Richet, Abadie), diversement colorée selon les individus ou les races, et formant la paroi postérieure de la chambre antérieure de l'œil; — elle présente en outre des stries rayonnées, *radii iridis*, deux anneaux diversement colorés, l'un, plus foncé, autour de la pupille, et l'autre, moins foncé, entourant le premier, *anneaux colorés interne et externe*, et des petites taches noires dues à des amas de pigment, *flocculi de Haller;* — 2° une *face postérieure*, légèrement concave et moulée sur le cristallin sur lequel elle repose en dedans, tandis qu'en dehors du cristallin elle répond à la base des procès ciliaires et au muscle ciliaire auxquels elle adhère pour les uns (Rouget, Giraldès), alors qu'elle reste libre pour les autres; — 3° une *grande circonférence*, qui se confond en partie avec la portion radiée du muscle ciliaire et s'attache à la sclérotique, près du limbe de la cornée, par l'intermédiaire du ligament pectiné; — 4° une *petite circonférence*, qui limite l'ouverture pupillaire : c'est le petit cercle de l'iris, circulaire chez l'Homme, elliptique chez le animaux. Cette ouverture présente un bord denticulé (bord pupillaire) et de coloration un peu différente du reste de l'iris ; il repose sur le cristallin, de telle sorte que cette lentille ferme l'ouverture pupillaire.

La face postérieure de l'iris est recouverte d'un épithélium à plusieurs couches, dont les cellules sont chargées de pigment, *membrane uvée*. — Dans les yeux de l'albinos, le pigment fait défaut. —

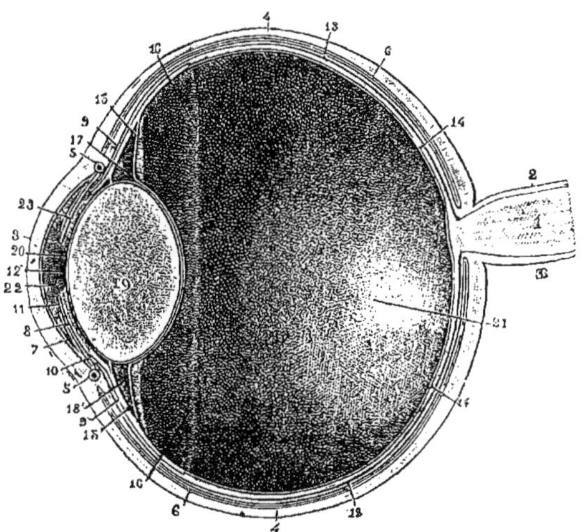

FIG. 147. — Coupe antéro-postérieure du globe oculaire.

1, nerf optique ; — 2, gaine du nerf optique ; — 3, cornée ; — 4, 4, sclérotique ; — 5, 5, canal de Fontana ; — 6, 6, choroïde ; — 7, portion antérieure de la membrane de l'humeur aqueuse ; — 8, portion postérieure de la membrane de l'humeur aqueuse ; — 9, 9, corps ciliaire ; — 10, procès ciliaires ; — 11, iris ; — 12, pupille ; — 13, 13, rétine ; — 14, 14, membrane hyaloïde ; — 15, 15, portion ciliaire de la membrane hyaloïde ; — 16, 16, zone de Zinn ; — 17, adhérence de la zone de Zinn avec la capsule cristalline ; — 18, canal de Petit ; — 19, cristallin ; — 20, capsule cristalline ; — 21, corps vitré ; — 22, chambre antérieure ; — 23, prétendue chambre postérieure.

Une fois cette membrane enlevée, la face postérieure de l'iris apparaît sous l'aspect lisse et blanchâtre, et sillonnée de stries convergentes vers la pupille.

La couleur de l'iris, *couleur des yeux*, marche de pair avec celle de la peau et des cheveux. Des yeux et des cheveux clairs avec une peau blanche, des yeux et des cheveux foncés avec le teint basané sont la règle, l'association inverse l'exception et l'indice certain du métissage (HOVELACQUE et HERVÉ). — Dans les races nègres, les cheveux et l'œil sont noirs ; — il en est de même dans les races jaunes et rouges. — Dans les races blanches on rencontre plusieurs types 1° un *type blond*, avec yeux bleus ou clairs (races scandinaves et anglo-saxonnes, Kimris français, Kabyles de l'Aurès) ; — 2° un *type brun*, avec yeux noirs ou bruns (populations méditerranéennes, Sémites, Eraniens et Aryens de l'Inde); — 3° un *type châtain*, aux yeux gris ou marrons (Celtes). — Cette coloration est due à la pigmentation du tissu propre de l'iris; elle peut être différente d'un côté à l'autre (yeux vairons).

Structure de l'iris. — L'iris, membrane essentiellement musculo-vasculaire, d'une épaisseur irrégulière d'à peu près un demi-millimètre, se compose d'une charpente propre, *substance propre de l'iris*, tapissée en avant et en arrière d'une couche épithéliale.

La *substance propre de l'iris* est formée par un tissu cellulaire lâche, comme spongieux, contenant d'abondants vaisseaux et des fibres musculaires lisses.

Le *stroma conjonctif* est analogue à celui de la choroïde. — Il se compose de fibres connectives et de cellules étoilées, et plus ou moins ramifiées et anastomosées ensemble. — Ces cellules sont pour la plupart chargées de granulations pigmentaires dans les yeux noirs et bruns, à peu près sans pigment dans les yeux bleus, et privées de tout granule de pigment chez les albinos. — Les *fibres musculaires lisses* forment : 1° un anneau large de 1 millimètre autour de la pupille, *sphincter de la pupille;* — 2° un muscle radié, *dilatateur de la pupille*, formé de fibres rayonnées, étendues du petit au grand cercle de l'iris et situées entre la face postérieure de la membrane et l'uvée (HENLE, HÜTTENBRENNER) (1).

En avant, la membrane propre de l'iris est tapissée par le prolongement de la membrane de Descemet ou limitante élastique postérieure de la cornée, y compris son épithélium. — En arrière, elle est recouverte d'une mince couche hyaline, membrane basilaire, en continuité avec la *lamina vitrea* de la choroïde, tapissée également elle-même par plusieurs couches de cellules épithéliales polyédriques, remplies de granules de pigment noir, l'*uvée*, en continuité avec la membrane pigmentaire des procès ciliaires et de la choroïde.

Les *artères* de l'iris, très nombreuses, viennent des ciliaires longues postérieures et des ciliaires antérieures, qui, en s'anastomosant, forment un cercle vasculaire à la périphérie de l'iris, *grand cercle artériel*, dont une catégorie de rameaux convergent en rayonnant pour former un cercle incomplet et irrégulier, le *petit cercle artériel de l'iris*. — Du grand cercle artériel émergent, en outre : des rameaux récurrents, qui contribent à former la partie antérieure de la couche chorio-capillaire de la choroïde et s'unissent aux ciliaires courtes postérieures; — des rameaux, qui se jettent dans le muscle ciliaire, et d'autres qui vont se rendre dans les procès ciliaires (voy. t. I, p. 574). — Toutes ces artères sont remarquables par leur épaisseur et leur musculature (ARNOLD, HÜTTENBRUNNER).

Les *veines* se rendent soit dans les veines choroïdiennes, soit dans le canal veineux de Schlemm, et de là dans les veines ciliaires antérieures (voy. t. I, p. 687).

(1) L'existence du muscle dilatateur de l'iris n'est pas encore sans conteste. — Les uns l'admettent (BRUCKE, BUDGE, KŒLLIKER, DOGIEL, EVERSBUCH, HENLE, MERKEL, FABER, IWANOFF, JEROPHEFF, DOSTOIEWSKY, FREY, SAPPEY, CRUVEILHIER, etc.) tout en différant un peu sur les caractères et la situation qu'ils lui accordent; — les autres (CH. ROUGET, GRÜNHAGEN, F. BOÉ, RETTERER, etc.) le rejettent absolument. — Ce qui paraît certain, c'est qu'il n'existe qu'un *seul et unique* muscle dans l'épaisseur de l'iris de l'Homme (CH. DEBIERRE, *Soc. de Biol.*, 1888). — Ce muscle, composé de faisceaux de fibres lisses, placé contre la membrane de Bruchs, occupe au moins la moitié de l'étendue de l'iris; — il est composé de plusieurs plans de fibres serrés et entrecroisés en sautoir autour de la pupille, mais divergeant à la périphérie (prétendu muscle radié). — CHAUVEAU a confirmé, au point de vue physiologique, l'existence d'un seul muscle dans l'iris (*Soc. de Biol.*, 1888).

Les *lymphatiques* seraient représentés, selon KLEIN, par des sinus creusés dans la gaine des vaisseaux sanguins.

Les *nerfs* viennent des *nerfs ciliaires* (voy. t. I, p. 865). — Ceux qui animent le sphincter de la pupille sont fournis par l'oculo-moteur commun ; — ceux qui actionnent le dilatateur, par le grand sympathique.

Chez le fœtus, l'ouverture pupillaire est fermée par une membrane, *membrane pupillaire, membrane de Wachendorf*, découverte par WACHENDORF en 1740 (1). — Elle apparaît vers le troisième mois de la vie utérine et disparaît vers le septième. — J. CLOQUET a démontré que les vaisseaux de cette membrane, arrivés près du centre, se recourbaient en anses, laissant ainsi un espace central privé de vaisseaux : c'est en ce point que commence l'atrophie et la disparition de la membrane pupillaire, qui n'appartient réellement pas à l'iris, mais bien au sac capsulo-pupillaire (CH. ROBIN, LONGET, A. RICHET, etc.), car ses vaisseaux dérivent de l'artère capsulaire. — VELPEAU, RICHET, LONGET l'appellent, à juste titre, *membrane pré-pupillaire;* — en effet, elle s'attache sur la face antérieure de l'iris.

5. — Rétine.

La *rétine*, portion *photo-sensible* de l'œil, est la troisième membrane de cet organe (13, fig. 147). — Appliquée contre la face profonde de la choroïde, elle forme une sorte de calotte qui embrasse le corps vitré et dont le fond se continue avec le nerf optique, alors que l'ouverture, tournée en avant, se termine sur le bord festonné de la zone de Zinn. La rétine a donc une *portion postérieure*, *choroïdienne* ou *nerveuse*, et une *portion antérieure* ou *ciliaire*. — C'est une membrane délicate, mince et transparente pendant la vie, opaline après la mort, sur laquelle viennent se peindre les images des objets extérieurs, que le nerf optique transmet au cerveau, qui les différencie et les apprécie. — Son épaisseur diminue d'arrière en avant ; — de 400 μ au niveau de la *macula*, elle ne dépasse pas 100 μ au voisinage de l'*ora serrata*.

La *face externe* de la rétine est convexe et répond à la face interne de la choroïde ; — au niveau du pôle postérieur de l'œil, elle présente un petit sillon transversal qui correspond à un pli de la face opposée.

Sa *face interne*, concave, enveloppe le corps vitré, auquel elle n'adhère que par contact. — Elle présente au niveau du pôle postérieur de l'œil un pli transversal de 4 à 6 millimètres de long, remarquable en ce qu'il porte à sa partie la plus saillante une tache jaune-serin de forme ovalaire, la *tache jaune* de Sœmmerring (*macula lutea*), excavée à son centre, *fosse centrale* (*fovea centralis*), appelée à tort *foramen centrale de la rétine*. Cette tache doit sa couleur à un pigment jaune diffus perdu entre les couches de la

(1) ALBINUS prétend avoir découvert cette membrane en 1734, et dessinée en 1737. — Elle fut bien décrite par HALLER, puis par SŒMMERRING et J. CLOQUET.

rétine (MAX SCHULTZE) ; elle existe chez le Singe comme chez l'Homme, mais fait défaut chez les autres espèces. — Épanouissement du nerf optique, la rétine présente à l'endroit où le nerf s'étale pour la former une tache blanche circulaire de 1 millimètre 1/2 de diamètre, légèrement soulevée pour les uns, un peu excavée au centre pour d'autres : c'est la *papille optique*, *punctum cæcum*.

Cette papille est située un peu en dedans et au-dessous de l'axe visuel (de la tache jaune) ; de son centre émergent les vaisseaux centraux de la rétine, qui viennent s'épanouir dans la membrane, en rayonnant.

Elle se présente à l'ophthalmoscope (fig. 148) sous la forme d'un disque circulaire ou ovalaire, de couleur rosée, limité à son pourtour par une zone blanche et présentant au centre une légère excavation d'où émergent les vaisseaux centraux de la rétine. La zone blanche est due à ce que la choroïde ne vient pas s'insérer exactement sur les bords de l'orifice sclérotical, d'où, à ce niveau, on aperçoit par transparence une partie de la sclérotique sous la forme d'un anneau blanc.

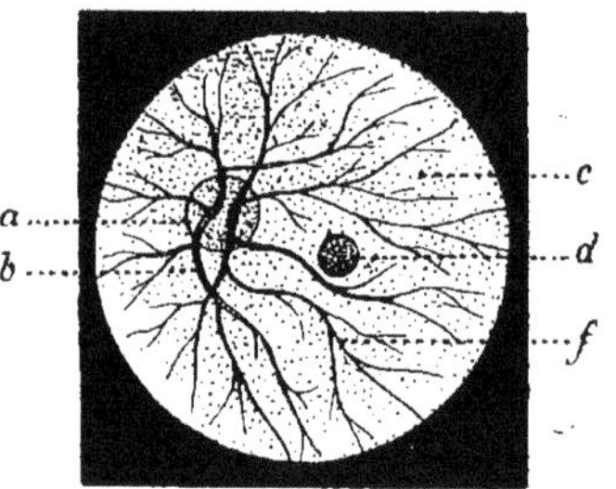

FIG. 148. — Fond de l'œil, observé à l'ophthalmoscope.

a, papille optique ; — *b*, artère centrale de la rétine ; — *f*, veine correspondante ; — *d*, tache jaune ; — *c*, fond de l'œil.

En avant, la rétine (portion nerveuse) se termine par une circonférence festonnée, qui correspond exactement au bord dentelé de la zone choroïdienne et de la zone de Zinn, *ora serrata* ; — mais, comme le tissu de soutènement continue sa marche en avant, sous la forme d'une mince membrane de tissu conjonctif, jusque sur la zone de Zinn, à laquelle il s'unit (portion ciliaire), on a dit à juste titre que si la portion nerveuse de la rétine s'arrête à l'*ora serrata*, sa portion ciliaire se prolonge jusqu'au cristallin.

Structure de la rétine. — La rétine se compose de deux sortes d'éléments : d'une substance connective, organe de soutènement, et d'éléments nerveux.

Charpente connective. — La charpente connective de la rétine est constituée par un réticulum analogue à celui qui constitue la névroglie des organes nerveux centraux. — Elle se compose essentiellement de deux membranes, minces et vitreuses, placées l'une à la face interne, l'autre à la face externe de la rétine, membranes reliées entre elles par des fibres radiées et anastomosées en un réseau extrêmement délicat. — Les membranes portent le nom de *membranes limitantes interne et externe* ; les fibres radiées, celui de *fibres de soutien de Müller*.

La *limitante interne* est une lamelle anhyste ; elle limite la rétine à sa face profonde. — La *limitante externe* n'est pas tout à fait située sur la face superficielle de la rétine, mais bien en deçà de la membrane de Jacob (voy. plus loin), c'est-à-dire entre la couche granuleuse externe et la couche des bâtonnets (8, fig. 149). — Mince et homogène, cette membrane apparaît comme criblée de trous destinés au passage de la queue des bâtonnets. — Les *fibres radiées* s'étendent perpendiculairement de l'une à l'autre en traversant toute l'épaisseur de la rétine, à part la couche des bâtonnets. — Ces fibres présentent des noyaux ovoïdes dans l'épaisseur de la couche granuleuse interne (4, fig. 149), et sont unies les unes aux autres par un réticulum extrêmement fin dans la couche moléculaire et la couche intermédiaire (4, fig. 149).

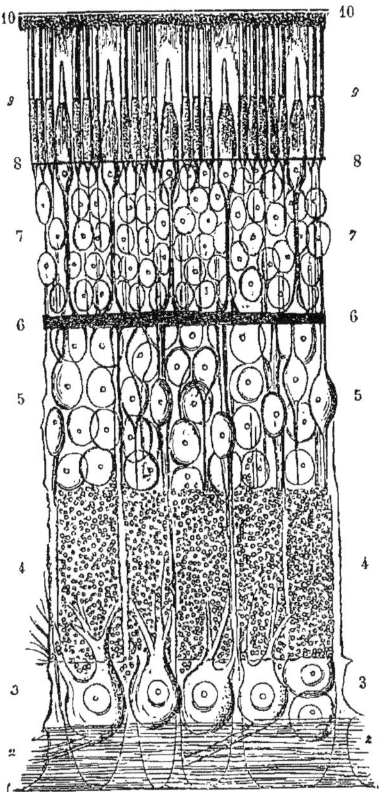

Fig. 149. — Coupe de la rétine.

1, limitante interne ; — 2, fibres du nerf optique ; — 3, couche des cellules nerveuses ; — 4, couche granuleuse interne ; — 5, couche nucléaire interne ; — 6, couche granuleuse externe ; — 7, couche nucléaire externe ; — 8, limitante externe ; — 9, couche des bâtonnets et des cônes (membrane de Jacob) ; — 10, pigment choroïdien.

Éléments nerveux. — Les éléments nerveux de la rétine, comparables à ceux d'une circonvolution cérébrale extériorisée et différenciée par suite de l'adaptation à des fonctions spéciales, forment sept couches superposées, qui sont, en allant de la profondeur vers la superficie ou du corps vitré vers la choroïde :

1° La *couche des fibres nerveuses ;* — 2° la *couche des cellules ganglionnaires ;* — 3° la *couche granuleuse interne ;* — 4° la *couche nucléaire interne ;* — 5° la *couche granuleuse externe ;* — 6° la *couche nucléaire externe ;* — 7° la *couche des bâtonnets et des cônes.*

1° *Couche des fibres du nerf optique.* — Au moment où il pénètre dans le globe oculaire (papille), le nerf optique s'épanouit. — Les fibres perdent leur gaine de myéline et chacune d'elles n'est plus qu'un cylindre-axe pâle et transparent. — Elles s'avancent ainsi en rayonnant sous forme de faisceaux vers l'*ora serrata* et s'anastomosent à angles aigus de façon à donner lieu à un véritable plexus nerveux, — dont les filets terminaux vont s'unir à la couche sus-jacente, c'est-à-dire aux cellules ganglionnaires. Au niveau de la tache jaune il n'y a point de fibres nerveuses, parce que celles-ci s'écartent en ce point pour circonscrire la tache.

2° *Couche des cellules ganglionnaires.* — Elle est constituée par une seule couche de grosses cellules nerveuses (40 μ), sauf dans la région de la macula où elles sont superposées sur plusieurs assises. — Chaque cellule est multipolaire, excepté au niveau de la tache jaune où elles sont bipolaires (FREY). — Elles présentent des prolongements externes fins et ramifiés qui vont se perdre dans la couche granuleuse interne, et un prolongement interne unique qui s'unit à la fibre du nerf optique (3, fig. 149 et 150).

3° *Couche granuleuse interne.* — Épaisse, cette couche est formée d'un réticulum de fibrilles, avec une certaine quantité de matière granuleuse (4, fig. 149). — Les fibrilles paraissent être en connexion avec les divisions latérales des fibres de Müller.

4° *Couche nucléaire interne.* — Elle est constituée par des cellules ganglionnaires fusiformes bipolaires (MAX SCHULTZE), disposées sur plusieurs rangées et plongées dans une gangue amorphe abondante. L'un des prolongements, l'interne, passe à travers la couche granuleuse interne pour aller se mettre en relation avec la couche des cellules ganglionnaires (RETZIUS, SCHWALBE); l'autre prolongement, l'externe, pénètre dans la couche granuleuse externe (5, fig. 149 et 150).

5° *Couche granuleuse externe.* — Elle présente la même constitution que la couche granuleuse interne, c'est-à-dire qu'elle est formée d'un réticulum de fibrilles, mais elle est beaucoup moins épaisse qu'elle.

6° *Couche nucléaire externe.* — Cette couche contient dans une substance fondamentale criblée d'ouvertures et en rapport avec les subdivisions latérales des fibres de Müller, une superposition de petites cellules que l'on a distinguées en *grains de cônes* et en *grains de bâtonnets*. Les *grains de cônes* sont des cellules ovoïdes séparées par un étranglement de la base des cônes (7, fig. 150) et portant à leur extrémité opposée une fibre qui se dirige en dedans pour se résoudre finalement en fibrilles qui se jettent dans la couche granuleuse externe; — les *grains des bâtonnets* sont également de petites cellules fusiformes avec noyau ovoïde rattachées à la queue du bâtonnet par

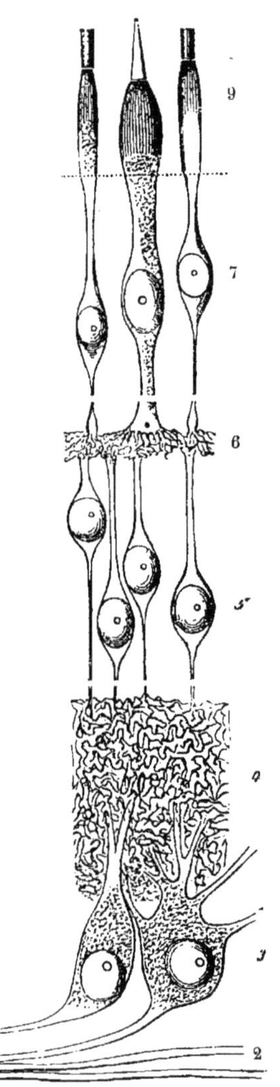

FIG. 150. — Les éléments nerveux de la rétine, débarrassés de la gangue de Müller.

2, fibres du nerf optique; — 3, cellules ganglionnaires; — 4, couche intermédiaire ou granuleuse interne; — 5, cellules de la couche nucléaire interne; — 6, couche intermédiaire ou granuleuse externe; — 7, cellules de la couche nucléaire externe; — 9, couche des bâtonnets et des cônes.

une fibre variqueuse, et émettant par leur extrémité opposée une fibre analogue qui va se perdre dans la couche sous-jacente. — En se condensant, la substance de soutènement de cette couche forme une sorte de membrane amorphe qui la sépare de la couche sus-jacente; c'est la *membrane limitante externe* (8, fig. 149), à travers les trous de laquelle passent les fibres d'union qui rattachent les noyaux de la couche nucléaire aux éléments de la couche supérieure, cônes et bâtonnets.

7° *Couche des bâtonnets et des cônes.* — Cette couche, *membrane de Jacob, stratum bacillosum*, est constituée par des éléments allongés placés côte à côte et implantés perpendiculairement à la surface de la rétine (9, fig. 149).

Les *bâtonnets* (A, fig. 151) ont une forme cylindro-conique, dont la base tour-

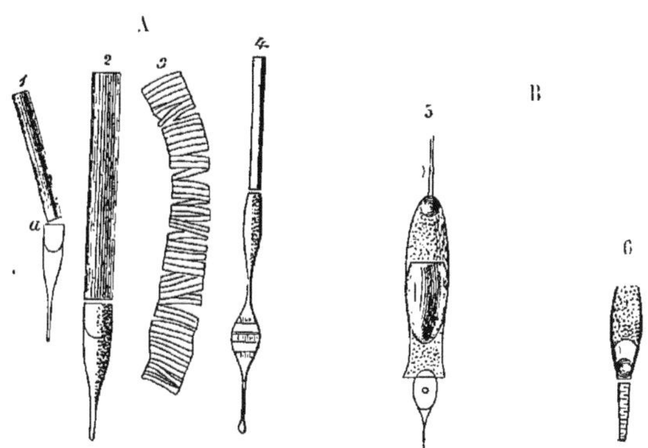

Fig. 151. — Bâtonnets et cônes isolés.

A, bâtonnets : 1, de Poulet; — 2, de Grenouille; — 3, leur article externe dissocié en disques transversaux; — 4, bâtonnet de Cabiai. — B, cônes : 5, de Grenouille; — 6, de Lézard.

née à la périphérie répond à la couche pigmentaire de la choroïde, et dont le sommet passe à travers les trous de la limitante externe pour se continuer par une fibre nerveuse avec le grain du bâtonnet correspondant de la couche nucléaire externe. Ils sont composés de deux segments, *l'un interne, l'autre externe*, unis par de la matière cimentaire. — Le *segment externe* est étroit, homogène, réfringent, strié longitudinalement (Max Schultze, Hensen), et composé par la neurokératine de Kuhne et Ewald. — Après l'emploi de certains réactifs, il se sépare en de nombreux disques transversaux (Hannover).

Le *segment interne*, plus large, plus court, granuleux et moins brillant, est également strié en long; — il présente à son union avec le segment externe un corps plan-convexe, l'*ellipsoïde bacillaire de Krause*.

Les *bâtonnets* ont une longueur moyenne de 45 µ, et atteignent la surface même de la rétine où leur base arrondie s'enfonce souvent dans des fossettes creusées sur les cellules de l'épithélium pigmentaire de la choroïde. — Leur segment externe présente une coloration rouge sur le vivant, *pourpre* ou *rouge rétinien* (Boll, Kühne) qui disparait à la lumière et se régénère dans l'obscurité.

Les *cônes* (B, fig. 151) sont des bâtonnets dont le segment interne est renflé. Aussi les a-t-on comparés à une bouteille. — Chacun d'eux est également formé d'un segment externe, pointe du cône, tournée vers la choroïde, mais n'atteignant pas la hauteur des bâtonnets (fig. 148), et d'un segment interne, panse ou corps du cône, dont la base repose sur la limitante externe et s'unit, après avoir présenté un étranglement, avec les grains de cônes de la couche nucléaire externe.

La distribution de ces éléments est irrégulière. — Au niveau de la tache jaune (*macula lutea* et *fovea centralis*) il n'y a que des cônes; — au contraire, au fur et à mesure que l'on se porte vers l'équateur de l'œil, on voit les bâtonnets augmenter en nombre et les cônes disparaître totalement à la partie antérieure de la rétine (1). — Les cônes de la tache jaune sont amincis et allongés et les fibres et grains de cônes ont pris une direction radiée.

L'épithélium pigmentaire de la choroïde (pigment de l'appareil irido-choroïdien), *qui a pour but de transformer l'œil en chambre noire*, doit être rattaché à la rétine, dont il formerait la huitième couche. Les cônes ou bâtonnets unis à leurs grains constituent les *cellules visuelles* de SCHWALBE.

Portion ciliaire de la rétine. — Les éléments nerveux de la rétine cessent au niveau de l'*ora serrata;* le tissu de soutènement persiste seul plus loin. — Condensé en une membrane extrêmement mince, il se prolonge sur la zone de Zinn pour s'avancer jusqu'à la circonférence du cristallin : c'est là la *zone ciliaire de la rétine*. Suivant les uns (HENLE), cette membrane se souderait à l'hyaloïde; selon d'autres (H. MÜLLER), elle se continuerait sur les procès ciliaires et même sur la face postérieure de l'iris jusqu'à la pupille. On n'est donc pas d'accord sur sa terminaison. Elle est formée par des cellules cylindriques épithélioïdes reposant sur la limitante interne.

Vaisseaux de la rétine. — L'*artère centrale de la rétine*, branche de l'ophthalmique, pénètre dans le nerf optique et gagne ainsi le centre de la papille. — Là elle se divise ordinairement en deux branches principales, dirigées l'une en haut, l'autre en bas, qui vont former un réseau capillaire qui siège principalement dans la couche des fibres nerveuses et la couche ganglionnaire, mais s'étend cependant jusqu'à la couche granuleuse externe. De ce réseau naissent les veines qui suivent le trajet des artères (deux pour chaque artère), et se réunissent pour former la *veine centrale de la rétine* qui traverse la papille avec l'artère. — La tunique adventice de ces vaisseaux n'adhère que mollement à la tunique interne : il en résulte une *gaine lymphatique périvasculaire* (HIS). — La fosse centrale est totalement privée de vaisseaux.

Le système vasculaire de la rétine est absolument indépendant, à l'exception de quelques anastomoses qui se font avec les vaisseaux de la choroïde au pourtour de l'entrée du nerf optique par l'intermédiaire d'un cercle artériel entourant le trou optique et provenant des ciliaires courtes postérieures (LEBER).

Les *nerfs vasculaires* venant du plexus caverneux décrits par TIEDEMANN et LANGENBECK, et ceux qui dérivent des nerfs ciliaires selon HUSCHKE, sont encore douteux. — SAPPEY les nie résolument.

Lame criblée. — On appelle ainsi la partie de la sclérotique et de la choroïde à travers laquelle les fibres du nerf optique doivent passer pour atteindre la papille optique.

(1) Chez les Singes et la plupart des animaux domestiques, on observe des dispositions analogues. — Chez les Oiseaux, les cônes prédominent dans toute l'étendue de la rétine; — chez la Taupe et la Chauve-Souris, la tache jaune ne possède point de cônes, et chez le Hibou ils sont atrophiés. — Il n'y a pas de pourpre rétinien dans les bâtonnets des animaux (Gallinacés, Amphibies, etc.), qui ont un globule rouge ou vert dans l'extrémité externe des cônes.

Cette partie, qui a l'aspect d'un crible, *lamina cribrosa*, est formée de la façon suivante. Le nerf optique est enveloppé de trois gaines : une externe, durale; — une moyenne, arachnoïdienne; — la dernière interne, piale. La première se continue avec la sclérotique et la seconde avec la choroïde. Quant à l'enveloppe pie-mérienne ou piale, elle constitue en réalité le périnèvre du nerf optique et au niveau de l'orifice cratériforme de la sclérotique forme un réseau rattaché à l'orifice de la sclérotique dans les mailles duquel se tamisent les faisceaux du nerf optique : c'est à cet aspect criblé de l'ouverture d'entrée du nerf optique dans l'œil que l'on a donné le nom de lame criblée.

6. — Humeur aqueuse et chambres de l'œil.

On donne le nom d'*humeur aqueuse* à un liquide séreux, limpide et transparent, contenu dans la partie du globe de l'œil comprise entre la cornée, l'iris et le cristallin (22, fig. 147) : cet espace, c'est la *chambre antérieure* de l'œil. — Cette chambre est tapissée par la membrane de Demours, membrane de l'humeur aqueuse, qui, après avoir recouvert la face postérieure de la cornée, se réfléchit sur la face antérieure de l'iris, en constituant le ligament pectiné de Hueck. — Sa profondeur est d'environ 2 millimètres 1/2.

L'*humeur aqueuse* peut être considérée comme du sérum sanguin très dilué. — Sa densité est de 1,005; son indice de réfraction de 1,336 (Brewster) et comparable à celui de l'eau qui est de 1,335, et sa quantité d'à peu près sept à huit gouttes (40 centigrammes). — Ce qui la caractérise au point de vue chimique, c'est sa pauvreté en albumine (elle n'en contient que des traces); — ce qui la caractérise, au point de vue physiologique, c'est la rapidité de sa reproduction lorsqu'on l'a évacuée par une ponction de la cornée. — La source de cette production doit-elle être cherchée dans des glandes spéciales? Elle n'est ni sécrétée par la membrane de Demours (membrane de l'humeur aqueuse), ni par le cristallin, ni par des glandes spéciales, comme on l'a cru, ni par le corps vitré, comme le pensaient Ribes et Dugès; — son origine est évidemment dans les larges plexus vasculaires de l'iris et des procès ciliaires. — Cependant une simple différence de pression ne suffirait pas à expliquer le mécanisme de cette sécrétion, comme je l'ai dit ailleurs. Ce serait bien là une humeur sécrétée, probablement par l'épithélium du corps ciliaire, considérée récemment comme une vraie glande par Nicati (1).

(1) W. Nicati a décrit une sorte d'appareil glandulaire aquipare complet : 1° un épithélium glandulaire, épithélium des procès ciliaires ; — 2° un puits de l'humeur aqueuse, couche de Sattler; — 3° des conduits excréteurs, pertuis ménagés dans le fond des vallons ciliaires. — A cette glande est annexé un réseau vasculaire, la chorio-capillaire, qui fournit les éléments de la sécrétion, et un muscle, le muscle ciliaire, qui comprime les vaisseaux et détermine un engorgement favorable à l'issue d'une sérosité abondante qui ne surviendrait, du reste, que lorsque la pression intérieure de l'œil est diminuée (*Soc. de Biol.*, p. 334, 1889, et *Ac. des sc.*, 23 avr. 1889).

Quant à la *chambre postérieure* de l'œil, elle est purement virtuelle. Pendant la vie, l'iris étant appliqué sur la face antérieure du cristallin, tout au plus pourrait-on donner le nom de chambre postérieure de l'œil à cet espace annulaire limité en avant par l'iris, en arrière par la zone de Zinn, et en dehors par la base des procès ciliaires (23, fig. 147); mais comme la couronne ciliaire, lorsqu'elle est gorgée de sang, doit venir appuyer sur la circonférence du cristallin, il s'ensuit, comme nous le disions plus haut, que la chambre postérieure de l'œil est virtuelle et qu'elle n'existe réellement pas, ainsi que l'ont dit GIRALDÈS et KRAMMER, opinion à laquelle cependant A. RICHET ne s'est pas encore rallié.

7. — Cristallin.

Le *cristallin* est une lentille biconvexe, transparente comme l'eau de roche, reçue dans une sorte de cupule que lui présente le corps vitré par sa face antérieure (19, fig. 147), et maintenu en place par la zone de Zinn.

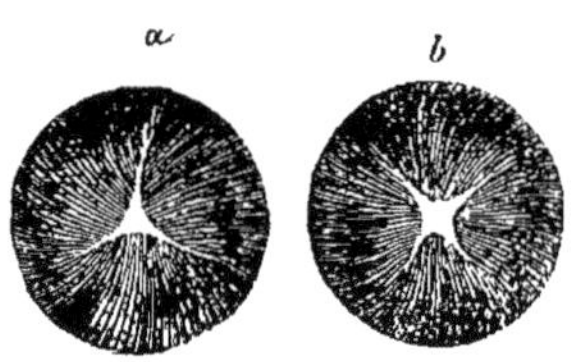

FIG. 152. — Cristallin.

a, face antérieure avec l'étoile à trois branches; — *b*, face postérieure avec l'étoile à quatre branches.

Son *épaisseur* varie de 4 à 6 millimètres; — son *diamètre* équatorial est de 9 à 10 millimètres. — Chez le fœtus, il est sphérique comme chez les Poissons et les Quadrupèdes. — Avec les progrès de l'âge, il semble s'aplatir, mais en réalité il ne fait que s'élargir. Parfaitement transparent dans le jeune âge, il jaunit un peu dans la vieillesse et prend une coloration ambrée.

Son *poids* moyen est de 20 à 25 centigrammes. — Sa *consistance* est d'autant plus grande qu'on se rapproche du centre du noyau de la lentille, de là une différence dans la réfraction des diverses couches. — L'*indice de réfraction* des couches superficielles est de 1,40; — celui des couches moyennes de 1,43, l'indice des couches centrales montant à 1,45 (KRAUSE). — HELMHOLTZ accorde au cristallin un indice moyen de réfraction de 1,440. — Signalons enfin sa fluorescence et la propriété qu'il posséderait d'arrêter les rayons ultra-violets (REGNAULD).

Le cristallin présente à considérer deux faces et une circonférence.

La *face antérieure*, moins convexe que la postérieure et d'un rayon de courbure d'environ 10 millimètres, est en rapport avec l'iris. — La *face postérieure*, plus bombée que l'antérieure, et d'un rayon de courbure d'à peu près 6 millimètres, est en rapport avec la membrane hyaloïde et le corps vitré. La *circonférence* est en rapport avec la couronne ciliaire et le canal godronné de Petit, canal résultant de la séparation de la zone de Zinn et de la membrane hyaloïde (18, fig. 147).

Constitution du cristallin. — Le cristallin se compose : 1° d'une enveloppe épaisse, résistante et élastique, *capsule cristalline* ou *cristalloïde ;* — 2° d'une substance propre, le *tissu cristallinien.*

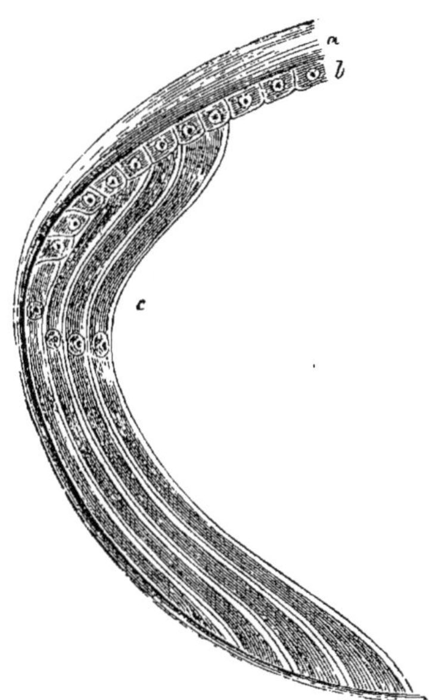

Fig. 153. — Coupe perpendiculaire du cristallin.

a, paroi antérieure de la capsule (cristalloïde antérieure); — *b*, son épithélium; — *c*, fibres du cristallin avec la zone des noyaux.

Entre la capsule et la substance on a jadis décrit une couche fluide spéciale, *humeur de Morgagni*, mais nous savons aujourd'hui que c'est là un aspect cadavérique résultant de la diffluence des parties les plus superficielles de la substance propre du cristallin. — Richet cependant paraît accepter l'existence de cette humeur pendant la vie.

Capsule cristalline. — On appelle ainsi la membrane d'enveloppe du cristallin. — Plus épaisse en avant (15 μ) qu'en arrière, cette capsule est en rapport en avant avec l'humeur aqueuse, en arrière avec le corps vitré et à sa circonférence avec la zone de Zinn. — La portion de capsule qui recouvre la face antérieure, porte le nom de *cristalloïde antérieure*, et celle de la face postérieure est appelée *cristalloïde postérieure.*

C'est une capsule anhiste, transparente et élastique, facilement déchirable, inaltérable par la plupart des réactifs. — Elle enveloppe le cristallin, mais ne lui adhère pas.

La cristalloïde antérieure est tapissée à sa face profonde d'une couche simple de cellules épithéliales polyédriques contenant un noyau ovalaire. — Cet épithélium s'arrête à l'équateur du cristallin où les cellules s'allongent graduellement et deviennent des fibres cristalliniennes (*b*, fig. 153). Les noyaux de ces fibres se rangeant suivant une ligne courbe appartenant à la moitié antérieure de la lentille, forment à ce niveau une zone de noyaux, la *zone nucléaire* (fig. 153).

Substance propre. — La substance du cristallin ou tissu cristallinien est composée de fibres, *fibres cristalliniennes*, qui se présentent sur une coupe transversale comme des rubans hexagonaux à bords dentelés (fig. 154). — Il résulte de cette disposition que les fibres du cristallin s'engrènent par leurs bords alors qu'elles ne font que se juxtaposer par leurs faces. — De là l'aptitude du cristallin à se diviser en lamelles superposées et concentriques. — Les fibres de la portion périphérique sont plus volumineuses et leur substance est moins ferme que celle des fibres du noyau. — Chacune d'elles est constituée par un tube à paroi homogène contenant une matière albumineuse et un noyau arrondi ou elliptique. Quelques-unes ont même plusieurs noyaux. — CH. ROBIN les a divisées en fibres nucléées qui occuperaient la surface, et en fibres dentelées qu'on ne trouverait que dans les couches plus profondes du cristallin.

L'*architecture du cristallin* est peut-être la partie la plus intéressante de son histoire.

Les fibres du cristallin en s'unissant par leurs bords forment des lamelles, qui, superposées, constituent des sortes de squames imbriquées comme dans un bulbe d'oignon, texture foliacée qui n'avait point échappé à STENON.

Mais, de plus la substance propre du cristallin est partagée en segments par des *secteurs* ou *méridiens*.

Chez le fœtus, on remarque sur chaque face du cristallin *trois rayons* ou

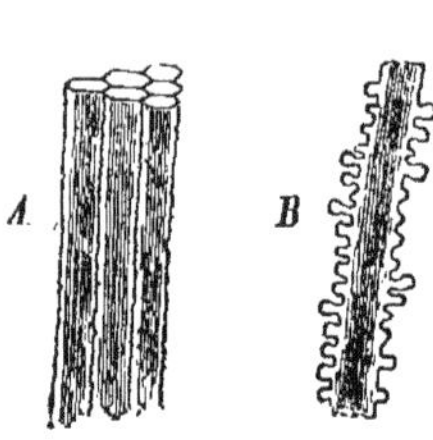

FIG. 154. — Fibres du cristallin, vues dans leur longueur.

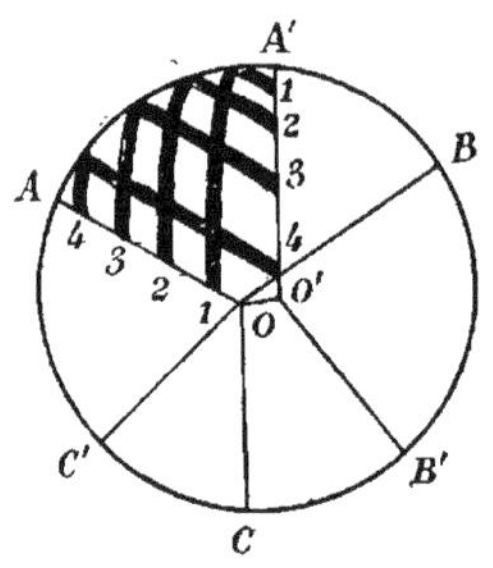

FIG. 155. — Diagramme du trajet des fibres du cristallin.

FIG. 154. — A, fibres réunies, montrant le carrelage hexagonal, vu de profil ; — B, fibre crénelée isolée.

FIG. 155. — A, B, C, rayons de l'étoile antérieure du cristallin ; — A', B', C', rayons de l'étoile postérieure ; — O, O', axe du cristallin ; — 1, 2, 3, 4, quatre fibres de la lentille en rouge sur la face antérieure, en bleu sur la face postérieure du cristallin, où elles sont supposées vues par transparence.

secteurs qui forment entre eux un angle de 120 degrés et partagent cette face en *trois segments* triangulaires à base circonférentielle et à sommet au pôle de la lentille. L'ensemble des rayons représente un λ renversé. — En arrière la disposition est la même ; seulement, au lieu de répondre aux rayons antérieurs, chaque rayon postérieur correspond au milieu d'un segment antérieur; de telle sorte que la partie postérieure du cristallin semble avoir tourné sur son axe de 60 degrés, relativement à l'antérieure. L'ensemble des rayons représente un Y droit, bien que souvent un rayon se bifurquant, l'étoile n'est plus à trois, mais à quatre branches (*b*, fig. 152). — Dans ces rayons on trouve une mince couche homogène de substance cémentaire qui unit entre eux les divers segments. — Cette couche occupe également l'axe du cristallin et s'étend d'un pôle à l'autre, — et on la retrouve entre les lamelles qu'elle unit. — La *marche* des fibres très complexe a été fort bien exposée par LEUVENHŒCK. Dans chaque segment les fibres de la partie moyenne sont les plus longues ; — elles vont directement de l'équateur vers le pôle. — Les fibres latérales n'atteignent pas le pôle, mais viennent se terminer sur les méridiens correspondants. — Elles sont d'autant plus courtes et plus courbes qu'elles sont plus éloignées de la partie moyenne du segment. — De plus les fibres d'une face se prolongent sur la face opposée : celles d'une face, lorsqu'elles arrivent à la circonférence (équateur) de la lentille, contournent cette circonférence et descendent sur la face opposée en affectant une direction inverse de leur direction primitive, et présentent, en outre, un trajet d'autant plus long sur cette face qu'il a été plus court sur la face de l'autre côté (fig. 155).

Chez l'adulte, la disposition est beaucoup plus compliquée, vu la division fréquente de chaque rayon en deux ou plusieurs branches secondaires. Les étoiles peuvent ainsi atteindre six, neuf et même douze et quatorze rayons.

Chez l'adulte, le cristallin ne contient ni vaisseaux ni nerfs, et c'est bien à tort que Zinn et Pourfour du Petit admettaient des vaisseaux sanguins dans cet organe. Il n'en est pas de même chez le fœtus. — Chez lui le cristallin est entouré d'une sorte de sac cellulo-vasculaire, *membrane capsulo-pupillaire*, qui tapisse la fossette cristalline du corps vitré, gagne la circonférence du cris-

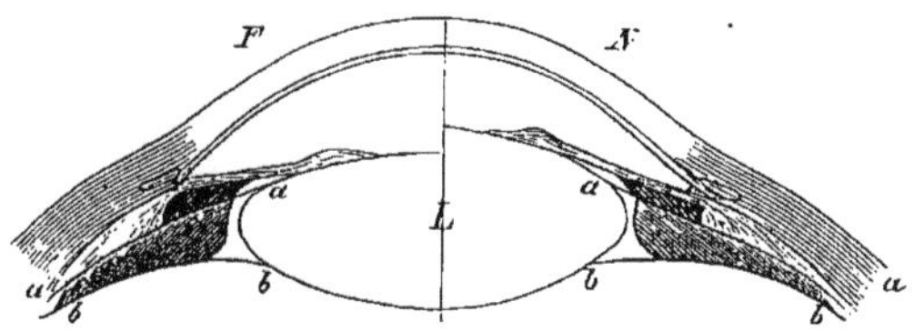

Fig. 156. — Modification de la courbure du cristallin pendant l'accommodation.

F, œil accommodé pour la vision lointaine; — N, pour la vision rapprochée; — L, cristallin; — *a*, *a*, ligament suspenseur du cristallin; — *b*, *b*, membrane hyaloïde; — *a'*, *a'*, sclérotique.

tallin et descend sur la face antérieure de la lentille où, arrivé au pôle, il se continue avec la membrane pupillaire. — Les artères de cette membrane, *artère capsulaire*, qui viennent de l'artère centrale de la rétine sont uniquement destinées à la capsule, elles ne pénètrent pas le cristallin (1).

Corps vitré et zone de Zinn.

Le *corps vitré* ou *hyaloïdien* (21, fig. 147) est une masse gélatiniforme sphéroïdale, déprimée en avant pour recevoir le cristallin et formée par une humeur filante, l'*humeur vitrée*, renfermée dans une membrane d'enveloppe, la *membrane hyaloïde* (14, fig. 147). — Son *indice de réfraction* est de 1,339 selon Brewster, de 1,350 selon Krause, et sa *densité* de 1,005 (Chenevix).

Le corps vitré occupe les deux tiers postérieurs du globe de l'œil, en rapport en arrière avec la rétine, en avant avec le cristallin et la zone de Zinn. Ces rapports sont des rapports de contiguïté; — cependant, dans ses régions circonférentielles antérieures, il adhère intimement à la zone ciliaire de la rétine ou zone de Zinn.

(1) La glande choroïdienne des Téléostéens, qui reçoit son sang de la veine pseudobranchiale et de l'artère centrale de la rétine qui est l'artère déférente de la lentille, a conservé le système vasculaire du même arc branchial. D'où, partant de là, Dohrn admet que les vaisseaux du peigne des Reptiles et des Oiseaux, ceux de la lentille embryonnaire des Mammifères, ne seraient que les derniers vestiges des vaisseaux sanguins de la branchie, représentée par le cristallin.

Chez le fœtus, il est traversé d'arrière en avant par l'artère hyaloïdienne ou capsulaire, qui vient de l'artère centrale de la rétine et se porte vers le pôle postérieur du cristallin.

Cet artère s'oblitère après la naissance. Sa persistance n'est toutefois pas très rare chez l'adulte, nous le verrons plus loin. Le *canal hyaloïdien* ou *canal de Stilling*, décrit comme un conduit creusé au centre du corps vitré et résultant de la réflexion de la membrane hyaloïde qui s'invaginerait en dedans d'elle-même pour entourer l'artère hyaloïdienne (J. CLOQUET), n'existe pas. — Cependant, selon VASSAUX, cette artère serait entourée d'une gaine, mais cette gaine il la considère comme une gaine lymphatique analogue à celle des vaisseaux de l'encéphale.

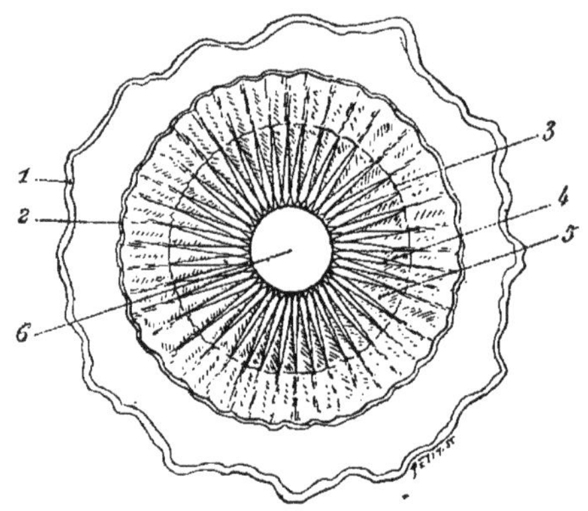

FIG. 157. — Le cristallin, entouré de son ligament suspenseur (zone de Zinn), vu par la face postérieure de la calotte antérieure de l'œil.

1, rétine ; — 2, ora serrata ; — 3, couronne ciliaire de la zone de Zinn ; — 4, procès ciliaires de la zone de Zinn ; — 5, sillons qui s'engrènent avec les procès ciliaires de la choroïde ; — 6, cristallin.

Structure du corps vitré. — Le corps vitré comprend : 1° une membrane d'enveloppe, la *membrane hyaloïde* ; — 2° un contenu, l'*humeur vitrée*.

La *membrane hyaloïde*, découverte par FALLOPE, est une membrane hyaline extrêmement mince qui se moule sur le corps vitré et qui répond par sa surface extérieure à la face interne de la rétine en arrière, au cristallin et à la zone de Zinn en avant. — Par sa face interne elle envoie (RIOLAN, DEMOURS (1), PETIT, ZINN, BRUCKE, SAPPEY, HANNOVER) de nombreux prolongements dans l'intérieur de l'humeur vitrée qui s'entre-croisent et limitent des aréoles intercommunicantes. — D'autres considèrent ces prétendues cloisons comme de simples fentes (STILLING, IVANOFF, SCHWALBE). — BOWMANN, KÖLLIKER et CH. ROBIN rejettent également l'existence de ces cloisons, — et certains ont même contesté l'existence de l'hyaloïde.

L'*humeur vitrée, vitrine oculaire* (DE BLAINVILLE), est une substance sirupeuse parfaitement transparente, qui, au point de vue chimique, peut être considéré comme une sorte de masse de mucine gonflée dans l'eau salée. — Elle paraît amorphe, mais on y rencontre cependant des cellules nucléées et douées de mouvements amiboïdes (IVANOFF) que les uns (CH. ROBIN, LIEBERKHÜN, SCHWALBE) regardent comme des leucocytes, d'autres (VIRCHOW, KÖLLIKER)

(1) DEMOURS (1741) a démontré l'existence de ces cloisons en soumettant des yeux à la congélation. — Il se forme alors de petits glaçons séparés par des fentes concentriques à la périphérie, radiées au centre, et recouverts de minces lamelles membraneuses.

comme des cellules du tissu conjonctif. — De fait, le corps vitré a primitivement chez l'embryon la structure du tissu muqueux; — il perd plus tard ses éléments cellulaires, dont quelques-uns persistent cependant, comme nous venons de le voir, ainsi que quelques fibrilles disséminées dans son épaisseur.

Ces restes de l'état fœtal se rencontrent surtout à la surface (cellules sous-hyaloïdiennes de Ciaccio). — Mais la matière amorphe intercellulaire, persistant à peu près seule, donne au corps vitré son aspect muqueux et vitreux. — Chez le fœtus le corps vitré contient des vaisseaux sanguins, mais chez l'adulte il ne renferme ni vaisseaux ni nerfs.

Zone de Zinn. — La *zone de Zinn*, *couronne de la zone ciliaire*, *ligament suspenseur du cristallin*, découverte par PETIT et CAMPER, est une membrane fibroïde radiée qui entoure le cristallin à la façon d'une collerette, et qui doit être considérée comme le prolongement de la rétine, *portion ciliaire de la rétine*. — Elle présente une face antérieure ou externe, une face postérieure ou interne, une petite et une grande circonférence.

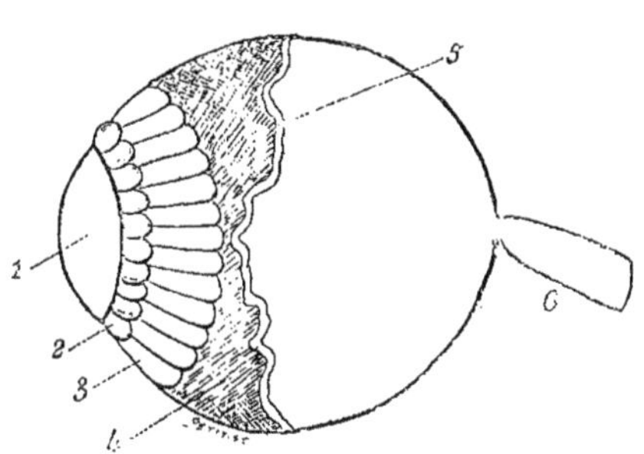

FIG. 158. — Cristallin et zone de Zinn ou ligament suspenseur du cristallin vus de côté.

1, cristallin; — 2, 2, canal godronné de Petit insufflé; — 3, procès ciliaires de la zone de Zinn; — 4, rétine; — 5, coupe de la rétine; — 6, nerf optique.

Sa *face antérieure* est en rapport, de dedans en dehors, avec la face postérieure de l'iris et les procès ciliaires. Là elle forme des replis, *procès ciliaires du corps vitré*, *procès ciliaires de la rétine*, *procès ciliaires de la zone de Zinn*, qui s'engrènent par superposition avec ceux de la choroïde. — Cette face forme la paroi postérieure de la chambre postérieure de l'œil pour ceux qui admettent l'existence de cet espace.

La *face postérieure* de la zone de Zinn répond au corps vitré et adhère intimement à la membrane hyaloïde dans toute la portion qui sépare l'extrémité antérieure de la rétine de la circonférence du cristallin. Sa *grande circonférence* (bord postérieur) se continue avec la rétine au niveau de l'*ora serrata*. — Sa *petite circonférence* (bord antérieur) va se terminer sur la face antérieure du cristallin où elle se confond avec la cristalloïde antérieure. — La zone de Zinn ne résulte donc pas d'un dédoublement de l'hyaloïde; c'est la portion ciliaire ou fibroïde de la rétine qui se prolonge en avant et vient s'attacher et se confondre avec la cristalloïde antérieure, près de la circonférence du cristallin. — Le nom de *ligament suspenseur du cristallin* (RETZIUS) lui est donc fort bien applicable. — Très adhérentes l'une à l'autre en avant de l'*ora serrata*, la zone de Zinn et la membrane hyaloïde s'écartent l'une de l'autre avant d'atteindre la circonférence du cristallin : la zone de Zinn se porte en avant et s'attache sur la face antérieure du cristallin ; la membrane hyaloïde se porte en arrière et tapisse la fossette cristallinienne du corps vitré en adhérant à la face postérieure du cristallin. Il en résulte qu'il existe entre la zone de Zinn (doublée de la zone ciliaire) en avant, la membrane hyaloïde (doublée du corps vitré) en arrière et la circonférence du cristallin en dedans, un canal circulaire, prismatique et triangulaire, le *canal de Petit* ou *canal godronné*, à cause de la forme régulièrement bosselée qu'il prend lorsqu'on l'insuffle ou l'injecte au mercure (2, fig. 158).

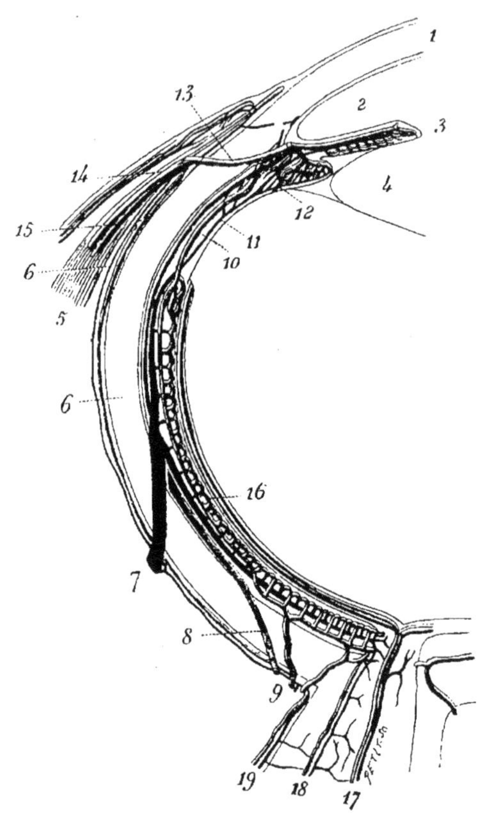

FIG. 159. — Vaisseaux du globe de l'œil.

1, cornée ; — 2, chambre antérieure de l'œil ; — 3, iris ; — 4, cristallin : — 5, muscle droit ; — 6, sclérotique ; — 7, venæ vorticosæ ; — 8, artère ciliaire longue ; — 9 et 10, artère ciliaire postérieure ; — 11, veine ciliaire ; — 12, vaisseaux de la couronne ciliaire ; — 13, artère ciliaire antérieure et sa communication avec le plexus ciliaire ; — 14, artère musculaire ; — 15, veine musculaire ; — 16, couche chorio-capillaire ; — 17, vaisseaux centraux du nerf optique ; — 18, vaisseaux du nerf optique passant dans les vaisseaux choroïdiens ; — 19, vaisseaux supra-scléroticaux (Leber). — Les artères sont en *rouge*, les veines en *noir*.

Tous les anatomistes ne comprennent pas ainsi la constitution de la zone de Zinn. — Pour les uns, arrivée au voisinage de la circonférence du cristallin, la membrane hyaloïde se dédouble en deux feuillets qui s'écartent peu à peu et passent l'un en avant, l'autre en arrière du cristallin. Le feuillet antérieur, *zone de Zinn*, se plisse et s'engrène avec la couronne ciliaire choroïdienne et, une fois libre, va s'attacher à la cristalloïde antérieure ; — le feuillet postérieur tapisse la niche que présente le corps vitré au cristallin en s'unissant à la cristalloïde postérieure. — Dans cette conception le canal de Petit serait placé, non pas entre la membrane hyaloïde et la zone de Zinn (portion ciliaire de la rétine), mais bien entre les deux feuillets de dédoublement de la membrane hyaloïde (1). — Selon E. HACHE, la zone de Zinn serait formée par les lames connectives du corps vitré, condensées et orientées autour de l'équateur du cristallin, et la membrane hyaloïde se réfléchirait sur la couronne ciliaire en doublant la portion ciliaire de la rétine.

La zone de Zinn est formée par des fibres connectives radiées qui se portent de l'*ora serrata* vers le cristallin. En un mot elle est constituée par la prolongation de la limitante interne de la rétine avec ses fibres de Müller (2).

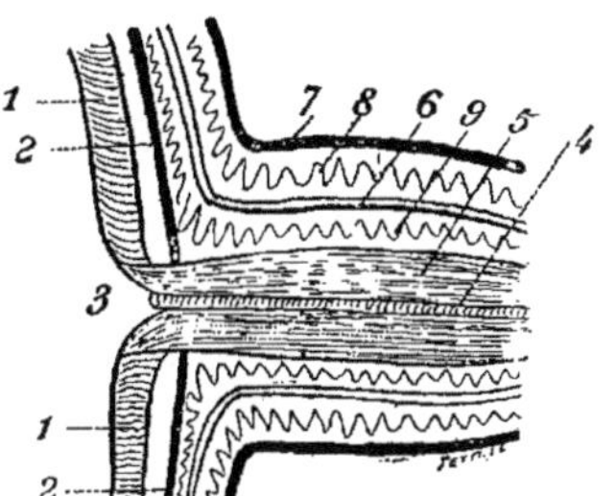

FIG. 160. — Coupe longitudinale du nerf et de la papille optiques.

1, rétine ; — 2, portion pigmentaire de la rétine ; — 3, papille optique ; — 4, artère centrale de la rétine ; — 5, nerf optique ; — 6, choroïde (gaine piale) ; — 7, sclérotique (gaine durale) ; — 8, espace sus-vaginal (gaine arachnoïdienne, lamina fusca) ; — 9, espace sous-vaginal.

D'après NICATI, il y aurait entre la zonula et les vallons ciliaires un espace quasi-capillaire, *arrière-cavité de la chambre postérieure*, communiquant avec la chambre postérieure par des orifices ménagés dans le ligament suspenseur à la hauteur de chaque vallon ciliaire (*Comptes rendus de la Soc. de Biologie*, p. 14, 1890).

Vaisseaux et nerfs de l'œil. — Les *artères* de l'œil viennent toutes de l'ophthalmique (voy. t. I, p. 572) ; les *veines* se rendent dans le territoire de la veine ophthalmique (voy. t. I, p. 687).

Les *lymphatiques* méritent une mention spéciale. — Ils ont été décrits par SCHWALBE en particulier comme formant deux groupes : l'un antérieur, l'autre postérieur. — Le premier groupe comprend la chambre de l'humeur aqueuse considérée comme un réservoir lymphatique recevant la lymphe de l'iris et du corps ciliaire ainsi que les lymphatiques de la cornée et de la conjonctive. — Le second groupe est constitué par les lymphatiques qui naissent en arrière des procès ciliaires et par les lymphatiques de la rétine. — Les premiers se rendraient dans un espace placé dans l'épaisseur de la *lamina fusca*, *réservoir périchoroïdien*, et de là dans l'*espace supra-sclérotical* de Tenon par les orifices des *venæ vorticosæ ;* le premier espace communique en arrière avec l'*espace*

(1) Le *canal de Petit*, qu'il est facile d'insuffler ou d'injecter avec le mercure, existe-t-il pendant la vie ? — KŒLLIKER l'admet; HENLE, IWANOFF, SCHWALBE, E. HACHE acceptent au contraire qu'il n'est que virtuel. — Est-il un espace clos ? RIBES et DUGÈS ont soutenu que le canal de Petit communique par de nombreux pores percés dans la zone de Zinn avec la chambre de l'humeur aqueuse. — SCHWALBE a confirmé cette opinion.

(2) HANNOVER a considéré ces fibres comme de nature élastique, et HJALMAR HEIBERG comme des fibres musculaires striées (!). — BOWMANN a décrit deux couches dans la zone de Zinn, et HANNOVER la considère comme formée de trois feuillets : le canal de Petit serait placé entre les deux feuillets les plus antérieurs, et le troisième feuillet, le plus postérieur, limiterait un autre petit canal avec la membrane hyaloïde, *canal d'Hannover* (POLAILLON).

sus-vaginal ou gaine lymphatique externe du nerf optique (t. I, p. 853). — Quant aux lymphatiques de la rétine, ils se jetteraient dans l'*espace sous-vaginal* placé au-dessous de la gaine externe du nerf optique et dépendance de l'arachnoïde qui se prolonge sur ce nerf. — L'espace sous-vaginal communique avec l'espace supra-choroïdien, comme de son côté, l'espace sus-vaginal est en communication avec l'espace sous-sclérotical (voy. t. I, p. 853). — Or on sait que le nerf optique est entouré par trois gaines : une externe (gaine durale), se continuant avec la sclérotique et la dure-mère; — une moyenne (gaine arachnoïdienne), faisant suite à la *lamina fusca* et à l'arachnoïde; — une interne (gaine piale), représentant les couches vasculaire et capillaire de la choroïde et la pie-mère cérébrale (RANVIER).

Il en résulte que le système lymphatique de l'œil communiquerait avec l'espace sous-arachnoïdien et l'espace subdural (fig. 160).

Il a été fait de nombreuses objections à cette théorie des voies lymphatiques de l'œil (1).

Les *nerfs* de l'œil sont les *nerfs ciliaires;* ils viennent du ganglion ophthalmique, et quelques-uns directement du nerf nasal (voy. t. I, p. 865).

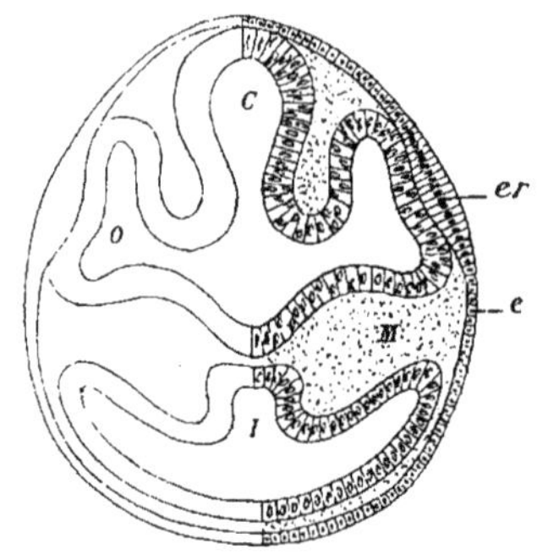

FIG. 161. — Développement de la vésicule oculaire (coupe horizontale de la tête d'un embryon de Poulet).

C, cavité de la vésicule cérébrale antérieure; — *o*, ébauche de l'évagination optique; — *er*, épaississement cristallinien de l'ectoderme; — *e*, ectoderme; — M, mésoderme; — I, intestin céphalique.

Développement de l'œil. — La première ébauche de l'œil apparaît (fin de la troisième semaine) sous la forme d'une expansion de la partie de la vésicule cérébrale antérieure qui répond à la vésicule intermédiaire : c'est ce que l'on appelle les *vésicules oculaires primitives* (*o*, fig. 161) (2).

Ces expansions ne tardent pas à se pédiculer, la partie renflée fournit la rétine, le pédoncule la bandelette et le nerf optique. — Une fois sorties de la vésicule cérébrale intermédiaire sous la forme de deux bourgeons creux et renflés à leur extrémité, les vésicules oculaires s'avancent jusqu'à ce qu'elles rencontrent, au-devant de la tête, les parois ectodermiques. Mais en même temps elles s'invaginent sur elles-mêmes, c'est-à-dire qu'il se forme un pli à la face inférieure de la vésicule, une sorte d'introrsion en vertu de laquelle la paroi inférieure se trouve refoulée contre la supérieure qu'elle vient doubler (*o*, fig. 164).

A cet état, la vésicule oculaire a pris la forme d'une calotte à double paroi dont l'interne, *calotte proximale*, est doublure de l'externe, *calotte distale*. A ce stade la vésicule oculaire primitive prend le nom de *vésicule oculaire secondaire* (fig. 162).

(1) En effet : 1° l'humeur aqueuse ne présente aucun des caractères de la lymphe; — 2° l'espace périchoroïdien ne renferme jamais de lymphe; — 3° l'épithélium de ces prétendus espaces lymphatiques n'a pas les caractères de celui des réseaux lymphatiques, etc.

(2) La cause déterminante de l'excroissance de la vésicule optique réside dans le recouvrement de l'œil, primitivement superficiel, par l'incurvation en avant de la portion céphalique du tube médullaire (BALFOUR).

Il est à remarquer que l'invagination ne se fait pas seulement au niveau de la vésicule, mais aussi au niveau de son pédoncule. — Il en résulte que la vésicule et le pédoncule optiques présentent une gouttière ouverte en bas et en dedans; cette gouttière, on l'appelle *fente optique*, *fente de l'œil*, *fente choroïdienne*, dont la persistance accidentelle produit le *coloboma*. — Après l'occlusion de cette fente (quatrième semaine), la vésicule oculaire a l'aspect d'une coupe dont la cavité est remplie par le corps vitré et l'ouverture bouchée par le cristallin en voie de développement (fig. 162).

Peu après, les deux feuillets de la vésicule oculaire s'accolent et la cavité de la vésicule oculaire primitive disparaît. Le feuillet intérieur s'épaissit pour former la rétine ; — le feuillet extérieur donnera naissance à la couche pigmentaire de la choroïde. — A cette phase l'œil rappelle celui des Myxinoïdes. Si-

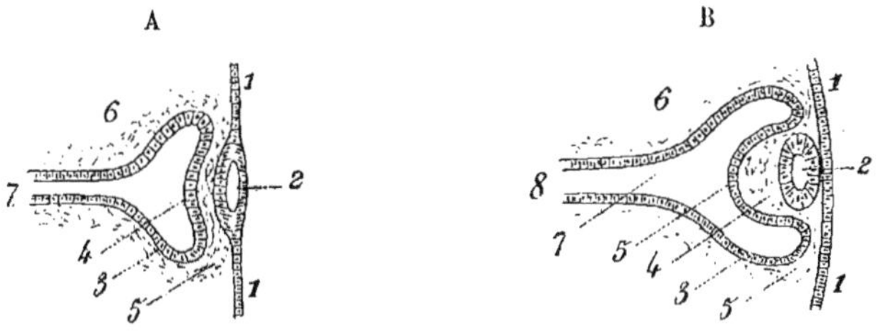

Fig. 162. — Développement de l'œil (embryons de Poulet de soixante à soixante-dix heures). A, stade I. — B, stade II.

A. —1, ectoderme céphalique; — 2, ébauche du cristallin; — 3 et 4, vésicule optique (paroi distale et paroi proximale) ; — 5, oculo-pie-mère invaginée ; — 6, oculo-pie-mère ambiante ; — 7, pédoncule optique.

B. — 1, ectoderme ; — 2, cristallin ; — 3, calotte distale, et 5, calotte proximale de la vésicule oculaire ; — 4, oculo-pie-mère invaginée ; — 5 et 6, oculo-pie-mère ambiante ; — 7, cavité de la vésicule optique ; — 8, pédoncule optique.

multanément, la lame épidermique qui passe en pont au-devant de la cupule oculaire s'épaissit en regard de l'ouverture de cette cupule (*cr*, fig. 161) et donne naissance à une *vesicule cristalline* qui finit par se séparer complètement de l'ectoderme céphalique sous la forme du *cristallin* embryonnaire. Ce cristallin, entouré d'une capsule mésodermique, se trouve comme enchâssé dans l'ouverture antérieure de la vésicule optique. — A ce stade l'œil de l'Homme ressemble à celui de l'Ammocœte (1).

(1) Chez tous les animaux, la vésicule optique ne provient pas de l'ectoderme interne (canal médullo-encéphalique). Chez les Mollusques elle provient de l'ectoderme externe (épiderme). Réduite à une cupule abordée par les filets du nerf optique par son pôle postérieur chez les Nautiles, elle se ferme en avant chez les Gastéropodes et de cette paroi antérieure se détache un cristallin. — Selon P.-J. Nuel (*Du développement phylogénétique de l'organe visuel des vertèbres*, in *Arch. de Biologie* de van Beneden t. VII, p. 389, 1887), le nerf optique est l'homologue d'une racine postérieure de nerf spinal, la rétine l'homologue d'un ganglion intervertébral et le cristallin correspond à l'épithélium sensoriel.

Le nerf optique est la première paire cervicale, et sa canalisation primitive n'est pas une preuve contraire à cette homologation, car chez certains Vertébrés, le Poulet (His), le *Bombinator igneus* (Gœtte), les ganglions intervertébraux sont creux à l'origine.

De même Wijhe (*Ueber die mesodermsegmente u. die Entwickl. der Nerven des Selacierkopfes*, in *Compt. rend. de l'Acad. d'Amsterdam*, 1882) a démontré que le nerf acous-

Nous sommes maintenant en état de poursuivre le développement des membranes et des milieux de l'œil.

1. Développement de la sclérotique et de la cornée. — La vésicule oculaire secondaire est entourée, dès sa formation, d'une coque de mésoderme. — Quand le cristallin s'est détaché de l'ectoderme, une lame de mésoderme ne tarde pas à s'insinuer entre lui et l'ectoderme pré-oculaire ; — la tunique fibreuse, sclérotique-cornée, et la tunique musculo-vasculaire, système irido-choroïdien, prennent naissance dans cette enveloppe mésodermique. — La lame épithéliale antérieure de la cornée provient de l'ectoderme pré-oculaire qui se continue avec l'épithélium de la conjonctive et par lui avec l'épiderme des paupières. — La végétation du mésoderme dédouble la membrane basale épidermique en deux lames, l'une antérieure qui constitue la membrane élastique de Bowman

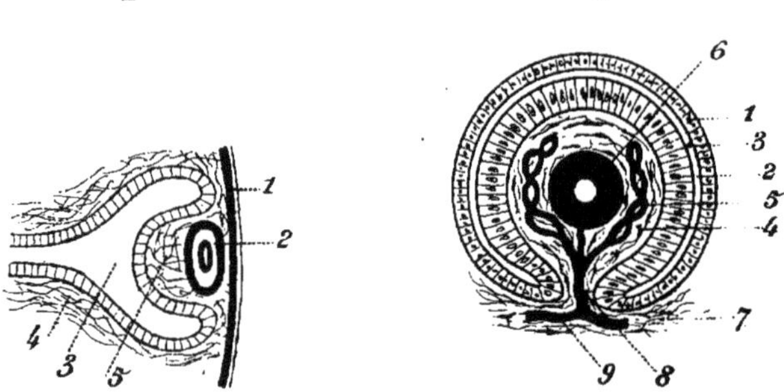

FIG. 163. — A, coupe sagittale de l'œil, et B, coupe frontale de l'œil d'un embryon humain de quatre semaines.

A. — 1, ectoderme de la tête ; — 2, cristallin : — 3, vésicule oculaire ; — 4, oculo-pie-mère ambiante, et 5, oculo-pie-mère invaginée.

B. — 1, calotte distale de la vésicule optique ; — 2, calotte proximale ; — 3, cavité, très réduite déjà, de la vésicule optique ; — 4 et 8, oculo-pie-mère invaginée (corps vitré) ; — 5 et 9, anse vasculaire pénétrant dans l'œil avec l'oculo-pie-mère invaginée ; — 6, cristallin encore creux ; — 7, oculo-pie-mère ambiante ; — 8, fente choroïdienne (fente de l'œil).

l'autre postérieure qui n'est autre chose que la lame élastique de Descemet. Au moment où apparait l'iris, le mésoderme se dédouble en avant en deux lames qui s'écartent l'une de l'autre : cette fissure donne naissance à la chambre de l'humeur aqueuse recouverte d'un endothélium qui paraît être la continuation de l'épithélium choroïdien tapissant la face postérieure de l'iris et pénétrant ensuite dans la chambre de l'œil à travers la pupille. — Vers le quatrième mois la cornée se modifie dans son tissu propre, se différencie de la sclérotique et devient transparente.

2. Développement de la choroïde, de l'iris et du corps ciliaire. — La *choroïde* dérive du mésoderme qui entoure la vésicule oculaire d'où nous avons vu provenir la sclérotique, mais elle se développe aux dépens du réseau oculo-pie-mérien qui enveloppe la vésicule. — La coque mésodermique péri-oculaire se

tique est la quatrième racine crânienne, une véritable racine spinale postérieure dont le ganglion est le ganglion spiral. Il en est encore de même pour le bulbe olfactif, qui est le ganglion du nerf olfactif, que MARSHALL a tenté de faire rentrer dans la catégorie des nerfs vertébraux (t. I, p. 847).

délamine par suite de l'apparition d'une fente qui se propage d'avant en arrière. Cette fente sépare cette coque en deux membranes, une externe, la sclérotique-cornée comme nous l'avons vu, l'autre interne, la choroïde-iris. — Elle apparait d'abord au pôle antérieur de l'œil, où elle sépare la cornée de l'iris, dont l'ébauche apparait (huitième semaine) sous la forme d'un bourrelet annulaire placé au-devant du bourrelet ciliaire. — Cette sorte de fissuration séreuse donne lieu à la chambre antérieure de l'œil. — A une époque ultérieure elle se prolonge en arrière, et sous le nom d'espace supra-choroïdien, elle sépare la choroïde de la sclérotique dans l'hémisphère postérieur de l'œil, et en avant de l'équateur le corps ciliaire de la même membrane sclérotical.e. — A l'exception de la région cristalline antérieure, là où vient se placer la membrane pupillaire, la tunique musculo-vasculaire de l'œil est partout doublée à sa face intérieure par le feuillet distal de la vésicule optique secondaire. — L'iris n'est donc qu'un bourgeonnement circulaire de la partie antérieure de la choroïde qui vient former écran au-devant du cristallin. — Son tissu propre se continue directement avec celui de la choroïde; — sa lame vitrée provient du dédoublement de la lame élastique de Descemet au moment de la formation de la chambre de l'humeur aqueuse; — sa vitrée postérieure et l'uvée dérivent de la calotte distale de la vésicule optique. — Dans sa marche centrale le bourgeon irien dédouble la portion précristalline de la capsule vasculaire du cristallin en deux lames secondaires, dont l'antérieure devient la *membrane pupillaire*, qui adhère à la face antérieure de l'iris par de nombreux vaisseaux se portant de l'une à l'autre membrane. — En résumé, l'iris provient de l'oculo-pie-mère environnante et du mésoderme péri-oculaire pour son tissu propre, et de la vésicule optique pour ses couches postérieures.

La choroïde se prolonge en avant sur la portion ciliaire de la rétine et se réfléchit vers l'axe optique pour former le *corps ciliaire*. — Le muscle ciliaire et la partie fondamentale de la couronne ciliaire dérivent surtout de la région antérieure de l'oculo-pie-mère environnante, et un peu du mésoderme voisin. — L'ébauche des procès ciliaires est représentée par une série de petits bourgeons qui naissent en arrière de la grande circonférence de l'iris où ils forment un bourrelet circulaire dentelé à partir du troisième mois (Ammon). Leur épithélium provient des parois de la vésicule oculaire; — sa pigmentation, comme celle de l'uvée et de l'épithélium choroïdien, est très précoce et a commencé à la fin du premier mois de la vie utérine.

3. Développement de la rétine et de la zone de Zinn. — La rétine se développe aux dépens des feuillets distal et proximal de la vésicule secondaire. — Le feuillet distal ne fournit que la couche pigmentaire (appelée à tort épithélium pigmenté choroïdien) qui appartient donc bien à la rétine et non pas à la choroïde; le feuillet proximal s'épaissit, ses éléments se différencient et il donne finalement naissance à toutes les couches de la rétine, depuis la limitante interne jusque et y compris les cônes et les bâtonnets. — Ces derniers sont bien développés (Schultze) avant la fin de la vie fœtale chez les animaux qui naissent les yeux ouverts (Homme, Ruminants, Oiseaux), tandis qu'ils ne sont qu'ébauchés à cette époque dans les animaux qui naissent les yeux fermés (Lapin, Chat, etc.). — La pigmentation de la calotte distale commence vers la fin du premier mois de la vie fœtale; — elle manque au niveau de la fente de l'œil jusqu'à la huitième semaine. — Si elle vient à faire défaut, on a l'anomalie connue sous le nom d'*albinisme*. — La rétine de l'embryon présente des plis qui disparaissent par la suite.

En avant de l'équateur de la vésicule optique, le feuillet proximal de cette vésicule prend l'aspect fibroïde, continue son chemin en s'accolant au feuillet distal qui donne naissance à l'épithélium du corps ciliaire et glisse derrière les procès ciliaires en ondulant parallèlement à la couronne ciliaire pour aller se fixer près du bord cristallin : c'est là l'ébauche de la *zone de Zinn*.

OGNEFF et W. MULLER, plus récemment J. KOGANÉI (*Unters. über die Histogenese der Retina, in Arch, f. mikr. Anat*, Bd XIII, p. 335, 1886), ont bien étudié la formation de la rétine chez les Oiseaux et chez les Mammifères. — Cette membrane, comme le névraxe lui-même, se partage en une formation épithéliale (couche des cellules visuelles, épendyme) et en une formation cérébrale, celles-ci se différenciant plus tard en cellules nerveuses et cellules de soutien (système de Muller, névroglie). — Alors qu'on en est encore à la phase de la vésicule oculaire primitive, la rétine est constituée de dedans en dehors : par une *couche proliférative* tapissant la cavité oculaire, et par une assise de cellules fusiformes à quatre ou cinq plans, *cellules primordiales de Low*, qui dérivent elles-mêmes de la multiplication de la première couche. — Les jeunes cellules prolifératives proviennent des cellules visuelles qui produisent ensuite leur article interne comme de petits bourgeons dépassant la limitante externe, à la manière des dents d'une scie. — Les éléments de la couche des cellules primordiales se différencient en cellules de soutien et cellules nerveuses. Cette différenciation marche de la face interne à la face externe de la rétine et du pédicule oculaire vers la périphérie. Les articles externes apparaissent ensuite comme de petites saillies des articles internes.

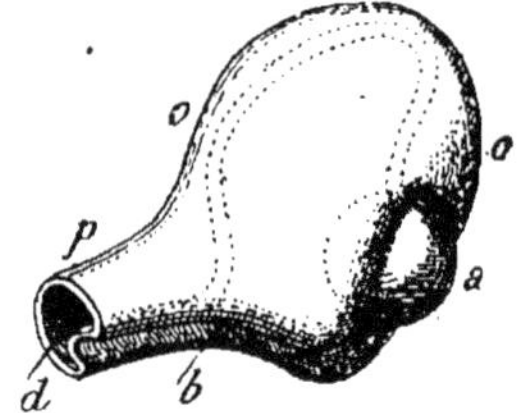

FIG. 164. — Vésicule oculaire et fente optique.

o, o, vésicule oculaire secondaire; — *a*, cristallin; — *b*, fente de l'œil; — *p*, pédicule de la vésicule; — *d*, cavité du pédicule ou futur nerf optique.

4. Développement du nerf optique. — Les fibres du nerf optique descendent du cerveau vers la vésicule oculaire en suivant le pédoncule optique. — En se fermant, la fente de celui-ci qui contient l'artère centrale de la rétine, englobe ce vaisseau dans le centre du nerf. — Ses enveloppes proviennent : 1° la gaine externe du mésoderme ambiant; — 2° la gaine moyenne de l'arachnoïde qui accompagne le pédoncule optique; — 3° la gaine interne de l'oculo-pie-mère environnante.

5. Développement du cristallin. — Juste en face de l'entrée de la coupe qui constitue la vésicule oculaire secondaire, la lame épidermique de la tête s'épaissit, se creuse en fossette qui se rapproche par ses bords et finit par se convertir en un sac entièrement clos (fig. 162) ne tenant plus à l'épiderme que par un court pédicule. — Cette vésicule, *vésicule cristalline*, dont HUSCHKE le premier (1831) a signalé l'origine épidermique, se détache complètement du tégument externe dans la quatrième semaine. — C'est alors que les cellules profondes de sa face postérieure prolifèrent et s'allongent pour donner lieu aux fibres nucléées du cristallin fœtal. — Comme les cellules centrales s'accroissent plus vite que les fibres excentriques, la paroi postérieure offre bientôt l'aspect d'un mamelon qui marche à la rencontre de la paroi antérieure. La cavité de la vésicule cristalline se trouve alors réduite à une fente étroite et curviligne. — Un peu plus tard les deux parois s'accolent et la cavité du cristallin embryonnaire a disparu. Quant à la *capsule cristalline*, elle dérive du mésoderme (huitième semaine). En s'invaginant la vésicule cristalline entraîne une partie du mésoderme environnant (5, fig. 162); c'est de la condensation de ce mésoderme invaginé et péricristallinien que provient la cristalloïde (LIEBERKHUN, ARNOLD, SERNOFF, etc. (1).

6. Développement du corps vitré et de la capsule vasculaire du cristallin. — Au début du développement, le cristallin remplit presque toute la cavité de la vésicule optique secondaire. Mais bientôt le mésoderme ambiant pénètre dans la coupe oculaire en s'insinuant entre le bord du cristallin et le bord de l'ouverture de la coupe (5, fig. 162), et arrive en arrière de la lentille cristalline. Ce tissu mésodermique contribue à former le corps vitré (KÖLLIKER, LIEBERKÜHN, HIS, ARNOLD, etc.); mais la formation du corps vitré est le fait avant tout de la pénétration dans l'intérieur du calice oculaire de tissu mésodermique très vasculaire, *oculo-pie-mère invaginée*, à travers la fente de l'œil. L'oculo-pie-mère, en effet, entre dans la gouttière du pédoncule optique, qui se continue avec celle de la vésicule oculaire, et lorsque les vaisseaux de cette membrane vasculaire auront été emprisonnés par la fermeture de la fente du pédoncule optique, ils formeront les vaisseaux centraux du nerf optique qui communiquent en avant avec les vaisseaux du corps vitré embryonnaire dont la réduction laisse seulement subsister *l'artère hyaloïde.* C'est de ce tissu mésodermique invaginé et possédant tous les caractères du tissu muqueux que dérive le corps vitré. — Plus tard les cellules et les vaisseaux disparaissent en même temps qu'il s'amasse entre eux une matière amorphe gélatiniforme translucide et les quelques cellules qu'on y rencontre chez l'adulte sont des restes de l'état fœtal (2).

Quant à la *membrane hyaloïde*, les uns la considèrent comme une production cuticulaire, les autres comme une condensation des cellules de la périphérie du corps vitré.

Chez le fœtus, le cristallin est enveloppé dès le deuxième mois par une capsule vasculaire, *sac vasculaire du cristallin.* — Cette capsule, dont la *membrane pupillaire* et la *membrane capsulo-pupillaire*, qui s'étend de la circonférence du cristallin au bord de l'ouverture de l'iris (pupille), ne sont que des dépendances, a pour origine la couche mésodermique (oculo-pie-mère invaginée) qui enveloppe le cristallin de toutes parts dès sa séparation de l'ectoderme.

Elle reçoit par sa partie postérieure l'artère hyaloïdienne, se continue en arrière avec la capsule vasculaire du corps vitré (oculo-pie-mère invaginée) et avec celle du globe de l'œil (oculo-pie-mère non invaginée). — Lorsque l'iris est développé (huitième semaine), les vaisseaux capsulo-pupillaires qui viennent des vaisseaux hyaloïdiens s'anastomosent avec ceux de l'iris au niveau de son orifice pupillaire, *cercle de Mascagni.* — Tout ce système, développé en vue de la croissance du cristallin et de l'humeur vitrée, a disparu vers le huitième mois de la vie fœtale (3).

Anomalies du globe de l'œil.

Les vices de conformation du globe de l'œil (anomalies congénitales) les plus importants sont : 1° la cataracte congénitale; — 2° la décentration ou ectopie

(1) Certains auteurs considèrent la capsule du cristallin comme un produit cuticulaire (KÖLLIKER, KESSLER, VAN BAMBEKE, etc.), origine incontestable chez les Oiseaux.

(2) Chez les Oiseaux la choroïde se plisse au niveau de la fente oculaire et le corps vitré qui a conservé un riche réseau vasculaire, mais qui n'est jamais traversé par l'artère hyaloïdienne, forme là un organe particulier appelé *peigne*, que l'on regarde (KÖLLIKER, MATHIAS DUVAL, etc.) comme l'homologue de la partie périphérique du réseau fœtal du corps vitré des Mammifères.

(3) Les Mammifères sont les seuls animaux qui possèdent des vaisseaux rétiniens et les seuls chez qui le cristallin fœtal soit entouré d'une capsule vasculaire.

du cristallin; — 3° le coloboma ou encoche du cristallin dont GRUNUNG a rapporté dix-neuf cas et que HEYL a bien décrit en 1876; — 4° le lenticonus ou saillie conoïde de la face antérieure du cristallin rencontré deux fois, l'une par WEBSTER, l'autre par PLACIDO; — 5° le coloboma choroïdien ou du plancher de l'œil, résultat de la persistance accidentelle de la fente de l'œil dont FICHTE a réuni soixante-dix-huit cas (1); — 6° l'albinisme ou leucose; — 7° le coloboma du nerf optique; — 8° l'absence du nerf optique (MAGENDIE, SEILER, NEUMANN, HUTCHINSON, etc.) et des vaisseaux rétiniens; — 9° la persistance de l'artère hyaloïde dont BAYER réunissait dix-huit cas en 1881 et que depuis REUSS (*Wien. med. Press.*, 1885) a observé à nouveau; — 10° l'aniridie que DESPAGNET a relevé chez trente et un membres de la même famille; — 11° le coloboma irien; — 12° l'acorie; — 13° la polycorie; — 14° la corectopie; — 15° la persistance de la membrane pupillaire (WEBER, VAN DUYSE, HORNER, MUNZ, TALKO, MAYERHAUSEN, etc.); — 16° la microphthalmie; — 17° l'anophthalmie; — 18° la cyclocéphalie.

Bibliographie. — J.-C. EWART, *Notes of the minute structure of the retina and vitreous humour* (*Journ. of Anat.*, t. IX, p. 166, 1875 et t. IX, p. 96, 1877). — AD. HANNOVER, *Structure de la rétine* (*Journ. de l'Anat.*, XIII, p. 522, 1877). — FR. MERKEL, *Handb. des topographis. Anat.*, Braunschweig, 1877. — TOURNEUX, *Le tapis des Mammifères* (*Journ. de l'Anat.*, XIV, p. 239, 1878). — N. LIEBERKÜHN, *Contrib. à l'étude de l'œil emoryonnaire* (*Arch. Anat. u. Phys.*, 1879.) — EWETZKY, *Développement des organes annexes de l'œil* (*Arch. f. Augenheilk.*, VII, 1879). — BEAUREGARD, *Le corps vitré* (*Journ. de l'Anat.*, XVI, p. 233, 1880). — MATHIAS DUVAL et LABORDE, *Mouvements associés des globes oculaires* (*Journ. de l'Anat.*, XVI, p. 56, 1880). — H. MARTY, *Contrib. à l'étude du coloboma* (Thèse de Paris, 1880). — A. PANSCH, *Beitr. z. Morph. des Grosshirns des Saügethiere* (*Morph. Jahrb.* V, p. 139, 1880). — TARTUFERI, *Org. centraux de la vision* (*Giorn. de l. la R. Accad. di med. di Torino*, 1881). — L. PAMIR, *Étude sur l'occlusion des paupières* (Thèse de Paris, 1882). — BÉAL Y BEYRO, *Développement de l'œil* (Thèse de Paris, 1885). — R. RUBATTEL, *Développement du cristallin* (*Recueil zool. suisse*, t. II, 1885). — A.-C. JOUNAN, *On the histology of the vitreous humour* (*Journ. of Anat.*, t. XIX, p. 1, 1885). — L. PICQUÉ, *Anomalies du développement du globe de l'œil* (Thèse d'agrégation, Paris, 1886). — REUSS, *Sept cas de persistance de l'artère hyaloïdienne* (*Wien. med. Press.*, p. 265, 1886). — HACHE, *Sur la choroïde et le corps vitré* (Acad. des sc., 1887). — LENNOX, *Histogenèse de la rétine* (*Arch. f. Ophthal.*, XXXII, 1886). — GOTTSCHAU, *Développement du cristallin* (*Corresp. Blatt. f. Schweizer Aerzte*, 1886). — JABOULAY, *Thèse d'agrég.*, Paris, 1886. — P.-J. NUEL, *Développement phylog. de l'organe visuel des Vertébrés* (*Arch. de biologie*, t. VII, 1887, et art. « Œil » du *Dict. encyclop. des sc. médicales*, Paris, 1880. — C. GIACOMINI, *Existence de la glande de Harder chez un Boschiman* (*Arch. ital. de biologie*, t. IX, p. 119, 1887). — MOTAIS, *Anatomie de l'appareil moteur oculaire*

(1) Parfois au moment de la naissance, on voit une fente à la paupière inférieure au niveau de l'angle interne, une sorte de sillon revêtu par la muqueuse, qui communique avec le sac lacrymal et parfois s'étend jusqu'à la commissure labiale. C'est le *coloboma* congénital des paupières. Voici l'explication de ce vice de conformation. La fente de l'œil vient s'ouvrir en avant dans une sorte d'hiatus compris entre les bourgeons maxillaires supérieurs. Les bords de ce sillon, qui unissent l'angle interne de l'œil à l'hiatus intermaxillaire, forment en se repliant et en se soudant en avant, le sac lacrymal et le canal nasal (COSTE, KÖLLIKER). — Supposez que cette réunion n'ait point lieu, vous aurez le coloboma congénital.

de l'Homme et des Vertébrés, Paris, 1887. — ZABUSKOWSKI, *Bemerkungen über den Bau der Bindehaut* (*Arch. f. mikr. Anat.*, XXX, 1887). — P. HAENSELL, *Rech. sur la structure et l'histogenèse du corps vitré* (Thèse de Paris, 1888). — VASSAUX, *Développement de l'œil du Lapin* (Thèse de Paris, 1888). — F. FALCHI, *Sur l'histogenèse de la rétine* (*Arch. ital. de biologie*, t. IX, p. 382, 1888). — SCHIFFERDECKER, *Histologie de la rétine* (*Arch. f. mikr. Anat.*, 1888). — G. GUTMANN, *Lacunes lymphatiques de la cornée* (*Arch. f. mikr. Anat.*, XXXII, 1888). — NICOLIN, *Du colobome congénital des paupières* (Thèse de Lyon, 1888). — WAWDEYER, art. « Cornée » dans DE WECKER et LANDOLT, *Traité d'ophthalmologie*, Paris, 1883. — LEBER, *Denksch. derk. Acad. der Wih. zu Wien*, XXIV, p. 316. — SCHWALBE, *Lerb. der Anat. der Sinnersorgane*, Erlangen, 1886. — RANVIER, *Traité technique*, 2e éd., 1889. — DE WECKER et LANDOLT, *Traité d'ophthalmologie*, vol. IV, 1889.

V. — Appareil de l'audition. — Sens de l'ouïe.

L'*appareil de l'audition* est composé : 1° d'un appareil collecteur et conducteur des ondes sonores, l'*oreille externe*, comprenant le *pavillon* et le *conduit auditif externe;* — 2° d'un appareil de transmission et d'accommodation des sons, l'*oreille moyenne*, comprenant la caisse du tympan, avec la chaîne des osselets de l'ouïe, les cellules mastoïdiennes et la trompe d'Eustache; — 3° d'un appareil de réception destiné à percevoir le son, l'*oreille interne* ou *labyrinthe;* — 4° d'un nerf enfin, *nerf acoustique*, qui transmet les sons au cerveau chargé de les apprécier.

A. — OREILLE EXTERNE

L'*oreille externe* est une sorte d'entonnoir dont la partie évasée porte le nom de *pavillon* et la partie tubuliforme celui de *conduit auditif externe.*

1. — Pavillon de l'oreille.

Le *pavillon de l'oreille* (*vulgo* oreille) est placé sur les côtés de la tête, entre l'apophyse mastoïde et l'articulation temporo-maxillaire. Il a la forme d'une coquille irrégulière rattachée à la tête par sa partie interne et antérieure. — De forme et de dimension très variables, il est, de plus, inséré sur les faces latérales de la tête, sous un angle divers, que BUCHANAN estime devoir être de 15 à 30 degrés, dans une bonne conformation (1).

(1) Certains Mammifères n'ont pas de *pavillon de l'oreille* : ainsi les Cétacés, la Taupe, l'Ornithorhynque. — Par contre certains ont un pavillon énorme, la Chauve-Souris oreillarde, par exemple. — A. JOUX a publié des considérations originales sur la physionomie des oreilles. — Il admet que c'est un des organes qui se transmettent le plus fidèlement par hérédité et n'hésite pas à dire qu'il y a des oreilles distinguées, intelligentes, des oreilles stupides, bestiales, etc., — les dernières, caractérisées par la grossièreté de la forme, le développement énorme du lobule, la rougeur de l'ensemble et l'attachement défectueux aux parois de la tête.

Le pavillon de l'oreille présente à considérer deux faces et une circonférence.

La *face externe* présente une série de saillies et de dépressions. — Ces saillies et dépressions sont : 1° la *conque*, dépression profonde placée au centre du pavillon et donnant accès dans le conduit auditif externe ; — 2° le *tragus*, petite languette triangulaire couverte de duvet et souvent de longs poils raides, située en avant de la conque qu'elle recouvre à la façon d'un opercule ; — 3° l'*antitragus*, languette également triangulaire, mais un peu plus petite que le tragus, située en arrière de la conque et en face du tragus, dont elle est séparée par un sillon, *echancrure de la conque ;* — 4° l'*hélix*, repli curviligne qui entoure et borde le pavillon en arrière, en haut et en avant, où il s'enfonce profondément dans l'excavation de la conque, qu'il divise en deux parties ; — 5° la *gouttière de l'hélix*, sillon concentrique de l'hélix, qu'il sépare de l'anthélix ; — 6° l'*anthelix*, repli curviligne saillant qui commence au-dessus de l'antitragus, se porte en haut, puis en avant, et se divise en deux branches, dont la supérieure va se perdre dans la rainure de l'hélix, tandis que l'inférieure forme la bordure supérieure de la conque ; entre ces deux branches on trouve une dépression, *fossette de l'anthélix* ou *fosse naviculaire ;* — 7° le pavillon de l'oreille présente enfin, à sa partie inférieure, une saillie remarquable par sa souplesse, à laquelle on attache les boucles d'oreilles : c'est le *lobule.*

La *face interne* est généralement convexe, bien que présentant des éminences et des enfoncements qui correspondent aux enfoncements et éminences de la face externe. Cette face n'est libre que dans les deux tiers postérieurs et dans ses parties supérieures et inférieures ; — dans le reste de son étendue, elle adhère à la tête.

La *circonférence* du pavillon de l'oreille est en grande partie formée par l'hélix, qui se termine insensiblement en bas sur le lobule ; en avant, elle est complétée par l'échancrure qui sépare la racine de l'hélix du tragus, *échancrure de l'oreille*, et par la racine du tragus.

Structure du pavillon. — Le pavillon de l'oreille est composé d'une charpente fibro-cartilagineuse et de muscles intrinsèques, le tout recouvert par la peau et contenant des vaisseaux et des nerfs.

1° *Fibro-cartilage.* — Le *fibro-cartilage auriculaire* ou *cartilage de la conque* est représenté par une lame fibro-cartilagineuse de 1 à 2 millimètres d'épaisseur qui occupe le pavillon de l'oreille et dont la conformation donne à cet organe son aspect accidenté.

Il n'occupe pas toute l'étendue du pavillon ; — le lobule et le bord postéro-inférieur de l'hélix en sont dépourvus. — Il présente en outre : *a.* au-dessus du tragus, sur le bord antérieur de l'hélix, une apophyse, *apophyse de l'helix ;* — *b.* à la base du lobule, une languette qui prolonge l'hélix, *languette caudale de l'hélix* (SANTORINI) ; — *c.* à la partie supérieure de la conque et sur la face interne du pavillon, une éminence, *apophyse de la conque*. — Ce fibro-cartilage présente plusieurs incisures et se trouve recouvert d'un périchondre adhérent à la peau.

2° *Ligaments*. — Des *ligaments intrinsèques* maintiennent les différents replis qui donnent au cartilage du pavillon son aspect particulier; — ce sont : *a*. un ligament qui fixe la queue de l'hélix à la conque; — *b*. un autre qui unit le tragus à l'hélix; — *c*. des ligaments qui unissent la convexité de la conque à la convexité de la fosse scaphoïde et à la convexité de l'hélix. — Des *ligaments*

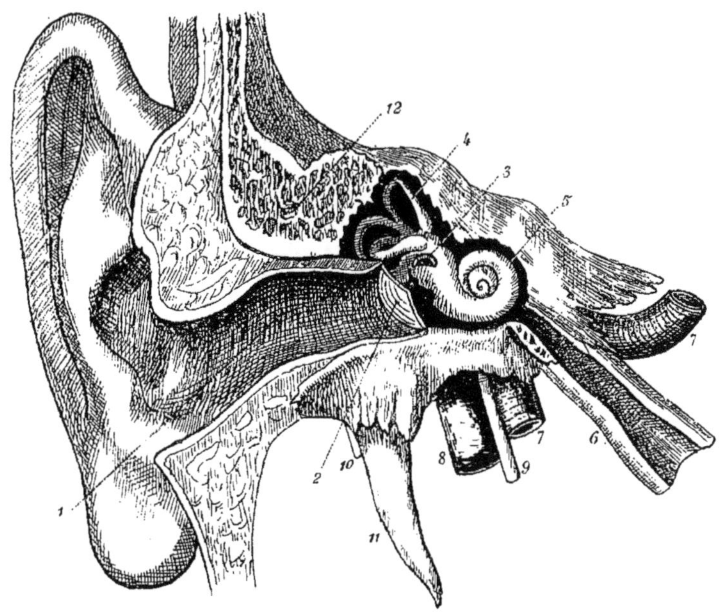

Fig. 165. — Vue générale de la disposition du labyrinthe osseux dans l'épaisseur du rocher.

1, conduit auditif externe; — 2, membrane du tympan coupée; — 3, fenêtre ovale; — 4, canaux demi-circulaires; — 5, limaçon; — 6, trompe d'Eustache; — 7, artère carotide interne, passant à travers le canal carotidien; — 8, veine jugulaire interne; — 9, nerf pneumogastrique; — 10, nerf facial à sa sortie du trou stylo-mastoïdien; — 11, apophyse styloïde du temporal; — 12, cellules mastoïdiennes.

extrinsèques rattachent le pavillon au temporal; — ce sont : *a*. un *ligament postérieur* ou *mastoïdo-auriculaire*, étendu de la conque à l'apophyse mastoïde; — *c*. un *ligament antérieur* ou *zygomato-auriculaire*, qui se porte du tragus, de l'apophyse de l'hélix et de la conque au tubercule de l'apophyse zygomatique; — *c*. un *ligament supérieur* ou *temporo-auriculaire*, qui va s'attacher sur l'aponévrose temporale.

3° *Muscles*. — Les muscles du pavillon de l'oreille sont de deux ordres : des *muscles extrinsèques*, organes en décadence, que nous connaissons déjà et que l'on peut rattacher aux *muscles mimiques* de la tête (t. I, p. 300), et des *muscles intrinsèques*. — Ceux-ci sont : *a*. le *grand muscle de l'hélix*, petite bandelette musculaire qui monte de la saillie antérieure de l'hélix à la peau ; — *b.* le *petit muscle de l'hélix*, tout petit faisceau couché sur la racine antérieure de l'hélix ; — *c.* le *muscle du tragus*, situé sur la face externe du tragus ; — *d.* le *muscle de l'antitragus*, qui se porte de la face externe de l'antitragus à la languette cartilagineuse de l'hélix ; — *e.* le *muscle transverse*, situé sur la face mastoïdienne du pavillon et étendu de la convexité de la conque à celle de l'hélix et de la fosse scaphoïde. — Ce muscle est entremêlé de fibres ligamenteuses ; — quelques auteurs ont fait du faisceau le plus élevé, séparé du reste du muscle par un espace plus ou moins grand, un *muscle oblique*.

4° *Peau.* — La *peau* du pavillon de l'oreille est très fine, transparente et adhérente au cartilage sous-jacent sur lequel elle se moule ; — elle s'adosse à elle-même au niveau du lobule et emprisonne entre ses deux lames une couche adipeuse plus ou moins abondante qui donne au lobule une forme plus ou moins massive. Au niveau de la conque elle s'enfonce dans le conduit auditif externe. Elle porte de nombreux poils follets, des glandes sébacées et sudoripares.

5° *Vaisseaux et nerfs.* — Les *artères* viennent des auriculaires antérieures et postérieures (t. I, p. 564 et 562) ; — les *veines* suivent une direction analogue, les antérieures se jetant dans la jugulaire externe, les postérieures dans la veine mastoïdienne (t. I, p. 671). — Les *lymphatiques* naissent d'un réseau très serré et se divisent en deux groupes : l'un antérieur, qui se rend dans le ganglion situé en avant du tragus ; l'autre postérieur, qui se porte dans les ganglions mastoïdiens. — Les *nerfs* sensitifs viennent de l'auriculo-temporal, de la branche auriculaire du plexus cervical et du nerf sous-occipital ; — les nerfs moteurs sont fournis par le facial.

2. — Conduit auditif externe.

Le *conduit auditif externe*, qui fait suite à la conque du pavillon, est un canal ostéo-cartilagineux se terminant profondément par un cul-de-sac au niveau de la membrane du tympan. — Sa *direction* est *transversale*, mais non pas rectiligne.

Doublement infléchi dans le sens vertical et dans le sens horizontal, il se présente, d'une façon générale, comme légèrement coudé, avec angle rentrant dirigé en bas. — Sa *longueur* est de 22 à 26 millimètres ; mais comme la membrane du tympan est inclinée sur l'horizon en haut et en dehors, il en résulte que la paroi inférieure du conduit est plus longue que sa paroi supérieure de 5 à 6 millimètres.

Sa *forme* et ses *diamètres* varient dans les divers points de son trajet. Elliptique, à grand axe vertical à son origine à la conque, il est presque cylindrique vers sa partie moyenne, et elliptique à grand axe transversal vers sa terminaison. — Il mesure en moyenne 8 sur 10 millimètres dans sa première portion, 7 millimètres dans la seconde et 8 sur 9 dans la troisième.

Son *orifice externe* est limité en avant par le tragus, en arrière par une crête, *crête semi-lunaire*, qui résulte de l'union du conduit avec la conque. — Cet orifice est précédé d'une excavation, *vestibule du conduit auditif*.

Son *fond* (orifice interne des auteurs) est formé par la membrane du tympan; il est comme elle oblique de haut en bas, et de dehors en dedans, et un peu aussi d'avant en arrière.

En rapport en avant avec l'articulation temporo-maxillaire et en arrière avec l'apophyse mastoïde, le conduit auditif externe répond en bas à la parotide.

Structure. — Le *conduit auditif externe* est formé par une charpente fibro-cartilagineuse dans sa moitié externe, d'une charpente osseuse dans sa moitié interne, charpente recouverte par la peau qui, de la conque, s'enfonce dans le conduit qu'elle revêt.

a. *Portion osseuse.* — Cette portion forme la moitié interne du conduit auditif et elle dépend de l'os temporal (t. I, p. 84); elle répond en haut à la fosse cérébrale moyenne; en bas à la parotide; — en arrière à l'apophyse mastoïde; — en avant à l'articulation temporo-maxillaire. — Elle manque chez le fœtus, où elle est remplacée par le cercle tympanal, dont le bord externe en s'allongeant donne naissance à cette portion osseuse du conduit auditif.

La paroi antérieure de cette portion est assez souvent percée d'un trou, *lacune d'ossification* de Tröltsch.

b. *Portion fibro-cartilagineuse.* — Elle forme à peu près la moitié externe du conduit auditif, — et se trouve constituée par une lame de cartilage recourbée sur elle-même en gouttière ouverte en haut et en arrière. — Par son extrémité externe, cette gouttière se continue avec les cartilages du tragus et de la conque; par son extrémité interne, taillée en sifflet aux dépens de sa face inférieure, elle s'unit au bord externe du conduit auditif osseux par l'intermédiaire de tissu fibreux. — A ce niveau elle présente une pointe anguleuse et recourbée qui s'avance jusqu'à la base de l'apophyse styloïde (1). — Au voisinage du tragus, elle présente deux ou ou trois incisures, *incisures de Valsalva* ou *de Santorini*, *coupures de Duverney*. — Ces incisures, perpendiculaires, ont la longueur de la gouttière, la divisent en deux ou trois sortes d'anneaux qui sont réunis par du tissu fibreux, dépendance du périchondre, et qu'à tort SANTORINI avait considéré comme du tissu musculaire.

Incomplète en haut et en arrière, la portion cartilagineuse est complétée à ce niveau par une étroite gouttière de nature fibreuse dont quelques auteurs font une *portion fibreuse* du conduit auditif. — Cette gouttière, qui présente sa concavité à la concavité de la gouttière cartilagineuse, s'unit à elle par ses bords. Elle occupe donc le tiers supérieur du conduit auditif externe.

c. *Peau.* — Le conduit auditif externe est tapissé dans toute sa longueur par un prolongement de la peau. — Celle-ci varie dans les portions fibro-cartilagineuse et osseuse du conduit. — Dans la portion fibro-cartilagineuse ou externe, elle est fine et translucide, adhérente à la membrane fibreuse et au cartilage sous-jacents; mais elle a conservé tous ses caractères, depuis ses poils et ses glandes sébacées jusqu'à ses glandes sudoripares. Celles-ci, appelées *glandes cérumineuses*, sont volumineuses et abondamment situées dans le tissu sous-dermique des portions fibreuse et cartilagineuse du conduit. — Elles sécrètent une humeur jaunâtre, épaisse, onctueuse et très amère, le *cérumen*.

(1) HYRTL a décrit un petit muscle, *muscle stylo-auriculaire*, qui existerait à peu près une fois sur dix, et irait de cette languette à l'apophyse styloïde.

— Dans la portion osseuse du conduit, la peau s'amincit, acquiert l'aspect blanc nacré des membranes fibreuses, adhère au périoste, et au fond du conduit elle est réduite à une mince pellicule épidermique qui ferme le conduit auditif en se réfléchissant sur la membrane du tympan qu'elle tapisse. — Elle n'a plus ni poils ni glandes.

Vaisseaux et nerfs. — Les *artères* viennent de l'auriculaire postérieure et des parotidiennes; — les *veines* suivent le même trajet; — les *lymphatiques*, qu'on n'observe que dans la portion fibro-cartilagineuse du conduit, se mélangent à ceux du pavillon. — Les *nerfs* sont fournis par l'auriculo-temporal et la branche auriculaire du nerf vague.

B. — OREILLE MOYENNE

Préparation. — 1° Pour voir la caisse, séparez par un trait de scie vertical et légèrement circulaire la base du rocher des portions écailleuse et mastoïdienne, et abattez ensuite un peu de la portion osseuse sous-jacente à l'orifice que vous aurez sous les yeux après la section; — 2° pour voir la caisse et la chaîne des osselets, ouvrez la cavité tympanique par sa face supérieure.

L'*oreille moyenne*, *caisse du tympan*, est une cavité en forme de tambour, creusée dans la base du rocher, entre le conduit auditif et l'oreille interne, communiquant en avant avec l'arrière-cavité des fosses nasales par la trompe d'Eustache, en arrière avec l'antre mastoïdien, et traversée par une chaîne d'osselets.

1. — Caisse du tympan.

Assez heureusement comparée à une lentille biconcave, la *caisse du tympan* n'est pas située dans l'axe du conduit auditif externe; — elle est inclinée sur l'horizon de 35 à 40 degrés, et sa face externe regarde en bas, en dehors et en avant, alors que sa face interne regarde en sens inverse, c'est-à-dire en haut, en dedans et en arrière. — Elle est, de plus, située un peu en haut et en arrière du conduit auditif et un peu en avant du labyrinthe. — Son *épaisseur* est très restreinte; elle n'excède pas 2 millimètres au centre et 5 millimètres à la périphérie. Ses diamètres vertical et antéro-postérieur, beaucoup plus étendus, mesurent environ 20 millimètres.

On considère à la caisse *deux parois* et une *circonférence*.

1° Paroi externe ou tympanique. — Elle est formée par la membrane du tympan et la portion de l'os temporal sur laquelle elle s'attache.

La *membrane du tympan* est une cloison membraneuse, mince et transparente, de couleur gris-perle et à peu près circulaire, avec un diamètre de 10 millimètres en moyenne. Elle n'est pas verticale,

(1) Hyrtl estime que l'inclinaison de la membrane sur la paroi inférieure du conduit est de 50 degrés; — cette inclinaison sur la paroi supérieure serait de 140 degrés selon Trœltsch, et Huschke admet que l'angle sous lequel se couperaient les plans des deux membranes prolongées en dedans et en bas serait de 130 degrés.

nous l'avons dit, mais très oblique de haut en bas et de dehors en dedans, et un peu oblique aussi d'avant en arrière; — de telle sorte qu'elle forme un angle de 45 degrés avec la paroi inférieure du conduit auditif; — c'est à cette disposition que l'extrémité de ce conduit doit d'être taillée en bec de flûte, aux dépens de sa face

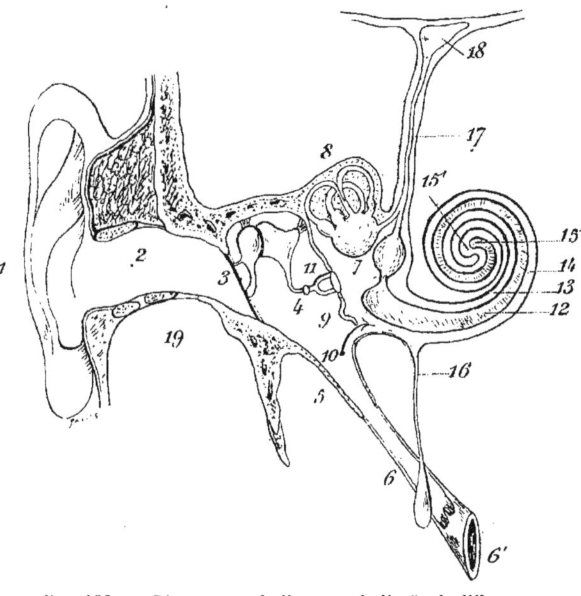

FIG. 166. — Diagramme de l'organe de l'ouïe de l'Homme.

1, pavillon de l'oreille; — 2, conduit auditif externe; — 3, membrane du tympan; — 4, étrier dont la base est enchâssée dans la fenêtre ovale; — 5, portion osseuse de la trompe d'Eustache; — 6, portion cartilagineuse, et 6', pavillon de la même trompe; — 7, cavité du vestibule; — 8, canaux demi-circulaires; — 9, promontoire; — 10, fenêtre ronde dans laquelle s'engage une flèche; — 11, cavité de la caisse; — 12, canal cochléaire; — 13, rampe vestibulaire; — 14, rampe tympanique; — 15, sommet du canal cochléaire; — 15', communication des deux rampes; — 16, aqueduc du limaçon; — 17, aqueduc du vestibule; — 18, sac endolymphatique; — 19, loge parotidienne.

supérieure. — D'après l'opinion courante, elle serait presque horizontale chez le fœtus et chez l'enfant; mais J. POLLAK, qui s'est occupé de la question, admet cependant que son inclinaison, à cet âge, est à peu près la même que chez l'adulte.

La membrane du tympan présente : 1° une *face externe*, libre, légèrement concave au centre et regardant en bas, en avant et en dehors; — 2° une *face interne*, convexe et adhérente au manche du marteau qui l'attire en dedans, de façon à déterminer sa convexité;

— 3° une *circonférence*, enchâssée dans la rainure de l'os tympanal (*sulcus tympanicus*) comme un verre de montre dans sa monture métallique, excepté en haut, où le cercle tympanal est interrompu, *segment de Rivini*.

A la partie supérieure de la membrane du tympan on voit un triangle limité par deux plis qui partent des coins du segment de Rivini et aboutissent à la courte apophyse du marteau qui soulève la membrane en haut et en arrière ; ce sont les *cordons* ou les *plis de Prussak*. — La partie de la membrane interposée entre ces plis et le segment de Rivini porte le nom de *membrane de Shrapnell*. — A l'angle antéro-supérieur de cette dernière se voit le *foramen de Rivinus*, regardé comme constant par BOCHDALEK, sans que la chose soit définitivement établie (POLITZER). — Quant au *triangle lumineux de Wilde* dont le sommet correspond à l'ombilic du tympan, il est dû a la réflexion des rayons lumineux sur la partie antéro-inférieure de la membrane qui est concave en dehors.

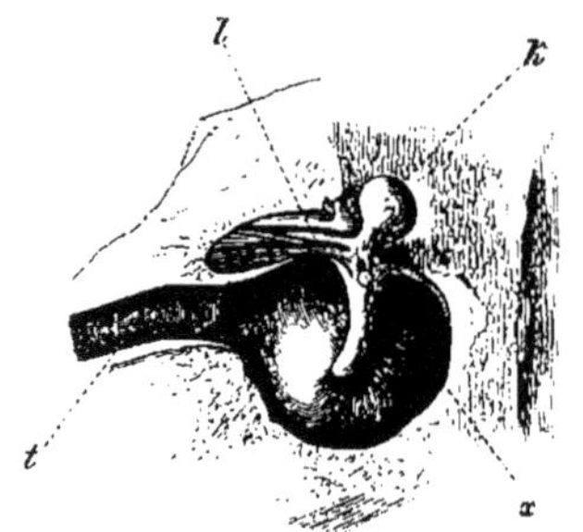

FIG. 167. — Oreille moyenne vue de dedans.

t, trompe d'Eustache ; — *l*, longue apophyse du marteau avec son ligament ; — *k*, tête du marteau ; — *x*, point d'insertion du muscle tenseur de la membrane du tympan (muscle interne du marteau).

Structure. — Bien que très mince et translucide, la membrane du tympan est formée de plusieurs feuillets superposés qui sont : 1° un *externe* ou *cutané* à faible stratum conjonctif, prolongement de la peau très amincie qui tapisse le conduit auditif ; — 2° un *interne* ou *muqueux* à faible stratum conjonctif et comprenant quelques villosités vasculaires (*villosites de Gerlach*) ; — 3° un *moyen* ou *fibreux* formé de deux couches : l'une externe à *fibres radiées* se portant de la périphérie au centre, et adhérant au manche du marteau ; l'autre interne, à *fibres circulaires*. — Entre les faisceaux de tissu fibreux, on rencontre des corpuscules étoilés, *corpuscules de Trœltsch*, et des fibres fusiformes que EVERARD HOME et PRUSSAK ont considérées comme des fibres musculaires lisses. — Le manche du marteau est situé dans l'épaisseur même du feuillet fibreux de la membrane du tympan, et la corde du tympan glisse entre la couche fibreuse et la couche muqueuse. — Au niveau de l'interruption du cercle tympanal (1) le feuillet fibreux se confond avec le périoste du conduit auditif externe.

Les *vaisseaux* de la membrane du tympan forment deux réseaux, l'un dermique, l'autre muqueux, anastomosés entre eux à la périphérie de la membrane, *cercle vasculaire*. Le réseau dermique a pour origine une branche artérielle de l'auriculaire profonde ; — cette branche suit le bord postérieur du manche du marteau où elle chemine entre deux veinules : à ce niveau l'artère et les veines entrent en relation par de nombreuses ramifications avec la couronne vasculaire périphérique et par l'intermédiaire de celle-ci avec les vaisseaux de la caisse et du conduit auditif. — Le réseau muqueux naît d'une artériole de la caisse qui court parallèlement au manche du marteau dans l'épaisseur de la muqueuse.—

(1) L'os tympanal a la forme non pas d'un cercle complet, mais d'une faucille; son interruption de 2 à 3 millimètres d'étendue est située à sa partie supérieure. Séparable du rocher chez le fœtus, il fait corps avec lui chez l'adulte.

Un troisième réseau existe dans l'épaisseur du feuillet fibreux. Les artères viennent de la tympanique et de la stylo-mastoïdienne. — Les *lymphatiques* forment trois réseaux correspondant aux trois réseaux sanguins (Kessel). Les nerfs forment de riches plexus autour des vaisseaux, et ces pléxus portent de petits ganglions (Kessel) ; ils proviennent du rameau auriculaire du pneumogastrique et peut-être aussi du rameau de Jacobson.

La membrane du tympan a pour *usage* de transmettre à l'air de la caisse et à la chaîne des osselets de l'ouïe les vibrations qu'elle reçoit de l'extérieur.

2° Paroi interne ou labyrinthique de la caisse du tympan. — Elle présente : 1° au centre, une saillie mamelonnée, le *promontoire* (2, fig. 168), correspondant à l'origine du limaçon et présentant trois sillons qui convergent en bas en un canal qui s'ouvre sur la face inférieure du rocher, *orifice inférieur du canal de Jacobson* (12, fig. 169) ; ces rainures logent le rameau de Jacobson et ses divisions (t. I, p. 897) ; — 2° au-dessus du promontoire, un orifice allongé, réniforme et à grand diamètre horizontal, la *fenêtre ovale, ouverture vestibulaire du tympan* (1, fig. 168), s'ouvrant au fond d'une sorte d'excavation, *fossette* ou *niche de la fenêtre ovale*, et établissant une communication entre la caisse et le vestibule : cette fenêtre est fermée par la base de l'étrier, et au-dessus d'elle on aperçoit la *saillie de l'aqueduc de Fallope;* — 3° au-dessous et en arrière du promontoire, un orifice arrondi, la *fenêtre ronde, ouverture cochléaire du tympan* (4, fig. 168), qui s'ouvre au fond d'une fossette, *niche de la fenêtre ronde*, et conduit dans la rampe tympanique du limaçon : elle est fermée par une membrane, le *tympan secondaire*, et au fond de sa niche on aperçoit une lamelle, moitié osseuse, moitié fibreuse, qui n'est autre que le commencement de la lame spirale du limaçon ; — 4° en arrière du promontoire et de la fenêtre ovale, une saillie conoïde canaliculée, la *pyramide* (2, fig. 169), percée à son sommet d'un petit trou, orifice supérieur du canal dont elle est traversée et par lequel passe le tendon du muscle de l'étrier : le canal de la pyramide qui loge le muscle de l'étrier, se porte en bas et en arrière, en marchant parallèlement à la portion verticale de l'aqueduc de Fallope, et s'ouvre en bas, soit dans le canal de Fallope, soit à la base du rocher, en dedans du trou stylo-mastoïdien ; — 5° au-dessous de la pyramide, une excavation cratériforme, *fossette sous-pyramidale* (5, fig. 169), au fond de laquelle on voit des pertuis vasculaires ; — 6° au-devant du promontoire et de la fenêtre ovale, sous la saillie du canal de Fallope, l'orifice d'une saillie tubuliforme analogue à la saillie pyramidale, *orifice tympanique du muscle interne du marteau*, qui laisse passer le muscle du même nom (9, fig. 169). — Situé immédiatement au-dessus de la portion osseuse de la trompe d'Eustache, dont il n'est séparé que par une lamelle osseuse très fragile (canal musculo-tubaire), le conduit du muscle du marteau, qui contient le muscle de ce nom, se porte en haut et en arrière ; arrivé au-devant de la fenêtre ovale, il se coude pour se porter en dehors et se terminer par l'orifice que nous venons de décrire. — Sur les os préparés, la partie externe de cet orifice est souvent détruite, de telle façon qu'il se montre sous l'aspect d'une gouttière ouverte en dehors, représentant ce que les auteurs appellent le *bec de cuiller* (HUGUIER).

3° **Circonférence de la caisse du tympan**. — 1° En haut, *paroi*

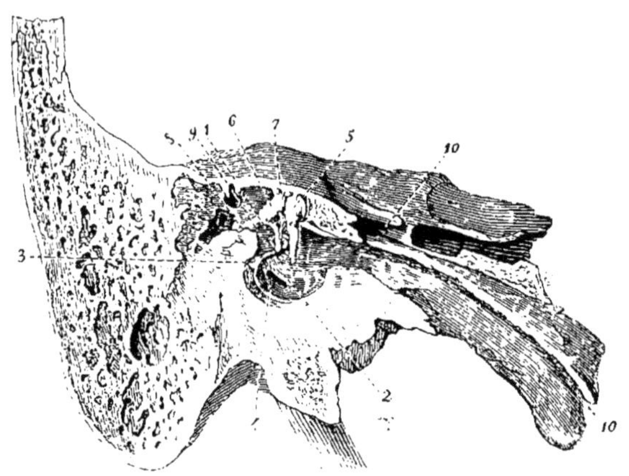

FIG. 168. — Paroi interne de la cavité du tympan.

1, fenêtre ovale et étrier; — 2, promontoire; — 3, pyramide; — 4, fenêtre ronde; — 5, marteau et son ligament supérieur; — 6, enclume; — 7, ligament supérieur de l'enclume; — 8, son ligament postérieur; — 9, muscle de l'étrier; — 10, 10, trompe d'Eustache.

supérieure ou *crânienne*, *toit du tympan*, elle présente une arrière-cavité qui loge la tête du marteau et le corps de l'enclume : cette paroi est percée d'un grand nombre de pertuis vasculaires qui font communiquer les vaisseaux de la dure-mère avec ceux de la caisse. — 2° En bas, *paroi inférieure* ou *jugulaire*, elle est très étroite et séparée par une lamelle osseuse du golfe de la veine jugulaire. — En arrière, *paroi mastoïdienne*, elle présente en haut une large ouverture, *orifice de l'antre mastoïdien*, qui conduit dans les cellules mastoïdiennes, et un petit trou placé immédiatement en dedans de la rainure du cadre du tympan, *orifice d'entrée de la corde du tympan*. — 4° En avant, *paroi antérieure* ou *tubaire*, elle offre l'*orifice tympanique de la trompe d'Eustache* (fig. 168), la *scissure de Glaser* et l'*orifice de sortie de la corde* : cette paroi répond au canal carotidien.

Le toit de la caisse est parfois perforé, *déhiscence de Hyrtl et Politzer;* — le plancher peut présenter une déhiscence analogue (Friedslowsky). — La paroi postérieure présente assez souvent (Politzer) au-dessous de la pyramide une éminence arrondie que j'appellerai *éminence de Politzer*, et qui est due à la saillie de la base de l'apophyse styloïde. — Le sommet de la pyramide est parfois relié au promontoire par un fil osseux.

2. — Osselets de l'ouïe.

La caisse du tympan est traversée par une chaîne de petits os articulés ensemble, les *osselets de l'ouïe*, et mus par des muscles.

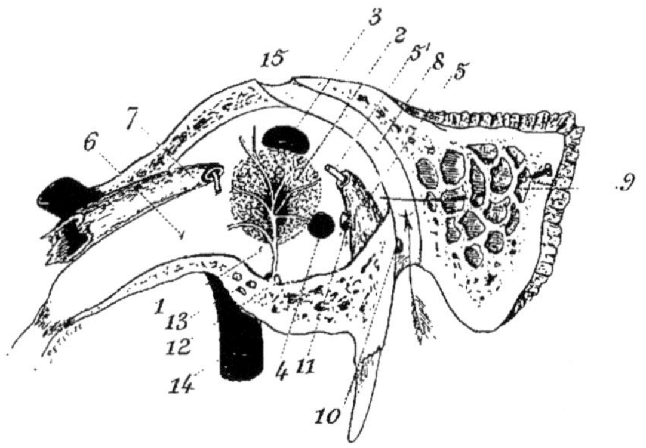

Fig. 169. — Face interne de la caisse du tympan.

1, cavité de la caisse; — 2, promontoire où courent les rameaux du nerf de Jacobson ; — 3, fenêtre ovale; — 4, fenêtre ronde; — 5, pyramide de laquelle sort le tendon du muscle de l'étrier, 5' ; — 6, trompe d'Eustache ; — 7, conduit du muscle interne du marteau (canal musculo-tubaire) terminé par le bec de cuiller, sur lequel se réfléchit le tendon du muscle du marteau ; — 8, canal de Falloppe ; — 9, cellules mastoïdiennes; — 10 et 11, orifices pour le passage de la corde du tympan ; — 12, orifice du nerf de Jacobson; — 13, conduits carotico-tympaniques; — 14, artère carotide interne ; — 15, hiatus de Fallope.

Cette chaîne s'étend de la membrane du tympan à la fenêtre ovale et comprend quatre osselets, qui sont : le *marteau*, l'*enclume*, le *lenticulaire* et l'*étrier*.

1° Marteau. — C'est le plus externe des osselets. — Il est placé verticalement et rappelle par sa forme celle de l'instrument dont il porte le nom (5, fig. 168, et M, fig. 171). — Long de 6 à 7 millimètres, il présente une *tête*, un *manche*, un *col* et deux *apophyses*. — La *tête*, ovoïde, située dans l'arrière-cavité du tympan, porte une surface articulaire tournée en arrière, qui se met en rapport avec l'enclume; — elle est supportée par une portion rétrécie, le *col*, d'où partent deux *apophyses*, l'une, externe et courte, qui soulève la membrane du tympan vers sa partie supérieure ; l'autre, antérieure et longue, *apophyse grêle de Raw*, *processus gracilis*, qui s'engage dans la scissure de Glaser et donne attache au prétendu muscle externe du marteau. — Le *manche* du marteau continue le col de l'os, en faisant cependant avec lui un angle ouvert en dedans ; implanté dans la couche fibreuse de la membrane du tympan qu'il attire en dedans et dont il détermine le bombement, il décrit une sorte de courbe en S, et se termine par une extrémité arrondie qui répond au centre de la membrane tympanique.

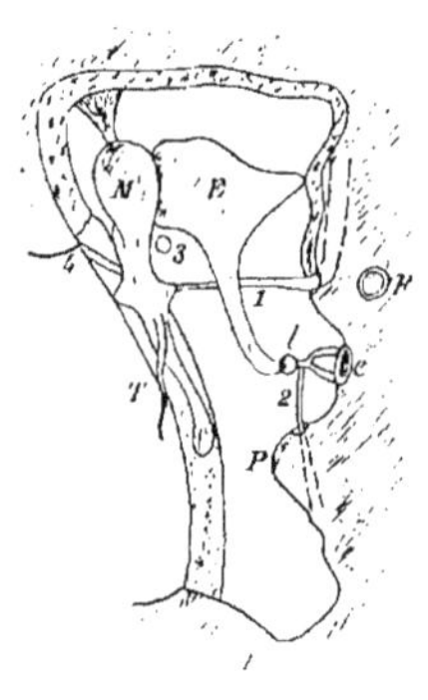

Fig. 170. — Caisse du tympan vue d'en haut.

T, membrane du tympan ; — M, marteau ; — E, enclume ; — *l*, lenticulaire ; — *e*, étrier, — P, promontoire ; — F, coupe de l'aqueduc de Fallope ; — 1, muscle interne du marteau ; — 2, muscle de l'étrier ; — 3, coupe de la corde du tympan ; — 4, ligament de Cassérius.

1° Enclume. — Comparée encore à une molaire à deux racines, l'*enclume* présente un *corps* et deux *branches* (6, fig. 168, et E, fig. 171). — Le *corps*, irrégulièrement quadrilatère, un peu aplati de dehors en dedans, est logé dans l'arrière-cavité tympanique ; — il présente en avant une surface articulaire concave qui se met en rapport avec la facette correspondante de la tête du marteau. — De ses deux branches, la supérieure, *courte apophyse de l'enclume*, se porte horizontalement en arrière pour se fixer par son sommet dans une dépression de la caisse ; — la branche inférieure, *longue apophyse de l'enclume* (E', fig. 171), se porte verticalement en bas, parallèlement au manche du marteau, et se recourbe en dedans à son extrémité inférieure, qui s'excave pour recevoir l'os lenticulaire.

2° Os lenticulaire. — L'*osselet lenticulaire de Sylvius* a la forme d'un petit disque (*l*, fig. 170), interposé entre l'extrémité de la longue apophyse de l'enclume, avec laquelle il est presque toujours soudé, et la tête de l'étrier.

3° Étrier. — Découvert par Ingrassias, bien que Eustache, Colombus et Vésale s'en soient attribué la paternité ; étendu horizontalement de l'os lenticulaire à la fenêtre ovale, l'*étrier* présente une *tête* qui s'articule avec l'os lenticulaire ; une *base* qui s'adapte à la fenêtre ovale qu'elle obture ; — deux *branches* qui se portent de la tête aux deux extrémités de la base en interceptant entre elles une ouverture : la branche antérieure est presque droite, la postérieure plus courbée. — La tête est supportée par un *col* où s'attache en arrière le tendon du muscle de l'étrier (2, fig. 170).

Articulations et ligaments des osselets. — Les osselets sont réunis entre eux par des surfaces articulaires encroûtées de cartilages, en un mot, par de véritables articulations, comprenant synoviale et capsule fibreuse périphérique. Ils sont, de plus, réunis à la paroi de la caisse par des ligaments à distance.

a. *Articulations.* — Elles sont au nombre de trois : l'*articulation du marteau avec l'enclume*, l'*articulation de l'enclume et du lenticulaire avec l'étrier*, et l'*articulation de la base de l'étrier avec le pourtour de la fenêtre ovale.*

L'*articulation du marteau avec l'enclume* ou *articulation mal-*

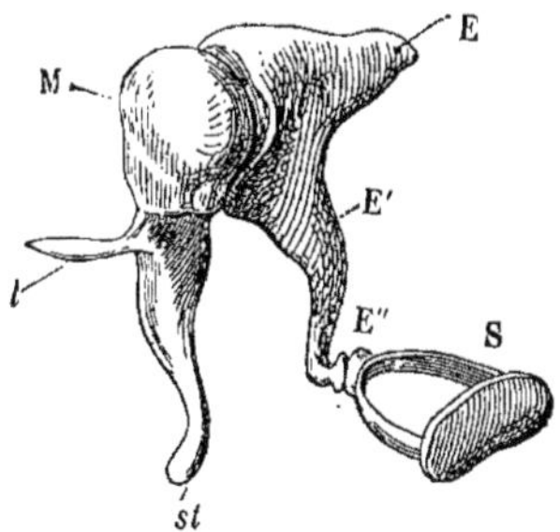

Fig. 171. — Osselets de l'ouïe.

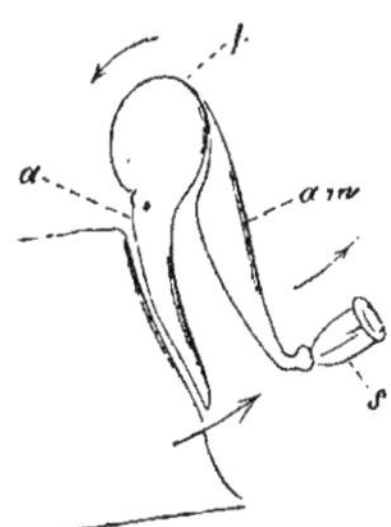

Fig. 172. — Mouvements de la chaîne des osselets.

Fig. 171. — M, tête du marteau; — *st*, longue apophyse ou manche; — *l*, apophyse grêle ; — E, enclume (apophyse supérieure); — E', longue apophyse de l'enclume ; — E'', os lenticulaire; — S, étrier.

Fig. 172. — *a*, manche du marteau enchâssé dans la membrane du tympan ; — *h*, tête du marteau ; — *am*, enclume ; — *s*, étrier. — Les flèches indiquent le courant des mouvements (mouvement de sonnette).

léo-incique est une articulation par emboîtement réciproque ; — les ligaments sont représentés par une capsule fibreuse périphérique, qui détacherait dans l'interligne articulaire un ménisque cunéiforme (Pappenheim, Rüdinger, Politzer).

L'*articulation de l'enclume avec l'étrier* serait une énarthrose dans laquelle l'os lenticulaire, soudé à l'extrémité coudée de la longue apophyse de l'enclume, jouerait le rôle d'une tête. — Il y a une capsule périphérique (Eisell). — Cependant Brunner considère cette articulation comme une synchondrose.

L'*articulation stapédio-vestibulaire* est une articulation mobile par juxtaposition, dans laquelle une membrane fibro-élastique réunit la base de l'étrier au pourtour de la fenêtre ovale (Eisell, Buck, Brunner). Le pourtour de l'articulation serait même encroûté de cartilage, selon TOYNBEE et MAGNUS, fait que conteste VOLTOLINI. — Enfin, pour HENLE, la base de l'étrier ne serait rattachée au pourtour de la fenêtre ovale que par le périoste et la muqueuse, et non par un ligament annulaire distinct et spécial.

b. *Ligaments des osselets.* — Ils comprennent les ligaments du marteau et les ligaments de l'enclume. — Les *ligaments du marteau* sont : 1° un *ligament supérieur* ou *suspenseur*, étendu du sommet de la tête de l'os au toit de la caisse ; — 2° un *ligament antérieur* (appelé à tort *muscle antérieur du marteau*), qui s'attache à la partie externe du col du marteau, passe à travers la scissure de Glaser et va s'insérer à l'épine du sphénoïde ; — 3° un *ligament externe*, qui s'étend de la base du manche du marteau à la partie postéro-supérieure du cercle tympanal, *ligament de Cassérius* (4, fig. 170).

Les *ligaments de l'enclume* sont : 1° un *ligament supérieur*, qui s'étend du corps de l'os à la voûte de la caisse ; — 2° un *ligament postérieur*, qui attache le sommet de la courte apophyse de l'enclume à la paroi postérieure de la caisse : pour quelques-uns, il y aurait là une véritable articulation.

Les osselets de l'ouïe ne se sont mis en relations avec l'oreille que secondairement. A partir des Amphibiens jusqu'aux Mammifères, l'étrier s'est appliqué contre le labyrinthe et constitue la *columelle*, unique osselet de l'oreille moyenne qui unit le labyrinthe à la membrane du tympan. — C'est chez les Mammifères que pour la première fois le marteau et l'enclume se détachent de l'arc maxillaire et viennent se placer dans la caisse.

Muscles des osselets. — Les *muscles des osselets* ou *muscles intérieurs de l'oreille* sont au nombre de deux : le *muscle interne du marteau* et le *muscle de l'étrier* (1).

a. *Muscle interne du marteau.* — C'est un petit faisceau allongé contenu dans un canal osseux, *canal du muscle interne du marteau*, situé au-dessus de la portion osseuse de la trompe d'Eustache (1, fig. 170). — Il s'*insère* à l'épine du sphénoïde, derrière le trou petit rond, et à la portion cartilagineuse de la trompe ; — de là il s'enfonce dans le canal osseux qui lui est destiné, et se termine sur un tendon qui se réfléchit à angle droit sur le coude du canal, se porte en dehors et va s'attacher à la face interne et inférieure du col du marteau, immédiatement au-dessous de l'apophyse grêle de Raw. — A ce muscle est annexée une gaine qui joue le rôle d'un ligament tubiforme tenseur de la membrane du tympan (TOYNBEE).

(1) Le muscle décrit sous le nom de *muscle antérieur* ou *externe du marteau* paraît n'être qu'un ligament qui part de l'épine du sphénoïde et traverse la scissure de Glaser, où il prend également insertion, pour venir s'attacher sur la courte apophyse du marteau. — Nous l'avons décrit sous le nom de *ligament antérieur du marteau*.

— Il se réfléchit sur l'orifice tympanique du canal osseux, à l'aide d'une petite bourse séreuse.

Il est *tenseur de la membrane du tympan;* — de plus, par suite d'un mouvement de bascule facile à comprendre (fig. 172), il enfonce l'étrier dans la fenêtre ovale et *imprime des ondulations au liquide labyrinthique.*

b. *Muscle de l'étrier* (2, fig. 169 et 170). — Il naît dans le canal de la pyramide et donne naissance à un petit tendon filiforme qui sort par l'orifice du sommet de la pyramide et se réfléchit en avant pour aller s'attacher sur la face postérieure du col de la tête de l'étrier. — Il glisse sur l'orifice du sommet de la pyramide à l'aide d'une gaine séreuse.

Il enfonce la partie postérieure de la base de l'étrier dans la fenêtre ovale et *ébranle le liquide labyrinthique;* — de plus, pour les uns (SAPPEY, etc.), il relâche la membrane du tympan (*laxator tympani*), tandis que pour d'autres il est tenseur de cette membrane (*tensor tympani*). — BONNAFONT le considère comme tenseur de la membrane du tympan pour les sons graves; — TILLAUX comme modérateur de l'action du muscle interne du marteau.

Le muscle interne du marteau est innervé par une branche de la racine motrice du trijumeau venant du ganglion otique (POLITZER), pour d'autres par le facial (t. I, p. 999); — le muscle de l'étrier reçoit son nerf du facial.

Usages de la chaîne des osselets. — La fenêtre ronde n'a dans l'audition qu'un rôle passif: elle permet, par son élasticité (tympan secondaire), le mouvement du liquide labyrinthique que tendent à produire les secousses communiquées à la membrane de la fenêtre ovale par la chaîne des osselets.

Cette chaîne, qui est l'homologue de la columelle des Sauropsidés et des Mammifères inférieurs, agit sur la membrane du tympan et sur la membrane de la fenêtre ovale par suite d'un mouvement de sonnette (HUGUIER). Elle transmet au liquide du labyrinthe par l'intermédiaire de la fenêtre ovale, les ondes sonores qu'elle reçoit de la membrane du tympan (fig. 172). Aussi la rupture de cette chaîne entraîne-t-elle la surdité. Il en est également de même dans l'épaississement pathologique de la membrane du tympan ou l'ankylose des osselets par suite d'otite chronique moyenne scléreuse. C'est alors que rétractée, la chaîne des osselets presse sur le liquide du vestibule d'une façon anormale et excite d'une façon intempestive et exagérée les filets du nerf auditif. D'où la réaction *son;* car comme le nerf optique, lorsqu'on l'excite, réagit *lumière*, le nerf acoustique, lorsqu'il est impressionné, réagit *son.* Aussi dans ces conditions, survient-il du *bourdonnement*, celui-ci étant à l'oreille ce que la phosphène est à l'œil.

3. — Muqueuse de la caisse du tympan.

La *muqueuse de la caisse* est mince, blanc rosé, intimement soudée au périoste sous-jacent; — elle tapisse toute la surface de la caisse, enveloppe la chaîne des osselets, s'enfonce dans l'antre mastoïdien et se continue avec la muqueuse de la trompe d'Eustache, et par elle avec celle de l'arrière-cavité des fosses nasales. — Elle forme en outre des plis vasculaires qui s'étendent des osselets à la paroi de la caisse.

Elle est constituée par un stratum connectif dans lequel courent les vaisseaux et les nerfs, et d'un épithélium de recouvrement. — Le stratum connectif est subdivisé en deux couches, dont la profonde doit être considérée comme le périoste de la paroi osseuse de la caisse (fibro-muqueuse); — l'épithélium est pavimenteux sur la membrane du tympan et la chaîne des osselets, vibratile partout ailleurs (KÖLLIKER, POLITZER). — A la partie antérieure de la caisse, la muqueuse renferme des glandes en tube (TRÖLTSCH, KRAUSE, WENDT, POLITZER).

Les *artères* de la caisse viennent : 1° de la stylo-mastoïdienne par un rameau qui pénètre dans la caisse en passant par le conduit de la corde du tympan (1);— 2° de la carotide interne par des ramuscules qui traversent la paroi antérieure de la caisse; — 3° de la méningée moyenne par des rameaux qui passent à travers le toit de la caisse; — 4° de la maxillaire interne par la tympanique.

Les *veines* suivent un trajet irrégulier et vont se jeter pour la plupart dans le golfe de la veine jugulaire en traversant la paroi inférieure de la caisse. — Les relations vasculaires ne manquent pas entre l'oreille moyenne et le labyrinthe à travers la paroi osseuse qui les sépare (POLITZER).

Les *nerfs* de la muqueuse viennent: 1° du rameau auriculaire du pneumogastrique destiné à la membrane du tympan; — 2° du rameau de Jacobson; — 3° du filet carotico-tympanique ou filet tympanique du plexus carotidien.

4. — Antre mastoïdien.

L'*antre mastoïdien* est creusé dans l'épaisseur de l'apophyse mastoïde. — Il est composé de cellules irrégulières intercommunicantes, *cellules mastoïdiennes*, qui sont à la caisse du tympan ce que sont les sinus aux fosses nasales; c'est dire qu'elles sont remplies d'air. — Ces cellules augmentent en dimensions au fur et à mesure que l'Homme vieillit, et parfois elles s'étendent jusque dans les portions condyliennes de l'occipital (trois fois sur six cents cas, HYRTL) (2). — L'antre mastoïdien communique avec la caisse par une large ouverture infundibuliforme, *canal pétro-mastoïdien*, creusée à la partie supérieure et postérieure de la caisse. Il est tapissé par un prolongement de la membrane muqueuse de la caisse et n'existe ni chez le fœtus ni dans le jeune âge.

L'orifice pétro-mastoïdien est parfois fermé par une membrane résistante (cinq fois sur soixante-huit cas : ZOJA); — la paroi qui sépare l'autre du sinus latéral peut être perforée (POLITZER), et l'on a observé la même chose pour la paroi externe ou sous-cutanée (POLITZER, SCHWARTZE).

(1) On peut se demander pourquoi la corde du tympan traverse la caisse. — On sait que la corde excite la salivation; — ce nerf, par suite de sa situation, participe aux excitations de la caisse par les ondes sonores. Cette excitation détermine la sécrétion continue d'une certaine quantité de salive; or la salive sécrétée est déglutie et nous savons quel rôle joue la déglutition pour maintenir la perméabilité de la trompe d'Eustache et renouveler l'air de la caisse.

(2) Chez les Oiseaux, cette cavité accessoire de la caisse du tympan est beaucoup plus vaste : elle s'étend jusque dans la base du crâne. — Chez les Ruminants et les Solipèdes elle se prolonge dans l'apophyse paramastoïde, — chez les Paresseux dans l'apophyse zygomatique. — Nous avons vu que chez certains animaux (Carnassiers, Rongeurs, etc.) la caisse elle-même se prolonge en bas sous la forme d'une grosse ampoule (t. I, p. 84).

5. — Trompe d'Eustache.

La *trompe d'Eustache* est un canal dirigé en avant, en bas et en dehors, étendu de la caisse du tympan dans l'arrière-cavité des fosses nasales (10, fig. 168). Ce canal, long de 3 à 4 centimètres, est rétréci à sa partie moyenne, *isthme de la trompe*, et dilaté à ses deux extrémités. — Il peut donc être considéré, selon la remarque de Valsalva, comme formé de deux tubes coniques réunis par leur sommet. — Le cône supérieur, *cône tympanique*, s'ouvre dans la caisse; le cône inférieur, *cône guttural*, s'ouvre dans le pharynx. — La longueur du cône guttural occupe les deux tiers de la longueur totale du canal, et en chiffres ronds le cône tympanique mesure 10 à 12 millimètres, tandis que le cône guttural en comprend 30 à 34. — En outre, la trompe n'est pas rectiligne; en s'unissant l'une à l'autre, ses deux portions forment un angle très obtus, ouvert en bas.

La trompe est inclinée sur l'horizon de 40 degrés, et de 135 degrés (Henle) sur l'axe du conduit auditif externe. — Aplatie latéralement, elle répond dans sa portion gutturale : en dehors, au péristaphylin externe, au ptérygoïdien interne et à la base de l'apophyse ptérygoïde, parfois excavée pour son passage; — en dedans, au péristaphylin interne et à la muqueuse du pharynx. — Dans sa portion tympanique, elle est en rapport en haut avec le conduit du muscle interne du marteau; en dedans, avec le canal carotidien.

L'*orifice tympanique*, infundibuliforme, s'ouvre à la partie antérieure et supérieure de la caisse; — il mesure 4 millimètres dans son diamètre transversal, et 5 millimètres dans son diamètre vertical. — L'*orifice pharyngien*, très évasé, *pavillon de la trompe*, est situé sur la partie latérale et supérieure du pharynx, à 7 centimètres de l'orifice des narines et sur le prolongement du cornet inférieur, à 12 ou 14 millimètres de son extrémité postérieure; — le relief de son bord postérieur détermine une dépression, située derrière lui, *fossette de Rosenmüller*. — Il mesure 6 millimètres dans son diamètre vertical. — Les diamètres de l'isthme ne dépassent pas 2 sur 3 millimètres.

Structure. — La trompe d'Eustache se compose de deux portions, une *osseuse*, l'autre *fibro-cartilagineuse*.

La *portion osseuse* occupe l'angle rentrant des portions pierreuse et écailleuse du temporal. — Elle répond au cône tympanique et présente la forme d'un conduit prismatique et triangulaire, à bords mousses et évasé à son extrémité tympanique. — Une lamelle osseuse mince, parfois incomplète, le sépare du canal du muscle du marteau, *canal musculo-tubaire*, qui est situé au-dessus et suit exactement sa direction.

La *portion fibro-cartilagineuse* correspond à la portion gutturale de la trompe. — Elle est formée : 1° d'une *lame cartilagineuse* triangulaire, repliée sur elle-même en gouttière ouverte en bas et en dehors ; — 2° d'une *lame fibreuse* qui se fixe sur les bords de la gouttière cartilagineuse et complète le canal tubaire dans sa moitié externe. — A son bord supérieur la gouttière cartilagineuse est ordinairement recourbée en véritable crochet ; parfois même cette portion constitue un petit cartilage distinct uni au premier par du tissu fibreux. — Au reste, le cartilage de la trompe peut présenter des incisures et être multiple (ZUCKERKANDL, URBANTSCHITSCH, TILLAUX, etc.).

La *base* de la lame cartilagineuse qui forme le pavillon est échancrée à sa partie moyenne et présente deux angles mousses et allongés ; — son *sommet* s'unit à la portion osseuse de la trompe et son bord supérieur est fixé à la base du crâne, le long de la suture sphéno-pétreuse et plus bas à l'aile interne de

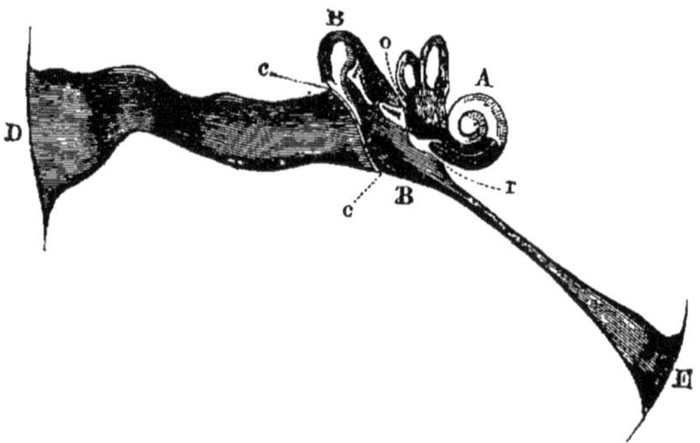

FIG. 173. — Vue générale de l'organe de l'ouïe.

D, conduit auditif externe ; — *c*, *c*, membrane du tympan ; — B, B, caisse du tympan, contenant la chaîne des osselets ; — O, fenêtre ovale ; — *r*, fenêtre ronde ; — A, labyrinthe ; — B, E, trompe d'Eustache.

l'apophyse ptérygoïde. — La portion fibreuse est renforcée par les fibres du tendon du muscle péristaphylin externe qui s'insère sur elle.

La *muqueuse* de la trompe d'Eustache est la continuation de celle de la portion nasale du pharynx et se prolonge dans la caisse du tympan. — Elle est rattachée à la charpente sous-jacente par un tissu conjonctif plus ou moins serré suivant les régions et porte un épithélium stratifié à cils vibratiles et des glandes en grappes analogues à celles du pharynx. Ces glandes, très nombreuses près du pavillon, diminuent au fur et à mesure que l'on remonte vers la caisse. — Elle contient en outre des follicules clos, *tonsille de la trompe*, *amygdale de Gerlach*.

Les *artères* de la trompe viennent de la pharyngienne ascendante et de la vidienne ; ses *veines* suivent le même trajet que les artères. — Le réseau lymphatique est très développé dans la portion gutturale et se continue avec celui du pharynx et du voile du palais. — Les *nerfs* proviennent du rameau de Jacobson et du plexus pharyngien. — La trompe d'Eustache a pour usage d'établir une communication permanente entre les voies aériennes et la caisse du tympan. C'est un canal de ventilation destiné à renouveler l'air de la caisse et à maintenir l'équilibre de pression sur les deux faces de la membrane du tympan. — C'est au moment de la déglutition et sous l'action du muscle sphéno-salpingo-staphylin (dilatateur de la trompe) que s'ouvre la trompe et que l'air pénètre dans l'oreille moyenne.

C. — OREILLE INTERNE

L'*oreille interne* ou *labyrinthe* est la partie essentielle de l'appareil auditif. — Elle est située dans l'épaisseur du rocher en dedans et un peu en arrière de la caisse du tympan, obliquement dirigée d'arrière en avant et de dehors en dedans, c'est-à-dire qu'elle suit l'axe de la portion pierreuse du temporal. — Elle se compose de deux parties : l'une osseuse, enveloppante et protectrice, *labyrinthe osseux;* l'autre, membraneuse, enveloppée et sensible, dans laquelle viennent se ramifier les branches du nerf acoustique, *labyrinthe membraneux.*

A. — *Labyrinthe osseux.*

Préparation. — Prenez un temporal frais et attaquez-le avec la lime et le burin maniés à la main de la façon suivante : 1° enlevez toute la substance osseuse située au-devant du canal demi-circulaire vertical antérieur en taillant suivant le plan de ce canal, c'est-à-dire perpendiculairement à l'axe du rocher, et ensuite achevez de le débarrasser de la substance osseuse qui l'entoure ; — 2° procédez de la même façon pour les deux autres canaux semi-circulaires ; — 3° enlevez la paroi supérieure du vestibule et dégagez les aqueducs du vestibule et du limaçon en attaquant le rocher par sa face postérieure ; — 4° ouvrez le conduit auditif interne par sa paroi supérieure pour voir la *lamina perforata;* — 5° faites une coupe curviligne verticale passant par le trou stylo-mastoïdien et la base du limaçon, c'est-à-dire partant du sinus latéral et aboutissant en dehors du canal carotidien, de façon à séparer l'oreille interne de l'oreille moyenne : cette coupe permet de voir sur le fragment interne l'aqueduc de Fallope dans presque toute son étendue, la fenêtre ovale, le promontoire, la fenêtre ronde et les rampes du limaçon ; — 6° faites une coupe verticale (sur un autre rocher) parallèle à l'axe du rocher et rasant le conduit auditif interne, c'est-à-dire la base de la columelle : sur les fragments vous voyez alors très bien les détails des parois du vestibule, — 7° faites encore (sur un autre rocher) deux coupes verticales et transversales du rocher, l'une passant immédiatement derrière la fenêtre ovale, et l'autre immédiatement au-devant de la base de la columelle : vous voyez alors sur le fragment intermédiaire : *a.* sur le plan de la coupe postérieure, la cavité du vestibule avec la fossette hémisphérique et la crête transversale qui la sépare de la fossette ovale, les cinq taches criblées qui correspondent aux trous du fond du conduit auditif, et l'entrée de la rampe tympanique ; — *b.* sur le plan de la coupe antérieure, le fond du conduit auditif interne avec l'orifice de l'aqueduc de Fallope au-dessus, et au-dessous de ce dernier une surface criblée de petits trous qui correspondent avec le vestibule en arrière, le limaçon en avant, ainsi que la section de la lame des contours qui laisse voir la lame spirale avec son crochet qui se détache de la columelle pour établir une communication entre les deux rampes du limaçon.

Pendant tout le temps de la préparation on doit s'aider d'une *piece déjà préparée.*

Le travail est beaucoup plus facile sur le temporal d'un fœtus sur lequel on énuclée sans trop de difficultés le labyrinthe osseux, parce que ses parois éburnées sont plongées dans une masse spongieuse friable. — On obtient le moule de la cavité labyrinthique enfin, soit à l'aide d'une injection de colophane, soit en la remplissant avec le mélange fusible de Darcet. On détruit ensuite la substance osseuse avec l'acide chlorhydrique.

Le *labyrinthe osseux* est en contact, par sa surface extérieure, avec le tissu osseux du rocher, avec lequel il fait corps chez l'adulte, mais dont il reste isolable chez le fœtus (fig. 174). — Il est constitué par trois chambres principales, placées parallèlement à l'axe

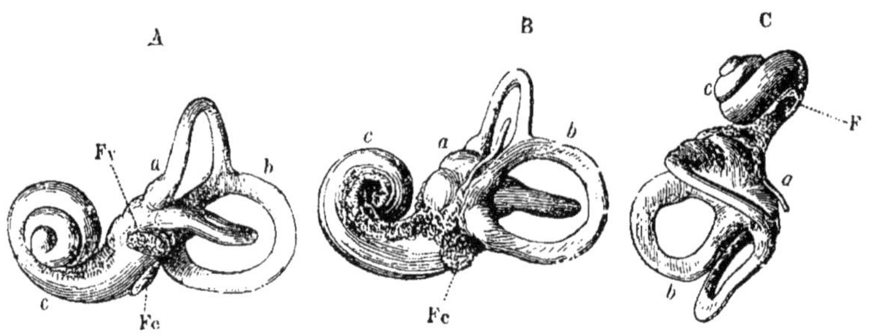

Fig. 174. — Labyrinthe osseux.

Fv, fenêtre ovale ou vestibulaire; — *Fc*, fenêtre ronde ou limacéenne; — *a*, vestibule; — *b*, canaux semi-circulaires; — *c*, limaçon osseux avec le recessus vestibuli.

de la caisse du tympan et communiquant toutes entre elles. — C'est au centre : 1° un espace unique, le *vestibule;* — 2° en arrière, trois canaux en demi-arc de cercle, les *canaux demi-circulaires;* — en avant, un tube contourné à la façon d'une coquille de colimaçon, le *limaçon*. — Enfin, un conduit, *conduit auditif interne*, amène au labyrinthe le nerf acoustique (fig. 175).

1. — Vestibule.

Le *vestibule* est un carrefour ovoïde, aplati latéralement, creusé au centre du rocher. — Ses dimensions peuvent être évaluées à 4 sur 6 millimètres. — Il est situé entre la paroi interne de la caisse en dehors, et le conduit auditif interne en dedans, intermédiaire aux canaux demi-circulaires, qui sont en arrière et un peu au-dessus et en dehors, et au limaçon, qui est en avant, et un peu au-dessous et en dedans. — Il présente à considérer une *paroi interne*, une *paroi externe* et un *pourtour* avec *sept grandes ouvertures* et des *pertuis vasculaires et nerveux*.

a. *Paroi interne*. — Elle est formée par la partie profonde du conduit auditif interne. — Elle présente : 1° une crête demi-circulaire, *crête du vestibule*, qui sépare deux dépressions (fossettes elliptique et hémisphérique) et se termine à sa partie antérieure, au-dessus de la fenêtre ovale, par un renflement triangulaire, *pyramide du vestibule* (8, fig. 180); — 2° près de la pyramide, une tache blanche, *macula major de Morgagni* ou *tache criblée antérieure de Scarpa* (5, fig. 180) : elle est percée d'une vingtaine d'orifices, qui livrent passage aux filets des nerfs utriculaire et ampullaires supérieur et externe; — 3° au-dessus de l'orifice vestibulaire du limaçon et au-dessous de la crête du vestibule, une dépression arrondie, *fossette inférieure* ou *fossette hémisphérique*

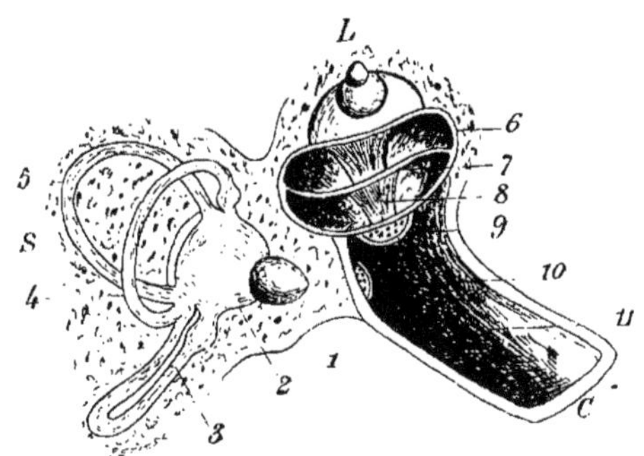

FIG. 175. — L'oreille interne.

C, conduit auditif interne; — L, limaçon; — S, vestibule et canaux demi-circulaires; — 1, saccule; — 2, utricule; — 3, canal demi-circulaire horizontal; — canal demi-circulaire postérieur; — 5, canal demi-circulaire supérieur; — 6, lame des contours; — 7, lame spirale; — 8, columelle; — 9, fossette criblée cochléenne; — 10, fossette criblée vestibulaire; — 11, cavité du conduit auditif interne.

(7, fig. 180), qui loge le *saccule* du labyrinthe membraneux, et présente quatorze à seize trous, *tache criblée moyenne*, *macula minor de Morgagni*, qui livrent passage aux filets du nerf sacculaire; — 4° au-dessus de la crête du vestibule, qui la sépare de la précédente, une dépression ovoïde, *fossette supérieure*, *semi-elliptique* ou *semi-ovoïde* (6, fig. 180), qui répond à l'*utricule* et porte une partie de la *tache criblée antérieure;* — 5° en arrière de la *fossette hémisphérique*, une nouvelle dépression en gouttière, *fossette postérieure* ou *fossette sulciforme de Morgagni* (11, fig. 180), qui présente à son sommet l'*orifice interne de l'aqueduc du vestibule* (9, fig. 180); — 6° en arrière de la fossette sulciforme et près de l'orifice ampullaire du canal vertical postérieur, une nouvelle tache percée de huit à dix pertuis, *tache criblée postérieure*, *macula minima de Morgagni* (10, fig. 180), qui laisse passer les filets du nerf ampullaire inférieur;

— 7° entre les deux branches de bifurcation de la crête du vestibule, une dépression triangulaire, *fossette cochléaire de Reichert* (8, fig. 180), au fond de laquelle on aperçoit une quatrième tache blanche percée de quelques trous, qui livrent passage aux filets du rameau vestibulaire du nerf cochléen (1).

b. *Paroi externe.* — Elle répond à la caisse du tympan et présente l'*orifice de la fenêtre ovale* (5, fig. 166), qui fait communiquer la caisse avec le vestibule.

c. *Pourtour du vestibule.* — Il présente *cinq orifices*, qui répondent à l'*embouchure des canaux demi-circulaires*, et l'*orifice vestibulaire du limaçon*. — Ce dernier est situé sur la *paroi inférieure* ou *plancher du vestibule* au-dessous de la fossette hémisphérique (13, fig. 180); — les cinq autres s'ouvrent deux par deux, soit sur la paroi supérieure ou voûte, soit sur la paroi postérieure du vestibule (4, 4, fig. 180), en empiétant plus ou moins sur la paroi externe.

2. — Canaux demi-circulaires.

On désigne, sous le nom de *canaux semi-circulaires*, trois petits conduits osseux, recourbés en demi-cercle, placés en arrière, en dehors et au-dessus du vestibule dans lequel ils viennent déboucher. — Ils ont une longueur de 12 à 18 millimètres et un calibre de 1 millimètre et demi de diamètre, et sont tous dilatés en ampoule à l'une de leurs extrémités. — D'où leur décrit-on une *extrémité ampullaire* et une *extrémité non ampullaire*. — Ces extrémités s'abouchent dans le vestibule par autant d'orifices, sauf pour deux d'entre elles, qui s'unissent pour s'ouvrir par un seul orifice (1 et 2, fig. 180).

De ces trois canaux, l'un est horizontal, *canal demi-circulaire horizontal* ou *externe;* deux sont verticaux et divisés en antérieur et postérieur, *canal demi-circulaire vertical antérieur* et *canal demi-circulaire vertical postérieur*.

a. Le *canal demi-circulaire vertical antérieur* (canal supérieur de Duverney, *minor* de Valsalva, supérieur et vertical de Winslow) décrit à peu près les deux tiers d'un cercle perpendiculaire à l'axe du rocher (7, fig. 178, A, fig. 179, et 1, fig. 180); — sa convexité regarde en haut et fait saillie sur la face supérieure du rocher (5, p. 175). — Son extrémité antérieure, ampullaire, s'ouvre à la partie supérieure, externe et antérieure du vestibule (4, fig. 180); — sa branche postérieure s'unit au canal vertical postérieur et s'ouvre avec lui à la partie supérieure, externe et postérieure du vestibule.

(1) Tous ces détails ont été très nettement observés par MORGAGNI, à part l'orifice de l'aqueduc du vestibule découvert par COTUGNO.

b. Le *canal demi-circulaire vertical postérieur* (*major* de Valsalva, vertical postérieur de Winslow, inférieur de Duverney) décrit un cercle presque complet, perpendiculaire au précédent et parallèle à l'axe du rocher (8, fig. 178, C, fig. 179, et 2, fig. 180). — Son extrémité ampullaire s'ouvre à la partie inférieure, postérieure et externe du vestibule ; — son extrémité non ampullaire s'ouvre en commun avec l'extrémité non ampullaire du canal précédent.

c. Le *canal demi-circulaire horizontal et externe* (*minimus* de Valsalva, horizontal de Winslow, moyen de Duverney) décrit un demi-cercle à convexité externe (9, fig. 178). — Ses deux extrémités sont assez souvent ampullaires toutes deux ; — il s'ouvre dans le vestibule d'une part, entre la fenêtre ovale, qui est au-dessous, et l'orifice ampullaire du canal vertical antérieur, qui est au-dessus, et d'autre part sur la paroi postérieure du vestibule (3, fig. 180).

La *surface intérieure* des canaux demi-circulaires est lisse et tapissée d'un mince périoste ; — leur *surface extérieure*, nettement délimitée et séparée du rocher chez le fœtus et dans le jeune âge, est complètement soudée et confondue avec l'os chez l'adulte.

3. — Limaçon ou cochlée.

Le *limaçon* est un canal spiral, qui décrit un peu plus de deux tours et demi de spire et affecte la forme d'une coquille d'escargot. — Il est situé dans le rocher, dont l'axe coupe presque perpendiculairement le sien (fig. 165 et 173). — Placé au-devant du vestibule, il répond en dehors à la caisse ; en avant, au canal carotidien ; en haut, au coude de l'aqueduc de Fallope ; — sa base regarde en dedans et en arrière et répond au fond du conduit auditif interne ; — son sommet est tourné en dehors et en avant vers la cavité tympanique.

Le limaçon est essentiellement constitué par un cône creux (lame des contours), enroulé en spirale autour d'un cône plein (columelle) à la surface de laquelle circule une rampe osseuse spiralée (lame spirale osseuse), qui partage le cône creux spiral en deux rampes (rampes du limaçon). — Ainsi constitué (fig. 175), le limaçon offre à considérer : 1° la lame osseuse qui forme ses parois, *lame des contours ;* — 2° l'axe ou colonne autour duquel il s'enroule, *columelle ;* — 3° la cloison qui le partage en deux rampes, *lame spirale ;* — 4° un canal, qui s'ouvre dans l'une de ses rampes, l'*aqueduc du limaçon.*

a. *Lame des contours.* — C'est la paroi même ou écorce du limaçon (4, 4, fig. 176, et C, D, E, F, fig. 177). — Elle forme un tube conoïde, osseux, contourné en spirale, qui décrit deux tours et demi à trois tours de spire; — les tours vont en se rétrécissant de la base au sommet comme dans la coquille d'un Escargot des vignes, et s'adossent les uns aux autres en une paroi simple (1). — Ce canal spiral mesure de 28 à 30 millimètres de long et 2 millimètres de diamètre, mais il décroît au fur et à mesure qu'il s'ap-

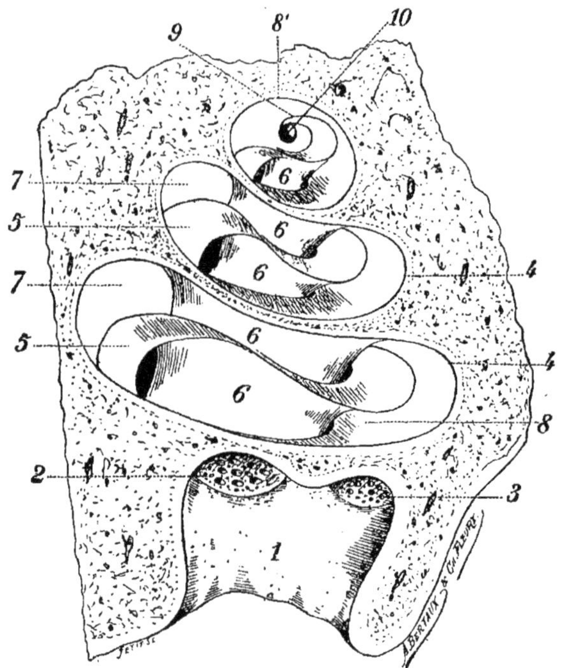

FIG. 176. — Coupe longitudinale du limaçon osseux.

1, méat auditif interne; — 2, lame criblée vestibulaire; — 3, lame criblée cochléenne; — 4, 4, lame des contours; — 5, 5, lame spirale; — 6, 6, columelle; — 7, rampe tympanique; — 8, rampe vestibulaire; — 8', coupole; — 9, 9, hamulus; — 10, hélicotrème.

proche du sommet (*cupula*). — A la base, qui répond au sommet du promontoire (fig. 166), la lame des contours commence par une partie évasée comme le pavillon d'un cor. — Sa surface extérieure, nettement délimitée et séparable du rocher chez le fœtus et dans le jeune âge, est complètement soudée à cet os chez l'adulte; — sa surface intérieure présente une paroi externe, concave, et une paroi interne convexe, attenante et adhérente à l'axe. — Or, dans le der-

(1) Le limaçon droit s'enroule à gauche (*sinistrorsum*), dans le sens opposé à la marche des aiguilles d'une montre (DE CANDOLLE), et le gauche s'enroule à droite (*dextrorsum*) ou dans le même sens que la marche des aiguilles.

nier tour de spire, la paroi interne a cessé d'exister, et la paroi externe forme une sorte de gouttière curviligne, regardant l'axe. La paroi superficielle de cette gouttière, qui termine le sommet du limaçon sans se confondre avec l'axe, constitue une sorte de dôme auquel on a donné le nom de *coupole du limaçon* (8', fig. 176), tandis que sa partie profonde s'enroule en volute au-dessus de l'axe, auquel elle adhère en formant ce que l'on a appelé *l'infundibulum* (10, fig. 176).

b. *Axe ou columelle.* — L'axe du limaçon (*modiolus* de Valsalva, *columelle* de Breschet, *noyau* ou *nucléus* de la coquille de Vieussens) est constitué par une colonnette conoïde creuse, étendue de la base au sommet du limaçon, et autour de laquelle s'enroule la lame spirale. — Long d'environ 2 millimètres et demi, il mesure 3 millimètres de diamètre à sa base et diminue graduellement de volume. — Il est dirigé horizontalement en dehors et en avant ; — perpendiculaire à l'axe du rocher, il forme avec le conduit auditif interne un angle presque droit, ouvert en avant. — Sa base, creusée en entonnoir et percée de trous disposés en une double ligne spirale (*tractus spiralis foraminosus* de Cotugno), correspond au fond du conduit auditif interne. Dans son centre court un canal central, *tubulus centralis modioli*, autour duquel marchent des canalicules plus petits, qui s'infléchissent bientôt régulièrement et sortent pour se répandre sur la lame spirale par des trous régulièrement échelonnés. — L'ensemble de ces conduits suit le trajet spiroïde de la lame spirale et porte le nom de *lame criblée spiroïde.* — Les filets du nerf cochléaire suivent ces conduits pour aboutir au canal spiral de Rosenthal, qui circule autour de la columelle, immédiatement en arrière de la lame spirale et contient le *ganglion spiral* ou *ganglion de Corti* (1, 2, 3, 4, fig. 177). — A la base de la columelle, ces *foramina modioli* commencent par la fossette criblée de trous que nous avons mentionnée, et qui porte le nom de *lame criblée de la base de la columelle ;* — par ces trous s'engagent les filets du nerf acoustique. — Le sommet de la columelle s'évase en forme de cornet (scyphus de Vieussens), qui n'atteint pas la coupole et présente l'orifice du canal central de l'axe par où passe le filet terminal du nerf cochléaire. Sa surface est unie à la paroi interne de la lame des contours et porte une double rainure, taillée en pas de vis, qui correspond aux deux lamelles osseuses de la lame spirale ; — elle est criblée de trous pour le passage des filets du nerf cochléen (surface criblée spiroïde).

c. *Lame spirale.* — C'est une cloison incomplète (elle est complétée en dehors dans l'oreille intacte par la lame spirale membraneuse) qui tourne en spirale dans l'intérieur du tube (canal spiral du limaçon) représenté par la lame des contours, fixée en dedans à la columelle, libre par son bord périphérique (où s'attache la lame spirale membraneuse). — Cette lame divise le canal spiroïde du limaçon en deux parties appelées *rampes du limaçon* (*scalæ*).

Elle commence juste à la partie inférieure du vestibule, au-dessus de la fenêtre ronde, entre cette fenêtre et l'orifice vestibulaire du limaçon, se contourne autour de l'axe du limaçon auquel elle adhère par son bord interne, excepté à la partie supérieure où l'on rencontre une ouverture qui fait communiquer les deux rampes.

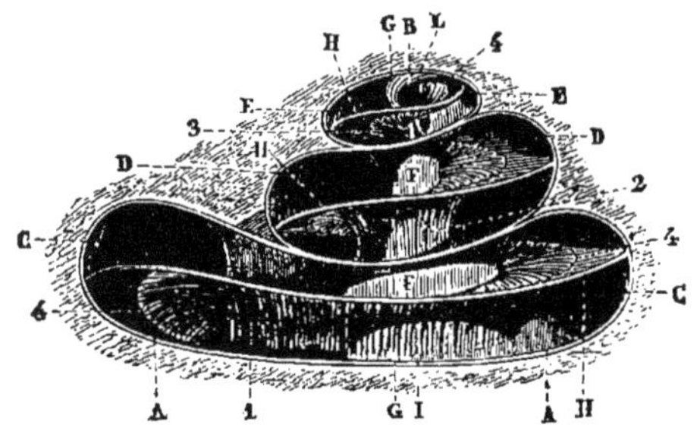

Fig. 177. — Limaçon.

A, base du limaçon; — B, sommet de limaçon; — C, premier tour; — D, second tour; — E, troisième demi-tour; — C, D, E, paroi externe de la lame des contours; — F, paroi interne de la lame des contours; — G, axe ou columelle; — H, H, H, lame spirale; — L, terminaison de la lame spirale; — 1, 2, 3, 4, nerfs du limaçon; — 5, anses nerveuses de terminaison des nerfs sur la lame spirale.

— Elle est constituée par une lame osseuse, large à la base du limaçon, mais diminuant graduellement, à mesure qu'elle s'avance vers le sommet de l'organe. — Dans l'oreille intacte, elle donne attache par son bord externe à la lame spirale membraneuse qui achève l'isolement des deux rampes l'une de l'autre (voy. p. 299). — Son sommet, effilé en forme de crochet, *bec, hamulus, rostrum* (9, fig. 176), n'atteint pas tout à fait la coupole; il se confond avec le sommet de la columelle, mais son rebord concave est détaché de l'axe; il s'ensuit qu'il reste à ce niveau un orifice, *hélicotrème de Breschet, hiatus de Scarpa, canalis communis scalarum de Cassebohm, infundibulum de Cotugno* (10, fig. 176), qui met en communication les deux rampes du limaçon.

La lame spirale osseuse est formée de deux lamelles superposées et séparées l'une de l'autre à la base de la lame (à son union avec la columelle); — dans cet écartement des deux feuillets, tout près de l'axe, est situé le canal spiral de Rosenthal qui loge le ganglion spiral de Corti. — Ces deux lamelles sont indépendantes pour les uns (Krause, Deiters, Coyne), réunies entre elles par des travées où se tamisent les filets émergents du ganglion spiral pour d'autres (KÖLLIKER, CORTI). — LŒVENBERG admet, de son côté, les deux dispositions.

Les deux faces de la lame spirale, mais surtout l'inférieure, sont creusées de sillons parallèles et perpendiculaires au grand axe de la lame, et destinés à recevoir les rameaux du nerf acoustique. — Ces sillons correspondent aux *colonnes de la rampe du tympan de Cotugno*, qui proéminent dans la rampe tympanique, sortes de

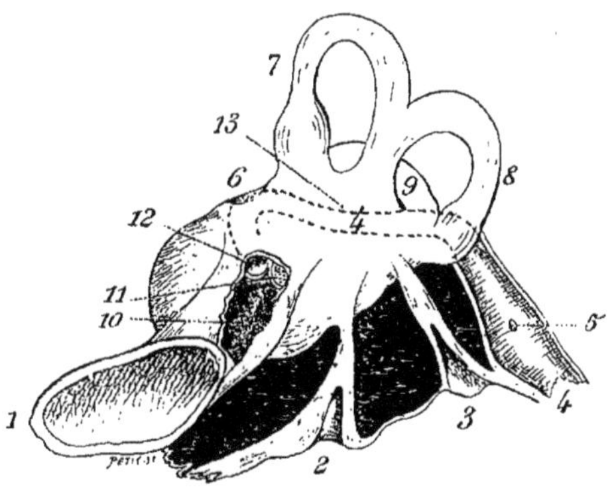

FIG. 178. — Labyrinthe osseux, vu d'en arrière et un peu de profil.

1, orifice interne du conduit auditif interne avec, 10, fenêtre faite à sa paroi supérieure pour permettre à l'œil de plonger dans sa cavité, où il y aperçoit la tache criblée spiroïde (11), et l'orifice interne du canal de Fallope (12); — 2, aqueduc du limaçon; — 3, aqueduc du vestibule; — 4, 4, canal de Fallope, avec 5, orifice de la corde du tympan dans son intérieur; — 6, hiatus de Fallope; — 7, 8 et 9, canaux demi-circulaires; — 13, vestibule.

canalicules qui partent de la lame criblée spiroïde, se portent entre les deux feuillets osseux de la lame spirale, pour venir aboutir au canal spiral de Rosenthal.

d. *Rampes du limaçon.* — Les deux rampes du limaçon résultent de la division du tube cochléen par la cloison spirale qui s'étend de la base au sommet du limaçon, où les deux rampes communiquent entre elles au niveau de l'hélicotrème. — Mais il est à remarquer que cette division n'est complète que lorsque la lame spirale membraneuse est intacte. — La *rampe postérieure* ou *tympanique* (*scala tympani*) aboutit à la fenêtre ronde où elle est séparée de la caisse du tympan par le *tympanum secondarium*; — la *rampe antérieure* ou *vestibulaire* (*scala vestibuli*) s'ouvre dans le vestibule entre la fenêtre ovale et la fossette hémisphérique (fig. 166). — A l'origine de la rampe tympanique, tout près de la fenêtre ronde, se voit un petit trou, c'est l'*orifice interne de l'aqueduc du limaçon*, conduit prismatique et triangulaire qui suit la direction du conduit auditif interne sous lequel il court et vient s'ouvrir par son extrémité évasée sur le bord postéro-inférieur du rocher (2, fig. 178).

e. *Conduit auditif interne.* — Le conduit auditif interne (1, fig. 178) est un canal qui s'étend de la face postérieure du rocher vers le vestibule et la base du limaçon. — Oblique en avant et en dehors, il mesure 8 à 10 millimètres d'étendue et 4 à 5 millimètres de diamètre. — Son extrémité interne, *orifice d'entrée*, est ovoïde et taillée en bec de flûte; — son extrémité externe, *fond du conduit*, est subdivisée en quatre fossettes par une saillie cruciforme.

Des quatre fossettes deux sont supérieures et deux sont inférieures. La *fossette supérieure et antérieure* est percée d'un orifice, *entrée de l'aqueduc de Fallope*, qui livre passage au nerf facial; — la *fossette supérieure et postérieure* ou *fossette vestibulaire supérieure* constitue un petit crible infundibuliforme donnant passage aux filets de la branche supérieure du nerf vestibulaire qui aboutissent à la tache criblée antérieure; — la *fossette inférieure et antérieure* ou *fossette cochléaire* répond à la base du limaçon et constitue la tache criblée spiroïde; — la *fossette inférieure et postérieure* ou *fossette vestibulaire inférieure* est percée de trous qui laissent passer les nerfs de la tache criblée moyenne (nerf sacculaire), et porte à sa partie supérieure et postérieure un orifice plus grand, *foramen singulare de Morgagni, fossette vestibulaire moyenne*, qui livre passage au nerf ampullaire du canal vertical postérieur qui vient se tamiser au niveau de la tache criblée postérieure.

Périoste du labyrinthe osseux. — Mince et très vasculaire, ce périoste contient quelques cellules pigmentées (Henle). — Lisse et brillant à sa surface interne, où il est tapissé par un épithélium à cellules plates et polyédriques (endothélium analogue à celui des séreuses), il contient souvent des concrétions calcaires (Henle, Kölliker). — Incontestable dans les deux rampes du limaçon (Coyne), l'épithélium est contesté dans le vestibule (Rüdinger, Coyne, etc.).

L'espace laissé entre le labyrinthe osseux et le labyrinthe membraneux n'est pas libre et perméable partout. A certains points (face postérieure du vestibule, etc.), le labyrinthe membraneux est uni au périoste du labyrinthe osseux. — Dans cet espace, rempli de tissu muqueux chez le fœtus, circule chez l'adulte la périlymphe ou humeur de Valsalva.

B. — *Labyrinthe membraneux.*

Le *labyrinthe membraneux* est un ensemble de cavités membraneuses contenues dans la capsule osseuse que nous venons d'étudier sous le nom de labyrinthe osseux, dont elles représentent la forme sans en remplir toute la cavité. — Il se compose du *vestibule*, des

(1) Les rampes antérieure et postérieure sont encore appelées à tort rampes supérieure (vestibulaire) et inférieure (tympanique).

canaux demi-circulaires et du *limaçon membraneux*, séparés des mêmes parties osseuses par la périlymphe et contenant eux-mêmes l'endolymphe (voy. p. 307).

Préparation. — La préparation du labyrinthe membraneux est une *préparation purement histologique.* — 1° Plongez le rocher dans une solution d'acide osmique à 1 pour 100 pendant quarante-huit heures; — 2° lavez et mettez le rocher pendant quarante-huit heures dans une solution d'acide chromique à 0,15 pour 100; — 3° deux jours dans une solution à 0,25 pour 100; — 4° ensuite

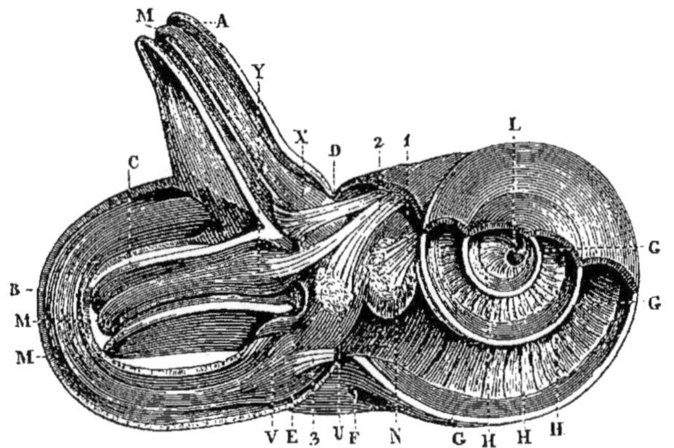

Fig. 179. — Oreille interne.

A, canal demi-circulaire supérieur; — B, canal demi-circulaire horizontal; — C, canal demi-circulaire inférieur; — D, partie supérieure du vestibule; — E, partie inférieure du vestibule; — F, fenêtre ronde; — G, G, G, lame des contours; — H, H, H, lame spirale; — L, axe ou columelle; — M, M, M, canaux demi-circulaires membraneux; — N, saccule et otoconie sacculaire; — U, utricule et otoconie utriculaire; — V, ampoule du canal demi-circulaire horizontal; — X, ampoule du canal demi-circulaire supérieur; — Y, ampoule du canal demi-circulaire inférieur; — 1, rameau médian de la branche limacienne, ou nerf sacculaire; — 2, rameau supérieur de la branche limacienne, ou nerf utriculaire, divisé en trois rameaux; — 3, rameau inférieur de la branche limacienne, ou nerf ampullaire.

dans une solution à 0,50 pour 100, à laquelle vous ajouterez 2 pour 100 d'acide nitrique. — Il faut changer le liquide tous les cinq ou six jours jusqu'à ce que la décalcification soit suffisante pour permettre les coupes.

Lorsque ce moment est venu, plonger la pièce, préalablement lavée, pendant trois heures dans l'alcool ordinaire, puis pendant six heures dans l'eau, et enfin conservez dans l'alcool. — Servez-vous du collodion ou de la celloïdine pour faire les coupes. — A l'aide de cette méthode, on obtient de très belles préparations de l'organe de Corti.

1. Vestibule membraneux. — Le *vestibule membraneux* est représenté par deux petits sacs appelés *saccule* et *utricule* (A, fig. 180). — Le *saccule* occupe la fossette hémisphérique du vestibule osseux (N, fig. 179, et 7, fig. 180); — il communique avec le canal cochléaire par le *canalis reuniens* de Reichert ou de Hensen (*r*, fig. 180) et porte sur sa face interne une tache blanchâtre d'environ 1 millimètre 1/2 de diamètre, *tache auditive du saccule* (7, fig. 166).

L'*utricule* (U, fig. 180), plus grand de forme et plus allongé que le saccule, repose dans la fossette elliptique ; — il reçoit les cinq orifices des canaux demi-circulaires, et présente sur sa face interne une tache blanchâtre de 2 à 3 millimètres de diamètre, *tache auditive de l'utricule*. — Il communique avec le saccule (A, fig. 180)

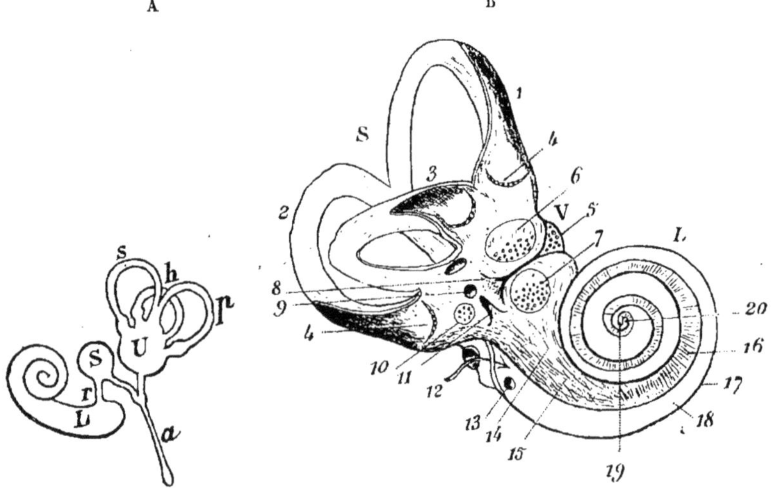

FIG. 180. — A, le labyrinthe membraneux, et B, le vestibule, les canaux demi-circulaires et le limaçon, ouverts en grande partie pour montrer l'intérieur du labyrinthe membraneux.

A. — U, utricule ; — S, saccule ; — *r*, canalis reuniens ; — L, canal cochléaire ; — *a*, aqueduc du vestibule ; — *s*, *p* et *h*, canaux demi-circulaires supérieur, postérieur et horizontal.

B. — V, vestibule ; — S, canaux demi-circulaires ; — L, limaçon ; — 1, canal semi-circulaire supérieur ; — 2, canal postérieur ; — 3, canal horizontal ; — 4, crête acoustique dans les ampoules des canaux semi-circulaires ; — 5, tache criblée antérieure ; — 6, fossette semi-elliptique ; — 7, fossette hémisphérique et tache criblée moyenne ; — 8, fossette cochléaire ; — 9, orifice de l'aqueduc du vestibule ; — 10, tache criblée postérieure ; — 11, fossette sulciforme ; — 12, fenêtre ronde ; — 13, orifice de l'aqueduc du limaçon ; — 14, orifice vestibulaire du limaçon ; — 15, 16, canal cochléaire ; — 17, lame des contours ; — 18, rampe tympanique ; — 19, hamulus ; — 20, hélicotrème.

par l'intermédiaire des deux branches de l'aqueduc du vestibule (BŒTTCHER).

Le vestibule membraneux occupe à peu près les deux tiers du vestibule osseux auquel il est relié par des tractus de tissu connectif, et dans l'espace qui sépare le vestibule membraneux du vestibule osseux circule un liquide clair, la périlymphe ou humeur de Valsalva.

2. Canaux demi-circulaires membraneux. — Ils reproduisent exactement la forme des canaux demi-circulaires osseux et s'ouvrent par cinq orifices dans l'utricule (A, fig. 180). — Ils n'occupent à peu près que la moitié ou le tiers de la cavité des canaux osseux qui les contiennent, mais ne flottent pas dans leur intérieur, car ils sont rattachés à la paroi de ces canaux par des tractus fibro-vasculaires. — Au niveau de leurs ampoules, ils présentent un pli transversal semi-lunaire, blanc jaunâtre, *crêtes auditives* (4, fig. 180, B).

Structure du vestibule et des canaux demi-circulaires membraneux. — Les parois de l'utricule, du saccule et des canaux demi-circulaires membraneux sont composées, de dehors en dedans : 1° d'une tunique fibreuse (ou externe) de 30 à 80 μ d'épaisseur contenant quelques cellules pigmentées ; — 2° d'une lame hyaline, membrane basilaire (1) ; — 3° d'un épithélium pavimenteux, sauf au niveau des taches et crêtes auditives. Dans les canaux semi-circulaires il y a en outre des végétations papillaires en forme de massue (Voltolini, Rüdinger, Utz, Lucæ, Coyne, etc.) recouvertes d'épithélium.

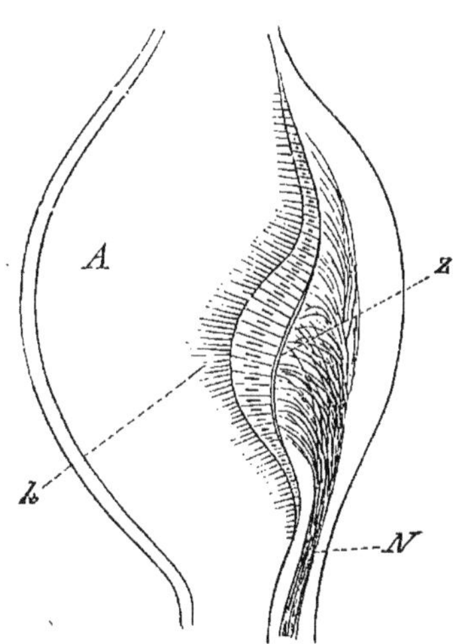

Fig. 181. — Ampoule d'un canal semi-circulaire.

A, cavité de l'ampoule ; — z, crête acoustique ; — h, cellules ciliées de la crête ; — N, nerf ampullaire.

La *structure des taches et crêtes auditives* est la suivante : à ce niveau, la tunique fibreuse s'épaissit, la membrane vitrée également et l'épithélium est à deux assises, la couche profonde ou sus-basale comprenant des cellules sphériques pressées les unes contre les autres, la couche superficielle formant une nappe de cellules fusiformes qui portent à leur extrémité libre des cils, *poils auditifs*. — Les nerfs vestibulaires et ampullaires traversent la paroi du vestibule et des ampoules des canaux demi-circulaires sous la forme de fibres pâles et se séparent en fibrilles au-dessus de la membrane basilaire. — Ces fibrilles s'anastomosent en plexus dans la couche des cellules sphériques sus-basales et de ce plexus émergent de minces fibrilles sans myéline qui pénètrent entre les cellules à poils, et pour certains auteurs se perdraient même dans le protoplasma de ces cellules (Max Schultze, Rüdinger, Kühn).

Ferré (*Contrib. à l'étude de la crête auditive chez les Vertébrés*, Thèse de Bordeaux, 1882) a démontré que dans les crêtes auditives on trouve : 1° des éléments cylindriques ciliés (cellules en brosse de Pritchard), analogues aux cellules de Corti ; — 2° des éléments fusiformes ou de soutien analogues aux cellules de Deiters. L'analogie est évidente avec l'organe de Corti, et, si l'on veut bien se rappeler que la crête acoustique est terminée par une formation semblable aux otolithes, la *cupula terminalis*, on admettra sans peine que les

(1) Deiters, Hasse ont décrit la basale sous le nom de *cartilage du labyrinthe* chez les Oiseaux, les Reptiles et les Poissons.

trois terminaisons limacéenne, vestibulaire et ampullaire du nerf acoustique sont bâties sur le même plan.

L'utricule, le saccule et les canaux demi-circulaires contiennent un liquide limpide, l'endolympe ou humeur de Scarpa; on rencontre, en outre, dans l'utricule et le saccule (BRESCHET), et même jusque dans les ampoules des canaux demi-circulaires (HYRTL), de petits cristaux hexagonaux de carbonate de chaux, *otolithes*, englués dans une matière gélatineuse (cristaux de l'otoconie de Breschet, sable auditif, poussière auditive).

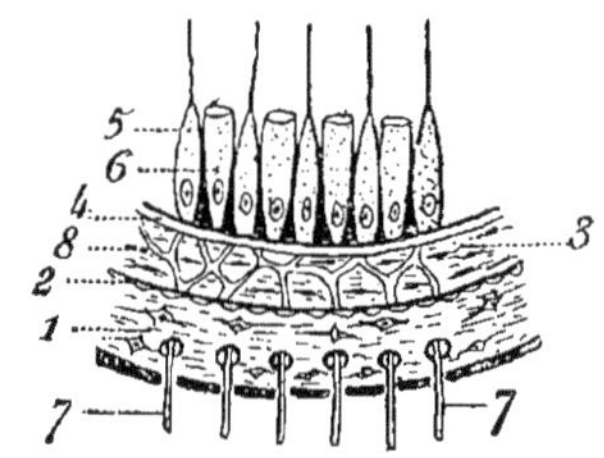

FIG. 182. — Schéma de la structure des taches et des crêtes acoustiques.

1, paroi du vestibule osseux (tache criblée); — 2, périoste interne; — 3, paroi du vestibule membraneux; — 4, membrane basale; — 5, cellules à cils (poils auditifs); — 6, cellules de soutien; — 7, filets du nerf vestibulaire; — 8, plexus nerveux.

3. Limaçon membraneux. — Il est contenu dans le limaçon osseux. — Sa constitution est très complexe et des plus curieuses. — Il est formé par une lame membraneuse qui réunit le bord externe de la lame spirale osseuse à la face interne de la lame des contours, *lame spirale membraneuse* (fig. 176 et 185), étroite à la base du limaçon, large en haut, à l'inverse de la lame spirale osseuse, et se prolongeant jusqu'au sommet du limaçon. — Cette lame spirale, très condensée et très épaissie près du bord libre de la lame spirale

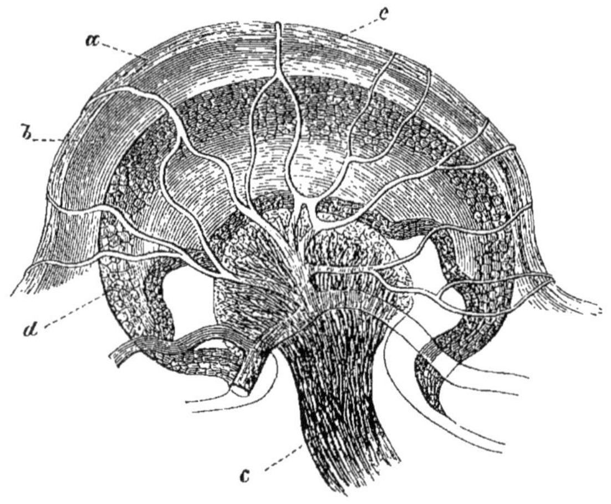

FIG. 183. — Ampoule d'un canal demi-circulaire du Pigeon (Leydig).

a, paroi osseuse; — *b*, lumière de l'ampoule; — *c*, nerf ampullaire; — *d*, enveloppe membraneuse de l'ampoule; — *e*, vaisseaux sanguins.

osseuse, *protubérance de Huschke*, se subdivise en trois feuillets limitant des canaux spiroïdes comme la lame spirale elle-même. — Ces canaux représentent dans leur ensemble un prisme triangulaire spiral dont la base répond au ligament spiral fixé à la face interne de la lame des contours, et le sommet au bord libre de la lame spirale osseuse (fig. 184). L'aire de ce canal prismatique, c'est le *canal cochléaire* ou *rampe intermédiaire*, qui se termine en cul-de-sac au niveau de l'hamulus (Reichert, Hensen, etc.) et contient l'organe de Corti. — De la protubérance de Huschke, en effet, partent trois membranes qui divergent en dehors : 1° la *membrane de Reissner* en haut (12', fig. 185) ; — 2° la *membrane du toit de Corti* au milieu (11, fig. 185) ; — 3° la *membrane basilaire* en bas (9, fig. 185).

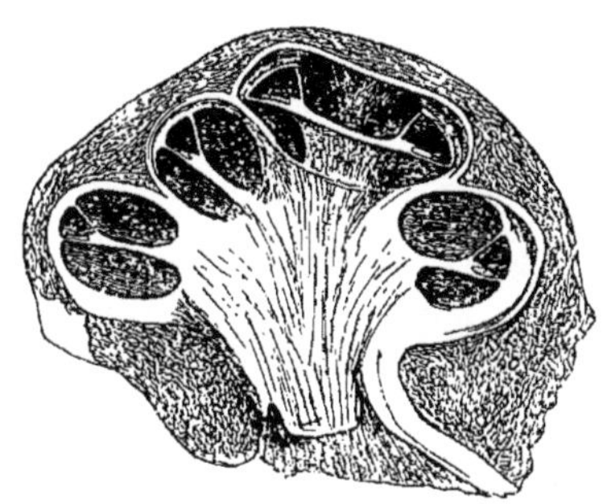

Fig. 184. — Coupe longitudinale du limaçon.

Ses spires sont coupées quatre fois, et chacune d'elles laisse voir les deux rampes et le canal cochléaire.

La membrane du toit de Corti est-elle complète et va-t-elle se fixer en dehors au bourrelet du ligament spiral comme le veulent Deiters, Henle, Lœvenberg, Sappey, etc.? — S'il en était ainsi, le canal cochléaire serait subdivisé en deux canaux secondaires et superposés, l'un, supérieur, plus grand et triangulaire, compris entre la membrane de Reissner en haut et la membrane du toit de Corti en bas, *canal de Reissner ou de Lœvenberg*, *rampe collatérale;* — l'autre, inférieur, plus petit et rectangulaire, compris entre la membrane du toit de Corti et la membrane basilaire, *canal de Corti* (3, fig. 185). Mais Kölliker, Waldeyer, Lavdowski, Coyne, etc., n'ont pu voir la membrane du toit de Corti se prolonger jusqu'à la crête du ligament spiral externe, d'où le canal cochléaire ne serait pas subdivisé en deux rampes, comme l'a figuré Lövenberg et d'autres après lui. — Il s'ensuit que sur une coupe fine d'un tour de spire du limaçon, nous rencontrerons trois rampes : une supérieure ou vestibulaire ; — une inférieure ou tympanique, — et une moyenne ou auditive (et non point quatre canaux, comme cela arrive lorsqu'on prolonge la membrane du toit jusqu'au ligament spiral).

Les *rampes vestibulaire et tympanique* communiquent entre elles au niveau de la cupule du limaçon et leur origine correspond du côté de la caisse du tympan à la saillie du promontoire. — Elles commencent, la rampe vestibulaire dans la cavité du vestibule osseux où elle débouche au-dessous de la fenêtre ovale et de la fossette hémisphérique, et la rampe tympanique à la membrane de la fenêtre ronde qui la sépare de la caisse (fig. 180). — Quant à la *rampe auditive*, elle mérite une description spéciale.

Rampe auditive. — La *rampe auditive* (canal cochléaire) s'étend

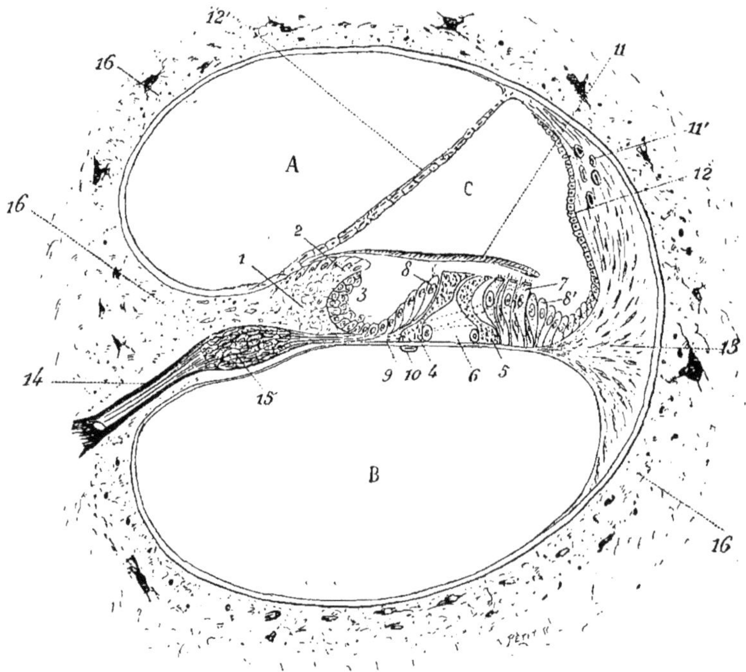

Fig. 185. — Coupe transversale du limaçon (organe de Corti).

A, rampe vestibulaire; — B, rampe tympanique; — C, rampe cochléaire; — 1, lame spirale; — 2, protubérance de Huschke; — 3, sillon spiral; — 4, pilier interne, et 5, pilier externe de Corti; — 6, tunnel de Corti; — 7, cellules ciliées internes, et 8, cellules ciliées externes; — 8', cellules de soutien; — 9, membrane basilaire; — 10, vaisseau spiral; — 11, membrane du toit; — 11', vaisseaux du ligament spiral; — 12, crête spirale; — 13, ligament spiral; — 14, nerf cochléaire avec le ganglion spiral, 15, dont les filets nerveux émergents vont se rendre dans les cellules de l'organe de Corti; — 16, 16, zone osseuse (rocher entourant la lame des contours).

du col du saccule en formant une sorte de cul-de-sac rétrograde (fig. 180, A), et se termine par une extrémité borgne au sommet du limaçon (sous la coupole). — Sa longueur est d'environ 30 millimètres (Waldeyer). Elle est remplie par l'endolymphe, et, selon Hyrtl, elle contiendrait parfois des otolithes ; — un épithélium, simple par places, stratifié dans d'autres, revêt sa surface intérieure qui se continue avec la cavité du saccule.

Elle présente à considérer des parois et un contenu. — Les parois sont : 1° une interne, creusée en gouttière, formée par le bord externe de la lame spirale, *protubérance de Huschke* et *bandelette sillonnée;* — 2° une externe, constituée par le périoste épaissi de la face interne de la lame des contours opposée à la columelle, *ligament spiral;* — 3° une inférieure, formée par la membrane basilaire; — 4° une supérieure, constituée par la *membrane du toit de Corti*, et au-dessus par la *membrane de Reissner*. — Le contenu comprend l'*organe de Corti* et l'*endolymphe*.

Protubérance de Huschke. — C'est un épaississement du périoste (2, fig. 185) de la lame spirale osseuse à son bord libre (*zone cartilagineuse de la cloison spirale de Huschke, zone moyenne de Breschet, crista spiralis de Waldeyer, limbus*). — Elle donne insertion : 1° à la membrane de Reissner; — 2° à la membrane du toit de Corti; — 3° à la membrane basilaire, et se continue dans le canal de Corti avec la bandelette sillonnée.

Bandelette sillonnée. — C'est la continuation, nous venons de le dire, de la protubérance de Huschke, et comme telle, elle est située au bord du limbe de la lame spirale osseuse dont elle suit le trajet spiroïde. — Cette bandelette, de forme prismatique et triangulaire, se creuse en gouttière à sa face supéro-externe, *sillon spiral interne* (3, fig. 185), donnant ainsi naissance à deux lèvres, l'une supérieure, *labium vestibulare*, l'autre inférieure, *labium tympanicum*, sur laquelle se fixe la membrane basilaire (9, fig. 185). La lèvre supérieure est hérissée de saillies, *dents auditives de Huschke, dents de la première rangée de Corti*, disposées en séries linéaires au nombre de deux à trois mille. — C'est à cette disposition que la bandelette doit son nom (*zone denticulée, lamina sulcata*).

La lèvre inférieure présente une série de crêtes séparées par des sillons, *dents de la deuxième rangée de Corti*, et en dehors, le long de son insertion à la membrane basilaire, une série linéaire de trous, *bandelette perforée, habenula perforata*, qui livrent passage aux filets nerveux qui vont à l'organe de Corti (9, fig. 185).

Ligament spiral. — C'est un épaississement triangulaire du périoste de la lame des contours sur la paroi externe du canal spiral (13, fig. 185). — Son sommet donne attache à la membrane basilaire, et, au-devant de celle-ci, le ligament présente une gouttière, *sillon spiral externe*, qui fait face au sillon spiral interne, et dont la lèvre supérieure saillante constitue le *bourrelet du ligament spiral* qui donnerait insertion à la membrane du toit de Corti pour les anatomistes qui prolongent cette membrane jusque-là (12, fig. 185). — Plus haut, le ligament diminue graduellement d'épaisseur et se double d'une couche de tissu connectif très vasculaire, auquel on a donné le nom de *bande vasculaire* (11', fig. 185). — C'est à la saillie que fait à ce niveau un *vas proeminens* qu'on a donné le nom de *ligament spiral accessoire, crête spirale.* — Enfin, le ligament spiral se termine en pointe et donne là attache à la membrane de Reissner (12', fig. 185). — TODD et BOWMAN ont décrit des fibres musculaires dans le ligament spiral (??).

Membrane de Reissner. — Découverte par REISSNER en 1851, niée par CLAUDIUS, BOETTCHER et DEITERS, elle a été mise hors de doute par LOEWENBERG en 1868. — Elle est tendue entre le limbe

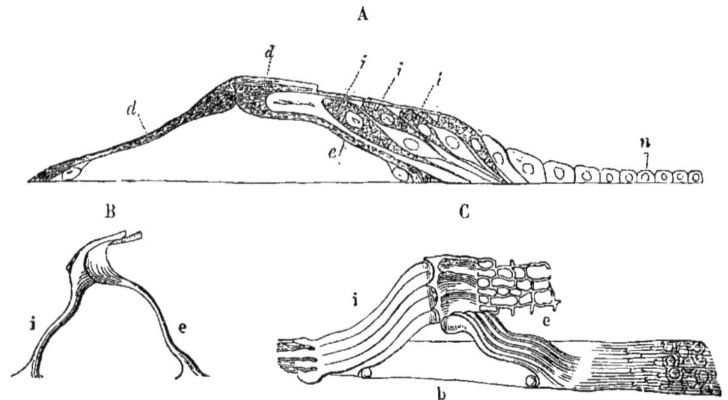

FIG. 186. — Organe de Corti.

A. — *d* et *e*, arcades de Corti; — *i*, *i*, cellules acoustiques (ciliées).
B. — *i*, pilier interne, et *e*, pilier externe d'une arcade Corti.
C. — *i*, arcades de Corti; — *b*, membrane basilaire; — *d*, membrane réticulaire.

de la lame spirale osseuse et la paroi de la lame des contours (12', fig. 185). — Elle est formée par une lame extrêmement mince de tissu conjonctif, qui se continue en dedans avec le périoste de la lame spirale (protubérance de Huschke), et en dehors avec celui de la rampe vestibulaire. — Elle est tapissée d'un épithélium cubique sur sa face inférieure, pavimenteux sur sa face supérieure. — Pour beaucoup, il n'y aurait que la face inférieure qui serait garnie d'un épithélium.

Membrane du toit de Corti. — La *membrane du toit de Corti, membrane striée, membrane de recouvrement*, se détache de la protubérance de Huschke et vient se terminer, selon l'opinion générale, à la limite externe des cellules de Corti (11, fig. 185), tandis que pour certains (HENLE, LÖWENBERG, CORTI, CLAUDIUS) elle viendrait s'attacher au ligament spiral accessoire de la paroi externe du canal cochléaire. — Sa paroi supérieure est recouverte d'un épithélium pavimenteux.

Membrane basilaire. — Cette lame membraneuse se fixe en dedans à la lèvre inférieure de la protubérance de Huschke et en dehors au sommet du ligament spiral (9, fig. 185). — On la divise en deux zones : l'une interne, *zone lisse*, *habenula tecta;* l'autre externe, plus épaisse et rayée, *zone striée*, *habenula pectinata* de Todd et Bowman, qui porte à sa face tympanique des excroissances papillaires. — Composée de fibrilles parallèles (Henle, Hannover, Nuel), cette membrane est tapissée d'un épithélium pavimenteux sur ses deux faces; — la face inférieure est en rapport avec le *vaisseau spiral*, qui a la valeur d'une veine; — sa face supérieure, en contact avec l'endolymphe, supporte l'organe de Corti. — Lorsqu'on rattache à cette membrane la bandelette perforée, on lui décrit trois zones qui sont de dedans en dehors : la zone perforée, la zone lisse et la zone striée. — C'est par les orifices de la zone perforée que passent les filets nerveux qui se rendent à l'organe de Corti.

Organe de Corti. — Il est essentiellement constitué par une série d'*arches* ou d'*arcades* juxtaposées, au nombre de trois à cinq mille, qui dans leur ensemble constituent un *tunnel* spiral, régnant de la base au sommet du canal cochléaire. — Chaque arcade résulte de la réunion de deux bâtonnets élastiques, incurvés en S, *bâtonnets auditifs*, *piliers*, *articles*, *fibres de Corti*, distingués en *internes* et en *externes*. La base des piliers repose sur la membrane basilaire, tandis que leurs sommets s'unissent pour former une sorte d'articulation dans laquelle le pilier interne offre une concavité, qui répond à une convexité du pilier externe (B, fig. 186).

Ces piliers ont de 50 à 60 μ de long et 4 de large; les piliers externes sont plus longs que les piliers internes (Corti, Hensen) et plus nombreux dans le rapport de 5 à 8 (Lœwenberg). Ainsi il y aurait trois mille cinq cents piliers internes et cinq mille deux cents cinquante piliers externes (Pritchard).

Aux arcades de Corti sont annexées des cellules, *cellules de l'organe de Corti*, et une membrane remarquable, la *membrane réticulaire*. — Les cellules sont de plusieurs ordres. Ce sont : 1° les *cellules basilaires*, cellules arrondies et nucléées formant deux rangées, que l'on trouve dans l'angle de réunion du pied des piliers avec la membrane basilaire (A, C, fig. 186); — 2° les *cellules de Corti* ou *ciliées externes*, disposées sur quatre ou cinq rangs et reliées avec les fibres terminales du nerf acoustique : elles sont fixées sur la membrane basilaire en dehors des piliers, par une extrémité inférieure effilée, tandis que leur extrémité supérieure, plus large (plateau) et garnie de cils (cils acoustiques), répond à la membrane réticulaire (7, fig. 185); — 3° les *cellules ciliées internes*, disposées sur une seule rangée, contre les piliers internes de Corti : leur extrémité supérieure, élargie, porte quatre ou cinq cils rigides; leur extrémité inférieure, amincie, se perd dans l'épithélium de la lèvre tympanique du sillon spiral interne (fig. 185); — 4° les *cellules intermédiaires* ou *de Deiters* sont annexées aux cellules de Corti; — ce sont des cellules piriformes, dont la grosse extrémité ou extrémité inférieure adhère à la membrane basilaire, tandis que l'extrémité effilée ou supérieure, terminée en bâtonnet, se fixe à la membrane réticulaire (fig. 185);

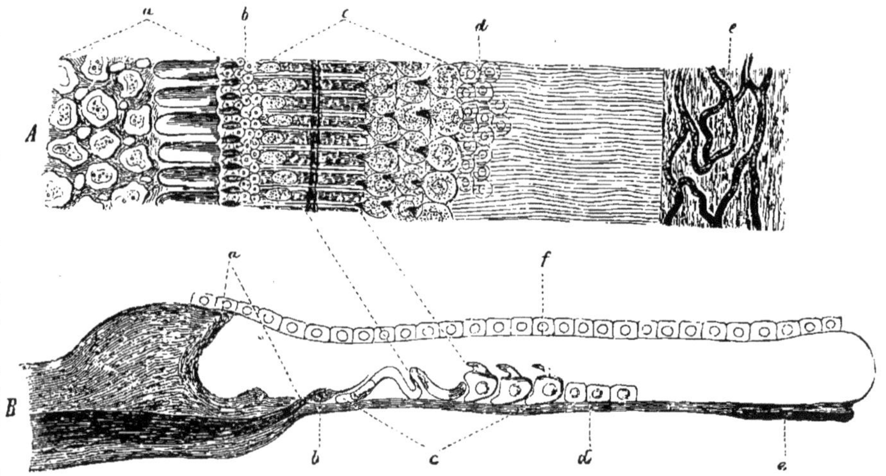

Fig. 187. — Organe de Corti, vu de face et vu de côté (coupe optique).

A, face vestibulaire ; — B, coupe perpendiculaire à travers la lame spirale ; — *a*, dent de la première rangée ; — *b*, cellules fusiformes du nerf acoustique ; — *c*, dents de la deuxième rangée ; — *d*, épithélium de la zone pectinée ; — *e*, bandelette vasculaire de la membrane basilaire ; — *f*, membrane du toit (Leydig).

— leur direction est donc opposée à celles des cellules de Corti, auxquelles elles sont unies deux à deux; — 5° les *cellules de soutien de Hensen* sont situées en dehors des cellules ciliées externes, et s'étendent de la membrane basilaire à l'extrémité de la membrane réticulaire (8', fig. 185) ; — 6° les *cellules de Claudius* ou *cellules de transition* sont intermédiaires aux cellules de Hensen et à l'épithélium de la rampe auditive (12, fig. 185).

Membrane réticulaire. — On a décrit, sous le nom de *membrana reticularis* (Kœlliker), *membrana velamentosa* (Deiters), une lame réticulée (11, fig. 185, et *e*, fig. 186), qui part du sommet recourbé en crochet des piliers de Corti, et se porte en dehors en recouvrant les cellules ciliées externes. — A ce niveau, elle est percée de trous qui laissent passer les cils acoustiques des cellules de Corti, et le pourtour de ses trous s'unit au plateau des cellules.

— Elle se termine sur les cellules de soutien de Hensen. — On a donné le nom de *phalanges de Deiters* aux articles aplatis qui, au nombre de trois ou quatre rangées, s'interposent entre les cellules ciliées (*c*, fig. 187).

Vaisseaux et nerfs du labyrinthe. — Les *artères* sont : 1° une artériole de la méningée moyenne qui passe par un petit conduit osseux du bord supérieur du rocher et se rend aux canaux demi-circulaires ; — 2° deux petits rameaux de la méningée postérieure : l'un traverse l'aqueduc du vestibule et se distribue au saccule, à l'utricule et à l'ampoule du canal demi-circulaire postérieur ; l'autre parcourt l'aqueduc du limaçon et se rend à la fenêtre ronde, au périoste des deux rampes et fournit le vaisseau spiral ; — 3° un dernier rameau vient de la vertébrale, accompagne le nerf acoustique et se divise en branche vestibulaire et en branche cochléaire ; cette dernière gagne les trous de la lame spirale et va s'anastomoser avec les branches du vaisseau spiral.

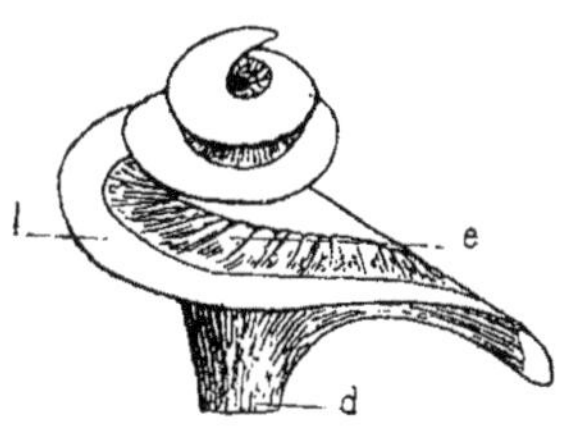

Fig. 188. — Nerf limacien.

d, nerf cochléaire, ses terminaisons dans la lame spirale membraneuse, *e* ; — *l*, lame spirale osseuse.

Les *veines* suivent, en général, le trajet des artères. — Les unes se jettent dans le sinus pétreux supérieur, les autres dans le sinus pétreux inférieur.

Le *nerf de l'oreille* est le *nerf auditif* (t. I, p. 900). — Lorsque ce nerf est parvenu au fond du conduit auditif interne, il se divise en *branche vestibulaire* et en *branche cochléenne.*

Le *nerf vestibulaire*, après un gonflement, *ganglion de Scarpa*, se divise en trois branches qui pénètrent dans le labyrinthe osseux par les taches criblées. — La branche qui traverse la tache criblée antérieure donne les filets utriculaire, ampullaire supérieur et ampullaire externe ; — celle qui traverse la tache criblée moyenne fournit le nerf sacculaire ; — la dernière, enfin, passe à travers le *foramen singulare* pour se rendre à la tache criblée postérieure et porte le nom de nerf ampullaire postérieur. — Tous ces nerfs se terminent dans les taches auditives du vestibule et les crêtes auditives des ampoules des canaux demi-circulaires (voy. p. 298).

La *branche cochléenne* (nerf limacien) se tamise dans la lame criblée spiroïde de la base du limaçon, et ses filets pénètrent dans les innombrables canaux de la columelle, par lesquels ils arrivent à la surface de cet organe où on les voit sortir par une série de trous décrivant une spirale (lame criblée spiroïde) correspondant à l'insertion columellaire de la lame spirale. — Là ils pénètrent dans le canal spiral de Rosenthal et traversent les cellules du ganglion spiral de Corti ou de Rosenthal, après quoi ils cheminent dans l'épaisseur de la lame spirale, s'en échappent par une série de pertuis dont son bord externe est percé, et passent en arrière de la bandelette sillonnée, entre cette bandelette et le périoste de la rampe tympanique ; — puis, après avoir dépassé la bandelette sillonnée, et transformés alors en fibres pâles, ils s'introduisent dans une série de trous décrivant une ligne spirale en dedans de l'organe de Corti (bandelette perforée) et vont enfin se terminer dans le clavier immense que forme l'organe de Corti. — Les filets externes passent dans les fentes que laissent entre eux les piliers internes, traversent le tunnel de Corti où ils ont l'apparence des cordes d'une harpe (Waldeyer) et vont se perdre dans les cellules de Corti

(MAX SCHULTZE, WALDEYER, COYNE, GOTTSTEIN, etc.). — Un filet de cette branche se rend au vestibule par la fossette cochléaire (*recessus cochlearis*).

Selon G. FERRÉ (*Des ganglions intrarocheux du nerf auditif chez l'Homme*, Acad. des sc., 23 mai 1885), il existe trois ganglions nerveux intrarocheux : celui de Scarpa est situé au-dessus de la crête falciforme ; — un deuxième se voit au même niveau et sur le faisceau le plus externe de l'éventail formé par le nerf cochléaire au moment de sa pénétration dans l'axe du limaçon ; — le troisième, ganglion de Rosenthal ou de Corti, est disposé en spirale le long de la lame spirale.

Espaces lymphatiques de l'oreille interne. — Aqueducs du vestibule et du limaçon. — De toutes parts, un liquide séreux entoure le labyrinthe membraneux, et ce dernier lui-même est rempli par un liquide analogue. — De ces liquides, *humeur de Cotugno*, le premier porte le nom de *périlymphe, humeur de Valsalva*, et le second celui d'*endolymphe, humeur de Scarpa*.

La *périlymphe* pénètre dans l'*aqueduc du limaçon* (16, fig. 166) et circule

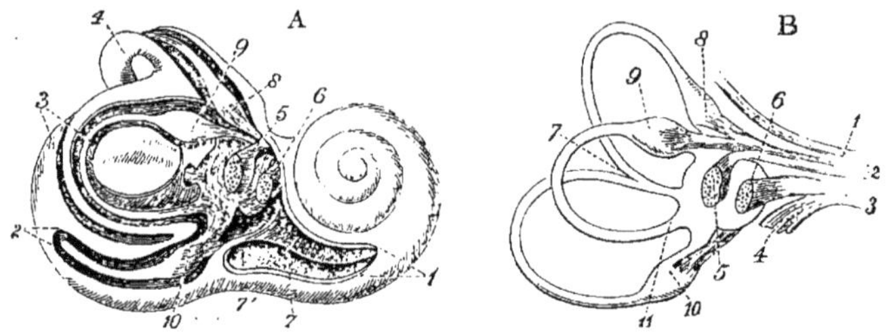

FIG. 189. — Intérieur du labyrinthe droit avec ses canaux membraneux et ses nerfs (Breschet).

A. — 1, fenêtre qu'on a pratiquée sur la lame des contours pour voir les parties membraneuses qui y sont contenues ; — 2, canal demi-circulaire postérieur, à moitié ouvert ; — 3, canal demi-circulaire horizontal ouvert ; — 4, canal demi-circulaire supérieur ; — 5, tache criblée utriculaire et nerf utriculaire ; — 6, tache criblée sacculaire et nerf sacculaire ; — 7, lame spirale, et 7', rampe tympanique ; — 8, 9 et 10, ampoules des canaux demi-circulaires membraneux.

B, *labyrinthe membraneux et nerfs séparés.* — 1, nerf facial dans le conduit auditif interne ; — 2, nerf utriculaire et ampullaire supérieur et externe ; — 3, nerf sacculaire et ampullaire postérieur ; — 4, nerf cochléaire ; — 5, tache criblée utriculaire ; — 6, tache criblée sacculaire ; — 7, extrémité commune des canaux supérieur et horizontal ; — 8, 9 et 10, crêtes auditives des ampoules ; — 11, extrémité postérieure du canal horizontal.

librement dans les rampes tympanique et vestibulaire du limaçon. — L'aqueduc prend naissance dans la rampe tympanique au-dessous de la fenêtre ronde, et va déboucher dans la cavité crânienne, au voisinage de la fosse jugulaire ; — il établirait une communication entre l'espace sous-arachnoïdien et l'espace périlymphatique de l'oreille (16, fig. 166) (1).

L'*endolymphe* occupe toutes les cavités du labyrinthe membraneux (canaux demi-circulaires, utricule, saccule, *canalis reuniens* et canal cochléaire) et remplit également l'*aqueduc du vestibule* (17, fig. 166) dont le cul-de-sac dé-

(1) Les aqueducs du vestibule et du limaçon ont été découverts par COTUNNI (de Naples). — CASSEBOHM et MORGAGNI ensuite ont décrit l'ouverture vestibulaire de l'aqueduc du vestibule et DUVERNEY plus tard l'ouverture de l'aqueduc du limaçon. SABATIER (*Anatomie*, t. II, p. 146) déjà était disposé à admettre que l'aqueduc du vestibule s'ouvre au niveau du sinus latéral.

bouche sur la face postérieure du rocher, près du golfe de la veine jugulaire interne, et communique peut-être aussi avec les espaces sous-arachnoïdiens (HASSE, BŒTTCHER, RETZIUS, ZUCKERKANDL) (1).

Outre ces espaces lymphatiques, les aqueducs du vestibule et du limaçon contiennent un repli de la dure-mère et un vaisseau.

Usages de l'oreille interne. — L'oreille interne sert à recevoir l'impression des ondes sonores. — Celles-ci lui sont transmises : 1° par les parois osseuses du labyrinthe ; — 2° par l'air de la caisse, mais surtout, 3°, par la chaîne des osselets.

Les vibrations transmises par la fenêtre ovale (étrier), — et permises par la disposition même de la fenêtre ronde (voy. p. 282), — mettent en mouvement le liquide labyrinthique et la poussière auditive qui excitent les *poils auditifs*. — Cette *impression* est portée au cerveau par le nerf acoustique et là transformée en *sensation* et en *perception*. — On pense que les *taches acoustiques* du vestibule ne servent qu'à nous faire percevoir les *bruits*, mais les recherches de RANKE et HENSEN sont peu favorables à cette façon exclusive de concevoir les choses. — On admet aussi généralement que les *crêtes acoustiques* des ampoules des canaux demi-circulaires ne servent qu'à recueillir l'intensité des sons, à l'exclusion de la hauteur et du timbre, et, de plus, qu'elles sont l'organe du sens du maintien de l'équilibre (FLOURENS, GOLTZ, CURSCHMANN, etc.), ou du sens de l'espace (E. CYON, etc.) ; mais les expériences et les observations de BŒTTCHER, BAGINSKY, LUSSANA, BROWN-SÉQUARD, SCHIFF, etc.) contredisent en partie ces assertions (2). — Enfin le limaçon est considéré comme l'organe de réception et de l'analyse des sons. — Les arcades de Corti, qui ont une hauteur croissante de la base au sommet du limaçon, joueraient le rôle de cordes vibrantes, capables d'émettre un son déterminé, d'autant plus aigu que leur longueur est moindre, à la façon de nos instruments à cordes (HELMHOLTZ). — Ces sons transmis au cerveau par le nerf acoustique y seraient appréciés et différenciés par le *centre sensoriel acoustique* que les recherches de FERRIER et MUNCK ont placé dans le lobe temporal (voy. t. I, p. 949).

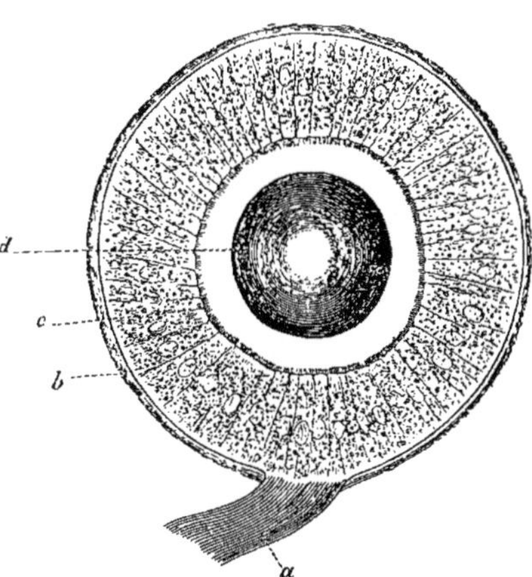

FIG. 190. — Otocyste de l'Unio.

e, nerf acoustique ; — *b*, capsule conjonctive de l'otocyste, dans laquelle il se ramifie ; — *c*, épithélium vibratile ; — *d*, otolithe.

(1) WEBER LIEL et SCHWALBE auraient injecté le canal endolymphatique par les espaces sous-arachnoïdiens et l'espace situé sous la dure-mère, et l'espace périlymphatique par l'aqueduc du limaçon. — BŒTTCHER et SCHWALBE ont admis, en outre, un espace lymphatique autour du vaisseau spiral.

(2) Les canaux demi-circulaires serviraient à la perception des mouvements de translation ou de rotation, les *macula* du vestibule à la direction du mouvement, autrement dit à la perception de l'accélération dans un mouvement de translation, c'est-à-dire à la force de gravité (MACH, CRUM BROWN, *Rev. sc.*, n° 18, 20 nov. 1889).

Développement de l'oreille. — En considérant l'appareil auditif dans la série animale, DE BLAINVILLE a été amené à le regarder comme formé d'une partie essentielle, le vestibule membraneux, autour duquel viennent peu à peu se grouper les autres parties. — Cette opinion est confirmée par l'étude du développement de l'organe.

Réduite à sa plus simple expression, l'oreille se compose d'une fossette ectodermique, *fossette auditive*, garnie de cellules ciliées (poils acoustiques de Hasse) dans lesquelles vient se terminer un filament nerveux. — L'organe auditif de nombre de Crustacés et d'Insectes n'est pas composé autrement, — et la

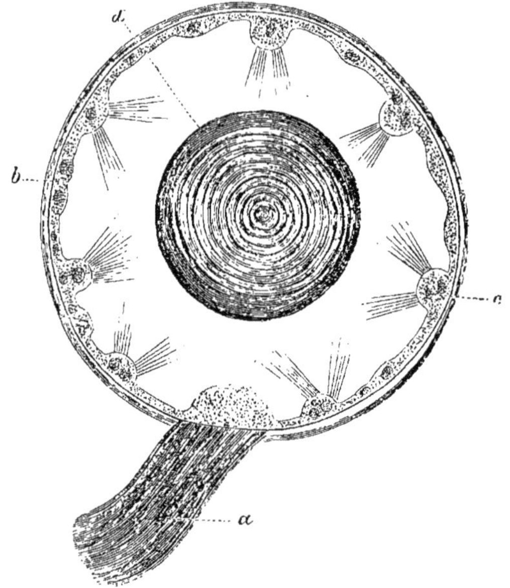

FIG. 191. — Organe de l'ouïe de Carinaria.

a, nerf acoustique; — *b*, épithélium de l'otocyste; — *c*, papilles avec leurs cils (poils auditifs); — *d*, otolithe.

première forme qu'il revêt pendant le développement ontogénique des Vertébrés y compris l'Homme, est fort analogue à celle-là. — A un stade plus avancé, la fossette auditive se ferme et se transforme en vésicule, *vésicule auditive*, qui renferme de petits cristaux, *otolithes*. — A cet état elle réalise l'oreille des Cœlentérés, des Vers, des Tuniciers (fig. 190 et fig. 191). — Chez les Céphalopodes, la vésicule auditive commence à se dédoubler ; — chez les Myxinoïdes on voit survenir l'ébauche des canaux demi-circulaires, et chez les Poissons osseux apparaît le premier rudiment d'un limaçon membraneux (RETZIUS).

Formation de l'oreille interne. — La première ébauche de l'oreille interne apparaît dans le cours de la troisième semaine, au niveau de la deuxième fente branchiale et dans la région du cerveau postérieur (5, fig. 192). Elle se présente au début comme un épaississement de l'ectoderme de la région latérale de la tête ; — puis cette petite plaque se creuse et s'invagine pour donner lieu à la *fossette otique* ; — celle-ci se transforme peu à peu en vésicule, *vésicule otique*

(6, fig. 392), par rapprochement de ses bords, et lorsque le pédicule qui la rattache à l'ectoderme pendant un certain temps, s'est rompu, elle apparaît sous l'aspect d'une vésicule piriforme tapissée d'épithélium et entourée d'une couche de mésoderme, sauf à l'endroit par lequel pénètre le nerf acoustique qui se rend à la vésicule. — Ce processus évolutif rappelle absolument le développement du cristallin, et aussi le développement entier de l'œil des Gastéropodes (voy. p. 261).

Plus tard, les parois de la vésicule s'épaississent et fourniront ultérieurement les formations épithéliales si curieuses du labyrinthe membraneux. Avec le développement du crâne elle se loge à l'intérieur du chondrocrâne, dans une sorte de coque appelée *capsule otique*.

La vésicule otique ne reste pas longtemps à cet état primitif. — Elle s'étrangle pour donner naissance au saccule, à l'utricule et au canal limacéen, en même temps qu'elle pousse des prolongements, canaux demi-circulaires et recessus du vestibule.

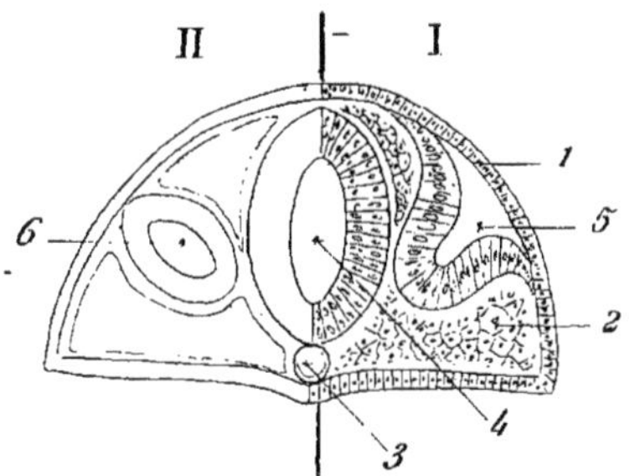

Fig. 192. — Développement de l'oreille interne.

I, stade 1 ; — II, stade 2.

1, ectoderme ; — 2, mésoderme ; — 3, corde dorsale ; — 4, canal médullaire ; — 5, ébauche de la vésicule auditive qui se détache de l'ectoderme céphalique ; — 6, vésicule auditive complètement détachée.

Les *canaux demi-circulaires* sont considérés par le plus grand nombre comme dérivés de prolongements épithéliaux tubaires de la vésicule otique primitive, des sortes de hernies de la vésicule comme le disait Burdach ; — d'autres (Pouchet) estiment qu'ils viennent de bourgeons solides qui se développent sur la paroi interne de la vésicule, s'en séparent ensuite et circonscrivent des espaces vides qui deviennent les canaux. — Quelques-uns enfin (Kölliker, etc.) pensent qu'ils proviennent de plis semi-circulaires de la paroi du vestibule, plis qui se souderaient à leur partie moyenne de façon à se séparer de la vésicule entre leurs deux embouchures.

L'*aqueduc du vestibule* n'est que le résultat d'une expansion vésiculeuse de la vésicule otique, qui s'allonge plus tard et acquiert un pédoncule. — Le pédoncule, c'est le conduit endolymphatique (17, fig. 166), le cul-de-sac évasé, le *sac endolymphatique* (18, fig. 166) que Cotugno déjà considérait comme communiquant avec l'espace sous-arachnoïdien.

Le *saccule* et l'*utricule* résultent d'un pli circulaire qui paraît près de l'embouchure de l'aqueduc du vestibule et étrangle en deux vésicules secondaires la vésicule otique primitive : l'une, supérieure, fournit l'utricule ; l'autre, inférieure, donne le saccule (U et S, fig. 180, A).

Le saccule lui-même ne tarde pas à être séparé par un nouvel étranglement d'un autre prolongement digitiforme qui deviendra le *limaçon membraneux*. Enfin, le pli qui a subdivisé le vestibule en saccule et utricule remonte vers l'embouchure de l'aqueduc et le subdivise en deux canaux qui s'ouvrent, l'un dans le saccule, l'autre dans l'utricule. — D'autre part, la partie du saccule qui se continue avec l'infundibulum limacéen de la vésicule s'étrangle à son tour pour former le *canalis reuniens* (fig. 180, A).

Le *limaçon*, de son côté, est primitivement représenté par un cul-de-sac épithélial allongé et incurvé de la vésicule otique (1).

Ce cul-de-sac se loge dans la base du crâne primordial et dans sa concavité on aperçoit de très bonne heure un renflement qui n'est autre chose que l'ébauche du ganglion spiral du nerf acoustique (4, fig. 193). — C'est en s'allongeant et en se contournant autour de ce ganglion que se développe le canal spiral du limaçon. — A la huitième semaine il fait un tour de spire, vers la douzième il a atteint ses deux tours et demi. — Alors qu'il ne formait encore qu'une spire, BŒTTCHER a vu des filets nerveux se rendre des cellules ganglionnaires dans l'épithélium qui le tapisse (épithélium du canal cochléaire). — Le tissu qui entoure l'infundibulum épithélial limacéen (limaçon primitif) est

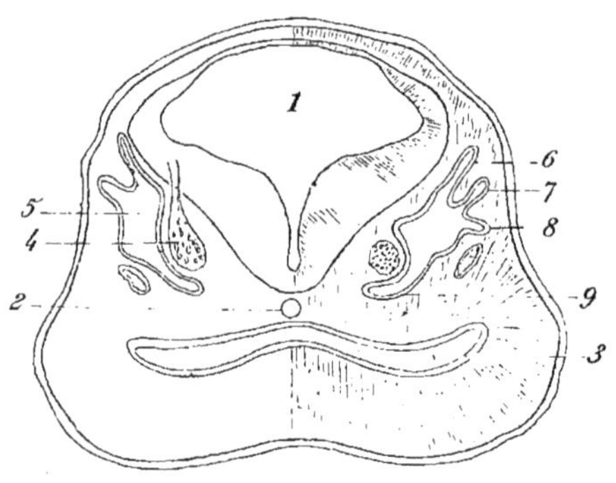

FIG. 193. — Coupe transversale de la tête d'un embryon de Brebis de 16 millimètres.

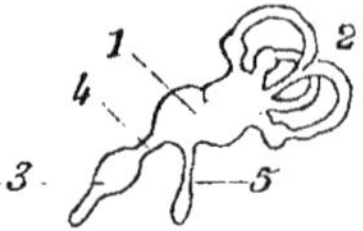

FIG. 194. — Labyrinthe membraneux d'un Oiseau (comparer avec l'organe auditif de l'embryon de Mammifère, fig. 193).

FIG. 193. — 1, cavité du cerveau postérieur; — 2, corde dorsale; — 3, cavité du pharynx; — 4, ganglion spiral; — 5, vestibule; — 6, ébauche de l'aqueduc du vestibule; — 7 et 8, ébauche des canaux demi-circulaires; — 9, ébauche du limaçon.

FIG. 194. — 1, vestibule: — 2, canaux demi-circulaires; — 3, limaçon; — 4, canalis reuniens; — 5, aqueduc du vestibule.

d'abord formé de tissu conjonctif embryonnaire. Mais bientôt se développe dans ce tissu une capsule cartilagineuse qui, tout en se moulant sur le limaçon membraneux, l'oblige à continuer son mouvement spiral.

L'enveloppe mésodermique de la vésicule otique, composée de tissu conjonctif embryonnaire, n'est pas restée inactive pendant ce temps, Intermédiaire au labyrinthe épithélial et à sa capsule cartilagineuse, elle s'est vascularisée et divisée en trois couches : une interne, sur laquelle repose désormais l'épithélium labyrinthique et qui deviendra la tunique fibreuse du labyrinthe membraneux; — une externe, qui s'accole au cartilage du labyrinthe pour en former le périchondre et plus tard le périoste lorsque l'os se sera substitué au cartilage; une moyenne enfin, qui reste à l'état muqueux et se résorbe pour donner naissance à l'espace périlymphatique rempli de périlymphe au moment même de sa formation. La charpente du labyrinthe membraneux provient donc d'une

(1) Chez les Reptiles et les Oiseaux, le limaçon n'est encore qu'un simple appendice du saccule (fig. 194) ; — chez les Monotrèmes il affecte encore à peu près la même disposition que chez l'Oiseau. — Dans les autres Mammifères, il décrit des tours de spires, un tour et demi chez les Cétacés et jusqu'à cinq tours chez un Rongeur, le Cœlogenys (GEGENBAUR).

substance fondamentale de tissu conjonctif, tandis que sa capsule ou labyrinthe osseux dérive du cartilage otique primordial.

Selon Burdach, l'ossification du labyrinthe débute à la fin du troisième mois par la fenêtre ronde et s'achève vers le cinquième mois. — Parmi les canaux demi-circulaires, c'est le supérieur qui commence, puis s'ossifient ensuite le postérieur et enfin l'externe (voy. t. I, p. 85).

C'est de l'ectoderme de la vésicule otique que dérive l'épithélium du labyrinthe membraneux, aussi bien celui de la rampe cochléaire que des rampes vestibulaire et tympanique. — L'*organe de Corti* provient d'un bourrelet appelé *papille spirale* par Hensen. — Suivant les uns (Hensen), une seule cellule donne naissance aux piliers du tunnel par segmentation longitudinale ; — selon d'autres (Waldeyer, Gottstein), chaque pilier provient d'une cellule particulière. — Tout l'épithélium et les formations épithéliales (membrane réticulaire, etc) du labyrinthe membraneux, dont la cavité est si singulièrement contournée et remplie par l'endolymphe, dérive donc de l'épithélium de la vésicule otique primitive.

Il est remarquable que des organes sensoriels, aussi différenciés que sont l'oreille interne et l'œil, aient des rapports si étroits dans leurs parties essentielles avec la peau. — L'ectoderme a été leur source première dans la vie ancestrale et ils s'adjoignent encore aujourd'hui des parties accessoires qu'ils empruntent à la peau.

Quant au *nerf acoustique*, il se développe à la façon des autres nerfs crâniens (t. I, p. 999), et ne vient que plus tard se mettre en rapport avec le labyrinthe membraneux. La vésicule otique ne dérive donc pas d'une expansion cérébrale comme la vésicule optique (p. 261), et l'on conçoit que l'on ait pu observer (cas de Nuhn) une oreille parfaitement formée avec l'absence du nerf acoustique.

Le vestibule paraît être la partie primordiale de l'oreille interne, car les observations pathologiques attestent qu'on a trouvé le labyrinthe réduit au vestibule (Heusinger).

Formation de l'oreille externe et de l'oreille moyenne. — *L'oreille externe* et l'*oreille moyenne* proviennent des transformations de la première fente branchiale (voy. Embryologie). — Cette fente se ferme dans la cinquième semaine en commençant par ses lèvres profondes, d'où formation d'une gouttière ouverte à l'extérieur. — Peu après les lèvres superficielles se rapprochent et se soudent à leur tour. — Il en résulte la formation d'un canal qui s'ouvre, d'un côté, sur les parties latérales de la tête, et de l'autre, dans la cavité naso-pharyngienne. — Ce canal, incurvé en bas, se met en rapport au niveau de son coude avec l'oreille interne, et bientôt on voit naître de sa surface intérieure une cloison membraneuse qui grandit peu à peu et finit par former une cloison complète, — c'est la *membrane du tympan*. Désormais le canal précédent est partagé en deux portions : l'une externe, placée en dehors de la membrane du tympan, deviendra le conduit auditif externe ; — l'autre interne, située en dedans de la membrane, se transformera en caisse du tympan et en trompe d'Eustache (1).

Pendant la vie fœtale, la trompe est très courte et presque horizontale ; — la

(1) Tous les auteurs ne partagent pas cette manière de voir. — Baer faisait sortir le canal tubo-tympanique d'une invagination en doigt de gant qui part du pharynx et se dirige vers l'oreille en suivant le trajet de la première fente branchiale dont la clôture vient de s'achever. — Gradenigo (1883) et Kastschenko 1887) pensent également que l'oreille moyenne ne dérive pas de la première fente branchiale, mais qu'elle est le résultat du rétrécissement de la partie latérale du pharynx embryonnaire. D'après

caisse est une simple dilatation du canal qui n'acquiert sa forme définitive que lorsque l'achèvement de la portion pétreuse du temporal en a délimité les contours. — Avant la naissance la caisse et la trompe sont remplies de tissu muqueux analogue à la gelée de Wharton (TRŒLTSCH), contenu gélatineux qui disparaît avec l'entrée de l'air dans la caisse.

Comme le dit HUSCHKE, la caisse et la trompe d'Eustache sont le fait d'une curieuse « modification fonctionnelle » de la première fente branchiale, et la membrane du tympan, selon la remarque de BALFOUR, un cas intéressant d'adaptation aux conditions de l'audition dans l'air, d'un organe disposé originairement pour l'audition dans l'eau. C'est chez les Amphibiens qu'apparaît pour la première fois la caisse du tympan, et l'oreille externe est encore très rudimentaire chez les Reptiles.

Quant aux *osselets de l'ouïe*, ils proviennent : 1° le marteau et l'enclume, de la partie tympanique du cartilage de Meckel (REICHERT, GEGENBAUR, etc.), partant du bourgeon maxillaire inférieur ou premier arc branchial ; —2° l'étrier, de l'arc hyoïdien ou deuxième arc branchial. Leur ossification commence au quatrième mois, et chez le nouveau-né ils sont presque aussi volumineux que chez l'adulte. — D'autres (HUXLEY, BALFOUR, etc.) font provenir l'enclume de l'arc hyoïdien et regardent cet os comme l'homologue de l'os carré des Vertébrés inférieurs, alors que le marteau en représenterait l'articulaire (1).

URBANTSCHITSCH (*Schenk's Mitth.* 1879), ayant rencontré, chez un embryon de

URBANTSCHITSCH et HUNT qui ont adopté cette opinion, les culs-de-sac droit et gauche sont une dépendance de la cavité buccale, tandis qu'ils dériveraient de la paroi postérieure de l'intestin antérieur selon MOLDENHAUER. Quoi qu'il en soit, cette involution épithéliale marche à la rencontre d'une involution épidermique creusée derrière la première fente viscérale et de leur rencontre résulterait la membrane du tympan.

MOLDENHAUER, qui nie aussi la provenance branchiale du canal tubo-tympanique admise depuis REICHERT, RATHKE, HUSCKE, BISCHOFF et VALENTIN, regarde cependant le conduit auditif externe, mais lui seul, comme dérivé de la première fente branchiale.

(1) L'homologie des osselets de l'ouïe est encore très discutée. — Alors que pour les uns (REICHERT, GEGENBAUR, KÖLLIKER, etc.), l'*os carré* des Sauropsides serait représenté par l'enclume, et l'*articulaire* par le marteau ; pour d'autres (GEOFFROY SAINT-HILAIRE, PETERS), le quadrato-jugal des Vertébrés inférieurs serait représenté chez les Mammifères par l'os tympanal, et REICHERT regarde l'opercule des Amphibies comme homologue à l'étrier.

Il ne paraît pas douteux que le marteau + l'enclume + le lenticulaire + l'étrier des Mammifères soient homologues aux quatre chondrosselets de l'ouïe des Amphibiens ossiculofères, au marteau + la columelline des Sauropsidés malléofères, à la columelle auditive des Sauropsidés non malléofères et des Amphibiens columellifères, au symplectique + l'hyomandibulaire des Téléostéens et des Ganoïdes, et enfin au symplectico-hyomandibulaire des Sélaciens, mais autre chose est d'accepter que le marteau des Mammifères et des Sauropsidés malléofères (Lacertiliens) corresponde au symplectique des Téléostéens. — ALBRECHT accepte que le symplectico-hyomandibulaire appartient à l'arc mandibulaire, et que par sa segmentation en quatre chondrosselets chez les Amphibiens ossiculofères et en quatre osselets chez les Mammifères, il donne naissance au marteau + enclume + lenticulaire + étrier, dans lesquels le marteau représente le symplectique, mais il n'est pas sûr que l'étrier et même l'enclume ne proviennent pas de l'arc hyoïdien (voy. CH. DEBIERRE, *L'appareil hyoïdien*, *in Bull. de la Soc. zool. de France*, t. X, 1885). AEBY admet que le fibro-cartilage interarticulaire de l'articulation temporo-maxillaire est l'homologue du carré des Oiseaux ; mais, comme ce fibro-cartilage se retrouve dans l'articulation mandibulo-quadrate de ces derniers, il n'y a pas lieu d'adopter cette hypothèse. Quoi qu'il en soit, les osselets de l'ouïe se sont mis en relation avec l'organe auditif progressivement dans la série des Vertébrés, et nous pensons avec ALBRECHT et DOLLO que l'homologue du carré des Oiseaux doit être cherché non pas dans le marteau, mais dans l'os zygomatique.

trois mois, le marteau et l'enclume encore incomplètement séparés par un interligne articulaire, état permanent chez *Dasiprocta Aguli* (Hyrtl), en conclut que ces deux osselets parviennent d'une masse formative commune, à l'exemple de Rathke et Valentin.

Noorden fait provenir l'étrier de deux ébauches : l'une émane du cartilage labyrinthique et donne la semelle; — l'autre, qui n'affecte aucune relation, ni avec la paroi du labyrinthe, ni avec le cartilage de Meckel, se développe autour de l'artère stapédiale et fournit les bras de l'étrier (*Arch. f. Anat.*, p. 241, 1887).

Enfin pour certains (Parker, Semmer, Grüber, Salensky, etc.), l'étrier proviendrait de la capsule otique, — et la séparation de l'étrier d'avec cette capsule donnerait lieu à la fenêtre ovale.

Le *conduit auditif externe* et le *pavillon de l'oreille*, avons-nous dit, dérivent de la partie du canal qui se trouve en dehors de la membrane du tympan — Celle-ci est primitivement très épaisse, presque horizontalement disposée et à fleur de tête. — Le conduit auditif externe est très court pendant toute la vie utérine, en raison du peu de développement de sa portion osseuse. — Celle-ci résulte d'un prolongement en dehors du cercle tympanal (Huschke, Humphry, Trœltsch, etc.), tandis que la portion cartilagineuse du conduit provient d'un prolongement vers la profondeur du cartilage de la conque.

Bibliographie. — Breschet, *Rech. anat sur l'organe de l'ouïe*, Paris, 1836. — Corti, *Rech. sur l'organe de l'ouïe* (*Zeitschr. f. Wiss. zoologie*, Leipzig, 1851). — Trœltsch, *Anat. Beitrage z. Ohrenheilkunde* (*Virchows Arch.*, 1859), et *Lehrb. der Ohrenheilkunde*, 7e éd., Leipzig, 1883. — Lœwenberg, *Le limaçon* (*Journ. de l'Anat.*, 1866 et 1868). — Bœttcher, *L'oreille interne* (*Journ. de l'Anat.*, t. XIII, p. 439, 1872, et t. XI, p. 203, 1875). — Pritchard, *The develop. of the organ of Corti* (*Journ. of Anat.*, t. XIII, p. 99, 1879). — P. Meyer, *Histologie du labyrinthe membraneux*, Strasbourg, 1876. — Coyne, *Anat. et dévelop. de l'oreille interne* (Thèse d'agrég., 1876), et *Dict. encyclop. des sc. méd.*, art. « Oreille », 1882; — Urbantschisch, *Contrib. à l'anatomie des osselets de l'ouïe* (*Ann. des mal. de l'oreille*, 1876); — Politzer, *Traite des maladies de l'oreille*, Paris, 1884. — A. Doran, *Morphology of the mammalian ossicula auditus* (*Journ. of Anat.*, t. XIII, p. 401, 1879). — Ferré, *Contrib. à l'étude de la crête auditive chez les Vertébrés* (Thèse de Bordeaux, 1882). — A. Eitelberg, *Resultate der Wägumger menslicher Gehörknöchelchen* (*Monatschr. f. Ohrenh.*, 1884). — Albrecht, *Sur la valeur morphol. de la trompe d'Eustache et les dérivés des arcs palatin, mandibulaire et hyoïdien des Vertébrés* (Soc. d'Anat. path. de Bruxelles, 1884), et *Sur la valeur morph. de l'artic. mandibulaire, du cartilage de Meckel et des osselet de l'ouie*, Hambourg, 1886. — G. Retzius, *Das Gehörorgan der Wirbelthiere*. Stockholm, 1884. — G. Gradenigo junior, *Sur la valeur morphol. des osselets de l'ouïe* (*La Riforma medica*, 1886). — B. Baginsky, *Développement du limaçon* (*Arch. f. mikr. Anat.*, Bd. XXVIII, 1886). — Schwalbe, *Lehrb. der Anat. der Sinnesorgane*, Erlangen, 1886. — Lenhard, *L'oreille moyenne du nouveau-né* (Thèse de Paris, 1887). — Gradenigo, *Embryolog. de l'oreille moyenne* (*Wien. med. Jahrb.*, p. 51, 1887).

LIVRE SEPTIÈME

SPLANCHNOLOGIE

Anatomie générale.

La *splanchnologie*, ou description des *viscères*, comprend l'étude de tous les organes des appareils digestif, respiratoire et génito-urinaire.

La description des organes comporte : 1° leur *conformation extérieure;* 2° leur *conformation intérieure* ou *structure;* 3° leur *mode de développement.*

1° Conformation extérieure des organes. — Le nom des organes se tire de leur forme (*amygdales*), de leur direction (*rectum*), de leurs usages (*poumons*), du nom des auteurs qui les ont découverts ou le mieux décrits (*trompe de Fallope*), etc.

Le *nombre* des organes est fixé, et ce n'est qu'exceptionnellement que ce nombre est ou augmenté ou diminué. — Dans le premier cas, on a affaire à une *anomalie par division ;* dans le second, à une *anomalie par fusion, concentration* ou *défaut.*

Les organes sont *pairs* (*poumons*) ou *impairs* (*œsophage*). Les organes *pairs* sont ordinairement *symétriques* (reins); les organes *impairs* sont ou bien *médians*, et alors les deux moitiés sont *symétriques* (corps thyroïde), ou *latéraux*, et alors ils sont *asymétriques* (foie, rate).

Les organes sont *pleins* (foie) ou *creux* (estomac). La *situation* d'un organe est *absolue*, eu égard à la région du corps qu'il occupe, *relative*, par rapport aux autres organes qui l'environnent.

Les *moyens de fixité* ordinaires des organes sont des atmosphères de tissu cellulaire plus ou moins denses, des brides fibreuses, des replis séreux ou des pédicules vasculo-nerveux. — Ces liens ne sont pas toujours suffisants pour empêcher tout déplacement. Les *variétés de position* d'un organe sont ou *congénitales* ou *accidentelles.*

Le *volume* et le *poids des organes* varient dans de grandes limites, depuis le volume et le poids d'une glandule de Brunner jusqu'au volume et au poids du foie; mais pour un organe donné, ils ne s'écartent guère d'une moyenne qu'on pourrait appeler *moyenne physiologique.*

Le *volume* de certains organes est cependant susceptible de grandes variations, sans qu'il y ait *cas pathologique.* — Ces variations sont le fait : 1° de l'âge (thymus); 2° du sexe (utérus, glandes mammaires); 3° de l'état physiologique (pénis, rate); 4° de l'individualité.

Le *poids* d'un organe est ou *absolu* ou *spécifique.* — Ce dernier est supérieur à la densité de l'eau pour tous les organes, sauf pour les poumons qui ont respiré.

. La *forme* ou *figure* des organes est très variable. On a comparé le rein à un haricot, l'estomac à une cornemuse. Mais, pour un organe donné, la forme est sensiblement toujours la même et ordonnée par l'hérédité.

La *couleur* des organes est également très variable; elle n'est pas toujours la même au centre et à la périphérie, ce qui tient aux détails de structure histologique (rein), mais la vascularisation y prend toujours une grande part.

La *consistance* varie du mou (*poumons*) à une résistance assez considérable et élastique (*testicules*). Elle dépend des éléments propres de l'organe et de son contenu; elle augmente avec sa proprotion en tissu fibreux.

La *cohésion* est le degré de résistance d'un organe. Elle est le résultat de sa structure. — La consistance d'un organe peut être faible et sa cohésion forte (poumons); elle peut être grande et sa cohésion faible, d'où sa fragilité (foie).

La *direction* d'un organe se tire de la situation de l'axe de cet organe par rapport au plan médian ou aux plans des circonscriptions régionales.

Les *rapports* des organes se déduisent par rapport aux autres organes environnants. La figure d'un organe une fois fixée, on divise sa surface en régions, faces, bords, etc., dont on établit les rapports.

2° Conformation intérieure ou structure des organes. — Tous les organes ont un tissu propre ou fondamental, une charpente de nature conjonctive, des vaisseaux et des nerfs; quelques-uns possèdent des canaux excréteurs ou des glandes, d'autres des fibres musculaires. L'agencement de ces différentes parties d'un organe constitue sa structure, ou mieux sa texture.

L'*enveloppe fibreuse* des organes est plus ou moins épaisse, mais constamment elle envoie dans la profondeur des cloisons qui accompagnent les vaisseaux et les nerfs. Ces cloisons, qui sont la source du stroma interstitiel, sont plus ou moins denses; assez pour diviser le testicule en compartiments séparés, si délicates dans le foie qu'elles sont à peine démontrables à l'état physiologique. C'est dans cette trame celluleuse que sont déposés les éléments propres de l'organe.

La *distribution des vaisseaux* varie avec chaque organe ou chaque système organique. Tantôt les organes reçoivent leur sang artériel d'une seule source, tantôt de plusieurs, et il en est de même de la circulation veineuse de retour. — Dans certains cas, toutes les branches de bifurcation des artères s'anastomosent entre elles, de sorte qu'en injectant l'une des branches, on injecte tout le système circulatoire de l'organe (*corps thyroïde*); d'autres fois, chaque branche reste indépendante de sa voisine, de façon à créer des départements vasculaires distincts et limités dans l'organe (*rate*); ailleurs, enfin, les branches de bifurcation d'une artère se rejoignent de façon à reformer un tronc qui se ramifie ensuite à la manière ordinaire (glomérules du rein, *reseau admirable* de l'orbite des Ruminants, etc.), et, dans d'autres organes, les artères prennent une forme hélicine en rapport avec le rôle des organes qui sont appelés à changer de volume (*uterus, rate, organes erectiles*).

Dans certains organes, les *vaisseaux capillaires* se moulent sur les éléments propres, et leurs mailles ne sont que l'expression de la forme et de la grandeur des éléments (*foie*); dans d'autres, au contraire, le système capillaire conserve une marche independante et autonome (*plexus choroïdes*).

Les *veines* se comportent ordinairement comme les artères. Dans certains organes, elles aussi forment des réseaux admirables, qu'on appelle *systemes portes* (Ex. : *veine porte dans le foie*). Dans ces systèmes, une veine, née à la manière ordinaire d'un réseau de vaisseaux capillaires, se ramifie comme une artère et donne naissance à un réseau capillaire d'où émerge le tronc veineux définitif. — On a alors un tronc veineux, une *veine porte*, intercalée entre deux réseaux capillaires.

Le *calibre des vaisseaux* et leur *richesse en fibres musculaires* dépendent de la quantité de sang qui traverse un organe en un temps donné. Il est curieux de comparer à cet égard les vaisseaux de la rate ou du rein à ceux du testicule.

Les *lymphatiques* des organes sont divisés en superficiels et profonds. Dans beaucoup d'organes, ces lymphatiques forment des gaines plus ou moins complètes aux artérioles et aux capillaires (*gaines lymphatiques*).

Les *nerfs* suivent le trajet des artères. Ils forment des plexus dans beaucoup d'organes et présentent de petits ganglions microscopiques sur leur trajet (*intestin*).

Les *glandes* annexées aux viscères ont un *canal excreteur* dans lequel se déversent les culs-de-sac glandulaires et le produit sécrété; quelques canaux excréteurs commencent par une extrémité borgne, ce sont les *vasa aberrantia*.

Les glandes comprennent plusieurs variétés (fig. 195) : 1° les *glandes en tube*, simples dépressions en doigt de gant de l'épithélium de la muqueuse (*glandes de Lieberkühn de l'intestin*); — 2° les glandes en tube tortueux et pelotonné ou *glandes glomérulées* (glandes sudoripares, reins, testicules); — 3° les *glandes utriculaires*, simples ou composées, *glandes en grappe*, *glandes acineuses* et *racémeuses*, formées d'un seul utricule ou d'un nombre plus ou moins grand de *lobules primitifs* constitués par une petite poche dont la paroi offre une multitude de petits culs-de-sac (vésicules glandulaires ou acini) qui s'ouvrent tous dans la cavité commune par un orifice étroit (glandes salivaires, glandes sébacées, mamelles); — 4° *glandes en reseau*, *glandes en tubes anastomosés* ou *glandes lobulées* (Ex. : *foie*); — 5° les *glandes à vésicules closes*, comprenant les *glandes vasculaires sanguines* et les *ganglions lymphatiques* (*thymus*, *glande thyroïde*, *rate*, *capsules surrénales*, *glande pituitaire*) et l'ovaire. — Dans les glandes en tube, l'épithélium est ordinairement cylindrique; dans les glandes en grappe, l'épithélium du canal excréteur est cylindrique, mais celui des culs-de-sac glandulaires est polyédrique ou affecte des formes spéciales telles que celle de demi-lune (*glandes salivaires*). Dans ces glandes, les lobules primitifs voisins communiquent entre eux au moyen d'un petit canal commun dans lequel ils viennent s'ouvrir; unis entre eux par du tissu cellulaire lâche, la réunion de ces lobules primaires constitue un *lobule secondaire* dont le canal excréteur, en s'unissant à des canaux de même ordre, forme un canal plus volumineux représentant le canal excréteur d'un des *segments* ou *lobes* de la glande, ordinairement faciles à isoler.

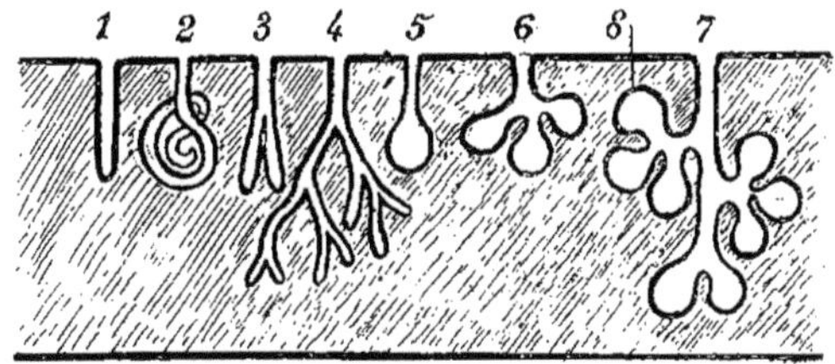

FIG. 195. — Schéma des diverses catégories de glandes.

1, glandes en tubes simples; — 2, en tubes glomérulés; — 3, en tubes bifurqués; — 4, en tubes ramifiés; — 5, glandes utriculaires simples; — 6, en grappe; — 8, un acinus d'une glande en grappe composée, 7.

La disposition générale des canaux excréteurs d'une glande en grappe est celle des ramifications d'un arbre (Ex. : *glandes salivaires*). — Cependant dans certaines d'entre elles, dites *glandes conglobées* par J. RENAUT, on voit un canal central courir le long de l'axe de la glande et recevoir de chaque côté les branches ramifiées des canaux glandulaires. C'est ce que l'on a appelé la *glande en épi* (Ex. : *pancréas*, *glandes de Meibomius*).

Les canaux glandulaires ont une simple paroi épithéliale appuyée sur une vitrée (*membrane basale*). — Le canal excréteur possède ordinairement en outre une paroi externe de nature fibro-élastique et quelquefois une tunique intermédiaire de nature musculaire (*canal de Wharton*). — Dans leur parcours, ces canaux sont unis plus ou moins intimement au tissu glandulaire. Le canal excréteur peut contenir des glandules dans son épaisseur. Il est unique (*canal cholédoque*) ou multiple (*canaux excréteurs de la glande lacrymale*), mince et transparent avec une large lumière (*canal de Wharton*), épais et presque capillaire (*canal déférent*).

Les *organes creux* sont formés de plusieurs tuniques, qui sont, de l'intérieur à l'extérieur : 1° une membrane muqueuse ; 2° une membrane musculaire ; 3° une membrane ou tunique séreuse (intestin, vessie).

La tunique séreuse est une dépendance de la cavité générale du corps, ici le péritoine, ailleurs la plèvre.

La tunique musculaire comprend deux couches dans l'intestin, l'une interne circulaire, l'autre externe longitudinale ; dans l'utérus, la vessie, la texture de cette tunique est encore plus complexe.

A la surface des muqueuses, on rencontre : 1° des prolongements villeux ou lamelleux, connus sous le nom de *villosités* ou de *papilles ;* 2° des *orifices* qui conduisent dans les glandes contenues dans l'épaisseur de la muqueuse ou annexées au système (orifices glandulaires ou des canaux excréteurs).

Les membranes muqueuses, dont la structure et les propriétés varient considérablement dans les différents organes, ont toutes le caractère commun de se continuer avec la peau, d'où le nom de *peau rentree* qui leur a été donné. Elles sont formées de deux membranes superposées, l'une superficielle, de nature épithéliale ; l'autre profonde, chorion ou derme muqueux, qui est l'homologue du derme de la peau. L'épithélium est pavimenteux ou cylindrique, simple ou stratifié, ailleurs avec cils vibratiles. Le derme muqueux est séparé de la tunique épithéliale par une lame amorphe, hyaline et d'aspect vitré, la *membrane basale* ou *basilaire* (*basement-membrane*), qui, toutefois, n'est pas constante. Dans l'intestin, la membrane muqueuse possède des fibres musculaires lisses à sa face profonde (*muscularis mucosæ*).

Développement des organes viscéraux. — L'étude du développement des organes est l'une des plus intéressantes de leur histoire. Cette étude sera faite avec la description de chacun d'eux. — Qu'il nous suffise dès maintenant de savoir que la plupart dérivent de l'intestin primitif, c'est-à-dire du feuillet interne du blastoderme. — C'est entendu de cette façon que l'on peut dire que la cavité intestinale est la matrice ou la commune mère de tous les viscères (voy. EMBRYOLOGIE).

Nous diviserons l'ensemble de la splanchnologie en trois parties, qui sont : 1° l'*appareil de la digestion ;* 2° l'*appareil de la respiration ;* 3° l'*appareil génito-urinaire.*

SECTION I

I. — APPAREIL DE LA DIGESTION

Considérations générales.

Dans son fonctionnement, la machine animale use incessamment du combustible. — Pour réparer ses pertes, il était indispensable que le monde extérieur lui offrît un réservoir où elle pût incessamment puiser. C'est ce que la Nature lui a ménagé en lui réservant des *matières alimentaires* qui, introduites et élaborées dans son intérieur, deviennent assimilables et capables de régénérer les mécanismes de la machine elle-même, et de lui fournir du combustible avec lequel elle produit et de la chaleur et du mouvement.

Dans ce but, les animaux sont pourvus d'instruments spéciaux plus ou moins compliqués, suivant les espèces, et dont l'ensemble constitue le *système* ou l'*appareil digestif*.

Dans les êtres placés au bas de la série animale, chez les *Protozoaires*, par exemple, il n'y a point de tube digestif. — Chez les *Paramécies*, les *Vorticelles* parmi les Infusoires ciliés, paraît une bouche suivie d'un œsophage qui se termine brusquement dans un endosarque mou et fluide. — Chez les Cœlentérés, l'animal tout entier formé d'une poche à double feuillet épithélial avec un pore oral, servant à la fois de bouche et d'anus, est réduit à un *sac intestinal*. Le *Polype d'eau douce* par exemple, comme l'ont montré les curieuses observations de TREMBLAY, peut être retourné comme un doigt de gant, et à cet état cet animal dont la peau est devenue la muqueuse digestive et réciproquement, n'en continue pas moins à digérer les aliments introduits dans sa cavité. Mais, à mesure qu'on s'élève dans la série animale, cette simplicité de forme disparaît pour faire place à un appareil de plus en plus complexe. — Avec les *Vers* on voit la cavité digestive prendre la forme d'un *tube* ouvert aux deux extrémités, l'une dès lors servant de *bouche*, l'autre d'*anus*. — Dans les *Céphalopodes*, mais surtout dans les *Vertébrés*, le tube se divise en plusieurs *segments* à structure et fonctions spéciales; on assiste à la naissance des *glandes* destinées à sécréter les sucs digestifs et aux *armatures buccales*. Déjà, chez le *Balanoglossus* et les *Tuniciers*, l'intestin antérieur se spécialise en *organe respiratoire*.

Chez les *Vertébrés*, l'appareil de la digestion est représenté par un tube, étendu de la bouche à l'anus, présentant plus ou moins de circonvolutions, et portant sur son trajet des renflements dans lesquels les aliments séjournent et subissent l'influence de sucs digestifs particuliers qui y sont versés, soit par des glandes intrinsèques, soit par des glandes annexes environnantes. Rectiligne chez les Squales, il devient, en général, d'autant plus flexueux et plus long que l'animal se nourrit plus exclusivement de végétaux. C'est ce qui fait que l'intestin de l'Herbivore est plus long et plus large que celui du Carnivore. — Alors que l'intestin du Loup, par exemple, mesure 8 mètres, celui du Mouton n'a pas une étendue moindre de 20 mètres. Il en est de même de l'intestin des

Oiseaux granivores comparé à celui des Oiseaux carnivores. — La Grenouille à l'état larvaire (têtard) est exclusivement végétarienne; à l'état adulte elle est carnivore. — Or, dans le premier cas, son intestin mesure neuf fois la longueur du corps, tandis qu'il n'a plus que deux fois cette longueur lorsque l'animal a achevé sa métamorphose (MILNE EDWARDS) et l'exception confirme la règle, car, si les Cétacés et la Taupe, par exemple, quoique carnivores, ont des intestins fort longs, cette longueur était obligatoire pour compenser leur étroitesse. Le Cheval, qui est herbivore, a un intestin moins long, mais beaucoup plus large que les Ruminants, également herbivores. — Les *dilatations de l'intestin* sont également variables avec l'espèce. — L'intestin des Cyclostomes est presque uniforme dans toute son étendue; celui des Poissons et des Amphibiens est encore très simple et la séparation des segments ne s'accuse nettement que chez les Reptiles.

Chez les Oiseaux, l'intestin se dilate en plusieurs ampoules qui portent les noms de jabot (dilatation de la partie inférieure de l'œsophage), de ventricule succenturié et de gésier; chez les Ruminants, l'estomac comporte quatre loges: la panse, le bonnet, le feuillet et la caillette. — Les Oiseaux ont généralement leur gros intestin pourvu de deux longs cæcums; le cæcum des Herbivores est remarquable par son ampleur, sa longueur, et l'absence d'appendice vermiforme.

Les *orifices d'entrée et de sortie* de l'intestin ne sont pas non plus identiques chez tous les Vertébrés. La cavité buccale n'est point divisée chez les Poissons et les Amphibiens. — Elle commence à se cloisonner en deux étages chez les Reptiles, en un étage supérieur, nasal ou aérien, et en un étage inférieur, buccal ou digestif. — Directement ouvert à l'extérieur par l'anus chez les Mammifères supérieurs, l'intestin s'abouche avec les conduits génitaux et urinaires dans un cloaque commun chez les Monotrèmes, les Oiseaux, les Reptiles et les Amphibiens et l'orifice cloacal remplace l'anus.

Chez les Poissons, lorsque le canal alimentaire ne se termine pas dans un cloaque, le rectum s'ouvre généralement au-devant des organes urinaires, l'inverse de ce qui existe chez les Mammifères.

Le corps tout entier est représenté par deux cavités, l'une dorsale représentée par le canal crânio-rachidien qui sert de domicile aux centres nerveux; l'autre ventrale qui donne asile à tous les viscères (fig. 196). — Sphérique dans l'origine la vésicule blastodermique, d'où dérive les viscères, s'étrangle vers la partie moyenne; — il en résulte deux sacs secondaires dont l'un représente le *canal intestinal* (fig. 196), et l'autre la *vésicule ombilicale* (fig. 196). Ces deux cavités communiquent l'une avec l'autre par un large orifice; mais bientôt cet orifice se rétrécit en même temps que ses parois s'allongent pour former un canal, *conduit omphalo-mésentérique*, qui s'oblitère plus tard. — La cavité intestinale, borgne en haut et en bas dès le début, ne tarde pas à se perforer à ses deux extrémités et entre en relation avec deux culs-de-sac de la peau dont l'un deviendra la *bouche*, l'autre l'*anus*. Du canal intestinal sortiront la plupart des organes splanchniques, nous le verrons.

Chez l'Homme, les organes digestifs se composent d'un *canal alimentaire* et de *glandes annexes*.

Le canal alimentaire est un long tube, étendu de la bouche à l'anus, mesurant de 10 à 11 mètres, c'est-à-dire six à sept fois la longueur du corps, fixé à la colonne vertébrale par un repli membraneux. — Il se divise en deux portions, l'une appelée *portion sus-diaphragmatique*, l'autre nommée *portion sous-diaphragma-*

tique. La première comprend : 1° la cavité de réception des aliments ou *cavité buccale*, garnie d'armatures pierreuses destinées à broyer les aliments, les *dents;* d'un corps charnu, la *langue*, organe du goût et de mouvement, et de glandes nombreuses qui viennent y déverser leur produit de sécrétion, les *glandes salivaires;* 2° le *pharynx*, sorte d'entonnoir musculaire commun aux voies digestives et aériennes, qui vient saisir les aliments et les porter dans l'œsophage ; 3° l'*œsophage*, canal musculeux qui conduit le bol alimentaire du pharynx dans l'estomac.

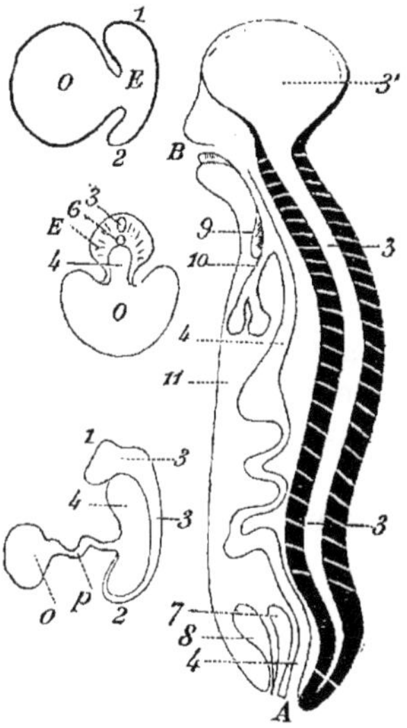

FIG. 196. — Schémas des cavités dorsale et ventrale du corps.

A, anus; — B, bouche; — E, rudiment de l'embryon; — O, sac vitellin; — *p*, pédoncule embryo-vitellin; — 1, extrémité céphalique; — 2, extrémité caudale ; — 3, 3, 3', canal crânio-rachidien (cavité dorsale) ; — 4, 4, intestin; — 6, corde dorsale; — 7, canal utéro-vaginal; — 8, allantoïde (vessie); — 9, cœur; — 10, bourgeon pulmonaire; — 11, cavité ventrale du corps.

La portion sous-diaphragmatique du tube digestif comprend : 1° l'*estomac*, vaste poche où s'amassent les aliments et où ils subissent l'action digestive du suc gastrique; 2° l'*intestin grêle*, où s'achève la chylification et où se fait l'*absorption*, subdivisé en *duodénum*, qui reçoit les canaux excréteurs du *foie* (glande biliaire) et du *pancréas* (glande salivaire abdominale), et en *jéjuno-iléon;* 3° le *gros intestin*, organe d'exonération, qui comprend le *cæcum*, le *côlon ascendant*, le *côlon transverse*, le *côlon descendant*, l'*S iliaque* et le *rectum*. Un rétrécissement avec voiles musculaires sépare la bouche du pharynx, c'est l'*isthme du gosier;* une valvule ou plutôt un anneau musculaire sépare l'estomac de l'intestin grêle, le *pylore* ou *valvule pylorique;* une seconde valvule sépare l'intestin grêle du gros intestin, c'est la *valvule iléo-cæcale* ou *valvule de Bauhin* (barrière des apothicaires) ; enfin, un sphincter musculeux commence l'intestin, c'est l'*orifice buccal;* un autre le termine, c'est l'*anus*.

La *situation générale* du tube digestif est *la suivante :* il longe la colonne vertébrale dans sa portion rectiligne ou sus-diaphragmatique, ayant en arrière de lui le rachis; en avant et au niveau du cou, le larynx et la trachée; en avant et dans la poitrine, la trachée, la crosse de l'aorte, le cœur. — Dans l'abdomen, l'intestin forme un énorme paquet qui s'éloigne de la colonne vertébrale, mais lui reste appendu par un repli du péritoine appelé *mésentère*. — Au-dessus de lui et à droite, est placé le foie; à gauche et en haut, on trouve la rate; derrière lui, et au niveau de la colonne lombaire, se voient les reins et les capsules surrénales. — Derrière l'estomac et dans l'anse du duodénum siège le pancréas. — Dans le petit bassin, l'intestin, redevenu rectiligne, contourne la face postérieure de la vessie chez l'Homme, la face postérieure de l'utérus chez la Femme. — Il suit la concavité du sacrum et vient s'ouvrir au-devant du coccyx par l'anus.

La *forme générale* du canal alimentaire est celle d'un canal cylindroïde, évasé en entonnoir au niveau de la cavité bucco-pharyngienne, en une vaste ampoule au niveau de l'estomac, et dilaté à nouveau au niveau du cæcum. — L'intestin grêle est légèrement conoïde, plus large à son origine qu'à sa terminaison, et le gros intestin présente une forme identique, si l'on fait abstraction de l'ampoule rectale.

La *texture générale* de l'intestin est la suivante, abstraction faite de la bouche : dans sa portion sus-diaphragmatique, il est composé de deux tuniques, une tunique interne ou muqueuse et une tunique externe ou musculeuse; — dans sa portion sous-diaphragmatique, il s'y ajoute à l'extérieur une troisième tunique, la tunique séreuse ou péritonéale.

La *structure* de l'intestin sera faite avec chacun de ses segments. — C'est à ce moment que nous en étudierons les vaisseaux et les nerfs.

De l'exposé que nous venons de faire, il résulte que l'étude de l'appareil de la digestion se divise naturellement en trois chapitres :

1° La portion sus-diaphragmatique;

2° La portion sous-diaphragmatique;

3° Les annexes du tube digestif.

CHAPITRE PREMIER

PORTION SUS-DIAPHRAGMATIQUE DU TUBE DIGESTIF

La portion sus-diaphragmatique du tube digestif comprend : 1° la *bouche* et ses annexes, *dents, glandes salivaires, amygdales;* — 2° le *pharynx;* — 3° l'*œsophage.*

I. — BOUCHE OU CAVITÉ BUCCALE

La *bouche* (fig. 197) est non seulement l'ouverture d'entrée du tube digestif, mais c'est une cavité destinée à recevoir les aliments, à en apprécier la saveur, à les broyer, à les insaliver et à servir aussi à l'articulation des sons. — Elle est placée entre les deux mâchoires, au-dessous des fosses nasales, en arrière des lèvres, en avant du pharynx, entre les joues. — Cette cavité est divisée, lorsque les arcades dentaires sont rapprochées, en deux cavités secondaires : l'une, placée en dehors des arcades, entre elles et les lèvres et les joues, porte le nom de *vestibule de la bouche;* l'autre, placée dans l'aire parabolique décrite par les mâchoires, c'est la *cavité buccale* proprement dite.

La cavité buccale dont la forme est à peu près celle d'un ovoïde, avec la grosse extrémité tournée en avant, n'existe qu'à l'état virtuel pour ainsi dire quand les mâchoires sont rapprochées. Son diamètre antéro-postérieur est d'environ 8 à 9 centimètres; son diamètre transverse moyen est de 7 centimètres. — Il est juste de dire que ces diamètres varient dans d'assez grandes limites avec les individus et les races. — L'axe de la bouche est horizontal chez les Bipèdes, oblique par rapport à l'horizon chez les Quadrupèdes.

La cavité buccale, qui communique avec l'extérieur par l'ouverture buccale et avec le pharynx par l'isthme du gosier, est limitée par : 1° une paroi antérieure, les *lèvres;* — 2° une paroi postérieure, l'*isthme du gosier;* — 3° des parois latérales, les *joues;* — 4° une paroi supérieure, la *voûte palatine;* — 5° une paroi inférieure, le *plancher de la bouche* avec la *langue.*

§ I. — Paroi antérieure. — Lèvres.

Les lèvres sont deux voiles musculo-membraneux mobiles, qui circonscrivent l'orifice buccal. Nous envisagerons : *a.* leur conformation extérieure ; *b.* leur conformation intérieure ou structure.

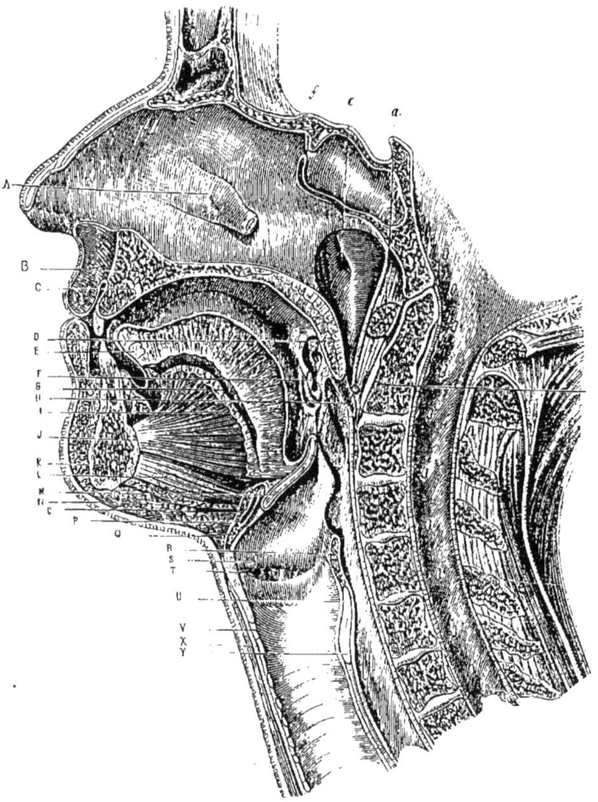

Fig. 197. — Coupe antéro-postérieure de la face et du cou. Région de l'isthme du gosier (B.-J. Béraud).

A, cloison des fosses nasales ; — B, coupe du maxillaire supérieur ; — C, canal palatin antérieur ; — D, coupe du voile du palais ; — E, glande de Nuhn ; — F, amygdale ; — G, coupe du génio-glosse ; — H, luette ; — J, tendon d'insertion du génio-glosse ; — K, os maxillaire inférieur ; — L, génio-hyoïdien ; — M, coupe de l'épiglotte ; — N, coupe du mylo-hyoïdien ; — O, coupe de l'hyoïde ; — P, bourse séreuse rétro-hyoïdienne ; — Q, membrane thyro-hyoïdienne ; — R, coupe du muscle aryténoïdien ; — S, corde vocale supérieure ; — T, ventricule du larynx ; — U et Y, coupe du cricoïde à sa partie postérieure ; — X, coupe de la partie antérieure du cricoïde ; — *a*, arc antérieur de l'atlas ; — *e*, pavillon de la trompe d'Eustache ; — *f*, ouverture du sinus sphénoïdal.

a. **Conformation extérieure.** — La direction des lèvres est verticale, et chacune d'elles, moulée sur les arcades alvéolo-dentaires, présente une *face antérieure* ou *cutanée*, une *face postérieure* ou *muqueuse*, un *bord adhérent*, un *bord libre*, et deux *commissures*.

1° *Face cutanée.* — La *lèvre supérieure* présente sur la ligne médiane une rainure verticale, le sillon *sous-nasal* ou *naso-labial*, qui se termine en bas à un tubercule, plus ou moins saillant suivant les individus et qui tient au relief des bords internes des muscles releveurs de la lèvre supérieure. — De chaque côté la lèvre supérieure est convexe et se couvre chez l'Homme de poils, qui portent le nom de *moustache*.

La *lèvre inférieure* regarde un peu en bas et se couvre également de poils appelés *mouche*.

2° *Face muqueuse.* — La face postérieure ou muqueuse des lèvres est en rapport avec les dents et les gencives; — elle est libre dans toute son étendue, sauf sur la ligne médiane, où se voit un repli muqueux, appelé *frein* ou *filet de la lèvre*, plus marqué pour la lèvre supérieure que pour la lèvre inférieure. — La muqueuse, en se réfléchissant de cette face sur les arcades alvéolaires, limite avec ces arcades une rigole parabolique (*sillon gingivo-labial*), interrompue seulement au niveau du filet.

3° *Bord adhérent.* — A leur face postérieure, les lèvres sont limitées par la réflexion de la muqueuse qui se porte sur les arcades alvéolaires. — En avant, la lèvre supérieure est limitée au milieu par la base du nez; de chaque côté, par le sillon *naso* ou *bucco-labial*, déterminé par la saillie des releveurs superficiels de la lèvre supérieure. — Le sillon transversal *mento-labial* sépare la lèvre inférieure du menton. Ce sillon est déterminé par les muscles de la houppe du menton et la lamelle élastique qui leur est interposée et vient s'insérer à la peau avec eux.

4° *Bord libre.* — Les bords libres des lèvres sont épais, arrondis, recouverts par un tégument rosé et délicat, qui se continue insensiblement en arrière avec la muqueuse et en avant avec la peau par une ligne de séparation bien tranchée. — Ces bords sont un peu renversés en dehors, surtout celui de la lèvre inférieure. — Dans certaines races (Nègres), ce dernier est très épais et très renversé (*lèvres lippues*).

Les bords libres des lèvres sont coupés par des rides, qui sont les traces de la contraction de l'orbiculaire. — Ils représentent une ligne ondulée, alternativement inverse pour chacune des deux lèvres, ligne qui a beaucoup fixé l'attention des peintres.

5° *Commissures.* — La ligne de réunion des deux lèvres constitue les *angles* ou *commissures* des lèvres.

b. **Conformation intérieure des lèvres.** — La *structure des lèvres* est d'une très grande simplicité. La peau et la muqueuse forment, par leur réunion au niveau du bord libre, une sorte de gouttière très profonde, ouverte seulement du côté des bords adhérents des lèvres. — Cette gouttière contient dans sa cavité deux couches, l'une antérieure, musculaire, l'autre postérieure, glandulaire, des vaisseaux et des nerfs.

1° *Couche cutanée.* — La *peau des lèvres* est très épaisse, et contient dans son épaisseur de volumineux follicules pileux et de grosses glandes sébacées. — Par sa face profonde elle adhère intimement aux muscles sous-jacents.

2° *Couche musculaire.* — La couche musculaire est constituée par l'orbiculaire des lèvres. — A cette couche aboutissent un grand nombre de *muscles peauciers*, qui impriment à la face sa physionomie, d'où le nom de *muscles de l'expression faciale* qui leur a été donné (voy. t. I, p. 301). — A la lèvre supérieure viennent se rendre les releveurs superficiel et profond, le canin; à la lèvre inférieure, le triangulaire et le carré; aux commissures, les deux zygomatiques et le risorius de Santorini.

3° *Couche glanduleuse.* — Entre la couche musculaire et la muqueuse existe une nappe de petites glandules en grappe, qui font saillie à la surface de la muqueuse. — Ce sont les *glandes salivaires labiales*. Réunies par du tissu cellulaire lâche, ces glandules forment une véritable couche glanduleuse. — Chacune d'elles vient s'ouvrir à la surface de la muqueuse par un petit canal excréteur.

4° *Couche ou membrane muqueuse.* — En continuité avec la peau au niveau du bord libre des lèvres, cette muqueuse est fine et délicate, adhérente à la couche musculaire, surtout au niveau du bord libre. — Son chorion est hérissé de papilles coniques, qui s'enfoncent dans l'épithélium pavimenteux stratifié qui la recouvre. — Elle est percée d'un grand nombre de pertuis, qui ne sont que les orifices des glandules labiales. — Ces glandules au reste ne sont que le résultat de l'invagination arborescente de l'épithélium dans la profondeur.

En avant et en arrière de la musculeuse existent des vésicules adipeuses, mais les lèvres comme les paupières sont des organes qui n'*engraissent pas*.

Vaisseaux et nerfs. — Les *artères*, placées sous la muqueuse, proviennent de la faciale sous le nom d'*artères coronaires* qui s'anastomosent par inosculation sur la ligne médiane. — A la *coronaire supérieure* viennent s'adjoindre pour la lèvre supérieure, des rameaux des artères sous-orbitaires, alvéolaires et buccales, branches de l'artère maxillaire interne; à la *coronaire inférieure*, viennent également s'adjoindre des rameaux des artères *mentonnières* (branches de la maxillaire interne), des *sous-mentales* (branches de la faciale) et des *transversales de la face* (branches de la temporale).

Les *veines* ne suivent pas le trajet des artères et aboutissent aux veines faciales.

Les *lymphatiques*, faciles à injecter sur le bord libre des lèvres, se rendent dans les ganglions sous-maxillaires. — Ceux qui proviennent de la partie médiane de la lèvre inférieure vont se perdre dans un petit ganglion sus-hyoïdien.

Les *nerfs* sont moteurs et sensitifs. Les premiers viennent du facial et se rendent à la couche musculeuse ; les seconds proviennent du trijumeau et vont se perdre dans la muqueuse et la peau.

§ II. — Paroi postérieure. — Isthme du gosier et voile du palais.

Préparation. — Pour étudier la *face antérieure du voile du palais*, l'isthme du gosier, les amygdales, sciez la mâchoire inférieure à sa partie moyenne et écartez fortement en les abaissant les deux moitiés de l'os. — Pour disséquer la *face postérieure*, faites la *coupe du pharynx* (voy. t. I, p. 322) et fendez ce conduit sur la ligne médiane (fig. 210) ; — puis, écartez les parties latérales du pharynx ; — incisez la muqueuse de la face supérieure du voile et disséquez en vous portant peu à peu vers les parties latérales ; — on met ainsi à découvert les muscles palato-staphylins et péristaphylins ; — réclinez en bas et en dessous le péristaphylin interne quand vous l'aurez isolé pour poursuivre le péristaphylin externe dans l'épaisseur du voile du palais.

La paroi postérieure de la bouche présente l'orifice de communication de cette cavité avec celle du pharynx. Cet orifice, appelé *isthme du gosier*, est une sorte de détroit limité en bas par la base de la langue et sur les côtés par les piliers antérieurs du voile du palais, qui convergent en haut vers la luette en une espèce de cintre ogival. — Nous n'avons donc à étudier sur cette paroi que le voile du palais, que nous envisagerons successivement : *a*, dans sa conformation extérieure ; *b*. dans sa structure.

a. **Conformation extérieure du voile du palais.** — Le voile du palais (D, fig. 197) est une cloison musculo-membraneuse, qui continue en arrière la voûte palatine, d'où le nom qui lui a été donné de *voûte palatine membraneuse*. — Cette cloison, sorte de soupape mobile, qui sépare l'arrière-cavité des fosses nasales du canal alimentaire, a une direction curviligne, dont la concavité regarde en avant et en bas. — Aplati, quadrilatère et symétrique, le voile du palais présente à considérer : 1° une *face inférieure ;* — 2° une *face supérieure ;* — 3° un *bord antérieur ;* — 4° un *bord postérieur ;* — 5° des *bords latéraux ;* — 6° des *piliers.*

1° *Face inférieure.* — La *face inférieure, antérieure* ou *buccale* est concave, lisse et fait suite à la voûte palatine. — Elle présente au milieu un raphé blanchâtre, qui fait suite à celui de la voûte palatine, et de chaque côté de nombreux orifices glandulaires.

2° *Face supérieure.* — La *face supérieure, postérieure* ou *nasale*, est convexe et continue en arrière le plancher des fosses nasales.

3° *Bord antérieur.* — Le bord antérieur, appelé aussi bord supérieur, se fixe au bord postérieur de la voûte palatine (*palais osseux*).

4° *Bord postérieur.* — Le bord postérieur ou inférieur est libre, et présente deux arches latérales et un appendice médian conoïde, désigné sous le nom de *luette*.

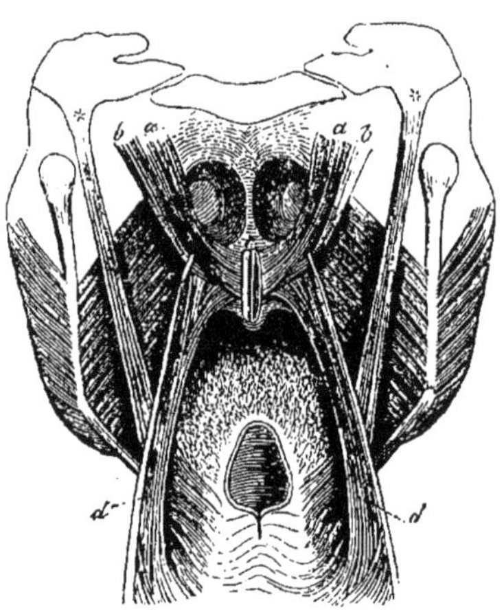

Fig. 198. — Muscles du voile du palais.

a, péristaphylin externe; — *b*, péristaphylin interne ; — *c*, azygos de la luette; — *d*, staphylo-pharyngiens; — *, stylo-pharyngiens.

5° *Bords latéraux.* — Sur les côtés, le voile du palais se confond avec les parois latérales de la joue et du pharynx.

6° *Piliers du voile du palais.* — De la base de la luette partent deux plis charnus, disposés en arcades, les *piliers latéraux du voile du palais.* — Les deux replis antérieurs vont se perdre sur les côtés de la base de la langue, ce sont les *piliers antérieurs*, qui circonscrivent l'orifice de communication de la cavité buccale et de la cavité pharyngienne ou isthme du gosier. — Les deux plis postérieurs décrivent comme les précédents une courbe à concavité interne visible dans l'aire du premier cintre formé par les piliers antérieurs, se portent en bas et en arrière et vont se perdre dans les parois latérales du pharynx. — Ce sont les *piliers postérieurs* qui circonscrivent l'*isthme naso-pharyngien*, c'est-à-dire l'orifice de communication du pharynx avec l'arrière-cavité des fosses nasales.

Réunis en haut, les piliers d'un même côté s'écartent en bas. — Dans le triangle qui résulte de leur écartement, et qui porte le nom d'*excavation amygdalienne*, vient se loger l'*amygdale*.

b. **Structure du voile du palais.** — Le voile du palais, d'une épaisseur moyenne de 6 à 8 millimètres, d'un diamètre antéro-postérieur moyen de 4 centimètres et d'un diamètre latéral de 5 centimètres environ (Tillaux), est essentiellement composé d'une gaine formée par une membrane muqueuse, contenant dans son intérieur une charpente musculo-aponévrotique, des glandes, des vaisseaux et des nerfs.

Sur une coupe, on rencontre : *a*. au centre, un plan fibreux, formé par les tendons aponévrotiques des péristaphylins externes et des fibres aponévrotiques propres : c'est la charpente fibreuse du voile du palais; — *b*. au-dessus, un plan musculaire, composé des fibres des péristaphylins internes, pharyngo-staphylins et palato-staphylins, puis une couche glandulaire, et enfin une membrane muqueuse ou muqueuse nasale; — *c*. au-dessous du plan fibreux, nous rencontrons un nouveau plan musculaire, formé par les glosso-staphylins, un nouveau plan glandulaire, et enfin une nouvelle muqueuse ou portion buccale de la muqueuse du voile du palais.

Nous examinerons successivement : 1° la charpente aponévrotique du voile du palais; — 2° ses muscles; — 3° ses couches glandulaires; — 4° ses muqueuses supérieure et inférieure; — 5° ses vaisseaux et ses nerfs.

1° Charpente aponévrotique. — La portion fibreuse du voile du palais, ou couche moyenne, occupe l'épaisseur du voile sous forme d'une lame quadrilatère, fixée en avant au bord postérieur de la voûte palatine, sur les côtés à l'aile interne des apophyses ptérygoïdes et perdue en arrière dans la portion musculaire du voile. — Certains auteurs l'ont considérée comme l'épanouissement des tendons des muscles péristaphylins externes, mais elle contient des fibres propres venues de l'épine nasale postérieure et du bord postérieur du palais osseux, d'où le nom d'*aponévrose palatine* qui lui a été donné (E, fig. 199).

2° Muscles du voile du palais. — Les muscles du voile du palais sont au nombre de cinq paires, qui sont : 1° les palato-staphylins; — 2° les péristaphylins externes; — 3° les péristaphylins internes; — 4° les glosso-staphylins; — 5° les pharyngo-staphylins.

Palato-staphylin. — Les *muscles palato-staphylins* sont étendus de chaque côté de la ligne médiane, de l'épine nasale postérieure dans l'épaisseur de la luette. — Ce sont deux petits corps charnus cylindroïdes, accolés l'un à l'autre et séparés seulement par un simple interstice fibreux, d'où ils ont pu être considérés comme un muscle unique et impair sous le nom d'*azygos de la luette* (*azygos uvulæ, columellæ musculus teres*). — Ils sont situés immédiatement sous la muqueuse supérieure du voile qu'ils soulèvent légèrement (*c*, fig. 198).

Action. — Releveurs de la luette.

Péristaphylin externe. — Grêle et aplati, ce muscle (*spléno-salpingo-staphylin*) est étendu le long de l'aile interne de l'apophyse ptérygoïde dans sa portion verticale, et dans l'épaisseur du voile dans sa portion horizontale (1, fig. 199).

Insertions. — Il s'insère : 1° dans la fossette scaphoïde de l'aile interne de l'apophyse ptérygoïde ; — 2° à la partie postérieure de la grande aile du sphénoïde ; — 3° à la paroi interne membraneuse de la trompe d'Eustache. — De ces divers points, ce muscle, situé en dedans du ptérygoïdien interne, descend le long de l'aile interne de l'apophyse ptérygoïde; arrivé au crochet que forme l'extrémité libre de cette aile, il devient tendineux, se réfléchit sur ce crochet et se porte horizontalement en dedans; son tendon glisse dans la concavité du crochet à l'aide d'une petite bourse séreuse et s'épanouit ensuite en se portant en dedans pour finalement se confondre avec la portion aponévrotique du voile du palais.

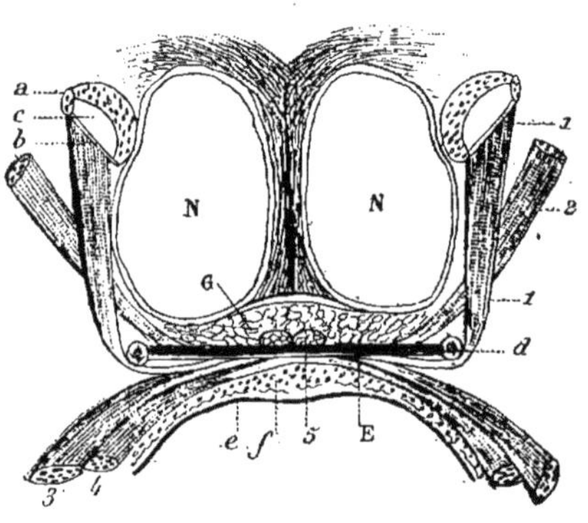

FIG. 199. — Constitution du voile du palais.

a, cartilage de la trompe d'Eustache; — *b*, portion fibreuse de la même trompe; — *c*, sa cavité; — *d*, crochet de l'apophyse ptérygoïde — E, aponévrose du voile du palais; — *f*, couche glanduleuse inférieure; — G, couche glanduleuse supérieure; — *e*, muqueuse inférieure; — N, orifices postérieurs des fosses nasales et muqueuse supérieure; — 1, muscle péristaphylin externe; — 2, muscle péristaphylin interne; — 3, muscle staphylo-pharyngien ; — 4, muscle staphylo-glosse ; — 5, muscle palato-staphylin.

Action. — Le péristaphylin externe est tenseur du voile du palais et dilatateur de la trompe d'Eustache, dernier phénomène qui survient grâce à lui à chaque mouvement de déglutition.

Péristaphylin interne. — Le *péristaphylin interne* ou *postérieur*, *pétro-salpingo-staphylin* de Winslow, est situé en arrière du muscle précédent (2, fig. 199).

Insertions. — Il s'insère : 1° à la face inférieure du rocher, immédiatement en avant du canal carotidien ; — 2° à l'épine de la grande aile du sphénoïde ; — 3° au bord inférieur du cartilage de la trompe d'Eustache. — De là il se porte en bas et en dedans en contournant le cartilage de la trompe, en rapport en dehors avec le constricteur supérieur du pharynx, en arrière avec le péristaphylin externe, puis s'infléchit brusquement et pénètre en divergeant dans l'épaisseur du voile, où il se fixe sur son aponévrose en entre-croisant ses fibres avec le muscle homologue du côté opposé.

Action. — Le péristaphylin interne est élévateur du voile du palais.

Glosso-staphylin. — Ce muscle, sous forme d'une petite languette charnue, est situé dans l'épaisseur du pilier antérieur du voile du palais. — Il descend de la couche musculaire inférieure du voile, où ses fibres sont confondues avec celles du pharyngo-staphylin, et se perd sur le bord correspondant de la base de la langue en confondant ses fibres longitudinales avec celles du stylo-glosse.

Action. — Le glosso-staphylin est abaisseur du voile du palais, élévateur de la base de la langue et constricteur de l'isthme du gosier. — Lorsque les deux glosso-staphylins se contractent simultanément, ils redressent leur courbe, se rapprochent de la ligne médiane et oblitèrent l'orifice postérieur de la cavité buccale.

Pharyngo-staphylin. — Ce muscle, situé dans l'épaisseur du pilier postérieur du voile du palais, est large et membraneux, surtout à ses extrémités où ses fibres s'épanouissent et divergent.

Né dans la couche musculaire inférieure du voile du palais, le pharyngo-staphylin s'insère par divers faisceaux, qui forment une nappe musculaire dans toute l'étendue du voile, sur l'aponévrose de ce voile. — Ses fibres se concentrent à sa sortie, reçoivent des faisceaux du péristaphylin externe et du bord inférieur du cartilage de la trompe d'Eustache, et finalement, sous forme d'un muscle arrondi, s'engagent dans l'épaisseur du pilier postérieur pour s'épanouir à nouveau et aller s'insérer, les unes sur les lignes médiane et postérieure du pharynx en s'entre-croisant avec les fibres du muscle du côté opposé et en dedans des constricteurs; les autres, soit sur l'aponévrose pharyngienne, soit sur le bord postérieur du cartilage thyroïde.

Action. — Les staphylo-pharyngiens sont abaisseurs du voile du palais et élévateurs du pharynx, suivant qu'ils prennent leur point fixe en bas ou en haut. Lorsque les deux muscles se contractent, ils rapprochent les piliers postérieurs et oblitèrent l'isthme naso-pharyngien.

3° Couches glandulaires du voile du palais. — Au-dessous de la muqueuse du voile du palais existe une couche de *glandules en grappe* disséminées. Sur la *face inférieure* du voile, cette couche est très épaisse. Elle fait suite à celle de la voûte palatine et diminue d'importance d'avant en arrière; elle se prolonge jusque dans l'épaisseur de la luette, et de chaque côté du voile, les glandules, plus serrées, forment une traînée qui descend vers la base de la langue. — A la *face supérieure* du voile, les glandes sont clairsemées et ne forment pas une nappe continue comme à la face inférieure. Au milieu d'elles, on rencontre quelques *follicules clos*, qui font saillie sous la muqueuse.

4° Muqueuse du voile du palais. — Les deux faces du voile du palais sont recouvertes par une membrane muqueuse. — Sur la *face supérieure* ou *nasale*, elle est mince, rouge et hérissée de saillies glanduleuses; son épithélium stratifié est vibratile; — c'est dire qu'elle a tous les caractères de la muqueuse nasale, dont elle n'est, au reste, que la continuation en arrière. — Sur la *face inférieure* ou *buccale*, elle est blancrosé, épaisse, adhérente, criblée de pores glanduleux et recouverte d'un épithélium pavimenteux stratifié, c'est-à-dire qu'elle a conservé les caractères de la muqueuse de la voûte palatine, dont elle n'est que le prolongement en arrière. — Ces deux feuillets se continuent l'un avec l'autre au niveau du bord libre du voile du palais.

Vaisseaux et nerfs. — Les *artères* viennent de trois sources : de la palatine supérieure, branche de la maxillaire interne; de la palatine inférieure, branche de la faciale, et de la pharyngienne inférieure, branche de la carotide externe.

Les *veines* forment deux plans. — Celles de la face supérieure se jettent dans le plexus de la fosse zygomatique avec les veines postérieures de la membrane pituitaire; celles de la face inférieure, plus nombreuses, vont se déverser dans la veine jugulaire interne ou l'un de ses affluents, en compagnie des veines amygdaliennes.

Les *vaisseaux lymphatiques* sont également disposés en deux réseaux. — Le réseau de la face supérieure du voile donne naissance à plusieurs troncs qui descendent entre les amygdales et les piliers postérieurs et vont se jeter dans les ganglions qui occupent la bifurcation de la carotide primitive. Le réseau de la face inférieure, beaucoup plus riche, se rend dans deux groupes de vaisseaux : le premier groupe suit les piliers antérieurs, s'anastomose avec les troncs lymphatiques de la base de la langue et se rend dans les ganglions qui avoisinent les muscles styliens; le second groupe descend en dehors des amygdales et va se jeter dans les ganglions para-hyoïdiens (Sappey). — Ces deux réseaux communiquent ensemble, et alors que le supérieur communique avec les lymphatiques de la muqueuse du plancher des fosses nasales, l'inférieur est en communication avec le réseau de la voûte palatine.

Les *nerfs sensitifs* sont fournis par les rameaux palatins du ganglion de Meckel et par des filets du glosso-pharyngien. Ils se rendent à la muqueuse et aux glandes.

L'origine des *nerfs moteurs* est moins bien connue. Le nerf du péristaphylin externe naît du ganglion otique ; mais provient-il de la racine motrice du maxillaire inférieur ou vient-il du facial par l'intermédiaire du petit pétreux superficiel ? — Longet admet que le nerf des muscles péryst‿phylins internes et palato-staphylins qui vient du ganglion de Meckel, n'est autre que le grand pétreux superficiel qui vient du facial et traverse le ganglion. Enfin, un rameau du facial qui se rend à la base de la langue, fournit au muscle glosso-staphylin et le muscle pharyngo-staphylin est innervé par le glosso-pharyngien. Mais il est peut-être plus certain que c'est le spinal qui anime les muscles du voile du palais, et c'est pour cela que la palatoplégie accompagne la glosso et la laryngoplégie dans les lésions du bulbe (voy. Vulpian, *Acad. sc.*, 18 oct. 1886; — A. Turner, *Journ. of Anat.*, p. 523, 1889).

Usages du voile du palais. — Le voile du palais est une soupape mobile qui remplit d'importantes fonctions dans la déglutition et l'articulation des sons. — Il jouit de deux sortes de mouvements : 1° d'un mouvement d'élévation que Bichat comparait à celui d'un pont-levis; — 2° d'un mouvement d'abaissement qui peut aller jusqu'à l'occlusion de l'isthme du gosier par rapprochement du voile du palais, de ses piliers antérieurs, de la luette et de la base de la langue. — Le mouvement d'élévation aidé du rapprochement des piliers postérieurs du voile permet de son côté l'occlusion de l'isthme naso-pharyngien pendant la déglutition.

§ III. — Parois latérales. — Joues.

Les *joues* forment les parois latérales de la bouche et les parties latérales de la face. Elles offrent à considérer : *a*. leur configuration extérieure ; *b*. leur structure.

a. **Configuration extérieure.** — Les joues comprennent cinq régions : une région malaire ou jugale, qui recouvre l'os de ce nom ; une région sous-orbitaire ; une région massétérine ; une région prémentonnière, et une région buccale qui répond à l'intervalle des deux mâchoires et la seule qui ne possède point de squelette. Leurs limites extérieures sont les suivantes : en haut, une ligne horizontale qui suit l'arcade zygomatique et passe par la base de l'orbite ; en bas, le bord inférieur de la branche horizontale de la mâchoire inférieure ; en avant, le sillon naso-labial ; en arrière, le bord postérieur de la branche montante de la mâchoire inférieure. Du côté de la cavité buccale, les limites des joues sont : en haut et en bas, la ligne de réflexion de la muqueuse buccale sur les arcades dentaires ; en arrière, le bord postérieur du buccinateur ; en avant, une ligne verticale qui passe par la commissure des lèvres.

La *face extérieure* ou *cutanée* des joues est plus ou moins rosée et plus ou moins bombée suivant l'embonpoint des sujets ; chez l'Homme, elle est couverte de poils dans une grande partie de son étendue.

La *face intérieure* ou *muqueuse* est libre et répond aux arcades alvéolo-dentaires. — Au niveau de l'intervalle qui sépare la première de la deuxième grosse molaire supérieure, elle présente l'orifice du canal de Sténon.

b. **Structure.** — Les joues, limitées en dehors par la peau, en dedans par la muqueuse buccale, comprennent les couches suivantes de dehors en dedans : la peau ; la couche cellulo-graisseuse sous-cutanée ; l'aponévrose buccinatrice ; le muscle buccinateur ; la muqueuse buccale (fig. 200). — De plus, des glandes, des vaisseaux et des nerfs.

La *peau* est fine et rosée, parcourue par un grand nombre de petits vaisseaux qui s'injectent ou pâlissent sous l'influence des émotions.

La *couche cellulo-graisseuse sous-cutanée* est très variable suivant les individus, mais sa plus grande épaisseur correspond toujours au centre des joues. Entre le masséter et le buccinateur s'enfonce un peloton adipeux, appelé *boule graisseuse* de Bichat, qui semble faire partie de l'organisation, au même titre que le tissu adipeux de l'orbite par exemple, car il existe toujours. — VERNEUIL a rencontré une bourse séreuse autour de cette boule. — TILLAUX figure la boule graisseuse de Bichat sous l'aponévrose buccinatrice, d'où pour lui il y aurait deux couches adipeuses indépendantes, l'une sous-cutanée qui communique avec le tissu cellulo-adipeux sous-cutané des régions temporale et parotidienne; l'autre sous-aponévrotique se continuant avec les graisses de la fosse zygomatique.

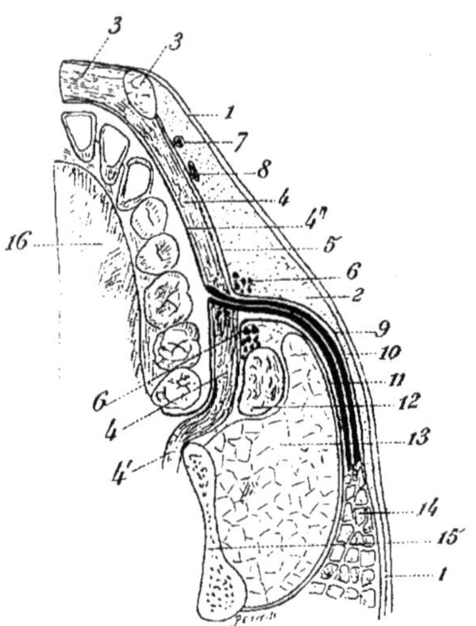

FIG. 200. — coupe horizontale de la joue droite.

1, 1, peau; — 2, couche adipo-musculaire de la joue; — 3, 3, orbiculaire des lèvres; — 4, 4, buccinateur; — 4', aponévrose buccinato-pharyngienne; — 4'', muqueuse buccale; — 5, 9, aponévrose buccinatrice; — 6, 6, glandules molaires; — 7, a. faciale; — 8, v. faciale; — 9, 11, gaine fibreuse du canal de Sténon; — 10, canal de Sténon; — 12, boule graisseuse de Bichat; — 13, masséter; — 14, glande parotide; — 15, mâchoire inférieure; — 16, voûte palatine.

L'artère et la veine faciale, les branches du nerf facial, les deux muscles zygomatiques, le triangulaire des lèvres sont compris dans cette couche graisseuse.

La *couche fibreuse* est représentée : 1° en avant, par l'*aponévrose du muscle buccinateur*, mince à la partie antérieure où elle se perd au niveau de la commissure des lèvres, résistante en arrière où elle se continue avec l'aponévrose pharyngienne au niveau du raphé ptérygo-myloïdien; — 2° en arrière, par l'*aponévrose massétérine*.

La *couche musculaire* est constituée, à la région massétérine par le masséter; à la région buccale par le buccinateur; à la région malaire et orbitaire par l'orbiculaire des paupières, le canin et les élévateurs de l'aile du nez et de la lèvre supérieure; à la région pré-mentonnière par le triangulaire des lèvres.

La *membrane muqueuse* ou *muqueuse génienne* est mince, lisse, très adhérente à la face profonde du buccinateur.

Les *glandes* de la joue, *glandes molaires* (6, 6, fig. 200), sont placées, non sous la muqueuse, comme aux lèvres par exemple, ainsi que le disent à tort nombre d'anatomistes, mais à la face externe du muscle buccinateur, où elles entourent l'extrémité terminale du canal de Sténon. Leurs conduits excréteurs traversent le muscle buccinateur et viennent s'ouvrir à la surface de la muqueuse en regard des dernières molaires.

Le canal de Sténon traverse aussi l'épaisseur de la joue, mais sa description appartient à l'étude de la parotide.

Les *artères* de la joue viennent de la faciale et de la transversale de la face, branche de la temporale; de la maxillaire interne, par la massétérine, la buccale, la sous-orbitaire, dentaire inférieure et alvéolaire. — Les *veines* se déversent dans la veine faciale et dans le tronc temporo-maxillaire ou le plexus de la fosse zygomatique. Il est à remarquer que la veine faciale ne suit pas exactement le trajet de l'artère du même nom.

Les *vaisseaux lymphatiques* proviennent de deux réseaux : du réseau cutané et du réseau muqueux. — Ceux du réseau cutané vont se jeter par deux ordres de troncs dans les ganglions parotidiens et sous-maxillaires ; — les lymphatiques de la muqueuse se rendent dans les ganglions sous-maxillaires (SAPPEY).

Les *nerfs moteurs* viennent du facial, à part le nerf du masséter qui émane du maxillaire inférieur, branche du trijumeau. — Les *nerfs sensitifs*, destinés à la peau et à la muqueuse des joues, viennent du trijumeau par le sous-orbitaire, le dentaire inférieur et l'auriculo-temporal.

A ces filets il faut ajouter quelques divisions du plexus cervical superficiel.

§ IV. — Paroi supérieure. — Voûte palatine.

La *voûte palatine*, ou simplement le *palais*, constitue la paroi supérieure de la bouche. — Il offre à considérer : sa forme extérieure, sa structure.

a. **Configuration extérieure.** — Le palais est une sorte de voûte, limitée et inscrite dans l'aire de la parabole que décrit l'arcade dentaire supérieure, se continuant en arrière avec le voile du palais (fig. 197).

On y remarque, sur la région médiane, un raphé antéro-postérieur, plus ou moins saillant, et qui tranche sur le reste de la voûte par son aspect blanchâtre. En avant, entre les deux incisives médianes, il se termine par un petit tubercule qui correspond à l'orifice inférieur du canal incisif ou palatin antérieur. De chaque côté de ce raphé, qui partage la voûte en deux moitiés latérales symétriques, partent, à la partie antérieure, des crêtes transversales qui se dirigent en dehors en présentant de légères sinuosités. Ces crêtes sont hérissées de papilles et ne sont, chez l'Homme, que le vestige de crêtes bien plus accusées qui se détachent de la voûte palatine de certains animaux. A la partie postérieure, la voûte palatine est lisse et criblée de petits orifices glandulaires. — De chaque côté du raphé et près de son extrémité postérieure, existe souvent une petite fossette, signalée par MORGAGNI et ALBINUS, au fond de laquelle s'ouvre un des canalicules excréteurs des glandules palatines.

b. **Structure.** — La voûte palatine comprend une charpente osseuse, une membrane muqueuse, des glandes, des vaisseaux et des nerfs.

La *charpente osseuse* est formée en avant par l'apophyse palatine des maxillaires supérieurs, et en arrière par la lame horizontale des palatins (voy. OSTÉOLOGIE, p. 96).

La *muqueuse de la voûte palatine* est remarquable par sa blancheur, son épaisseur et son adhérence au périoste du palais. Cette adhérence la fait ranger parmi les *fibro-muqueuses*. Très épaisse, surtout en avant et sur les côtés, c'est aussi dans ces points qu'elle adhère le plus fortement à la charpente osseuse. — La face inférieure de son chorion est hérissée de papilles coniques qui s'enfoncent dans un revêtement épithélial stratifié, semblable à celui des lèvres et des joues. — ALBINUS, et plus récemment SAPPEY, y ont signalé, derrière les incisives supérieures, à l'entrée du canal palatin, une véritable papille caliciforme.

En avant et sur les côtés, la muqueuse de la voûte palatine se continue sans ligne de démarcation avec la *gencive*. — Celle-ci revêt le bord alvéolaire de la mâchoire supérieure, entoure le collet des dents, et envoie dans les alvéoles un prolongement membraniforme, qui représente le périoste alvéolo-dentaire. — Le chorion villeux et l'épithélium de la gencive sont les mêmes que ceux de la muqueuse palatine, mais la gencive ne contient pas de glandes.

Les *glandes, glandules salivaires palatines*, analogues à celles des lèvres et du voile du palais, sont interposées entre la voûte palatine osseuse et la membrane muqueuse. — Elles forment une nappe triangulaire, continue là où la muqueuse est moins adhérente, c'est-à-dire en arrière et de chaque côté du raphé (fig. 205). — Cette couche glanduleuse se continue avec celle du voile du palais, et ses glandes s'ouvrent à la surface de la muqueuse par une multitude de pertuis, visibles à l'œil nu.

Les *artères* de la voûte palatine viennent de la palatine supérieure, branche de la maxillaire interne. — Les *veines* s'anastomosent avec celles du voile du palais et se rendent dans le tronc temporo-maxillaire. — Quelques-unes suivent le canal palatin postérieur; deux autres traversent le canal palatin antérieur.

Les *lymphatiques* sont très déliés, se continuent en arrière avec ceux du voile du palais, et se rendent ensuite dans les ganglions cervicaux qui avoisinent la membrane thyro-hyoïdienne (SAPPEY).

Les *nerfs* proviennent du ganglion sphéno-palatin par le palatin postérieur, qui parcourt le canal palatin postérieur, puis se réfléchit en avant pour pénétrer dans la couche glandulaire de la muqueuse, et par le naso-palatin de Scarpa.

§ V. — Paroi inférieure.

La paroi inférieure de la bouche est presque tout entière occupée par la *langue*. Il n'y a qu'en avant et sur les côtés que le plancher de la bouche est constitué par la membrane muqueuse buccale, qui se détache de la face inférieure de la langue, et se réfléchit sur les muscles génio-hyoïdiens et mylo-hyoïdiens, en dessinant une gouttière étroite, et remonte vers l'arcade alvéolaire du maxillaire inférieur où elle se continue avec les gencives de cette mâchoire.

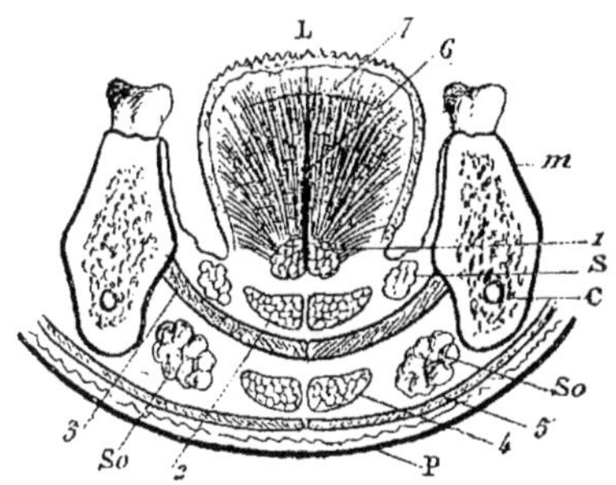

Fig. 201. — Coupe frontale du plancher de la bouche et de la langue.

L, langue ; — P, peau ; — *m*, maxillaire inférieur ; — C, canal dentaire ; — S, glande sublinguale ; — SO, glande sous-maxillaire ; — 1, muscle génio-glosse ; — 2, muscle génio-hyoïdien ; — 3, muscle mylo-hyoïdien ; — 4, muscle digastrique ; — 5, peaucier du cou ; — 6, septum lingual ; — 7, membrane hyo-glossienne.

La *paroi inférieure* de la cavité buccale comprend donc deux étages : l'un inférieur, *plancher de la bouche*, représenté par la face supérieure du mylo-hyoïdien et recouvert par la muqueuse buccale ; l'autre supérieur, représenté par la *langue* (fig. 201).

DE LA LANGUE

La langue, principal organe du goût, sert aussi à l'articulation des sons, à la mastication et à la déglutition ; — elle est située dans la bouche, dont elle forme le plancher, fixée par sa base à l'appareil hyoïdien et à la mâchoire inférieure, libre par sa face supérieure, ses bords et son extrémité antérieure. — Envisagée dans sa forme, la langue se présente comme un segment d'ellipsoïde aplati de haut en bas, et dont la grosse extrémité est tournée en arrière. Horizontale dans sa portion antérieure ou buccale, elle est verticale dans sa portion postérieure ou pharyngienne, dite plus souvent base de la langue.

Nous décrirons successivement : la *conformation extérieure* et la *structure de la langue*.

a. **Conformation extérieure**. — La langue offre deux *faces*, deux *bords*, une *base* et un *sommet* ou *pointe*.

1° *Face supérieure ou dorsale*. — Cette face est libre et en rapport avec la voûte palatine et le voile du palais. — Horizontale dans sa moitié antérieure, elle s'infléchit brusquement en arrière et descend presque verticalement vers l'os hyoïde. — Un sillon médian antéro-postérieur la divise en deux moitiés symétriques, et de toute sa surface s'élèvent des saillies. En avant du V ingual, ce sont les papilles ; en arrière, les follicules clos, glandes lenticulaires (*c*, fig. 202).

2° *Face inférieure.* — La face inférieure de la langue n'est libre et revêtue par la muqueuse que dans son tiers antérieur. — Dans

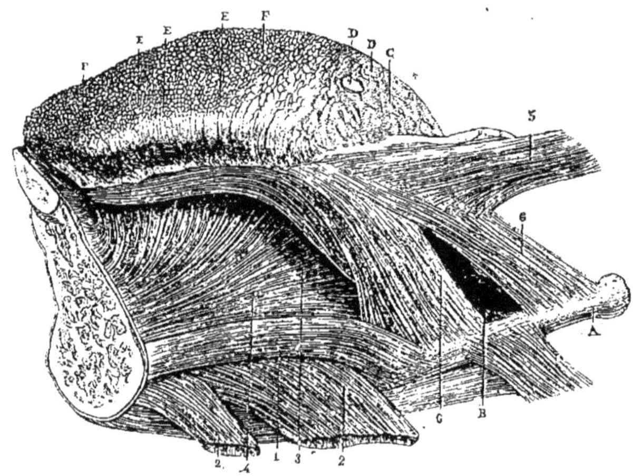

Fig. 202. — Langue.

a, os hyoïde ; — B, artère linguale ; — C, glandules de la base de la langue ; — D, D, papilles caliciformes ; — E, E, E, papilles fongiformes ; — F, F, papilles filiformes ; — 1, muscle génio-hyoïdien ; — 2, 2, muscle mylo-hyoïdien ; — 3, muscle lingual profond ou inférieur ; — 4, muscle génio-glosse ; — 5, muscle stylo-glosse ; — 6, 6, muscle hyo-glosse.

ses deux tiers postérieurs, elle est abordée par les muscles qui, en somme, constituent cet organe essentiellement musculeux.

La portion libre de la face inférieure présente : 1° un sillon antéro-postérieur qui commence en avant à la pointe de la langue; 2° en arrière du sillon, un repli muqueux, qui s'avance plus ou moins près de la pointe et descend en éventail sur le plancher de la bouche : c'est le frein ou filet de la langue; 3° de chaque côté du sillon, la saillie bleuâtre des veines ranines; 4° plus en dehors, des sortes de franges muqueuses; 5° de chaque côté du frein, une petite saillie mamelonnée au sommet de laquelle s'ouvre le canal de Wharton (fig. 204).

Dans la gouttière parabolique qui limite la racine de la langue, il existe de chaque côté en approchant de l'arcade dentaire, une crête mousse et ondulée; — cette crête répond à la glande sublinguale qui vient faire saillie et soulève la muqueuse du plancher de la bouche. Sur cette crête se voient à l'œil nu de petits orifices auxquels aboutissent les canaux excréteurs de la glande (*conduits de Rivinus*).

Entre les crêtes sublinguales de chaque côté, les génio-glosses en arrière et la muqueuse du plancher de la bouche qui, de la langue, se réfléchit pour gagner la face postérieure de la mâchoire, existe une bourse séreuse, ordinairement multiloculaire, la *bourse de Fleischmann* (13, fig. 204). Elle est unique, mais divisée, sur la ligne médiane, sous forme de bissac par le frein de la langue.

3° *Bords latéraux.* — Les bords de la langue s'épaississent de la pointe à la base; ils sont arrondis et ne sont libres que dans leurs deux tiers antérieurs. Dans leur tiers moyen, ils sont sillonnés par des plis de la muqueuse, et en arrière se continuent avec la muqueuse pharyngienne.

4° *Base.* — La base de la langue se fixe à l'os hyoïde. — La base *apparente*, que l'on voit à la partie la plus reculée de la face dorsale, est rattachée à l'épiglotte par les *replis glosso-épiglottiques*, et au voile du palais par les piliers antérieurs ou glosso-staphylins.

5° *Pointe.* — La pointe ou sommet de la langue répond aux incisives. — On y remarque la trace d'un sillon vertical qui n'est que la continuation des sillons des faces supérieure et inférieure. — Certains auteurs considèrent ce sillon comme le vestige de bifidité que présente la langue de certains Reptiles.

b. **Structure de la langue.** — La langue est à la fois l'organe d'un sens spécial, le goût, et un organe locomoteur. — Sa structure répond à ce double but. — La langue est, en effet, composée d'une charpente fibro-musculaire et d'une membrane tégumentaire qui préside au sens du goût et à la sensibilité générale. Elle contient, de plus, des glandes, des vaisseaux et des nerfs.

1. — CHARPENTE FIBREUSE DE LA LANGUE

La charpente fibreuse de la langue comprend : *a.* la *membrane hyo-glossienne; b.* le *septum lingual.*

a. *Membrane hyo-glossienne.* — La membrane hyo-glossienne est une lame fibreuse tendue horizontalement qui, en arrière, se fixe à la lèvre postérieure du corps de l'os hyoïde, et de là, se dirige en avant et en haut, pour se perdre dans les muscles de la langue, après un trajet d'environ 1 centimètre (7, fig. 201).

b. *Septum lingual.* — Le septum lingual est une cloison fibreuse falciforme de 5 à 10 millimètres de haut, blanc jaunâtre et dense, découverte par Blandin et décrite par lui sous le nom impropre de *fibro-cartilage médian de la langue*. Il est situé sur la ligne médiane et placé de champ (8, fig. 204). — Son bord inférieur, concave, n'atteint pas la muqueuse; son bord supérieur, convexe, répond à l'entre-croisement des génio-glosses; ses faces latérales donnent insertion à des fibres musculaires; son extrémité postérieure ou base se continue avec la membrane hyo-glossienne, et par elle s'attache à l'hyoïde; son extrémité antérieure ou pointe se perd insensiblement dans le corps charnu de la langue.

Cette charpente fibreuse de la langue de l'Homme représente l'*os lingual* qui se détache de l'hyoïde de beaucoup d'animaux. Outre qu'il est rattaché à la langue par des muscles, l'os hyoïde l'est donc encore par cette charpente fibreuse. — Solidement fixé à la base de la langue, il en suit tous les mouvements.

2. — MUSCLES DE LA LANGUE

La substance charnue de la langue est formée par des muscles qui affectent différentes directions. L'étude de l'agencement des faisceaux permet de voir que les fibres musculaires sont groupées sous trois directions principales, ainsi que Malpighi l'avait déjà observé sur la langue du Veau, et Sténon sur celle de l'Homme. Des trois ordres de fibres, les unes sont longitudinales, les autres verticales et les dernières transversales.

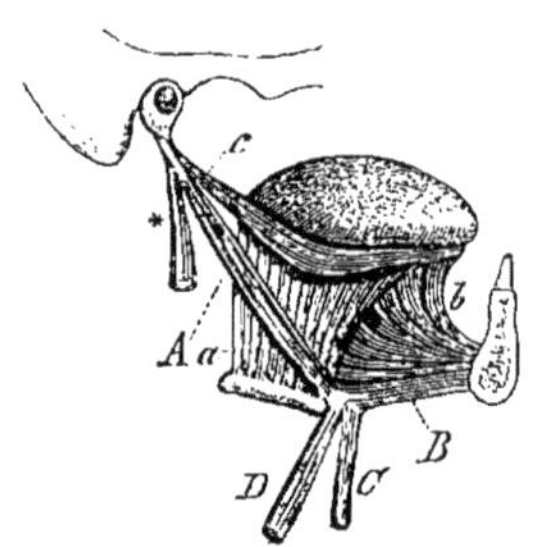

Fig. 203. — Muscles de la langue.

A, muscle stylo-hyoïdien; — B, muscle génio-hyoïdien; — C, muscle sterno-hyoïdien; — D, muscle omo-hyoïdien; — *a*, muscle hyo-glosse; — *b*, muscle génio-glosse; — *c*, muscle stylo-glosse; — *, stylo-pharyngien.

Les muscles de la langue sont au nombre de huit paires, à savoir: 1° l'hyo-glosse; 2° le stylo-glosse; 3° le génio-glosse; 4° le staphylo-glosse; 5° l'amygdalo-glosse; 6° le pharyngo-glosse; 7° le lingual supérieur; 8° le lingual inférieur. Ces deux derniers ont été considérés à tort comme des *muscles intrinsèques*.

1° Hyo-glosse. — Aplati et quadrilatère, ce muscle (6, fig. 202), qui occupe la partie inférieure et latérale de la langue, s'attache à l'hyoïde par deux faisceaux, dont l'un a été appelé *basio-glosse*, parce qu'il se fixe à la face antérieure et au-dessous de la crête transversale du corps de l'os; l'autre *cérato-glosse*, en raison de ses insertions au bord supérieur de la grande corne. Ces deux portions sont séparées l'une de l'autre par un intervalle celluleux. De ces deux insertions, le muscle se porte en avant et en haut, et pénètre dans l'épaisseur de la langue. Ses fibres antérieures (*basio-glosse*) passent entre le stylo-glosse et le lingual inférieur, et cheminent, *d'avant en arrière,* avec les fibres du stylo-glosse vers le septum médian, où elles se fixent; ses fibres postérieures (*cérato-glosse*), après s'être engagées sous le stylo-glosse, s'épanouissent en éventail et se dirigent *transversalement* vers le septum, où elles se terminent.

Le faisceau *chondro-glosse*, qui s'attache à la petite corne de l'os hyoïde et dont ALBINUS et HALLER avaient fait une troisième portion de l'hyo-glosse, appartient au lingual supérieur (SAPPEY). Au cérato-glosse s'unit souvent un *cérato-glosse accessoire* qui part du sommet de la grande corne de l'hyoïde ou provient du constricteur moyen du pharynx. — Dans d'autres cas il existe un *triticéo-glosse* (BOCHDALEK), petit muscle qui se détache du ligament thyro-hyoïdien, et se porte en haut et en avant, placé sur le côté interne de l'artère linguale, pour pénétrer dans la langue avec la partie postérieure de l'hyo-glosse. L'origine de l'hyoglosse est parfois traversée par l'artère linguale.

Rapports. — Par sa face externe, il est en rapport, en haut, avec le nerf hypoglosse ; sa face interne répond, en haut au génio-glosse, en bas au constricteur moyen du pharynx, et entre eux passe l'artère linguale.

Action. — Ce muscle rapproche la langue de l'os hyoïde en la tirant en arrière et la rétrécit dans ses diamètres transversaux.

2° Stylo-glosse. — Ce petit muscle (*c*, fig. 203) s'*insère* en haut, à la partie inféro-externe de l'apophyse styloïde, et assez souvent reçoit un petit faisceau accessoire parti du ligament stylo-maxillaire. — De là il descend obliquement en bas et en dedans, sous la forme d'un corps charnu conoïde, passe en dehors du pharyngo-glosse, et gagne le bord correspondant de la langue. Là il s'élargit et se divise en deux faisceaux : l'un, externe et supérieur, qui longe le bord de la langue, en se mêlant aux fibres longitudinales de l'hyo-glosse, et marche jusqu'à la pointe où il se continue avec celui du côté opposé ; l'autre, interne et inférieur, qui passe entre les deux portions de l'hyo-glosse, se dirige en dedans vers la ligne médiane, et concourt à former les fibres musculaires transversales de la langue.

Rapports. — En dehors, il répond à la parotide, au ptérygoïdien interne et à la muqueuse linguale ; en dedans, à l'amygdale, au constricteur du pharynx et à l'hyo-glosse.

Action. — Les hyo-glosses attirent la langue en arrière et en haut ; ils élargissent la base de l'organe qu'ils portent vers le voile du palais, et par leurs faisceaux supérieurs ils relèvent ses bords de façon à faire prendre à sa face dorsale la forme d'une gouttière.

ALBINUS et BÖHMER ont noté l'absence du stylo-glosse ; — d'autres l'ont rencontré double. — Le *mylo-glosse* (WOOD) est un petit faisceau surnuméraire qui vient ordinairement de l'angle du maxillaire inférieur, parfois du ligament stylo-maxillaire. — Exceptionnellement, le stylo-glosse se détache tout entier de ces points, et une insertion au méat auditif externe a été notée par GRÜBER.

3° Génio-glosse. — Ce muscle est le plus volumineux des muscles de la langue (4, fig. 202). Il se *fixe* à l'apophyse géni supérieure du maxillaire par un épais tendon; de là ses fibres se dirigent en arrière et en haut en rayonnant (6, fig. 204). Les plus inférieurs se portent en arrière et en bas, vers le corps de l'hyoïde, où elles se fixent (*génio-hyoïdiens supérieurs* de Ferrein);

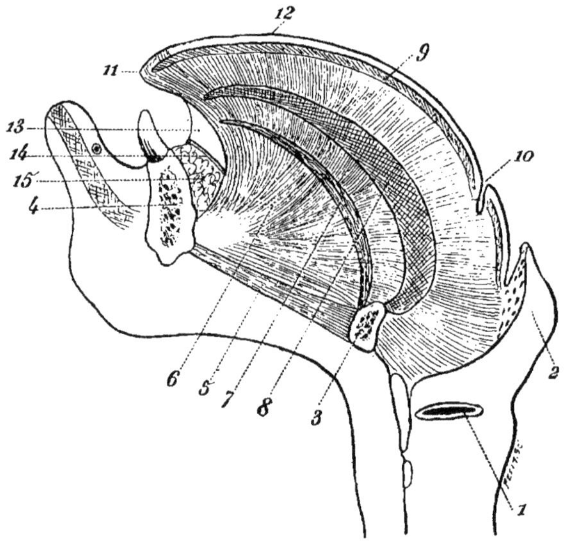

FIG. 204. — Coupe sagittale de la langue.

1, orifice du larynx; — 2, épiglotte; — 3, os hyoïde; — 4, maxillaire inférieur; — 5, muscle génio-hyoïdien; — 6, muscle génio-glosse; — 7, muscle lingual inférieur; — 8, septum lingual; — 9, muscle lingual supérieur; — 10, foramen cæcum; — 11, pointe de la langue; — 12, dos de la langue; — 13, bourse séreuse de Fleischman; — 14, canal de Wharton; — 15, glande sublinguale.

les plus supérieurs décrivent une courbe à concavité antérieure et se rendent dans la pointe de la langue; les moyennes, beaucoup plus nombreuses, s'étalent en éventail et occupent toute la longueur de la langue.

Tous les faisceaux ne se terminent pas de même dans la langue. Les plus internes passent dans le septum lingual et s'entre-croisent avec ceux du muscle du côté opposé (G, fig. 197); des externes, les uns vont se continuer avec le pharyngo-glosse (*génio-pharyngien* de Winslow), les autres, beaucoup plus nombreux, se rendent à la muqueuse de la face dorsale de la langue. Quelques-uns enfin (*glosso-épiglottiques*), se rendent à la base de l'épiglotte. Dans l'épaisseur de la langue, ce muscle représente les faisceaux verticaux qui vont aboutir à la muqueuse de la face dorsale.

Dans certains cas, le génio-glosse prend des insertions au ligament stylo-hyoïdien ou à la petite corne de l'hyoïde. D'autres fois on l'a trouvé uni au génio-hyoïdien.

Rapports. — En dedans, le génio-glosse répond à son congénère du côté opposé, dont il est séparé par un intervalle celluleux. En dehors, il est en rapport, en bas, avec l'hyo-glosse, plus haut avec la glande sublinguale, le canal de Wharton, et le nerf hypoglosse qui le traverse et le muscle lingual; son bord inférieur repose sur le génio-hyoïdien (I, fig. 202).

Action. — Les fibres supérieures des génio-glosses tirent la pointe de la langue en arrière et la font rentrer dans la bouche; les fibres inféro-postérieures, au contraire, portent la langue en avant et la font sortir de la bouche; par leurs fibres hyoïdiennes, ils élèvent l'hyoïde et le portent en avant; par leurs fibres pharyngiennes ils attirent le pharynx en avant, et par leurs fibres moyennes ils creusent la langue en gouttière longitudinale.

4° **Staphylo-glosse.** — C'est le muscle des piliers antérieurs du voile du palais (voy. p. 332).

5° **Amygdalo-glosse.** — Ce petit muscle membraniforme, découvert par Broca, forme une sangle qui embrasse dans sa concavité la partie inférieure de l'amygdale. Il se fixe à l'aponévrose pharyngienne, descend à la face externe de l'amygdale, derrière le pilier antérieur, s'infléchit ensuite sous cette glande, se porte en dedans et arrive à la base de la langue, où il passe au-dessous du lingual supérieur et se dirige transversalement vers la ligne médiane, où il paraît se continuer avec celui du côté opposé.

6° **Pharyngo-glosse.** — Ce muscle est une dépendance du constricteur supérieur du pharynx. — Placé d'abord entre l'amygdalo-glosse et le stylo-glosse, plus bas il donne lieu à deux ordres de faisceaux : les supérieurs longent les bords de la langue, entre le staphylo-glosse en haut et le stylo-glosse en bas; les inférieurs passent sous le basio-glosse et se confondent avec le génio-glosse et le lingual inférieur.

7° **Lingual supérieur.** — Ce muscle, large et aplati, est étendu horizontalement sous la muqueuse de la face dorsale, à laquelle il adhère intimement de la base à la pointe de la langue. Sappey le considère à juste titre comme le *peaucier principal* de la langue (9, fig. 204). Il naît en arrière par trois faisceaux distincts, un médian et deux latéraux. — Le médian (*épiglotto-glosse*) vient de la face de l'épiglotte; les faisceaux latéraux (*chondro-glosses*), des petites cornes de l'hyoïde. Presque aussitôt ces trois faisceaux se réunissent en une nappe continue de fibres charnues qui se porte en avant sur la face dorsale de la langue, s'unissant, vers les bords, aux fibres longitudinales des muscles stylo-glosses, qui, eux, constituent des *peauciers latéraux* ou *accessoires*.

Action. — Le lingual supérieur raccourcit la langue, la rétrécit et porte la pointe en haut.

8° **Lingual inférieur**. — Ce muscle est représenté à la face inférieure de la langue, sous la forme d'un faisceau conoïde placé entre le basio-glosse et le génio-glosse, et étendu de la base à la pointe de la langue (3, fig. 202). — En arrière, ses insertions se confondent avec les insertions hyoïdiennes du génio-glosse et du chondro-glosse ; quelques-unes de ces fibres viennent des pharyngo-glosse et stylo-glosse. En avant, il s'insère à la muqueuse de la pointe de la langue, en confondant ses fibres avec celles du stylo-glosse et du génio-glosse.

Action. — Les linguaux inférieurs raccourcissent la langue et recourbent la pointe en bas.

Certains auteurs ont décrit des fibres musculaires *transversales* (*lingual transverse*) et *verticales* (*lingual vertical*) autonomes dans la langue. — Des *fibres transversales*, les unes iraient d'un bord de la langue à l'autre en passant au-dessus du septum ; les autres se détacheraient de chacune des faces de ce septum et aboutiraient en dehors au bord correspondant de la langue. ZAGLAS et HENLE considèrent quelques-unes de ces fibres comme se continuant avec le staphylo-glosse.

Les fibres verticales (*muscle vertical externe de Zaglas*) n'existeraient guère que sur les bords et à la pointe de la langue. — Elles iraient de la face inférieure à la face supérieure de l'organe.

3. — CONNEXION DES FIBRES MUSCULAIRES DANS L'ÉPAISSEUR DE LA LANGUE

Une fois arrivées dans la langue, les fibres musculaires des nombreux muscles de cet organe sont très difficiles à suivre à cause de leur intrication. — On peut cependant les grouper en trois ordres de fibres : 1° *fibres longitudinales*, provenant, en haut et en bas, des linguaux supérieurs et inférieurs, latéralement des stylo-glosses et staphylo-glosses, en avant des génio-glosses et des hyo-glosses ; 2° *fibres transversales*, provenant des amygdalo-glosses, des hyo-glosses et des faisceaux supérieurs des stylo-glosses ; 3° *fibres verticales*, qui proviennent des génio-glosses et sont localisées dans les deux tiers postérieurs de la langue.

A la base de la langue, il est interposé assez de tissu cellulo-graisseux entre les muscles.

4. — MUQUEUSE LINGUALE

La *muqueuse linguale* est une dépendance de la muqueuse buccale. Elle enveloppe la langue comme dans un étui, recouvre sa face dorsale, ses bords et sa pointe, et, vers la base de cet organe, se continue avec la muqueuse des parties environnantes. — A la partie inférieure, elle se continue avec celle du plancher de la bouche en formant un repli médian connu sous le nom de *filet, frein de la langue;* — en arrière, elle se continue avec les muqueuses du voile du palais, du pharynx et du larynx. — Elle est reliée à l'épiglotte par trois replis, *replis glosso-épiglottiques médian et latéraux.*

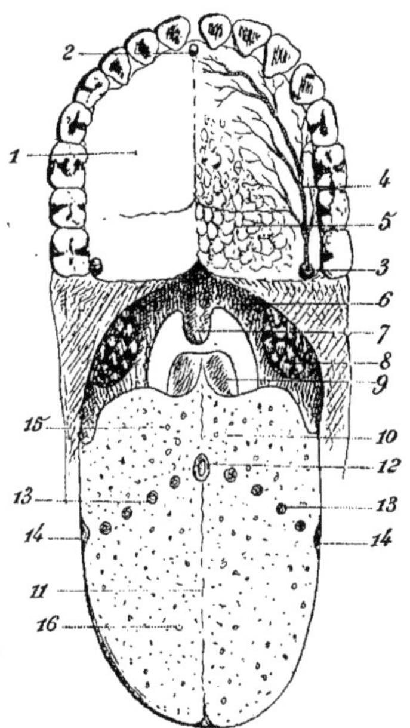

Fig. 205. — Vue de la face dorsale de la langue et de l'isthme du gosier.

1, voûte palatine; — 2, canal palatin antérieur; — 3, canal palatin postérieur d'où émerge l'artère palatine postérieure, 4; — 5, glandes du palais; — 6, voile du palais; — 7, luette; — 8, amygdale; — 9, épiglotte; — 10, follicules clos de la base de la langue; — 11, raphé lingual; — 12, trou borgne; — 13, papilles caliciformes; — 14, 14, glandes de Weber; — 15, base de la langue; — 16, papilles filiformes et fongiformes.

La muqueuse linguale ne diffère pas énormément du reste de la muqueuse buccale à la face inférieure de l'organe, mais sur la pointe, les bords, et surtout le dos de la langue, elle s'épaissit considérablement et devient très dense.

Elle présente à considérer *deux faces* et sa *structure.*

La *face profonde* de la muqueuse de la langue est très adhérente aux muscles linguaux, qui prennent sur elle de nombreuses insertions, à la façon des muscles peauciers de la face ou du cou. — A la face inférieure, elle est moins adhérente, et au niveau du point où elle se réfléchit pour se porter sur le plancher de la bouche, elle recouvre un tissu cellulaire comme séreux qui constitue la bourse muqueuse de Fleischmann.

La *face superficielle* est blanc rosé; elle est raboteuse sur le dos de la langue, lisse sur la face inférieure, divisée sur la ligne médiane par un sillon qui en parcourt toute l'étendue, et que l'on aperçoit également bien à la pointe. — De ce sillon partent à droite et à gauche une foule de sillons interpapillaires qui se portent obliquement en avant.

On divise cette surface superficielle de la muqueuse de la langue en deux régions, une portion *gustative*, située en avant du V lingual, et une portion *non gustative*, placée en arrière du V et à la face inférieure de la langue. La portion non gustative ne diffère pas

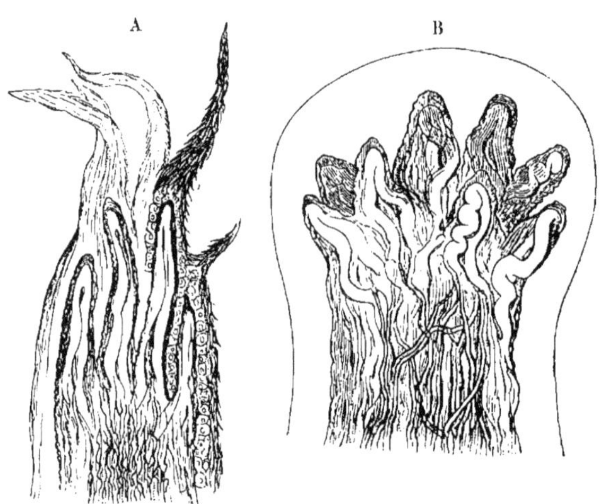

FIG. 206. — Papilles de la langue.

A, papille filiforme composée. — B, papille fongiforme (la ligne courbe au-dessus représente la limite de l'épithélium qui n'est pas figuré) (Leydig).

du reste de la muqueuse buccale (voy. p. 352). — La portion gustative, au contraire, doit nous arrêter un instant.

La *portion gustative* de la langue recouvre toute la surface du dos de l'organe située en avant du V lingual, les bords et la pointe de la langue. Elle présente des élevures permanentes spéciales, appelées *papilles linguales*.

Ces papilles sont de deux ordres, les *grosses papilles* et les *petites papilles*.

a. Les *grosses papilles*, *papilles caliciformes* (D, fig. 202), sont situées à la partie postérieure de la face dorsale de la langue, à l'union des deux tiers antérieurs avec le tiers postérieur de l'organe. — Au nombre de dix à douze, elles sont disposées sur deux lignes obliques qui se réunissent à angle aigu sur la ligne médiane, de façon à figurer un V ouvert en avant, le *V lingual* (fig. 205). — Elles ont la forme d'un cône tronqué et renversé, libre par sa base, adhérent par son sommet, — *papilles à tête* de Boyer, — et sont entourées d'une sorte de vallon circulaire qui les sépare d'un bourrelet de même forme, qui n'est lui-même qu'une papille d'un nouveau genre et couvert à son tour de papilles secondaires. — C'est-à-dire que chaque papille est plongée dans le fond d'un calice, d'où le nom de papilles caliciformes. — Leur volume diminue à mesure qu'on se rapproche de l'extrémité antérieure des branches du V. — Au sommet du V, on trouve une papille moins développée que les autres et comme avortée; — cette papille est logée dans une coupe beaucoup plus profonde que les autres. Cette petite cavité porte le nom de *trou borgne, foramen cæcum de Morgagni* (12, fig. 205).

b. Les *petites papilles*, divisées en *fongiformes, corolliformes, foliacées, coniques, hémisphériques, filiformes*, d'après leur aspect, sont innombrables et disséminées sur la surface gustative de la langue (E, F, fig. 202), où elles forment une sorte de gazon touffu, en avant du V des papilles caliciformes. — Les papilles fongiformes, corolliformes et coniques ne sont que des papilles composées; — la papille élémentaire est la papille hémisphérique qui constitue en s'unissant à de pareilles à elle toutes les autres variétés.

c. Structure. — Toutes les papilles de la langue sont des élevures du chorion muqueux recouvertes par l'épithélium lingual; — les unes sont exclusivement vasculaires, les autres à la fois vasculaires et nerveuses.

L'épithélium de la langue est une modification de l'épiderme de la peau. — C'est un épithélium pavimenteux stratifié composé des trois plans cellulaires caractéristiques du corps muqueux de l'épiderme (voy. p. 181). Il recouvre et engaine les papilles sur lesquelles il se moule, et les intervalles qui les séparent. Sur les papilles hémisphériques, papilles simples, il passe directement sans accuser aucune saillie à la surface, de telle sorte que ces papilles sont enfouies dans les couches profondes de l'épithélium; — sur les papilles corolliformes, les cellules épithéliales superficielles cornées forment de petites écailles imbriquées qui se terminent à la surface par une sorte de pinceau de poils, signalés pour la première fois par Todd et Bowman, et dont la réunion intime donne les épines de la surface de la langue des Ruminants. Sur les papilles fongiformes et caliciformes, l'épithélium n'offre ni cellules cornées, ni piquants; il tapisse exactement la papille, comme le gobelet dans lequel plonge la papille caliciforme, en se moulant sur les petites papilles hémisphériques qui surmontent les grosses papilles (papilles composées).

Le chorion ou derme de la portion gustative de la muqueuse linguale est très épais sur la ligne médiane; il s'amincit un peu latéralement pour s'épaissir à nouveau sur les bords de la langue.

Sa face profonde donne insertion aux fibres musculaires de la langue; sa face superficielle est séparée de l'épithélium par une lame hyaline, membrane basilaire. — Comme le reste du derme de la muqueuse buccale, il est formé d'un feutrage très dense de fibres lamineuses et élastiques, entremêlées d'un nombre assez grand de cellules adipeuses. — En arrière du *foramen cæcum*, il s'infiltre de tissu lymphoïde.

Les papilles de la langue sont toutes des papilles vasculaires, mais seules les papilles fongiformes et caliciformes sont des organes de gustation. — C'est à leur niveau que nous rencontrerons les corpuscules gustatifs (voy. p. 351).

5. — GLANDES LINGUALES

Les glandes sont nombreuses dans la langue. — Les unes sont sous-muqueuses, d'autres placées entre les faisceaux musculaires; elles appartiennent au groupe des glandes en grappe.

Les *glandes sous-muqueuses* sont situées derrière le V lingual, entre les deux amygdales, placées immédiatement sous les follicules clos de la base de la langue, et reposent sur le muscle lingual supérieur. Chacune présente un canal excréteur qui vient s'ouvrir, soit directement sur la muqueuse de la portion verticale de la langue, soit dans la cavité des follicules clos (H. WEBER).

Les *glandes intramusculaires* forment une sorte de traînée en fer à cheval ouvert en avant, dont les deux branches se prolongent le long des *bords de la langue*, en empiétant sur sa face inférieure. Deux de ces glandes sont particulièrement volumineuses; l'une est connue sous le nom de *glande de Weber*, l'autre sous celui de *glande de Blandin* ou *de Nuhn*. — Les *glandes de Weber* (14, fig. 205) sont situées sur les bords de la langue, au niveau des deux extrémités antérieures du V lingual; les *glandes de Blandin* sont placées derrière la pointe de la langue, à la face inférieure de cette pointe et de chaque côté du sillon médian (E, fig. 197). Ces dernières ont quatre ou cinq conduits qui s'ouvrent au niveau des franges muqueuses, de chaque côté des veines ranines. — NUHN n'a rencontré ces glandes que chez l'Homme et l'Orang; chez les autres Singes elles sont fusionnées en une seule (*glande de Deville*).

Toutes les glandes linguales sont des glandes en grappe analogues aux glandes labiales et palatines; en un mot, ce sont de petites glandes salivaires. Cependant les unes appartiennent aux « glandes séreuses », les autres aux « glandes muqueuses ».

Sous le nom de *glandes folliculeuses*, *glandes lenticulaires*, on a décrit une nappe de cryptes muqueux du volume d'un grain de millet à un grain de chènevis, qui occupent la portion pharyngienne de la langue, en arrière du V lingual. — Ces cryptes sont situés entre la muqueuse et la nappe postérieure des glandes en grappe; ils s'ouvrent à la surface par un petit orifice arrondi, et dans leur fond viennent s'ouvrir les conduits des glandes en grappe sous-jacentes. Au fond ils sont formés par un anneau saillant de tissu lymphoïde contenant dans son épaisseur de nombreux follicules clos; la muqueuse tapisse l'intérieur de cet anneau en se déprimant à son niveau, donnant ainsi lieu au follicule ou crypte muqueux.

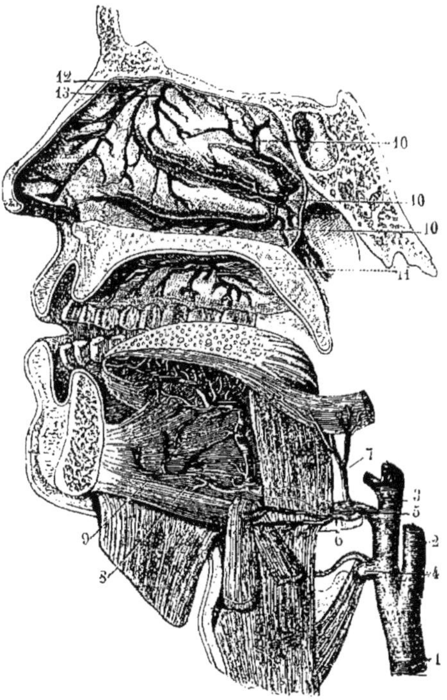

FIG. 207. — Artères de la langue et des fosses nasales.

1, artère carotide primitive; — 2, artère carotide interne; — 3, artère carotide externe; — 4, artère thyroïdienne supérieure; — 5, artère linguale; — 6, rameau hyoïdien; — 7, artère dorsale de la langue; — 8, artère sublinguale; — 9, artère ranine; — 10, 10, 10, branches de l'artère sphéno-palatine qui se rendent aux cornets et méats des fosses nasales; — 11, branche terminale de la palatine supérieure; — 12, artère ethmoïdale antérieure; — 13, artère ethmoïdale postérieure.

Vaisseaux et nerfs de la langue. — Les *artères* de la langue viennent de la linguale, branche de la carotide externe. — Les *veines* sont disposées en deux groupes : les unes sont sous-muqueuses, les autres profondes et accompagnent les artères. — Elles se rendent dans les veines linguales, affluents de la veine jugulaire interne.

Les *vaisseaux lymphatiques*, très abondants dans la muqueuse et le tissu cellulaire sous-muqueux se rendent aux ganglions sous-maxillaires et sous-hyoïdiens profonds. Les *nerfs* sont de deux ordres. Le nerf moteur de la langue est le nerf grand hypoglosse; les nerfs sensitifs proviennent : 1° du lingual qui, anastomosé avec la corde du tympan, se distribue à la muqueuse en avant du V lingual; — 2° du glosso-pharyngien et d'un filet du laryngé supérieur qui se rendent dans la muqueuse en arrière du V. — Les filets du glosso-pharyngien et du lingual présentent des ganglions microscopiques sur leur trajet. — Des rameaux sympathiques (vaso-moteurs) enfin, accompagnent les artères.

Le *mode de terminaison* des branches du glosso-pharyngien dans les papilles a été récemment étudié avec beaucoup de soin par Löven, Schwalbe, etc. — Plusieurs filets nerveux pénètrent dans les papilles fongiformes et s'y anastomosent en plexus; — la plupart se portent vers les petites papilles primaires dont est hérissée la surface de la papille fongiforme et s'y terminent dans des corpuscules de Krause. — Les papilles caliciformes contiennent aussi un certain nombre de filets nerveux qui s'anastomosent en plexus dans des parois du calice; — de ce plexus, partent des fibres qui vont se terminer comme précé-

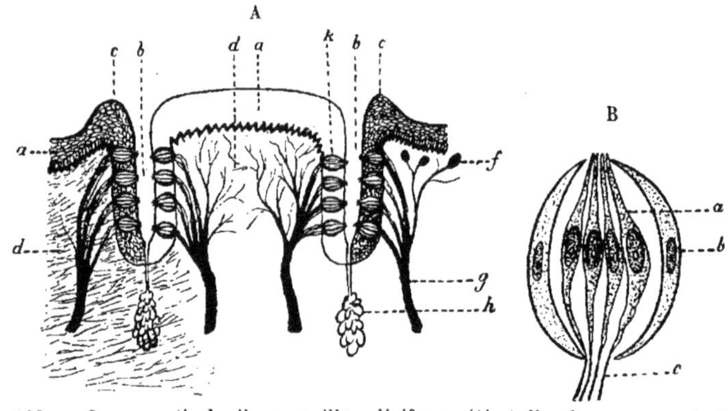

Fig. 208. — Coupe verticale d'une papille caliciforme (A) et d'un bourgeon gustatif. (B)

A. — *a*, épithélium de la papille; — *d*, *d*, derme; — *b*, *b*, rigole circulaire qui entoure la papille; — *c*, *c*, rebord circulaire; — *f*, *k*, corpuscules du goût; — *g*, nerf glosso pharyngien; — *h*, glandes muqueuses.

B. — *a*, cellules gustatives; — *b*, cellules de la capsule; — *c*, fibres nerveuses.

demment dans les petites papilles qui surmontent la surface des papilles caliciformes. — C'est dans l'épaisseur de ces papilles que l'on a découvert l'existence de petits organes spéciaux auxquels on a donné le nom de *corpuscules gustatifs*, *bourgeons*, *gobelets gustatifs*.

On les rencontre sur la paroi latérale de la papille et sur la face interne du bourrelet de la muqueuse qui les entoure. Ils ont environ 800 μ de hauteur chez l'Homme, traversent toute l'épaisseur de la couche où ils sont implantés et se terminent librement en pointe (fig. 208).

Ils sont formés : 1° d'une capsule ou coque constituée par des cellules épithéliales, assemblées ensemble comme les côtes d'un melon ou les douves d'un tonneau, *cellules de revêtement*, *cellules de soutien*, et terminées en pointes au sommet du corpuscule de façon à limiter un petit orifice; — 2° d'un faisceau de cellules, *cellules en bâtonnets*, *cellules gustatives*, situées à l'intérieur et au centre du corpuscule et terminées à leurs deux extrémités par un filament : le filament supérieur, stylet ou bâtonnet, se termine librement et fait saillie par l'orifice du sommet du corpuscule; le filament inférieur est considéré comme un cylindre-axe en rapport direct avec les fibres du nerf du goût (fig. 208).

Développement de la langue. — La langue commence à naître dans le courant de la quatrième à la cinquième semaine. — Elle se montre d'abord sous la forme d'un petit bourrelet qui semble se détacher de la partie interne et médiane de l'arc mandibulaire. — Pour les uns (KÖLLIKER, etc.), ce bourrelet est simple, indivis et impair; — pour d'autres (REICHERT, etc.), il est double dès l'origine, et le sillon qu'on observe sur la face dorsale de la langue représenterait le dernier vestige de la soudure des deux moitiés primitives de l'organe.

DURSY, suivi par KÖLLIKER, admet que les trois premiers arcs branchiaux prennent part au développement de la langue. Des observations plus récentes de W. HIS, on peut conclure que la langue, chez l'embryon humain, résulte de la fusion de deux ébauches, l'une inférieure, placée en face des deuxième et troisième arcs branchiaux réunis, l'autre supérieure, émanée du plancher sous-maxillaire. Les deux ébauches se fusionnent suivant une ligne en V, en avant de laquelle se développeront les papilles caliciformes. Le sommet du V présente le *foramen cæcum*, vestige de la dépression qui primitivement conduisait du *tuberculum impar* (rudiment de la portion buccale de la langue) à l'ébauche du corps thyroïde (voy. CORPS THYROÏDE).

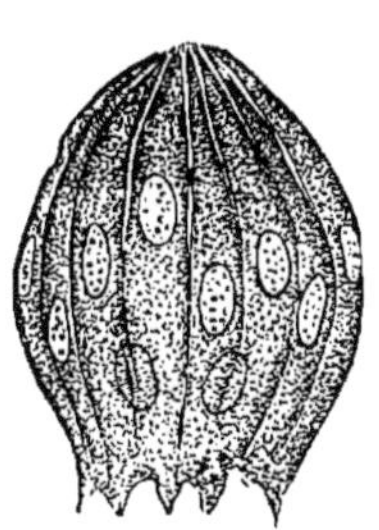

FIG. 209. — Un corpuscule gustatif isolé.

On ne voit que les cellules de la capsule, et les « poils gustatifs » qui sortent par l'orifice supérieur du gobelet du goût.

Au fond la langue n'est qu'un pli de la muqueuse buccale dans lequel viennent s'encapuchonner des muscles, et l'épithélium dérive de l'ectoderme. — Au troisième mois apparaissent les papilles, vers le quatrième les follicules clos de la base de la langue.

Usages de la langue. — La *langue* est : 1° un *organe de mouvement* qui sert à la préhension des aliments, à la mastication, à la succion, à la déglutition, à l'articulation des sons et dans le jeu des instruments à vent; — 2° un *organe de sensibilité générale* et *spéciale* qui a la propriété de sentir les saveurs (organe du goût).

§ VI. — Muqueuse buccale en général.

La *muqueuse buccale*, qui se continue avec la peau au niveau du bord libre des lèvres, revêt la cavité buccale dans toutes ses parties. — Sur la voûte palatine, elle porte le nom de *muqueuse palatine;* — sur les lèvres, de *muqueuse labiale;* sur les joues, de *muqueuse génienne;* sur la langue, de *muqueuse linguale*. Enfin, au niveau du bord alvéolaire des mâchoires, elle prend le nom de *muqueuse gingivale*.

La structure spéciale de la muqueuse buccale, dans ses diverses régions, nous est déjà connue. — Il ne nous reste qu'à dire un mot de sa texture générale.

La muqueuse buccale est une peau à peine modifiée. — Elle appartient au groupe des muqueuses dermo-papillaires, c'est-à-dire que son derme est surmonté de nombreuses papilles, et qu'il est tapissé sur sa face libre d'un épithélium pavimenteux stratifié.

Le *tissu sous-muqueux* n'existe guère qu'au niveau du plancher de la bouche, du frein des lèvres et de la langue, et à la base de ce dernier organe. — Dans ces endroits il est lâche, comme séreux, et permet une certaine mobilité à la muqueuse. — Partout ailleurs il adhère intimement au périoste sous-jacent avec lequel il semble se confondre, de là le nom de *membrane fibro-muqueuse* que la muqueuse buccale a pris dans ces points.

Les *glandes de la muqueuse buccale* sont extrêmement nombreuses. Ce sont des glandules en grappe, qui ont ordinairement la grosseur d'un grain de millet, et dont le conduit excréteur vient s'ouvrir à la surface de la cavité buccale. Elles sont divisées, d'après leur siège, en *glandes labiales, palatines, molaires*, et ne sont au fond que le résultat de la végétation dans la profondeur de l'épithélium buccal. — La paroi de la glande est formée par un épithélium cylindrique à une seule couche, reposant sur une paroi propre hyaline et vitrée (basement-membrane); à l'extérieur, le corps de la glande est entouré par une sorte de coque très mince de tissu connectif, qui s'insinue entre les lobules et dans laquelle rampent les vaisseaux et les nerfs glandulaires.

Les *vaisseaux sanguins* de la muqueuse buccale sont abondants et forment dans son épaisseur un réseau capillaire très serré.

Les *lymphatiques* prennent leur origine dans des réseaux fins et superficiels, et les *nerfs* sont très nombreux.

Développement de la bouche. — La première trace de la *cavité buccale* est représentée par une dépression de l'ectoderme limitée en haut par le bourgeon fronto-nasal et de chaque côté par les bourgeons maxillaires supérieurs et inférieurs (voy. EMBRYOLOGIE). — Cette dépression, *sinus buccal, fosse buccale, stomodeum, fosse de Rathke*, s'enfonce peu à peu dans la profondeur, marchant comme poussée par une sorte d'instinct aveugle, à la rencontre du cul-de-sac par lequel se termine supérieurement le proentéron, *cul-de-sac de Seessel.*

Le pont de mésoderme qui sépare les deux culs-de-sac finit par tellement s'amincir qu'il n'est bientôt plus représenté que par une cloison, la *membrane pharyngienne de Rathke.* — Mais bientôt cette membrane elle-même s'atrophie et disparait, et à partir de ce moment le cul-de-sac buccal et le cul-de-sac proentérique se sont ouverts l'un dans l'autre : — la bouche communique désormais avec le pharynx.

A un moment donné se détache de la paroi postéro-supérieure de la fosse buccale, un diverticulum qui se porte vers la vésicule cérébrale moyenne ; c'est la *poche de Rathke, diverticule hypophysaire.*

La cavité buccale, qui primitivement représente à la fois la bouche et la cavité nasale, se divise un peu plus tard (fin du deuxième mois) en deux étages, l'un supérieur, cavité nasale, cavité respiratoire ; l'autre inférieur, cavité buccale, cavité digestive. — La cloison horizontale qui subdivise ainsi en deux étages la cavité buccale primitive (cavité bucco-nasale) est représentée par les *lames palatines.* — En même temps une cloison verticale divise en deux compartiments latéraux l'étage nasal (voy. EMBRYOLOGIE).

Les *lèvres* se développent aux dépens des cinq bourgeons qui délimitent la fosse buccale; — la *voûte palatine* et le *voile du palais* aux dépens des *lames palatines*. — Quant à la *langue*, sa formation mérite une description spéciale — qui a été faite page 351.

Anomalies. — On a signalé : 1° la forme ogivale de la voûte palatine, disposition que l'on a donnée comme un caractère commun aux crétins, ce qui n'est pas exact (CLAWE SHAW) ; — 2° l'absence congénitale du voile du palais et de la luette (ANCELOT); — 3° la division congénitale complète ou incomplète du palais, coïncidant ou non avec le bec-de-lievre simple ou double ; — 4° des fissures bucco-auriculaires congénitales et bucco-oculaires (BROCA, O. WITZEL); — 5° le bec-de-lièvre de la lèvre inférieure (BOUISSON, PARISE, FAUCON, LANNELONGUE) (1).

II. — PHARYNX

Préparation. — Voy. t. I, p. 322.

Le pharynx est une sorte d'entonnoir musculo-membraneux commun aux voies digestives et respiratoires, profondément situé au-devant de la colonne vertébrale et étendu de la base du crâne à l'œsophage, c'est-à-dire jusqu'à la cinquième ou sixième vertèbre cervicale. Il a la forme d'une gouttière ouverte en avant et dont la largeur diminue de haut en bas; dans son tiers inférieur, il se termine en infundibulum et se continue avec l'œsophage. — Par sa face antérieure, il communique en haut avec les fosses nasales; au milieu, avec la bouche; en bas, avec le larynx. — D'où sa division, en trois portions : *portion supérieure* ou *nasale* (*arrière-cavité des fosses nasales*) ; — *portion moyenne* ou *buccale* (*arrière-cavité de la bouche*); — *portion inférieure* ou *laryngienne*. — Dans la portion supérieure s'ouvrent les trompes d'Eustache.

La *longueur* du pharynx, à *l'état de repos*, est d'environ 14 centimètres. Mais dans la déglutition et les modulations de la voix, il se raccourcit et sa longueur peut tomber de 4 et même 6 centimètres. Sa *largeur*, au niveau de sa région nasale, mesure 3 centimètres, c'est-à-dire l'intervalle qui sépare les apophyses ptérygoïdes l'une de l'autre, et 5 centimètres en arrière des trompes d'Eustache; au

(1) A. NICOLAS et PRENANT (*Soc. de Biologie*, 1887) ont observé une monstruosité rare et des plus curieuses. — Il s'agit d'un fœtus de brebis présentant : 1° l'absence du maxillaire inférieur; — 2° l'imperforation de la cavité bucco-naso-pharyngienne. Ces malformations s'expliquent par arrêt de développement : 1° l'arc mandibulaire ne s'est pas formé dans sa portion ventrale ou meckélienne, mais son extrémité supérieure qui correspond à la région carrée des types inférieurs et la pièce ptérygo-palatine qui forme le maxillaire supérieur se sont développées; — 3° le cul-de-sac bucco-nasal (ectodermique) est resté séparé du cul-de-sac pharyngien (endodermique) par une épaisseur relativement considérable. — En outre, on trouva dans le pharynx une langue rudimentaire correspondant à la partie postérieure de l'organe, celle qui prend naissance sur la jonction des deuxième et troisième arcs branchiaux; — la partie antérieure de la langue, celle qui dérive du plancher sous-maxillaire, n'était pas représentée et ne pouvait l'être, puisqu'elle naît aux dépens de l'arc mandibulaire qui avait avorté.

niveau de sa portion buccale, cette largeur est égale à 5 centimètres, distance qui sépare l'une de l'autre les extrémités postérieures des arcades alvéolaires. Le diamètre transverse de la portion laryngée,

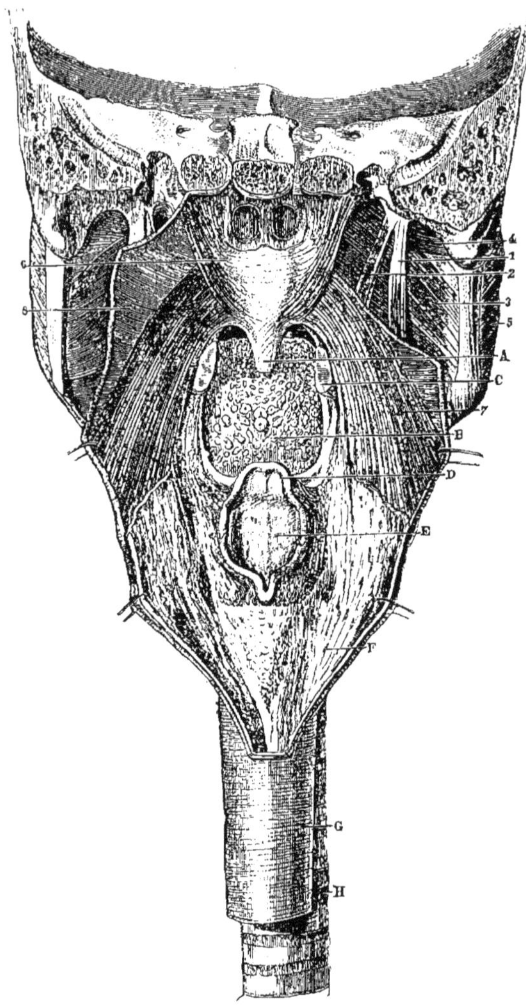

Fig. 210. — Pharynx et voile du palais.

1, muscle stylo-pharyngien; — 2, muscle stylo-hyoïdien; — 3, muscle ptérygoïdien interne; — 4, muscle ptérygoïdien externe; — 5, muscle masséter; — 6, muscle péristaphylin interne; — 7, muscle pharyngo-staphylin; — 8, muscle constricteur moyen du pharynx; — A, luette; — B, langue; — C, amygdales; — D, épiglotte; — E, orifice du larynx; — F, muqueuse du pharynx et de l'œsophage; — G, œsophage; — H, trachée-artère.

mesurée en haut par l'intervalle qui sépare l'une de l'autre les extrémités des grandes cornes de l'os hyoïde, diminue graduellement jusqu'au cartilage cricoïde, où le pharynx se continue avec l'œsophage. — Le *diamètre antéro-postérieur*, de 2 centimètres environ dans la portion nasale, atteint 5 centimètres dans la portion buccale et diminue ensuite graduellement. — Au reste, *toutes ces dimensions sont sujettes à de grandes variations.*

Le pharynx nous offre à considérer sa configuration générale et sa structure.

§ I. — Configuration générale.

Le pharynx, nous l'avons dit, est un demi-canal, complété en avant par divers organes qui lui sont étrangers, et en béance continue. — Comme tous les organes creux, il présente une surface extérieure et une surface intérieure.

A. *Surface extérieure.* — La *face postérieure* du pharynx répond à la face antérieure de la colonne vertébrale, dont elle est séparée par les muscles prévertébraux et l'aponévrose prévertébrale. — Entre elle et cette aponévrose existe un tissu cellulaire lâche, qui contient un lacis veineux à larges mailles et quelques ganglions lymphatiques. — Ce tissu favorise le glissement du pharynx le long de la colonne cervicale. — Les *parois latérales* du pharynx sont séparées du muscle ptérygoïdien interne par un espace triangulaire, à base inférieure, dans lequel on voit, au milieu d'un tissu cellulaire séreux, l'artère carotide interne, la veine jugulaire interne, les nerfs pneumogastrique, spinal, glosso-pharyngien, grand hypoglosse et grand sympathique ; plus immédiatement sont placés sur les côtés du pharynx, les muscles styliens, le prolongement profond de la parotide et des ganglions lymphatiques. — Plus bas, les parois latérales répondent à la carotide externe et à la jugulaire interne, entourée de nombreux ganglions lymphatiques (fig. 212).

Sa *paroi antérieure*, qui n'existe que tout à fait en bas, répond à la face postérieure du larynx à laquelle elle est unie par un tissu cellulaire très lâche.

B. *Surface intérieure.* — Cette surface est rosée et présente une multitude de saillies qui représentent autant de glandes et de follicules.

La *paroi postérieure* est plane et ne présente rien de remarquable.

Les *parois latérales* laissent voir de haut en bas : 1° l'orifice évasé du pavillon de la trompe d'Eustache (*e*, fig. 211), situé sur le prolongement en arrière du cornet inférieur ; — 2° la fosse amygdalienne; — 3° le repli épiglotto-pharyngien; — 4° assez souvent un pli qui descend de la trompe d'Eustache, derrière le pilier postérieur du voile du palais, *pli salpingo-pharyngien*.

La *paroi antérieure* du pharynx n'existe pas; elle est remplacée par des séries d'organes et d'orifices qu'on voit très bien par la région

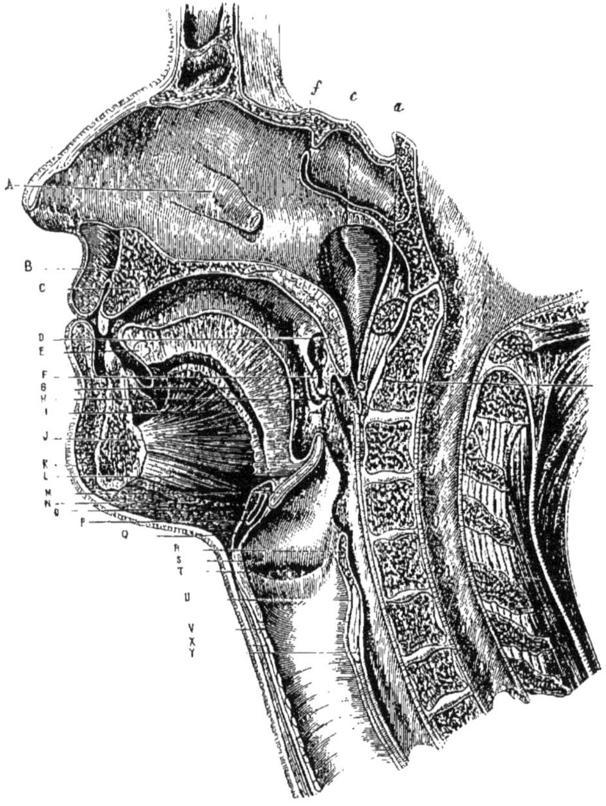

FIG. 211. — Coupe antéro-postérieure de la face et du cou. Région de l'isthme du gosier (B.-J. Béraud).

A, cloison des fosses nasales; — B, coupe du maxillaire supérieur; — C, canal palatin antérieur; — D, coupe du voile du palais; — E, glande de Nuhn; — F, amygdale; — G, coupe du génio-glosse; — H, luette; — I, tissu graisseux, situé entre les deux génio-glosses; — J, tendon d'insertion du génio-glosse; — K, os maxillaire inférieur; — L, génio-hyoïdien; — M, coupe de l'épiglotte; — N, coupe du mylo-hyoïdien; — O, coupe de l'hyoïde; — P, bourse séreuse rétro-hyoïdienne; — Q, membrane thyro-hyoïdienne; — R, coupe du muscle aryténoïdien; — S, corde vocale supérieure; — T, ventricule du larynx; — U et Y, coupe du cricoïde à sa partie postérieure; — X, coupe de la partie antérieure du cricoïde; — *a*, arc antérieur de l'atlas; — *c*, pavillon de la trompe d'Eustache; — *f*, ouverture du sinus sphénoïdal.

postérieure, après avoir préalablement fendu la paroi postérieure du pharynx sur la ligne médiane. — Ce sont, de haut en bas : 1° les deux orifices postérieurs des fosses nasales, séparées par la cloison du nez (fig. 210) ; — 2° la face postérieure du voile du palais sous forme d'un plan incliné (D, fig. 211) ; — 3° l'isthme du gosier, divisé en deux arcades par la luette qui pend sur la ligne médiane, et circonscrit par le voile du palais, les piliers antérieurs et la base de la langue (A, fig. 210) ; — 4° l'orifice supérieur du larynx, de forme ovalaire et obliquement coupé de haut en bas et d'avant en arrière, circonscrit en avant par l'épiglotte qui l'obture en s'abaissant sur lui à la façon d'une soupape mobile dans l'acte de la déglutition ; en arrière, par les cartilages aryténoïdes, et sur les côtés par les replis aryténo-épiglottiques (E, fig. 210) ; — 5° la paroi postérieure du larynx, et à droite et à gauche, une gouttière dans laquelle glissent les liquides déglutis.

La *voûte* du pharynx répond à l'apophyse basilaire; le *sommet*, à l'œsophage, avec lequel il se continue en subissant un brusque rétrécissement (G, fig. 210).

§ II. — Structure.

Le pharynx se compose de trois tuniques superposées, qui sont, en allant de dehors en dedans : la *tunique musculaire;* la *tunique fibreuse;* la *tunique muqueuse*. — Il contient, en outre, des vaisseaux et des nerfs.

A. — MUSCLES DU PHARYNX

Les muscles du pharynx ont été divisés en muscles *intrinsèques* ou *constricteurs*, et en *muscles extrinsèques* ou *élévateurs*.

a. **Muscles constricteurs**. — Les muscles constricteurs ou intrinsèques sont au nombre de trois paires, superposés les uns aux autres et imbriqués les uns sur les autres à la façon des tuiles d'un toit ou comme des cornets emboîtés les uns dans les autres. — Ils sont désignés depuis ALBINUS, et d'après leur situation respective, en *inférieur* ou *superficiel*, *moyen*, et *supérieur* ou *profond*. C'est dire que le bord inférieur du constricteur supérieur est recouvert par le bord supérieur du constricteur moyen, et le bord inférieur de ce dernier, recouvert par le bord supérieur du constricteur inférieur (fig. 212). Chacun d'eux est composé de deux moitiés, qui se réunissent en arrière sur la ligne médiane, en s'insérant à un raphé aponévrotique, bien visible dans les régions supérieures du pharynx, ou en s'entre-croisant réciproquement.

1° *Constricteur inférieur ou superficiel.* — Ce muscle membraniforme a la forme d'un losange. Il s'insère : 1° à la ligne oblique du *cartilage thyroïde* et aux tubercules qui la limitent en haut et en

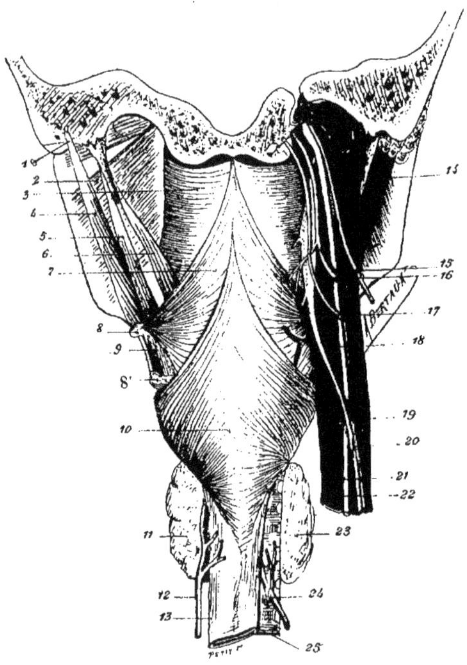

Fig. 212. — Muscles du pharynx.

1, épingle qui fixe le muscle digastrique ; — 2, ptérygoïdien interne ; — 3, constricteur supérieur du pharynx ; — 4, muscle digastrique ; — 5, stylo-hyoïdien ; — 6, stylo-pharyngien ; — 7, constricteur moyen du pharynx ; — 8, grande corne de l'os hyoïde ; — 8', corne du cartilage thyroïde ; — 9, muscle thyroïdien ; — 10, constricteur inférieur du pharynx ; — 11, 23, corps thyroïde ; — 12, 24, nerf récurrent ; — 13, œsophage ; — 14, carotide externe ; — 15, nerf spinal (branche externe) ; — 16, nerf glosso-pharyngien ; — 17, nerf grand hypoglosse ; — 18, carotide interne ; — 19, veine jugulaire interne ; — 20, nerf grand sympathique ; — 21, nerf pneumo-gastrique ; — 22, carotide primitive ; — 25, trachée-artère.

bas, à toute la surface située en arrière de cette ligne, aux bords postérieur, supérieur et aux petites cornes du même cartilage (*muscle thyro-pharyngien* de Valsalva, Winslow et Santorini) ; — 2° sur les parties latérales du *cartilage cricoïde*, entre les insertions du crico-thyroïdien en avant et celles du crico-aryténoïdien postérieur en arrière (*muscle crico-pharyngien* de Santorini).

Nées de ces insertions thyroïdiennes et cricoïdiennes, les fibres du constricteur inférieur se portent de dehors en dedans, les inférieures horizontalement (*muscle crico-pharyngien*), les autres obliquement en haut (*muscle thyro-pharyngien*). Toutes aboutissent au raphé médian, où elles se fixent ou s'entre-croisent avec celles du muscle homologue du côté opposé (10, fig. 212). Ce muscle peut donc être appelé, avec Mœckel, *crico-thyro-pharyngien*. — Winslow et Santorini ont donné à ses fibres les plus inférieures le nom de *muscle œsophagien*.

Rapports. — En arrière, il repose sur l'aponévrose prévertébrale à laquelle il est uni par du tissu cellulaire très lâche. En bas et sur les côtés, il est recouvert par le sterno-thyroïdien et les lobes latéraux du corps thyroïde. En haut, il recouvre la partie inférieure du constricteur moyen et du stylo-pharyngien. Sous son bord inférieur s'engagent les nerfs récurrents (24, fig. 212), au-dessus de son bord supérieur les nerfs laryngés supérieurs.

Action. — Le constricteur inférieur est à la fois constricteur du pharynx par ses fibres inférieures (*muscle crico-pharyngien*) et élévateur du pharynx par ses fibres supérieures.

Variétés. — Il offre ordinairement trois faisceaux principaux : thyro-pharyngien ou supérieur, moyen et crico-pharyngien ou inférieur — Winslow a vu quelques fibres de ce muscle provenir de la glande thyroïde; Morgagni, du premier anneau de la trachée.

2° *Constricteur moyen.* — Le constricteur moyen est un muscle membraneux, de forme trapézoïde, placé au-dessus et au-devant du précédent.

Il *s'insère* d'une part, à l'*os hyoïde*, le long du bord supérieur de la grande corne (au-dessous de l'hyo-glosse) et à la petite corne du même os; d'autre part, au raphé médian du pharynx (*hyo-pharyngien* de Valsalva, Winslow et Santorini). Des insertions hyoïdiennes les fibres se portent en arrière en divergeant, les inférieures en bas, les moyennes horizontalement, les supérieures en haut. Elles aboutissent au raphé médian postérieur, où elles s'entre-croisent avec celles du muscle du côté opposé ou se fixent sur l'aponévrose pharyngienne.

Rapports. — Sa *face externe* est en rapport au milieu et en haut avec le tissu séreux prévertébral, en bas avec le constricteur inférieur qui le recouvre; de chaque côté, avec les carotides et l'hyo-glosse, dont la sépare l'artère linguale. — Sa *face interne* recouvre en haut le constricteur supérieur, et les muscles stylo-pharyngiens et staphylo-pharyngiens qui s'engagent sous son bord supérieur (6, fig. 212).

Action. — Constricteur de la portion gutturale du pharynx, ce muscle, lorsqu'il prend son point fixe en haut, peut élever l'hyoïde.

3° *Constricteur supérieur ou profond.* — Muscle quadrilatère, situé à la partie la plus supérieure du pharynx (8, fig. 212). Il *s'insère :* 1° au tiers inférieur du bord postérieur et au crochet de l'aile interne de l'apophyse ptérygoïde; — 2° à l'aponévrose du péristaphylin externe; — 3° à l'aponévrose buccinato-pharyngienne, étendue de l'apophyse ptérygoïde à l'extrémité postérieure de l'arcade alvéolaire inférieure; — 4° à la partie la plus reculée de la ligne myloïdienne; — 5° enfin une partie de ses fibres viennent de la base de la langue.

De ces diverses origines, les fibres charnues se portent en arrière et en dedans en décrivant des anses à concavité supérieure, et vont se fixer sur le raphé médian postérieur du pharynx.

Les supérieures, celles qui naissent de l'apophyse ptérygoïde et de l'aponévrose du péristaphylin externe, forment deux faisceaux plus ou moins unis, qui vont s'insérer à l'aponévrose pharyngienne, et par elle à l'apophyse basilaire de l'occipital. Le supérieur a été appelé *ptérygo-pharyngien* par SANTORINI et WINSLOW, l'inférieur pourrait être nommé *staphylo-pharyngien* (*occipito-staphylin* de Sappey). — Les deux réunis constituent le muscle céphalo-pharyngien de quelques auteurs. — Les faisceaux qui naissent de l'aponévrose buccinato-pharyngienne forment le gros du muscle; ceux qui viennent de la ligne myloïdienne méritent à peine le nom de *mylo-pharyngien* que leur a donné SANTORINI. — Le faisceau qui vient de la langue n'est autre que le *pharyngo-glosse*, le muscle *glosso-pharyngien* de SANTORINI, le *génio-pharyngien* de WINSLOW.

Rapports. — Sur les côtés, la *face externe* du constricteur supérieur répond aux muscles styliens (bouquet de Riolan), à la carotide interne, à la jugulaire interne, aux nerfs pneumogastrique, glosso-pharyngien, spinal et grand hypoglosse (*espace maxillo pharyngien*). — Sa *face interne* recouvre la membrane fibreuse du pharynx et le staphylo-pharyngien; elle est en rapport avec le péristaphylin interne que le constricteur supérieur sépare de l'externe. — Son bord supérieur curviligne est séparé de la base du crâne dans une hauteur d'environ un centimètre. — Dans cet intervalle, l'aponévrose pharyngienne est à nu.

Action. — Ce muscle est constricteur du pharynx, mais par son faisceau occipito-staphylin, il peut contribuer à tendre le voile du palais au moment de la déglutition (SAPPEY).

b. **Muscles élévateurs.** — Ces muscles sont au nombre de deux, à savoir le *stylo-pharyngien* et le *staphylo-pharyngien.*

1° *Stylo-pharyngien.* — Ce muscle (1, fig. 210), arrondi à sa partie supérieure, aplati à sa partie inférieure, *s'insère* à la partie supérieure et interne de l'apophyse styloïde. — De là il descend en dedans, glisse sous la face externe du constricteur supérieur, et s'élargissant, s'engage sous le bord supérieur du constricteur moyen et pénètre dans l'épaisseur du pharynx, où ses fibres s'épanouissent, les unes (les postérieures) se perdant sur l'aponévrose, les autres (les antérieures) allant se fixer sur le bord de l'épiglotte, en suivant le repli muqueux épiglotto-pharyngien, et sur le bord postérieur du cartilage thyroïde.

Rapports. — Il est en rapport en dehors, et dans sa portion extrapharyngienne, avec les stylo-glosse et stylo-hyoïdien, la carotide externe et la parotide ; en dedans, avec la carotide interne, la jugulaire interne et le constricteur supérieur. — Le nerf glosso-pharyngien le contourne en pas de vis (16, fig. 212).

Action. — Il est élévateur du pharynx et du larynx.

On a vu le stylo-pharyngien double ou triple.

2° *Staphylo-pharyngien.* — Ce muscle a été décrit avec le voile du palais (p. 332).

Muscles surnuméraires. — Outre les muscles précédents qui sont constants, on a signalé d'autres muscles élévateurs dont l'existence est inconstante. Ce sont :

1° Le *muscle occipito-pharyngien*, petit faisceau qui s'attache à l'apophyse basilaire, puis descend en s'inclinant en dedans derrière l'aponévrose pharyngienne jusqu'au raphé médian postérieur où il s'entre-croise avec celui du côté opposé ;

2° Le *pétro-pharyngien* d'Albinus et Winslow, qui se fixe à la face inférieure du rocher, en dedans de l'apophyse styloïde, et se porte dans l'épaisseur du pharynx ;

3° Le *sphéno-pharyngien* (Riolan), qui naît de l'épine du sphénoïde, et se porte dans le pharynx où il confond ses fibres avec celles des constricteurs ;

4° Le *salpingo-pharyngien* (Santorini et Winslow), qui prend naissance sur le cartilage de la trompe d'Eustache, puis descend dans les parois latérales du pharynx où il se confond avec le staphylo-pharyngien ;

5° Le *pétro-pharyngien*, qui naît de l'os pétreux en avant du canal carotidien ou bien de l'apophyse vaginale du temporal ; — le *mastoïdo-pharyngien* (rare) et le *pharyngo-azygos*, qui se détache du tubercule pharyngien de l'occipital.

B. — APONÉVROSE OU TUNIQUE FIBREUSE DU PHARYNX

La *tunique fibreuse* ou *aponévrose pharyngienne* est placée entre la tunique musculaire en dehors et la tunique muqueuse en dedans. Elle s'attache à la base du crâne, où elle est assez épaisse, et descend dans l'épaisseur du pharynx, en diminuant d'épaisseur jusqu'au larynx.

Ses *insertions à la base du crâne* se font : 1° sur la face inférieure de l'apophyse basilaire (*aponévrose céphalo-pharyngienne*) ; — 2° sur la face inférieure du rocher, en avant et en dedans de l'orifice externe du canal carotidien et à la suture pétro-sphénoïdale (*aponévrose pétro-pharyngienne*). — En *avant*, elle se fixe : 1° aux ailes internes des apophyses ptérygoïdes ; — 2° à la partie la plus reculée de la ligne myloïdienne; — 3° aux grandes cornes de l'hyoïde; — 4° à l'aponévrose thyro-hyoïdienne, aux bords postérieurs du cartilage thyroïde et à la crète médiane postérieure du cartilage cricoïde.

Dans l'épaisseur du pharynx, elle s'amincit progressivement de haut en bas, et bientôt à un tel point, qu'elle n'est plus isolable. — Entre l'apophyse ptérygoïde et la ligne myloïdienne, elle donne attache aux fibres du muscle buccinateur et porte à ce niveau le nom d'*aponévrose buccinato-pharyngienne.*

C. — TUNIQUE MUQUEUSE

La membrane muqueuse du pharynx se continue supérieurement avec les muqueuses nasale et buccale, inférieurement avec les muqueuses laryngienne et œsophagienne. Elle pénètre, en s'amincissant, dans la trompe d'Eustache et va se continuer avec la muqueuse de la caisse du tympan.

Cette membrane n'a point le même aspect ni les mêmes adhérences dans toute son étendue. — Dans la portion nasale du pharynx, elle est rouge et granuleuse; d'un blanc rosé dans la portion buccale et plissée dans la région laryngienne. — A la base du crâne, elle est épaisse et adhère intimement au périoste et à la tunique fibreuse; au niveau de sa portion gutturale, elle est moins épaisse et adhère peu aux tuniques fibreuse et musculaire, sur lesquelles elle glisse à l'aide d'un tissu lamelleux très lâche.

La muqueuse du pharynx appartient à la classe des *muqueuses dermo-papillaires.* — Son épithélium est *pavimenteux stratifié* dans ses portions gutturale et laryngienne; à *cils vibratiles* dans sa portion nasale.

Elle contient, dans ses couches profondes, des *glandes en grappes* et des *follicules clos.*

Les *glandes en grappe*, grosses d'un grain de millet à une lentille, forment une nappe sous-muqueuse presque continue dans les régions supérieures du pharynx. — Ce sont elles qui soulèvent la muqueuse et lui donnent l'aspect granuleux que nous avons signalé plus haut. Plus bas, elles sont plus disséminées. — Deux groupes occupent constamment le pourtour de l'orifice des trompes d'Eustache. Les canaux excréteurs de ces glandules sont d'autant moins longs que la muqueuse est plus adhérente.

Les *follicules clos*, analogues à ceux de la base de la langue et des amygdales, sont disséminés dans la muqueuse, au pourtour des orifices des fosses nasales et des trompes, et çà et là sur les parois latérales. Sur la ligne médiane, et très près de la voûte, entre les deux orifices des trompes d'Eustache, ils se réunissent en un groupe que l'on connaît sous le nom d'*amygdale pharyngienne* de Luschka.

Là sont des cryptes, dues à des replis de la muqueuse, et dont les parois sont infiltrées de tissu adénoïde. C'est donc bien une véritable amygdale, qui se développe à partir du sixième mois de la vie utérine (KILIAN).

VÉSALE avait déjà signalé le tissu adénoïde du pharynx en dehors de l'amygdale ; — LACAUCHIE, LUSCHKA, KÖLLIKER ont mieux observé l'amygdale pharyngienne, et TORTUAL a vu l'amygdale de la trompe d'Eustache qui a été mieux décrite par GERLACH. — J. RENAUT a observé qu'à sa surface les cellules épithéliales ont un corps protoplasmique réticulé commun à la surface des follicules agminés de l'intestin grêle (1).

MAYER, puis TORNWALDT, LUSCHKA, SCHWALBE, GANGHOFNER et WASTON ont signalé l'existence d'une bourse sacciforme, *bourse pharyngée, bourse de Luschka*, dans la région médiane et supérieure du pharynx, que LUSCHKA avait considérée à tort comme les restes de la portion initiale du diverticule pharyngo-hypophysaire (poche de Rathke) et FRORIEP, sans plus de raison, comme le résultat de l'adhérence de l'extrémité de la corde dorsale à la paroi postérieure du pharynx. — Mais comme la bourse pharyngienne peut coexister avec la persistance du canal hypophysaire (obs. de SUCHANNEK chez un enfant de quatre ans), KILIAN (*Morph. Jahrb.* XIV, p. 95, 1888) regarde cet organe comme autonome et développé aux dépens d'une végétation de l'épithélium pharyngien.

Vaisseaux et nerfs. — La principale *artère* du pharynx est la pharyngienne ascendante, branche de la carotide externe. En haut, il reçoit, en outre, des rameaux de la pharyngienne supérieure, de la vidienne et de la palatine, branches de la maxillaire interne ; en bas, des branches de la thyroïdienne supérieure, branche de la carotide externe. — Les *veines* naissent en grande partie de la muqueuse; elles traversent les parois du pharynx et forment à sa surface externe un plexus à larges mailles, le *plexus veineux pharyngien*, qui se jette dans la jugulaire interne et la thyroïdienne supérieure.

Il existe aussi un plexus sous-muqueux abondant que BYMAR et LAPEYRE ont étudié spécialement il y a peu, communiquant avec le plexus pharyngien et le plexus œsophagien sous-muqueux.

Les *vaisseaux lymphatiques* sont très nombreux et naissent en majeure partie d'un riche réseau muqueux. — Les supérieurs se rendent dans le ganglion situé à la face externe du constricteur supérieur; les inférieurs vont se jeter dans les ganglions carotidiens.

Les *nerfs* viennent du plexus pharyngien, à la formation duquel concourent le glosso-pharyngien, le rameau pharyngien du pneumogastrique dans lequel entre la branche interne du spinal, et des filets du ganglion cervical supérieur. La partie supérieure du pharynx reçoit en outre le nerf ptérygo-palatin, et la partie laryngienne, des filets des nerfs récurrents.

Anomalies. — Nous savons qu'il existe dans l'épaisseur du capuchon céphalique une grande cavité, cavité pharyngienne, *aditus anterior*, limité par les

(1) G. BICKEL (*Arch. f. path. Anat.*, Bd XCVII, p. 340, 1885) a récemment insisté sur le tissu adénoïde du pharynx qui forme un véritable anneau dans le gosier avec prolongements dans les fosses nasales, le larynx. Cette infiltration lymphoïde est diffuse (base de la langue, pharynx, larynx, etc.) ou conglomérée (amygdales du gosier, amygdale pharyngienne, amygdale de la trompe d'Eustache).

arcs branchiaux (côtes céphaliques) comme l'est le thorax par les arcs costaux (côtes dorsales) et communiquant à l'extérieur et de chaque côté par les fentes branchiales. Cette communication n'est que transitoire; — mais supposons que pour une cause quelconque et ignorée, comme lorsqu'il s'agit d'un arrêt de développement (bec-de-lièvre, spina-bifida, etc.), l'oblitération d'une des fentes ne se fasse pas et dès lors la communication du pharynx avec l'extérieur persiste et donne lieu à une fistule du cou appelée *fistule congénitale* ou *fistule branchiale* (voy. Cusset, *Thèse de Paris*, 1877; — Gillette, *Dict. encyclop. des*

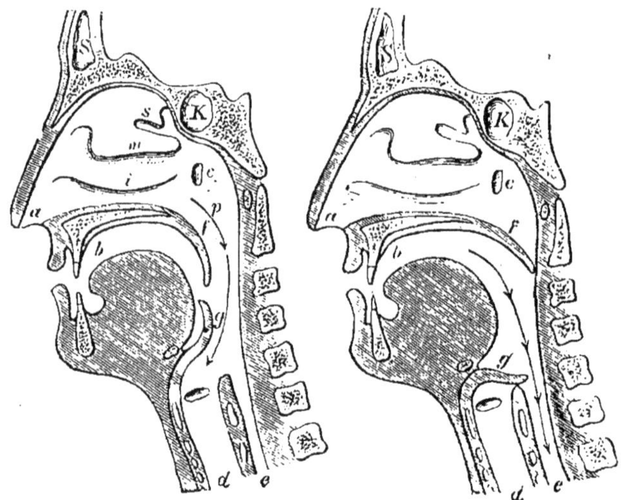

Fig. 213. — Le pharynx pendant la respiration.

a p g, conduit naso-pharyngien (aérien); — *b*, cavité buccale; — *f*, voile du palais; — *g*, épiglotte; — *d*, trachée; — *e*, œsophage; — *s*, *m*, *i*, les trois cornets des fosses nasales; — *c*, pavillon de la trompe d'Eustache.

sc. médicales, art. « Cou », p. 376; — Guzmann, *Thèse de Paris*, 1886; — Gorron, *Thèse de Bordeaux*, 1888).

Outre les fistules congénitales du cou, on a signalé des *kystes dermoïdes* de la face et du cou (des sourcils surtout) qui paraissent résulter du pincement de la peau dans une fente branchiale en voie de fermeture, le plus souvent la fente fronto-maxillaire.

Usages du pharynx. — Le pharynx est un des organes principaux de la déglutition; — il sert en outre de tuyau de passage à l'air dans la respiration et de cavité de résonance dans les modulations de la voix et de la parole.

III. — ŒSOPHAGE

Préparation. — 1° Enlevez les côtes du côté droit avec le poumon du même côté; vous prendrez ainsi une bonne idée de la direction et des rapports de l'œsophage; — 2° enlevez la colonne vertébrale et la partie postérieure des côtes : de cette façon vous étudierez facilement l'œsophage dans une *vue postérieure*; — 3° enfin vous pouvez étudier l'œsophage après avoir ouvert la poitrine. — Pour bien prendre connaissance de sa forme, vous pouvez l'insuffler ou y couler du plâtre comme l'ont fait TILLAUX et MOUTON, et pour en examiner la texture enlevez-en un segment que vous disséquerez sur un liège.

L'*œsophage* est un conduit musculo-membraneux, destiné à porter les aliments du pharynx dans l'estomac. — Il commence au niveau du cartilage cricoïde et se termine au cardia. — Nous envisagerons successivement sa configuration générale et sa structure.

§ I. — Configuration générale.

a. *Situation.* — L'œsophage est profondément situé au-devant de la colonne vertébrale, de la cinquième ou sixième vertèbre cervicale à la onzième dorsale.

b. *Longueur.* — La longueur de ce canal est d'environ 25 centimètres.

c. *Calibre.* — Étroit à son origine, où son diamètre mesure environ 14 millimètres, il s'élargit légèrement ensuite pour se rétrécir à nouveau au niveau de la troisième ou quatrième vertèbre dorsale, s'élargit encore une fois pour se rétrécir finalement une dernière fois avant son entrée dans l'estomac.

d. *Forme.* — Aplati d'avant en arrière dans sa portion supérieure, il est cylindrique dans sa portion inférieure. En raison de son calibre variable selon ses parties, il a l'aspect d'un canal formé de deux cônes adossés par leurs sommets.

e. *Direction.* — L'œsophage est vertical, mais non rectiligne. — A sa naissance, il est situé sur la ligne médiane, mais presque aussitôt il s'incline légèrement à gauche, puis, en pénétrant dans le thorax, dévie à droite jusqu'au niveau de la quatrième vertèbre dorsale, où il atteint à nouveau la ligne médiane; à partir de ce point, il s'incline encore une fois à gauche et en avant et traverse l'orifice qui lui est ménagé sur le diaphragme. — Il décrit donc, dans son trajet, une courbe héliçoïdale autour d'un axe fictif, placé au-devant du rachis. Sa première courbure latérale, ou *inflexion cervicale*, est à convexité gauche; sa seconde courbure, ou *inflexion thoracique* (dorso-latérale), est à convexité droite.

f. *Rapports.* — Les rapports de l'œsophage doivent être successivement examinés à la *région cervicale*, à la *région thoracique*, à la *région diaphragmatique* et *abdominale*.

Dans sa *portion cervicale*, il repose sur l'aponévrose prévertébrale à laquelle il est uni par du tissu cellulaire lâche. — En avant, il répond à la portion membraneuse de la trachée, qu'il déborde un peu à gauche; — sur les côtés, aux carotides primitives, aux jugulaires internes et aux bords postérieurs des lobes latéraux du corps thyroïde. — En raison de son incurvation à gauche, l'œsophage est plus rapproché de la carotide à gauche qu'à droite, et le nerf récur-

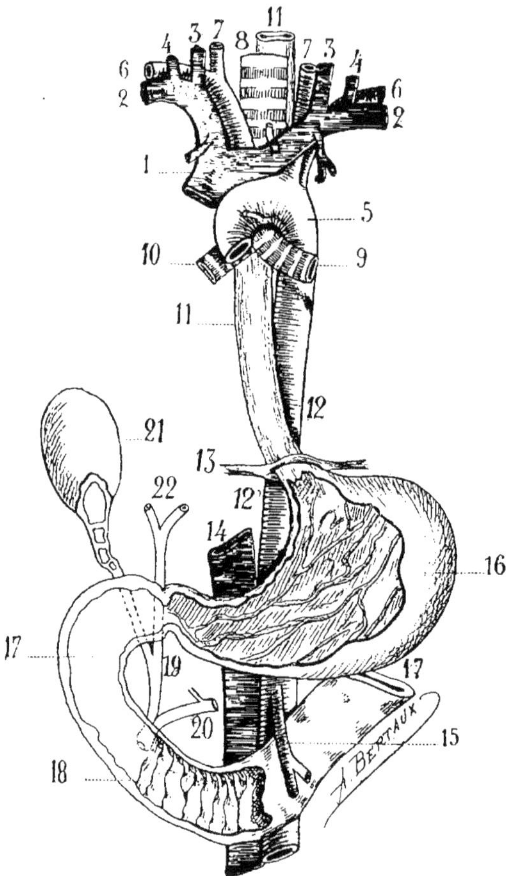

FIG. 214. — L'œsophage, l'estomac et le duodénum.

1, veine cave supérieure; — 2, v. sous-clavière; — 3, v. jugulaire interne; — 4, v. jugulaire externe; — 5, crosse de l'aorte; — 6, artère sous-clavière; — 7, a. carotide; — 8, trachée; — 9, bronche gauche; — 10, bronche droite; — 11, œsophage; — 12, aorte thoracique; — 12', aorte abdominale; — 13, orifice œsophagien du diaphragme; — 14, veine cave inférieure; — 15, artère mésentérique supérieure; — 16, estomac ouvert pour montrer ses plis et la valvule pylorique, 16'; — 17, duodénum; — 18, valvules conniventes; — 19, canal cholédoque; — 20, canal pancréatique; — 21, vésicule biliaire; — 22, canal hépatique.

rent gauche est placé sur sa face antérieure, au lieu que le droit longe son bord droit (fig. 215).

Dans sa *portion thoracique* (11, fig. 214), l'œsophage, placé dans le médiastin postérieur, répond : 1° en arrière, à la colonne dorsale, qu'il ne suit pas dans sa courbure, et dont il est séparé, à droite par la veine azygos, à gauche par le canal thoracique, et tout à fait en bas par l'aorte; — 2° en avant, et de haut en bas, il répond successivement à la trachée, à la bronche gauche, à la crosse de l'aorte et à la face postérieure du péricarde qui le sépare du cœur; — 3° par son côté droit, il est en rapport avec la plèvre médiastine; — 4° par son côté gauche, il est en contact en haut avec la concavité

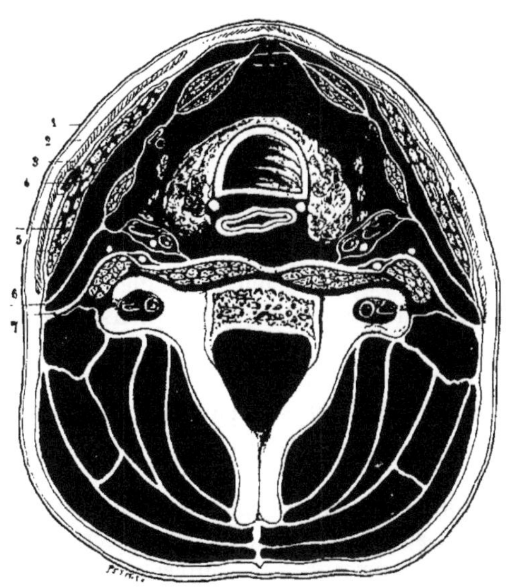

Fig. 215. — Rapports de l'œsophage au cou.

1, peau; — 2, tissu cellulaire sous-cutané; — 3, peaucier du cou; — 4, veine jugulaire externe; — 5, muscle sterno-cléido-mastoïdien; — 6, aponévrose cervicale superficielle; — 7, aponévrose cervicale moyenne, dont un dédoublement forme la gaine du paquet vasculo-nerveux du cou; — 8, aponévrose cervicale profonde. Entre l'aponévrose cervicale moyenne et l'aponévrose cervicale profonde on voit une vaste loge dans laquelle se trouvent la trachée en avant, entourée du corps thyroïde, et l'œsophage derrière.

de la crosse de l'aorte, l'origine de la carotide et de la sous-clavière gauches, et en bas avec la plèvre médiastine gauche; — 5° il répond sur les côtés et en haut aux nerfs pneumogastriques, mais plus bas, le pneumogastrique gauche se place en avant de lui, le droit en arrière.

Dans tout ce trajet, l'œsophage est entouré d'une couche abondante de tissu conjonctif lâche qui le réunit aux organes voisins, et qui est parsemé de nombreux ganglions lymphatiques, dits ganglions œsophagiens.

Dans sa *portion diaphragmatique*, l'œsophage est en rapport avec l'ouverture œsophagienne du diaphragme qui lui forme un canal, et à laquelle il est uni par des trousseaux cellulo-fibreux et des fibres musculaires que lui envoient les piliers du diaphragme. Dans sa *portion abdominale*, très courte, l'œsophage est enveloppé par le péritoine, recouvert en avant par l'extrémité gauche du foie, reposant en arrière sur les piliers du diaphragme et le lobule de Spigel.

g. *Surface interne.* — La *surface interne de l'œsophage* est remarquable par sa blancheur et par ses plis longitudinaux, qui font qu'une coupe tranversale de ce conduit présente un aspect étoilé. Ces plis ne sont formés que par la tunique muqueuse et le tissu cellulaire sous-muqueux, et s'effacent par la distension.

§ II. — Structure de l'œsophage.

L'œsophage se compose de deux tuniques superposées, l'une externe, musculaire, l'autre interne, muqueuse. Des vaisseaux et des nerfs complètent sa texture.

1° *Tunique externe ou musculaire.* — La tunique musculaire de l'œsophage, de 2 à 3 millimètres d'épaisseur, est composée de deux ordres de fibres, de fibres longitudinales formant un plan superficiel, et de fibres circulaires formant un plan profond.

Les *fibres longitudinales*, groupées en faisceaux, naissent de l'anneau cricoïdien, spécialement de sa face postérieure ; — formant trois bandes dès leur origine, une antérieure et deux latérales, elles descendent le long de l'œsophage en divergeant, et lui constituent une gaine de fibres musculaires longitudinales. En arrivant à l'estomac, elles se continuent avec les fibres longitudinales de cet organe.

Le plan des *fibres annulaires* est moins épais que le précédent. Il est formé par des anneaux parallèles ou légèrement entre-croisés. Le premier anneau a été appelé *muscle crico-œsophagien.* — C'est en vain que l'on chercherait le sphincter œsophagien inférieur admis par quelques auteurs ou les fibres spirales décrites par Santorini.

Dans le tiers supérieur de l'œsophage, la tunique musculaire est constituée par des fibres striées, plus bas par des fibres lisses.

Muscles aberrants. — En passant derrière la bronche gauche, l'œsophage reçoit un faisceau musculaire qui vient se mêler à ses fibres longitudinales ; — c'est le *muscle broncho-œsophagien.* — Au même niveau il en reçoit un autre de la crosse de l'aorte auquel on a donné le nom de *muscle aortico-pharyngien* (Hyrtl). — Un peu plus bas, un autre faisceau lui est fourni par la plèvre médiastine, d'où le nom de *muscle pleuro-œsophagien* qui lui a été donné. Au niveau de l'orifice du diaphragme enfin, l'œsophage reçoit quelques faisceaux musculaires des piliers du diaphragme, faisceaux qui forment sur sa face antérieure des anses qui s'entre-croisent avec celles du côté opposé. ROUGET regarde ces derniers faisceaux comme un vestige du *sphincter œsophagien*, très développé chez les Rongeurs.

2° *Tunique interne ou muqueuse.* — La membrane muqueuse de l'œsophage appartient, comme celle du pharynx, à la classe des muqueuses dermo-papillaires. Son chorion est hérissé de papilles coniques qui plongent dans un épithélium pavimenteux stratifié, et contient quelques fibres lisses (HENLE, KÖLLIKER). Dans ses portions profondes, elle renferme des glandes acineuses mucipares, disséminées dans le tissu sous-muqueux, et dont les canaux excréteurs viennent s'ouvrir à sa surface. — A la face profonde de la muqueuse il y a un plan de fibres lisses longitudinales constituant une *muscularis mucosæ*.

Assez rares chez l'Homme les glandes sont beaucoup plus abondantes chez nombre de Mammifères (carnivores, etc.). — L'épithélium de la muqueuse, pavimenteux chez l'Homme adulte, est cilié chez le fœtus jusqu'à la naissance comme il reste toute la vie chez les Batraciens. — Outre les deux tuniques ci-dessus décrites, certains auteurs admettent une troisième tunique, intermédiaire aux deux autres, la tunique *cellulo-fibreuse*. — Mais celle-ci n'est qu'une couche de tissu conjonctif lâche qui unit les tuniques muqueuse et musculaire et leur permet de glisser l'une sur l'autre. — D'autres enfin admettent une *tunique limitante fibreuse externe*.

MAX FLESCH a décrit des glandes de l'œsophage dans lesquelles le conduit excréteur embroche un follicule clos dont il s'entoure comme d'un anneau (*Anatom. Anzeiger*, 1888).

Vaisseaux et nerfs. — Les *artères* de l'œsophage viennent de plusieurs sources : au cou des thyroïdiennes inférieures ; dans le thorax directement de l'aorte (artères œsophagiennes), des bronchiques, des intercostales ; dans l'abdomen, de la coronaire stomachique et de la diaphragmatique inférieure.

Les *veines* forment un plexus sous-muqueux dont les troncs émergents se rendent dans les thyroïdiennes inférieures, les péricardiques, l'azygos, la coronaire stomachique, les diaphragmatiques.

Les *vaisseaux lymphatiques* vont se rendre aux ganglions du médiastin postérieur et cervicaux profonds inférieurs. Ils naissent d'un double plexus, l'un sous-muqueux, l'autre placé dans la muqueuse.

Les *nerfs* viennent des pneumogastriques et quelques filets sont fournis par le grand sympathique thoracique. — Ces nerfs forment un riche plexus à la surface de l'œsophage ; un second et un troisième plexus de fibres de Remak s'observent, le premier entre les deux couches musculaires, le second sous la muqueuse.

Usages de l'œsophage. — C'est un simple canal de transmission qui porte rapidement le bol alimentaire du pharynx dans l'estomac.

Développement de la portion sus-diaphragmatique de l'intestin. — Au début (voy. EMBRYOLOGIE), le canal intestinal se présente sous la forme d'une gouttière ouverte en avant et communiquant largement avec le sac vitellin. Par suite du rapprochement de ses bords, cette gouttière se transforme en tube complet dans la suite. A ce moment l'intestin affecte la forme d'un tube rectiligne rattaché à la paroi postérieure de l'abdomen par une lame mésodermique désignée sous le nom de *mésentère primitif* (voy. PÉRITOINE).

Dès l'origine, la fente pleuro-péritonéale règne de chaque côté dans toute l'étendue de l'intestin (gouttière intestinale et culs-de-sac intestinaux antérieur et postérieur); mais par suite de l'incurvation en avant des extrémités céphalique et caudale de l'embryon, les extrémités antérieure et postérieure de l'intestin sont entraînées en avant sans être suivies dans ce mouvement par la fente pleuro-péritonéale.

A partir de ce moment, les extrémités antérieure et postérieure de l'intestin sont dépourvues de mésentère et jusqu'à elles ne s'étend plus la fente pleuro-péritonéale. Ainsi s'établissent trois portions dans l'intestin : une antérieure *aditus anterior*, *intestin antérieur*, *intestin supérieur*, *proenteron ;* une moyenne, *intestin moyen*, *mesenteron;* une postérieure, *aditus posterior*, *intestin postérieur*, *intestin inférieur* ou *terminal* (voy. EMBRYOLOGIE).

La *portion sus-diaphragmatique du tube digestif*, pharynx et œsophage, dérivent du proentéron. — A mesure que se développe l'extrémité céphalo-thoracique de l'embryon, le proentéron est entraîné en avant et se rapproche progressivement du cul-de-sac buccal qui, de son côté, tend à s'enfoncer de plus en plus. — Bientôt, les extrémités du cul-de-sac intestinal et du cul-de-sac buccal ne sont plus séparées que par une mince cloison, la membrane prépharyngienne de Rathke. — Un peu plus tard cette membrane se déchire et disparaît et laisse librement s'établir la communication des deux culs-de-sac qui sont venus s'adosser par leurs extrémités et qui finissent par s'aboucher. C'est ainsi que s'établit la communication entre la bouche et l'intestin antérieur. — Peu après, les fentes branchiales se ferment et dès lors le pharynx est clos et ne communique plus à l'extérieur que par la bouche.

Dans cette façon de concevoir les choses, le pharynx et l'œsophage seraient formés aux dépens du proentéron qui s'allonge dans le mouvement d'enroulement que subit l'extrémité céphalique de l'embryon et qui s'étire par suite de la formation du cou. — Pharynx et œsophage seraient donc d'origine endodermique. C'est l'opinion de FORSTER et BALFOUR, de KÖLLIKER, de W. HIS, de MATHIAS DUVAL, etc., — mais ce n'est pas celle de COSTE et GERBE, de CH. ROBIN et du professeur J. RENAUT.

CH. ROBIN, en s'appuyant sur les caractères de l'épithélium et de la muqueuse tout entière du tube pharyngo-œsophagien qui appartient au groupe des muqueuses dermo-papillaires; sur la ligne de séparation brusque des muqueuses œsophagienne et stomacale au niveau du cardia, arrive à repousser l'origine intestinale du tube pharyngo-œsophagien, et à adopter l'opinion de COSTE et GERBE qui faisaient dériver ce tube de l'ectoderme. — Dans cette opinion, corroborée du reste par un certain nombre de faits tirés de l'anatomie comparée, le tube pharyngo-œsophagien n'est plus considéré que comme le prolongement de l'enfoncement buccal.

P. REYNIER, qui adopte cette théorie, dit fort bien de son côté que l'*aditus anterior* descend au fur et à mesure que se forme le cou par la superposition des arcs branchiaux, en même temps que se prolonge en bas l'enfoncement bucco-pharyngien. Au fur et à mesure de cette *descente toute relative*, on voit l'insertion de la lame fibro-amniotique s'abaisser.

S'il en est ainsi, et les anomalies de développement plaident en faveur de cette opinion (voy. p. 372), toute la portion sus-diaphragmatique du tube digestif est d'origine ectodermique et provient du *stomodeum*.

Primitivement l'épithélium du canal pharyngo-œsophagien est un épithélium cylindrique cilié; plus tard, cet épithélium se transforme en épithélium pavimenteux stratifié. D'abord très court, l'œsophage s'allonge au fur et à mesure du développement du thorax. — Vers le quatrième mois, il acquiert sa tunique musculeuse, et du cinquième au sixième mois ses papilles et ses glandes.

BALFOUR, chez les Sélaciens et les Téléostéens, a reconnu que la lumière dont est pourvu l'œsophage chez les jeunes embryons s'oblitère complètement un peu plus tard pour ne s'ouvrir définitivement qu'à un stade ultérieur. P. DE MEURON a observé le même phénomène chez les Amphibiens, les Reptiles et les Oiseaux.

Anomalies. — On a observé : 1° l'*absence de l'œsophage*, le pharynx en haut, le cardia en bas, se terminant en cul-de-sac (obs. de MONDIÈRE, LOZACH, MELLOR, WARNER, BREUS, etc.) ; — 2° son *cloisonnement incomplet* dans un point de son parcours (obs. de TENON, BAILLIE, CASSAN et BERG, ROKITANSKY, EVERARD HOME) ; — 3° son *oblitération* ou *imperforation* dans une certaine étendue, le bout supérieur se terminant en cul-de-sac, l'inférieur s'abouchant dans la trachée (obs. de J. CRUVEILHIER, PADIEU, QUAIN, LUSCHKA, POLAILLON, PÉRIER, ILOTT, BIRCH-HIRSFELD, PORRO, TARNIER, APITZ, etc.) ; — 4° sa *duplicité* (obs. de BLASIUS). Cette dernière malformation est très rare.

Bibliographie. — (Intestin sus-diaphragmatique.)

LANGUE. — GERDY, *Structure de la langue*, Paris, 1823. — BLANDIN, *Structure de la langue* (*Arch. gén. de Médecine*, 1828). — WEBER, *Ueber die Schleimbälge der Zunge* (*Meckel's Arch.*, 1827). — ZAGLAS, *On the muscular structure of the tongue*, 1850. — NUHN, *Ueber eine bis jetzt noch nicht näher beschrisbene Drüse in der Zungenspitzze*, 1845. — SALTER, *The tongue* in *Todd cyclopedia of Anat.*, IV, 1837-59. — HESSE, *Muskeln der menschl. zunge* (*Arch. de His et Braune*, 1875). — V. EBNER, *Die acinösen Drüsen der Zunge*, Gratz, 1873. — WATNEZ, *Glands of the tonge* (*Virchow's Arch.*, 1875). — VINTSCHGAU, art. *Geschmaksinn*, in *Hermann's Handbuch*, 1880. — PAULET, art. « Langue » du *Dict. encyclop. des sc. médicales*, 1872. — J. ANDERSON, *The Morphology of the muscles of the tongue and pharynx* (*Journ. of. Anat.*, XV, p. 383, 1881). — H. ALEZAIS, *La bourse séreuse de Fleischmann* (*Journ. de l'Anat.*, XX, p. 441, 1884).

PALAIS. — LUSCHKA, *Der Schlundkopf des Menschen*, Tübingen, 1868. — MERKEL, *Anat. u. Phys. des menslichen Stim- u. Sprachorgans*, Leipzig, 1868. — PASSAVANT, *Ueber die Verschliessung des Schlundes beim Sprechen*, Frankfurt, 1863. — GAYRAUD, art. « Palais » du *Dict. encyclop. des sc. médicales*, 1887.

PHARYNX ET ŒSOPHAGE. — TORTUAL, *Neue unters. über der Bau des menslichen Schlund- u. Kehlkopfes*, Leipzig, 1846. — KÉTEL, « Pharynx », in *Hasse anat. studien*, 1870. — GILLETTE, *Structure de l'œsophage* (*Journ. de l'Anat.*, VIII, p. 617, 1872). — MOUTON, (*Œsophage, Thèse de Paris*, 1874). — CUSSET, Étude *sur l'appareil branchial des Vertébrés* (*Thèse de Paris*, 1877). — CUNNINGHAM, *Journ. of Anat.*, 1876. — KLEIN, *Quaterly J. of micr. sc.*, 1880. — RANVIER, *Leçons*, Paris, 1880. — MICHEL, art. « Œsophage » du *Dict. encyclop. des sc. méd.* 1880. — REYGNIER, *Développement de la portion sus-diaphragmatique du tube digestif* (*Thèse d'agrég.* 1883). — ROBIN et CADIAT, art. « Muqueux » du *Dict. encyclop. des sc. méd.*, 1886, et O. CADIAT, *Développement de la portion céphalo-thoracique de l'embryon* (*Journ. de l'Anat.*, 1878). — S. ARLOING, art. « Pharynx » du *Dict. encyclop.*, 1887. — E.-F. GORRON, *Des fistules branchiales* (*Thèse de Bordeaux*, 1888).

CHAPITRE II

PORTION SOUS-DIAPHRAGMATIQUE DU TUBE DIGESTIF

La portion sous-diaphragmatique du tube digestif comprend : l'estomac; l'intestin grêle; le gros intestin et l'anus.

Envisagé dans son trajet général, le tube digestif dessine deux points d'interrogation adossés par leur tête : l'un supérieur, renversé (¿), l'autre inférieur, droit (?), leur continuité s'établissant par l'extrémité des deux crochets, au niveau de l'angle duodéno-jéjunal. Fr. Glénard, dans son intéressant mémoire sur « l'Entéroptose », décrit avec juste raison six anses digestives qui sont : 1° l'anse gastrique; — 2° l'anse duodénale ; — 3° l'anse iléo-colique (jéjuno-iléon, cæcum, côlon ascendant); — 4° l'anse colique transverse (subdivisée en deux anses latérales sous-pylori-costales); — 5° l'anse côlo-sigmoïdale (côlon descendant, *S* iliaque). Les points intermédiaires à ses divers segments, au niveau desquels l'intestin forme un coude qui peut risquer, à un moment donné, de causer un obstacle à la progression des *ingesta* et *excreta* (entéroptose, entérosténose), constituent des *angles de soutènement* correspondant aux orifices gastro-duodénal, duodéno-jéjunal, colique sous-costal droit, sous-pylorique du transverse (1), colique sous-costal gauche et sigmoïdo-rectal (2).

I. — ESTOMAC

Préparation. — 1° Ouvrez l'abdomen et examinez l'estomac en place pour en voir les rapports; — 2° insufflez l'organe et coupez le duodénum et l'œsophage entre deux ligatures, puis enlevez l'estomac avec la rate et une portion des épiploons, — vous pouvez même enlever le viscère avec tout le duodénum et le pancréas; — 3° une fois l'estomac sorti de l'abdomen, insufflez-le et passez à sa dissection, y compris l'isolement de ses diverses tuniques. — Pour voir les ori-

(1) Selon Fr. Glénard, le ligament qui réunit le côlon transverse à la région pylorique de l'estomac, *ligament pylori-colique*, est constant, contrairement à l'opinion de Fromont.

(2) La perméabilité du canal alimentaire est menacée en ces six points et l'on conçoit que l'accentuation accidentelle de leur déformation angulaire puisse conduire à l'entéroptose et à l'entérosténose. Mais les points les plus menacés sont l'orifice duodéno-jéjunal et l'orifice colique sous-costal gauche comme étant les plus fixes. — Glénard ajoute que l'orifice duodéno-jéjunal est d'autant plus menacé que le « ligament suspenseur du mésentère » ou faisceau fibreux qui descend avec l'artère mésentérique supérieure au-devant du duodénum et suspend l'intestin grêle, écrase (??) le duodénum contre la colonne vertébrale.

fices œsophagien et duodénal, il faut ouvrir l'estomac ; en fendant le pylore, on voit très bien sur la coupe que la valvule pylorique est constituée par les trois tuniques internes, tandis que la tunique séreuse passe directement de l'estomac sur le duodénum. — Il est bon d'injecter les artères de l'estomac avant de commencer la dissection. — Les vaisseaux du viscère peuvent être préparés par corrosion.

L'estomac est une dilatation du canal alimentaire, intermédiaire à l'œsophage et à l'intestin grêle, dans laquelle viennent s'amasser les aliments, et où ils sont transformés en chyme.

Cet organe creux présente à considérer : 1° sa *configuration générale;* 2° sa *structure.*

§ I. — Configuration générale de l'estomac.

L'estomac est *situé* dans la partie supérieure de la cavité abdominale, au-dessous du diaphragme, au-dessus du côlon transverse, en avant du pancréas, en arrière des dernières côtes gauches et de la paroi abdominale antérieure. — Il *occupe* presque tout l'hypochondre gauche (1), et s'avance dans l'épigastre jusqu'aux limites de l'hypochondre droit et de la région ombilicale dans sa distension. Il est *dirigé* très légèrement de haut en bas, de gauche à droite et d'avant en arrière, maintenu dans sa *situation* par l'œsophage et le duodénum avec lesquels il se continue, par les replis du péritoine qui le fixent au diaphragme, au foie et à la rate, et par la masse intestinale qui lui constitue une sorte de coussinet élastique.

Quelques anatomistes cependant (Luschka, Henle, Betz, Lesshaft, Beaunis et Bouchard) estiment que la direction de l'estomac n'est pas sensiblement horizontale, mais fortement oblique en bas, à droite et en arrière, c'est-à-dire que son axe est presque vertical. Lorsqu'il se distend, sa position resterait la même ; la dilatation se fait sur place et sans changer les rapports des diverses parties de l'organe. C'est ce qu'a bien mis en évidence mon élève Fromont (*Thèse de Lille*, 1890).

La *forme* de l'estomac est celle d'un cône incurvé sur lui-même, un peu aplati d'avant en arrière et à base arrondie. C'est à juste titre qu'on l'a comparé à une cornemuse. Assez souvent il présente la

(1) On divise artificiellement la région abdominale antérieure en plusieurs zones que l'on délimite de la façon suivante : 1° tirez *deux lignes horizontales*, l'une passant au-dessous des fausses côtes, l'autre au-dessus des crêtes iliaques : l'abdomen est dès lors divisé en trois zones superposées qui sont, de haut en bas : la *zone épigastrique* ou *supérieure*, la *zone ombilicale* ou *moyenne*, et la *zone hypogastrique* ou *inférieure*. — 2° Élevez *deux lignes verticales* ou perpendiculaires du milieu de chacune des arcades crurales : les trois régions précédentes sont subdivisées dès lors en trois nouvelles zones, qui sont : *a.* pour la zone supérieure, la *région épigastrique* au milieu, les *hypochondres* droit et gauche de chaque côté ; — *b.* pour la zone moyenne, la *région ombilicale* au centre, les *flancs* droit et gauche sur les côtés ; — *c.* pour la zone inférieure, la *région hypogastrique* au milieu, les *régions iliaques* de chaque côté.

forme biloculaire, dite *gourde de pèlerin*. Cette disposition, qu'E. Home a considérée comme le vestige de l'estomac à plusieurs loges des Ruminants, et sur laquelle ont insisté plus récemment F. Glénard, Trolard et Fromont, paraît être le résultat d'une stricture localisée et momentanée de l'estomac conservée *post mortem*.

Son *volume* est extrêmement variable. En moyenne, sa longueur

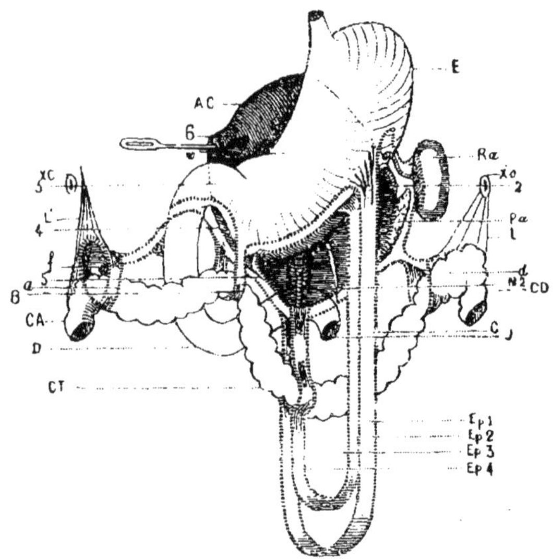

Fig. 216. — Ligaments suspenseurs du côlon (F. Glénard).

E, estomac; — AC, arrière-cavité des épiploons ; — *w*, hipatus de Winslow ; — D, duodénum; — J, jéjunum; — CA, côlon ascendant; — CT, côlon transverse; — CD, côlon descendant; — *Ra*, rate; — *Pa*, pancréas; — X*c*, X*c*, dixième côte ; — L, L, ligaments coliques droit et gauche; — B, ligament pylori-colique; — *Ep*¹, *Ep*², *Ep*³, *Ep*⁴, feuillets du grand épiploon ; — M², artère mésentérique supérieure.

peut être estimée à 25 centimètres; son diamètre vertical, de la grande à la petite courbure, à la moitié, et de l'une à l'autre face, il mesure 8 à 10 centimètres.

L'estomac de la Femme est ordinairement moins volumineux que celui de l'Homme, celui du gros mangeur plus gros que chez les personnes qui mangent peu, considérable chez les Ruminants, beaucoup moindre chez les Carnivores. On considère à l'estomac :

1° Une *surface externe ;* — 2° une *surface interne*.

1° SURFACE EXTÉRIEURE DE L'ESTOMAC

La forme de l'estomac permet de lui considérer *deux faces*, l'une antérieure, l'autre postérieure; *deux bords*, l'un supérieur ou petite courbure, l'autre inférieur ou grande courbure; une *grosse tubérosité* ou grand cul-de-sac et une *petite tubérosité* ou petit cul-de-

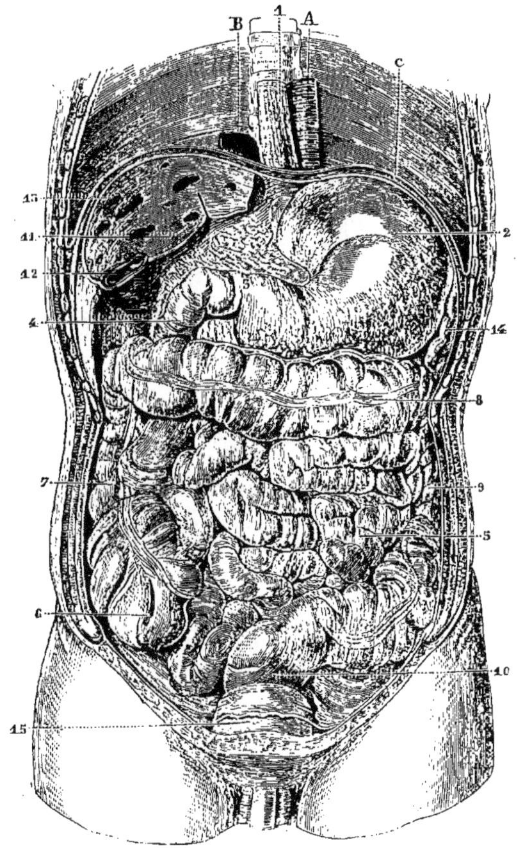

Fig. 217. — Portion abdominale de l'appareil de la digestion.

1, œsophage; — 2, estomac; — 3, orifice pylorique de l'estomac; — 4, duodénum; — 5, intestin grêle; — 6, cæcum; — 7, côlon ascendant; — 8, côlon transverse; — 9, côlon descendant; — 10, rectum; — 11, foie; — 12, vésicule biliaire coupée; — 13, veines sus-hépatiques adhérentes au tissu du foie; — 14, rate; — 15, vessie, recouverte incomplètement par le péritoine; — A, aorte; — B, veine cave inférieure; — C, diaphragme et les deux feuillets séreux qui recouvrent ses deux faces.

sac; *deux extrémités*, l'une œsophagienne ou cardia, l'autre duodénale ou pylore.

a. *Face antérieure.* — Cette face (2, fig. 217) regarde en avant et en haut. Elle est en rapport : 1° avec le diaphragme, qui la sépare des dernières côtes gauches; 2° avec le foie, qui la recouvre plus ou moins; 3° avec la paroi abdominale antérieure, qui prend dans cette région le nom d'épigastre. — En général l'estomac est placé un peu

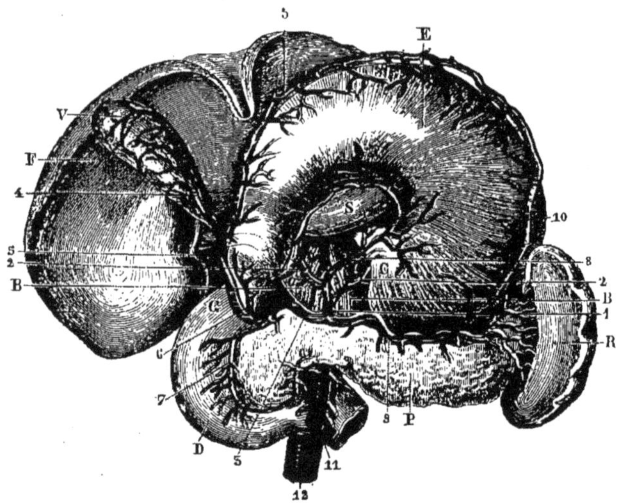

Fig. 218. — Estomac, duodénum, rate et pancréas avec leurs artères (l'estomac est relevé et rejeté en haut).

E, estomac; — F, foie; — S, lobule de Spigel; — C, extrémité œsophagienne de l'estomac; — D, duodénum; — P, pancréas; — B, rate; — B, B, piliers du diaphragme; — 1, tronc cœliaque; — 2, 2, artères diaphragmatiques inférieures; — 3, a. hépatique; — 4, a cystique; — 5, a. gastro-épiploïque droite; — 6, a. pylorique; — 7, a. pancréatico-duodénale; — 8, a. coronaire stomachique; — 9, a. splénique; — 10, a. gastro-épiploïque gauche; — 11. a. mésentérique supérieure; — 12, aorte.

au-dessous de la dépression sous-xiphoïdienne, qui porte à tort le double nom de *creux de l'estomac* et de *fossette du cœur.*

b. *Face postérieure.* — Elle regarde en bas et en arrière, et correspond à une partie de la paroi antérieure de l'arrière-cavité des épiploons (E, fig. 218). Elle est en rapport avec : 1° le mésocôlon transverse, sur lequel elle repose; 2° la troisième portion du duodénum, que les anciens ont appelé pour cela *ventriculi pulvinar;* 3° le pancréas; 4° les artère et veine mésentériques supérieures, qui la séparent des piliers du diaphragme et de l'aorte.

c. *Bord supérieur ou petite courbure.* — Ce bord est concave et s'étend du cardia au pylore. — Il donne attache à l'épiploon gastro-hépatique et répond à l'artère coronaire stomachique. La petite courbure regarde en haut dans l'état de vacuité de l'estomac, en arrière dans l'état de plénitude. Dans son aire se voient le lobe de Spigel, le tronc cœliaque, le plexus solaire et quelques ganglions lymphatiques.

d. *Bord inférieur ou grande courbure.* — Dirigé en bas dans l'état de vacuité, presque directement en avant dans l'état de plénitude, ce bord est convexe, donne attache au grand épiploon, et est longé par les artères gastro-épiploïques. Il répond à la paroi abdominale et médiatement aux cartilages des dernières côtes gauches. — Il touche l'arc du côlon, d'où le nom de *bord colique* que lui a donné Chaussier.

e. *Grosse tubérosité.* — La *grosse tubérosité*, ou *grand cul-de-sac* de l'estomac, est située à gauche du cardia, où elle constitue la partie la plus volumineuse et la plus élevée du viscère (7, fig. 220). Elle a l'aspect d'une demi-sphère qu'on aurait ajoutée à la base du cône représenté par l'estomac. Elle répond, en haut et en avant, à la concavité du diaphragme, qui la sépare du poumon gauche; à gauche, à la rate, à laquelle elle est fixée par l'épiploon gastro-splénique et les vaisseaux courts, d'où le nom d'*extrémité splénique* qui lui a été donné; en arrière, à la capsule surrénale gauche, à la queue du pancréas et aux vaisseaux spléniques.

f. *Petite tubérosité.* — La petite tubérosité ou petit cul-de-sac de l'estomac (*antre du pylore* de Willis) est une ampoule que forme cet organe à son extrémité pylorique (4, fig. 219). Elle répond à la limite de l'épigastre et de l'hypochondre droit, se met en rapport en arrière avec le pancréas, et assez souvent en avant avec la vésicule biliaire.

g. *Extrémité œsophagienne.* — L'extrémité supérieure de l'estomac, *extrémité œsophagienne* ou simplement *cardia*, est située entre la grosse tubérosité et la petite courbure, à 2 centimètres environ au-dessous de l'ouverture œsophagienne du diaphragme. Elle répond en avant au bord postérieur du lobe gauche du foie, et en arrière au lobule de Spigel, qui s'avance jusqu'à elle. Le péritoine se réfléchit du diaphragme sur elle, en formant une sorte de ligament appelé gastro-diaphragmatique.

h. *Extrémité pylorique ou pylore* (de πύλη, porte, et οὖρος, gardien). — C'est le sommet du cône creux que représente l'estomac. Un étranglement circulaire, qui marque les limites de l'estomac et du duodénum, indique sa situation. Il est en rapport, en avant avec la face inférieure du foie, au voisinage de la vésicule biliaire, plus rarement avec la paroi abdominale; en arrière avec la veine porte; en bas avec la tête du pancréas et l'arc du côlon.

2° SURFACE INTÉRIEURE ET ORIFICES DE L'ESTOMAC

La surface intérieure (cavité) de l'estomac offre les mêmes régions que la surface externe. — Sur un estomac ouvert suivant sa longueur et simplement étalé, elle présente de larges plis ondulés qui s'entre-croisent dans tous les sens, mais dont l'axe principal suit cependant le grand axe du viscère. — Ces plis donnent à la muqueuse un aspect aréolaire, qui s'efface, au reste, par la distension. On y voit, en outre, les *orifices œsophagien* et *duodenal.*

a. *Orifice œsophagien. Cardia.* — Cet orifice regarde directement en haut. Il se fait remarquer : 1° par ses plis radiés; 2° par sa facile dilatabilité; 3° par son anneau frangé qui marque par ses dentelures et sa coloration la limite de l'union des muqueuses œsophagienne et stomacale; 4° par l'absence de sphincter.

b. *Orifice duodénal ou pylorique.* — Cet orifice regarde en haut, en arrière et à droite. Il se distingue : 1° par son étroitesse ; 2° par son peu de dilatabilité ; 3° par la présence d'un anneau musculaire relativement épais, qui joue le rôle de sphincter et fait saillie à l'intérieur, et 4° par l'existence d'une valvule, la *valvule pylorique,* sorte de repli circulaire de la muqueuse formant diaphragme. En passant de l'estomac dans le duodénum, la muqueuse subit un ressaut causé par une sorte d'épaulement formé par le sphincter (fig. 214) : c'est à cette circonstance qu'est due la valvule.

§ II. — Structure de l'estomac.

Les parois de l'estomac sont formées de trois tuniques superposées, qui sont, de la face externe à la face interne : 1° la *tunique séreuse;* 2° la *tunique musculaire;* 3° la *membrane muqueuse.* — On trouve, en outre, dans ces parois des vaisseaux et des nerfs.

1° *Tunique externe ou tunique séreuse.* — Cette tunique (C, fig. 221) est constituée par le péritoine, qui descend du diaphragme vers le côlon et dont les deux lames s'écartent, au niveau de l'estomac, pour recevoir ce viscère dans leur écartement. Ces deux lames se rejoignent au delà : à droite de la petite courbure, pour former l'épiploon gastro-hépatique qui s'étend jusqu'au sillon transverse du foie ; à gauche de la grosse tubérosité, pour donner lieu à l'épiploon gastro-splénique qui s'avance jusqu'au hile de la rate ; en bas de la grande courbure, pour constituer le feuillet antérieur du grand épiploon ou épiploon gastro-colique. Il suit de là que la tunique séreuse forme une enveloppe complète à l'estomac, excepté au niveau des bords supérieur et inférieur du viscère, où les deux feuillets séreux qui tapissent, l'un la face antérieure, l'autre la face postérieure, ne s'étant pas encore rejoints, ont laissé un espace triangulaire dans lequel, comme dit J. Cruveilhier, s'enfonce l'estomac lors de sa distension. Cette tunique n'est bien adhérente qu'au centre des deux faces de l'estomac. — Elle fixe le viscère dans sa situation, tout en lui permettant des glissements faciles.

2° *Tunique musculaire.* — Cette tunique, épaisse au niveau de la région pylorique (3 à 4 millimètres d'épaisseur), beaucoup plus mince au niveau des faces et des bords (1 millimètre), mais surtout sur la grosse tubérosité, est formée de trois plans de fibres, dont le superficiel est composé de fibres longitudinales, le moyen de fibres circulaires et le plan profond de fibres en anses (fig. 219 et 220).

a. *Plan superficiel ou fibres longitudinales.* — Les fibres musculaires du plan superficiel font suite aux fibres longitudinales de l'œsophage, qui, du cardia où elles sont groupées, s'épanouissent en une nappe mince, mais continue, sur les faces et les bords de l'estomac, et gagnent le pylore où elles se groupent à nouveau en un cylindre plus épais pour se continuer sur le duodénum. En un mot, si ce plan est moins tassé et moins épais sur les faces, les bords et la grosse tubérosité de l'estomac qu'au niveau du cardia et du pylore, c'est que là il occupe une bien plus large surface, et que, pour la couvrir, il a dû s'étaler. — Toutes les fibres longitudinales suivent la forme même de l'estomac et décrivent des arcs à concavité supérieure. Au niveau de la petite courbure, elles forment une sorte de ruban, auquel on a donné le nom de *cravate de Suisse* (6, fig. 220) ; au niveau de l'antre du pylore, elles constituent deux bandes, connues sous le nom de *ligaments du pylore.*

b. *Plan moyen ou fibres circulaires.* — Ces fibres forment des anneaux successifs et perpendiculaires au grand axe de l'estomac, du cardia au pylore. — Le plan annulaire, continu partout, s'épaissit au fur et à mesure qu'il approche de la région pylorique, où il forme un véritable *sphincter* contenu dans la valvule pylorique. — Il fait suite au plan annulaire de l'œsophage et se continue avec celui du duodénum (fig. 220).

Les fibres spirales de Santorini n'existent pas. — Lesshaft considère les fibres circulaires comme des fibres propres, les fibres circulaires de l'œsophage en passant sur l'estomac constituant le plan des fibres en anses. — Rüdinger et Klaussner admettent que les fibres longitudinales contribuent à former le sphincter du pylore.

c. *Plan profond ou fibres en anses.* — Les *fibres en anses, fibres elliptiques* ou *paraboliques*, sont à cheval sur la grosse tubérosité. Leur branche antérieure répond à la face antérieure de l'estomac, leur branche postérieure à la face correspondante du même viscère (6, fig. 219). — *Ce ne sont que des fibres déviées du plan circulaire.*

En effet, dès le début l'estomac est une ampoule fusiforme qui se distingue à peine du reste du tube intestinal. Son développement ultérieur, augmentation de volume, incurvation, mais surtout la formation de la grosse tubérosité, de-

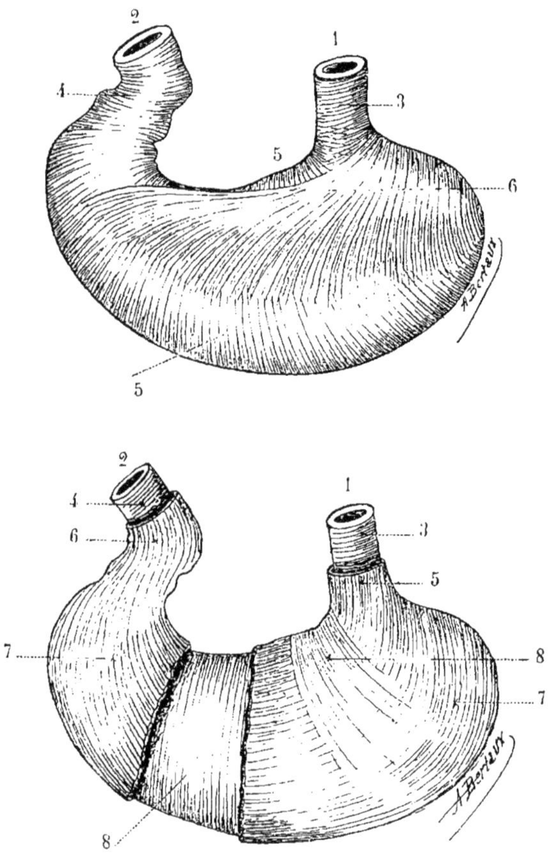

Fig. 219 et 220. — Structure de l'estomac (tunique musculaire).

Fig. 219. — 1, œsophage; — 2, pylore; — 3, fibres circulaires de l'œsophage; — 4, fibres circulaires du pylore; — 5, 5, fibres circulaires de l'estomac; — 6, cravate de Suisse.

Fig. 220. — 1, œsophage; — 2, pylore; — 3, fibres circulaires de l'œsophage; — 4, fibres circulaires du pylore; — 5, fibres longitudinales de l'œsophage; — 6, fibres longitudinales du pylore; — 7, 7, fibres longitudinales de l'estomac, coupées en 8, pour montrer les fibres circulaires sous-jacentes.

vait [fatalement faire dévier quelques faisceaux circulaires au niveau de sa grande expansion à gauche de l'orifice œsophagien.

HELVÉTIUS (1719) est le premier anatomiste qui ait décrit les trois plans musculaires de l'estomac, mais il en a interverti l'ordre, comme WINSLOW du reste (1732), qui reproduit sa description. Il était réservé à GALÉATI (1746), mais surtout à BERTIN (1761), de rétablir cet ordre et de mieux exposer la disposition des trois plans musculeux de ce viscère. — Il est juste d'ajouter que les fibres musculaires des divers plans s'entre-croisent de façon à donner lieu à un feutrage qui rappelle le tissu d'une étoffe. — Beaucoup s'attachent par de petits tendons élastiques à la couche celluleuse.

3° *Membrane muqueuse de l'estomac.* — La *tunique interne* de l'estomac ou *membrane muqueuse* (A, fig. 221) est rosée pendant le fonctionnement du viscère, *blanc cendre* lorsqu'il est à l'état de repos. Son *épaisseur* varie de 1 à 2 millimètres, et augmente au fur et à mesure que l'on avance vers le pylore ; sa *consistance* est assez grande pendant la vie. — Après la mort, elle se ramollit assez vite, comme digérée par le suc gastrique (HUNTER).

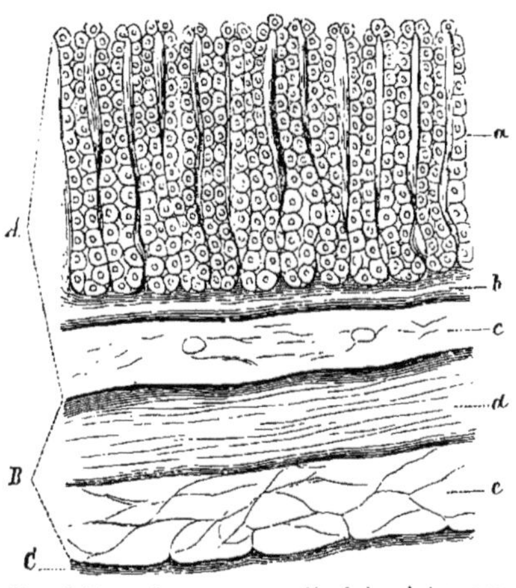

FIG. 221. — Coupe perpendiculaire à travers les membranes de l'estomac.

A, membrane muqueuse et celluleuse; — B, membrane musculaire; — C, enveloppe séreuse; — *a*, glandes; — *b*, couche musculaire de la muqueuse; — *c*, son stratum conjonctif; — *d*, *e*, couches longitudinale et circulaire de la membrane musculaire.

Examinée à l'œil nu, la surface de la muqueuse est sillonnée de plis onduleux qui s'effacent par la distension. Débarrassée du mucus qui la recouvre et examinée à un faible grossissement, sous l'eau, elle présente une surface mamelonnée et *criblée de trous* qui ne sont autres que des orifices glandulaires. Sur une coupe verticale, les ponts de muqueuse qui séparent ces orifices apparaissent comme des plis villeux. — Mais ce ne sont point là des villosités vraies. C'est donc à juste titre que RUYSCH comparait la surface interne de l'estomac à un crible ; mais les noms de tunique villeuse (MECKEL) ou veloutée (FALLOPE) ne sauraient lui convenir.

Les orifices glandulaires sont extrêmement serrés à la surface de l'estomac, car SAPPEY en a compté de cent à cent cinquante par millimètre carré. Ils ont de 100 à 200 μ de diamètre.

La muqueuse stomacale comprend trois couches, qui sont, de la surface intérieure à la profondeur : 1° la couche épithéliale; 2° la couche glanduleuse; 3° la couche musculaire.

a. *Épithélium.* — L'épithélium de la muqueuse de l'estomac est constitué par une rangée unique de cellules cylindriques, dont beaucoup sont des cellules caliciformes sécrétantes muqueuses. Vu

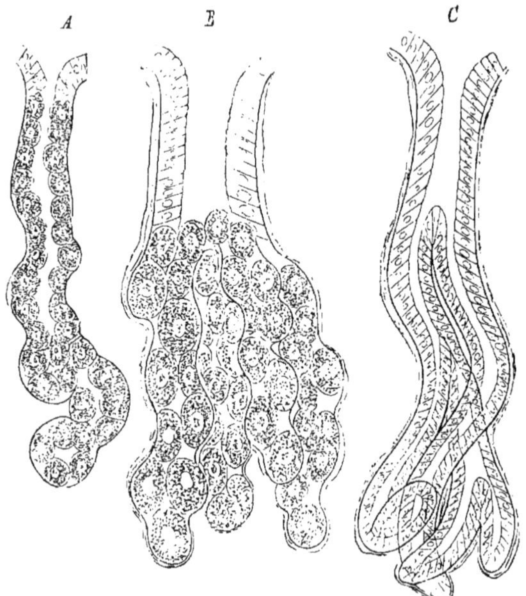

FIG. 222. — Glandes de l'estomac.

A. — Glande pepsinifère en tube simple.
B. — Glande pepsinifère en tube composé.
C. — Glande muqueuse.

par sa surface libre, cet épithélium apparaît comme une mosaïque composée de pièces hexagonales; il se continue sans transition avec l'épithélium pavimenteux stratifié de l'œsophage et sans ligne de démarcation avec celui du duodénum (1).

b. *Couche glanduleuse.* — Cette couche a une épaisseur d'environ 1 millimètre. — Elle est formée de *glandes en tube composées,* parallèles, rectilignes, étroitement serrées les unes contre les autres,

(1) Chez les Oiseaux, le proventricule mérite seul le nom d'estomac; — chez les Ruminants, la caillette seule joue ce rôle. — Mais chez nombre d'animaux où il n'existe plus aucune sorte de séparation dans l'estomac, en examinant la face interne du viscère on peut encore retrouver une région œsophagienne, c'est-à-dire une région avec muqueuse dermo-papillaire et épithélium pavimenteux stratifié. — De ce nombre sont le Porc (ELLENBERGER, HOFMEISTER); le Cheval (SERTOLI, RABE), le Kanguroo (SCHÆFER).

et occupant les quatre cinquièmes du chorion de la muqueuse. — Entre elles se trouve du tissu cellulaire délicat avec de fins capillaires qui montent verticalement vers la surface et quelques fibres lisses provenant de la *muscularis mucosæ* sous-jacente.

Ces glandes sont de deux espèces : les *glandes à pepsine* et les *glandes à mucus* ou *pyloriques*.

Les *glandes à pepsine* occupent toute la surface de l'estomac, sauf la région pylorique. Elles ont la forme de tubes plus ou moins sinueux, assez souvent ramifiés, dont les culs-de-sac sont un peu plus larges que l'embouchure, et s'ouvrent, les unes isolément à la surface, alors que les autres réunissent leurs canaux excréteurs en un canal commun. L'embouchure et le collet du canal glandulaire sont garnis de l'épithélium cylindrique ordinaire à la muqueuse, à cellules hautes et étroites. En pénétrant un peu plus profondément dans la glande, on trouve un épithélium polyédrique, et enfin de longues cellules prismatiques dans le fond du tube glandulaire. Cette couche de cellules de revêtement (*cellules principales* de HEIDENHAIN) est celle qui borde la lumière du conduit. En dehors d'elle est la *membrane propre limitante* du tube glandulaire. — Mais entre la membrane propre et la couche des cellules principales, et de place en place, on rencontre une nouvelle espèce de cellules isolées, ovales ou sphériques, très granuleuses, appelées *cellules pariétales* (HEIDENHAIN).

Les *glandes à mucus* occupent l'antre du pylore. Ce sont également des glandes en tube, les unes simples, les autres ramifiées; mais leur conduit excréteur est, relativement à la glande, beaucoup plus long que dans les précédentes. Elles sont tapissées dans toute leur étendue par un épithélium prismatique analogue à celui de la surface de la muqueuse (C, fig. 222). — Cet épithélium est appliqué sur une vitrée fenêtrée, selon N. TRINKLER (1).

En outre de ces glandes, le chorion de la muqueuse contiendrait des follicules lymphatiques isolés (*glandules lenticulaires*), — et agminés dans la région pylorique (FRERICHS, KÖLLIKER, GLINSKY, etc.). — Dans cette dernière région, on rencontrerait aussi quelques glandes acineuses (FREY, GLINSKY, SCHIFFERDECKER), avant-postes des glandes de Brunner du duodénum.

c. *Couche musculaire muqueuse.* — Elle occupe la face profonde

(1) On n'est pas définitivement fixé sur la localisation de ces deux sortes de cellules. Si la distinction en glandes à pepsine n'occupant que la région du fond, et en glandes à mucus localisées dans la région pylorique, est acceptée par HENLE, KÖLLIKER, LEYDIG, etc., TODD et BOWMANN, GERLACH, KLEIN, etc., n'acceptent pas cette localisation absolue. Si STÖHR, NUSSBAUM, TRINKLER, d'autre part, prétendent que l'on rencontre des cellules pariétales dans les glandes pyloriques, HOFMEISTER, GRÜTZNER, SCHIFFERDECKER, GLINSKY, etc., le nient. Selon PILLIET enfin, les deux sortes de cellules glandulaires de l'estomac sont des formes diverses d'un même élément en voie d'évolution (PILLIET, *Journ. de l'Anat.*, 1887).

de la muqueuse et constitue une membrane continue de fibres-cellules, formant des faisceaux entre-croisés. Elle est interposée entre les culs-de-sac des glandes gastriques, d'une part, et le tissu cellulaire sous-muqueux (tunique celluleuse de certains auteurs), d'autre part. En un mot, c'est une *muscularis mucosæ* très développée. Quelques-unes de ces fibres montent entre les glandes.

Quelques anatomistes ont admis une quatrième tunique à l'estomac, interposée entre la tunique musculaire et la membrane muqueuse. Mais cette tunique (*tunique nerveuse* des anciens, *tunique fibreuse* d'Helvétius, *tunique celluleuse* d'Albinus, Winslow et des modernes) n'est qu'une couche de tissu conjonctif lâche, tissu sous-muqueux qui réunit la muqueuse à la tunique musculaire et où rampent de riches plexus vasculaires et nerveux.

Vaisseaux et nerfs de l'estomac. — Les *artères* de l'estomac viennent toutes du tronc cœliaque. — La coronaire stomachique qui en émane directement et la pylorique, rameau de l'hépatique, longent la petite courbure; la gastro-épiploïque gauche, branche de la splénique, et la gastro-épiploïque droite, branche de l'hépatique, suivent la grande courbure; les vaisseaux courts fournissent à la grosse tubérosité. De l'anastomose de ces vaisseaux résulte que l'estomac est inscrit dans un cercle artériel, de la concavité duquel partent des branches dont les unes se dirigent sur la face antérieure, les autres sur la face postérieure de l'estomac, en glissant sous la tunique séreuse. Ces artères traversent la tunique musculaire à laquelle elles fournissent des rameaux et arrivent dans le tissu cellulaire sous-muqueux. — Là elles s'anastomosent et fournissent un grand nombre d'artérioles qui montent perpendiculairement dans l'épaisseur de la muqueuse et entre les glandes, en s'envoyant des branches anastomotiques, d'où la formation d'un réseau capillaire à mailles rectangulaires ou losangiques dans lesquelles se trouvent les glandes tubulaires de l'estomac. Autour des orifices glandulaires, le réseau forme des anneaux.

Nées de ce réseau sous-épithélial, les *veines* descendent entre les glandes et viennent former un plexus sous la muqueuse. — C'est de ce plexus que partent les veines satellites des artères. La veine coronaire stomachique se rend dans la veine porte, la gastro-épiploïque gauche dans la splénique, la gastro-épiploïque droite dans la grande mésaraïque, — et la pylorique assez souvent dans le foie (SAPPEY). — HOCHSTETTER a décrit des valvules dans les veines de l'estomac.

Les *lymphatiques* naissent d'un réseau sous-muqueux très abondant. Ce réseau reçoit des troncules qui montent entre les glandes et se terminent en cul-de-sac près de la surface (LOVEN). — Il émet des vaisseaux lymphatiques qui traversent la musculeuse avec les artères et les veines et se rendent dans les ganglions de la petite et de la grande courbure. Les lymphatiques de la tunique musculaire, très nombreux (SAPPEY), se rendent également dans ces ganglions.

Les *nerfs* viennent des pneumogastriques et du plexus solaire. Ces nerfs forment deux plexus avec ganglions microscopiques dans les parois de l'estomac. — L'un est placé entre la couche musculaire à fibres longitudinales et la couche à fibres circulaires; il répond au plexus d'Auerbach de l'intestin. — L'autre, placé sous la muqueuse et destiné à cette membrane, correspond au plexus de Meissner (SAPPEY).

Usages de l'estomac. — L'estomac agit dans la digestion : 1° par ses mouvements qui servent à brasser les aliments parvenus dans son intérieur; — 2° par le suc qu'il sécrète. — Ce suc, *suc gastrique*, contient un ferment soluble, la *pepsine*, et un *acide minéral*, très probablement l'acide chlorhydrique. L'acide dissocie les aliments, et le ferment transforme les matières albuminoïdes en peptones dialysables et assimilables.

II. — INTESTIN GRÊLE

L'*intestin grêle* est cette partie du canal intestinal qui commence à l'estomac et finit au gros intestin. Sa limite supérieure est la valvule pylorique, sa limite inférieure la valvule iléo-cæcale. Sa longueur est d'environ 8 mètres chez l'Homme adulte, c'est-à-dire cinq fois celle du corps; mais on a vu des intestins grêles de $2^{m},78$ (Beau) et d'autres de 11 mètres (Weber). — A la naissance, elle est relativement plus considérable et égale huit fois la taille. Son diamètre supérieur est d'environ 4 centimètres; à la partie inférieure, il est de 2 centimètres. — Le calibre de l'intestin grêle décroît donc progressivement du pylore au cæcum, et sa forme n'est pas exactement celle d'un cylindre, mais plutôt celle d'un cône très allongé à base supérieure.

L'intestin grêle a été divisé en trois portions, le *duodénum*, le *jéjunum* et l'*iléon*. Mais comme les deux dernières portions ne sont séparées l'une de l'autre ni par une démarcation nette, ni par la conformation extérieure, ni par la structure, nous les réunirons sous le nom de *jéjuno-iléon*. — Quant au *duodénum*, aucun caractère différentiel absolu ne permet de le distraire du reste de l'intestin grêle; mais, eu égard à sa direction, à sa fixité et à ses rapports spéciaux (et à quelques détails de structure), nous en décrirons la configuration extérieure isolément, le réunissant, au contraire, au reste de l'intestin grêle, en ce qui concerne sa conformation intérieure et sa structure.

§ I. — Configuration extérieure de l'intestin grêle.

Nous venons de dire qu'au point de vue de sa conformation extérieure l'intestin grêle se divisait légitimement en deux portions : 1° le *duodénum;* 2° le *jéjuno-iléon*.

1. — DUODÉNUM

Le duodénum, ainsi appelé par Hérophile à cause de sa longueur, évaluée par les anciens à douze travers de doigt (δώδεκα, douze, δάκτυλος, doigt), s'étend du pylore au côté gauche de la deuxième vertèbre lombaire, au moment où l'intestin grêle pénètre dans l'épaisseur du mésentère. Dans ce trajet, il décrit une courbe autour de la tête du pancréas (intestin pancréatique). — Superficiel à son origine, il devient de plus en plus profond à mesure qu'il approche de sa terminaison.

Là il se continue à plein canal avec le reste de l'intestin grêle,

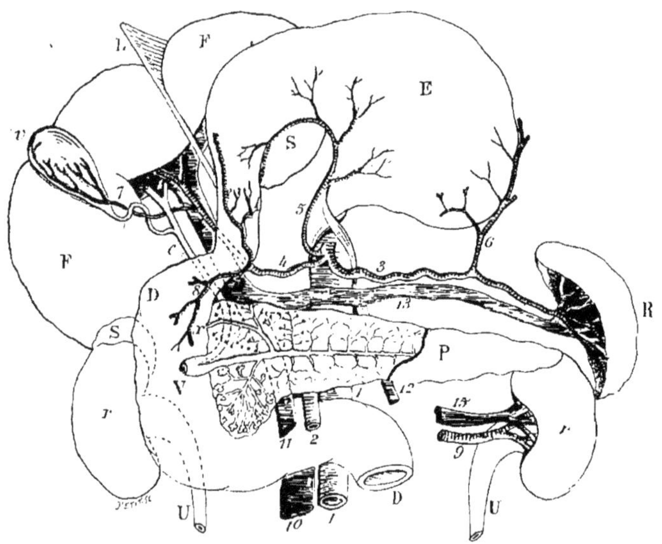

FIG. 223. — Duodénum.

D, D, duodénum; — V, ampoule de Vater; — *x*, embouchure du canal pancréatique accessoire; — P. pancréas; — E, estomac relevé; — F, F, foie; — S, lobule de Spigel; — L, ligament rond du foie; — *v*, vésicule biliaire; — *c*, canal cholédoque; — R, rate; — *r*, *r*, reins; — U, U, uretères; — S', capsule surrénale; — 1, aorte abdominale; — 2, artère mésentérique supérieure; — 3, a. splénique; — 4, a. hépatique; — 5, a. coronaire stomachique; — 6, vaisseaux courts; — 7, a. cystique; — 8, a. pancréatico-duodénale; — 9, a. rénale; — 10, veine cave inférieure; — 11, grande veine mésaraïque; — 12, petite veine mésaraïque; — 13, veine splénique; — 14, v. porte; — 15, v. rénale.

mais sa limite est nettement déterminée par les vaisseaux mésentériques supérieurs, qui passent perpendiculairement au-devant de lui (2 et 11, fig. 223). — Il est solidement fixé par le péritoine, les vaisseaux mésentériques et les canaux excréteurs qui débouchent dans sa cavité. — Sa longueur est assez exactement 20 centimètres. C'est à tort qu'on lui a donné le nom de *ventricule succenturié*, car, si son calibre dépasse un peu celui du reste de l'intestin grêle, il n'a nullement les qualités d'un second estomac, mais c'est avec plus de raison qu'on l'a appelé *anse fixe de l'intestin grêle*.

Sa *direction* est remarquable. A partir du pylore, où sa séparation d'avec l'estomac est marquée par un rétrécissement annulaire, le duodénum se porte en haut, à droite et en arrière; arrivé au niveau du col de la vésicule biliaire, il s'infléchit brusquement en bas (*première courbure*) jusqu'à la partie inférieure de la tête du pancréas, où il subit un nouveau changement de direction (*seconde courbure*) qui le porte à gauche. — Il suit de ce trajet : 1° que le duodénum forme une sorte de fer à cheval dont l'ouverture regarde le côté gauche, et dans l'aire duquel on trouve la tête du pancréas; 2° que le duodénum comprend *trois portions*, une première ou supérieure, horizontale et oblique en arrière; une seconde ou moyenne, verticale; une troisième ou inférieure, horizontale, ou plutôt obliquement ascendante (BRAUNE, HUSCHKE, HENLE, QUAIN, etc.). Les rapports du duodénum demandent à être examinés dans chacune de ses trois portions.

La *première portion*, d'une longueur d'environ 5 centimètres, répond : en haut, à la face inférieure du foie et au col de la vésicule biliaire auquel elle est unie par un repli du péritoine, repli duodéno-cystique; — en bas, au bord supérieur de la tête du pancréas; — en avant, au grand épiploon et à la paroi abdominale; — en arrière, à la veine porte, l'artère hépatique et la gastro-épiploïque droite (4, fig. 217).

La *deuxième portion*, longue de 6 à 8 centimètres, est en rapport : en avant, avec l'arc droit du côlon; — en arrière, et sans l'interposition du péritoine, avec le bord concave du rein droit, avec la veine cave inférieure, et les canaux cholédoque et pancréatique; — à droite, avec le côlon ascendant; — à gauche, avec la tête du pancréas, à laquelle elle est intimement unie (fig. 223).

La *troisième portion*, comprise dans l'épaisseur du bord adhérent du méso-côlon transverse (voy. PÉRITOINE), est en rapport : en avant, avec la paroi postérieure de l'estomac, dont la sépare le feuillet du péritoine qui tapisse l'arrière-cavité des épiploons; — en arrière, avec l'aorte abdominale, la veine cave inférieure et les piliers du diaphragme qui la séparent du rachis au niveau de la deuxième ou de la troisième vertèbre lombaire; — en haut, avec le bord inférieur de la tête du pancréas; — en bas, avec le feuillet inférieur du méso-côlon transverse, qui la sépare du mésentère et des premières circonvolutions de l'intestin grêle (voy. PÉRITOINE). Dans sa totalité le duodénum mesure 27 à 30 centimètres.

La situation et la direction du duodénum peuvent présenter quelques variétés sur lesquelles SCHIEFFERDECKER a récemment (1886) appelé l'attention. — On dit d'ordinaire que la portion inférieure du duodénum est contenue dans l'épaisseur du mésocôlon transverse; mais nous verrons en étudiant le péritoine que le *duodénum fait relief sur la paroi postérieure des deux étages abdominaux* qui résultent de l'existence du mésocôlon transverse; seul, assez fréquemment, l'angle duodéno-jéjunal vient se placer dans l'épaisseur de la cloison mésocôlique.

La description que nous venons de donner du duodénum est la description classique; mais il résulte des recherches de LUSCHKA, TRÈVES, HARTMANN, A. BROCA, JONNESCO, et de celles de l'un de mes élèves, le docteur FROMONT, que le duodénum comprend *quatre* portions et non pas seulement trois (fig. 224). — Loin d'avoir toujours la forme d'un fer à cheval ouvert à gauche, cet intestin présente plusieurs formes que l'on a décrites sous les noms de *forme en U*,

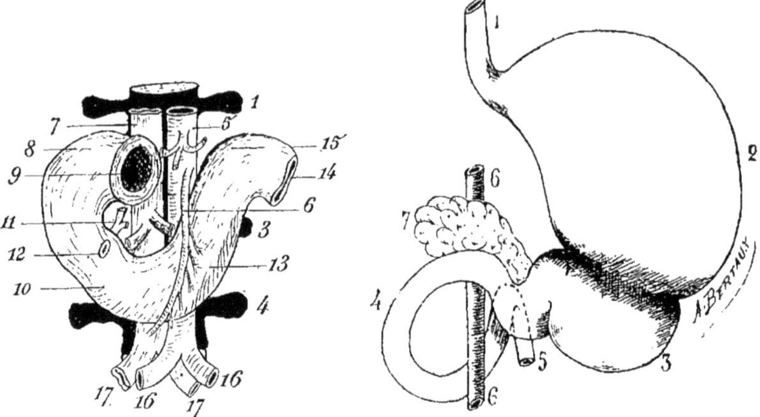

FIG. 224. — Forme et situation du duodénum.

FIG. 225. — Duodénum annulaire et estomac binoculaire.

FIG. 224. — 1, 3 et 4, première, troisième et quatrième vertèbres lombaires; — 5, aorte abdominale; — 6, artère mésentérique supérieure; — 7, veine cave; — 8, 10, 13, duodénum; — 9, orifice pylorique du duodénum; — 11, canal cholédoque; — 12, ampoule de Vater; — 14, jéjunum; — 15, angle duodéno-jéjunal; — 16, 16, artères iliaques; — 17, 17, veines iliaques.

FIG. 225. — 1, œsophage; — 2, poche stomacale supérieure; — 3, poche stomacale inférieure; — 4, duodénum; — 5, intestin grêle; — 6, 6, artère mésentérique supérieure; — 7, pancréas.

forme en V, *forme annulaire*. Cette dernière a été considérée comme le type infantile, mais on la rencontre aussi chez l'adulte. — La dernière ou *quatrième portion du duodénum*, *portion ascendante*, est comprise entre l'artère mésentérique et l'angle duodéno-jéjunal. Or, pour former cette quatrième portion, le duodénum remonte de l'artère mésentérique (quatrième vertèbre lombaire) en haut et à gauche (côté gauche de la deuxième vertèbre lombaire) d'environ deux vertèbres, et là se coude pour former l'angle duodéno-jéjunal. — Dans toute l'étendue de cette quatrième portion s'insère le muscle de Treitz, qui maintient en place la courbure jéjuno-duodénale et l'unit à la paroi abdominale postérieure (TOLDT, TARENETZKY), et il se fait de plus en ce point une adhérence secondaire du mésocôlon transverse (voy. PÉRITOINE).

Le *muscle de Treitz* (muscle suspenseur du duodénum) est un feuillet musculaire triangulaire qui se détache par sa base de l'angle duodéno-jéjunal où il se continue avec les fibres longitudinales de l'intestin, et monte sous le pancréas pour aller se perdre sur le pilier gauche du diaphragme et le tissu cellulaire qui entoure le tronc cœliaque.

Le duodénum est maintenu dans sa position contre la paroi abdominale postérieure par les canaux excréteurs du foie et du pancréas, par les vaisseaux et les nerfs qui l'entourent, et par les liens fibreux qui les accompagnent; — le muscle de Treitz suspend son extrémité jéjunale, le repli du péritoine appelé duodéno-cystique ou duodéno-hépatique suspend son angle hépatique. — L'angle duodéno-jéjunal dans les duodénums en V ou en anneau vient se placer derrière le pylore, dont il reste séparé par l'épaisseur du mésocôlon transverse, et répond au bord interne du rein gauche.

A la quatrième portion du duodénum se rattache l'existence des fossettes duodénale et duodéno-jéjunale.

Grüber, His, Toldt, Schieferdecker ont signalé des cas de situation anormale du duodénum avec mésentère commun (voy. p. 422) à cette portion d'intestin, au jéjuno-iléon, au cæcum et aux côlons ascendant et transverse (Schieferdecker, *Arch. f. Anat.*, p. 235, 1887), c'est-à-dire la persistance du méso-duodénum, normal chez nombre d'animaux.

Le méso-duodénum existe normalement du reste jusque vers le milieu de la vie fœtale, et s'il disparaît, c'est par suite de la torsion du mésentère primitif et l'entraînement par les anses intestinales, qui se développent, du péritoine qui formait primitivement un manteau au duodénum (voy. Péritoine).

Au niveau de la courbure hépatique du duodénum, le péritoine qui enveloppe les organes du pédicule du foie, forme un pli auquel on a donné le nom de *ligament hépato-duodénal, ligament suspenseur du duodénum.* Sur le flanc droit de l'angle duodéno-jéjunal, la même séreuse en se portant sur le rein droit forme un autre pli appelé *ligament duodéno-rénal* (Huschke). — Sur le flanc gauche de la portion ascendante du duodénum, entre elle et le péritoine prérénal gauche, on trouve aussi un ou deux replis, *pli duodénal supérieur* et *pli duodénal inférieur*, formés par le passage du feuillet gauche du mésentère sur la séreuse prérénale.

Enfin, au niveau de l'angle duodéno-jéjunal, entre lui et le feuillet inférieur du mésocôlon transverse, on trouve encore deux, exceptionnellement trois replis, *ligaments duodéno-mésocoliques* (Huschke), formés par le passage des deux feuillets du mésentère dans le mésocôlon. — Ces divers plis duodénaux et mésocoliques limitent des fossettes auxquelles on a donné le nom de *fossettes duodénales, duodéno-jéjunales, méso-coliques, rétroversion intermésocolique* (Grüber), dans lesquelles se font les hernies dites *hernies rétro-péritonéales* qu'on confondait jadis avec les hernies à travers l'hiatus de Winslow dont on ne connaît guère, au contraire, que deux observations, celles de Jobert et celle de John Wilson Moir. — Les plis péritonéaux qui limitent ces fossettes ne sont pas tous déterminés par le passage des vaisseaux. — Ainsi, selon Jonnesco (*Anatomie du duodénum*, Thèse de Paris, 1889), si la fossette duodénale supérieure et la fossette duodéno-jéjunale ou mésocolique sont vasculaires, la fossette duodénale inférieure est exceptionnellement vasculaire. — La *fossette duodénale inférieure*, située le long de la partie initiale de la portion ascendante du duodénum, existe 75 fois sur 100; — la *fossette duodénale supérieure*, placée au niveau de l'extrémité supérieure de la même portion du duodénum, existe dans la proportion de 50 pour 100, et la *fossette mesocolique* ou *duodéno-jéjunale* dans celle de 15 à 20 pour 100 (voy. Trèves, *The Anatomy of the intestinal and peritoneum in Man*, in *Hunterian Lectures*, p. 11, 1885).

2. — JÉJUNO-ILÉON

Le jéjuno-iléon commence au duodénum et se termine au cæcum, dans lequel il s'abouche au niveau de la fosse iliaque droite. — Son grand caractère est son extrême mobilité et les nombreux méandres qu'il décrit (*circonvolutions intestinales*). — Aussitôt sa naissance, il se porte en avant et à gauche, puis s'incline à droite en décrivant un repli qui est le début de ces anses nombreuses, adossées et mobiles les unes sur les autres, qui forment une masse flottante remplissant presque tout le ventre, ou mieux l'espace laissé libre par les organes fixes. Considérée isolément, chaque anse a la forme d'un demi huit de chiffre, dont la périphérie est libre et la concavité unie au mésentère.

Les anses intestinales sont en quelque sorte suspendues à la colonne vertébrale et maintenues dans leur position par un repli du péritoine qui porte le nom de *mésentère*. Ce repli s'insère obliquement sur le rachis, du côté gauche du corps de la deuxième vertèbre lombaire à la fosse iliaque droite. — Son bord antérieur, considérablement plus étendu, s'insère au bord postérieur ou concave des anses intestinales. Le mésentère a donc la forme d'un éventail dont le sommet répondrait à la colonne vertébrale et la base au jéjuno-iléon, dont il occupe toute l'étendue. Pour multiplier sa surface en avant, ce repli est comme tuyauté. — En haut, il s'unit à angle droit avec le méso-côlon transverse ; en bas, il se continue avec le péritoine qui tapisse la fosse iliaque droite et le cæcum. Plus haut dans sa partie moyenne qu'à ses bords latéraux, il donne par le fait même plus de mobilité aux circonvolutions moyennes qu'aux circonvolutions extrêmes de l'intestin.

Le mésentère est formé d'un repli du péritoine à double feuillet, dont les deux lames s'écartent au niveau du jujéno-iléon pour le recevoir et l'envelopper. — C'est une sorte d'anse qui renferme les vaisseaux et les nerfs de l'intestin grêle et contient cet intestin dans sa boucle (6, fig. 240).

Les *rapports* du jéjuno-iléon sont les suivants : en avant, il est séparé de la paroi abdominale par l'interposition du grand épiploon ; — en arrière, il répond au milieu, à l'aorte abdominale et à la veine cave inférieure, et sur les côtés, au côlon ascendant à droite, au côlon descendant à gauche ; — en haut, au méso-côlon et au côlon transverse, qui le séparent de l'estomac, du foie et du pancréas ; — en bas, aux fosses iliaques, à la vessie et au rectum chez l'Homme, à la vessie, au rectum et à l'utérus chez la Femme. En un mot, il occupe non seulement la région ombilicale, mais

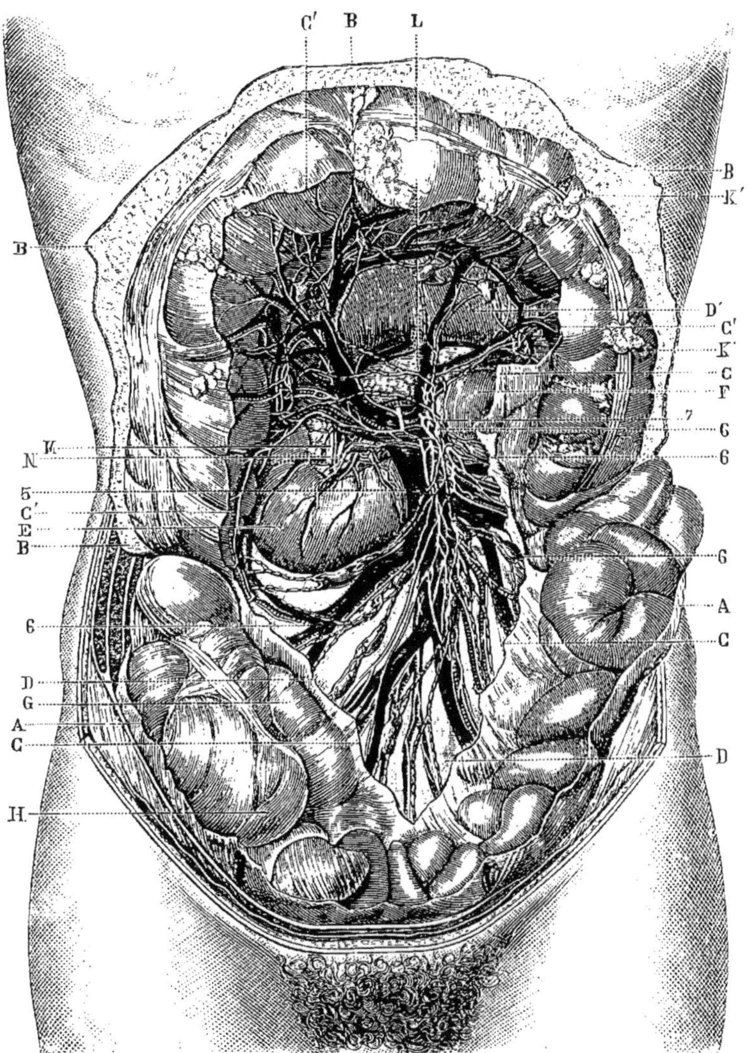

Fig. 226. — Vue des organes abdominaux, une fois le grand épiploon relevé et le côlon transverse renversé en haut. — A, péritoine pariétal; — B, grand épiploon coupé; — C, feuillet supérieur ou antérieur du mésentère, et C', feuillet postérieur ou inférieur du mésocôlon transverse; — D, feuillet inférieur du mésentère, et D', feuillet supérieur ou antérieur du mésocôlon transverse; — E, duodénum; — F, jéjunum; — G, iléon; — H, cæcum; — K', appendices épiploïques; — L, pancréas; — M et N, canaux cholédoque et pancréatique; — 5, veine mésentérique supérieure; — 6, ganglions et vaisseaux lymphatiques du mésentère (chylifères); — 7, plexus nerveux mésentérique supérieur. Au centre de la figure, on voit les vaisseaux mésentériques et coliques.

aussi les régions hypogastrique, lombaires et iliaques, inscrit en quelque sorte dans l'arc que décrit le gros intestin (fig. 226).

L'intestin grêle est parfois le siège de diverticules digitiformes plus ou moins longs (de 2 à 20 centimètres) bien étudiés par Cazin. — Presque toujours uniques, ils siègent vers la fin de l'iléon et sont considérés comme un vestige du pédoncule de la vésicule ombilicale.

§ II. — Configuration intérieure et structure de l'intestin grêle.

L'étude de la *configuration intérieure* de l'intestin grêle se confond avec l'étude de la membrane muqueuse. — Nous la reporterons donc avec celle de cette dernière membrane, en indiquant seulement ici que sur la paroi interne et postérieure de la deuxième portion du duodénum on rencontre l'embouchure des canaux excréteurs du foie et du pancréas au fond d'une saillie creuse, l'*ampoule de Vater* (4, fig. 227).

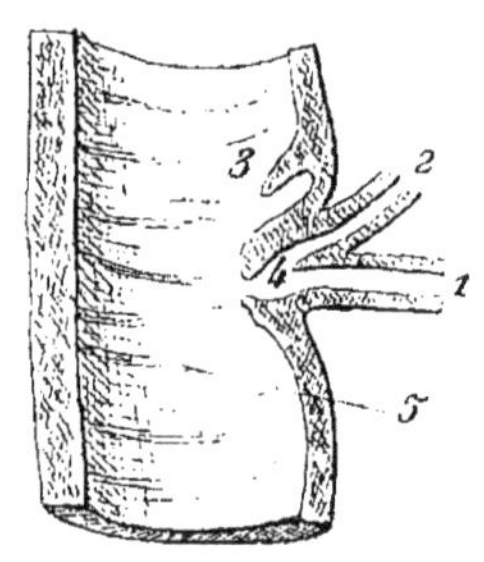

Fig. 227. — Coupe verticale de la deuxième portion du duodénum, passant par l'ampoule de Vater.

1, canal de Wirsung; — 2, canal cholédoque; — 3, petite caroncule; — 4, cavité de l'ampoule de Vater: — 5, valvules conniventes.

Considéré dans sa structure, l'intestin grêle se compose de trois tuniques superposées, qui sont de l'extérieur à l'intérieur, la tunique *séreuse*, la tunique *musculeuse*, la membrane *muqueuse*. — Il comprend en outre des *vaisseaux* et des *nerfs*.

1° *Tunique externe ou séreuse*. — La tunique séreuse, mince, transparente, mais résistante cependant, n'est pas disposée de la même façon sur le duodénum et sur le jéjuno-iléon. — Sur la *première portion du duodénum*, le péritoine (*tunique séreuse*) se dispose comme sur l'estomac, c'est-à-dire que les feuillets qui constituent l'épiploon gastro-hépatique s'écartent en arrivant sur elle, la reçoivent dans leur intervalle en la tapissant en avant et en arrière et se rapprochent à nouveau au delà pour aller concourir à la formation du grand épiploon. Le repli que forme le péritoine, en se portant du hile du foie sur la première portion du duodénum, a été appelé *ligament hépato-duodenal*.

Le péritoine ne fait que passer au-devant de la *deuxième portion*, qu'il applique contre le rein droit. — Il résulte de cette disposition que la face postérieure de la portion verticale du duodénum est dépourvue de tunique séreuse ou péritonéale.

Quant à la *troisième portion*, elle est également dépourvue de péritoine en arrière. — Comprise entre les deux feuillets du mésocôlon, elle n'est tapissée par ces feuillets qu'en avant. Le feuillet supérieur s'applique sur la moitié supérieure de sa face antérieure et se porte au-dessus d'elle, pour se continuer avec le feuillet qui tapisse l'arrière-cavité des épiploons, le feuillet inférieur sur la moitié inférieure de la même face et se continue avec le mésentère.

Au contraire, le jéjuno-iléon est enveloppé par le péritoine sur toute son étendue. A cette fin, le péritoine lui forme une gaine qui en revêt exactement son bord libre et ses deux faces. — Au niveau de la concavité de ses anses (bord mésentérique), les deux feuillets se rapprochent et s'unissent pour constituer le mésentère; mais là se voit un espace triangulaire, rempli de tissu cellulaire lâche, comme sur les deux courbures de l'estomac, et dans lequel l'intestin pénètre lors de sa distension. Partout ailleurs, la tunique séreuse adhère intimement à la tunique musculeuse sous-jacente, mais d'autant plus qu'on s'éloigne de ce bord.

2° *Tunique moyenne ou musculeuse.* — Cette tunique est composée de *deux plans* de fibres musculaires lisses, l'un *superficiel*, à *fibres longitudinales;* l'autre *profond*, à *fibres circulaires.* Le plan superficiel est mince, très régulier, et intimement uni à la tunique séreuse; le plan profond, plus épais, adhère à la tunique muqueuse à l'aide d'une couche de tissu cellulaire lâche (*tunique celluleuse* de quelques auteurs). Les fibres charnues diminuent d'épaisseur du duodénum vers la fin du jéjunum; les fibres longitudinales sont plus denses sur le bord libre de l'intestin.

3° *Tunique interne ou membrane muqueuse.* — La membrane muqueuse de l'intestin grêle est la partie fondamentale de l'appareil digestif. C'est à son niveau que se fait l'absorption, où lymphatiques et veines viennent puiser comme les racines du végétal dans le sol. Cette membrane, molle et délicate, de couleur blanc cendré sur le cadavre, plus ou moins rosée sur le sujet vivant, comprend dans sa texture : 1° un épithélium ; — 2° une couche glanduleuse; — 3° une couche musculaire ; — 4° des vaisseaux et des nerfs. — Sa surface libre est remarquable : 1° par des duplicatures permanentes ou *valvules conniventes;* — 2° par des prolongements villeux, visibles sous l'eau, les *villosités;* — 3° par ses nombreux *orifices glandulaires;* — 4° par des élevures sous forme de grains ou de plaques, surtout visibles par transparence ou sensibles au toucher, les *follicules clos*, solitaires et agminés.

a. **Structure générale de la membrane muqueuse de l'intestin grêle.** — La muqueuse comprend, dans sa texture générale, les couches suivantes de l'intérieur à l'extérieur : 1° l'épithélium ; —

2° le chorion ; — 3° la musculaire muqueuse ; — 4° le tissu cellulaire sous-muqueux.

1° *Épithélium.* — Il est composé par une *couche unique de cellules primastiques*, qui suit sur tout son parcours le derme muqueux et repose sur une couche hyaline (membrane basilaire), que certains auteurs (Debove) ont considérée comme une membrane endothéliale. — Le protoplasma de ces cellules est strié suivant

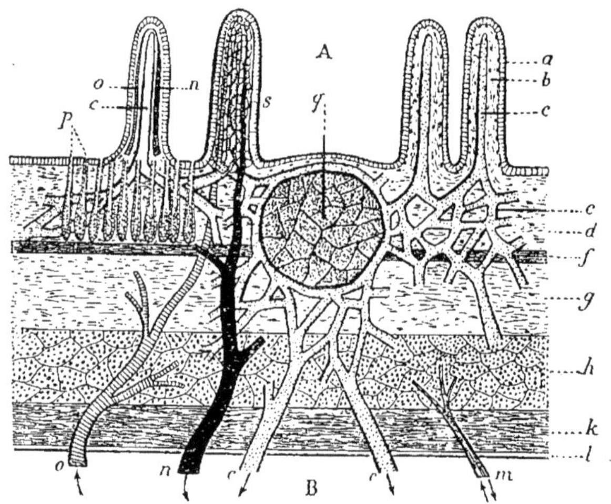

Fig. 228. — Coupe de la paroi de l'intestin grêle.

A, cavité intestinale ; — B, surface extérieure de l'intestin ; — *a*, épithélium des villosités ; — *b*, chorion de la villosité ; — *c*, chylifère central ; — *c*, *c*, réseau des chylifères ; — *d*, derme de la muqueuse ; — *f*, muscularis mucosæ ; — *g*, sous-muqueuse ; — *h*, couche musculaire circulaire ; — *k*, couche musculaire longitudinale ; — — *l*, tunique péritonéale ; — *m*, nerfs ; — *n*, veines intestinales ; — *o*, artère mésentérique ; — *p*, glandes de Lieberkühn ; — *s*, villosité ; — *q*, follicule clos.

leur grand axe, et leur surface libre présente un *plateau* finement et verticalement strié. Çà et là, quelques-unes de ces cellules présentent le type caliciforme (cellules en calice de Henle, vacuoles de Letzerich). — Il est à remarquer que chez beaucoup d'Invertébrés cet épithélium est garni de cils vibratiles. — Il en est encore de même chez l'Amphioxus et le Pétromyzon, et dans la vie fœtale chez les Sélaciens.

2° *Chorion muqueux.* — Le derme de la muqueuse de l'intestin grêle est formé de tissu conjonctif réticulé, contenant de nombreuses cellules lymphoïdes (His). C'est ce dernier tissu qui constitue la substance fondamentale des villosités. — Morphologiquement spécialisé en corpuscules arrondis, il donne lieu aux follicules clos.

3° *Musculaire muqueuse.* — Cette couche, située à la base de la membrane muqueuse, entre elle et le tissu sous-muqueux, est formée de fibres lisses longitudinales et circulaires (MIDDELDORPF et BRUCKE). — Elle envoie des fascicules grêles dans les villosités (KÖLLIKER, KULTSCHITZKY, etc.).

4° *Sous-muqueuse.* — Cette couche, *tunique celluleuse* de quelques auteurs, *tunique nerveuse* des anciens, est composée de tissu cellulaire lâche, qui réunit la membrane muqueuse à la tunique musculeuse. — On y trouve de larges troncs vasculaires, des nerfs, des corpuscules lymphatiques et des cellules adipeuses.

b. **Structure spéciale de la membrane muqueuse de l'intestin grêle.** — Nous l'avons dit, la muqueuse de l'intestin grêle est remarquable : 1° par ses *valvules conniventes;* — 2° par ses *villosités;* — 3° par ses *glandes;* — 4° par ses *follicules clos.*

1° *Valvules conniventes.* — Les valvules conniventes (5, fig. 225), encore appelées *valvules de Kerckring,* bien qu'elles aient été décrites par FALLOPE, sont des duplicatures de la muqueuse, qui, à l'inverse de celles que nous avons observées dans l'œsophage et l'estomac, ne s'effacent pas par la distension de l'intestin. — Elles commencent dans la deuxième portion du duodénum et cessent vers la fin de l'iléon. Très nombreuses, et imbriquées les unes sur les autres dans le duodénum et le commencement du jéjuno-iléon, elles s'espacent et deviennent plus petites à mesure que l'on descend vers la fin de l'intestin grêle. Leur nombre peut être estimé à environ huit à neuf cents. — Ces valvules, composées d'un pli de la membrane muqueuse, dans l'épaisseur duquel on trouve du tissu cellulaire lâche unissant, et des vaisseaux et des nerfs, sont disposées perpendiculairement à l'axe de l'intestin sous forme de croissants. — Leur bord adhérent est plus épais que leur bord libre, et leurs extrémités se terminent en mourant. Elles décrivent les deux tiers ou les trois quarts d'un cercle; très rarement, elles occupent la circonférence entière de l'intestin. Elles sont distantes les unes des autres de 8 à 10 millimètres, et atteignent 5 à 6 millimètres de hauteur; mais dans leur intervalle, se voient des valvules plus petites qui les rattachent les unes aux autres. Chacune d'elles, prise isolément, se laisse déplisser, mais aussitôt la muqueuse, devenue trop ample, en forme une autre à côté.

Ces valvules sont beaucoup plus développées chez l'Homme que chez les autres Mammifères. — Elles manquent chez les Sauropsidés et les Poissons. Leur but est de multiplier la surface intestinale qui, grâce à elle, atteint 10 mètres carrés (SAPPEY), c'est-à-dire que cette surface est presque doublée, comme le disait FABRICE, mais non triplée (FALLOPE) et encore moins sextuplée comme l'a écrit KEW.

La surface de la muqueuse ne surpasse pas en étendue la surface de la peau comme le pensait SŒMMERRING, mais elle en égale à peu près les deux tiers

(SAPPEY). — Elle la surpasse peut-être cependant si l'on tient compte de la surface des villosités, — et surtout si l'on y ajoute la surface des involutions profondes de la muqueuse qui forment les glandes de Lieberkhün.

2° *Villosités.* — Le long de l'intestin grêle, de la valvule pylorique à la valvule iléo-cæcale, la muqueuse est hérissée d'une infinité de prolongements filiformes qui lui donnent un aspect velouté, ce sont les *villosités* (fig. 228, 229 et 231).

Mentionnées pour la première fois par FALLOPE, ces prolon-

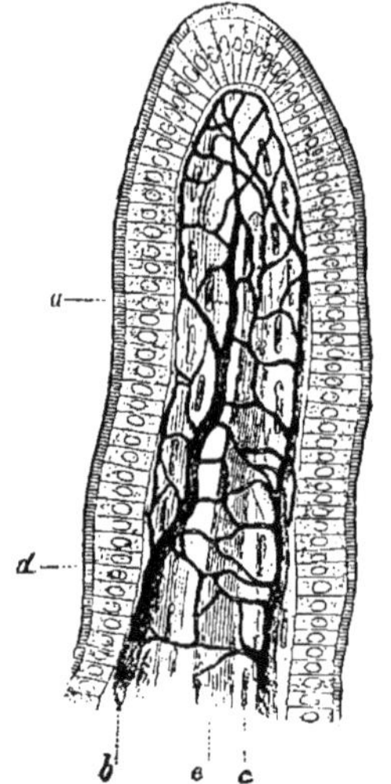

FIG. 229. — Villosité intestinale.

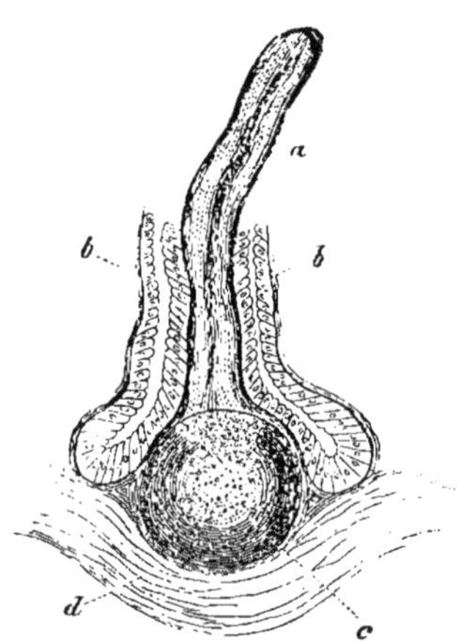

FIG. 230. — Villosité et glandes de l'intestin de l'Oie.

FIG. 229. — *a*, sa partie conjonctive; — *b* et *c*, les vaisseaux et les muscles placés dans le stroma conjonctif de la villosité; — *d*, la couche épithéliale; — *e*, le chylifère central.

FIG. 230. — *a*, villosité intestinale; — *b*, *b*, glandes de Lieberkühn; — *c*, follicule clos; *d*, couche musculeuse.

gements filamenteux, d'environ un demi-millimètre de haut en moyenne, sont lamelliformes et simples ou composés dans le duodénum, coniques ou en massue dans le reste de l'intestin. C'est donc à tort qu'HELVÉTIUS a accordé à toutes une forme mamelonnée, et A. MECKEL une forme lamelleuse.

Elles existent aussi bien sur les valvules conniventes que dans leur intervalle, et leur nombre total serait de mille par centimètre carré (SAPPEY), c'est-à-dire qu'il y en aurait plus de dix millions dans toute la surface de l'intestin grêle. Elles diminuent peu à peu à mesure qu'on se rapproche du cæcum, et vers la fin de l'intestin grêle leur nombre ne serait plus que les cinq septièmes de celui des villosités dans le duodénum (HENLE).

Structure. — Les villosités intestinales sont constituées par de petites élevures permanentes du chorion de la muqueuse, c'est-à-dire qu'elles sont formées par du tissu réticulé ou adénoïde, recouvert par l'épithélium prismatique de la surface. On y remarque : 1° au centre, un vaisseau chylifère, terminé en cul-de-sac ou plusieurs chylifères, parfois anastomosés les uns avec les autres, et dont la paroi est purement endothéliale; — 2° autour du chylifère central sont des faisceaux de fibres musculaires lisses, provenant de la *muscularis mucosæ;* — 3° en dehors, un riche réseau capillaire, dérivant d'une artériole qui aborde la villosité par sa base et se rend dans deux veinules (fig. 228 et 229).

Certains auteurs, GRUBY, DELAFOND, LETZERICH, ont décrit des *lacunes inter-épithéliales* (épithélium capitatum, cellules glandulaires) ouvertes du côté de la cavité intestinale et aboutissant à un réseau qui conduit dans le chylifère central. Mais, d'après les recherches de E. SCHULTZE, il semble que ces vacuoles ne sont que des cellules caliciformes. — KÖLLIKER, FREY, de leur côté, considèrent les stries du plateau des cellules épithéliales de la villosité comme autant de canalicules, et HENLE comme des cils vibratiles soudés ensemble.

Sous le rapport du nombre et du volume, les villosités des Carnivores l'emportent sur celles des Herbivores. On cite le Chien, le Chat, l'Ours, mais surtout la Loutre, comme les animaux ayant les villosités les plus considérables, et sans que, d'autre part, leur nombre soit diminué.

3° *Glandes de l'intestin grêle.* — Les glandes de l'intestin grêle, dérivées de la muqueuse, sont extrêmement nombreuses. Elles sont de deux ordres : *a.* les *glandes en tube, glandes de Lieberkühn ; b.* les *glandes en grappe duodénales, glandes de Brunner.*

a. *Glandes de Lieberkühn.* — Ces glandes, découvertes par MALPIGHI, en 1688, puis, mieux étudiées peut-être par BRUNNER (1715) et GALÉATI (1731) que par LIEBERKUHN (1760), quoi qu'elles portent son nom, sont des glandes en tube, simples pour la plupart, placées verticalement et côte à côte, serrées les unes contre les autres, s'étendant de la surface libre, où elles s'ouvrent, à la *muscularis mucosæ.* C'est dire qu'elles occupent toute l'épaisseur de la muqueuse. Elles ont, par conséquent, de 300 à 500 μ de hauteur. Leur diamètre est d'environ le tiers de leur longueur et augmente un peu vers le fond de la glande, qui se termine par une sorte de cæcum en massue (*b*, fig. 231). Leurs orifices sont circulaires et sont placés à la surface de la muqueuse dans l'intervalle des villosités. — Autour des follicules clos, elles forment une sorte de couronne. Leur nombre est extrêmement grand, car il y en a en moyenne quatre par villosité, soit quarante millions pour tout l'intestin grêle. Le nom de tunique cribriforme, donné à la muqueuse intestinale par GALÉATI, est donc parfaitement approprié (*b'*, fig. 231). — Leur *structure* est très simple. Elle comprend une membrane propre (basale ou vitrée), sur laquelle est appliqué un rang de cellules épithéliales prismatiques, analogues à celles de la surface (fig. 230 et 231).

Les glandes de Lieberkühn se continuent dans le gros intestin. Elles sont plus longues (2 à 3 millimètres) et plus souvent ramifiées (SAPPEY) chez les Carnivores que chez les Herbivores et que chez l'Homme.

b. *Glandes de Brunner.* — Ces glandes, que WEPFER a signalées

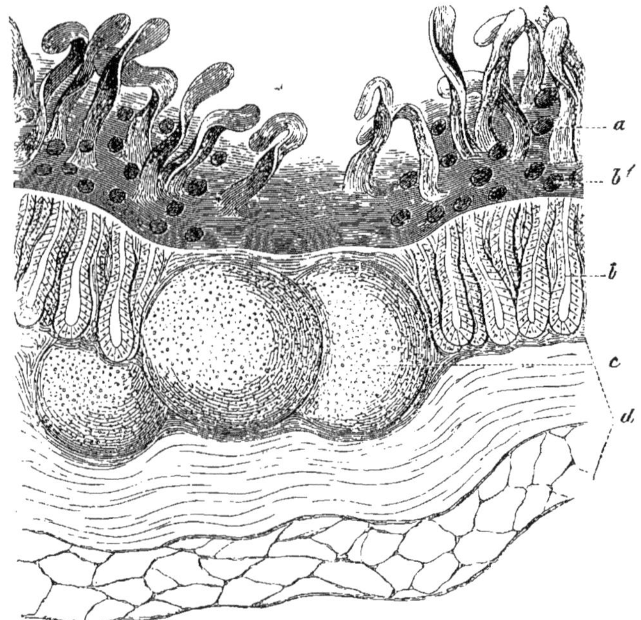

FIG. 231. — Coupe à travers une anse intestinale où se trouve un amas de glandes de Peyer.

a, les villosités; — *b*, les glandes de Lieberkühn; — *b'*, leurs orifices sur la surface de la muqueuse; — *c*, les glandes de Peyer; — *d*, les couches de la membrane musculeuse.

le premier en 1679, mais dont BRUNNER a donné une bonne description en 1787, tout en se trompant sur leurs conduits excréteurs, n'existent que dans le duodénum. Très nombreuses dans la première portion du duodénum, où elles forment une nappe presque continue, elles diminuent peu à peu en nombre et en volume pour cesser complètement vers la fin de la troisième portion. Ce sont de petites *glandes en grappe*, du volume d'une lentille, à celui d'un grain de mil, situées dans le tissu cellulaire sous-muqueux. Les canaux excréteurs sont accompagnés par les lobules glandulaires jusque dans l'épaisseur de la muqueuse, de sorte que ces canaux sont très courts.

Elles ont la structure des glandules salivaires et leurs culs-de-sac sont tapissés d'un épithélium cubique. — Cl. Bernard les rapprochait au point de vue physiologique des glandules salivaires buccales, mais elles seraient peut-être mieux rapprochées des glandes muqueuses de l'estomac (Heidenhain, Ebstein). — J. Renaut les considère comme des glandes en tubes composées, et les regarde comme disposées en deux nappes, l'une placée en dedans de la musculaire muqueuse, l'autre en dehors de cette tunique. Brunner les avait considérées comme un *pancréas secondaire*, avait pris les glandes en tube lieberkühniennes pour leurs conduits excréteurs, et croyait, à tort, qu'elles existent tout le long de l'intestin. Elles varient notablement avec les espèces animales.

4° *Follicules clos ou follicules lymphatiques.* — Les *follicules clos*, ou *glandes vésiculeuses* de quelques auteurs, ne sont que des follicules lymphatiques, qui occupent le tissu cellulaire sous-muqueux et pénètrent par une partie de leur circonférence dans l'épaisseur de la muqueuse elle-même (9, fig. 228).

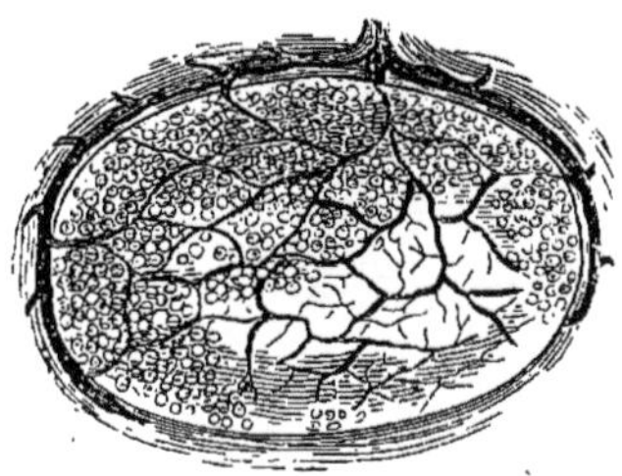

Fig. 232. — Un follicule lymphatique des plaques de Peyer pour montrer la distribution des vaisseaux dans son intérieur.

Ils sont de deux espèces : *a.* les *follicules isolés* ou *solitaires; b.* les *follicules agminés* ou *plaques de Peyer*.

a. *Follicules solitaires.* — Les follicules clos isolés sont disséminés dans toute l'étendue de l'intestin grêle, mais ils sont surtout nombreux dans sa dernière portion. Ils soulèvent la muqueuse sous forme de petits grains blanchâtres de la grosseur d'une tête d'épingle parfois ombiliqués à leur centre, et occupent aussi bien la surface des valvules conniventes que leurs intervalles. On les reconnaît surtout bien par transparence ou à l'aide du doigt. — Très variables en nombre, ils occupent le bord libre de l'intestin, et quelques-uns seulement sont recouverts de villosités.

b. *Follicules agminés.* — Dans les deux tiers inférieurs de l'intestin grêle on rencontre des agglomérations de follicules clos, qui portent le nom de follicules agminés ou *plaques de Peyer*. Celles-ci se voient toujours sur le bord convexe ou libre de l'intestin. — Leur forme, leur nombre et leur volume sont très variables. Ordinairement elles se présentent sous l'aspect de plaques légèrement saillantes et elliptiques de 1 à 2 centimètres de longueur, étendues parallèlement à l'intestin ; mais parfois elles forment des bandes de 5 et même 10 centimètres d'étendue et plus. — Leur nombre varie également beaucoup. — Sur certains intestins on en compte quinze ou vingt, alors que d'autres en présentent quarante, cinquante ou soixante. — Considérées sous le rapport de leur surface libre, on les a divisées en *plaques lisses* et en *plaques gaufrées*. — Les unes et les autres sont des groupes plus ou moins étendus de follicules lymphatiques, tassés les uns contre les autres, occupant surtout la sous-muqueuse, mais s'étendant jusqu'à l'épithélium de la surface

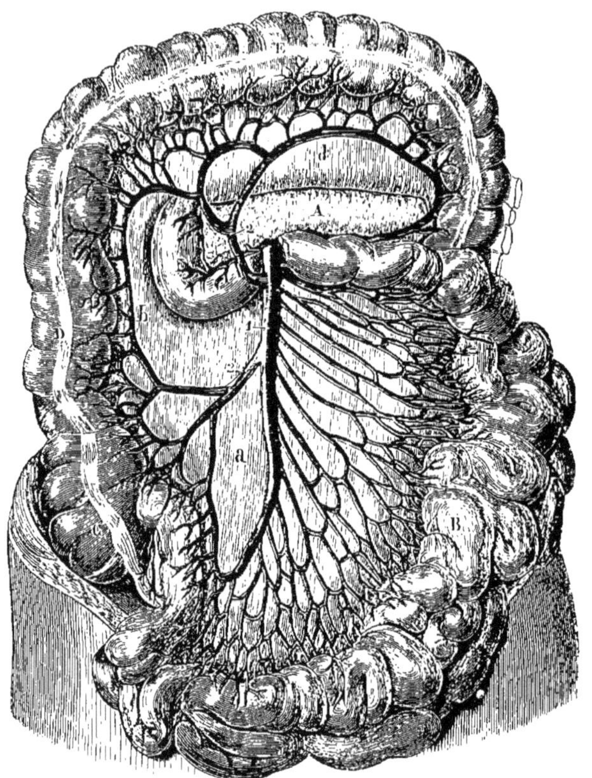

FIG. 233. — L'intestin et ses artères.

A, pancréas; — B, intestin; — C, cæcum; — D, côlon ascendant; — E, côlon transverse; — *a*, mésentère; — *b*, mésocôlon ascendant; — *d*, mésocôlon transverse — 1, artère mésentérique supérieure; — 2, 2, artères coliques droites.

libre de la muqueuse, qu'ils soulèvent entre deux villosités. — Leur nombre dans chaque plaque dépend de leur volume et de l'étendue de la plaque, et varie habituellement de trente à cinquante. — Dans leur intervalle, on voit des villosités et des glandes tubuleuses. — Les valvules conniventes s'arrêtent à leur pourtour. — On trouve exceptionnellement ces plaques jusque dans le duodénum (PEYER, MIDDELDORPFF).

La *structure* du follicule clos est celle du tissu réticulé. — Ce sont de petits corps oviformes composés d'une trame délicate de cellules étoilées et anastomosées, contenant dans ses mailles des cellules lymphoïdes. — On peut à la rigueur comparer ces follicules à de petits ganglions lymphatiques, car les chylifères centraux des villosités intestinales en représentent les vaisseaux afférents; ces vaisseaux forment le réseau lymphatique qui enveloppe les follicules comme dans un filet, et à la base de l'organe ils donnent naissance aux lymphatiques efférents (*c*, fig. 228). Le follicule clos comprend enfin un réseau capillaire très développé. A la périphérie, ce réseau est très élégant, et fournit de très fins capillaires qui pénètrent le follicule en rayonnant vers son centre (fig. 232), — A la périphérie le follicule se continue insensiblement avec le chorion de la muqueuse; celui-ci lui forme une sorte de bourrelet circulaire qui contient des glandes de Lieberkühn et supporte des villosités.

PECHLIN est le premier anatomiste qui ait signalé les follicules clos (1662). J. WEPFER les observa sur une condamnée à mort en 1679, mais c'est à PEYER (1682) qu'on en doit la plus exacte description, quoiqu'il leur ait, à tort, accordé un canal excréteur.

La forme de ces follicules est sphéroïdale chez l'Homme et le Cobaye; ils ont l'aspect d'une fraise dans l'intestin grêle du Lapin; ils sont ovoïdes et aplatis dans l'iléon du Bœuf.

Vaisseaux et nerfs de l'intestin grêle. — Les *artères* du duodénum viennent de la pancréatico-duodénale, de la gastro-épiploïque droite, branche de l'hépatique; le reste de l'intestin reçoit ses artères de la mésentérique supérieure. — Les rameaux détachés des arcades ultimes de cette dernière glissent sur les faces de l'intestin, entre ses tuniques séreuse et musculaire et de son bord mésentérique à son bord libre. Dans ce trajet ces rameaux fournissent à la tunique musculaire des artérioles déliées qui vont former un réseau dans son épaisseur, puis la traversent et se répandent dans le tissu sous-muqueux où ils forment d'abondantes anastomoses. C'est de ce réseau sous-muqueux que se détachent les artérioles qui pénètrent la muqueuse et vont former : le réseau des follicules clos solitaires et agminés, celui des glandes et des villosités où nous les avons suivis. — Le réseau des glandes de Lieberkühn ressemble à celui des glandes de l'estomac (voy. p. 385).

Les *veines* proviennent des glandes, des villosités, des follicules clos et de la tunique musculaire. Toutes ces veinules forment un riche réseau dans l'épaisseur de la sous-muqueuse et c'est de ce réseau que naissent les racines de la grande veine mésaraïque. — Les veines sont plus rectilignes et plus volumineuses que les artères correspondantes.

Les *vaisseaux lymphatiques*, plus connus sous le nom de *vaisseaux chylifères* ou *vaisseaux lactés*, naissent : 1° des villosités dont le chylifère central s'ouvre dans un réseau situé à la base de ces organes, autour des orifices glandulaires; — 2° des glandes et des follicules clos isolés ou agminés qui sont enveloppés d'un réseau lymphatique. — De ces sources multiples, les vaisseaux émergents se rendent dans un réseau à larges mailles qui occupe le tissu sous-muqueux. — Les lymphatiques qui en partent, se rendent directement dans les ganglions du mésentère, ou bien ils ne s'y rendent que par l'intermédiaire du réseau lymphatique qui occupe l'épaisseur de la tunique musculaire, — et finalement vont s'aboucher dans la citerne de Pecquet, tantôt par un tronc unique, tantôt par plusieurs troncs.

Les *nerfs* proviennent du plexus solaire et comprennent des tubes nus, et des tubes à moelle. — Ils suivent l'artère mésentérique supérieure (*plexus mésentérique supérieur*) et pénètrent la paroi intestinale dans laquelle ils forment deux plexus : 1° le *plexus d'Auerbach*, situé entre la couche longitudinale et la couche circulaire de la tunique musculaire ; — 2° le *plexus de Meissner*, situé dans la sous-muqueuse. — Tous les deux contiennent des cellules ganglionnaires interposées dans les nœuds des mailles. Le premier est destiné à la tunique musculaire, le second à la membrane muqueuse.

Usages de l'intestin grêle. — Dans l'intestin grêle s'achève la *transformation* des matières alimentaires en substances solubles et assimilables (*chyle*). La transformation des aliments a pour agents essentiels le suc pancréatique, la bile et le suc intestinal. — C'est là aussi que se fait l'*absorption* par l'intermédiaire des chylifères et des vaisseaux sanguins des villosités. — La musculature de l'intestin fait en outre progresser les matières et exerce sur elles une pression continue qui en favorise l'absorption.

III. — GROS INTESTIN

Le *gros intestin* s'étend de l'iléon à l'anus. — Il se distingue de l'intestin grêle par son ampleur, par ses bosselures, par l'épaisseur plus considérable de ses parois et par la présence à son origine d'un vaste cul-de-sac, appelé cæcum. — Sa longueur est de 1m,30 à 1m,70 (Henle), mais il peut atteindre jusqu'à 2 mètres. — Son calibre, pris dans son ensemble, va en diminuant de son origine à sa terminaison. — Sa capacité est variable selon les sujets, mais en moyenne elle est de 1500 à 2000 centimètres cubes. — Le gros intestin commence dans la fosse iliaque droite par une extrémité borgne, le *cæcum*, et monte dans le flanc droit sous le nom de *côlon lombaire droit* ou *côlon ascendant* jusque dans l'hypochondre droit. — Parvenu au-dessous du foie, il se recourbe en avant et à gauche, et se porte transversalement à gauche en traversant la région ombilicale à la limite de la région épigastrique sous le nom de *côlon transverse*; *arc du côlon*. — Arrivé dans l'hypochondre gauche, au-dessous de la rate, il se recourbe brusquement à nouveau en bas et en arrière, s'enfonce dans le flanc gauche en redevenant vertical et se porte vers la fosse iliaque gauche sous le nom de *côlon lombaire gauche, côlon descendant;* parvenu dans la fosse iliaque, il décrit une courbure plus ou moins forte en S ou en cou de cygne, *S iliaque du côlon*, croise la symphyse sacro-iliaque gauche et descend au-devant du sacrum sous le nom de *rectum* pour aboutir à l'orifice anal. — Dans son ensemble, il décrit donc un cercle presque complet, qui embrasse les circonvolutions de l'intestin grêle, et que Verneuil a comparé avec assez de justesse à un point d'interrogation (?).

A l'exception du rectum, le gros intestin jouit d'une grande mobilité, moindre cependant que celle de l'intestin grêle; il ne forme pas comme ce dernier un cylindre régulier, mais il présente trois bandes longitudinales, d'environ 1 centimètre de large, limitant autant de dépressions entre lesquelles on voit des séries de bosselures et d'étranglements perpendiculaires aux bandes longitudinales.

La *surface intérieure du gros intestin* présente une disposition inverse de celle qu'on observe sur sa surface extérieure. — Les trois bandes longitudinales, rentrantes à la face externe, sont saillantes sur la face interne de l'intestin; — aux trois séries de bosselures extérieures correspondent trois séries d'ampoules intérieures, et aux sillons anguleux qui les séparent, des crêtes transversales, qui ne s'effacent pas par la distension.

Structure générale du gros intestin.

Le *gros intestin* est formé de trois tuniques, une *tunique péritonéale*, une *tunique musculeuse* et une *membrane muqueuse*. Quelques auteurs y admettent, comme dans l'intestin grêle, une quatrième tunique, qu'ils décrivent sous le nom de *tunique celluleuse*.

a. *Tunique péritonéale*. — Le péritoine se comporte différemment dans les diverses portions du gros intestin. — Sur le cæcum et les côlons lombaires, il peut affecter deux dispositions : ou bien il ne fait que passer au-devant d'eux, ou bien il les enveloppe complètement dans un pli et leur forme un mésocæcum ou mésocôlon. Le côlon transverse et l'S iliaque sont toujours enveloppés par le péritoine, qui les contient dans un grand pli, appelé mésocôlon transverse au niveau de l'arc du côlon, et mésocôlon iliaque au niveau de l'S du côlon. — Dans nombre d'endroits, cette tunique se soulève pour constituer des prolongements digitiformes, *appendices épiploïques* (7, fig. 240), dont la cavité est remplie de graisse.

b. *Tunique musculeuse*. — Elle est composée par deux ordres de fibres, les unes longitudinales, les autres circulaires. — Les *fibres longitudinales*, plus superficielles, n'embrassent pas toute la circonférence de l'intestin, mais sont disposées en trois bandes nacrées, *ligaments du côlon*, qui partent de l'appendice vermiforme, et vont en divergeant : l'une se porte sur la face antérieure du cæcum et du côlon ascendant, les deux autres sont situées de chaque côté de la face postérieure; sur le côlon transverse et le côlon descendant, elles conservent la même position; mais, au niveau de l'S iliaque, la bandelette interne se réunit à la bandelette externe, de telle sorte que, sur cette partie de l'intestin, il n'y a plus que deux bandes.

Enfin, au niveau du rectum, elles se disposent en couche continue.

La longueur de ces bandelettes est plus courte que celle de

l'intestin, et cependant elles s'étendent d'un bout à l'autre de ce canal. — Il fallait donc, pour que l'adhérence de ces bandes à l'intestin se fît dans toute son étendue, que celui-ci fût froncé. C'est ce qui a lieu, et c'est à ce dispositif que sont dus les bosselures et les sillons transversaux que porte cet organe à sa surface. — Aussi, en les sectionnant, voit-on les bosselures du gros intestin disparaître en grande partie, et ce canal, tout en augmentant de longueur, perdre sa forme prismatique et triangulaire pour devenir cylindrique.

Les *fibres circulaires* sont placées au-dessous des fibres longitudinales; leur couche se poursuit en nappe continue de l'intestin grêle sur le gros intestin; — au niveau du rectum, cette couche augmente beaucoup d'épaisseur, comme le fait aussi la couche de fibres longitudinales.

c. *Tunique ou membrane muqueuse.* — La muqueuse du gros intestin est dépourvue de valvules conniventes et de villosités. Sa surface, comme celle de l'intestin grêle, est criblée de petits trous qui ne sont autre chose que des orifices glandulaires.

Les glandes tubulées, *glandes de Lieberkühn*, ne sont, en effet, pas moins nombreuses dans le gros intestin que dans l'intestin grêle. Elles sont plus longues que dans ce dernier organe, parce que la muqueuse elle-même est plus épaisse.

On trouve également, dans le gros intestin, des follicules clos solitaires mesurant de 1 à 2 millimètres, et ombiliqués à leur centre. Cette ombilication, qui n'est qu'une dépression caliciforme de la muqueuse à ce niveau, a fait considérer autrefois ces follicules par divers anatomistes (Bœhm, Sappey) comme des glandes utriculaires.

Les follicules clos sont particulièrement abondants dans l'appendice iléo-cæcal, où ils forment une couche presque continue, laissant à peine entre eux un peu de place pour des glandes lieberkühniennes rudimentaires.

Le chorion de la muqueuse est analogue à celui de la muqueuse de l'intestin grêle, et l'épithélium également se compose de cellules prismatiques à plateau strié. La musculaire muqueuse ne se distingue pas non plus de celle du petit intestin.

Vaisseaux et nerfs du gros intestin. — Les *artères* du gros intestin viennent pour le cæcum et l'appendice vermiculaire de l'extrémité terminale de la mésentérique supérieure; elles ont été bien étudiées par Treves et Tuffier sous le nom d'artères iléo-cæcales et de branche vermiculaire. — Celles du côlon ascendant et de la moitié droite du côlon transverse se détachent de la concavité de la mésentérique supérieure sous le nom d'artères coliques droites; — pour le reste du côlon, elles proviennent des coliques gauches, branches de la mésentérique inférieure. Les branches terminales de cette dernière, artères hémorrhoïdales supérieures, se distribuent à toute l'étendue du rectum jusqu'à l'anus.

Les *veines* suivent le trajet des artères et se disposent en deux groupes ; celles de la moitié droite du gros intestin concourent à former la grande mésaraïque alors que celles de la moitié gauche vont concourir à la formation de la petite mésaraïque. Au niveau du rectum elles affectent une disposition spéciale que nous étudierons plus loin.

Les *lymphatiques* se jettent dans les ganglions du repli iléo-cæcal supérieur (TUFFIER) et dans les ganglions mésocôliques.

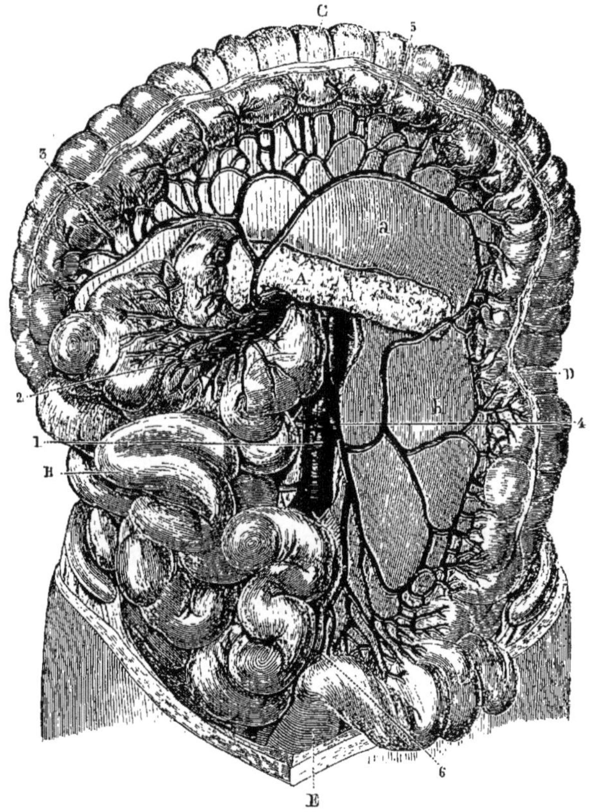

FIG. 231. — L'intestin et ses artères.

A, pancréas ; — B, intestin grêle ; — C, côlon transverse ; — D, côlon descendant ; — E, rectum ; — *a*, mésocôlon transverse ; — *b*, mésocôlon descendant ; — 1, aorte ; — 2, artère mésentérique supérieure ; — 3, artère colique droite (branche supérieure) ; — 4, artère mésentérique inférieure ; — 5, artère colique gauche (branche supérieure) ; — 6, artère hémorrhoïdale supérieure.

Les *nerfs* de la moitié droite du gros intestin proviennent du plexus mésentérique supérieur ; ceux de la moitié gauche, du plexus mésentérique inférieur.

Nous examinerons successivement les diverses portions du gros intestin, c'est-à-dire : 1° le *cæcum* avec la *valvule iléo-cæcale* et l'*appendice vermiforme* ; — 2° le *côlon* ; — 3° le *rectum* ; — 4° l'*anus*.

1. — CÆCUM

Le *cæcum* est un cul-de-sac qui forme la première partie du gros intestin. Situé dans la fosse iliaque droite, il repose sur l'aponévrose iliaque, où il est assez solidement fixé par le péritoine, qui l'enveloppe dans un large pli chez la plupart des sujets en formant un *mésocæcum* plus ou moins serré (Bardeleben, Treves, Tuffier), et non pas, comme on le dit dans presque tous les traités d'anatomie, en passant simplement au-devant de lui. — Cette dernière disposition existe, il est vrai, mais elle est beaucoup plus rare que la précédente, car on ne l'observe guère que 10 à 20 fois sur 100.

Malgré cela le cæcum est assez fixe, et cette fixité il la doit à deux ligaments péritonéaux, dont l'un, *ligament supérieur du cæcum*, l'unit à la paroi lombaire; l'autre, *ligament inférieur du cæcum*, le fixe à la fosse iliaque (Tuffier). — Au reste, si le péritoine est lâchement uni à la paroi postérieure du cæcum, il n'en est pas de même à la face antérieure et sur le cul-de-sac de l'organe ; — à ce niveau, lorsqu'on essaye de mobiliser la séreuse, on la déchire.

Le cæcum des Quadrupèdes, obéissant à la pesanteur, se détache de la paroi abdominale postérieure et retombe comme l'intestin grêle sur la paroi ventrale, entraînant après lui le péritoine. — La conséquence de ce fait, c'est la présence chez tous les Quadrupèdes, y compris les Pithéciens et les Cébiens, d'un mésocæcum. — Chez les Bipèdes, au contraire (Homme et Anthropoïdes), le cæcum, ne tombant plus vers la paroi abdominale, mais venant se loger dans la fosse iliaque interne, n'a plus besoin de ligament suspenseur; le péritoine ne fait que passer au-devant de lui, et il n'y a plus de mésocæcum ou seulement un méso très court. — L'exception confirme la règle, et ne fait que reproduire un état normal chez les autres Mammifères.

On a rencontré le cæcum dans le petit bassin, entre la vessie et le rectum (C. Walther, etc.). Dans ces cas, le cæcum est complètement enveloppé par le péritoine.

En étudiant le péritoine, nous verrons que cette séreuse en se portant du cæcum sur les organes voisins forment des plis qui limitent des fossettes, *fossettes iléo-cæcales*, pouvant exceptionnellement devenir profondes et dans lesquelles peut s'invaginer l'intestin pour donner lieu à une *hernie rétro-péritonéale sous-cæcale* (voy. p. 390).

L'existence du cul-de-sac, qui porte le nom de cæcum, résulte du mode d'abouchement de l'iléon dans le gros intestin. — Cet abouchement se fait en effet de telle sorte qu'une partie du cæcum déborde en bas l'extrémité de l'iléon. — L'union se fait le plus ordinairement à angle obtus, ouvert en haut, parfois à angle obtus, à sinus inférieur, et, d'autres fois, à incidence perpendiculaire. — Chez l'adulte, l'origine de cette partie du gros intestin répond le plus ordinairement à peu près à l'angle de jonction de la fosse iliaque et de la paroi abdominale antérieure.

Tuffier et Schiefferdecker ont récemment montré que cette

situation était très fixe; très rarement l'angle iléo-cæcal est modifié dans sa situation, qui correspond d'ordinaire à la symphyse sacro-iliaque droite. — Chez le fœtus et encore chez le nouveau-né (TOLDT), l'extrémité borgne du cæcum est placée beaucoup moins bas. Il s'ensuit que le cæcum, comme le testicule, subit une descente de l'âge fœtal à l'âge adulte, descente qui paraît s'accentuer avec l'âge (TARENETZKY, FROMONT). — Il forme le plus souvent, avec le côlon, un angle ouvert à gauche.

Le cæcum se rencontre chez la plupart des Mammifères; — mais alors qu'il peut être considéré comme rudimentaire chez l'Homme, les Carnassiers, les Cheiroptères, les Insectivores, les Édentés, les Monotrèmes, il est plus volumineux chez les Quadrumanes, et atteint des dimensions considérables chez les Rongeurs, les Ruminants, les Solipèdes et les Pachydermes. — La continuation directe de l'iléon et du gros intestin est une disposition assez rare qu'on rencontre chez l'Ours, le Blaireau, la Martre, parmi les Carnassiers; la Chauve-Souris, la Taupe, le Hérisson, parmi les Insectivores; dans les Cheiroptères; le Loir, parmi les Rongeurs; dans quelques Cétacés, Marsouins, Dauphins, Narvals, et chez les Marsupiaux carnivores (L. BUREAU, *Essai sur la signification du cæcum*, Thèse de Paris, 1887.)

Dans les Oiseaux, le cæcum est double, mais ce que l'on a considéré comme troisième cæcum n'est autre chose que le vestige du pédicule vitello-intestinal. — Chez les Reptiles, les Batraciens, les Poissons, l'intestin grêle se continue à plein calibre avec le gros intestin; parfois seulement la ligne de démarcation est indiquée par un repli circulaire en forme de valvule.

On considère au cæcum une *surface extérieure* et une *surface intérieure*.

a. **Surface extérieure.** — Elle est bosselée comme le reste du gros intestin, et porte le commencement des trois brides musculaires longitudinales précédemment étudiées, et des replis péritonéaux chargés de graisse, *appendices graisseux du gros intestin*, que nous retrouverons sur le reste de cet organe. Cette surface répond, en avant, à la paroi abdominale, dont elle peut être séparée par quelques anses de l'intestin grêle; — en arrière, au muscle psoas iliaque droit, dont elle est séparée par l'aponévrose iliaque et du tissu cellulaire lâche, unie seulement à la fosse iliaque par un repli membraneux lorsqu'il existe un méso-cæcum. — En dedans, le cæcum reçoit l'intestin grêle, qui vient s'aboucher dans sa cavité; — en bas, il présente, en arrière et à gauche, un appendice, l'*appendice vermiculaire*.

b. **Surface intérieure.** — Elle présente : 1° trois bandes saillantes longitudinales, qui correspondent aux trois dépressions longitudinales extérieures; 2° des plis et des poches qui répondent aux dépressions transversales et aux bosselures de la surface extérieure.

Elle offre, en outre, l'orifice de l'appendice vermiculaire, et la valvule iléo-cæcale (fig. 236).

1. *Appendice vermiculaire.* — L'*appendice iléo-cæcal*, *appendice vermiculaire*, est un petit cul-de-sac que l'on a comparé à un ver lombric, qui s'échappe de la partie postérieure, inférieure et interne du cæcum. — Plus rarement il naît du fond même de la paroi antérieure du cul-de-sac intestinal. — Chez quelques sujets, il se continue insensiblement avec le cæcum, disposition qui rappelle l'état fœtal. — Sa longueur varie de 3 à 15 centimètres; son calibre est égal à peu près à celui d'une plume d'oie. — Ce petit appendice est le plus souvent flexueux et relié au cæcum et à la fosse iliaque droite par un repli falciforme du péritoine, qui n'occupe d'ordinaire que la moitié de sa longueur, et lui permet une flottaison plus ou moins grande. Mais il faut savoir qu'il présente de grandes variétés dans sa direction et sa situation. — Il est creusé d'un canal étroit, qui s'ouvre dans le cæcum, tantôt par un orifice étroit, tantôt par un orifice infundibuliforme. Il n'est pas rare de voir cet orifice garni d'un repli semi-lunaire de la muqueuse, que l'on a pu considérer comme une sorte de valvule. NANNINGA en a même signalé un second, un peu au-dessous du premier. Ses parois sont très épaisses et infiltrées de follicules clos. — Organe rudimentaire, l'appendice iléo-cæcal est parfois oblitéré, et ne paraît remplir aucun rôle important, malgré la Téléologie, si ce n'est peut-être celui de devenir, dans certains cas, le réceptacle de corps étrangers, et l'origine de pérityphlite.

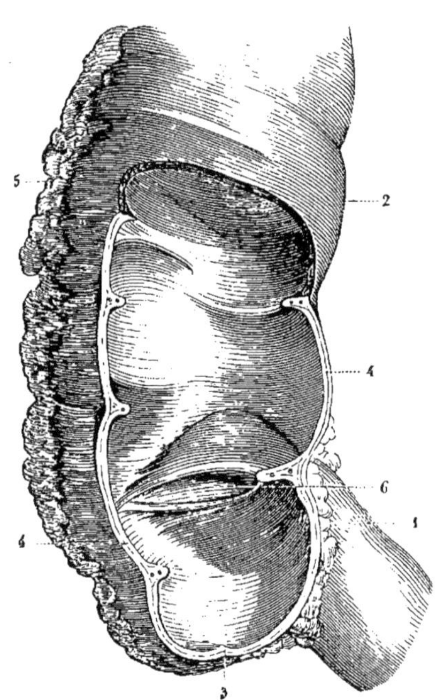

FIG. 235. — Valvule iléo-cæcale.

1, intestin grêle; — 2, gros intestin; — 3, cæcum; — 4, 4, bosselures du gros intestin; — 5, appendices graisseux du gros intestin; — 6, valvule iléo-cæcale.

Le cæcum des Anthropoïdes porte aussi un appendice vermiforme. — Celui de l'Orang est particulièrement remarquable, car il reproduit une disposition transitoire du cæcum de l'Homme (état fœtal). En effet, au lieu de s'ouvrir brusquement dans le cæcum par un orifice étroit, l'appendice s'implante sur l'intestin cæcum par une extrémité écrasée en forme d'entonnoir, de sorte que la ligne de démarcation entre le cæcum et l'appendice vermiforme reste indécise. Cette disposition de l'appendice iléo-cæcal chez l'Orang et chez le fœtus humain est en outre la transition à la forme que revêt le cæcum de la Guenon (*Cercopithecus sabæus*), qui présente à sa partie inférieure une bosselure que l'on peut considérer comme le premier rudiment d'un appendice iléo-cæcal qui n'apparaît que chez les Primates supérieurs, mais qui n'est pas spécial à l'Homme ainsi qu'on a pu le dire à tort.

Le rapport de la longueur de l'appendice iléo-cæcal à celle de l'intestin est

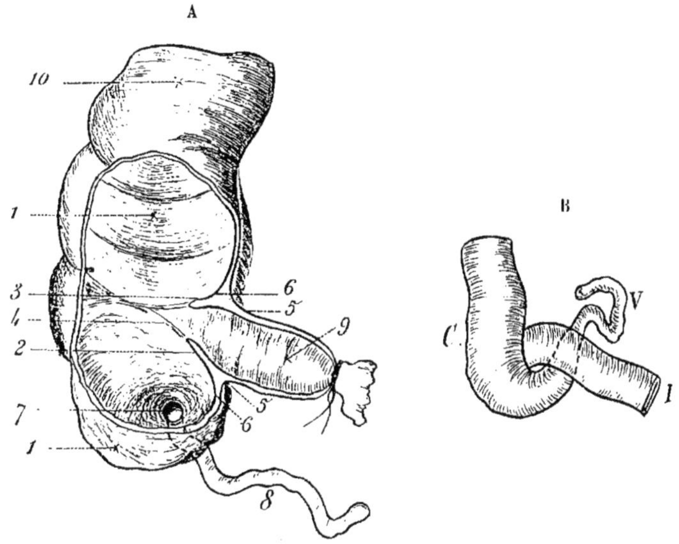

Fig. 236. — Abouchement de l'iléon dans le cæcum. — Valvule iléo-cæcale.

A, cæcum de l'adulte. — 1, 1, cæcum ; — 2, valvule iléo-cæcale ; — 3, valvule iléo-colique ; — 4, freins de la valvule ; — 5, tunique musculaire longitudinale ; — 6, tunique musculaire circulaire ; — 7, orifice de l'appendice vermiculaire dans le cæcum ; — 8, appendice vermiforme ; — 9, iléon ; — 10, côlon ascendant. B, cæcum du fœtus. — C, cæcum ; — V, appendice vermiforme ; — I, iléon.

chez le fœtus de sept mois :: 1 : 20 ; chez le nouveau-né :: 1 : 115, et comme 1 : 150 chez l'adulte. Le rapport de sa grosseur à celle du gros intestin est chez le fœtus de 7 mois :: 1 : 1 ; chez le nouveau-né :: 1 : 4, et comme 1 : 8 chez l'adulte (Meckel).

2. *Valvule iléo-cæcale.* — La *valvule iléo-cæcale, valvule de Bauhin, barrière des apothicaires* (fig. 235), découverte par Varole, qui l'appela *opercule de l'iléon*, est située à l'entrée de l'iléon dans le cæcum. C'est une sorte d'invagination de l'intestin grêle dans le cæcum, composée de deux replis qui interceptent entre eux une fente transversale, mettant en communication l'intestin

grêle avec le gros intestin. — Vue par l'intérieur du cæcum, elle se présente sous l'aspect d'un bourrelet saillant, à direction transversale, et fendu suivant sa longueur. Ce bourrelet membraneux est formé de deux valves mobiles et de deux commissures. Des deux valves, l'une est supérieure, *valve iléo-colique*, l'autre inférieure, *valve iléo-cæcale*. La valve supérieure, horizontale, est fixée par son bord adhérent, convexe, à la demi-circonférence qui unit l'iléon au cæcum; la valve inférieure, inclinée d'environ 45 degrés, se fixe

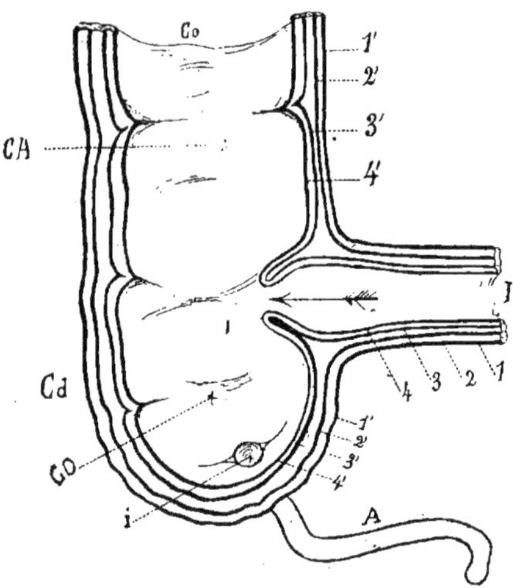

Fig. 237. — Coupe frontale du cæcum pour montrer l'architecture de la valvule iléo-cæcale.

CA, cavité du côlon ascendant; — CO, cavité du cæcum; — *Co*, côlon ascendant; — *Cd*, cæcum; — I, iléon; — A, appendice vermiforme avec son orifice, *i*, dans le cæcum; — 1, tunique péritonéale; — 2, couche longitudinale de la tunique musculaire; — 3, couche circulaire de la tunique musculaire, et 4, tunique muqueuse de l'iléon; — 1', 2', 3' et 4', mêmes tuniques du cæcum et du côlon ascendant. — Une flèche est passée dans la valvule iléo cæcale.

par son bord adhérent, concave, au demi-anneau qui unit l'intestin grêle au cæcum. — Dans leur écartement se laisse voir un orifice elliptique, une sorte de boutonnière formée par la juxtaposition des deux lames valvulaires. — En se réunissant par leurs extrémités, celles-ci donnent naissance, de chaque côté, à des brides, l'une antérieure, l'autre postérieure, appelées, depuis Morgagni, *freins* ou *rênes de la valvule iléo-cæcale*, qui vont se perdre sur la paroi intestinale. — Observée par l'iléon, la valvule de Bauhin représente une cavité cunéiforme ouverte à son sommet.

Le bord libre des lèvres de la valvule iléo-cæcale représente la limite de deux muqueuses bien distinctes : la concavité de la valvule est tapissée par un prolongement de la muqueuse de l'intestin grêle, sa surface convexe, au contraire, tournée vers le cæcum, est recouverte par la muqueuse du gros intestin. Ce bord est semi-lunaire. Tantôt le bord de la valve inférieure dépasse le bord de la valve supérieure, d'autres fois c'est l'inverse. Or, des recherches auxquelles je me suis livré, il résulte que la valvule est infranchissable aux liquides seulement lorsque les deux valves sont égales ou bien lorsque l'inférieure est la plus longue.

La *texture* de la valvule iléo-cæcale est bien connue depuis Albinus. — Elle est constituée par une sorte d'invagination de l'intestin grêle dans le cæcum, c'est assez dire que ses lèvres ne sont pas deux membranes autonomes, mais bien deux plis de l'intestin grêle, adossé à lui-même. — A cette formation prennent part la tunique muqueuse, la tunique celluleuse et la portion circulaire de la tunique musculeuse. — Les fibres musculaires longitudinales de l'intestin grêle se continuent directement avec celles du gros intestin et n'entrent pour rien dans la constitution de la valvule (fig. 237). — Il en est de même de la tunique péritonéale. Aussi, lorsqu'on a incisé le péritoine et qu'on vient à exercer quelques tractions sur l'iléon, voit-on cette portion de l'intestin grêle se *désinvaginer* et la valvule disparaître.

La valvule de Bauhin permet le libre passage des matières de l'intestin grêle dans le gros intestin, mais s'oppose au reflux des matières du cæcum dans l'iléon. Chez certains sujets cependant le passage des gaz et des liquides n'est pas impossible du gros intestin dans l'intestin grêle.

Le cæcum peut persister toute la vie avec ses caractères embryonnaires du troisième mois (Taranetsky, Tikhomiroff).

2. — CÔLON

Le *côlon* (de κωλύω, j'arrête) constitue la majeure partie du gros intestin ; — il s'étend du cæcum au rectum, et embrasse dans son circuit la masse des circonvolutions de l'intestin grêle. — Il présente les trois séries de bosselures, séparées par les trois séries de bandelettes longitudinales que nous avons signalées, et la raison d'être des bosselures, c'est l'existence des trois bandes musculaires longitudinales qui, moins longues que le gros intestin lui-même, l'obligent à se plisser d'espace en espace. — Le côlon descendant et l'S iliaque n'ont que deux bandes longitudinales, par conséquent seulement deux séries de bosselures.

Son trajet et ses rapports ont permis de le diviser en quatre portions qui sont, nous l'avons déjà dit, le *côlon ascendant*, le *côlon transverse*, le *côlon descendant* et le *côlon iliaque*.

1. Côlon ascendant. — Le *côlon ascendant*, *côlon lombaire droit*, est compris entre la valvule iléo-cæcale et le côlon transverse,

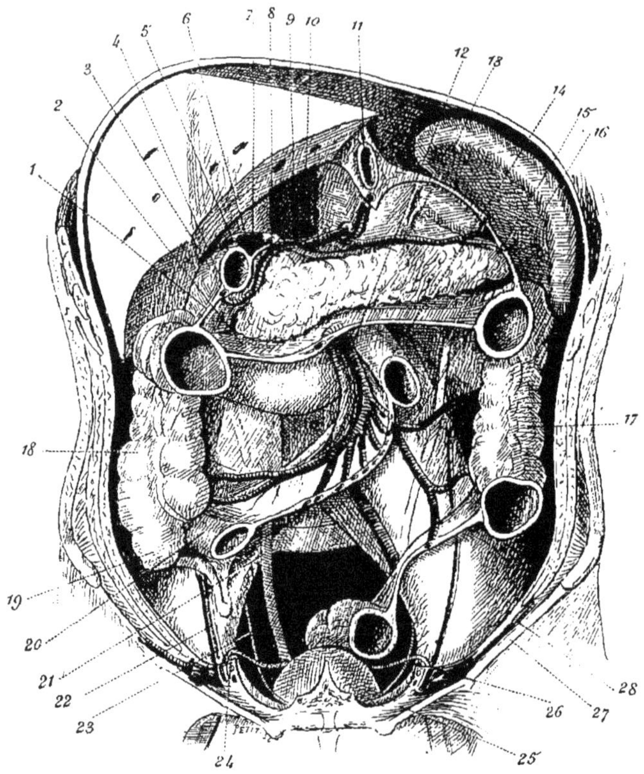

FIG. 238. — Coupe frontale de l'abdomen.

1, grand épiploon; — 2, mésocôlon transverse; — 3, duodénum; — 4, art. gastro-épiploïque droite; — 5, canal cholédoque; — 6, veine porte; — 7, art. coronaire droite; — 8, pancréas; — 9, art. hépatique; — 10, veine cave inférieure; — 11, œsophage; — 12, art. mésentérique supérieure; — 13, art. splénique; — 14, duodénum; — 15, art. gastro-épiploïque gauche; — 16, art. mésentérique inférieure; — 17, côlon descendant: — 18, côlon ascendant; — 19, cæcum; — 20, iléon; — 21, uretère; — 22, vaisseaux spermatiques; — 23, ligaments latéraux de la vessie; — 24, canal déférent; — 25, lig. de Gimbernat; — 26, art. crurale; — 27, arcade de Fallope; — 28, art. circonflexe iliaque.

avec lequel il se continue en formant un coude à angle droit au niveau de la face inférieure du foie. — Il répond : *a*. en avant, aux circonvolutions de l'intestin grêle, qui le recouvrent presque toujours et le séparent de la paroi abdominale antérieure; — *b*. en arrière, au rein droit et au muscle carré des lombes; — *c.* en dedans, au psoas droit, à la deuxième portion du duodénum et aux circonvolutions de l'intestin grêle; — *d.* en dehors, aux circonvolutions intestinales.

Le péritoine enveloppe complètement le côlon chez la plupart des sujets, et lui forme un *mésocôlon* plus ou moins développé dans 80 pour 100 des cas (ALLINGHAM); — d'autres fois la séreuse ne fait que passer au-devant de lui et l'applique contre la paroi lom-

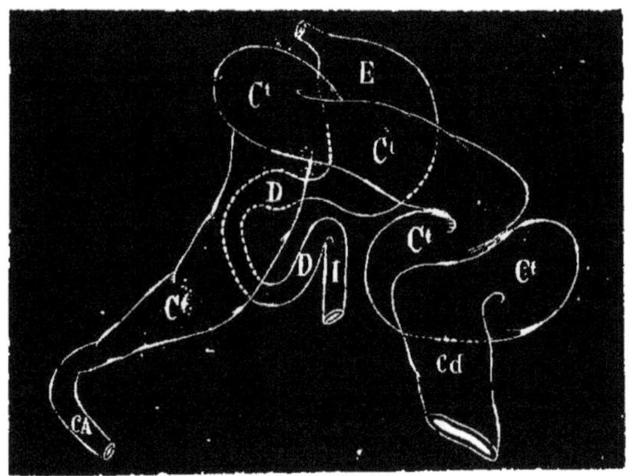

FIG. 239. — Exemple de côlon transverse sigmoïdien.

E, estomac; — D, D, duodénum; — I, intestin grêle; — CA, côlon ascendant; *Ct*, *Ct*, côlon transverse; — *Cd*, côlon descendant.

baire. Dans tous les cas, le côlon compte parmi les parties les plus fixes du canal intestinal.

2. Côlon transverse. — Le *côlon transverse*, *arc du côlon*, s'étend de l'hypochondre droit à l'hypochondre gauche en passant d'ordinaire à la limite des régions épigastrique et ombilicale. — Il décrit une courbe à convexité antérieure, mais assez fréquemment il est assez long pour décrire quelques flexuosités (fig. 239). — Son extrémité droite répond à la vésicule biliaire et son extrémité gauche à l'extrémité inférieure de la rate. — Enveloppé par un large repli du péritoine, *mésocôlon transverse*, qui le rattache à la paroi abdominale postérieure, le côlon transverse est la partie la plus mobile du gros intestin. — Son mésocôlon forme une cloison horizontale, qui sépare le foie, la rate et l'estomac, qui sont au-dessus, de l'intestin grêle qui reste au-dessous. — Il est en rapport : en haut, avec le foie, l'estomac et la rate; en bas, avec l'intestin grêle; — en avant, avec les feuillets antérieurs du grand épiploon, qui le séparent de la paroi abdominale antérieure. — En arrière, il donne insertion au mésocôlon transverse.

3. Côlon descendant. — Le *côlon descendant*, *côlon lombaire gauche*, présente une situation et des rapports analogues à la situation et aux rapports du côlon ascendant. Il est seulement d'un calibre un peu plus petit et situé un peu plus profondément que le côlon lombaire droit. — Le péritoine se comporte comme sur ce dernier, et le chirurgien peut l'aborder par sa face postérieure sans

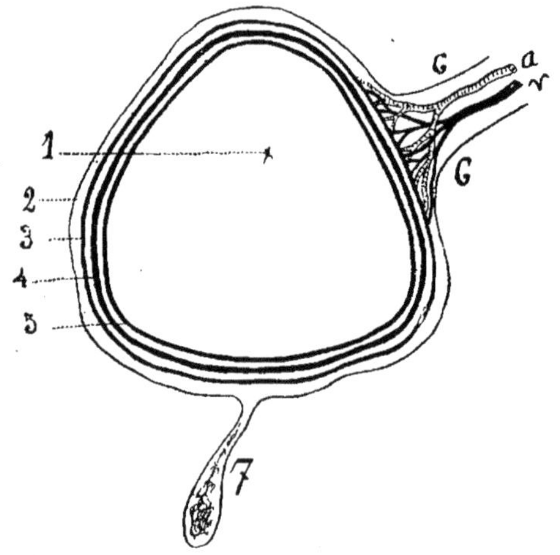

Fig. 240. — Coupe transversale du gros intestin.

1, cavité de l'intestin ; — 2, tunique séreuse ; — 3, couche longitudinale de la tunique musculeuse, et 4, couche annulaire de la même tunique ; — 5, tunique muqueuse ; — 6, mésocôlon ; — 7, appendice épiploïque ; — *a*, artère colique ; — *v*, veine colique.

ouvrir le péritoine, lorsqu'il veut établir un anus contre nature par le procédé de Littre et d'Amussat.

4. Côlon iliaque. — Le *côlon iliaque*, *S iliaque du côlon*, est situé dans la fosse iliaque gauche ; — il se continue avec le côlon descendant au niveau de la crête iliaque et avec le rectum au niveau de la symphyse sacro-iliaque gauche. — Il est complètement enveloppé par le péritoine qui le relie à la fosse iliaque par un long repli, le *mésocôlon iliaque*. — Il résulte de cette disposition que cette partie du gros intestin jouit d'une mobilité comparable à celle de l'intestin grêle ; — aussi n'est-il pas de région de l'abdomen où on ne l'ait rencontré. — Son calibre comme ses courbures sont très variables ; il n'est pas rare de voir l'S iliaque s'avancer jusqu'au voisinage du cæcum comme cela existe presque constamment à l'âge fœtal (HUGUIER), ou bien dans l'excavation pelvienne. — Il est en rapport : en avant, avec la paroi abdominale, dont peuvent le séparer quelques anses de l'intestin grêle; — en arrière, avec la fosse iliaque gauche; — dans le reste de son étendue avec les circonvolutions intestinales. — Il croise, en outre, et repose sur les vaisseaux iliaques et les vaisseaux spermatiques du côté gauche.

Il n'est pas très rare d'observer une S iliaque plus longue qu'à l'ordinaire et remontant dans l'abdomen (HARTMANN, C. WALTHER, etc.), — anomalie qui s'explique par l'allongement de l'anse en *oméga* (TRÈVES) qui se continue dans la fosse iliaque avec le côlon descendant, et dans l'excavation pelvienne avec le rectum.

3. — RECTUM

Préparation. — 1° Désarticulez les symphyses pubienne et sacro-iliaque d'un côté et enlevez ce côté du bassin; — 2° injectez la vessie et remplissez le rectum de crin; — 3° passez ensuite à la dissection.

Le *rectum* est la dernière portion du canal intestinal; — il commence au niveau de la symphyse sacro-iliaque gauche et se termine à l'anus. — Il est situé dans la cavité du petit bassin, au-devant de la colonne sacro-coccygienne, solidement fixé dans cette position par le péritoine, du tissu cellulaire, le releveur de l'anus et les aponévroses du périnée.

La *longueur* du rectum, qui est cylindroïde et fasciculé à l'extérieur comme l'œsophage, est d'environ 20 centimètres. — Sa *direction* n'est pas rectiligne comme son nom semble l'indiquer. — Il décrit deux courbures antéro-postérieures et deux courbures latérales. — Des deux premières, l'une, supérieure et concave en avant, se moule sur la concavité sacro-coccygienne; l'autre, inférieure et concave en arrière, beaucoup plus courte, embrasse le coccyx dans sa concavité. Le point culminant de cette deuxième courbure répond en avant à la face postérieure de la prostate. — Des deux courbures latérales, la supérieure, plus accusée, est concave à gauche; l'inférieure, placée au niveau de la symphyse sacro-coccygienne, est concave à droite. Ces courbures sont d'autant plus prononcées que le rectum est davantage revenu sur lui-même.

Son *calibre* est moins considérable que celui de l'S iliaque du côlon; il va en augmentant de haut en bas, et un peu au-dessus de l'anus, il se dilate en une ampoule (*ampoule rectale*) qui peut acquérir de grandes dimensions dans le cas de rétention des matières fécales.

Le rectum peut être divisé en deux portions : une supérieure, recouverte par le péritoine, *portion péritonéale*, et une inférieure, dépourvue de cette enveloppe séreuse, *portion sous-péritonéale*. —

Il n'est pas inutile d'insister sur cette disposition au point de vue pathologique et opératoire.

En premier lieu, le péritoine descend plus bas sur la face antérieure que sur la face postérieure du rectum (Pe, fig. 241). — Arrivé au niveau de la base des vésicules séminales chez l'Homme, au quart supérieur du vagin chez la Femme, il se réfléchit pour se

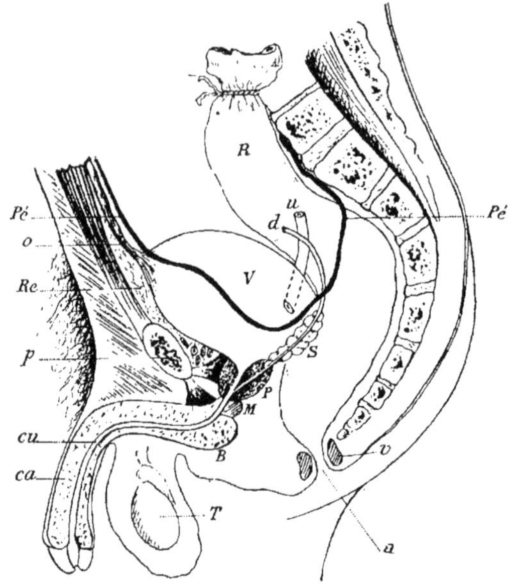

Fig. 241. — Coupe sagittale du bassin. — Rapports du rectum.

R, rectum; — *a*, anus; — *v*, coupe du sphincter de l'anus; — T, testicule; — B, bulbe de l'urèthre; — M, glandes de Méry; — P, prostate; — S, vésicule séminale; — *d*, canal déférent; — *u*, uretère; — V, vessie; — *ca*, corps caverneux; — *cu*, canal de l'urèthre; — *p*, pubis; — Re, cavité de Retzius; — *o*, ouraque; — Pé, Pé, péritoine.

porter sur la vessie chez l'Homme, *cul-de-sac recto-vésical*, sur l'utérus chez la Femme, *cul-de-sac recto-vaginal*. — Or ce cul-de-sac est distant de l'anus de 5 à 6 centimètres (Sappey, Tillaux), mais peut s'élever à 10 centimètres (Richet).

Rapports du rectum. — a. *En arrière*, le rectum répond : à la symphyse sacro-iliaque gauche, au sacrum et au coccyx, dont il est séparé par une couche abondante de tissu cellulaire lâche, les muscles pyramidaux, ischio-coccygiens, les nerfs du plexus sacré et l'artère sacrée moyenne; inférieurement, c'est-à-dire dans sa portion sous-coccygienne, il est enveloppé par le releveur de l'anus et le sphincter externe; supérieurement, il est uni à la concavité du sacrum par le péritoine, qui lui forme un *méso-rectum*, contenant dans son épaisseur la terminaison de l'artère mésentérique inférieure. — b. *En avant et chez l'Homme*, le rectum est en rapport avec le cul-de-sac recto-vésical du péritoine, qui le sépare de la vessie et dans lequel s'accumulent des anses de l'intestin grêle; — plus bas, c'est-à-dire dans sa portion sous-péritonéale, avec le bas-fond de la vessie, dont il est séparé par l'aponévrose prostato-péritonéale, les vésicules séminales et la prostate, et au-dessous de la prostate avec la portion membraneuse de l'urèthre, dont il reste éloigné par un espace triangulaire à base inférieure, *triangle recto-uréthral, périnée* (fig. 241).

Chez la *Femme*, le rectum répond dans sa portion péritonéale au ligament large du côté gauche, à l'utérus et à la partie supérieure du vagin, dont il est séparé par le cul-de-sac recto-vaginal; dans la plus grande partie de sa portion sous-péritonéale, au vagin, où il contribue à former la cloison recto-vaginale. — c. *Sur les côtés*, le rectum est en rapport de haut en bas avec le tissu cellulaire sous-péritonéal, les muscles releveurs de l'anus qui le séparent de la fosse ischio-rectale, et le sphincter externe de l'anus.

Structure du rectum. — Nous retrouvons dans le rectum les mêmes parois que dans le reste du gros intestin; seulement elles présentent ici quelques modifications.

La *tunique péritonéale* du rectum est fort incomplète, puisque nous avons dit que le péritoine n'enveloppe le rectum que dans ses deux tiers supérieurs environ.

La *tunique musculeuse* est composée : 1° de fibres longitudinales, qui font suite à celles de l'S iliaque, et forment une nappe épaisse, entourant complètement le rectum. Toutes ces fibres se portent vers la partie inférieure de l'organe, où elles se terminent de diverses façons. — Les *plus superficielles* vont : en arrière, à la base du coccyx, après s'être réfléchies de bas en haut, *muscle recto-coccygien de Treitz, retracteur de l'anus de Sappey;* en avant, elles se perdent sur l'aponévrose prostato-péritonéale, et de chaque côté sur l'aponévrose périnéale supérieure. — Les *fibres moyennes* vont se fixer à la lame fibreuse qui donne insertion par sa face opposée aux fibres du releveur de l'anus, et que DENONVILLIERS considérait comme un prolongement de l'aponévrose latérale de la prostate; en avant et sur la ligne médiane, elles vont se perdre dans la portion musculeuse de l'urèthre et dans le muscle transverse profond. — Les *fibres les plus profondes*, enfin, vont s'attacher par de petits tendons à la face profonde de la peau du pourtour de l'anus, en passant soit entre les faisceaux du sphincter externe, soit entre ce muscle et le sphincter interne ;

2° De *fibres circulaires* très épaisses, surtout à la partie inférieure du rectum, où elles forment un anneau épais, désigné sous le nom de *sphincter interne* ou *sphincter lisse.* — Cette couche est la continuation de la couche annulaire du côlon, mais elle est considérablement augmentée en épaisseur. — Outre l'anneau inférieur que nous venons de signaler, haut d'environ 4 centimètres, et terminé brusquement en bas au niveau de l'union de la peau et de la muqueuse anale, cette couche forme encore deux autres anneaux musculaires, plus ou moins complets, plus ou moins accusés et constants. — L'un est situé à la partie supérieure du rectum, *sphincter supérieur d'O'Beirne;* l'autre, au niveau de la base de la prostate, *sphincter moyen de Nélaton.* — Entre ce dernier et le sphincter interne est placée la *région ampullaire* du rectum.

La *membrane muqueuse* du rectum est lâchement unie à la tunique musculeuse par l'intermédiaire de la « tunique celluleuse » des auteurs. De là la possibilité de son déplacement, qui porte le nom de « chute du rectum ». — Lorsque le rectum est revenu sur lui-même, elle forme des plis longitudinaux, analogues à ceux de l'œsophage, qui donne à la coupe transversale de cette portion de l'intestin un aspect étoilé. — Ce n'est qu'au niveau du sphincter interne, c'est-à-dire vers la partie tout inférieure de l'organe, qu'elle présente des plis permanents. — Ceux-ci sont de deux ordres : les uns, verticaux, *colonnes du rectum*, *colonnes de Morgagni*, montent de l'orifice anal pour se perdre insensiblement sur la muqueuse; les autres, situés à l'extrémité inférieure des premiers, tout près de l'anus, sont transversaux et affectent l'aspect de petits plis semi-lunaires, *valvules de Morgagni.* — Ces dernières, placées dans l'intervalle des colonnes du rectum, limitent avec elles une couronne de petits godets, *sinus de Morgagni*, dont l'ouverture regarde en haut. — On a encore décrit d'autres replis valvulaires transversaux, auxquels on réserve d'ordinaire le nom de *valvules de Houston.* — L'un d'eux existe fréquemment au niveau du sphincter de Nélaton, c'est-à-dire à 8 ou 9 centimètres au-dessus de l'anus. — KOHLRAUSCH et BAUR le considèrent comme constant, tandis que SAPPEY ne l'aurait observé que trois fois sur trente sujets. — KRAUSE et HYRTL enfin, décrivent encore deux autres plis, mais ces duplicatures de la muqueuse paraissent bien s'effacer par la distension du rectum, comme le disent J. CRUVEILHIER et SAPPEY.

Les glandes de la muqueuse rectale sont plus volumineuses que dans le reste de la muqueuse du gros intestin.

Vaisseaux et nerfs du rectum. — Les *artères* sont fournies par les trois hémorrhoïdales : la supérieure, branche terminale de la mésentérique inférieure ; — la moyenne, qui vient de l'hypogastrique et en général de très petit calibre ; — l'inférieure, qui s'échappe de la honteuse interne.

Les *veines* suivent le trajet des artères ; — nombreuses, volumineuses et très flexueuses, elles vont se jeter, l'hémorrhoïdale supérieure dans la petite mésaraïque, les deux autres dans la veine hypogastrique. — Toutes ces veines naissent d'un plexus sous-muqueux, *plexus hémorrhoïdal*, situé au niveau des godets de Morgagni, et forment une sorte d'anneau avec dilatations ampullaires (Verneuil, Luschka, Dubreuil, Duret). — De ces sortes de petits lacs sanguins émergent des troncs veineux qui montent entre la muqueuse et la musculeuse, traversent cette dernière au nombre de six à huit rameaux à 8 ou 10 centimètres de l'anus et constituent les racines des veines hémorrhoïdales supérieures, et d'autres petites veinules qui traversent le sphincter et vont se jeter dans des rameaux d'origine des hémorrhoïdales externes. Les varices de toutes ces veines donnent lieu aux *hémorrhoïdes*. — En outre, les veines hémorrhoïdales entrent en connexion avec les plexus veineux du trigone vésical et le plexus de Santorini.

Les *lymphatiques* vont se rendre dans des ganglions échelonnés le long des vaisseaux hémorrhoïdaux supérieurs.

Les *nerfs* proviennent du plexus mésentérique inférieur, — mais le rectum reçoit de plus des filets du plexus hypogastrique et des nerfs qui proviennent directement de la moelle par l'intermédiaire des troisième, quatrième et cinquième paires sacrées, mais qui s'unissent d'abord au plexus hypogastrique avant d'arriver à destination.

Usages du gros intestin. — Dans le gros intestin, les matières versées par l'intestin grêle achèvent de se dépouiller de leurs principes nutritifs ; — elles se condensent, se moulent dans les grands alvéoles du côlon et prennent une odeur caractéristique (matières fécales). Ces résidus s'amassent surtout dans l'S iliaque qui leur sert de réservoir, et le rectum est le principal agent de leur expulsion au dehors (*défécation*).

Développement de la portion sous-diaphragmatique du tube digestif.

De très bonne heure on peut reconnaître deux segments dans le mésentéron : un renflement stomacal et une anse intestinale.

1. *Estomac.* — Le renflement stomacal affecte à l'origine une direction verticale (3, fig. 242) ; il est rattaché à la paroi postérieure de l'abdomen par la partie supérieure du mésentère primitif, *mésogastre postérieur* de J. Müller, fixé d'autre part à la paroi antérieure par une sorte de ligament auquel on a donné le nom de *mésogastre antérieur*. — Ce dernier n'est autre chose que les restes des adhérences de cette portion du mésentéron avec les parois ventrales ; c'est dans son bord libre que court la veine omphalo-mésentérique persistante (future veine porte), et c'est aussi dans son épaisseur que viennent se ramifier les cordons hépatiques. Il devient chez l'adulte l'épiploon gastro-hépatique, tandis que le mésogastre postérieur donnera naissance au grand épiploon.

Le renflement gastrique ne tarde pas à subir une double inflexion. Un mouvement de rotation de gauche à droite sur son axe vertical porte son bord postérieur (grande courbure) à gauche, et son bord antérieur (petite courbure) à droite ; un mouvement concomitant d'incurvation porte son extrémité inférieure à droite et en haut. — Ces changements sont très manifestes au trente-cinquième jour, achevés vers la sixième ou septième semaine. — La portion supérieure du duodénum participe au mouvement d'incurvation de l'estomac et se laisse entraîner en haut et à droite, tandis que sa portion inférieure reste accolée à la paroi postérieure de l'abdomen, le mésentère primitif ne subissant aucun allongement à ce niveau.

2. *Anse intestinale primitive.* — Dès la fermeture de la gouttière d'où il dérive, l'intestin moyen représente une anse dont le sommet dirigé en avant s'engage dans le cordon ombilical (fig. 242). — Sur l'embryon de COSTE de vingt-huit jours, la saillie de l'anse est bien nettement accusée : sur ceux de HIS

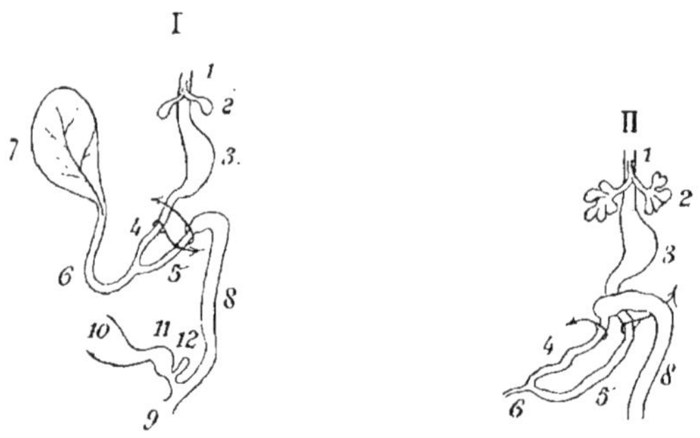

FIG. 242. — Torsion de l'anse intestinale.

I, premier stade ; — II, deuxième stade.

1, tube pharyngo-œsophagien ; — 2, bourgeons pulmonaires ; — 3, estomac ; — 4 et 5, intestin grêle (anse intestinale) ; — 6, canal vitello-intestinal ; — 7, vésicule ombilicale ; — 8, gros intestin ; — 9, orifice cloacal ; — 10, allantoïde ; — 11, vessie ; — 12, évagination rénale. — Les flèches attachées au jéjunum et au cæcum indiquent le sens de la traction qui conduit à la torsion de l'anse intestinale.

de 7 millimètres, sur celui de COSTE de trente-cinq jours, les deux branches de l'anse ne sont plus dans le même plan, c'est-à-dire que l'intestin a commencé sa torsion. — En même temps on voit apparaître sur la branche inférieure de l'anse, à une faible distance du sommet, un petit cul-de-sac qui s'allonge et figure bientôt une sorte d'appendice annexé au tube digestif : ce cul-de-sac est l'ébauche du cæcum et de l'appendice vermiforme. — L'apparition de cet appendice sur la branche inférieure montre que le sommet de l'anse ne correspond pas à la séparation de l'intestin grêle et du gros intestin, ainsi que l'avait prétendu à tort OKEN, mais qu'une certaine partie de cette branche contribue, avec la branche supérieure, à la constitution de l'intestin grêle. — Comme le remarque KÖLLIKER, le canal vitellin s'attache sur la portion de l'intestin qui sera plus tard l'iléon. — Au quarantième jour le sommet de l'anse a développé quelques sinuosités, tandis que la branche inférieure s'est portée, par suite du mouvement de torsion, au-dessus des circonvolutions commençantes de l'intestin grêle (fig. 243). — Vers le milieu du troisième mois de la vie fœtale, le resserrement progressif de l'anneau ombilical fait rentrer dans le ventre la partie du paquet intestinal engagée dans le cordon. — On peut alors constater que l'appendice cæcal qui marque la séparation de l'intestin grêle et du gros intestin, est situé au voisinage de l'extrémité pylorique de l'estomac. — Le côlon, par suite, ne se compose primitivement que d'une portion transversale placée en avant du duodénum et d'une portion descendante encore assez rapprochée de la ligne médiane. — La portion ascendante du côlon se développe ultérieurement par allongement du côlon transverse et abaissement de l'extrémité cæcale, en même temps que l'angle de séparation des côlons ascendant et transverse, se trouve reporté de plus en plus à droite.

Le rectum est la partie du canal intestinal qui subit le moins de modifications pendant la vie fœtale ; il conserve sa direction primitive suivant l'axe de l'embryon.

A. BROCA (*Bull. Soc. anat.*, p. 791, 1887), chez un nouveau-né affecté de diverses malformations, a rencontré l'absence de torsion de l'intestin, malformation dont JOHN REID, BRUCE YOUNG, FARABEUF ont également rapporté des exemples. Cette malformation trouve facilement son explication dans l'embryologie.

Chez le fœtus, tout l'intestin abdominal est uni à la colonne vertébrale par un mésentère médian et unique déterminé par les vaisseaux mésentériques. — Cette disposition persiste toute la vie chez certains animaux (Roussette, Fouine, etc.); le mésocôlon prolonge directement le mésentère et il n'y a pas d'adhérence entre la troisième portion du duodénum et le mésocôlon transverse. Mais chez l'Homme tout cela change ; une fois le canal vitello-intestinal disparu, le cæcum passe dans la fosse iliaque droite, tandis que l'extrémité du duodénum est maintenue contre le rachis. L'intestin grêle se tord et l'artère mésentérique supérieure passe au-devant de lui au lieu de lui rester postérieure.

« Il semble, comme le dit FARABEUF, que chez l'embryon le doigt de la Providence, ayant peut-être comme organe le muscle de Treitz, vrai *gubernaculum jejuni*, attire le jéjunum par-dessous le tronc des grands vaisseaux mésentériques » (4 et 14, fig. 243). — Déplacement et fixation de l'angle duodéno-jéjunal d'une part, torsion de l'estomac d'autre part, voilà probablement pourquoi le duodénum prend sa situation et sa forme annulaire. — Il peut se faire aussi du reste, comme l'ont suggéré récemment A. BROCA et H. HARTMANN (*Bull. Soc. anat.*, 1889, p. 133), que la torsion de l'intestin dérive en partie de la migration demi-circulaire que décrit le cæcum pour venir prendre sa place définitive. La réalité de cette dernière théorie semble être établie par ce fait que, dans le cas où le cæcum n'a pas exécuté sa migration à droite, il n'y a pas de torsion intestinale, ainsi que l'attestent les faits observés par JOHN REID, HILTON FAGGE, JAMES SIMPSON, BRUCE YOUNG, FARABEUF, LYOT, TOLDT, etc. — Malgré cela, on n'est pas encore absolument fixé sur le mécanisme de la torsion de l'intestin.

Nous connaissons le *développement morphologique*, arrivons maintenant au *développement histogénétique de l'intestin.*

Le tube intestinal se développe aux dépens de la splanchnopleure (voy. EMBRYOLOGIE). — Les épithéliums qui entrent dans la constitution de la muqueuse intestinale et des glandes qui viennent y déboucher descendent directement de l'endoderme ; le chorion de la muqueuse, les tuniques celluleuse, musculeuse et séreuse se forment aux dépens de la lame de mésoderme qui tapisse la face externe de l'endoderme embryonnaire.

C'est dire que les parois de l'intestin dérivent du feuillet fibro-intestinal et intestino-glandulaire réunis.

Estomac. — L'épithélium qui revêt la surface de la cavité digestive acquiert dès le troisième mois sa forme cylindrique définitive ; — le chorion, primitivement lisse, se couvre de villosités transitoires (KÖLLIKER) qui disparaissent vers l'époque de la naissance. — Les glandes apparaissent au commencement du quatrième mois sous la forme de bourgeons épithéliaux primitivement pleins et sont à peu près achevées au huitième; — les deux sortes de cellules se différencient pendant le septième mois. — La musculaire muqueuse se montre au cinquième mois comme un prolongement de celle de l'œsophage, qui se forme beaucoup plus tôt.

La couche musculaire circulaire se voit dès les premières semaines de la vie embryonnaire; elle augmente peu à peu d'épaisseur en même temps qu'on aperçoit les faisceaux longitudinaux dont l'apparition est plus tardive. — A partir de la cinquième semaine enfin se fait la transition, plus tard absolue

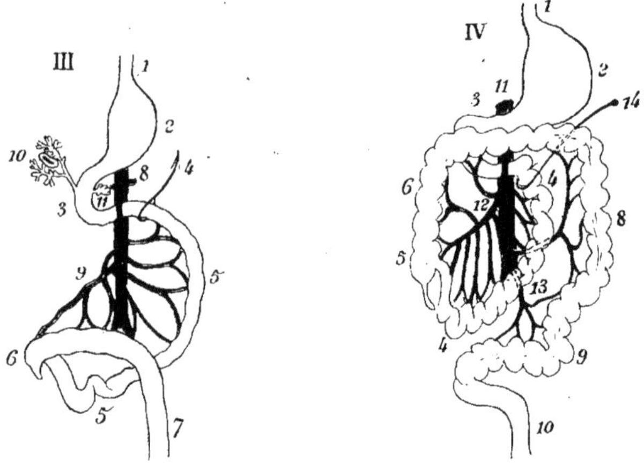

FIG. 243. — Torsion de l'anse intestinale.

III, troisième stade; — IV, quatrième stade.

III. — 1, œsophage; — 2, estomac; — 3, duodénum; — 4, muscle de Treitz représenté par une flèche attelée à l'angle duodéno-jéjunal; — 5, intestin grêle; — 6, cæcum; — 7, côlon; — 8, aorte; — 9, artère mésentérique supérieure; — 10, bourgeon hépatique environnant la veine porte; — 11, bourgeon pancréatique. — L'intestin grêle est maintenant tout entier à gauche de l'artère mésentérique.

IV. — 1, œsophage; — 2, estomac; — 3, duodénum; — 4, intestin grêle; — 5, cæcum; — 6, côlon ascendant; — 7, côlon transverse; — 8, côlon descendant; — 9, S iliaque; — 10, rectum; — 11, aorte; — 12, artère mésentérique supérieure; — 13, artère mésentérique inférieure; — 14, flèche attelée à l'angle duodéno-jéjunal et représentant le muscle de Treitz.

et brusque, entre la muqueuse œsophagienne et la muqueuse stomacale au niveau du cardia. — La muqueuse de l'œsophage, jusqu'alors analogue à celle du reste de l'intestin, acquiert les caractères d'une muqueuse dermo-papillaire.

Intestin. — Le développement histogénétique de l'intestin paraît se faire progressivement de haut en bas. — On voit, en effet, les éléments constituant les différentes tuniques de la paroi se différencier au sein du feuillet intestinal, successivement dans l'estomac, l'intestin grêle et le gros intestin. — D'autre part l'ordre d'après lequel apparaissent les différentes tuniques semble être constamment le même, quel que soit le segment du canal envisagé. — On voit ainsi se montrer successivement : 1° les faisceaux circulaires de la tunique musculeuse ; — 2° le chorion ; — 3° le plexus d'Auerbach ; — 4° les premières ébauches des glandes et les faisceaux longitudinaux de la musculeuse ; — 5° la *muscularis mucosæ* et les follicules clos. — Au deuxième mois les villosités commencent à apparaître comme autant d'élevures du chorion de la muqueuse ; — à trois mois et demi les glandes de Brunner commencent leur développement et peu après les glandes de Lieberkühn (BAGINSKY, TOURNEUX) ; — à partir du sixième mois les follicules clos et les plaques de Peyer font leur apparition ; — les valvules conniventes ne naissent qu'au septième mois et sont encore peu développées à la naissance.

La muqueuse du gros intestin supporte des villosités transitoires comme celles de l'estomac. — Au quatrième mois, on y voit l'ébauche des bandes musculaires longitudinales, et la séreuse commence ses diverticules épiploïques. — A partir du sixième mois seulement le gros intestin acquiert un calibre supérieur à celui de l'intestin grêle ; l'appendice vermiforme, qui n'est au début que le prolongement infundibuliforme et direct du cæcum (fig. 243), commence à se séparer au fur et à mesure que celui-ci prend de l'ampleur ; — la valvule iléo-cæcale commence à poindre vers le troisième mois et s'achève avant la naissance (pour mésentère et épiploons, voy. PÉRITOINE).

4. — ANUS

Préparation. — Voy. PÉRINÉE, p. 733.

On désigne sous le nom d'*anus* l'orifice inférieur du canal alimentaire. — Il est situé sur la ligne médiane, en avant du coccyx, entre les deux tubérosités de l'ischion, au fond du sillon qui sépare les fesses. — Circulaire et froncé comme l'ouverture d'une bourse, cet orifice, toujours fermé dans l'intervalle des défécations, est situé à environ 2 centimètres en avant du coccyx, un peu plus avancé chez la Femme que chez l'Homme. — Son pourtour est revêtu par une peau, riche en glandes sébacées et garnie de poils chez l'Homme ; — cette peau s'enfonce dans l'orifice anal pour se continuer avec la muqueuse intestinale en formant un certain nombre de plis, *plis radiés* de l'anus, qui s'effacent pendant la défécation.

Structure de l'anus. — L'anus est essentiellement formé par un anneau de fibres musculaires striées, *sphincter externe*, qui maintient la fermeture de l'orifice par sa tonicité. — Ce muscle, orbiculaire comme le sphincter de la bouche ou des paupières, est composé de fibres disposées en couches concentriques ; ces fibres se fixent en arrière, sur un raphé fibreux, *raphé ano-coccygien ;* en avant, elles se rendent sur l'aponévrose périnéale superficielle ou bien se continuent avec les fibres du bulbo-caverneux chez l'Homme, celles du constricteur du vagin chez la Femme ; — les deux muscles s'entre-croisent en 8 de chiffre. — Sa face externe répond au tissu cellulo-graisseux de la fosse ischio-rectale ; — sa face interne au sphincter interne, qu'elle déborde inférieurement de 5 à 6 millimètres. — Nous reviendrons sur ce sujet à propos des muscles du périnée.

La *muqueuse anale* mérite une description spéciale.

La peau ne se continue pas directement avec la muqueuse du rectum; — elle en est séparée par une muqueuse de transition, la *muqueuse anale.* — Deux lignes festonnées la limitent et la séparent de la peau en bas, de la muqueuse rectale en haut. — La ligne supérieure porte le nom de *ligne ano-rectale,* l'inférieure celui de *ligne ano-cutanée.* — L'intervalle de ces lignes mesure de 6 à 12 millimètres, c'est là toute l'étendue de la muqueuse anale que soulèvent sous la forme de colonnes de Morgagni, des piliers charnus formés par la musculaire muqueuse, divisés en faisceaux séparés, qui vont par autant de petits tendons se fixer à la peau du pourtour de l'anus. — L'épithélium, qui la tapisse, succède brusquement à l'épithélium intestinal, tandis qu'inférieurement il se continue par une transition graduelle avec l'épiderme; — il appartient au groupe des épithéliums pavimenteux stratifiés. — Le chorion supporte des papilles et se trouve séparé de l'épithélium par une membrane basilaire.

On trouve dans cette muqueuse des follicules clos, et à sa partie supérieure quelques glandes en tube (glandes erratiques du rectum), enfin des dépressions ou sinus, dont quelques-uns traversent le sphincter interne et aboutissent à de petits culs-de-sac glandulaires sous-muqueux, qui rappellent les glandes acineuses de la muqueuse anale de certains animaux (Herrmann).

La muqueuse anale se continne par une transition insensible avec la peau de la zone qui environne la ligne ano-cutanée. A ce niveau la peau est dépourvue de follicules pilo-sébacés et de glandes sudoripares (*zone cutanée lisse* de Robin et Cadiat). — Au-delà on trouve des glandes sudoripares volumineuses, qui sécrètent une humeur odorante spéciale, *glandes circumanales* de Gay.

Les *artères* de l'anus sont fournies par les dernières ramifications des hémorrhoïdales. — Les *veines*, très nombreuses, très flexueuses, constituent les racines les plus inférieures de la veine porte; d'autres se rendent dans la veine honteuse interne. — Les *lymphatiques* qui viennent de la peau vont se jeter dans les ganglions inguinaux internes; — ceux de la muqueuse anale se rendent dans les ganglions situés dans le méso-rectum. — Les *nerfs* viennent du plexus sacré et du système ganglionnaire par le plexus hypogastrique.

Développement de l'intestin postérieur. — Anus.

Primitivement (voy. Embryologie), l'intestin est un sac clos de toutes parts (sac intestinal primitif), terminé en cul-de-sac en haut (*aditus anterior*) et en bas (*aditus posterior*).

En bas, l'intestin postérieur se termine dans une cavité fermée, formée par l'évasement du pédicule de l'allantoïde et où aboutissent en même temps que lui les canaux excréteurs des organes génito-urinaires. En raison de cette disposition, cette cavité a pris le nom de *cloaque*.

En regard du cloaque, l'ectoderme cutané pousse une invagination dans le mésoderme qui le sépare du bout inférieur de l'intestin postérieur. Cette invagination, c'est la *dépression sous-caudale*. Comme au début cette invagination de l'ectoderme a la forme d'un bourgeon plein, qui ne se canalise (*cloaque externe*) qu'un peu plus tard, au moment où il s'abouche dans le cloaque, on lui a donné le nom de *bourgeon cloacal* (bouchon cloacal de Tourneux). A partir de ce moment, l'intestin postérieur s'ouvre à l'extérieur.

Ainsi s'établit, par un mécanisme analogue à celui qui donne naissance à la bouche (*invagination stomodéale, stomodeum*), la communication du cloaque avec l'extérieur (*invagination proctodéale, proctodeum*).

L'endroit où se produira l'orifice cloacal est déjà visible chez l'embryon de Lapin de quatre à cinq protovertèbres (STRAHL). Il est situé dans le domaine de la ligne primitive; en ce point l'ectoblaste et l'entoblaste se touchent (KÖLLIKER, STRAHL, BONNET, GIACOMINI, TOURNEUX) et constituent la membrane ou mieux le *pont anal* de Mihalkovics (1), le *bouchon cloacal* de Tourneux, données qui confirment pleinement que la ligne primitive ou plaque axiale n'est qu'une formation rusconienne correspondant au blastopore de la vraie gastrula de l'Amphioxus ou des Ascidiens.

Le cloaque externe (invagination cloacale de l'ectoderme) débute du sixième au septième jour chez l'embryon du Poulet, suivant GASSER, KÖLLIKER et RETTERER. S'il en est ainsi, l'intestin postérieur ne peut s'ouvrir à la peau (ouverture cloacale) au quatrième jour de l'incubation, comme le dit O. CADIAT. — GASSER, KÖLLIKER et RETTERER reportent cette ouverture au quinzième jour seulement, ce qui nous paraît être une date beaucoup trop tardive. Je sais bien qu'il ne s'agit que de la *canalisation* du cloaque externe, et non de sa *formation;* mais, malgré cela, je persiste à croire que l'orifice cloacal est plus précoce dans son apparition.

Chez le Lapin, l'ouverture du cloaque à l'extérieur se fait vers le douzième jour; à la fin du premier mois chez l'embryon humain. — A cette époque les animaux supérieurs ne présentent qu'un seul orifice d'excrétion, qui sert à la fois pour l'intestin et les organes génito-urinaires. Cet orifice, c'est l'*orifice cloacal*, dit aussi *ouverture anale*. — On sait que cette disposition embryonnaire, transitoire chez les Vertébrés supérieurs, est permanente chez les Reptiles, les Oiseaux et les Mammifères ornithodelphes.

Ce procédé formatif donne la clef des *imperforations de l'anus*. — Il suffit, en effet, que l'involution ectodermique cloacale ne se fasse pas pour qu'il n'y ait point d'anus lorsque l'enfant vient au monde. Une portion du rectum peut également faire défaut si l'intestin postérieur arrêté dans son évolution ne descend pas assez bas pour s'ouvrir dans le cloaque interne (vrai cloaque). Cette dernière variété d'anomalie jette un jour tout particulier sur l'origine et la nature de la vessie. Elle prouve, semble-t-il, avec beaucoup d'évidence que le cloaque, et partant l'allantoïde, n'est pas un organe d'origine endodermique, mais provient du cloaque externe, c'est-à-dire de l'ectoderme. — Cependant nous devons dire que l'observation directe a fait admettre à des observateurs aussi éminents que BAER, RATHKE, COSTE, MATHIAS DUVAL, GASSER, BALFOUR, SCHENK, HENSEN, etc., que l'allantoïde n'est qu'un diverticulum de la cavité intestinale

(1) Voy. STRAHL, *Zur Blidung der cloake des Kaninchen embryo (Arch. f. Anat. u. Physiol.*, 1886).

primitive, — et de leur côté, sur un monstre célosomien avec absence totale de bourgeon cloacal externe, TOURNEUX et WERTHEIMER (*Journ. de l'Anat.*, 1883) ont vu la vessie communiquer avec l'intestin, bien que sa surface intérieure fût tapissée d'un épithélium pavimenteux stratifié.

Mais chacun sait que chez les animaux supérieurs les choses ne restent pas à cet état.

Lorsque l'orifice cloacal ou anal s'est fait, le cloaque subit d'importantes modifications, qui aboutissent à la formation de la cloison périnéale et à la subdivision du cloaque en deux cavités ou conduits secondaires, l'un antérieur génito-urinaire, *sinus* ou *conduit uro-génital*, l'autre postérieur ano-rectal, *excavation ano-rectale*.

On sait qu'au début, l'intestin postérieur est séparé de l'allantoïde par une cloison qui porte le nom d'*éperon périnéal*. La plupart des auteurs admettent que le périnée se développe exclusivement par abaissement de cet éperon simple, interposé entre le rectum et le canal allantoïdien (voy. TOURNEUX, *Comptes rendus de la Société de Biologie*, p. 75, 1890). — Mais dernièrement RETTERER (*Comptes rendus de la Société de Biologie*, p. 3, 1890) démontrait encore que le cloisonnement du cloaque et la formation du périnée chez les Mammifères monodelphes se font bien comme l'a indiqué RATHKE, c'est-à-dire que du plafond du cloaque descendent deux plis latéraux, qui s'unissent et cloisonnent cette cavité jusqu'à l'orifice cutané. A ce niveau, deux replis cutanés (replis génitaux) produisent, en s'unissant sur la ligne médiane, le périnée. Ces deux plis cloacaux débutent à la partie supérieure du cloaque, et, comme deux rideaux transversaux qui s'avancent l'un vers l'autre, ils cloisonnent la cavité cloacale (RETTERER). Plus bas, ils s'infléchissent par un mécanisme semblable, autour du sillon génital, et le ferment en se soudant sur la ligne médiane. — Au fond, le cloaque se divise par la réunion de haut en bas des deux replis cloacaux latéraux ; — dès que la cloison uréthro-rectale est arrivée à l'orifice du cloaque, les *replis génitaux* qui bordent la gouttière génitale se soudent en avant sur la ligne médiane pour constituer le canal uréthral, tandis que les *replis anaux* qui bordent la fente anale se recourbent en arrière et se réunissent à leur tour pour former le canal anal. La fente génitale et la fente anale qui s'ouvraient dans la dépression sous-caudale se transforment donc en canaux par rapprochement et soudure de leurs lèvres, et le canal uréthral antérieur, le canal anal et le périnée sont formés par le feuillet fibro-cutané (RETTERER, *Société de Biologie*, 1er février 1890).

C'est du douzième au quatorzième jour chez l'embryon de Lapin que s'opère le cloisonnement périnéal. — Chez l'embryon de Mouton de 4 centimètres (deuxième mois), le même cloisonnement s'accomplit.

Chez l'Homme, le cloaque commence à se diviser vers le milieu du deuxième mois de la vie intra-utérine ; ce cloisonnement s'achève au cours du troisième mois, mais ce n'est qu'au quatrième mois qu'il s'épaissit.

Cette cloison, séparant le cloaque en deux, devient alors le périnée entre l'anus, — car désormais c'est l'anus, — et la fente uro-génitale qui se prolonge en gouttière à la face intérieure du tubercule génital.

Nous verrons plus tard les destinées du sinus uro-génital (voy. 695. — Voyons seulement ici les destinées du cloaque externe.

Le cloaque externe devient l'excavation ano-rectale, allant de l'anus proprement dit à la ligne des godets de Morgagni, c'est-à-dire que cette partie de la muqueuse, *muqueuse ano-rectale*, est d'origine ectodermique.

La ligne sinueuse ano-rectale représente vraisemblablement la ligne de soudure des téguments interne et externe. — Les glandes qu'HERRMANN a signalées dans cette région (voy. p. 425) apparaissent vers le sixième mois; — elles représentent peut-être bien les glandes acineuses de certains Mammifères, et le riche appareil glandulaire (DE SIEBOLD) du cloaque des Amphibiens et des Reptiles.

Chez les Ascidiens, les Poissons, les Amphibiens et les Reptiles, comme cela résulte des recherches de KOWALEVSKY, OWSJANNIKOV, BOBRETSKY, KUPPFER, SEMPER, BALFOUR, etc., le tube neural et le tube digestif communiquent ensemble au début par leur extrémité postérieure à l'aide d'un canal curviligne que l'on a appelé *canal neurentérique* (voy. EMBRYOLOGIE). — Dans les Mammifères, y compris l'Homme (W. HIS, H. FOL), il paraît démontré que l'intestin postérieur se prolonge momentanément dans l'appendice caudal, au delà du point qui répondra plus tard à l'anus (KÖLLIKER, BRAUN, TOURNEUX), mais on n'a pas encore démontré chez eux l'existence du canal neurentérique (1). C'est à cette portion que KÖLLIKER a donné le nom d'*intestin post-anal* (2).

En résumé, à un moment donné de la vie ancestrale, la cavité intestinale était close, et ce phénomène se reproduit chez tous les animaux à une certaine phase de leur vie embryonnaire, ce qui vient à l'appui de ce principe : le développement de l'individu est une récapitulation du développement de l'espèce modifiée par l'adaptation.

La bouche se forme toujours par un *stomodeum*, l'anus par un *proctodeum*. — Enfin il est curieux de voir que le canal intestinal est momentanément chez les animaux supérieurs, d'une façon permanente chez le Balanoglossus, les Ascidies, l'Amphioxus, les Myxinoïdes, les Poissons, respiratoire (branchies) dans sa portion antérieure, digestif dans sa portion postérieure.

Si, chez les Reptiles, les Oiseaux et les Mammifères, l'appareil branchial ne fonctionne jamais comme un véritable organe respiratoire, il est cependant digne de remarque que chez eux les organes respiratoires vrais et permanents proviennent de cette portion antérieure ou respiratoire du tube digestif (voy. p. 555). — Le poumon succède aux branchies, mais il n'est, au fond, qu'un diverticule poussé par le feuillet fibro-intestinal de l'endoderme, en d'autres termes le sac pulmonaire n'est qu'un cul-de-sac de l'intestin antérieur.

Anomalies de l'anus et du rectum. — Les *anomalies de l'anus et du rectum* sont : 1° les *rétrécissements* (SCULTET, BOYER, AMMON, VROLIK, etc.); — 2° les *imperforations*, soit par interposition d'une membrane anale, soit par anus terminé en cul-de-sac, ou enfin par suite de l'absence de l'anus et d'un bout de

(1) Toutefois STRAHL, BONNET ont récemment décrit à l'extrémité caudale de la ligne primitive des embryons de Ruminants, un cordon épithélial, *membrane anale*, qui relie les épithéliums ento et ectoblastiques, qu'ils considèrent comme le représentant du canal neurentérique. En se perforant cette membrane donne lieu à l'anus (BONNET, *Anat. Anz.*, 1888). — Le canal de la chorde s'ouvre à l'extérieur chez les Mammifères (LIEBERKÜHN, KÖLLIKER, STRAHL, GIACOMINI, G. SPÉE, etc.) par un canal qu'on a considéré comme l'homologue du canal neurentérique des Vertébrés inférieurs, mais que BONNET a proposé de nommer, pour ne rien préjuger, *canal de la chorde*, réservant à son ouverture à l'ectoderme le nom de *blastopore de la chorde*.

(2) Dans tous les groupes la portion post-anale du tube digestif s'oblitère et se résorbe, aussi bien chez les Mammifères, Oiseaux ou Poissons que chez les larves urodèles des Tuniciers, dont la portion subcordale du canal alimentaire est l'homologue du tube digestif des autres espèces. Il est très plausible dès lors que chez les Animaux vermiformes, ancêtres communs des Tuniciers et des Vertébrés, l'anus primordial s'ouvrait à l'extrémité même du tronc, et que le canal digestif et le canal neural débouchaient ensemble au niveau de cet orifice. La formation du canal neurentérique aurait coïncidé avec l'occlusion secondaire de cet anus primordial et l'apparition d'un anus secondaire ou de nouvelle formation.

rectum : cette anomalie existerait une fois sur environ onze mille nouveau-nés, d'après l'ensemble des observations de COUTURE, COLLINS, ZOHRÉ et TRÉLAT; — 3° l'absence du rectum, le côlon se terminant en cul-de-sac ou s'ouvrant dans la vessie (A. BROCA, etc.), la portion prostatique de l'urèthre (E. GOODMANN, E.-P. HURD), etc., etc.; — 4° les diverticulums (MAAS, etc.), analogues à ceux de l'iléon, que nous avons considérés comme la persistance du diverticule de Meckel ; — 5° les *abouchements anormaux* qui peuvent se faire sur le scrotum, à la face inférieure de la verge, à la vulve (GOYRAND, CRUVEILHIER, DANYAU, DE LA BARRIÈRE, etc.) et résultent d'une ectopie du cloaque externe. — Les ouvertures anomales du rectum ont lieu dans la vessie (CHONSKI, COSTELLO, DORAN, etc.); dans le vagin (RICORD, DEPAUL, HINGSTON, etc.); dans l'urèthre (DUMAS, FERGUSSON, GODARD, F. PAGE, etc.), tous cas qui coïncident avec l'absence ou l'imperforation de l'anus et s'expliquent par la persistance du cloaque entéro-allantoïdien (voy. U. TRÉLAT, art. « Anus (Malformations) » du *Dict. encyclop. des sc. méd.*, p. 429, 1876. — F. ROVILLAIN, *Anus vulvaire* (*Thèse de Paris*, 1882). — LERNON, *Des imperforations ano-rectales* (*Thèse de Paris*, 1885). — J. MAITRE, *Des imperforations ano-rectales* (*Thèse de Lyon*, 1887). — DURAS, *De l'imperforation de l'anus*, etc. (*Thèse de Paris*, 1888).

Bibliographie (estomac et intestin). — TREITZ, *Ueber einen neuen Muskel aus Duodenum des Menschen* (*Prager Vierteljahrsschrift*, 1853, p. 113). — BRAUNE, *Ueber die Beweglichkeit des Pylorus u. duodenum*, Leipzig, 1873. — WALDEYER, *Les hernies rétro-péritonéales et fossettes duodéno-jéjunale et mésocoliques* (*Virchow's Arch.*, t. LX, p. 71, 1874). — TARANETZKY, *Beitrage zur Anat. des Darmcanals* (*Mém. Acad. de Saint-Pétersbourg*, série VII, vol. XXXIII, 1880). — HERRMANN, *Thèse de Paris*, 1880. — E. BERTIN, art. « Côlon » du *Dict. encyclop.*, 1879. — A. BAGINSKY, *Contrib. à l'anat. du canal intestinal de l'enfant* (*Arch. f. Anat.*, p. 428, 1882). — MARC SÉE, art. « Cæcum » du *Dict. encyclop.*, 1870. — GOSSELIN et DUBAR, art. « Rectum » du *Dict. de méd. et chir. pratiques*, 1881. — DELENS, art. « Rectum » du *Dict. encyclop. des sc. méd.*, 1874. — CH. ROBIN et O. CADIAT, art. « Muqueux » du *Dict. encyclop.*, 1876. — DEMON, *Développement de la portion sous-diaphragmatique du tube digestif* (*Thèse d'agrég.*, 1883). — FR. TRÈVES, *The anat. of the intestinal* (*Hunterian lectures*, London, 1885). — FARABEUF, *Arrêt d'évolution de l'intestin* (*Progrès médical*, 1885). — SHIEFFERDECKER, *Arch. f. Anat. u. Phys. de His et Braune*, 1886-1887. — AUDRY, art. « Estomac » du *Dict. encyclop. des sc. méd.*, 1887. — KULTSCHITSKY, *Arch. f. mikr. Anat.*, Bd. 31, Heft 1, 1887. — WERTHEIMER, HERRMANN et TOURNEUX, art. « Intestin » du *Dict. encyclop. des sc. méd.*, 1887. — A. BROCA, *Arrêt d'évolution de l'intestin* (*Bull. Soc. anat.*, 1888). — H. HARTMANN, *Sur l'anat. du duodénum* (*Bull. Soc. anat.*, 1889). — FROMONT, *Anatomie de la portion abdominale de l'intestin* (*Thèse de Lille*, 1890).

ANNEXES DU CANAL INTESTINAL

Les *annexes* ou *dépendances* du tube digestif pourraient être divisées en annexes de l'intestin buccal, annexes de l'intestin antérieur, annexes de l'intestin moyen et annexes de l'intestin postérieur.

Dans les annexes de la cavité buccale rentrent : 1° les *dents*; —

2° les *glandes salivaires;* — 3° les *amygdales;* — 4° l'*hypophyse.* — Dans celles de l'intestin antérieur, nous pourrions placer : 1° le *thymus;* — 2° la *glande thyroïde;* — 3° les *organes respiratoires.* — Parmi les annexes de l'intestin moyen se trouvent : 1° le *foie;* — 2° le *pancréas;* — 3° la *rate*, et dans les dépendances de l'intestin postérieur, enfin, nous pourrions faire rentrer l'*allantoïde* et ses dérivés.

Mais, pour ne pas rompre avec les habitudes classiques, nous ne suivrons pas cet ordre dans la description qui va suivre. Nous étudierons successivement les *annexes de la cavité buccale*, dents, glandes salivaires et amygdales; les *annexes de l'intestin moyen*, foie, pancréas et rate, et nous reporterons l'histoire des organes respiratoires dans un chapitre spécial, ainsi que celle de la vessie, que nous étudierons, comme on le fait d'ordinaire, dans un chapitre intitulé ORGANES GÉNITO-URINAIRES. — Quant à la *glande pituitaire*, elle est étudiée avec l'encéphale (voy. p. 94).

I. — Annexes de la cavité buccale.

Ces annexes sont : 1° les *dents;* — 2° les *glandes salivaires;* — 3° les *amygdales.*

§ I. — DENTS

Les *dents* sont des organes durs qui garnissent les bords alvéolaires des mâchoires et destinés à broyer les aliments. — Leur aspect extérieur les rapproche des os, d'où le nom d'*ostéoïdes* sous lequel on les a connues jusqu'à la fin du dix-huitième siècle; mais elles en diffèrent complètement par leur structure et leur mode de formation, et, comme ce sont des productions de la muqueuse buccale, il y a lieu de les décrire avec l'appareil digestif.

A. **Configuration extérieure.** — Les dents sont, chez l'Homme adulte, au nombre de trente-deux, seize pour chaque mâchoire; au nombre de vingt seulement chez le jeune enfant, dix par chaque mâchoire.

Elles sont placées côte à côte et implantées dans les alvéoles de chaque mâchoire, constituant dans leur ensemble deux arcades paraboliques, *arcades dentaires*, l'une supérieure, l'autre inférieure. — Chaque arcade dentaire présente une courbe régulière, non interrompue, mais la courbe de la mâchoire supérieure étant un peu plus étendue en avant et latéralement, déborde celle de la mâchoire inférieure à la partie antérieure, de telle sorte que les dents incisives supérieures glissent au-devant des inférieures.

La direction générale des dents est verticale, et leur volume est plus considérable à la mâchoire supérieure, sauf pour les trois dernières qui sont plus grosses, au contraire, à la mâchoire inférieure.

Les anciens, qui avaient fait des dents des corps ossiformes, avaient créé pour elles un mode d'articulation spécial, connu sous le nom de *gomphose*, mais il n'y a pas d'articulation entre les dents et les mâchoires, — chaque dent est reçue dans l'alvéole qui l'embrasse, comme le poil ou la plume dans son étui. Les gencives et le périoste alvéolo-dentaire jouent toutefois le rôle de moyen d'union, comme nous aurons à le préciser plus tard.

Toutes les dents présentent une partie libre, *couronne de la dent*, une partie implantée dans l'alvéole, *racine de la dent;* à la réunion de la racine et de la couronne, une partie légèrement rétrécie, *collet de la dent*. — La hauteur des dents est variable, mais cette différence porte sur la racine; — dans toutes, la couronne offre une hauteur à peu près uniforme.

La différence de forme des couronnes et des racines a fait diviser les dents en trois classes : les *incisives*, les *canines* et les *molaires*, ces dernières subdivisées en *petites molaires* et en *grosses molaires*.

1° *Dents incisives*. — Les *incisives*, au nombre de huit, quatre pour chaque mâchoire, sont implantées à la partie moyenne de chaque côté de la ligne médiane. — Elles sont caractérisées (fig. 244) par une *couronne* taillée en coin ou en bec de flûte présentant une face antérieure convexe, une face postérieure concave, des faces latérales triangulaires et un bord libre taillé en biseau chez l'adulte. — Dans le jeune âge, avant d'être usé par le frottement, le bord libre présente trois petites dentelures que l'on a heureusement comparées à une « fleur de lis ».

Leur *racine* a la forme d'un cône aplati latéralement; sur les côtés, on y voit un petit sillon qui représente la trace d'une bifidité qu'on y rencontre quelquefois.

Les incisives sont distinguées en *incisives moyennes* ou *internes* et *incisives latérales* ou *externes;* — les incisives supérieures sont plus volumineuses que les incisives inférieures, et l'incisive moyenne supérieure, *grande incisive*, est la plus grosse de toutes. — Viennent ensuite, par ordre de décroissance, l'incisive externe supérieure, l'incisive externe inférieure et l'incisive interne inférieure, la plus petite de toutes.

2° *Dents canines* (fig. 244). — Les *canines*, *laniaires*, *unicuspidées*, au nombre de quatre, deux par mâchoire et une par demi-mâchoire, sont situées en dehors des incisives; — elles sont remarquables par leur longueur, par leur couronne conoïde ou pointue, par leur racine unique, longue et conoïde. — Leur *couronne*, un peu renflée au collet, se termine en une pointe mousse, échancrée sur les côtés et évidée à sa face postérieure. — Leur *racine* est beaucoup plus longue et plus volumineuse que celle des incisives; comme la racine de ces dernières, elle est aplatie d'un côté à l'autre et présente un sillon longitudinal de chaque côté. Au demeurant, les canines portent le cachet fondamental des incisives. — Les supérieures se distinguent des inférieures par leur volume plus considérable et par la longueur de leur racine.

3° *Dents molaires* (fig. 244). — Les *molaires*, au nombre de

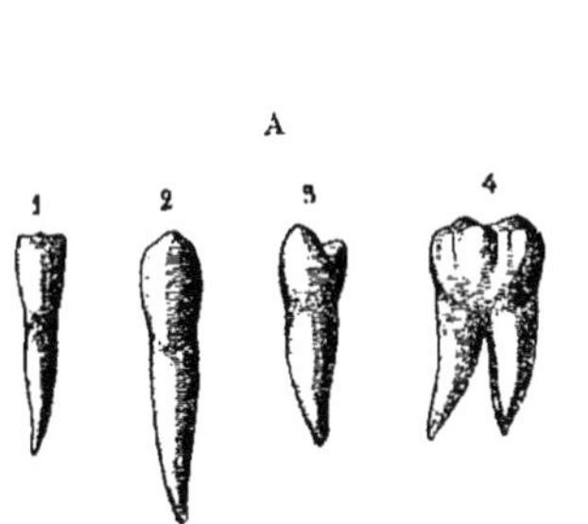

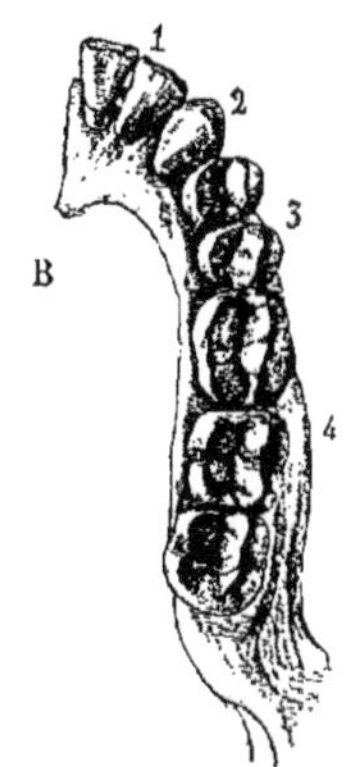

Fig. 244. — Les dents, A, isolées, B, enchâssées dans la mâchoire et montrant leur couronne de face.

1, incisive; — 2, canine; — 3, prémolaire; — 4, molaire.

vingt, dix par chaque mâchoire, sont placées au dehors des canines, et occupent toute la partie postérieure du bord alvéolaire. — On les divise en *petites molaires* et *grosses molaires*.

a. *Petites molaires.* — Les *petites molaires*, *premolaires*, *bicuspidées*, sont au nombre de huit, quatre pour chaque mâchoire, deux par demi-mâchoire, immédiatement situées en dehors des canines. — Leur *couronne* est irrégulièrement cylindrique, un peu aplatie d'avant en arrière, garnie à sa surface libre ou triturante de deux tubercules séparés par une rainure, et dont l'externe est le plus volumineux.

Leur *racine* est généralement unique, plus rarement bifide, mais souvent marquée d'un sillon longitudinal qui tend à la diviser en une moitié interne et une moitié externe. — Ce sillon est toujours plus manifeste sur les prémolaires supérieures que sur les inférieures; celles-ci sont moins volumineuses que les supérieures, et pour chaque demi-mâchoire, la prémolaire première dans le rang se distingue de la seconde par l'inégalité de ses deux tubercules qui la font ressembler à une canine, tandis que la seconde se rapproche de la forme des grosses molaires, — d'autant plus qu'à la mâchoire supérieure elle a assez souvent deux racines.

b. *Grosses molaires.* — Les *grosses molaires, molaires vraies, multicuspidées,* sont au nombre de douze, six pour chaque mâchoire, trois de chaque côté. — Elles occupent la partie la plus reculée des arcades alvéolaires en arrière des petites molaires, et sont distinguées en première, deuxième et troisième, en allant d'avant en arrière. — Leur *couronne* est cuboïde et armée de quatre tubercules séparés par une rainure cruciale. — Parfois il y a cinq tubercules, d'autres fois il n'y en a que trois. — Leur *racine* est double, triple, quadruple même, et exceptionnellement quintuple.

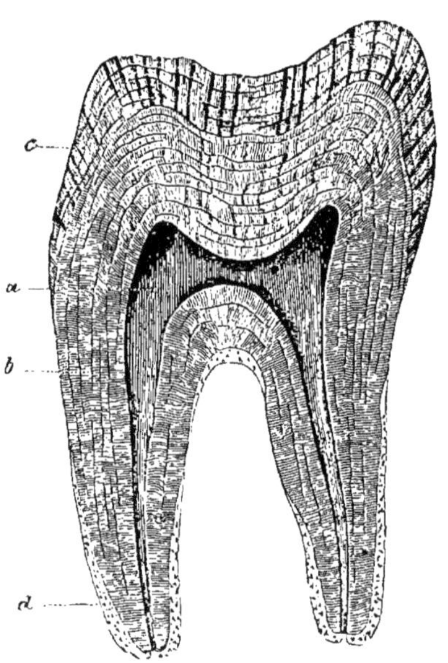

Fig. 245. — Coupe longitudinale d'une molaire.

a, cavité de la dent logeant la pulpe dentaire; — *b*, ivoire; — *c*, émail; — *d*, cément.

Ces diverses racines sont tantôt parallèles, tantôt divergentes. — Dans certains cas, leur extrémité se recourbe en crochet et donne lieu à ce que l'on a appelé les *dents barrées*, dont l'avulsion est difficile. — La couronne des molaires inférieures est un peu plus volumineuse que celle des molaires supérieures; — les inférieures ont le plus souvent deux racines (l'une antérieure, l'autre postérieure), les supérieures trois (deux externes et une interne). Dans les races supérieures, elles sont en série décroissante, la première dans le rang étant la plus volumineuse de toutes; dans les races inférieures (Australiens, Néo-Calédoniens, etc.), elles sont en série uniforme; — chez les Anthropoïdes, enfin, elles sont en série croissante. — La troisième ou dernière molaire, que l'on appelle encore *dent de sagesse*, à cause de son éruption tardive, n'a que trois tubercules, et ses trois racines sont généralement réunies et plus ou moins soudées entre elles. — Cette dent est au reste très variable, et, dans nombre de cas, reste enseveli dans l'épaisseur des mâchoires sans jamais apparaître au dehors.

B. **Structure des dents.** — Les *dents* sont creusées d'une cavité qui reproduit la forme de la dent elle-même ; c'est dire qu'élargie dans la couronne, cette cavité devient canaliculaire dans les racines au sommet desquelles elle vient s'ouvrir par un petit orifice. — D'autant plus spacieuse que l'âge est moins avancé, cette cavité renferme un corps mou et pulpeux, le *bulbe dentaire.*

Les dents se composent de deux parties : une *partie dure, partie corticale*, une *partie molle*, très riche en vaisseaux et en nerfs, *pulpe dentaire, bulbe dentaire.*

1° Portion dure. — Elle se compose de trois substances : l'une,

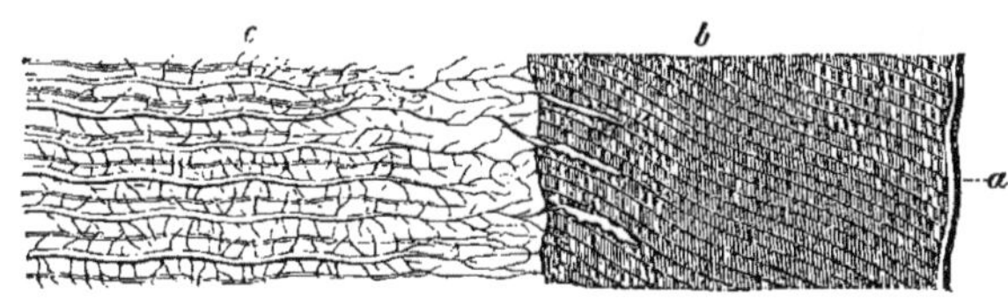

Fig. 246. — Coupe mince de la substance d'une dent.

a, cuticule de l'émail ; — *b*, émail ; — *c*, ivoire avec ses canalicules.

qui forme le corps de la couronne et de la racine, c'est l'*ivoire ;* — l'autre, qui recouvre la surface de la couronne, c'est l'*émail ;* — la troisième, qui enveloppe la racine, c'est le *cément.*

a. *Ivoire.* — L'*ivoire, dentine*, est une substance blanc jaunâtre, plus dure que l'os. Elle se compose essentiellement d'une *substance fondamentale*, homogène, constituée par une substance collagène infiltrée de sels calcaires en proportion plus grande encore que dans la substance ostéoïde, et parcourue par de nombreux canalicules extrêmement fins, *canalicules dentaires* (*c*, fig. 246).

Les canalicules dentaires sont des conduits très étroits, de 1 à 3 μ de diamètre, dirigés, en général, perpendiculairement à la surface de la dent ; — ils s'ouvrent dans la cavité dentaire et se terminent en dehors sous l'émail et le cément. — Leur distribution est assez régulière ; cependant ils présentent de nombreuses inflexions, se divisent à angle aigu et s'unissent entre eux. A la périphérie, ils s'anastomosent en forme d'anses et de réseau et s'ouvrent dans des cavités irrégulièrement étoilées qui communiquent entre elles, *espaces interglobulaires de Czermak, couche granuleuse de Purkinje et de Ch. Tomes* (1) ; — quelques-unes dépassent ce réseau

(1) Il existe à peu près constamment qu'à la périphérie de l'ivoire on rencontre des zones composées de *globules* de dentine séparés par des espaces lacunaires ; ce sont

de cellules étoilées pour s'avancer jusque dans l'épaisseur de l'émail ou du cément. — Ils sont pourvus d'une paroi élastique calcifiée, analogue à celle des canalicules osseux, et renferment une substance visqueuse qui se continue avec la pulpe dentaire.

b. *Émail.* — *L'émail* forme une mince coque qui enveloppe la couronne de la dent. C'est une substance translucide, d'un blanc bleuâtre, extrêmement dure et très fragile, recouvrant toute la surface de l'ivoire et de la couronne, et se terminant en fuyant au niveau du collet. A sa surface, on trouve une membrane homogène qui lui adhère d'une façon extrêmement intime; — cette membrane, excessivement dure, inattaquable par presque tous les réactifs, est connue depuis Nasmyth sous le nom de *cuticule de l'émail.*

L'émail est une production épithéliale solidifiée; — son tissu est constitué par des prismes de cinq à six pans, *prismes de l'émail*, striés transversalement, de 3 à 5 μ de largeur, étroitement serrés les uns contre les autres, réunis ensemble par une substance cémentaire interstitielle, et perpendiculairement implantés sur l'ivoire, auquel ils s'unissent d'une façon très intime.

Au point de vue chimique, l'émail est remarquable par sa faible teneur en matières organiques (3 à 6 pour 100, au lieu de 28 à 30 dans l'ivoire).

Composition chimique des dents d'adultes (Bibra).

	IVOIRE	ÉMAIL
Substance organique	27,61	3,39
Graisse	0,40	0,60
Phosphate de chaux	66,72	89,82
Carbonate	3,36	4,37
Phosphate de magnésie	1,08	1,34
Sels solubles	0,83	0,88
	100,00	100,00
Substance organique	28,01	3,59
— inorganique	71,99	96,41
	100,00	100,00

c. *Cément.* — Le *cément* revêt toute la surface des racines; — il commence au niveau du collet de la dent et s'épaissit peu à peu à mesure qu'il approche du sommet de la racine où il acquiert son maximum d'épaisseur. — Par sa face interne, il adhère intimement à l'ivoire, et à ce niveau on trouve des espaces lacunaires ci-dessus

les *espaces interglobulaires* qui, en réalité, ne sont que des accidents de structure. — Les *lignes incrémentales de Salter* sont des lignes dues à la calcification imparfaite de la dentine; c'est la substance interglobulaire de Czermak. Les *lignes de Schreger* ne sont qu'un effet optique des ondulations des fibres de la dentine.

signalés; par sa face externe, il est en rapport avec le périoste alvéolo-dentaire auquel il adhère également, mais d'une façon beaucoup moins serrée.

Le cément est jaunâtre et opaque; sa constitution se rapproche beaucoup de celle du tissu osseux. — Il contient des ostéoplastes, mais il est rare d'y rencontrer, chez l'Homme, des canaux de Havers.

Le cément n'acquiert de l'importance que chez les Herbivores. Chez eux, il comble l'intervalle qui sépare les racines et les couronnes des grosses molaires, qu'ils soudent ensemble, de façon à former ce que l'on connaît sous le nom de *dents composées*.

2° Portion molle. — La *portion molle* des dents, *pulpe dentaire*, que l'on peut considérer comme une grosse papille, est contenue dans la cavité de la dent, sur laquelle elle se moule. — Elle est constituée par du tissu conjonctif embryonnaire, et tient aux vaisseaux et aux nerfs dentaires par un pédicule nerveux et vasculaire qui pénètre par le canal de la racine. A sa surface sont rangées en mur des cellules prismatiques, *cellules de la dentine*, *odontoblastes*, dont la queue se termine par un ou plusieurs prolongements filiformes qui s'engagent dans les canalicules dentaires (Tomes). — Au demeurant, la pulpe dentaire n'est autre chose que la *papille dentaire*, *bulbe dentaire* du fœtus (voy. p. 437).

Quant au *périoste alvéolo-dentaire*, il n'est que le prolongement de la couche fibreuse qui double la muqueuse gingivale.

Les dents reçoivent des *artères* et des *nerfs*. — Les *artères* viennent de la maxillaire interne et donnent lieu à un réseau capillaire qui occupe l'épaisseur de la pulpe dentaire; — les *nerfs* proviennent de la cinquième paire, du maxillaire supérieur pour les dents de la mâchoire supérieure, du maxillaire inférieur pour celles de la mâchoire inférieure (t. I, p. 867, 868 et 876).

C. Développement des dents. — Les *dents* se développent aux dépens de l'épithélium de la muqueuse buccale qui recouvre les bords alvéolaires des mâchoires, comme les poils aux dépens de l'épiderme. — Ce développement est assez bien connu depuis les travaux de Thiersch, Waldeyer, Herz, Kollmann, Ch. Robin, Legros et Magitot, Ch. Tomes, etc.

1. Formation du germe des dents. — Le premier phénomène du développement des dents est la formation sur le bord libre des mâchoires de l'embryon (quarante-cinquième jour), d'un bourrelet épithélial qui fait saillie à l'extérieur (*crête dentaire* de Kölliker) et s'enfonce dans l'épaisseur des maxillaires sous la forme d'un mur, *mur adamantogène*, *lame dentaire*. — Ce mur est constitué par la zone de Malpighi, s'étendant comme une bande verticalement disposée dans toute l'étendue de l'arcade alvéolaire, qui se creuse d'un sillon, *sillon dentaire* de Goodsir, pour le recevoir; — il existe même là où il n'y aura jamais de dents, comme au niveau de la barre des Solipèdes, dans la région incisive du maxillaire supérieur des Ruminants (1).

En s'enfonçant dans les mâchoires, le mur dentaire ne tarde pas à se festonner. — Chacun des festons s'allonge, prend la forme d'une massue, d'un bourgeon piriforme, *germe de l'émail*. — Le

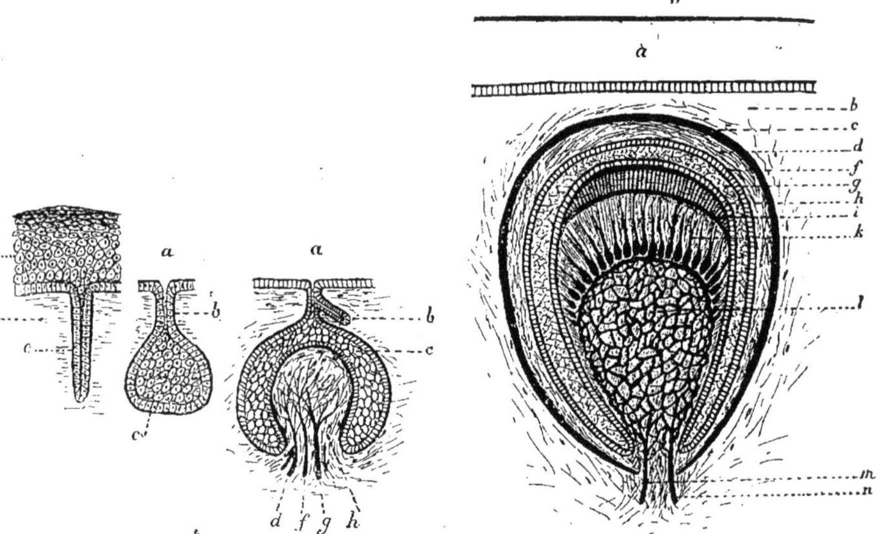

Fig. 247. — Développement des dents.

A : *a*, épithélium gingival ; — *b*, derme muqueux ; — *c*, germe dentaire. — B : *c*, ébauche de l'organe adamantin. — C : *a*, épithélium buccal ; — *b*, germe de la dent de remplacement ; — *c*, organe de l'émail ; — *d*, *f*, *g*, vaisseaux et nerf de la papille dentaire d'origine dermique *h*. — D : *a*, épithélium buccal ; — *b*, derme muqueux ; — *c* et *d*, sac dentaire ; — *f*, calotte ou paroi externe de l'organe de l'émail ; — *h*, sa paroi interne, et *g*, sa cavité remplie par la gelée adamantine ; — *i*, ébauche des prismes de l'émail ; — *k*, odontoblastes et dentine ; — *l*, papille dentaire, avec *m* et *n*, ses vaisseaux.

fond de ce bourgeon ne tarde pas à être refoulé, à la façon d'un fond de bouteille, par un bourgeon mésodermique, qui s'élève de la profondeur du tissu de la mâchoire comme une production papillaire, c'est la *papille dentaire*, *bulbe dentaire*, *organe de l'ivoire*, *germe dentaire*. — Déprimé par la papille dentaire, le

(1) Il en est de même chez les Cétacés qui ont des « germes dentaires » (Geoffroy Saint-Hilaire, Meckel, Carus, Cuvier, Von Rapp, Schlegen, Eschricht), mais chez qui les dents restent à l'état rudimentaire et s'atrophient peu après la naissance (Ch. Julin, Pouchet et Chabry). — Cette disposition fait penser que les Baleines dérivent d'un type de Mammifère denté. — La mâchoire des Édentés présente aussi un organe de l'émail qui ne fera jamais d'émail (Pouchet et Chabry).

germe de l'émail prend la forme d'une petite cloche, et passe au rang d'*organe de l'émail.* — Cet organe est relié par son sommet à la lame épithéliale dentaire et par elle à l'épithélium buccal qui recouvre les bords alvéolaires des mâchoires, par un cordon épithélial, *cordon suspenseur de l'organe de l'émail.* — De la base de l'organe de l'ivoire, logé dans la dépression de l'organe de l'émail, se dégage un sac membraneux, *sac dentaire, follicule dentaire,* qui s'élève peu à peu, enveloppe comme dans un manchon les formations précédentes et va se relier à la muqueuse gingivale, autour du cordon suspenseur de l'organe de l'émail, où il prend le nom de *gubernaculum dentis.* — Enfin, placé dans le sac dentaire, entre la paroi du follicule et les organes de l'émail et de l'ivoire, est l'*organe du cément.* — La coupe d'un sac dentaire présentera donc à considérer : 1° l'organe de l'émail; — 2° l'organe de l'ivoire; — 3° l'organe du cément; — 4° la paroi du sac dentaire.

1° *Organe de l'émail.* — Il y a autant d'organes adamantins qu'il y aura de dents. — Au début ces organes sont formés des mêmes éléments que la couche de Malpighi de l'épithélium buccal, dont ils ne sont que des bourgeons détachés par l'intermédiaire de la lame plongeante épithéliale. — Mais après le refoulement de leur fond par la papille dentaire, ils sont composés : 1° d'un tissu muqueux central, privé de vaisseaux, *pulpe de l'émail, matrice de l'émail, membrane intermédiaire* d'Hannover; — 2° d'une paroi épithéliale, *muraille bordante,* qui, en raison même de l'invagination de l'organe de l'émail, en dedans de lui-même, est constituée par deux lames : l'une externe, *calotte distale,* découverte par NASMYTH, HUXLEY et N. GUILLOT; l'autre interne, *calotte proximale.* Cette dernière est la *couche des adamantoblastes, membrane adamantine* (*c*, fig. 247), découverte par PURKINJE et RASCHKOW, mieux étudiée en 1838 par SCHWANN.

La pulpe de l'émail est destinée à disparaître avec la formation dentinaire; la lame épithéliale externe finit par s'accoler à la surface intérieure du sac dentaire (1) et disparaît selon les uns (KÖLLIKER, LEGROS et MAGITOT), alors qu'elle subit la kératinisation pour d'autres (WALDEYER), et s'applique étroitement sur l'émail achevé en se transformant en *membrane de Nasmyth* ou *cuticule de l'émail* (2). — La lame interne, au contraire, voit ses éléments

(1) Les débris épithéliaux paradentaires qui semblent être des essais avortés de germes adamantins d'attente (MALASSEZ) sont peut-être également constitués par les débris du pédoncule de l'organe de l'émail et de sa calotte épithéliale externe. — Ces débris jouent un certain rôle en pathologie; — ils seraient l'origine des kystes paradentaires et des épithéliomas des mâchoires (VERNEUIL, MALASSEZ, etc.).

(2) C'est à tort que certains auteurs ont regardé la cuticule de l'émail comme provenant de la membrane de Raschkow.

épithéliaux (adamantoblastes) s'allonger; — elle prend les caractères d'un épithélium prismatique et passe à l'état de *membrane de l'émail, membrane adamantine.*

Selon G. SPEE, comme selon WALDEYER, l'émail se produit sous forme de tubes qui s'allongent peu à peu du côté du bulbe et se remplissent de substance adamantine (*Anat. Anz.*, 1887).

L'organe de l'émail, comme tous les organes épithéliaux, n'a pas de vaisseaux.

2° *Organe de l'ivoire.* — L'*organe de l'ivoire, organe de la dentine*, est de provenance mésodermique. — Il sort des bourgeons maxillaires, en regard du fond de chaque organe de l'émail sous la forme d'une papille, *papille dentaire, bulbe dentaire* (*l*, fig. 247). Bientôt cette papille apparaît comme recouverte d'une couche amorphe, appelée à tort *membrane préformative de Raschkow.* — C'est au sein de cette couche que viennent se ranger en mur à la périphérie du bulbe de longues et belles cellules pyramidales, *odontoblastes* (*k*, fig. 247), dont la réunion forme une membrane, *membrane de l'ivoire*, qui enveloppe la papille. — Au-dessous, entre les odontoblastes et la surface propre du bulbe, on trouve une couche de cellules étoilées à laquelle on a donné le nom de *stratum* ou de *substratum des odontoblastes.* — Le bulbe est très vasculaire et ses vaisseaux se terminent en anses lorsqu'ils atteignent la membrane de l'ivoire. — Les nerfs forment de petits plexus dans son épaisseur. — Peu après son apparition, qui retarde de fort peu sur celle de l'organe de l'émail, il acquiert la forme de la dent future; l'organe de l'émail se moule à sa surface, d'où en réalité, c'est le bulbe qui donne à la dent sa forme et son aspect.

3° *Sac dentaire.* — Le *sac dentaire, follicule dentaire*, destiné à envelopper les organes dentaires précédents, s'élève du collet du bulbe et monte progressivement de façon à venir enfermer comme dans une bourse les organes de l'émail et de l'ivoire. Son col va s'unir à la gencive en entourant le pédoncule de l'organe de l'émail. — Un peu plus tard ce pédoncule se brise; l'organe de l'émail a dès lors perdu ses connexions avec la lame adamantogène, et le sac dentaire est désormais clos et définitivement formé.

Primitivement composées de tissu conjonctif embryonnaire, les parois du sac dentaire s'épaississent et se durcissent plus tard. — Elles passent à la condition de tissu fibreux et, après l'éruption des dents, deviennent le *périoste alvéolo-dentaire.*

4° *Organe du cément.* — Cet organe, dont l'existence est mise en doute par KÖLLIKER, WALDEYER, HERTZ, KOLLMANN, CH. TOMES, serait primivement composé d'un tissu gris et gélatineux, situé entre les organes de l'émail et de l'ivoire et la paroi du sac dentaire dans les dents à cément coronaire des Herbivores et des Solipèdes (Ch. Robin, Legros et Magitot). — Ce tissu passerait ensuite plus tard par les stades fibreux et fibro-cartilagineux, pour finalement devenir osseux.

Telle est l'origine des organes formateurs des *dents provisoires*. Quant aux *germes des dents permanentes*, ils naissent du collet ou pédoncule de l'organe de l'émail de la dent provisoire (*b*, fig. 247, C). Ce sont des *germes d'attente* (J. Renaut), qui s'enfoncent en arrière et au-dessous des dents provisoires, s'isolent du pédoncule de la dent provisoire par rupture de leur cordon d'origine, et dès lors donnent naissance à de nouveaux sacs dentaires qui subissent toutes les phases de développement des follicules primitifs. — Cette origine n'est vraie toutefois que pour les vingt dents permanentes qui succèdent aux vingt dents temporaires, car la première molaire naît directement de la lame épithéliale; la deuxième provient du pédoncule de la première, et la dent de sagesse émane du cordon d'origine de la deuxième molaire.

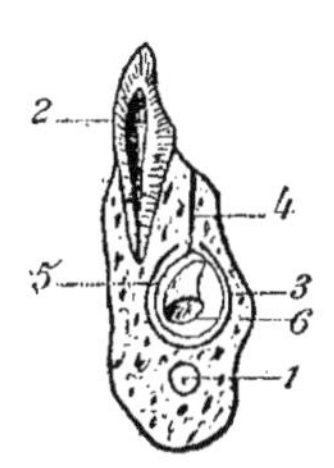

Fig. 248. — Coupe verticale de la mâchoire inférieure pour montrer le développement des dents (sujet de cinq ans).

1, canal dentaire; — 2, canine provisoire; — 3, alvéole de la canine permanente; — 4, gubernaculum dentis; — 5, sac dentaire; — 6, canine permanente.

Une fois complètement formés, les sacs dentaires des dents permanentes s'entourent d'une capsule osseuse, qui les sépare complètement de l'alvéole de la dent provisoire correspondante, dans lequel ils sont provisoirement contenus. — Cette capsule, alvéole de la dent permanente, laisse passer par un petit orifice, que porte son extrémité inférieure, le cordon vasculo-nerveux de la dent, et par son extrémité supérieure, également perforée, un cordon membraneux canaliculé, *gubernaculum dentis*, qui unit le sac dentaire à la muqueuse gingivale (collet du sac dentaire) et renferme, au début, le pédoncule de l'organe de l'émail. — Au petit trou, par lequel il passe, est réservé le nom d'*iter dentis* (fig. 248).

Les follicules des dents provisoires se développent du soixantième au quatre-vingtième jour de la vie utérine; — celui de la première molaire paraît du quatre-vingt-cinquième au quatre-vingt-dixième jour, et ceux des autres dents permanentes, dont l'évolution est beaucoup plus lente que celle des dents temporaires, naissent les uns avant, les autres après la naissance.

2. Calcification du germe dentaire. — La calcification du germe dentaire comprend : 1° la formation de l'ivoire; — 2° la formation de l'émail; — 3° la formation du cément.

1° *Formation de l'ivoire.* — C'est par l'ivoire que débute la calcification de la dent. — Cette substance se forme à la surface de la papille dentaire, de telle façon que les couches d'ivoire, nouvellement formées, viennent progressivement s'ajouter à l'intérieur du chapeau de dentine précédemment formé; on s'explique dès lors la stratification de l'ivoire, si remarquable sur les dents des Labyrinthodontes (*lignes de contour* de R. Owen) ; — c'est ainsi que l'ivoire renferme le bulbe, qui se rétrécit progressivement à mesure que la couche d'ivoire s'épaissit; la cavité qui contient le bulbe, c'est la *cavité dentaire*, et, lorsque la dent est achevée, le bulbe passe à l'état de *pulpe dentaire*. — Les uns admettent (Kölliker, Lent, Hertz, etc.) que l'ivoire est un produit de sécrétion des odontoblastes; les autres (Waldeyer, Frey, Boll, Lionel Beale, Ch. Tomes), un produit de transformation des mêmes corps. — Mais il est plus probable que la dentine est un suc, élaboré par ces éléments cellulaires, qui se dépose autour de leurs prolongements en se calcifiant (Legros et Magitot). — Quoi qu'il en soit, les odontoblastes persistent à toutes les périodes de la vie à la surface du bulbe, tant que celui-ci contient de la substance vivante. — Leur queue, simple ou ramifiée, reste enfermée à l'intérieur de l'ivoire, où elle forme la *fibre dentinaire de Tomes*. — Cette fibre remplit exactement son canalicule de dentine, ce que l'on a appelé les *gaines de Neumann*. — On comprend maintenant pourquoi l'ivoire est parcouru par une infinité de canalicules radiés.

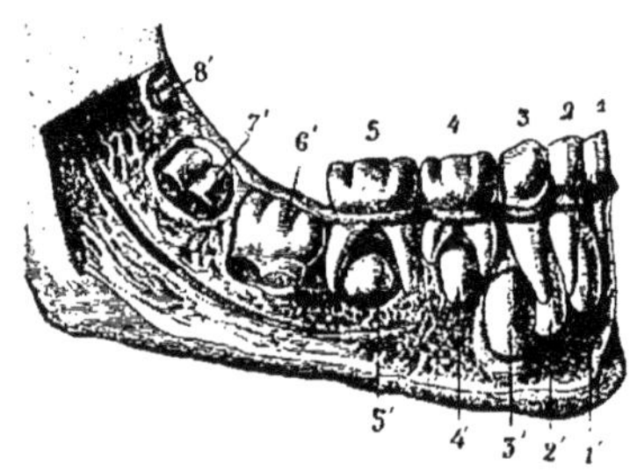

Fig. 249. — Dents provisoires et dents permanentes.

1, 1', incisives centrales temporaire et permanente ; — 2, 2', incisives latérales temporaire et permanente ; — 3, 3', canines temporaire et définitive ; — 4, 4', premières prémolaires, et 5, 5', deuxièmes prémolaires provisoires et définitives ; — 6', 7' et 8', molaires.

2° *Formation de l'émail.* — L'émail apparaît simultanément avec la formation de la première couche d'ivoire à la périphérie du bulbe, et vient doubler à l'extérieur le chapeau de dentine. — Pour les uns (Ch. Tomes), il est le résultat de la transformation directe des cellules de l'organe de l'émail en prismes de l'émail ; — pour les autres, au contraire (Kölliker, Huxley, Wenzel, Legros et Magitot), c'est un produit d'exsudation des adamantoblastes, dont chacun produit un prisme de forme identique à lui-même. — Quant à la cuticule de l'émail, les uns admettent qu'elle est la conséquence de la soudure des plateaux des cellules de l'émail; d'autres (RASHKOW, HENLE, KÖLLIKER) la considèrent comme le dernier vestige de la membrane préformative; enfin, certains (OWEN, TOMES, LEGROS et MAGITOT) pensent qu'elle n'est qu'une couche rudimentaire de véritable cément.

Quoi qu'il en soit, lorsque l'émail est formé, on ne trouve plus trace de la membrane adamantine. — L'organe de l'émail est donc un organe transitoire. Il ne persiste toute la vie que sur les incisives des animaux (Rongeurs), qui croissent d'une façon continue (CH. ROBIN, MAGITOT).

3° *Formation du cément.* — Le cément radiculaire naît à la face profonde des parois du sac dentaire, le périoste alvéolo-dentaire futur, aux dépens d'une couche d'ostéoblastes, c'est-à-dire qu'il se forme comme l'os qui se développe directement dans le tissu fibreux. — Au contraire, le *cément coronaire* des Ruminants et Pachydermes, s'ossifie aux dépens d'un cartilage préexistant.

3. Éruption des dents. — Chez les Mammifères, il existe *deux dentitions*, d'où le nom de *Diphyodontes*, appliqué à ces animaux par opposition aux Poissons, Cétacés, etc., qui sont *Monophyodontes* (1).

a. *Dentition de lait.* — La *première dentition* de l'Homme, *dents de lait, dents provisoires, dents temporaires*, comprend vingt dents, dont la formule est la suivante :

$$I = \frac{4}{4}\ C = \frac{2}{2}\ P = \frac{4}{4} = 20.$$

L'éruption des dents de lait commence d'ordinaire vers le sixième mois après la naissance, et elle est généralement achevée au début de la troisième année. — Leur chute est liée à l'éruption des dents permanentes.

On peut ainsi formuler la *loi générale d'éruption :* 1° les dents de la même espèce apparaissent par paire ; — 2° celles de la mâchoire inférieure précèdent celles de la mâchoire supérieure; — 3° les incisives centrales sortent avant les incisives latérales, et celles-ci avant les prémolaires antérieures, après lesquelles viennent enfin les prémolaires postérieures, ou bien encore entre lesquelles vient se placer l'éruption des canines. — Il y a quelques variantes dans

(1) La dentition primitive est la dentition de lait; elle représenterait le trésor héréditaire de la famille, tandis que la dentition définitive constituerait les acquisitions ultérieures (CARL VOGT). — Cette théorie, contre laquelle ont protesté W. H. FLOWER et OLDFIELD THOMAS, est également rejetée par F. LATASTE, qui admet que les Mammifères ont possédé dès l'origine les deux dentitions (voy. *Soc. de Biol.*, 1888).

cette éruption type. Les époques de l'éruption sont données dans le tableau ci-dessous :

ORDRE DE SUCCESSION		ÉPOQUE D'APPARITION DU FOLLICULE (MAGITOT)		ÉPOQUE D'ÉRUPTION	ÉPOQUE de la CHUTE SPONTANÉE (MAGITOT)
DENTS TEMPORAIRES (1re dentition = 20 dents)					
Incisives centrales.	I.	65e jour..........	vie fœtale.	7 à 8 mois....	7 ans.
	S.	70e id...........	id.	10 mois......	7 ans 1/2.
Incisives latérales.	I.	80e id...........	id.	12 à 16 mois.	8 ans.
	S.	85e id...........	id.	15 à 20 mois.	8 ans.
Prémolaires antérieures.	I.	85e au 100e jour...	id.	18 à 24 mois.	10 ans
	S.	id. ...	id.	20 à 26 mois.	10 ans 1/2.
Prémolaires postérieures.	I.	id. ...	id.	24 à 28 mois.	10 ans.
	S.	id. ...	id.	24 à 30 mois.	11 ans 1/2.
Canines.	I.	id. ...	id.	24 à 30 mois.	12 ans.
	S.	id. ..	id.	24 à 30 mois.	id.
DENTS PERMANENTES (2e dentition = 32 dents)					
1res molaires.	I.	90e jour.........	vie fœtale.	5 à 6 ans.	
	S.	100e id..........	id.	id.	
Incisives centrales.	I.	110e au 120e jour..	id.	7 ans.	
	S.	id. ..	id.	id.	
Incisives latérales.	I.	id. ..	id.	8e année.	
	S.	id. ..	id.	id.	
Prémolaires antérieures.	I.	id. ..	id.	9 à 12 ans.	
	S.	id. ...	id.	id.	
Prémolaires postérieures.	I.	id. ..	id.	11e année.	
	S.	id. ..	id.	id.	
Canines.	I.	id. ..	id.	11 à 12 ans.	
	S.	id. ..	id.	id.	
2es molaires...		3e mois..............................		12 à 13 ans.	
3es molaires...		3e année..............................		20 à 25 ans.	

Toutes les dents provisoires sont sorties, en général, à la fin de la deuxième année; mais la première dentition n'est pas complètement achevée avant la sixième année. Après la naissance, les dents continuent en effet à s'accroître; à la suite de la couronne se forme la racine. Lorsque le développement est achevé, la couronne bute contre la gencive; il se fait à ce niveau un travail d'usure et de résorption, et la dent finit par perforer le sac dentaire et la gencive et apparaît au dehors. — Après ce travail, la gencive se rétracte sur la dent, dont elle embrasse étroitement et enserre le collet. — Ainsi perforé, le sac est devenu le périoste alvéolo-dentaire.

b. *Dentition permanente.* — La *deuxième dentition, dents permanentes*, comprend *vingt dents de remplacement* et douze nouvelles. — Sa formule est la suivante :

$$I = \frac{4}{4} C = \frac{2}{2} P = \frac{4}{4} M = \frac{6}{6} = 32.$$

Commencée vers la sixième année, cette dentition n'est pas achevée avant vingt-trois ans.

Le mécanisme de cette deuxième éruption paraît bien être compris dans la compression et le refoulement de la dent provisoire par la dent permanente. — Celle-ci, en s'accroissant, comprime les vaisseaux qui abordent la dent provisoire, elle use son alvéole et sa racine, et finalement l'ébranle, et la chasse de sa loge alvéolaire (1). — Aussi, lorsque la dent permanente ne se développe pas, ou bien lorsqu'elle est déviée et qu'elle n'exerce plus aucune compression sur la dent de lait correspondante, voit-on celle-ci persister et constituer une *dent surnuméraire* ou *persistante*.

Les *dents provisoires* se distinguent des *dents définitives* par leur couleur plus blanche, par la brièveté de leur racine et par leur moindre volume. Si les incisives et les canines ont une forme analogue à celle des dents permanentes, il n'en est pas de même des molaires. — Celles-ci, en effet, par leur couronne surmontée de plusieurs tubercules et par le nombre de leurs racines rappellent davantage les grosses molaires que les petites molaires qu'elles représentent cependant dans le rang. — A chaque dentition correspond un canal dentaire particulier.

Remarques générales. — Après leur éruption, les vingt *dents de remplacement* occupent-elles dans les mâchoires un emplacement d'une longueur égale à celui qu'occupaient les vingt dents provisoires ? Cette question, résolue par la négative par BLAKE et LÉVEILLÉ, doit l'être en grande partie par la positive. — Il y a longtemps qu'HUNTER a dit que l'intervalle compris entre la symphyse du menton et la première molaire reste invariable avant et après la chute des dents de lait. — DELABARRE, SAPPEY, etc., ont confirmé les observations de HUNTER. — Cependant il est juste d'ajouter que cette formule ne doit pas être considérée comme absolue. S'il est incontestable que les arcades alvéolaires s'accroissent presque exclusivement par leur partie postérieure, c'est-à-dire en arrière des prémolaires, il est également indéniable que la partie antérieure de ces arcades s'allonge un peu aussi pendant l'évolution des dents, puisque le trou mentonnier *recule* progressivement de la naissance à l'âge adulte.

Les dents, si importantes dans la classification zoologique, sont le moule des mâchoires. — Au début, les maxillaires sont creusés le long de leur bord

(1) Le dernier mot n'est cependant pas encore dit sur ce processus de décadence. Dans certains cas les dents provisoires tombent alors que leurs racines sont encore presque intactes. — C'est pour fournir une explication générale, applicable à tous les cas, que DELABARRE d'abord, CH. TOMES plus tard, ont imaginé leur *organe absorbant*, corps vasculaire et spongieux, composé d'*ostéoclastes* (cellules rongeantes), qui serait situé sous la dent provisoire, mais dont la démonstration définitive n'est pas faite.

alvéolaire d'une gouttière profonde dans laquelle sont placés les sacs dentaires. — Lorsque les mâchoires s'ossifient, il s'élève du fond de cette gouttière une série de crêtes falciformes qui finissent par séparer les sacs dentaires les uns des autres; en un mot les sacs dentaires s'enferment peu à peu dans des alvéoles qui se développent et grandissent avec eux. Au fur et à mesure de la formation et de l'accroissement des dents, les mâchoires augmentent donc de volume. —

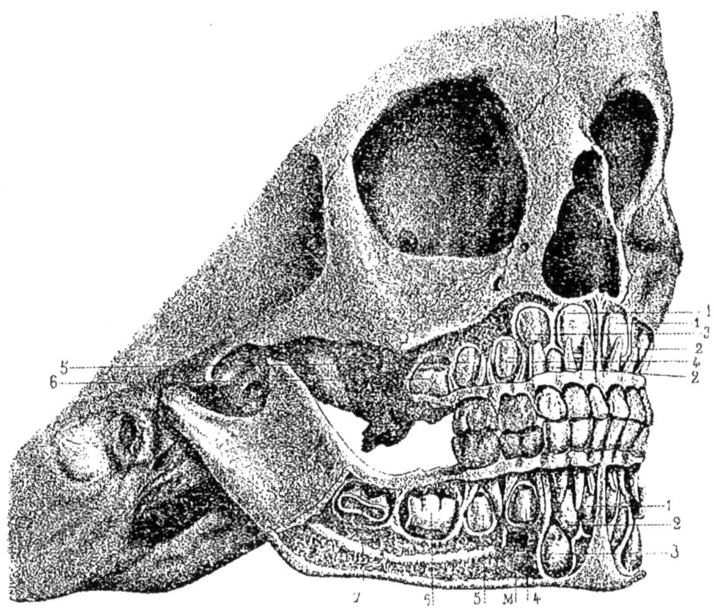

FIG. 250. — Première et deuxième dentition (enfant de cinq ans).

1 et 2, incisives de remplacement encore enfouies dans la mâchoire; — 3, 3, canines de remplacement; — 4 et 5, petites molaires de remplacement; — 6, première grosse molaire; — 7, deuxième grosse molaire; — M, trou mentonnier.

Aussi une fois l'éruption des dents temporaires achevée, la courbe de la mâchoire est-elle à peu près invariablement fixée.

La longueur des arcades alvéolaires est également déterminée par le développement des dents. Au fur et à mesure que les sacs dentaires des dents molaires viennent s'ajouter derrière la série des prémolaires, l'arcade dentaire s'accroît d'autant, comme MIEL, FOX, DUVAL l'avaient bien observé. A la mâchoire inférieure, cet accroissement a pour résultat de faire reculer la branche montante et d'amoindrir l'angle de la mâchoire. C'est donc à juste titre que SERRES a dit que l'accroissement de la mâchoire est tout à fait subordonné à l'évolution des dents (voy. t. I, p. 110).

Une fois complètement achevées, les dents de l'Homme ne sont pas susceptibles d'un accroissement illimité comme celles de certains animaux, des Rongeurs en particulier; elles s'usent sans se reproduire. — Leur chute chez les vieillards paraît être l'effet de l'oblitération de la cavité dentaire et de la disparition du bulbe, qui fournit aux dents leurs matériaux nutritifs.

On a cité l'*absence congénitale* des dents (DANTZ, FOX, SABATIER, etc.), mais il reste à se demander si les observations de ce genre ne sont pas apocryphes. — Les cas de *troisième et quatrième dentition* sont mieux établis, mais certains auteurs (MAGITOT, etc.) les regardent comme des *éruptions tardives*. — Quoi qu'il en soit, ARNOLD cite le cas d'un sujet chez lequel le nombre des dents se serait élevé à soixante-douze !

A côté des *dents retardées* viennent se placer les *dents abortives*. ALBINUS a rencontré des incisives qui étaient restées enfouies dans l'épaisseur des os maxillaires. J'ai rapporté un cas analogue, observé sur un crâne que j'ai laissé au Musée d'anatomie de la Faculté de médecine de Lyon.

La *dent de sagesse*, on le sait, est souvent une dent abortive. — Tandis que chez l'Homme elle reste souvent enfouie dans son alvéole, elle sort constamment chez l'Anthropoïde, où elle est, non pas la plus petite des molaires comme chez l'Homme, mais la plus grosse. — Relativement précoce chez le Singe, moins retardataire dans les races humaines inférieures que dans les races caucasiques comme le dit MANTEGAZZA, elle paraît être un organe en décadence.

A côté des éruptions tardives viennent se placer les *éruptions précoces*. — CURIUS DENTATUS, LOUIS XIV, MAZARIN, MIRABEAU, P. BROCA, etc., sont de ceux, dit-on, qui sont venus au monde avec des dents. — Sur dix-sept mille cinq cent soixante-dix-huit naissances relevées à la Maternité de Paris de 1858 à 1868, on n'a trouvé que trois enfants nés avec des incisives.

L'*augmentation numérique* des dents est le résultat du développement de germes surnuméraires. — Un crâne du Musée d'anthropologie de Vienne possède trente-six dents, huit molaires à chaque mâchoire, ce qui constitue un retour à la formule dentaire des Lémuriens.

Les *incisives surnuméraires* ne sont pas très rares. — D'une façon générale on peut dire que cette anomalie est en raison directe du degré d'infériorité de la race et proportionnelle au prognathisme.

Ce sont là des faits d'atavisme, des réminiscences théromorphiques d'une forme ancestrale éloignée.

Les cas d'une *dent unique monstre* ou de quelques dents réunies ensemble, et tenant lieu de toute denture, ne sont vraisemblablement qu'une fossilisation des dents dans un bloc de tartre. — C'est de cette façon qu'il faut accepter l'histoire de la dent fameuse de PYRRHUS et de celle de l'un des fils de PRUSIAS, roi de Bithynie, racontée par PLUTARQUE et VALÈRE-MAXIME.

Le *diastéma*, constant chez les Singes, existe exceptionnellement chez l'Homme ; — il est en rapport avec de puissantes canines et paraît être plus fréquent dans les crânes des races inférieures (P. BROCA).

L'*unité dentaire*, l'*archétype dentaire*, est le type conique, c'est-à-dire la canine. — Les tubercules des molaires peuvent être réduits à un seul ; ce fait tératologique constitue une réversion au type conique primitif, un retour vers la forme ancestrale que présentent presque toujours les dents surnuméraires. — D'autre part, on sait que les molaires et les incisives elles-mêmes sont des dents composées, c'est-à-dire primitivement constituées par autant de cônes ou de chapeaux de dentine qu'il y a de tubercules à la couronne. — Ces chapeaux se soudent pour former une dent unique. — La canine formée d'un seul cône dentinaire représente donc la tradition morphologique. Les prémolaires de l'Homme peuvent être considérées comme deux canines soudées, les molaires comme deux prémolaires fusionnées.

Le prototype des Mammifères supérieurs, à ce point de vue, paraît avoir été un grand Ongulé fossile découvert en Patagonie par FLOWER, auquel il a donné le nom d'*Hamalodontherium*.

Chez cet être disparu, la formule dentaire était :

$$I = \frac{6}{6}\ C = \frac{2}{2}\ P = \frac{8}{8}\ M = \frac{6}{6} = 44.$$

Comme chez l'Homme adulte elle est :

$$I = \frac{4}{4}\ C = \frac{2}{2}\ P = \frac{4}{4}\ M = \frac{6}{6} = 32,$$

il s'ensuit que l'Homme a perdu les quatre dernières incisives et les huit premières petites molaires, d'où chez lui le brusque changement dans la forme des dents en passant des incisives aux canines, et de celles-ci aux molaires, tandis que chez l'*Hamalodontherium* on passe des incisives aux molaires par une gradation régulière et presque insensible (1).

Bibliographie. — Waldeyer, *Stricker's Handbuch*, 1870. — Gillet, art. « Maxillaires » du *Dict. encyclop. des sc. méd.*, 1872. — Legros et Magitot, art. « Dents » du *Dict. encyclop. des sc. méd.*, 1882. — Ch. Tomes, *Anatomie dentaire*, Paris, 1883. — G. Pouchet et L. Chabry, *Contrib. à l'odontogénie chez les Mammifères* (*Journ. de l'anat.*, 1884). — Ch. Debierre et J. Pravaz, *Contrib. à l'odontogénie* (*Arch. de physiol.*, 1886). — M. Morgenstern, *Recherches sur l'origine des dents* (*Rev. méd. de la Suisse romande*, p. 58, 1886).

§ II. — GLANDES SALIVAIRES

Indépendamment des glandes labiales, géniennes, palatines et linguales qui siègent dans les parois de la cavité buccale, *glandes pariétales*, il existe autour de cette cavité un appareil glanduleux, *glandes extra-pariétales*, qui forme une sorte de chaîne le long de la mâchoire inférieure. Cette chaîne, bilatérale, est subdivisée en trois glandes, *glandes salivaires*, qui sont : 1° la *parotide;* 2° la *sous-maxillaire;* 3° la *sublinguale.*

Les glandes salivaires sont des *glandes en grappe composées*, ou plutôt (Flemming) ce sont des glandes tubuleuses composées, puisque les extrémités terminales de leurs canaux sécréteurs ne sont pas dilatées et ne méritent pas le nom d'alvéoles ou acini. — Leurs lobules sont constitués par des culs-de-sac formés d'une membrane propre limitante, tapissée à son intérieur d'un épithélium.

La membrane propre des culs-de-sac sécréteurs (alvéoles, acini) est tapissée d'un reticulum de cellules plates étoilées (Frey), si même elle n'est pas entièrement constituée par des cellules plates soudées les unes aux autres (Boll, Ranvier). — L'épithélium est composé de deux sortes de cellules : de cellules prismatiques, à contenu homogène et clair, *cellules muqueuses*, et de cellules granuleuses situées à la périphérie de l'acinus, affectant la forme d'un croissant (*demi-lunes de Heidenhain, croissants de Gianuzzi*), destinées à remplacer les cellules muqueuses qui disparaissent pendant la sécrétion de la glande (Heidenhain).

(1) Cope a établi que les molaires supérieures tuberculeuses de l'Homme sont un retour à la dentition des Lémuriens de l'époque éocène (*American Naturalist*, nov. 1886).

Les conduits excréteurs sont tapissés d'une couche de cellules épithéliales cylindriques à striation longitudinale, et dans les conduits interlobulaires, mais surtout interlobaires, la membrane propre est renforcée par des trabécules de tissu conjonctif. Dans les branches de gros calibre, on trouve même des fibres musculaires lisses (Klein, Kölliker).

Si l'on suit le canal excréteur d'une glande salivaire à travers le hile dans l'intérieur du parenchyme, on voit qu'il se divise en un certain nombre de branches dont chacune aboutit à un lobe (*conduits lobaires*). — Ce dernier est composé à son tour d'un certain nombre de lobules qui émettent chacun un conduit (*conduits lobulaires*) qui se jette dans le canal excréteur commun du même lobule; dans le lobule enfin, les conduits lobulaires émettent latéralement des canalicules, *tubes salivaires de Pflüger*, qui se terminent par des culs-de-sac (alvéoles, acini) (1).

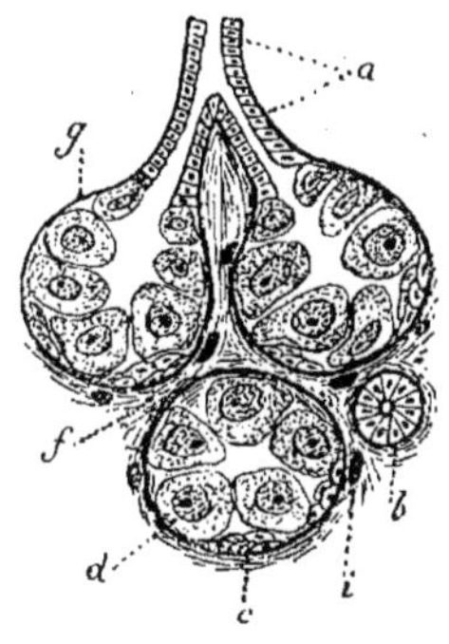

Fig. 251. — Structure des glandes salivaires.

a, canal excréteur; — *b*, coupe transversale d'un canal excréteur; — *c* et *d*, cellules épithéliales des acini (cellules sécrétoires); — *f*, tissu conjonctif interlobulaire; — *g*, paroi propre des acini; — *i*, vaisseaux coupés en travers.

La glande salivaire est entourée par une coque de tissu conjonctif détachant de sa face profonde une infinité de cloisons qui pénètrent dans la glande et séparent les uns des autres les lobes, lobules et acini. Ce tissu cellulaire, qui contient pas mal de fibres élastiques, constitue la *charpente de la glande*. — Le conduit excréteur sort de la glande et les vaisseaux et les nerfs y pénètrent par le hile. — Les *artères* accompagnent les divisions du conduit excréteur et donnent naissance à un réseau capillaire à larges mailles qui vient directement s'appliquer à la surface externe de la paroi propre des culs-de-sac glandulaires; — les *veines* ne présentent rien de particulier. — Selon Sappey, les *vaisseaux lymphatiques* des glandes salivaires sont encore inconnus; Gianuzzi, au contraire, décrit des *espaces lymphatiques* dans le tissu conjonctif interalvéolaire aboutissant à des *vaisseaux lymphatiques* qui suivent les conduits excréteurs (?). — Les *nerfs* forment des plexus dans le tissu interlobulaire et présentent dans leur trajet des ganglions microscopiques (Krause). — Selon Pflüger, ces fibres nerveuses iraient se terminer dans les cellules salivaires (??). — Ces nerfs paraissent être de deux espèces : les uns sont des *nerfs vaso-moteurs* qui suivent les vaisseaux et règlent la circulation de la glande; — les autres sont des *nerfs glandulaires* (Cl. Bernard, Langley, etc.) qui président à la sécrétion de la glande.

Ces derniers viennent, pour la parotide, du grand pétreux superficiel (Cl. Bernard), de l'auriculo-temporal (Vulpian) et de la branche auriculaire du plexus cervical, et Moussu a récemment démontré que les nerfs excito-sécrétoires des parotides viennent de la racine motrice du trijumeau, et non du facial (*Arch. de physiol.*, p. 68, 1890); — pour la sous-maxillaire, du lingual et de la corde du tympan; — pour la sublinguale, du nerf lingual.

Considérées dans leur ensemble, les glandes salivaires peuvent être subdivisées en trois grands groupes : 1° les *glandes séreuses* ou *albumineuses*, comme la

(1) Le terme *acinus* est une mauvaise expression, car il a servi à désigner les extrémités ampullaires des canaux sécréteurs et les lobules eux-mêmes.

parotide de l'Homme et des Mammifères, la sous-maxillaire du Lapin et du Cobaye; — 2° les *glandes muqueuses*, comme la sous-maxillaire du Chat et du Chien, la sublinguale du Cobaye, du Chat et du Chien; — 3° les *glandes salivaires mixtes*, *glandes muco-salivaires*, comme la sous-maxillaire et la sublinguale de l'Homme et du Singe.

Les *glandes salivaires* se développent vers la fin du second mois de la vie utérine. — Elles proviennent d'une involution dans la profondeur de l'épithélium buccal; cette involution donne naissance, par des poussées latérales, à un grand nombre de bourgeons, pleins d'abord, canaliculés plus tard, qui aboutissent à la formation de la glande en grappe.

1. — Glande parotide.

La *parotide* est la plus volumineuse des glandes salivaires. Sa forme est très irrégulière, car elle se moule sur les organes voisins, et son poids est en moyenne de 25 à 30 grammes. — On l'a comparée à une pyramide triangulaire, dont la base serait dirigée en dehors, et le sommet tronqué en dedans. — Elle est située dans une excavation, *excavation* ou *loge parotidienne*, limitée en avant par la branche montante de la mâchoire inférieure, en arrière par l'apophyse mastoïde et le sterno-mastoïdien, en haut par le conduit auditif externe (P, fig. 252).

Rapports. — Enveloppée dans une capsule fibreuse, *aponévrose parotidienne*, incomplète en dedans, comme nous le verrons plus loin, la parotide répond : *en dehors*, à la peau, dont elle est séparée par l'aponévrose parotidienne, quelques filets du plexus cervical et des fibres du peaucier; — *en avant*, à la branche de la mâchoire inférieure, au ptérygoïdien interne, et au masséter sur la face externe duquel elle se prolonge; — *en arrière*, au conduit auditif externe, à l'apophyse mastoïde, au ventre postérieur du digastrique et au bord antérieur du sterno-mastoïdien; — *en haut*, à la portion cartilagineuse du conduit auditif externe et à l'articulation temporo-maxillaire; — *en bas*, à la glande sous-maxillaire, dont la sépare une lame fibreuse provenant de l'aponévrose cervicale; — *en dedans*, à l'apophyse styloïde et aux muscles styliens. — Elle est assez souvent séparée du maxillaire inférieur par une bourse séreuse (Triquet).

Les *connexions de la parotide avec les vaisseaux et les nerfs* de la région sont des plus importantes. Elle est traversée : 1° par le nerf facial, qui la parcourt d'arrière en avant et se divise en ses deux branches terminales dans son intérieur; — 2° le nerf auriculo-temporal; — 3° la carotide externe qui, dans des cas plus rares, se creuse seulement un sillon sur sa face postéro-interne, près de son sommet, et émet dans son épaisseur l'auriculaire postérieure, les auriculaires antérieures, la transversale de la face, la temporale superficielle et la maxillaire interne; — 4° la jugulaire externe, qui est située en arrière de l'artère carotide, reçoit les veines satellites des artères précédentes, et, dans certains cas, par une veine transversale qui réunit la jugulaire externe à la jugulaire interne. On trouve, en outre, dans la partie superficielle de la glande, de petits ganglions lymphatiques qui se distinguent du tissu glandulaire par leur teinte rougeâtre. — Enfin, un prolongement de la partie interne de la glande, *prolongement pharyngien*, s'engage par une ouverture de l'aponévrose parotidienne, incomplète à ce niveau, entre le ptérygoïdien interne et les muscles styliens, en se dirigeant vers les parois latérales du pharynx, dont il reste séparé par du tissu cellulaire contenant un paquet vasculo-nerveux qui comprend la jugulaire interne, la carotide interne, les nerfs pneumogastrique, spinal, glosso-pharyngien, grand hypoglosse et grand sympathique.

Structure. — La parotide, dont le tissu, assez résistant, a une couleur grisâtre et rosée, est enveloppée par une *capsule fibreuse*, qui envoie des cloisons entre les lobes et les lobules de la glande. — Voici comment on peut comprendre l'*aponévrose parotidienne :*

La gaine du sterno-mastoïdien se prolonge en avant, sous la forme d'un double feuillet fibreux : l'un, superficiel, qui tapisse la face externe ou cutanée de la glande et gagne le masséter où il se continue avec l'aponévrose massétérine; l'autre, profond, qui suit la face postérieure de la loge parotidienne, en tapisse le fond, prend insertion à l'apophyse styloïde, tout en fournissant des gaines aux muscles styliens, gagne de là la face antérieure de l'excavation et vient se raccorder au feuillet superficiel avec lequel il forme l'aponévrose massétérine. — Toutefois, cette capsule aponévrotique n'est ordinairement pas complète; elle présente au fond de l'excavation, en avant de l'apophyse styloïde, un hiatus dans lequel s'engage le prolongement pharyngien de la parotide, lorsqu'il existe, ce qui est l'ordinaire.

Les éléments glandulaires de la parotide ne contiennent pas de cellules muqueuses, contrairement à ceux des glandes sous-maxillaire et sublinguale.

Canal excréteur. — Le *canal excréteur de la glande parotide, conduit parotidien, canal de Sténon*, est formé par la réunion des canaux qui émanent des lobes de la glande; — il se dégage du bord antérieur de la parotide, vers le tiers supérieur de ce bord, se porte de là horizontalement en avant parallèlement à l'arcade zygomatique, à 2 centimètres environ au-dessous de cette arcade, croise le masséter, et, lorsqu'il arrive au bord antérieur de ce muscle, se coude en dedans, s'enfonce dans la couche cellulo-graisseuse sous-cutanée de la joue, en avant de la boule de Bichat, rencontre le buccinateur qu'il traverse obliquement d'arrière en avant, en formant

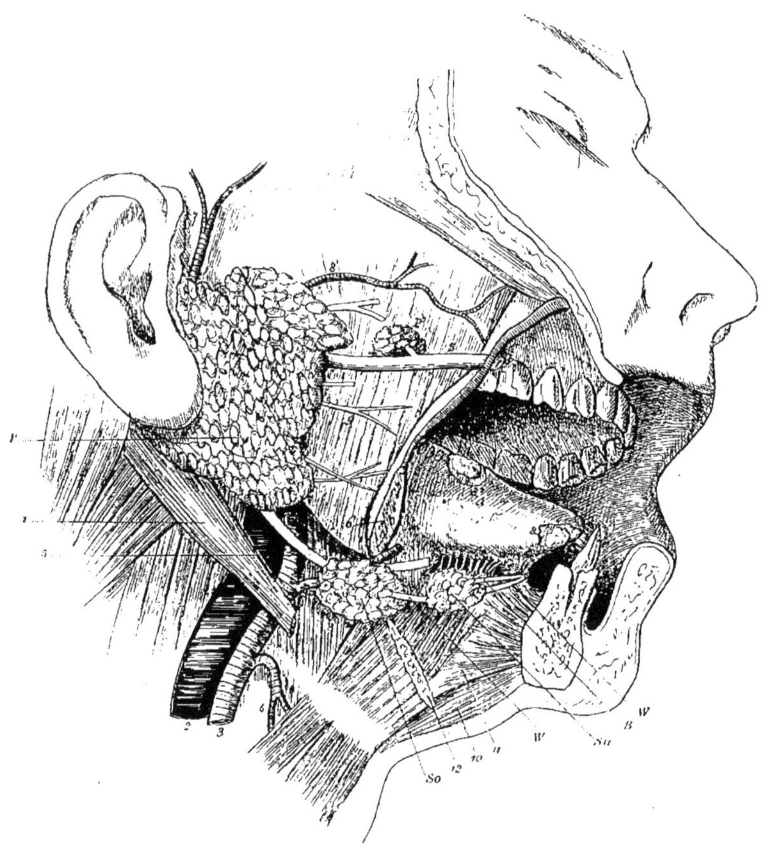

Fig. 252. — Glandes salivaires.

P, glande parotide; — P', parotide accessoire; — S, canal de Sténon; — So, glande sous-maxillaire; — W, canal de Wharton; — Su, glande sublinguale d'où émergent les conduits de Rivinus; — B, canal de Bartholin; — a, glande de Blandin; — a', glande de Weber; — 1, ventre postérieur du digastrique; — 2, veine jugulaire externe; — 3, carotide externe; — 4, artère thyroïdienne supérieure; — 5, nerf grand hypoglosse; — 6, coupe de la mâchoire inférieure; — 7, artère temporale; — 8, artère transversale de la face; — 9, filets du nerf facial; — 10, génio-hyoïdien; — 11, génio-glosse; — 12, mylo-hyoïdien.

un second coude et vient s'ouvrir à la surface de la muqueuse buccale par un orifice étroit en regard du collet de la première ou de la deuxième grosse molaire supérieure (S, fig. 252). — La longueur du canal de Sténon est d'environ 3 centimètres, son diamètre d'à peu près 3 millimètres. — Il est assez souvent accompagné par quelques lobules glandulaires erratiques, *parotide accessoire*, dont le canal excréteur se jette dans le canal de Sténon (P', fig. 252). — Superficiel dans sa *portion massétérine*, le canal excréteur de la parotide est séparé de la peau par une abondante couche de graisse dans sa *portion buccale.* Il est accompagné dans sa première portion par une branche de la transversale de la face et par un rameau du nerf facial.

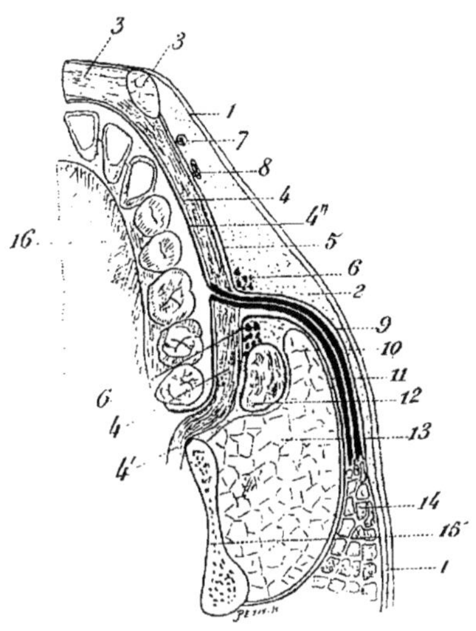

Fig. 253. — Schème d'une coupe transversale de la joue pour montrer le trajet du canal de Sténon.

1, peau; — 2, tissu cellulo-adipeux de la oue; — 3, 3, coupe de l'orbiculaire des lèvres; — 4, 4', buccinateur; — 5, aponévrose buccinatrice; — 6, glandes molaires; — 7 et 8, artère et veine faciale; — 9, aponévrose buccinatrice; — 10, canal de Sténon; — 11, aponévrose massétérine; — 12, boule graisseuse de Bichat; — 13, masséter; — 14, glande parotide; — 15, mâchoire inférieure; — 16, voûte palatine.

Le canal de Sténon est formé de deux tuniques : l'une externe, fibreuse; — l'autre interne, membrane propre, tapissée d'un épithélium cylindrique. — En outre, il possède une tunique cellulo-fibreuse adventice jusqu'à son entrée dans le buccinateur, tunique qui n'est qu'un prolongement sur le canal de l'aponévrose buccinatrice. — Ses parois sont remarquables par leur épaisseur, son calibre remarquable par son étroitesse.

Vaisseaux et nerfs. — Les *artères* qui se rendent à la parotide sont les *parotidiennes*, rameaux de la carotide externe et de ses branches; — les *veines* se jettent dans la jugulaire externe pendant son trajet à travers la glande; — les *lymphatiques*, inconnus pour Sappey, se rendent pour d'autres dans les ganglions parotidiens et sous-maxillaires; — les *nerfs* proviennent de l'auriculo-temporal et de la branche auriculaire du plexus cervical.

Grüber a cité un cas d'ectopie de la glande parotide qui était tout entière située dans la région massétérine; — Lejars, Poirier ont noté son absence.

2. — Glande sous-maxillaire.

La *glande sous-maxillaire* occupe la région sus-hyoïdienne; — elle est située en grande partie dans la fossette sous-maxillaire de la mâchoire inférieure qu'elle déborde en bas, circonscrite par le muscle digastrique. De forme irrégulièrement ovoïde et de la grosseur d'une amande, cette glande pèse de 6 à 8 grammes.

Rapports. — Enveloppée dans une loge fibreuse dépendant de l'aponévrose cervicale superficielle, la glande sous-maxillaire est en rapport : *en dehors* (face externe), avec la fossette sous-maxillaire de la mâchoire inférieure en haut, et en bas avec la peau dont la séparent les ganglions lymphatiques sous-maxillaires et le peaucier; — *en dedans* (face interne), avec les muscles mylo-hyoïdien et hyoglosse sur lesquels elle repose, avec le nerf grand hypoglosse, l'artère sous-mentale et la veine linguale; — *en bas* (face inférieure), elle est croisée par la veine faciale, et répond à la peau dont elle est séparée par l'aponévrose cervicale et le peaucier; — *en haut*, elle répond à l'espace angulaire maxillo-mylo-hyoïdien; — *en avant* (extrémité antérieure), elle s'applique sur le ventre antérieur du digastrique; — *en arrière* (extrémité postérieure), elle répond à la parotide dont elle séparée par un feuillet fibreux dépendant de l'aponévrose cervicale, et présente un sillon dans lequel est logée l'artère faciale. — Enfin, la glande sous-maxillaire présente *deux prolongements* : 1° l'un, *antérieur*, qui embrasse le bord postérieur du mylo-hyoïdien et se réfléchit sur la face buccale de ce muscle entre lui et l'hyo-glosse, et s'avance vers la glande sublinguale (*glande salivaire interne*); — 2° l'autre, *postérieur*, qui s'avance vers les glandes molaires.

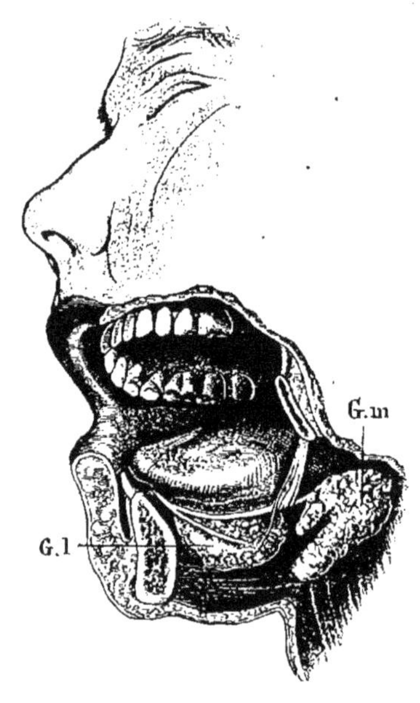

FIG. 254. — Glandes sous-maxillaire et sublinguale.

G*m*, glande sous-maxillaire; — G*l*, glande sublinguale.

SÉBILEAU et A. RICARD ont récemment montré (*Bull. Soc. anat.*, p. 10, 1889) que la glande sous-maxillaire est située presque tout entière dans le cou. — Placée dans la moitié postérieure de la région sus-hyoïdienne latérale, elle répond en haut au ptérygoïdien interne, en bas à la membrane thyro-hyoïdienne et repose sur le ventre postérieur du digastrique, le triangle hypoglosso-hyoïdien et la grande corne de l'hyoïde. On ne doit donc plus dire que la glande sous-maxillaire est située dans l'aire du triangle circonscrit par la branche horizontale de la mâchoire et la courbe du tendon du digastrique.

Structure. — La glande sous-maxillaire a la structure générale des glandes salivaires; seulement ses lobules sont plus gros et plus lâchement unis que ceux de la parotide, et en outre c'est une glande mixte contenant à la fois des cellules glandulaires séreuses et muqueuses (Ranvier). — I. Bermann (1878) a décrit au milieu de ses éléments acineux une glande en tube, mais il a dû se méprendre, car nous savons (voy. p. 447) aujourd'hui que les glandes salivaires sont moins des glandes en grappe que des glandes en tube composées. Elle est contenue dans un dédoublement de l'aponévrose cervicale superficielle qui lui forme, avec le corps de la mâchoire inférieure, une loge ostéo-fibreuse. La glande, du reste, n'adhère à cette loge que par un tissu cellulaire lâche dans lequel sont situés les ganglions sous-maxillaires.

Canal excréteur. — Le *canal excréteur de la glande sous-maxillaire, canal de Wharton,* formé par la réunion des petits canaux qui partent des lobules de la glande, se dégage du prolongement antérieur du corps glandulaire, se porte en avant et en dedans entre le muscle mylo-hyoïdien et l'hyo-glosse d'abord, plus loin entre le génio-glosse et la glande sublinguale, en rapport avec le nerf lingual, qu'il croise en le laissant en dehors; il parvient ainsi jusqu'au niveau du frein de la langue en glissant sous la muqueuse du plancher de la bouche, et s'ouvre par un orifice très étroit (*ostiolum umbilicale* de Bordeu), au sommet d'une petite saillie située sur le côté du frein, derrière les dents incisives (W, fig. 252).

Les parois du canal de Wharton sont minces; aussi ce canal s'affaisse-t-il comme une veine. Elles sont constituées : 1° par une tunique externe fibro-élastique, contenant aussi quelques fibres musculaires lisses pour certains auteurs; — 2° une tunique interne, membrane propre, tapissée d'un épithélium cylindrique.

On a décrit (Nitot, Ranvier), sous le nom de *glande sous-maxillaire accessoire*, un lobule égaré dont le conduit s'ouvre dans le canal de Wharton. — Ce lobe erratique est inconstant, mais existe fréquemment. Il est couché sur le plancher de la bouche et accolé au génio-glosse; son canal excréteur est embrassé par le nerf lingual.

Vaisseaux et nerfs. — Les *artères* viennent de la faciale; — les *veines* se rendent dans la veine faciale; — les *lymphatiques* vont aux ganglions voisins, mais ne proviendraient pas de la glande elle-même (Sappey). Les *nerfs* émanent du lingual et du ganglion sous-maxillaire.

3. — Glande sublinguale.

La *glande sublinguale*, que l'on peut considérer comme une agglomération ed glandules salivaires, est située sous la muqueuse du plancher de la bouche, dans la fossette sublinguale du maxillaire inférieur, de chaque côté du frein de la langue (*Gl*, fig. 253). — C'est la plus petite des glandes salivaires. Sa forme est celle d'un corps olivaire, aplati latéralement et bosselé. — Son poids est d'environ 2 à 3 grammes.

Rapports. — Placées obliquement de dehors en dedans et d'arrière en avant, les deux glandes sublinguales convergent en avant, où elles se touchent presque par leur *extrémité antérieure*, qui repose sur les tendons des muscles génio-glosses ; — par leur *extrémité postérieure*, elles confinent au prolongement antérieur de la glande sous-maxillaire ; — leur *face externe* est en rapport avec le génio-glosse, le muscle lingual, le nerf lingual, les veines du même nom, et le canal de Wharton, qui la croise en diagonale ascendante d'arrière en avant ; — le *bord inferieur* répond à l'angle rentrant, que forment le mylo-hyoïdien et le génio-glosse ; — leur *bord supérieur* est situé sous la muqueuse buccale, qu'il soulève de chaque côté du frein de la langue (crête sublinguale) : c'est sur ce bord que viennent s'ouvrir les conduits excréteurs de la glande.

Structure. — La glande sublinguale n'est pas entourée d'une enveloppe fibreuse comme la sous-maxillaire et la parotide. — Elle est formée d'un nombre variable de lobules, douze à quinze en moyenne, qui ne se réunissent pas pour former un canal excréteur commun, mais conservent leur indépendance et s'ouvrent isolément sur la muqueuse du plancher de la bouche, chacun par un petit canal excréteur très court (*Su*, fig. 252).

Les *canaux excréteurs de la glande sublinguale*, *conduits de Rivinus*, qui seraient mieux nommés *conduits de F. Walther*, car leur connaissance positive date des travaux de ce dernier anatomiste (1724), sont au nombre de douze à quinze, parfois vingt-cinq à trente (TILLAUX), et s'ouvrent isolément sur la muqueuse buccale au niveau du bord supérieur de la glande (crête sublinguale), où ils se dégagent. — Quelques-uns de ces canaux (HUSCHKE, HENLE) peuvent s'ouvrir dans le canal de Wharton, opinion très controversée, mais confirmée récemment (1887) par SUZANNE.

Chez le Lion, l'Ours, le Chien, le Chat et d'autres Mammifères (BARTHOLIN, RANVIER, etc.), il existe une glande *rétrolinguale*, qui possède un seul canal excréteur, *canal de Bartholin*, et que l'on décrit ordinairement comme faisant partie de la glande sublinguale. — Or cette glande, *glande de Bartholin*, existe assez fréquemment chez l'Homme (RANVIER), et son canal excréteur, *canal de Bartholin*, vient s'ouvrir près de l'embouchure du canal de Wharton, assez souvent dans l'*ostium ombilicale* de ce canal, exceptionnellement à une certaine distance de cet orifice (SUZANNE). — Le canal de Bartholin, dont l'existence est inconstante, est donc le résultat de la réunion d'un certain nombre de canalicules excréteurs de la partie postérieure, plus ou moins isolée, de la glande sublinguale.

Suzanne, enfin, a signalé un petit groupe glandulaire distinct du reste de la glande sublinguale situé de chaque côté du frein de la langue, au-dessus des apophyses géni, immédiatement sous la muqueuse du plancher de la bouche, *glandule du frein* de la langue.

Vaisseaux et nerfs. — Les *artères* de la glande sublinguale viennent de la sous-mentale et de la sublinguale; — ses *veines* se jettent dans la veine ranine; — ses *nerfs* proviennent du nerf lingual.

Usages des glandes salivaires. — Les glandes salivaires sécrètent la *salive*, produit complexe, qui, outre son action dans la déglutition, la parole et la sensation des saveurs, possède la propriété essentielle de transformer les matières amylacées en glucose, par l'intermédiaire d'un ferment soluble appelé *ptyaline*, *diastase salivaire*.

Bibliographie. — Bartholin, *De ductu salivi hactenus non descripto observatio anatomica*, 1684. — Triquet, *Rech. d'anat. sur la région parotidienne* (*Arch. gén. de médecine*, 1852). — Cl. Bernard, *Rech. sur la structure des glandes salivaires* (*Journ. de la physiol.*, 1858). — Ewald, *Histologie de Spiecheldrüsen* (*Diss.*, Berlin, 1870). — Klein, *Quaterly Journ. for microscop. science*, 1882. — Tillaux, *Soc. de biologie*, 1858. — Sappey, *Anat.*, 4e édit., t. IV, p. 91. — Ranvier, *Rech. sur les glandes salivaires* (*Arch. de physiol.*, 1886). — Suzanne, *Anat. du plancher de la bouche* (*Thèse de Bordeaux*, 1887).

§ III. — AMYGDALES

Les *amygdales*, *tonsilles* (F, fig. 210, et C, fig. 211), sont deux glandes à vésicules closes (glandes vasculaires sanguines), logées dans une fosse, *fosse amygdalienne* (p. 444), délimitée par les deux piliers du voile du palais. — Elles ont la forme et le volume d'une amande, mais elles sont susceptibles d'acquérir un volume beaucoup plus considérable.

Rapports. — L'amygdale présente deux faces, deux bords et deux extrémités. — Sa *face interne* est libre et proémine entre les deux piliers du voile du palais; elle est convexe et présente huit à dix trous, qui conduisent dans des excavations, *cryptes amygdaliens*. — Sa *face externe*, adhérente et non recouverte par la muqueuse de l'isthme du gosier, répond au muscle amygdalo-glosse et à l'aponévrose pharyngienne, qui la sépare de la carotide interne, dont elle reste éloignée de 10 à 12 millimètres. — Son *bord antérieur* est en rapport avec le pilier antérieur; son *bord postérieur*, avec le pilier postérieur du voile du palais. — Son *extrémité supérieure* est située dans l'angle de réunion des deux piliers du voile du palais qui, à ce niveau, limitent une sorte de petite fosse, *excavation sus-amygdalienne*. — Son *extrémité inférieure* répond aux parties latérales de la base de la langue, dont elle reste séparée de 6 à 8 millimètres.

Structure. — L'amygdale n'est que le résultat d'une agglomération localisée de glandes analogues aux glandes folliculeuses de la base de la langue (p. 349). — Elle est recouverte sur la plus grande partie de sa surface par la muqueuse pharyngienne, qui s'enfonce dans son épaisseur en divers points de sa face interne, de façon à donner lieu à des culs-de-sac, simples ou ramifiés, *cryptes amygdaliens*, *follicules amygdaliens*, *lacunes amygdaliennes*, dont nous avons signalé les orifices à la surface de l'organe. — La muqueuse qui tapisse ces culs-de-sac, offre tous les caractères de la muqueuse pharyngienne; — elle est doublée profondément par une couche de tissu réticulé, qui contient dans ses mailles des corpuscules lymphoïdes (follicules clos), dont les plus gros atteignent un demi-millimètre.

Plus extérieurement, ces follicules sont limités par une couche de tissu conjonctif provenant de l'enveloppe fibreuse de l'amygdale, qui entoure l'organe, sauf du côté de sa face libre. — En un mot, l'amygdale est constituée par dix ou douze follicules muqueux, dont la paroi est formée de tissu lymphoïde. — A la périphérie de l'amygdale on rencontre les mêmes glandules en grappe que celles que nous avons signalées à la base de la langue (p. 349); — certaines peuvent venir s'ouvrir dans les cryptes amygdaliens.

Vaisseaux et nerfs. — Les *artères* viennent de la pharyngienne inférieure, des palatines supérieure et inférieure et de la linguale; elles forment un réseau capillaire très serré qui va s'épanouir en rayonnant dans les follicules clos, comme cela se passe dans les plaques de Peyer de l'intestin. — Les *veines* naissent de ce réseau capillaire et vont se jeter dans un petit plexus, *plexus tonsillaire*, placé en dehors de l'amygdale et dépendant du plexus pharyngien. Les *lymphatiques* naissent de réseaux qui enveloppent les follicules clos, et vont s'unir à ceux de la face dorsale de la langue. — Les *nerfs* viennent du glosso-pharyngien.

Développement. — Les amygdales naissent de bourgeons épithéliaux de la muqueuse buccale; — ces bourgeons sont bientôt environnés par le tissu conjonctif de la muqueuse, qui prolifère abondamment autour d'eux en même temps qu'il devient très riche en vaisseaux. — Au fur et à mesure du développement des bourgeons, le tissu conjonctif les circonscrit, sépare les bourgeons secondaires des bourgeons primaires, d'où bientôt l'ébauche de l'amygdale apparaît sous la forme d'une série de culs-de-sac épithéliaux isolés et enveloppés par une gangue de nature connective, de façon à former des sortes de lobules. — Ces lobules sont pénétrés eux-mêmes plus tard par le tissu conjonctif vasculaire proliférant, déviés et comme fragmentés, jusqu'au point de prendre l'aspect des follicules clos de l'amygdale de l'adulte (Retterer).

Bibliographie. — Luschka, *Der Schlundkopf des Menschen*, Tubingen, 1868. — Retterer, *Développement des amygdales* (*Journ. de l'anat.*, 1887).

II. — Annexes de l'intestin moyen.

Les *annexes* de l'intestin moyen sont le *foie* et le *pancréas*, organes glanduleux qui versent leur produit de sécrétion dans le duodénum, et la *rate*, glande vasculaire sanguine dont les fonctions sont encore assez mal connues.

§ I. — FOIE

Préparation. — On commencera par étudier le foie en place de façon à prendre connaissance de ses rapports et des ligaments qui l'unissent au diaphragme et aux parties voisines; — on poursuivra ensuite les vaisseaux, nerfs et canaux excréteurs du foie dans l'épaisseur de l'épiploon gastro-hépatique; puis on lie la veine cave au-dessus et au-dessous du foie, on la coupe et on enlève le foie avec le duodénum et le pancréas; — on plongera les parties enlevées dans un courant d'eau et l'on poursuivra ensuite les vaisseaux dans le sillon transverse en fendant l'enveloppe fibreuse qui les entoure; — pour séparer les deux tuniques du foie, on fera une boutonnière à la première et l'on insinuera au-dessous le manche d'un scalpel; — pour mettre en évidence que la capsule de Glisson n'est que la tunique propre du foie, réfléchie et circulant autour des vaisseaux dans l'épaisseur du foie, on entrera le manche d'un scalpel entre la tunique propre et le tissu hépatique et on raclera celui-ci peu à peu. — On poursuivra de même les vaisseaux et les canaux excréteurs préalablement injectés de matières différemment colorées, mais on apprendra mieux leur disposition en les préparant par corrosion.

Le *foie* (11, fig. 217) est une glande volumineuse, impaire et asymétrique, destinée à sécréter la bile et à faire du sucre. — Il est situé dans l'hypochondre droit, qu'il remplit entièrement, s'avance dans la région épigastrique et jusque dans l'hypochondre gauche, fixé dans sa position par des vaisseaux et des replis du péritoine sur lesquels nous reviendrons, et soutenu par le paquet intestinal, qui lui forme une sorte de coussinet élastique. — Il occupe toute la concavité droite du diaphragme, en rapport avec les sept ou huit dernières côtes droites; en haut avec la base du poumon droit par l'intermédiaire du diaphragme. Il est peu sujet aux déplacements et ne subit que de légers mouvements d'élévation et d'abaissement isochrones à ceux de la respiration.

Le foie est le plus volumineux de tous les viscères. Il a de 28 à 30 centimètres dans son grand diamètre ou diamètre transversal, de 15 à 20 centimètres dans son diamètre antéro-postérieur, et de 6 à 8 centimètres dans son diamètre vertical.

Les dimensions du foie sont du reste extrêmement variables chez les divers individus; toutes choses égales d'ailleurs, il est beaucoup plus volumineux chez le fœtus et chez l'enfant que chez l'adulte.

Ainsi, tandis que le rapport du poids de cet organe à celui du corps entier est :: 1 : 3 chez le fœtus de trois mois, il est :: 1 : 16 chez le fœtus de cinq mois, :: 1 : 22 chez le nouveau-né, et :: 1 : 36 chez l'adulte (HUSCHKE). De sorte qu'alors que le foie devient sans cesse plus léger en proportion du corps, il augmente en poids absolu depuis la naissance jusqu'à l'âge adulte. — Il atteint alors en moyenne (poids physiologique) près de 2 kilogrammes, et environ 1500 grammes sur le cadavre en raison du sang dont il est en partie privé. — Dans les premiers temps de la vie fœtale, le lobe gauche du foie est aussi volumineux que le lobe droit ; mais, après la naissance, le lobe gauche diminue rapidement, à cause de la cessation de la circulation de la veine ombilicale. — Tandis que le rapport du poids du lobe gauche est à celui du lobe droit :: 1 : 2 chez les fœtus à terme qui n'ont point respiré, il est :: 1 : 3 chez ceux qui ont respiré (HUSCHKE). La *docimasie hépatique* (AUTENRIETH) est basée sur cette diminution subite de la masse du sang dans le foie. — Sous le nom de *docimasie pulmo-hépatique*, on entend le rapport du poids du foie à celui des poumons. Alors que ce rapport est :: 1 : 1 chez l'enfant mort-né qui n'a point respiré, il est :: 1 : 3 chez l'enfant qui a respiré.

Le *poids spécifique* du foie est de 1,5 à 1,6. — Sa *couleur* est rouge brun, plus ou moins foncé, et présente un aspect marbré. — Sa *surface* est lisse partout où le foie est recouvert par le péritoine, grenue ailleurs.

Moulé sur les organes qui l'entourent, le foie a une *forme* difficile à déterminer, non seulement à cause de ses irrégularités normales, mais encore à cause des déformations qu'il est susceptible de subir, comme sous l'influence du corset chez les Femmes. — Néanmoins, on peut le comparer avec GLISSON, à un segment d'ovoïde, obliquement coupé suivant son plus grand diamètre, épais à droite, plus mince à gauche.

A. — Configuration extérieure du foie.

Examiné dans sa *configuration extérieure*, le foie présente à considérer une *face supérieure*, une *face inférieure*, un *bord antérieur*, un *bord postérieur*, une *extrémité droite* et une *extrémité gauche*. — La division du foie en *lobe droit* et *lobe gauche* est purement artificielle.

a. *Face supérieure.* — La *face supérieure* du foie, *face convexe*, est lisse, en contact avec la face inférieure du diaphragme, sur laquelle elle se moule et séparée par ce muscle du poumon droit, du cœur et des six dernières côtes droites. — Elle est divisée en deux portions inégales, l'une droite, l'autre gauche, par un repli falciforme, *ligament suspenseur du foie*, dont la ligne d'insertion correspond au sillon antéro-postérieur gauche de la face inférieure de l'organe.

Ce ligament fait suite au repli du péritoine qui part de l'ombilic pour se porter au foie en enveloppant la veine ombilicale chez le lœtus, le cordon fibreux (ligament rond), qui la remplace chez l'adulte. Il sépare d'une façon toute nominale le lobe droit du lobe gauche.—La face convexe du foie déborde légèrement le diaphragme en avant et se met en rapport avec la paroi abdominale, au niveau de l'épigastre.—Ces rapports sont beaucoup plus étendus chez le fœtus et chez le nouveau-né que chez l'adulte.

b. *Face inférieure.* — La *face inférieure* du foie, *face plane* (fig. 255), est légèrement concave et regarde en bas et en arrière. — Elle est très accidentée et présente *trois sillons*, deux antéro-postérieurs et un transversal, formant dans leur ensemble une sorte d'H, et limitant plusieurs saillies, qui ont été désignées sous le nom de *lobes du foie.*

Les sillons sont : 1° le *sillon longitudinal, sillon de la veine ombilicale, sillon antéro-postérieur gauche* (5,6, fig. 255), étendu du bord antérieur au bord postérieur du foie ;— il loge dans sa partie antérieure, assez souvent convertie en tunnel par un pont de substance hépatique, la veine ombilicale chez le fœtus, plus tard le ligament rond qui la remplace, et dans sa partie postérieure, le canal veineux chez le fœtus, le cordon fibreux qui le remplace après la naissance. Ce sillon partage le foie en deux lobes : l'un droit, beaucoup plus volumineux, *lobe droit;* l'autre gauche, beaucoup plus petit, *lobe gauche;* — 2° à droite de ce sillon et à quelques centimètres de distance existe le deuxième sillon antéro-postérieur, *sillon antéro-postérieur droit, sillon de la vésicule biliaire et de la veine cave inférieure,* qui présente la même direction que le précédent (7,8, fig. 255); seulement il est interrompu vers sa partie postérieure par un petit pont transversal de substance hépatique, représentant le pédicule du lobule de Spigel. La partie antérieure de ce sillon, *fossette de la vésicule du fiel* (8, fig. 255), loge cette vésicule; sa partie postérieure, parfois transformée en canal, donne asile à la veine cave inférieure (7, fig. 255); — 3° enfin, le troisième sillon, *sillon transverse, sillon de la veine porte, hile du foie,* est perpendiculaire aux deux précédents, c'est-à-dire qu'il est transversalement dirigé, à peu près à une égale distance du bord antérieur et du bord postérieur du foie. Il est limité à gauche par le sillon antéro-postérieur gauche, à droite par le sillon de la vésicule biliaire. Il se présente sous la forme d'une large et profonde scissure, longue d'environ 5 à 6 centimètres, dans laquelle s'enfoncent les vaisseaux qui pénètrent dans le foie et par où émergent ceux qui en sortent. On y voit pénétrer la veine porte, l'artère hépatique et les nerfs, et on en voit sortir les conduits biliaires et les vaisseaux lymphatiques (11, 12, 13, fig. 255). — A ce niveau la capsule fibreuse propre du foie se continue à l'intérieur de l'organe sous le nom de *capsule de Glisson*, pour former une gaine aux organes qui pénètrent par le hile. Sur les lèvres du sillon transverse ainsi que sur celles de la partie postérieure du sillon antéro-postérieur gauche s'attache le bord supérieur de l'épiploon gastro-hépatique.

Les *éminences*, limitées par les trois sillons précédents, sont : 1° au-devant du sillon transverse, une saillie quadrilatère, *éminence porte antérieure, lobe carré, lobe antérieur* (9, fig. 255), limitée par la fossette de la vésicule biliaire à droite, le sillon de la

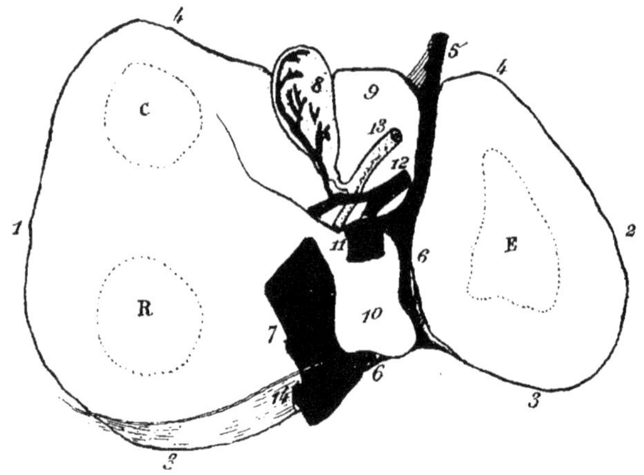

FIG. 255. — Face inférieure du foie.

1, extrémité droite; — 2, extrémité gauche; — 3, 3, bord postérieur; — 4, 4, bord antérieur; — 5, ligament rond; — 6, 6, débris fibreux du canal veineux; — 7, veine cave inférieure; — 8, vésicule biliaire; — 9, éminence porte antérieure; — 10, lobule de Spigel; — 11, veine porte hépatique; — 12, artère hépatique; — 13, canal cholédoque; — 14, veines sus-hépatiques; — E, empreinte gastrique; — C, empreinte colique; — R, empreinte rénale.

veine ombilicale à gauche; — 2° en arrière du sillon transverse, entre le sillon de la veine cave et le sillon du canal veineux, on voit une autre saillie de forme irrégulière, *éminence porte postérieure, lobule de Spigel, petit lobe du foie* (10, fig. 255), rattachée au lobe droit du foie par un pont de substance hépatique, qui interrompt le sillon antéro-postérieur droit : c'est le *pédicule du lobule de Spigel, colliculus caudatus.* — L'extrémité libre ou antérieure de ce lobule présente une sorte de mamelon, *colliculus major*, qui s'avance au-dessus du sillon transverse. — Il repose sur la petite courbure de l'estomac et s'aperçoit dans l'arrière-cavité des épiploons à travers l'épiploon gastro-hépatique.

A droite du sillon antéro-postérieur droit on trouve *trois dépres-*

sions légères, correspondant à des organes voisins. — Ce sont, d'avant en arrière : 1° l'*empreinte colique*, correspondant à l'arc droit du côlon (C, fig. 255); — 2° l'*empreinte rénale*, un peu plus large (R, fig. 255); — l'*empreinte surrénale*, à peine marquée. A gauche du sillon antéro-postérieur, se voit une large empreinte, mais à peine imprimée, l'*empreinte gastrique* (E, fig. 255).

Enfin, la face inférieure du foie peut offrir des incisures plus ou moins profondes, et quelquefois des lobes accessoires (foie lobulé) qui donnent au foie de l'Homme l'aspect de celui des Singes. — Sœmmerring a observé un foie de ce genre qui portait douze lobes.

La face inférieure du foie *est en rapport :* à gauche avec la grosse tubérosité de l'estomac et l'épiploon gastro-hépatique, parfois même avec la partie supérieure de la rate; à droite, avec la capsule surrénale droite, la face antérieure du rein droit, enfin avec l'angle d'union du côlon ascendant et du côlon transverse. — Au niveau du sillon transverse, elle répond à tous les vaisseaux qui pénètrent ou émergent du foie : veine porte, artère hépatique, nerfs, canaux biliaires, lymphatiques; enfin, au bord supérieur de l'épiploon gastro-hépatique. — L'éminence porte antérieure répond à la première portion du duodénum; l'éminence porte postérieure répond en arrière aux piliers du diaphragme, en bas au pancréas et au tronc cœliaque.

c. *Bord antérieur.* — Le *bord antérieur* du foie est mince et tranchant, obliquement dirigé de bas en haut et de droite à gauche, répondant au rebord des fausses côtes, qu'il dépasse rarement dans l'hypochondre droit, débordant un peu l'appendice xiphoïde du sternum dans l'épigastre. — Il présente deux échancrures, l'une au niveau du fond de la vésicule biliaire, l'autre au niveau du ligament rond.

d. *Bord postérieur.* — Très épais, mousse et arrondi, le *bord postérieur* du foie diminue d'épaisseur de droite à gauche; il est dépourvu de revêtement péritonéal, et s'applique directement sur le diaphragme. — C'est au niveau de ses arêtes supérieure et inférieure que le péritoine se réfléchit pour former le *ligament coronaire du foie.* — Au niveau de la veine cave inférieure, il présente un sillon très profond, assez souvent converti en canal, dans lequel vient se loger la veine; au fond du sillon, on aperçoit des orifices béants qui sont les embouchures des veines sus-hépatiques dans la veine cave. — Plus à gauche, il offre une encoche, plus ou moins accusée, qui répond à l'œsophage.

e. *Extrémité droite.* — L'*extrémité droite, grosse extrémité, base* du foie, répond au diaphragme qui la sépare des fausses côtes droites, et se rattache à ce muscle par un repli du péritoine, le *ligament triangulaire droit.*

f. *Extrémité gauche.* — *L'extrémité gauche, petite extrémité, sommet* du foie, est mince, angulaire ou obtuse; elle est rattachée au diaphragme par un repli du péritoine, le *ligament triangulaire gauche*, et vient assez souvent jusqu'au contact de la rate.

B. — Conformation intérieure du foie.

Depuis les travaux de GLISSON et MALPIGHI, la *structure du foie* a exercé la sagacité des anatomistes. Cet organe est composé de deux enveloppes, une superficielle, de nature séreuse, *tunique péritonéale*, une plus profonde, fibreuse, *capsule de Glisson;* — d'un tissu propre, *tissu hépatique*, d'un système de canaux excréteurs, *canaux biliaires*, de vaisseaux et de nerfs.

a. — Tunique péritonéale.

Le péritoine, *tunique séreuse*, enveloppe le foie dans presque toute son étendue; le bord postérieur, la fossette de la vésicule biliaire, le sillon de la veine cave, le sillon transverse, la dépression rénale et l'intervalle qui existe entre les feuillets du ligament coronaire et les feuillets des ligaments triangulaires en sont seuls dépourvus. — A la face supérieure de l'organe, on voit le péritoine s'adosser à lui-même pour constituer le ligament suspenseur et tapisser ensuite la face inférieure du diaphragme; — vers la lèvre supérieure du bord postérieur, cette membrane se réfléchit sur la face inférieure du diaphragme pour former le feuillet supérieur du ligament coronaire. — Ce feuillet forme un cul-de-sac divisé en deux parties latérales par le ligament suspenseur. — Vers les extrémités de la glande, le péritoine se porte également sur le diaphragme en formant le feuillet supérieur des ligaments triangulaires droit et gauche.

A la face inférieure du foie, on voit les deux feuillets de l'épiploon gastro-hépatique se séparer au niveau du sillon transverse : le feuillet antérieur se réfléchit en avant, recouvre l'éminence porte antérieure, la vésicule biliaire et les deux lobes, et, arrivé au niveau du bord antérieur, se continue avec le péritoine de la face supérieure, tout en formant un pli antéro-postérieur qui contient le ligament rond et se continue avec le ligament suspenseur ; — le feuillet postérieur se porte en arrière, et, après avoir tapissé la partie postérieure de la face inférieure du foie, se réfléchit à son tour pour former le feuillet inférieur du ligament coronaire.

Au delà, ce feuillet descend au niveau du pancréas et constitue la partie postérieure de l'arrière-cavité des épiploons (voy. Péritoine). Au niveau des deux extrémités, la séreuse se porte sur le diaphragme pour former le feuillet inférieur des ligaments triangulaires. — Lisse et humide par sa face superficielle, cette tunique adhère intimement à la tunique sous-jacente par sa face profonde.

b. — Tunique fibreuse.

La tunique fibreuse du foie, très adhérente à la tunique péritonéale dont on ne peut la séparer, enveloppe toute la surface du viscère. C'est une toile fibreuse très mince, transparente, qui détache par sa face profonde une infinité de prolongements s'insinuant entre les lobules de la glande. — Au niveau du sillon transverse, elle se réfléchit sur les canaux qui pénètrent dans le foie et s'enfonce dans l'intérieur de la glande en accompagnant ces canaux et en leur formant une gaine jusqu'au terme de leur parcours. Cette portion réfléchie de la tunique fibreuse porte le nom de *capsule de Glisson*. Elle contient, sous la forme d'un tube ramifié, les divisions de la veine porte, de l'artère hépatique et des canaux biliaires auxquelles elle n'adhère que par un tissu cellulaire très lâche (1), et envoie par sa surface externe des prolongements qui se réunissent à ceux que nous avons signalés au niveau de l'enveloppe extérieure. Chez le Cochon, et aussi chez le Cheval et le Bœuf, elle se prolonge jusque sur les lobules auxquels elle fournit une sorte de coque ; mais chez l'Homme et les autres Mammifères, elle semble s'épuiser avant d'atteindre le lobule hépatique. Sur le bord postérieur du foie, autour du point d'émergence des veines hépatiques, la tunique fibreuse adhère à la circonférence de ces veines et se trouve comme perforée pour leur livrer passage.

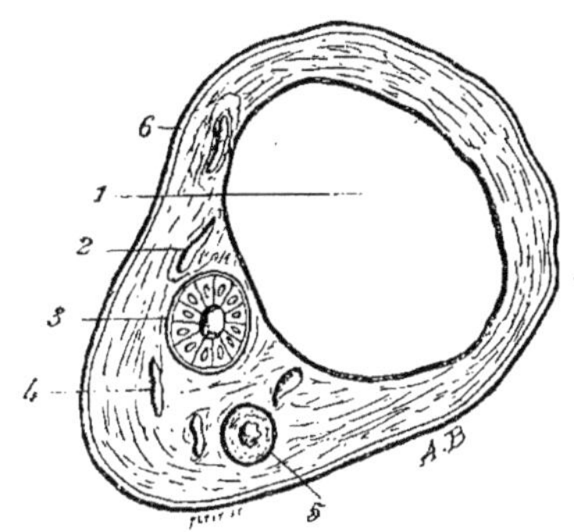

Fig. 256. — Espace porte.

1, veine porte hépatique (une de ses ramifications) ; — 2, 4, lymphatiques ; — 3, canal biliaire (une de ses racines) ; — 5, artère hépatique (une de ses branches) ; — 6, capsule de Glisson.

(1) Sous le nom d'*espace porte*, on désigne les ramifications de la capsule de Glisson contenant dans leur lumière une branche de la veine porte, une branche de l'artère hépatique, des canaux biliaires, des lymphatiques et des nerfs.

c. — Tissu propre du foie.

Le foie, bien que de consistance ferme, est néanmoins très fragile. — Sa cassure est grenue, et, sur la surface déchirée, on aperçoit le tissu de l'organe sous l'aspect d'une multitude de grains jaune rougeâtre, dont le centre est tantôt plus foncé et tantôt plus pâle que la périphérie.

La coloration rouge sombre de la partie centrale est due à ce que le vaisseau central du grain est gorgé de sang; la partie jaune clair du pourtour indique que les vaisseaux périphériques sont vides de sang. — La coloration inverse du grain est le résultat d'une congestion également inverse des vaisseaux. C'est à cette disposition intérieure des grains qu'est dû l'aspect marbré de la surface du foie.

Il n'y a donc ni *grains jaunes* ni *grains rouges* dans le foie. — Ces grains, qui ont environ 1 millimètre de diamètre chez l'Homme, de 2 à 3 millimètres chez le Porc, dans lequel ils sont beaucoup mieux délimités, c'est ce que l'on a appelé les *lobules hépatiques.*

Ces lobules, de forme arrondie, ovoïde ou polyédrique, sont extrêmement nombreux. On en compte à peu près cinq cents par centimètre cube, c'est-à-dire qu'il y en aurait environ douze cent mille pour tout le foie (Sappey). — Tous sont supportés, comme des feuilles sur une tige, par de fines ramifications vasculaires, les *veines hépatiques* (fig. 263).

Enfin les coupes que l'on pratique sur le foie montrent deux ordres de vaisseaux : les uns s'affaissent, ce sont les branches de la veine porte, et ils s'affaissent en raison de leur liberté dans la capsule de Glisson où ils sont contenus; — les autres restent béants, parce qu'ils adhèrent par leur paroi au tissu du foie, ce sont les veines hépatiques.

Or, le foie tout entier étant composé par une immense agglomération de lobules, tous identiques, il suffit de connaître la structure d'un lobule pour connaître la composition intérieure ou l'architecture du foie.

Lobule hépatique. — Dans son ensemble, le lobule hépatique, plus ou moins éloigné des voisins par une mince et délicate enveloppe de tissu cellulaire, se compose de cellules polyédriques, *cellules hépatiques*, emprisonnées dans les mailles d'un réseau vasculaire sanguin, *réseau capillaire lobulaire*, communiquant, d'une part, avec des vaisseaux afférents périlobulaires, *veine porte* et *artère hépatique*, et d'autre part, avec une veine centrale efférente, *veine intralobulaire*, *veine sus-hépatique.* Enfin, à la périphérie du lobule, on découvre des conduits excréteurs, *canalicules biliaires*, et des *lymphatiques* (fig. 262).

1° *Cellules du foie.* — Les *cellules hépatiques* sont interposées dans les mailles du réseau des capillaires intralobulaires et forment un réseau plein entrelacé avec le réseau des capillaires sanguins (HERING, EBERTH, TOLDT, ZUCKERKANDL, etc.). En coupe optique, ces cellules sont rangées suivant une direction radiée du centre à la périphérie (*a*, fig. 257). — Isolées, elles se présentent sous la forme d'éléments polyédriques, de 15 à 25 μ de diamètre, et

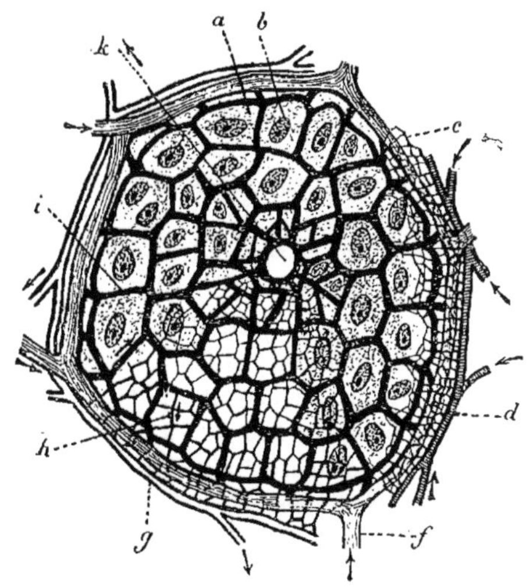

FIG. 257. — Diagramme du lobule hépatique.

a, cellules hépatiques avec, *b*, leur noyau; — *d*, artère hépatique avec, *c*, ses capillaires; — *f*, veine porte périlobulaire avec, *i*, son réseau capillaire entourant les cellules du foie; — *k*, veine sus-hépatique; — *g*, canalicules biliaires périlobulaires avec, *h*, leur réseau intralobulaire.

contiennent, outre un noyau arrondi et parfois double, un contenu protoplasmique mou et granuleux (fig. 258). — Parmi les granulations, les unes sont pigmentaires, les autres graisseuses. Ces cellules ne paraissent pas avoir de membrane d'enveloppe, et LEUCKART les a dotées de mouvements amiboïdes. Elles seraient au nombre d'environ cinq mille par millimètre cube et trois cent mille par lobule.

L'acide nitrique colore en jaune verdâtre le contenu des cellules hépatiques, c'est-à-dire que ce contenu se comporte comme la matière colorante de la bile en face de l'acide nitrique (1); le sucre et l'acide sulfurique le colorent en rouge

(1) L'hémoglobine ($C^{600}H^{960}Az^{154},FeS^{3},O^{179}$) en se décomposant fournit l'hématosine ($C^{96},H^{102},Az^{12},Fe^{3},O^{18}$), et celle-ci abandonnant son fer donne la bilirubine ($C^{16},H^{18},Az^{2},O^{3}$), très voisine de la biliverdine ($C^{16},H^{20},Az^{2},O^{4}$). — La matière colorante de la bile dérive donc de la matière colorante du sang.

pourpre, réaction propre aux acides biliaires (réaction de Pettenkoffer), et le sérum iodé en violet, coloration qui caractérise la matière glycogène comme elle caractérise l'amidon.

Il est donc indiscutable que les éléments de la bile et la matière glycogène sont contenus dans ces éléments, — et qu'il n'y a point deux foies, l'un biliaire, l'autre glycogénique, comme le soutenait CH. ROBIN.

Selon CL. BERNARD, SCHIFF, CH. ROBIN, la matière glycogène serait à l'état de granulations dans les cellules hépatiques. — Au contraire, BOCK et HOFFMANN estiment qu'elle n'y existe qu'à l'état diffus.

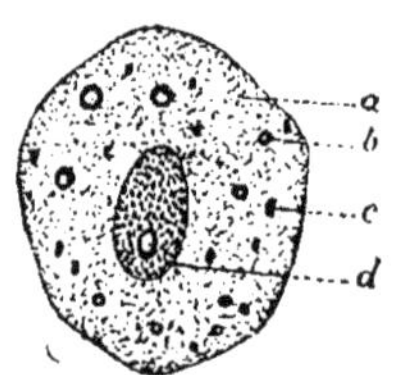

FIG. 258. — Spécimen des cellules du foie.

a, protoplasma; — *b*, gouttelettes graisseuses; — *c*, granules de pigment biliaire; — *d*, noyau de la cellule.

2° *Canalicules biliaires*. — Les canalicules biliaires naissent dans l'intérieur du lobule où ils s'anastomosent entre eux pour former un réseau d'une finesse extrême qui circonscrit dans ses mailles les cellules du foie. — On trouve ces capillaires entre les faces par lesquelles deux cellules se correspondent, tandis que les capillaires sanguins répondent aux arêtes des cellules (B, fig. 259). — Ces canalicules intralobulaires ont de 1 à 2 μ de diamètre et émergent de la périphérie des lobules où ils se jettent dans les canaux biliaires interlobulaires; ceux-ci circulent dans la capsule de Glisson, en compagnie des ramifications de la veine porte et de l'artère hépatique, et constituent les origines des canaux excréteurs du foie.

Les capillaires biliaires intralobulaires ne sont connus que depuis les travaux de BUDGE, ANDREJEVIC, MAC GILLAVRY, HERING, GERLACH, EBERTH. Selon les uns (HERING, etc.), ils n'auraient point de paroi propre, et seraient uniquement des canaux creusés entre les cellules hépatiques (1); pour d'autres ils seraient formés par une paroi propre (CH. LEGROS, MIURA), comparable à celle des vaisseaux capillaires, endothéliale par conséquent (ASP); de nature cuticulaire, au contraire, selon KÖLLIKER, FREY et EBERTH.

3° *Vaisseaux sanguins*. — Les *vaisseaux sanguins du lobule* comprennent : *a*. des vaisseaux afférents; — *b*. un réseau capillaire; — *c*. des vaisseaux efférents.

a. *Vaisseaux afférents*. — Ce sont les divisions de la *veine porte* et celles de l'*artère hépatique*.

Veine porte. — Arrivées dans les espaces interlobulaires, les divisions de la veine porte, *veines interlobulaires* de Kiernan, circonscrivent le lobule sous le nom de *veines périlobulaires* (*p*, *p*, fig. 262), et se distribuent aux lobules de telle façon qu'un lobule

(1) Les vaisseaux sanguins circulent d'ordinaire sur les crêtes des cellules, les canalicules biliaires sur les faces des cellules. Leur origine entre les cellules est considérée à juste titre comme la partie initiale des canaux excréteurs de la glande biliaire, et cette glande est en réalité une glande en tubes ramifiés et anastomosés (glande en réseau).

reçoit des branches de plusieurs veines interlobulaires et que les rameaux terminaux fournissent à plusieurs lobules. — Une fois qu'ils ont pénétré dans le lobule, ces rameaux vont constituer le réseau des capillaires sanguins intralobulaires.

Artère hépatique. — Les divisions ultimes de l'artère hépatique pénètrent également dans les lobules où elles contribuent à former le réseau capillaire (*a*, fig. 262).

b. *Réseau capillaire du lobule*. — Le réseau des capillaires sanguins intralobulaires est enchevêtré dans le réseau des cellules

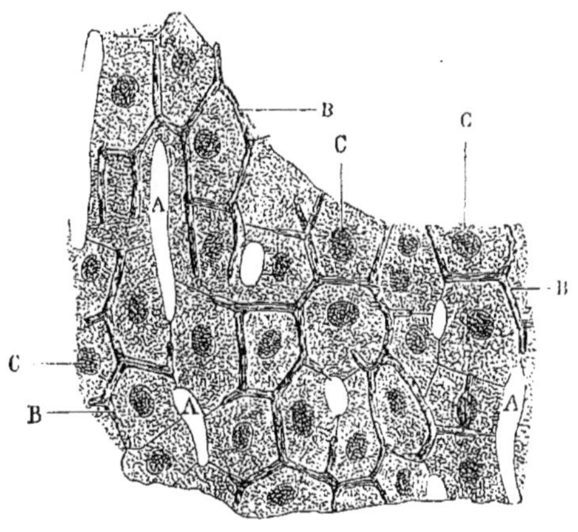

Fig. 259. — Coupe d'un fragment de lobule du foie.

A, A, capillaires de la veine porte, coupés en travers ou en sifflet; — B, B, capillaires biliaires, formant un réseau autour des cellules du foie; — C, C, cellules hépatiques.

hépatiques, de telle façon qu'une maille du réseau sanguin contient plusieurs cellules du foie (*r*, fig. 262). Ces capillaires ont de 9 à 10 μ de diamètre, et rayonnent, en général, de la périphérie au centre. Ils communiquent à la périphérie du lobule avec les veines périlobulaires (*p*, fig. 262), et, au centre du lobule, ils se déversent dans la veine intralobulaire (*k*, fig. 257 et fig. 262), dont ils constituent les origines.

c. *Vaisseaux efférents*. — Les *vaisseaux efférents* des lobules sont les *veines sus-hépatiques*, *veines hépatiques*, *veines intralobulaires* de Kiernan, *veine centrale* de Krukenberg. — Chaque veine hépatique naît du centre d'un lobule et tire son origine du réseau capillaire formé dans le lobule par la veine porte et l'artère hépatique. Elle apparaît dans une coupe optique sous la forme d'un trou toujours béant de 200 à 500 μ de diamètre (fig. 262).

4° *Lymphatiques du lobule.* — On a décrit (MAC GILLAVRY, FREY, BIESIADECKY, ASP, etc.) autour des vaisseaux capillaires intralobulaires une gaine lymphatique analogue à celle qui enveloppe les capillaires du cerveau et de la rate (G, fig. 262). A la périphérie du lobule, ces gaines communiquent avec les lymphatiques interlobulaires.

5° *Tissu conjonctif du lobule.* — A la périphérie du lobule, le tissu connectif est fort peu abondant chez l'Homme à l'état physio-

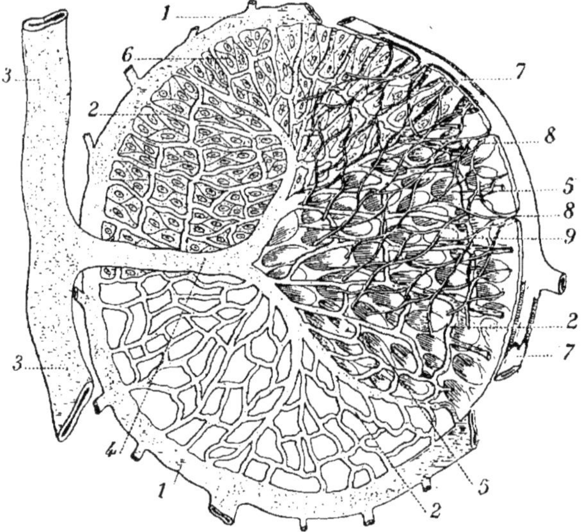

FIG. 260. — Schème d'un lobule du foie.

1, 1, veine interlobulaire (ramification ultime de la veine porte); — 2, 2, réseau vasculaire intralobulaire; — 3, 3, 4, veine intralobulaire (racine des veines sus-hépatiques); — 5, 5, espaces caverneux du réseau conjonctif après qu'on en a chassé les cellules; — 6, cellules hépatiques remplissant une portion de ces espaces; — 7, 7, canal biliaire interlobulaire; — 8, 9, ses racines lobulaires.

logique. Nous avons dit qu'il n'en était pas de même chez tous les animaux. Chez le Porc, chez l'Ours, etc., les ramifications de la capsule de Glisson s'étendent jusqu'aux lobules auxquels elles forment une sorte de capsule fibreuse; par leur face externe, elles adhèrent aux lobules et fournissent une infinité de prolongements cellulo-fibreux qui vont se réunir à la capsule fibreuse du foie pour constituer avec elle la *charpente cellulo-fibreuse* de ce viscère.

Enfin, dans l'intérieur du réseau des cellules hépatiques, on a signalé (BEALE et WAGNER, FREY, etc.) l'existence du tissu connectif à l'état réticulé (*a*, fig. 260).

d. — Vaisseaux du foie.

Les vaisseaux du foie sont l'*artère hépatique*, la *veine porte hépatique*, à laquelle est annexée l'histoire de la *veine ombilicale* et celle du *canal veineux*.

1° *Artère hépatique*. — L'*artère hépatique*, branche du tronc

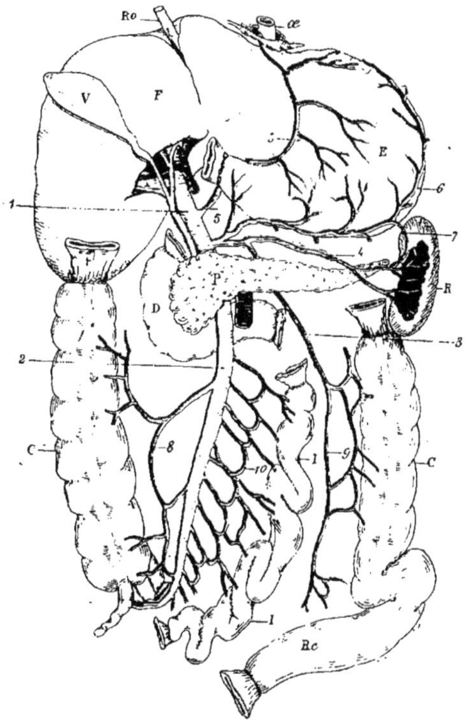

Fig. 261. — Veine porte.

F, foie; — V, vésicule biliaire; — Ro, ligament rond du foie; — E, estomac; — œ, œsophage; — D, duodénum; — P, pancréas; — R, rate; — C, C, côlon; — Re, rectum; — I, I, intestin grêle; — 1, tronc de la veine porte; — 2, grande veine mésaraïque; — 3, petite veine mésaraïque; — 4, veine splénique; — 5, veine coronaire stomachique; — 6, veine gastro-épiploïque gauche; — 7, veines courtes; — 8, veines coliques droites; — 9, veines coliques gauches; — 10, veines de l'intestin grêle.

cœliaque, se jette dans le foie au niveau du sillon transverse et s'enfonce dans l'épaisseur de l'organe en suivant les divisions de la veine porte et des canaux biliaires avec lesquels elle est contenue dans la capsule de Glisson. — Elle est remarquable par un calibre qui est loin d'être en rapport avec le volume du viscère auquel elle est destinée. — Les branches qu'elle fournit sont de trois ordres : 1° des *branches vasculaires et canaliculaires* destinées aux parois de la veine porte et des canaux biliaires; — 2° des *branches capsulaires* qui vont se perdre dans les parois de la capsule de Glisson et dans la tunique fibreuse du foie; — 3° des *branches lobulaires* qui s'avancent jusqu'aux lobules en compagnie des dernières ramifica-

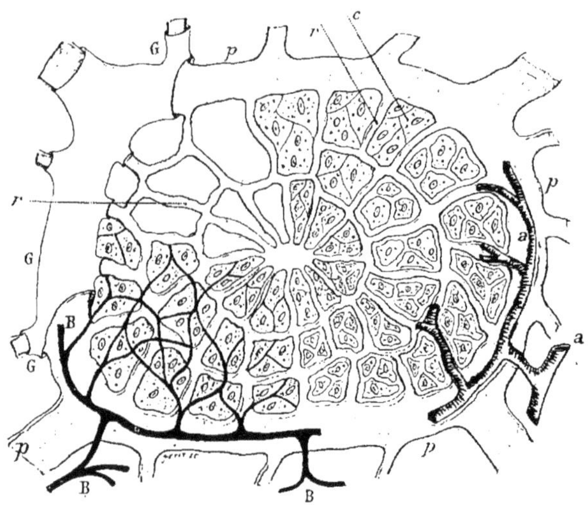

FIG. 262. — Schème du lobule du foie.

p, *p*, veine porte périlobulaire; — *r*, *r*, réseau capillaire intralobulaire; — G, G, gaine lymphatique périvasculaire; — *a*, *a*, artère hépatique; — B, B, canalicules biliaires; — *c*, cellules hépatiques. — Au centre du lobule, on voit la veine centrale ou sus-hépatique, et à gauche et en haut de la figure, les cellules du foie ont été chassées des mailles du réseau sanguin.

tions de la veine porte et vont se jeter dans le réseau capillaire intralobulaire (p. 468).

Le foie reçoit en outre des ramuscules de la *mammaire interne* qui suivent le ligament suspenseur; de la *diaphragmatique inférieure* au niveau de son bord postérieur; de la *coronaire stomachique* et de la *pylorique* qui montent dans l'épaisseur de l'épiploon gastro-hépatique; de la *cystique* au voisinage de la vésicule biliaire; de la *rénale*, de la *capsulaire droite* (THEILE) et de la *mésentérique supérieure* (SAPPEY), derniers rameaux qui se rendent à l'enveloppe fibreuse du viscère.

2° *Veine porte.* — La *veine porte hépatique* aborde le foie par le sillon transverse, dans lequel elle se divise en deux branches, qui se divisent dichotomiquement et se distribuent au foie à la manière d'une artère. — La direction transversale de ses branches, toutes contenues dans la capsule de Glisson, et leur affaissement après la section les font immédiatement distinguer des veines hépatiques. — Elles n'ont point de valvules et vont se terminer autour des lobules sous le nom de *veines interlobulaires* et *périlobulaires* (p. 467).

Nous avons vu que de celles-ci naissent des rameaux qui s'enfoncent dans les lobules les plus voisins, de telle façon que chaque lobule reçoit sur sa périphérie dix à quinze ramuscules (*rameaux terminaux* de la veine porte), allant se jeter dans le réseau capillaire intralobulaire (fig. 262).

Outre ces branches terminales, la veine porte hépatique émettrait également, chemin faisant, quelques *rameaux collatéraux*. — Ces rameaux se détacheraient à angle droit du tronc principal, traverseraient la capsule de Glisson et iraient se terminer dans les lobules du voisinage.

Selon FERREIN et KIERNAN, les veinules qui correspondent aux artères capsulaires, vasculaires et canaliculaires de l'artère hépatique (*vasa nutrientia*), *veines capsulaires*, *vasculaires* et *canaliculaires*, viendraient se rendre dans le système de la veine porte, de telle sorte que cette veine, outre ses grosses racines abdominales, aurait aussi quelques petites racines qui lui viendraient directement du foie. — Toutefois SAPPEY n'admet pas que les veines de la capsule de Glisson se jettent dans les branches de la veine porte hépatique, mais il les fait terminer dans les lobules du voisinage, c'est-à-dire qu'il les range dans le groupe des *veines portes accessoires*.

Celles-ci, au nombre de quatre groupes, viennent : 1° de la petite courbure de l'estomac et de l'épiploon gastro-hépatique et vont se rendre dans les lobules voisins du sillon transverse; — 2° du fond de la vésicule biliaire et se jettent dans les lobules du voisinage ; — 3° des parois de la veine porte, des canaux biliaires et de la capsule de Glisson (opinion opposée à celle que nous avons donnée plus haut) et vont se rendre dans les lobules environnants; — 4° du diaphragme et de la paroi abdominale antérieure par la voie du ligament suspenseur et du ligament de la veine ombilicale. — Ce dernier groupe, étudié d'une façon spéciale par SAPPEY en 1859, fait communiquer le système de la veine porte hépatique avec les veines des parois abdominales (sous-cutanées abdominales, épigastriques, mammaires internes, diaphragmatiques), — et prend un grand développement quand la circulation du foie est gênée (cirrhose alcoolique, cardiaque, etc.). Dans ces circonstances, une ou deux veines de ce groupe qui longent le ligament rond et s'ouvrent dans la branche gauche de la veine porte (SAPPEY), se dilatent plus ou moins, et servent de débouché au sang de la veine porte qui ne peut plus traverser le foie. — Ce sont ces veines qui ont été prises à tort, selon SAPPEY, pour des veines ombilicales persistantes, et, suivant cet anatomiste, tous les cas de persistance de la veine ombilicale chez l'adulte sont passibles de la même explication (voy. t. I, p. 726) (1).

Selon CL. BERNARD, quelques grosses branches de la veine porte de 1 à 2 millimètres de diamètre traverseraient le foie sans s'y résoudre en capillaires, et iraient directement s'ouvrir dans la veine cave. — Cette disposition, qui existe bien chez le Cheval et d'autres Mammifères (VERNEUIL, CL. BERNARD), est encore hypothétique chez l'Homme.

(1) Des recherches récentes de HOCHTETTER (*Morphol. Jahrb.*, XIV, 1888), il résulte cependant que la veine ombilicale du Poulet ne disparaît pas complètement lors de l'établissement de la respiration pulmonaire, mais demeure, en partie, sous forme d'une veine placée dans le fond du sillon médian du foie, et qui reçoit le sang du tissu sous-cutané de la paroi abdominale.

Quant à la *veine ombilicale*, nous savons (voy. t. I, p. 726) qu'elle vient du placenta, qu'elle traverse l'ombilic et se porte dans le sillon antéro-postérieur gauche du foie, contenue dans l'épaisseur du ligament suspenseur ; — arrivée au sillon transverse, elle se bifurque : l'une de ses branches continue le trajet primitif de la veine et vient se jeter dans la veine cave sous le nom de *canal veineux d'Aranzi;* l'autre branche de bifurcation, *canal de communication*, se jette dans le sinus de la veine porte hépatique (t. I, p. 726). — Après la naissance, la veine ombilicale s'oblitère et se transforme en cordon fibreux, *ligament rond* du foie ; — le canal veineux subit de son côté une régression analogue et se transforme aussi en cordon fibreux.

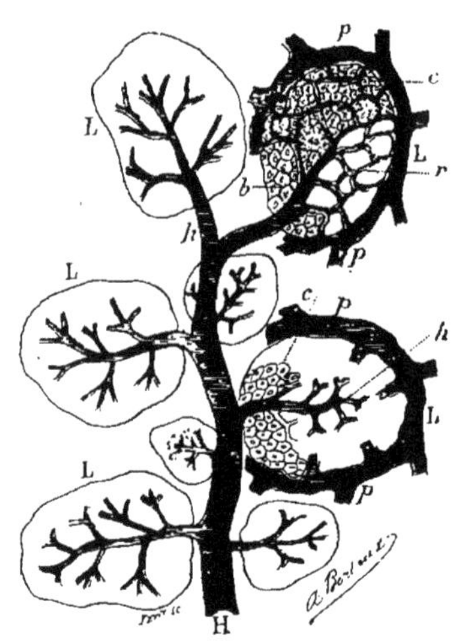

Fig. 263. — Veines sus-hépatiques.

H, *h*, veines sus-hépatiques ; — L, L, lobules hépatiques ; — *p*, *p*, veines-portes périlobulaires ; — *r*, réseau vasculaire intralobulaire ; — *c*, *c*, cellules hépatiques.

3° *Veines sus-hépatiques.* — Les *veines sus-hépatiques, veines hépatiques*, naissent du centre des lobules par la *veine intralobulaire* ou *centrale ;* — les troncs suslobulaires se réunissent de manière à former des troncs plus volumineux, qui augmentent à mesure qu'ils se rapprochent du bord postérieur du foie, où ils convergent pour s'ouvrir par deux ou plusieurs embouchures dans la veine cave inférieure. — Ces veines affectent une direction générale antéro-postérieure, n'ont point de valvules, et, adhérentes au tissu du foie, elles ne s'affaissent pas sous la coupe. C'est dire qu'elles ne sont point contenues dans la capsule de Glisson. — En outre, la division des veines hépatiques n'est ni dichotomique, ni régulière ; les gros troncs reçoivent des branches de tout calibre, ce qui donne à leur surface intérieure un aspect criblé caractéristique. — Enfin, outre les veines intralobulaires, les veines hépatiques reçoivent encore quelques ramuscules veineux, provenant des parois des canaux biliaires (Luschka). — Isolée, par la pensée, une veine sus-hépatique avec les lobules situés aux extrémités de ses branches, se présentera sous l'aspect d'une grappe (fig. 263) ; — envisagées dans leur ensemble, les veines sus-hépatiques représentent un arbre aux ramuscules duquel les lobules sont suspendus par leur veine centrale, à peu près comme les feuilles sur leur pédicule.

4° *Vaisseaux lymphatiques.* — Les *lymphatiques* du foie sont divisés en *superficiels* et *profonds*. — Ces derniers naissent des lobules et constituent, en s'anastomosant ensemble, des réseaux sous-lobulaires qui communiquent entre eux. — De ces réseaux partent des vaisseaux qui sortent du foie en suivant les vaisseaux sanguins : les uns cheminent autour des veines sus-hépatiques, se réunissent en cinq ou six troncs qui traversent le diaphragme avec la veine cave et se jettent dans les ganglions sus-diaphragmatiques voisins de cette veine; — les autres suivent la face externe de la capsule de Glisson (Sappey) qui les sépare de la veine porte et des canaux biliaires, émergent du foie au niveau du hile où ils se jettent dans un ganglion qui avoisine le col de la vésicule biliaire.

Les *lymphatiques superficiels* rampent à la surface du foie et abandonnent cet organe au niveau de ses ligaments. — Quelques-uns montent dans le ligament suspenseur, traversent le diaphragme et vont se jeter dans un ganglion situé au-devant de la base du péricarde; — d'autres émergent entre les feuillets des ligaments triangulaires et vont se rendre dans les ganglions sus-pancréatiques; — certains quittent le foie au niveau du bord postérieur et vont se jeter dans les ganglions sus-diaphragmatiques qui entourent la veine cave; enfin on trouve quelques vaisseaux superficiels qui se rendent, les uns dans les ganglions qui entourent la veine porte au niveau du hile, d'autres dans les ganglions aortiques.

5° *Nerfs du foie.* — Les *nerfs* du foie viennent de plusieurs sources : 1° du pneumogastrique et du grand sympathique (plexus hépatique); — 2° du phrénique droit (plexus diaphragmatique) et des splanchniques (plexus cœliaque). — Ils accompagnent les branches de l'artère hépatique et de la veine porte sous la forme de filets plexiformes et vont se terminer dans les parois des vaisseaux et des canaux biliaires, très probablement aussi dans les lobules; mais on n'en connaît point encore le mode de terminaison.

e. — Appareil excréteur du foie. — Voies biliaires.

L'*appareil excréteur* du foie se compose : 1° des conduits vecteurs de la bile, *conduits biliaires* et *canal hépatique;* — 2° d'un réservoir, *vésicule biliaire*, avec son canal d'excrétion, le *canal cystique;* — 3° d'un canal commun, formé par la réunion des conduits cystique et hépatique, le *canal cholédoque.*

1° *Canaux biliaires et canal hépatique.*

La réunion des *radicules* des canaux biliaires forment les *canaux biliaires interlobulaires*, qui se réunissent à leur tour les uns aux autres en formant des troncs de plus en plus volumineux, pour venir finalement aboutir à deux conduits, marchant à la rencontre l'un de l'autre dans le sillon transverse du foie, où ils s'anastomosent pour constituer un tronc unique qui est le *canal hépatique.*

Ce canal, qui occupe d'abord le hile du foie, se porte en bas et à droite, et, après un trajet d'environ 3 centimètres, se réunit au canal cystique pour former le canal cholédoque. — Contenu dans l'épiploon gastro-hépatique et environné d'un grand nombre de vaisseaux lymphatiques, il est en rapport dans son trajet, en avant avec l'artère hépatique, en arrière avec la veine porte (*b*, fig. 264).

Les conduits biliaires sont contenus dans la capsule de Glisson, avec les divisions de l'artère hépatique et de la veine porte, généralement au nombre de deux conduits pour une ramification de la veine porte. — La surface intérieure des conduits biliaires d'un certain calibre est criblée de petites fossettes, creusées sans ordre

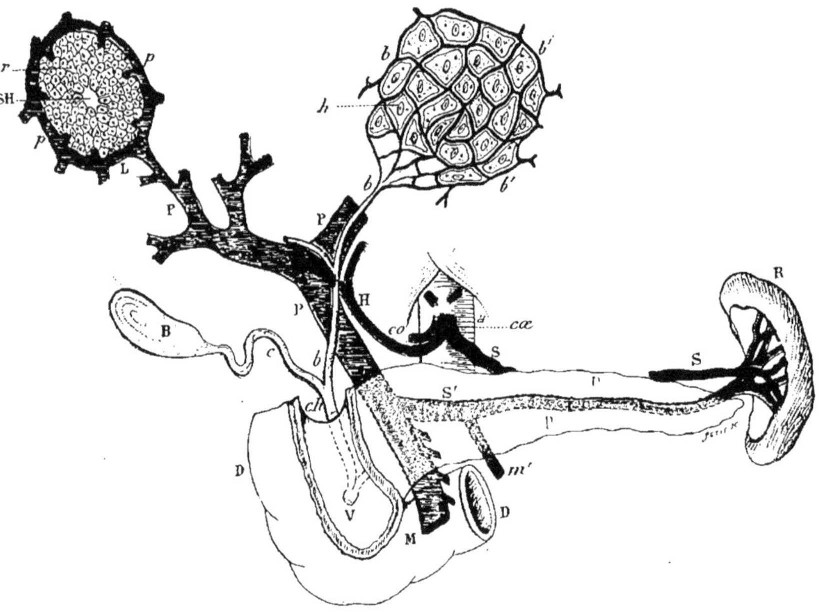

Fig. 264. — Schème de l'appareil biliaire et de l'appareil vasculaire du foie.

D, D, duodénum; — V, ampoule de Vater; — *ch*, canal cholédoque; — *c*, canal cystique; — B, vésicule biliaire; — *b*, canal hépatique; — *b'*, *b'*, réseau originel ou intralobulaire des canaux biliaires; — *h*, cellules hépatiques; — M, grande veine mésaraïque; — *m'*, petite mésaraïque; — S', veine splénique; — P, veine porte; — L, un lobule du foie; — *p*, *p*, veine porte périlobulaire; — SH, veine sus-hépatique ou centrale; — *r*, parenchyme du lobule; — H, artère hépatique; — *a*, aorte; — *cœ*, tronc cœliaque; — *co*, artère coronaire stomachique; — S, S, artère splénique; — R, rate.

dans le canal hépatique, disposées en deux séries linéaires dans les conduits biliaires.

Des anastomoses assez nombreuses existent entre les conduits interlobulaires, et l'union des deux branches principales au niveau du hile est sujette à pas mal de variations; très souvent on rencontre entre elles des petits troncs anastomotiques.

La *structure des conduits biliaires* varie un peu selon le point de leur trajet. — Les plus fins se composent d'un épithélium pavimenteux, appliqué sur une tunique de tissu conjonctif presque homogène; sur les canaux plus volumineux et dans le canal hépatique, la tunique épithéliale est formée d'un épithélium cylindrique à une seule couche, et la tunique externe est représentée par une membrane fibro-élastique. — Selon Sappey, il s'y ajoute des fibres musculaires lisses sur les conduits qui atteignent au moins un demi-millimètre.

Le canal hépatique présente des *glandes en grappe*, qui s'ouvrent à l'intérieur du canal par des orifices ponctués. — Ces glandes se rencontrent également dans les conduits biliaires, jusque sur les ramifications qui atteignent 50 μ de diamètre, mais elles diminuent à mesure que l'on se rapproche des lobules et se transforment en glandes utriculaires simples. —C'est à ces glandes, très nombreuses sur certains conduits, auxquels elles sont suspendues par un court pédicule, que certains auteurs (Ch. Robin, etc.) réservent la propriété de sécréter la bile.

Les *vaisseaux* des conduits biliaires sont nombreux. —Les *artères* viennent de l'hépatique et forment un réseau capillaire serré dans les parois des conduits, mais surtout autour des glandes; — les *veines* se rendent dans la veine porte; — les *lymphatiques* qui en partent s'unissent en réseau à leur surface externe et vont se jeter dans les ganglions du hile du foie en accompagnant les lymphatiques profonds de cet organe. — Les *nerfs* qui accompagnent les vaisseaux se rendent également sur les parois des conduits biliaires.

Vasa aberrantia. — Sous le nom de *vasa aberrantia* on décrit des conduits biliaires en partie atrophiés, que H. Weber le premier, en 1848, a découvert sur le foie de l'adulte.

Ce sont des conduits biliaires qui ne sont plus entourés par de la substance hépatique. Ils communiquent avec les conduits biliaires ordinaires, et Sappey, Toldt et Zuckerkandl, etc., les considèrent à juste titre comme d'anciens conduits biliaires qui ne servent plus, parce que le tissu du foie s'est atrophié à leur niveau. — On les rencontre de préférence au niveau du ligament triangulaire gauche, du sillon de la veine ombilicale, de la veine cave et de la vésicule du fiel.

2° *Vésicule biliaire et canal cystique.*

La *vésicule biliaire*, réservoir de la bile, est située sur la face inférieure du foie, dans une fossette qui lui est destinée, *fossette de la vésicule du fiel*, et maintenue en place par le péritoine qui passe au-devant d'elle. — Elle a la forme d'une poire, dont la grosse extrémité regarde en avant, en bas et à droite. — Sa longueur est d'environ 7 à 8 centimètres, son diamètre ne dépasse pas 2 à 3 cenmètres, et sa capacité est d'à peu près 30 centimètres cubes. On lui considère un *corps*, un *fond* et un *col*.

Le *corps* est en partie logé dans la fossette cystique et adhère au tissu du foie par l'intermédiaire d'un tissu cellulaire assez dense; — sa face inférieure est tapissée par le péritoine et répond à la première portion du duodénum et à l'extrémité droite du côlon transverse, qui est assez souvent coloré en vert à cause de ce contact.

Le *fond*, recouvert entièrement par le péritoine, déborde le bord antérieur du foie et répond à la paroi abdominale, au voisinage des cartilages des huitième et neuvième côtes droites.

Le *col*, recourbé sur lui-même en forme d'S, se continue avec le corps de la vésicule et avec le canal cystique, séparé de ces deux parties par un rétrécissement. — Son incurvation s'efface lorsqu'on enlève le péritoine qui l'enveloppe.

La *surface intérieure de la vésicule* est grisâtre à l'état normal, colorée en jaune ou vert par la bile sur le cadavre. — On y remarque des plis qui se coupent et dessinent des espaces polygonaux élégants, et aussi des villosités lamelleuses qui s'anastomosent et donnent à cette face de la vésicule un aspect aréolaire remarquable; — au niveau de chacune des courbures de l'S, que constitue le col, on rencontre un repli valvulaire, qui résulte de l'inflexion alternative des parois de la vésicule. — Le repli valvulaire, placé à l'embouchure du canal cystique, porte le nom de *valvule de Heister*, et entre les deux valvules il n'est pas rare de voir le col dilaté en ampoule.

Structure. — Les *parois de la vésicule*, qui ont de 1 à 2 millimètres d'épaisseur, sont constituées de dehors en dedans : 1° par une *tunique péritonéale*, qui ne recouvre que la surface libre de la vésicule et ne forme que très rarement un *mésocyste;* — 2° par une *tunique cellulo-fibreuse*, qui rattache la vésicule au tissu du foie ou au péritoine; — 3° par une *membrane muqueuse*, dont le derme est constitué par des couches alternatives de fibres connectives et de fibres musculaires lisses entre-croisées, et l'*épithelium* par des cellules cylindriques à une seule couche et à plateau strié. — Les fibres lisses forment une sorte de sphincter à l'origine du col, et la surface libre de la muqueuse est hérissée de papilles lamelleuses qui, en s'anastomosant, limitent les aréoles que nous avons mentionnées plus haut sur la surface intérieure de la vésicule. — Enfin, la vésicule contient de petites glandes en grappe, beaucoup plus développées chez le Bœuf, le Porc, le Chien, le Lapin, etc.

Les *artères* de la vésicule viennent de l'*artère cystique*, branche de l'hépatique; elles forment des anses dans les villosités de la muqueuse et donnent naissance aux racines de la *veine cystique* qui se jette dans la veine porte au moment où celle-ci s'enfonce dans le hile du foie. Toutefois, les veines qui viennent de la face adhérente de la vésicule se jettent dans les lobules du foie sus-jacents en constituant de petites veines portes accessoires.

Les *lymphatiques*, très nombreux, vont se rendre dans un ganglion qui avoisine le col de la vésicule et dans les ganglions sus-pancréatiques.

Les *nerfs* viennent du plexus hépatique, cheminent à côté de l'artère cystique ou du canal cystique et pénètrent dans les parois de la vésicule où ils se terminent d'une façon encore indéterminée.

Le *canal cystique* s'étend du col de la vésicule biliaire au canal cholédoque. — Flexueux et comme contourné en spirale, il est contenu entre les deux feuillets de l'épiploon gastro-hépatique, entre la veine porte qui est en avant, et l'artère cystique qui le côtoie à gauche. — Il se dirige en bas et à gauche, et après un trajet d'environ 3 centimètres, il s'unit à angle aigu au canal hépatique, avec lequel il forme le canal cholédoque. — Dans son intérieur on trouve de petites fossettes analogues à celles des canaux biliaires, et de cinq à douze valvules semi-lunaires, tantôt transversales, tantôt obliques, d'autres fois verticales et réunies ensemble. — Assez souvent alternes, elles forment dans leur ensemble une sorte de valvule hélicoïdale, appelée *valvule spirale*. — Ces valvules sont formées par un repli de la membrane muqueuse et ne s'effacent pas par la distension.

La *structure du canal cystique* est la même que celle du canal hépatique.

La vésicule biliaire n'existe pas chez tous les animaux. — Si elle existe dans tous les Reptiles et presque tous les Poissons, elle manque chez nombre d'Oiseaux (Coucous, Perroquets, Pigeon, Pintade, Autruche, etc.); et parmi les Mammifères, l'Ane, le Cheval, l'Éléphant, le Rhinocéros, le Cerf, le Chameau, etc., le Ouistiti parmi les Singes, en sont dépourvus. — On a observé son absence chez l'Homme à titre d'anomalie.

3°. *Canal cholédoque.*

Le *canal cholédoque, canal hépato-entérique*, formé par la réunion des canaux cystique et hépatique, semble plutôt continuer ce dernier. Il se dirige obliquement en bas, un peu en arrière et à gauche, vers la partie postéro-interne de la deuxième portion du duodénum. — Son calibre égale à peu près celui d'une plume d'oie, et sa longueur est de 6 à 8 centimètres.

Contenu dans l'épaisseur du petit épiploon, il descend en avant de la veine porte, à droite de l'artère hépatique, à gauche de l'artère gastro-épiploïque droite; plus bas, il croise en arrière la première portion du duodénum, se creuse une gouttière sur la tête du pancréas et s'accole au canal pancréatique, avant de pénétrer dans le duodénum. — Arrivé à la partie moyenne de la portion verticale de cet intestin, il traverse la tunique musculeuse, glisse obliquement entre cette tunique et la membrane muqueuse, et après un trajet de 15 à 20 millimètres dans l'épaisseur des parois du duodénum, il perce la muqueuse et vient s'ouvrir à l'extrémité inférieure d'une saillie verticale formée par la muqueuse de l'intestin. — Cette saillie, située à la partie moyenne et postérieure du duodénum, porte le nom de *pli de Vater* (3, fig. 270); — elle contient une petite cavité, *ampoule de Vater*, dans le fond de laquelle s'ouvrent isolément, l'un au-dessus de l'autre, les canaux cholédoque et pancréatique.

R. Oddi a décrit un sphincter à fibres lisses à l'embouchure du canal cholédoque et du canal de Wirsung dans l'intestin (*Archives italiennes de biologie*, t. VIII, p. 317, 1887).

Exceptionnellement le canal cholédoque peut s'ouvrir au-dessus de l'ampoule de Vater (Cl. Bernard), ce qui n'est que la persistance d'un état antérieur, car chez le fœtus de trois mois (Meckel), le canal cholédoque s'abouche dans le duodénum à côté du canal pancréatique. On l'a vu s'ouvrir dans l'œsophage (Huschke).

La *surface intérieure* du canal cholédoque ne présente ni plis ni valvules, mais une grande quantité de petites fossettes semblables à celles du canal hépatique. A la réunion des conduits cystique et hépatique, la muqueuse forme une sorte d'éperon analogue à celui qui sépare l'un de l'autre le canal cholédoque et le canal pancréatique dans l'ampoule de Vater (fig. 270).

Le canal cholédoque a la même structure que le canal hépatique. Mais alors que les uns lui accordent des fibres musculaires lisses, les autres les lui récusent, et, tandis que Leydig, Kölliker, Frey, etc., y admettent des glandes, Sappey prétend qu'il n'y en a pas.

Conduits hépato-cystiques. — Dans la plus grande partie des Mammifères, la bile n'est déversée dans la vésicule que par l'intermédiaire du canal hépatique et du canal cystique; — mais chez certains d'entre eux (Bœuf, Loup, Chien, Lièvre, etc.), et chez les Oiseaux, la bile passe directement dans la vésicule par un canal de transmission qui vient du canal hépatique ou de l'une de ses branches. — Chez les Chéloniens et chez les Poissons, il existe de véritables *canaux hépato-cystiques*, qui émanent directement du foie et se rendent dans la vésicule du fiel. — Cette disposition a été rencontrée exceptionnellement dans l'espèce humaine; mais Pechlin, Ruysch, Cowper, Duvernoy, etc., ont démontré qu'elle n'était pas normale, contrairement à ce que croyaient Galien, Spigel, Hyghmore, etc.

Développement du foie.

Le *foie* prend naissance par une évagination du canal intestinal, ainsi que Rolando le premier (1823) l'avait bien observé. — Il résulte d'un bourgeon du duodénum (10, fig. 266) et ses parois sont constituées par la splanchnopleure, dont la partie mésodermique s'épaissit à ce niveau et se vascularise (His, Kölliker, etc.) d'une façon remarquable.

La partie épithéliale du diverticule hépatique provient donc de l'épithélium du tube intestinal, c'est-à-dire de l'endoderme, tandis que son enveloppe mésodermique fournira le stroma de la glande.

Le cæcum hépatique ne tarde pas à se bifurquer; les deux bourgeons qui résultent de la division se portent du côté de la cavité péricardique et embrassent le tronc commun des veines omphalo-mésentériques autour duquel le foie va se développer.

Chez le Branchiostoma (le dernier des Vertébrés), les Vers annelés, etc., le foie est formé par une couronne de cellules, placées dans la paroi de l'intestin, c'est-à-dire que l'organe est encore à peine dégagé de l'intestin (fig. 265).

Le deuxième stade du développement est caractérisé par la naissance du réseau hépatique, parfaitement observé par REMAK. — Pour le constituer, chacun des deux bourgeons initiaux émet un certain nombre de bourgeons secondaires qui s'allongent et fournissent eux-mêmes sans cesse de nouveaux bourgeons. — Ces bourgeons épithéliaux végètent au sein du mésoderme vasculaire qui les entoure et s'anastomosent entre eux en un réseau qui s'enlace avec le réseau vasculaire que fournit le tronc des veines omphalo-mésentériques (future veine porte hépatique): Les deux troncs de bifurcation primitive fournissent les deux lobes du foie; sur le tronc du côté droit se forme un diverticule sacciforme qui devient l'origine de la vésicule biliaire, et le canal cholédoque résulte de l'allongement du cæcum hépatique primitif.

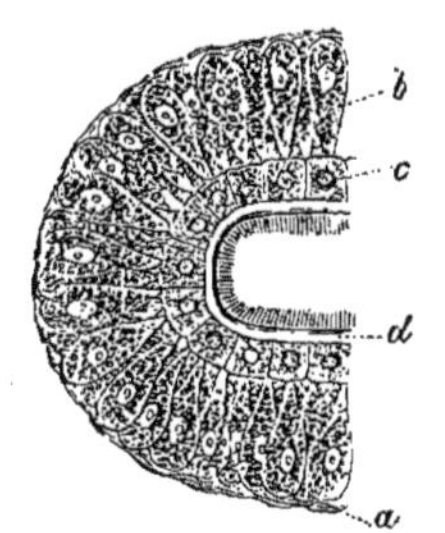

FIG. 265. — Foie du *Naïs* (Leydig).

a, tunique propre; — *b*, cellules hépatiques; — *c*, *d*, épithélium cilié de l'intestin.

Sur l'embryon de 8 millimètres le foie présente déjà deux lobes dont chacun est occupé par une veine centrale, constitué essentiellement chacun par un réseau de canalicules anastomosés (BALFOUR, GOETTE, TOLDT et ZUCKERKANDL, etc.), — creux dès l'origine sur l'embryon humain selon TOLDT et ZUCKERKANDL, originairement pleins, au contraire, chez l'embryon du Lapin, d'après KÖLLIKER.

Le foie commence donc par n'être qu'un réseau de canaux épithéliaux entrelacés avec des vaisseaux, état qui se maintient avec assez de netteté pendant un certain temps et même encore après la naissance (HERING), et qui est permanent chez certains animaux (Cheval, Couleuvre, etc.), — c'est-à-dire que le foie appartient à la catégorie des glandes réticulées. Plus tard, les tubes hépatiques sont fragmentés par le bourgeonnement des vaisseaux sanguins qui les enlacent et c'est de la sorte que prennent naissance les cellules du foie entre lesquelles sortent les racines des canaux hépatiques représentant le système primitif des canaux excréteurs.

Au début, le foie n'est pas lobulé comme il le sera plus tard; il représente d'abord dans son entier, en quelque sorte, un lobule du foie de l'adulte (SCHENK).

— Ce n'est qu'ultérieurement que les cellules hépatiques s'ordonnent en rayons autour des veines sus-hépatiques, corrélativement à la ramification en ilots innombrables des branches de la veine porte.

Résumé de la constitution du foie. — Le foie est considéré par les histologistes modernes comme formé d'environ douze cents systèmes semblables entre eux : les *lobules*, tous appendus aux divisions de la veine sus-hépatique, comme les lobules des autres glandes le sont à leurs conduits excréteurs.

Ces lobules ont pour charpente des vaisseaux qui irradient comme les rayons d'une roue du centre vers la périphérie, de la veine centrale sus-hépatique à la veine porte périphérique. Ce sont ces vaisseaux qui dirigent l'orientation du

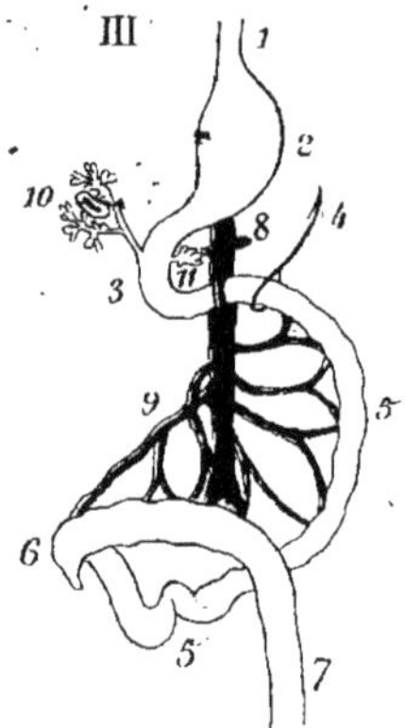

Fig. 266. — Torsion de l'anse intestinale. Origine du foie.

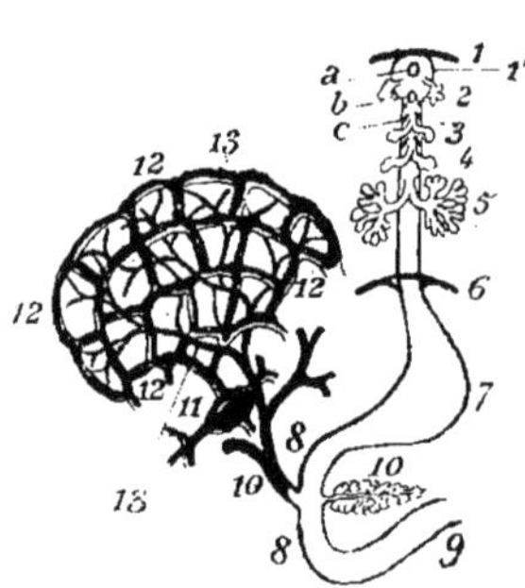

Fig. 267. — Développement du foie.

Fig. 266. — 1, œsophage; — 2, estomac; — 3, duodénum; — 4, flèche représentant le muscle de Treitz; — 5, intestin grêle; — 6, cæcum; — 7, gros intestin; — 8, aorte; — 9, artère mésentérique; — 10, bourgeon hépatique se ramifiant autour de la veine omphalo-mésentérique; — 11, bourgeon pancréatique.

Fig. 267. — 1, base du crâne; — 1', cavité buccale; — 2, ébauches des glandes salivaires, — 3, de la glande thyroïde, — 4, du thymus, — 5, des poumons; — *a*, diverticule hypophysaire; — *b*, ébauche de la langue; — *c*, fentes branchiales; — 6, diaphragme; — 7, estomac; — 8, duodénum; — 9, intestin grêle; — 10, ébauche du pancréas; — 10', ébauche du foie; — 11, veine ombilicale; — 12, 12, réseau vasculaire; — 13, ramification réticulaire du bourgeon hépatique.

parenchyme glandulaire. Celui-ci, composé de cellules tassées les unes contre les autres, remplit les espaces limités par les vaisseaux sanguins. — Le parenchyme du foie peut donc être regardé comme formant un réseau continu de cordons solides, rameux et anastomosés, remplissant les vides laissés par les vaisseaux sanguins et biliaires (Reichert, Leydig). — Ses éléments cellulaires présentent entre eux des interstices ou méats intercommunicants qui constituent le réseau d'origine des voies biliaires. Eberth assimile ces conduits à l'axe d'une glande en tube ordinaire, et Kupffer et Popoff admettent que non seulement les espaces biliaires sont des méats intercellulaires sans paroi propre, mais qu'ils se continuent par de très fins capillaires terminés en ampoule jusque dans l'intérieur de la cellule hépatique.

Le fait que dans le foie, les cordons cellulaires parenchymateux sont orientés par rapport aux vaisseaux, qu'ils sont anastomosés entre eux et qu'ils n'ont pas de membrane, éloigne considérablement cet organe des glandes ordinaires. — Aussi ces détails de structure, joints à la circulation veineuse si particulière du foie, ont-ils porté certains auteurs (MOREL, CH. ROBIN, etc.) à rapprocher le foie des glandes vasculaires sanguines.

Le foie, formé primitivement par des boyaux épithéliaux détachés de l'intestin, *cylindres de Remak*, est une *glande conglobée*, c'est-à-dire que c'est une glande dont les bourgeons épithéliques ont été segmentés et morcelés par des fusées conjonctivo-vasculaires, de façon qu'il ne subsiste qu'une série d'îlots épithéliaux allongés, débris des bourgeons anastomosés primitifs (glande en tubes racémeux et anastomosés, glande réticulée). — On conçoit ainsi que la glande, si profondément *remaniée* par les vaisseaux, présente ses travées épithéliales orientées dans le sens des vaisseaux et des tiges centro-acineuses (bourgeons conjonctivo-vasculaires) auxquelles elles restent parallèles (J. RENAUT).

L'anatomie comparée et l'embryogénie viennent à l'appui de ces idées d'anatomie générale. — Le foie des Batraciens et des Reptiles, par exemple, n'est pas divisé en lobules aussi distincts que ceux des Mammifères; il est formé de longs cordons cellulaires anastomosés auxquels WEBER a donné le nom de *réseaux hépatiques*.

Il en est à peu près de même chez le Cheval et le Dromadaire, chez lesquels les travées hépatiques régulièrement ordonnées au centre du lobule restent constituées en réseaux à sa périphérie. On a ainsi une série de lobules incomplets, nets à leur centre, mais indistincts à leur pourtour. — Chez le nouveau-né humain, on peut retrouver l'aspect de la glande en tubes anastomosés (TOLDT et ZUCKERKANDL), et le foie en réseau se retrouve par places chez l'Homme jusque pendant le jeune âge. — Mais, peu après la naissance, le réseau des cylindres de Remak, remanié par les vaisseaux, s'oriente et les lobules apparaissent. — Les choses ne se passent pas autrement, du reste, dans le thymus et la glande thyroïde qui sont aussi des glandes détachées de l'intestin.

Dans des recherches récentes, SABOURIN (*Rech. sur l'anat. normale et pathologique de la glande biliaire de l'Homme*, 1888) a montré que les cordons cellulaires du foie présentent l'aspect de véritables glandes en tubes dans deux maladies, la cirrhose biliaire et l'adénome hépatique. De par ces deux lésions, il semble donc que les travées cellulaires du foie soient des glandes en tubes imparfaites, ce que vient vérifier l'anatomie comparée, puisque chez la Couleuvre, par exemple, les cordons hépatiques prennent ce même aspect tubulé (EBERTH).

Le foie étant formé de glandes en tubes, voilà l'hypothèse, celles-ci se composent-elles d'un vaste réseau diffus, ou sont-elles ordonnées en lobules ayant pour centres les canaux d'excrétion, comme dans les autres glandes? — Pour SABOURIN, le lobule a pour centre un espace porte, et est limité à sa périphérie par une surface brisée passant par les veines sus-hépatiques qui l'entourent immédiatement. Le lobule est donc composé de quatre segments égaux pris chacun sur un des quatre lobules hépatiques qui entourent l'espace porto-biliaire. Chacun de ces segments forme une nouvelle division du lobule, c'est l'*acinus biliaire*, qu'on peut regarder comme formé d'un seul tube pelotonné et anastomosé, s'abouchant par un canal biliaire dans le canal qui occupe l'espace porte, et recevant deux branches vasculaires, l'une de la veine porte, l'autre de l'artère hépatique. BRISSAUD a retrouvé la disposition de ce lobule biliaire chez le Phoque, dans lequel les anastomoses porto-sus-hépatiques seraient facilement constatables. — Ainsi est installée la notion du *lobule biliaire* en face de celle du *lobule hépatique;* l'une signifie territoire vasculaire, l'autre veut dire territoire glandulaire (SABOURIN). — S'il en est ainsi, le foie peut être comparé au poumon. Le canal excréteur correspond à la bronche intralobulaire, la veine porte et l'artère hépatique à l'artère pulmonaire et à l'artère bronchique; — enfin la circulation veineuse périphérique se trouve représentée dans le foie par les veines sus-hépatiques et dans le poumon par les veines pulmonaires. L'acinus biliaire correspond à l'acinus pulmonaire.

Usages du foie. — Le foie est chargé de deux importantes fonctions : il *fait de la bile*, et il *fabrique du sucre* aux dépens d'une substance ternaire analogue à l'amidon, la *matière glycogène*. Le foie serait en outre un atelier de formation d'urée (MEISSNER, etc.), de graisse (DE SINÉTY), et peut-être de bien d'autres matières; mais nous ne pouvons à ce sujet que renvoyer le lecteur aux traités de physiologie.

Bibliographie. — ACCOLAS, *Origine des canalicules hépatiques* (*Journ. de l'anat.*, V, p. 191, 1868). — CH. LEGROS, *Les canalicules biliaires* (*Journ. de l'anat.*, 1870). — HERING, in *Stricker's Handb.*, 1871. — KUPFFER, in *Arch. f. mikr. Anat.*, 1875. — TOLDT et ZUCKERKANDL, *Ueber die form und Textur ve randerungen der menslicher Leber Wahrend des Wachstums* (*Wiener Sitzungsber.*, 1875). — TURNER, in *Journ. of Anat.*, 1877. — HIS, *Position et forme du foie* (*Arch. f. Anat. u. Phys.*, 1878). — HEIDENHAIN, in *Hermann's Handbuch*, 1880. — VARIOT, *Nerfs des voies biliaires* (*Journ. de l'anat.*, XVIII, p. 600, 1882). — WERTHEIMER, *Développ. du système porte abdominal* (*Thèse d'agrég.*, 1883). — SAPPEY, *Les veines portes accessoires* (*Journ. de l'anat.*, 1883). — SABOURIN, *La glande biliaire*, Paris, 1888. — — REX, *Beitrage zur Morphol. der Säugerleber* (*Contrib. à la morphol. du foie des Mammifères*) (*Morph. Jahrb.*, XIV, 1888). — A. PILLIET, *Les théories modernes sur la structure du foie* (*Tribune médicale*, 1889). — MIURA, *Sur les capillaires biliaires* (*Arch. f. Anat.*, XCIX, p. 512).

§ II. — PANCRÉAS

Préparation. — Pour étudier le pancréas en place, détachez le grand épiploon à ses insertions à la grande courbure de l'estomac et rabattez l'estomac en haut, le côlon transverse en bas, ou bien renversez le côlon en haut et divisez le feuillet inférieur du mésocôlon transverse; — enlevez ensuite l'organe en même temps que le duodénum et le canal cholédoque; — pour disséquer les canaux excréteurs, injectez-les par l'ampoule de Vater, — ou suivez le canal de Wirsung à l'aide d'un stylet introduit par l'ampoule de Vater; pour étudier celle-ci, examinez le duodénum sous l'eau.

Le *pancréas* est une glande en grappe composée, volumineuse, découverte par HÉROPHILE, appelée *glande salivaire abdominale* par MECKEL, située dans la partie la plus profonde des régions supérieures de l'abdomen, en arrière de l'estomac, dans l'anse du duodénum.

Le pancréas est aplati d'avant en arrière, couché transversalement sur la colonne vertébrale par sa portion moyenne, et remonte un peu obliquement en haut et en arrière par son extrémité gauche.

Sa *consistance* est assez ferme; — sa *couleur* est blanc grisâtre et son *poids* moyen est d'environ 65 grammes.— Sa *longueur* varie de 15 à 20 centimètres, sa *hauteur* de 3 à 5 et son *épaisseur* de 1 centimètre 1/2 à 3 centimètres.

A. — Configuration extérieure et rapports du pancréas.

La *forme* du pancréas est assez variable. MECKEL le comparait à un marteau, WINSLOW à une langue de Chien. — VERNEUIL le divise en deux portions : l'une verticale, *portion duodénale*, l'autre horizontale, *portion gastrique*. — Les anciens divisaient le pancréas en *tête*, *corps* et *queue* : la tête correspond à la portion duodénale ; le corps et la queue, qui sont séparés de la tête par une portion rétrécie, *col du pancréas* (SANTORINI), constituent la portion gastrique ou splénique. La tête se prolonge assez souvent en bas en une sorte de lobe contourné en volute derrière les vaisseaux mésentériques : cette portion réfléchie de la tête a été appelée *petit pancréas*.

Les deux portions du pancréas ne sont pas également fixes. — La portion duodénale, comme enclavée dans le duodénum, auquel elle adhère par des liens cellulo-fibreux, par les vaisseaux et les canaux excréteurs, n'est pas mobile ; — la portion splénique, au contraire, reliée à la rate par les vaisseaux spléniques, accompagne les viscères dans tous les déplacements qui résultent de la vacuité ou de la plénitude de l'estomac.

On considère au pancréas une *face antérieure*, une *face postérieure*, un *bord supérieur*, un *bord inférieur*, une *extrémité droite* et une *extrémité gauche*.

1° *Face antérieure*. — La *face antérieure* du pancréas, la seule qui soit recouverte par le péritoine, répond au lobe gauche du foie et à la face postérieure de l'estomac dont elle est séparée par l'arrière-cavité des épiploons (fig. 266). Lorsque l'estomac est dilaté et descendu, le pancréas apparaît dans la petite courbure, et on peut, dit-on, le sentir à travers la paroi abdominale (J. CRUVEILHIER) dont il n'est plus séparé que par l'épiploon gastro-hépatique.

2° *Face postérieure*. — Cette face répond aux piliers du diaphragme qui la séparent de la première vertèbre lombaire, aux vaisseaux mésentériques supérieurs et à l'aorte abdominale, à la veine splénique qui la croise en diagonale et s'y creuse parfois un sillon, au plexus solaire et à un grand nombre de ganglions lymphatiques ; — la queue est en rapport avec la capsule surrénale gauche, et parfois avec le rein ; — la tête repose sur la veine cave ascendante et

(1) La première bonne description du pancréas est due à FALLOPE et à VÉSALE ; VERNEUIL compléta en 1851 nos connaissances actuelles en anatomie macroscopique sur cet organe.

l'origine de la veine porte et répond au canal cholédoque (fig. 267 et 269) qui tantôt s'y creuse un sillon (un tiers des cas, WEYSS), tantôt un véritable canal (VERNEUIL).

3° *Bord supérieur.* — Assez épais pour que certains anatomistes en aient fait une face, le bord supérieur du pancréas répond dans sa moitié gauche à l'artère splénique qui s'y creuse une gouttière, au tronc cœliaque, aux ganglions lymphatiques sus-pancréatiques, et

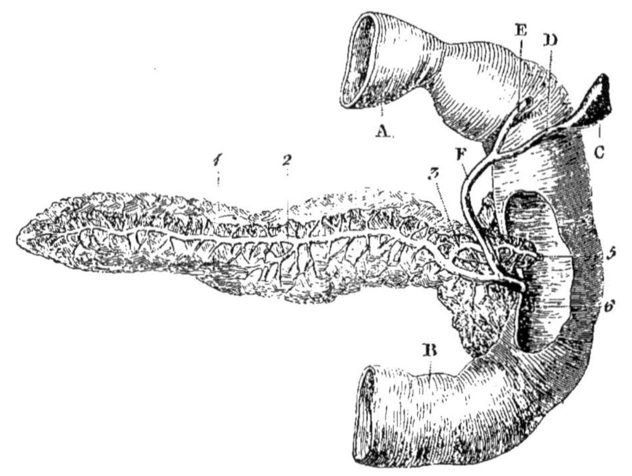

FIG. 268. — Pancréas vu par la face postérieure (d'après une préparation de Verneuil).

1, pancréas ; — 2, canal pancréatique ou de Wirsung ; — 3, canal pancréatique azygos ; — 6, pli de Vater et ouverture du canal pancréatique et du canal cholédoque dans le duodénum ; — 5, orifice intestinal du canal pancréatique azygos ; — A, extrémité pylorique de l'estomac ; — B, duodénum ; — C, portion de la vésicule biliaire ; — D, canal cystique ; — E, canal hépatique ; — F, canal cholédoque.

dans sa partie droite au lobe de Spigel et à la première portion du duodénum.

4° *Bord inférieur.* — Ce bord est en rapport avec la troisième portion du duodénum, la grande veine mésaraïque et l'artère mésentérique supérieure qui s'y creusent une gouttière dans laquelle elles glissent, et avec le feuillet inférieur du mésocôlon transverse sur lequel il repose.

5° *Extrémité droite.* — Recourbée sur elle-même de haut en bas, cette extrémité, *extrémité duodénale, tête du pancréas,* répond à la deuxième portion du duodénum qu'elle embrasse dans une sorte de gouttière verticale ; elle répond en avant au pylore et à l'artère gastro-épiploïque droite ; en arrière à la veine cave et à la veine porte comme nous l'avons déjà mentionné ; — entre elle et la troisième portion du duodénum s'engagent, pour se porter au canal thoracique, deux ou trois gros troncs lymphatiques auxquels aboutissent tous les chylifères (SAPPEY).

6° *Extrémité gauche.* — Effilée ou arrondie, cette extrémité, *extrémité splénique*, *queue du pancréas*, vient se terminer vers le hile de la rate auquel elle est rattachée par un repli du péritoine, épiploon pancréatico-splénique, dans lequel sont renfermés quelques ganglions lymphatiques; elle est croisée en avant par l'artère gastro-épiploïque gauche.

B. — Structure du pancréas.

Le pancréas est une glande en grappe composée, qu'on a longtemps regardée comme analogue aux glandes salivaires.

Lorsqu'on examine la surface de ce viscère, on y remarque des lignes qui la divisent en de nombreuses surfaces polygonales : ce sont les lobes de la glande séparés les uns des autres par des cloisons de tissu conjonctif en relation avec la mince capsule celluleuse qui entoure l'organe. Chacun de ces lobes est appendu à l'extrémité d'une branche du canal excréteur, de telle sorte que l'ensemble de la glande a l'aspect d'une grappe (fig. 269). — A son tour le lobe est décomposable en un certain nombre de lobules auxquels aboutissent les ramifications des branches du canal excréteur.

Enfin, chaque lobule est composé de grains glanduleux, acini, du volume d'un grain de mil, par lesquels se terminent les canaux extrêmes de la glande.

L'*acinus* est constitué par des culs-de-sac, plutôt digitiformes qu'ampulliformes, en continuité avec une ramification ultime de l'appareil excréteur.

Il comprend : 1° une paroi propre, amorphe; — 2° un épithélium simple appliqué à la surface intérieure de la paroi propre. — Les cellules de l'épithélium, *cellules sécrétoires, cellules pancréatiques*, sont prismatiques ou sphériques. Elles sont constituées par une portion centrale granuleuse et par une portion périphérique homogène, entre lesquelles on aperçoit le noyau de la cellule.

En outre, la cavité de certains acini est occupée par des éléments très réfringents, plus petits que les cellules pariétales, *cellules centro-acineuses* de Langerhans, que FREY, LATSCHENBERGER, HEIDENHAIN, ARNOZAN, etc., ont considérées comme appartenant à l'épithélium des canalicules excréteurs qui, au lieu de s'arrêter au commencement de l'acinus, se prolongerait dans sa cavité.

J. RENAUT ne partage pas cette opinion. — Pour lui, le pancréas serait un *organe lympho-glandulaire*, une sorte de ganglion, dans lequel les cellules lymphatiques sont remplacées par des cellules glandulaires et qui possède un système de canaux ramifiés (*glande conglomérée racémoïde*). — Par suite, l'acinus cesse d'être une poche; — il devient un cordon folliculaire dont la paroi est formée de travées de tissu réticulé renfermant des vaisseaux, et dont l'aire même est cloisonnée par de fins réseaux de mailles analogues à celles du tissu caverneux d'un ganglion lymphatique. Les points nodaux de ce tissu correspondent à l'espace considéré jusqu'alors comme la cavité centrale; ils sont

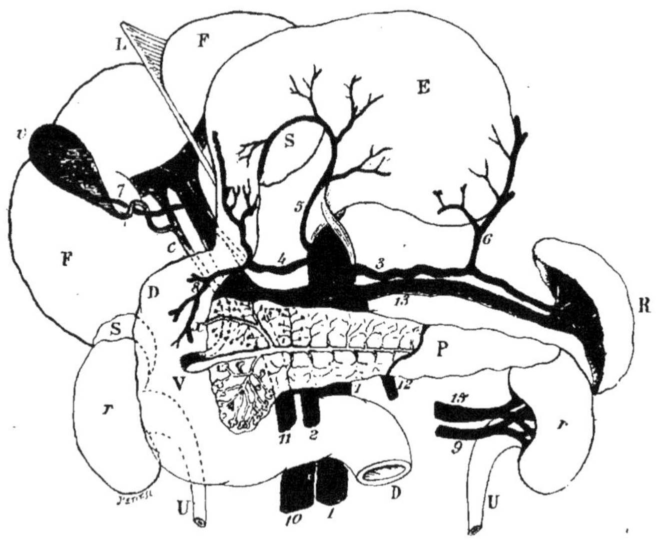

Fig. 269. — Le pancréas et ses rapports (vue antérieure).

D, duodénum; — E, estomac renversé en haut; — F, foie renversé; — L, ligament rond du foie; — S, lobule de Spigel; — *v*, vésicule biliaire; — *c*, canal cholédoque; — P, pancréas (il est disséqué en partie pour montrer sa structure); — V, ampoule de Vater; — *x*, ouverture dans le duodénum du canal pancréatique accessoire; — R, rate; — S', capsule surrénale; — *r*, rein; — U, uretère; — 1, aorte; — 2, artère mésentérique supérieure; — 3, artère splénique; — 4, artère hépatique; — 5, artère coronaire stomachique; — 6, vaisseaux courts; — 7, artère cystique; — 8, artère pancréatico-duodénale; — 9, artère rénale; — 10, veine cave inférieure; — 11, grande veine mésaraïque; — 12, petite veine mésaraïque; — 13, veine splénique; — 14, veine porte; — 15, veine rénale.

occupés par les cellules centro-acineuses qui ne sont que les cellules fixes des travées connectives au niveau de leurs points de rencontre. Par conséquent les canaux pancréatiques d'ordres divers ne s'ouvrent pas dans les loges pseudo-aciniques. Ils entrent dans le tissu caverneux du lobule et s'y perdent plus ou moins tôt.

D'autre part, pour certains auteurs (Saviotti, Langerhans, Gianuzzi), les canaux excréteurs commenceraient par des canalicules capillaires intercellulaires, comme cela a lieu pour le foie; mais il reste encore à se demander avec Arnozan si ce ne sont pas là des créations artificielles.

L'ensemble du pancréas est entouré d'une mince *toile celluleuse* qui s'enfonce sous forme de cloisons dans l'intérieur de l'organe et séparent les uns des autres les lobes et les lobules, — mais le pancréas ne possède pas de capsule fibreuse analogue à celle du foie ou de la rate.

C. — Canaux excréteurs du pancréas.

Les conduits excréteurs partis des lobules de la glande aboutissent successivement et presque à angle droit, à un conduit général, *canal pancréatique, canal de Wirsung*, qui parcourt le pancréas dans toute son étendue, de la queue à la tête, — de telle façon que l'ensemble de l'appareil excréteur donne au pancréas l'aspect de ces insectes auxquels on a donné le nom de Mille-pattes. — Dans son trajet, le canal de Wirsung (2, fig. 268) est situé au milieu même du tissu glandulaire; étroit à l'extrémité splénique, il augmente peu à peu de calibre à mesure qu'il reçoit les petits canaux des lobes du pancréas, et atteint le volume d'une plume d'oie au niveau de l'extrémité duodénale de l'organe. — A ce moment, il s'infléchit en bas, s'accole au canal cholédoque situé au-dessus de lui, et traverse avec lui la paroi postéro-interne de la deuxième portion du duodénum, pour s'ouvrir par un orifice distinct, au fond de l'*ampoule de Vater*.

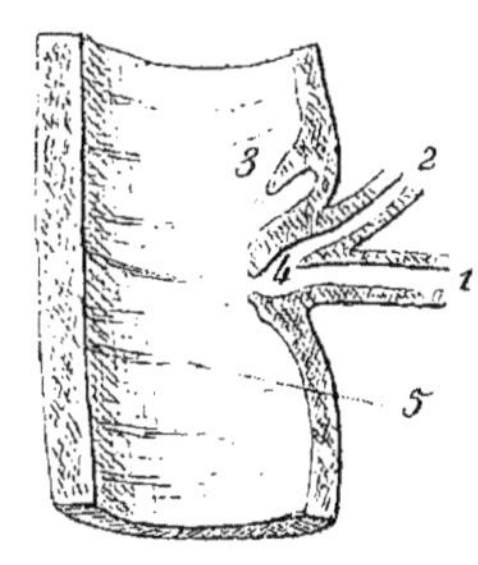

FIG. 270. — Ampoule de Vater.

1, canal de Wirsung; — 2, canal cholédoque; — 3, pli de Vater; — 4, cavité de l'ampoule; — 5, cavité du duodénum.

Cette ampoule est constituée par un tubercule volumineux, *grande caroncule*, creusé d'une cavité au fond de laquelle débouchent le canal cholédoque, et au-dessous de lui le canal pancréatique (4, fig. 270). — La cavité de l'ampoule communique avec le duodénum par un petit orifice allongé, situé au sommet d'un repli vertical de la muqueuse duodénale, *pli, frein de Vater*. Au-dessus un pli transversal formé par une valvule conniventе croise l'ampoule, et parfois en recouvre l'orifice (3, fig. 270).

Outre son canal excréteur principal, le pancréas présente presque constamment un canal accessoire, découvert par SANTORINI et oublié jusqu'aux travaux de CL. BERNARD et VERNEUIL. Ce conduit, c'est le *canal pancréatique récurrent* de Cl. Bernard, le *canal pancréatique azygos* de Verneuil, autrement dit le *canal pancréatique accessoire*.

Il se détache du canal de Wirsung au moment de son inflexion, et remonte, en décrivant une légère courbe, vers le haut de la tête du pancréas, reçoit les canaux lobulaires de la partie supérieure de cette partie de l'organe, et vient s'ouvrir dans le duodénum au sommet d'un petit tubercule isolé, *petite caroncule, tubercule de Santorini* (5, fig. 268), situé à 2 centimètres environ au-dessus de l'ampoule de Vater. — Le volume de ce deuxième canal excréteur ne dépasse pas celui d'une plume de petit oiseau. — C'est par erreur que Henle et Kölliker disent que ce canal manque fréquemment.

Dans des cas exceptionnels, il y a : 1° inversion dans le calibre et l'abouchement des deux canaux excréteurs (Cl. Bernard, Moyse); — 2° abouchement du canal de Wirsung au-dessus du canal cholédoque; — 3° abouchement du canal pancréatique à une certaine distance du canal cholédoque; — 4° deux conduits égaux; — 5° un seul conduit, toutes variétés qui représentent les divers types qu'on rencontre dans la série des animaux.

Tous les canaux excréteurs du pancréas, gros et petits, sont minces et blanchâtres; — ils sont composés de deux tuniques : l'une interne, constituée par un épithélium cylindrique à une seule couche; l'autre externe, formée de tissu conjonctif. — Il n'existe pas de fibres musculaires lisses dans leur paroi, — mais celle-ci contient, dans les plus gros conduits, de petites glandes en grappe (Verneuil, Kölliker, etc.), que Leydig regarde comme de petits grains glanduleux erratiques du pancréas.

D. — Vaisseaux et nerfs du pancréas.

Les *artères* viennent de l'hépatique, de la splénique, de la mésentérique supérieure et de la pancréatico-duodénale, et vont former un réseau à mailles assez larges autour des acini de la glande. — Les *veines* suivent la même direction que les artères et vont se jeter dans la veine splénique, les mésaraïques et la veine porte elle-même. — Les *lymphatiques* sont nombreux et naissent par des réseaux (Sappey) autour des acini; — G. et E. Hoggan admettent aussi qu'ils peuvent prendre origine entre les lobules par une extrémité terminée en cul-de-sac ampulliforme. — Ils forment des troncs qui vont se jeter dans quatre groupes ganglionnaires, situés, le premier sur le bord supérieur du pancréas, le long de l'artère splénique; — le second autour de l'origine de l'artère mésentérique supérieure; — le troisième, au-devant de la tête du viscère; — le quatrième dans le repli pancréatico-splénique. — Les *nerfs* viennent du plexus solaire, du plexus splénique, hépatique et mésentérique supérieur. La plupart pénètrent dans la glande en suivant les vaisseaux et présentent de petits ganglions microscopiques sur leur trajet. — On n'en connaît pas la terminaison.

E. — Pancréas accessoire.

On désigne sous ce nom une petite masse glandulaire discoïdale, du volume d'une lentille à celle d'une pièce de cinq francs, située dans les parois de l'intestin. — Signalé par Bérard chez l'Homme, par Cl. Bernard chez les animaux, cet amas glandulaire est constitué par un groupe de lobules pancréatiques enfermés et fortuitement enclavés pendant la période embryonnaire (Friedreich) entre les feuillets du duodénum. — C'est donc une portion détachée du pancréas.

Bérard le comparait aux glandules molaires qui entourent le canal de Sténon. — Les lobules de cette glande, absolument comparables à ceux du pancréas, et indépendants des glandes de Brunner, ne siègent pas toujours dans le duodénum, mais parfois on les rencontre dans le jéjunum (Klob), dans l'iléon (Zenker), et même l'estomac (E. Vagner, Gegenbaur) (1).

F. — Développement du pancréas.

Le pancréas, comme le foie, naît d'un diverticulum de l'intestin duodénum (2), qui, tout en s'allongeant, émet latéralement des bourgeons qui se ramifient pour donner lieu à une glande en grappe (10, fig. 267). — Ces bourgeons, canaliculés d'emblée pour les uns (Kölliker), ne se creuseraient qu'ultérieurement d'après d'autres (Remak, Götte).

Les canaux glandulaires et sécréteurs du pancréas dérivent donc d'une invagination ramifiée de la splanchnopleure (intestin duodénum); — l'épithélium intestinal fournit l'épithélium des canaux et le mésoderme intestinal le substratum de l'organe (3).

G. — Anomalies du pancréas.

On a noté l'absence du pancréas chez des monstres anencéphales et exomphales; — on a cité aussi l'arrêt de développement de l'organe (Ancelet) soudé à l'estomac et privé de canal excréteur; — chez les monstres bicéphales on rencontre souvent deux pancréas; — dans les cas d'aspalasomie, on l'a trouvé dans le thorax en même temps qu'une partie des viscères abdominaux (Campbell, Weyland, etc.), et dans la poche herniaire dans le cas d'exomphale. — Sous le nom de *pancréas divisum* on a décrit (Hyrtl, Friedreich) la division de la glande en deux segments; — nous avons signalé les variétés des conduits excréteurs, qui sont fréquentes; — J. Symington a mentionné une anomalie rare de la glande elle-même dont la tête émettait deux prolongements qui passaient, l'un en avant, l'autre en arrière du duodénum, qu'ils embrassaient ainsi dans une sorte d'anneau (*Journ. of Anat.*, p. 292, 1885); — enfin on aurait rencontré (Rokitansky, Klob) une petite rate accessoire dans l'épaisseur du pancréas.

H. — Usages du pancréas.

La fonction du pancréas est de sécréter le *suc pancréatique*. — Ce suc contient trois ferments solubles. Le premier transforme les matières amylacées en

(1) Quant au *pancréas d'Aselli*, c'est tout simplement un groupe de ganglions lymphatiques situés dans l'épaisseur du mésentère, le long du bord inférieur du pancréas.

(2) Sur un embryon de 5mm,5, Fol a rencontré l'origine du pancréas sous la forme d'un petit cæcum; sur un autre de quatre semaines, Kölliker a trouvé le cæcum hépatique déjà ramifié en sept branches.

(3) Certains Poissons (Saumons, Cyprins) et les Dipneustes semblent ne pas avoir de pancréas; — cette glande existe chez tous les Reptiles et chez tous les Oiseaux. — Chez ces derniers, on peut trouver deux et trois pancréas indépendants; dans divers Mammifères, il est franchement bilobé, et chez les Rongeurs, la glande, composée de lobules isolés les uns des autres, représente une sorte de branche d'arbre garnie de ses feuilles.

glucose; — le second, les matières albuminoïdes en peptones, et le dernier émulsionne les matières grasses. — On ne saurait donc, — au point de vue physiologique, — maintenir au pancréas le nom de *glande salivaire abdominale*, sous lequel le désignaient MECKEL et SIEBOLD.

Bibliographie. — BÉCOURT, *Rech. sur le pancréas* (*Thèse de Strasbourg*, 1830). — VERNEUIL, *Mém. sur l'anat. du pancréas* (*Mém. de la Soc. de Biol.*, 1851, et *Gaz. méd. de Paris*, 1851). — MOYSE, *Étude sur le pancréas*, 1852. — CL. BERNARD, *Mém. sur le pancréas*, 1856. — SALTER, « Pancréas » in *Todd Cyclopædia of anatomy*, 1856. — LANGERHANS, *Beitrage zur anat. d. Bauch-speicheldrüse* (*Dis. Berlin*, 1869). — SAVIOTTI, *Arch. f. Anat.*, 1869. — HEIDENHAIN, *Pfluger's Arch.*, X, 1875, et art. « Absonderung » in *Hermann's Handbuch*, 1880. — J. RENAUT, *Structure du pancréas* (*Lyon médical*, 1879). — G. et F. HOGGAN, *Journ. of Anat.*, 1881 (v. lymphatiques). — ARNOZAN, art. « Pancréas » du *Dict. encyclop. des sc. médicales*, 1884.

§ III. — RATE

Préparation. — On examinera d'abord la rate en place pour se rendre compte de ses rapports et des liens vasculaires et péritonéaux qui la rattachent aux parties voisines. — A l'aide du manche du scalpel, on isole assez facilement dans une certaine étendue la tunique péritonéale de la capsule fibreuse et l'on se rend compte en même temps des prolongements que celle-ci détache dans le tissu splénique; la portion réfléchie de cette même tunique se voit également lorsqu'on poursuit les vaisseaux du hile dans l'intérieur de l'organe. — On s'assure du tissu presque exclusivement vasculaire du viscère par les injections et la destruction consécutive par macération ou corrosion. — L'examen microscopique est nécessaire pour prendre une idée de la structure.

La *rate* (R, fig. 269) est une glande volumineuse profondément située dans l'hypochondre gauche, derrière le grand cul-de-sac de l'estomac. Elle est maintenue dans sa situation par plusieurs replis du péritoine, *ligaments de la rate*, qui la fixent aux organes voisins. Ce sont : 1° l'*epiploon gastro-splenique*, qui la relie à la grosse tubérosité de l'estomac; — 2° le *ligament phreno-splenique*, qui la rattache à la partie la plus élevée du pilier gauche du diaphragme; — 3° le *ligament pancreatico-splenique*, qui la relie à la queue du pancréas.

De *couleur* lie de vin, la rate est très friable, et fait entendre, lorsqu'on la presse entre les doigts, un bruit analogue au cri de l'étain. — Son *volume*, très variable suivant les sujets et selon les diverses conditions physiologiques ou pathologiques, est difficile à apprécier d'une façon exacte.

En moyenne, sa longueur est de 12 centimètres, sa largeur de 8 centimètres et son épaisseur de 3 centimètres. — Son *poids*, sur le cadavre, est d'environ 190 à 200 grammes; mais, sur le vivant, alors que l'organe est rempli de sang, ce poids s'élève à 225 grammes

(SAPPEY) (1). — Toutefois, il n'est pas rare de rencontrer des rates, spécialement chez les vieux paludéens, pesant plusieurs kilogrammes.

Par contre, on rencontre assez fréquemment des rates atrophiées et très réduites, — en particulier chez les vieillards.

Le *poids spécifique* de la rate varie de 1050 à 1060.

Reliée et fixée dans sa situation par plusieurs replis du péritoine, la rate peut cependant subir certains déplacements, les uns physiologiques, les autres anormaux. — Les premiers sont sous la dépendance de la respiration et de l'ampliation de l'estomac; — les seconds, le résultat du relâchement des ligaments de la rate. — C'est ainsi qu'on a pu la rencontrer comme flottante dans l'hypogastre (RIOLAN, DUVERNEY, CHOISY), dans la région iliaque (MORGAGNI) et jusque dans le bassin (ALBINUS, VAN SWIETEN).

A. — Conformation extérieure de la rate.

On a comparé la rate à un croissant ou à un segment d'ellipsoïde coupé selon sa longueur.

On lui décrit une *face externe*, une *face interne*, un *bord antérieur*, un *bord postérieur* et *deux extrémités*.

1° *Face externe*. — Convexe et lisse, cette face regarde à gauche et en arrière; — elle répond au diaphragme, qui la sépare des neuvième, dixième et onzième côtes. — Assez fréquemment l'extrémité gauche du foie s'avance jusque sur elle.

2° *Face interne*. — Légèrement concave d'ordinaire, cette face présente, à sa partie moyenne, un sillon vertical, *hile de la rate, scissure de la rate,* percé d'une série de trous qui livrent passage aux vaisseaux et aux nerfs. — C'est sur les bords de ce sillon que s'attache l'épiploon gastro-splénique. — Toute la portion de cette face, placée en avant du hile, un peu plus large que l'autre, se met en rapport avec la grosse tubérosité de l'estomac et parfois avec l'extrémité gauche du foie, tandis que la portion placée en arrière du hile répond au pilier gauche du diaphragme, à la queue du pancréas et à l'arrière-cavité des épiploons.

3° *Bord antérieur*. — Mince et souvent sillonné par des incisures, ce bord s'applique sur la grosse extrémité de l'estomac, et répond au diaphragme.

4° *Bord postérieur*. — Épais et arrondi, ce bord est en contact

(1) La rate est au foie :: 1 : 500 au troisième mois ; — :: 1 : 50 au dixième mois ; — :: 1 : 5 dans l'âge adulte ; — :: 1 : 3000 par rapport au corps entier chez l'embryon de dix semaines, et :: 1 : 180 chez l'adulte (HEUSINGER).

avec le rein, la capsule surrénale gauche et la portion lombaire du diaphragme du même côté.

5° *Extrémité supérieure.* — Plus volumineuse que l'autre, d'où le nom de *tête de la rate*, que lui donnaient les anciens, cette extrémité répond à la concavité gauche du diaphragme, auquel elle est réunie par le repli spléno-diaphragmatique. Parfois l'extrémité gauche du foie s'interpose entre elle et le diaphragme.

6° *Extrémité inférieure.* — Plus effilée que l'extrémité supérieure, d'où le nom de *queue de la rate*, qu'on lui donne quelquefois, cette extrémité répond au coude gauche du côlon transverse et vient se loger dans une sorte de nid que forme le méso-côlon à la partie gauche du diaphragme.

B. — Structure de la rate.

La *conformation intérieure* de la rate est très complexe; elle comprend : 1° une *enveloppe péritonéale;* — 2° une *capsule fibreuse* qui se prolonge dans l'intérieur de l'organe sous forme de cloisons limitant des aréoles (charpente cellulo-fibreuse de la rate); — 3° un parenchyme pulpeux, *boue splénique*, qui remplit les aréoles précédentes; — 4° des follicules clos, *corpuscules de Malpighi*, appendus aux ramifications de l'artère splénique; — 5° des *vaisseaux* et des *nerfs*.

1° Tunique péritonéale. — La *tunique péritonéale, tunique séreuse*, enveloppe la rate dans toute son étendue. Au niveau du hile, elle s'adosse à elle-même et forme un repli, *épiploon gastro-splénique*, qui se porte à la grosse extrémité de l'estomac, où il se continue avec les deux feuillets du péritoine qui tapissent les faces de cet organe; l'extrémité supérieure de ce repli représente le *ligament spléno-diaphragmatique*, son extrémité inférieure le *ligament pancréatico-splénique*.

2° Tunique fibreuse. — La *tunique fibreuse*, *tunique propre de la rate*, est formée par une membrane fibro-élastique, qui renferme des fibres musculaires lisses très évidentes chez beaucoup d'animaux (Chien, Cheval, etc.), moins nettes chez l'Homme. Elle enveloppe toute la surface de la rate en adhérant à la tunique péritonéale par sa surface extérieure; de sa surface intérieure partent de nombreux tractus fibreux qui s'enfoncent dans l'organe sous forme de cloisons divisant la rate en un certain nombre de lobes indépendants, subdivisés eux-mêmes en cellules intercommunicantes par des travées plus fines. Arrivée au hile de la rate, cette coque fibreuse se réfléchit autour des vaisseaux et s'enfonce avec eux dans l'épaisseur du viscère, où elle se conduit à la façon de la capsule de

Glisson dans le foie. — Cette portion réfléchie de la tunique fibreuse de la rate porte le nom de *capsule de Malpighi*. — Elle constitue une sorte d'arbre creux dans le tronc, les branches et les rameaux duquel s'enfoncent les vaisseaux spléniques. — De sa surface externe se détachent d'innombrables trabécules qui s'entre-croisent avec celles qui proviennent de la tunique externe pour former des alvéoles. Lâchement adhérentes aux artères, ces gaines finissent par se transformer sur les petites artères en gaines lymphatiques qui s'épaississent de distance en distance pour constituer de véritables follicules clos, les corpuscules de Malpighi. Ainsi est constituée la charpente fibreuse de la rate et la disposition réticulée, aréolaire ou spongieuse de l'organe.

3° Parenchyme de la rate. — Les aréoles ou cellules qui constituent les trabécules de la rate et transforment cet organe en un véritable labyrinthe, contiennent une substance molle, de couleur lie de vin, désignée sous le nom de *pulpe* ou *boue splénique*. — Dans chaque aréole, cette pulpe est soutenue par des filaments extrêmement déliés qui s'entre-croisent en tous sens et constituent un *réticulum* microscopique.

a. *Réticulum*. — Le *réticulum* (*b*, fig. 271) paraît avoir la constitution du tissu conjonctif réticulé ordinaire. Il se fixe, d'une part, sur les trabécules qui limitent les alvéoles de la rate, et, d'autre part, sur les gaines lymphatiques des vaisseaux et sur les corpuscules de Malpighi (*b*, fig. 271). Aux divers points d'entre-croisement des filaments de ce réseau, on voit un noyau : c'est le noyau des cellules étoilées qui ont formé le réseau en s'anastomosant par leurs prolongements (fig. 272).

b. *Boue splénique*. — Dans le réticulum ci-dessus, on rencontre une substance molle, la *pulpe* ou *boue splénique* (1), qui contient plusieurs variétés de cellules. — Ce sont : 1° des cellules lymphatiques douées de mouvements amiboïdes (Grey, Cohnheim, Peremeschko), qu'on a appelées *cellules spléniques*, *cellules parenchymateuses de la rate*, en raison de leur nombre; — 2° de petites cellules granuleuses et arrondies, presque réduites à leur noyau; — 3° des cellules bi ou multinucléées; — 4° de grandes cellules (cellules lymphatiques) contenant des granulations graisseuses ou des corpuscules analogues aux globules rouges du sang (débris globulaires); — 5° des globules rouges normaux ou altérés

(1) Selon Denys, la pulpe splénique ne contient pas de tissu adénoïde; elle est formée par un système de lacunes communiquant largement entre elles (tissu caverneux) et traversées dans tous les sens par des trabécules anastomosées recouvertes d'une couche de cellules plates, analogues à l'endothélium des vaisseaux (*Acad. de méd. de Belgique*, 1888).

auxquels la boue splénique doit sa coloration; — 6° des granulations pigmentaires. — Enfin on rencontre, dans le parenchyme de la rate, de petits corps particuliers (*corpuscules de Malpighi*), que nous allons décrire, et des capillaires sanguins, que nous étudierons avec les vaisseaux.

4° **Corpuscules de Malpighi.** — Les *glomérules*, *glandules*, *corpuscules de la rate*, *corpuscules de Malpighi*, sont des grains blanchâtres, visibles à l'œil nu, de 1/4 à 1/2 millimètre de diamètre,

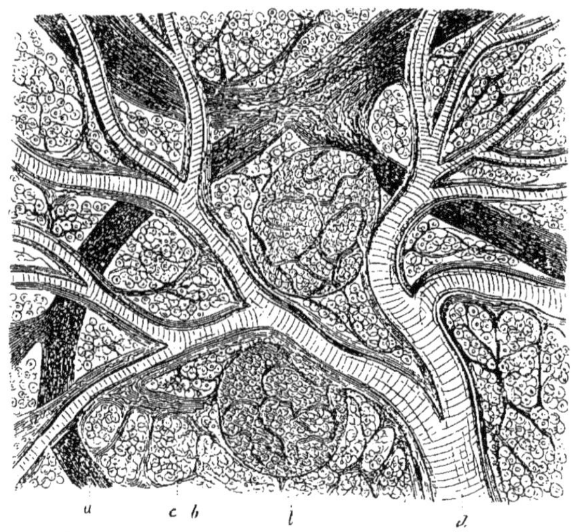

Fig. 271. — Structure de la rate.

a, travées conjonctives (réseau trabéculaire); — *b*, réseau trabéculaire plus fin; — *c*, pulpe splénique contenue dans le réseau; — *d*, artère portant les glomérules de Malpighi, *l*.

appendus aux ramifications artérielles. Leur nombre est variable, et certaines rates *paraissent* en être dépourvues. — Sappey les a trouvés trois fois sur quarante rates; — Hessling, cent quinze fois sur neuf cent cinquante; mais, comme Kölliker les a rencontrés quatre fois sur quatre rates de suppliciés, et qu'ils sont très visibles sur les rates des animaux sacrifiés (Bœuf, Mouton, etc.), on en est arrivé à supposer que, pour bien les voir, il faut examiner des rates fraîches, et à penser qu'ils s'altèrent et disparaissent rapidement après la mort. — Sappey estime qu'on en rencontre un tous les 2 ou 4 millimètres, ce qui ferait huit à dix mille corpuscules pour toute la rate.

Ces corpuscules, qui plongent dans la boue splénique, sont

situés sur le trajet des dernières ramifications de l'artère splénique (rameaux pénicillés) sur lesquelles ils sont attachés par un point de leur surface, ayant l'aspect d'autant de petites excroissances des rameaux artériels. — Leur structure est identique à celle des follicules clos de l'intestin. — Ils sont formés de tissu réticulé, formant un réseau lâche au centre du corpuscule, mais se condensant de plus en plus à mesure que l'on se rapproche de sa périphérie. — A ce niveau, le tissu réticulé est suffisamment serré pour qu'on ait considéré le corpuscule comme entouré d'une membrane d'enveloppe. Dans le tissu spongieux du centre, on trouve des cellules lymphatiques comme on les voit dans tous les organes lymphoïdes. — Un réseau capillaire analogue à celui des follicules clos de l'intestin pénètre ces petits corps.

Les relations des corpuscules de Malpighi avec les artères méritent de nous arrêter un instant. — Jusqu'au diamètre de 1/2 à 1/4 de millimètre les artères et les veines de la rate sont contenues dans la même gaine, dépendance, nous le savons, de la capsule de Malpighi. — A partir de ce diamètre, les artères abandonnent les veines, et leur tunique adventice subit des modifications qui mènent aux corpuscules de Malpighi.

Peu à peu, le tissu fibreux de la gaine malpighienne des artères terminales se transforme en tissu réticulé et s'infiltre de cellules lymphatiques (infiltration diffuse). — Bientôt cette infiltration diffuse s'accuse à certains points, se localise et s'élève sous forme d'excroissances arrondies, échelonnées sur le trajet des artères terminales. — Ces excroissances (infiltration localisée et exubérante), ces îlots de substance adénoïde, ce sont les *corpuscules de Malpighi*. — On comprend maintenant pourquoi ces corpuscules sont tantôt accolés à la partie latérale d'un vaisseau, tantôt placés dans l'angle de bifurcation d'un rameau artériel, et d'autres fois traversés de part en part et comme embrochés par une artériole. — On conçoit également d'après la description précédente que la surface extérieure des corpuscules de Malpighi soit reliée à la gaine lymphoïde des artères d'une part, et au tissu réticulé du parenchyme splénique de l'autre (*d*, fig. 272). — En effet, le glomérule malpighien de la rate n'est que l'épanouissement du tissu réticulé ou lymphoïde de l'organe. Si le lecteur veut bien réfléchir à cette constitution intime, il ne pourra s'empêcher de rapprocher la rate des ganglions lymphatiques.

5° Vaisseaux et nerfs de la rate. — a. *L'artère splénique*, remarquable par son calibre et l'épaisseur de sa tunique musculaire, se divise près du hile en cinq à dix branches, qui pénètrent isolément dans l'organe, et se distribuent chacune à un département sans s'anastomoser avec les branches des départements voisins (ASSOLANT).

Chacun de ces départements constitue un territoire vasculaire spécial et indépendant, une sorte de lobe particulier et isolé, de telle façon que la rate peut être considérée comme étant formée par la réunion de plusieurs lobes, disposition qui s'accuse à l'extérieur dans les scissures que l'on observe à la surface de l'organe, et surtout dans les rates multiples qu'il n'est pas rare de rencontrer.

Les branches de l'artère splénique se ramifient dans la rate à la manière accoutumée, et cheminent, dans une gaine commune, avec les branches veineuses. — Quand leurs divisions atteignent environ 1/2 millimètre de diamètre, elles se séparent des veines, perdent leur gaine adventice, ou plutôt cette gaine se transforme en gaine

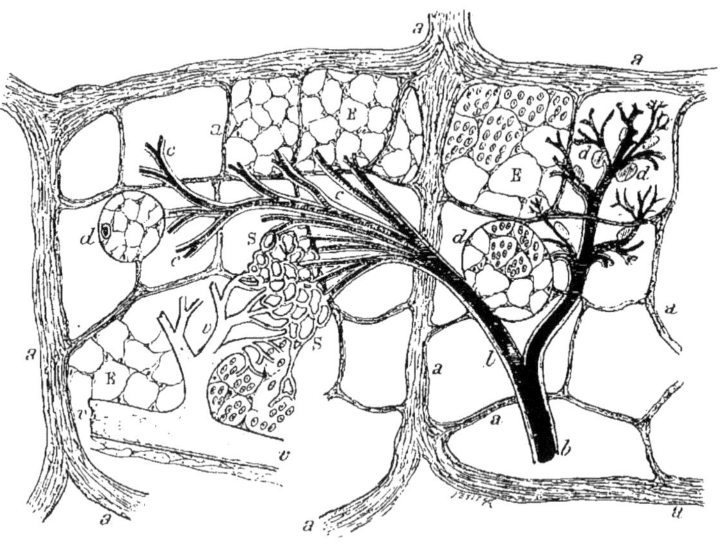

Fig. 272. — Schème du réticulum, des vaisseaux et des corpuscules lymphoïdes de la rate.

a, *a*, charpente trabéculaire ; — E, E, réticulum plus fin, renfermant dans ses mailles les éléments de la boue splénique que l'on a laissés en place à certains endroits ; — *d*, *d*, corpuscules de Malpighi ; — *b*, branche de l'artère splénique se terminant en rameaux pénicillés, *c*, *c* ; — *l*, gaine lymphoïde entourant l'artère et s'épaississant en nodules à certains points pour constituer les corpuscules de Malpighi, *d*, *d* ; — *v*, *v*, veine splénique ; — S, S, réseau lacunaire qui établit la communication entre les artères et les veines.

lymphatique, et, après un certain trajet, s'épanouissent en un bouquet de rameaux terminaux (*penicilli*), sur lesquels sont accrochés les corpuscules de Malpighi, comme les grains d'une grappe de raisin aux ramifications du pédoncule. Ces ramifications (*penicilli*) sont destinées, les unes aux glomérules de Malpighi, les autres à la pulpe splénique. — Les premières se ramifient autour des corpuscules en formant un réseau délicat d'où émanent des capillaires qui s'enfoncent dans leur intérieur ; — les secondes, enveloppées d'une épaisse adventice (gaines capillaires de Schweiger-Seidel), s'épuisent dans un réseau qui occupe les mailles du tissu caverneux de la rate, d'où partent directement les radicules veineuses (ROBIN et CH. LEGROS), et auxquelles aboutissent les capillaires veineux qui proviennent des réseaux corpusculaires. Ainsi comprises, les divisions ultimes de l'artère splénique ne présenteraient aucune lacune, et se continueraient avec les veines par un système capillaire fermé de toutes parts, absolument comme cela se passe dans les autres organes du corps (CH. ROBIN et LEGROS, RÉMY et DUBAR).

Pour beaucoup d'histologistes, nous le verrons bientôt, il n'en serait pas ainsi. — Les *capillaires artériels*, qui cheminent dans l'épaisseur du système trabéculaire, finiraient par confondre leur paroi avec les fines cloisons du réticulum du parenchyme splénique, et s'aboucheraient dans l'intérieur des cavernules du réticulum.

b. *Veine splénique.* — La *veine splénique*, d'un calibre double ou triple de celui de l'artère correspondante, se divise au niveau du hile de la rate en cinq à six branches, parfois davantage, qui s'enfoncent dans la rate en suivant les divisions de l'artère dans l'intérieur des gaines malpighiennes. Ces veines, dépourvues de valvules, se ramifient à la façon des branches d'un arbre, et s'anastomosent fréquemment entre elles en formant des réseaux plexiformes très riches. — Elles correspondent exactement aux systèmes départementaux de l'artère splénique, et contribuent avec elle à former les territoires vasculaires indépendants de la rate.

Avant de pénétrer dans la rate, les grosses divisions de la veine splénique sont pourvues d'une tunique adventice épaisse et d'une tunique moyenne assez riche en fibres musculaires lisses. — Mais bientôt ces deux tuniques se confondent avec les cloisons du système trabéculaire du viscère, et, réduites à leur tunique interne, les veines apparaissent comme de véritables sinus. — Lorsque ces veines ont atteint un certain calibre, 1/2 millimètre environ, elles sont abandonnées par les artères, mais elles conservent encore leur gaine malpighienne dans une certaine étendue. — Cette gaine finit enfin par se fondre avec les trabécules de la rate (W. MÜLLER), et les dernières divisions de la veine splénique qui se séparent à angle plus ou moins droit du tronc générateur, pénètrent dans les espaces caverneux de la rate où elles se terminent par un réseau de veinules capillaires, dont les unes se répandent sur les glomérules, tandis que les autres se perdent dans la pulpe splénique, les deux espèces se continuant du reste directement avec les artérioles correspondantes. Les artères et les veines, dans la rate, répétons-le, se comporteraient donc comme partout ailleurs, c'est-à-dire que le réseau sanguin serait clos de toutes parts.

Aujourd'hui toutefois, cette opinion n'est pas celle de la majorité des anatomistes.

D'une part, nous l'avons vu, beaucoup admettent la terminaison des artères terminales par des extrémités libres dans l'intérieur des alvéoles de la rate; — d'autre part, le réseau veineux du parenchyme splénique ne serait pas complètement clos. — Dans la pulpe splénique, la paroi des veinules qui est extrêmement mince, est composée d'une tunique externe formée par des fibres annulaires d'aspect élastique, et d'une tunique interne, épithéliale, dont les cellules fusiformes et saillantes dans l'intérieur du vaisseau sont caractéristiques; — mais cette *paroi serait percée de trous* (*veines caverneuses de Billroth*), de telle sorte qu'en certains points, les capillaires veineux seraient simplement limités par la boue splénique qui les entoure et que, par suite, leur cavité communiquerait librement avec les alvéoles de la rate.

C'est ainsi que pour GRAY, BILLROTH, LUSCHKA, KÖLLIKER, etc., les vaisseaux capillaires déboucheraient directement dans les veines caverneuses. Au contraire, KYBER, STIEDA, SCHULTZE, etc., prétendent qu'il existe entre les capillaires artériels et les veines caverneuses un réseau très serré de vaisseaux capillaires intermédiaires pourvus d'une paroi continue; — ce réseau engloberait les cellules lymphatiques dans ses mailles et constituerait la pulpe splénique. — Enfin, W. MÜLLER, mais surtout FREY, soutiennent qu'en sortant des capillaires artériels, le sang se répand dans un système de canaux, *conduits intermédiaires de la pulpe*, limités directement par les cellules et le réseau de la pulpe splénique, d'où naissent un peu plus loin les veines. — « Le sang artériel de la rate, dit FREY, passe dans les veines à travers des canaux *dépourvus de paroi* qui parcourent le réseau de la pulpe, et les interstices des cellules lymphatiques, comme l'eau d'un fleuve presque à sec chemine entre les cailloux ».

c. *Vaisseaux lymphatiques de la rate*. — Les *lymphatiques* de la rate ont été divisés en *superficiels* et *profonds*.

Les *lymphatiques superficiels*, nombreux et faciles à mettre en évidence chez nombre de Mammifères, ne sont admis que par analogie chez l'Homme, car ARNOLD, TEICHMANN, SAPPEY n'ont pu en démontrer l'existence.

Les *lymphatiques profonds*, au contraire, ont été bien observés par TOMSA et SAPPEY. — Ils naissent probablement de réseaux qui entourent les corpuscules de Malpighi, et d'autres réseaux trabéculaires. — Ils suivent les veines et vont se rendre dans les ganglions que l'on rencontre dans l'épaisseur de l'épiploon pancréatico-splénique.

d. *Nerfs de la rate*. — Ils proviennent du plexus solaire, suivent les artères dans l'épaisseur du viscère, mais leur terminaison est inconnue.

C. — Développement de la rate.

Le développement de la rate est encore fort peu connu, et sa valeur morphologique est peut-être plus inconnue encore.

Cet organe apparaît dans l'épaisseur du mésogastre postérieur sous la forme d'une petite saillie très vasculaire, en rapport direct avec la dilatation stomacale de l'intestin (GÖTTE, PEREMESCHKO). — PEREMESCHKO admet qu'elle prend naissance aux dépens d'une partie du pancréas qui se sépare du reste par étranglement, mais cette opinion ne nous paraît pas admissible. — D'après LAGUESSE, le tissu propre de la rate, chez les Poissons au moins, dériverait, non pas non plus de l'épithélium péritonéal comme l'admet TOLDT, mais du mésenchyme dans lequel est creusée la veine intestinale. Ce mésenchyme s'ordonne en tissu caverneux qui se met en communication avec la veine intestinale, et les cellules du réseau qui limitent les lacunes du tissu sont en continuité avec l'endothélium des veines. La rate est donc à l'origine uniquement une sorte de sinus veineux réticulé, placé en diverticulum sur le système porte. — Dès l'origine, les éléments libres de ses aréoles se transforment en globules du sang, ce qui permet de dire que, dès les premières phases de son développement, la rate fonctionne comme organe hématopoïétique.

Peu après son apparition, qui a lieu vers le quarantième jour (Ch. Robin), elle présente déjà un réseau de cellules étoilées qui est l'origine de la charpente trabéculaire et de la capsule fibreuse du viscère, et contient un plexus vasculaire des plus abondants. — Les cellules lymphatiques apparaissent peu après; elles s'assemblent plus tard dans les gaines des artères et donnent lieu à la gaine lymphoïde de celles-ci. — Son tissu lymphoïde ne se complète qu'assez tard, s'il est vrai que les corpuscules de Malpighi n'apparaissent que vers le huitième mois (Meckel, Ch. Robin, Kölliker).

A aucun moment de son développement la rate n'est lobulée (Bischoff, Ch. Robin), contrairement à l'opinion de Burdach. Son poids absolu et son poids proportionnel au poids du corps augmentent rapidement après la naissance, d'où l'on peut induire que la rate n'est pas comme le foie un organe de la vie fœtale. — Alors que la proportion de la rate au corps est :: 1 : 300 chez le fœtus, cette proportion est :: 1 : 200 chez l'adulte. — Quant à la proportion de la rate du fœtus à celle de l'adulte, elle est :: 1 : 35 (Huschke).

D. — Anomalies de la rate.

L'*absence* de la rate n'a guère été notée que dans les cas de monstruosités; — Martin cependant (1826) et Valleix ont rapporté chacun un cas dans lequel elle faisait défaut; — sa *transposition* a été observée dans le cas de transposition partielle ou totale des viscères : c'est ainsi qu'on a pu la rencontrer dans le thorax où elle avait passé par suite de l'existence d'un diaphragme incomplet; — sa *multiplicité* est assez fréquente. — Baillie, Cruveilhier ont rencontré jusqu'à sept *rates accessoires*, Otto jusqu'à vingt-trois. — Cette multiplicité, normale chez certains animaux (Squales, Dauphin, Marsouin), est le résultat de l'isolement complet de plusieurs des territoires vasculaires ordinaires de la rate. — Aussi les rates accessoires suivent-elles dans leur présence les divisions de l'artère splénique. — Dans la vieillesse la capsule fibreuse de la rate a de la tendance à se calcifier; — aussi rencontre-t-on assez fréquemment des plaques fibro-cartilagineuses dans son épaisseur.

E. — Usages de la rate.

La *rate* n'est pas un organe indispensable à la vie. — On a pu l'extirper chez les animaux et chez l'Homme sans compromettre l'existence. — C'est un atelier de formation de globules blancs, car, d'une part, le sang de la veine splénique contient plus de leucocytes que le sang de la veine jugulaire pris pour comparaison (Béclard), et d'autre part le sang qui sort de la rate contient aussi plus de cellules lymphatiques que celui qui y pénètre (Donné, Hirt, Vierordt, Malassez). Cette fonction est en rapport avec la constitution intérieure de la rate (organe lymphoïde). — On a également dit que la rate est un foyer de destruction des globules rouges, et aussi un foyer de production des mêmes globules (Donné, Kölliker, Funke, Bizzozero et Salvioli). — Enfin Gray avec Haller considère la rate comme un réservoir destiné à contenir une partie du sang de l'abdomen, et SCHIFF suppose que la rate fournit au pancréas les matières pancréatogènes de Corvisart, parce qu'il croit avoir observé qu'après l'ablation de la rate, le pancréas est incapable de transformer les matières albuminoïdes.

Bibliographie. — BILLROTH, in *Virch. Arch.*, 1861. — SCHWEIGGER-SEIDEL, in *Virch. Arch.*, 1863. — GRANDRY, *Journ. de l'anat.*, 1867. — PEREMESCHKO, in *Wiener Sitzungsb.*, 1870. — KLEIN, in *Quarterly Journ. of micr. sc.*, 1870. — RINDFLEISCH, in *Berl. klin. Woch.*, 1870. — FREY, *Histologie*, Paris, 1877. — CH. ROBIN, art. « Rate » du *Dict. encyclop. des sc. médicales*, 1874. — GRIFFINI, *Arch. per le sc. mediche*, t. VII, 1884. — R. ROBERTSON, *Splenic Histology* (*Journ. of Anat.*, XX, p. 509, 1886). — E. LAGUESSE, *Compt. rend. de la Soc. de biologie*, p. 660, 1889, et p. 161, 1890.

SECTION II

II. — APPAREIL DE LA RESPIRATION

L'*appareil de la respiration* est constitué par des organes multiples qui tous concourent, mais chacun pour sa part, au grand phénomène de l'hématose, c'est-à-dire à la transformation du sang veineux (sang noir) en sang artériel (sang rouge).

Les organes qui constituent cet appareil peuvent être divisés en deux groupes. — Le premier est formé par la *cage thoracique*, composée d'une charpente ostéo-cartilagineuse, que nous connaissons déjà (voy. t. I, p. 58). — Susceptible de dilatation et de resserrement alternatifs, et mise en mouvement par des muscles appelés *muscles respiratoires*, cette cage attire l'air et le repousse à la manière d'un soufflet.

Le deuxième groupe d'organes de l'appareil de la respiration comprend un système de canaux incompressibles et ramifiés, *conduits aérifères* et *poumons*, destinés à porter l'air extérieur au contact du sang pendant l'agrandissement du thorax (inspiration) et à le reporter à l'extérieur pendant le resserrement de cette cage ostéo-membraneuse (expiration).

L'*arbre respiratoire* se compose essentiellement : 1° du *poumon*, organe creux, destiné à revivifier, à l'aide de l'oxygène de l'air, le sang que lui envoie le cœur veineux, et qui revient à ce dernier après avoir traversé et nourri tous nos organes ; — 2° d'un conduit ramifié, *trachée-artère* et *bronches*, qui met le poumon en communication avec l'air ambiant, — et dont la partie supérieure, *larynx*, constitue l'appareil vocal. — De haut en bas, cet arbre aérien se compose des *fosses nasales*, de la *partie supérieure du pharynx*, du *larynx*, de la *trachée-artère* et des *bronches* qui se terminent dans les *poumons*.

Les *fosses nasales* ont été décrites dans l'ostéologie (p. 118) ; la membrane muqueuse qui les tapisse l'a été dans les organes des sens (p. 202), — et l'histoire du pharynx a été faite avec les organes digestifs (p. 354). — Nous n'avons donc à nous occuper ici que du *larynx*, de la *trachée-artère*, des *bronches* et du *poumon*, — à l'étude desquels nous adjoindrons celle de la *plèvre*, de la *glande thyroïde* et du *thymus*.

§ I. — Larynx.

Préparation. — Pour étudier les *rapports du larynx*, disposez le sujet comme pour la préparation des muscles de la région cervicale antérieure; — disséquez les muscles sous-hyoïdiens, et examinez les relations du larynx avec le corps thyroïde, le pharynx, les gros vaisseaux du cou et les nerfs pneumogastrique et grand sympathique. — Cela fait, on procède à l'extraction du larynx, qu'on enlève avec la langue, le pharynx et l'œsophage, après avoir rasé avec un scalpel la face interne du maxillaire inférieur et avoir tout abattu en bas. — Une fois débarrassé des parties environnantes, on lave proprement le larynx en faisant passer un courant d'eau dans son intérieur et on examine sa *conformation extérieure* et *intérieure*, en portant spécialement son attention sur les cordes vocales, la glotte et les replis qui rattachent l'épiglotte à la langue et au pharynx. — Une coupe antéro-postérieure est nécessaire pour bien voir l'intérieur de l'organe.

Pour préparer les *muscles du larynx*, on s'y prend de la façon suivante : une fois le corps thyroïde enlevé, on découvre le *crico-thyroïdien;* — pour mettre à jour l'insertion de ses fibres profondes sur la face interne du cartilage thyroïde, on sectionne celui-ci verticalement à quelques millimètres en dehors de la ligne médiane et on abaisse le fragment. Cette même préparation permet d'arriver sur les *crico-thyroïdien latéral* et *thyro-aryténoïdien*. — Pour découvrir le *crico-aryténoïdien postérieur* et l'*aryténoïdien*, il suffit d'enlever la muqueuse du pharynx qui tapisse la face postérieure du larynx. Une fois la préparation des muscles terminée, on passe à celle des *ligaments* et des *cartilages du larynx* en enlevant les muscles.

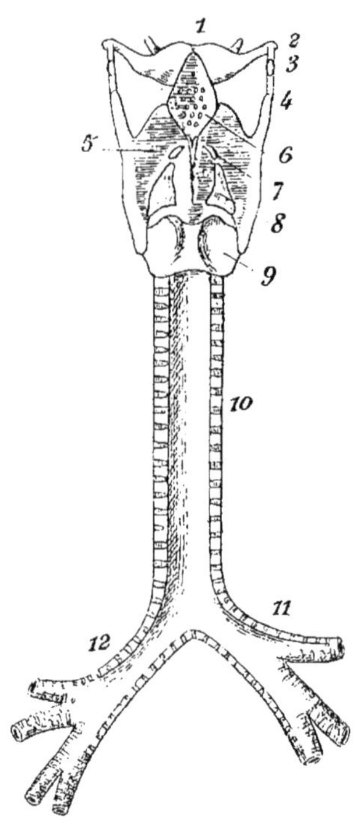

Fig. 273. — Larynx, trachée et bronches (vue postérieure).

1, os hyoïde; — 2, grande corne de l'hyoïde; — 3, cartilage hordéiforme ou triticé; — 4, grande corne du cartilage thyroïde; — 5, corps du cartilage thyroïde; — 6, épiglotte; — 7, cartilage corniculé; — 8, cartilage aryténoïde; — 9, cartilage cricoïde; — 10, trachée-artère; — 11 et 12, les deux bronches.

Le *larynx* est ce conduit cartilagineux à pièces multiples et mobiles, qui surmonte la trachée à la façon d'un chapiteau, et laisse passer l'air de la respiration tout en constituant d'autre part l'organe de la production des sons.

Le larynx est *situé* sur la ligne médiane antérieure et supérieure du cou, au-dessus de la trachée et au-dessous de l'os hyoïde dont il suit tous les mouvements. — Il se trouve placé entre l'aponévrose cervicale moyenne et l'aponévrose cervicale profonde, en rapport en avant avec les muscles sous-hyoïdiens qui le séparent de la peau; en arrière avec le pharynx qui le sépare de la colonne vertébrale. — Une bourse séreuse, *bourse de Boyer*, sépare la membrane thyro-hyoïdienne de la ligne blanche cervicale. Sa face postérieure est recouverte d'une membrane muqueuse, qui forme la paroi antérieure du pharynx et répond aux quatrième et cinquième vertèbres cervicales. — Latéralement, il est en rapport avec les muscles qui partent inférieurement de l'os hyoïde, et aussi en partie avec la glande thyroïde. Sa présence, surtout chez l'Homme, se manifeste à l'extérieur par une saillie à laquelle on a donné le nom d'*éminence du larynx*, *pomme d'Adam*.

Chez le fœtus et le jeune enfant, le larynx est situé relativement plus haut que chez l'adulte; tandis que son extrémité inférieure ne dépasse pas la quatrième vertèbre cervicale à la naissance, elle atteint la sixième vertèbre chez l'adulte. — Il descend ensuite peu à peu à mesure que se développe la portion faciale de la tête. Le mouvement de descente du larynx est un mouvement d'abaissement total, et non pas le résultat d'un accroissement du larynx plus rapide que celui de la portion cervicale de la colonne vertébrale comme on le croit d'ordinaire (J. SYMINGTON, *Journ. of Anat.*, p. 286, 1885).

Fixé dans sa situation par la membrane thyro-hyoïdienne et les muscles thyro-hyoïdiens qui le suspendent à l'os hyoïde, et par le pharynx qui s'insère en partie à son bord postérieur, le larynx jouit néanmoins d'nne grande mobilité, qui lui permet des mouvements verticaux de 2 à 3 centimètres pendant la déglutition, la toux, le chant.

Le *volume* du larynx présente de grandes variétés suivant les sujets, suivant les âges, suivant les sexes. — Pendant les premières années de la vie, il est fort peu développé, et à cet âge le larynx du mâle possède tous les caractères du larynx féminin. — Il prend de l'accroissement, surtout au moment de la puberté, en même temps que les organes génitaux, et à partir de cette époque le larynx de l'Homme se différencie hautement de celui de la Femme.

D'après SAPPEY, *les dimensions moyennes* du larynx de l'adulte sont pour l'Homme:

Diamètre	vertical,	44	millimètres;
—	transversal,	43	—
—	antéro-postérieur,	36	—

pour la Femme:

Diamètre	vertical,	36	millimètres.
—	transversal,	41	—
—	antéro-postérieur,	26	—

Comme on le voit par ces chiffres, le larynx de l'Homme se différencie de celui de la Femme surtout par l'étendue de son diamètre antéro-postérieur, ce qui le caractérise absolument, car cette différence annonce une différence proportionnelle dans la longueur des cordes vocales. En ce qui concerne ses relations avec la voix, on peut dire que plus la voix se rapproche de celle du ténor, plus le larynx de l'Homme se rapproche de celui de la Femme, et que plus elle tend à la voix de basse, davantage le larynx de l'Homme s'éloigne de celui de la Femme.

A. — Conformation extérieure du larynx.

La *forme* du larynx est celle d'une pyramide triangulaire dont la base est tournée en haut, et dont le sommet, tronqué et de contour à peu près circulaire, s'unit à la trachée.

La *base* du larynx, *circonférence supérieure* du larynx, nous présente le contour supérieur du cartilage thyroïde, qui limite l'orifice supérieur du larynx, ouverture ovalaire à grosse extrémité antérieure et coupée obliquement de haut en bas et d'avant en arrière, conduisant dans la cavité de l'organe et s'ouvrant dans le pharynx.— Sur la ligne médiane on aperçoit une sorte de couvercle mobile, l'*épiglotte*, qui s'abaisse sur l'orifice supérieur du larynx et le ferme pendant la déglutition. — Sur cette circonférence, on voit la muqueuse du larynx se porter sur la base de la langue en avant, et sur le pharynx en arrière et sur les côtés, en formant le *repli glosso-épiglottique*, les *replis pharyngo-épiglottiques* et *aryténo-épiglottiques*, qui délimitent latéralement l'orifice supérieur du larynx.

Le *sommet* du larynx, *petite circonférence* du larynx, s'unit à la trachée-artère par des liens fibreux, parfois par soudure du cartilage cricoïde avec le premier anneau de la trachée.

Des trois *faces* du larynx, l'une est postérieure, les deux autres antéro-latérales. — La *face postérieure* est recouverte par la muqueuse du pharynx; arrondie sur la ligne médiane, elle présente deux gouttières verticales latéralement, *gouttières latérales du pharynx*. — Les *faces antéro-latérales* sont en grande partie formées par les lames obliques du cartilage thyroïde; — elles répondent aux lobes latéraux du corps thyroïde et aux muscles thyro-hyoïdiens et sterno-thyroïdiens. — Le *bord antérieur*, saillant, constitue la pomme d'Adam; il répond à la ligne blanche cervicale et à l'isthme du corps thyroïde. — Les *bords postérieurs* sont dirigés contre la colonne vertébrale et répondent au paquet vasculo-nerveux carotido-jugulaire.

MALGAIGNE a signalé l'existence d'une bourse séreuse de glissement entre la pomme d'Adam et la face postérieure de l'os hyoïde.

B. — Conformation intérieure du larynx.

Lorsqu'on examine la *cavité* du larynx, on voit qu'elle est divisée en trois étages superposés : un étage supérieur, *vestibule de la glotte;* un étage moyen, *région des cordes vocales et du ventricule du larynx;* un étage inférieur, *portion sous-glottique du larynx.*

1. Vestibule de la glotte. — C'est un espace en entonnoir, qui s'ouvre largement en haut dans le pharynx et se termine en bas, en se rétrécissant, au niveau des cordes vocales supérieures. — Il est limité en avant par l'épiglotte qui y fait saillie, *bourrelet de l'épiglotte;* sur les côtés par les replis aryténo-épiglottiques, et en arrière par le muscle ary-aryténoïdien.

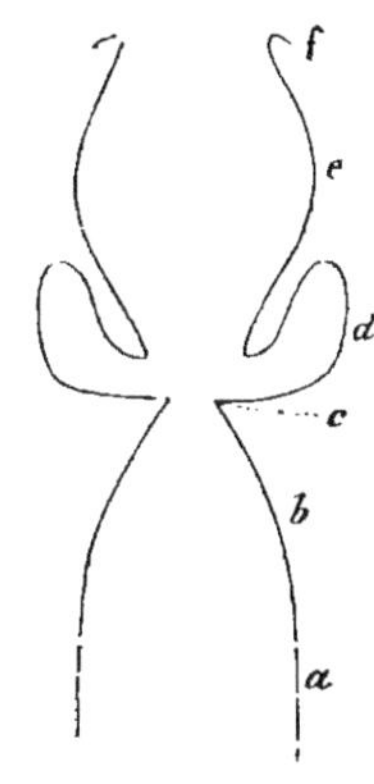

Fig. 274. — Cavités du larynx (coupe frontale).

f, repli établissant la continuité du larynx et du pharynx; — *e*, cavité sus-glottique; — *d*, ventricules du larynx; — *c*, cordes vocales, interceptant la glotte; — *b*, *a*, trachée.

2. Région des cordes vocales et du ventricule laryngien. — Au-dessous du vestibule, on rencontre l'étage moyen de la cavité du larynx, *portion interventriculaire* du larynx. Cet étage est limité en haut et en bas par les cordes vocales supérieures et inférieures, et latéralement par les deux ventricules du larynx.

a. *Cordes vocales supérieures.* — Les *cordes vocales supérieures*, au nombre de deux, l'une droite, l'autre gauche, sont constituées par un pli de la muqueuse étendu de la partie moyenne de l'angle rentrant du cartilage thyroïde à la partie moyenne de la face antérieure du cartilage aryténoïde. — Elles forment la paroi interne du ventricule du larynx, et les faisceaux fibreux qui doublent les plis qui les constituent ne méritent pas le nom de *ligaments thyro-aryténoïdiens supérieurs*, sous lequel on les a désignés.

b. *Cordes vocales inférieures.* — Les *cordes vocales inférieures*, plus épaisses et plus rapprochées de la ligne médiane que les cordes supérieures, sont deux autres plis, de couleur jaunâtre, insérés en avant, à l'angle rentrant du cartilage thyroïde, sur une sorte de petit tubercule fibro-cartilagineux (parfois une simple tache jaune), situé à 3 millimètres au-dessous des cordes vocales supérieures, et en arrière à l'apophyse antérieure du cartilage aryténoïde. — Ces plis comprennent dans leur épaisseur un véritable faisceau ligamenteux, *ligaments thyro-aryténoïdiens inférieurs*, sur lesquels nous reviendrons plus loin, et sont adossés aux muscles thyro-aryténoïdiens inférieurs (muscles des cordes vocales).

N. SIMANOWSKY a décrit des fibres musculaires, qui, des cordes vocales supérieures iraient s'attacher à la base de l'épiglotte et sur les faces latérales et externes des aryténoïdes, ayant pour action de dilater les ventricules du larynx, et conséquemment d'agir en modifiant la résonance de cet organe.

Les cordes vocales inférieures débordent en dedans les cordes vocales supérieures; aussi, alors qu'on peut apercevoir deux triangles isocèles, superposés lorsqu'on regarde la cavité du larynx par son orifice supérieur, ne voit-on qu'un seul triangle lorsqu'on regarde cette cavité par l'orifice inférieur de l'organe. Les cordes vocales inférieures étant les vraies cordes qui entrent en vibration sous l'influence du courant d'air pour produire le son, on conçoit que l'on ait pu réserver le nom de *glotte* à l'espace compris entre elles.

c. La *glotte* est la partie la plus étroite du larynx. Elle est limitée de chaque côté par les deux cordes vocales inférieures en avant, *glotte interligamenteuse, glotte membraneuse, glotte vocale*, et en arrière par les cartilages aryténoïdes, *glotte interaryténoïdienne, glotte cartilagineuse, glotte respiratoire.* — Sa forme est celle d'un triangle isocèle à sommet dirigé en avant, et dont les bords latéraux offrent au point de jonction des portions membraneuse et cartilagineuse un petit tubercule saillant qui correspond au sommet de l'apophyse antérieure du cartilage aryténoïde.

Les dimensions de la glotte, variables selon les individus et le sexe, sont en rapport direct avec les caractères de la voix. — Le diamètre antéro-postérieur de la glotte chez l'Homme a de 20 à 24 millimètres, tandis que chez la Femme il n'est que de 16 à 18 millimètres. — Son diamètre transversal, le plus grand à l'état de repos (base du triangle), est chez l'Homme de 8 millimètres, et de 5 chez la Femme; — mais ce diamètre varie considérablement suivant que la glotte se dilate ou se resserre. C'est ainsi que l'on peut voir l'ouverture de la glotte s'élever de 2 à 15 millimètres chez l'Homme, et jusqu'à 10 millimètres dans le sexe féminin. — Nous verrons bientôt qu'il est annexé à cet appareil phonateur statique, des muscles destinés à le mouvoir et à changer la forme de la glotte.

d. *Ventricules du larynx.* — Entre les cordes vocales supérieures et inférieures, on trouve de chaque côté une cavité désignée sous le nom de *sinus du larynx, ventricule du larynx, ventricule de Morgagni* (*d*, fig. 274). — Cette cavité, de profondeur variable, ouverte dans le larynx par une sorte de boutonnière antéro-postérieure, se prolonge en haut en s'insinuant entre le pli qui forme la corde vocale supérieure et la face interne du cartilage thyroïde.

Dans certains cas, ce cul-de-sac de la muqueuse laryngienne peut s'élever jusque sur les côtés de l'épiglotte et même jusqu'à la base de la langue. Cette *arrière-cavité des ventricules du larynx* rappelle assez bien la forme d'un bonnet phrygien et représente les sacs laryngiens ventriculaires des Singes. — GRÜBER l'a vue une fois passer à travers la membrane thyro-hyoïdienne et former une paire de saccules analogues à ceux du Gorille et de l'Orang.

3. Cavité sous-glottique. — L'*étage inférieur de la cavité du larynx, portion sous-glottique,* comprend toute la partie du larynx placée au-dessous des cordes vocales inférieures. — Cylindrique en bas, où elle se continue avec la cavité de la trachée, elle se rétrécit insensiblement à mesure qu'on se rapproche de la glotte. — En raison de l'élasticité de sa muqueuse, on l'a appelée *cône élastique.*

C. — Structure du larynx.

Le larynx est constitué par une charpente cartilagineuse, *squelette du larynx,* dont les diverses pièces sont réunies entre elles par des articulations et des ligaments, *articulations du larynx;* — par des muscles destinés à mouvoir ses pièces squelettiques, *muscles du larynx;* — par une membrane muqueuse qui en tapisse la cavité, *muqueuse du larynx,* et enfin par des *vaisseaux* et des *nerfs.*

1. Squelette du larynx. — Les *cartilages du larynx,* qui constituent le squelette de l'organe, sont au nombre de quatre, deux impairs, médians et symétriques, les *cartilages thyroïde* et *cricoïde;* — deux latéraux, les *cartilages aryténoïdes.*

Les *fibro-cartilages* constants sont : l'*épiglotte* et les *cartilages corniculés* ou *cartilages de Santorini.* — Les fibro-cartilages inconstants sont : les *cartilages de Morgagni* ou *de Wrisberg,* et les *cartilages sésamoïdes de Luschka.*

a. *Cartilage thyroïde* (1). — Le cartilage thyroïde ou *scutiforme* (A, fig. 277) est la pièce la plus volumineuse du larynx. — Il est formé de deux lames quadrilatères qui s'unissent en avant en formant un angle ouvert en arrière. On l'a comparé à un livre à demi ouvert placé de champ, et son nom lui vient du rapprochement que l'on a fait entre sa forme et celle d'un bouclier (θυρεός, bouclier).

(1) Le *cartilage thyroïde* est un élément extrinsèque dans le squelette du larynx, primitivement étranger à la charpente des conduits aérifères, contrairement aux cartilages cricoïde et aryténoïdes qui sont des cartilages intrinsèques du larynx. — Le cartilage thyroïde dérive en effet du quatrième arc viscéral.

On lui décrit :

1° Une *face antéro-externe*, qui présente en haut et en avant la saillie connue sous le nom de *pomme d'Adam*. — De chaque côté, cette face est plane et inclinée en arrière; — elle porte deux tubercules, l'un placé presque à la limite postérieure de son bord supérieur, l'autre vers la partie moyenne de son bord inférieur. — Ces deux tubercules sont réunis par une bandelette fibreuse, *ligne oblique du cartilage thyroïde*, qui donne insertion aux muscles thyro-hyoïdien, sterno-thyroïdien et constricteur inférieur du pharynx;

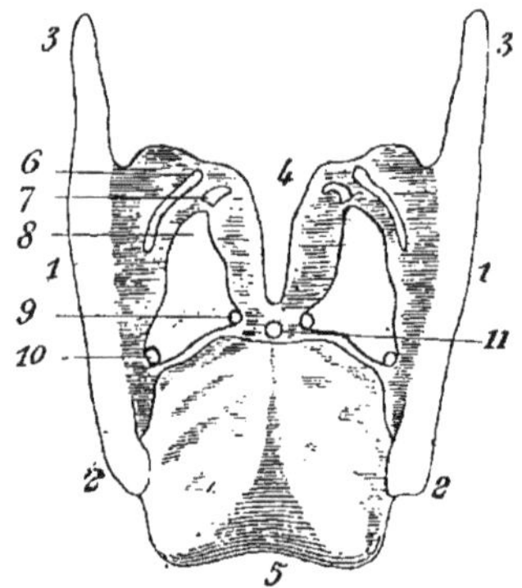

Fig. 275. — Cartilages du larynx observés en place par la face postérieure.

1, 1, cartilage thyroïde; — 2, 2, ses petites cornes, et 3, 3, ses grandes cornes; — 4, échancrure thyroïdienne supérieure; — 5, cartilage cricoïde (son chaton); — 6, fibro-cartilage de Wrisberg; — 7, fibro-cartilage de Santorini; — 8, cartilage aryténoïde; — 9, son apophyse vocale et 10, son apophyse musculaire; — 11, insertion de l'épiglotte sur le thyroïde.

2° Une *face postéro-interne*, présentant : sur la ligne médiane, un angle rentrant correspondant à la crête saillante sous-cutanée; — c'est dans cet angle que s'attachent de haut en bas l'épiglotte, les cordes vocales et les deux muscles thyro-aryténoïdiens. — Les parties latérales de cette face débordent en arrière les cartilages aryténoïdes; — tapissées par la muqueuse du pharynx, elles constituent la paroi externe de la gouttière laryngo-pharyngienne, et répondent aux muscles crico-aryténoïdiens latéraux et aux ventricules du larynx;

3° Un *bord supérieur*, qui présente sur la partie médiane une forte échancrure, *échancrure thyroïdienne supérieure*, et de chaque côté une échancrure plus longue et plus superficielle, à laquelle fait suite une longue apophyse, la *grande corne* du cartilage thyroïde. — Ce bord donne attache à la membrane thyro-hyoïdienne;

4° Un *bord inférieur*, sinueux, et d'un cercle beaucoup plus étroit que le bord supérieur. — Sur la ligne médiane, il présente une très petite encoche, *échancrure thyroïdienne inférieure*, puis, en se portant en dehors, un tubercule saillant, une échancrure superficielle, et enfin il se termine en arrière par deux petits prolongements, les *petites cornes* du cartilage thyroïde. — Ce bord donne insertion à la membrane crico-thyroïdienne au milieu et plus en dehors aux deux muscles crico-thyroïdiens;

5° Deux *bords postérieurs*, verticaux, arrondis et légèrement ondulés, qui débordent, en arrière, le cartilage cricoïde et donnent insertion aux muscles stylo-pharyngien et pharyngo-staphylin ;

6° *Quatre apophyses, cornes du cartilage thyroïde*, qui ne sont que les prolongements en haut et en bas des bords postérieurs du cartilage. — Deux de ces apophyses sont supérieures, *grandes cornes du cartilage thyroïde*, et sont réunies à l'os hyoïde par les ligaments thyro-hyoïdiens latéraux; — les deux autres sont inférieures, *petites cornes du cartilage thyroïde*, s'incurvent en dedans et s'articulent par leur sommet avec le cartilage cricoïde.

Le cartilage thyroïde est formé de cartilage hyalin, sauf sur la partie moyenne de son angle antérieur où l'on rencontre du cartilage élastique (RAMBAUD). — Enveloppé par un périchondre, ce cartilage est sujet à la calcification et même à l'ossification dans un âge avancé.

Dans le jeune âge le périchondre envoie quelques prolongements dans l'intérieur du cartilage accompagnés de quelques petits vaisseaux sanguins.

Il n'est pas rare de trouver le cartilage thyroïde percé d'un trou sur le côté, *trou thyroïdien*, que traverse généralement, lorsqu'il existe, l'artère laryngée supérieure.

b. *Cartilage cricoïde*. — Le *cartilage cricoïde* ou *annulaire* occupe la partie inférieure du larynx (B, fig. 277). — Il a la forme d'une bague assez étroite en avant, *arc du cricoïde*, très haute en arrière, *chaton du cricoïde*. On lui considère :

1° Une *face externe*, qui présente en avant, sur la ligne médiane, une crête de chaque côté de laquelle s'attachent les deux muscles crico-thyroïdiens, et plus en dehors une facette articulaire, portée par un petit pédoncule, *facette thyroïdienne*, pour l'articulation avec la petite corne du cartilage thyroïde. En arrière, sur le chaton, on trouve une crête médiane sur laquelle s'implantent une partie des fibres longitudinales de l'œsophage, et de chaque côté une fossette dans laquelle s'attache le muscle crico-aryténoïdien postérieur;

2° Une *face interne*, revêtue par la muqueuse du larynx et se continuant avec celle de la trachée;

3° Un *bord supérieur* (circonférence supérieure), oblong d'avant en arrière et très obliquement coupé de haut en bas et d'arrière en avant. Il porte en avant une échancrure où s'attache la membrane crico-thyroïdienne; latéralement il donne insertion au muscle crico-aryténoïdien latéral. — Renflé au niveau des deux angles supérieurs du chaton cricoïdien, ce bord présente à ce niveau deux facettes elliptiques, *facettes aryténoïdiennes*, regardant en haut et en dehors, et destinées à s'articuler avec la base des cartilages aryténoïdes.

Entre les deux facettes existe une légère échancrure qui donne insertion à des fibres du muscle aryténoïdien;

4° Un *bord inférieur* (circonférence inférieure) horizontal et légèrement sinueux, qui donne attache à la membrane qui unit le cartilage cricoïde au premier anneau de la trachée. — Il n'est pas rare de lui voir un prolongement médian antérieur et deux prolongements apophysaires latéraux qui vont parfois s'unir au premier cerceau cartilagineux de la trachée.

Le cartilage cricoïde est formé de cartilage hyalin périchondré.

c. *Cartilages aryténoïdes.* — Les *cartilages aryténoïdes, cartilages pyramidaux, cartilages mobiles du larynx*, sont au nombre de deux (*c*, fig. 276). — Placés verticalement, ces cartilages reposent sur les angles du chaton cricoïdien, — et se présentent sous l'aspect de deux pyramides triangulaires incurvées sur elles-mêmes en arrière à la façon de l'entonnoir appelé bec d'aiguière (d'où leur nom).

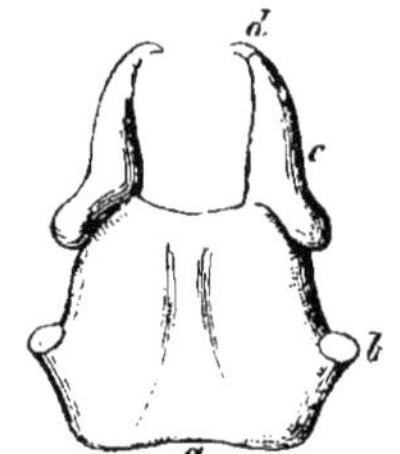

Fig. 276. — Cartilages cricoïde et aryténoïdes vus en arrière.

a, cricoïde avec *b*, sa surface articulaire pour la corne du thyroïde; — *c*, cartilage aryténoïde; — *d*, cartilage corniculé de Santorini.

On leur décrit :

1° Une *face postérieure*, large et concave, qui donne attache au muscle aryténoïdien;

2° Une *face antérieure*, inégale, creusée de deux légères dépressions superposées et séparées par une crête mousse : la dépression supérieure donne insertion à la corde vocale supérieure, la dépression inférieure au muscle thyro-aryténoïdien;

3° Une *face interne*, tapissée par la muqueuse du larynx; elle limite la glotte interaryténoïdienne;

4° Une *base*, qui présente une facette concave d'avant en arrière, et se met à cheval sur le condyle articulaire du cartilage cricoïde. — Cette base se prolonge en avant et en dedans sous la forme d'un angle qui fait saillie dans la cavité du larynx, *apophyse antérieure, apophyse interne, apophyse vocale* du cartilage aryténoïde, donnant attache à la corde vocale inférieure, et se prolonge aussi en arrière et en dehors sous la forme d'une autre apophyse, *apophyse postérieure, apophyse externe, apophyse musculaire* du cartilage aryténoïde, donnant attache aux muscles crico-aryténoïdien latéral et crico-aryténoïdien postérieur (9 et 10, fig. 275);

5° Un *sommet*, tronqué, sur lequel vient s'appliquer le cartilage de Santorini.

Les cartilages aryténoïdes, comme les cartilages thyroïde et cricoïde, sont constitués par du cartilage hyalin et enveloppés d'un périchondre. — Leur apophyse vocale contient du cartilage élastique qui se continue directement avec le tissu de la corde vocale inférieure.

d. *Épiglotte.* — L'*épiglotte* (D, fig. 279) est un fibro-cartilage dont la forme a été comparée à une feuille de pourpier. — Elle constitue une sorte de couvercle mobile qui surmonte l'entrée du larynx, qu'elle vient obstruer en se renversant au moment de la déglutition. — On lui considère :

1° Une *face antérieure* ou *linguale*, transversalement convexe, concave de haut en bas, libre dans sa moitié supérieure, adhérente dans sa moitié inférieure, où elle est fixée, d'une part, à la langue par un ligament médian, jaunâtre et élastique, *ligament glosso-épiglottique*, et, d'autre part, à l'os hyoïde par un autre ligament, le *ligament hyo-épiglottique.* — Sous ce ligament on trouve une masse cellulo-adipeuse, qui sépare l'épiglotte de l'os hyoïde et de la membrane hyo-thyroïdienne, et que l'on appelle improprement *glande épiglottique de Morgagni.* — La moitié supérieure de cette face, libre, est cachée derrière la base de la langue à laquelle elle est rattachée par trois replis, un médian et deux latéraux, les *ligaments glosso-épiglottiques;*

2° Une *face postérieure* ou *laryngée*, convexe de haut en bas, concave d'un côté à l'autre, libre dans toute son étendue et tapissée par la muqueuse du larynx. — Elle présente un grand nombre de trous qui sont les orifices des glandes épiglottiques;

3° Une *base*, libre et légèrement échancrée en son milieu, qu'on peut apercevoir en abaissant fortement la base de la langue;

4° Des *bords latéraux* d'où s'échappent une série de plis de la muqueuse qui vont aboutir à la langue, *ligaments épiglotto-glosses latéraux;* au pharynx, *ligaments epiglotto-pharyngiens;* aux cartilages aryténoïdes, *ligaments épiglotto-aryténoïdiens*, *membrane quadrangulaire de Tortual;*

5° Un *sommet*, qui se fixe à l'angle rentrant du cartilage thyroïde et à la membrane thyro-hyoïdienne, au-dessus des cordes vocales supérieures, par un ligament, le *ligament épiglotto-thyroïdien.*

L'épiglotte est constituée par une lame mince de fibro-cartilage élastique, et contient des glandules en grappe dans son épaisseur.

e. *Fibro-cartilages corniculés.* — Les *cartilages corniculés, cartilages de Santorini* (*d*, fig. 276), sont deux petits noyaux fibro-cartilagineux, allongés et recourbés en crochet, qui surmontent le sommet des cartilages aryténoïdes auxquels ils sont unis par des liens fibreux, d'autres fois entièrement soudés à ces cartilages. — Leur tête s'incline en dedans, de telle sorte qu'à la partie supérieure ces petites pièces arrivent presque à se toucher.

f. *Fibro-cartilages de Wrisberg.* — Les *fibro-cartilages élastiques de Wrisberg*, *fibro-cartilages de Morgagni*, *fibro-cartilages des glandes aryténoïdiennes*, sont deux petites pièces cartilagineuses cunéiformes de 6 à 8 millimètres de longueur (6, fig. 275), situées dans l'épaisseur des replis aryténo-épiglottiques, le long de la branche verticale de l'L des glandes aryténoïdiennes (voy. p. 521). Ils sont parfois multiples, et font tout à fait défaut assez rarement.

g. *Fibro-cartilages sésamoïdes de Luschka.* — On a décrit sous ce nom un petit noyau fibro-cartilagineux qui existe parfois près du bord externe du cartilage aryténoïde.

2. Articulations et ligaments du larynx. — Les pièces du larynx sont réunies entre elles par des *articulations* et des *ligaments*, et simplement par des *ligaments* aux organes voisins.

a. *Articulations.* — Au nombre de deux, ces articulations sont : l'articulation crico-thyroïdienne et l'articulation crico-aryténoïdienne.

1° *Articulation crico-thyroïdienne.* — C'est une *énarthrose* dans laquelle l'extrémité arrondie de la petite corne du cartilage thyroïde sert de tête articulaire qui vient se mettre en rapport avec la cavité de la facette cricoïdienne. — Une petite synoviale, doublée d'une capsule orbiculaire, facilite les glissements et maintient l'union. — Deux ligaments, l'un antérieur, l'autre postérieur, sont étendus de la petite corne du cartilage thyroïde au cartilage cricoïde, et renforcent la capsule. — Celui que l'on voit sur la face inférieure et postérieure de l'article a été appelé *ligament crico-thyroïdien latéral.*

W. Grüber a rencontré une fois une articulation crico-thyroïdienne surnuméraire.

2° *Articulation crico-aryténoïdienne.* — Cette articulation, constituée par les facettes articulaires de la base du cartilage aryténoïde et des angles du chaton du cartilage cricoïde, est une *articulation en selle.* — Il existe une synoviale pour favoriser les glissements et une mince capsule fibreuse renforcée en dedans et en arrière par un ligament qui s'étend en éventail d'un cartilage à l'autre, le *ligament crico-aryténoïdien inférieur* ou *ligament triquètre.*

J'ai rencontré une fois une articulation anomale entre la grande corne du thyroïde et la grande corne de l'hyoïde qui portait, à cet effet, une sorte de colonnette osseuse descendante (*Journ. de l'anat.*, 1885).

Le cartilage aryténoïde est très mobile sur le cartilage cricoïde. — Ses mouvements se font par une sorte de bascule et de rotation sur l'axe vertical dont le centre est dans l'articulation. C'est ainsi que ces cartilages montent ou descendent en masse ou bien qu'ils tournent sur eux-mêmes de telle façon que lorsque l'apophyse musculaire se porte en dedans, l'apophyse vocale se porte en dehors et inversement. Ces mouvements étaient nécessaires pour la production des sons.

b. *Ligaments intrinsèques.* — Les ligaments qui réunissent les pièces du larynx entre elles sont : la membrane crico-thyroïdienne, le ligament crico-aryténoïdien, les ligaments aryténo-épiglottiques, les ligaments thyro-aryténoïdiens et le ligament thyro-épiglottique.

1° La *membrane crico-thyroïdienne*, très forte, élastique et jaunâtre, percée de trous vasculaires, s'étend en éventail (*ligament conoïde, ligament crico-thyroïdien moyen*) de la partie médiane du bord supérieur du cartilage cricoïde au bord inférieur du cartilage thyroïde (L, fig. 277).

2° Le *ligament crico-aryténoïdien* a la forme d'un Y, dont la branche inférieure se fixe sur le bord supérieur du chaton cricoïdien, tandis que les deux branches latérales vont se rendre sur le sommet des cartilages aryténoïdes.

3° Les *ligaments aryténo-épiglottiques* sont deux replis fibro-muqueux qui vont de la face antérieure des cartilages aryténoïdes aux bords latéraux de l'épiglotte (G, fig. 276).

4° Les *ligaments thyro-aryténoïdiens* (cordes vocales) sont au nombre de deux paires : deux sont placés dans les cordes vocales supérieures, les deux autres dans l'épaisseur des cordes vocales inférieures.

Le *ligament thyro-aryténoïdien supérieur, ligament de la corde vocale supérieure*, va de l'angle rentrant du cartilage thyroïde, un peu au-dessous de l'échancrure médiane supérieure, à la partie moyenne de la face antérieure du cartilage aryténoïde. — Il se continue en haut sans ligne de démarcation avec le repli aryténo-épiglottique correspondant.

Le *ligament thyro-aryténoïdien inférieur, ligament de la vraie corde vocale*, s'étend de l'angle rentrant du cartilage thyroïde, où il s'insère vers la partie moyenne sur un petit nodule cartilagineux, à l'apophyse antérieure ou vocale du cartilage aryténoïde. — Formé de fibres lamineuses et de fibres élastiques, ce ligament adhère en dehors au muscle thyro-aryténoïdien (muscle des cordes vocales) ; — libre dans le reste de son étendue, il est recouvert par la muqueuse, et se continue en bas avec la membrane crico-thyroïdienne.

5° Le *ligament thyro-épiglottique* réunit le sommet de l'épiglotte à l'angle rentrant du cartilage thyroïde. — Certains auteurs l'ont dédoublé et décrivent un *ligament épiglotto-thyroïdien inférieur*, celui que nous venons de décrire, et un *ligament épiglotto-thyroïdien antérieur* qui se porte de la face antérieure de l'épiglotte à la membrane thyro-hyoïdienne.

c. *Ligaments extrinsèques.* — Les *ligaments extrinsèques* réunissent les pièces du larynx aux organes voisins. — Ce sont : les ligaments épiglotto-glosses, les ligaments épiglotto-hyoïdiens, le ligament thyro-hyoïdien et le ligament trachéo-cricoïdien.

Les *ligaments épiglotto-glosses, épiglotto-pharyngiens, épiglotto-*

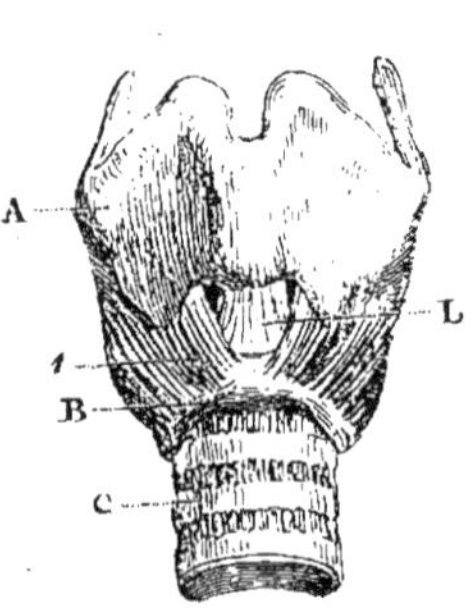

Fig. 277. — Larynx (face antérieure).

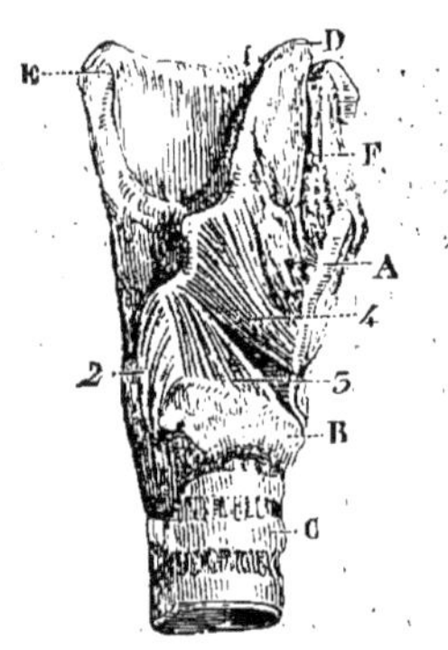

Fig. 278. — Larynx (face latérale). Une des moitiés du cartilage thyroïde a été coupée.

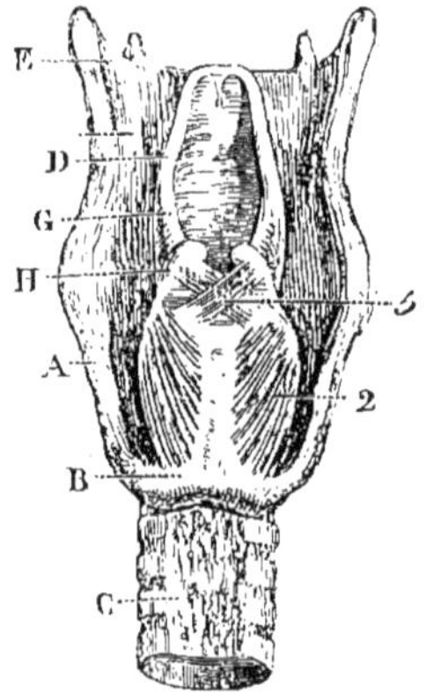

Fig. 279. — Larynx (face postérieure.)

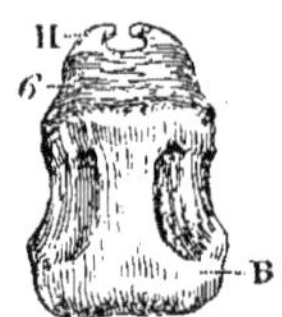

Fig. 280. — Cartilage cricoïde et muscle aryténoïdien transverse.

A, cartilage thyroïde ; — B, cartilage cricoïde ; — C, trachée-artère ; — D, épiglotte ; — E, os hyoïde ; — F, ligament thyro-hyoïdien et membrane thyro-hyoïdienne ; — G, replis aryténo-épiglottiques ; — H, cartilage aryténoïde ; — L, ligament crico-thyroïdien ; — 1, muscle crico-thyroïdien ; — 2, muscle crico-aryténoïdien postérieur ; — 3, muscle crico-aryténoïdien latéral ; — 4, muscle thyro-aryténoïdien ; — 5, muscles aryténoïdiens obliques d'Albinus ; — 6, muscle aryténoïdien transverse d'Albinus.

aryténoïdiens, épiglotto-thyroïdien et *épiglotto-hyoïdien* nous sont connus (voy. p. 512). Il ne nous reste qu'à décrire les ligaments thyro-hyoïdiens et le ligament crico-trachéal.

Les *ligaments thyro-hyoïdiens* sont constitués par un épaississement d'une membrane lâche, jaunâtre, formée de tissu jaune élastique, *membrane thyro-hyoïdienne* (F, fig. 278), étendue de tout le bord supérieur du cartilage thyroïde à la lèvre postérieure du bord supérieur de l'os hyoïde.

Un peu épaissie sur la ligne médiane, cette membrane porte en ce point le nom de *ligament thyro-hyoïdien moyen;* également épaissie à ses deux extrémités, elle constitue en ces endroits les *ligaments thyro-hyoïdiens latéraux.* — Ces derniers se présentent sous la forme d'un cordon fibreux plus ou moins épais, étendu verticalement du sommet de la grande corne du cartilage thyroïde à l'extrémité de la grande corne de l'os hyoïde. — Ordinairement chacun de ces ligaments renferme en son milieu un cartilage hordéiforme, le *cartilage triticé.* — Une bourse séreuse, *bourse séreuse hyoïdienne*, parfois double, existe entre le ligament moyen et l'os hyoïde (MALGAIGNE), — et sur les côtés on voit un orifice percé dans la membrane par où passent l'artère laryngée supérieure et le nerf laryngé externe.

La *membrane crico-trachéenne* réunit le bord inférieur du cartilage cricoïde au premier anneau de la trachée.

Les ligaments intrinsèques du larynx ne sont pas absolument autonomes. — Ils peuvent être considérés en grande partie comme des épaississements et des dépendances d'une membrane fibreuse élastique qui double la face profonde de la muqueuse, la *membrane élastique du larynx de Lauth.* — Ce sont les épaississements fasciculés de cette couche fibro-élastique, restant en place lorsqu'on enlève la membrane muqueuse, qui constituent les ligaments des cordes vocales, la membrane crico-thyroïdienne, les replis épiglotto-aryténoïdiens, épiglotto-glosses, thyro-épiglottique et épiglotto-hyoïdien.

3. Muscles du larynx. — Les *muscles du larynx* sont de deux ordres. Les uns vont du larynx aux organes voisins et constituent les *muscles extrinsèques* du larynx que nous connaissons déjà et que nous avons décrits avec la région sous-hyoïdienne et le pharynx ; — les autres s'attachent par leurs deux extrémités sur les pièces du larynx et constituent les *muscles intrinsèques* de cet organe.

Les *muscles intrinsèques du larynx* sont au nombre de neuf ; — quatre sont pairs, un est impair. — Les muscles pairs sont les muscles *crico-thyroïdien*, *crico-aryténoïdien postérieur*, *crico-aryténoïdien latéral*, *thyro-aryténoïdien;* — le muscle impair porte le nom d'*aryténoïdien.*

1° *Crico-thyroïdien.* — Épais, triangulaire, ce petit muscle est situé à la partie antéro-latérale et inférieure du larynx (1, fig. 277).

Insertions. — Il s'attache à la face antérieure du cartilage cricoïde, de chaque côté de la ligne médiane, et au bord supérieur du même cartilage ; — de là ses fibres se portent en rayonnant en haut et en dehors et vont s'attacher au bord inférieur du corps et des petites cornes du cartilage thyroïde et à la face interne de ce cartilage. — Les fibres les plus internes sont presque verticales et les plus externes presque horizontales, et le muscle même se divise en deux faisceaux plus ou moins distincts, dont quelques auteurs (ALBINUS, WINSLOW) ont fait des muscles séparés, l'un interne, presque vertical, *crico-thyroïdien droit*, l'autre externe, presque horizontal, *crico-thyroïdien oblique*. — Assez fréquemment un de ses faisceaux est uni au constricteur inférieur du pharynx.

Rapports. — Recouvert par le sterno-thyroïdien, le sterno-hyoïdien et le corps thyroïde, il recouvre la membrane crico-thyroïdienne et l'origine du muscle crico-aryténoïdien latéral. — Entre les deux muscles, on aperçoit en avant le ligament crico-thyroïdien moyen.

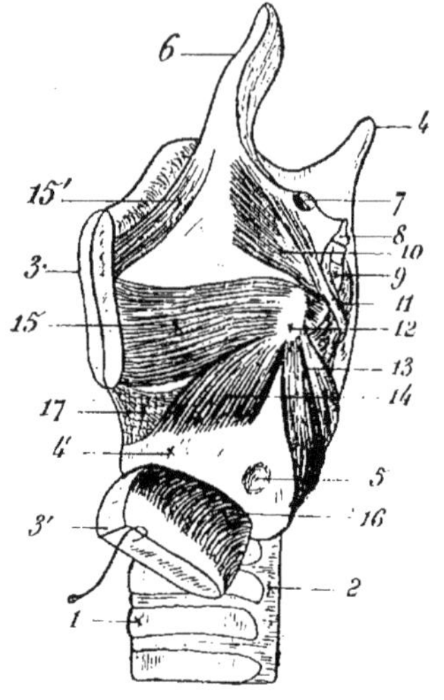

FIG. 281. — Muscles du larynx. — Vue latérale après hémisection du cartilage thyroïde.

1, cerceaux de la trachée, et 2, sa portion fibreuse; — 3, cartilage thyroïde; — 3', sa portion latérale gauche renversée, et 4, sa corne supérieure; — 4', cartilage cricoïde, avec 5, la surface articulaire pour la corne inférieure du thyroïde; — 6, épiglotte; — 7, cartilage de Wrisberg; — 8, cartilage de Santorini; — 9, muscle aryténoïdien transverse; — 10, muscle aryténo-épiglottique; — 11, muscles aryténoïdiens obliques; — 12, apophyse musculaire du cartilage aryténoïde; — 13, muscle crico-aryténoïdien postérieur; — 14, muscle crico-aryténoïdien latéral; — 15, muscle thyro-aryténoïdien; — 15', muscle thyro-épiglottique; — 16, muscle crico-thyroïdien.

Action. — Il rapproche en avant le cartilage thyroïde du cartilage cricoïde, et corrélativement tend les cordes vocales tout en les rapprochant un peu (LONGET). Il est donc *tenseur des cordes vocales et constricteur de la glotte.*

2° *Crico-aryténoïdien postérieur.* — Aplati et triangulaire, ce muscle occupe la partie postérieure du cartilage cricoïde, au-dessous de la muqueuse du pharynx (2, fig. 279).

Insertions. — Il s'attache dans la dépression latérale de la face externe du chaton cricoïdien (point fixe); — de là ses fibres se portent en haut et en dehors et convergent pour aller s'insérer à l'apophyse externe ou postérieure du cartilage aryténoïde (point mobile), en arrière du crico-aryténoïdien latéral. — Les deux muscles opposés sont toujours nettement séparés chez l'Homme sur la ligne médiane, tandis qu'ils sont plus ou moins unis et entre-croisés chez une foule de Mammifères.

Rapports. — Il recouvre le cartilage cricoïde; — il est recouvert par la muqueuse du pharynx.

Action. — Il fait tourner sur lui-même le cartilage aryténoïde, porte son apophyse externe en dedans, et son apophyse interne ou vocale en dehors. Il s'ensuit qu'il est *tenseur de la corde vocale et dilatateur de la glotte.* C'est le seul dilatateur de la glotte et le muscle essentiellement *respirateur* du larynx. — Aussi sa paralysie entraîne-t-elle l'asphyxie.

Le *muscle cérato-cricoïdien* ou *crico-thyroïdien postérieur* n'est qu'un faisceau inférieur arrondi et isolé du crico-aryténoïdien postérieur qui va s'insérer à la petite corne du cartilage thyroïde. — Il existe à peu près une fois sur huit ou dix sujets. Le *muscle cérato* ou *crico-aryténoïdien* n'est également qu'un faisceau de ce muscle qui passe au-dessus de la petite corne du cartilage thyroïde et va s'attacher vers le sommet du cartilage aryténoïde.

3° *Crico-aryténoïdien latéral.* — Il est profondément situé sous le cartilage thyroïde, de telle sorte que pour le découvrir, il faut abattre un des côtés du cartilage thyroïde (3, fig. 278, et 14, fig. 281).

Insertions. — Il s'attache à la partie latérale du bord supérieur du cartilage cricoïde et sur le bord correspondant du ligament crico-thyroïdien moyen (*point fixe*); — de là ses fibres se portent obliquement en haut et en arrière et s'insèrent par un court tendon à l'apophyse externe du cartilage aryténoïde, en avant du crico-aryténoïdien postérieur (*point mobile*).

Le bord supérieur de ce muscle se continue assez souvent, comme l'avait déjà vu Cheselden, avec le bord inférieur du muscle thyro-aryténoïdien. — Fréquemment quelques-uns de ses faisceaux se rendent au bord externe de l'épiglotte et au repli aryténo-épiglottique.

Rapports. — Recouvert par le cartilage thyroïde et le muscle crico-thyroïdien, il recouvre la muqueuse crico-thyroïdienne.

Action. — Il rapproche les apophyses antérieures des cartilages aryténoïdes, par conséquent il est *constricteur de la glotte* (Albinus, Longet).

4° *Thyro-aryténoïdien.* — Ce petit muscle rubané, directement étendu d'avant en arrière, est situé au-dessus du précédent, dans l'épaisseur même des cordes vocales inférieures (4, fig. 278).

Insertions. — Il s'attache à l'angle rentrant du cartilage thyroïde, dans la moitié inférieure de la hauteur de cet angle et à la partie supérieure de la membrane crico-thyroïdienne (*point fixe*); — de là ses fibres se portent horizontalement en arrière et vont s'implanter à la face antérieure, à la face externe et à l'apophyse vocale du cartilage aryténoïde, au-dessus du bord supérieur du muscle crico-aryténoïdien latéral (*point mobile*) avec lequel il se confond inférieurement et avec lequel il a été confondu par quelques auteurs sous le nom de *muscle crico-thyro-aryténoïdien* (14, 15, fig. 281).

Beaucoup d'anatomistes divisent le thyro-aryténoïdien en deux portions distinctes dont ils font deux muscles, l'un, *thyro-aryténoïdien interne,* compris dans l'épaisseur de la corde vocale (muscle des cordes vocales), l'autre, *thyro-*

aryténoïdien externe, placé en dehors du précédent. — Ces deux faisceaux sont plus ou moins distincts. — Assez souvent aussi le muscle thyro-aryténoïdien envoie quelques faisceaux dans l'épaisseur des replis ary-épiglottiques (10, fig. 281) et jusqu'à l'épiglotte (*muscle thyro-épiglottique*) et d'autres à la membrane vocale (*muscle thyro-membraneux*).

Rapports. — Il répond en dehors au cartilage thyroïde, et en dedans à la corde vocale inférieure et au ventricule du larynx.

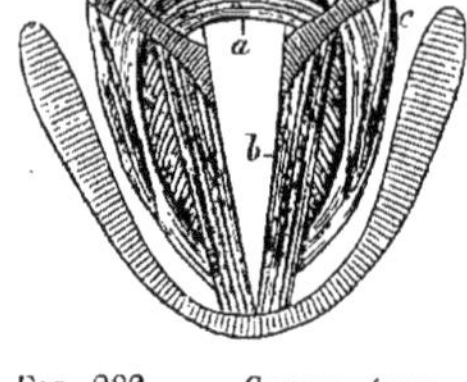

FIG. 282. — Coupe transversale du larynx.

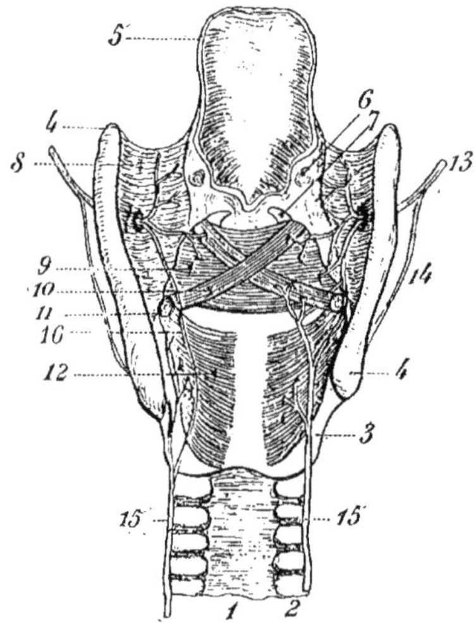

FIG. 283. — Muscles du larynx et nerfs récurrents. — Vue postérieure.

FIG. 282. — *a*, muscle aryténoïdien ; — *b*, muscle thyro-aryténoïdien ; — *c*, muscle crico-aryténoïdien latéral ; — *d*, muscle crico-aryténoïdien postérieur ; — *e*, cartilage aryténoïde.

FIG. 283. — 1, portion fibreuse de la trachée ; — 2, cerceaux cartilagineux ; — 3, cartilage cricoïde ; — 4, 4, cartilage thyroïde ; — 5, épiglotte ; — 6, cartilage de Wrisberg ; — 7, cartilage de Santorini ; — 8, membrane thyro-épiglottique ; — 9, muscle aryténoïdien transverse ; — 10, muscle aryténoïdien oblique ; — 11, apophyse musculaire du cartilage aryténoïde ; — 12, muscle crico-aryténoïdien postérieur ; — 13, nerf laryngé supérieur traversant la membrane thyro-hyoïdienne ; — 14, nerf laryngé externe ; — 15, nerfs récurrents ; — 16, anse de Galien.

Action. — Le thyro-aryténoïdien agit à l'instar du crico-aryténoïdien latéral ; — il tire en avant le cartilage aryténoïde et lui imprime un mouvement de bascule qui porte son apophyse vocale en dedans, tend et rapproches les cordes vocales l'une de l'autre. Il est donc *constricteur de la glotte et tenseur des cordes vocales*. — C'est le *muscle vocal* par excellence.

5° *Aryténoïdien*. — Encore appelé *ary-aryténoïdien, inter-aryténoïdien*, impair et quadrilatère, ce muscle occupe la face postérieure des deux cartilages aryténoïdes (5, fig. 279, et 9, fig. 283).

Insertions. — L'aryténoïdien s'attache des deux côtés sur le bord externe et la face postérieure des deux cartilages aryténoïdes.

Il est constitué par deux couches, d'une couche superficielle formée de deux bandelettes croisées en sautoir, les *muscles aryténoïdiens obliques* (EUSTACHI), et d'une couche profonde, le *muscle aryténoïdien transverse* (ALBINUS).

Très variables en volume et même dans leurs insertions, les *aryténoïdiens obliques* s'insèrent d'un côté à la partie postérieure de l'apophyse musculaire d'un des cartilages aryténoïdes, et d'autre part à la partie la plus élevée du bord externe du cartilage opposé ; — c'est dire que les deux aryténoïdiens obliques s'entre-croisent en X. — Quelques-unes de leurs fibres ne s'arrêtent pas sur le cartilage aryténoïde, mais pénètrent dans l'épaisseur du repli aryténo-épiglottique pour aller constituer le *muscle aryténo-épiglottique*, très développé chez les Singes anthropoïdes et chez certains sujets humains. — Ils se continuent parfois avec le muscle thyro-aryténoïdien, constituant alors le *muscle thyro-ary-épiglottique* de Henle.

L'aryténoïdien transverse, situé au-dessous des précédents, s'étend transversalement du bord externe et de la face postérieure d'un cartilage aryténoïde au bord externe et à la face postérieure du cartilage aryténoïde du côté opposé.

Rapports. — L'aryténoïdien répond en avant à la face postérieure des cartilages aryténoïdes, et en arrière à la muqueuse du pharynx qui le recouvre.

Action. — Il rapproche l'un de l'autre les deux cartilages aryténoïdes. Il est donc *constricteur de la glotte* (LONGET), contrairement à l'opinion de CRUVEILHIER qui pensait qu'il faisait basculer les cartilages aryténoïdes dont il aurait porté les apophyses vocales en dehors ; d'où CRUVEILHIER le considérait-il comme dilatateur de la glotte et tenseur des cordes vocales. — Par leurs fibres supérieures, les aryténoïdiens obliques jouent en outre le rôle d'un constricteur de l'orifice supérieur du larynx.

Pour certains auteurs, le *muscle aryténo-épiglottique*, dont l'existence a été contestée à tort par CASSÉRIUS, outre les fibres qu'il emprunte à l'aryténoïdien oblique, aurait en partie une existence indépendante. — Il est composé de faisceaux pâles qui se portent de la partie supérieure des cartilages aryténoïdes aux bords latéraux de l'épiglotte.

Son *action* est de rétrécir l'orifice supérieur du larynx et le vestibule de la glotte.

Outre ces muscles, on rencontre parfois d'autres faisceaux aberrants que certains anatomistes ont considérés comme des *muscles surnuméraires*. C'est ainsi qu'on a décrit, outre les faisceaux que nous avons déjà mentionnés, un *muscle thyroïdien transverse*, étendu en avant du bord inférieur du cartilage thyroïde ; — un *muscle thyro-trachéal*, allant du cartilage thyroïde à la trachée ; — un *muscle hyo-épiglottique*, qui est représenté d'ordinaire par le ligament hyo-épiglottique médian, et que B. SUTTON regarde comme le représentant d'un muscle que l'on rencontre chez divers Mammifères (*Journ. of Anat.*, p. 256, 1889).

Les muscles intrinsèques du larynx forment dans leur ensemble, comme le remarque justement GEGENBAUR, un sphincter entourant l'entrée du larynx, constitué encore par un muscle unique chez une foule d'Amphibiens et de Reptiles. — Ce *sphincter du larynx* s'est divisé en plusieurs muscles chez les Mammifères en même temps qu'il contractait des insertions aux diverses pièces du squelette laryngien.

4. **Muqueuse du larynx.** — La surface interne du larynx est recouverte par une membrane muqueuse, qui se continue en haut avec la muqueuse bucco-pharyngienne, en bas avec celle de la trachée. — Cette membrane est lisse, d'un rose pâle, et percée d'un grand nombre de petits trous qui sont les orifices des conduits excréteurs des glandules qu'elle contient dans son épaisseur. — Elle est très adhérente à la membrane élastique sous-muqueuse du larynx, sauf au niveau des replis aryténo-épiglottiques, où elle est doublée par un tissu cellulaire très lâche, qui s'infiltre facilement et peut devenir le siège de l'affection improprement appelée *œdème de la glotte*. — A la face profonde de la corde vocale inférieure, le tissu conjonctif sous-muqueux est également très lâche et comme séreux (ED. FOURNIÉ).

La muqueuse laryngée est recouverte d'un *épithélium stratifié à cils vibratiles,* sauf sur les cordes vocales inférieures, sur l'épiglotte et le pourtour de l'orifice supérieur du larynx, où il est *pavimenteux stratifié*.

Le *derme* de la muqueuse est riche en fibres élastiques dans ses parties profondes. — Il est formé par du tissu réticulé, infiltré de globules blancs dont les amas constituent de véritables *follicules clos* (COYNE) au niveau des ventricules et au-dessous des cordes vocales inférieures. — Ce derme muqueux porte quelques *papilles* dans les régions tapissées par l'épithélium pavimenteux, et contient de nombreuses *glandes en grappes*, disséminées et agglomérées. — Parmi ces dernières il faut signaler les *glandules épiglottiques* et les *glandes aryténoïdiennes*.

Les *glandules épiglottiques* sont contenues dans les fossettes du cartilage épiglottique. — De la grosseur d'un grain de mil, elles s'ouvrent sur la surface laryngée de l'épiglotte chacune par un conduit excréteur, qui apparaît à la surface de l'épiglotte sous la forme d'un petit pertuis, visible après la chute de l'épithélium par macération.

Les *glandes aryténoïdiennes* sont de petits grains situés dans l'épaisseur du repli aryténo-épiglottique, où ils forment deux traînées réunies ensemble de façon à représenter la lettre L, d'où le nom de *glandes en L* qu'on leur a encore donné. — Leur branche verticale répond au fibro-cartilage de Wrisberg, leur branche horizontale suit la direction des cordes vocales supérieures. — Les canaux excréteurs de toutes ces glandules, y compris celles des ventricules et de la portion sous-glottique du larynx, s'ouvrent dans l'intérieur du larynx par des orifices punctiformes.

5. Vaisseaux et nerfs du larynx. — Les *artères* du larynx sont les *laryngées supérieure, inférieure* et *postérieure*.

La *laryngée supérieure* ou *thyro-hyoïdienne* vient de la thyroïdienne supérieure ; — elle pénètre dans le larynx en passant à travers la membrane thyro-hyoïdienne et se distribue à la partie supérieure du larynx. — La *laryngée inférieure* ou *crico-thyroïdienne* provient aussi de la thyroïdienne supérieure; elle s'anastomose en arcade avec celle du côté opposé au-devant du cartilage cricoïde et de cette arcade partent des rameaux qui perforent la membrane crico-thyroïdienne et vont se rendre dans les parties inférieures et profondes du larynx. — Quant à la *laryngée postérieure*, c'est un petit rameau qui vient de la thyroïdienne inférieure et se distribue à la partie postérieure du larynx.

Les *veines* sont aussi au nombre de trois; — elles suivent le trajet des artères et se rendent dans la jugulaire interne.

Les *lymphatiques* sont nombreux; — ils naissent d'un très riche réseau qui occupe la surface de la muqueuse laryngée, mais surtout au niveau des replis aryténo-épiglottiques. — Ils suivent les vaisseaux laryngés supérieurs, traversent avec eux la membrane thyro-hyoïdienne, et vont, au nombre de deux ou trois troncs, se rendre dans les ganglions péricarotidiens.

Les *nerfs du larynx* sont fournis par le laryngé supérieur et par le laryngé inférieur.

Le *laryngé supérieur*, qui se détache du plexus gangliforme du pneumogastrique, traverse la membrane thyro-hyoïdienne et se distribue à la muqueuse du larynx, et par son rameau *laryngé externe* qu'il laisse échapper avant son entrée dans le larynx, il anime le muscle crico-thyroïdien.

Le *laryngé inférieur* ou *récurrent* innerve tous les muscles du larynx, à part le crico-thyroïdien. — Les filets sensitifs forment des plexus de fibres sans myéline dans la muqueuse et se termineraient par des bulbes terminaux selon LUSCHKA, BOLDYREW et KANDARAZKI. — N. SIANOWSKI prétend que les fibres nerveuses se terminent dans l'épaisseur de l'épithélium à la façon des nerfs de la cornée et que, au niveau des cordes vocales inférieures, elles finiraient dans des corpuscules piriformes (*Arch. f. mikr. Anat.*, XXII, Heft 4, 1883). On a rencontré des bourgeons gustatifs sur l'épiglotte (VERSON, DAVIS, SCHOFIELD) et jusqu'à l'entrée du larynx (DAVIS).

D'après les récentes recherches de B. MANDELSTAMM et de E. WEINZWEIG (1882), il semble que l'innervation du crico-thyroïdien et de l'aryténoïdien soit mixte, et que le récurrent participe aussi à l'innervation de la muqueuse du larynx. — D'autre part des filets nerveux passent d'un côté à l'autre et peuvent suppléer en partie à la paralysie du côté opposé.

Développement du larynx.

Le larynx, qui n'est que la différenciation supérieure de la trachée avec addition d'un cartilage provenant du quatrième arc branchial, devient visible vers la cinquième ou sixième semaine sous la forme d'un renflement allongé et siégeant à l'origine du canal aérien. — On voit poindre d'abord deux petites éminences de chaque côté de l'entrée de ce conduit; c'est l'origine des cartilages aryténoïdes. Une branche transversale, allant de l'une à l'autre, devient l'origine de l'épiglotte. Il paraît à peu près certain que les pièces cartilagineuses du larynx dérivent du troisième arc branchial (REICHERT), à part le cartilage thyroïde qui provient du quatrième arc (HIS) (1), — et il ne semble pas que les cartilages thyroïde et cricoïde se développent par deux moitiés comme le voulait FLEISCHMANN.

GANGHOFNER fait sortir l'épiglotte du rudiment qui fournit la langue.

A la neuvième semaine tous les cartilages sont reconnaissables, — et les cordes vocales et les ventricules sont déjà visibles au quatrième mois. — TOURNEUX a montré que chez l'embryon de trois mois, les parois du larynx sont soudées au niveau des cordes vocales; plus tard la lame épithéliale qui les unit se creuse et la cavité du larynx devient libre. — C'est là un phénomène analogue à celui que BALFOUR et P. de MEURON ont signalé pour l'œsophage (p. 372).

Mais ce n'est qu'à la puberté que la glotte acquiert toute son ampleur. — De la naissance à cette date, le larynx du mâle ressemble absolument à celui de la petite fille, et d'autre part, ainsi que RICHERAND l'a bien dit, il n'y a aucune différence notable entre le larynx d'un enfant de trois ans et celui d'un enfant de douze ans. — Mais au moment où les parties génitales se recouvrent de poils, au moment où les mamelles subissent la poussée de la puberté, le larynx prend tout à coup un accroissement rapide. — Cette poussée augmente d'un tiers l'étendue de la glotte de la Femme et de près du double le volume du larynx de l'Homme. — C'est à cette époque que se prononcent les différences sexuelles et que la voix acquiert définitivement son ampleur, son timbre et ses autres qualités. — Mais ce qu'il y a de remarquable, c'est que le développement du larynx paraît être sur la dépendance de celui des organes génitaux. — Tout le monde connaît la voix grêle des eunuques et celle des anciens chantres de la chapelle Sixtine est demeurée célèbre. — La castration d'un jeune sujet empêche l'accroissement de son larynx et lui conserve sa voix puérile.

Usages du larynx.

Le larynx est l'*organe de la voix*. — C'est un conduit rigide et béant par suite de sa charpente cartilagineuse, qui sert de conduite à l'air de la respiration, mais aussi de conduite à l'air de l'expiration qui vient ébranler les cordes vocales. — Dans ce mécanisme, la trachée et les poumons jouent le rôle d'un porte-vent élastique et le thorax celui d'un soufflet dont l'action, extrêmement variable, est sous l'influence directe de la volonté.

Pour les uns (BIOT, MAGENDIE, MÜLLER, etc.), le larynx représente un instrument à anches membraneuses, dans lequel le son est engendré par les vibrations des cordes vocales, mécaniquement ébranlées par le courant d'air de l'expiration; — pour d'autres (SAVART, LONGET, etc.), au contraire, la voix se produirait dans le larynx par le même jeu que dans les instruments à vent, c'est-à-dire qu'elle résulterait des vibrations de l'air sur les lèvres de la glotte, tendues et plus ou moins rigides. — Aujourd'hui il est démontré que la voix se produit au niveau des cordes vocales et qu'elle résulte, non d'un mouvement vibratoire de l'air expiré, mais des vibrations des cordes vocales elles-mêmes qui se contractent méthodiquement pour produire les diverses modulations de la voix. — Que la voix soit sous la dépendance de l'action des cordes vocales, il suffit de sectionner le récurrent (nerf qui anime les muscles du larynx) pour s'en convaincre.

Quoi qu'il en soit, le larynx produit toute une gamme de sons par suite de

(1) Dans la *nomenclature* de HIS (EMBRYOLOGIE) l'épiglotte et les replis aryténo-épiglottiques proviennent de la *furcula*, et les cartilages aryténoïdes de la *crista terminalis*.

l'écoulement périodique variable du fluide qui traverse la glotte, et par suite auss de la tension variable des cordes vocales. — Il produit des sons aigus et des sons graves. — Les premiers se font entendre lorsque les cordes vocales sont rapprochées et fortement tendues; les seconds, lorsque les cordes vocales sont relâchées et plus longues. — Les cordes vocales supérieures, les ventricules du larynx ne servent qu'à renforcer les sons. — En traversant l'isthme du gosier, la cavité buccale et les fosses nasales, la voix éprouve des modifications considérables. — On sait que c'est grâce à ce qu'ils peuvent élargir et rétrécir à volonté leur isthme du gosier, qui agit à la façon d'un sphincter, que les Oiseaux jouissent de ces chants si variés et si mélodieux. — Notre isthme du gosier joue un rôle analogue dans l'émission de la voix qui ne devient articulée (parole) qu'en traversant la cavité buccale.

§ II. — Trachée-artère.

Préparation. — Disséquez les muscles sous-hyoïdiens et le corps thyroïde avec ses vaisseaux préalablement injectés et observez leurs rapports avec la trachée; — puis enlevez les muscles et préparez les gros vaisseaux du cou pour voir leurs relations avec le conduit trachéal que l'on soulève de côté pour mettre à jour les parois latérales de l'œsophage et les nerfs récurrents; — enlevez ensuite la paroi antérieure du thorax et disséquez les organes de la base du cou et du médiastin antérieur, en réclinant les bords antérieurs des deux poumons. On peut enfin enlever un bout de trachée pour en étudier la structure.

La *trachée-artère* est un canal membrano-cartilagineux béant, qui s'étend du larynx aux bronches, et descend du cou dans le thorax en avant de l'œsophage. — Sa longueur, d'environ 12 centimètres, est mesurée par l'intervalle qui sépare la cinquième vertèbre cervicale de la quatrième vertèbre dorsale. — Très élastique, elle s'allonge un peu lorsque le larynx s'élève, et se raccourcit au contraire lorsque le larynx s'abaisse.

Comme le larynx, la trachée descend pendant le cours de la croissance. Son point de bifurcation correspond à la deuxième vertèbre dorsale vers le septième mois de la vie fœtale, à la troisième vers la fin du neuvième mois, et au milieu de la quatrième dorsale à la sixième année (SYMINGTON). Cette descente est le résultat, comme celle du larynx, de l'accroissement plus rapide de la portion faciale du crâne à partir de la naissance (1).

Sa *forme* est celle d'un cylindre aplati en arrière. — Son *calibre*, un peu plus grand chez l'Homme que chez la Femme, fait suite à celui du cartilage cricoïde; — il mesure de 18 à 20 millimètres de diamètre chez la seconde; de 20 à 22 millimètres de diamètre chez le premier, son diamètre transversal étant plus étendu que le diamètre antéro-postérieur. — Légèrement infundibuliforme, la trachée est toujours un peu plus large à sa partie inférieure, et

(1) FRORIEP a parfaitement noté les dimensions relativement plus petites de la face chez l'enfant, comparées à celles du crâne, :: 1 : 8 chez le nouveau-né, :: 1 : 6 à deux ans, :: 1 : 2 chez l'adulte.

son calibre est moindre que celui des deux bronches réunies. — Sa surface externe est isolée des parties environnantes par un tissu cellulaire lâche qui lui permet une certaine mobilité. — Située dans le cou dans ses deux tiers supérieurs, elle appartient à la poi-

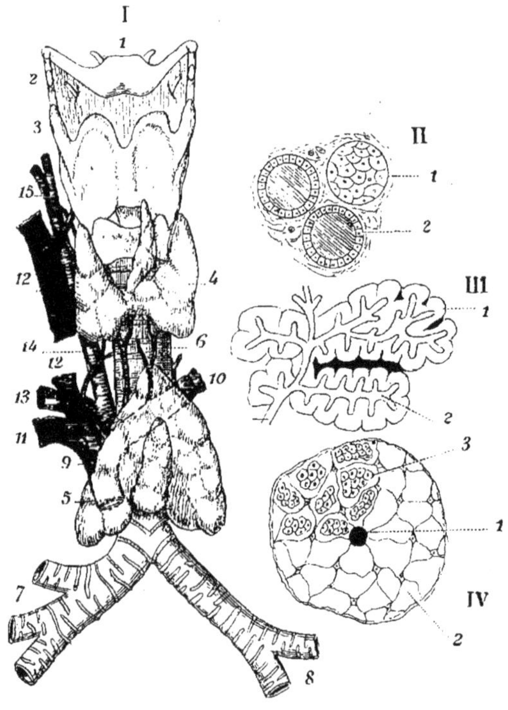

Fig. 284. — Rapports de la trachée.

1, hyoïde ; — 2, ligaments thyro-hyoïdiens ; — 3, grande corne du thyroïde ; — 4, corps thyroïde ; — 5, thymus ; — 6, trachée ; — 7, bronche droite ; — 8, bronche gauche ; — 9, veine cave supérieure ; — 10, veine innominée gauche ; — 11, veine sous-clavière droite ; — 12, veine jugulaire droite ; — 13, artère sous-clavière droite ; — 14, artère carotide primitive droite ; — 15, sa bifurcation en carotide interne et carotide externe.

trine dans son tiers inférieur. — Rectiligne dans la première partie de son trajet, elle s'incline un peu à droite dans l'intérieur du thorax.

Rapports. — La *portion cervicale* de la trachée répond : *en avant*, à l'isthme du corps thyroïde, au plexus veineux thyroïdien, à l'artère thyroïdienne de Neubauer lorsqu'elle existe, aux muscles sterno-thyroïdiens et à la ligne blanche cervicale antérieure; — *en arrière*, à l'œsophage qui la sépare de la colonne vertébrale et la déborde un peu à gauche ; — *de chaque côté*, aux lobes latéraux du corps thyroïde, aux artères thyroïdiennes inférieures, à l'artère carotide primitive, au nerf pneumogastrique et à de nombreux ganglions lymphatiques, ainsi qu'aux nerfs récurrents.

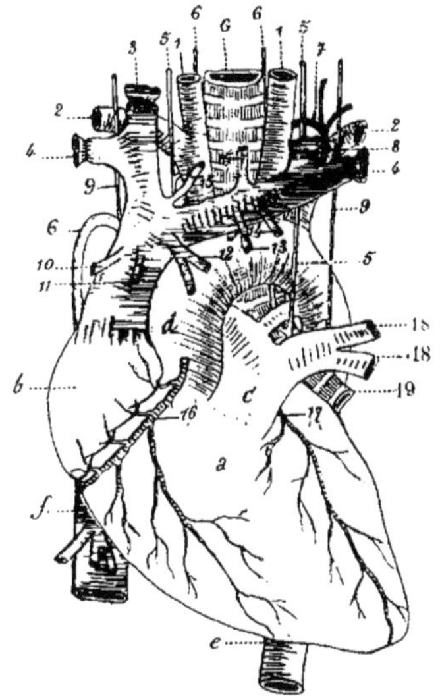

Fig. 285. — Rapports de la trachée en avant.

a, cœur ; — *b*, oreillette droite ; — *c*, artère pulmonaire (infundibulum du ventricule droit) ; — *d*, aorte ascendante ; — *e*, aorte thoracique ; — *f*, veine cave inférieure ; — G, trachée ; — 1, 1, carotides ; — 2, 2, artères sous-clavières ; — 3, 3, veines jugulaires internes ; — 4, 4, veines sous-clavières ; — 5, 5, nerfs pneumogastriques ; — 6, 6, récurrents ; — 6′, veine azygos ; — 7, canal thoracique ; — 8, veine jugulaire externe ; — 9, 9, nerfs phréniques ; — 10, veines péricardiques ; — 11, veine diaphragmatique ; — 12, veines mammaires internes ; — 13, 14, veines thymiques ; — 15, 15, veines thyroïdiennes inférieures ; — 16, artère cardiaque droite ; — 17, artère cardiaque gauche ; — 18, veines pulmonaires gauches ; — 19, bronche gauche.

Le nerf récurrent gauche court dans l'angle qui sépare la trachée de l'œsophage, tandis que le nerf récurrent droit, en raison de la fuite de l'œsophage à gauche, se cache un peu derrière la trachée.

La *portion thoracique* de la trachée est en rapport : *en avant*, et de haut en bas, avec le thymus, la veine innominée gauche, le tronc brachio-céphalique artériel, la face postérieure de la crosse de l'aorte et la bifurcation de l'artère pulmonaire ; — *en arrière*, avec l'œsophage qui la déborde un peu à gauche et dont la sépare un tissu cellulaire lâche ; — *sur les côtés*, avec les plèvres médiastines, les nerfs pneumogastriques et récurrents. — Un grand nombre de ganglions lymphatiques l'environnent. — Sa bifurcation est placée derrière la division de l'artère pulmonaire, très peu au-dessus de la portion auriculaire du cœur, en regard de la quatrième vertèbre dorsale (fig. 284, 285 et 286).

La *surface extérieure* de la trachée est pâle et environnée de tissu cellulaire lâche qui favorise ses glissements ; — elle présente une série de saillies successives correspondant aux anneaux cartilagineux qui forment sa charpente. — Sa *surface intérieure* est lisse, rosée, et présente de nombreux pertuis glandulaires et des reliefs et des dépressions circulaires alternatifs, correspondant aux cerceaux cartilagineux et à leur intervalle. Elle fait suite à celle du larynx et se continue avec celle des bronches.

La trachée, selon BRAUNE et H. STAHEL (*Des rapports des bronches et des poumons*, in *Arch. f. Anat. u. Phys.*, 1886), n'est pas un conduit cylindrique comme l'ont dit MARC SÉE et KRAUSE, ni infundibuliforme comme le veut AEBY, mais un canal irrégulier, rétréci près de son origine, élargi ensuite jusqu'à sa partie moyenne, rétréci encore une fois plus bas et enfin élargi progressivement ensuite jusqu'à sa bifurcation.

Structure. — Les parois de la trachée, d'une épaisseur de 2 à 3 millimètres, se composent d'une charpente fibro-cartilagineuse, de fibres musculaires, de faisceaux élastiques et d'une membrane muqueuse.

1° *Charpente fibro-cartilagineuse.* — La trachée est formée de *seize à vingt anneaux cartilagineux* superposés et comme empilés les uns au-dessus des autres, séparés par autant d'anneaux fibreux qui les réunissent. — Ces anneaux, incomplets en arrière, n'existent qu'en avant (*portion fibro-cartilagineuse de la trachée*); ils forment à peu près les trois quarts d'un cercle, sont peu réguliers, de hauteur variable, çà et là soudés les uns avec les autres, ailleurs bifurqués et anastomosés entre eux. — Leur face externe est plane, leur face interne un peu convexe et leurs bords sont mousses. — Ils s'ossifient assez souvent chez les vieillards.

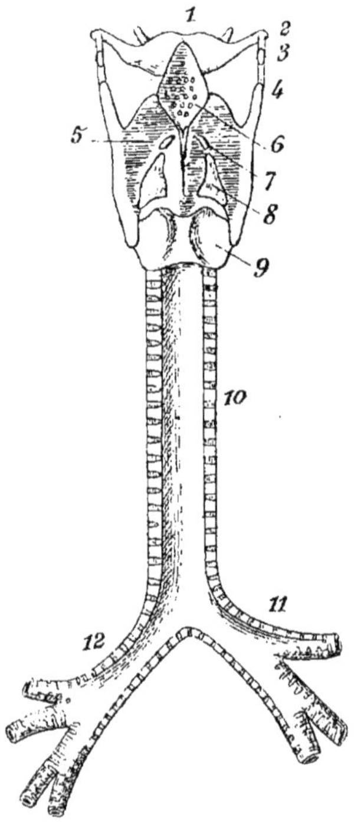

FIG. 286. — Larynx, trachée et bronches vus en arrière.

1, hyoïde: — 2, grande corne de l'hyoïde; — 3, ligament thyro-hyoïdien; — 4, grande corne du thyroïde; — 5, cartilage thyroïde; — 6, épiglotte; — 7, cartilage corniculé; — 8, cartilage aryténoïde; — 9, cartilage cricoïde; — 10, trachée; — 11, bronche droite; — 12, bronche gauche.

Le *premier anneau* de la trachée est beaucoup plus haut que les autres, surtout à sa partie antérieure. — Le *dernier* présente à sa partie moyenne un éperon saillant en bas et en arrière, de façon à former deux demi-anneaux qui deviennent les premiers cerceaux des bronches.

Ces cartilages sont formés de tissu cartilagineux hyalin. — Il n'est pas rare d'en rencontrer quelques-uns, petits et intercalaires, dans la portion purement membraneuse de la trachée.

Les anneaux cartilagineux de la trachée sont réunis par une membrane fibreuse, *gaine fibreuse de la trachée*, qui, en arrière, constitue à elle seule la charpente de ce conduit. — Cette gaine forme un tuyau complet de haut en bas de la trachée, et les cerceaux cartilagineux, auxquels elle sert de périchondre, peuvent être considérés comme situés dans son épaisseur.

2° *Couche musculaire*. — La *couche musculaire*, qui n'existe qu'à la partie postérieure de la trachée (*portion membraneuse*), se compose de fibres musculaires lisses, transversalement étendues d'une extrémité à l'autre extrémité de cette sorte de fer à cheval que forme chaque anneau cartilagineux de la trachée. — Dans l'intervalle des cartilages les fibres musculaires sont attachées à la charpente fibreuse trachéale, qu'elles doublent à sa face intérieure.

3° *Couche élastique*. — En avant de la couche musculaire, et même sur toute la surface intérieure de la trachée, on rencontre des faisceaux longitudinaux jaunes de tissu élastique, qui adhèrent à la muqueuse qu'ils soulèvent sous forme de plis; arrivés à la bifurcation de la trachée, ils se bifurquent aussi et se rendent dans les bronches.

4° *Membrane muqueuse*. — La membrane muqueuse qui tapisse l'intérieur de la charpente de la trachée est dépourvue de papilles et recouverte d'un épithélium stratifié à cils vibratiles reposant sur une vitrée. Elle se continue avec celle du larynx d'un côté et celle des bronches de l'autre. Son chorion, très adhérent aux tissus sous-jacents, est infiltré de cellules lymphoïdes; sa face profonde est remarquable par les faisceaux élastiques longitudinaux et jaunâtres que nous avons signalés plus haut. La surface de la muqueuse est criblée d'orifices qui ne sont autres que ceux des canaux excréteurs des glandes muqueuses que contient la trachée.

Les *glandes de la trachée* sont des glandes en grappes de la grosseur d'un grain de mil à celui d'une lentille. — Situées dans le tissu sous-muqueux, ces glandes sont surtout volumineuses et abondantes dans la portion membraneuse du conduit où elles sont situées entre les faisceaux de la couche musculaire et au-dessous de cette couche. — Dans la portion fibro-cartilagineuse, elles sont moins grosses et occupent les espaces qui séparent les cerceaux cartilagineux (fig. 287).

Vaisseaux et nerfs. — Les *artères* viennent des thyroïdiennes, des bronchiques et des thymiques.

Les *veines* naissent de veinules qui occupent les espaces intercartilagineux et vont se jeter en marchant transversalement dans une ou deux veines latérales sous-muqueuses qui cheminent selon l'axe de la trachée; — celles-ci traversent les espaces fibreux intercartilagineux et vont se jeter dans les veines voisines, le plus souvent les thyroïdiennes inférieures ou les œsophagiennes. — Les *lymphatiques* suivent le trajet des veines et vont se rendre dans les ganglions péritrachéens; — ils naissent d'un double réseau, l'un superficiel, l'autre sous-muqueux. — Les *nerfs* viennent des récurrents et du plexus pulmonaire.

Développement de la trachée. — La trachée dérive du cul-de-sac que l'intestin céphalique pousse en avant pour donner lieu à l'ébauche des poumons. — En d'autres termes, la traché n'est autre que le pédicule creux des deux saccules pulmonaires primitifs (voy. p. 556).

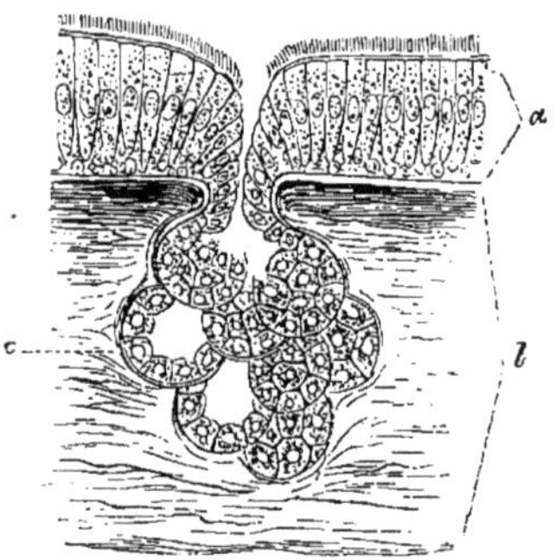

Fig. 287. — Coupe de la muqueuse de la trachée.

a, épithélium vibratile; — *b*, chorion de la muqueuse; — *c*, glande en grappe (glande muqueuse).

Usages de la trachée. — La trachée sert de tube de transmission à l'air de la respiration. — Sa charpente cartilagineuse soutient ses parois et empêche qu'elles ne s'affaissent au moment où la pression atmosphérique tend à les aplatir, c'est-à-dire quand l'air se précipite vers les poumons pendant l'inspiration.

Aussi chez les animaux où les mouvements respiratoires sont remarquables par leur énergie et leur étendue, les anneaux cartilagineux de la trachée sont-ils de vrais anneaux, entourant toute la circonférence de la trachée. — Il en est ainsi chez le Bœuf, le Cheval, l'Éléphant, la plupart des Cétacés, les Oiseaux (Sappey).

§ III. — Bronches.

Préparation. — Enlevez du thorax la trachée, les bronches, les poumons et le cœur, en arrachant le tout de haut en bas après avoir sectionné la trachée et l'œsophage au niveau du cou, et en coupant l'aorte et l'œsophage au moment où ils vont traverser le diaphragme. — Disséquez ensuite la trachée et les bronches par la face postérieure en respectant l'œsophage, les pneumogastriques, le plexus et les vaisseaux pulmonaires, la crosse de l'aorte.

Par son extrémité inférieure, la trachée se divise en deux branches, *bifurcation de la trachee-artère;* ces deux branches ce sont les *bronches*, — étendues de la bifurcation de la trachée au hile du poumon, dans lequel elles s'enfoncent en se ramifiant.

Il y a *deux bronches*, l'une *droite*, l'autre *gauche;* elles se séparent en formant ensemble un angle obtus ouvert en bas, — et se portent obliquement en bas et en dehors. — L'angle de bifurcation est occupé par un ligament triangulaire qui en limite l'écartement. Chez le nouveau-né, l'angle de divergence est moins accusé (plus aigu) que chez l'adulte où il atteint 90 degrés (Aeby).

La *forme* des bronches est la même que celle de la trachée, c'est-à-dire qu'elles sont arrondies en avant et aplaties en arrière. La *bronche droite*, plus courte, mais d'un calibre plus grand que la bronche gauche, mesure 25 à 30 millimètres; — la *bronche gauche*, 45 à 50 millimètres. D'autre part, la *bronche droite* est beaucoup moins oblique que la bronche gauche; — elle se rapproche de l'horizontale et pénètre dans le hile du poumon au niveau de la quatrième vertèbre dorsale, tandis que la bronche gauche s'engage dans le poumon au niveau de la cinquième vertèbre dorsale.

D'après les recherches de Marc Sée, le *diamètre moyen* de la *bronche droite* est de 14 millimètres chez l'Homme adulte, 12 millimètres chez la Femme; — celui de la *bronche gauche* de 11mm,5 chez l'Homme, 9 millimètres chez la Femme. La lumiere des deux bronches est plus considérable que la somme des ramifications bronchiques (Aeby).

Rapports. — Les deux bronches ont des *rapports communs* et des *rapports propres* à chacune d'elles.

Les *rapports communs* des deux bronches sont les suivants : elles sont entourées, surtout en arrière, par les plexus pulmonaires, et par des ganglions lymphatiques remarquables par leur couleur noire. L'artère pulmonaire, d'abord située au-devant de la bronche correspondante, lui devient supérieure et finalement postérieure au moment où la bronche s'enfonce dans le poumon. — Les veines pulmonaires, au nombre de deux par chaque artère, cheminent entre la bronche qui est en arrière, et l'artère pulmonaire qui est en avant. L'artère et la veine bronchiques suivent la face postérieure de la bronche correspondante, et le nerf pneumogastrique croise perpendiculairement cette même face. — Enfin, la plèvre forme autour de tous ces organes qui constituent ce que l'on appelle le *pédicule du poumon*, une gaine séreuse qui établit la continuité des deux feuillets de cette membrane.

Les *rapports propres* à chaque bronche sont les suivants : la *bronche droite* est croisée en avant par la veine cave supérieure et en arrière par la veine azygos, qui la contourne et l'embrasse dans une sorte de crosse avant d'aller s'ouvrir dans la veine cave (8, fig. 288). — La *bronche gauche* est en rapport par sa face antérieure et sa face supérieure avec la crosse de l'aorte, qui se met à cheval sur elle (1, fig. 288), et par sa face postérieure avec l'œsophage.

Parvenues à la racine des poumons, les deux bronches se divisent : la bronche gauche en deux branches égales pour chacun des deux lobes du poumon gauche; — la bronche droite en trois branches :

une supérieure, plus petite et destinée au lobe supérieur du poumon droit, et deux autres de volume à peu près égal, dont l'une se rend au lobe moyen et l'autre au lobe inférieur. — A part cette différence, la division des deux bronches est la même : elles se divisent dichotomiquement à angle aigu en branches successivement décroissantes, *divisions bronchiques*, qui vont se rendre aux lobules du poumon où nous les retrouverons bientôt.

Les divisions et subdivisions des bronches ne dépassent guère le nombre de douze à quinze.

D'AJUTOLO a cité un cas de trachée avec trois bronches (*Med. Acad. delle Scienze*, Bologna, avril 1885).

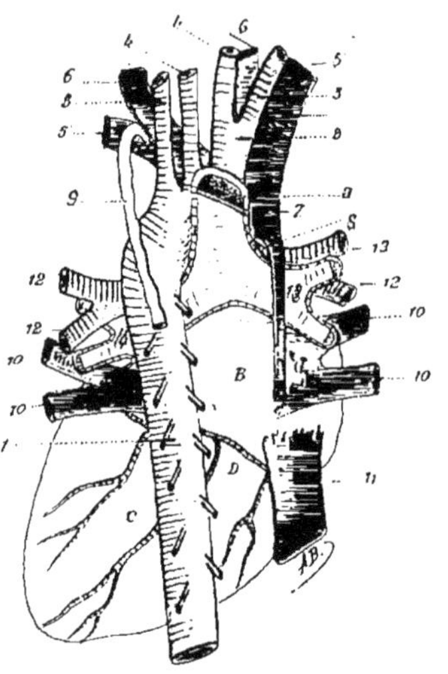

FIG. 288. — Rapports de la bifurcation de la trachée et des bronches observés en arrière.

a, trachée-artère; — B, face postérieure du cœur auriculaire; — C, cœur ventriculaire; — D, artère coronaire postérieure; — 1, aorte descendante; — 2, tronc brachio-céphalique artériel; — 3, 3, artères sous-clavières; — 4, 4, artères carotides; — 5, 5, veines sous-clavières; — 6, 6, veines jugulaires; — 7, veine cave supérieure; — 8, veine azygos; — 9, canal thoracique; — 10, 10, veines pulmonaires; — 11, veine cave inférieure; — 12, 12, artères pulmonaires; — 13, bronche droite; — 14, bronche gauche.

L. LE FORT a étudié avec beaucoup de soin les vaisseaux pulmonaires. — Nous lui empruntons les détails qui suivent.

A l'endroit de sa bifurcation, l'artère pulmonaire se trouve placée au-dessus et en avant de l'origine des bronches, au-dessus et en avant des veines pulmonaires à leur entrée dans l'oreillette; — la branche gauche passe comme à cheval au-dessus de la bronche correspondante avant la bifurcation de ce conduit; — à droite, elle marche entre celle qui va au lobe supérieur et la branche commune encore des lobes moyen et inférieur; mais, avant d'atteindre le hile du poumon, elle donne des divisions en nombre égal à celui des lobes, c'est-à-dire trois à droite et deux à gauche.

Ces branches accompagnent les bronches dans tout leur trajet en se divisant avec elles. Dans toute la partie où existent des artères bronchiques, l'artère pulmonaire ne fournit aucun vaisseau à l'arbre aérifère; mais au niveau des lobules principaux, là où cesse l'artère bronchique, le rameau artériel pulmonaire fournit à la bronche interlobulaire, et se ramifie sur les parois de ce conduit en formant des mailles polygonales; — ces rameaux pénètrent avec les bronches dans l'intérieur du lobule, arrivent aux bronchioles alvéolaires et jusqu'aux alvéoles, où les capillaires artériels se transforment en capillaires veineux. — Origines des veines pulmonaires, nés de ce point, les ramuscules veineux, au lieu de se porter vers la profondeur du lobule pour atteindre la branche lobulaire, gagnent la superficie pour former un petit tronc qui marche indépendant entre les quelques lobules qui lui ont donné naissance, arrive dans le sillon interlobulaire, le suit dans toute son étendue, et reçoit d'autres vaisseaux qui finissent par former un tronc considérable, qui conserve dans toute l'étendue de l'organe cette situation isolée et indépendante.

Structure des bronches. — La *surface extérieure*, la *surface intérieure* et la *structure* des bronches sont en tout semblables à celles

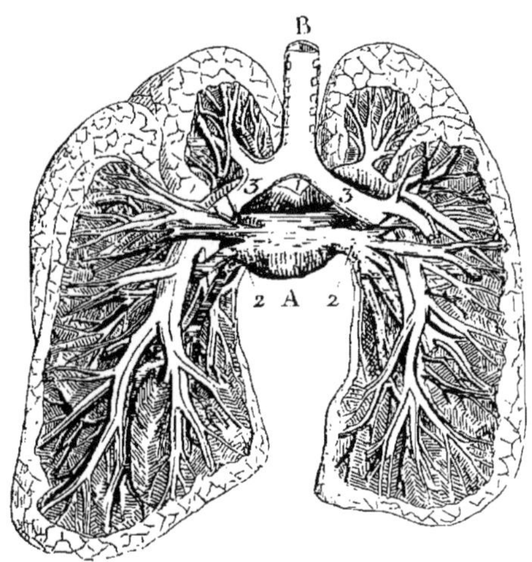

Fig. 289. — Rapports des bronches avec les artères et les veines pulmonaires d'après L. Le Fort (poumon vu par sa face postérieure).

A, oreillette gauche ; — B, trachée-artère ; — 1, artère pulmonaire ; 2, 2, veines pulmonaires ; — 3, 3, bronches.

de la trachée. — Comme ce dernier tuyau, les bronches sont arrondies en avant, aplaties en arrière, — composées d'une charpente fibro-cartilagineuse et élastique dont les cerceaux cartilagineux sont incomplets en arrière. La bronche gauche comporte de huit à dix anneaux ; la bronche droite, plus large, mais plus courte, quatre à six seulement.

La muqueuse des bronches est identique à celle de la trachée, et des fibres musculaires lisses réunissent aussi les deux extrémités de leurs anneaux cartilagineux. — Lorsque ces conduits, réduits de calibre par suite de leurs divisions, ont atteint un diamètre de 1 millimètre, ils ne renferment plus de pièces cartilagineuses.

Les *artères* des bronches, *artères bronchiques,* viennent de l'aorte. — Les *veines* se jettent, à droite dans l'azygos, à gauche dans l'intercostale supérieure. — Les *nerfs* viennent du plexus pulmonaire.

§ IV. — Poumons.

Préparation. — Examinez les poumons en place après avoir enlevé le plastron sterno-costal et étudiez-en les rapports, la conformation, l'élasticité, etc.; — enlevez-les ensuite de la cage thoracique comme il a été dit page 529, et insufflez-les par la trachée. — Pour la confection des pièces sèches, on peut les insuffler sur place en conservant leurs relations avec la cage thoracique et le diaphragme; — on peut en injecter les vaisseaux (les veines pulmonaires et les artères bronchiques par l'aorte, les artères pulmonaires et les veines bronchiques par la veine cave inférieure) et en insuffler les conduits aérifères ou y couler du mercure, puis faire sécher ou conserver la pièce dans l'alcool, — après dissection, coupes, etc. — Pour préparer les ramifications bronchiques, ayez recours aux *injections métalliques* (mélange de Darcet) suivies de corrosion dans la potasse caustique ou de macération prolongée, ou bien aux injections résineuses (colophane, etc.) suivies de destruction dans l'acide chlorhydrique. — On obtient ainsi le *moule* des ramifications ultimes des bronches.

Pour obtenir une bonne injection des capillaires des parois bronchiques, injectez par les veines pulmonaires en ayant soin de lier au préalable les vaisseaux bronchiques.

Pour vous donner une idée exacte des lobules, injectez une branche lobaire de l'artère pulmonaire après hydrotomie avec un liquide très pénétrant, coloré de préférence avec le chromate de plomb, puis insufflez le lobe, laissez-le sécher, séparez-en une tranche mince à la périphérie et examinez à la lumière réfléchie avec un grossissement de 40 à 50 diamètres; en tous cas, ne prenez que des poumons absolument sains, libres d'adhérences, et de préférence des poumons de jeunes sujets.

Les *poumons* (πνέω, je respire), organes essentiels de la respiration, sont des corps spongieux, éminemment élastiques. — Ils sont au nombre de deux, l'un droit, *poumon droit*, l'autre gauche, *poumon gauche*, contenus chacun dans la moitié correspondante de la cage thoracique, dont la forme est adaptée à la leur, enveloppés chacun dans un sac séreux, la *plèvre*, séparés l'un de l'autre par une cloison sagittale médiane, le *médiastin*, et reliés ensemble par les bronches et la trachée.

Le *volume* des poumons, variable avec l'individu, le sexe, l'âge, le moment de la respiration, est en rapport direct avec la quantité d'air qu'ils contiennent.

Cette quantité peut être évaluée, chez un homme bien charpenté ordinaire, de 3400 à 3600 centimètres cubes après une inspiration ordinaire, et de 5000 à 6000 centimètres cubes après l'inspiration la plus profonde (Meissner, Gréhant, etc.). — Après une expiration ordinaire, cette capacité se réduit à environ 3200 centimètres cubes, et, après l'expiration la plus profonde, à 1200 ou 1500 centimètres cubes. — Fortement insufflés, les poumons contiennent plus de 5000 centimètres cubes d'air (HUSCHKE), et environ 1500 centimètres après la mort, et alors que le thorax n'a pas été ouvert.

LE FORT a donné les dimensions suivantes des deux poumons :

	POUMON DROIT	POUMON GAUCHE
Diamètre vertical. — Face externe....	20 à 22 cent.	22 à 24 cent.
— — Face interne.....	13 à 15 —	14 à 16 —
Diamètre antéro-postérieur...........	15 à 16 —	13 à 14 —
— transversal à la base........	10 à 11 —	9 à 10 —
— — à la racine......	6 à 7 —	5 à 6 —

SAPPEY, de son côté, estime que le *diamètre vertical* du poumon, dans sa plus grande étendue, c'est-à-dire en arrière, est compris entre le cul-de-sac supérieur de la plèvre et la dixième côte et qu'il mesure 26 à 27 centimètres. — Le diamètre antéro-postérieur diminue de bas en haut et ne dépasse pas 16 à 17 centimètres. — Le diamètre transverse enfin, qui s'étend de la paroi costale au médiastin, mesure dans sa plus grande longueur, 9 à 10 centimètres.

Les chiffres fournis par HUSCHKE sont encore un peu supérieurs à ceux de SAPPEY, qui déjà dépassent les chiffres de LE FORT, ce qui ne peut tenir qu'au procédé de mensuration variable, employé par chacun d'eux. — Mais en somme, on peut dire que le poumon droit est plus court, plus large et plus volumineux que le poumon gauche. — On a estimé que le volume du second est au volume du premier :: 10 : 11.

Avant la naissance, les poumons sont peu volumineux, rétractés sous la forme de deux petites masses rougeâtres sur les côtés du médiastin. *Au moment où la respiration s'établit*, ils éprouvent subitement une ampliation considérable, qui tient non seulement à la pénétration de l'air extérieur dans les lobules pulmonaires, mais aussi à l'afflux du sang. — A partir de ce moment, le poumon s'accroît peu à peu comme le reste des organes au fur et à mesure que l'enfant avance en âge; mais à la *puberté* il subit à nouveau une poussée brusque qui l'amène bientôt aux dimensions des poumons de l'adulte.

L'*accroissement relatif* du poumon atteint son plus haut degré dans la deuxième moitié de la première année, puis à la puberté, et cet accroissement se fait, non par multiplication, mais par agrandissement des vésicules (AEBY).

Le *sexe* influence non moins que l'âge le volume des poumons. — De même que la cage thoracique de l'Homme l'emporte en capacité sur celle de la Femme, de même ses poumons l'emportent en volume sur ceux de cette dernière. — On a estimé le rapport entre le volume des poumons de l'Homme et le volume des poumons de la Femme :: 3 : 2.

Le volume du poumon varie enfin pendant les *mouvements respiratoires*. Obligé de suivre les parois du thorax qu'il n'abandonne jamais dans les conditions normales, le poumon augmente de volume pendant l'inspiration et revient sur lui-même pendant l'expiration. — Dans les respirations ordinaires, nous introduisons environ un demi-litre d'air dans nos poumons à chaque inspiration; mais, dans une inspiration forcée, on peut en introduire jusqu'à 4 litres. — Cette quantité d'air maxima que l'Homme peut inspirer varie avec chacun et décroît à partir de trente-cinq ans.

Le poumon ne remplit pas toute la cavité pleurale. C'est ainsi que les bords de sa base ne s'avancent pas jusqu'au fond du cul-de-sac que la plèvre diaphragmatique forme avec la plèvre costale. Pendant l'expiration, la hauteur de ce sinus, sinus costo-diaphragmatique inhabité, varie entre 4 et 7 centimètres, bien que J. Cloquet et Malgaigne l'évaluent à un chiffre beaucoup plus élevé, et le bord du poumon descend en arrière jusqu'au bord inférieur de la dixième côte, en avant jusqu'à la cinquième côte à droite et jusqu'à la sixième à gauche. — Il en est de même au niveau du cul-de-sac que forment la plèvre costale et la plèvre médiastine en s'adossant l'une à l'autre à la partie antérieure du thorax. — Le bord antérieur des poumons s'y engage pendant l'inspiration et s'en dégage pendant l'expiration.

Le *poids absolu* des poumons est difficile à déterminer, étant donné qu'il dépend en partie de la quantité de sang que ces organes renferment. Selon Sappey, ce poids varierait de 1000 à 1200 grammes; — Krause accorde près de 1400 grammes aux poumons de l'Homme et près de 1150 grammes à ceux de la Femme. — Le poumon droit l'emporte de 60 grammes environ sur le poumon gauche (Sappey).

Le poids absolu des poumons varie avec l'âge. — Pendant la vie fœtale, il augmente régulièrement à mesure que l'organe se développe. — A la naissance, en même temps que s'établit la respiration, il augmente brusquement, et passe de 60 à 65 grammes, poids qu'il pèse à peu près à la fin de la vie utérine, à 100 et 110 grammes après quelques respirations. — Cette augmentation de poids tient à l'afflux du sang qui vient largement distendre les vaisseaux pulmonaires pour la première fois.

Le rapport du poids absolu des poumons à celui du corps entier ne peut être fourni qu'approximativement. Ce *poids relatif* des poumons est évalué par Krause de 1/40 à 1/50 du poids du corps, et par Quain à 1/37 du poids du corps chez l'Homme, et à 1/43 chez la Femme. Il est beaucoup moins considérable chez le nouveau-né qui n'a pas respiré, où il ne monte qu'à 1/60 du poids du corps. Ce mode d'évaluation du poids des poumons, employé en médecine légale autrefois, est connu depuis Ploucquet sous le nom de *docimasie pulmonaire par la balance.*

Le *poids spécifique* (densité) du poumon est beaucoup plus important dans la pratique. — Vide d'air tel qu'il est chez le mort-né, le poumon est une masse compacte qui gagne immédiatement le fond de l'eau lorsqu'on le jette dans ce liquide. — Son poids spécifique est alors de 1045 à 1056 (Krause). — Au contraire, lorsque l'enfant a respiré, la densité du poumon est considérablement diminuée par l'air qui s'est introduit dans ses cavités alvéolaires et n'est plus en moyenne que de 0,490. — Aussi le poumon surnage-t-il lorsqu'on le projette dans l'eau. — Schrœger a appliqué à la médecine légale ce mode d'évaluation de la densité des poumons sous le nom de *docimasie pulmonaire hydrostatique*. — Elle permet d'affirmer, en l'absence de lésions pathologiques (engouement, splénisation, hépatisation, etc.) que l'enfant a ou n'a pas respiré.

La *couleur* du poumon varie suivant les âges : rouge lie de vin chez le fœtus, il est blanc rosé après la naissance, grisâtre et ardoisé chez l'adulte et surtout dans l'âge avancé. — Chez le vieillard on rencontre à sa surface des lignes noires qui circonscrivent de petits polygones plus ou moins irréguliers. — Ces dépôts noirs, qui peuvent également s'accumuler par plaques, sont formés par des poussières de charbon (Traube, Ch. Robin, etc.) qui ont pénétré dans les voies aériennes et ont envahi le tissu pulmonaire par effraction, où elles sont venues se loger de préférence dans le tissu cellulaire qui sépare les lobules. Huschke a signalé d'autres parties foncées sur la surface extérieure des poumons, principalement sur le lobe supérieur où elles répondent au trajet des côtes ou au corps des vertèbres.

La *consistance* du poumon est molle, spongieuse et élastique. — Lorsqu'on le presse dans la main, il diminue de volume par l'expulsion d'une certaine portion de l'air qu'il contient, et fait entendre un bruit particulier connu sous le nom de *crepitation*. Ce bruit est vraisemblablement dû à l'air qu'on chasse des alvéoles pulmonaires par la pression. — La *ténacité* du poumon est très grande et on n'en déchire son tissu qu'avec peine. Il est à peu près admis qu'on ne peut rompre ses vésicules par l'insufflation. Il jouit enfin d'une grande *élasticité*, propriété qui le sollicite d'une façon constante à revenir sur lui-même et à chasser une partie de l'air qu'il renferme. Cette élasticité est des plus manifestes lorsqu'on ouvre la poitrine d'un animal vivant ou d'un cadavre. Aussitôt que la plèvre est ouverte, la pression atmosphérique devenant égale à l'intérieur et à l'extérieur du poumon, cet organe revient aussitôt sur lui-même.

A. — FORME ET RAPPORTS

La *forme des poumons* peut être comparée à celle d'un demi-cône dont le sommet est en haut et la base tournée en bas. — On leur considère une *face externe*, une *face interne*, un *bord antérieur*, un *bord postérieur*, une *base* et un *sommet*.

a. *Face externe.* — La *face externe* ou *face costale* du poumon est convexe, en contact avec la plèvre costale et moulée sur la concavité de la paroi thoracique. Elle répond donc à la face concave

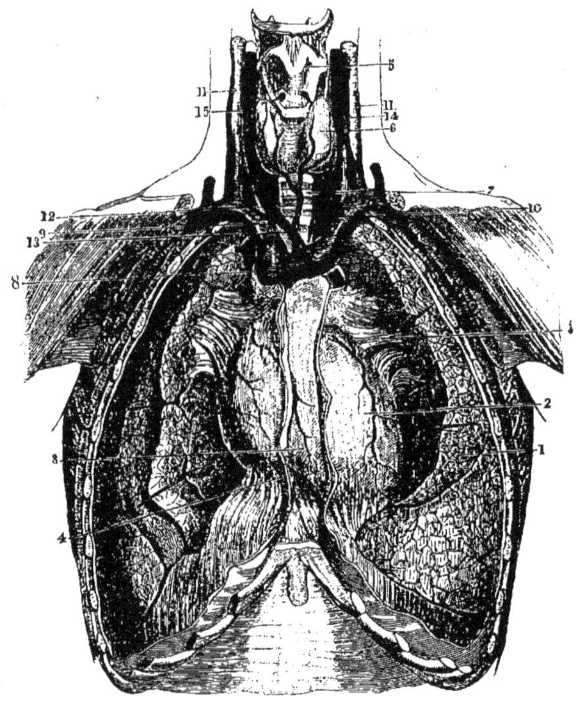

FIG. 290. — Larynx, trachée, corps thyroïde et cavité thoracique.

1, poumons; — 2, péricarde ; — 3, médiastin antérieur ; — 4, plèvre ; — 5, larynx ; — 6, corps thyroïde ; — 7, trachée ; — 8, veine cave supérieure ; — 9, tronc veineux brachio-céphalique droit ; — 10, tronc brachio-céphalique gauche ; — 11, 11, veine jugulaire interne ; — 12, veine thyroïdienne inférieure ; — 13, tronc artériel brachio-céphalique ; — 14, artère carotide primitive gauche — 15, artère carotide primitive droite.

des côtes et aux muscles intercostaux dont elle n'est séparée que par la plèvre.

Elle présente une scissure profonde, *scissure interlobaire*, qui pénètre jusqu'à la racine du poumon et divise l'organe en deux grands lobes. — Cette scissure commence au-dessous du sommet de l'organe, se porte de haut en bas et d'arrière en avant, en affectant un trajet légèrement spiroïde, jusqu'à la base du poumon où elle se termine. Simple pour le poumon gauche, cette scissure se bifurque en avant dans le poumon droit : l'une des branches, *scis-*

sure oblique, se porte vers la partie antérieure de la base dupoumon comme nous l'avons dit plus haut, l'autre, *scissure horizontale*, se porte presque horizontalement en avant. Cette seconde scissure est moins profonde que la scissure principale ou oblique et subdivise le grand lobe supérieur fondamental en deux parties secondaires, l'une supérieure, *lobe supérieur*, l'autre inférieure, *lobe moyen*. — Le poumon droit a donc trois lobes, tandis que le gauche n'en a que deux, l'un supéro-antérieur, l'autre inféro-postérieur. — Des trois lobes du poumon droit le lobe inférieur est le plus volumineux; vient ensuite le lobe supérieur, le moyen restant le plus petit.

La plèvre viscérale s'enfonce dans les scissures pour tapisser les surfaces du poumon comprises dans les scissures (fig. 301).

Le nombre des lobes du poumon peut varier en plus ou en moins. C'est ainsi que la scissure interlobaire peut être incomplète sur le poumon gauche, de façon à donner lieu à un poumon presque à un seul lobe (J. Cruveilhier). — Cette disposition observée pour la scissure horizontale du poumon droit réduit celui-ci à deux lobes. — D'autres fois, on rencontre trois lobes à gauche et deux seulement à droite. — Enfin les scissures surnuméraires et indépendantes peuvent subdiviser le poumon en quatre, cinq lobes et même davantage (J. Cruveilhier, Testut et Marcondès, Nicolle, etc.). — Le plus curieux d'entre eux est certainement le quatrième lobe que l'on rencontre quelquefois au-dessous du lobe inférieur dans le poumon droit et que l'on a comparé (P. Broca, Pozzi, Cleland, etc.) au *lobus impar* (lobe azygos) des Quadrupèdes.

Le *lobe azygos*, *lobus impar*, *lobule de la veine cave*, *lobule cardiaque*, se détache de la partie interne de la base du poumon droit, et vient s'interposer au péricarde et au diaphragme; — il existe dans toute la série des Mammifères, à l'exception des Anthropoïdes supérieurs (Orang, Gorille, Chimpanzé) et de l'Homme dans lequel il reparaît exceptionnellement par atavisme. — P. Broca regardait ce lobe comme une conséquence de l'attitude horizontale du corps avec laquelle le cœur se détache du diaphragme et permet au poumon de s'interposer entre ces deux organes, — et conséquemment le lobe azygos a disparu par suite de l'attitude bipède. — Ce qui semble absolument confirmer que c'est bien là en effet un lobe primitif qui a disparu chez l'Homme, c'est qu'on retrouve encore chez lui la bronche primaire qui s'y rendait (voy. W. Allen, *A variety of pulmonary lobation*, etc., in *Journ. of Anat.*, p. 605, 1882).

b. *Face interne*. — La *face interne*, ou *face médiastine*, est concave et embrasse le cœur et les gros vaisseaux, — c'est-à-dire qu'elle regarde vers la cloison sagittale médiastine qui sépare le thorax en deux parties latérales.

Elle présente le *hile du poumon*, c'est-à-dire l'endroit où s'enfoncent dans l'intérieur de l'organe les bronches, ainsi que les vaisseaux et les nerfs dont l'ensemble constitue la *racine* ou le *pédicule du poumon*.

Situé à mi-chemin entre la base et le sommet, un peu plus rapproché du bord postérieur que du bord postérieur du poumon, le *hile* a environ 3 centimètres de haut sur 2 de largeur.

Formé par les organes qui pénètrent dans le poumon, bronches, artères et nerfs, et par ceux qui en sortent, veines et lymphatiques, le *pédicule du poumon* est complété par un tissu cellulaire qui unit tous ces organes entre eux et par une gaine séreuse que lui forme la plèvre. A ce niveau on rencontre d'avant en arrière : les veines

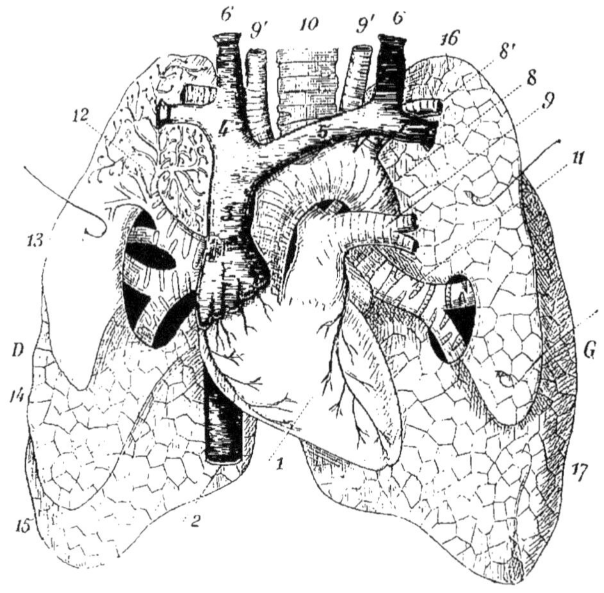

Fig. 291. — Les organes thoraciques vus en avant.

1, cœur ; — 2, veine cave inférieure ; — 3, veine cave supérieure ; — 4, veine innominée droite ; — 5, veine innominée gauche ; — 6, 6, veines jugulaires ; — 7, veine sous-clavière ; — 8, crosse de l'aorte ; — 8', artère sous-clavière ; — 9, branche gauche de l'artère pulmonaire ; — 9', 9', carotides ; — 10, trachée ; — 11, bronche gauche ; — 12, ramifications de la bronche droite dégagées dans le lobe supérieur du poumon droit, 13 ; — 14, lobe moyen, et 15, lobe inférieur du poumon droit, D ; — 16, lobe supérieur du poumon gauche, G ; — 17, lobe inférieur du même poumon.

pulmonaires, les divisions de l'artère pulmonaire et les divisions des bronches (fig. 288).

La région placée en avant du hile se présente sous la forme d'une grande excavation, *excavation cardiaque*, empiétant sur le poumon gauche, *lit du cœur*, et logeant le cœur et le péricarde ; — la région située en arrière du hile, très étroite, présente ordinairement une gouttière verticale plus ou moins accusée, correspondant à gauche à l'aorte thoracique et à droite à la veine azygos. — La face interne est ainsi divisée en deux portions, l'une antérieure, en rapport avec le médiastin antérieur, l'autre postérieure, répondant au médiastin postérieur et aux organes qu'il contient. — Dans le médiastin antérieur, la face interne est en contact avec le péricarde, et entre elle et ce dernier glisse le nerf phrénique. — Au-dessous du hile, les deux lames de la plèvre, jusque-là séparées par les organes qui composent le pédicule, se réunissent et forment un repli qui descend sur le diaphragme où il se continue avec la plèvre diaphragmatique. — Ce repli qui unit le poumon au diaphragme porte le nom de *ligament du poumon*.

Chez le nouveau-né le thymus vient se mettre en rapport avec la partie supérieure de la face interne des poumons (fig. 308).

c. *Bord antérieur*. — Le bord antérieur, mince et aigu, sinueux à gauche, rectiligne à droite, résulte de la rencontre des faces interne et externe de l'organe. — Il présente à gauche une large incisure, *incisure cardiaque, lit du cœur* (Avicenne), qui reçoit la pointe du cœur, et au-dessus une petite échancrure pour l'artère sous-clavière. A droite, il existe aussi deux petites échancrures, l'une, inférieure, pour l'oreillette droite, et l'autre, supérieure, pour la veine cave supérieure. — Ce bord est en rapport, en avant, avec les cartilages costaux, les bords du sternum et les vaisseaux mammaires internes. A droite, il suit une direction oblique en bas et à gauche de façon à couper en diagonale la face postérieure du sternum (1, fig. 303); — à gauche, il longe le bord gauche du sternum jusqu'au quatrième cartilage costal où il s'écarte en dehors et laisse le cœur à nu pour revenir un peu vers la ligne médiane au-dessous de la sixième côte (1, fig. 303). — Les bords antérieurs des poumons s'avancent plus ou moins sur la face antérieure du cœur selon les individus et le stade respiratoire. — Au moment de l'inspiration, ils s'avancent presque à remplir le sinus pleural costo-médiastinal ; ils reculent au moment de l'expiration. — Chez les emphysémateux, le cœur est fréquemment recouvert en entier par une lame de poumon.

d. *Bord postérieur*. — Le *bord postérieur* est arrondi et épais ; beaucoup plus long que le bord antérieur, il est logé dans la gouttière vertébro-costale, en rapport par l'intermédiaire de la plèvre avec la face latérale de la colonne vertébrale, le grand sympathique, les vaisseaux et nerfs intercostaux à droite, l'aorte descendante à gauche sur une grande partie de son étendue (fig. 305).

e. *Base*. — La *base du poumon* ou *face diaphragmatique* est concave pour s'accommoder à la voussure du diaphragme sur laquelle elle repose. — Elle est obliquement coupée de haut en bas et d'avant en arrière. — De forme semi-lunaire, sa circonférence, un peu sinueuse et assez aiguë, est concave dans sa portion interne qui répond à l'angle rentrant résultant de l'union du péricarde au diaphragme, convexe dans sa portion externe, qui s'enfonce profondément en arrière, dans l'angle rentrant formé par la rencontre du diaphragme et de la paroi costale (sinus costo-diaphragmatique).

A droite, la base du poumon, plus concave qu'à gauche, répond à la face convexe du foie dont elle est séparée par le diaphragme; — à gauche, elle répond à l'estomac et à la rate.

Les différences que l'on observe dans la forme générale des deux poumons sont la conséquence de l'adaptation de ces organes à la cavité thoracique dans laquelle ils sont logés. Ces différences tiennent surtout à ce que le cœur est reporté un peu vers la gauche, et à ce que la voussure du diaphragme est plus accusée à droite qu'à gauche, en raison de la présence même du foie du côté droit du corps. — Il s'ensuit que le poumon droit descend moins bas que le poumon gauche. Dans l'*expiration*, le bord externe de la circonférence de la base du poumon suit une ligne qui partirait de la base de l'appendice xiphoïde, et contournerait la poitrine obliquement en bas et en arrière pour aboutir à la dixième côte (1, fig. 303).

f. *Sommet.* — Le *sommet du poumon* est arrondi et dépasse un peu le sommet de la cage thoracique. — Il s'élève en effet à 1 ou 2 centimètres au-dessus de la première côte. — Il est embrassé par la concavité de l'artère sous-clavière, qui imprime généralement la trace de son passage par la présence d'un sillon creusé sur sa portion interne. — La première côte aussi lui laisse assez souvent une empreinte en avant.

Le sommet du poumon droit dépasse de 1/2 à 1 centimètre le niveau du poumon du côté opposé (HENLE, LUSCHKA, KRAUSE, BRAUNE).

Toute la surface des poumons est lisse, tapissée par la séreuse pleurale, excepté au niveau du hile, et humectée de sérosité.

B. — STRUCTURE DU POUMON

Le « parenchyme » pulmonaire des anciens se compose d'un nombre considérable de petits districts analogues entre eux, les *lobules pulmonaires*, auxquels aboutissent les *ramifications des bronches*. — Celles-ci servent de support aux *vaisseaux sanguins*, aux *vaisseaux lymphatiques* et aux *nerfs* de l'organe. — Enfin, une certaine quantité de *tissu conjonctif* unit entre elles ces diverses parties constituantes du poumon, qui est revêtu, à sa surface extérieure, par une membrane séreuse, la *plèvre*.

Dans sa texture, le poumon peut être comparé à une glande en grappe composée, dont les lobules constitueraient les acini glandulaires et les ramifications bronchiques les canaux excréteurs. — Comme le dit justement MARC SÉE, les bronches et leurs ramifications forment, en quelque sorte, le squelette du poumon, dont on peut se faire une image, en se le représentant comme un arbre (arbre bronchique) portant un feuillage touffu (lobules) et le long duquel grimpent comme des lianes une multitude de vaisseaux et de nerfs.

1° *Ramifications bronchiques.* — En passant dans le hile du poumon, la bronche droite se divise en trois branches pour chacun des trois lobes du poumon droit, et la bronche gauche en deux branches pour les deux lobes de ce poumon. — Chacune de ces branches s'enfonce dans le lobe correspondant, en n'adhérant à la substance pulmonaire que par un tissu cellulaire lâche, et s'y divise dichotomiquement jusqu'au moment où les bronches atteignent un diamètre d'environ 4 millimètres. — Dès lors, les divisions ne naissent plus régulièrement par voie de bifurcations successives, mais elles cheminent presque en ligne droite vers la surface du poumon, en émettant, sur tout leur pourtour, un nombre considérable de rameaux collatéraux qui naissent à angle droit et sans ordre (tantôt en alternant, tantôt en spirale), et en diminuant rapidement de calibre. Toutes ces divisions sont unies de la façon la plus intime avec le tissu pulmonaire. — Enfin, les dernières ramifications bronchiques se divisent à nouveau selon le mode dichotomique et leurs branches de bifurcation s'écartent généralement à angle droit. De toutes ces divisions et subdivisions des bronches lobaires résultent une multitude de petits canaux, dont le diamètre moyen est réduit à environ un tiers de millimètre, et qui aboutissent chacun à un lobule. — Ce sont les *bronchioles lobulaires, bronchioles sus-lobulaires.*

La *structure des ramifications bronchiques* se modifie avec leur calibre. — D'abord analogue à celle des grosses bronches (p. 532), elle présente des différences importantes lorsque les bronches n'atteignent plus que 4 millimètres de diamètre. — Dans les bronches d'un calibre supérieur à 4 millimètres de diamètre (*bronches primaires*), la charpente fibro-cartilagineuse reste la même que dans la trachée et les grosses bronches, c'est-à-dire que les cerceaux sont toujours incomplets et comme plongés dans une gaine fibro-élastique. — La couche musculaire continue à n'exister qu'en arrière, et la muqueuse conserve ses caractères. — L'épithélium est toujours cylindrique stratifié à cils vibratiles et contient nombre de cellules muqueuses caliciformes jusqu'aux bronchioles de 1 millimètre de diamètre.

Dans les bronches dont le calibre est inférieur à 4 millimètres et jusqu'à 1 millimètre de diamètre (*bronches secondaires*), le conduit n'est plus aplati en arrière; il est cylindrique et sa paroi va en diminuant d'épaisseur en même temps que décroît son calibre. —

Les cartilages, au lieu de former des anneaux, sont disposés sans ordre par petites plaques irrégulières dans la gaine fibreuse. En même temps la couche musculaire est devenue continue, et forme ce que l'on connaît sous le nom de *muscles de Reissessen*. — La couche élastique forme également maintenant une gaine entière, et, si l'épithélium est toujours cilié, il est devenu simple au lieu d'être stratifié à partir du calibre de 2 millimètres. — Riche jusqu'alors en petites glandes, la muqueuse s'appauvrit de plus en plus de ce côté, et les glandes cessent complètement sur les bronchioles de 2 à 1 millimètre de calibre.

Enfin, sur les bronches dont le calibre est inférieur à 1 millimètre et jusqu'aux lobules (*bronches tertiaires*), les cartilages ont disparu, les glandes ont cessé, mais la couche des muscles lisses de Reissessen continue d'exister et l'épithélium est toujours cilié.

Nous dirons plus loin que les *artères bronchiques* se ramifient sur les bronches sus-lobaires, tandis que les *veines bronchiques* ne commencent que sur les grosses divisions.

Nous verrons plus tard que le poumon se développe à la façon d'une glande en grappe. Les extrémités des ramifications des bronches, lorsque le bourgeonnement est terminé, se transforment en ampoules qui portent le réseau vasculaire respiratoire. Il y a donc lieu de distinguer dans le poumon les ramifications bronchiques des espèces de ballons qui les terminent et qui deviendront les lobules pulmonaires. — La *disposition* de la division bronchique dans le poumon est intimement liée au mode de bourgeonnement des conduits aérifères chez l'embryon, et des relations que présentent ces conduits avec les divisions de l'artère pulmonaire dérivent certains caractères qui ont permis de diviser les bronches en *épartérielles* et en *hypartérielles*, suivant qu'elles courent *au-dessus* ou *au-dessous* de la branche correspondante de l'artère pulmonaire. — Une seule bronche épartérielle existe chez l'Homme : c'est la bronche supérieure du poumon droit. C'est aussi la disposition que l'on rencontre dans la plupart des Mammifères, notamment les Singes et les Anthropoïdes. — Au contraire, on trouve une bronche épartérielle gauche, et par conséquent une symétrie des deux poumons chez des types (Equus, Elephas, Bradypus, etc.), n'appartenant pas à des groupes primordiaux.

La *bronche droite supérieure* (épartérielle) se recourbe au-dessus de l'artère pulmonaire et, après un trajet très court, se divise en deux branches : l'une ventrale, l'autre dorsale, qui se rendent dans le lobe supérieur du poumon droit. La *bronche droite inférieure* (hypartérielle), beaucoup plus volumineuse, se partage en une branche ventrale qui se rend au lobe moyen et en plusieurs branches dorsales qui vont au lobe inférieur.

La *bronche gauche* (hypartérielle) se divise en deux branches, l'une supérieure et ventrale qui se porte au lobe supérieur du poumon gauche; l'autre inférieure, qui continue le trajet primitif de la bronche, passe entre les deux veines pulmonaires, et se divise en une série de branches ventrales et dorsales qui vont toutes dans le lobe inférieur du poumon gauche.

Le système épartériel peut faire défaut, mais l'on voit toujours une bronche accessoire latérale remarquable et constante qui correspond à celle qui se rend au lobe cardiaque du poumon (voy. p. 538) de beaucoup d'animaux (Aeby).

— Il résulte de cette disposition que la division des bronches n'est pas dichotomique (AEBY), puisque chacune d'elles poursuit son chemin du hile vers la base du poumon en émettant successivement des branches collatérales (AEBY, *L'arbre bronchique des Mammifères et de l'Homme*, Leipzig, 1880).

Dans un autre ordre d'idées, il résulte des recherches de MARC SÉE (*Gaz. hebd.*, p. 294, 1884), contrairement à l'opinion courante, que la *capacité des conduits aérifères* reste à peu près la même depuis la trachée jusqu'aux dernières ramifications des bronches. On doit donc admettre que l'air circule avec une vitesse uniforme dans les poumons, et qu'il n'éprouve une dilatation considérable et subite qu'au niveau des infundibula des lobules pulmonaires.

2° *Lobules pulmonaires.* — Si l'on examine la surface du pou-

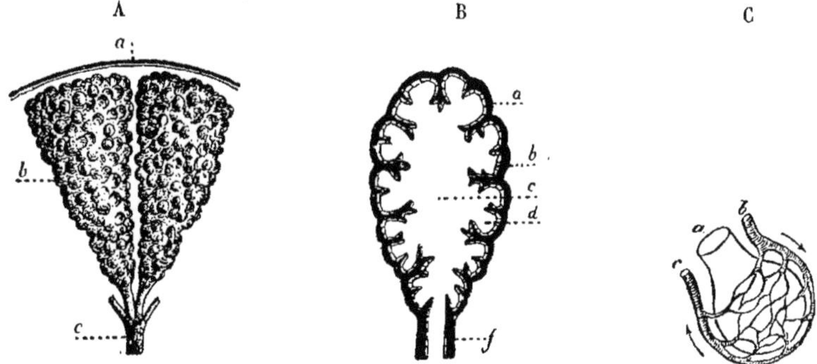

FIG. 292. — Lobule et vésicules pulmonaires.

A. *Deux lobules pulmonaires :* *a*, enveloppe séreuse (plèvre); — *b*, vésicules pulmonaires constituant le lobule; — *c*, bronche sus-lobulaire. — B. *Un lobule coupé selon son grand axe :* *a*, membrane propre; — *b*, épithélium; — *c*, cavité du lobule; — *d*, cavité des vésicules; — *f*, bronche lobulaire. — C. *Une vésicule pulmonaire :* *a*, vésicule; — *b* et *c*, rameaux vésiculaires de l'artère et de la veine pulmonaire s'unissant pour former le réseau capillaire qui enlace la vésicule.

mon, on voit une multitude de petits districts ou champs polygonaux qui répondent à autant de segments du parenchyme pulmonaire. — Ces segments ce sont les *lobules du poumon*, dont l'agglomération constitue les lobes du poumon et le poumon tout entier. — A la superficie du poumon, ils ont la forme d'une pyramide dont la base est tournée vers la plèvre et dont le sommet reçoit une bronchiole. — Les lobules sont donc appendus à l'extrémité des divisions bronchiques. — Dans la profondeur du poumon ils sont polyédriques, pressés les uns contre les autres, intimement unis, et comparables aux grains de raisin sec qui ont été comprimés dans la boîte d'emballage. — Ces lobules, beaucoup plus nets chez le fœtus et le nouveau-né, où ils sont séparés par du tissu conjonctif lâche qui permet de les isoler, ont un diamètre d'environ 2 millimètres chez le jeune enfant, de 10 à 20 millimètres chez l'adulte. Ils correspondent à ce que beaucoup d'auteurs appellent le *lobule secondaire.* — Si on les examine à la surface du poumon, on voit qu'ils sont subdivisés en polygones plus petits de 1/2 à 2 millimètres, par un réseau de lignes très fines. Ces nouveaux champs polygonaux correspondent au *lobule primitif.*

Le lobule secondaire est l'ensemble des lobules primitifs (y compris les ramifications d'un canalicule respirateur), réunis sur une même bronchiole centrale ou bronche intralobulaire (1, fig. 294), et le lobule primitif est un petit sac membraneux, une simple dilatation ampulliforme, placée à l'extrémité des canalicules respirateurs (3, fig. 294).

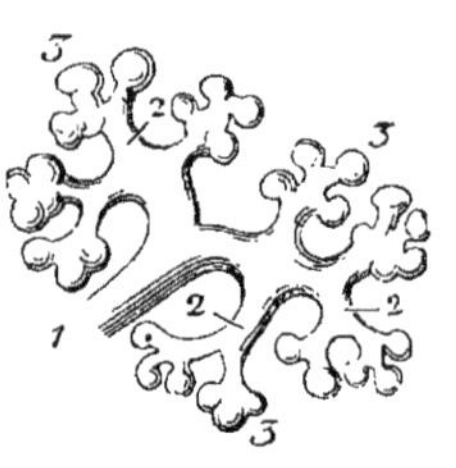

Fig. 293. — Formation et terminaison des bronches chez un fœtus humain de deux mois (Le Fort).

1, grosse bronche ; — 2, 2, bronches extra-lobulaires ; — 3, lobule primitif qui, par sa subdivision, formera les lobules secondaires.

Les lobules pulmonaires sont rendus plus apparents par l'insufflation du poumon, et surtout par l'insufflation du tissu cellulaire interlobulaire en piquant sous la plèvre. On voit alors qu'ils sont séparés les uns des autres par des dépressions linéaires, infiltrées de pigment noirâtre chez l'adulte.

Arrivés au voisinage des lobules pulmonaires (lobules secondaires) les rameaux bronchiques que nous avons appelés *bronches lobulaires* ou *sus-lobulaires*, pénètrent dans le lobule et s'y terminent par un système de canaux que l'on appelle *conduits alvéolaires*, *canalicules respirateurs*, *canalicules pulmonaires*, dont l'ensemble forme la *portion respiratoire* du poumon. — Ce sont des canaux cylindriques qui partent de l'extrémité des bronches terminales, se bifurquent ou se trifurquent à plusieurs reprises dans un trajet de 2 à 4 millimètres, et se terminent par des culs-de-sac élargis en ampoule, auxquels on a donné le nom de *vésicules terminales*, *lobules primitifs*, *infundibula* (Rossignol), *sacs aériens* (Waters). Ces conduits alvéolaires émettent aussi de courtes branches latérales qui se terminent comme eux (6, 6, fig. 294).

Ce qui distingue principalement les conduits alvéolaires, c'est qu'au lieu d'être régulièrement calibrés comme les ramifications bronchiques, ils sont garnis sur tout leur trajet de boursouflures ou d'ampoules, qui leur donnent un aspect framboisé. — Ces ampoules sont connues sous le nom d'*alvéoles*, de *vésicules*, de *cellules*, d'*utricules pulmonaires*. — Elles s'adossent les unes aux autres et deviennent polyédriques par pression réciproque.

Enfin, les conduits alvéolaires se terminent par de petites poches en entonnoir auxquelles on a donné le nom d'*infundibula*, de *lobules primitifs*, qui, de même que les conduits alvéolaires, portent à leur périphérie une série d'ampoules ou alvéoles, serrées les unes contre les autres et s'ouvrant dans la cavité de l'*infundibulum* par un large orifice arrondi (6, 6, fig. 294).

Pour distinguer les alvéoles des infundibula ou des culs-de-sac terminaux des alvéoles des conduits alvéolaires, on a appelé les premiers *alvéoles terminaux*, et les seconds *alvéoles pariétaux* (SAPPEY). — Il y a environ dix à quinze alvéoles par infundibulum (SAPPEY), et AEBY estime le nombre des vésicules pour tout le poumon, à trois cents ou quatre cents millions.

Le *diamètre des alvéoles* varie d'un instant à l'autre dans les mouvements d'inspiration et d'expiration; — il se modifie aussi avec l'âge et grandit au fur et à mesure que l'on vieillit, comme il ressort des chiffres suivants empruntés à ROSSIGNOL :

Fœtus de six mois	0mm,03
Nouveau-né	0mm,05
Enfant d'un an	0mm,10
— de trois à quatre ans	0mm,12
— de cinq à six ans	0mm,14
— de dix à quinze ans	0mm,17
Adulte de dix-huit à vingt ans	0mm,20
— de vingt-cinq à quarante ans	0mm,20 à 0mm,25
— de cinquante à soixante ans	0mm,30
— de soixante à quatre-vingts ans	0mm,33 à 0mm,35

F.-E. SCHULTZE estime de son côté le volume des alvéoles à 100 μ aussitôt après la naissance et à 150 μ chez l'adulte.

Pressés les uns contre les autres, les infundibula prennent un aspect pyramidal ou polyédrique.

Au fond, le lobule pulmonaire, véritable poumon en miniature, est un petit corps polyédrique ou pyramidal, dans lequel vient se terminer une bronche terminale, *bronche sus-lobulaire* (1, fig. 294), qui en parcourt le centre, du sommet à la base, sous le nom de *bronche intralobulaire* (4, fig. 294). Ce petit corps est subdivisé en une douzaine de segments, *segments lobulaires, lobules primitifs* (3, fig. 294), à chacun desquels vient se rendre une bronchiole terminale, *conduit alvéolaire* (5, fig. 294), émanée de la bronche intralobulaire. — Enfin, chaque lobule primitif, véritable élément premier de la constitution intime du poumon, véritable lobule, est constitué par un épanouissement de la bronchiole terminale en un bouquet de conduits boursouflés, *conduits alvéolaires*, dont les boursouflures ou dilatations ampulliformes, simples ou agglomérées et greffées les unes sur les autres, portent le nom d'*alveoles* ou de *vésicules* pulmonaires, le nom d'*infundibula* (6, fig. 294) étant réservé pour désigner les alvéoles conglomérés. En somme, chaque *bronche intralobulaire* donne naissance en un espace très court à sept ou huit branches en moyenne, qui se divisent à leur tour le plus ordinairement en dix ou quinze rameaux larges et très courts, *bronchioles terminales*, dont chacune s'épanouit en un *acinus* (1).

La communication des dernières ramifications bronchiques avec les conduits alvéolaires a lieu par un orifice un peu rétréci. — C'est à ce niveau, selon Rossignol, que se passerait le *murmure respiratoire* ou *vésiculaire*.

Adriani a décrit des communications entre infundibula et alvéoles voisins, et Henle considère les perforations des cloisons

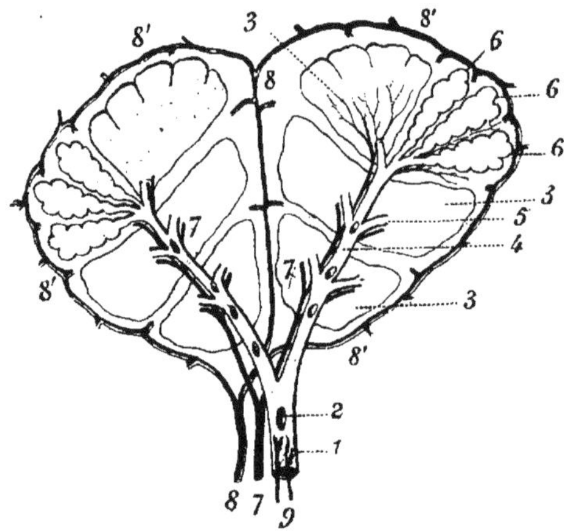

Fig. 294. — Deux lobules secondaires du poumon.

1, bronche lobulaire; — 2, orifice des bronchioles sus-lobulaires des lobules voisins; — 3, 3, lobules primaires; — 4, bronche intralobulaire; — 5, conduit alvéolaire; — 6, 6, infundibula portant les vésicules ou alvéoles pulmonaires; — 7, 7, artères pulmonaires lobulaires (circulation spéciale à chaque lobule); — 8, veine pulmonaire lobulaire, et 8', 8', circulation veineuse commune aux divers lobules; — 9, artère bronchique et veine broncho-pulmonaire.

interalvéolaires comme très fréquentes. — Waters, Schultze, Kölliker estiment, au contraire, que les infundibula sont généralement indépendants les uns des autres.

Tous les anatomistes ne décrivent pas ainsi la constitution lobulaire du poumon. — Pour les uns, arrivées au sommet des lobules, les bronches terminales s'élargissent et se terminent en un cul-de-sac qui constitue la cavité du lobule. — Cette cavité est parsemée d'enfoncements, cavités secondaires ou infundibula,

(1) Il est indispensable de connaître la synonymie des diverses parties du lobule pulmonaire. Eh bien, les termes *lobules primitifs*, *infundibula* (Rossignol), *cavités terminales* (Mandl) sont synonymes; — ceux de *vésicules pulmonaires* (Malpighi), *utricules* (Rossignol), *cellules pulmonaires* ou *aériennes* se correspondent; — enfin le nom de *bronche sus-lobulaire* est réservé à la division bronchique qui aborde le sommet du lobule secondaire, celui de *bronche intralobulaire* restant pour désigner la bronche qui pénètre dans le lobule et d'où émanent de tous côtés les *conduits alvéolaires* ou *respirateurs*.

qui s'ouvrent dans la cavité centrale et répondent aux petits losanges secondaires que l'on observe à la surface du poumon. De leur côté, les parois des infundibula sont couvertes de dépressions ampullaires ou vésicules pulmonaires qui s'ouvrent dans la cavité de l'infundibulum par un large orifice. — « On peut se faire une idée très exacte de la disposition générale des lobules, dit KÖLLIKER, en se représentant chacun d'eux comme un petit poumon d'Amphibie, ou en se figurant que les extrémités des bronches, qui vont en s'élargissent de plus en plus, sont garnies à leur surface de nombreux groupes de vésicules en grappe, dont tous les éléments communiquent ensemble et avec la cavité commune. »

On peut du reste résumer comme suit l'ensemble des opinions sur l'architecture du lobule pulmonaire :

1° Le lobule pulmonaire est une cavité unique avec des dépressions ampullaires ou alvéoles sur ses parois, c'est-à-dire qu'il représente en miniature le poumon des Reptiles (ROSSIGNOL, MANDL, ROBIN, TODD et BOWMANN, KÖLLIKER, SAPPEY, etc.).

2° Le lobule pulmonaire est un composé de culs-de-sac dont chacun aboutit à un conduit particulier, c'est-à-dire que c'est une grappe dont les grains représentant les culs-de-sac aériens sont portés par un pédoncule indépendant des voisins et représenté par chacune des divisions terminales de la bronche intralobulaire (WILLIS, REISSESSEN, LEREBOULLET, BAZIN, etc.).

3° Le lobule pulmonaire est une cavité cloisonnée en tous sens de façon à former un ensemble de cellules intercommunicantes dans lesquelles s'ouvrent les dernières divisions de la bronche intralobulaire : le lobule est une petite éponge (MALPIGHI, HELVÉTIUS, SŒMMERRING, MAGENDIE, RAINEY).

Structure des parois du lobule. — Les parois du lobule, des canalicules alvéolaires et des vésicules pulmonaires sont très minces, constituées par une membrane hyaline fondamentale extrêmement délicate, doublée en dehors d'un réseau élastique, et recouverte en dedans d'un endothélium. Elles comprennent en outre le réseau capillaire respiratoire.

a. La *membrane fondamentale*, de nature connective, est la continuation de la couche fibreuse des bronches. — Elle est mince, homogène et parsemée de noyaux. C'est dans son épaisseur que circulent les réseaux des capillaires sanguins respiratoires.

b. Le *réseau élastique* est formé de fibrilles entre-croisées, abondantes surtout dans les cloisons alvéolaires, à la surface des conduits alvéolaires, autour des orifices des alvéoles dans la cavité commune ou infundibulum.

Certains auteurs (MOLESCHOTT, GERLACH, CHRZONSZCZEWSKI, PISO-BORME, SCHULTZE) ont décrit quelques *fibres musculaires lisses* sur la paroi des vésicules pulmonaires; mais ces muscles sont niés par KÖLLIKER, FREY, EBERTH, CH. ROBIN, etc. — Des fibres lisses existent cependant dans le lobule pulmonaire des grands animaux.

c. L'*épithélium* de revêtement des vésicules pulmonaires a été très contesté. — ADDISON, le premier, décrivit dans les vésicules pulmonaires un épithélium pavimenteux faisant suite à celui des dernières ramifications bronchiques. — Remak, Rossignol, Virchow, Schrœder van der Kolk, Kölliker, etc., se rallièrent à son opinion, tandis que Rainey, Todd et Bowman, Ecker, Mandl, Henle, Luschka, etc., en nièrent l'existence. — Depuis les recherches d'Elenz, Eberth, C. Schmidt, Colberg, Schulze, Kölliker, Küttner, faites après imprégnation argentine, l'existence de l'endothélium pulmonaire est devenue incontestable. Les vésicules pulmonaires possèdent un revêtement épithélial, composé de cellules

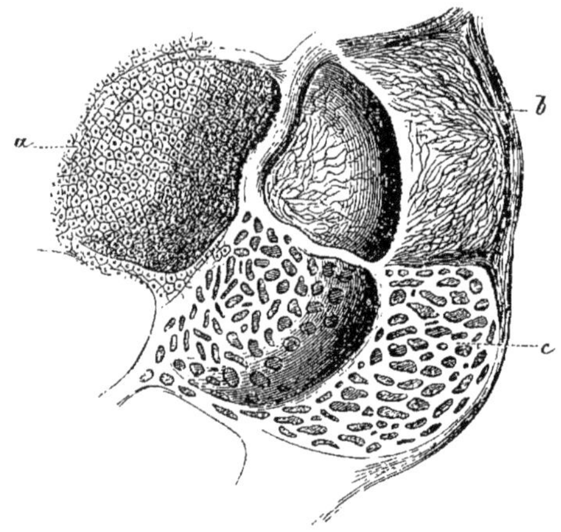

Fig. 295. — Fond d'un lobule pulmonaire, vu de l'intérieur.

a, alvéole tapissé par l'épithélium pulmonaire; — b, alvéole dégarni de son épithélium pour laisser voir sa paroi propre conjonctivo-élastique; — c, alvéole dépourvu de son épithélium pour laisser voir son réseau capillaire.

pavimenteuses polygonales, et faisant suite à celui des bronches (fig. 295). — Faciles à voir chez le fœtus, si ces cellules le sont moins après la naissance, c'est qu'elles s'unissent si intimement qu'elles semblent former une membrane continue, leurs noyaux restant seuls manifestes et comme perdus dans ce tapis d'apparence uniforme et continue (fig. 296). — Dans l'âge fœtal, l'épithélium pulmonaire est cubique et très facile à étudier.

Selon Klein et d'autres, il existerait des *stomates* entre les cellules endothéliales de revêtement des alvéoles pulmonaires, et ces pertuis établiraient une communication (?) entre les vésicules aériennes et les lacunes lymphatiques de la paroi alvéolaire.

d. *Réseau capillaire du lobule.* — Le *réseau capillaire* du lobule pulmonaire, *réseau respiratoire*, est le trait d'union entre les dernières divisions de l'artère et des veines pulmonaires. — C'est dans son intérieur que se fait l'hématose, c'est-à-dire la transformation du sang veineux en sang artériel.

Il naît des ramifications terminales de l'artère pulmonaire, lesquelles cheminent d'abord dans l'enveloppe fibreuse des dernières divisions des bronches, puis dans le tissu cellulaire interlobulaire et interalvéolaire, où elles se divisent en artérioles divergentes qui vont se répandre à la surface des lobules primaires et des vésicules pulmonaires pour en constituer le réseau capillaire.

Ce réseau est un des plus fins et des plus serrés que l'on connaisse. Les vaisseaux qui le constituent ont de 6 à 8 μ de diamètre et

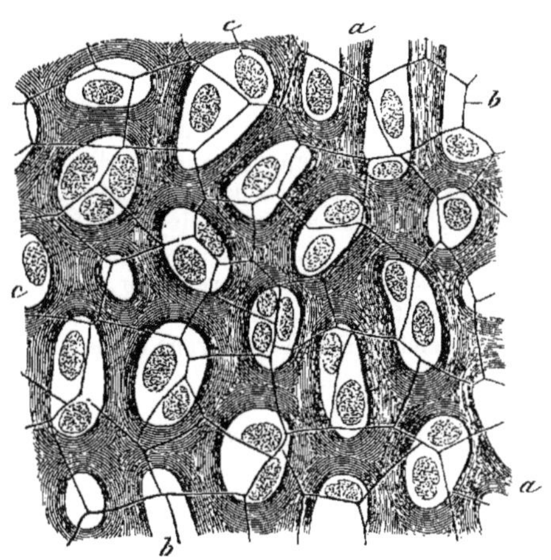

Fig. 296. — Surface interne des alvéoles pulmonaires.

a, *a*, réseau des vaisseaux capillaires; — *b*, *b*, épithélium pulmonaire avec, *c*, les noyaux de ses cellules pavimenteuses.

les mailles du réseau qu'ils forment par leurs anastomoses n'ont guère une épaisseur plus considérable (*a*, *a*, fig. 296). Rectilignes lorsque les alvéoles sont distendus (inspiration), ils sont onduleux lorsqu'ils sont revenus sur eux-mêmes (expiration). — Leur paroi est hyaline et présente de distance en distance les noyaux des cellules endothéliales qui forment le vaisseau par leur soudure.

Le réseau capillaire respiratoire est creusé dans l'épaisseur de la paroi amorphe des alvéoles; — ses vaisseaux s'avancent sous l'endothélium pulmonaire et font saillie dans l'intérieur même de la cavité des alvéoles, de telle sorte que le sang qui circule dans leur intérieur est seulement séparé de l'air par une membrane si mince qu'elle semble n'avoir pas d'existence.

A la périphérie des lobules, le réseau capillaire est étalé en surface; — dans les parois interalvéolaires les réseaux juxtaposés communiquent ensemble par des branches transversales plexiformes, et les réseaux des divers infundibula d'un même lobule secondaire communiquent tous ensemble. Toujours le réseau, qui fait suite à un ramuscule de l'artère pulmonaire, embrasse un groupe d'alvéoles, et c'est toujours à l'extrémité opposée à celle qu'aborde cette artériole que l'on voit le réseau commun donner lieu à une radicule veineuse (MARC SÉE).

A la périphérie, ce réseau communique avec celui qui résulte des ramifications ultimes de l'artère bronchique.

Le réseau des capillaires sanguins du poumon étant formé de vaisseaux à peine gros pour livrer passage aux globules du sang, et les espaces compris entre les vaisseaux qui forment le réseau n'étant pas beaucoup plus larges, il s'ensuit que l'on peut comparer le réseau respiratoire du poumon à une vaste nappe de sang dont l'épaisseur ne dépasse pas celle d'un globule sanguin.

Küss évalue la surface respiratoire du poumon à 200 mètres carrés; — MARC SÉE à 81 mètres carrés, cinquante-quatre fois la surface du corps; or on a calculé, d'autre part, qu'en vingt-quatre heures il passe par les capillaires du poumon 20000 litres de sang et 10000 litres d'air. — Qu'on juge par là de l'étendue, de la puissance et de la rapidité des échanges qui ont lieu entre l'air et le sang, séparés seulement par une membrane d'une minceur extrême.

C. — VAISSEAUX ET NERFS DU POUMON

Le poumon possède deux systèmes de vaisseaux sanguins : les *artères pulmonaires* et les *veines pulmonaires*, qui servent à l'hématose; — les *artères bronchiques* et les *veines bronchiques*, destinées à la nutrition de l'organe. On y rencontre en outre des *vaisseaux lymphatiques* et des *nerfs*.

a. *Artère pulmonaire.* — Les deux branches de l'artère pulmonaire, qui charrient du sang noir, gagnent les poumons correspondants et s'y ramifient en suivant les divisions bronchiques, bien que leur division soit un peu plus rapide que celle des bronches. — Elles suivent ces dernières jusqu'au voisinage des lobules pulmonaires et se terminent par un certain nombre de rameaux appelés *artères lobulaires*, qui communiquent ensemble avant d'entrer dans les lobules autour desquels ils forment un réseau à larges mailles, nommé *réseau périlobulaire.* Lorsqu'elles arrivent au lobule, les branches terminales de l'artère pulmonaire s'engagent dans l'intérieur de ce lobule en suivant la bronche intralobulaire sous le nom d'*artère lobulaire.* Là elle se divise en un grand nombre de rameaux qui cheminent dans le tissu conjonctif interlobulaire (lobules primitifs) et interalvéolaire, pénètrent dans la paroi des infundibula et alvéoles, où ils se résolvent en un réseau capillaire extrêmement fin et serré, le *réseau capillaire respiratoire.* Les divers rameaux des lobules primitifs (infundibula) s'anastomosent les uns avec les autres, de telle sorte que les lobules primitifs d'un même lobule secondaire ont un réseau artériel commun, tandis que chaque lobule secondaire posséderait un réseau artériel indépendant (Sappey).

Pour certains anatomistes (Arnold, Adriani, Küttner, etc.), les artères pulmonaires fourniraient en outre : 1° des rameaux pleuraux qui communiquent avec le réseau sous-pleural des artères bronchiques; — 2° des rameaux aux bronches terminales qui s'épuisent dans la muqueuse où ils communiquent avec le réseau des artères bronchiques. — Au contraire, Cohnheim et Litten, Fr. Franck et Lalesque soutiennent que chaque lobule pulmonaire possède une circulation artérielle indépendante.

Au fond, il semble bien résulter des recherches les plus minutieuses que l'artère pulmonaire et l'artère bronchique ne communiquent pas entre elles.

b. *Veines pulmonaires*. — Les veines pulmonaires sont au nombre de quatre, deux pour chaque poumon, et charrient du sang rouge qu'elles portent à l'oreillette gauche du cœur. Dépourvues de valvules, les veines pulmonaires naissent de trois sources : du réseau capillaire des vésicules pulmonaires, *veines pulmo-lobulaires;* du réseau capillaire des petites bronches, *veines broncho-pulmonaires;* du réseau capillaire de la plèvre, *veines pleuro-pulmonaires.*

Les *veines pulmo-lobulaires* naissent de toute la surface des lobules, glissent dans le tissu cellulaire interlobulaire où elles s'anastomosent largement entre elles et donnent naissance à des troncs qui suivent la direction des divisions bronchiques, mais en affectant avec elles des rapports beaucoup moins intimes que les vaisseaux artériels. La circulation veineuse des lobules est donc commune, et non pas spéciale à chacun d'eux comme l'est la circulation artérielle (8', fig. 297).

Les *veines broncho-pulmonaires* (L. Le Fort) prennent naissance dans les petites bronches et font suite au réseau capillaire des artères bronchiques. Elles se jettent dans les racines des veines pulmonaires et charrient du sang rouge. — Les deux réseaux des vésicules pulmonaires et des petites ramifications bronchiques communiquent largement l'un avec l'autre; — aussi peut-on injecter les veines pulmonaires aussi bien par les artères bronchiques que par l'artère pulmonaire.

c. *Artères bronchiques*. — Elles viennent de l'aorte, sont peu volumineuses eu égard au volume du poumon, lui servent de vaisseaux nutritifs, et suivent les bronches jusqu'à ce qu'elles pénètrent dans le lobule pulmonaire (Le Fort). — Chemin faisant, elles fournissent : 1° les *artères des parois bronchiques*, de beaucoup les plus nombreuses et les plus importantes, qui forment dans l'épaisseur des bronches de tout calibre un double réseau, l'un dans la couche musculaire, assez lâche, l'autre dans la muqueuse, très fin et très fourni ; — 2° les *artères des ganglions lymphatiques du hile du poumon* (ganglions bronchiques) ; — 3° les *artères des vaisseaux pulmonaires* qui se distribuent dans la paroi de ces vaisseaux ; — 4° les *artères du tissu conjonctif interstitiel* qui montent jusque sous la plèvre viscérale.

Il existe généralement une artère bronchique pour chaque divi-

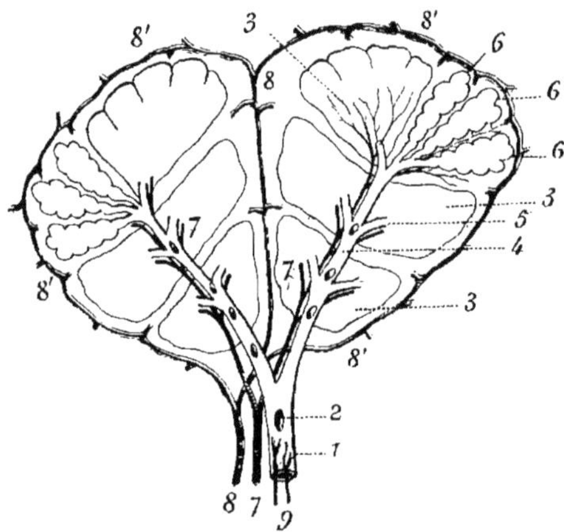

Fig. 297. — Deux lobules pulmonaires avec leurs vaisseaux.

On voit que la circulation artérielle est particulière à chacun des lobules, tandis que la circulation veineuse leur est commune. — Pour la légende, voy. fig. 294, p. 547.

sion des bronches; cette artère accolée à la bronche en suit exactement le trajet.

Il suit de là que l'artère bronchique a un district plus étendu que la sphère d'origine de la veine correspondante.

d. *Veines bronchiques.* — Les veines bronchiques répondent aux artères bronchiques dans les grosses divisions des bronches seulement, car elles ne s'étendent pas sur les petites bronches. Elles recueillent aussi le sang qui vient du réseau capillaire du tissu conjonctif sous-pleural et interlobulaire, des ganglions bronchiques et des vaisseaux pulmonaires. — Leur champ de distribution est moins étendu que celui de l'artère bronchique puisqu'elles ne s'étendent pas sur les plus petites divisions des bronches, et que les dernières ramifications des artères bronchiques versent leur sang dans les veines pulmonaires.

Dépourvues de valvules, ces veines se jettent à droite dans la veine azygos, plus rarement dans l'intercostale supérieure, la veine cave supérieure ou la veine innominée droite; à gauche dans la veine intercostale supérieure, parfois dans la petite azygos supérieure lorsqu'elle existe, et dans d'autres cas, dans la veine mammaire interne.

REISSESSEN, LE FORT admettent que les veines bronchiques communiquent largement avec les veines broncho-pulmonaires. Alors donc que l'artère pulmonaire et l'artère bronchique ne communiquent pas ensemble, la veine bronchique s'anastomose avec les veines pulmonaires. — Ces anastomoses permettent de se rendre compte qu'une injection poussée par les veines pulmonaires reflue dans la veine et l'artère bronchique. — Cependant, quoique l'artère pulmonaire ne communique pas avec l'artère bronchique, on peut voir une injection fine passer de la première dans la seconde. — Comme le dit SAPPEY, pour expliquer ce fait, il faut admettre que le liquide injecté passe dans l'artère bronchique non pas directement, mais par l'intermédiaire des veines pulmonaires qui s'anastomosent avec les racines des artère et veine bronchiques.

e. *Vaisseaux lymphatiques.* — Les *lymphatiques du poumon*, très nombreux, sont divisés en *superficiels* et *profonds.* — Les *lymphatiques superficiels, sus-lobaires* de Jarjavay, forment un réseau serré sous la plèvre, et reçoivent leurs radicelles du parenchyme pulmonaire et de la plèvre. Les racines pulmonaires communiquent avec les lymphatiques profonds et arrivent au réseau superficiel en traversant les interstices celluleux qui séparent les lobules les uns des autres (espaces interlobulaires).

Les vaisseaux lymphatiques se rendent directement aux ganglions du hile du poumon en rampant sous la plèvre.

Les *lymphatiques profonds* naissent à la surface des alvéoles, de la muqueuse des bronches et du tissu conjonctif interlobulaire. Leur origine s'étendrait selon WYWODZOFF jusqu'à un système de lacunes anastomosées et creusées dans l'épaisseur même de la paroi des vésicules pulmonaires. GRANCHER de son côté a décrit trois sortes de réseaux dans le poumon : un réseau périlobulaire, un réseau péri-infundibulaire et un réseau péri-alvéolaire. — Certains auteurs (NOTHNAGEL, KLEIN, etc.) vont même jusqu'à admettre une communication des racines des lymphatiques du poumon avec la cavité des alvéoles et des bronchioles terminales par l'intermédiaire des stomates dont nous avons parlé.

Des réseaux périlobaires se dégagent des vaisseaux qui se réunissent pour former des branches plus volumineuses pourvues de valvules; — ces branches suivent le trajet des vaisseaux auxquels elles forment des demi-gaines lymphatiques et vont se rendre dans les *ganglions pulmonaires* et *bronchiques.* Les premiers, de la grosseur d'un pois à celui d'une tête d'épingle seulement, sont situés dans le parenchyme pulmonaire, jusque dans le tissu interlobulaire, le tissu sous-pleural et même dans la tunique adventice des bronches ; — les seconds, bornés au hile, entourent les grosses divisions bronchiques.

f. *Nerfs.* — Les *nerfs du poumon* émanent du plexus pulmonaire, formé par les filets du pneumogastrique et du grand sympathique. Ils gagnent la profondeur de l'organe en rampant à la surface des divisions bronchiques et de l'artère pulmonaire qu'ils enlacent de leurs ramifications. On a pu les suivre jusqu'aux lobules, mais on ignore encore exactement comment ils se terminent. — Ils sont presque exclusivement formés de tubes sans moelle (Eijorow), et sur leur trajet, principalement au niveau de leur division, ils portent de petits ganglions microscopiques (Remak). — La plupart se distribuent aux bronches, mais d'autres se rendent dans la tunique des vaisseaux sanguins.

D. — TISSU CONJONCTIF DU POUMON

Le *tissu conjonctif interstitiel du poumon* est composé de fibres lamineuses et de fibrilles élastiques. Il forme en quelque sorte le canevas du poumon dans lequel courent les bronches, les vaisseaux et nerfs de l'organe. Il s'infiltre entre les lobules, tissu cellulaire interlobulaire, auxquels il forme une sorte de capsule des plus ténues chez l'adulte, mais plus considérable chez le fœtus, et les réunit intimement les uns aux autres. — Il pénètre aussi entre les infundibula et les alvéoles, mais dans une ténuité extrême et les accole les uns aux autres. Il fait suite au tissu conjonctif qui entoure les divisions bronchiques et les vaisseaux, et se continue d'une part avec le tissu conjonctif sous-pleural, d'autre part avec le tissu conjonctif du hile. — Ce tissu contient un réseau de cellules plates dont les interstices seraient pour certains auteurs (voy. t. I, p. 756) l'origine de la plupart des lymphatiques du poumon.

C'est dans l'épaisseur du tissu conjonctif interlobulaire que s'amasse le *pigment pulmonaire*, *matière noire pulmonaire*, *anthracosis* (voy. p. 536).

E. — DÉVELOPPEMENT DES POUMONS

Le poumon est une dépendance du proentéron que Burdach considérait déjà comme une « hernie de l'intestin antérieur ». — Il naît de très bonne heure sous la forme d'un petit cul-de-sac qui se détache de la face ventrale du pré-intestin, immédiatement au-dessous du dernier arc branchial. Un peu plus tard, ce cul-de-sac, impair et médian (Remak, Coste, Kölliker, Gœtte, Seessel, Uskow, etc.), présente à l'extérieur un sillon vertical, qui le sépare en deux culs-de-sac latéraux. — Ce processus de division s'accentuant, il en résulte deux petites poches, *bourgeons* ou *saccules pulmonaires*, appendus à un pédicule commun, *larynx-trachée*. — Ce dernier s'ouvre dans le pharynx immédiatement en avant de l'origine de l'œsophage sous la forme d'une fente, *orifice pharyngien du larynx*.

Selon Kölliker, pour arriver à ce résultat, le pré-intestin s'étrangle longitudinalement par suite de la formation d'un pli bilatéral, étranglement qui donne à la coupe transversale de cette partie de l'intestin la forme d'un sablier. — Il en résulte la forma-

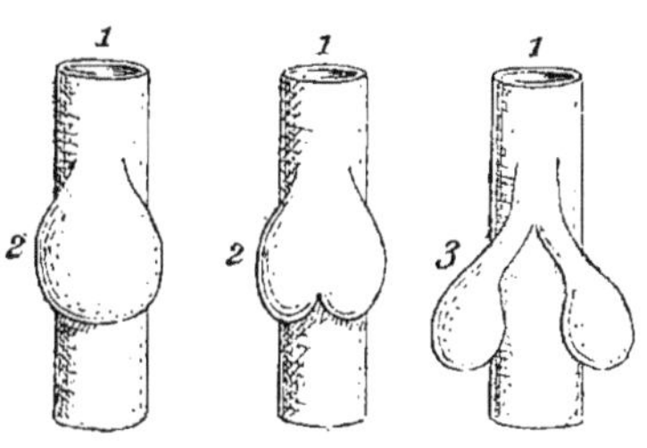

Fig. 298. — Schème destiné à montrer le premier développement des poumons.

1, 1, 1, tube pharyngo-œsophagien; — 2, 2 et 3, ébauche des sacs pulmonaires.

tion de deux gouttières, dont l'antérieure ou ventrale représente l'ébauche de l'arbre trachéo-bronchique, tandis que la postérieure ou dorsale représente l'œsophage. — L'ébauche des poumons s'isole ensuite de l'œsophage par la soudure des bords de la gouttière; cette séparation procède d'arrière en avant, la portion la plus élevée de la fente restant seule perméable pour constituer l'*ostium pharyngo-laryngien* (fig. 298).

Tous les embryologistes n'admettent pas que les poumons proviennent d'une ébauche unique et médiane. Beaucoup avec von Bær, Rathke, Bischoff, Forster et Bafour, pensent que l'ébauche pulmonaire est originairement double, les deux sacs pulmonaires dérivant de deux évaginations ou cornes latérales de la paroi de la gouttière ventrale que nous avons mentionnée plus haut. Récemment encore, Kastschenko faisait provenir les deux poumons d'une double ébauche de la poche de Seessel (*Morphologisches Jarbuch*, XIII, 1888). Sur un embyron humain de 4 millimètres (quinze à dix-huit jours) His a rencontré le bourgeon pulmonaire double.

De son côté Ch. Robin considérait que le bourgeon pulmonaire provient de l'involution ectodermique bucco-pharyngienne avant sa réunion avec le cul-de-sac stomacal. Ce bourgeon se bifurque ensuite pour donner lieu aux deux saccules pulmonaires.

Enfin, alors que les uns considèrent le bourgeon pulmonaire comme un bourgeon plein (Ch. Robin, Morel, Cadiat), les autres (Baffour, Kölliker, Jalan de la Croix, etc.) soutiennent que ce bourgeon est creux et que c'est un véritable diverticulum de l'intestin antérieur.

Quoi qu'il en soit, que le bourgeon pulmonaire soit simple ou double dès le début, il n'en reste pas moins acquis que la première ébauche de l'arbre trachéo-bronchique provient de l'intestin antérieur, partie correspondant à la portion branchiale ou respiratoire de l'intestin des Vertébrés inférieurs.

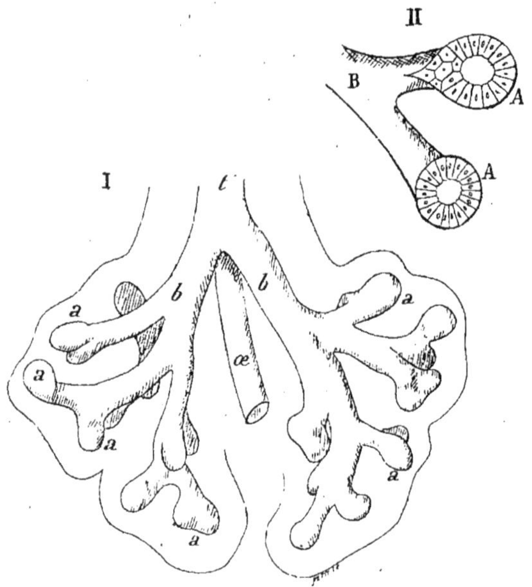

Fig. 299. — Développement des poumons.

I : *t*, trachée; — *b*, *b*, les deux bronches; — *a*, *a*, terminaison ampullaire des ramifications bronchiques; — œ, œsophage. — II : B, bronchiole terminale; — A, A, lobules initiaux ouverts pour montrer leur épithélium.

Le *développement ultérieur* des poumons est comparable à celui des glandes en grappe. — En même temps que la trachée s'allonge, de nouveaux bourgeons poussent et se multiplient à la surface des deux bourgeons primitifs, de telle façon que ceux-ci finissent par se présenter sous la forme d'un arbre, dont les ramifications creuses se terminent à la périphérie par des extrémités renflées (fig. 299).

A ce travail, qui commence vers la fin du premier mois, prennent part les deux couches de la splanchnopleure; tandis que le tube épithélial émet des diverticules, le tissu mésodermique qui le recouvre prolifère et végète de façon à coiffer tous les bourgeons épithéliaux d'une sorte de coque de tissu conjonctif jeune. Dans le cours du deuxième mois, chaque bourgeon se compose d'une tunique épithéliale à cellules cylindriques, reposant sur une basale ou membrane vitrée, et revêtue à l'extérieur d'une tunique constituée par du tissu connectif embryonnaire. — Cette dernière se délimite seulement plus tard à l'extérieur et dans son sein se développe la charpente fibro-cartilagineuse de l'arbre trachéo-bronchique.

Au troisième mois l'épithélium se recouvre de cils vibratiles, qui doivent tomber quelque temps après (1). Une membrane vitrée sert de basale à l'épithélium comme pour attester son origine ectodermique.

Vers la fin du cinquième mois, au lieu de continuer à se développer en bronchioles divergentes, les ampoules terminales des bourgeons pulmonaires secondaires, restent serrées les unes contre les autres, et leur cavité (alvéoles) s'ouvre dans une cavité commune (infundibula) à laquelle aboutit la bronchiole terminale. — C'est ainsi que s'ébauchent les vésicules pulmonaires et les lobules primitifs qui ne s'achèvent que dans les derniers mois de la vie fœtale.

La division en *lobes* apparaît de très bonne heure; — elle devient évidente à partir du deuxième mois et semble être le résultat d'une croissance relativement exagérée de certaines portions de l'arbre bronchique, mais en réalité elle est réglée par l'hérédité conservatrice.

Le lobe azygos est indiqué jusqu'à cinq ou six mois chez le fœtus, mais faute de place il s'atrophie plus tard. — D'autre part, comme le lobe supérieur du poumon droit appartient aux bronches épartérielles et le lobe supérieur du poumon gauche aux bronches hypartérielles, ils ne sont pas homologues et le poumon droit possède réellement un lobe de plus que le poumon gauche.

Jusqu'à la cinquième semaine, les sacs pulmonaires sont situés, non pas sur les côtés du cœur, mais au-dessous de cet organe, qui occupe alors à lui seul toute la poitrine. Ils sont placés de chaque côté de l'œsophage et de l'estomac, entre le foie et le corps de Wolff, mais déjà séparés de ces organes par une mince membrane qui n'est autre chose que la première ébauche du diaphragme. Mais par

(1) L'épithélium définitif, chez le Mouton, est précédé par un épithélium cylindrique stratifié, dont les éléments subissent plus ou moins la dégénérescence muqueuse, à l'exception d'une couche génératrice profonde. — C'est aux dépens de celle-ci que se développent les cellules ciliées qui se substituent ainsi à l'épithélium précédent. — L'épithélium pavimenteux stratifié des cordes vocales est dû à la persistance de l'épithélium stratifié primitif dont les éléments s'aplatissent et subissent un certain degré de kératinisation.

Dans toutes les muqueuses dermo-papillaires céphalo-thoraciques, l'épithélium a pour caractères communs chez l'embryon jeune la stratification et une tendance à la transformation muqueuse (LAGUESSE, *Rech. sur le dévelop. embryonnaire de l'épithelium dans les voies aériennes*, Thèse de Paris, 1885).

suite du développement inégal des parties, ils ne tardent pas à remonter graduellement dans la cage thoracique, où ils sont définitivement venus se loger dès le troisième mois.

L'appareil broncho-pulmonaire n'existe pas chez les Invertébrés; — il n'apparaît morphologiquement pour la première fois que dans les Poissons avec l'organe appelé *vessie natatoire*. — Celle-ci ne joue, il est vrai, la plupart du temps qu'un rôle purement hydrostatique, qui permet à l'animal de s'élever ou de s'enfoncer dans l'eau (A. MOREAU, *Mém. de physiologie*, Paris, 1877); mais chez les Ganoïdes et beaucoup de Téléostéens la vessie natatoire continue à communiquer avec le pharynx, et chez les Dipneustes elle fonctionne pendant la sécheresse de l'été comme un véritable poumon.

Au point de vue morphologique, la vessie natatoire représente le poumon,

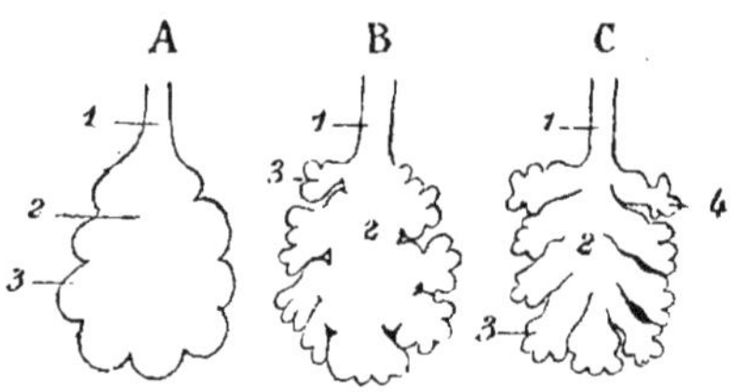

FIG. 300. — Développement progressif du lobule pulmonaire primaire.

A, B, C, trois stades successifs; — 1, canal alvéolaire ou respirateur; — 2, cavité du lobule primaire; — 3, ébauche des infundibula; — 4, alvéoles ou vésicules pulmonaires.

mais elle ne le représente pas au point de vue physiologique, *car elle ne reçoit que du sang artériel de l'aorte.*

Le têtard de Batracien commence à respirer par la peau comme dans les Vers, puis il acquiert des branchies comme les Poissons, et enfin le Batracien adulte est pourvu de poumons reliés au pharynx par un tube trachéal.

Chez les Protées et les Tritons, le poumon est représenté par un simple sac membraneux qui reçoit l'air à son intérieur et des vaisseaux dans sa paroi. — Si, de ces animaux, on passe aux espèces supérieures, on voit l'organe respiratoire prendre un développement plus perfectionné par la formation de plis qui s'avancent dans la cavité du sac de façon à limiter des logettes ou cellules nombreuses. Cette division du lobule archaïque a pour conséquence la multiplication de la surface respiratoire et l'augmentation de la capacité fonctionnelle du poumon.

Chez certains Téléostéens (Siluroïdes, Labyrinthobranches, etc.), on assiste enfin à une sorte d'effort de la Nature vers la respiration aérienne, puisqu'il se développe à la partie postérieure de la cavité branchiale de ces Poissons, des diverticules sacciformes destinés à emmagasiner de l'eau et de l'*air*, organes qui fonctionnent comme appareils de respiration accessoire et permettent à l'animal l'existence d'un amphibie. Dans tous les cas, l'Embryologie et l'Anatomie comparée s'accordent pour démontrer que le « sac pulmonaire » est la partie phylogénétiquement la plus ancienne, et que les bronches, la trachée et le larynx ne sont que des acquisitions postérieures.

L'arbre broncho-pulmonaire dérive-t-il de l'ectoderme ou provient-il, au contraire, de l'endoderme?

L'Anatomie comparée plaide en faveur de l'origine ectodermique des organes respiratoires. — La structure de l'arbre trachéo-bronchique dont l'épithélium est construit d'après le type malpighien, nous conduit à la même conclusion. — Si l'on adopte l'opinion que le tube pharyngo-œsophagien dérive de l'invagination stomodéale, on accorde fatalement aux organes respiratoires une origine ectodermique; — mais, si l'on estime que l'intestin antérieur lui-même provient de l'archentère, on est obligé d'admettre que l'arbre trachéo-bronchique est de provenance endodermique (voy. p. 370).

Chez les Mammifères les poumons sont mobiles dans une cavité séreuse, la plèvre; chez les Oiseaux, ils restent adhérents aux côtes; — chez les Reptiles, le diaphragme n'existant pas, et le péritoine et la plèvre continuant à former une seule et même cavité, les poumons ne sont pas exclusivement renfermés dans le thorax.

Chez les Oiseaux, des diverticules des poumons, *sacs aériens*, pénètrent jusque dans les os qui sont pneumatiques, et MARSH a observé la même organisation chez les grands Dinosauriens du Nouveau-Monde.

Anomalies des poumons. — Outre les *variétés* que nous avons précédemment mentionnées relativement au nombre des lobes du poumon, nous citerons ici les anomalies suivantes: 1° l'absence des deux poumons qui coïncide ordinairement avec l'acéphalie; — 2° l'absence d'un poumon (MECKEL, MUNCHMEYER, etc.), disposition qui rappelle celle du poumon unique des Serpents; — 3° l'absence de la trachée, les poumons se trouvant faire suite au larynx comme chez certains Reptiles.

F. — USAGES DES POUMONS

Nous ne pouvons pas insister sur les fonctions du poumon. — Nous dirons seulement que c'est à son niveau que se passent les phénomènes de la respiration. C'est au fond des lobules pulmonaires que l'air extérieur appelé par la dilatation du thorax (inspiration) vient céder son oxygène au sang qui circule dans le réseau vasculaire respiratoire, et se charger de l'acide carbonique que lui cède le sang. L'inspiration, phénomène actif de dilatation du thorax produit par l'action des muscles inspirateurs, a pour but de mettre en contact dans l'intérieur des vésicules pulmonaires l'air et le sang; — l'expiration, phénomène passif de resserrement du thorax, se produit par suite de la cessation de l'action des puissances inspiratrices, et par la seule force de l'élasticité du poumon. — Le jeu du thorax, la dilatation et le retrait du poumon constituent les *phénomènes mécaniques* de la respiration; — l'échange gazeux entre l'air d'une part, et le sang de l'autre à travers les parois des alvéoles pulmonaires, constitue essentiellement les *phénomènes chimiques* de la respiration.

§ V. — Plèvres et Médiastin.

Préparation. — Choisissez un sujet sans traces d'ancienne ou récente maladie de poitrine; — enlevez la peau et les muscles qui recouvrent la région antéro-latérale du thorax; — incisez avec précaution les muscles intercostaux dans le troisième espace intercostal ordinairement le plus large, et enlevez-les pour mettre à jour le feuillet pariétal de la plèvre; — puis décollez la plèvre avec le manche du scalpel et les doigts et enlevez successivement plusieurs côtes en ménageant les adhérences de la plèvre à l'extrémité sternale des cartilages costaux. Pour bien voir le cul-de-sac supérieur de la séreuse, enlevez la clavicule, disséquez les vaisseaux sous-claviers et insufflez la plèvre, ce qui vous permettra de juger de ses limites et vous convaincra qu'il y a une plèvre gauche et une plèvre droite, indépendantes l'une de l'autre. — En abattant avec soin le sternum sans rien déranger à la préparation, on se fera une idée du médiastin antérieur; — en incisant la plèvre costale on pourra voir comment elle se réfléchit pour former la cloison médiastine et aller se continuer avec la plèvre viscérale au niveau de la racine du poumon.

Les *plèvres* sont des membranes séreuses, deux sacs sans ouverture, qui enveloppent les poumons sans les contenir dans leur propre cavité. Elles servent à faciliter les glissements du poumon et sont séparées l'une de l'autre par le *médiastin*, cloison qui s'étend de champ de la colonne vertébrale au sternum et contient divers organes.

A. — PLÈVRES

La *plèvre* tapisse le poumon correspondant, se réfléchit sur le pédicule pulmonaire, auquel elle forme une gaine, pour venir tapisser les parois du thorax. — Cette membrane est donc partout continue, et, si l'on parle de *plèvre pariétale* et de *plèvre viscérale*, c'est parce que l'on considère séparément la portion de la plèvre qui tapisse les parois thoraciques (plèvre pariétale) et la portion qui tapisse le poumon (plèvre viscérale). — De même la *plèvre médiastine*, la *plèvre costale* et la *plèvre diaphragmatique* sont trois portions d'une même membrane, la plèvre pariétale.

Comme toutes les séreuses, la plèvre présente deux surfaces : l'une extérieure, adhérente aux parois du thorax ou au poumon; l'autre intérieure, lisse et humide, qui circonscrit la cavité virtuelle de la plèvre.

Pour comprendre la plèvre, il est inutile d'envisager isolément la *plèvre viscérale* et la *plèvre pariétale*. — Mieux vaut la prendre à un point déterminé et la conduire sur le poumon, pour la ramener finalement au point de départ. — C'est mieux montré que cette membrane ne subit nulle part d'interruption et qu'elle est partout continue. — Du sternum, la plèvre se porte en dehors, recouvre le muscle triangulaire du sternum et les vaisseaux mammaires internes, les côtes, les muscles intercostaux, la tête des côtes, le grand sympathique, les vaisseaux et les nerfs intercostaux (*plèvre costale*); — arrivée sur les côtes de la colonne vertébrale, elle se porte en avant jusqu'à la racine du poumon et forme l'un des côtés d'une sorte de couloir, encombré d'organes, qui porte le nom de *médiastin postérieur* (*plèvre médiastine*). — Là, la plèvre se réfléchit sur le pédicule pulmonaire et gagne la face interne du poumon, puis se porte d'avant en arrière, tapisse la face interne du poumon, son bord postérieur et sa face externe, où elle s'enfonce dans les scissures interlobaires ; elle recouvre alors le bord antérieur du poumon, gagne sa face interne jusqu'au pédicule pulmonaire (*plèvre pulmonaire* ou *viscérale*), sur lequel elle s'applique, et, se réfléchissant à nouveau, mais cette fois d'arrière en avant, elle passe sur la face latérale du péricarde, limite avec la plèvre du côté opposé le médiastin, et vient rejoindre son point de départ derrière le sternum (2, fig. 301).

Il va sans dire que si nous avions poursuivi le trajet de la plèvre, non plus au niveau du hile du poumon, mais suivant un plan transversal, passant au-dessus ou au-dessous de cet organe, nous n'aurions plus constaté la continuité de la plèvre pariétale avec la plèvre viscérale. — A ce niveau la plèvre pariétale tapisse le thorax et le médiastin sans aucune réflexion ni discontinuité, et la plèvre viscérale se comporte de même à la surface des poumons. Aussi sur une coupe horizontale de la poitrine à ces niveaux, la plèvre apparaît-elle sous la forme de deux cercles concentriques, parce qu'en réalité le sac pleural peut être comparé à un sac sans ouverture, dont une moitié de la paroi, la plèvre viscérale, tapisse le poumon et est invaginée dans l'autre moitié, la plèvre pariétale, qui revêt la face interne du thorax.

Si, au lieu de suivre la plèvre selon une ligne horizontale, passant par le hile pulmonaire, comme nous l'avons fait plus haut, nous la poursuivons suivant un plan frontal, passant également par le hile, nous la voyons se comporter d'une façon analogue à celle que nous avons précédemment décrite.

Partie, je suppose, du sommet du poumon, la plèvre tapisse la surface externe de l'organe, puis la face inférieure ou base, et remonte sur la face interne jusqu'au point où elle rencontre le hile pulmonaire (*plèvre pulmonaire*) ; — là elle se réfléchit en bas, après avoir tapissé le hile, jusqu'au diaphragme (*plèvre médiastine*), tapisse la voussure de ce muscle (*plèvre diaphragmatique*), puis remonte sur la surface interne du thorax (*plèvre costale*) jusqu'au sommet où elle rencontre et se réunit à la plèvre pulmonaire en formant un cul-de-sac, là même où nous l'avions prise comme point de départ.

Le *feuillet viscéral, plèvre pulmonaire* (3, fig. 301), recouvre le poumon dans toute son étendue en s'enfonçant dans les sillons interlobaires. Il est mince et transparent et adhère intimement à la substance pulmonaire à laquelle il donne son aspect lisse et glissant, et de laquelle il ne peut être détaché.

Le *feuillet pariétal* (2, fig. 301) recouvre la surface intérieure du thorax et se porte directement d'arrière en avant, du rachis au sternum, pour constituer la cloison médiastinale. — Comme il est partout continu à lui-même, il forme deux culs-de-sac, l'un supérieur, *cul-de-sac* ou *sinus sus-costal*, formant une sorte de calotte qui coiffe le sommet du poumon et dépasse comme lui la première

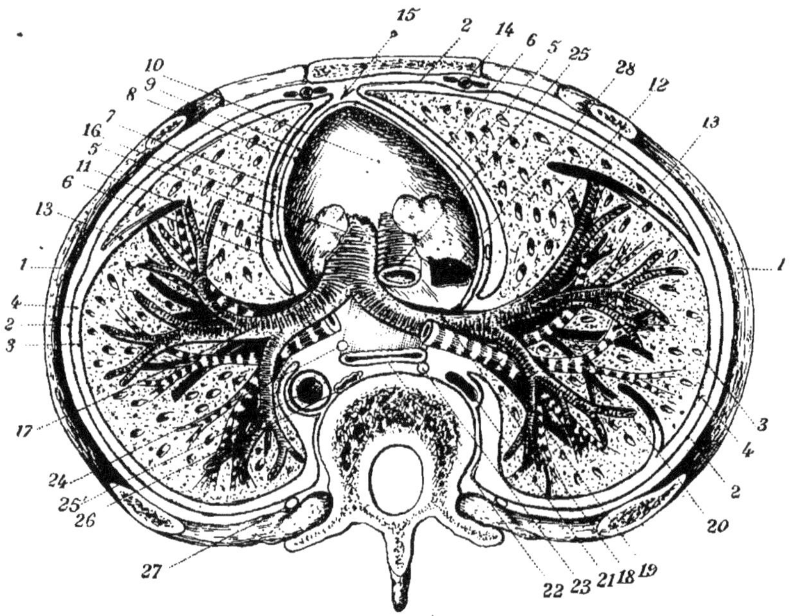

Fig. 301. — Coupe transversale de la poitrine pour montrer le trajet de la plèvre et le médiastin postérieur.

1, paroi du thorax; — 2, 2, plèvre pariétale; — 3, 3, plèvre viscérale; — 4, 4, cavité de la plèvre (virtuelle à l'état normal); — 5, 5, plèvre médiastine; — 6, 6, plèvre pulmonaire au niveau du médiastin; — 7, péricarde fibreux; — 8, péricarde viscéral; — 9, cavité du péricarde (virtuelle à l'état normal); — 10, cœur; — 11, nerfs phréniques; — 12, poumon; — 13, 13, scissures interlobaires; — 14, vaisseaux mammaires internes; — 15, médiastin antérieur; — 16, artère pulmonaire; — 17, branche gauche, et 18, branche droite de cette artère; — 19, bronche droite; — 20, veines pulmonaires; — 21, veine grande azygos; — 22, œsophage; — 23 et 24, les deux nerfs pneumogastriques; — 25 et 25', aorte; — 26, canal thoracique; — 27, grand sympathique; — 28, veine cave supérieure.

côte; — l'autre inférieur, *cul-de-sac* ou *sinus inférieur*, qui entoure la circonférence de la base du poumon et provient de la réflexion de la plèvre du diaphragme sur la paroi thoracique.

La *plèvre costale* est épaisse et doublée d'un feuillet aponévrotique (fascia endothoracique); — elle se sépare assez facilement des côtes et des espaces intercostaux qu'elle tapisse.

La *plèvre diaphragmatique* recouvre toute la face supérieure du diaphragme en dehors du centre phrénique en adhérant intimement à l'organe; elle est mince et ne peut être séparée du muscle qu'avec difficulté.

La *plèvre médiastine* forme de chaque côté du plan médian de la poitrine une cloison qui s'étend de la colonne vertébrale au sternum et forme la paroi interne de la cavité qui renferme le poumon. — Elle se continue en avant et en arrière avec la plèvre costale; — en haut avec la paroi interne du cul-de-sac sus-costal; — en bas avec la plèvre diaphragmatique, où, en s'adossant à elle-même, elle forme un pli triangulaire que nous connaissons sous le nom de *ligament du poumon*. — Au niveau du pédicule pulmonaire, elle se continue avec la plèvre viscérale, et répond sur la ligne médiane à la face latérale du péricarde, — et au nerf phrénique et aux vaisseaux diaphragmatiques supérieurs qui glissent entre les deux organes.

Dans les points où la plèvre se réfléchit des parois costales sur le diaphragme, et du diaphragme et des parois costales vers le hile du poumon, existent des *culs-de-sac* ou *sinus*, dont il importe de connaître les rapports avec les parois thoraciques puisqu'ils indiquent la *limite des sacs pleuraux*.

Ces sinus sont au nombre de cinq :

1° Les *sinus costo-médiastinaux antérieurs* se portent des deux échancrures claviculaires réciproques du sternum vers la ligne médiane de l'os et viennent s'adosser l'un à l'autre entre les deuxième et quatrième côtes de chaque côté; — après quoi, le sinus costo-médiastinal droit descend jusqu'à l'appendice xiphoïde avant de se porter obliquement en dehors pour se continuer avec le sinus costo-diaphragmatique, tandis que le sinus costo-médiastinal gauche s'écarte du sternum à partir de la quatrième côte et se porte obliquement en bas et en dehors pour rejoindre le sinus costo-diaphragmatique du même côté (2, fig. 203).

2° Les *sinus costo-médiastinaux postérieurs* répondent à l'union des faces antérieure et latérale de la colonne vertébrale, depuis la deuxième jusqu'à la dixième vertèbre dorsale.

3° Les *sinus pleuraux inférieurs* ou *costo-diaphragmatiques* forment une gouttière, interposée à la face supérieure du diaphragme et à la face interne des côtes. — Beaucoup plus déclives en arrière qu'en avant, ces sinus suivent une ligne oblique en bas et en dehors, qui part du cartilage de la septième côte, se porte vers l'extrémité antérieure de la huitième, continue de descendre obliquement en dehors et en arrière jusqu'à atteindre la dixième côte dans la ligne axillaire, et remonte ensuite un peu en décrivant une légère courbure dirigée en haut pour atteindre le col de la onzième

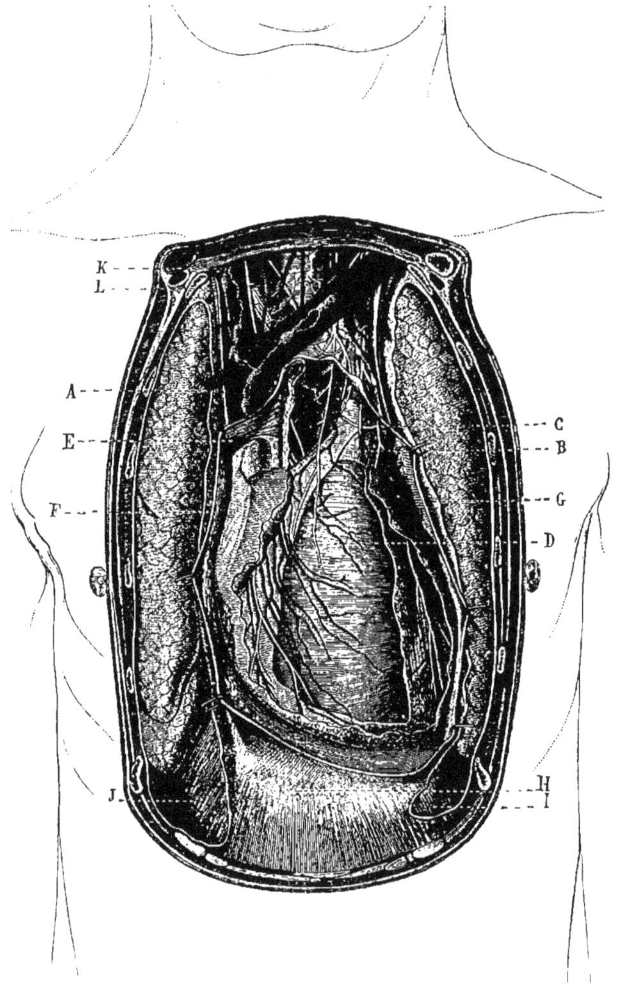

FIG. 302. — Plèvres, péricarde et médiastin antérieur (Béraud).

A, veine cave supérieure; — B, origine de l'artère pulmonaire; — C, origine de la crosse aortique; — D, cœur; — E, péricarde écarté par des érignes; — F, plèvre droite; — G, plèvre gauche; — H, diaphragme; — I, cavité de la plèvre gauche; — J, cavité de la plèvre droite; — K, trachée; — L, tronc brachio-céphalique artériel.

côte, où le cul-de-sac pleural costo-diaphragmatique rejoint le cul-de-sac costo-médiastinal postérieur (2, fig. 303).

4° Les *sinus phrénico-péricardiques* correspondent au sillon qui résulte de la réflexion de la plèvre, du diaphragme sur les côtés du péricarde.

5° Les *sinus pleuraux supérieurs* ou *sus-costaux* coiffent le sommet des poumons et répondent : en arrière, au col de la première côte; — en avant, au bord interne de cette même côte qu'ils débordent et à la face profonde de l'extrémité d'insertion inférieure du scalène antérieur; — en haut, aux vaisseaux sous-claviers.

Il suit de là que certaines portions de la cage thoracique ne sont pas recouvertes par les plèvres. Ce sont principalement : 1° un espace triangulaire, à sommet inférieur, correspondant au manche du sternum ; — 2° un espace irrégulier répondant à la partie sternale des quatrième et cinquième espaces intercostaux gauches, espace dans lequel le péricarde vient s'appliquer contre la paroi thoracique ; — 3° la face antérieure de la colonne dorsale ; — 4° au-dessous du sinus costo-diaphragmatique (fig. 303).

Pendant l'inspiration les plèvres costale et diaphragmatique qui forment le cul-de-sac pleural inférieur s'écartent l'une de l'autre, et le poumon qui gonfle, s'insinuant entre elles, vient en partie combler le sinus costo-diaphragmatique. — Pareil phénomène se produit au niveau du sinus costo-médiastinal. Pendant l'expiration un phénomène inverse se passe. — Le poumon se dégonfle et abandonne une partie des sinus qu'il avait envahis pendant l'inspiration. — Selon SAPPEY, sa base pourrait remonter jusqu'à 7 centimètres. — On conçoit ainsi qu'une plaie pénétrante de la base de la poitrine entame ou n'entame pas le poumon suivant que l'instrument piquant traverse le thorax pendant l'inspiration ou l'expiration.

Cavité de la plèvre. — Comme la cavité de toutes les séreuses, celle de la plèvre est virtuelle. — Partout où elle n'est pas engagée dans les scissures interlobaires, la plèvre pulmonaire est appliquée contre la plèvre pariétale sur laquelle elle glisse à l'aide d'une sorte de vernis onctueux. — Il n'y a que dans le cas d'épanchement liquide (pleurésie avec épanchement) ou gazeux (pneumothorax) que la cavité de la plèvre devient une cavité réelle.

Structure de la plèvre. — La plèvre est constituée par une *membrane de tissu conjonctif*, riche en fibres élastiques, revêtue à sa face intérieure d'un *épithélium pavimenteux simple*. — Mince et délicate sur la plèvre pulmonaire, la membrane de tissu connectif est beaucoup plus épaisse sur la plèvre costale et médiastine. En certains endroits, elle présente de petits prolongements simples ou foliacés, *villosités pleurales*, abondants surtout dans les sinus de la plèvre et parfois vascularisés par quelques anses vasculaires.

On peut voir aussi en certains points de la surface intérieure de la plèvre diaphragmatique des amas de cellules endothéliales, qui paraissent être des îlots de cellules proliférantes; au centre de ces îlots, certains histologistes (Recklinghausen, Ranvier, Klein, etc.) ont cru découvrir l'existence de petites ouvertures (stomates, puits lymphatiques) conduisant de la cavité séreuse dans un vaisseau lymphatique de la plèvre. — La plèvre est unie aux parties sous-jacentes par un tissu cellulaire, *tissu cellulaire sous-pleural*, très délicat et très adhérent pour la plèvre viscérale.

Les *artères* de la plèvre viennent de plusieurs sources : des diaphragmatiques pour la plèvre diaphragmatique, des artères intercostales pour la plèvre

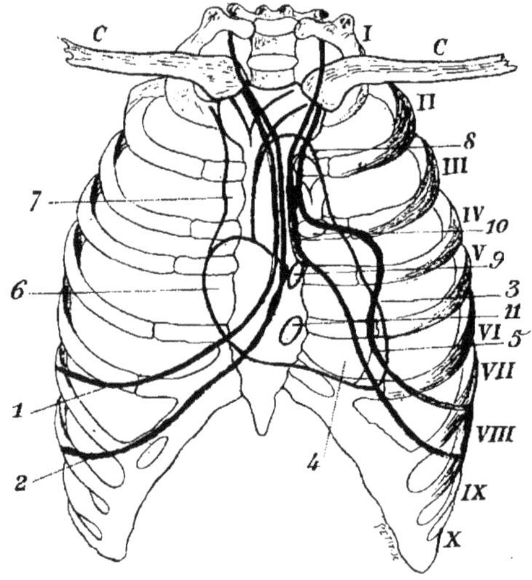

Fig. 303. — Rapports réciproques du cœur, des poumons et des plèvres avec la paroi thoracique.

I à VII, côtes sternales; — VIII à X, côtes asternales: — C, C, clavicules; — 1, limite du poumon (en rouge); — 2, limite de la plèvre (en bleu); — 3, cœur (en jaune); — 4, ventricule droit; — 5, ventricule gauche; — 6, oreillette droite; — 7, veine cave supérieure; — 8, crosse de l'aorte; — 9, orifice aortique; — 10, orifice pulmonaire; — 11, orifice auriculo-ventriculaire droit.

costale, et des artères médiastines pour la plèvre de ce nom. — La plèvre pulmonaire, à peu près réduite à son feuillet endothélial, ne présente pas ou fort peu de vaisseaux.

Les *veines* suivent le trajet des artères. — Quant aux lymphatiques qui rampent dans le tissu sous-pleural et injectés par Dybkowsky en 1866, il reste encore à se demander s'ils appartiennent bien à la plèvre elle-même, ou bien s'ils ne proviennent pas plutôt des organes sous-jacents.

Les *nerfs* de la plèvre sont peu nombreux. — Ils proviennent du pneumogastrique, du grand sympathique, du phrénique, et peut-être aussi des intercostaux. — Kölliker a décrit quelques ganglions microscopiques sur les rares filets qui se rendent au feuillet viscéral.

Usages de la plèvre. — La séreuse pleurale, organe d'enveloppe du poumon, sert : 1° à favoriser les mouvements du poumon pendant le jeu de la respiration par le glissement du feuillet viscéral sur le feuillet pariétal; — 2° à attirer et à maintenir, par suite de la tendance au vide dans sa cavité, la surface du poumon contre la paroi du thorax.

Développement. — La *plèvre* comme le péritoine se développe sur place, et vient secondairement revêtir la cavité viscérale dont nous recherchons ailleurs l'origine et la valeur morphologique (voy. EMBRYOLOGIE). — La plèvre viscérale, aussi bien que la plèvre pariétale, apparaissent comme des revêtements séreux qui viennent tapisser la surface de la cavité pleuro-péritonéale. — La première se différencie à la surface extérieure de la splanchnopleure qui a donné naissance aux organes broncho-pulmonaires; — la seconde se montre de même à la surface intérieure de la somatopleure qui a donné naissance aux parois de la cavité thoracique.

L'endothélium pleural ne provient donc pas d'un des deux feuillets épithéliaux fondamentaux de l'embyron, il se développe à la surface de la cavité pleuro-péritonéale comme l'endothélium vasculaire naît à la surface cavitaire des vaisseaux. — La séparation de la cavité pleurale d'avec la cavité péritonéale est en grande partie le fait du développement du foie et du diaphragme, comme la séparation de la cavité pleurale primitive en deux cavités secondaires, les deux plèvres, est le résultat du bourgeonnement des poumons à l'intérieur de la cavité viscérale et de la formation de la cloison médiastine.

Bibliographie. — MALPIGHI, *Epistolæ quæ ad Borellium* (*Bibl. anat. Mangetti*, I, p. 965). — HELVÉTIUS, *Hist. de l'Acad. roy. des sc.*, 1718, p. 32. — REISSESSEN, *De fabrica pulmonum*, 1782. — MAGENDIE, *Sur la structure du poumon* (*Journ. de phys.*, 1821). — BAZIN, *Rech. sur la structure des poumons* (*Compt. rend.*, 1836). — RAINEY, *On the minute structure of the Langs* (*Trans. of the med. chir. Soc. of London*, 1845). — ROSSIGNOL, *Rech. sur la structure du poumon* (*Mém. des concours publiés par l'Acad. roy. de Belgique*, 1846). — MANDL, *Rech. sur la structure du poumon* (*Gaz. hebd.*, 1852). — L. LE FORT, *Rech. sur l'anat. du poumon* (*Thèse de Paris*, 1858). — BÉCLARD, art. « Larynx » du *Dict. encyclop. des sc. médicales*, 1872. — J. DISSE, *Contrib. à l'anat. du larynx de l'Homme* (*Inaug. Diss. Bonn*, 1875). — COYNE, *Sur la muqueuse du larynx* (*These de Paris*, 1874). — CH ROBIN et CADIAT, art. « Muqueux » du *Dict. encyclop. des sc. médicales*, 1876. — CHARCOT, *Progrès médical*, 1877. — GRANCHER, *Soc. de biol.*, 1877. — RENAUT et PIERRET, *Arch. de physiol.*, 1881. — AEBY. *L'arbre bronchique des Mammifères et de l'Homme*, Leipzig, 1882. — A. PANSCH, *Des limites de la plèvre* (*Arch. f. Anat. u. Phys.*, 1882). — N. SIMANOWSKI, *Contrib. à l'anat. du larynx* (*Arch. f. mikr. Anat.*, t. XXII, Heft 4, 1883). — W. BRAUNE et H. STAHEL, *Des rapports des bronches et des poumons* (*Arch. f. Anat. u. Phys.*, 1886). — W. HIS, *Zur Bildungsgeschichte der Lungen beim menslichen embryo* (*Arch. f. Anat.*, 1887). — MARC SÉE, art. « Poumons » et « Plèvre » du *Dict. encyclop. des sc. médicales*, 1889.

B. — MÉDIASTIN

Les deux plèvres médiastines droite et gauche, en se portant de la colonne vertébrale au sternum, limitent une cavité qui porte le nom de *médiastin*.

Comme cette cavité, sorte de couloir antéro-postérieur et vertical tendu entre les deux poumons, est interrompue au niveau du pédicule pulmonaire, on a l'habitude de la subdiviser en deux cavités secondaires : l'une postérieure à la racine des poumons, *médiastin postérieur* ; l'autre antérieure à cette même racine, *médiastin antérieur*.

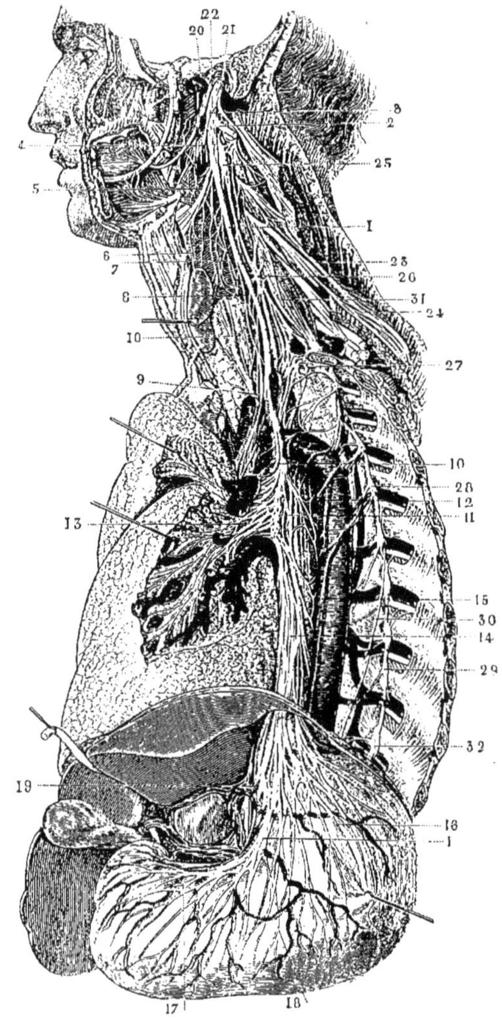

FIG. 304. — Médiastin vu par le côté gauche.

1, 1, nerf pneumogastrique; — 2, anastomoses du pneumogastrique avec l'hypoglosse; — 3, anastomoses du pneumogastrique avec la branche interne du spinal; — 4, rameau pharyngien; — 5, nerf laryngé supérieur; — 6, nerf laryngé externe; — 7, plexus laryngé; — 8, nerf cardiaque supérieur; — 9, nerf cardiaque moyen; — 10, 10, nerf récurrent; — 11, ganglion pulmonaire; — 12, ses anastomoses avec le grand sympathique; — 13, plexus pulmonaire postérieur; — 14, plexus œsophagien; — 15, anastomoses du pneumogastrique droit avec le pneumogastrique gauche; — 16, branches de la grosse tubérosité de l'estomac; — 17, rameaux de la petite courbure; — 18, rameaux de la face antérieure; — 19, rameaux hépatiques; — 20, nerf glosso-pharyngien; — 21, nerf spinal; — 22, sa branche interne s'anastomosant avec le pneumogastrique; — 23, sa branche externe se rendant au trapèze, et s'anastomosant, 24, avec la quatrième paire cervicale: — 25, ganglion cervical supérieur; — 26, ganglion cervical moyen; — 27, ganglion cervical inférieur, réuni au premier ganglion dorsal; — 28, 29, 32, ganglions dorsaux; — 30, nerf grand splanchnique; — 31, origine du nerf phrénique.

Le *médiastin postérieur*, étendu de la base du cou au diaphragme, limité à droite et à gauche par les plèvres médiastines, en avant par la trachée et sa bifurcation en bronches, est plus étroit en bas qu'en haut; — il renferme l'œsophage, l'aorte thoracique, les veines azygos, le canal thoracique, des ganglions lymphatiques, les nerfs pneumogastriques, le tout enveloppé dans un tissu cellulaire assez

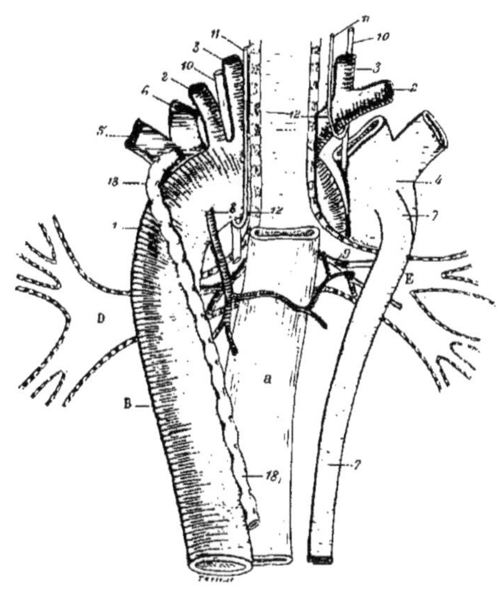

FIG. 305. — Organes du médiastin postérieur vus d'en arrière.

1, crosse de l'aorte; — 2, 2, artères sous-clavières; — 3, 3, artères carotides; — 4, veine cave supérieure; — 5, veine sous-clavière gauche; — 6, veine jugulaire interne gauche; — 7, 7, veine azygos; — 8, artère bronchique; — 9, veine bronchique; — 10, nerf pneumogastrique; — 11, nerfs récurrents; — 12, leur anse au-dessous de l'artère sous-clavière à droite, au-dessous de la crosse de l'aorte à gauche; — 13, canal thoracique; — *a*, œsophage; — B, aorte descendante; — D, bronche gauche; — E, bronche droite.

lâche qui se continue en haut avec celui de la partie profonde du cou (fig. 301, 304, 305 et 306).

Le *médiastin antérieur*, étendu du sommet du thorax au centre aponévrotique du diaphragme, n'est pas vertical comme le médiastin postérieur; — oblique en bas et à gauche, il suit la même direction que le cœur. — Étroit à sa partie moyenne, évasé en haut, mais surtout en bas (forme de sablier), il renferme dans sa dilatation supérieure le thymus chez l'enfant, le tissu cellulo-graisseux qui le remplace chez l'adulte, tissu qui communique avec le tissu cellulaire de la partie antérieure du cou; — dans sa

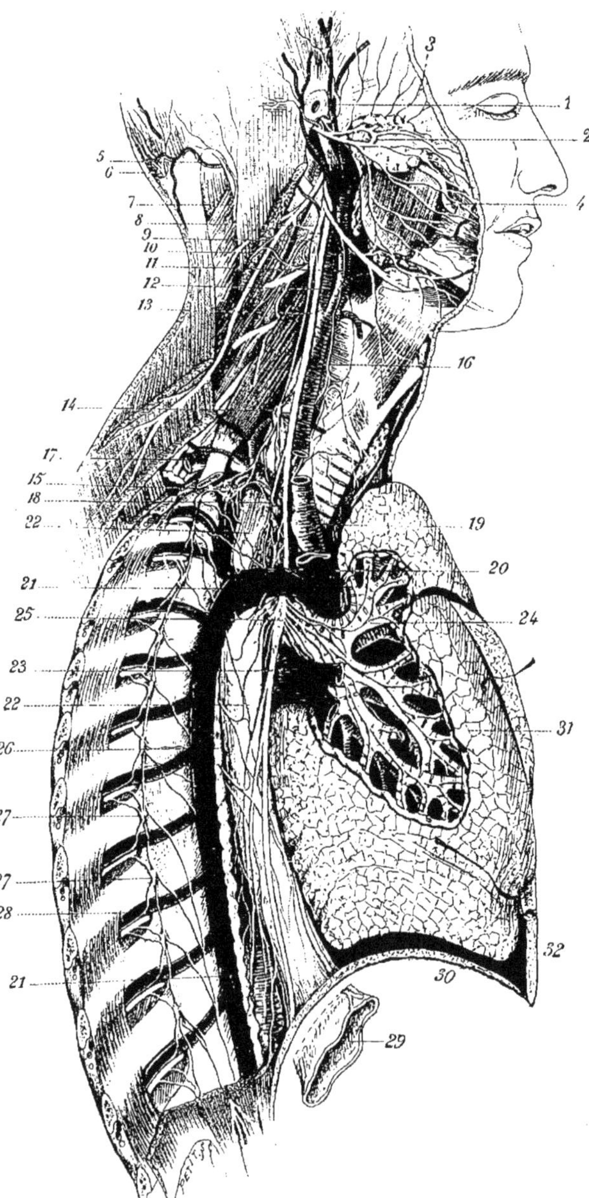

FIG. 306. — Médiastin postérieur vu du côté droit.

1, nerf auriculo-temporal ; — 2, nerf facial ; — 3, glande parotide érignée et attirée en haut ; — 4, canal de Sténon ; — 5, artère occipitale ; — 6, grand nerf sous-occi-

dilatation inférieure, il contient le cœur et le péricarde, et le tissu cellulaire rétro-sternal qui communique avec le tissu cellu-

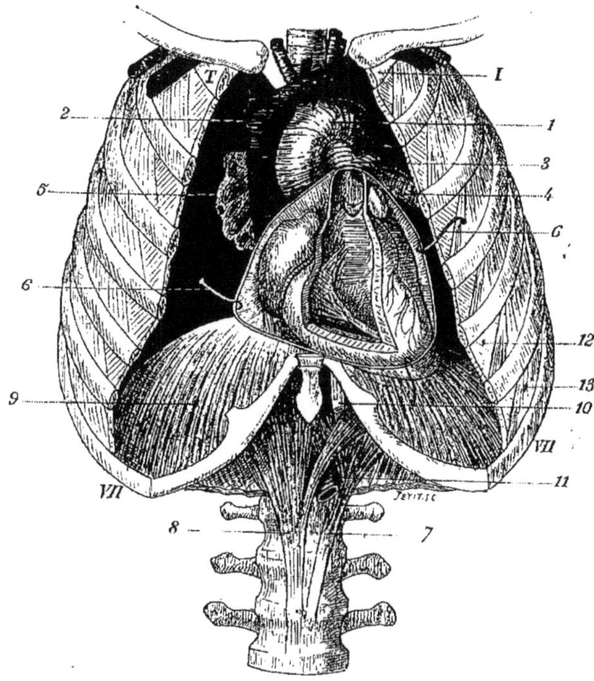

FIG. 307. — Médiastin antérieur et rapports du cœur avec la cage thoracique.

I à VII, les sept premières côtes; — 1, crosse de l'aorte; — 2, veine cave supérieure; — 3, artère pulmonaire; — 4, bronche gauche; — 5, pédicule pulmonaire droit sectionné; — 6, 6, péricarde ouvert et érigné; — 7 et 8, piliers du diaphragme; — 9, voussure du diaphragme; — 10, œsophage avec le pneumogastrique gauche à sa face antérieure; — 12, muscle intercostal interne; — 13, muscle intercostal externe.

laire de la partie supérieure du médiastin, et parfois avec celui de la paroi abdominale à travers l'espace triangulaire que le diaphragme présente en regard du xiphisternum.

pital; — 7, branche occipitale du plexus cervical; — 8, nerf grand hypoglosse; — 9, ganglion cervical supérieur du grand sympathique; — 10, nerf spinal (branche externe); — 11, carotide externe; — 12, carotide interne; — 13, nerf pneumogastrique; — 14, ganglion cervical moyen du sympathique; — 15, ganglion cervical inférieur; — 16, carotide primitive; — 17, artère sous-clavière droite; — 18, anse du nerf récurrent; — 19, tronc artériel brachio-céphalique; — 20, veine cave supérieure; — 21, veine grande azygos; — 22, œsophage; — 23, artère pulmonaire; — 24, bronches et vaisseaux pulmonaires mis à découvert par dissection; — 25, plexus pulmonaire postérieur; — 26, canal thoracique; — 27, 27, ganglions dorsaux du grand sympathique; — 28, vaisseaux et nerfs intercostaux y compris le filet que le sympathique envoie à la surface de l'artère intercostale; — 29, cardia; — 30, diaphragme; — 31, poumon; — 32, coupe verticale du xiphisternum.

§ VI. — Glande thyroïde.

La *glande thyroïde, corps thyroïde*, est une « glande vasculaire sanguine » annexée aux organes respiratoires et provenant, comme eux, de l'intestin antérieur.

Cette glande, de couleur rougeâtre, est située au-devant de la partie supérieure de la trachée-artère et s'étend latéralement jusque sur les côtés du larynx, dont elle partage tous les mouvements (6, fig. 290, et 4, fig. 308).

Des ligaments concourent à la fixer dans sa position. Ce sont : 1° un *ligament médian*, qui unit la face profonde du corps thyroïde aux trois premiers anneaux de la trachée, et se prolonge en haut pour venir s'insérer au cartilage cricoïde et au cartilage thyroïde. — Ce ligament est une dépendance de l'enveloppe fibreuse de la glande et se présente sous la forme d'une lame de tissu cellulo-fibreux; — 2° quatre *ligaments latéraux*, qui partent des angles de la glande, suivent les vaisseaux thyroïdiens et vont se confondre avec la gaine des gros vaisseaux du cou (MARCHAND, SÉBILEAU). — Ces derniers sont aussi une dépendance de l'enveloppe fibreuse du corps thyroïde, enveloppe qui provient elle-même d'un prolongement de l'aponévrose cervicale transverse du cou (1) (SÉBILEAU, *Soc. anat.*, p. 463, 1888).

Parfois un faisceau musculaire (SŒMMERRING, J. GODART, GRÜBER, etc.) suspend l'isthme du corps thyroïde et la pyramide de Lalouette, lorsqu'elle existe, à l'os hyoïde: c'est le *muscle élévateur du corps thyroïde*.

Le *volume* du corps thyroïde varie selon les sexes et selon les sujets. — Chez la Femme, il est un peu plus volumineux que chez l'Homme. Chez certains individus il prend un volume exagéré et constitue l'affection appelée *goitre*. — Son *poids* moyen, chez l'adulte, peut être évalué à 25 grammes. — Par rapport au poids du corps on a estimé le poids de la glande thyroïde = :: 1 : 400 chez le nouveau-né, — :: 1:1000 à la fin du premier du mois, et :: 1:1800 chez l'adulte. Il suit de là que la glande thyroïde diminue relativement au poids du corps entier à partir de la naissance, ou bien, ce qui revient au même, que sa croissance n'est pas adéquate à celle du corps.

(1) L'*aponévrose transversale* du cou est une dépendance de l'aponévrose cervicale moyenne. — Elle émane de cette dernière sous la forme d'un feuillet isolé au niveau du point où l'aponévrose cervicale moyenne s'insère sur les apophyses transverses des vertèbres, puis se porte en avant à la rencontre des gros vaisseaux du cou auxquels elles forment une gaine (gaine de la jugulaire et de la carotide). Arrivée en dedans du paquet vasculo-nerveux du cou, cette aponévrose se dédouble en deux feuillets: le postérieur se porte en dedans, passe derrière le pharynx auquel il adhère assez lâchement et se continue avec celui du côté opposé immédiatement en avant de l'aponévrose cervicale profonde ; — le feuillet antérieur marche également en dedans, rencontre la glande thyroïde et là se dédouble de façon à envelopper cet organe auquel il fournit une sorte de capsule, la membrane d'enveloppe de la glande.

Forme et rapports du corps thyroïde. — Le corps thyroïde est formé de *deux lobes latéraux*, arrondis et ovoïdes, réunis par un *lobe médian* plus étroit appelé *isthme* du corps thyroïde. — Cette configuration a fait comparer la glande thyroïde à un croissant dont la concavité serait dirigée en haut, et dont les cornes représenteraient les lobes latéraux. — Peut-être serait-il plus exact de la comparer à deux ailes d'oiseaux renversées et réunies par une barre transversale.

L'*isthme*, ou *lobe médian* du corps thyroïde, constitue une bande transversalement étendue au-devant des deuxième et troisième anneaux de la trachée. — Tantôt plus large, tantôt plus étroit, il envoie fréquemment (un tiers des sujets), au point où il se continue avec l'un des deux lobes latéraux, et le plus souvent le lobe gauche, un prolongement médian, conoïde, *pyramide de Lalouette*, *appendice de Morgagni*, *corne* ou *colonne du corps thyroïde*, qui s'élève vers l'échancrure thyroïdienne supérieure, et parfois atteint l'os hyoïde.

Les *lobes latéraux* du corps thyroïde sont plus épais que le lobe médian; ils sont oviformes, à grosse extrémité tournée en bas et d'une hauteur d'environ 6 à 7 centimètres.

La surface extérieure du corps thyroïde est lisse et inégale, et présente un certain nombre de saillies qui représentent des lobules. — Par sa surface concave ou profonde elle se moule sur la partie supérieure de la trachée, et répond aux trois ou quatre premiers anneaux de ce conduit. — Par sa surface convexe ou superficielle, elle répond, par sa partie moyenne, aux muscles de la région sous-hyoïdienne qui la recouvrent; — par ses parties latérales, elle est en rapport, en avant, avec les muscles sous-hyoïdiens et recouvre et entoure les parties latérales du larynx, du pharynx et l'origine de l'œsophage. — Ses bords postérieurs répondent, de chaque côté, à l'artère carotide primitive, à la veine jugulaire interne, aux nerfs pneumogastrique et grand sympathique, vers lesquels ils s'avancent plus ou moins. — L'extrémité effilée de ses lobes latéraux se met en rapport avec les grandes cornes du cartilage thyroïde, tandis que leur extrémité arrondie ou inférieure descend jusqu'au niveau du sixième anneau de la trachée.

Structure du corps thyroïde. — La constitution intérieure du corps thyroïde comprend : 1° une enveloppe et une charpente fibreuse; — 2° un parenchyme glandulaire; — 3° des vaisseaux et des nerfs.

1° *Enveloppe fibreuse.* — La glande thyroïde est entourée d'une membrane fibreuse, *membrane d'enveloppe*, qui envoie par sa face profonde ou adhérente dans l'intérieur de l'organe des cloisons assez délicates qui subdivisent la substance de la glande en un certain nombre de parties plus ou moins grosses, que l'on désigne sous le nom de *lobules*. — Ces cloisons de tissu connectif

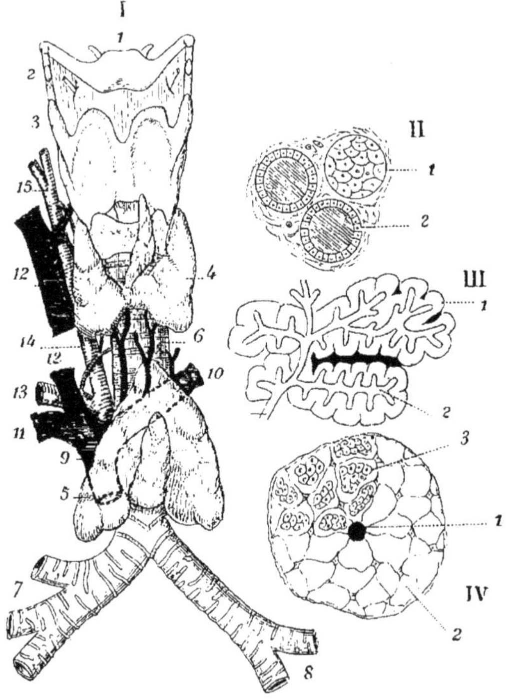

Fig. 308. — Glande thyroïde et thymus.

I : 1, hyoïde; — 2, ligament thyro-hyoïdien; — 3, grande corne du cartilage thyroïde; — 4, glande thyroïde; — 5, thymus; — 6, trachée; — 7 et 8, les deux bronches; — 9, 10, 11 et 12, veine cave supérieure et ses affluents; — 13, 14 et 15, artères sous-clavière et carotide.

II. *Structure de la glande thyroïde* : 1, vésicule close entière; — 2, vésicule close en coupe.

III. *Structure du thymus* : 1, lobules du thymus; — 2, sa tige rameuse centrale.

IV. *Follicule thymique observé en coupe transversale* : 1, tige centrale; — 2, réseau réticulé; — 3, cellules thymiques.

vont former une coque fibreuse autour des vésicules nombreuses, *vésicules closes*, qui constituent essentiellement la substance glandulaire.

C'est de cette enveloppe fibreuse que se dégagent les *ligaments* du corps thyroïde, sur lesquels nous nous sommes précédemment expliqués.

2° *Substance glandulaire.* — Le *parenchyme* de la glande thyroïde est essentiellement formé par une agglomération de *vesicules closes, vésicules thyroïdiennes* (II, fig. 308).

Les *vésicules closes* sont des corps arrondis de 50 à 100 μ de diamètre en moyenne, composées d'une *paroi* et d'un *contenu*.

La *paroi* est composée d'une *membrane propre* homogène, anhyste et transparente, d'une grande minceur, tapissée à sa surface intérieure d'un *épithelium* prismatique et granuleux.

Le *contenu* de la vésicle close est un liquide visqueux et transparent, tenant en suspension des éléments cellulaires plus ou moins altérés tombés de la paroi, de ces corps brunâtres spéciaux auxquels ROBIN a donné le nom de sympexions, et parfois des globules rouges altérés (BABER). Les vésicules closes s'altèrent avec grande facilité et toujours, chez l'adulte, elles s'emplissent d'une substance visqueuse appelée *matière colloïde*.

L'accumulation exagérée de cette matière dans les vésicules donne naissance au *goitre glandulaire*.

Pour constituer la glande, ces vésicules se groupent en nombre variable et forment des *grains glanduleux* ou *lobules*, pressés les uns contre les autres et unis les uns aux autres par un tissu cellulaire assez lâche, émané de la charpente fibreuse de l'organe (*cloisons intervésiculaires*). — Ces grains ont de 1/2 à 1 millimètre et demi; ils se réunissent en masses plus ou moins volumineuses pour constituer des *lobules secondaires* incomplètement séparés par les septa de la charpente fibreuse, et de leur agglomération résulte la glande thyroïde tout entière.

Au fond, le corps thyroïde, nous le verrons en traitant de son développement, n'est pas un organe lymphoïde formé de vésicules closes, mais une glande qui se développe à la façon des glandes en grappe. Il est formé par une série de lobules séparés par des travées de tissu conjonctif. — Les acini d'un même lobule communiquent entre eux, mais par suite de l'oblitération des canaux collecteurs, les lobules primitifs ne communiquent pas entre eux (voy. DEFAUCAMBERGE, *Contrib. à l'étude du corps thyroïde*, Thèse de Paris, 1889).

D'après BUBNOW, le tissu de la glande thyroïde contient, outre de la globuline, de la créatinine, de l'hypoxanthine, de la xanthine et de l'acide lactique, et trois substances albuminoïdes nouvelles auxquelles il a donné le nom de thyréoprotéines.

3° *Vaisseaux et nerfs.* — Les *artères* sont très volumineuses; elles proviennent des thyroïdiennes supérieure et inférieure, et de la thyroïdienne moyenne lorsqu'elle existe. — Les ramifications de ces artères s'engagent dans l'épaisseur de la glande en suivant les cloisons du tissu conjonctif de la charpente et parviennent ainsi jusqu'aux vésicules closes. Là, réduites à l'état de *capillaires*, les artères forment autour de chaque vésicule un élégant réseau à mailles arrondies. D'après HYRTL, il n'y aurait pas d'anastomoses entre les artères à l'intérieur de la glande, chacune d'elles se rendant comme dans la rate à un district spécial, et les anastomoses laryngiennes établiraient seules des communications entre ces territoires vasculaires séparés.

Les *veines* naissent de ce réseau et émergent de la glande au niveau des cloisons interlobulaires. Extrêmement volumineuses, elles forment au-devant de la trachée un plexus considérable, et se jettent, les supérieures dans la veine jugulaire interne, les inférieures dans les veines innominées. Elles sont dépourvues de valvules, — et dans certains endroits (LEGENDRE) elles se terminent brusquement en donnant naissance à quatre ou cinq rameaux qui divergent comme les rayons d'une roue et vont se rendre à la surface des vésicules.

Le développement exagéré de tous ces vaisseaux que l'on observe parfois donne lieu à la variété de goitre que l'on a appelé le *goitre vasculaire*.

Les *lymphatiques* se rendent dans les ganglions jugulaires et dans les ganglions situés au-dessus de la fourchette du sternum. Leur origine est encore problématique. — Selon BOECHAT, ZEISS et BABER, ils naîtraient dans des réseaux qui rampent à la surface des vésicules closes. — Ces réseaux présenteraient de nombreux prolongements en cul-de-sac que FREY considère comme l'origine des lymphatiques de la glande.

Les *nerfs* viennent de la portion cervicale du grand sympathique, et peut-être aussi des laryngés. Ils pénètrent dans la glande avec les vaisseaux, mais on ignore encore comment ils s'y terminent. — Les filets que BERRES faisait provenir de l'hypoglosse ne paraissent pas exister.

Développement et nature de la glande thyroïde. — L'étude de l'origine et de la valeur morphologique de la glande thyroïde est une des parties les plus curieuses et les plus intéressantes de son histoire.

RATHKE et ARNOLD faisaient provenir le corps thyroïde du tube respiratoire, mais depuis les recherches de REMAK sur le Poulet, on s'accorde pour la faire sortir de l'intestin antérieur d'où elle provient à la façon du bourgeon pulmonaire.

KÖLLIKER a vu débuter la thyroïde sous forme d'une évagination de la paroi ventrale du pharynx primitif chez l'embyron de Lapin de 9 millimètres (*Ein stadium der embryonalen Schildrüse* in *Embryologische Mitteil.*, Halle, 1879).

Cette évagination donnerait naissance à un bourgeon plein qui se sépare du pharynx dès le onzième jour, et poursuit dès lors son évolution autonome.

Mais les recherches de WÖLFLER, puis celles de STIÉDA, SEESSEL, BORN, DE MEURON, ont mis hors de doute que la glande thyroïde commence, en outre, par deux bourgeons latéraux qui partent de la pochette de la quatrième fente branchiale, bourgeons qui se réunissent au bourgeon médian et impair signalé par KÖLLIKER et dérivé du deuxième arc branchial, pour constituer avec lui l'ébauche définitive de l'organe (T, T', fig. 583, p. 309).

FISCHELIS, chez le Porc, FRORIEP, chez le Veau, HIS, chez l'Homme, ont confirmé ce mode de développement qui, en somme, corrobore l'opinion ancienne de la double ébauche de MECKEL et VALENTIN. — Le double bourgeon latéral et le bourgeon médian ont du reste été retrouvés chez les Sélaciens, les Amphibiens, l'Oiseau (REMAK, SEESSEL, P. DE MEURON).

L'arc branchial d'où provient une partie de l'ébauche de la langue, fournit donc aussi un bourgeon à la glande thyroïde. Ce bourgeon, *canal glosso-thyroïdien*, s'atrophie dans la suite ; mais son orifice est représenté dans le *foramen cæcum*, canal qui peut persister exceptionnellement chez l'adulte (HIS), ce qui jette du jour sur les canaux excréteurs de la glande thyroïde signalés par SANTORINI, VATER, LALOUETTE, BORDEU, etc. — Les anciens en effet considéraient le foramen cæcum comme l'orifice du canal excréteur de la thyroïde, ce qui, tout en étant contraire à la vérité, n'en est pas moins curieux à noter, puisque l'on retrouve dans la pyramide de la thyroïde un canal borgne qui vient, en passant derrière l'os hyoïde, à la rencontre d'un canal analogue parti du foramen cæcum (voy. plus loin, p. 579).

Ce qu'il y a d'essentiel à retenir, c'est que la glande thyroïde dérive d'une évagination de la paroi ventrale du pharynx partie du champ méso-branchial des troisième et quatrième arcs.

Le *développement histogénique* de la glande thyroïde est assez analogue à celui des glandes en grappe. — La vésicule thyroïdienne primitive, comme His et Fol l'ont observée sur des embryons de 4 à 6 millimètres, s'échappe de la paroi ventrale du pharynx au-dessus du bourgeon pulmonaire; — bientôt elle se bifurque en deux vésicules secondaires (embryon de 7 millimètres), puis elle se ramifie à la façon d'un arbre, et ses bourgeons ramifiés et sinueux, primitivement solides, ne tardent pas à se renfler en certains endroits et à présenter des traces d'une cavité centrale (deuxième mois). — Ces bourgeons devenus tubiformes sont perdus dans une gangue de tissu conjonctif où rampent de nombreux vaisseaux, — et l'on voit leurs renflements terminaux se détacher sous la forme de *vésicules* qui s'isolent et constituent finalement les *vésicules closes*, à la façon des tubes de Pflüger. — Au sixième mois (Herrmann et Tourneux) la glande est lobulée et ses vésicules grosses de 100 à 120 μ sont tapissées d'un épithélium cubique. — A cette époque (Müller et Kölliker) tous les bourgeons n'ont cependant pas encore subi la segmentation. Celle-ci est certainement le fait de la végétation active de la gangue fibro-vasculaire d'où dérive la charpente fibreuse de l'organe.

En s'appuyant principalement sur ce fait que la glande thyroïde du Pétromyzon est encore, au stade ammocœte, un véritable organe sécréteur, sorte de glande mucipare comme l'a montré Schneider, — Müller a considéré le corps thyroïde des Craniotes comme l'homologue (au point de vue de la phylogénèse) de la gouttière hypobranchiale de l'Amphioxus et de l'endostyle des Tuniciers (1). En un mot la gouttière hypobranchiale des Céphalocordes et des larves des Cyclostomes se serait séparée progressivement de la cavité de l'intestin antérieur, et aux dépens de son épithélium se serait formé un organe qui se développe comme une glande en tubes ou en grappes composée : la glande thyroïde.

Anomalies. — Indépendamment des variations de volume, la glande thyroïde présente des variations de forme dont la plus fréquente porte sur l'isthme. — La pyramide n'est bien développée que six à sept fois sur dix et se rattache alors par son sommet au corps thyroïde (Zukerkandl). D'autres fois son prolongement conoïde s'arrête en chemin, et enfin elle peut manquer entièrement et l'isthme lui-même peut faire défaut. — Grüber a rencontré cette dernière disposition une fois sur vingt sujets (*Arch. f. Anat.*, p. 208, 1876). — Dans certains cas, il y a des grains glandulaires isolés, comme séparés de la pyramide, que Haller avait déjà signalés, et qui sont des sortes d'ébauches du lobe médian. — Grüber a décrit ces glandules erratiques sous le nom de *glandes thyroïdes accessoires*. — Zukerkandl a rencontré une glandule pré-hyoïdienne cinquante-sept fois sur deux cents cadavres (*Ueber eine bisher noch nicht beschriebene Drüse in der regio suprahyoidea*, Stuttgart, 1879), glandule que Kadyi a également décrite (*Arch. f. Anat.*, 1878). De plus Zukerkandl a relevé quatorze fois la présence de glandules accessoires au-dessous de l'hyoïde.

(1) Nous préférons cette hypothèse acceptée par Wiedersheim, van Beneden, Ch. Julin, à celle de Dohrn (*Mitheil. aus der zool. station zu Neapel*, VI, 1885), adoptée par Fischelis (*Arch. f. mikr. Anat.*, 1885), à savoir que la glande thyroïde représente le dernier vestige de la fente branchiale qui aurait existé autrefois entre les arcs branchiaux dont serait composé l'arc hyoïdien (fente spiraculaire).

— WÖLFLER de son côté a constaté l'existence de grains glanduleux au-dessus de la crosse de l'aorte, *glande aortique* (*Ueber die Entw. u. den Bau der Schildrüse*, Berlin, 1880).

Ces données anatomiques rendent compte d'un grand nombre d'observations pathologiques relativement à des kystes du cou, développés aux dépens des thyroïdes accessoires supra ou para-hyoïdienne, para ou infra-thyroïdienne. HIS semble avoir reconnu l'origine des kystes supra-thyroïdiens en les considérant comme des restes du canal glosso-thyroïdien. — BOCHDALECK de son côté (*Reichert's Arch.*, 1867) a démontré l'existence (en poussant des injections par le foramen cæcum) de tubes latéraux ramifiés et terminés en cul-de-sac, qui s'étendent de la base de la langue jusqu'à l'os hyoïde et peuvent aussi donner naissance à des productions kystiques. Dans certains cas enfin, on a noté la présence d'un canal aveugle dans la pyramide que l'on doit considérer comme la persistance d'une partie du canal glosso-thyroïdien, et DEMME a rapporté un arrêt de développement de la glande thyroïde qui était restée rudimentaire et logée dans la région sous-mentonnière comme chez l'embryon (DEMME, *Die Krankheiten der Schildrüse*, in *Abdr. Berl.*, 1879).

Usages de la glande thyroïde. — On ne sait encore rien de bien précis sur les fonctions de la glande thyroïde. — On a dit qu'elle servait à faire des globules blancs; — d'autres pensent qu'elle s'approprie certains matériaux du sang, les transforme et les lance ensuite dans le torrent circulatoire, d'où le nom de « glande vasculaire sanguine » qu'on a donné à la thyroïde et à d'autres glandes analogues. — Pour d'autres, la glande thyroïde servirait de régulateur à l'irrigation sanguine dans le cerveau en comprimant les carotides pendant l'effort (LIEBERMEISTER, JACKSON, GUYON, LANDOIS, MEULI, etc.). — SCHIFF, d'autre part, admet que la glande thyroïde est en rapport avec la nutrition du système nerveux central. — De fait, son ablation chez les animaux (Chiens, Singes) a donné lieu au *myxœdème* ou *cachexie strumiprive* (HORSLEY) et très souvent les animaux succombent à la suite (ALBERTONI et TIZZONI). Mais d'autre part, KAUFMANN soutient que le Chien supporte très bien l'ablation de la thyroïde, et TAUBER affirme que son absence congénitale est assez fréquente chez les animaux domestiques (MEULI, *Zur function des Schildrüse*, in *Arch. f. die gesam. Physiol.*, 1884, t. XXXIII, p. 378).

BOURNEVILLE et BRICON (*Archives de neurologie*, 1886) ont insisté sur l'existence d'un lien intime entre le myxœdème et la lésion ou l'absence de la glande thyroïde. — Déjà, en 1882, J. REVERDIN et KOCHER avaient fait connaître que l'ablation de la glande thyroïde chez l'Homme amène le développement de la cachexie pachydermique. Après vingt-quatre extirpations, KOCHER vit dix-huit fois le myxœdème survenir.

Bibliographie. — LALOUETTE. *Rech. anat. sur la glande thyroïde* (*Mém. de l'Acad. des sc.*, t. I, 1750, p. 159). — LEGENDRE, *De la thyroïde* (*Thèse de* Paris, 1852). — BOÉCHAT, *Rech. sur la structure du corps thyroïde*, Paris, 1873. — E. VERSON, art. « Schildrüse » in *Stricker's Handbuch*, 1871, p. 267-569. — ADOLF STRECKEISEN, *Morphologie du corps thyroïde* (*Thèse de Bâle*, 1886). — HIS, *Schildrüse* (*Anat. Menschl. Embryonen*, 1880). — FISCHELIS, *Beitr. z. Kentniss der Entw. der gl. thyroïdea u. Thymus* (*Arch. f. mikr. Anat.*, 1885). — HORCICKA, *Beitr. z. Entw. u. Wachsthums-Geschichte der Schildrüse* (*Prager Zeit. f. Heilkunde*, 1880). — P. DE MEURON, *Rech. sur le dévelop. du thymus et de la glande thyroïde*, Genève, 1886. — TOURNEUX et HERRMANN, art. « Thyroïde (dévelop.) » du *Dict. encyclop. des sc. médicales*, p. 455, 1887. — BIONDI, *Berlin. klin. Woch.*, p. 934, 1888. — DEFAUCAMBERGE, *Contrib. à l'étude du corps thyroïde* (*Thèse de Paris*, 1889).

§ VII. — Thymus.

On donne le nom de *thymus* à une « glande vasculaire sanguine », très développée pendant la vie fœtale et pendant les deux ou trois premières années de la vie, située dans la partie supérieure du médiastin antérieur, entre le sternum et le péricarde (5, fig. 308).

Chez l'Homme, le Cheval, le Chien, le Chat, le thymus est surtout un organe thoracique; — chez les Ruminants, le Porc, au thymus thoracique vient s'ajouter un thymus cervical très développé, composé de deux masses volumineuses situées de chaque côté de la trachée, en avant des gros vaisseaux du cou, et réunies vers la fourchette du sternum avec le thymus thoracique.

Le thymus est un organe d'apparence glandulaire; rosé chez le fœtus, plus pâle et blanchâtre chez le jeune enfant, il devient plus tard de plus en plus jaunâtre à mesure que sa substance propre est remplacée par du tissu graisseux. Au moment où il est complètement développé, il se présente sous la forme d'un corps pyramidal, verticalement dirigé, un peu aplati d'avant en arrière et lobulé, composé de deux lobes latéraux, simplement en contact ou fusionnés sur la ligne médiane par un petit pont de substance glandulaire dont Astley Cooper a voulu faire un lobe moyen. — Ces lobes se dirigent de bas en haut en s'effilant et montent sur les côtés de la trachée et vers le corps thyroïde. — D'autres fois, ce prolongement cervical de la glande n'est représenté que par une seule languette conoïde placée en avant du conduit trachéal.

Le thymus présente une *face antérieure*, convexe, en rapport avec le sternum, les vaisseaux mammaires internes et les plèvres médiastines qui la séparent du poumon. Une lamelle fibreuse, dépendance de l'aponévrose cervicale moyenne, le recouvre également en avant. — Sa *face postérieure*, irrégulièrement concave, répond, en bas au péricarde, plus haut aux gros vaisseaux de la base du cou et à la trachée. — Ses *bords latéraux* sont longés par les nerfs phréniques; — sa *base*, dirigée en bas, répond de la troisième à la cinquième côte; — son *sommet* arrive rarement jusqu'au corps thyroïde.

Chez le fœtus, le thymus apparaît dans le médiastin comme une sorte de petit poumon (Billard) placé entre les deux autres. — Chez l'enfant qui a respiré, au contraire, il est en partie caché par le bord antérieur des deux poumons.

Le *poids* du thymus varie de 10 à 12 grammes en moyenne chez le nouveau-né; — de vingt à vingt-quatre mois, époque à laquelle il atteint son maximum de développement, il pèse de 15 à 20 grammes, ainsi que l'ont dit

MECKEL, HUGSTEDT et FRIEDLEBEN contre HALLER, qui pensait que le thymus ne dépassait pas 8 grammes; — sur le fœtus et le nouveau-né, son *poids spécifique* est de 1050 à 1080; — à partir de l'âge de trois ans, le thymus devient plus léger que l'eau.

Structure. — Chacun des deux lobes du thymus est subdivisé en un grand nombre de *lobules secondaires*, qui eux-mêmes sont constitués par l'agglomération de lobules plus petits, ou *lobules primaires*, de 1 à 2 millimètres de diamètre. — Le thymus possède en outre une enveloppe celluleuse, des vaisseaux et des nerfs.

1° *Enveloppe celluleuse.* — Une enveloppe de tissu conjonctif, mince et délicate, entoure le thymus. — De la face profonde de cette enveloppe se détache une infinité de trabécules qui s'enfoncent dans l'organe comme formation cloisonnante, et séparent les lobules les uns des autres. — Cette charpente lamineuse s'épaissit dans l'axe de chacun des deux lobes sous la forme d'un tractus longitudinal, *cordon central*, autour duquel viennent se grouper les lobules de la glande (fig. 308).

Le cordon central a beaucoup intéressé les anatomistes. Les anciens, avec ASTLEY COOPER, admettaient qu'il était creux et en faisaient le conduit excréteur de la glande, *canal central*, autour duquel venaient déboucher, selon une ligne spiroïde, les conduits des lobules. — Ce canal central encore admis, du moins en partie, par certains auteurs (KÖLLIKER, GERLACH, ECKER, HIS, FREY, etc.), est résolument nié par SIMON, CH. ROBIN, FRIEDLEBEN, etc. — Si donc le thymus se rapproche des glandes en grappe par sa constitution lobulaire et acineuse, il s'en sépare complètement par l'absence de canal excréteur.

2° *Lobules.* — Les *lobules primaires*, *acini* ou *grains glanduleux*, ont une forme pyramidale ou polyédrique, et chacun d'eux résulte de la réunion d'un certain nombre de *follicules* de 300 à 500 μ de diamètre, et renferme dans son axe un prolongement du tissu cellulaire de la formation cloisonnante de la glande, qui pénètre par le sommet ou hile du lobule, avec les vaisseaux qui l'accompagnent.

Les *follicules* du thymus (III et IV, fig. 308) ont une structure analogue à celle des ganglions lymphatiques (KÖLLIKER, KLEIN, KRAUSE, JENDRASSIK). — Chaque follicule se compose d'une portion corticale et d'une portion médullaire. — La *substance corticale*, constituée par du tissu réticulé renfermant dans ses mailles des cellules lymphoïdes, n'entoure pas complètememt la *substance médullaire;* elle en coiffe seulement la portion périphérique, si bien que la substance médullaire d'un follicule se continue avec la substance médullaire des follicules voisins, constituant ainsi une sorte de masse médullaire commune à tout le lobule. — La substance médullaire est moins vasculaire que la substance corticale; mais elle en diffère encore par une trame réticulée plus grossière et par la présence, dans ses mailles, de cellules géantes et des *corps concentriques*.

Les *corps concentriques*, *corpuscules de Hassall*, sont de petits corps sphériques ou ovoïdes composés de cellules épithélioïdes lamelleuses emboîtées les unes dans les autres comme les lames d'un bulbe d'oignon. — La nature et l'origine de ces corps ne sont pas complètement élucidées. Les uns y voient des corps dérivés des cellules glandulaires ou thymiques par métamorphose graisseuse (SIMON, ECKER, HENLE); — d'autres (VIRCHOW) les placent sur la même ligne que les globes ou perles épithéliales des cancroïdes; — STIEDA et HIS les regardent comme les derniers vestiges du thymus épithélial, et AFANASIEW, CORNIL et RANVIER les font provenir d'une prolifération de l'endothélium vasculaire qui subit en même temps la dégénérescence granulo-graisseuse et calcaire et finit par oblitérer la lumière du vaisseau, de telle sorte que les corps de Hassall seraient des sortes d'*angiolithes* analogues à ceux des plexus choroïdes. De fait, ces corps sont souvent appendus à une sorte de pédicule formé par de petits vaisseaux (HIS, BERLIN, PAULIZKY, RANVIER). — AMMANN et WATNEY les font dériver des cellules lymphatiques des follicules ou des cellules étoilées qui constituent la charpente réticulée des follicules. — KÖLLIKER, JENDRASSIK, A. DAHMS, TOURNEUX et HERRMANN enfin sont disposés à admettre qu'ils résultent du dépôt successif de couches stratifiées d'une substance amorphe autour des cellules thymiques. En s'appuyant sur l'existence de ces corps, si analogues aux globes épidermiques des épithéliomas, HIS suggère que le thymus dérive de l'ectoderme.

Bref, la structure du thymus *adulte* est celle d'un organe lymphoïde, et, d'après la description précédente, nous ne pouvons plus adopter : 1° que le thymus est formé de follicules lymphatiques analogues aux follicules clos des plaques de Peyer, mais avec canaux excréteurs se déversant dans le canal central ou dans des réservoirs situés au centre des lobes de la glande (ASTLEY COOPER, LEYDIG, HIS, FREY, KÖLLIKER); — 2° que le thymus est une glande à vésicules closes échelonnées autour d'un cordon plein, et du genre de celles appelées glandes vasculaires sanguines (ROBIN, SAPPEY).

Vaisseaux et nerfs. — Les *artères* viennent de la mammaire interne, de la thyroïdienne inférieure, des péricardiques, et parfois de la thyroïdienne supérieure. Elles pénètrent dans l'organe en suivant les cloisons de sa charpente connective et fournissent à chaque lobule une artériole qui pénètre par son sommet (hile du lobule) et émet une série de rameaux latéraux qui vont se répandre dans le réticulum des follicules lymphoïdes sous la forme d'un riche *réseau capillaire*.

Les *veines* sont nombreuses et d'un assez fort calibre; la *veine thymique principale* émerge de la face postérieure de la glande et se jette dans la veine innominée gauche ; d'autres, plus petites, vont se rendre dans les veines mammaires, thyroïdiennes, péricardiques et diaphragmatiques supérieures. Elles naissent du réseau capillaire de la substance corticale du follicule et forment une sorte de filet à la surface du lobule primitif. — De ce filet sortent les veines interlobulaires qui cheminent alors parallèlement aux artères.

Les *lymphatiques* naissent de réseaux périfolliculaires, dont les rameaux efférents suivent le trajet des vaisseaux sanguins et se réunissent finalement en deux ou trois troncs qui accompagnent le cordon central et aboutissent aux ganglions médiastinaux antérieurs. — Les réseaux folliculaires prennent vraisemblablement leur origine dans les « sinus » des follicules.

Les *nerfs* paraissent tous provenir du système sympathique (plexus pulmonaires, plexus cardiaque, plexus mammaire interne); — ils arrivent à la glande avec les artères.

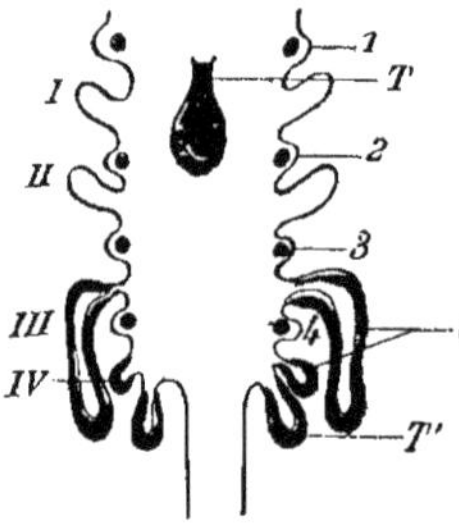

Développement du thymus. — Les notions positives que nous possédons sur le développement du thymus sont de date récente.

Selon ARNOLD, REMAK, CH. ROBIN, A. DAHMS, il aurait eu pour origine un prolongement de la muqueuse respiratoire. ARNOLD, en particulier, dit l'avoir rencontré sur des embryons de Veau et sur un embryon humain sous la forme de deux prolongements infundibuliformes s'ouvrant dans la trachée. — MECKEL, TIEDEMANN, FLEISCHMANN, VALENTIN, BISCHOFF, etc., avaient observé cette double ébauche, mais sans en faire connaître l'origine réelle.

FIG. 309. — Schème destiné à faire comprendre le développement de la glande thyroïde et du thymus.

I à IV, pochettes branchiales; — 1 à 4, arcs branchiaux contenant les artères branchiales (arcs aortiques); — T et T', ébauches de la glande thyroïde (rouge); — *t*, ébauches du thymus (bleu).

SIMON, au contraire (1859), fait dériver le thymus d'une série de cellules dites embryonnaires (mésoderme) que l'on rencontrerait le long de la trachée et sur le péricarde, entre les carotides. Il décrit sa première ébauche sous la forme d'un tube situé au-devant de la trachée, présentant sur ses parois des renflements vésiculiformes qui seraient l'origine des follicules.

Pour KÖLLIKER, le thymus provient d'une fente branchiale « transformée en tube ». — C'est bien là, en effet, l'origine vraie du thymus ainsi que l'ont montré BORN, FOL, STIEDA, FISCHELIS, FRORIEP, HIS, P. DE MEURON, etc. — FOL, qui l'a observé chez un embryon humain de la fin de la troisième semaine, le regarde comme provenant de la poche endodermique de la quatrième fente branchiale; DE MEURON comme dérivée de la troisième et de la quatrième fente (fig. 309). — HIS de son côté fait provenir l'ébauche sacciforme du thymus du fond du « sinus précervical », sorte d'enfoncement anfractueux situé entre la tête et le thorax vers la fin du premier mois de la vie embryonnaire et limitée à droite et à gauche par l'extrémité des derniers arcs branchiaux. — Cette ébauche se forme aux dépens de l'endoderme des pochettes branchiales des trois derniers arcs pharyngiens. — Sur l'embryon de 14 millimètres, on aperçoit le thymus sous la forme de deux saccules allongés, situés le long des carotides et descendant dans le thorax. — Sur l'embryon de 14 millimètres, les deux utricules ont pris un aspect bosselé et sont venus se loger au-devant de la bifurcation de l'aorte. — Puis le double cæcum thymique se couvre de bourgeons qui se ramifient à la façon des bourgeons des glandes acineuses. L'épithélium de ces bourgeons tubiformes prolifère activement et efface leur lumière; — un peu plus tard les deux lobes finissent par se réunir pour constituer la glande définitive.

Chez les Sélaciens (DOHRN), les Téléostéens (MAURER), les Batraciens et les

Reptiles (P. DE MEURON), le thymus dérive de la partie dorsale des fentes branchiales. — Chez les Oiseaux et les Mammifères, les bourgeons thymiques se réduisent à deux paires répondant aux troisième et quatrième fentes branchiales; mais chez les Mammifères et chez l'Homme, le thymus est *ventral* et les ébauches dorsales ne sont que rudimentaires (P. DE MEURON).

En somme, le thymus ne serait autre chose que le reste du revêtement épithélial des fentes branchiales qui a cessé d'accomplir sa fonction respiratoire et le développement de cet organe est parallèle à l'atrophie des lamelles branchiales (CH. JULIN). — Chez les Poissons et les Amphibiens, cet organe ne se forme, en effet, qu'aux dépens de la portion des fentes branchiales qui ne portent pas de lamelles branchiales dont il serait le représentant. — Chez les Reptiles et les Mammifères, en même temps que les branchies n'apparaissent plus, on voit poindre, à une époque précoce, les bourgeons épithéliaux thymiques (CH. JULIN).

Ce qu'il y a à retenir, c'est que le thymus dérive d'une évagination de la partie ventrale du pharynx, à l'instar de la glande thyroïde et du poumon. — Il pousse et grandit à la façon d'une glande en grappe; mais, par suite de son envahissement par du tissu conjonctif cytogène, on assiste à des modifications histologiques qui amènent rapidement la transformation du thymus épithélial de l'embryon en un organe lymphoïde très analogue aux ganglions lymphatiques. — Dans cette transformation, les cellules épithéliales du thymus embryonnaire se métamorphosent en cellules lymphoïdes du thymus du nouveau-né; — et il n'y a pas lieu d'admettre, avec STIEDA et HIS, que tout le thymus épithélial disparaît pour faire place au thymus lymphoïde, à l'exception des corps de Hassall qui en représenteraient les derniers vestiges.

Croissance et décroissance du thymus. — Le thymus s'accroît jusqu'à l'âge de deux à trois ans, et diminue ensuite lentement jusqu'à la puberté, plus rapidement ensuite. — L'augmentation de poids est quadruple relativement à celle du corps chez le fœtus, trois fois moindre déjà dans la seconde enfance, puis de plus en plus faible à partir de la puberté. — A la naissance il mesure 5 à 6 centimètres de haut, 3 à 4 de large et près de 1 centimètre d'épaisseur. — Vers quarante ans sa régression est complète. — Il est cependant encore possible d'en découvrir alors les débris (DAHMS, etc.) au milieu du tissu cellulo-graisseux qui en tient la place.

Anomalies. — Dans certains cas quelques grains de la glande s'isolent du reste de l'organe et constituent ce que l'on a appelé des *thymus accessoires*, dont KÖLLIKER, AMMANN, P. DE MEURON, etc., ont signalé la présence. — Quelques-uns de ces petits corps ont été retrouvés dans la région cervicale, au voisinage de la glande thyroïde. — Dans certains cas, le thymus persiste, et divers auteurs (KRAUSE, AMMANN, TOURNEUX, etc.) l'ont rencontré encore très développé chez l'adulte.

Par contre, on a mentionné son absence chez des sujets bien conformés du reste (BISCHOFF, FRIEDLEBEN). — Cette absence est ordinaire chez les monstres acéphales (MECKEL).

Usages. — Les fonctions du thymus sont encore à peu près totalement ignorées. — Sans nous arrêter aux multiples opinions des anciens, nous dirons que les uns ont fait du thymus une « glande vasculaire sanguine » destinée à modifier le liquide nutritif ou à fabriquer des produits nouveaux qui sont repris par les veines ou les lymphatiques et servent à la nutrition générale du fœtus et du nouveau-né (GLISSON, A. COOPER, KRAUSE, etc.), tandis que les autres considèrent le thymus comme un organe hématopoïétique fonctionnant pendant le jeune âge comme un véritable ganglion lymphatique (HALLER, LUCÆ, HENSON, ADELON, BISCHOFF, HIS, AFANASIEW, KLEIN, FLEMMING, etc.). Mais tout ce que l'on peut dire de plus général aujourd'hui à cet égard, c'est que le thymus paraît jouer un rôle dans la nutrition générale pendant la période d'accroissemeut du corps et particulièrement pendant la première enfance. — Le thymus fait en tout cas partie de ce que I. GEOFFROY SAINT-HILAIRE appelait l'*organisme provisoire*.

Bibliographie. — A. COOPER, *The anatomy of the thymus Gland*, London, 1832. — J. SIMON, *A physiological Essay on the thymus Gland*, London, 1845. — CH. ROBIN, *Ann. des sc. natur.*, 1847. — FRIEDLEBEN, *Die Physiologie der Thymusdrüse*, Frankfurt, 1858. — AMMANN, *Beitr. zur Anat. der Thymusdruse*, Zurich, 1882. — HAUGSTEDT, *Thimi in Homine, ac per seriem animalium*, Havniæ, 1832. — KLEIN, *Die Thymusdrüse* (*Stricker's Handb.*, 1871). — A. DAHMS, *Étude sur le thymus* (*Thèse de Paris*, 1877). — J. SCHEDEL, *Zellvermehrung in der Thymusdrüse* (*Arch. f. mikr. Anat.*, XXIV, p. 352, 1877). — AFANASIEW, *Ueber die Concentrischen Korper der Thymus* (*Arch. mikr. f. Anat.*, 1877). — L. STIEDA, *Untersuchungen u. die Entw. der glandula thymus, Gl. thyroïdea u. Gl. carotica*, Leipzig, 1881. — H. WATNEY, *The minute Anatomy of the Thymus* (*Philos. Trans.*, vol. CLXXIII, 1882). — KATSCHENKO, *Arch. f. Anat.*, 1887. — HERRMANN et TOURNEUX, *Dict. encyclop. des sc. méd.*, 3e série, t. XVII, p. 416, 1887.

SECTION III

III. — APPAREIL URO-GÉNITAL

Les organes qui servent à séparer du liquide sanguin les matériaux de l'urine (reins) et à excréter ce liquide excrémentitiel (vessie, urèthre), et les organes qui servent à élaborer les produits génitaux, doivent être considérés, quelles que soient leurs différences fonctionnelles, comme faisant partie d'un seul et unique appareil organique, l'*appareil uro-génital* ou *génito-urinaire*.

Cela parce que, en premier lieu, tous les organes de l'urination et de la génération dérivent d'une ébauche embryonnaire commune, et qu'en second lieu quelques-uns de ces organes sont communs aux deux fonctions. — Tels sont l'urèthre de l'Homme et les muscles du périnée ou muscles du canal uro-génital.

Aussi les organes génito-urinaires sont-ils confondus les uns avec les autres chez les Vertébrés inférieurs, comme ils le sont aux premières phases de l'ontogénie des Vertébrés supérieurs. — C'est ainsi que chez beaucoup de Poissons les glandes génitales constituent à elles seule l'appareil génital dans les deux sexes. Les produits sexuels sont déversés dans la cavité viscérale et de là ils sont portés au dehors en passant à travers des orifices particuliers, les pores abdominaux. — Mais, par la suite, les glandes sexuelles ont acquis des conduits excréteurs propres; — elles sont entrées en relation intime avec le corps de Wolff ou rein primitif, et lui ont emprunté un appareil excréteur, comme nous le verrons plus tard (voy. p. 616).

1. — ORGANES URINAIRES

Les *organes urinaires* se composent de deux glandes, les *reins;* — de deux conduits excréteurs des reins, dilatés et ramifiés à leur partie supérieure, les *uretères;* — d'un réservoir ou poche urinaire, la *vessie;* — d'un canal excréteur définitif ou canal excréteur de la vessie, l'*urèthre*.

Chez l'Homme, le canal de l'urèthre donne à la fois passage à l'urine et au liquide séminal; nous le décrirons avec les organes génitaux. — Chez la Femme, le canal de l'urèthre ne donne passage à la vérité qu'à l'urine, mais il présente des rapports tellement intimes avec les organes génitaux, que nous croyons devoir le décrire, comme celui de l'Homme, avec l'appareil de la génération. — Enfin, en raison de leurs relations directes de contiguïté avec les reins, nous décrirons à la suite de ces organes deux corps de la nature de ceux dont on a fait des « glandes vasculaires sanguines », les *capsules surrénales*.

§ I. — Reins.

Préparation. — 1° Placez une double ligature à la partie supérieure et à la partie inférieure du duodénum; — 2° enlevez l'estomac avec la rate, l'intestin grêle et le gros intestin; — 3° soulevez et érignez le bord antérieur du foie; — 4° décollez le péritoine qui tapisse la paroi abdominale postérieure : vous mettez ainsi à nu les reins, les uretères et les vaisseaux spermatiques.

Pour examiner la constitution intérieure du rein, fendez-le suivant son grand axe, de son bord convexe vers le hile; sur chacune des coupes vous pouvez différencier alors la substance corticale de la substance médullaire, voir les pyramides de Malpighi, les colonnes de Bertin, les calices qui embrassent les cônes du rein et le bassinet dont la division multiple donne lieu aux calices. — Séparez ensuite la capsule de Malpighi de la substance du viscère et voyez comment elle se comporte au niveau du hile de l'organe. — La structure du rein sera faite au microscope, après injection préalable des vaisseaux; — les tuniques de l'uretère seront disséquées sur une portion du conduit fixé sur une plaque de liège. — La forme exacte du bassinet et des calices se prend en injectant de la cire ou de la colophane par l'uretère. — On obtient ainsi un moule de ces canaux qui en reproduit absolument la cavité.

Les *reins* sont deux organes glanduleux destinés à la sécrétion de l'urine, situés dans le fond de la cavité abdominale, de chaque côté de la colonne lombaire, en arrière du péritoine, qui ne fait que tapisser leur face antérieure.

Le *volume* des reins est sensiblement égal pour chacun d'eux; — cependant, dans des cas exceptionnels, l'un d'eux peut être beaucoup plus gros que l'autre. — Il est à peu de chose près aussi gros chez la Femme que chez l'Homme.

Profondément cachés dans l'abdomen, de chaque côté de la colonne vertébrale, en avant du muscle carré des lombes, en arrière du péritoine, les reins sont maintenus dans leur situation par les vaisseaux rénaux et par une capsule cellulo-adipeuse, la *capsule adipeuse du rein*. Cette capsule est une dépendance de la lame cellulo-fibreuse qui double le péritoine dans certains points de son étendue et à laquelle on a donné le nom de *fascia propria*. — Aussi la capsule adipeuse du rein se continue-t-elle sans ligne de démarcation avec le tissu cellulaire sous-péritonéal des régions postérieures et latérales de l'abdomen. — Elle se constitue de la façon suivante : au niveau du rein, le *fascia propria* se dédouble pour englober le rein et se reconstitue au delà des limites de l'organe. — Purement cellulo-fibreuse chez le fœtus et dans la première enfance, cette capsule s'engraisse plus tard, au point d'étouffer presque complètement la charpente cellulo-fibreuse chez quelques sujets. — Dans tous les cas, la capsule cellulo-adipeuse du rein est

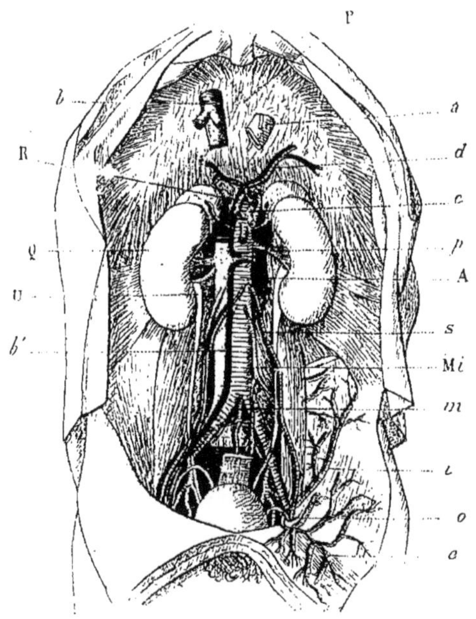

FIG. 310. — Situation et rapports des reins.

a, œsophage avec les deux nerfs pneumogastriques ; — *b*, *b'*, veine cave inférieure ; — *c*, tronc cœliaque ; — *d*, artère diaphragmatique inférieure ; — *e*, artère épigastrique qui contourne le canal déférent ; — *l*, artère circonflexe iliaque ; — *m*, artère sacrée moyenne ; — *o*, orifice interne du canal inguinal ; — *p*, artère rénale ; — A, aorte abdominale ; — Mi, artère mésentérique inférieure ; — P, diaphragme ; — Q, rein coiffé de la capsule surrénale ; — R, réservoir de Pecquet ; — S, artère spermatique ; — U, uretère.

molle et souple, et permet au rein de légers déplacements qui se manifestent sous l'influence de la respiration, de l'effort, etc.

Du degré de développement de cette coque dépend elle-même la fixité du rein. — Si elle est peu accusée, ou si, après s'être considérablement chargée de graisse, elle vient à perdre son embonpoint, elle offre une laxité qui permet aussitôt au rein une bien plus grande mobilité. — Ces modifications anatomiques dans les moyens de fixité du rein peuvent expliquer en partie les déplacements de cet organe, les *reins mobiles et flottants*, dont Fritz déjà, en 1859, réunissait trente-cinq observations, déplacements qui provoquent une infinité de troubles fonctionnels, et qui procurent à la chirurgie moderne quelques-uns de ses plus beaux succès de laparotomie.

Le déplacement du rein peut encore être le résultat d'une disposition anatomique du péritoine à la surface de l'organe. — Dans deux cas rapportés, l'un par Simpson, l'autre par Girard, le péritoine entourait complètement le rein, en lui formant un *mésonéphros* de 2 pouces de long, qui lui laissait une grande mobilité.

A côté de ces *déplacements accidentels* du rein, il existe des *déplacements congénitaux* qui rentrent dans les anomalies (voy. p. 605). — Dans les déplacements accidentels, les vaisseaux rénaux présentent leurs origines normales; dans les déplacements congénitaux, ces vaisseaux ont une origine exceptionnelle à l'aorte et à la veine cave. C'est le moyen de reconnaître l'un de l'autre ces deux genres de déplacement.

Nous dirons plus loin qu'il peut y avoir exceptionnellement : 1° absence des reins; — 2° un seul rein; — 3° un rein surnuméraire.

Les *dimensions* du rein sont les suivantes : longueur, 11 à 12 centimètres; — largeur, 6 à 7 centimètres; — épaisseur, 3 à 4 centimètres (Sappey). — Leur *poids* moyen est d'environ 160 grammes. — Meckel estimait seulement ce poids à 112 grammes, et Pourteyron, qui a cherché à le déterminer chez quatre-vingt-six sujets, accorde un poids de 141 grammes au rein de l'Homme, 124 grammes au rein de la Femme. — Les variations individuelles peuvent être très élevées, puisque Sappey a noté les deux extrêmes : 107 et 284 grammes. — Relativement au poids du corps, le poids du rein, chez le fœtus à terme, = 1 : 80 ou 100, et 1 : 200 ou 225 chez l'adulte (Huschke).

La *couleur* du rein est rouge sombre chez le plus grand nombre, rouge jaunâtre chez d'autres; — sa *consistance* est ferme et plus grande que dans toutes les autres glandes.

A. — CONFORMATION EXTÉRIEURE ET RAPPORTS DES REINS

On a comparé la forme des reins à celle d'un haricot dont le hile regarderait la ligne axiale du corps. Ils sont situés symétriquement de chaque côté de la colonne vertébrale, à la hauteur des deux premières vertèbres lombaires, et légèrement inclinés de haut en bas et de dedans en dehors, de telle façon qu'ils sont plus rapprochés l'un de l'autre par leur extrémité supérieure que par leur extrémité inférieure. Chez l'adulte, ils sont lisses à leur surface, à part quelques légères bosselures, qui sont là comme les vestiges de l'état lobulé du rein du fœtus. — Le plus ordinairement celui du côté gauche est un peu plus long et un peu plus épais que celui du côté droit;

— par contre, ce dernier est situé ordinairement un peu plus bas que le rein gauche.

On considère au rein une *face antérieure*, une *face postérieure*, un *bord interne*, un *bord externe*, une *extrémité supérieure* et une *extrémité inférieure*.

1° *Face antérieure*. — Convexe et lisse, cette face regarde en avant et un peu en dehors. Elle est recouverte par le péritoine, qui

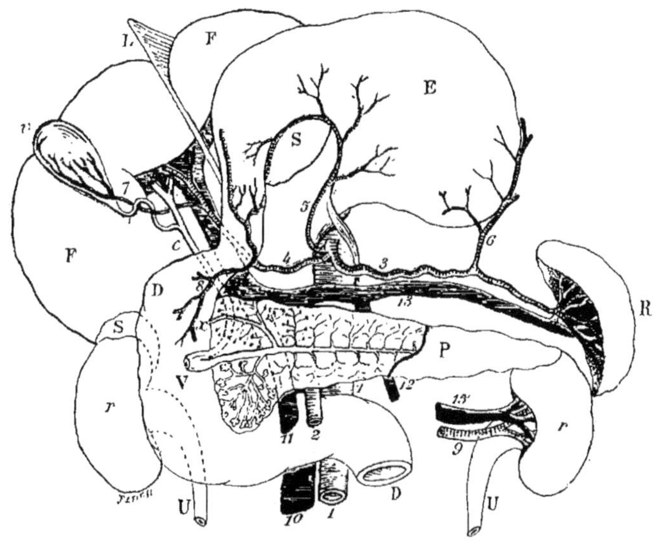

Fig. 311. — Rapports des reins.

D, D, duodénum; — R, rate; — S, capsule surrénale; — F, foie; — E, éstomac relevé; — P, pancréas; — r, r, reins; — U, U, uretères; — 9, artère rénale; — 15, veine rénale. — Pour le reste de la légende, voy. fig. 223, p. 387.

passe en avant d'elle, et par le côlon lombaire; dans certains cas, le côlon lombaire est situé en dedans du rein.

Le rein droit est en outre en rapport, dans sa partie supérieure, avec le foie, sur la face inférieure duquel il se creuse une empreinte dite *fossette rénale*, et avec la deuxième portion du duodénum.

Le rein gauche, de son côté, est en outre en rapport avec le grand cul-de-sac de l'estomac, avec la rate et avec la queue du pancréas, — tous rapports plus ou moins étendus selon les sujets.

2° *Face postérieure*. — Moins convexe et un peu moins large que l'antérieure, la face postérieure du rein répond au muscle carré des lombes et au diaphragme qui la sépare des deux dernières côtes. — Ce dernier rapport est plus ou moins étendu, et le rein répond aussi bien à la dernière seulement qu'aux deux dernières côtes. — Le rapport avec le muscle carré des lombes se fait par l'intermédiaire du feuillet antérieur de l'aponévrose du muscle transverse de l'abdomen et les deux premières branches du plexus lombaire.

3° *Bord externe.* — Convexe et arrondi, le bord externe du rein regarde un peu en arrière; — il répond au diaphragme qui le sépare de la dernière côte ou des deux dernières, et au bord externe du carré des lombes.

4° *Bord interne.* — Le bord interne du rein regarde légèrement en avant, et présente, vers sa partie moyenne, une échancrure quadrilatère profonde. — C'est par cette échancrure, appelée *scissure* ou *hile du rein*, qu'entrent ou sortent de l'organe les vaisseaux et les nerfs, ainsi que le canal excréteur du rein. — Dans cette excavation dont la lèvre postérieure est, d'ordinaire, plus saillante, la veine rénale est placée en avant; puis vient l'artère et ses branches de division, et enfin le bassinet. Ce bord repose sur le muscle psoas; — supérieurement et du côté droit, il répond à la veine cave inférieure.

5° *Extrémité supérieure.* — L'extrémité supérieure, un peu plus épaisse que l'extrémité inférieure, est coiffée par la capsule surrénale correspondante comme par un bonnet phrygien. — Elle répond à la douzième vertèbre dorsale.

6° *Extrémité inférieure.* — L'extrémité inférieure du rein, enfin, répond au bord supérieur de la troisième vertèbre lombaire, — séparée de la crête de l'os des iles par un intervalle de 2 à 3 centimètres.

B. — CONFORMATION INTÉRIEURE ET STRUCTURE DES REINS

La *structure du rein* comprend des *enveloppes*, un *parenchyme glandulaire*, des *vaisseaux* et des *nerfs*.

1° Enveloppes. — Les enveloppes du rein sont au nombre de deux : une externe, cellulo-fibreuse, n'est autre que la *capsule adipeuse* du rein; la seconde, plus profonde, est l'*enveloppe fibreuse du rein*, *tunique propre* ou *capsule de Malpighi*.

La *capsule adipeuse* nous est déjà connue. — C'est une couche de tissu cellulo-fibreux dépendant du tissu cellulaire sous-péritonéal, qui, dès l'âge de huit ou dix ans, commence à s'infiltrer de globules graisseux, de telle façon que, chez l'adulte, le rein semble plongé dans une atmosphère adipeuse. — L'inflammation de ce tissu donne lieu à la *périnéphrite.*

La seconde enveloppe, *tunique propre du rein*, est une capsule fibreuse, mince et transparente, néanmoins assez résistante, dont la surface extérieure émet un grand nombre de prolongements filamenteux qui se rendent dans la capsule adipeuse, tandis que sa surface intérieure donne naissance à des prolongements très fins qui s'enfoncent dans le parenchyme rénal, — et se déchirent assez facilement pour que la décortication du rein soit une opération assez facile. — Au niveau du hile, elle se continue sur les calices et les vaisseaux, et pénètre dans l'intérieur de l'organe en entourant les vaisseaux autour desquels elle forme une gaine, comme le fait dans le foie la capsule de Glisson et dans la rate la capsule propre de cet organe.

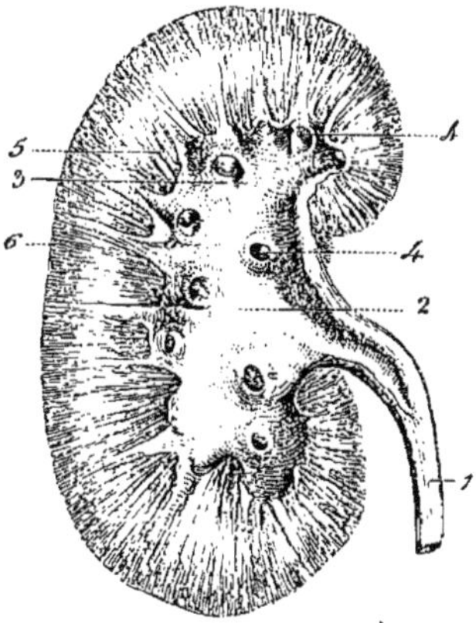

Tous les auteurs n'admettent pas cette interprétation.

Pour KÖLLIKER, FREY, par exemple, la capsule de Malpighi ne se continue pas dans l'intérieur du rein sur l'adventice des vaisseaux, mais cesse dans le hile en se perdant sur les calices et la paroi des gros vaisseaux qui s'engagent dans la substance du rein.

EBERTH a décrit des fibres musculaires lisses dans l'épaisseur de la capsule de Malpighi.

FIG. 312. — Rein coupé au niveau du hile, parallèlement à ses deux faces.

1, uretère ; — 2, bassinet ; — 3, calice ; — 4, 4, mamelon ; — 5, substance tubuleuse ; — 6, substance corticale.

2° Parenchyme glandulaire. — Lorsqu'on pratique une section du rein parallèle à ses deux faces, on remarque que la *substance propre du rein* se présente à l'œil nu sous deux aspects bien différents.

Ces deux aspects semblent indiquer que le parenchyme rénal est composé de deux substances : l'une d'elles, située à la périphérie, porte le nom de *substance corticale;* l'autre, placée vers le hile de l'organe et entourée par la substance corticale comme par une coque, est connue sous le nom de *substance médullaire*.

Mais, en fait, le tissu glandulaire du rein est formé partout par des tubes appelés *tubes urinifères*, et l'existence de deux substances dans le rein tient exclusivement à l'arrangement ou à l'architecture des parties constituantes.

a. *Substance médullaire*. — La *substance médullaire*, *substance intérieure*, *substance fibreuse*, *substance tubuleuse*, est ferme, rouge foncé, et se présente sous un aspect fibroïde résultant de stries radiées, les unes plus sombres, les autres plus claires, qui se groupent en segments distincts, ce qui fait que la substance médullaire n'est pas continue. Elle se compose, en effet, d'un certain nombre de segments pyramidaux séparés les uns des autres par des prolongements plongeants de la substance périphérique ou corticale (pyramides de Bertin). — Chaque segment représente un cône ou une pyramide dont la base, recouverte par la substance corticale, est tournée à la périphérie, et dont le sommet regarde le hile du rein. — Ces cônes, ce sont les *pyramides de Malpighi*, dont les sommets qui font saillie dans la cavité des calices en forme de mamelons lisses et percés à la façon d'une pomme d'arrosoir de dix à vingt orifices, exceptionnellement davantage, portent le nom de *papilles rénales*. — Vers leur base, à la limite d'union des deux substances, les pyramides changent un peu d'aspect; leurs stries radiées sont un peu plus écartées les unes des autres et se montrent sous la forme de lignes alternantes plus claires et plus foncées. — Cet aspect nouveau a fait donner à cette partie de la pyramide (base) le nom de *couche limitante*.

Il existe ordinairement dix à quinze pyramides dans le rein de l'Homme, et chacune d'elles correspond à un lobule du rein de l'embryon. Le rein est en effet formé par la réunion d'un certain nombre de lobes. — Cet état lobulé, qui persiste toute la vie chez certains animaux (Ours, Dauphin, etc.), est encore très manifeste chez le fœtus (1).

Chaque pyramide est formée par un grand nombre de tubes urinifères qui, à son niveau, sont rectilignes et se dirigent directement à la périphérie sous la forme des stries radiées dont nous avons parlé. — Ces tubes portent le nom de *tubes droits*, *tubes de Bellini*; — ils s'ouvrent dans les calices par les orifices, *trous papillaires*, que nous avons mentionnés au sommet des papilles.

b. *Substance corticale*. — La *substance corticale*, *substance extérieure*, *substance glanduleuse*, *substance granuleuse* du rein, est disposée sur une nappe uniforme d'apparence granuleuse; — elle est moins rouge, légèrement jaunâtre, et plus molle que la substance médullaire qu'elle enveloppe complètement. — Elle est parsemée de points rouges, *glomerules du rein*, *glomérules de Malpighi*, environnés et isolés les uns des autres par des canaux tortueux, *tubuli contorti*, qui ne sont que la continuation des tubes radiés (canaux droits) de la substance médullaire.

(1) Chez beaucoup de Mammifères, le rein ne renferme qu'une seule pyramide, et le rein est unilobulé comme chez le Mouton. — Parfois le rein est multilobé, mais les lobes sont très adhérents entre eux, comme chez l'Homme; — d'autres fois, il est multilobé avec lobes *en partie* séparés (fœtus humain, Bœuf, Éléphant), ou même avec lobes indépendants formant un rein en grappe (Ours, Loutre, Otarie, Marsouin, Dauphin, Phoque, Cétacés).

Cette substance corticale occupe toute la périphérie des reins sous la forme d'une couche continue d'une épaisseur de 4 à 6 millimètres; mais, de plus, elle envoie, par sa face profonde, des prolongements connus sous le nom de *colonnes de Berlin*, qui s'infiltrent entre les pyramides de Malpighi, qu'elles entourent de toutes parts et qu'elles isolent les unes des autres. — Ces colonnes font saillie par leur extrémité libre, très souvent chargée de graisse, dans l'excavation du hile, entre les papilles du rein, comme autant de sommets, mousses et arrondis. — Mais, si la substance corticale descend et pénètre entre les pyramides de la substance médullaire, cette dernière, à son tour, n'est pas nettement limitée au niveau de la base des pyramides. De petits faisceaux fibroïdes, assez régulièrement espacés, partent en effet de la couche limitante de chaque lobule et pénètrent dans la substance corticale sous la forme de prolongements irradiants; ce sont les *rayons médullaires* (LUDWIG), *prolongements des pyramides* (HENLE) ou *pyramides de Ferrein* (10, fig. 313).

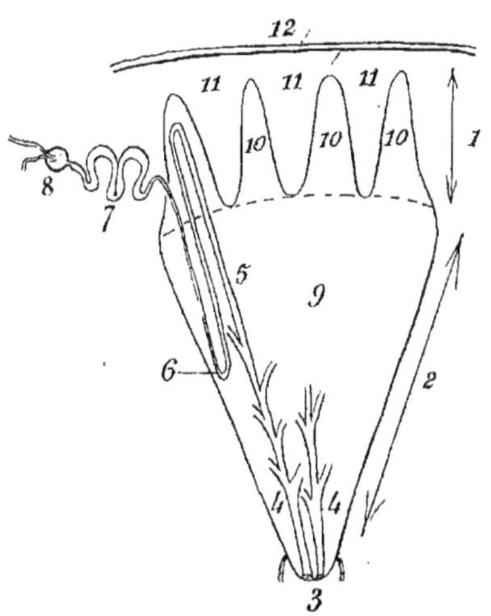

FIG. 313. — Schème d'une pyramide de Malpighi et des pyramides de Ferrein correspondantes.

1, substance corticale du rein; — 2, substance médullaire; — 3, papille s'ouvrant dans le calice correspondant; — 4, 4, tubes de Bellini; — 5, tube droit; — 6, anse de Henle; — 7, tube contourné; — 8, glomérule de Malpighi; — 9, une pyramide de Malpighi; — 10, 10, pyramides de Ferrein; — 11, 11, pyramides corticales; — 12, surface du rein.

Les différentes pyramides, avec leurs papilles, ne présentent pas toujours une disposition régulière. Tantôt elles sont plus volumineuses les unes que les autres, — tantôt elles se rapprochent plus ou moins de la surface du rein. D'autres, enfin, semblent n'être pas simples, mais comme constituées par deux ou plusieurs pyramides fusionnées, et l'on retrouve les mêmes caractères sur les papilles.

Nous en avons terminé avec ce que l'on peut voir à l'œil nu sur une coupe du rein. — Le reste ne peut être observé qu'à l'aide du microscope.

En somme, on peut regarder le rein comme une glande conglomérée, formée d'un certain nombre de lobes composés eux-mêmes d'une pyramide enveloppée d'une coque de substance corticale. — Ces lobes, primitivement distincts, se soudent peu à peu pendant le cours de l'ontogénie, de façon à ne plus laisser à l'extérieur trace de leur séparation. Connaître la structure du rein se réduit donc à connaître la structure d'un lobule.

c. *Canalicules urinifères.* — Chaque lobe du rein, le rein tout

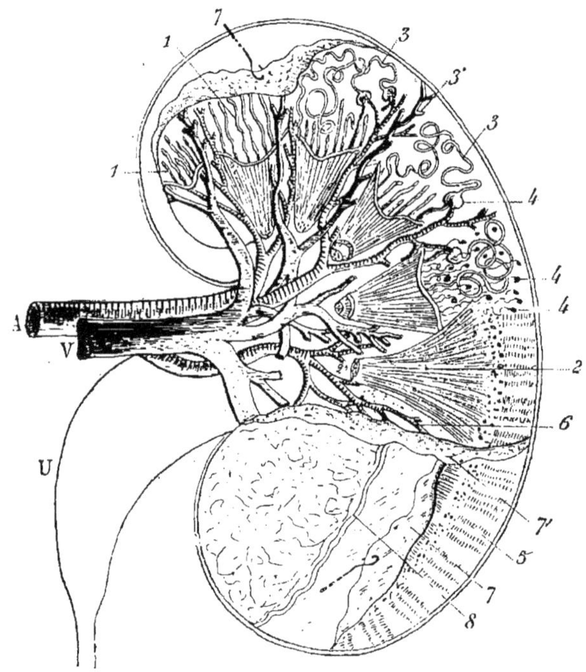

FIG. 314. — Coupe verticale du rein passant par le hile. — Schème de la structure générale du rein.

U, bassinet; — A, artère rénale; — V, veine rénale; — 1, 1, tubes droits; — 2, pyramide de Malpighi; — 3, 3, tubes contournés; — 3', veine interlobulaire; — 4, 4, glomérules de Malpighi; — 5, substance corticale; — 6, branche interlobulaire de l'artère rénale; — 7, capsule de Malpighi, érignée et renversée; — 7', coupe de la substance du rein; — 8, coupe de la capsule cellulo-adipeuse du rein.

entier, est formé par une immense réunion de tubes fins, les *canaux urinifères*, qui partent de corps vasculo-glandulaires spéciaux, les *glomerules de Malpighi*, et aboutissent après un long trajet, pendant lequel ils prennent des aspects différents, au sommet mamelonné des pyramides où ils s'ouvrent dans les calices du rein par les *orifices papillaires*.

Si nous poursuivons un tube urinifère de son origine à sa terminaison, nous obtenons le diagramme de la figure 315.

Le tube urinifère commence à la papille sous le nom de *tube papillaire*, puis il monte dans les pyramides de Malpighi (substance médullaire) sous celui de *tube de Bellini* ou *tube droit*, en se divisant dichotomiquement sous des angles très aigus. — Les branches de premier et de deuxième ordre se ramifient à leur tour deux ou trois fois encore, de façon à donner dix à douze divisions successives pour chaque tube, d'où il s'ensuit qu'en arrivant à la substance corticale un tube de Bellini porte de deux cent cinquante à trois cents branches, formant dans leur ensemble un faisceau radié dans lequel les tubes, très serrés les uns contre les autres, arrivent parfaitement droits jusqu'à la base de la pyramide malpighienne. Les tubes centraux divergent peu; mais à la périphérie de la base des pyramides de Malpighi, les tubes se recourbent à la façon des épis d'une gerbe de blé.

Arrivé à la limite des deux substances du rein, c'est-à-dire à la base des pyramides de Malpighi, ce tube pénètre dans le rayon médullaire ou pyramide de Ferrein de la substance corticale sous le nom de *tube collecteur* (LUDWIG) ou *tube de Ferrein*, et se décompose en un certain nombre de branches qui s'élargissent et se contournent comme des anses intestinales. Ce sont les *canaux intercalaires* (SCHWEIGGER-SEIDEL), *canaux de communication* (ROTH), *canaux d'union*. — A partir des canaux de réunion, chaque tube urinifère décrit un trajet en U, découvert par HENLE en 1862, une véritable anse qui, pour cette raison, porte le nom d'*anse de Henle*. Pour cela, le tube s'infléchit et plonge dans la substance médullaire (dans les pyramides) en se rétrécissant un peu (partie large ou descendante de l'anse de Henle). Il y descend plus ou moins profondément entre les tubes droits, puis se recourbe brusquement et remonte vers la substance corticale en s'amincissant davantage encore (partie étroite de l'anse de Henle), et retourne dans les rayons médullaires, dans la constitution desquels il intervient (10, fig. 313). — Là le tube urinifère parcourt une certaine étendue du rayon médullaire, puis s'élargit et se recourbe pour former un canalicule ondulé et contourné sur lui-même. — Ces tubes sinueux des pyramides corticales sont appelés *tubes contournés*, *tubuli contorti*, et dans leur ensemble constituent un tel dédale que cette disposition a valu à cette partie du rein le nom de labyrinthe. — Ils vont se terminer en une ampoule, *capsule de Bowman*, *capsule de Müller*, *capsule du glomérule*, qui enveloppe un réseau vasculaire, *glomérule du rein*, *glomérule de Malpighi* (8, fig. 315), et après s'être légèrement rétrécis, *col*, *isthme du glomérule* (fig. 315) (1). — La longueur totale du tube urinifère dans tout ce trajet compliqué, du sommet de la papille au glomérule de Malpighi, est d'environ 50 millimètres chez l'Homme (SCHWEIGGER-SEIDEL). On a calculé que, placés bout à bout, les tubes du rein,

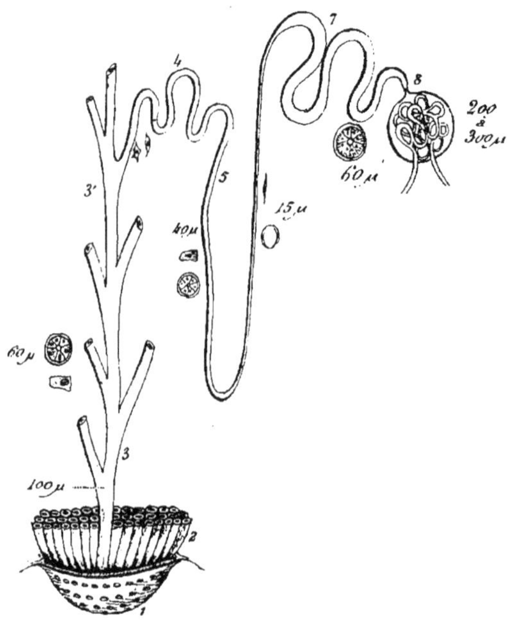

FIG. 315. — Schème d'un lobule du rein dont un seul tube urinifère a été représenté.

1, papille; — 2, tubes papillaires; — 3, tube de Bellini; — 3', tube droit; — 4, tube intercalaire; — 5, portion large de l'anse de Henle, et 6, sa portion étroite; — 7, tube contourné; — 8, glomérule de Malpighi. — On a indiqué le long du tube son diamètre suivant ses régions et la nature de son épithélium en le représentant en coupe transversale.

au nombre de quatre à cinq cent mille, ne donneraient pas moins de cinq lieues d'étendue.

Ce sont les divers ordres de petits canaux urinifères qui constituent, dans la substance médullaire, les pyramides de Malpighi, et se prolongent dans la substance corticale dans les pyramides de Ferrein, autour desquelles sont disposés en séries longitudinales les glomérules de Malpighi. — La partie élargie de l'anse de Henle se loge le plus ordinairement dans les pyramides de Ferrein; la partie étroite plonge dans les pyramides de Malpighi. — La disposition flexueuse du tube de Ferrein arrive d'autant plus vite que le tube occupe une situation plus rapprochée de la surface de la pyramide de Ferrein,

(1) HUSCHKE, J. MÜLLER croyaient que les canaux urinifères se terminaient en cul-de-sac dans la substance corticale, et J. MÜLLER rejetait toute communication entre eux et avec les glomérules. — C'est BOWMAN qui démontra cette connexion en 1842.

tandis que les tubes placés au centre suivent leur trajet rectiligne jusque près de la surface du rein.

D'autre part, les ramifications des tubes urinifères à partir de leur origine à la papille et les anses de Henle, qui deviennent de ce seul fait de plus en plus nombreuses et qui pénètrent dans les pyramides, nous donnent l'explication de l'augmentation de volume de ces pyramides de leur sommet à leur base. Ajoutons qu'il y a dans le rein environ six glomérules par millimètre cube, à peu près cinq cent mille pour tout l'organe (Schweigger-Seidel); — qu'ils manquent dans la couche la plus superficielle de la substance corticale (*cortex corticis* de Hyrtl), et qu'ils augmentent de volume de la superficie à la voûte vasculaire (Bowman, Gerlach, Kölliker, Drasch, etc.).

En résumé, la substance médullaire du rein est formée par des canaux urinifères rectilignes réunis en faisceaux (pyramides de Malpighi), entre lesquels viennent s'interposer des prolongements de la substance corticale (colonnes de Bertin), et la substance corticale est constituée par des canaux contournés et entrelacés (labyrinthe) et par des capsules de Bowman renfermant un glomérule vasculaire. — De plus, la substance corticale est traversée par des faisceaux de canaux droits (prolongements des pyramides ou pyramides de Ferrein), entre lesquels persistent des portions de substance corticale auxquelles on a donné le nom de *pyramides corticales*, — l'ensemble des tubes dits de Ferrein, sortant tous d'un seul tube de Bellini, et constituant les groupes appelés pyramides de Ferrein (10, fig. 313). Chaque tube de Bellini, avec ses branches les tubes de la pyramide de Ferrein, constitue donc la pièce élémentaire de l'architecture du rein, une sorte de lobule primitif.

d. *Structure des tubes urinifères.* — La *paroi* des tubes urinifères est constituée par deux tuniques, l'une externe, mince, d'aspect homogène, *tunique propre*, l'autre interne, composée d'un épithélium de revêtement différent selon les régions, *tunique épithéliale*.

La *tunique propre*, d'aspect hyalin, est de nature connective pour les uns, formée de cellules épithéliales lamellaires intimement soudées selon d'autres. — Elle se prolonge sur la capsule du glomérule, et, au niveau des tubes papillaires, se double de quelques fibres lamineuses.

La *tunique épithéliale* offre des formes différentes dans les diverses portions du tube urinifère, ce qui est l'indice que la valeur fonctionnelle du tube n'est pas la même dans toute sa longueur. Dans les canaux collecteurs, l'épithélium est cylindrique, à cellules claires et transparentes, et la lumière du canal est largement ouverte; un peu plus haut, dans les canaux droits, cet épithélium reste clair, mais il s'aplatit peu à peu. — Dans les canaux d'union, il est quelque peu polymorphe, mais ses cellules sont assez épaisses et foncées. — Plus loin, dans la partie descendante ou large de l'anse de Henle, il est polyédrique et même prismatique, granuleux et strié dans la partie profonde de ses cellules, tandis que, dans la partie étroite ou ascendante de l'anse de Henle, il est composé de cellules pavimenteuses et transparentes. — Dans les canaux tortueux, l'épithélium redevient prismatique, épais et granuleux ; ses cellules, bien étudiées par HEIDENHAIN en 1874, troubles et striées dans leur moitié basilaire, cellules à bâtonnets, s'avancent beaucoup dans la lumière du tube qui, malgré sa grosseur relativement

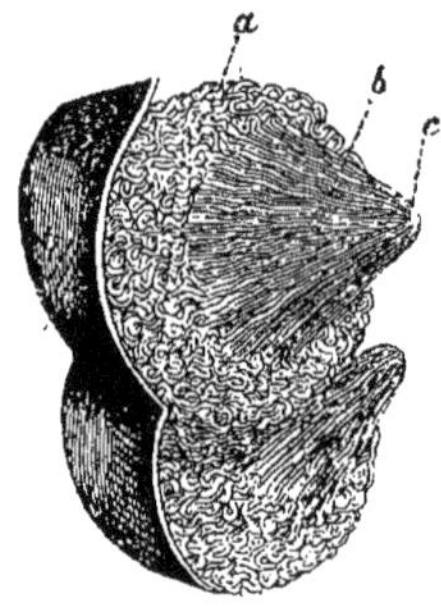

FIG. 316. — Deux lobules du rein du Dauphin.

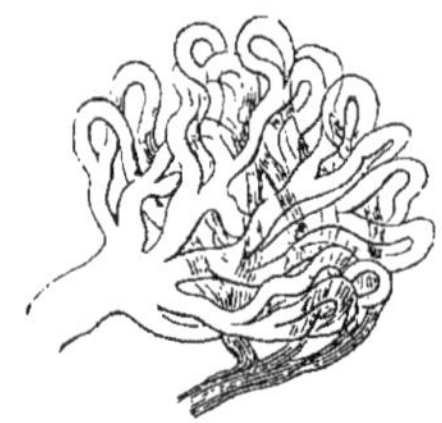

FIG. 317. — Glomérule d'un Mammifère (Bœuf).

FIG. 316. — *a*, substance corticale ; — *b*, substance médullaire ; — *c*, papille.

grande, ne possède qu'un calibre étroit. — Enfin, dans la capsule de Bowman, il est constitué par de grandes cellules pavimenteuses, polygonales, que l'on retrouve également pour la plupart des auteurs à la surface du glomérule lui-même (fig. 320).

L'épithélium du glomérule, contesté par un grand nombre, est très net chez le fœtus. — Chez l'adulte, la surface du glomérule est tapissée par des noyaux, mais la limite des cellules y est difficile à établir. — On pourrait même penser que ces noyaux appartiennent à l'endothélium des vaisseaux du glomérule; mais la formation embryonnaire de la capsule de Bowman nous édifie sur la valeur morphologique de cette membrane homogène parsemée de noyaux. — Nous verrons, en effet, qu'on peut regarder la capsule du glomérule comme composée de deux feuillets : l'un pariétal, *capsule de Bowman;* l'autre, viscéral, recouvrant directement le peloton vasculaire, *capsule du glomérule*. — Autrement dit, le petit ballon que représente la capsule dans sa totalité n'est que l'extrémité borgne dilatée et invaginée en elle-même des tubes urinifères (fig. 318 et 320).

D'où il s'ensuit que la capsule de Bowman n'est pas perforée par les vaisseaux afférents et efférents du glomérule (BIDDER, FREY, REICHERT, etc.); — elle se réfléchit sur elle-même pour envelopper le peloton vasculaire qui constitue le glomérule de Malpighi, à la façon de la plèvre, par exemple, dans son enveloppement du poumon.

Chez les Poissons et les Reptiles, l'épithélium du collet de la capsule est à cils vibratiles (*c*, fig. 318).

e. *Dimensions des diverses portions des tubes urinifères.* — Les dimensions du tube urinifère ne sont pas les mêmes dans toute son étendue. — Le tube papillaire mesure 100 μ de diamètre; le tube droit de Bellini, 60 μ; le tube intercalaire, 50 μ; la partie large de l'anse de Henle, 40 μ; la partie étroite de la même anse, 15 μ; le tube contourné, 80 μ; et le glomérule atteint une moyenne de 200 à 300 μ de diamètre.

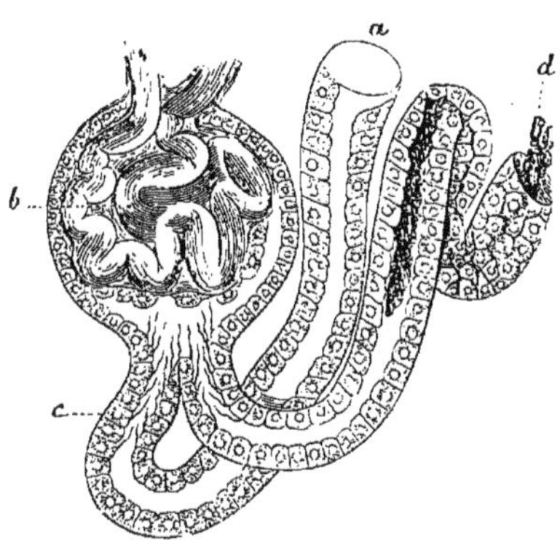

Fig. 318. — Glomérule du rein de la Tortue grecque.

a, conduit urinifère: — *b*, glomérule de Malpighi; — *c*, épithélium cilié du collet du glomérule; — *d*, concrétions urinaires (Leydig).

Quant au calibre des tubes, il varie avec l'élargissement ou le rétrécissement total du tube, cela va sans dire, mais il diminue aussi dans certaines parties en raison de la hauteur de l'épithélium.

3° Tissu conjonctif interstitiel du rein. — Le tissu cellulaire interstitiel du rein se continue avec la capsule propre de l'organe. — Il forme une charpente mince et délicate dans l'épaisseur des deux substances et constitue comme le squelette de l'organe. — Dans la substance médullaire, il offre une certaine résistance, surtout au voisinage des papilles; il forme des fascicules riches en cellules étoilées autour des vaisseaux, et dans l'épaisseur des pyramides autour des tubes papillaires. — Dans la substance corticale, il se réduit au minimum et se transforme en une trame analogue au tissu réticulé. — Autour des glomérules, il se condense un peu de façon à doubler la membrane propre de la capsule de Bowman d'une mince enveloppe de tissu conjonctif (Isaacs).

Décrit pour la première fois par Goodsir en 1842, contesté par L. Beale, Rokitansky, Frerichs, le stroma conjonctif du rein a été mis hors de doute par Isaacs de New-York en 1857, et, postérieurement, par Ludwig, Schweigger-Seidel et Kölliker.

4° Vaisseaux et nerfs du rein. — Le rein est un des organes les plus vasculaires de l'organisme.

Artères. — *L'artère rénale*, remarquable par son volume, se détache de l'aorte à angle droit au niveau de la deuxième vertèbre lombaire, se porte transversalement vers le hile du rein, en avant du bassinet, en arrière de la veine rénale; — là elle se divise en

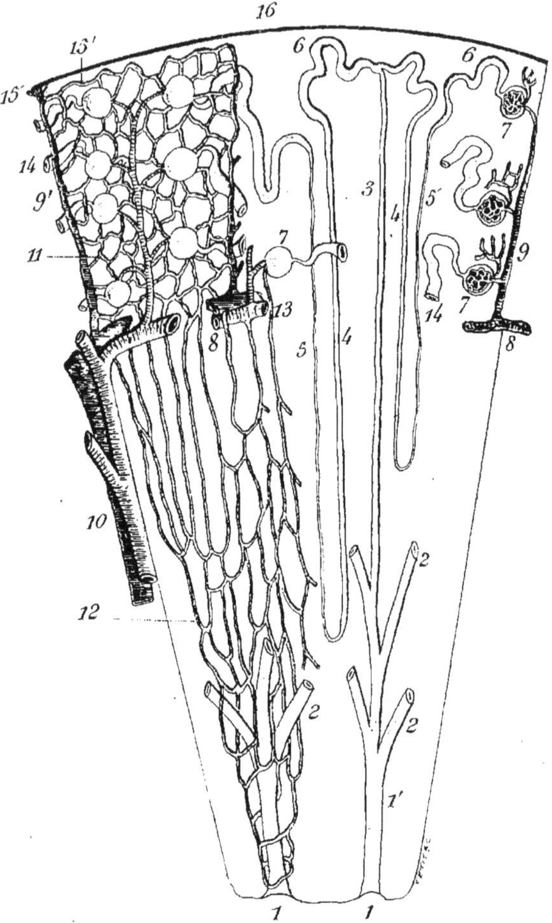

Fig. 319. — Schème de la circulation du rein.

1, 1, papilles rénales; — 1', tubes papillaires; — 2, 2, tubes de Bellini; — 3, tubes droits; — 4, branche large, et 5, branche étroite de l'anse de Henle; — 6, 6, canaux intercalaires; — 7, 7, glomérules de Malpighi; — 8, 8, voûte artérielle; — 9, artère glomérulaire; — 9', veine glomérulaire; — 10, artère et veine rénales interlobulaires; — 11, réseau capillaire de la substance corticale; — 12 et 13, réseau capillaire de la substance médullaire, vaisseaux droits des trois ordres (les veines n'ont pas été représentées); — 14, tubes urinifères coupés; — 15, étoile de Verheyen; — 15', cortex corticis de Hyrtl; — 16, capsule du rein.

plusieurs branches qui s'engagent dans l'excavation du hile, où elles se séparent elles-mêmes en branches secondaires, qui pénètrent entre les calices, puis entre les pyramides de Malpighi, au milieu des colonnes de Bertin. — Parvenues à la base des pyramides, ces artères marchent à l'encontre les unes des autres, mais sans s'anastomoser, de manière à former des arcades ou plutôt des demi-arcades (Bertin), qui forment entre la substance corticale et la substance médullaire une ligne vasculaire à laquelle on a donné le nom de *voûte artérielle* du rein (8, fig. 319). — De la convexité de cette voûte partent des branches, *artères radiées*, *artères interlobulaires* (9, fig. 319), qui s'élèvent vers la périphérie du rein en rayonnant, placées au centre même des pyramides corticales, entre les pyramides de Ferrein; sur leur trajet, se détachent à angle droit de petits rameaux qui se rendent chacun à un glomérule de Malpighi, *artères glomérulaires* (9, fig. 319), pour constituer le vaisseau afférent du glomérule. — C'est donc à juste titre que l'on a comparé les artères radiées à des branches portant une série de fruits arrondis (glomérules) au sommet de leurs rameaux (artères glomérulaires).

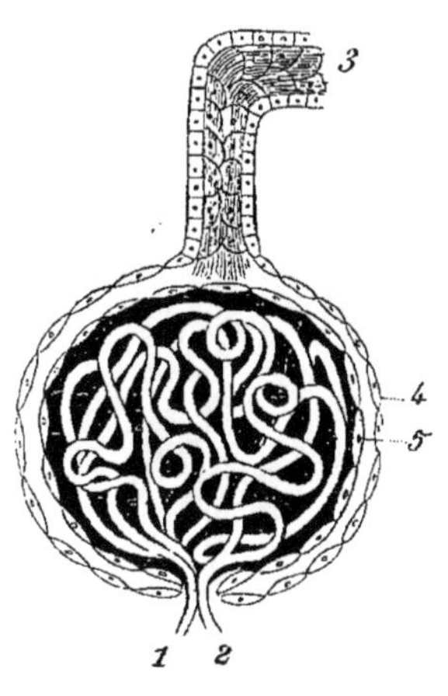

Fig. 320. — Coupe d'un glomérule de Malpighi passant par ses deux pôles.

1, 2, vas afferens et vas efferens du glomérule; — 3, tube urinifère; — 4, capsule de Bowman; — 5, capsule du glomérule.

L'artère qui pénètre le glomérule constitue le *vaisseau afférent* de ce petit corps. — Elle y entre en général par un point diamétralement opposé à celui qui est en continuité avec le tube urinifère. — Là le vaisseau afférent du glomérule se divise brusquement en plusieurs branches, qui se divisent à leur tour pour former un véritable réseau de capillaires enroulés en un petit peloton, que l'on a comparé à un paquet de lombrics. — Ce réseau se résout finalement en un nouveau vaisseau unique, le *vaisseau efférent*, qui a la valeur d'une artère, et sort de la capsule à côté du vaisseau afférent. — Tout ce complexus vasculaire, ramassé dans la capsule de Bowman, constitue le glomérule de Malpighi, véritable réseau capillaire interposé sur le trajet des artères (réseau admirable bipolaire) (1).

(1) Chez la Grenouille et la Couleuvre, il n'y a qu'une anse vasculaire ondulée dans le glomérule, état qui rappelle la disposition embryonnaire chez les Mammifères.

D'après notre exposition même de la constitution de la capsule de Bowman, les artères afférentes et efférentes ne traverseraient pas cette capsule en la perforant. — Cette capsule, primitivement constituée par l'extrémité borgne, élargie en ampoule, des tubes urinifères, aurait été simplement refoulée en dedans d'elle-même à la façon d'une membrane séreuse par la pénétration du réseau vasculaire du glomérule. — Cette conception explique l'existence de deux tuniques épithéliales autour du glomérule : d'une part, l'épithélium qui tapisse la face interne de la capsule de Bowman ; — d'autre part, l'épithélium qui recouvre la surface du glomérule (capsule glomérulaire), découvert par ISAACS. — Cependant, pour beaucoup d'auteurs, la capsule de Bowman serait un simple ballon, un simple cul-de-sac ampullaire qui termine les tubes urinifères, et dans ce cas les vaisseaux n'entreraient dans la capsule qu'en perforant son pôle opposé à l'origine du tube urinifère.

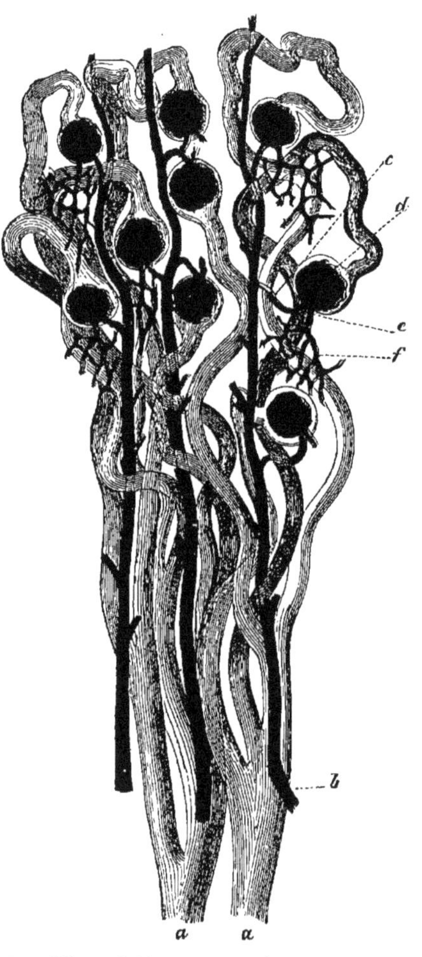

FIG. 321. — Schème servant à représenter les rapports qui existent entre les canalicules rénaux et les vaisseaux sanguins (Leydig).

a, canalicules ramifiés et terminés par des renflements sacciformes; — *b*, artère; — *c*, vaisseau afférent; — *d*, glomérule; — *e*, vaisseau efférent; — *f*, capillaires qui enveloppent les canalicules rénaux.

Aussitôt sorti du glomérule, le *vas efferens* donne naissance avec ses similaires à un réseau de vaisseaux capillaires, à mailles étroites, qui enlacent les *tubuli contorti* et les tubes radiés des rayons médullaires; ce réseau communique avec un réseau qui occupe les pyramides de Ferrein et avec le réseau des pyramides de Malpighi (HENLE, HYRTL, KŒLLMANN, LUDWIG, etc.).

Tous les vaisseaux efférents ne se jettent pas dans le réseau capillaire des canaux tortueux ; ceux qui naissent des glomérules les plus rapprochés de la substance médullaire, descendent entre les tubes des pyramides de Malpighi (BOWMAN, KÖLLIKER, LUDWIG, GERLACH, etc.), où ils forment un réseau à mailles allongées, enlaçant les tubes droits (12, fig. 319). — Enfin, outre les branches glomérulaires, les arcades émettent encore par leur convexité quelques rameaux qui vont se rendre *directement* dans le réseau capillaire de l'écorce (LUDWIG, ISAACS, SAPPEY).

Par leur concavité, les arcades artérielles du rein émettent d'autres branches qui descendent dans la substance médullaire et tous les vaisseaux de cette substance ne viennent pas des *vasa efferentia* des glomérules comme l'a soutenu STEIN. — Ces vaisseaux, appelés *vaisseaux droits* (13, fig. 319), proviennent en partie de branches qui sortent directement de la voûte artérielle (BEALE, LUSCHKA, ARNOLD, SCHWEIGGER-SEIDEL, VIRCHOW, GROSS), et communiquent avec le réseau capillaire de la substance corticale (fig. 319).

Les *veines* du rein naissent du réseau capillaire de la substance corticale ; — les plus superficielles s'unissent en groupes étoilés sous la capsule du rein, ce sont les *étoiles de Verheyen*, pour former des veines qui descendent avec les artères radiées dans l'épaisseur des pyramides corticales de Henle, et vont se jeter à la base des pyramides dans des arcades veineuses qui accompagnent les arcades artérielles et constituent une *voûte veineuse*, analogue à la voûte artérielle (fig. 319). — Ces arcades reçoivent aussi les veines qui proviennent des réseaux de la substance médullaire. — De la voûte veineuse descendent enfin des branches de plus en plus grosses, qui courent entre les pyramides de Malpighi en compagnie des branches artérielles interlobaires, dans l'axe même des colonnes de Bertin ; — ces branches convergent vers le hile où elles se réunissent en trois ou quatre troncs volumineux, qui vont constituer la veine rénale par leur réunion. — On sait que celle-ci se rend à la veine cave.

Les *vaisseaux lymphatiques* du rein forment deux réseaux : l'un superficiel que l'on voit sur la capsule de l'organe (CRUIKSHANKS, MASCAGNI, LUDWIG et ZAWARYKIN), l'autre profond. — Le premier a été injecté par LUDWIG chez le Chien, et KÖLLIKER l'a retrouvé chez le Cheval ; — chez l'Homme il est contesté par SAPPEY. — Les *lymphatiques profonds* se portent de la périphérie du rein vers le hile, en suivant les artères et les veines. Ils sortent du rein au nombre de quatre à six troncs et vont se jeter dans les ganglions lombaires les plus proches. — Ils naissent des fentes du tissu conjonctif sous-capsulaire et dans celles du stroma connectif qui environne les capsules de Bowman, les *tubuli contorti* et les vaisseaux sanguins. — D'après LUDWIG, les tubes contournés seraient enveloppés d'une gaine lymphatique analogue à celle que l'on rencontre autour des vaisseaux du foie, de la rate, du cerveau et des os. — Les lymphatiques superficiels communiqueraient enfin avec les lymphatiques profonds au niveau des fentes du tissu connectif sous-capsulaire.

Les *nerfs* du rein viennent du plexus solaire et enlacent l'artère rénale sur laquelle ils forment le plexus rénal (voy. t. I, p. 941). — Ils pénètrent dans l'organe en accompagnant les vaisseaux; mais on ignore encore leur trajet ultime et leur terminaison dans le parenchyme glandulaire.

C. — ANOMALIES DES REINS

La *multiplicité* des reins est extrêmement rare. On l'a même mise en doute. GAVARD cependant en rapporte un exemple qui ne paraît pas être douteux. Dans ce cas, il existait *trois* reins superposés au-devant de la colonne lombaire. Le rein central avait un uretère particulier qui allait s'ouvrir dans celui du rein droit. — C'était donc là, eu égard à ce que nous savons du développement du rein (voy. p. 593), un *dédoublement complet* du rein droit.

Le *rein unique* est beaucoup plus fréquent. — L'absence congénitale de l'un des deux reins n'est pas absolument rare. Il en existe une dizaine d'exemples dans les *Bulletins de la Société anatomique* de Paris.

L'*absence complète* des deux reins est beaucoup plus rare et n'a guère été observée que chez des fœtus ou des nouveau-nés mal conformés. PIGNÉ, MAYER (de Bonn) en ont rapporté un exemple; j'en ai moi-même observé un autre. — Dans le cas de MAYER, il n'y avait ni vessie ni uretères; dans le mien, il n'y avait ni uretères ni vaisseaux rénaux, mais la vessie était à sa place.

D'autre part la *fusion des deux reins* est relativement fréquente. Tantôt les deux reins sont soudés par leur extrémité supérieure, tantôt par leur extrémité inférieure. — Dans les deux cas, ils forment une sorte de fer à cheval situé au-devant de la colonne vertébrale. — Quand les reins sont unis par leur extrémité supérieure, ils viennent se placer derrière le pylore où leur palpation peut faire croire à une tumeur. — En pareil cas, les capsules surrénales restent à leur place et n'accompagnent pas les reins dans leur déplacement. — Nous avons mentionné l'existence des *reins flottants*.

Les *déplacements congénitaux* des reins ont été maintes fois notés. On les a rencontrés dans la fosse iliaque, au-devant du promontoire, voire même dans le bassin, entre le sacrum et le rectum (TROCHON, L. TENCHINI, GIURIA), entre le rectum et la vessie (BOINET), l'un au-dessus de l'autre du même côté (CHASSAIGNAC). Dans ces circonstances les vaisseaux rénaux viennent ordinairement des vaisseaux iliaques primitifs, ce qui permet de toujours reconnaître le déplacement congénital du déplacement acquis et accidentel.

Le *rein lobulé* que l'on observe encore parfois chez l'adulte n'est qu'une prolongation de l'état fœtal.

D. — USAGES DU REIN

Le rein est l'organe de l'uropoïèse, un organe qui a pour fonction de sécréter ou plutôt d'élaborer l'urine.

L'*urine* est un liquide jaune citrin, à réaction acide, d'une densité de 1010 à 1030; — sa quantité par vingt-quatre heures oscille entre 1000 et 1500 centimètres cubes, 20 centimètres cubes par kilogramme du poids du corps. — C'est un liquide aqueux, comprenant pour 1000, 955 d'eau, et des matières dissoutes, dont 30 grammes de matières organiques et 12 grammes de matières minérales. — Voici du reste sa composition placée en regard de celle du plasma sanguin.

Composition comparative du plasma sanguin et de l'urine (p. 1000 p.) :

PLASMA SANGUIN		URINE
Eau	901	955
Matières albuminoïdes	82	»
Fibrine	8	»
Urée	0,15	25
Acide urique	traces	0,50
Chlorure de sodium	5,50	11
— de potassium	2	5
Acide phosphorique (1)	0,19	2,30
— sulfurique	0,12	1,30
Phosphates terreux	0,50	0,80
Gaz	$O + CO^2 + AZ$	CO^2 surtout (2)

Tous les éléments de l'urine existent donc dans le sang, et le rein ne saurait être considéré comme l'organe formateur de ces produits. — Mais la sécrétion urinaire n'est pas non plus une simple filtration, comme beaucoup l'ont soutenu. — Si la quantité d'urine, en effet, est en rapport direct de la pression sanguine et sa concentration en rapport inverse de la vitesse de sa formation, et si les matières minérales suivent tant soit peu le même rapport que la quantité d'urine sous l'influence de la pression vasculaire, il n'en est pas de même de l'uree (NEWMANN), bien que les boissons abondantes (lavage des tissus) en augmentent aussi la proportion. — Ce qui prouve encore que le rein n'est pas un simple filtre, c'est qu'il attire certaines substance alors qu'il en repousse d'autres. — Le sang est alcalin, l'urine est acide. — Le sang perd de l'acide carbonique en passant dans le rein (CL. BERNARD, MATHIEU et URBAIN). — VULPIAN de son côté a montré que la section des nerfs splanchniques donne lieu à l'augmentation de l'urine et au passage de l'albumine.

L'*urée* provient de la désassimilation des substances albuminoïdes de l'organisme ; le rein ne fait que la soutirer au sang, car la veine rénale en contient moins que l'artère (PICARD, GRÉHANT) et le poids d'urée qui s'accumule dans le sang après la néphrotomie (PRÉVOST et DUMAS, SÉGALAS et VAUQUELIN, CL. BERNARD, J. PICARD) est égal à celui que les reins auraient excrété (GRÉHANT). — Neuf cents litres de sang passent par les reins en vingt-quatre heures ; comme il y a 15 centigrammes d'urée par litre de sang, il en résulte que 135 grammes d'urée traversent les reins en vingt-quatre heures, dont 30 grammes sont éliminés en moyenne, 0,40 par kilogramme du poids du corps. — L'urée augmente dans l'alimentation riche en azote, avec l'ingestion abondante des boissons (lavage des tissus, — DEBOVE, ROBIN), avec le travail musculaire poussé jusqu'à la fatigue (PAVY), le travail cérébral (BYASSON) ; — elle diminue avec le sommeil, le jeûne et la vieillesse.

L'*acide urique*, produit d'oxydation moins avancé que l'urée, varie de même que cette dernière substance sous l'influence des mêmes causes.

L'*acide hippurique*, en très faible quantité dans l'urine de l'Homme, y

(1) Augmente pendant le travail cérébral (BYASSON, SÜLZER, STRUBING).

(2) Les *matières azotées* comprennent : créatine, xanthine, allantoïne, acide oxalurique ; — les *matières non azotées* : indican, acides phénolsulfurique, crésolsulfurique, sulfopyrocatéchique.

augmente avec le régime végétal; — il apparaît dans l'urine des Carnivores, qui n'en ont pas normalement, lorsqu'on les nourrit avec de la colle d'amidon (VAN DEEN). — Il existe en abondance dans l'urine des Herbivores (10 grammes pour 1000), mais par le jeûne (autophagie) on fait apparaître de l'acide urique dans l'urine de ces grands végétariens. Cet acide, qui n'existe pas dans le sang, se formerait complètement dans les reins selon MEISSNER, SHEPARD, BUNGE, SCHMIEDBERG, A. HOFFMANN, en partie seulement d'après SALOMON, qui a trouvé de l'acide hippurique dans le sang après l'extirpation des reins.

L'*urobiline* provient de la transformation de la bilirubine résorbée par l'intestin et peut-être aussi de l'hématine du sang.

L'*acidité* de l'urine enfin, augmente par le travail par suite de la production active d'acide lactique dans les muscles (KLUPFEL, R. JANOWSKI), par l'ingestion des acides (GATHGENS); — elle diminue au moment de la sécrétion du suc gastrique. — Alcaline, l'urine des Herbivores devient acide par le jeûne. — L'acidité de l'urine est due à la présence soit de l'acide carbonique, soit de l'acide urique, ou bien encore par la présence du phosphate acide de sodium.

Mais par quel mécanisme l'urine se forme-t-elle dans les reins? Trois théories dominent aujourd'hui la fonction rénale : 1° la *théorie de Bowman*, un peu modifiée par DONDERS et soutenue par HEIDENHAIN (1874), NUSSBAUM (1878), d'après laquelle l'eau et les sels filtrent au niveau du glomérule, tandis que les éléments organiques (urée, etc.) seraient soustraits au sang par l'action élective de l'épithélium des tubes contournés; — 2° la *théorie de Ludwig*, d'après laquelle l'urine serait formée en totalité dans le glomérule laissant passer tout le sérum sanguin moins l'albumine et les graisses, le rôle des tubes contournés se bornant à réabsorber une partie de l'eau pour concentrer le liquide; — 3° la *théorie de Küss*, qui admet la filtration totale du sérum sanguin par le glomérule y compris l'albumine, les canaux contournés étant chargés de reprendre l'albumine pour la rendre au sang; — 4° la *théorie d'Oppler Perls, Hoppe-Seyler* et *Zalesky* enfin, qui admettent que le rein joue le rôle d'un filtre sélecteur, forme de l'urée, et qui attribuent cette action urogène à l'épithélium des *tubuli contorti*. — Nous ne pouvons pas discuter ici ces diverses théories; mais il n'y a encore qu'un point dûment et définitivement acquis, c'est que le rein ne forme aucun des principes constitutifs de l'urine, mais qu'il les emprunte tous au sang.

§ II. — Conduit excréteur du rein : Calices, Bassinet, Uretère.

L'*uretère*, en entrant dans le hile du rein, s'élargit en une sorte d'entonnoir qui constitue le *bassinet*, et ce dernier s'est subdivisé ou évaginé en un certain nombre de petits cylindres creux, qui vont coiffer les papilles rénales et forment les *calices*.

a. **Calices et bassinet.** — Les *calices* sont des cylindres membraneux tubulés, légèrement infundibuliformes (*c*, *c*, fig. 323), longs de 1 centimètre environ, qui embrassent les papilles du rein par l'une de leurs extrémités et se confondent les uns avec les autres par l'autre extrémité pour former le bassinet. — Ils sont ordinairement au nombre de huit à douze, assez souvent inférieurs en nombre à celui des papilles, parce que plusieurs mamelons s'ouvrent dans un même calice. — Il en est de grands, *grands calices*, et de petits, *petits calices*. Les seconds sont ceux qui s'ouvrent isolément dans le bassinet; — les premiers, au contraire, résultent de la réunion de plusieurs petits calices.

L'extrémité papillaire des calices est fermée par les papilles, qui font saillie dans la cavité du calice comme le fond conoïde d'une bouteille dans la cavité de la bouteille. — Par leur extrémité opposée, ils se fusionnent ensemble. — Les calices sont placés dans l'excavation du hile, entourés d'une graisse molle.

Le *bassinet* est une cavité en entonnoir, confondue avec les calices par son extrémité supérieure et se continuant directement avec l'uretère par son extrémité inférieure (*b*, fig. 323).

Dans le hile du rein, cet entonnoir se partage le plus ordinairement en deux branches, l'une supérieure, l'autre inférieure, *grands calices*, chacune d'elles se divisant à son tour en deux nouvelles branches. — Il y a alors quatre divisions, dont les deux moyennes sont les plus petites, et ces divisions se divisent encore plus ou moins complètement pour former les *petits calices*.

Dans certains cas le bassinet constitue une poche unique dans laquelle débouchent tous les calices; — dans d'autres, au contraire, sa division se prolonge très bas.

Poche membraneuse, un peu aplatie d'avant en arrière, située derrière les vaisseaux rénaux, le bassinet est placé mi-parti dans le hile du rein (*portion intrarénale*), mi-parti en dehors du hile (*portion extrarenale*). — Dans le hile, il est environné par les vaisseaux qui entrent ou qui sortent du rein, et enveloppé dans une atmosphère cellulo-adipeuse; — en dehors du hile, il répond en avant à la veine, à l'artère rénale et au péritoine qui passe au-devant de lui; — en arrière, il répond à une branche de division de l'artère rénale, et repose sur le muscle psoas.

b. **Uretère.** — L'*uretère* est un canal cylindroïde, long de 25 à 30 centimètres, de la grosseur d'une plume d'oie, qui conduit l'urine du bassinet dans la vessie (*u*, fig. 322). — Son calibre diminue un peu de son extrémité rénale à son extrémité vésicale; — il est susceptible de s'agrandir beaucoup lorsqu'il existe des obstacles (calculs, etc.) au cours de l'urine.

Étendus obliquement de haut en bas et de dehors en dedans jusqu'à la symphyse sacro-iliaque, les uretères se portent ensuite en bas, en avant et en dedans jusqu'au bas-fond de la vessie; — là ils s'engagent très obliquement entre la musculeuse et la muqueuse, et, après un trajet de 10 à 15 millimètres, qu'ils parcourent entre ces deux tuniques, ils percent la muqueuse et s'ouvrent par un orifice taillé en bec de flûte à chacun des angles postérieurs du trigone vésical (5, fig. 354).

Dans son trajet, l'uretère traverse donc la cavité abdominale et la cavité pelvienne.

Dans son *trajet abdominal* (portion abdominale de l'uretère), il

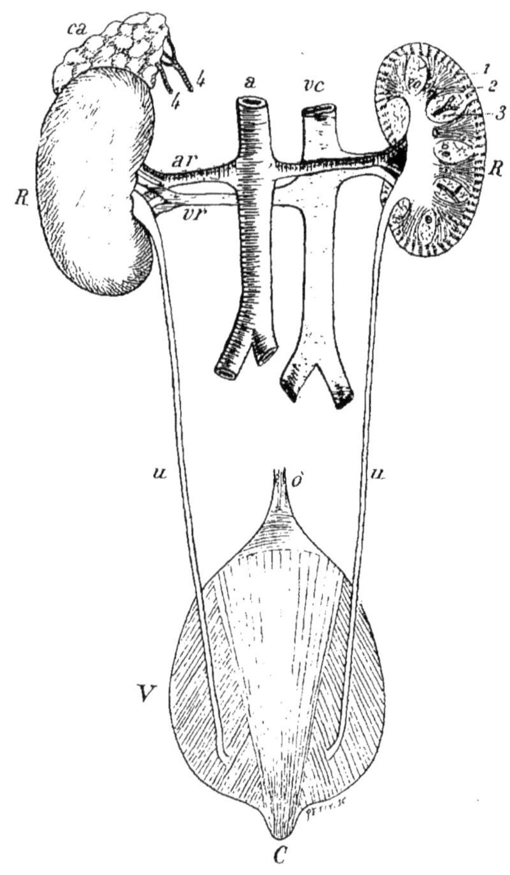

Fig. 322. — Appareil vésico-rénal de l'Homme (vue postérieure).

R, R, reins; — *ar*, artère rénale; — *vr*, veine rénale; — *a*, aorte abdominale; — *vc*, veine cave inférieure; — *u*, *u*, uretères; — V, vessie; — C, col de la vessie; — *o*, ouraque; — 1, substance corticale du rein; — 2, pyramides de Malpighi; — 3, colonnes de Bertin (une coupe du rein a été faite de ce côté pour montrer ces détails que l'on voit très bien à l'œil nu); — *ca*, capsule surrénale (elle n'a été représentée que d'un côté); — 4, 4, artères capsulaires.

repose sur la face antérieure du psoas sur lequel il est appliqué par le péritoine qui passe au-devant de lui. — Les vaisseaux spermatiques ou utéro-ovariens croisent très obliquement sa face antérieure, et vers le détroit supérieur il répond à l'angle de bifurcation de l'artère iliaque primitive. — A droite, il est situé en dehors de la veine cave et croisé par la terminaison de l'iléon.

Au delà du détroit supérieur, dans son *trajet pelvien* (portion pelvienne de l'uretère), après avoir croisé les vaisseaux iliaques, l'uretère plonge dans le petit bassin, où il longe la face antérieure des vaisseaux hypogastriques, croise l'artère ombilicale ou le cordon qui la remplace (ligaments latéraux de la vessie), les vaisseaux et nerfs obturateurs, et à ce niveau se comporte différemment dans les deux sexes.

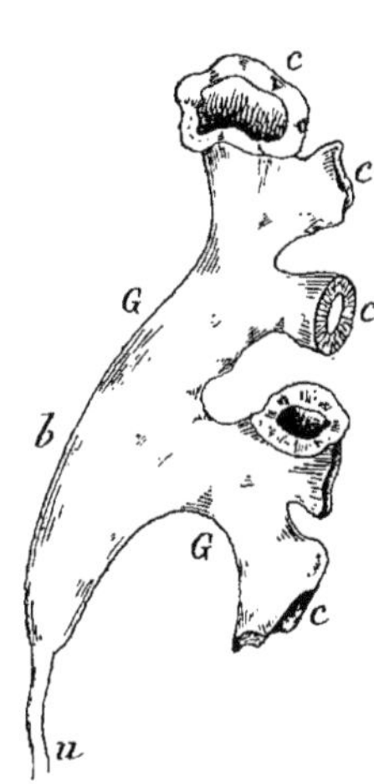

Fig. 323. — Moule du bassinet et des calices du rein.

u, uretère; — *b*, bassinet; — G, G, grands calices; — *c*, *c*, petits calices destinés à embrasser les papilles du rein.

Chez l'Homme, il s'enfonce entre le rectum et la vessie, et répond en avant au canal déférent qui le croise à angle droit, et en arrière aux vésicules séminales (*a*, fig. 331).

Chez la Femme, il quitte la paroi pelvienne au niveau de la bifurcation de l'artère hypogastrique et se porte obliquement en avant et en dedans en décrivant une courbe qui regarde vers l'axe du bassin. Cet arc croise l'artère utérine qui passe au-dessus de lui, et dans son trajet, qui longe la base des ligaments larges, il traverse les plexus veineux latéraux du col utérin et du vagin, puis passe à côté de la portion sus-vaginale du col, longe les culs-de-sac latéraux du vagin, puis le cul-de-sac antérieur avant de se placer à la surface antérieure du vagin et de venir s'ouvrir dans la vessie. De sa réflexion à son embouchure dans la vessie, la portion pelvienne mesure environ 9 centimètres de longueur (Holl).

Dans les deux sexes, la portion pelvienne des uretères est appliquée contre la paroi du bassin, recouverte comme d'un voile par le péritoine et séparée de la paroi pelvienne par le muscle obturateur interne.

Structure du canal excréteur du rein. — Les *calices*, le *bassinet* et l'*uretère*, dont l'ensemble constitue le canal excréteur des reins, présentent une surface intérieure lisse, humide, de couleur blanc cendré. Leurs *parois*, épaisses d'environ 1 millimètre, sont constituées par trois tuniques : 1° une *tunique externe*, *tunique cellu-*

leuse ou *adventice*, composée de fibres lamineuses et élastiques, se continuant avec la capsule fibreuse du rein à la base des papilles, se perdant en bas sur les parois de la vessie; — 2° une *tunique moyenne*, *tunique musculeuse*, très épaisse, formée de fibres musculaires lisses feutrées, difficiles à séparer en une couche externe de fibres circulaires et en une couche interne de fibres longitudinales, comme le veulent beaucoup d'auteurs. — Au niveau de la base des papilles, la couche musculaire de fibres annulaires s'épaissit et constitue, sur l'extrémité rénale ou papillaire des calices, ce que l'on a appelé le *sphincter des papilles*. — Au niveau de la vessie, la tunique musculaire de l'uretère se perd dans l'épaisseur de la couche musculeuse profonde du réservoir urinaire. — Toutefois, un faisceau se porte en dedans à la rencontre d'un faisceau pareil venu de l'uretère du côté opposé pour former une petite bande musculaire transversale étendue d'un orifice urétérique à l'autre, à laquelle on a donné le nom de *muscle des uretères*. — 3° La troisième tunique de l'uretère, *tunique interne*, *tunique muqueuse*, est composée d'un *chorion* mince, très adhérent à la tunique musculeuse, et d'un *épithélium de revêtement stratifié mixte*. — Cet épithélium se réfléchit à la surface des papilles rénales, et, se modifiant, se continue avec celui des tubes urinifères papillaires. — En bas, la membrane muqueuse des uretères se continue avec celle de la vessie.

Cette membrane ne contient ni papilles ni glandes. — Cependant PALADINO, SERTOLI et ÉGLI ont rencontré des glandes en tubes simples ou ramifiés dans le bassinet du Cheval, et ÉGLI mentionne des glandules muqueuses analogues aux glandes sébacées dans le bassinet du rein de l'Homme.

Vaisseaux et nerfs. — Les *artères* viennent des rénales, des spermatiques ou utéro-ovariennes dans la portion supérieure du canal excréteur du rein; — dans la portion pelvienne elles sont fournies par les hypogastriques et les vésicales. — Les *veines* suivent le trajet des artères et vont se jeter dans les veines rénales, les veines spermatiques ou utéro-ovariennes et dans la veine iliaque. — Ces veines acquièrent un énorme développement consécutivement à l'oblitération des veines iliaques ou de la veine cave, comme à la suite de phlegmasies utérines suites de couches. — Les *nerfs* suivent les artères; — ils proviennent des plexus rénal, spermatique et hypogastrique.

Usages de l'uretère. — Les *calices*, le *bassinet* et l'*uretère* servent à conduire l'urine, formée dans les reins, dans la vessie où elle s'accumule. — Dans l'uretère, l'urine ne coule pas seulement en raison des lois de la pesanteur, mais elle est rythmiquement poussée dans la vessie par les contractions de l'uretère, qui s'exécutent plusieurs fois par minute du rein vers la vessie, ainsi que l'ont observé MÜLLER, LUDWIG, GOUBEAUX, VULPIAN, etc., sur les animaux.

Anomalies des uretères. — La diversité de forme que présentent le bassinet et les calices est en rapport avec le mode de développement de ces parties (voy. p. 617). Divisé prématurément, l'uretère peut donner lieu à un double bassinet; et cette division, poussée plus loin, conduit à un double uretère complet ou incomplet. — Des exemples de double uretère, soit tout à fait complet (avec deux orifices vésicaux), soit incomplet, ont été rapportés par Cusco (1846), P. Broca (1850), Lemarchand (1861), Font-Réaulx (1865), Pilate (1867), Liouville (1868), Henriet (1874) et par moi-même (voy. Ch. Debierre, *Bull. Soc. anat.*, p. 511, 1888). — Quain, Ahlfeld ont cité des cas du même genre; ce dernier auteur a collationné un certain nombre d'observations de double uretère, soit complet, soit incomplet, existant d'un seul ou des deux côtés. Ces cas appartiennent à Weigert, à Gusserow, à Fürst, à Hoffmann, à Yuetting, à Zaluski, à Borhaupt, à Bachhammer (Weigert, *Virchow's Arch.*, Bd VII, 1854; — F. Ahlfeld, *Die Missbildungen des Menschen*, Leipzig, 1880).

D'autre part, il peut y avoir *fusion* des deux bassinets et même fusion des deux uretères en un seul. — Ces faits, beaucoup plus rares que les précédents, s'observent dans la soudure des deux reins sur la ligne médiane.

Les faits d'abouchement direct des uretères dans les canaux déférents (canaux de Wolff persistants chez l'Homme) rapportés par P. Portal, Reliquet, Hoffmann, etc., s'expliquent d'eux-mêmes quand on connaît l'origne embryonnaire de l'uretère (voy. p. 617). — Il en est de même des cas d'abouchement des uretères dans le canal vulvo-vaginal, très bien étudiés par L. Secheyron (*Arch. de tocologie*, 1889), et qu'expliquent soit l'atrophie incomplète du canal de Wolff persistant au-dessous de l'uretère, alors que celui-ci s'est évaginé trop haut du canal wolffien pour se mettre en relation avec le sinus uro-génital (vessie), soit l'abouchement anomal de l'uretère au sinus uro-génital par entraînement à l'extrémité du sinus de l'uretère maintenu lié au canal de Wolff (Secheyron). — Les abouchements à la vulve, dans le vagin (Palfynn, Viguier, Depaul, Schrœder, Picqué), dans le rectum (Jeannel, etc.), sont passibles de la même explication.

DÉVELOPPEMENT DES REINS

Le rein est précédé, dans le cours de l'ontogénie de tous les Vertébrés supérieurs, par un organe transitoire qui fonctionne comme organe excréteur dans les premiers temps du développement, et d'où dérive le rein. — Cet organe c'est le *corps de Wolff*, *corps d'Oken*, *faux rein* de Rathke, *rein primitif* de Jacobson, dont l'étude doit forcément précéder celle du développement des reins.

Corps de Wolff. — Le *rein primitif* ou *corps de Wolff* se compose d'un long tube excréteur, *canal de Wolff*, qui court parallèlement à l'axe de l'embryon dans un pli, *pli uro-génital*, situé dans le fond de la cavité pleuro-péritonéale, de chaque côté de la notocorde et du mésentère primitif (4, 5, fig. 326), et aboutit par son extrémité inférieure dans le cloaque. A ce canal qui paraît de très bonne heure, et qui représente à lui seul, au début, le rein primitif, ne tardent pas à venir s'unir un certain nombre de canalicules transversaux, étroits et sinueux, *canalicules du corps de Wolff*, qui se développent aux dépens d'évaginations du cœlome partant de la partie interne du pli uro-génital, et s'enfonçant vers le canal de

Wolff, dans lequel ils finissent par s'aboucher à angle droit (2, fig. 325). — Plus tard, l'origine cœlomique de ces canalicules s'oblitère, et l'extrémité borgne qui en résulte s'élargit en une sorte de petit ballon dans lequel vient s'invaginer une artère qui se pelo-

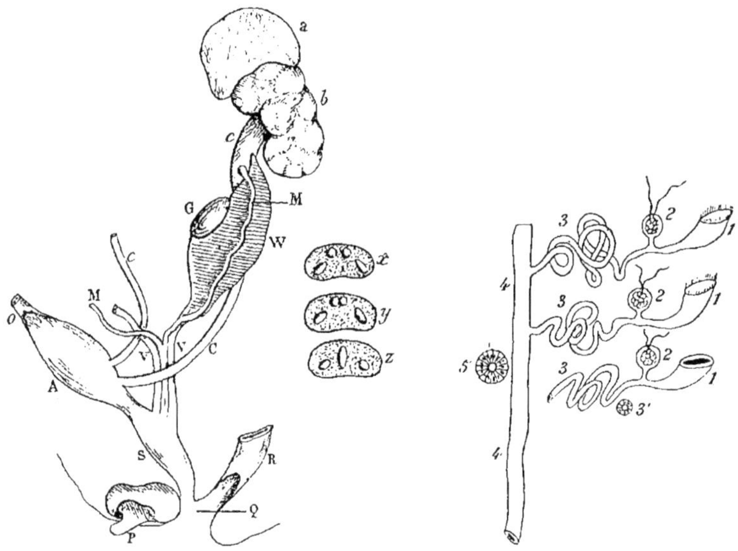

Fig. 324. — Les organes génito-urinaires chez l'embryon avant la différenciation sexuelle. — Schème de l'hermaphrodisme primitif. — Vue latérale.

Fig. 325. — Origine du corps de Wolff ou mésonéphros.

Fig. 324. — *a*, capsule surrénale; — *b*, rein; — *c*, *c*, uretère; — A, vessie urinaire; — S, sinus uro-génital; — R, rectum; — Q, cloaque; — P, phallus; — G, glande génitale; — W, corps de Wolff; — V, V, canaux de Wolff; — M, M, canaux de Müller; — *x*, *y*, *z*, sections horizontales du cordon génital à différentes hauteurs pour montrer la fusion progressive des deux canaux de Müller.

Fig. 325. — 1, 1, néphrostomes (entonnoirs péritonéaux des canalicules du mésonéphros); — 2, 2, glomérules de Malpighi; — 3, 3, canalicules du mésonéphros (canaux segmentaires); — 4, 4, canal excréteur du mésonéphros; — 3' et 5', coupe transversale du canal excréteur et d'un des canalicules du rein primitif.

tonne sur elle-même et donne lieu à un *glomérule de Malpighi* (1). — Ces canalicules présentent primitivement une disposition métamérique, d'où est-ce avec justesse qu'on les a regardés comme les homologues des néphridies ou canaux segmentaires des Vers (2).

(1) Les *artères glomérulaires* du corps de Wolff viennent d'abord des vertébrales postérieures, plus tard de l'aorte; — les *veines* vont primitivement se jeter dans les veines cardinales inférieures, ultérieurement dans la veine cave lorsque celle-ci s'est développée.

(2) Les reins primitifs des Myxinoïdes ont un canal excréteur qui, d'un côté, s'ouvre

La seule différence qu'il y ait entre les canalicules du corps de Wolff des Vertébrés supérieurs et ceux des Plagiostomes et des Amphibiens, c'est que, chez les premiers, le pavillon péritonéal (*néphrostome*, *vésicule segmentaire*) de ces canalicules n'est que transitoire, alors qu'il est permanent chez les Sélaciens et les Amphibiens. — Chez ces derniers, en effet, les pavillons péritonéaux des canalicules du rein primitif persistent, et les canalicules restent en communication avec le cœlome. Nous pouvons donc dire que les canalicules du corps de Wolff sont des invaginations tubulées de l'épithélium cœlomique.

C'est de cette façon que se forment de chaque côté de la colonne vertébrale, des derniers arcs branchiaux au cloaque, deux organes glandulaires en forme de fuseau, qui acquièrent toute leur ampleur à la fin du premier mois de la vie intra-utérine.

Ces glandes sont essentiellement formées par un canal excréteur, le canal de Wolff, constitué par un tube épithélial à cellules cubiques et par de nombreux canalicules plus ou moins contournés, les canalicules du corps de Wolf, également constitués par une paroi épithéliale à cellules cubiques (5, fig. 326) et terminés par un glomérule vasculaire, le tout plongé dans une gangue de tissu conjonctif jeune, très peu abondant, mais condensé à la périphérie de l'organe pour lui former une sorte de capsule d'enveloppe.

Le péritoine enveloppe le corps de Wolff et lui forme une sorte de mésentère, le *mésonéphron*, qui se prolonge vers le diaphragme sous la forme d'un pli, *ligament supérieur* ou *diaphragmatique du corps de Wolff*, et vers le canal inguinal en un autre repli, le *ligament inférieur*, *lombaire* ou *inguinal du corps de Wolff*, qui deviendra plus tard le *gubernaculum testis*.

L'origine blastodermique du canal de Wolff n'est pas encore tout à fait élucidée. — Hensen, Hæckel, Waldeyer, Ed. van Beneden, Spee, etc., le font sortir d'une invagination en pli de l'ectoderme, qui s'avance en regard de la masse intermédiaire et se sépare rapidement de son feuillet générateur; — Remak, Forster et Balfour, Égli et Gasser, Schenk, His, Dursy, Kölliker, L. Baron, etc., au contraire, soutiennent qu'il dérive de la « masse intermédiaire » du mésoderme qui s'arrangerait en tube; — d'autres embryologistes, et parmi eux Romiti, Mathias Duval, Rosenberg, Gœtte et Furbringer, regardent le canal de Wolff comme sorti d'une évagination de l'épithélium pleuro-péritonéal, qui s'avance peu à peu vers l'extrémité caudale pour s'ouvrir dans le cloaque. — G. Renson, de son côté, adopte une opinion mixte. Il fait sortir la partie supérieure du canal d'un pli de l'épithélium péritonéal et sa partie inférieure de la masse « intermédiaire » qui se creuserait en canal. —

à la peau, et de l'autre dans le cœlome par un orifice cilié comme chez les Annélides. — Chez les Batraciens, les canalicules s'ouvrent d'un côté, non plus à la peau, mais dans le canal de Wolff (peau invaginée suivant l'opinion de Waldeyer), et de l'autre toujours par un pavillon cilié (néphrostome) dans la cavité péritonéale, mais de plus ils ont poussé un diverticulum latéral qui s'est coiffé d'un glomérule de Malpighi. Chez les Vertébrés supérieurs, la portion correspondant au néphrostome des Batraciens s'atrophie et les canalicules persistent avec seulement leurs glomérules vasculaires. Au fond, les tubes du corps de Wolff sont donc les homologues sériaires des canaux segmentaires des Vers, dont l'orifice externe s'est déplacé, tandis que leur pavillon péritonéal s'atrophiait et disparaissait.

Je rappelle enfin, pour mémoire, que Ch. Robin faisait dériver le canal de Wolff d'une évagination du cloaque.

La même divergence d'opinion règne relativement à l'origine blastodermique des canalicules du corps de Wolff. — Tandis que ces canalicules ne sont pour Waldeyer, Pouchet que des digitations terminées en cul-de-sac du canal de Wolff, qui se contournent sur elles-mêmes et se coiffent d'un glomérule de Malpighi; selon Semper, Balfour, Springel et Furbringer, Max Braune,

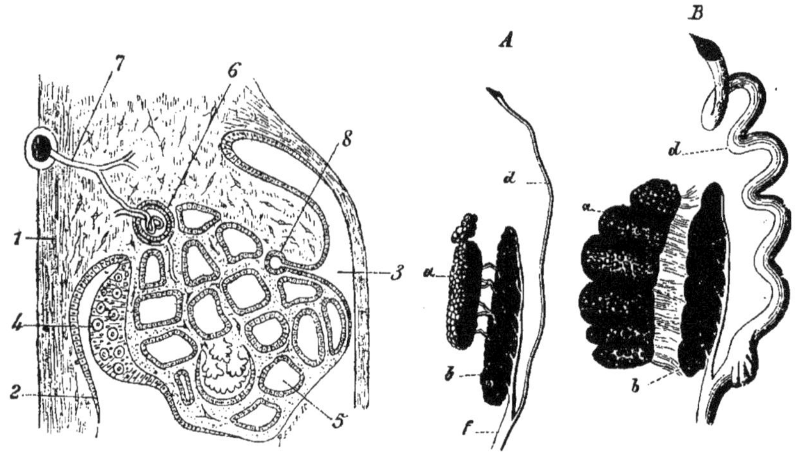

Fig. 326. — Schème d'une coupe de l'embryon passant par le corps de Wolff.

Fig. 327. — Organes génito-urinaires du *Bufo maculiventris*.

Fig. 326. — 1, mésentère primitif; — 2, épithélium du cœlome; — 3, cavité du cœlome; — 4, éminence génitale et épithélium germinatif; — 5, canalicules du corps de Wolff; — 6, un glomérule du corps de Wolff; — 7, artère glomérulaire détachée de l'aorte; — 8, conduit de Müller.

Fig. 327. — A, du mâle : *a*, testicule; — *b*, rein; — *d*, ancien conduit excréteur de Wolff.

B, de la femelle : *a*, ovaire; — *b*, rein; — *d*, oviducte (autrefois le conduit excréteur du corps de Wolff).

Kölliker, Mathias Duval, G. Renson, etc., au contraire, ils proviennent d'évaginations canaliculées de l'épithélium de la cavité générale du corps, comme nous l'avons exposé plus haut.

Chez les Vertébrés inférieurs (Sélaciens, Batraciens), les reins primitifs persistent toute la vie et jouent le rôle des reins définitifs des Vertébrés supérieurs (1). — Dans leur partie supérieure, ils constituent le *rein céphalique* ou *rein précurseur*, qui existe constamment dans les types à développement larvaire (Cyclostomes, Ganoïdes, Amphibiens), et qui apparaît en premier lieu.

(1) Chez certains Amniotes (*Lacerta*, d'autres Sauriens) le rein primitif continue à fonctionner jusque dans le cours de la deuxième année (Wiedersheim), et même toute la vie (Schoof), à côté du rein définitif. — Ces faits établissent une transition entre les Anammiens et les Amniotes, et semble établir qu'il a existé jadis des Amniotes chez lesquels le rein définitif était encore trop imparfait pour jouer à lui tout seul le rôle d'organe de sécrétion de l'urine.

C'est pour cette raison qu'on a pu dire qu'il y a trois reins successifs : le *pronéphros*, ou rein *céphalique ;* le *mésonéphros*, ou *rein primitif*, et le *métanéphros*, ou *rein définitif.* Hâtons-nous de dire que ces trois reins ne coexistent en pleine activité chez aucun des Vertébrés actuellement vivants.

D'après J.-W. Wijhe, alors que le *rein précurseur* est formé par un diverticule de l'épithélium du cœlome, son canal excréteur, *canal du rein précurseur*, résulte, chez les Sélaciens, d'une prolifération tubiforme de l'ectoderme. — Rückert (*Arch. f. Anat.*, 1888) a fait la même observation et a bien montré que les tubes du rein précurseur dérivent, sous forme d'entonnoirs ciliés à leur ouverture dans le cœlome (néphrostomes), de la portion ventrale des somites dont la portion dorsale, on le sait, constitue un scléro-myotome. — Quoi qu'il en soit, le canal du rein précurseur *devient le canal du rein primitif*, lorsque le rein céphalique a disparu et que le rein primitif a fait son apparition.

Selon Balfour, la formation du métanéphros, chez les espèces supérieures, doit avoir résulté de ce fait, à savoir que les tubes supérieurs du rein primitif ont perdu l'habitude de servir d'organe d'excrétion urinaire pour conserver celle de canaux vecteurs du sperme, en se mettant en rapport avec le testicule, tandis que les tubes inférieurs du même rein primitif prenaient l'habitude de se réunir dans un tube collecteur propre, séparé du canal excréteur des produits génitaux pour constituer le rein définitif.

Chez les Vers, les *organes segmentaires*, les *néphridies*, servent non seulement à l'excrétion de l'urine, mais ils servent aussi de conduits d'évacuation pour les éléments sexuels. — Il en est encore de même chez les Plagiostomes et les Amphibiens, dans lesquels les canaux segmentaires continuent à s'ouvrir dans la cavité générale du corps par les néphrostomes et à servir de spermiductes (*canal de Leydig*). — Chez les Vertébrés supérieurs, avec le développement des organes génitaux, les corps de Wolff subissent d'importantes modifications : certaines parties des reins primitifs se mettent en rapport avec les organes génitaux, tandis que d'autres s'atrophient et disparaissent plus ou moins, après qu'il s'est formé, aux dépens des canaux de Wolff, d'autres organes qui vont présider dorénavant à la sécrétion urinaire, les *reins définitifs.*

En attendant que nous voyions en détail la *destinée* des diverses parties du corps de Wolff, je résume cette destinée dans le tableau ci-dessous :

		HOMME	FEMME
Canal de Wolff....	....	Épididyme........	Canal de l'époophore.
		Canal déférent.....	Canal de Gaertner.
Corps de Wolff	Portion supérieure ou sexuelle.	Canaux efférents de l'épididyme......	Canaux efférents de l'époophore.
		Réseau testiculaire.	Réseau ovarien.
		Tubes droits.......	Tubes droits.
	Portion inférieure ou urinaire.	Organe de Giraldès ou paradidyme..	Paroophore (1) ou parovaire.

Dans le fond de la cavité pleuro-péritonéale, de chaque côté du mésentère primitif, nous avons signalé l'existence d'un pli, le *pli uro-génital*, et nous avons dit qu'on trouvait dans ce pli un canal, le *canal de Wolff.* — Mais dans le même pli, à côté du canal de Wolff, nous ne tardons pas à en découvrir un autre, le *canal de Müller*, dérivant comme le premier d'une invagination tubulaire de

(1) On ne retrouve aucune trace de ce dernier chez la Femme adulte, selon Tourneux.

l'épithélium cœlomique et descendant comme lui vers l'extrémité caudale pour s'aboucher dans une cavité commune à l'intestin postérieur et aux organes génito-urinaires, le *cloaque*. — Enfin en dedans du pli uro-génital nous voyons une éminence, l'*éminence génitale* ou *sexuelle*, qui fait saillie dans le fond de la cavité pleuro-péritonéale, recouverte par la portion d'épithélium cœlomique à laquelle on a donné le nom d'*épithélium germinatif*, d'*épithélium germe*, et d'où dérive la glande sexuelle (voy. EMBRYOLOGIE).

Nous verrons en parlant de l'allantoïde, qu'une portion de cette vésicule, sa portion intra-abdominale, se transforme en une sorte de réservoir piriforme, dont le sommet s'oblitère progressivement et se transforme en un cordon fibreux auquel on a donné le nom d'*ouraque* (ligament vésico-ombilical, ligament moyen de la vessie), tandis que son corps s'évase peu à peu pour donner lieu à la *vessie urinaire* (A, fig. 324) lorsque les uretères sont entrés dans sa cavité. — Enfin, le pied de la vésicule allantoïde reçoit les conduits excréteurs des organes génitaux (canaux de Wolff et de Müller), et constitue le *canal* ou *sinus uro-génital* (S, fig. 324).

Ces préliminaires étaient indispensables pour comprendre le développement des reins.

Développement des reins. — Nous savons, depuis les recherches de KUPFFER, GŒTTE, SEDGWICK, KÖLLIKER, etc., faites tant sur des embryons d'Amphibiens, de Reptiles et d'Oiseaux, que sur des embryons de Mammifères, que le *rein définitif se développe* aux dépens du *rein primitif*, en ce sens que son premier bourgeon, *bourgeon rénal*, n'est qu'une évagination tubulée du canal de Wolff (U, fig. 328). En effet, le rein paraît en premier lieu sous la forme d'un diverticule épithélial, *canal rénal primitif*, qui sort du canal de Wolff, tout près de son entrée dans le cloaque (1). — Ce canal (évagination rénale du canal de Wolff), qui représentera plus tard l'*uretère* dans sa portion inférieure, pousse peu à peu de l'extrémité caudale vers l'extrémité céphalique, et monte en arrière du corps de Wolff dans la masse intermédiaire, ainsi que l'avait déjà bien observé REMAK, et finit par émettre, à la façon des glandes en grappes ou des glandes en tubes composées, des diverticules ou des bourgeons canaliculés qui sont l'origine des calices au niveau de leur origine, des canalicules du rein à la périphérie. En un mot, l'uretère (évagination rénale primitive) s'évase à la périphérie pour donner lieu au bassinet; — il se divise en plusieurs branches qui deviennent les calices, et les prolongements terminaux ramifiés de ses branches donnent naissance aux tubes urinifères. — Le rein, en définitive, résulte donc de l'arborisation terminale de l'uretère, ou plutôt il est le résultat de la division dichotomique de chacune de ses branches de divisions primaires (lobules) entre lesquelles viennent végéter du tissu conjonctif et des vaisseaux. Le tissu conjonctif embryonnaire

(1) Selon certains auteurs (GEGENBAUR, etc.) dans les Mammifères le canal rénal primitif ne se formerait plus aux dépens du canal de Wolff, mais dériverait directement de la portion vésicale de l'ouraque.

se condense à la périphérie pour former la capsule de Malpighi, se réfléchit au niveau du hile et à l'intérieur de l'organe, où il lui constitue une véritable gangue squelettique; les vaisseaux s'enfoncent dans les extrémités terminées en cul-de-sac des canalicules du rein pour former les glomérules de Malpighi.

Les vaisseaux, émanés de l'aorte, abordent les extrémités des canicules, en refoulent le fond et s'en coiffent comme fait la tête d'un bonnet de coton, et se pelotonnent dans cette sorte de cupule qu'ils viennent de se créer. — On conçoit maintenant que le glomérule de Malpighi soit doublé de deux coques épithéliales (voy. p. 603) (1).

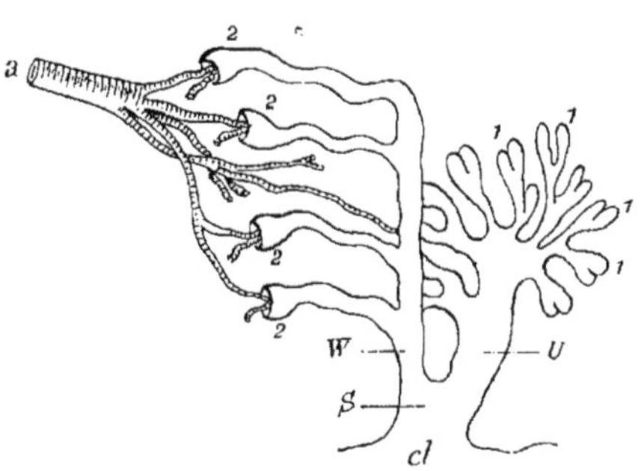

FIG. 328. — Ébauche du rein définitif.

cl, cloaque; — S, sinus uro-génital; — W, canal de Wolff; — U, uretère ou évagination rénale primitive; — 1, 1, bourgeons de l'ébauche rénale destinés à fournir les tubes urinifères; — 2, 2, glomérules du corps de Wolff; — *a*, artère glomérulaire.

Dans son ensemble le tube urinifère primitif a la forme d'une crosse. La partie du tube comprise entre sa naissance au bassinet et sa dernière dichotomisation va former les tubes de Bellini et de Ferrein; — la portion comprise entre la dernière dichotomisation et la partie terminale recourbée, donnera naissance à l'anse de Henle et au canal tortueux; — enfin la crosse et l'ampoule terminale serviront à la formation du pseudo-glomérule de Todd qui plus tard devient le glomérule de Malpighi.

C'est là l'opinion de WALDEYER, DURSY, TOLDT, KÖLLIKER; — c'est aussi la nôtre, — et nous possédons à ce sujet des reins d'embryons de Mammifères absolument démonstratifs. — Certains auteurs (REMAK, COLBERG, KUPFFER, BORNHAUPT, THAYSSEN, RIEDEL, BRAUNE, C. EMERY, GEGENBAUR) prétendent cependant que les tubes partis de l'uretère ne serviraient qu'à la formation des canaux excréteurs du rein (tubes de Bellini, tubes collecteurs), tandis que les canaux sécréteurs (anse de Henle, *tubuli contorti* et capsules de Bowman) proviendraient de traînées cellulaires pleines, éparses dans la masse intermédiaire, formées aux dépens de celle-ci et qui s'uniraient aux tubes venus de l'uretère.

Au début, selon VIÉRON (*Rech. sur le dévelop. du rein*, Thèse de Bordeaux, 1887), les tubes du rein seraient pleins, comme ceux des glandes en grappe en voie de développement, et ne se creuseraient que dans la suite. — Le glomérule du début diffère aussi du glomérule définitif en ce sens qu'il est formé par des anses vasculaires simples. — Au deuxième mois tout ce système de tubes est bien ébauché, les canaux contournés se différencient vers la septième ou la huitième semaine, mais les anses de Henle n'apparaissent que plus tard et la

(1) Selon VIÉRON, la capsule de Bowman, avec son endothélium et la couche protoplasmique nucléaire qui forme le revêtement épithélioïde du glomérule, seraient formés, non pas aux dépens de la partie terminale des tubes urinifères, mais aux dépens des cellules de tissu conjonctif embryonnaire qui environnent ces canaux.

distinction des deux substances corticale et médullaire n'est guère apparente avant le quatrième mois. — Le rein est alors franchement formé de lobules entre lesquels pénètre du tissu connectif assez abondant et courent des vaisseaux.

Chez le nouveau-né se développeraient encore des glomérules et des canaux contournés selon COLBERG; — plus tard il n'y aurait plus de néoformation, il y aurait seulement allongement des canaux urinifères (TOLDT, SCHWEIGGER-SEIDEL).

Quant à la structure même de l'ébauche du rein, elle est facile à décrire. — Cet organe est essentiellement composé de tubes épithéliaux à cellules cubiques terminés à leur périphérie par une ampoule vasculaire, le glomérule. Entre les tubes montent des vaisseaux accompagnés d'un tissu conjonctif jeune assez abondant, qui se continue au niveau du hile avec celui qui tapisse la superficie du rein et qui donnera lieu à la capsule de Malpighi en passant plus tard à l'état de tissu fibreux.

En résumé, il résulte de notre exposition que l'extrémité supérieure de l'uretère, végétant en arborisations croissantes dans le tissu mésodermique de la masse intermédiaire, devient l'origine du rein normal persistant.

L'extrémité inférieure de l'uretère a une autre destinée. Elle fait d'abord partie de l'extrémité cloacale du canal de Wolff, et offre avec ce canal une partie commune très courte. — Cet état est transitoire. — Bientôt il s'opère une séparation entre le canal de Wolff et l'uretère par suite de l'agrandissement de la portion vésicale de l'allantoïde, et tous deux viennent désormais s'ouvrir séparément dans le cloaque, l'uretère au-dessus (dans la vessie) du canal de Wolff (dans le sinus uro-génital). A côté du canal de Wolff vient s'ouvrir le canal de Müller (M, fig. 324).

Les reins sont d'autant plus volumineux, proportion gardée, que le sujet est plus jeune.

Chez le nouveau-né, le poids des reins est encore de 1 : 80, tandis que la proportion n'est plus que de 1 : 240 chez l'adulte (MECKEL).

Bibliographie. — ISAACS, *Journ. de la phys. de l'Homme et des animaux*, p. 577, 1858. — SCHWEIGGER-SEIDEL, *Structure des reins*, Halle, 1865. — GROSS, *Essai sur la structure du rein* (*These de Strasbourg*, 1868). — LUDWIG, art. « Kidney » in *Stricker's Handbuch*, 1871. — HEIDENHAIN, in *Arch. f. mikr. Anat.*, 1873. — S. SCHACHOWA, *Unters. u. d. Nieren* (*Diss. Berne*, 1876). — D. MOLLIÈRE, art. « Rein » du *Dict. encyclop. des sc. médicales*, 1876. — J.-W. RUNEBERG, *Contr. à l'anat. des glomérules du rein* (*Nordiskt. medic. Arch.*, 1878). — HORTOLÈS, *Rech. sur le glomérule du rein* (*Arch. de physiol.*, p. 861, 1881). — MARDUEL, art. « Rein » du *Dict. de méd. et de chir. pratiques*, 1881. — H. MILLARD, *L'épithélium rénal* (*New-York med. Journ.*, 1883). — VIÉRON, *Dévelop. des reins* (*Thèse de Bordeaux*, 1888). — PANTALONI, *La portion pelvienne des uretères chez la Femme* (*Thèse de Paris*, 1888).

§ III. — Capsules surrénales.

Les *capsules surrénales* (capsules atrabilaires de Bartholin, reins succenturiaux de Casserius, glandes surrénales d'Eustache) sont deux organes glandulaires appuyés sur l'extrémité supérieure des reins, qu'ils recouvrent à la façon d'une sorte de casque ou de bonnet phrygien.

Ces glandes, complètement indépendantes des reins, n'ont avec eux que des rapports de contiguïté; — aussi n'accompagnent-elles pas les reins dans leurs déplacements. Elles sont fixées dans leur situation par les vaisseaux et les nombreux nerfs qu'elles reçoivent, mais surtout par un tissu cellulaire délié qui les environne et les rattache aux parties ambiantes, en particulier à la capsule adipeuse du rein, qui s'insinue entre l'extrémité supérieure de cet organe et la base des capsules par laquelle ces glandes reposent sur les reins.

La *couleur* des capsules surrénales est jaunâtre à la surface, brunâtre à l'intérieur; — leur *consistance*, pareille à celle de la parotide pendant la vie, devient rapidement molle et friable après la mort, car les glandes surrénales se putréfient très vite. — Leurs *dimensions* sont à peu près les suivantes: largeur à leur base, 5 centimètres; — hauteur, 3 à 4 centimètres, et épaisseur environ 12 à 15 millimètres. — Leur *poids* moyen peut être estimé à 8 grammes. — Leur *volume* relativement à celui des reins est intéressant, en ce sens que beaucoup plus précoce que le rein dans sa croissance, la capsule surrénale surpasse le volume du rein jusqu'au quatrième mois de la vie intra-utérine. Plus tard, elles perdent cette prédominance. Leur poids par rapport au rein est chez le fœtus de huit mois :: 1 : 2; — chez le nouveau-né :: 1 : 3, et comme 1 : 20 ou 25 chez l'adulte.

Leur *forme*, assez comparable à celle d'un casque aplati ou d'un bonnet phrygien, permet de leur décrire : 1° une *face antérieure* en rapport, à droite avec le foie, à gauche avec la rate et la grosse tubérosité de l'estomac qui la recouvrent, et assez souvent avec la queue du pancréas; — 2° une *face postérieure*, qui repose sur les piliers du diaphragme, au niveau de la douzième vertèbre dorsale, et répond aux nerfs splanchniques, au ganglion semi-lunaire à gauche, à la veine cave à droite; — 3° un *bord externe* convexe, sinueux et mince, et un *bord interne*, convexe et plus épais; — 4° une *base* concave, qui adhère au rein à l'aide d'un tissu cellulaire très lâche, empiète davantage sur la face antérieure que sur la face postérieure du rein, et présente une scissure (hile de la capsule) par laquelle sort la veine capsulaire; — 5° un *sommet*, qui regarde en haut et s'incline en dedans et un peu en avant.

Constitution intérieure. — La glande surrénale est enveloppée par une membrane fibreuse, mince et résistante, qui envoie par sa face profonde de nombreux prolongements dans le parenchyme de la glande; — ce dernier se présente, comme dans le rein, sous deux aspects différents : une couche périphérique, *substance corticale*, assez ferme, brun jaunâtre, et une couche profonde, *substance médullaire*, de couleur brun cendré et plus molle.

1° *Capsule fibreuse et stroma.* — La *membrane d'enveloppe* des capsules surrénales est une toile cellulo-fibreuse mince, transparente, mais assez résistante. Par sa surface intérieure ou profonde, cette capsule envoie des prolongements qui, dans la substance corticale, circonscrivent des canaux cylindroïdes, sortes de couloirs allongés et rayonnant de la périphérie au centre, ouverts dans la substance médullaire, fermés du côté de la membrane d'enveloppe, que l'on a comparés aux alvéoles d'une ruche d'abeilles, tandis que dans la substance médullaire les cloisons s'amincissent et se divisent en trabécules rayonnantes qui s'anastomosent entre elles pour former un réticulum comparable à celui des glandes lymphatiques. — Au niveau des points d'entre-croisement ou nœuds de ces trabécules, on rencontre des noyaux comme dans le tissu adénoïde vrai, et JŒSTEIN prétend même qu'entre les cellules médullaires on peut déceler un réseau réticulé secondaire extrêmement délicat. — Dans la gangue connective de la glande circulent les vaisseaux et les nerfs.

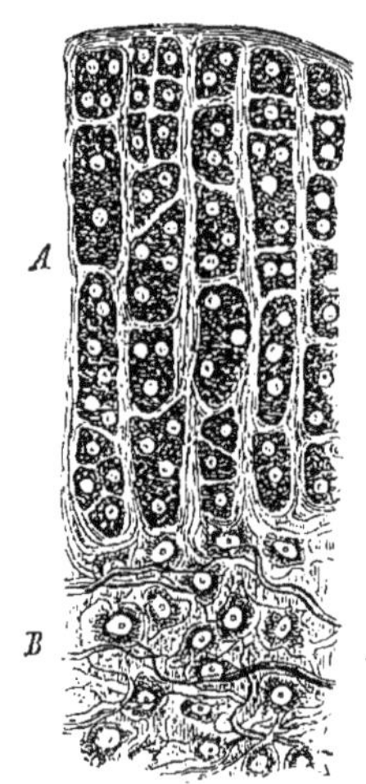

FIG. 329. — Structure des capsules surrénales.

A, substance corticale ; — B, substance médullaire.

En résumé, la charpente connective des capsules surrénales forme des canaux perpendiculaires à la surface de l'organe dans la substance corticale et des mailles ou logettes intercommunicantes dans la subtance médullaire. C'est dans ces canaux et logettes que sont renfermés les éléments cellulaires propres de l'organe.

2° *Substance corticale.* — La substance corticale, dense et friable, forme une couche d'environ 1 millimètre d'épaisseur à la surface de la substance centrale ou médullaire. — Elle remplit les compartiments allongés limités par les cloisons de tissu conjonctif décrites plus haut, sous la forme de cordons ou de boudins composés de *cellules* tassées les unes contre les autres (A, fig. 329).

Ces cellules sont polyédriques, d'un diamètre d'environ 15 μ, renferment un protoplasma clair avec granulations pigmentaires, mais surtout graisseuses, qui donnent à la substance corticale son aspect jaunâtre.

Les lacunes les plus rapprochées de la capsule sont d'ordinaire peu étendues (zone externe ou globulaire), plus profondément elles s'allongent sous forme d'espaces prismatiques et pyramidaux (zone moyenne ou fasciculaire), et enfin vers la limite de la substance médullaire les compartiments redeviennent plus petits et arrondis (zone interne où réticulée).

3° *Substance médullaire.* — La substance médullaire, plus molle et plus colorée, est constituée par des cellules cylindriques, polyédriques, offrant souvent des prolongements comme les cellules des centres nerveux, — et contenant des granulations rougeâtres qui donnent à la substance médullaire sa coloration chocolat. Elle remplit les mailles du réticulum connectif que nous avons décrit plus haut au centre de la capsule (B, fig. 329).

Vaisseaux et nerfs. — Les *artères* de la capsule surrénale, *artères capsulaires*, sont au nombre de trois : la *capsulaire supérieure*, qui vient de l'artère diaphragmatique ; la *capsulaire moyenne*, qui sort directement de l'aorte, et la *capsulaire inférieure*, qui provient de l'artère rénale. — Les rameaux de ces artères se ramifient dans l'enveloppe de la capsule et s'enfoncent dans son intérieur en suivant les travées de tissu conjonctif. — Dans la substance corticale, elles forment un réseau à mailles allongées qui entoure les boudins épithéliaux du parenchyme cortical ; — dans la substance médullaire, les capillaires sont plus volumineux et plus serrés et forment des mailles arrondies autour des amas cellulaires qui occupent les alvéoles de la substance médullaire.

Les *veines* se rendent ordinairement à un tronc unique, la *grande veine capsulaire*, qui se jette à droite dans la veine cave, à gauche dans la veine rénale. — Dans le tissu médullaire elles forment d'abondants plexus.

Les *lymphatiques* sont inconnus selon SAPPEY ; — ARNOLD et KÖLLIKER prétendent cependant qu'il existe des plexus de canaux lymphatiques pourvus de valvules dans la capsule et dans le tissu cellulaire qui engaine les veines centrales.

Les *nerfs* des capsules surrénales sont très nombreux. — Ils proviennent des plexus diaphragmatique inférieur, solaire et rénal, et pénètrent dans l'organe en rampant autour des artères (*plexus surrénal*). — De plus la glande du côté gauche reçoit des filets du nerf phrénique gauche, et celle du côté droit du pneumogastrique droit. Ces nerfs forment des plexus dans l'épaisseur des cloisons qui constituent la charpente fibreuse de l'organe, mais on ignore encore comment ils s'y terminent. — Selon VIRCHOW et GRANDRY, ils porteraient de petits ganglions, surtout autour des plexus veineux de la substance médullaire, mais récemment J. GUARNIERI et J. MAGINI n'ont pu retrouver ces ganglions (GRANDRY, *Journ. de l'Anat.*, 1867. — GUARNIERI et MAGINI, *Arch. ital. de biol.*, 1888).

Développement de la capsule surrénale. — L'origine embryonnaire des capsules surrénales n'est pas encore bien connue. — KÖLLIKER fait sortir ces glandes d'un blastème qui touche au corps de Volff, de chaque côté du mésentère primitif. — A cet endroit, dit-il, les cellules du mésoderme acquièrent une forme et une structure particulières et se disposent en cordons reliés entre eux sous la forme d'un réseau ; — puis entre ces cordons prend naissance la formation cloisonnante connective. Les cellules propres des glandes surrénales seraient ainsi, au même titre que la charpente de tissu conjonctif, des dérivés des cellules du feuillet moyen du blastoderme.

Au contraire, G. VALENTI dans des recherches récentes faites sur le Poulet, le Lapin et le Porc (*Soc. toscane de sc. nat.*, 13 janvier 1889) décrit les capsules surrénales comme prenant naissance aux dépens d'une saillie de l'épithélium germinatif de Waldeyer (G. VALENTI, JANOSIK), opinion conforme à celle de MIHALCOVICS qui les fait naître aux dépens de la partie antérieure de la glande génitale. C'est en vain que cet auteur, comme BRUNN antérieurement du reste, a cherché les rapports intimes de ces ébauches avec les ganglions du grand sympathique que LEYDIG, REMAK, BALFOUR, BRAUNE ont indiqués. — Ces rapports ne s'établissent qu'à une période avancée du développement, alors que les capsules surrénales ont reçu des filets nerveux du nerf grand sympathique. Il semble donc qu'on ne doive pas admettre l'origine et la nature nerveuse des cellules propres de ces glandes, contrairement à ce que veulent à cet égard REMAK, BALFOUR et BRAUNE (1). WELDON les fait provenir des cordons sexuels du rein primitif, et WIEDERSHEIM considère comme un fait acquis qu'elles ont pour origine l'épithélium germinatif du cœlome.

GEGENBAUR, lui aussi, considère les « organes surrénaux » comme des annexes du grand sympathique, en s'appuyant sur les recherches de LEYDIG, BALFOUR et BRAUNE, qui pensent que la portion médullaire de ces organes dérivent des ganglions du grand sympathique. — Chez les Vertébrés inférieurs, LEYDIG aurait observé que les organes homologues aux capsules surrénales des Vertébrés supérieurs sont des ganglions sympathiques ; — chez les Sélaciens, les parties homologues aux deux substances corticale et médullaire restent séparées (BALFOUR) ; — chez les Reptiles, elles s'unissent plus étroitement (BRAUNE), et, chez les Oiseaux, la partie qui dérive du grand sympathique est englobée sous la forme de plusieurs petites masses par l'autre substance. Chez les Mammifères, il en serait de même, avec cette différence que la partie qui provient du sympathique est englobée en une seule masse par l'autre substance, la substance corticale (MITSUKURI).

Il est donc probable que les glandes surrénales sont, chez les Mammifères, des organes primitivement métamériques comme chez les Elasmobranches (LEYDIG, BALFOUR), ce que semble vouloir attester l'existence de capsules surrénales accessoires, comme les ont observées DAGONET, MARCHAND, CHIARI, etc. (CHIARI, *Zeitschr. f. Heilk.*, Bd V, p. 449, 1884).

Usages des capsules surrénales. — Les capsules surrénales sont aujourd'hui considérées comme des « glandes vasculaires sanguines » ayant pour propriété d'élaborer une humeur spéciale qui serait déversée dans le système vasculaire par voie d'absorption.

ADDISON, ayant remarqué que dans la *maladie bronzée* qui porte aujourd'hui son nom, les capsules surrénales étaient profondément altérées, fit de ces corps un atelier de destruction du pigment. — BROWN-SÉQUARD, s'emparant de cette idée, chercha à montrer, en 1856 et en 1858, que l'ablation des capsules surrénales est suivie d'augmentation de pigment dans le sang, et que de plus les animaux à qui on a enlevé les glandes surrénales ne tardent pas à succomber après avoir présenté des phénomènes de roulement, tantôt dans une direction, tantôt dans une autre et des convulsions épileptoïdes. Mais bientôt GRATIOLET, PHILIPPEAUX, HARLEY, MARTIN MAGRON démontrèrent que l'ablation des capsules surrénales n'est pas toujours suivie de mort, et MARTIN MAGRON et ORDONEZ s'assurèrent que cette

(1) GOTTSCHAU admet que les capsules surrénales naissent avant le sympathique et qu'elles sont des organes annexes de la veine cave ascendante à droite, de la veine rénale à gauche (*Arch. f. Anat. u. Phys.*, IV, V, VI, 1883).

ablation n'augmente pas le pigment dans le sang. — Enfin, comme dans la maladie d'Addison les capsules surrénales ne sont pas toujours altérées, et que l'altération et même l'absence congénitale de ces capsules ne sont pas toujours accompagnées de maladie bronzée (Liégeois), il semble qu'on puisse conclure que la capsule surrénale n'a rien à faire avec la destruction de la matière pigmentaire (1). Or, dans des recherches toutes récentes, voilà que Guido Tizzoni (*Arch. ital. de biol.*, vol. X, p. 372, 1888) avance que l'ablation des capsules surrénales, même d'une seule, entraîne la mort dans un temps éloigné après une dégénérescence descendante des cordons de la moelle épinière.

Ce résultat semble indiquer une relation directe entre ces capsules et le système nerveux central, probablement par l'intermédiaire du grand sympathique.

Anomalies. — Les capsules surrénales peuvent être : 1° augmentées de nombre (Bartholin, Morgagni, Duvernay, Sébastian, Huschke, W. Krause, H. Wallmann, Rokitanski, etc.) ; — 2° fusionnées entre elles (Otto, etc.) ; — 3° à peine développées et rudimentaires (Newson, Welter, Sœmmerring, Meckel, etc.) surtout chez des acéphales ; — 4° complètement absentes (Martini, Kent Spender, etc.).

Bibliographie. — Ecker, *Der feinere Bau der Nebenniere beim Menschen u. der vier Wirbelthierklassen*, 1846. — J. Arnold, *Arch. f. path. Anat.*, XXXV, 1866. — Grandry, *Journ. de l'anat.*, t. IV, p. 225, 1867. — Eberth, in *Stricker's Handb. der Gewebelehre*, 1871. — C. Creighton, *A theorie of the homology of the supra renals* (*Journ. of Anat.*, t. XIII, p. 51, 1879). — Von Brunn, *Arch. f. mikrosk. Anat.*, VIII, 1872. — Gottschau, *Arch. f. Anat.*, 1883.

§ IV. — Vessie.

Préparation. — Pour l'étude de la vessie en place, conduisez-vous comme pour la préparation du rectum (p. 416). — Après avoir examiné sa conformation extérieure, ses rapports, la disposition du péritoine à sa surface, fendez-la par sa partie antéro-supérieure pour voir le trigone avec l'orifice de l'urèthre et ceux des uretères. — Enfin, pour préparer les tuniques de la vessie, disséquez-les sur un lambeau de l'organe fixé sur un liège.

La *vessie* est une cavité musculo-membraneuse qui sert de réservoir à l'urine qu'elle est chargée d'expulser par sa contraction au moment du besoin d'uriner.

Interposée entre les uretères qui lui amènent goutte à goutte l'urine sécrétée par les reins, et l'urèthre qui sert de canal d'expulsion définitif à ce liquide excrémentitiel, la vessie est située dans la cavité du petit bassin, derrière la symphyse du pubis, au-devant du rectum chez l'Homme, au-devant de l'utérus et de l'extrémité supérieure du vagin chez la Femme. — Dans l'état de plénitude, elle s'élève au-dessus du pubis. Chez le fœtus, dans la première enfance,

(1) D'après les dernières recherches de Lancereaux (*Arch. gén. de méd.*, p. 5, 1890), la maladie d'Addison est subordonnée à une lésion du système nerveux abdominal, de celui qui se distribue aux capsules surrénales en particulier, mais les capsules n'y seraient pour rien en elles-mêmes.

elle déborde la cavité pelvienne et remonte dans l'abdomen; mais, au fur et à mesure que le bassin se développe et s'accroît, elle y vient prendre sa place définitive.

A. — MOYENS DE FIXITÉ DE LA VESSIE

La vessie est fixée dans sa situation par l'ouraque et les cordons fibreux des artères ombilicales, qui constituent ses *ligaments supérieurs* et l'unissent à l'ombilic; — par son col, qui est implanté dans le périnée; — par des bandelettes désignées sous le nom de *ligaments antérieurs* de la vessie, et par le péritoine.

L'*ouraque, ligament vésico-ombilical moyen, ligament suspenseur de la vessie*, est un cordon fibreux, conoïde, fixé par sa base au sommet de la vessie, et par son sommet à la cicatrice ombilicale. Il est recouvert en arrière par le péritoine ou contenu dans un pli de cette séreuse, — et, le plus souvent, selon BARKOW, il partirait chez l'adulte, de la paroi antéro-supérieure de la vessie, et non plus de son sommet, comme chez le fœtus.

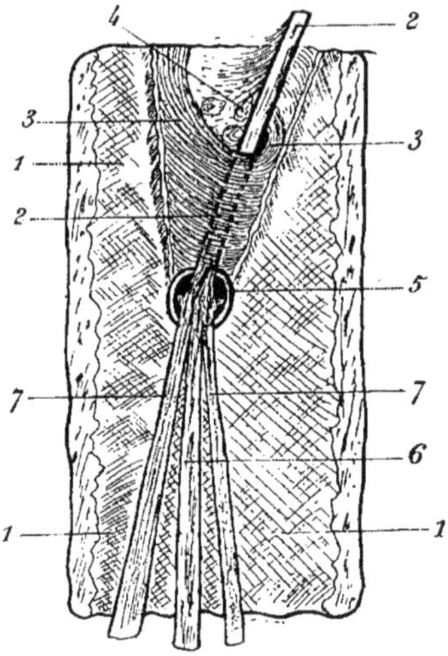

FIG. 330. — Ouraque, artères et veine ombilicales.

1, 1, paroi abdominale antérieure vue par sa face postérieure ; — 2, veine ombilicale oblitérée; — 3, 3, fascia ombilicalis; — 4, pelotons adipeux qui entourent la veine ombilicale dans la gouttière ombilicale; — 5, ombilic; — 6, ouraque; — 7, 7, artères ombilicales oblitérées.

L'ouraque représente le reste de cette partie du canal allantoïdien qui montait de la vessie à l'ombilic pour se continuer avec l'allantoïde extra-embryonnaire, — et qui s'oblitère ordinairement vers le milieu de la vie fœtale.

Les cordons fibreux qui résultent de l'oblitération des artères ombilicales, *ligaments latéraux de la vessie, ligaments vésico-ombilicaux latéraux*, servent aussi à fixer la vessie à l'ombilic et à la paroi abdominale antérieure. Ces vaisseaux, devenus imperméables après la naissance, à partir du point où ils abandonnent le fond de la vessie, ne sont reliés à la cicatrice ombilicale, comme l'ouraque du reste, que par un ensemble de petits trousseaux fibreux que CH. ROBIN a bien étudiés. En partie confondus à leur partie supérieure avec l'ouraque, ces cordons constituent un appareil ligamenteux qui se relâche à partir de la naissance et n'attache plus aussi solidement le sommet de la vessie contre la paroi abdominale. — Il en résulte que le réservoir urinaire peut s'incliner en arrière et le péritoine s'insinuer entre lui et la paroi de l'abdomen.

Les *ligaments antérieurs de la vessie, ligaments pubio-vésicaux* (et pubio-prostatiques chez l'Homme), sont des bandelettes fibreuses qui s'étendent du col de la vessie à la symphyse du pubis (fig. 331). Ces ligaments sont : les uns, des dépendances de l'aponévrose pelvienne qui, après avoir embrassé le col de la vessie, va se fixer de chaque côté de la symphyse; — les autres, en partie musculaires, ne sont autre chose que des petits tendons sur lesquels viennent s'attacher les fibres musculaires longitudinales médianes antérieures de la vessie. — Ils circonscrivent avec la symphyse du pubis d'une part, et la face antérieure de la vessie de l'autre, un espace quadrilatère rempli de tissu cellulo-adipeux.

Le péritoine, en se portant de la vessie sur la paroi abdominale et sur le rectum chez l'Homme, de la vessie sur l'utérus chez la Femme, constitue des replis, des liens que nous étudierons plus tard, et qui contribuent pour leur part à fixer cet organe dans sa situation.

Enfin, l'implantation du col de la vessie dans la prostate chez l'Homme, sa fixation dans le périnée chez la Femme, achèvent de compléter les moyens de fixité du réservoir urinaire, qui peut osciller normalement un peu de droite à gauche et pencher d'un côté (GUYON), mais qui, ordinairement, ne subit que ses variations incessantes d'amplitude. Néanmoins, il faut savoir que, malgré l'existence de tous ces liens, on a pu rencontrer la vessie dans les hernies inguinales, scrotales et même périnéales.

B. — FORME, CAPACITÉ ET DIRECTION DE LA VESSIE

Chez le fœtus, et encore chez le jeune enfant, la vessie est fusiforme, aspect qu'elle doit à son mode de développement. — Chez l'adulte, elle représente un ovoïde dont la grosse extrémité repose sur le plancher du bassin, et dont le grand axe est oblique de haut en bas et d'avant en arrière, direction qui se confond quelque peu avec l'axe du détroit supérieur du bassin. — Chez la Femme, la vessie est généralement, — dans plus de la moitié des cas selon BARKOW, — aplatie d'avant en arrière, de façon que son plus grand diamètre transverse égale son diamètre longitudinal. — Dans certains cas, ses faces latérales sont le siège d'une dilatation plus ou moins marquée, et assez généralement elle est un peu déviée à droite ou à gauche.

Cette disposition en gourde aplatie de la vessie de la Femme semble être en rapport avec l'espace dont elle jouit dans le petit bassin et en relation directe avec la présence de l'utérus qui rétrécit le diamètre antéro-postérieur de la cavité pelvienne.

L'ovoïde vésical n'est, du reste, pas régulièrement arrondi; — il est assez déprimé pour qu'on lui considère une face postérieure, une face antérieure et deux faces latérales. — Sa courbure est aussi beaucoup plus prononcée en arrière et en bas; — cette dernière partie, appelée bas-fond de la vessie, devient très manifeste avec les progrès de l'âge, et surtout avec l'hypertrophie de la prostate. — Chez la Femme, le bas-fond n'existe pas.

Lorsqu'elle est vide, la vessie est assez régulièrement triangulaire, à bords arrondis et angles mousses, et, rétractée sur elle-même, vient se cacher derrière le pubis.

Dans l'état de plénitude modérée, la vessie contient environ 1/2 litre d'urine. — A la suite de rétention ou d'évacuation difficile, elle peut s'élever dans l'hypogastre, jusqu'à l'ombilic même, et acquérir à la longue une capacité de 4, 5, 6, 7, 8 litres, et parfois davantage encore. — Le grand diamètre d'une vessie remplie de liquide est d'environ 12 centimètres, — le plus grand diamètre transversal mesurant alors 10 centimètres, et le diamètre antéro-postérieur 8 centimètres.

D'après la majorité des auteurs, la vessie serait un peu plus grande chez la Femme que chez l'Homme, par suite des rétentions multiples auxquelles la Femme est obligée de se soumettre en raison des bienséances sociales. Mais SAPPEY et BARKOW soutiennent que, toutes choses égales d'ailleurs, la vessie de l'Homme l'emporte, par tous ses diamètres, sur celle de la Femme.

C. — SURFACE EXTÉRIEURE ET RAPPORTS DE LA VESSIE

En raison de sa forme, on considère à la vessie urinaire un *corps*, un *sommet*, un *fond* comprenant en arrière le *bas-fond* et en avant le *col*.

1° Corps de la vessie. — On divise le *corps de la vessie* en *face antérieure*, *face postérieure* et *faces latérales*.

Face antérieure. — A l'état de vacuité de la vessie, cette face est cachée derrière le pubis, — en rapport sur la ligne médiane avec la symphyse pubienne, sur les côtés avec les muscles obturateurs internes. — A l'état de réplétion, la vessie, s'élevant au-dessus du pubis, vient se mettre en rapport avec la paroi abdominale antérieure, dans une étendue de 3 à 4 centimètres dans l'état de dilatation ordinaire.

La face antérieure de la vessie est séparée de la paroi abdominale par du tissu cellulaire lâche infiltré de graisse constituant une sorte de cavité séreuse, *cavité de Retzius, cavité prévésicale, cavité prépéritonéale.* — Cette cavité est limitée en haut, suivant Retzius, par les arcades semi-lunaires de Douglas, qui ne sont, on le sait, que le bord inférieur cintré de la gaine postérieure des muscles

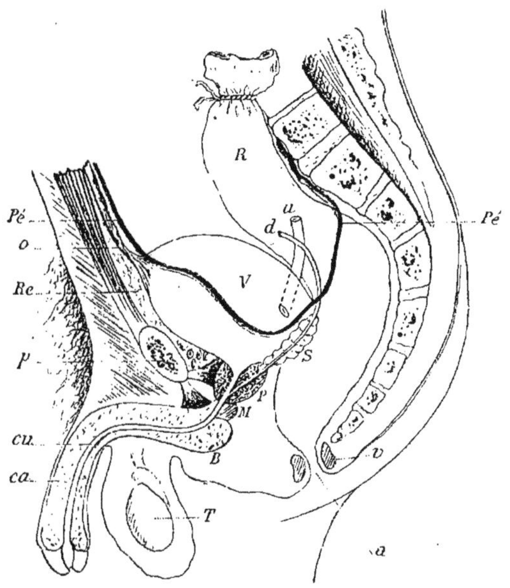

Fig. 331. — Coupe sagittale du bassin pour montrer la situation et les rapports de la vessie chez l'Homme.

V, vessie; — R, rectum; — *p*, pubis; — *o*, ouraque; — *Pé*, péritoine; — *Re*, cavité de Retzius; — *u*, uretère; — *d*, canal déférent; — S, vésicule séminale; — P, prostate; — M, glandes de Cowper; — B, bulbe de l'urèthre; — *cu*, canal de l'urèthre; — *ca*, corps caverneux de la verge; — T, testicule; — *a*, anus; — *v*, sphincter de l'anus.

grands droits; — en bas, par les ligaments pubio-vésicaux; — en avant, par la face postérieure des muscles grands droits; — en arrière, par le péritoine doublé du *fascia transversalis* qui, se réfléchissant avec la séreuse sur la face postérieure de la vessie, irait se confondre avec le fascia pelvien; — latéralement enfin, cette cavité serait circonscrite par les adhérences du péritoine et du *fascia transversalis* avec les bords externes des muscles grands droits, depuis l'arcade de Douglas jusqu'au pubis. — Retzius admet, en outre, que le tissu cellulaire qui remplit cette cavité, — tissu qui contient un plexus veineux abondant, — se prolonge tout autour de la vessie, d'où la vessie pourrait se mouvoir dans cette loge comme le globe de l'œil, par exemple, se meut dans la capsule de Tenon.

Bouilly (*Thèse d'agrég.*, 1881) décrit un peu différemment la cavité virtuelle pré ou mieux périvésicale. — Pour lui, le tissu cellulaire sous-péritonéal, qui ne se présentait que sous l'aspect d'une mince lame jusqu'aux arcades de Douglas (*fascia transversalis, fascia propria*), s'épaissit beaucoup et se dédouble en deux

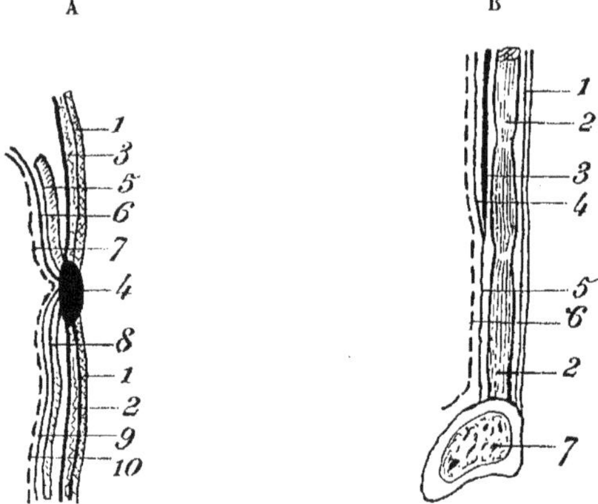

Fig. 332. — Coupes verticales de la paroi abdominale antérieure au-dessus et au-dessous de l'ombilic (A) et au-dessus (B) du pubis.

A : 1, peau ; — 2, fascia superficialis ; — 3, ligne blanche abdominale ; — 4, ombilic ; — 5, veine ombilicale ; — 6, fascia ombilicalis ; — 7, péritoine ; — 8, ouraque ; — 9, fascia transversalis ; — 10, péritoine.
B : 1, peau ; — 2, 2, muscle grand droit ; — 3, feuillet postérieur de la gaine du grand droit ; — 4 et 5, fascia transversalis (le point où la gaine du grand droit se perd sur le fascia transversalis correspond aux replis de Douglas) ; — 6, péritoine ; — 7, pubis.

feuillets au niveau de ces arcades ; l'un de ces feuillets, le feuillet antérieur, passe en avant de la vessie (feuillet prévésical), l'autre, feuillet postérieur, accompagne le péritoine et va se porter avec lui en arrière de la vessie. — C'est entre ces deux couches celluleuses que le viscère exécute ses mouvements alternatifs d'ascension et de descente. — Outre qu'il embrasse la vessie dans son épaisseur, ce tissu adhère en outre à l'arcade de Douglas et aux bords externes des muscles droits, de telle sorte qu'il ferme en haut la cavité prévésicale.

Selon Charpy (*Rev. de chirurgie*, 1888), la cavité prévésicale de Retzius n'existerait pas. — Il y aurait au-devant de la vessie une lame fibreuse qu'on peut assimiler au fascia propria, *feuillet prévésical*, de forme triangulaire, fixée par sa pointe tronquée à l'ombilic où elle se continue avec le fascia de la veine ombilicale, attachée par sa base curviligne, comme le contour du bassin, sur le fascia pelvien; sur les côtés elle s'accole au péritoine et vient se souder à l'aponévrose de l'obturateur interne. Ce feuillet sépare deux espaces : l'un antérieur, cavité prévésicale; l'autre postérieur, espace sous-péritonéal. Le premier est fermé et ne communique en aucun point avec le tissu cellulaire sous-péritonéal, et contient du tissu cellulaire lâche très délicat et comme séreux. Le second, compris entre le péritoine et le feuillet prévésical, est limité latéralement par la rencontre de ces deux membranes, mais se continue librement dans le bassin avec le tissu cellulaire du plancher pelvien.

Quoi qu'il en soit, si nous supposons la vessie pleine, comme elle est lorsqu'on pratique la taille hypogastrique, le couteau qui voudra y entrer devra traverser les couches suivantes : 1° la peau ; — 2° le tissu cellulaire sous-cutané, dans lequel on rencontre les fibres élastiques du ligament suspenseur de la verge et des vaisseaux sans grande importance; — 3° l'aponévrose abdominale antérieure; — 4° les muscles grands droits et pyramidaux lorsqu'ils existent; — 5° la partie médiane du *fascia transversalis* plus ou moins épais et résistant; — 6° le tissu cellulaire prévésical plus ou moins chargé de graisse. — Chez la Femme, la vessie est généralement plus profonde, à cause du développement plus marqué chez elle du pannicule adipeux sous-cutané. — La distance qui sépare la peau de la vessie varie selon l'embonpoint des sujets, de 2 à 4 centimètres en moyenne (BOULEY, *Étude sur la taille hypogastrique*, Thèse de Paris, 1883).

Les figures 332, 333 permettent de se rendre rapidement compte de la constitution de la paroi abdominale antérieure entre l'ombilic et le pubis, c'est-à-dire en avant de la vessie (voy. aussi t. I, p. 360 à 363).

La face antérieure de la vessie affecte des rapports très importants avec le péritoine. — Après avoir tapissé la paroi abdominale antérieure, la séreuse, en arrivant au-dessus du pubis, se relève, tapisse la partie supérieure de la face antérieure (1), puis le sommet et la face postérieure de la vessie, pour de là gagner le rectum chez l'Homme, l'utérus chez la Femme. — Mais que devient le péritoine pendant la distension de la vessie? — Les avis sont partagés. — Les uns estiment avec RICHET que la vessie refoule le péritoine devant elle et qu'elle glisse au-dessous de lui pour venir se mettre au contact de la paroi abdominale. — Selon SAPPEY, au contraire, lorsque la vessie se distend, son sommet bascule en avant et sa face

(1) Comme chez l'adulte le sommet de la vessie, ou pour mieux dire l'insertion de l'ouraque est presque constamment un peu descendu sur la face intérieure de l'organe, il s'ensuit que le péritoine peut tapisser la surface de la face antérieure de la vessie qui est placée au-dessus de l'insertion de l'ouraque. Il n'est donc pas exact de dire avec RICHET qu'en aucun cas le péritoine ne recouvre la face antérieure de la vessie.

postérieure tend à regarder directement en haut; par suite de ce mouvement l'ouraque forme une anse qui s'accentue d'autant plus que la vessie se distend davantage. — Or le péritoine suit exactement l'ouraque, et vient s'interposer entre la vessie et la paroi abdominale, d'autant plus également que le réservoir vésical se distend et remonte plus haut. — Le péritoine viendrait ainsi recouvrir une surface de plus en plus étendue de la face antérieure de la vessie et former entre la vessie et la paroi abdominale un cul-de-sac, de plus en plus profond, et qui de plus « descendrait » de plus en plus à mesure de la réplétion de la vessie. — La distance du cul-de-sac au pubis pourrait atteindre 4 à 5 centimètres, mais le plus souvent ne dépasserait pas 15 à 20 millimètres. Ainsi serait presque condamnée la taille hypogastrique.

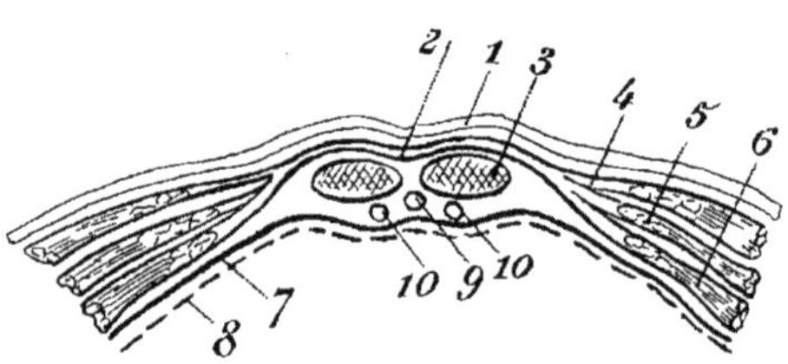

FIG. 333. — Coupe transversale de la paroi abdominale antérieure au-dessous de l'ombilic.

1, peau ; — 2, ligne blanche abdominale ; — 3, muscle grand droit; — 4, muscle grand oblique ; — 5, muscle petit oblique; — 6, muscle transverse; — 7, fascia transversalis; — 8, péritoine; — 9, ouraque; — 10, 10, cordons fibreux des deux artères ombilicales (ligaments latéraux de la vessie).

Mais il n'est pas possible d'admettre que le cul-de-sac péritonéal précité descende de plus en plus en raison même de l'augmentation de volume de la vessie. — Loin de descendre, le péritoine remonte, au contraire, car le cul-de-sac en question est formé par la partie de la séreuse qui tapisse la paroi abdominale antérieure et qui se décolle à mesure que la vessie s'élève. La vessie s'insinue ainsi entre la paroi abdominale et le péritoine qu'elle soulève, et, si le cul-de-sac augmente de profondeur, il est non moins vrai (TILLAUX) que la hauteur de la vessie, dépourvue de péritoine, est en raison même de la profondeur du cul-de-sac. — C'est ce qu'ont démontré les recherches de LEGENDRE, de POULIOT, de TILLAUX, et plus récemment celles de BOULEY.

L'espace, dépourvu de péritoine, s'élève plus ou moins haut selon les sujets et le degré de distension de la vessie. — On peut admettre que lorsque la vessie contient sa quantité d'urine ordinaire, soit environ un demi-litre, la distance du cul-de-sac séreux au pubis varie de 3 à 6 centimètres.

C'est à ces résultats que conduisent les recherches de POULIOT, LANGER, DENEFF et VETTER, BOULEY, TILLAUX; mais il faut ajouter avec Bouley que le relèvement du cul-de-sac péritonéal est d'autant moins accusé que le sujet est plus maigre, parce qu'alors la vessie trouve facilement de la place pour sa dilatation dans la cavité pelvienne elle-même.

Chez l'enfant enfin, la vessie remonte facilement dans l'abdomen, et chez lui la distance du cul-de-sac du péritoine au pubis est toujours plus grande que chez l'adulte. — Jusqu'à la quinzième année, selon Valette, jamais cette distance n'est moindre de 3 centimètres, que la vessie soit vide ou pleine.

Face postérieure. — Elle est, dans l'état de réplétion de la vessie, beaucoup plus bombée que la face antérieure, et tend d'autant plus à regarder en l'air et à se rapprocher de la concavité du sacrum qu'elle se remplit davantage. — Tapissée dans toute son étendue par le péritoine dans les deux sexes, elle répond au rectum chez l'Homme, à l'utérus chez la Femme, mais dans les deux cas par l'intermédiaire du péritoine.

La séreuse péritonéale (Pé, fig. 331), en se détachant de la paroi abdominale pour recouvrir le sommet de la vessie, est soulevée par les ligaments vésico-ombilicaux moyen et latéraux (petites faux du péritoine), qui déterminent entre eux la formation d'autant de dépressions ou fossettes (fossette inguinale interne et fossette vésico-pubienne). — Poursuivant sa route, le péritoine tapisse la face postérieure de la vessie et de là se relève sur la face antérieure et les faces latérales du rectum (Pé, fig. 331) en formant un cul-de-sac, *cul-de-sac recto-vésical.* — Dans ce cul-de-sac, sur lequel nous reviendrons à propos du péritoine, plonge l'intestin grêle lorsque la vessie est revenue sur elle-même; — lorsque cet organe s'emplit, l'intestin remonte et le cul-de-sac tend à se relever un peu, de telle façon qu'il n'atteint plus les vésicules séminales qu'il recouvrait un peu précédemment, mais sans jamais atteindre la prostate. — La distance comprise entre le cul-de-sac et l'anus est d'environ 6 centimètres lorsque la vessie est vide, et d'à peu près 7 à 8 centimètres seulement lorsque la vessie est pleine, car ce cul-de-sac est rattaché à la base de la prostate par une cloison fibro-musculeuse transversale et verticale, l'*aponévrose prostato-péritonéale de Denonvilliers*, qui ne lui permet pas de remonter plus haut.

Enfin, en se portant de la vessie sur le rectum, le péritoine forme de chaque côté un repli antéro-postérieur curviligne, qui a été appelé improprement *ligament postérieur de la vessie.*

Chez la Femme, le péritoine forme aussi à ce niveau un cul-de-sac, *cul-de-sac vésico-utérin*, qui descend jusque vers la partie moyenne du col de l'utérus, mais n'atteint pas le vagin (voy. Utérus). — Au-dessous, la vessie se trouve directement en contact avec le col, auquel elle est unie par une couche de tissu cellulaire et plus bas avec le vagin. — Son union avec ce dernier canal est absolument intime et il en résulte une véritable cloison mitoyenne, la *paroi vésico-vaginale*. — On conçoit ainsi que la vessie ait une tendance à faire saillie dans le vagin, sorte de hernie à laquelle on donne le nom de *cystocèle vaginale*.

Faces latérales. — Elles n'existent réellement que lorsque la vessie est distendue. — Le péritoine ne les recouvre que dans leur tiers supérieur, et, en se portant de la vessie sur les parois latérales du bassin, forme une sorte de tente concave. — La ligne de recouvrement péritonéal est oblique de haut en bas et d'avant en arrière. — Au-dessous de cette ligne, les parois latérales de la vessie reposent sur l'aponévrose pelvienne par l'intermédiaire du tissu cellulaire sous-péritonéal qui les entoure, et sont côtoyées par les artères ombilicales (ligaments latéraux de la vessie), qui se portent obliquement en haut et en avant, et par le canal déférent chez l'Homme qui les croise obliquement en descendant en arrière et en dedans. — L'uretère aussi, court dans ce tissu cellulaire qui communique avec celui des parois du bassin et des fosses iliaques, pour gagner la base de la vessie.

C'est par cette face dégarnie de péritoine, qu'on pratiquait la *cystotomie latérale* (taille latérale qu'il ne faut pas confondre avec la *taille latéralisée* de frère Jacques) que Cheselden et Foubert ont préconisée.

Fond de la vessie. — Le *fond de la vessie*, *base de la vessie*, *face inférieure*, est représenté par une surface triangulaire, formant un plan incliné en bas et en avant, et se continue avec l'urèthre chez la Femme, le canal uro-génital chez l'Homme. — On le divise en deux régions : l'une postérieure, *bas-fond de la vessie;* l'autre antérieure, *col de la vessie*.

Bas-fond. — Il n'existe pas chez l'enfant et se trouve toujours fort peu accusé chez la Femme. — Il répond chez l'Homme : au rectum, dont il est séparé latéralement par les vésicules séminales et les canaux déférents (V, fig. 331). — Comme les vésicules séminales sont écartées l'une de l'autre en haut et qu'elles convergent en bas vers la base de la prostate, il en résulte la formation d'un espace triangulaire à base supérieure dans l'aire duquel le rectum n'est séparé de la vessie que par l'aponévrose prostato-péritonéale. — Cet espace, qui représente un triangle isocèle, d'environ 4 centimètres de côté, est en grande partie dépourvu de péritoine ; — aussi n'est-il pas étonnant qu'on ait pensé à passer par là pour enlever les calculs vésicaux. — C'est ce qu'a fait Sanson en imaginant la taille *vésico-rectale*, déjà employée par les anciens Égyptiens.

Enfin, les parties latérales du bas-fond de la vessie sont embrassées par l'aponévrose pelvienne et le muscle releveur de l'anus (voy. Aponévroses du périnée).

Chez la Femme, le bas-fond de la vessie fait à peu près complètement défaut; — chez elle, cette région, région du trigone, répond au col de l'utérus et au vagin (voy. Utérus). — Comme le cul-de-sac vésico-utérin s'arrête tantôt à l'isthme de l'utérus, tantôt descend plus bas, il s'ensuit que cette partie de la vessie est en contact sans interposition de péritoine avec la portion sus-vaginale du col dans une étendue variable, qu'on peut estimer en moyenne à 12 ou 14 millimètres.

Col vésical. — Le col vésical est l'orifice par lequel la vessie communique avec l'urèthre.

Les chirurgiens ont beaucoup étendu la notion de col vésical et en ont fait une véritable région spéciale, comprenant toute la région prostatique de l'urèthre.

Selon Blandin, Velpeau, Malgaigne, le col de la vessie répond à la partie moyenne de la face postérieure de la symphyse du pubis; — Richet, au contraire, le place sur le trajet de la ligne coccy-pubienne, à 15 ou 20 millimètres en arrière du bord inférieur de la symphyse. — Sappey et Tillaux s'accordent pour le placer sur le trajet d'une perpendiculaire à l'axe de la symphyse; cette ligne traverserait le pubis à l'union de ses trois quarts supérieurs avec son quart inférieur et rencontrerait le col vésical à 3 centimètres en arrière de la symphyse. — Circulaire chez l'enfant, le col est déformé chez l'adulte, et surtout chez le vieillard par suite du grand accroissement de la prostate. — Chez l'Homme, cette glande entoure le col de toutes parts; sa base refoule le fond de la vessie, et donne naissance à la région dite bas-fond; — le développement de son lobe moyen, *lobe d'Évrard Home*, refoule le col en avant et donne lieu à une saillie qui s'avance dans son intérieur et que l'on connaît sous le nom de *luette vésicale*.

Chez la Femme, comme il n'y a pas de prostate, le col est toujours arrondi et sans luette. — Il est situé un peu plus bas que chez l'Homme; — tout au plus serait-il placé sur le trajet d'une ligne horizontale, qui raserait l'extrémité inférieure de la symphyse (Tillaux). — Richet admet même que le col, ainsi qu'une partie de la face antérieure de la vessie, déborde le ligament sous-pubien. — On conçoit, d'après cette disposition, que l'on ait imaginé de passer au-dessous du pubis pour entrer dans la vessie de la Femme. De là l'idée de la *taille vestibulaire* qui appartient à Lisfranc.

Sommet de la vessie. — Dirigé en avant et en haut, il est revêtu par le péritoine, et s'avance d'autant plus vers la portion hypogastrique de la paroi abdominale que la vessie se distend davantage. — Il est relié à l'ombilic par l'ouraque.

Surface intérieure de la vessie. — L'aspect de la surface interne de la vessie varie avec l'âge. — Blanchâtre chez l'enfant, elle devient grisâtre chez l'adulte et assez souvent rougeâtre chez le vieillard; — en même temps elle perd de son poli du jeune âge. — En effet, alors que dans les premiers temps de la vie, elle n'est recouverte que par des rides qui s'effacent avec la distension, chez le vieillard il n'est pas rare d'y observer des saillies ou colonnes qui soulèvent la muqueuse. Ces saillies se croisent sous des angles plus ou moins aigus et donnent lieu à une surface aréolaire, comparable à celle de la surface interne du cœur. — Entre ces saillies, qui sont dues à l'hypertrophie des faisceaux musculaires de l'organe, la muqueuse peut s'enfoncer de façon à déterminer de petites pochettes ou alvéoles. —C'est cet aspect qui a fait donner à ces vessies le nom de *vessie à colonnes*, *vessie à cellules*.

La région qui correspond au fond de la vessie est remarquable par sa légère proéminence et par son aspect lisse et poli. — Elle représente un triangle équilatéral d'à peu près 3 à 4 centimètres de côté, dans l'état de distension moyenne de la vessie. Ce triangle, c'est le *trigone vésical*, le *trigone de Lieutaud*. — Ce trigone a sa base tournée en arrière, son sommet dirigé en avant, et à chacun de ses angles s'ouvre un canal. — Au niveau de ses angles postérieurs se voit l'orifice des uretères; — au niveau de son angle antérieur, l'orifice de l'urèthre. — L'uretère s'ouvre par un orifice taillé en bec de flûte après avoir soulevé la membrane muqueuse en une sorte de repli en valve semi-lunaire, auquel certains auteurs ont donné le nom de *valvule de l'uretère*. — Mais ce repli ne joue pas le rôle d'une vraie valvule; — ce qui s'oppose au reflux de l'urine de la vessie dans l'uretère, c'est le trajet oblique de ce canal dans les parois vésicales, de telle sorte qu'en se distendant la vessie applique l'une contre l'autre les parois de la portion intrapariétale du conduit qu'elle ferme hermétiquement. — Le bord postérieur du trigone est formé par une bande assez saillante, qui s'étend d'un uretère à l'autre et qui correspond à ce que l'on connaît sous le nom de *muscle des uretères*. — En arrière de ce bord, le fond de la vessie paraît déprimé; — c'est cette dépression, insignifiante chez les jeunes sujets, qui donne naissance plus tard au bas-fond de la vessie qui s'accentue avec l'âge par suite de l'hypertrophie de la prostate.

L'orifice uréthral de la vessie est circulaire, légèrement froncé et infundibuliforme dans le jeune âge; plus tard, il prend la forme d'un croissant à ouverture dirigée en arrière; — sur son bord postérieur on rencontre, quand elle existe, la luette vésicale, observée trois fois par MORGAGNI sur soixante-dix cadavres.

Le trigone correspond extérieurement à la base de la prostate et aux vésicules séminales chez l'Homme, au vagin chez la Femme, et représente morphologiquement cette partie de la vessie que traversaient primitivement les canaux excréteurs des reins, développés dans le voisinage des canaux de Wolff.

Structure de la vessie. — Les parois de la vessie sont formées de trois tuniques superposées : une *externe*, *séreuse* ou *péritonéale;* — une *moyenne* ou *musculeuse;* — une *interne* ou *muqueuse.* — Leur épaisseur varie avec le degré de distension de l'organe; de 3 à 4 millimètres dans une dilatation moyenne, cette épaisseur peut atteindre 10 et 15 millimètres lorsque la vessie est tout à fait revenue sur elle-même.

Tunique péritonéale. — Le péritoine ne forme qu'une tunique très incomplète à la vessie (Pé, fig. 331). — Il ne recouvre que le sommet, la face postérieure et la partie supérieure des faces latérales. — Assez solidement fixé à la face postérieure de l'organe, qu'il ne quitte jamais, ses adhérences sont beaucoup moins fortes là où il glisse sur la vessie pour permettre son ampliation; à ce niveau, la tunique séreuse n'est unie à la tunique musculaire que par du tissu cellulo-adipeux.

Tunique musculeuse. — Elle est constituée par des fibres musculaires lisses, disposées sur trois plans superposés : une couche externe, à direction longitudinale (*detrusor urinæ*); — une couche moyenne, à direction circulaire; — une couche interne, plexiforme.

La *couche externe*, *couche des fibres longitudinales*, de beaucoup la plus épaisse et remarquable par sa couleur rouge, s'étend principalement sur les faces antérieure et postérieure de la vessie; — au niveau de la partie inférieure des faces latérales elle fait presque défaut. — Par contre, c'est elle qui forme la masse épaisse du trigone de Lieutaud. — Cette couche décrit une sorte de sangle ellipsoïdale autour du grand axe du réservoir vésical (fig. 322). — Ses fibres naissent dans les deux sexes de la paroi de l'urèthre et de la partie postérieure de la symphyse du pubis par de petits tendons, que nous connaissons déjà sous le nom de *ligaments pubio-vésicaux*. — Nées de la sorte, ces fibres montent sur la face antérieure de la vessie, où elles forment la bande longitudinale antérieure, et arrivées au sommet de l'organe se comportent différemment : les unes s'engagent dans le ligament vésico-ombilical moyen; — d'autres contournent l'insertion de ce ligament, descendent sur la face postérieure de la vessie pour former la bande longitudinale postérieure et vont se perdre dans la prostate chez l'Homme, dans la cloison uréthro-vaginale chez la Femme; — enfin, un dernier groupe dévie à droite et à gauche, ses anses s'étalent en éventail et vont former les fibres longitudinales latérales, dont quelques-unes descendent se perdre dans les parties latérales de la prostate chez l'Homme, le *fascia pelvia* chez la Femme.

La *couche moyenne*, *couche des fibres circulaires* ou *annulaires*, est composée de faisceaux annulaires qui s'entre-croisent sous des angles aigus. — Au niveau de l'embouchure des uretères, elle se prolonge dans la paroi de ces conduits en se confondant avec leur musculature. — Vers l'orifice du canal de l'urèthre, elle augmente d'épaisseur et se tasse sur elle-même, pour constituer le *sphincter de la vessie*, *sphincter interne* de Sappey, qui, en réalité, appartient non à la vessie, mais à l'urèthre. — A ce niveau, comme du reste dans toute l'étendue du trigone, les faisceaux musculaires sont unis par du tissu cellulaire, riche en fibres élastiques.

La *couche profonde*, *couche des fibres plexiformes* ou *réticulées*, beaucoup moins épaisse que les deux autres, est constituée par des faisceaux qui s'unissent sous des angles aigus de façon à donner lieu à une sorte de filet à mailles allongées, verticalement dirigées dans la partie supérieure de la vessie, horizontalement dans sa partie inférieure. — Surtout développé au sommet de l'organe, ce réseau descend sur la face antérieure, et ses faisceaux médians s'enfoncent dans les parois de l'urèthre, tandis que ses faisceaux latéraux s'inclinent en arrière en décrivant des anses qui se continuent avec les faisceaux circulaires. — Sur la face postérieure de la vessie, il est peu développé et ne descend pas au-dessous de la région moyenne.

Au niveau de l'orifice des uretères quelques-unes des fibres de cette couche se portent de l'un à l'autre et forment le *muscle des uretères* (O. Bell), dont la présence concourt à déterminer le relief plus prononcé du bord postérieur du trigone.

Dans toute son étendue, la tunique musculeuse de la vessie est formée par des faisceaux de fibres qui s'anastomosent plus ou moins entre eux.

Tunique muqueuse. — La membrane muqueuse de la vessie est très mince (1/5ᵉ de millimètre), d'une couleur blanc nacré chez l'adulte, grisâtre ou rosée chez le vieillard. — Elle se continue d'une part avec celle des uretères, et de l'autre avec celle du canal de l'urèthre. — Un tissu cellulaire lâche, tissu cellulaire sous-muqueux, l'unit à la tunique musculeuse; — ce tissu lui permet de glisser sur la musculeuse dont elle recouvre toutes les saillies et les dépressions. — Au niveau du trigone cependant, l'union des tuniques muqueuse et musculeuse est beaucoup plus intime. — D'aspect lisse, cette muqueuse est entièrement dépourvue de papilles (KÖLLIKER). — GERLACH en signale cependant dans la région du col, et HENLE exceptionnellement vers les orifices des uretères. — Elle n'a point non plus de glandes, sauf au niveau de l'orifice uréthral, où l'on voit des glandules tubulées se rapprocher peu à peu de la forme des glandules en grappes à mesure qu'on avance vers la région prostatique de l'urèthre.

Le *chorion* de la muqueuse est formé d'un feutrage très dense de fibres lamineuses avec fibres élastiques, rares dans le corps de la vessie, très abondantes au niveau du trigone. Son *épithélium* de recouvrement est un *épithélium pavimenteux stratifié*, auquel, en raison de la variété de forme de ses cellules profondes, on a aussi donné le nom d'*épithélium mixte stratifié*. D'après HENLE, VIRCHOW, KÖLLIKER, BURCKHARDT, P. LACHI, etc., l'épithélium vésical comprendrait trois assises superposées.

L'épithélium vésical est, en effet, très polymorphe; — il renferme des cellules prismatiques, polyédriques, en raquette, etc. — SCHIEFFERDECKER et LIST y ont signalé l'existence, chez les Batraciens, de cellules caliciformes.

V. ELLIS a décrit dans le tissu cellulaire sous-muqueux du trigone, qui se continue insensiblement, d'une part, avec le derme de la muqueuse, et, de l'autre, avec le tissu conjonctif interposé entre les faisceaux de la tunique musculaire, une nappe de fibres lisses qu'il regarde comme une *muscularis mucosæ*. W. KRAUSE admet que ces fibres musculaires, qui affectent une direction longitudinale, représentent un prolongement de la couche longitudinale de l'uretère.

LUSCHKA (1862), SUCHANNEK (1879), WUTZ (1883), ont démontré que le ligament vésico-ombilical moyen est formé de deux segments : l'un inférieur ou vésical, long de 5 à 6 centimètres, qui a conservé la constitution de l'ouraque du fœtus; — l'autre supérieur ou ombilical, exclusivement fibreux. — Le segment inférieur, de nature musculaire et en continuité directe avec la musculature de la vessie, renferme les restes du canal de l'ouraque, dans lequel s'enfonce la muqueuse vésicale. — Sur soixante-quatorze cas, l'embouchure de ce canal n'a été trouvée oblitérée que deux fois par WUTZ. En haut, il se termine en cul-de-sac.

Vaisseaux et nerfs. — Les *artères* vésicales sont : 1° les *vésicales supérieures*, qui, au nombre de deux ou trois, viennent de la portion non oblitérée des artères ombilicales; — 2° les *vésicales inférieures*, qui proviennent directement de l'hypogastrique, et, qu'en raison des rameaux qu'elles fournissent à la prostate, aux vésicules séminales et aux canaux déférents chez l'Homme, on appelle encore vésico-prostatiques ; — 3° les *vésicales postérieures*, qui naissent des hémorrhoïdales moyennes, et chez la Femme de la vaginale et de l'utérine; — 4° les *vésicales antérieures*, qui sortent de la honteuse interne et de l'obturatrice et sont peu importantes. — Toutes ces artères se ramifient dans les parois de la vessie et forment un triple plexus. Le premier, situé dans la tunique musculeuse, enveloppe dans ses mailles allongées les faisceaux de cette tunique; — le second est sous-muqueux et de lui se détachent des capillaires qui traversent perpendiculairement le chorion de la muqueuse pour former un dernier plexus sous-épithélial. — Ces réseaux sont surtout abondants au niveau du trigone.

Les *veines*, bien étudiées par Gillette (*Journ. de l'anat.*, 1869, p. 474), naissent des réseaux capillaires précédents. — Elles forment trois plexus, l'un sous-muqueux, le second intramusculaire, le troisième sous-péritonéal. — Le premier est très développé au niveau du fond de la vessie et ses veines sont très souvent variqueuses (Tillaux). — Les troncs émanant de ces plexus qui communiquent entre eux, descendent autour du canal et vont se rendre : les antérieures dans le plexus de Santorini, *plexus pudendalis*; — les atéraux dans les plexus situés sur les côtés de la prostate; — les postérieurs dans le plexus vésico-prostatique. — Ces différents plexus communiquent entre eux et leurs troncs efférents vont se jeter dans la veine hypogastrique.

Les *vaisseaux lymphatiques* ont donné lieu à de longues discussions. Pour les uns (Zeller, Cruikshank, Mascagni) ils naîtraient de deux réseaux, l'un sous-muqueux, l'autre sous-musculaire; — leurs troncs ramperaient sous le péritoine, traverseraient quelques petits ganglions échelonnés le long des ligaments latéraux de la vessie, et finalement viendraient se jeter dans les ganglions hypogastriques. Cruveilhier, Fohmann, Teichmann, admettent aussi les lymphatiques vésicaux; — G. et F. Hoggan (*Journ. of anat.*, p. 305, 1881) les ont décrits dans plusieurs Mammifères; Sappey les admet pour la région du trigone chez certains animaux (Porc, Chien, Brebis), mais les repousse dans la vessie de l'Homme. — Selon cet habile anatomiste, les deux ou trois troncs lymphatiques que l'on rencontre sur les parties postéro-latérales de la vessie, viendraient de la prostate et des vésicules séminales. — La vessie de l'Homme serait donc dépourvue de vaisseaux absorbants.

Les *nerfs* viennent des plexus hypogastriques. — Ils cheminent le long des artères et forment les plexus vésicaux d'où partent des filets longs et grêles qui pénètrent dans les parois du réservoir urinaire. Là ils se distribuent à la tunique musculeuse et à la tunique muqueuse, en formant deux plexus comparables selon Sappey à ceux de Meissner et d'Auerbach dans l'intestin. — Ce qu'il y a de certain, c'est qu'ils portent beaucoup de petits ganglions microscopiques dans leur trajet intrapariétal (R. Maier), mais on ignore leur mode de terminaison. La physiologie, les expériences de Budge, Giannuzzi, Kupressow nous ont appris que ces nerfs viennent de deux sources : du grand sympathique et des nerfs sacrés. Ces derniers président à la contraction volontaire de la vessie; — les seconds à la contraction réflexe, — dont le centre, *centre génito-spinal*, est situé dans la moelle lombaire (Budge, Kupressow, Masius).

Usages de la vessie. — La vessie est destinée à servir de *réservoir* à l'urine qui tombe dans son intérieur par des sortes de petites éjaculations dues à la contraction vermiculaire des uretères (Blandin, Vulpian, etc.). Mais en outre la vessie est l'*agent d'expulsion* de l'urine. — Distendue par l'accumulation de ce liquide excrémentitiel, la vessie par suite de sa *sensibilité à la distension* (Guyon) fait éprouver le *besoin d'uriner*, et l'urine est expulsée par la contraction des parois de la vessie aidées de celle des muscles abdominaux. — Nous savons comment l'urine ne peut refluer dans les uretères; — ajoutons que si elle ne coule pas incessamment par l'urèthre, c'est en vertu de l'élasticité et de la tonicité du sphincter vésical, aidé dans certains cas où le besoin d'uriner se fait vivement sentir, par la contraction du sphincter de la portion membraneuse de l'urèthre. — Mosso, Pellacani, Born, ont constaté que la contraction de la vessie est soumise à l'influence de la volonté et que les actions psychiques les plus légères se traduisent par des contractions de ce viscère.

Développement de la vessie. — La *vessie* prend naissance aux dépens du renflement cloacal de la vésicule allantoïde, dont l'extrémité supérieure, qui se prolonge jusqu'à l'ombilic, constitue l'ouraque (voy. EMBRYOLOGIE). — Dans ce renflement viennent déboucher les uretères, les canaux de Wolff et les conduits de Müller; — à ce niveau, il constitue le *sinus uro-génital*, que le cloisonnement du cloaque a définitivement séparé du rectum (voy. p. 427).

Dès le deuxième mois de la vie intra-utérine, l'extrémité inférieure du pédicule de la vésicule allantoïde présente un renflement fusiforme, qui, à cette époque communique encore avec le rectum par un court canal cloacal. — Les parois de ce renflement sont constituées par un épithélium stratifié, doublé extérieurement d'une couche de mésoderme aux dépens de laquelle se développeront le chorion de la muqueuse et la tunique musculeuse de la vessie. Cette dernière est déjà reconnaissable au commencement du troisième mois.

Un peu plus tard, la vessie devient piriforme, à grosse extrémité tournée en bas, à sommet effilé se continuant insensiblement avec l'ouraque.

Vers le quatrième mois, la vessie est donc en miniature ce qu'elle sera plus tard; tous ses éléments sont formés, ils n'ont qu'à grandir. — Placée primitivement dans la cavité abdominale, elle descend peu à peu dans le bassin à mesure du développement de celui-ci. Elle y arrive et s'y loge définitivement vers trois ans.

Quant au canal de l'ouraque, il reste perméable jusqu'à l'ombilic jusqu'au milieu de la vie intra-utérine, ainsi que WUTZ l'a constaté et comme je l'ai observé moi-même. Plus tard, on retrouve encore ses débris dans une traînée épithéliale qui occupe le centre du cordon fibro-musculaire qui constitue l'ouraque. — Exceptionnellement, il reste perméable dans toute son étendue et donne lieu à des *fistules urinaires congénitales* qui se font par l'ombilic. — GUÉNIOT a compté vingt et un cas de ces fistules par persistance du canal de l'ouraque (*Bull. de thérap.*, XCVI, p. 160, 1879). — Elles sont rares, puisque LE DENTU estime qu'il n'en existe pas plus de vingt-cinq à trente observations dans la science.

A l'ouraque oblitéré viennent s'unir, vers l'ombilic, les cordons fibreux qui résultent de l'oblitération des deux artères ombilicales. Par suite de la croissance du corps, le sommet de l'ouraque et les extrémités ombilicales des artères du même nom s'éloignent de l'ombilic; mais ils y restent, toutefois, rattachés par un ligament fibreux qui a fait l'objet d'une étude spéciale de CH. ROBIN, et qui constitue l'ouraque paraombilic de l'adulte.

En résumé la vessie, au point de vue morphologique, dérive de l'extrémité inférieure du pédicule de la vésicule allantoïde, et, au point du vue histologique, elle provient des parois de l'allantoïde intra-embryonnaire. — C'est assez dire qu'elle sort d'un diverticulum de la paroi ventrale de l'intestin terminal (voy. ALLANTOÏDE).

Anomalies. — A part quelques cas extrêmement rares d'*absence de la vessie* (FLEURY, VOST, RICHARDSON, BLASIUS, PORTAL, CHOPART, TITON), et de vessie surnuméraire (DEMANDRE, MOLINETTI), les malformations congénitales de la vessie se réduisent à l'*exstrophie* et aux *fistules ombilicales*. — Les faits de vessie double, triple (1), ne paraissent être à SAPPEY que des cas de cloisonnements incomplets ou d'exagération extrême d'une cellule d'une de ces vessies dites à cellules. — Cependant SCHATZ, en 1872 (*Arch. f. Gynäk.*, III, p. 304), a observé un dédoublement complet de tout le sinus uro-génital, dans lequel il y avait deux utérus, deux vagins et deux vessies s'ouvrant chacune dans le vagin correspondant. ROSE (*Monats. f. Geburtskunde*, 1865, p. 244) a noté un cas semblable, et FRIEDLANDER et WINCKEL ont aussi observé une véritable duplicité de la vessie dans des cas d'exstrophie de cet organe. PIGNÉ, enfin (*Soc. anat.*, 1846), a présenté un fœtus de Tigre avec deux vessies, mais un seul ouraque.

L'exstrophie vésicale, dont la pathogénie n'est pas encore bien établie (voy. CH. DEBIERRE, *Developp. de la vessie, de la prostate et de l'urèthre*, Thèse d'agrég., Paris, 1883), paraît résulter d'une absence de réunion des lames ventrales au-dessous de l'ombilic; — la vessie, n'étant plus soutenue et mise à nue, ne tarderait pas alors à se déchirer (LE DENTU). — Cette malformation est rare, puisqu'elle ne se montrerait qu'une fois sur cent mille naissances (PUECH).

Dans le cas d'absence de la vessie, les uretères s'ouvraient isolément dans l'urèthre, au voisinage du pubis, dans le rectum.

BURGGRAEVE (voy. NUNEZ, *Thèse de Paris*, 1882) a observé chez une jeune fille une vessie sans aucune communication avec les uretères qui débouchaient isolément à la vulve. J'ai rencontré moi-même, chez un mort-né, une vessie sans communication avec l'urèthre; il n'y avait non plus ni uretères ni rein, et la vessie était placée en arrière de l'utérus (*Bull. méd. du Nord*, 1889).

Bibliographie. — ELLIS, in *Trans. med. chir. Society*, 1856. — PETTIGREW, in *Philos. Trans.*, 1866. — SABATIER, *Rech. anat. sur les appareils musculaires*, etc., 1864. — WERTHEIMER, HERRMANN et TOURNEUX, art. « Vessie » du *Dict. encyclop. des sciences médicales*, 1887.

§ V. — Urèthre.

Le *canal de l'urèthre*, par lequel la vessie expulse l'urine au dehors chez l'Homme, sert, en outre, de conduit excréteur au liquide spermatique. Ses connexions avec les organes génitaux sont si intimes qu'il y a tout avantage à le décrire en même temps que ces derniers. — De son côté, l'urèthre de la Femme est indépendant des voies génitales, il est vrai, et fait directement suite à la vessie; mais, en raison de ses rapports intimes avec le vagin, nous le décrirons aussi avec les organes génitaux de la Femme.

1. Dans l'observation de MOLINETTI, il y aurait eu cinq vessies, cinq reins et six uretères!!

2. — ORGANES GÉNITAUX

Les organes que nous avons étudiés jusqu'alors sont le partage aussi bien de l'Homme que de la Femme. — L'appareil génital est conformé sur un type bien différent : une partie est le lot de la Femme, l'autre a été réservée à l'Homme ; — la première possède les organes qui produisent l'œuf, le second ceux qui engendrent la semence destinée à féconder l'œuf. — Mais, si c'est là la disposition réalisée chez l'adulte, nous verrons que l'appareil de la génération commence par un stade neutre ou indifférent chez l'embryon, et que la différenciation des sexes n'est que secondaire. L'ébauche primitive des organes génitaux, identique primitivement dans l'un et l'autre sexe, semble vouloir raconter un hermaphrodisme lointain et perdu dans la nuit des temps.

Le germe destiné à propager et à perpétuer l'espèce, c'est l'*œuf;* — l'élément appelé à le féconder, c'est le *spermatozoïde.* — De la conjugaison de ces deux corps résulte un nouvel individu.

Chez quelques espèces inférieures le même individu produit à la fois des œufs et la semence propre à les féconder. — Il se suffit à lui-même. — On appelle cette classe d'animaux des animaux *hermaphrodites*, des animaux *monoïques* ou *bisexués*, par opposition à presque tout le reste du monde animal dont les individus sont *unisexués* ou *dioïques.* — Mais que l'animal soit hermaphrodite ou ne le soit pas, il n'en reste pas moins établi que tous les animaux, quels qu'ils soient, se reproduisent par des œufs. Tous sont ovipares et l'on peut répéter avec HARVEY : *Omne vivum ex ovo.*

La partie la plus importante de l'appareil génital, c'est la *glande génitale.* — Celle-ci naît aux dépens d'un épaississement de la paroi du cœlome, *éminence génitale*, et ses éléments fondamentaux dérivent de l'épithélium cœlomique, *épithélium germinatif.* — Cette glande est indifférente au début; plus tard, elle se différencie et donne lieu au *testicule* chez le mâle, à l'*ovaire* chez la femelle. — Chacune de ces glandes contracte des rapports intimes avec la partie génitale du corps de Wolff, auquel elle emprunte certaines parties pour s'en servir comme d'organes excréteurs. Chez le mâle, ces parties forment l'épididyme, le canal déférent, les vésicules séminales et les canaux éjaculateurs. — Chez la femelle, un canal annexé au corps de Wolff, *canal de Müller*, et dérivé également d'une invagination tubiforme de l'épithélium cœlomique, se met en rapport avec l'ovaire et devient le canal tubo-utéro-vaginal. — Ces divers organes excréteurs débouchent primitivement dans le *cloaque;* mais après le cloisonnement de celui-ci et la séparation définitive du rectum et du sinus uro-génital, ils débouchent désormais dans ce dernier sinus. — Celui-ci devient le vestibule du vagin chez la Femme, la portion prostato-membraneuse de l'urèthre chez l'Homme. Mais, de plus, l'union de ces canaux excréteurs au canal uro-génital entraîne de profondes modifications dans la disposition de ce dernier en rapport avec les fonctions qu'il est destiné à remplir dans la reproduction. — C'est ainsi qu'à cette partie viennent s'ajouter de nouveaux organes qui transforment cette région des canaux excréteurs en un organe de copulation qui est représenté par la *vulve* chez la Femme, par le *pénis* chez l'Homme, — dérivés également l'un et l'autre d'une ébauche primitivement indifférente qui constitue les *organes génitaux externes.* Dans un sexe, c'est telle partie de l'ébauche indifférente primitive qui continue à se développer, tandis que dans l'autre sexe c'est une autre partie. — Ceux des organes qui, dans l'un comme dans l'autre sexe, restent en retard et comme atrophiés, constituent des organes rudimentaires que nous étudierons plus tard, et qui ne sont que des vestiges de l'état primitif.

L'état indifférent primitif de l'ébauche des organes génitaux pourrait faire croire à une époque où les deux sexes étaient réunis dans le même individu, — en un mot, à un état connu sous le nom d'*hermaphrodisme*. Appliquée aux conduits excréteurs, cette supposition ne saurait être admise; car l'Anatomie comparée démontre qu'une partie des organes qui, chez les Vertébrés supérieurs, restent sans usage dans le sexe mâle, exercent une fonction dans le même sexe chez les Vertébrés inférieurs, ce qui explique, comme le dit GEGENBAUR, pourquoi ils apparaissent encore dans l'ébauche des organes sexuels du mâle dans les Vertébrés supérieurs. — Au contraire, en ce qui concerne la glande génitale, on peut supposer, avec toute vraisemblance, que l'hermaphrodisme existait chez les Vertébrés inférieurs. — On sait qu'on le retrouve encore chez quelques Poissons et chez nombre d'Invertébrés. — Nous verrons que dans l'espèce humaine elle-même on rencontre, à la suite d'une différenciation incomplète des conduits excréteurs, des dispositions que l'on regarde comme hermaphrodites.

Il y a donc lieu de distinguer dans l'appareil sexuel : 1° les glandes génitales; — 2° l'appareil excréteur de ces glandes; — 3° les organes copulateurs.

§ I. — Organes génitaux de l'Homme.

Les *organes génitaux de l'Homme* se composent : 1° d'un appareil sécréteur, les *testicules*, provenant de la glande génitale et renfermés dans des enveloppes, *enveloppes du testicule;* — 2° d'un *appareil vecteur* dérivé du corps de Wolff, comprenant l'*épididyme*, les *canaux déférents*, avec leurs diverticulums ou réservoirs du sperme, les *vésicules séminales*, — et les *canaux éjaculateurs;* — d'un *conduit excréteur commun et définitif*, le *canal de l'urèthre*. — A cet appareil se trouvent annexés la *prostate*, les *glandes de Méry* ou *de Cowper*, et un appareil d'érection, la *verge* ou *pénis*.

A. — ENVELOPPES DES TESTICULES

Préparation. — Incisez superficiellement le scrotum de l'anneau inguinal au fond des bourses; — une fois la peau fendue, vous apercevez le dartos que vous ne pourrez détacher de la peau, mais que vous voyez par sa face profonde en disséquant les lèvres de l'incision. — Cette incision vous conduit sur la tunique celluleuse que vous pouvez insuffler; — si vous faites la préparation des deux côtés, vous voyez la cloison du dartos. — Fendez l'aponévrose du grand oblique et ouvrez largement le canal inguinal pour mettre à nu le crémaster dont vous voyez les anses qui descendent sur le cordon lorsque vous avez enlevé la tunique celluleuse. — En fendant le crémaster et les muscles petit oblique et transverse, vous poursuivez la tunique fibreuse vers la cavité abdominale. —

Insufflez la vaginale pour reconnaître son étendue, puis fendez-la en avant pour voir sa réflexion et sa disposition au niveau de l'épididyme. — Pour la confection d'une *pièce sèche*, injectez convenablement votre sujet; puis séparez les enveloppes les unes des autres en les fendant de haut en bas à la partie antérieure, et maintenez-les tendues et séparées en laissant un certain intervalle entre elles. — Insufflez la tunique vaginale, et, quand la pièce est desséchée, faites-lui une fenêtre pour permettre de voir le testicule qu'elle contient.

Les *enveloppes du testicule* (bourses), situées au-devant du périnée, au-dessous de la verge, dans l'intervalle des deux cuisses, proviennent en partie (à part la poche scrotale) des diverses couches dont se compose la paroi abdominale que le testicule entraîne lors de son passage à travers la paroi de l'abdomen (voy. DESCENTE DU TESTICULE). — Ces enveloppes, formées de plusieurs tuniques superposées, sont, de l'extérieur à l'intérieur : 1° deux enveloppes communes aux deux testicules, constituées par la peau qui porte à ce niveau le nom de *scrotum*, — et 2° par le *dartos*, qui répond au tissu musculaire lisse de la face profonde de la peau considérablement développé; — 3° la *tunique celluleuse;* — 4° la *tunique érythroïde*, *tunique musculaire* ou *crémastérienne;* — 5° la *tunique fibreuse;* — 6° la *tunique séreuse* ou *vaginale.*

Les enveloppes du testicule sont, en outre, pourvues de vaisseaux et de nerfs.

1° Scrotum. — On désigne sous ce nom la peau des bourses, qui forme ce sac particulier appendu au-dessous de la région pubienne, déprimé sur la ligne médiane de façon à former une bourse droite et une bourse gauche. — Le scrotum se continue avec la peau environnante, celle du pénis, des cuisses et du périnée; mais il s'en distingue par sa finesse, sa transparence, son élasticité, son peu d'adhérence aux tissus sous-jacents, par sa coloration brune, la grosseur de ses follicules pileux auxquels sont annexées de volumineuses glandes sébacées. — Il porte des poils clairsemés et insérés obliquement, et, en outre, présente un grand nombre de plis ou rides dus à ses alternatives de distension et de resserrement. — Sur sa ligne médiane, il offre une crête saillante et ridée, *raphe scrotal*, qui représente les traces de la soudure de ses deux moitiés et se continue en arrière avec le raphé périnéal. — Sa face profonde adhère intimement au dartos, dont elle ne peut être séparée par la dissection. — Son tissu est riche en éléments élastiques, et son épiderme rappelle, par la pigmentation de ses couches profondes, l'épiderme de la peau du Nègre.

2° Dartos. — Le *dartos* est la seconde enveloppe commune du testicule; mais, en réalité, il fait partie du scrotum auquel il adhère intimement. — Les anciens le considéraient comme faisant suite au tissu cellulaire sous-cutané modifié par la présence d'éléments contractiles. — J. CRUVEILHIER désigne ce tissu sous le nom de *tissu dartoïque*. Or, comme l'a bien démontré SAPPEY, ce prétendu tissu dartoïque n'est autre chose qu'un mélange de fibres lamineuses et élastiques et de faisceaux musculaires lisses; — ce n'est pas une tunique particulière, mais bien une couche spéciale formée par l'exagération de l'élément musculaire du derme.

Vers la partie supérieure des bourses, les fibres musculaires du

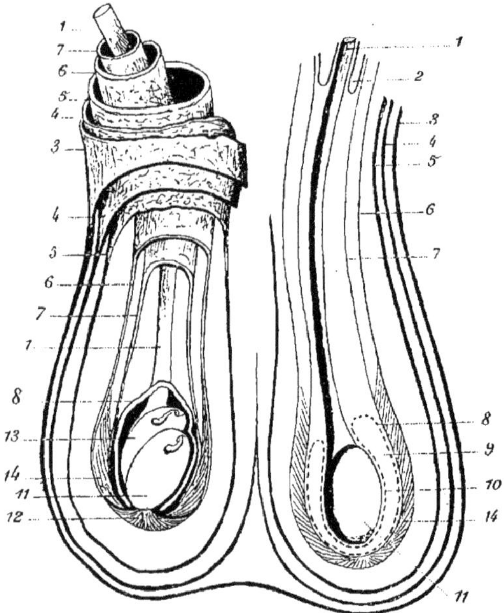

FIG. 334. — Schème des enveloppes des testicules.

1, 1, canal déférent; — 2, cul-de-sac péritonéal (fossette inguinale externe); — 3, 3, scrotum; — 4, 4, dartos; — 5, 5, tunique celluleuse; — 6, 6, tunique érythroïde (crémaster); — 7, 7, tunique fibreuse; — 8, 10, tunique vaginale (feuillet pariétal et feuillet viscéral); — 9, 9, cavité de la vaginale; — 11, 11, testicule; — 12, reste du gubernaculum testis; — 13, épididyme; — 14, crémaster interne.

dartos diminuent de nombre, disparaissent peu à peu et se continuent avec des filaments élastiques (TREITZ), parfaitement étudiés par SAPPEY, sous le nom d'*appareil de suspension et de cloisonnement des bourses*.

En arrière, cet appareil élastique s'insère en haut sur l'aponévrose périnéale inférieure, latéralement aux branches ischio-pubiennes. En avant, de nombreux faisceaux élastiques descendent de la région hypogastrique; les faisceaux médians, après avoir constitué le ligament suspenseur de la verge, contournent la racine de cet organe, s'attachent par quelques fibres à sa face supérieure ou se continuent avec la couche musculaire lisse sous-cutanée du pénis, et forment, en s'épanouissant, une cloison médiane antéro-postérieure, qui se fixe le long du raphé du scrotum, qu'elle subdivise en deux loges correspondant à chacun des testicules : c'est la *cloison du dartos* des auteurs. — Il y a donc deux sacs dartoïques adossés sur la ligne médiane (cloison du dartos). — Les faisceaux latéraux recouvrent le cordon spermatique à sa sortie du canal inguinal et descendent s'insérer comme les autres à la face profonde du scrotum. — L'ouverture supérieure du col des deux sacs dartoïques correspond à l'anneau inguinal; — leur face profonde adhère peu à la tunique sous-jacente, dont la sépare un tissu cellulo-adipeux lâche et très facilement infiltrable.

Le dartos, formé de fibres musculaires lisses, est très contractile; — c'est lui qui détermine la corrugation des bourses sous l'influence du froid, de l'orgasme vénérien ou d'émotions diverses.

Pour certains auteurs (TILLAUX, BARROIS, etc.) le scrotum et le dartos constituent la *lame externe* des enveloppes du testicule qu'ils groupent en deux lames : l'une *externe* ou *superficielle*, dépendante de la peau; l'autre *interne* ou *profonde*, appartenant en propre au testicule, et constituée par le crémaster, la tunique fibreuse et le feuillet pariétal de la vaginale intimement unis ensemble. Ces deux lames en effet, séparées et lâchement réunies ensemble par la tunique celluleuse, sont les seules que le scalpel rencontre en tant que feuillets bien délimités sans dissection préalable lorsqu'il s'avance de la peau au testicule.

3° Tunique celluleuse. — C'est une toile cellulo-fibreuse assez mince, qui se continue en haut avec l'aponévrose du muscle grand oblique et le fascia abdominal superficiel. — Niée par certains auteurs comme enveloppe spéciale du testicule, elle est considérée par d'autres comme le feuillet externe, *fascia de Cooper*, d'une tunique qu'ils appellent *tunique fibreuse ou vaginale commune*, et dont le feuillet moyen est formé par le crémaster et le feuillet interne par la tunique fibreuse. La tunique celluleuse répond, par sa face interne ou profonde, à la tunique crémastérienne, dont elle facilite les mouvements.

4° Tunique musculaire. — La *tunique musculaire*, *érythroïde* (ἐρυθρός, rouge) ou *crémastérienne* (κρεμάω, je suspends), est constituée par l'épanouissement d'un muscle à fibres striées, le *crémaster*, formant un véritable « suspensoir » au testicule. Très variable en importance, bien développée chez les sujets vigoureux, rudimentaire chez les sujets délicats et chez les vieillards, elle est formée par des faisceaux plus ou moins espacés qui se terminent à des hauteurs variables sur la tunique fibreuse.

Le *crémaster*, considéré par les uns (J. CLOQUET, F.-J. MECKEL, THEILE, QUAIN, CH. DEBIERRE et J. PRAVAZ) comme une dépendance des muscles petit oblique et transverse de l'abdomen, par les autres (J. HUNTER, CURLING, ROBIN, CRUVEILHIER, SAPPEY, TILLAUX, BONAMY et BROCA, TH. BARROIS, etc.) comme un muscle propre et autonome, un vrai *musculus testis*, est en réalité formé de deux faisceaux : l'un interne, qui manque parfois et s'attache à l'épine du pubis et à la gaine du muscle grand droit de l'abdomen ; — l'autre externe (1), constitué par des faisceaux qui émanent du bord inférieur du muscle petit oblique de l'abdomen. — Ces faisceaux sortent par l'anneau inguinal, entourent le cordon spermatique, s'étalent peu à peu en descendant, deviennent plus pâles à mesure qu'ils descendent et s'épanouissent sous la forme d'anses dont la concavité regarde en l'air et embrasse le testicule, et finalement se terminent en s'insérant sur la tunique fibreuse. — Cette manière de comprendre le crémaster nous paraît plus conforme à la vérité que celle qui consiste à considérer le crémaster comme formé par le *gubernaculum testis* retourné sur lui-même lors de la descente du testicule (voy. MIGRATION DU TESTICULE). — Par sa contraction, le crémaster soulève le testicule et le porte vers l'anneau inguinal. — Ce mouvement, qui s'exécute à chaque fois que les muscles abdominaux se contractent (cri, toux, vomissement, coït, effort) est complètement indépendant du mouvement vermiculaire du scrotum. — L'un est sous la dépendance du dartos et ne fait que donner la « chair de poule » au scrotum, l'autre soulève le testicule en masse.

5° **Tunique fibreuse.** — La *tunique fibreuse*, encore appelée *tunique fibreuse commune*, parce qu'elle recouvre à la fois le testicule et le cordon dans tout son trajet, est une toile cellulo-fibreuse mince et transparente. — Par sa face externe, elle donne insertion aux fibres du muscle crémaster ; — par sa face interne ou profonde, elle est doublée, au niveau du testicule, par le feuillet pariétal de la tunique vaginale qui lui adhère intimement. SAPPEY la considère comme une simple toile celluleuse destinée à relier entre eux les divers éléments du cordon spermatique. Au niveau de l'anneau inguinal, cette tunique s'engage dans le canal du même nom et va se continuer avec le *fascia transversalis*, dont elle n'est qu'une portion que le testicule a entraînée en descendant dans les bourses. Les tuniques celluleuse, crémastérienne et fibreuse ne forment, en réalité, au niveau du testicule, qu'une seule et même tunique, y compris le feuillet pariétal lui-même de la tunique vaginale.

6° **Tunique vaginale.** — La *vaginale*, ou *séreuse du testicule*, est formée par le péritoine entraîné dans les bourses lors de la descente du testicule. — Comme toutes les membranes séreuses, elle forme un sac clos de toutes parts, et présente, à considérer, un feuillet pariétal et un feuillet viscéral.

Le *feuillet pariétal* tapisse la tunique fibreuse, mais exclusivement dans sa portion testiculaire ; — arrivé sur le cordon testiculaire, à une hauteur variable, mais, le plus ordinairement, à 1 centimètre au-dessus du testicule, ce feuillet se réfléchit pour venir se

(1) SAPPEY, FARABEUF, etc., font attacher ce faisceau sur la face supérieure de l'arcade crurale, dans l'intérieur même du canal inguinal.

continuer avec le feuillet viscéral. — Il en résulte qu'à ce niveau, la vaginale forme un cul-de-sac circulaire qui, dans des cas exceptionnels, remonte beaucoup plus haut dans le canal inguinal, et jusque dans la cavité abdominale même, où il peut se continuer avec le péritoine. Dans ces cas, qui ne sont qu'une persistance du canal vagino-péritonéal du fœtus, la cavité de la vaginale communique avec la cavité péritonéale (1). — Normalement, du reste, il part de ce cul-de-sac un petit ligament, *ligament vagino-péritonéal*, qui résulte de l'accolement et de la soudure des feuillets pariétal et viscéral du canal vagino-péritonéal qui entourait le cordon testiculaire, et qui s'est oblitéré après la descente du testicule.

Le *feuillet viscéral* tapisse toute la surface du testicule auquel il est intimement uni et inséparable par dissection, excepté au niveau de l'insertion de l'épididyme sur le testicule.

La manière dont la vaginale se comporte par rapport à l'épididyme est facilement comprise à l'aide de trois coupes horizontales du testicule, passant l'une par la tête, l'autre par la queue, et la troisième par le corps de l'épididyme. — Au niveau de la tête qui adhère au corps d'Highmore par les vaisseaux efférents, et au niveau de la queue qui adhère encore au testicule, mais seulement par des tractus fibreux, le feuillet viscéral qui vient de tapisser les faces latérales du testicule, monte sur les faces correspondantes de l'épididyme et les recouvre sans s'insinuer entre l'épididyme et le testicule. Le feuillet externe contourne le bord supérieur de l'épididyme, le tapisse, et, au niveau du bord interne de l'organe les feuillets interne et externe se juxtaposent et se réfléchissent chacun de leur côté pour aller se continuer avec le feuillet pariétal de la vaginale (4, fig. 335). — Par leur adossement, ils forment une sorte de petit mésentère dans lequel courent les vaisseaux et nerfs testiculaires (5, fig. 335). — Au niveau du corps de l'épididyme, au contraire, comme le testicule et l'épididyme n'adhèrent pas l'un à l'autre, le feuillet viscéral qui a tapissé la face externe du testicule s'insinue entre le bord postéro-supérieur du testicule et la face antérieure de l'épididyme en formant un cul-de-sac entre les deux organes (3, fig. 336); — puis, se juxtapose au feuillet qui a tapissé la face interne du testicule, de façon à former une sorte de *méso-testis* qui rattache l'épididyme au testicule de la même façon que le méso-côlon transverse rattache le côlon à la séreuse péritonéale.

La structure de la vaginale est celle de toutes les séreuses. Son feuillet pariétal comprend un feuillet fibreux doublé à sa surface

(1) Sur soixante-huit nouveau-nés examinés par CAMPER, trente-neuf auraient encore eu leur canal vaginal en communication avec le péritoine (?).

interne d'un épithélium pavimenteux simple. — Le feuillet viscéral qui recouvre le testicule ne comprend guère que la couche endothéliale, qui reste intimement accolée à l'albuginée du testicule; au niveau de l'épididyme, sa lame celluleuse est plus apparente.

La cavité de la vaginale est une cavité virtuelle dont les parois sont lubrifiées par un vernis onctueux qui favorise les glissements. — Elle ne devient réelle que par l'insufflation ou l'injection. — Son hydropisie constitue l'*hydrocèle*. — Chez quelques sujets, nous

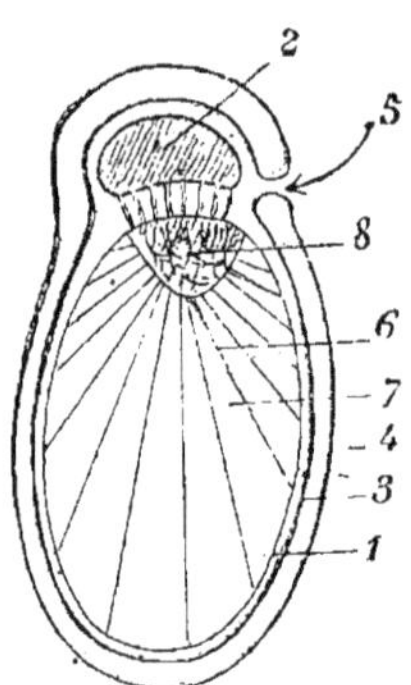

FIG. 335. — Tunique vaginale. — Coupe horizontale du testicule et de l'épididyme au niveau de la tête de ce dernier.

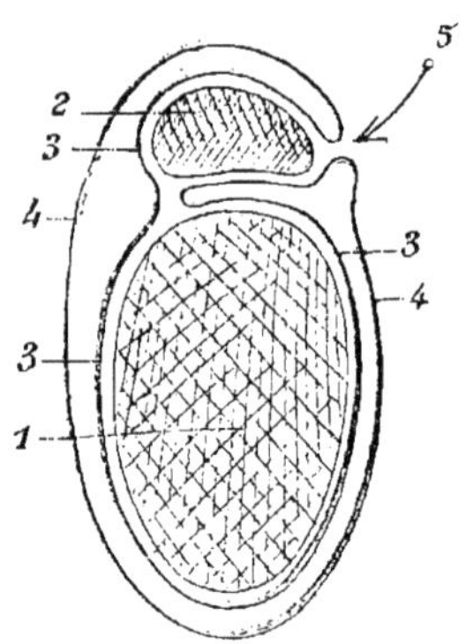

FIG. 336. — Tunique vaginale. — Coupe transversale du testicule et de l'épididyme au niveau du corps de ce dernier.

FIG. 335. — 1, testicule ; — 2, épididyme ; — 3, feuillet viscéral, et 4, feuillet pariétal de la tunique vaginale ; — 5, ligne de pénétration des vaisseaux et nerfs dans l'épididyme ; — 6, septa du testicule ; — 7, loges du testicule ; — 8, corps d'Highmore.

FIG. 336. — 1, testicule ; — 2, épididyme ; — 3, 3, feuillet viscéral, et 4, 4, feuillet pariétal de la tunique vaginale ; — 5, ligne de pénétration des vaisseaux et nerfs dans l'épididyme.

l'avons dit, la tunique vaginale communique avec le péritoine pendant toute la vie ; — on doit considérer cette disposition comme un arrêt de développement. — C'est dans la cavité de la vaginale que descend l'intestin dans les *hernies congénitales*.

La vaginale a pour *usages* de favoriser les mouvements du testicule.

Crémaster interne. — On donne le nom de *crémaster interne* (HENLE) à des faisceaux de fibres musculaires lisses que l'on rencontre dans l'épaisseur du cordon testiculaire, autour du canal déférent, dans l'intervalle des vaisseaux. — Ces fibres lisses que j'ai considérées comme une dépendance du *gubernaculum testis* (*Du muscle crémaster*, in *Lyon médical*, p. 173, t. II, 1886), que GEGENBAUR regarde comme dépendant du tissu musculaire lisse sous-péritonéal (1),

(1) ROUGET a démontré qu'il existe du tissu musculaire lisse dans le tissu cellulaire sous-péritonéal de l'excavation pelvienne.

se terminent en haut en s'attachant au péritoine au niveau de l'orifice interne du canal inguinal, là où le canal déférent subit sa réflexion ; — en bas, elles se dissocient et vont se perdre, au niveau du testicule, dans la tunique fibreuse.

C'est cette disposition qui a fait considérer la tunique fibreuse comme un sac musculaire par ROUGET et LANNELONGUE.

Au niveau de la queue de l'épididyme, ces fibres se tassent et viennent réunir le feuillet viscéral au feuillet pariétal de la vaginale ; — autrement dit il soude l'extrémité inférieure du testicule au fond de la tunique fibreuse, de telle sorte que le testicule n'est pas libre de toutes parts dans sa cavité séreuse. — Or ce point de réunion correspond au *gubernaculum testis ;* autrement dit ce cordon musculaire représente les restes du gubernaculum ; — celui-ci se présente chez l'adulte sous la forme d'un muscle qui s'attache par une de ses extrémités ramassée en faisceau au fond des bourses à la partie inférieure du testicule, et par son autre extrémité monte en se recourbant à la façon du pavillon d'un cor de chasse entre la tunique fibreuse et le feuillet pariétal de la vaginale qu'il contribue à unir pour aller se perdre sur le cordon testiculaire.

Selon TH. BARROIS (*Contrib. à l'étude des enveloppes du testicule* (Thèse de Lille, 1882), le crémaster interne se développe avec l'âge, surtout après la puberté. — PELLACANI admet aussi qu'il s'atrophie dans la vieillesse, ce qui indique assurément que le muscle crémaster interne n'est pas étranger aux fonctions de la glande génitale du mâle.

Vaisseaux et nerfs des bourses. — Les *artères* proviennent de la superficielle du périnée et des honteuses externes. — Les *veines*, très volumineuses, portent le même nom et suivent les artères ; — quelques-unes se rendent dans les honteuses internes après avoir formé un plexus médian. — Les *vaisseaux lymphatiques*, qui constituent un riche réseau sur le scrotum, se rendent dans les ganglions de l'aine les plus internes. — Les *nerfs* émanent des branches ilio-scrotale et génito-crurale du plexus lombaire, et du nerf honteux interne.

Développement. — Voy. DÉVELOPPEMENT DE LA VERGE, p. 702.

B. — TESTICULES

Préparation. — Après avoir fendu la vaginale, examinez la surface extérieure du testicule et rendez-vous compte de la situation et de la forme des hydatides et des restes du *gubernaculum testis.* — Puis incisez la tunique albuginée le long du bord antéro-inférieur du testicule pour examiner sa substance propre, que vous pourrez, en la saisissant avec une fine pince, dévider à la façon d'un écheveau de fil emmêlé. En examinant sous l'eau quelques-uns des tubes arrachés, vous découvrirez quelques-unes de leurs ramifications. — En renversant les lambeaux de l'albuginée, vous verrez quelques-uns de ses prolongements qui s'enfoncent dans l'épaisseur du testicule sous forme de cloisons. — Mais, pour mieux mettre en évidence cette charpente, il faut enlever toute la substance du testicule avec les pinces et en la raclant avec le manche du scalpel. — Le corps d'Highmore sera étudié sous deux coupes du testicule, l'une médiane, passant par le plan sagittal de l'organe, l'autre horizontale. — En enlevant l'albuginée sur la face opposée au corps d'Highmore et en suspendant le testicule dans l'eau par le canal déférent, on pourra, après quelque temps de macération, dévider avec plus de facilité les tubes séminifères, et l'on pourra voir comment ils traversent le corps d'Highmore. — En employant de l'eau acidulée à laquelle on ajoute un peu de potasse, on obtiendra encore mieux la séparation des tubes testiculaires; mais il faut ensuite plonger la pièce dans l'alcool pour lui rendre un peu de consistance. — Que l'épididyme est un canal unique replié sur lui-même en méandres les plus capricieux sera démontré par l'injection au mercure du canal déférent après avoir laissé séjourner quelques heures le testicule dans une solution concentrée de potasse du commerce et avoir exprimé l'épididyme avec soin pour l'expurger le plus possible du sperme qu'il contient.

Les *testicules, glandes génitales du mâle*, sont deux organes glanduleux destinés à la sécrétion du sperme.

Au nombre de deux, les testicules sont suspendus, au-dessous du pubis, par le *cordon testiculaire*, enveloppés dans les bourses, appareil de suspension qui leur permet une grande mobilité. Ils sont rarement à la même hauteur, et généralement le gauche descend un peu plus bas que le droit. — Chez le fœtus, ils sont contenus dans l'abdomen, et nous verrons plus tard comment ils descendent dans les bourses. — Cette translation nous permet de nous rendre facilement compte des cas d'*ectopie du testicule*, ectopie abdominale, ectopie inguinale. Quand un seul est descendu dans le scrotum, on dit qu'il y a *monorchidie;* lorsqu'ils sont tous deux restés dans le canal inguinal ou dans la cavité abdominale, il y a *cryptorchidie*.

Le *volume* des testicules n'a rien de fixe. Très peu développés dans l'enfance, ils prennent un grand accroissement à l'époque de la puberté. — Lorsque l'un d'eux reste enclavé dans le canal inguinal, l'autre est presque toujours hypertrophié (loi de la suppléance des organes symétriques). — Son *poids* moyen varie de 16 grammes (MECKEL) à 18 ou 20 grammes (CURLING, SAPPEY). — BRISSAUD leur accorde les *dimensions* moyennes suivantes : longueur, 45 millimètres; — largeur, 35 millimètres; — épaisseur, 25 millimètres. — Mais il faut savoir que certains sujets ont des testicules très petits, des *haricocèles*, comme le disait RICORD. — Les variations qui tiennent aux alternatives de vacuité et de plénitude sont peu accusées chez l'Homme; — chez nombre d'animaux, au contraire, à l'époque du rut, le testicule subit une augmentation de volume considérable. — Le testicule humain ne présente rien de semblable, remarque BRISSAUD, puisque « boire sans soif et faire l'amour en tout temps, c'est ce qui nous distingue des autres bêtes ».

La *consistance* du testicule est à la fois molle et élastique; — on l'a comparée avec raison à celle du globe de l'œil.

La *forme* du testicule est celle d'un ovoïde comprimé latéralement. — Cette configuration permet de lui décrire deux *faces*, deux *bords* et deux *extrémités*.

La *face externe* est convexe et laisse voir le cul-de-sac testiculo-épididymaire de la vaginale. — La *face interne* est presque plane, et de ce côté on ne voit pas bien la séparation du testicule et de l'épididyme. — Le *bord antérieur* ou *antéro-inférieur*, lisse et arrondi, est tapissé par la tunique vaginale. Il regarde en avant et en bas. — Le *bord postérieur* ou *postéro-supérieur*, à peu près droit, est recouvert par l'épididyme qui le surmonte comme un cimier de casque et ne lui adhère directement que par ses deux extrémités. — C'est par ce bord que pénètrent les vaisseaux spermatiques et que sortent les conduits excréteurs du testicule. Il regarde en arrière et en haut.

Le long des bords, mais surtout du bord postéro-supérieur, la tunique vaginale porte des appendices villeux que LUSCHKA a signalés en 1854.

L'*extrémité inférieure*, moins volumineuse que la supérieure, est dirigée en bas et en arrière. C'est à son niveau que les restes du gubernaculum relient le testicule à ses enveloppes.

L'*extrémité supérieure* est arrondie et regarde en avant et en dehors. — Elle est surmontée, en arrière, par la tête de l'épididyme, et porte ordinairement, en regard de cette tête, un petit corps kystiforme, l'*hydatide de Morgagni, appendice testiculaire* (fig. 334), qui peut être double ou même triple. Cette hydatide est ordinairement pleine, mais présente souvent une petite cavité canaliculée. — A côté de cette petite poche piriforme, de la grosseur d'un petit pois, implantée sur l'extrémité supérieure du testicule, immédiatement au-dessous de la tête de l'épididyme, on en trouve souvent une autre pleine de liquide et portée par un pédoncule plus ou moins long qui s'attache sur la tête de l'épididyme; c'est l'*hydatide pédiculée*. — Elle constitue une petite poche dont la paroi fibreuse est tapissée à son intérieur d'un épithélium cylindrique à cils vibratiles.

On n'est pas encore bien fixé sur la signification des hydatides. Pour les uns l'*hydatide pédiculée* représente le reste d'un canalicule du corps de Wolff oblitéré et devenu kystique; — pour d'autres c'est l'extrémité péritonéale du canal de Wolff; — KRAUSE enfin, la regarde comme le vestige du pavillon du conduit de Müller. — Quant à l'*hydatide non pédiculée* ou *sessile*, sa signification est encore plus diversement interprétée. Pour les uns (KRAUSE, FLEISCHL), elle serait l'homologue de l'ovaire, *ovarium masculinum*; — pour d'autres (WALDEYER, KOBELT, ROTH), elle représenterait les restes du pavillon du conduit de Müller; — enfin certains auteurs (LŒWE, LUSCHKA, BECKER) l'ont considérée comme le reste d'un canalicule du corps de Wolff, car elle renferme souvent des spermatozoïdes et reste en communication avec les canaux de la tête de l'épididyme. Cette dernière opinion nous paraît la plus vraisemblable.

C. — STRUCTURE DU TESTICULE

Le testicule est composé d'une membrane d'enveloppe de nature fibreuse, la *tunique albuginée*, qui envoie dans l'organe une formation cloisonnante; — d'un *parenchyme canaliculaire;* — de vaisseaux et de nerfs.

1° *Membrane d'enveloppe ou tunique albuginée. Charpente du testicule.* — L'*albuginée* a une grande ressemblance avec la sclérotique de l'œil; — comme elle, elle est lisse, luisante, résistante et d'une couleur blanc bleuâtre. — C'est une membrane fibreuse, d'environ 1 millimètre d'épaisseur, qui forme une coque au testicule.

Sa *face externe* est recouverte par le feuillet viscéral de la

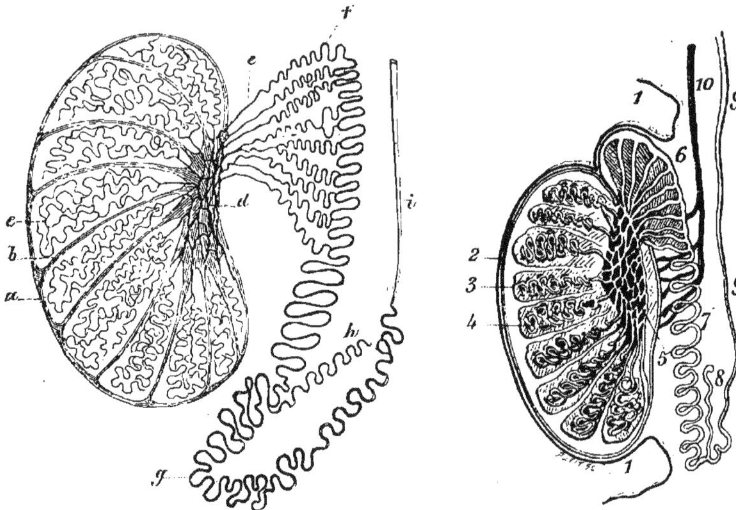

FIG. 337. — Schème de la structure du testicule.

FIG. 338. — Structure du testicule et de l'épididyme (schème d'une coupe sagittale).

FIG. 337. — *a*, tunique albuginée; — *b*, cloisons qui divisent le testicule en lobules et vont se perdre dans le corps d'Highmore; — *c*, canaux séminifères contenus dans les loges lobulaires; — *d*, réseau de Haller; — *e*, vasa efferentia; — *f*, cônes vasculaires; — *g*, canal de l'épididyme; — *h*, vas aberrans de Haller; — *i*, canal déférent.

FIG. 338. — 1, 1, tunique vaginale (feuillet viscéral ou testiculaire); — 2, albuginée; — 3, lobules du testicule; — 4, tubes séminifères; — 5, rete testis; — 6, cônes efférents (tête de l'épididyme); — 7, canal de l'épididyme en partie déroulé; — 8, vas aberrans de Haller; — 9, canal déférent; — 10, artère spermatique.

vaginale, sauf dans le point où le testicule est directement relié à l'épididyme. — L'union de ce feuillet de la vaginale avec l'albuginée est des plus intimes. — Au niveau du bord postéro-supérieur du testicule, l'albuginée est criblée d'orifices vasculaires.

La *surface interne* de l'albuginée est en contact avec le parenchyme du testicule, auquel elle est unie par de nombreux vaisseaux et par des cloisons fibreuses, qui partagent la poche que forme l'albuginée et qui contient la substance propre du testicule, en un certain nombre de loges pyramidales. — Pour édifier cette formation cloisonnante, l'albuginée détache par sa face profonde des cloisons (ou septa) fort minces, qui convergent toutes vers un foyer commun, occupant la région postéro-supérieure du testicule. A ce niveau, l'albuginée s'épaissit beaucoup et forme une sorte de cône ou de prisme arqué, dont le sommet s'avance en avant dans le parenchyme testiculaire. Cet épaississement, c'est le *corps d'Highmore*, le *médiastin du testicule*, comme l'appelait A. COOPER, — le *hile* du testicule. Il mesure environ 20 millimètres de hauteur, 5 millimètres de largeur à sa base et une épaisseur de 5 à 6 millimètres. — Ce corps est traversé par les canaux destinés à transporter le sperme dans l'épididyme (canaux droits), et par un grand nombre de vaisseaux qui, les uns se rendent à la substance propre du testicule en suivant les cloisons, tandis que les autres rampent dans la tunique albuginée sous la forme d'espèces de petits sinus que l'on rencontre dans l'épaisseur de cette membrane.

L'albuginée est formée de fibres lamineuses entre-croisées et de rares fibres élastiques. Pour certains auteurs, elle n'est qu'une modification du péritoine. Dans nombre d'animaux (Cheval, Mulet, Lapin, etc.), elle contient des fibres musculaires lisses.

2° *Substance propre ou parenchyme.* — La *substance propre du testicule* occupe les loges pyramidales circonscrites par les cloisons qui rayonnent du corps d'Highmore vers la périphérie de l'albuginée où elles se fixent, de façon à diviser l'intérieur du testicule en deux cent cinquante ou trois cents (BERRES, SAPPEY) cornets à base périphérique (fig. 337 et 338). Il s'ensuit que la substance propre constitue autant de *lobules* de forme pyramidale, mieux limités vers leur sommet que vers leur base où ils communiquent souvent entre eux.

La substance propre du testicule renfermée dans ces lobules est formée par une substance filamenteuse, molle et jaunâtre. Elle est, en effet, constituée par des canalicules pelotonnés, *conduits séminifères*, *canalicules testiculaires*, *tubes spermatogènes*, reconnus par RIOLAN dès 1649, — mais dont la nature ne fut bien comprise que par DE GRAAF, en 1668, et surtout par HALLER, ALBINUS et MONRO. Il y a, en moyenne, quatre ou six tubes par lobule, d'après les observations de LAUTH, KRAUSE, BERRES, SAPPEY. Si nous multiplions ce nombre, soit quatre, par deux cent cinquante, chiffre moyen des lobules, nous obtenons le nombre de mille tubes séminifères pour tout le testicule (1).

(1) BRISSAUD croit ce chiffre exagéré de près de moitié (*Dict. de méd. et chir. prat.*, art. « Testicules », p. 227).

Le diamètre de ces tubes varie de 100 à 200 μ ; — leur longueur oscille entre 30 et 175 centimètres (Sappey), mais est d'ordinaire de 60 à 80 centimètres. — Placés bout à bout, ces tubes donneraient donc une longueur d'environ 850 mètres, ce qui est à peu près l'évaluation de Lauth et de Sappey.

L'origine de ces tubes a donné lieu à nombre de discussions ; — Lauth, Mihalkovics ont pensé qu'ils commençaient par un réseau ou par des anses, c'est-à-dire qu'à la périphérie des lobules les tubes séminipares s'anastomoseraient entre eux (même entre lobes voisins) ; — au contraire, Stieda, Sappey, Balbiani croient que la plupart commencent par des extrémités libres, terminées en cul-de-sac.

Partis ainsi de la périphérie du testicule, les tubes séminifères se dirigent vers le corps d'Highmore en décrivant de nombreuses et capricieuses sinuosités, et en présentant de petits diverticulums aveugles ou cæcums ainsi que des anastomoses. — Celles-ci sont de trois ordres et se font : 1° d'un tube d'un lobe à un tube d'un lobe voisin ; — 2° d'un tube à un autre tube du même lobe ; — 3° d'un point à un autre d'un même tube.

Au sommet de chaque lobule, les canalicules qui le constituent convergent les uns vers les autres, se réunissent en un seul tronc qui se redresse et devient rectiligne, se rétrécit et change de nature de façon à prendre les caractères des canaux vecteurs proprement dits. — Puis, ces canaux, *canaux droits, ductuli recti,* — non pas au nombre d'une vingtaine, comme le pensait Haller, mais en nombre adéquat à celui des lobes du testicule, — s'enfoncent dans le corps d'Highmore dans l'épaisseur duquel ils s'anastomosent pour former un réseau de vaisseaux anastomosés à mailles irrégulières, le *rete vasculosum testis*, le *réseau vasculaire* de Haller, — les *canaux creux rétiformes* de Leydig (5, fig. 338).

De ce réseau partent des vaisseaux, les *vaisseaux efférents, vasa efferentia*, au nombre de dix à quinze (Henle, Huschke, Sappey), qui sortent du testicule pour aller se jeter dans le canal de l'épididyme, à la façon des barbes d'une plume (*e*, fig. 337). — Droits lorsqu'ils émergent du corps d'Highmore, ils ne tardent pas à se pelotonner sur eux-mêmes de façon à former de petits cônes, *cônes efférents, cônes vasculaires de Haller*, dont la base adhère à l'épididyme et le sommet au testicule. Formés par un canal enroulé sur lui-même, ces cônes efférents ont 10 à 15 millimètres de longueur ; mais déroulé, le tube qui les constitue ne mesure pas moins de 15 à 40 centimètres.

Ces cônes efférents représentent les canalicules persistants de la portion sexuelle du corps de Wolff. Ils ont pour homologues les tubes de l'organe de Rosenmüller.

Structure du parenchyme testiculaire. — Dans la constitution intérieure du parenchyme du testicule, nous avons à examiner : 1° la structure des conduits séminifères ; 2° celle du tissu conjonctif interstitiel.

a. *Tubes séminifères.* — Les parois des *tubes séminifères* sont composées de deux couches : une externe, paroi propre ; une interne, revêtement épithélial.

La paroi propre est constituée par deux lames : une interne, amorphe, hyaline, *membrane basale* (Leydig, Kölliker, Stieda, Merkel) ; une externe lamelleuse, considérée par les uns comme de nature conjonctive, par d'autres (Von Ebner, Neumann, Malassez, Tourneux et Herrmann) comme résultant de cellules endothéliales aplaties, soudées les unes aux autres en plusieurs assises.

Le *revêtement épithélial* est constitué par l'épithélium spermatogénique. — Celui-ci est formé de plusieurs rangées de cellules, et sa hauteur ne laisse qu'une étroite lumière dans les tubes. — Au moment de la puberté, cet épithélium subit des phénomènes végétatifs très curieux, dont le principal est la transformation des cellules jusque-là indifférentes en *spermatozoïdes* (voy. p. 662).

Dans les *tubes droits*, la paroi propre disparaît ; — ces canaux apparaissent comme creusés dans le tissu fibreux du corps d'Highmore. Ils sont revêtus d'un épithélium cubique simple.

Dans le *rete testis*, qui n'est qu'un système de canaux ou de lacunes creusés dans l'épaisseur du corps d'Highmore, la véritable paroi propre est la paroi des lacunes. Celle-ci est recouverte d'un épithélium peu élevé.

Sur les *vaisseaux efférents*, la paroi propre réapparaît, et l'épithélium est cylindrique et cilié. — Quelques auteurs y décrivent des fibres musculaires lisses.

b. *Tissu conjonctif interstitiel.* — Les tubes séminifères sont reliés les uns aux autres par un tissu conjonctif lâche formé de travées de tissu cellulaire qui se rattachent aux cloisons interlobulaires. Ces travées sont constituées par des couches engainées les unes dans les autres et tapissées à leur surface par des cellules plates (Mihalkovics, Gerster, Malassez). Des espaces les séparent et ont été considérés comme des espaces lymphatiques. — Ce tissu sert de trame de soutien aux vaisseaux et renferme des cellules polyédriques granuleuses spéciales, *cellules interstitielles du testicule* (Kölliker, Leydig, Hofmeister), que l'on a considérées comme des cellules de tissu conjonctif et rapprochées des cellules de l'ovisac et de l'ovariule (Hofmeister, Mihalkovics, Waldeyer, Tourneux).

Vaisseaux et nerfs du testicule. — Les *artères* du testicule viennent de l'artère spermatique. Arrivée au testicule, cette artère se divise en trois ou quatre branches qui traversent le corps d'Highmore et s'y divisent en rameaux superficiels qui rayonnent dans l'épaisseur de l'albuginée, et en rameaux profonds qui s'enfoncent dans le parenchyme en suivant les cloisons interlobulaires. Les uns et les autres s'anastomosent là où les cloisons s'unissent à l'albuginée. Comme le dit BIMAR, l'artère spermatiquè ne se distribue dans le testicule qu'après s'être divisée dans l'épaisseur de l'albuginée; de là partent des rameaux qui se portent vers le corps d'Highmore et rayonnent ensuite dans toute la glande (BIMAR, *Acad. sc.*, 1888). — Ces artères se résolvent en un réseau capillaire qui enlace les tubes séminifères dans ses mailles flexueuses et serrées.

Les *veines* présentent une disposition analogue à celle des artères, mais n'en suivent pas servilement le trajet; — les veines superficielles se réunissent au niveau du bord supérieur du testicule à celles qui sortent par le corps d'Highmore et forment un petit paquet vasculaire d'où partent les principaux troncs veineux qui constituent le plexus spermatique. Ce plexus est composé de deux groupes veineux: l'un antérieur, qui enlace l'artère spermatique et monte au-devant du canal déférent pour aboutir définitivement après avoir formé le *plexus pampiniforme*, dans la veine cave à droite, la veine rénale à gauche; — l'autre groupe, groupe postérieur, surtout émané des veines de l'épididyme, monte en arrière du canal déférent et va se jeter dans les veines épigastriques.

Les *vaisseaux lymphatiques* sont très abondants. — On les distingue en *profonds* et *superficiels*.

Les premiers forment autour des lobes un très riche réseau dont les vaisseaux efférents se portent vers le corps d'Highmore en suivant les cloisons interlobulaires en compagnie des veines. — A leur sortie du corps d'Highmore, ils prennent le vrai cachet des vaisseaux lymphatiques pourvus de valvules et s'unissent aux vaisseaux superficiels qui proviennent d'un réseau également très riche qui recouvre toute la surface du testicule, au-dessous du feuillet viscéral de la tunique vaginale. — Les six ou huit troncs qui en résultent, reçoivent les lymphatiques de l'épididyme, et montent dans le cordon en entourant le plexus veineux pour aller se rendre dans les ganglions lombaires.

L'origine des vaisseaux lymphatiques du testicule a été étudiée par LUDWIG, TOMSA, HIS, KÖLLIKER, TOMMASI, FREY, SAPPEY, GERSTER. Des recherches des auteurs précédents, on peut conclure que ces vaisseaux naissent autour des canalicules séminifères dans un réseau qui occupe le tissu conjonctif interstitiel. — Les uns considèrent ce réseau comme de simples espaces lacunaires (LUDWIG et TOMSA); mais HIS et KÖLLIKER, à l'aide des injections de solutions argentines, ont démontré que partout le réseau était limité par un pavé de cellules plates. — Il est donc probable que ce réseau circule entre les lamelles du tissu conjonctif interstitiel dont l'intervalle constitue des espaces limités par des cellules endothélioïdes appliquées sur les faisceaux de fibres lamineuses (voy. p. 656).

En certains points, les canaux lymphatiques forment des gaines lymphatiques aux vaisseaux sanguins (FREY).

Les *nerfs* du testicule lui viennent du plexus spermatique, formé par des rameaux provenant du plexus rénal, du plexus solaire et du plexus lombo-aortique. — Ceux qui entourent le canal déférent et qui proviennent du plexus hypogastrique se distribuent à l'épididyme, mais fournissent aussi quelques filets au testicule. On ignore leur mode de terminaison. Faisons remarquer en terminant que si les vaisseaux et nerfs du testicule viennent de la région lombaire, c'est parce que cette glande tubuleuse réticulée occupe originairement cette région.

Développement du testicule. — Le *testicule*, glande génitale mâle, tout comme l'ovaire, *glande génitale femelle*, provient de la *glande génitale primitive*, absolument indifférente. Celle-ci se présente sous la forme d'une bandelette blanchâtre qui fait saillie à la partie interne du corps de Wolff, *éminence génitale*, et que recouvre cette partie de l'épithélium périwolffien qui est connue depuis WALDEYER sous le nom d'*épithélium germinatif*. Aperçue en premier lieu par BORNHAUPT, cette éminence est constituée par du tissu conjonctif embryonnaire que recouvre l'épithélium germinatif dont les cellules sont accumulées en deux ou trois couches, et présentent interposées entre elles de grandes cellules rondes réfringentes appelées *ovules primordiaux* qui dérivent dans l'un et l'autre sexe de l'épithélium germinatif et ont par conséquent même valeur morphologique. — A cette époque le système uro-génital tout entier en est au stade de l'hermaphrodisme primitif, et il est impossible de dire si la glande génitale sera un testicule ou un ovaire.

Vers la neuvième ou la dixième semaine, la glande génitale subit la différenciation. Quand elle se dirige vers la forme mâle, c'est-à-dire lorsqu'elle donne lieu à un testicule, on aperçoit dans sa profondeur des cordons cellulaires flexueux qui sont la première ébauche des canalicules testiculaires.

L'origine des canalicules séminifères n'est pas encore absolument connue. — Suivant VALENTIN et REMAK, et plus récemment SERNOFF, les cordons testiculaires primitifs naissent sur place par simple différenciation des cellules mésodermiques du stroma (1); — WALDEYER, SCHENK, VON WITTICH, les font sortir d'un bourgeonnement des canalicules du corps de Wolff qui pénétreraient dans l'éminence génitale; — BORNHAUPT, EGLI, ROUGET, JANOSIK, de leur côté, les regardent comme les produits d'invaginations de l'épithélium germinatif analogues à celles qui donnent lieu aux *tubes de Valentin-Pflüger* dans l'ovaire (voy. OVAIRE). — KÖLLIKER enfin, adopte une opinion mixte. Pour lui dans le testicule comme dans l'ovaire, pénètrent des bourgeons wolffiens supérieurs qui donnent lieu à des tractus dans lesquels s'enfonceraient bientôt les ovules primordiaux. — Cette disposition, observée par KÖLLIKER sur l'embryon de Lapin, est confirmée par les observations de BRAUNE, GŒTTE, SEMPER, HERRMANN, BALFOUR, LANGERHANS, faites tant sur les Reptiles ou les Batraciens que chez les Plagiostomes. Si donc les tubes séminifères proviennent d'invaginations de l'épithélium germinatif dans le stroma de la glande génitale, il ne paraît pas douteux que des prolongements des tubes wolffiens participent à la constitution des tubes du testicule. — Chez la femelle, les tubes de Pflüger viendraient des tubes du corps de Wolff (tubes de l'époophore) comme les cordons testiculaires chez le mâle; mais chez le mâle la couche ovigène s'atrophie et disparaît.

Quant aux vaisseaux efférents, ils proviennent des tubes de la région sexuelle du corps de Wolff qui sont venus se brancher sur les tubes testiculaires (voy. p. 616), — et nous verrons que l'épididyme qui vient se réunir au testicule provient du canal de Wolff.

Descente du testicule. — Dans les premiers temps de la vie intra-utérine, le testicule est situé au côté interne du corps de Wolff, de chaque côté de la colonne lombaire, relié au corps de Wolff par un repli du péritoine, le *mésorchium* de SEILER, qui se confond en haut avec le ligament diaphragmatique du

(1) A. PRENANT, n'ayant jamais observé le bourgeonnement, ni de l'épithélium germinatif, ni des capsules de Malpighi du rein primitif, admet, après SERNOFF, SCHMIEGELOW et LAULANIÉ, la formation des cordons cellulaires et d'ovules primordiaux sur place, par autodifférenciation. — Mais il ajoute que le stroma de la glande génitale donne lieu aux mêmes formations que l'épithélium germinatif parce qu'il a la même origine que lui, c'est-à-dire qu'il provient d'un mésenchyme fourni de bonne heure par la région génitale du mésoderme (*Compt. rend. de la Soc. de biologie*, p. 192, 1890).

corps de Wolff, et en bas avec le ligament inguinal (voy. p. 614). — Pendant que le rein primordial s'atrophie, au troisième mois, le testicule abandonne le rein sous lequel il était jusqu'alors situé, et s'avance progressivement vers la région inguinale. Il arrive à l'orifice interne du canal inguinal en voie de formation vers le cinquième mois; — au septième il traverse le canal qui s'est achevé, et du huitième au neuvième mois il arrive dans le scrotum avec les enveloppes qu'il entraine autour de lui (voy. p. 661). Mais quel est l'agent de cette migration?

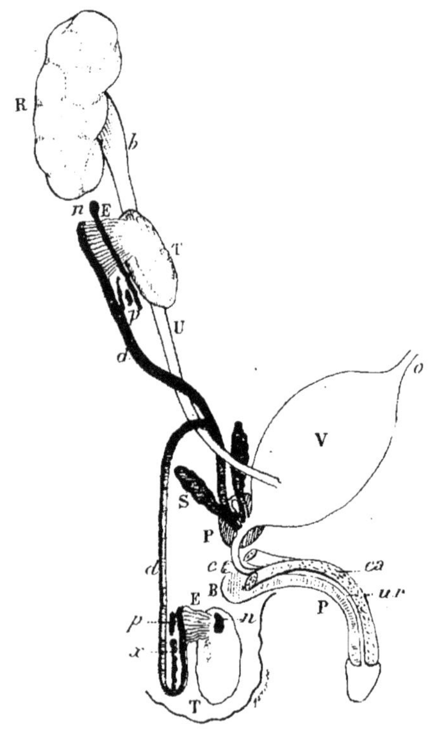

Fig. 339. — Le système uro-génital de l'Homme avant et après la descente du testicule.

R, rein; — b, bassinet; — U, uretère; — V, vessie; — P, prostate contenant le vagin mâle ou utricule de Weber; — B, bulbe de l'urèthre; — P, pénis; — c, glande de Méry; — *ca*, corps caverneux; — *ur*, canal de l'urèthre; — T, T, testicule; — E, E, épididyme; — *p*, *p*, corps de Giraldès: — *x*, vas aberrans de Haller; — *d*, *d*, canal déférent; — S, vésicule séminale; — *n*, *n*, hydatide pédiculée de Morgagni.

Voici comment on l'explique d'ordinaire. — Dès sa descente le testicule est pourvu d'un cordon cellulo-musculeux, *gubernaculum testis*, *gouvernail de Hunter*, qui s'attache à son extrémité inférieure ainsi qu'à la queue de l'épididyme et se prolonge jusqu'à l'orifice inguinal, contenu dans un pli du péritoine, le *mésotestis* ou *mesorchium*. Au niveau du canal inguinal, le gubernaculum se diviserait en trois faisceaux, deux latéraux, *muscles du testicule* de Hunter, qui vont s'insérer l'un sur le pubis, l'autre sur l'épine iliaque, le cordon médian, *ligament du testicule*, véritable gubernaculum, allant se perdre vers le sixième mois dans la poche scrotale qui ne renferme alors que du tissu cellulaire lâche et qui est à peine indiquée. — Pour tous ou à peu près, le véritable agent de la descente du testicule, de l'orifice inguinal dans le scrotum, c'est le faisceau moyen ou scrotal du gubernaculum. — Un cul-de-sac péritonéal, fossette vaginale, s'enfonce dans le canal inguinal et le testicule y descend à son tour précédé par le gubernaculum. — Pour les uns (Sappey, Gegenbaur, etc.), cette descente résulte de ce fait que tout s'allonge autour du gubernaculum (portion sous-ombilicale du tronc et bassin) alors que ce dernier reste stationnaire et passif. Pour d'autres (Cléland, Kölliker, etc.), cette descente est le fait : 1° des rapports de croissance inégaux entre les parties, la partie inférieure du tronc s'allongeant proportionnellement beaucoup plus que le gubernaculum;

2° d'un raccourcissement sans contraction (comparable à celui des cicatrices) du gubernaculum. — Pour beaucoup (SEILER, MECKEL, CURLING, CH. ROBIN, FOLLIN, etc.) c'est par la contraction lente du gubernaculum que le testicule descend jusque dans les bourses. — Enfin, en même temps que le testicule s'engage dans le scrotum, les faisceaux latéraux du gubernaculum se retournent comme un doigt de gant (CAMPER) tout autour du testicule et lui forment une sorte de bourse ouverte vers l'anneau inguinal qui devient le *crémaster*, la tunique érythroïde (2, fig. 343). Mais pour notre compte, admettant que le crémaster provient des fibres du muscle petit oblique entraîné par le testicule à son passage dans le canal inguinal, nous aimons mieux croire que si le testicule s'invagine dans une bourse musculeuse, c'est dans le crémaster interne (p. 649). Pour nous encore, il n'y a qu'un gubernaculum, le faisceau moyen ou scrotal des auteurs, les prétendus faisceaux latéraux composés de fibres musculaires striées restant douteux; — les fibres du crémaster ne sont, en effet, répétons-le, que des fibres des muscles petit oblique et transverse du bas-ventre adhérentes au *fascia transversalis* que le testicule entraîne dans sa

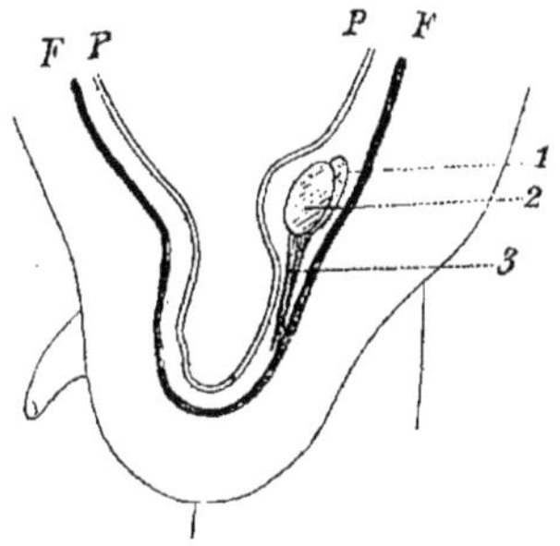

FIG. 340. — Descente du testicule et formation de la tunique vaginale stade I).

F, fascia transversalis; — P, péritoine; — 1, épididyme; — 2, testicule; — 3, gubernaculum testis.

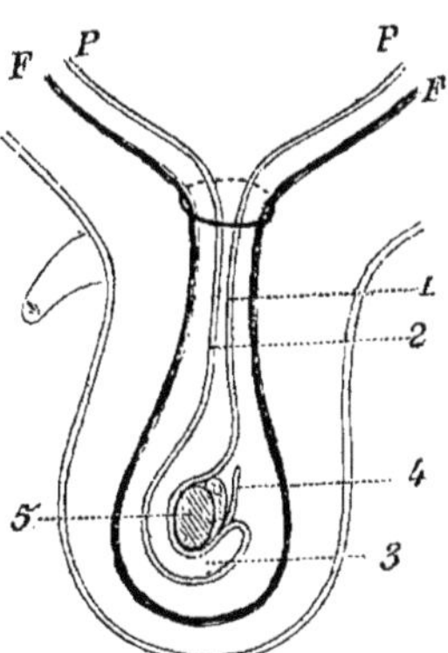

FIG. 341. — Descente du testicule et formation de la tunique vaginale (stade II).

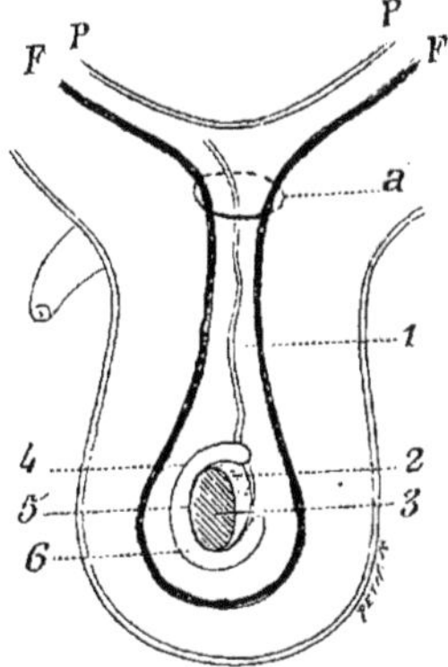

FIG. 342. — Descente du testicule et formation de la tunique vaginale (stade III).

FIG. 341. — F, fascia transversalis; — P, péritoine; — 1, 2, parois du canal vagino-péritonéal; — 3, cavité de la tunique vaginale; — 4, canal déférent; — 5, testicule qui est descendu dans les bourses en franchissant l'anneau inguinal.

FIG. 342. — F, fascia transversalis; — P, péritoine; — *a*, anneau inguinal; — 1, canal déférent; — 2, épididyme; — 3, testicule; — 4, feuillet viscéral, et 5, feuillet pariétal de la vaginale; — 6, cavité de la vaginale désormais complètement séparée du péritoine.

descente en même temps que ce fascia, ce qui explique les relations du crémaster et de la tunique fibreuse chez l'adulte (voy. p. 646).

Quant à la théorie de CARUS qui faisait refouler tous les éléments de la paroi abdominale par le testicule, « agissant à la façon d'un projectile », elle est détruite par le seul fait de la préexistence du canal inguinal.

Quoi qu'il en soit, dans ce parcours, en même temps qu'il entraîne avec lui les vaisseaux qui l'abordent par le mésorchium, l'épididyme et le canal déférent, le testicule attire à sa suite le péritoine qui le recouvre et le feuillet pariétal du péritoine qui voile l'orifice inguinal ainsi que le *fascia transversalis*. — Le prolongement scrotal du péritoine devient la tunique vaginale, le fascia transver-

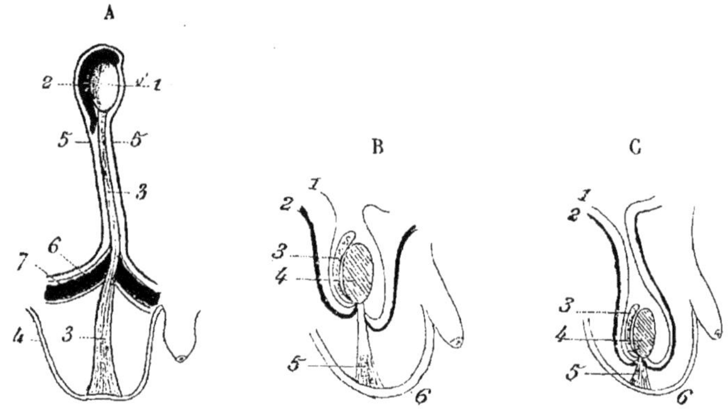

FIG. 343. — Schème de la descente du testicule dans ses trois phases essentielles, et formation du crémaster.

A : 1, testicule ; — 2, épididyme ; — 3, gubernaculum de Hunter ; — 4, scrotum ; — 5, péritoine (mésorchium) ; — 6, fascia transversalis ; — 7, muscle oblique interne (crémaster).

B et C : 1, péritoine (vaginale) ; — 2, crémaster ; — 3, épididyme ; — 4, testicule ; — 5, gubernaculum ; — 6, scrotum.

salis la tunique fibreuse commune (p. 647). C'est ce que résument les figures 340 à 343.

Sur la descente du testicule, voy. SEILER, *Observ. de testiculorum ex abdomine in scrotum descensu*, Leipzig, 1817. — CH. DEBIERRE, *Le crémaster de l'Homme et des animaux* (*Lyon médical*, 1887). — BRAMANN, *Arch. f. Anat.*, 1884. — ROY, *La tunique vaginale préexiste-t-elle dans le scrotum*, Toulouse, 1890.

Anomalies. — On a observé : 1° la *microrchidie ;* — 2° la *macrorchidie ;* — 3° l'*anorchidie*, malformation rare, mais dont GRÜBER a rapporté trente-et-un cas, vingt-trois d'un seul côté, huit d'anorchidie bilatérale ; — 4° l'*absence du testicule seul* (LEGENDRE, GODARD, GOSSELIN, FOLLIN), l'épididyme étant dans les bourses ; — 5° l'absence de l'épididyme seul (HUNTER, BRUGNONNE, GODARD, MUNCHMEYER), — et l'absence de l'épididyme et du testicule d'un côté (BLANDIN, VELPEAU, LEGENDRE CRUVEILHIER, GODARD, DENONVILLIERS) ou des deux côtés (FISCHER) ; — 6° la *polyorchidie* (G. BLASIUS, VOIGTEL, DE GRAFF LEWIS, dont l'exemple rapporté par BLASIUS (1) (deux testicules d'un côté) aussi bien que celui de G.-C. LEWIS (trois testicules) paraissent authentiques ; — 7° la *synorchidie* ou *fusion des testicules*, soit dans l'abdomen (un seul exemple rapporté par GEOFFROY SAINT-HILAIRE), soit dans les bourses (les exemples de cette dernière variété paraissent douteux à CRUVEILHIER, *Anat. path.*, I, p. 301) ; — 8° la *cryptorchidie*, comprenant l'*ectopie unilatérale*, qui se voit environ une fois sur mille adultes (MARSHALL) et dont GODARD a observé trente-six cas, OUSTALET vingt, — l'*ectopie bilatérale* dont MARSHALL n'a observé qu'un cas sur dix mille huit cents conscrits (2), — la *descente tardive* du testicule (3) ; — 9° l'*inversion* du testicule, c'est-à-dire le renversement de ses raports ordinaires avec l'épididyme dont la variété dite antérieure est assez fréquente (une fois sur quinze ou vingt sujets, ROYET).

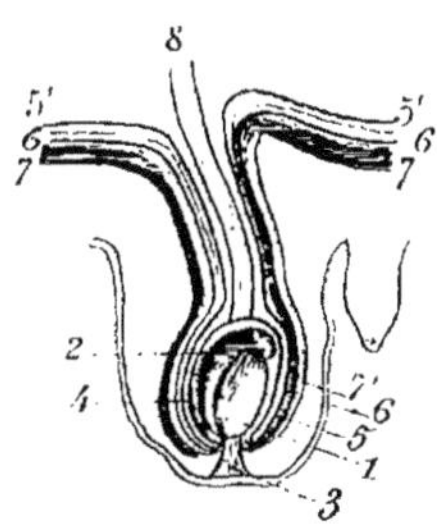

FIG. 344. — Formation de la tunique vaginale, de la tunique fibreuse et du crémaster.

1, testicule; — 2, épididyme; — 3, gubernaculum; — 4, feuillet viscéral, et 5, feuillet pariétal de la vaginale; — 5', péritoine; — 6, fascia transversalis; — 7, muscle oblique interne; — 7', crémaster; — 8, cordon spermatique.

Sur les anomalies du testicule, voy. GODARD, *Études sur la monorchidie et la cryptorchidie chez l'Homme*, Paris, 1856. — FOLLIN et GOUBAUX, *De la cryptorchidie* (*Soc. de biologie*, 1855). — LE DENTU, *Des anomalies du testicule* (*Thèse d'agrég.*, 1869). — TRÉLAT et PEYROT, art. « Cryptorchidie » du *Dict. encyclop. des sc. méd.*, t. XXIV, 1880. — ROYET, *L'inversion du testicule* (*These de Paris*, 1859). — E. BRISSAUD, art. « Testicules » du *Dict. de méd. et chir. pratiques*, t. XXXV, p. 240, 1883. — GRÜBER, *Ueber cong. anorchie beim Menschen* (*Medicin Jahrbücher*, Bd XV, p. 42, Wien, 1868).

Usages du testicule. — Spermatogénèse. — Sperme. — Avant la puberté (âge de repos du testicule), l'épithélium des tubes séminifères est un simple épithélium cylindrique. — Il n'en est plus ainsi dans la phase d'activité de l'organe.

Les anciens anatomistes modernes (HENLE, KÖLLIKER, CH. ROBIN) pensaient qu'il n'y avait qu'une variété de cellules épithéliales dans les tubuli du testicule et que les spermatozoïdes en provenaient par formation endogène. — Depuis, on a démontré que l'épithélium des tubuli contient deux variétés d'éléments : 1° des cellules rondes, — *cellules testiculaires*; — 2° des cellules ramifiées

(1) Les cas de trois, quatre et cinq testicules qui ont été signalés par BLASIUS, BLÉGNY, SHARFF n'étaient probablement que des cas de testicules lobuleux, quelque chose de comparable aux testicules à lobes de l'Écrevisse.

(2) L'ectopie a été divisée en abdominale, inguinale (de beaucoup la plus fréquente), cruro-scrotale, crurale, périnéale, selon que le testicule, arrêté dans sa descente, occupe l'une ou l'autre de ces régions. — Dans la cryptorchidie, selon FOLLIN et GOUBAUX, CURLING, le testicule s'atrophie et perd ses facultés; — GODARD, BEIGEL, BRIGHT, BROCA ont cependant trouvé dans nombre de circonstances un testicule seulement réduit de volume et anémié, mais nullement dégénéré. — On peut conclure, dans cet ordre d'idées, des recherches de BEIGEL et VALETTE (de Lyon) qui ont retrouvé des spermatozoïdes dans le sperme des cryptorchides, que la plupart du temps cependant les cryptorchides bilatéraux sont inféconds, sinon impuissants.

(3) Sur cent deux nouveau-nés examinés par WRISBERG, douze n'avaient pas encore les testicules dans les bourses. — HOLMES dit que la descente n'est pas achevée une fois sur cinq avant l'âge d'un an. — On a vu celle-ci ne se faire qu'à la puberté et même encore plus tard (GODARD, MAYOR).

(E. Sertoli, Kölliker, La Valette Saint-Georges, Boll, Merkel, Henle). Von Ebner appela ces dernières des *spermatoblastes;* mais il serait peut-être préférable de les appeler *spermatophores* en raison de l'obscurité qui règne encore sur l'origine exacte des spermatozoïdes. — Neumann, Krause, Frey, Müller, Pouchet et Tourneux ont confirmé cette opinion. — Mais, tandis que les uns considèrent les spermatoblastes comme les éléments qui donnent naissance aux spermatozoïdes par une sorte de bourgeonnement ou de gemmation en gerbe, les autre (Sertoli, Biondi, Grünhagen, etc.) estiment que ces variétés de cellules ne représentent que les stades évolutifs d'un même élément, et quelques auteurs (Balbiani, Blumberg) font même provenir les spermatozoïdes aussi bien des cellules rondes que des spermatoblastes de von Ebner.

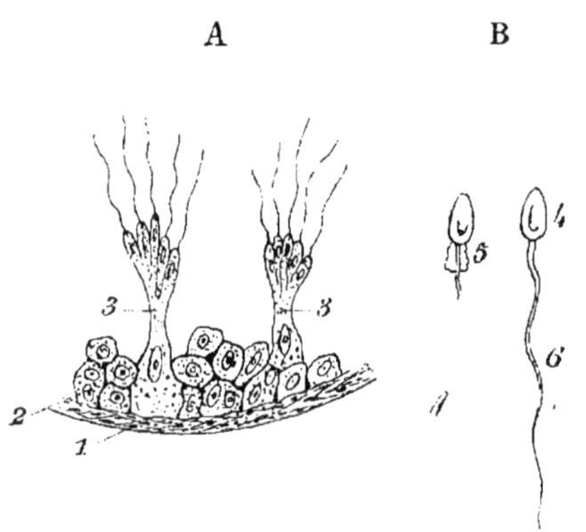

Fig. 345. — Évolution de l'épithélium des tubes testiculaires. — Spermatogénèse.

A : 1, paroi propre des tubes séminifères; — 2, spermatogonies ou ovules mâles; — 3, 3, spermatophores portant une gerbe de jeunes spermatozoïdes.

B. Spermatozoïdes adultes : 4, leur tête ; — 5, leur col; — 6, leur queue.

Les *spermatoblastes* (3, fig. 345) ont la forme de pyramides ou d'obélisques dont la base repose sur la paroi propre du tube testiculaire, et dont le sommet, tourné vers la lumière du tube, porte des faisceaux de spermatozoïdes plus ou moins bien formés. — Dans leur base on voit un noyau ovoïde nucléolé. — Les intervalles que laissent entre eux les corps de ces éléments pyramidaux sont occupés par des cellules rondes, renfermant de gros noyaux opaques et granuleux : ce sont les *cellules testiculaires* ou *folliculaires* (2, fig. 345) dans lesquelles les réactifs appropriés font apparaître les figures caryolitiques.

Elles sont de deux ordres, les unes plus petites, situées contre la paroi des tubes séminifères, *cellules pariétales*, les autres plus volumineuses et piriformes auxquelles on peut réserver le nom d'*ovules mâles*.

Pour les uns (Neumann, etc.), les spermatozoïdes dérivent des spermatoblastes dont le protoplasma se divise en une gerbe de filaments ; pour d'autres (Semper), le noyau du spermatoblaste se multiplie et chacun des noyaux produits donne naissance à un spermatozoïde.

La Valette Saint-Georges, qui appelle les spermatoblastes des *spermatogonies*, pense qu'ils fournissent par segmentation indirecte de leur noyau (à l'exclusion des cellules folliculaires), des *spermatocytes* dont chacune produit une *spermatide*, et de cette dernière dérive le *spermatozoïde*.

Les travaux de Renson, A. Swaen et H. Masquelin, Widesperg conduisent à une interprétation analogue. Pour eux, comme pour Herrmann et Tourneux, les vrais spermatoblastes ce sont les ovules mâles (cellules testiculaires) qui donnent naissance aux spermatozoïdes par kariokynèse ; — ceux-ci s'engagent dans l'épaisseur du spermatophore et apparaissent sous la forme d'une gerbe (3, fig. 345) engluée dans une substance à laquelle on a donné le nom de *sper-*

matogemme. — MATHIAS DUVAL croit également que les ovules mâles (1), ou cellules testiculaires, donnent naissance à des grappes de spermatoblastes d'où sortent les spermatozoïdes.

En résumé, on peut dire avec BALBIANI que tout le processus de la formation des spermatozoïdes se réduit à un phénomène de bourgeonnement des cellules épithéliales des tubes séminifères (3, fig. 345) (2).

Le *spermatozoïde*, élément fondamental du sperme, découvert par L. HAMM en 1677, est une sorte de cellule flagellée qui sort par gemmation des ovules mâles des tubes testiculaires. Longtemps ces espèces d'infusoires flagellates furent considérées comme des animaux et on les appela *spermatozoaires*, *zoospermes*. — Jusqu'à cette découverte, confirmée presque aussitôt par LEUVENHOECK, on avait cru que l'œuf contenait l'animal préformé (camp des ovistes); — après cela, on pensa que le jeune animal était contenu en miniature dans le spermatozoïde (camp des spermatistes). — Le spermatozoïde de l'Homme était transformé en *homunculus*.

Cet élément a la forme d'un filament muni d'une tête. — La tête, en forme d'amande, mesure environ 5 μ de longueur; — le segment intermédiaire ou col, 6 μ, et la queue, 40 μ (B, fig. 345). Le col est souvent garni d'une sorte de collerette, et dans les Amphibiens le flagellum porte une sorte de membrane mobile, la « membrane ondulante ». — C'est à l'aide des mouvements ondulatoires de sa queue que le spermatozoïde s'agite et progresse. C'est grâce à elle qu'il peut remonter le long des voies génitales de la Femme et aller féconder l'ovule (3).

Ces filaments mobiles apparaissent dans le sperme au moment de la puberté et on peut les y retrouver encore dans les deux tiers des cas environ (WAGNER, CASPER, DUPLAY, DIEU) dans l'extrême vieillesse. — Certains hybrides (Mulet) n'en ont pas, alors que d'autres (Léporides) en possèdent et sont féconds.

Quant au *sperme*, c'est un liquide alcalin, épais, blanc opaque, mélange très hétérogène formé non seulement des spermatozoïdes qui y nagent et lui donnent sa coloration laiteuse, mais des liquides des glandes séminales, des glandules prostatiques et des glandes de Cowper. Sa composition chimique le rapproche du jaune de l'œuf de Poule et de celui des Poissons osseux, et présente de grandes analogies avec la substance du cerveau (GOBLEY). Sa blancheur est le fait des éléments figurés qu'il contient, exactement comme la blancheur du lait est le résultat de la présence des globules laiteux.

Sur la spermatogénèse, voy. G. HERRMANN, *Rech. sur la spermatogénèse chez les Sélaciens* (*Journ. de l'anat.*, 1882). — G. RENSON, *De la spermat. chez les Mammifères* (*Arch. de biol.*, II, 1882). — BRISSAUD, *Arch. de physiol.*, 1880. — BIONDI, *Arch. f. mikr. Anat.*, XXV, Heft 4, 1885. — SERTOLI, *Arch. ital. de biol.*, VII, p. 369. — FÜRST, *Arch. f. mikr. Anat.*, XXX, p. 29, 1887. — WALDEYER, *Anatomischer Anzeiger*, 1887. — F. SANFELICE, *Spermatogénèse des Vertébrés* (*Arch. ital. de biol.*, t. IX, p. 69, 1888).

(1) Ils sont ainsi appelés à cause de leur provenance embryologique (voy. p. 658).

(2) LA VALETTE SAINT-GEORGE, et depuis WALDEYER, ont montré que le spermatozoïde, à un moment donné de son évolution, élimine certains corpuscules auxquels ce dernier auteur a donné le nom de corpuscules accessoires.

Ces corpuscules sont évidemment les homologues des corpuscules polaires. Ils ont sans doute la même signification biologique. Suivant l'une des théories, ils correspondraient à l'élément féminin du spermatozoïde, suivant WEISSMANN au plasma atavique.

(3) Récemment, HERRMANN a décrit des spermatozoïdes de Crustacés offrant une différenciation morphologique telle qu'ils supportent à cet égard la comparaison avec certains Infusoires assez élevés en organisation (*Bull. scient. de la France*, 1890).

D. — CONDUIT EXCRÉTEUR DU TESTICULE. — ÉPIDIDYME. CANAL DÉFÉRENT. — VÉSICULES SÉMINALES. — CONDUITS ÉJACULATEURS

1° Épididyme.

On donne le nom d'*épididyme* à un organe couché sur le bord postéro-supérieur du testicule à la façon d'un cimier de casque (fig. 338). — Cet organe, que l'on peut considérer comme la portion des voies d'excrétion du testicule intermédiaire aux cônes efférents et au canal déférent, est recourbé sur lui-même, de telle façon qu'il adhère aux extrémités du testicule par ses deux bouts, et qu'il s'en détache un peu dans sa portion intermédiaire. Il forme de la sorte une espèce d'anse au testicule, anse qui empiète sur la face externe de ce dernier organe, et à laquelle on peut considérer une *tête* ou *grosse extrémité* (globus major), une *queue* ou *petite extrémité* (globus minor) et une portion intermédiaire ou *corps*.

La *tête* est intimement unie au pôle supérieur du testicule par les vaisseaux efférents, ou, pour mieux dire, elle est constituée par l'ensemble de ces vaisseaux pelotonnés en forme de lobules conoïdes, *cônes séminifères*, que nous avons vus sortir du corps d'Highmore et se relier au *rete vasculorum testis*.

Ces *cônes efférents*, au nombre de dix à quinze, exceptionnellement en plus grand nombre, ont environ 2 centimètres de haut; leur base est unie à l'épididyme, leur sommet au corps d'Highmore. — Chacun d'eux est formé par un *vaisseau efférent*, qui sort du corps d'Highmore, se pelotonne bientôt sur lui-même, et, se redressant, se jette dans un canal excréteur commun à tous les cônes, le canal de l'épididyme. — Ce vaisseau, épais de 1/3 à 1/2 millimètre, va se rétrécissant du testicule vers l'épididyme; — déroulé, sa longueur varie entre 15 et 40 centimètres. — L'ensemble des cônes et leur branchement successif, dans un espace de 2 à 3 centimètres, sur le canal épididymaire qui en est le confluent, constitue a tête de l'épididyme.

Cette tête est arrondie, et, comme elle ne tient au testicule que par les cônes vasculaires plongés dans un tissu cellulaire très lâche, elle jouit d'une certaine mobilité. C'est sur elle que s'implante l'*hydatide pédiculée* (voy. p. 652).

La *queue* de l'épididyme adhère au pôle inférieur du testicule à l'aide d'un tissu cellulaire dense, et se continue avec le canal déférent, qui se recourbe pour remonter vers le canal inguinal.

Le *corps* a la forme d'un prisme triangulaire à angles arrondis (2, fig. 336). — Sa face inférieure, concave, repose sur le testicule, mais ne lui adhère que par la tunique vaginale qui lui forme, nous l'avons dit, une espèce de petit mésentère avant de la recouvrir (fig. 336). — Il s'ensuit que le corps de l'épididyme est séparé de la face postéro-supérieure du testicule par un cul-de-sac profond, *saccus epididymidis*, ouvert à la face externe du testicule (5, fig. 336), et dont l'entrée est assez généralement rétrécie par la présence de deux replis, *ligaments de l'épididyme*, situés, l'un à la partie supérieure, l'autre à la partie inférieure du saccus.

Le *bord externe* du corps de l'épididyme est libre; — son *bord interne* est réuni au canal déférent et aux vaisseaux et nerfs épididymo-testiculaires par le feuillet viscéral de la séreuse vaginale, qui passe directement de l'un à l'autre.

L'épididyme mesure 5 à 6 centimètres en longueur, 6 à 8 millimètres d'épaisseur au niveau de la tête, et un peu moins au niveau du corps et de la queue. — Sa couleur est brun rougeâtre. — Sa face supérieure, convexe, est lisse, entièrement recouverte par la séreuse vaginale; sa face inférieure est reliée au testicule par un pli de la séreuse qui forme un petit *mesotestis*.

Structure. — L'épididyme est formé par un canal long (6 à 7 mètres) et grêle (1/2 millimètre d'épaisseur), replié un grand nombre de fois sur lui-même; un tissu cellulaire assez dense réunit toutes ses circonvolutions et maintient la forme propre et normale de l'organe. — Les parois de ce canal sont épaisses, et sa lumière centrale ne dépasse pas 1/6e de millimètre de large. Elles sont constituées : 1° par une couche externe mince de tissu cellulo-fibreux; — 2° par une couche moyenne de fibres musculaires lisses annulaires; — 3° par un épithélium cylindrique à cils vibratiles dont les longues cellules reposent sur une rangée de petites cellules sphériques (Becker, Kölliker, Henle, Tourneux).

Les *artères* de l'épididyme proviennent de la branche épididymaire de l'artère spermatique, ainsi que de l'artère déférentielle dont les rameaux ultimes se perdent dans la queue de l'épididyme où ils s'anastomosent avec les rameaux de l'épididymaire. — Les *veines* émanées de l'épididyme se réunissent en un plexus qui monte derrière le canal déférent pour aller se jeter dans les veines épigastriques. — Les *vaisseaux lymphatiques* se mêlent à ceux du testicule et vont se rendre avec eux dans les ganglions lombaires. — Les *nerfs* pénètrent dans l'épididyme avec les artères; — ils viennent des plexus spermatique et déférentiel.

Organes rudimentaires annexés à l'épididyme. — a. *Vas aberrans Halleri*. — De la queue de l'épididyme, et plus rarement des environs de la tête ou de l'origine du canal déférent, part souvent un cordon jaunâtre qui s'élève dans le cordon spermatique.

C'est le *vas aberrans* de Haller, le *conduit déférent borgne* de Cooper. — Son existence n'est pas constante ; — on le trouve dans le tiers (Lauth) ou le sixième des cas (Sappey). — Il est très rare de rencontrer deux ou trois *vasa aber-*

rantia (*appendices de Lauth*, *appendices de Roth*). Parmi ces diverticules, il en est deux particuliers qui existent fréquemment au niveau de la partie inférieure de la tête de l'épididyme. Ils se présentent sous la forme d'une petite gourde pédiculée et paraissent être le résultat de deux canaux de Wolff qui ont manqué leur abouchement avec l'épididyme et sont devenus kystiques. — Mentionnés par ROTH en 1880, ces appendices ont été remarquablement bien injectés au mercure par notre savant collègue P. POIRIER, comme nous avons pu le voir à l'École pratique.

Le *vas aberrans* est un diverticule de l'épididyme, long de 15 à 20 millimètres, lorsqu'il est pelotonné sur lui-même, mais pouvant atteindre 10 et même 20 centimètres lorsqu'il est déroulé. On le regarde à juste titre comme un canalicule aberrant du corps de Wolff, un vaisseau efférent qui n'a pas opéré ou a manqué sa jonction sur le testicule.

b. *Organe de Giraldes.* — L'*organe de Giraldès*, *paradidyme* de Waldeyer, *parépididyme* de Henle, est un petit corps allongé d'un blanc jaunâtre, que l'on rencontre dans les éléments du cordon vers la tête de l'épididyme. Il mesure de 15 à 20 millimètres et, à l'œil nu, il se présente comme une agglomération de grains blanchâtres de la grosseur d'une lentille.

Chacun de ces grains est formé par un petit tube de 1 à 2 centimètres pelotonné sur lui-même, terminé en cul-de-sac à ses deux extrémités et présentant fréquemment de petits cæcums latéraux.

La cavité de ces tubes est tapissée par un épithélium cylindrique cilié reposant sur une vitrée très nette (TOURNEUX).

L'organe de Giraldès atteint son maximum de développement de six à dix ans, et décroît ensuite progressivement. — Il est homologue au *parovarium* de His ou *paroophoron* de Waldeyer, c'est-à-dire des tubes situés entre l'ovaire et la trompe, en dedans de l'organe de Rosenmüller; — l'un et l'autre représentent les débris de la partie inférieure ou urinaire du corps de Wolff.

2° Canal déférent.

Le *canal déférent* (*vas deferens*), étendu de la queue de l'épididyme à la vésicule séminale correspondante (fig. 338 et 348), est la continuation du canal de l'épididyme, et prend ce nom dans le point où la queue de l'épididyme cesse d'adhérer au testicule.

C'est un canal cylindrique d'une dureté caractéristique, de 40 à 50 centimètres de long, d'un diamètre de 2 à 3 millimètres, avec des parois très épaisses et un calibre très petit.

A son origine, le canal déférent se porte de bas en haut, le long du bord postérieur du testicule, parallèlement à l'épididyme, dont il longe le bord interne et auquel il est uni par un tissu cellulaire assez lâche. — Dans cette première partie de son trajet, *portion testiculaire*, il décrit de nombreuses et courtes flexuosités, à ce point que, une fois déroulé, il acquiert une longueur de 12 à 15 centimètres, au lieu des 3 ou 4 centimètres qu'il a dans son état d'enroulement. Bientôt il se réunit aux vaisseaux et aux nerfs testiculo-épididymaires, avec lesquels il forme le cordon spermatique, — *portion funiculaire*, — et monte vers le canal inguinal, en devenant rectiligne et en se plaçant en arrière des artères et veines spermatiques, entre les deux plexus veineux que l'on rencontre dans le cordon. — Il gagne ainsi le canal inguinal, qu'il traverse, — *portion inguinale*, — trajet dans lequel il est recouvert par les vaisseaux spermatiques, et recouvre le plexus veineux postérieur et l'artère déférentielle. Au niveau de l'orifice interne du canal inguinal, le canal déférent abandonne les vaisseaux spermatiques qui se portent vers

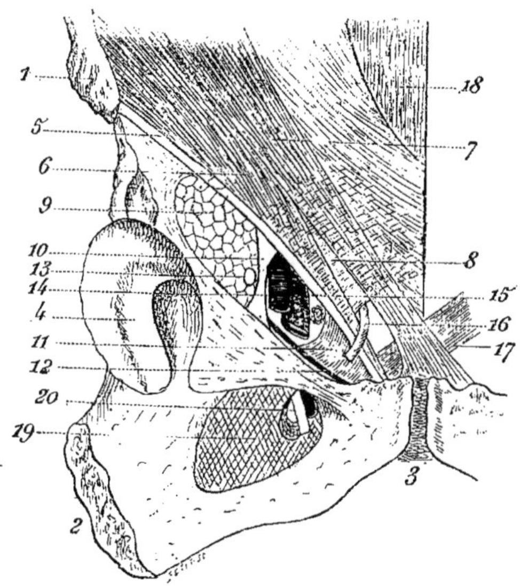

FIG. 346. — Anneau inguinal externe. — Entrée du canal déférent dans l'abdomen.

1, épine iliaque antéro-supérieure ; — 2, ischion : — 3, symphyse du pubis ; — 4, cavité cotyloïde ; — 5, arcade crurale ; — 6, pilier externe, et 7, pilier interne de l'anneau inguinal ; — 8, fibres arciformes ; — 9, muscle psoasiliaque ; — 10, bandelette iléo-pectinée ; — 11, ligament de Gimbernat ; — 12, ligament de Cooper ; — 13, nerf crural ; — 14, artère fémorale, et 15, veine fémorale en dedans de laquelle on voit le ganglion de J. Cloquet ; — 16, canal déférent ; — 17, pilier postérieur de l'anneau ou ligament de Colles ; — 18, grand droit de l'abdomen ; — 19, membrane obturatrice ; — 20, vaisseaux et nerf obturateurs.

la région lombaire, et, se recourbant en formant une anse qui embrasse celle que décrit l'artère épigastrique (9, fig. 347), il s'enfonce dans la cavité pelvienne, — *portion pelvienne*. — Là il croise d'abord les vaisseaux iliaques externes, longe les côtés de la vessie, gagne un peu plus loin le bas-fond de cet organe, se rapproche de plus en plus du canal déférent du côté opposé, et, arrivé à la base de la prostate, il s'unit à angle aigu avec le col de la vésicule séminale correspondante pour constituer le canal éjaculateur. Au niveau du bas-fond de la vessie, le canal déférent est situé entre cet organe et le rectum, dans l'espace triangulaire à base supérieure qu'interceptent les deux vésicules séminales. — En arrivant dans ce triangle, il croise l'uretère, en avant duquel il passe (fig. 348 et 349), et déjà, au-dessus de la vésicule séminale, il présente une série de bosselures, des culs-de-sac, et s'élargit en une dilatation fusiforme, *ampoule du canal déferent.*

Les parois du canal déférent ont une épaisseur d'environ 1 millimètre à 1 millimètre 1/2, — d'où la petitesse de son calibre, qui n'excède pas 1/6e de millimètre.

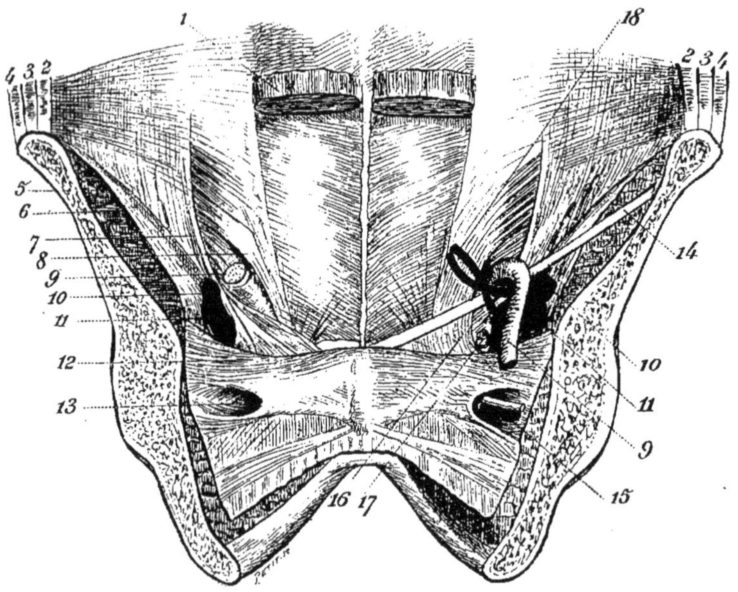

Fig. 347. — Section frontale du bassin pour montrer l'orifice interne du canal inguinal et le canal déférent à sa sortie de cet orifice (paroi abdomino-pelvienne vue par sa face postérieure).

1, grand droit de l'abdomen; — 2, transverse, — 3, petit oblique, et 4, grand oblique de l'abdomen; — 5, os iliaque; — 6, muscle iliaque; — 7, 8, bords de l'orifice interne du canal inguinal; — 9, 9, canal déférent; — 10, 10, artère iliaque externe; — 11, 11, veine iliaque externe; — 12, arcade du pubis; — 13, trou obturateur; — 14, arcade crurale; — 15, artère obturatrice et nerf obturateur; — 16, ligament de Gimbernat; — 17, ganglion de J. Cloquet; — 18, artère et veine épigastriques.

Structure. — Les parois du canal déférent sont formées de trois tuniques, qui sont de dehors en dedans : 1° une *tunique externe* ou *fibreuse*, qui forme une mince adventice au canal; — 2° une *tunique moyenne* ou *musculaire*, très épaisse, constituée par un plan superficiel de fibres lisses longitudinales, un plan moyen de fibres circulaires, et un plan profond de nouvelles fibres longitudinales; — 3° une *tunique interne* ou *muqueuse*, de couleur blanche, parsemée d'aréoles et recouverte d'un épithélium cylindrique simple. — Au voisinage de l'ampoule et dans cette dilatation, on rencontre quelques glandes tubuleuses.

Les *artères* du canal déférent viennent principalement de l'artère déférentielle, branche de la vésicale inférieure; — les *veines* se rendent, les unes dans le plexus vésical, les autres dans le plexus pampiniforme. — Les *vaisseaux lymphatiques* sont abondants et se portent, les uns dans les ganglions lom-

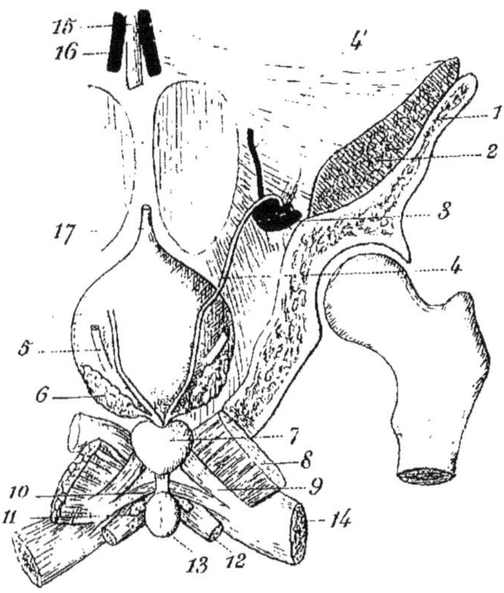

FIG. 348. — Vue postérieure de la vessie et de la paroi abdominale antérieure après section frontale du bassin. — Trajet intrapelvien du canal déférent.

1, os iliaque ; — 2, muscle iliaque; — 3, artère iliaque externe d'où se dégage l'artère épigastrique 4'; — 4, canal déférent; — 5, uretère ; — 6, vésicule séminale ; — 7, prostate ; — 8, muscle obturateur interne ; — 9, ligament ischio-prostatique ; — 10, ligament de Carcassonne; — 11, glande de Mery; — 12, corps caverneux; — 13, bulbe de l'urèthre ; — 14, branche ischio-pubienne ; — 15 et 17, ouraque ; — 16, cordons des artères ombilicales.

baires, les autres dans les ganglions pelviens. — Les *nerfs* viennent du plexus hypogastrique et forment autour du canal déférent un plexus, le *plexus déférentiel*, d'où émanent les filets nerveux qui se rendent dans les parois du canal.

Cordon spermatique. — On donne le nom de *cordon spermatique* à l'ensemble des organes qui se portent du testicule dans le canal inguinal. — Il comprend un contenu et un contenant ou enveloppes du cordon. — Le contenu est formé : 1° par le canal déférent; — 2° les artères spermatique, déférentielle et funiculaire; — 3° les veines spermatiques et funiculaires ; — 4° les lymphatiques épididymo-testiculaires; — 5° les plexus nerveux spermatique et déférentiel accompagnant les artères et les nerfs génitaux du plexus lombaire. — Le canal déférent est situé à la partie postérieure, accompagné de l'artère déférentielle, d'une branche du nerf génito-crural et longé en arrière par les deux ou trois veines (groupe veineux postérieur) qui viennent de la queue de l'épididyme et vont se rendre dans les veines épigastriques. — En avant du canal déférent on trouve l'artère spermatique entourée des veines spermatiques (groupe veineux antérieur) qui s'anastomosent en plexus (plexus pampiniformes)

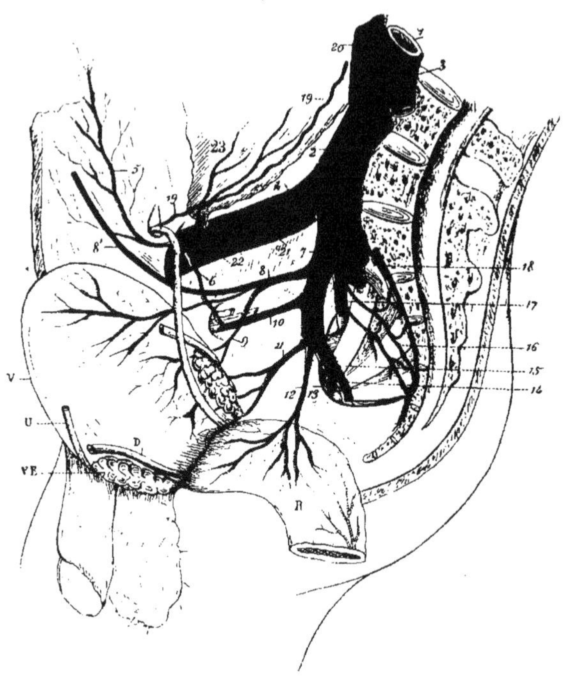

FIG. 349. — Trajet intrapelvien du canal déférent.

V, vessie; — U, uretère; — VE, vésicule séminale; — D, canal déférent; — R, rectum; — 1, aorte; — 2, artère iliaque primitive; — 3, artère iliaque interne; — 4, artère iliaque externe; — 5, artère épigastrique; — 6, rameau d'union entre l'épigastrique et l'obturatrice; — 7, artère hypogastrique; — 8, 8, artère ombilicale; — 9, artère vésicale moyenne; — 10, artère obturatrice; — 11, artère vésicale inférieure; — 12, artère hémorrhoïdale moyenne; — 13, artère honteuse interne; — 14, artère ischiatique; — 15, tronc commun à l'ischiatique et à la honteuse interne; — 16, artères sacrées latérales; — 17, artère fessière; — 18, artère sacrée moyenne; — 19, 19, artère spermatique; — 20, veine cave; — 20', veine hypogastrique; — 21, veine iliaque externe; — 22, veine circonflexe iliaque; — 23, artère circonflexe iliaque.

et accompagnée par une branche du nerf abdomino-génital. — Tous ces organes sont plongés dans un tissu cellulaire lâche qui les réunit et comprend dans son sein des fibres musculaires lisses, provenant des restes du gubernaculum et continuant le crémaster interne dans l'épaisseur du cordon (voy. p. 649).

Les *enveloppes du cordon* sont celles du testicule se prolongeant vers le canal inguinal. Ce sont de dehors en dedans : 1° la peau ou scrotum avec le dartos; — 2° la tunique celluleuse qui va se confondre avec l'aponévrose d'enveloppe du grand oblique; — 3° la tunique fibreuse qui se continue à travers le canal inguinal et se confond avec le fascia transversalis doublé à sa surface externe par la tunique érythroïde ou crémastérienne qui n'est qu'une dépendance du petit oblique. — Enfin il faut ajouter que près du testicule, les éléments du cordon sont encore enveloppés par une gaine séreuse que leur forme la vaginale.

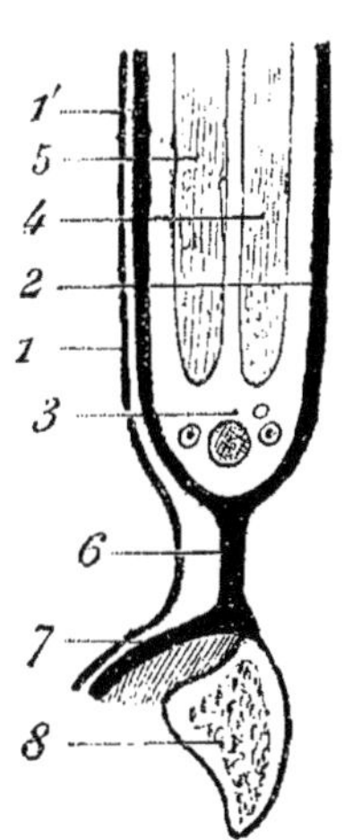

Fig. 350. — Schème destiné à montrer la formation du canal inguinal et le ligament de Cooper.

1, peau; — 1', aponévrose du grand oblique; — 2, fascia transversalis; — 3, canal inguinal contenant les éléments du cordon; — 4, muscle transverse, et 5, muscle petit oblique de l'abdomen; — 6, ligament de Gimbernat; — 7, aponévrose du muscle pectiné dont l'épaississement à son insertion sur la crête pectinéale du pubis constitue le ligament de Cooper; — 8, branche horizontale du pubis.

Sur le cordon spermatique aux divers âges, voy. Pellacani, *Riv. sper. di frenatria e di med. legale*, IX, 1883.

Nous rappellerons que le canal inguinal est obliquement creusé dans l'épaisseur de la paroi abdominale, limité en avant par l'aponévrose du grand oblique, en arrière par le fascia transversalis, en haut par le bord inférieur des muscles petit oblique et transverse, et en bas par l'arcade crurale sur laquelle viennent se fixer l'aponévrose du grand oblique et le fascia transversalis pour former avec elle une véritable gouttière dans laquelle repose le cordon testiculaire (fig. 350). — Nous rappellerons à ce sujet que, suivant Nicaise, l'arcade crurale n'a pas d'existence autonome et qu'elle n'est qu'une dépendance de l'aponévrose du grand oblique.

Pour notre distingué collègue, le bord inférieur du muscle grand oblique s'insère en dehors : 1° à l'épine iliaque antérieure et supérieure; — 2° à un raphé fibreux formé par la réunion de l'aponévrose du grand oblique, du fascia iliaca et du fascia lata; ce raphé représente le tiers externe de l'arcade crurale et à son extrémité interne les aponévroses se séparent, le fascia iliaca se portant vers l'éminence ilio-pectinée pour constituer la bandelette ilio-pectinée. En dedans du raphé, l'aponévrose du grand oblique forme un *pont fibreux* qui constitue les deux tiers internes de l'arcade crurale; — en dedans les faisceaux de l'aponévrose du grand oblique vont constituer les *piliers postérieur*, *supérieur* et *inférieur* de l'anneau inguinal externe, et de plus le pilier inférieur détache un faisceau réfléchi falciforme, qui va s'attacher sur la crête pectinéale recouverte du ligament de Cooper; ce *faisceau réfléchi* ou *pectinéal du grand oblique*, c'est le ligament de Gimbernat, comme l'avait soutenu Gimbernat lui-même contre Fallope. — Nicaise ajoute qu'il n'y a pas de fibres propres ou autonomes allant de l'épine iliaque antéro-supérieure à l'épine du pubis, et conclut qu'il n'y a pas de ligament de Fallope, mais une arcade, un pli de l'aponévrose réunissant les deux points les plus proéminents des insertions inférieures du grand oblique. Ce pli, c'est l'arcade crurale. — Il s'ensuit que les ligaments de Colles et de Gimbernat, l'arcade crurale et les piliers interne et externe de l'anneau inguinal externe, dépendent entièrement de l'aponévrose du muscle grand oblique de l'abdomen. Les fibres arciformes elles-mêmes (fibres de renforcement, fibres intercolonnaires, fibres en sautoir, fascia intercolumnaris) proviennent des fibres aponévrotiques du grand oblique (NICAISE, *Des insertions de l'aponévrose du grand oblique*, in *Journal de l'anatomie*, p. 562, 1889).

3° Vésicules séminales.

Les *vésicules séminales*, au nombre de deux, sont deux poches bosselées placées entre le rectum et la vessie, en arrière de la prostate (19, fig. 351). — De forme conoïde, un peu aplaties d'avant en arrière, longues de 5 à 6 centimètres, larges à leur fond de 1 centimètre 1/2 à 2 centimètres, ces vésicules sont dirigées obliquement en avant, en dedans et en bas, mais sont dans un plan presque horizontal; — très rapprochées à leur extrémité inférieure (ou antérieure), où elles ne sont séparées que par les canaux déférents, elles sont plus écartées en haut (ou en arrière), de telle façon qu'elles interceptent un espace triangulaire dans lequel la vessie et le rectum s'adossent l'un à l'autre. Plongées dans un tissu filamenteux composé en grande partie de fibres musculaires lisses, qui leur forme une sorte de coque commune, elles ont peu de mobilité.

On considère aux vésicules séminales un corps et deux extrémités. — Le *corps* présente deux faces et deux bords. — Des *deux faces*, l'une, antérieure, est en rapport avec la vessie; l'autre, postérieure, spécialement bosselée, recouverte par l'aponévrose prostato-péritonéale, qui n'est qu'une dépendance de la coque cellulo-musculaire des capsules, est en rapport avec le rectum. — Les *deux bords* sont également couverts de bosselures; l'interne est accolé à l'ampoule du canal déférent, l'externe longé par les veines vésicales. — Des deux *extrémités*, la supérieure, ou *fond*, est épaisse et arrondie; tournée en dehors et en arrière, elle déborde parfois le bas-fond de la vessie, et le péritoine descend un peu sur elle. — L'extrémité inférieure ou *col*, effilée, est dirigée en bas et en dedans; — elle s'enfonce dans la prostate et se réunit par un petit canal très court au canal déférent correspondant pour former avec lui le canal éjaculateur.

Conformation intérieure et structure. — A la coupe la vésicule séminale se présente comme un réservoir à loges multiples; — mais, lorsqu'on dénude cette vésicule et qu'on pénètre par la dissection dans les interstices des bosselures dont elle est recouverte, on arrive à écarter et à faire disparaître ces bosselures et à allonger le réservoir, qui prend dès lors la forme d'un canal irrégulier pourvu de culs-de-sac latéraux plus ou moins ampullaires. — Les bosselures des vésicules séminales sont, en effet, le résultat de l'enroulement sur lui-même d'un canal étroit qui, lorsqu'il est déployé, peut atteindre 15 à 20 centimètres. — Ses méandres et ses cæcums, appliqués les uns contre les autres, sont réunis par le tissu cellulo-musculeux qui englobe les deux vésicules. — En réalité, la vésicule séminale n'est qu'un *vas aberrans* du canal déférent analogue au *vas aberrans Halleri.*

Les parois de la vésicule séminale sont formées de trois couches : 1° une externe celluleuse ; — 2° une moyenne, de nature musculaire, présentant une nappe de fibres lisses longitudinales à l'extérieur, et une nappe de fibres circulaires plus profondément ; — 3° une couche interne ou membrane muqueuse, recouverte d'un épithélium cylindrique. — Cette dernière présente une surface aréolaire et porte des glandes tubuleuses analogues à celles de l'ampoule du canal déférent.

Les *artères* viennent de la vésicale inférieure et de l'hémorrhoïdale moyenne. — Les *veines* vont se jeter dans le plexus vésico-prostatique. — Les *vaisseaux lymphatiques* émergent au nombre de deux ou trois troncs de chaque côté d'un réseau qui court à la surface externe des vésicules ; — ils se rendent dans les ganglions pelviens. — Les *nerfs* proviennent du plexus hypogastrique.

La vésicule séminale joue à la fois le rôle de réservoir et d'agent de propulsion du sperme et d'organe sécréteur. — Leur sécrétion consiste en un liquide albumineux et filant, dans lequel on rencontre assez souvent de petits corps azotés friables auxquels CH. ROBIN a donné le nom de *sympexions*.

4° Conduits éjaculateurs.

Les *conduits éjaculateurs* sont deux petits canaux qui s'étendent de l'extrémité inférieure de la vésicule séminale et du canal déférent, qui leur donnent naissance en s'unissant par convergence, au sinus uro-génital ou portion prostatique de l'urèthre, dans laquelle ils s'ouvrent après avoir traversé la prostate de haut en bas et d'arrière en avant (19, fig. 355).

Longs d'environ 2 centimètres, ces conduits ont un aspect infundibuliforme ; — assez larges en haut (4 millimètres), ils diminuent progressivement de calibre, et, à leur embouchure, ne sont plus représentés que par un très petit canal d'à peine 1 millimètre d'épaisseur. — Tout entiers compris dans l'épaisseur de la glande prostatique, ils marchent parallèlement l'un à l'autre, tout en se rapprochant au fur et à mesure qu'ils avancent, et débouchent à l'extrémité antérieure du *verumontanum* par un orifice qui n'est séparé de celui du côté opposé que par l'épaisseur de l'*utricule prostatique de Weber* (5, fig. 353).

La structure des conduits éjaculateurs est analogue à celle du canal déférent, mais leurs parois sont excessivement minces.

Développement de l'appareil excréteur du testicule. — Nous avons vu qu'à son état primitif d'hermaphrodisme embryonnaire, l'appareil uro-génital est représenté : 1° par le corps de Wolff avec son canal excréteur, le canal de Wolff ; — 2° par le canal de Müller développé ultérieurement à côté du précédent et allant déboucher avec lui dans le cloaque ; — 3° par un organe glanduleux placé en dedans du corps de Wolff, la glande génitale. — Le canal de Müller disparaît chez le mâle en ne laissant que des débris sans importance (voy. p. 616); — la glande génitale devient le testicule, et le canal de Wolff avec une partie des canalicules du corps de Wolff persiste pour donner lieu aux conduits excréteurs du sperme.

Le canal de Wolff persiste dans toute sa longueur ; sa partie supérieure s'allonge, décrit de nombreuses flexuosités et devient le canal de l'épididyme ; — sa partie inférieure fournit le canal éjaculateur et le canal déférent avec la vésicule séminale qui n'en est qu'un diverticule.

Quant aux vaisseaux efférents, ils proviennent des canalicules de la portion supérieure ou sexuelle du corps de Wolff; — ces canalicules, loin de s'atrophier avec le reste du corps de Wolff (portion inférieure ou urinaire), se mettent en rapport avec les canaux testiculaires dérivés de l'épithélium germinatif, et dès lors les tubes du testicule communiquent avec ceux de la portion supérieure du corps de Wolff. — L'appareil excréteur du testicule, primitivement indépendant de la glande mâle, lui est désormais relié. — Tous ces phénomènes se sont accomplis entre la septième et la huitième semaine de la vie embryonnaire. — Nous verrons que les canalicules de la portion sexuelle du corps de Wolff fournissent aussi les *vasa aberrantia* (canaux qui ont manqué leur jonction avec le testicule), et probablement l'*hydatide pédiculée de Morgagni*, tandis que des débris des canalicules de la portion urinaire il ne reste que le *vas aberrans Halleri* et le *corps de Giraldès* (voy. p. 667).

E. — CANAL DE L'URÈTHRE

Préparation du canal de l'urèthre et de la verge. — Pour étudier les rapports de l'urèthre, faites la coupe sagittale latérale du bassin, et disséquez la prostate, les glandes de Cowper et la portion membraneuse de l'urèthre ; — incisez transversalement la peau au-dessus du pubis et poursuivez le ligament suspenseur de la verge ; — injectez ou insuflez les corps caverneux par leur racine, vous verrez qu'ils gonflent pendant que le corps spongieux et le gland restent mous. — Extrayez la totalité de l'urèthre : à cet effet, la coupe du bassin indiquée ci-dessus étant faite, ou bien la symphyse du pubis étant ouverte et fortement écartée, on détache les corps caverneux à leur insertion aux branches ischio-pubiennes, puis la portion membraneuse de l'urèthre en rasant l'arcade pubienne avec le couteau ; ensuite on suit avec le scalpel la concavité du sacrum, et l'on tire peu à peu au dehors en tirant sur la verge, le rectum et la vessie avec l'urèthre. — La pièce est emportée et lavée, puis étalée sur une planchette où on dissèque successivement la prostate, les enveloppes de la verge et la portion spongieuse de l'urèthre. Enfin, on fend le canal dans toute sa longueur par sa face supérieure, pour examiner sa cavité, dans laquelle on recherche et on voit : 1° le verumontanum avec l'utricule prostatique creusé à son centre et les orifices des conduits éjaculateurs sur ses côtés ; — 2° dans les gouttières qui limitent le verumontanum de chaque côté, les orifices des glandes prostatiques ; — 3° vers la partie antérieure de la région bulbeuse, les deux orifices des glandes de Méry ; — 4° les sinus de Morgagni dans toute l'étendue de la portion spongieuse.

Pour la confection des *pièces sèches*, on injecte les artères caverneuses en rouge, et l'on remplit ensuite les corps caverneux d'une matière diversement colorée ou encore d'air ou de mercure qu'on laisse échapper après dessiccation (la canule sera placée dans la racine des corps caverneux) et l'on peut faire diverses coupes. — On peut aussi les gonfler de suif qu'on chasse lorsque la pièce est sèche en l'approchant du feu, ou encore avec de la cire blanche qu'on fait dissoudre ensuite en plongeant la pièce dans l'essence de térébenthine. On peut enfin injecter le corps spongieux et le gland en bleu, en plaçant le tube dans le bulbe après ligature préalable des veines du dos de la verge, et les corps caverneux en rouge; — ou bien encore insuffler ou injecter au mercure les derniers et le corps spongieux d'une matière colorante. — Mais dans tous les cas, pour obtenir une bonne préparation, il est indispensable de chasser le sang des organes érectiles de la verge, à l'aide d'injections d'eau tiède, avant d'injecter ou d'insuffler la pièce.

On peut injecter et même insuffler les corps caverneux sans que le liquide ou l'air passe par les veines émergentes, à la condition de pousser l'injection brusquement et par une canule assez large, sinon la matière à injection passe par les veines émissaires, se rend dans les plexus veineux du bassin et entre également dans le corps spongieux de l'urèthre. — En piquant le bulbe au contraire, la matière à injection passe toujours facilement dans les veines émergentes. C'est ce résultat qui a fait admettre à KOBELT l'existence de « voiles membraneux » à l'embouchure des veines émissaires du corps caverneux à la face interne de la tunique albuginée de ces corps, et un « mécanisme autoclave » par BŒCKEL, consistant en l'aplatissement l'une contre l'autre des parois des veines qui traversent *obliquement* l'albuginée des corps caverneux lors d'une poussée brusque de sang dans ces corps.

Le *canal de l'urèthre* de l'Homme est destiné à conduire au dehors l'urine et le sperme. Aussi GEGENBAUR l'appelle-t-il canal *uro-génital*, dénomination que nous n'acceptons pas, parce qu'elle semble consacrer une erreur embryologique. — Étendu du col de la vessie à l'extrémité de la verge, où il s'ouvre par le méat urinaire, le canal de l'urèthre traverse, à son origine, un organe glanduleux, la prostate; puis s'enveloppe d'une gaine musculaire, et, enfin, s'enchâsse dans une gaine érectile ou spongieuse, renflée à ses deux extrémités, le gland en avant, le bulbe en arrière. — De là la division du canal de l'urèthre en *portion glandulaire* ou *prostatique*, *portion musculaire* ou *membraneuse*, et *portion érectile* ou *spongieuse*. — Cette division, fondée sur la structure, a paru insuffisante à quelques chirurgiens, qui ont divisé l'urèthre en portion fixe ou *portion périnéale*, et en portion mobile ou *portion pénienne* (BLANDIN, RICHET), ou bien encore avec GUYON, en *urèthre postérieur*, comprenant la région prostato-membraneuse, et en *urèthre antérieur*, formé par la portion spongieuse des auteurs.

Nous étudierons successivement la direction, la longueur, le calibre, la configuration extérieure et les rapports, la conformation intérieure, la structure et le développement de l'urèthre.

Direction. — Lorsque la verge est pendante, le canal de l'urèthre décrit, dans son ensemble, la forme d'une S romaine (GALIEN, VÉSALE, J.-L. PETIT, etc.), comme il est facile de le voir en examinant la figure 355. — Mais redresse-t-on la verge, on s'aperçoit aussitôt que l'urèthre antérieur (portion spongieuse) est droit. — Il n'y a donc que l'urèthre postérieur (portion prostato-membraneuse) qui soit réellement et constamment courbe. — On peut

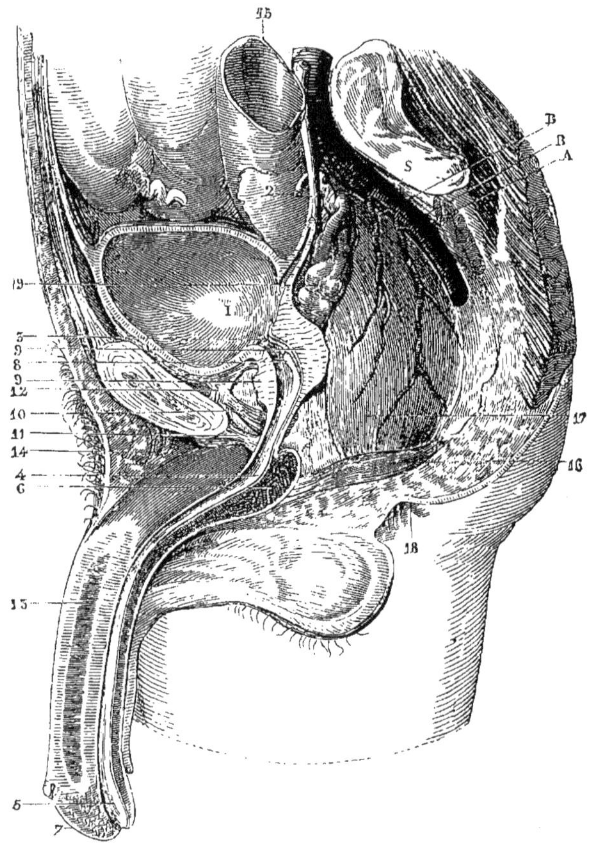

FIG. 351. — Organes génito-urinaires de l'Homme. — Coupe antéro-postérieure du bassin (Blandin).

1, vessie; — 2, uretère; — 3, col de la vessie; — 4, 5, canal de l'urèthre; — 4, cul-de-sac du bulbe; — 5, fosse naviculaire; — 6, bulbe; — 7, gland; — 8, verumontanum; — 9, 9, prostate; — 10, muscle de Wilson; — 11, ligament périnéal; — 12, ligament pubio-vésical; — 13, corps caverneux; — 14, ligament suspenseur de la verge; — 15, rectum; — 16, sphincter anal; — 17, fibres longitudinales du rectum; — 18, anus; — 19, vésicule séminale; — A, artère hypogastrique; — B, B, artères hémorrhoïdales moyennes.

construire le trajet de l'urèthre périnéal, en déterminant, par rapport à la symphyse pubienne, la situation des trois points suivants : 1° le col de la vessie, situé à 30 millimètres en arrière de la symphyse, sur le trajet d'une ligne qui traverse la symphyse à sa partie moyenne (BLANDIN, VELPEAU), ou au-dessous (SAPPEY, RICHET); — 2° la portion la plus déclive de l'urèthre (union de la portion membraneuse à la portion spongieuse) que l'on trouve sur l'axe prolongé de la symphyse, à 15 ou 20 millimètres au-dessous de celle-ci (JARJAVAY, RICHET, TILLAUX, etc.); — 3° l'union des portions fixe et mobile, que l'on rencontre à 25 ou 30 millimètres au-dessous de la ligne horizontale passant par le col de la vessie, à environ 15 millimètres du bord inférieur de la symphyse. — Ce dernier point, angle uréthral ou pénien, correspond au ligament suspenseur de la verge; — il est peu fixe, et l'on peut singulièrement l'abaisser en déprimant la verge à l'aide d'un instrument droit introduit dans le canal. — Quoi qu'il en soit, réunissez les trois points précédents par une ligne légèrement courbe, et vous obtiendrez la direction de l'urèthre postérieur, soit une courbe à concavité antéro-supérieure, regardant l'arcade pubienne et appartenant à un cercle de 4 à 6 centimètres de rayon, selon les sujets, comme GUYON l'a bien établi.

Longueur. — La longueur de l'urèthre mesure 15 à 16 centimètres (MALGAIGNE, RICHET, SAPPEY), et non pas 25 à 30 centimètres, comme l'ont prétendu LISFRANC, BOYER, J. CLOQUET, etc. — Dans cette étendue, l'urèthre postérieur entre pour 4 centimètres, l'urèthre antérieur pour 12 centimètres. — D'autre part, on accorde généralement 27 millimètres à la portion prostatique, et 13 millimètres à la portion membraneuse. — Enfin, l'urèthre s'allonge d'à peu près 1 centimètre (SAPPEY) sous l'influence de l'âge.

Calibre. — L'urèthre est une fente transversale, verticale, courbe ou en Y, selon les points du canal, susceptible de distension (THOMPSON), de là la difficulté d'apprécier son calibre exact. — D'autre part, il présente une série de rétrécissements et de dilatations.

L'*orifice antérieur* ou *méat urinaire*, qui affecte la forme d'une fente verticale de 7 à 8 millimètres, est le point le plus étroit et le moins dilatable; en arrière du méat, on rencontre une première dilatation, la *fosse naviculaire*, de 15 millimètres de tour; — au delà, l'urèthre se rétrécit légèrement et conserve un calibre uniforme jusqu'à l'angle uréthral. — Au niveau du bulbe, il s'élargit brusquement, *dilatation bulbaire*, et mesure 18 à 20 millimètres. — Immédiatement en arrière, il subit un nouveau resserrement, *collet du bulbe*, qui se maintient dans toute l'étendue du sphincter uréthral, et s'accuse surtout par la présence d'une bride semi-circulaire qui soulève la paroi inférieure du canal (AMUSSAT); — il mesure, à ce niveau, 12 millimètres environ. — En traversant la prostate, l'urèthre se renfle encore une fois et représente une dilatation ellipsoïdale, la *dilatation prostatique*, qui mesure 20 à 25 millimètres. — Enfin, au niveau du col vésical, l'urèthre subit un dernier rétrécissement, et mesure environ 8 millimètres de diamètre pendant la miction (SAPPEY). — En un mot, l'urèthre présente trois points rétrécis : le méat, le collet du bulbe et le col; et, dans leur intervalle, trois dilatations : la fosse naviculaire, le cul-de-sac du bulbe, la portion prostatique, toutes dilatations creusées aux dépens de la paroi inférieure du canal (GUYON). — Bien qu'il soit difficile d'évaluer avec rigueur la dimension de ces parties, on peut dire, avec SAPPEY et GUYON, que la circonférence moyenne du conduit, abstraction faite du méat, varie de 15 à 18 millimètres. — Il est donc possible de passer dans le canal des sondes de 5 à 6 millimètres de diamètre sans faire appel à la dilatabilité du canal. Mais il faut savoir que les régions spongieuse et prostatique sont très dilatables et qu'elles laissent facilement passer des sondes de 8 à 9 millimètres de diamètre (Béniqué, n° 54), comme l'ont observé GUYON, CAMPENON, OTIS, etc. — La portion du col, enfin, peut être dilatée sans déchirure jusqu'à 20 millimètres (DOLBEAU).

Conformation extérieure et rapports. — Examiné à l'extérieur, l'urèthre présente un renflement glandulaire à sa partie postérieure, nommé *prostate;* — un peu plus loin, il porte un renflement inférieur, le *bulbe*, et à son extrémité libre un renflement supérieur, le *gland* (6, 7, fig. 351). — Entre le gland et le bulbe l'urèthre est volumineux à cause de la gaine spongieuse ou érectile qui l'entoure (14, fig. 354).

Les *rapports* de l'urèthre doivent être envisagés dans ses trois portions.

1° *Portion prostatique.* — Elle est tout entière logée dans l'épaisseur de la prostate. En quittant la vessie, l'urèthre s'enfonce immédiatement dans la base de la prostate et n'en ressort qu'à son sommet pour se continuer par la portion membraneuse. — Ordinairement il traverse la prostate à l'union du quart antérieur avec les trois quarts postérieurs (SAPPEY, RICHET); mais dans certains cas et surtout chez les jeunes sujets, la prostate peut ne former qu'un demi-anneau à l'urèthre et laisser sa face antérieure à nu (JARJAVAY, CH. ROBIN). — D'autres fois, le canal de l'urèthre traverse la prostate par son centre (HOGDSON, THOMPSON). — En avant, il est en rapport avec le sphincter externe ou prostatique (voy. p. 684). — Enchâssée dans la prostate, cette portion de l'urèthre a évidemment les mêmes rapports que ceux de la prostate. Elle est située dans la loge supérieure du périnée, limitée en haut par l'aponévrose périnéale supérieure qui lui sert de plafond; — en bas, par l'aponévrose périnéale moyenne, qui lui sert de plancher; — en arrière, par l'aponévrose prostato-péritonéale de Denonvilliers, qui monte de l'aponévrose moyenne au cul-de-sac péritonéal et s'interpose entre la prostate et le rectum; — en avant, par le pubis dont la sépare le plexus de Santorini (1); — de chaque côté, par les lames pubio-rectales, qui la séparent du releveur de l'anus. — La loge que nous venons de délimiter et qui renferme la prostate, c'est la *loge uréthro-prostatique.*

2° *Portion membraneuse.* — Elle s'étend du sommet de la prostate au collet du bulbe, en décrivant une courbe à concavité dirigée vers l'ogive pubienne, et mesure 12 à 15 millimètres d'étendue. Son nom lui vient de sa constitution anatomique. — Dans ce point, en effet, le canal de l'urèthre est réduit à ses parois propres, tuniques muqueuse et musculaire, qu'entourent seulement un plexus veineux et une couche de fibres musculaires striées à direction annulaire, formant un sphincter (voy. MUSCLES DU PÉRINÉE, p. 715). — Cette portion musculo-membraneuse de l'urèthre est contenue mi-partie dans la loge supérieure du périnée, mi-partie dans l'épaisseur de l'aponévrose moyenne ou diaphragme uro-génital qu'elle traverse. — Dans la première partie de son trajet (portion supérieure) elle répond, en avant, au plexus de Santorini et au muscle de Wilson, qui la séparent de l'arcade du pubis; — en arrière, au rectum, dont la sépare l'aponévrose prostato-péritonéale. — Dans la seconde partie de son trajet (portion inférieure), elle est en rapport en arrière, mais par l'intermédiaire du feuillet inférieur du ligament de Carcassonne, avec les glandes de Méry et le bulbe (8, 11, fig. 355). De tous côtés, cette dernière portion est entourée par un muscle situé comme elle entre les deux feuillets du ligament de Carcassonne ou aponévrose périnéale moyenne, l'*orbiculaire uréthral* de Jarjavay ou *muscle de Guthrie.*

3° *Portion spongieuse.* — Elle commence au niveau de la symphyse pubienne par un renflement considérable de la paroi inférieure du canal, en forme de massue, appelé *bulbe de l'urèthre*, et se termine à l'extrémité de la verge par un autre renflement conoïde de la paroi supérieure de l'urèthre, connu sous le nom de *gland.* Toute la partie intermédiaire au gland et au bulbe, portion spongieuse proprement dite de l'urèthre, de forme cylindrique, est reçue dans la gouttière inférieure qui résulte de l'adossement des deux corps caverneux, où elle est maintenue par l'enveloppe fibro-élastique de la verge, qui convertit la gouttière en un canal complet.

(1) Je rappelle que le plexus de Santorini est formé par des veines afférentes qui viennent des corps caverneux du bulbe et de la verge (veine dorsale) et de la vessie, et dont les veines efférentes vont se jeter dans la veine honteuse interne ou dans les plexus latéraux de la prostate.

Inférieurement, elle est en rapport avec les autres enveloppes de la verge et les muscles bulbo-caverneux (B, fig. 360).

Conformation intérieure et structure de l'urèthre. — Nous étudierons plus loin le corps spongieux de l'urèthre avec ses renflements, le bulbe et le gland, ainsi que les organes annexes de l'urèthre, la prostate et les glandes de Méry. Ici nous nous bornerons à examiner la conformation intérieure et la structure propre du canal de l'urèthre.

a. *Conformation ou surface intérieure.* — A l'état normal les parois de l'urèthre sont accolées et la cavité du canal n'est que virtuelle. — Dans ces conditions, la coupe transversale de l'urèthre présente la forme d'une fente verticale dans le gland, transversale dans la portion spongieuse, étoilée dans la région membrano-musculeuse, en forme d'λ renversé dans la portion prostatique, circulaire et rayonnée ou en croissant dirigé en arrière au niveau du col de la vessie. — Lors du passage de l'urine, les parois se décollent et le canal de l'urèthre devient réel; — il affecte alors une forme cylindrique, parsemée d'étranglements et de dilatations qui en modifient le calibre, et que nous connaissons déjà (p. 678).

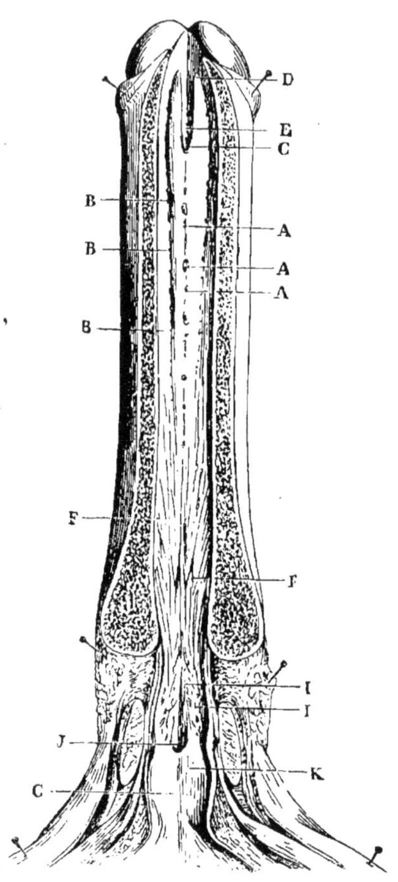

Fig. 352. — Membrane muqueuse de l'urèthre (Jarjavay).

A, A, A, foramina ou lacunes de Morgagni; — B, B, B, foraminula; — C, bec du calamus; — D, faisceaux du cylindre spongio-vasculaire se prolongeant pour constituer le gland; — E, foraminula dans le fond de la paroi supérieure; — F, plis de la membrane muqueuse de l'urèthre; — G, sillon antérieur de la région prostatique; — K, glandes muqueuses de la portion prostatique; — I, I, orifice des glandes de Littre; — J, valvule anormale sur la paroi supérieure de l'urèthre.

La surface intérieure de l'urèthre a une coloration rouge vif à la partie antérieure du canal, pâle et blanc cendré plus profondément. — Le long des portions spongieuse et membraneuse, elle présente des plis longitudinaux, qui s'effacent par la distension, et çà et là des replis valvulaires, dont le plus constant porte le nom de *valvule de A. Guérin*. — Celle-ci occupe la paroi supérieure de la fosse naviculaire, à 15 ou 20 millimètres du méat; — son bord libre regarde en avant et dans son ensemble la valvule forme un petit gousset profond de 4 à 6 millimètres. — Elle manque à peu près quinze fois sur cent (Jarjavay), et n'est qu'un grand sinus, *grand sinus de Morgagni*, analogue à ceux que nous allons décrire.

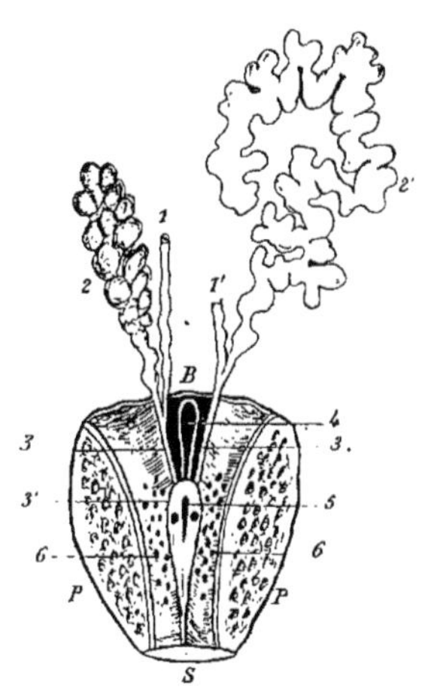

Fig. 353. — Vue du verumontanum après ouverture de la région prostatique de l'urèthre par la paroi antérieure.

1, canal déférent; — 1', même canal ouvert; — 2, vésicule séminale; — 2', même vésicule déroulée et ouverte; — 3, 3, canaux éjaculateurs; — 3', verumontanum; — 4, utricule prostatique; — 5, ouverture de cet utricule sur le sommet du verumontanum, et de chaque côté les deux orifices des canaux éjaculateurs; — *b*, embouchures des glandes prostatiques.

Outre ces valvules, la région spongieuse du canal est parsemée de petits orifices, taillés en bec de flûte, abondants surtout sur la face supérieure, *lacunes* ou *sinus de Morgagni*, qui mènent dans de petits culs-de-sac atteignant parfois 1 centimètre de profondeur (15, fig. 355). — Les plus larges (*foramina*), au nombre de dix à vingt d'ordinaire, sont situés sur la ligne médiane; ils ont de 1 à 2 millimètres de diamètre. — Les plus petits, extrêmement nombreux, portent le nom de *foraminula*. — Les uns et les autres ont leur entrée dirigée le plus ordinairement vers le méat. — On trouve encore sur cette surface d'autres orifices, qui sont ceux des canaux excréteurs des glandes de l'urèthre que nous décrirons bientôt.

Enfin, sur la paroi inférieure de la portion prostatique, on trouve sur la ligne une saillie médiane, blanchâtre, arrondie en arrière (base), effilée en avant (sommet), haute d'environ 2 à 3 millimètres, large à sa base de 4 millimètres et longue de 12 à 14. Cette saillie, appelée *crête uréthrale* ou *verumontanum* (3', fig. 353), porte sur son point culminant une petite cavité en forme de bouteille, *utricule prostatique* ou *vagin mâle*, de chaque côté de laquelle s'ouvrent les conduits éjaculateurs (8, fig. 354). — Profond d'à peu près 10 à 15 millimètres, ce diverticulum, nous le verrons, représente les restes de l'extrémité inférieure des canaux de Müller chez le mâle. De l'extrémité renflée du verumontanum partent deux replis, *freins du verumontanum*, qui vont se perdre vers le col de la vessie. — Sur les côtés on voit deux petites gouttières dans lesquelles s'ouvrent les conduits excréteurs des glandules prostatiques. Au nombre de cinq à huit selon Jarjavay, de quarante à cinquante selon Sappey, ces orifices sont disposés en séries linéaires.

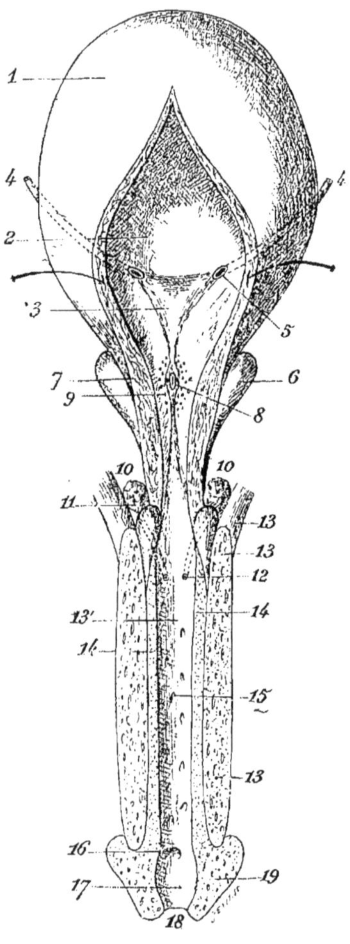

Fig. 354. — La vessie et le canal de l'urèthre de l'Homme ouverts en avant.

1, vessie; — 2, bas-fond de la vessie; — 3, triangle de Lieutaud; — 4, 4, uretères; — 5, orifice vésical de l'uretère; — 6, prostate; — 7, section de la paroi antérieure du col vésical; — 8, verumontanum percé de l'embouchure de l'utricule prostatique et des canaux éjaculateurs; — 9, orifices des glandules prostatiques; — 10, portion membraneuse de l'urèthre; — 11, glandes de Cowper; — 12, leur embouchure dans l'urèthre; — 13, 13, corps caverneux de la verge; — 13', portion spongieuse du canal de l'urèthre; — 14, 14, corps spongieux de l'urèthre; — 15, sinus de Morgagni; — 16, valvule de Guérin; — 17, fosse naviculaire; — 18, méat urinaire; — 19, gland.

b. *Structure de l'urèthre.* — Isolé des parties qu'il traverse, l'urèthre se présente dans toute son étendue comme un canal dont les parois propres sont constituées par deux tuniques intimement unies l'une à l'autre, l'une externe, de nature musculaire, l'autre interne, muqueuse.

La *tunique musculaire* double la muqueuse et lui adhère intimement; — son épaisseur moyenne est d'environ 1/2 millimètre, mais elle est assez irrégulière. Elle est constituée par des fibres lisses longitudinales, disposées en faisceaux plus ou moins volumineux, réunis par du tissu conjonctif et élastique interstitiel, et se continuant en haut avec la tunique plexiforme de la vessie. — Dans la région prostatique ces faisceaux soulèveraient la muqueuse à la partie inférieure du canal et formeraient les freins du verumontanum selon SAPPEY, tandis que ROBIN considère le verumontanum comme entièrement constitué par du tissu fibreux dépendant du derme de la muqueuse. — Dans la région spongieuse les faisceaux se dissocient et deviennent de plus en plus minces à mesure qu'on se rapproche du méat. — Dans la région membraneuse, la couche des fibres longitudinales est doublée en dehors d'une couche de fibres circulaires, *sphincter uréthral lisse* ou *involontaire*, *sphincter uréthral interne* de Henle. — De plus, cette dernière portion est entourée par un anneau de fibres musculaires striées, constitué par des fibres propres, *sphincter uréthral strié*, *muscle orbiculaire de l'urèthre*, *sphincter uréthral externe* de Henle. — Le premier que l'on rencontre est le *sphincter externe*, *sphincter prostatique* de Sappey, qui s'étend comme une gouttière embrassant l'urèthre en avant, du col de la vessie à la portion membraneuse. Ce n'est donc qu'un demi-sphincter, appuyé à droite et à gauche sur la prostate. — Sa longueur est d'environ 12 à 14 millimètres; — son épaisseur de 5 à 6 millimètres. — Le second est formé par le *muscle de Wilson*, étendu sous la forme d'une lamelle triangulaire du ligament sous-pubien à l'urèthre (DENONVILLIERS, SAPPEY, RICHET, QUÉNU, etc.) et que nombre d'auteurs ont nié (voy. MUSCLES DU PÉRINÉE, p. 714). — Le dernier n'est autre que le *muscle de Guthrie* ou transverse profond du périnée, dont les uns font un muscle uréthral à insertions pubiennes (CRUVEILHIER, RICHET, TILLAUX, PAULET); — les autres (SAPPEY) un muscle à insertions osseuses, mais indépendant de l'urèthre, tandis que certains (QUÉNU, etc.) le regardent comme un sphincter surajouté au sphincter uréthral (voy. p. 713).

La *tunique* ou *membrane muqueuse* s'étend depuis le col de la vessie, où elle fait suite à celle de ce dernier organe, jusqu'au méat, où elle se continue avec la muqueuse du gland.

La muqueuse uréthrale est mince, transparente, rouge vif dans la portion spongieuse, pâle dans la région prostato-membraneuse chez le vivant, différences de coloration qui sont dues aux stases sanguines, comme l'a bien fait observer JARJAVAY; aussi prend-elle un aspect blanc jaunâtre uniforme dans le cadavre lorsqu'on a chassé le sang des veines. — Sa surface externe est très adhérente aux tissus sous-jacents, et sa surface interne présente des plis et des sillons superficiels, des papilles et des orifices. — Les *plis* et *sillons* s'effacent par la distension; ils sont presque exclusifs à la région spongieuse. — Les *papilles* sont petites et rares dans presque toute l'étendue du canal, sauf au niveau de la fosse naviculaire et au méat (Ch. Robin et Cadiat). — Les *orifices* correspondent à des embouchures de conduits glandulaires, ou à de simples dépressions de la muqueuse (sinus de Morgagni ou de Haller); — la disposition de ces sinus, qui s'ouvrent à la façon des uretères dans la vessie, donne lieu à des fausses valvules dont la plus remarquable est celle d'Alphonse Guérin (voy. p. 682).

La muqueuse uréthrale appartient à la catégorie des muqueuses dermo-papillaires; — elle comprend un revêtement épithélial et un chorion auquel sont annexés des glandes, des vaisseaux et des nerfs.

L'*épithélium* de l'urèthre est un *épithélium cylindrique stratifié*, qui devient pavimenteux et corné au voisinage du méat. — Il repose sur une membrane hyaline, vitrée, qui forme une véritable « basement-membrane ».

Le *chorion* ou *derme muqueux* se compose d'un feutrage de fibres lamineuses, mais ce qui le distingue essentiellement c'est sa richesse en tissu élastique. Les fibres de ce dernier tissu affectent pour la plupart une direction longitudinale; —elles s'anastomosent fréquemment entre elles de façon à former un réseau serré, qui est particulièrement épais dans la région membraneuse.

Le chorion est intimement uni aux parties sous-jacentes, la couche des fibres musculaires lisses dans les régions prostatique et membraneuse, le tissu érectile dans la portion pénienne.

Les *glandes de l'urèthre* sont de deux ordres. — Les unes sont des *follicules* simples ou bilobés, et existent dans toute l'étendue de l'urèthre à partir de 2 ou 3 centimètres du méat (Ch. Robin et Cadiat); les autres sont des *glandes en grappes*. — Ces dernières s'observent dans les trois portions de l'urèthre; la plupart sont sous-muqueuses et sont situées dans l'épaisseur de la tunique musculaire lisse dans les régions prostatique et membraneuse, jusque dans le tissu érectile, dans la portion pénienne. — Dans la région prostatique, ce ne sont, en réalité, qu'une portion de la prostate; — dans la région membraneuse, elles portent le nom de *glandes de Littre*, et sont surtout groupées dans la paroi supérieure. — Les deux *glandes bulbo-uréthrales* (voy. plus loin, p. 691) appartiennent à cette catégorie, dont elles ne se distinguent que par leur volume plus grand et leur siège plus profond. — Quelques-unes s'ouvrent dans les sinus de Morgagni.

Vaisseaux et nerfs de l'urèthre. — Les *artères* de la muqueuse de l'urèthre proviennent des ramifications des artères de la prostate, du sphincter uréthral et du corps spongieux (vésicales, dorsales de la verge et bulbeuses). — Les *veines* vont se réunir à celles de la tunique musculaire pour se rendre, celles de la portion spongieuse dans la veine dorsale profonde ; les autres, celles de l'urèthre postérieur, directement dans le plexus de Santorini ou les plexus périprostatiques. — Entre les artères et les veines, on rencontre des *capillaires* larges et dilatés qui forment une sorte de plexus ou de tissu caverneux dans les parties profondes de la muqueuse (KOBELT, QUÉNU). — Les *vaisseaux lymphatiques*, bien étudiés par PANIZZA et SAPPEY, recouvrent de leurs radicelles la surface interne du canal où il forme un réseau cylindrique qui se continue au niveau du gland avec les lymphatiques de ce dernier organe. — Du réseau qui siège presque sous l'épithélium (POUCHET et TOURNEUX), partent deux troncs qui traversent les parois de l'urèthre au niveau du frein de la verge et se perdent dans le réseau lymphatique du gland. A ce dernier font suite, nous le verrons, deux ou trois gros troncs situés sur la face dorsale de la verge et allant aboutir aux ganglions inguinaux.

Les *nerfs* de l'urèthre viennent des plexus prostatiques et caverneux, et aussi du nerf dorsal de la verge et du périnéal profond. Ces nerfs portent des ganglions microscopiques sur leur trajet (LÖVEN, KLEIN, QUÉNU) et se termineraient d'après R. VON PLANNER (*Arch. f. mikr. Anat.*, 1887) dans des corpuscules analogues à ceux de Krause.

Développement de l'uréthre. — Voy. p. 695.

F. — ANNEXES DU CANAL DE L'URÈTHRE

Les organes annexés à l'urèthre sont échelonnés le long de ce canal. — Ce sont : 1° la *prostate;* — 2° le *muscle orbiculaire uréthral;* — 3° les *glandes de Méry* ou *de Cooper;* — 4° la *gaine spongieuse* de l'urèthre.

1°. — Prostate.

La *prostate* est un organe glandulo-musculaire, de couleur jaune rougeâtre, ferme et dense, situé en arrière de la symphyse du pubis, au-devant du rectum, au-dessous du col de la vessie, autour de la portion prostatique de l'urèthre (18, fig. 355).

Sa *forme* a été comparée à celle d'une châtaigne (WINSLOW); — mais peut-être vaudrait-il mieux la considérer comme représentant un cône aplati de haut en bas, dont la base, tournée en arrière et ordinairement échancrée en son milieu par suite de la formation de deux lobes latéraux, prend l'aspect d'un as de cœur (LITTRE, BOYER).

JARJAVAY a justement fait remarquer, en effet, que cet organe se compose de deux lobes réunis entre eux sur la ligne médiane; de telle sorte que l'aspect général de la prostate est celui d'un croissant à concavité antérieure, ou bien celui d'un anneau dont la partie postérieure est beaucoup plus haute et plus épaisse que la partie antérieure, et, de plus, épaissie en lobe saillant à droite et à gauche.

La *direction* générale du grand axe de la prostate est légèrement oblique de haut en bas et d'arrière en avant. — Son *volume*, qui l'a fait comparer à une noix par de Graaf, varie considérablement avec l'âge; — rudimentaire dans le jeune âge, cette glande est presque constamment hypertrophiée chez le vieillard. — Ses dimensions moyennes, chez l'adulte, sont les suivantes : lon-

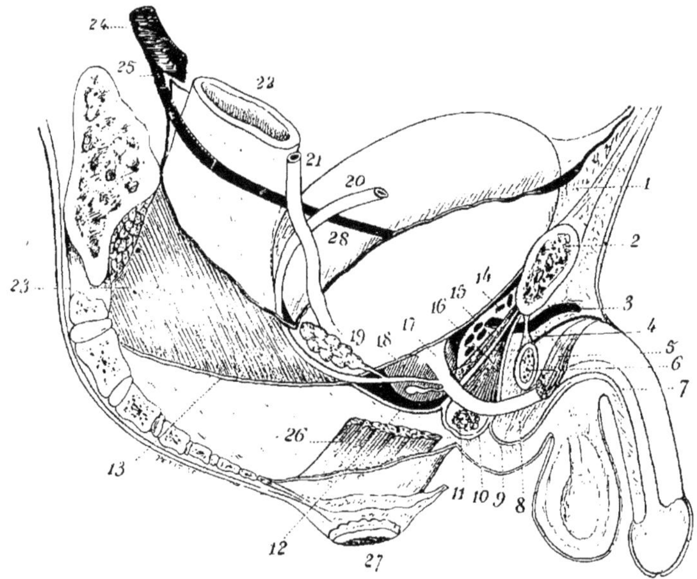

Fig. 355. — Schème d'une coupe verticale et antéro-postérieure du bassin.

1, cavité de Retzius ; — 2, pubis ; — 3, veine dorsale de la verge ; — 4, ligament suspenseur de la verge ; — 5, muscle de Houston ; — 6, coupe de l'un des corps caverneux ; — 7, canal de l'urèthre ; — 8, bulbe de l'urèthre ; — 9, aponévrose périnéale superficielle ; — 10, aponévrose périnéale moyenne ; — 11, glande de Méry ou de Cowper ; — 12, aponévrose prostato-péritonéale ; — 13, aponévrose périnéale supérieure ou pelvienne ; — 14, plexus veineux de Santorini ; — 15, muscle de Wilson ; — 16, muscle de Guthrie ; — 17, canal de l'urèthre ; — 18, prostate renfermant l'utricule de Weber ; — 19, vésicule séminale ; — 20, canal déférent ; — 21, uretère ; — 22, rectum ; — 23, rectum dénudé ; — 24, artère hypogastrique ; — 25, artère ombilicale oblitérée dans toute sa partie noire ; — 26, releveur de l'anus ; — 27, anus ; — 28, vessie.

gueur = 25 à 30 millimètres en arrière, 20 à 24 en avant du canal de l'urèthre; — largeur = 35 à 40 millimètres; — hauteur = 18 à 25 millimètres. — Son *poids* varie de 10 à 15 grammes.

Conformation extérieure et rapports. — La prostate présente une *face antérieure, supérieure* ou *face pubienne*, très légèrement convexe, en rapport avec l'aponévrose pelvienne, séparée du pubis par le plexus de Santorini et par les ligaments antérieurs de la vessie, dont les faisceaux inférieurs, *ligaments pubio-prostatiques*, lui adhèrent intimement et contribuent à la fixer (fig. 351); — une *face postérieure*, *inférieure* ou *face rectale*, divisée en deux lobes par un sillon médian longitudinal, en rapport avec le rectum, dont elle reste séparée par l'aponévrose prostato-péritonéale; — deux *faces latérales*, plus ou moins saillantes, embrassées par le muscle releveur de l'anus, dont elles sont séparées par une lame cellulo-musculaire (fibres lisses) appelée aponévrose latérale de la prostate ou aponévrose pubio-rectale, qui s'étend de la branche descendante du pubis sur les côtés du rectum; — une *base* arrondie, coupée obliquement aux dépens de sa face antérieure, embrassant le col vésical qu'elle déborde en arrière, et recevant le canal d'union, canal éjaculateur, qui résulte de la fusion du col des vésicules séminales avec le canal déférent; — un *sommet* qui entoure l'urèthre, s'arrête à la limite de la portion membraneuse, et repose en arrière sur l'aponévrose périnéale moyenne (18, fig. 355).

Le canal de l'urèthre traverse la prostate de la base au sommet en se creusant pour ainsi dire un chemin dans son épaisseur, — mais non pas suivant l'axe de la glande, car l'axe de l'urèthre croise celui de la prostate de haut en bas et d'arrière en avant. — Autrement dit le canal de l'urèthre passe à travers la prostate en se rapprochant beaucoup de sa face antérieure, de telle façon qu'il ne reste ordinairement en avant du canal qu'une très petite portion de substance glandulaire. Les rayons de la prostate, pris du centre de l'urèthre à la périphérie de la glande, mesurent : le rayon antérieur, 5 millimètres; — le rayon postérieur, 17 millimètres; — le rayon transverse, 15 millimètres, et le rayon oblique, 25 millimètres (1).

D'après JARJAVAY qui a examiné à cet effet cent vingt prostates, la substance de cette glande n'existerait jamais sur la ligne médiane antérieure de l'urèthre, de telle façon que la prostate ne formerait qu'une gouttière, à bords très rapprochés, au canal de l'urèthre (voy. p. 679).

Enfin, l'extrémité inférieure des canaux déférents et des vésicules séminales s'enfonce dans la base de la prostate; — les conduits éjaculateurs la traversent obliquement, et, dans son épaisseur, se trouve logé l'utricule prostatique (fig. 355).

Les parties latérales de la prostate constituent ses *lobes latéraux;* on appelle *lobe médian* une saillie médiane qui soulève la paroi postérieure de l'urèthre, *luette vésicale*, *lobe d'Everard Home*, qui existe environ vingt fois sur cent chez les sujets qui ont dépassé soixante ans. Ce lobe médian ou troisième lobe se développe séparément et ses canaux s'ouvrent derrière le verumontanum. (J. GRIFFITHS).

Structure. — La prostate est formée par la réunion de vingt

(1) C'est pour cette raison que les chirurgiens choisissent ce diamètre pour inciser la prostate dans la *taille latéralisée*.

à trente petites glandes en grappes éparses dans une gangue cellulo-musculaire. Elle comprend, en outre, des vaisseaux et des nerfs, et l'utricule prostatique.

a. La *charpente fibro-musculaire* forme, à la surface de la prostate, une sorte de coque, *capsule de la prostate*, qui se rattache au pubis par les ligaments pubio-prostatiques, aux branches ischio-pubiennes par les ligaments ischio-prostatiques, et se perd dans l'aponévrose pelvienne, l'aponévrose prostato-péritonéale et les aponévroses latérales de la prostate.

De cette coque procèdent des faisceaux fibreux et des faisceaux de fibres musculaires lisses qui s'enfoncent dans l'intérieur de la glande, où ils s'entre-croisent dans tous les sens et s'interposent entre les glandules prostatiques. — Les fibres musculaires forment presque exclusivement la partie antérieure de la prostate, où, massées en une sorte de demi-anneau à ouverture postérieure, elles constituent le *sphincter prostatique interne* ou *sphincter à fibres lisses* (sphincter vésical interne de Henle), — au-dessus duquel on rencontre un muscle strié, le *sphincter prostatique externe, sphincter à fibres striées* (sphincter vésical externe de Henle), qui emboîte en quelque sorte le premier en s'étendant du col de la vessie au diaphragme uro-génital.

b. Les *glandes prostatiques* sont des glandes en grappe de diverses dimensions qui présentent ce caractère particulier que leurs culs-de-sac sécréteurs ou acini ne se réunissent pas dichotomiquement entre eux, mais qu'ils s'abouchent directement et irrégulièrement sur tous les points des canaux excréteurs. Les culs-de-sac ou vésicules glandulaires sont arrondis ou piriformes, d'un diamètre de 200 à 400 μ (Ch. Robin). Ils sont constitués par une paroi propre très adhérente à la charpente fibro-musculaire de l'organe et d'un revêtement épithélial prismatique simple.

Les *conduits secréteurs* font suite aux culs-de-sac glandulaires, qui n'en sont que l'extrémité épanouie en ampoule. Leurs parois sont constituées par les mêmes éléments que celles des culs-de-sac. —Quant aux *canaux excréteurs*, ils sont bosselés et tortueux, et viennent s'ouvrir, au nombre de quarante à cinquante, dans la portion prostatique du canal de l'urèthre, autour du verumontanum. — Leurs parois sont formées de fibres lamineuses et de fibres musculaires lisses. L'épithélium qui revêt leur cavité est un épithélium cylindrique à deux assises (Klein, Langerhans), qui, au voisinage de l'embouchure des canaux dans l'urèthre, se transforme en épithélium pavimenteux stratifié, et se continue avec celui de l'urèthre.

La prostate est donc le résultat de la réunion de quarante à cinquante glandules, dont les plus volumineuses se voient dans ses lobes latéraux. — Elles sont presque toutes extra-sphinctériennes. — Dans la cavité des ampoules glandulaires, qui sécrètent un liquide laiteux, on rencontre, avec les progrès de l'âge, des concrétions protéiques jaunâtres, arrondies et stratifiées, auxquelles on a donné le nom de *concrétions prostatiques, calculs de la prostate*.

La prostate doit être regardée comme une glande dérivée du canal de l'urèthre ou canal uro-génital. — C'est pour ainsi dire le résultat d'un surdéveloppement localisé de l'appareil glandulaire de la muqueuse uréthrale. — Cette conception paraîtra encore plus légitime, si l'on remarque que la couche musculaire de la prostate est en continuité, d'une part, avec le sphincter de la vessie, d'autre part avec la couche musculaire de la portion membraneuse de l'urèthre. — On peut donc conclure que la prostate n'est que la conséquence d'une transformation partielle et localisée de la paroi du canal uro-génital.

Vaisseaux et nerfs. — Les *artères* de la prostate viennent des hémorrhoïdales moyennes, des vésicales inférieures et des honteuses internes. — Elles donnent lieu à un réseau capillaire qui entoure les culs-de-sac glandulaires et communique avec celui de la muqueuse uréthrale. — Les *veines* se rendent dans les plexus veineux périprostatiques et dans le plexus sous-muqueux de l'urèthre qui, au niveau du verumontanum, forme une sorte de tissu caverneux gonflant à certains moments la crête uréthrale au point de lui faire intercepter la communication entre l'urèthre et la vessie. — Les *vaisseaux lymphatiques*, décrits par SAPPEY en 1854, sortent de la glande au nombre de deux de chaque côté, et vont se rendre dans les ganglions pelviens.

Les *nerfs* viennent des plexus hypogastriques (*plexus prostatiques*); — ils forment dans la portion périphérique de la glande de riches plexus avec interposition de nombreux ganglions, et portent en outre des corpuscules de Pacini (KLEIN).

2° Utricule prostatique.

L'*utricule prostatique, organe de Weber, vagin mâle*, est un cæcum piriforme qui s'ouvre par son col sur le sommet du verumontanum, et se porte en haut et en arrière, entre les deux canaux éjaculateurs, dans l'épaisseur de la prostate. — Sa longueur varie de 10 à 15 millimètres, et son embouchure dans l'urèthre apparaît comme une fente, située sur le verumontanum, entre les orifices des deux conduits éjaculateurs (5, fig. 353, et 8, fig. 354). — Ses parois sont formées : 1° d'une couche externe fibro-élastique et musculaire (fibres lisses) adhérente au tissu de la prostate; — 2° d'un épithélium de revêtement cylindrique et stratifié comme dans l'urèthre. Elle contient dans ses parois de petites glandules en grappe analogues à celles de la prostate (SAPPEY). Selon ROBIN et CADIAT, au contraire, ces prétendues glandes ne seraient que des cryptes muqueux analogues à ceux des vésicules séminales. Encore n'apparaîtraient-ils qu'à la puberté.

L'embryologie démontre que cette cavité représente le reste de l'extrémité inférieure des deux canaux de Müller fusionnés à ce niveau, c'est-à-dire qu'elle est homologue au vagin, d'où le nom de *vagin mâle* qu'on lui a donné. C'est à tort que certains auteurs l'ont désigné sous le nom d'*utérus mâle*.

E.-H. WEBER (1846) voyait dans l'utricule prostatique le représentant de l'utérus; — H. MECKEL (1848) le regardait comme correspondant au vagin, opinion adoptée depuis par THIERSCH, LILIENFELD, H. RATHKE, G. MIHALKOVICS, F. TOURNEUX. — Des recherches de ce dernier anatomiste il résulte que dans le développement normal, le segment supérieur ou utérin du canal génital disparaît chez le fœtus humain mâle, tandis que le segment inférieur ou vaginal persiste et constitue l'utricule prostatique (F. TOURNEUX, *Sur le développement du vagin mâle chez le fœtus humain*, in *Rev. biologique du nord de la France*, 1889).

A l'état ordinaire la longueur de l'organe de Weber est, chez l'Homme, de 10 à 15 millimètres; — mais par exception un segment plus considérable des conduits de Müller peut persister et donner lieu à des utricules prostatiques qui se rapprochent de ceux du Castor et du Bouc (WEBER) par leurs grandes dimensions. Il existe en effet, dans la science, des cas d'utricules prostatiques de 8 et 10 centimètres (ARNOLD). — Nous verrons du reste plus tard que les conduits de Müller ont pu persister chez l'Homme dans toute leur étendue.

Par exception, les deux conduits de Müller peuvent ne pas se fusionner par leur extrémité inférieure ; — il en résulte un utricule prostatique double. TOURNEUX a rencontré un cas de ce genre chez le Cheval. — MORGAGNI et DOLBEAU, d'autre part, ont vu les canaux éjaculateurs s'ouvrir dans l'utricule prostatique. — HUSCHKE a observé un fait analogue chez le Lièvre.

3°. Muscle orbiculaire uréthral.

Le *muscle orbiculaire de l'urèthre, sphincter strié ou volontaire*, est constitué par deux muscles, qui sont : le *muscle de Wilson* et le *muscle de Guthrie*, que nous étudierons avec les muscles du périnée (p. 712-714).

4°. Glandes de Méry ou de Cowper.

Les *glandes de Méry, glandes de Cowper, glandes bulbo-uréthrales*, sont annexées à la portion spongieuse de l'urèthre (11, fig. 355). — Ce sont deux petites glandes en grappe, de la grosseur d'un pois, situées de chaque côté de la ligne médiane, dans l'épaisseur de l'aponévrose périnéale moyenne, entre le bulbe et la portion membraneuse de l'urèthre. — Ces glandes sont bosselées, jaunâtres, et rappellent par leur aspect les glandes salivaires. Entre leurs lobules s'insinuent fréquemment des fibres musculaires. — De chacune d'elles part un canal excréteur, qui se porte en avant, et s'ouvre par un orifice très petit sur la paroi inférieure de la portion spongieuse de l'urèthre, après avoir traversé obliquement cette paroi et après un trajet de 20 à 30 millimètres (12, fig. 354).

Les deux embouchures des glandes bulbo-uréthrales ne sont pas toujours à côté l'une de l'autre. — On doit considérer ces glandes comme de grosses glandes de Littre, absolument analogues aux glandules prostatiques.

Il peut exister une troisième glande de Méry sur la ligne médiane. — GUBLER a montré que cette glande surnuméraire est constituée par quelques grains glanduleux accessoires (1). — SANTORINI, MORGAGNI, CASSEBOHM, etc., ont mentionné des cas d'absence des glandes bulbo-uréthrales, que nous considérons comme homologues aux glandes vulvo-vaginales de la Femme.

5° Gaine spongieuse de l'urèthre.

La *gaine spongieuse* de l'urèthre, *corps spongio-vasculaire* de Jarjavay, est une couche épaisse de tissu érectile, spongieux ou caverneux qui entoure l'urèthre, à partir de la portion membraneuse. — Le corps spongieux comprend une portion moyenne, corps spongieux proprement dit, que traverse le canal de l'urèthre très obliquement de haut en bas et d'arrière en avant, et deux renflements : l'un qui le termine en arrière, le *bulbe de l'urèthre;* l'autre qui le termine en avant, le *gland.*

a. Le *corps spongieux* forme un cylindre logé dans la gouttière inférieure des corps caverneux, — et inégalement développé autour de l'urèthre, ce canal se rapprochant davantage de sa face supérieure que de sa face inférieure. — Son ébauche est primitivement paire, et l'on retrouve du reste plus tard des traces de sa duplicité primitive.

b. Le *bulbe* (6, fig. 351) est un renflement ovoïde à grosse extrémité, un peu bilobée, tournée en arrière, à sommet tronqué, se continuant insensiblement avec la portion moyenne du corps spongieux, situé au-dessous de l'aponévrose périnéale moyenne et de la portion membraneuse de l'urèthre, entre les racines des corps caverneux. — Il est embrassé sur les côtés par les muscles bulbo-caverneux, et répond par la partie supérieure de son extrémité libre et arrondie aux glandes de Méry, placées dans l'angle qui le sépare de la portion membraneuse de l'urèthre. — Un sillon médian plus ou moins accusé le sépare en deux lobes latéraux, entre lesquels

(1) Très développées chez le Tigre, le Singe, etc., ces glandes font défaut chez le Chien, l'Ours (MILNE-EDWARDS). — Chez les Monotrèmes, qui n'ont ni vésicules séminales, ni prostate, ni utricule prostatique, il y a de chaque côté du cloaque une grosse glande dont le conduit excréteur va s'ouvrir dans la partie initiale du canal de la verge (MILNE-EDWARDS). Ces glandes représentent les glandes de Méry.

Chez le Kangourou elles sont au nombre de six, et chez les Solipèdes elles s'ouvrent dans l'urèthre par une dizaine d'orifices.

KOBELT en signale un troisième et médian, qui proémine moins en arrière et en haut. — Un intervalle de 20 centimètres sépare le bulbe du rectum chez les jeunes sujets, tandis que chez le vieillard — point à retenir pour l'opération de la taille prérectale — il s'en rapproche davantage et n'en reste séparé que de 10 à 12 millimètres.

c. Le *gland* (7, fig. 351) est un renflement conoïde qui termine le corps spongieux en avant et siège à l'extrémité de la verge. — Sa *base*, ou portion adhérente, est concave et coiffe l'extrémité antérieure des corps caverneux. — Taillée obliquement de haut en bas et d'arrière en avant, cette base déborde de chaque côté les corps caverneux en formant un relief circulaire saillant, *couronne du gland*, au-dessous duquel on rencontre une rainure profonde, le *col du gland*. — Le *sommet* du gland est percé du *méat urinaire*, fente verticale de 6 à 8 millimètres de hauteur et donnant accès dans le canal de l'urèthre. — Sa *face inférieure* présente un sillon dans lequel vient s'attacher un repli muqueux, *filet* ou *frein de la verge*, qui unit intimement le gland au prépuce. — Sa *surface libre*, d'apparence muqueuse, recouverte d'un épiderme épais, est remarquable par sa richesse en papilles disposées en séries circulaires, rayonnant de la base vers le sommet de l'organe.

Structure du corps spongieux. — Le *corps spongieux* de l'urèthre est formé par une *enveloppe* et par du *tissu érectile*, analogue à celui des corps caverneux du pénis.

a. L'enveloppe, *albuginée du corps spongieux*, assez épaisse, est formée de fibres lamineuses, de fibres élastiques entre-croisées dans tous les sens et de fibres musculaires lisses circulairement disposées. — Au niveau du gland, cette enveloppe s'amincit, perd ses éléments musculaires et se confond avec la muqueuse dermo-papillaire qui recouvre cet organe. — Autour du méat elle forme une sorte de boutonnière fibro-élastique qui délimite cet orifice. Dans la moitié postérieure du corps spongieux, mais surtout au niveau du bulbe, elle détache une cloison verticale qui subdivise l'organe en deux moitiés latérales. Cette cloison est le vestige de l'ébauche primitivement double du corps spongieux; — elle existe encore un peu dans le gland, puisque au-dessous du méat cet organe est partagé en deux par un septum médian et vertical, qui se prolonge dans le frein du prépuce. — Cette duplicité, beaucoup plus complète chez nombre de Mammifères (1), reste totale dans l'organe qui, chez la Femme, correspond au corps spongieux.

(1) Le gland est fourchu dans les Marsupiaux et les Monotrèmes. Chez l'Ornithorynque la verge prend la forme d'un λ et l'urèthre lui-même se bifurque pour pénétrer dans chaque branche terminale du pénis.

b. Le *tissu spongieux* est formé par des cloisons fibro-musculaires, détachées de la face profonde de la membrane d'enveloppe et du septum médian, entre-croisées entre elles de façon à limiter des cellules ou aréoles intercommunicantes, analogues aux alvéoles d'une éponge. — Comme HANCOK l'a fait remarquer (*Archives générales de médecine*, t. XXVII, p. 466, 1851), le corps spongieux de l'urèthre marche donc entre deux couches de muscles involontaires (muscles lisses) : l'une appartenant à sa membrane d'enveloppe; l'autre à l'urèthre (p. 683). — Les cavités ou aréoles du corps spongieux sont larges dans le bulbe, étroites et allongées dans le reste du corps spongieux. — Elles sont tapissées par un endothélium qu'on a longtemps considéré comme la membrane interne des veines; mais l'embryogénie démontre (LEGROS) que ces cavités représentent des vaisseaux capillaires considérablement et irrégulièrement dilatés. — En effet, elles sont intermédiaires aux artérioles qui y arrivent et aux veinules qui en partent.

La muqueuse du gland porte de nombreuses saillies, *papilles*, et se creuse d'une infinité de dépressions glandulaires, *glandes de Tyson*, au niveau du collet du gland. — Ces glandes, dont CH. ROBIN nie l'existence, sont de petits follicules sébacés qui se continuent sur la face interne du prépuce, où ils abondent. — On les a justement comparés aux glandes que porte le prépuce de certains animaux, tels que le Chevrotin porte-musc. — Les papilles de la couronne, appelées *tubercules de Littre*, ont parfois un volume considérable; — elles renferment des anses vasculaires et de nombreux filets nerveux qui portent des corpuscules tactiles spéciaux, les *corpuscules génitaux terminaux* (KRAUSE).

Vaisseaux et nerfs. — Les *artères* du corps spongieux viennent de la honteuse interne (t. I, p. 618) par : 1° les deux *artères bulbeuses* qui s'enfoncent dans la partie supérieure du bulbe et se ramifient dans cet organe et le corps spongieux jusqu'au frein du prépuce; — 2° les deux *artères dorsales de la verge* qui, d'une part, pendant leur trajet le long du pénis, donnent des rameaux collatéraux qui contournent les corps caverneux pour se rendre dans le corps spongieux, et qui, d'autre part, par leurs branches terminales viennent se ramifier dans le gland. — Une fois qu'elles sont entrées dans le corps spongieux, les artères s'abouchent dans les aréoles du tissu caverneux, soit directement, soit après s'être divisées en un bouquet d'artérioles qui se contournent en tire-bouchon, *artères hélicines*, et débouchent dans les aréoles (voy. p. 700). — Selon LANGER, KÖLLIKER, etc., au niveau de la portion moyenne du corps spongieux et dans le gland les artérioles se termineraient dans un réseau très fin et très sinueux qui rampe à la surface des trabécules et donne origine aux veines.

Les *veines* naissent des aréoles que nous avons considérées comme de larges vaisseaux capillaires soutenus par une paroi fibro-musculaire, et sortent de la surface du corps spongieux par plusieurs points. — Les *veines du gland* sortent de la base de l'organe et convergent en se réunissant en un riche plexus autour de la couronne d'où partent des branches qui se réunissent pour donner naissance à une veine unique, la *veine dorsale profonde* de la verge, qui longe la face supérieure de ce dernier organe pour aller se jeter dans le plexus de Santorini. — Les réseaux veineux du gland communiquent avec ceux des corps caverneux comme l'avait signalé BICHAT, et comme KOBELT l'a décrit avec soin, — et aussi, en bas et en arrière, avec les veines du corps spongieux.

Les *veines de la portion cylindrique du corps spongieux* sortent de chaque côté au nombre de cinq ou six, montent en contournant le corps caverneux correspondant et viennent se jeter dans la veine dorsale de la verge. Elles communiquent avec celles des corps caverneux.

Des *veines du bulbe*, les supérieures vont se jeter dans le plexus de Santorini; les inférieures, *veines bulbo-urethrales*, se rendent dans les veines honteuses internes. — Elles communiquent avec les veines scrotales, les honteuses externes, le plexus pampiniforme et les veines obturatrices.

Le réseau veineux du bulbe communique avec celui qui forme l'appareil spongieux du verumontanum.

Les *lymphatiques* du gland partent d'un double réseau très riche, communiquant avec celui de la muqueuse de l'urèthre autour du méat. Ils forment un plexus de chaque côté du frein, *plexus latéral du frein* de Panizza, unis l'un à l'autre par un tronc bosselé qui entoure la couronne du gland. C'est de cette espèce de sinus circulaire que partent un ou deux troncs dorsaux qui suivent la veine dorsale et vont se jeter dans les ganglions inguinaux, quelques-uns dans les ganglions pelviens. — P. MARCHANT (*Bulletin de la Société anatomique*, 1889) a décrit une *disposition hélicine* de ces troncs (lymphatiques de la verge).

Les *nerfs* viennent du honteux interne par les branches périnéale superficielle et dorsale de la verge. Quelques-uns viennent du sympathique par le plexus caverneux. — Ils forment un réseau très riche dans le corps spongieux.

R. VON PLANNER a décrit dans l'urèthre de l'Homme des corpuscules analogues à ceux des petites lèvres chez la Femme et pareil à ceux que R. MAIER a signalés dans la vessie. C'est dans ces corpuscules qui siègent presque sous l'épithélium que viennent se terminer les nerfs (*Arch. f. mik. Anat.*, 1887).

Développement de l'urèthre. — Vers la sixième semaine le cloaque se cloisonne (voy. p. 426) et se divise en deux cavités secondaires, l'une postérieure ou ano-rectale, l'autre antérieure ou uro-génitale. Cette dernière porte le nom de *canal uro-génital;* — elle reçoit l'embouchure des uretères, des canaux de Wolff et de Müller. — Bientôt le canal uro-génital s'allonge et descend derrière le pubis. Chez la Femme, nous le verrons plus tard, intimement uni à l'extrémité inférieure des canaux de Müller, d'où dérive le vagin, il constitue l'urèthre dans son entier; — chez l'Homme il forme seulement la portion prostato-membraneuse de l'urèthre, qui se complète par l'addition à sa surface d'un appareil glandulo-musculaire.

L'origine de l'urèthre antérieur est bien différent. Avant le cloisonnement du cloaque apparaît au-devant de son orifice un bourgeon conoïde, le *tubercule génital* (1, fig. 358), qui forme le pénis chez l'Homme, le clitoris chez la Femme. Ce tubercule est environné par un bourrelet demi-circulaire, *bourrelet génital* (3, fig. 358), d'où dériveront les grandes lèvres dans le sexe féminin, le scrotum chez le mâle, et à sa face inférieure se creuse un sillon longitudinal, *sillon génital*, dont les lèvres, *replis génitaux*, se réuniront sur la ligne médiane pour transformer la gouttière génitale en canal. — Ce canal, c'est le canal de l'urèthre, l'urèthre antérieur, qui s'unit à l'urèthre postérieur dérivé du canal uro-génital, et s'enveloppe progressivement d'une gaine spongieuse. A ce moment l'urèthre est complet. — La tunique épithéliale de l'urèthre antérieur provient donc d'une involution de l'ectoderme qui s'enfonce dans le phallus sous la forme d'une gouttière longitudinale; — sa gaine spongio-vasculaire dérive de la couche mésodermique qui l'entoure, et il en est de même du chorion de la membrane muqueuse. — Au début, la muqueuse est absolument lisse et ne présente aucun sinus de Morgagni qui ne paraissent qu'après la naissance (Ch. Robin et Cadiat) (1). Les glandes, au contraire, commencent à poindre dans le troisième mois de la vie utérine comme toutes les glandes, c'est-à-dire sous la forme de petits bourgeons épithéliaux, pleins d'abord, canaliculés plus tard, qui s'enfoncent dans la profondeur. — Les glandes bulbo-uréthrales se développent de la même façon, ainsi du reste que les glandules qui forment la prostate par leur réunion et leur mélange à du tissu musculaire lisse. — Cette dernière glande apparaît dans le cours du troisième mois, et non pas au quatrième comme le disent Thompson et V. Campenon, sous la forme de deux lobes latéraux que Guthrie avait déjà bien observés et qui se réunissent en arrière vers le cinquième mois. — Ce processus de développement peut rendre compte de certaines anomalies de la prostate, comme celle dans laquelle elle est formée de deux lobes isolés, disposition qui rappelle, pour le dire en passant, la prostate à lobes indépendants du Hérisson, de l'Éléphant et de beaucoup de Singes (Cercopithèques, Cynocéphales).

Après la naissance, l'urèthre s'accroît peu à peu comme les autres organes du corps humain. — Chez le fœtus de six mois, ce canal est en miniature ce qu'il sera plus tard. — Ses portions rétrécies et dilatées sont déjà indiquées, mais sa direction est d'autant moins courbe que le sujet est plus jeune (Étienne, *Thèse de Nancy*, 1880). — Le développement du pubis, et surtout le surdéveloppement de la prostate dans l'âge avancé, accuse considérablement sa courbure.

Anomalies de l'urèthre. — On a observé : 1° l'*étroitesse congénitale du méat ;* — 2° l'*étroitesse ou rétrécissement congénital du canal*, rétrécissements cylindriques et annulaires (Nélaton, Syme), rétrécissements valvulaires (Jarjavay, Velpeau, F. Guyon); — 3° l'*imperforation de l'urèthre*, soit seulement au niveau du méat ou du gland, soit dans toute son étendue; — 4° les *fissures*, *hypospadias* et *épispadias*. On a divisé l'hypospadias en balanique, pénien, scrotal et périnéal. — Ce vice de conformation est le résultat de la non-soudure des replis génitaux, ce qui rapproche alors les organes génitaux externes de l'Homme de ceux de la Femme, où ces replis ne se soudent pas entre eux. — L'*hypospadias* est héréditaire (Franck, Sabatier, Rigaud, F. Guyon); — il existe environ une fois sur trois cents sujets (Rennes, Bouisson). — L'*épispadias* est caractérisé par la présence de l'ouverture de l'urèthre au-dessus de la verge. — On l'a également divisé en balanique, pénien et complet. — Il est beaucoup moins fréquent que l'hypospadias (dans la proportion d'un à trois cents : Baron) et résulte d'un arrêt de développement des parties spongio-vasculaires de l'urèthre avec inversion du canal (Dolbeau, Trélat, etc.). Il est ordinairement connexe de l'exstrophie de la vessie et provient de la même malformation ; — 5° on a observé encore la *dilatation congénitale fossiculaire* de l'urèthre (Laugier, Hendriskz); — 6° la *duplicité de l'urethre*

(1) Tourneux a montré que le sinus de Guérin (limité en bas par la valvule de ce nom) se développe vers la fin du troisième mois de la vie fœtale sous la forme d'un bourgeon épithélial, qui se creuse au sixième mois et se termine à son fond par un bouquet de diverticules glandulaires.

(Malgaigne, Jarjavay, Vidal, Marchal de Calvi, Picardat, etc.). — Cette dernière malformation est divisée par J. Englisch en trois catégories : *a*. vrais urèthres doubles (très rares) ; — *b*. canal accessoire de l'urèthre, terminé en cul-de-sac vers le pubis (Perkowsky, Dittel, Lejars, Cristiani) ; — *c*. simple diverticule communiquant avec le vrai canal (Morelli). Ce vice de conformation provient sans doute d'un vice de soudure embryonnaire, d'une sorte d'épispadias constitué par l'adossement incomplet des deux bourgeons caverneux (voy. Lejars, *Annales des maladies des organes génito-urinaires*, 1888 ; — H. Cristiani, *Revue médicale de la Suisse romande*, p. 313, 1889) ; — 7° on a observé enfin l'absence de l'urèthre (Richardson, Goshler), — et 8° l'abouchement de l'urèthre dans le rectum (voy. Ch. Debierre, *Développement de la vessie et du canal de l'urèthre*, Thèse d'agrégation, Paris, 1883).

Usages. — L'urèthre est un canal d'excrétion commun à l'urine et au sperme, mais son rôle ne se borne pas à livrer passage au liquide accumulé dans la vessie ou dans les vésicules séminales, il constitue en outre pour le réservoir urinaire un appareil de fermeture et ajoute au liquide fécondant des poches séminales les produits de ses propres glandes. Enfin, envisagé comme organe d'excrétion, il joue un rôle très actif par les contractions brèves et successives des muscles qui doublent ses parois et qui assurent l'expulsion prompte et complète de l'urine ou du sperme. Toutes ces fonctions, l'urèthre les remplit grâce à sa *sensibilité*, à son *élasticité*, à sa *contractilité*.

G. — PÉNIS OU VERGE

La *verge*, organe de la copulation de l'Homme, est formée par un appareil érectile, qui comprend le corps spongieux de l'urèthre et les corps caverneux, le tout enveloppé dans une gaine, constituée par les enveloppes du pénis. — Des vaisseaux et des nerfs complètent la composition de l'organe.

La verge est située au-devant du pubis ; molle, flasque, cylindroïde et pendante pendant l'état de repos, elle se redresse, augmente beaucoup de volume, devient rigide et prismatique et triangulaire pendant l'érection ou période d'activité. — Ses angles, mousses et arrondis, sont formés par les corps caverneux de chaque côté, et par le corps spongieux à la partie inférieure ou antérieure. — Elle est attachée au pubis par son extrémité postérieure, *racine de la verge*, et se termine en avant par un renflement que nous connaissons déjà, le *gland*, percé à son sommet d'un trou en forme de fente verticale, qui est l'*orifice externe du canal de l'urèthre*.

Corps caverneux de la verge. — Les *corps caverneux* (13, fig. 351 et 354) sont deux cylindres de tissu érectile, adossés l'un à l'autre comme les deux canons d'un fusil de chasse, et terminés à leurs deux extrémités par une pointe arrondie. — Ils naissent de la lèvre interne de la branche ischio-pubienne par une extrémité effilée, *racine des corps caverneux*, qui augmente graduellement de volume, et se renfle, *bulbe du corps caverneux*, tout en montant le long de la branche descendante du pubis. Arrivés au-dessous de la symphyse du pubis, ces corps se réunissent, s'adossent l'un à l'autre sur la ligne médiane et forment désormais un organe impair et médian, de 9 à 10 centimètres de circonférence, long d'environ 12 à 14 centimètres à l'état de repos, de 18 à 20 centimètres dans l'état d'érection, présentant le long de sa face supérieure un sillon médian longitudinal, *sillon supérieur*, qu'occupe la veine dorsale profonde flanquée de ses deux artères, et une gouttière longitudinale le long de sa face inférieure, *sillon inferieur*, dans lequel se loge le canal de l'urèthre, entouré du corps spongieux. — Les corps caverneux sont largement séparés l'un de l'autre à leur extrémité proximale (racines) ; — à leur extrémité distale ils se séparent de nouveau et s'enfoncent dans la base du gland qui les coiffe (13, fig. 354). — Au point où ils se réunissent, ils sont suspendus au pubis par un ligament fibro-élastique, appelé *ligament suspenseur de la verge* (13, fig. 354, et 14, 351).

Structure. — Les corps caverneux sont constitués par une *membrane d'enveloppe*, par une *trame de tissu érectile*, par des *vaisseaux* et des *nerfs*.

a. La *membrane d'enveloppe*, *albuginée des corps caverneux*, est une membrane fibreuse, résistante, de 1 à 2 millimètres d'épaisseur, blanche et dure, composée de fibres lamineuses et de fibres élastiques. — Elle est percée d'un grand nombre d'orifices pour la sortie des veines qui émergent des corps caverneux, et dans la région où les deux corps caverneux sont juxtaposés, elle forme une cloison médiane, *cloison des corps caverneux*, qui unit intimement ces deux corps. — Cette cloison est percée de fenêtres étroites et verticales qui lui donnent l'aspect d'un peigne (cloison pectinée), et permettent une facile communication entre les deux corps caverneux.

b. La *trame érectile* ou *trame spongieuse* est formée par une infinité de lamelles ou trabécules rougeâtres qui partent de la face interne de la membrane d'enveloppe et de la cloison des corps caverneux, se ramifient et s'entre-croisent en tous sens de façon à donner lieu au tissu caverneux, c'est-à-dire à une infinité de cellules, alvéoles ou cavernules, qui communiquent toutes entre elles. — La cavité des alvéoles délimite un véritable plexus sanguin labyrinthique ; — elle est tapissée par un endothélium vasculaire qui répond, non pas à celui des veines, mais à l'endothélium des vaisseaux capillaires. — Assez petites à la périphérie, les aréoles augmentent de volume à mesure qu'on se rapproche du centre des corps caverneux. — Leurs parois, constituées par les trabécules décrites ci-dessus, sont formées de tissu fibreux et de fibres élastiques, mais surtout de fibres musculaires lisses (Ch. Rouget, Sappey).

Certaines cependant, et la cloison est du nombre, sont exclusivement fibreuses (Ch. Legros), et selon certains auteurs toutes, chez l'Éléphant (Certi), le Taureau (Legros), la Baleine (Sappey), seraient exclusivement fibreuses. — Au contraire, dans les corps caverneux des Solipèdes domestiques, tout le système trabéculaire serait presque entièrement musculaire (Ch. Legros). — Les trabécules les plus épaisses renferment des vaisseaux et des nerfs.

L'organe érectile, spongieux ou caverneux, est caractérisé au point de vue anatomique par un réseau d'énormes capillaires soutenus par une trame con-

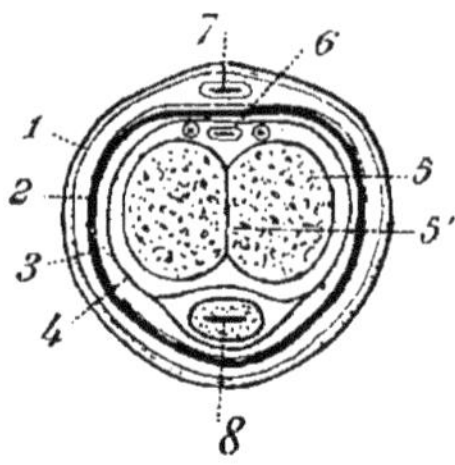

Fig. 356. — Coupe horizontale de la verge à sa partie moyenne.

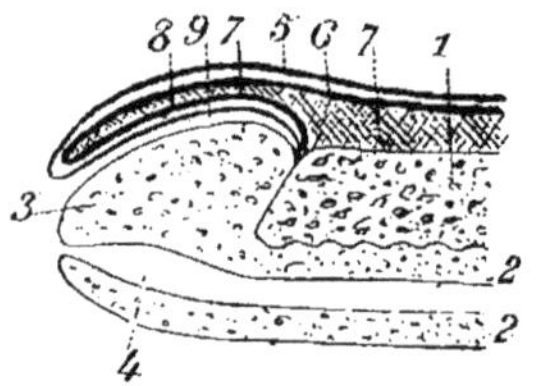

Fig. 357. — Coupe longitudinale de la verge au niveau du gland pour montrer la structure du prépuce.

Fig. 356. — 1, peau ; — 2, muscle péripénien ; — 3, enveloppe celluleuse ; — 4, enveloppe élastique ; — 5, corps caverneux ; — 5', cloison des corps caverneux ; — 6, veine dorsale profonde, flanquée des deux artères dorsales profondes ; — 7, veine dorsale superficielle ; — 8, urèthre.

Fig. 357. — 1, corps caverneux ; — 2, 2, corps spongieux de l'urèthre ; — 3, gland ; — 4, fosse naviculaire de l'urèthre ; — 5, peau du prépuce : — 6, muscle annulaire du prépuce ; — 7, couche celluleuse ; — 8, muscle annulaire du prépuce ; — 9, muqueuse du prépuce.

jonctivo-musculaire et disposés de façon à retenir une quantité considérable de sang, et au point de vue physiologique par la faculté de pouvoir se gonfler et durcir sous l'influence de l'afflux du sang. — Pour la plupart des anatomistes (Cruveilhier, Kölliker, Langer, Stein, Kobelt, Jarjavay, Frey, Klein, etc.), les cavités des organes érectiles sont de nature veineuse, mais nous avons vu, — et l'organogénie le démontre, — que les aéroles du tissu érectile ne sont que de volumineux capillaires variqueux, très courts et fréquemment anastomosés de façon à donner lieu à une sorte d'éponge. Elles ont une paroi propre, amorphe et lisse, unie aux trabécules par sa surface extérieure, pavée à son intérieur par l'endothélium propre aux vaisseaux capillaires (voy. Ch. Debierre, art. « Érectile » du *Dict. encyclop. des sc. médicales*, série I, t. XXXV, p. 380, 1887).

Il existe parfois dans les enveloppes des corps caverneux, à l'intérieur du gland, des points ossifiés que l'on a comparés à l'*os du pénis* de certains Mammifères (Rongeurs, Carnassiers, Quadrumanes), *os* qu'on rencontre également dans le clitoris des mêmes animaux.

c. Vaisseaux et nerfs. — Les *artères* des corps caverneux proviennent de l'*artère caverneuse*, branche de la honteuse interne (6, fig. 361), et de quelques artérioles de l'artère dorsale de la verge. L'artère caverneuse s'enfonce dans l'épaisseur du corps caverneux et se porte en avant après avoir fourni une branche récurrente pour la racine de ce corps. — A la partie antérieure de l'organe elle se recourbe et s'anastomose en arcade avec sa congénère du côté opposé. — Chemin faisant les deux artères caverneuses communiquent entre elles par des branches transversales qui traversent la cloison. — Leurs rameaux courent dans l'épaisseur de la charpente trabéculaire et se divisent en un bouquet de cinq à six ramuscules divergents qui s'enroulent en volute, *artères hélicines* de J. Müller, et s'anastomosent entre eux pour aller finalement s'ouvrir dans les aréoles par une sorte de petite boutonnière bordée par un anneau musculaire. A côté de ces artères hélicines il en existe d'autres, *artères nourricières*, qui se résolvent en capillaires à la manière ordinaire dans l'épaisseur des trabécules.

A la superficie des corps caverneux, Langer a décrit deux réseaux capillaires superposés, *un réseau cortical fin* ou *superficiel*, et un *réseau cortical large* ou *profond*.

Or, des recherches de Langer, Eckhard, W. Stein, il résulte que les artères des corps caverneux se jettent dans les aréoles tantôt directement, tantôt par l'intermédiaire d'un réseau capillaire analogue à ceux que nous venons de mentionner. — Ces artères sont remarquables par leur forte musculature, et au niveau de leur ouverture dans les cavernules, la couche musculaire longitudinale se dispose de façon à pouvoir dilater les orifices. — Cette disposition permet de comprendre le mécanisme de la congestion active qui se produit lors de l'érection par voie vaso-motrice.

Les *veines efférentes*, nombreuses et volumineuses, naissent des aréoles du tissu caverneux. Elles sortent, les unes par le sillon inférieur, *veines émissaires inférieures* de Kobelt, *veines circonflexes* de Kolrauch, des corps caverneux, puis contournent ces corps et vont se jeter dans la veine dorsale profonde ; — d'autres, *veines émissaires supérieures* de Kobelt, émergent du sillon supérieur et se rendent directement dans la veine dorsale ; — quelques-unes sortent de l'extrémité antérieure des corps caverneux pour former, avec les veines qui proviennent du pourtour de la base du gland, l'origine de la veine dorsale profonde. — Celle-ci, qui représente le tronc commun des veines des corps caverneux et du corps spongieux de l'urèthre, unique et médiane, suit le sillon dorsal des corps caverneux (6, fig. 356), traverse le ligament suspenseur de la verge, et va se jeter dans le plexus de Santorini. — Enfin, nombre de veines profondes, *veines caverneuses*, émergent au niveau de l'angle de réunion des racines des corps caverneux, passent sous la symphyse du pubis et se rendent également dans le plexus de Santorini. — Quelques veines des racines des corps caverneux se jettent aussi dans la veine obturatrice, et certaines de la racine de la verge se rendent dans les veines sous-cutanées abdominales. — Toutes ces veines sont pourvues de valvules.

Selon Langer, les racines veineuses des corps caverneux ne se rendraient pas directement dans les veines émissaires, mais se déverseraient dans un réseau que cet anatomiste appelle *réseau cortical profond*, d'où émaneraient alors les *veines émissaires*.

Les *vaisseaux lymphatiques* sont inconnus. — Les *nerfs* viennent de deux sources : du plexus hypogastrique par l'intermédiaire du plexus caverneux qui accompagne l'artère caverneuse ; — des nerfs dorsaux de la verge par lesquels se terminent les nerfs honteux internes. — Les uns et les autres s'enfoncent dans le tissu érectile où ils se terminent très probablement dans les parois des artérioles et dans les fibres musculaires des trabécules, mais leur terminaison exacte n'a encore été constatée par personne.

Sur le parcours des nerfs érecteurs on rencontre de petits ganglions (LÖVEN, QUÉNU).

Enveloppes de la verge. — Prépuce. — Les enveloppes de la verge sont au nombre de deux : une fibreuse, *fascia pénis*, et une cutanée, *fourreau de la verge.*

a. Le *fascia pénis, enveloppe élastique* de la verge, recouvre directement les corps caverneux et le corps spongieux de l'urèthre, auxquels il adhère intimement ; il envoie en dedans un prolongement qui sépare l'urèthre des corps caverneux. — Il s'ensuit que l'urèthre est contenu dans un dédoublement de cette membrane.

Le *fascia pénis* entoure complètement le corps de la verge ; — en avant, il se soude à l'enveloppe membraneuse du gland ; — en arrière, il se perd dans l'aponévrose superficielle du périnée à la partie inférieure, et s'épaissit à sa partie supérieure pour aller s'attacher sous la forme d'un ligament jaunâtre et élastique, *ligament suspenseur de la verge*, à la partie médiane et supérieure de la symphyse du pubis et jusque sur la ligne blanche abdominale. — Ce ligament fait partie de l'appareil de suspension des bourses (p. 645).

b. L'*enveloppe cutanée* ou *peau de la verge*, fine, dépourvue de poils, est remarquable par sa couleur foncée, sa souplesse et son élasticité. — Elle se continue en arrière avec la peau du pubis et du scrotum, et contribue, en avant, à former le prépuce. — A sa face profonde, elle est doublée d'une couche de fibres musculaires lisses à direction circulaire ou oblique; cette couche, désignée par SAPPEY sous le nom de *muscle péripénien*, fait suite au dartos. — Enfin, au-dessous de la couche musculeuse, on rencontre une *couche de tissu cellulaire lâche* (*enveloppe celluleuse* de Sappey) à laquelle le fourreau de la verge doit sa grande mobilité sur le pénis. — Les couches musculaire et celluleuse se prolongent dans le prépuce.

c. Le *prépuce* est un repli membraneux, en forme de gaine, qui recouvre plus ou moins le gland. — Il est constitué de la façon suivante : à l'extrémité de la verge, la peau, doublée de ses deux couches musculaire et celluleuse sous-jacentes (fourreau de la verge), s'avance sur le gland sans lui adhérer ; — après un trajet plus ou moins long, elle se réfléchit d'avant en arrière, s'adosse immédiatement à elle-même, prend l'aspect d'une membrane muqueuse (face interne du prépuce), et, arrivée à la couronne du gland, se réfléchit à nouveau, mais d'arrière en avant cette fois, forme la muqueuse du gland et se continue avec celle de l'urèthre au niveau du méat. — Il s'ensuit que le prépuce est formé de six couches superposées (fourreau replié sur lui-même à son extrémité antérieure); — mais en tirant sur la peau de la verge et en la portant en arrière, le prépuce disparaît parce que le fourreau de la verge qui le forme en se repliant sur lui-même, se dédouble pendant la traction. Ce dédoublement se fait aux dépens du tissu cellulaire (couche celluleuse) qui forme la partie centrale du repli (7, fig. 357).

Le muscle péripénien qui accompagne la peau dans son reploiement, constitue une sorte d'anneau au niveau de l'orifice de cet organe, appelé *sphincter du prépuce* (8, fig. 357); — c'est également lui qui, par quelques faisceaux attachés au fond du sillon médian inférieur du gland, forme, avec la prétendue muqueuse du prépuce, la petite cloison triangulaire qui rattache le prépuce au sillon du gland et que l'on connaît sous le nom de *filet* ou *frein du prépuce*. — La lame interne du prépuce n'est pas constituée par une muqueuse; c'est toujours de la peau légèrement modifiée. — Elle contient quelques glandes sébacées sans follicules pileux, qui se continuent jusque dans le sillon coronaire de la base du gland (sillon balano-préputial) sous le nom de *glandes de Tyson*. Ces glandes sécrètent une humeur odorante, qui s'unit aux détritus épithéliaux pour former une matière crémeuse qui s'amasse dans le sillon circulaire du gland sous le nom de *smegma preputialis*.

La longueur du prépuce est variable; chez quelques sujets son orifice est assez étroit pour que l'on ne puisse pas « décalotter » le gland. — Cet état constitue le *phimosis*. — Chez d'autres le prépuce peut faire défaut.

d. Vaisseaux et nerfs. — Les *artères* des enveloppes de la verge proviennent de la honteuse externe, branche de la fémorale ; de la périnéale superficielle, branche collatérale de la honteuse interne, et surtout de la dorsale de la verge, branche terminale de la honteuse interne (6, fig. 356).

Les *veines* se rendent le plus souvent dans deux troncs veineux, *veines dorsales superficielles*, qui cheminent dans le tissu cellulaire sous-cutané du dos et de la verge et vont se jeter, en se recourbant en dehors, dans la veine saphène interne. — Parfois il n'existe qu'une *seule veine dorsale superficielle*.

Les *vaisseaux lymphatiques* se rendent dans le tronc ou les troncs efférents du gland, et vont se jeter avec eux dans les ganglions inguinaux superficiels, supérieurs et internes.

Les *nerfs* sont fournis par la branche génito-crurale du plexus lombaire et par les branches dorsale et périnéale superficielle du nerf honteux interne. — Leurs ramifications portent des corpuscules de Pacini (SCHWEIGGER-SEIDEL, KLEIN).

Développement de la verge. — Par suite de son union avec les conduits excréteurs des glandes génitales et rénales, le pédicule de l'allantoïde s'est transformé en un sinus, *sinus* ou *canal uro-génital*, qui débouche dans une cavité commune avec l'intestin postérieur à laquelle on a donné le nom de *cloaque* (voy. p. 426, 427, 695).

Au début, le cloaque ne s'ouvre pas à l'extérieur; mais bientôt, par suite d'un processus analogue à celui qui met la fosse buccale en communication avec l'intestin antérieur, l'ectoderme qui recouvre la partie antérieure de la queue

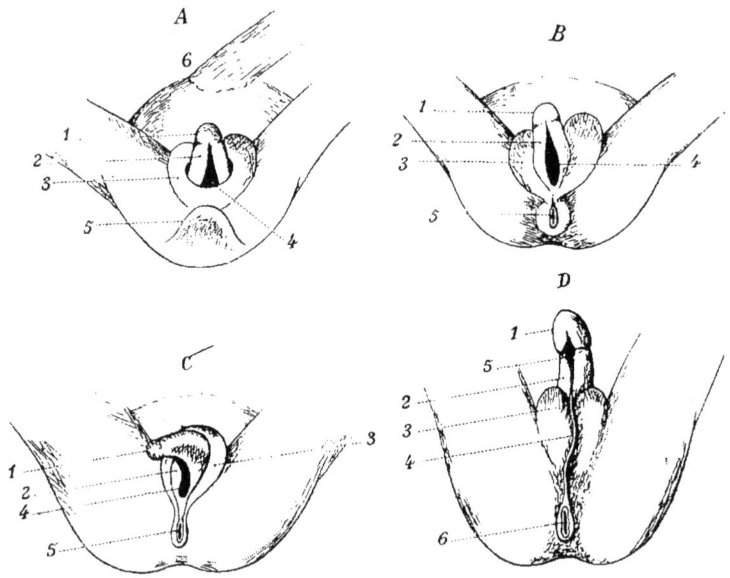

FIG. 358. — Développement des organes génitaux externes.

A. Embryon de huit semaines. — Indifférence sexuelle. — 1, tubercule génital; — 2, repli génital; — 3, bourrelet génital; — 4, cloaque; — 5, queue (tubercule coccygien); — 6, cordon ombilical.

B. Embryon de douze semaines. — Indifférence sexuelle. — 1, tubercule génital; — 2, repli génital; — 3, bourrelet génital; — 4, fente génitale; — 5, anus.

C. Embryon ♀ de douze semaines. — 1, clitoris; — 2, petites lèvres; — 3, grandes lèvres; — 4, sinus uro-génital; — 5, anus.

D. Embryon ♂ de douze semaines. — 1, phallus; — 2, replis génitaux qui achèvent de se souder; — 3, scrotum; — 4, raphé ano-scrotal et pénien; — 5, reste de la fente uréthrale; — 6, anus.

de l'embryon se déprime en entonnoir et s'enfonce vers le cloaque dans lequel il ne tarde pas à s'ouvrir (voy. p. 426).

A partir de ce moment le cloaque communique à l'extérieur par une fente, *orifice cloacal*, qui deviendra l'anus. — Cette disposition qui est permanente chez les Amphibiens, les Reptiles, les Oiseaux et les Monotrèmes parmi les Mammifères, n'est que transitoire chez les animaux supérieurs, et nous avons vu (p. 427) que le cloaque est assez rapidement divisé en deux compartiments séparés par la formation d'une cloison verticale et transversale, *cloison périnéale*, qui sépare désormais complètement le canal uro-génital du rectum.

L'embryon porte alors deux ouvertures à son extrémité caudale, que l'on voit au fond de l'orifice cloacal bordé par un bourrelet : une postérieure qui conduit dans le rectum, c'est l'anus; — une antérieure qui conduit dans le sinus uro-génital et vient se mettre en rapport avec les organes génitaux externes en contribuant à former l'urèthre (voy. p. 695). — La subdivision du cloaque en deux cavités commence vers le milieu du deuxième mois chez l'Homme; — dans le cours du troisième mois le cloisonnement s'achève, mais les deux orifices (cloacal ou anal, et fente uro-génitale) sont encore très rapprochés, et ce n'est que progressivement qu'apparaît le septum épais qui constitue le périnée.

L'ébauche des organes génitaux externes est plus précoce. Elle apparaît pendant la sixième semaine de l'ontogénie sous la forme d'un bourgeon conoïde, *éminence génitale, tubercule génital, phallus* (1, fig. 358), qui s'élève au-devant et au-dessus de l'orifice cloacal bordé par le *bourrelet génital* (3, fig. 358). — Ce renflement se soulève un peu plus tard et grossit beaucoup; sur sa face inférieure se prolonge le « bouchon cloacal » sous la forme d'une lame épithéliale, *lame uro-génitale* ou *uréthrale*, qui prolonge ainsi à l'extérieur l'épithélium du sinus uro-génital. Presque en même temps on voit la fente uro-génitale se prolonger en avant le long de la lame épithéliale sous forme d'une gouttière, *sillon génital* ou *uréthral* (4, fig. 358), l'orifice qui s'avance du cloaque affectant lui-même la forme d'une fente antéro-postérieure.

Cette gouttière se creuse dans la lame épithéliale et règne le long de la verge, excepté le gland qui reste imperforé jusqu'au troisième mois (voy. TOURNEUX, *Du tubercule génital chez le fœtus humain*, in *Journ. de l'anat.*, 1889).

De chaque côté du tubercule génital apparaissent enfin deux replis semi-circulaires, *replis génitaux*, qui l'entourent complètement (2, fig. 358). — L'anus apparaît entre les deux moitiés du bourrelet génital (5, fig. 358), à la suite de l'achèvement de la cloison comprise entre le sillon génital et l'anus. — Cet espace, qui constitue le périnée, s'épaissit, et fait progressivement reculer l'anus en arrière. Il est parcouru par une crête mousse antéro-postérieure, le *raphé du périnée*, qui indique la soudure des deux lèvres du sillon génital en avant de l'anus. — MECKEL le premier avait bien deviné (*Manuel d'anat.*, 115, p. 655) dans le raphé scroto-pénien le dernier vestige de cette soudure.

Jusqu'ici rien ne révèle le sexe de l'embryon; — l'ébauche des organes génitaux externes passe donc par un *état d'indifférence sexuelle* analogue à celui des organes génitaux internes. — Mais à partir de ce moment le développement des organes génitaux externes se poursuit différemment chez l'Homme et chez la Femme. — Cette différenciation sexuelle est le résultat de l'adaptation; elle est en rapport avec la différence des fonctions que les organes copulateurs du mâle et de la femelle sont appelés à remplir.

Chez l'*Homme*, le tubercule génital s'allonge considérablement, et porte à son extrémité libre dès le troisième mois un petit renflement qui deviendra le gland, et ce développement s'accompagne d'un développement analogue de la fente uro-génitale. Vers la fin du troisième mois les deux replis génitaux qui limitent cette fente à droite et à gauche, se soudent l'un à l'autre d'arrière en avant, et ainsi s'accomplit la transformation du sillon génital en un canal, la portion spongieuse de l'urèthre, — qui reste en communication en arrière avec le canal uro-génital, constituant de son côté l'urèthre postérieur (voy. p. 676).

Parallèlement les deux moitiés du bourrelet génital se rapprochent l'une de l'autre et se soudent d'arrière en avant pour constituer le scrotum; on peut donc dire que la soudure des grandes lèvres n'est que la continuation en avant de la réunion qui s'est produite en deçà de l'anus des deux moitiés du bourrelet génital. — Le raphé médian du scrotum, qui se continue en arrière avec celui du périnée, en avant avec celui du pénis, est le témoin de cette double soudure. — Nous verrons que chez la Femme la fente génitale persiste, sauf en arrière, où sa fermeture donne lieu au raphé périnéal ; — que les deux moitiés du bourrelet génital ne se réunissent jamais et forment les grandes lèvres entourant par en haut le tubercule génital transformé en clitoris; et qu'enfin les deux replis génitaux ne se soudent pas davantage et deviennent les petites lèvres, tout le canal de l'urèthre dérivant du canal uro-génital (voy. p. 704).

Le tubercule génital avec le sillon génital transformé en canal de l'urèthre antérieur devient donc le pénis. — Dans le tubercule génital se différencient les corps caverneux, déjà visibles au troisième mois sous la forme de deux corps allongés accolés l'un à l'autre et divergents en arrière ; dans les parois de l'urèthre le corps spongieux avec le gland.

L'appareil érectile de la verge dérive du réseau sanguin qui circule dans le tubercule génital et dans les parois de l'urèthre. Il commence par n'être qu'un réseau capillaire ; — mais au sixième mois, les travées du tissu conjonctif embryonnaire qui séparent les vaisseaux de ce réseau, sont déjà variqueuses. — C'est en perçant, en morcelant en une infinité de points ce tissu conjonctif ambiant que les capillaires creusent ces mailles si nombreuses qui font des tissus érectiles du corps spongieux et des corps caverneux, des labyrinthes de canaux tortueux et anastomosés que représentent les cavernules intercommunicantes. — Il en résulte que le système érectile est une sorte de *réseau admirable* de capillaires dilatés, comparable aux réseaux admirables artériels ou aux systèmes veineux portes.

Selon Tourneux, la gouttière uréthrale ne se prolonge pas dès le début, jusque sur la face inférieure du gland. A partir du troisième mois cependant la lame uréthrale a gagné cet organe (mur épithélial du gland) et bientôt la gouttière uréthrale s'y avance, se refermant à mesure qu'elle progresse pour donner naissance à la portion balanique du canal de l'urèthre.

Le *prépuce* enfin apparaît au quatrième mois de la vie intra-utérine. Il se présente sous la forme d'un repli annulaire, qui s'élève de la base du gland et finit par le recouvrir. Il adhère primitivement au gland d'une façon très intime (Schweigger-Seidel, Bokai), et ce n'est que plus tard que l'épithélium balano-préputial se délamine.

Le processus évolutif que nous venons de décrire permet de se rendre facilement compte du mécanisme par lequel se forment diverses malformations de l'urèthre. Si l'urèthre antérieur manque sa soudure avec l'urèthre postérieur, il survient une *imperforation du canal de l'urèthre;* — si, en un point, les replis génitaux manquent leur union, il en résulte une solution de continuité du canal uréthral à laquelle on a donné le nom d'*hypospadias.* — Si par suite d'un de ces arrêts de développement dont la cause nous échappe, les deux scrotums et les deux lèvres de la fente uro-génitale ne se réunissent pas, il peut rester au-dessous d'une verge plus ou moins comparable à un gros clitoris, un cul-de-sac profond, dont l'ouverture bordée de chaque côté par les scrotums non réunis (*hypospadias scrotal*) simule, parfois à s'y méprendre (1), l'ouverture vulvo-vaginale de la Femme. — Telle est l'anomalie connue sous le nom d'*hermaphrodisme apparent*, malformation des plus curieuses et qui soulève

(1) Nous en avons observé un remarquable exemple sur un sujet de cinquante ans environ, livré aux salles de dissection de la Faculté de médecine de Lyon au mois de mars 1887. Chez ce sujet les organes génitaux avaient conservé la disposition de la figure 358, C.

les questions de sexe les plus importantes au point de vue de l'état civil de l'individu (voy. CH. DEBIERRE, *l'Hermaphrodite devant le Code civil*, in *Archives de l'anthropologie criminelle*, 1887).

Anomalies. — On a cité : 1° l'*absence de la verge* (RÉVOLAT, NÉLATON); — 2° sa *duplicité* (GEOFFROY SAINT-HILAIRE, GORRÉ), chacun des deux pénis ayant son canal de l'urèthre propre; — 3° la *torsion* ou *rotation* de façon telle que la face dorsale est devenue inférieure et réciproquement (GODARD, VERNEUIL, GUERLAIN); — 4° la *palmure* ou *suture* du pénis, malformation dans laquelle une seule enveloppe cutanée renferme à la fois les testicules et le pénis, à l'exception du gland (J.-L. PETIT, BOUISSON, DUPLAY, etc.); — 5° l'*absence* (??) *des corps caverneux* (DELBARIER); — 6° l'*absence du prépuce*, qu'on a considérée comme plus fréquente chez les musulmans et les Juifs que chez les chrétiens (??), ce qui tendrait à faire croire, si la chose était prouvée, à l'hérédité possible d'une mutilation volontaire (circoncision); — 7° la *division* et le *symphysis* du prépuce, le *phimosis* congénital.

Usages de la verge. — La verge est l'instrument copulateur de l'Homme. Flasque et pendant, cet organe se redresse et devient rigide à l'approche de la femelle; — autrement dit, il entre en érection, grâce à laquelle il peut s'introduire dans les organes copulateurs de la Femme. — C'est là un phénomène sympathique qui résulte de la distension par un brusque afflux sanguin des aréoles des corps caverneux et du corps spongieux. — La *théorie de l'érection* est encore très obscure. — Les uns ont adopté la *théorie de l'érection par rétention du sang veineux* par suite de la compression des veines émergentes, soit par les muscles striés (DE GRAAF, HOUSTON, STIEGLITZ, KRAUSE, HENLE, etc.) ou lisses (BÉRARD, HERBERG, SAPPEY) annexés au canal uro-génital, soit par suite de l'existence de voiles membraneux valvulaires (KOBELT) ou d'un mécanisme autoclave (BŒCKEL), qui fermeraient les embouchures dans les corps caverneux des veines émissaires (voy. CH. DEBIERRE, art. « Érection » du *Dictionnaire encyclopédique des sciences médicales*, t. XXXV, 1re série, 1887). — D'autres (ECKHARD, LÖVEN, NIKOLSKY, LANNEGRACE, etc.) défendent la *théorie de l'érection par dilatation* artérielle. — De fait, l'érection semble être le résultat d'une accumulation à forte pression du sang dans les mailles du tissu caverneux des organes érectiles. Cette accumulation du sang s'effectue : 1° par voie de vaso-dilatation des petites artères afférentes; — 2° par obstacle momentané à la sortie du sang veineux, obstacle qui provient en partie de l'action musculaire (action compressive des muscles péripénien, de Houston, des muscles des trabécules), en partie de la perte d'équilibre entre l'apport et le retour du sang. — Les contractions rythmiques des bulbo-caverneux en refoulant le sang vers les parties antérieures de la verge achèvent le phénomène. — Les nerfs érecteurs agissent sur les artères des organes caverneux de la verge comme la corde du tympan sur celle de la glande sous-maxillaire. — Ces nerfs émergent des premier et deuxième nerfs sacrés (ECKHARD, LÖVEN), et le centre de l'érection est placé dans la moelle lombaire (GOLTZ). En effet, l'érection est un acte réflexe que des excitations périphériques font naître, mais que l'état psychique peut également engendrer. On sait que le souvenir, le rêve, aussi bien que nombre d'excitations sensorielles directes, la vue, le toucher, etc., font entrer les organes génitaux en érection. — Dans toutes ces conditions, l'incitation part du cerveau et passe dans la moelle épinière où s'accomplit le phénomène qui aboutit à l'érection. Comme beaucoup d'autres phénomènes de la vie animale, celui de l'érection est susceptible d'être frappé d'inhibition.

II. — MUSCLES ET APONÉVROSES DU PÉRINÉE

(*Muscles du canal uro-génital et de l'anus.*)

Préparation. — Choisissez un sujet vigoureux; — placez-le horizontalement de façon à amener son bassin sur le bord de la table; — fléchissez les jambes sur les cuisses et celles-ci sur le bassin en les écartant fortement; — maintenez les bourses relevées sur le ventre à l'aide d'érignes, et remplissez le rectum d'étoupe; — faites une incision qui suit le raphé, des bourses à l'anus, et de ce dernier au coccyx, puis une autre incision transversale qui s'étend d'un ischion à l'autre. En disséquant les lambeaux de côté, on rencontre le *sphincter externe* de l'anus en arrière, et les *bulbo-caverneux* en avant; — en dehors des bulbo-caverneux sont les corps caverneux, recouverts des *ischio-caverneux;* — au fond d'une dépression, située entre le bulbe de l'urèthre et le muscle ischio-caverneux, se trouve un petit plan musculaire, le *transverse superficiel* du périnée, divisé en plusieurs faisceaux par les branches des vaisseaux et nerfs honteux qui le traversent; — en enlevant la graisse qui se trouve entre le transverse et le bord inférieur du grand fessier, on découvre le *releveur de l'anus*, et enfin l'*ischio-coccygien* placé en arrière du releveur. — Mais, pour bien voir le releveur de l'anus, il est nécessaire de l'étudier par l'intérieur de la cavité pelvienne après avoir sacrifié une partie de l'une des deux moitiés du bassin (voy. p. 416). — On dissèque alors la pièce qui se présente de profil devant l'œil, y compris la portion prostato-membraneuse de l'urèthre. On facilite cette dernière préparation en introduisant une sonde dans la vessie. — Un ligament, l'aponévrose périnéale moyenne, rattache l'urèthre à l'arcade pubienne, on le respecte; dans l'épaisseur de cette membrane on rencontre le *transverse profond* du périnée en avant et autour du canal, les glandes de Cowper en arrière.

On nomme *périnée* le plan membraneux qui ferme le détroit inférieur du bassin. — La ligne bi-ischiatique divise cette région en deux parties : l'une postérieure, traversée par l'extrémité postérieure de l'intestin, *région périnéale postérieure, région anale;* — l'autre antérieure, traversée par le canal uro-génital, *région périnéale antérieure, périnée* proprement dit. — A chacun des deux canaux qui traversent le périnée sont annexés des muscles : à l'anus les muscles *ano-coccygiens* (sphincter externe de l'anus, releveur de l'anus, ischio-coccygien); — au canal uro-génital, les *muscles propres à l'urèthre et au pénis.* — Parmi ces derniers, nous trouvons les *muscles ischio-caverneux, bulbo-caverneux* et *transverse superficiel*, affectés surtout à l'appareil érectile de la verge et interceptant entre eux un triangle de chaque côté du raphé, — et au-dessous d'eux, le *transverse profond* ou *muscle de Guthrie* et le *muscle de Wilson* annexés à la portion membraneuse de l'urèthre. —Tous ces muscles dérivent d'un muscle qui entoure primitivement le cloaque, *sphincter du cloaque*, en partie attaché au squelette voisin. Ils sont engainés ou séparés par des membranes fibreuses, les *aponévroses du périnée.*

a. — Muscles du canal uro-génital.

Ces *muscles* sont groupés sous deux plans, l'un superficiel, l'autre profond. Le plan superficiel, situé entre l'aponévrose périnéale superficielle et l'aponévrose périnéale moyenne, comprend trois muscles, l'*ischio-caverneux*, le *bulbo-caverneux* et le *transverse superficiel*; — le plan profond, situé en partie dans l'épaisseur de l'aponévrose moyenne, en partie entre cette aponévrose et l'aponévrose périnéale supérieure ou aponévrose pelvienne, est composé du *muscle de Guthrie* ou *orbiculaire* de l'urèthre, et du *muscle de Wilson*.

1. — Muscle ischio-caverneux.

C'est un petit muscle allongé qui longe la branche ischio-pubienne et recouvre la surface libre de la racine correspondante du corps caverneux (*ischio-pénien* de Chaussier) (G, fig. 359, et A, fig. 360).

Insertions. — Il s'attache par de courtes fibres aponévrotiques à la face interne de la tubérosité de l'ischion et sur la lèvre interne de la branche ischio-pubienne; de là ses fibres se portent en haut et en dedans en affectant la forme d'une gouttière qui embrasse la racine du corps caverneux correspondant, et se terminent par un tendon membraniforme qui s'insère sur l'albuginée des corps caverneux au niveau de l'insertion du ligament suspenseur de la verge. — Il est assez fréquent de voir un des faisceaux se détacher du reste du muscle et monter sur le dos de la verge pour aller se confondre avec le muscle du côté opposé en passant au-dessus de la veine dorsale. C'est à ce faisceau musculaire que l'on a donné le nom de *muscle de Houston* ou *compresseur de la veine dorsale* du pénis. — Il fournit aussi assez souvent des faisceaux qui se fusionnent avec le bulbo-caverneux ou en reçoit du sphincter de l'anus.

Rapports. — En bas, avec l'aponévrose superficielle du périnée; — en haut, avec le corps caverneux; — en dedans, avec le bulbo-caverneux, dont il reste séparé par un espace angulaire à base dirigée en arrière.

Action. — Il attire la verge en bas et en arrière, comprime la racine des corps caverneux dont il refoule le sang vers le gland au moment de l'érection. — Par le *muscle de Houston* il contribue à l'érectilité de la verge en comprimant la veine dorsale et en mettant un obstacle au retour du sang veineux.

2. — Muscle bulbo-caverneux.

Il est situé à la partie inférieure du canal de l'urèthre, étendu de l'anus à la partie antérieure de la symphyse du pubis (F, fig. 359, et B, fig. 360).

Insertions. — Il s'attache inférieurement au raphé ano-bulbaire et au raphé sous-uréthral, raphés constitués par une intersection aponévrotique commune aux deux bulbo-caverneux, aux deux muscles transverses et au sphincter anal; — de là ses fibres se

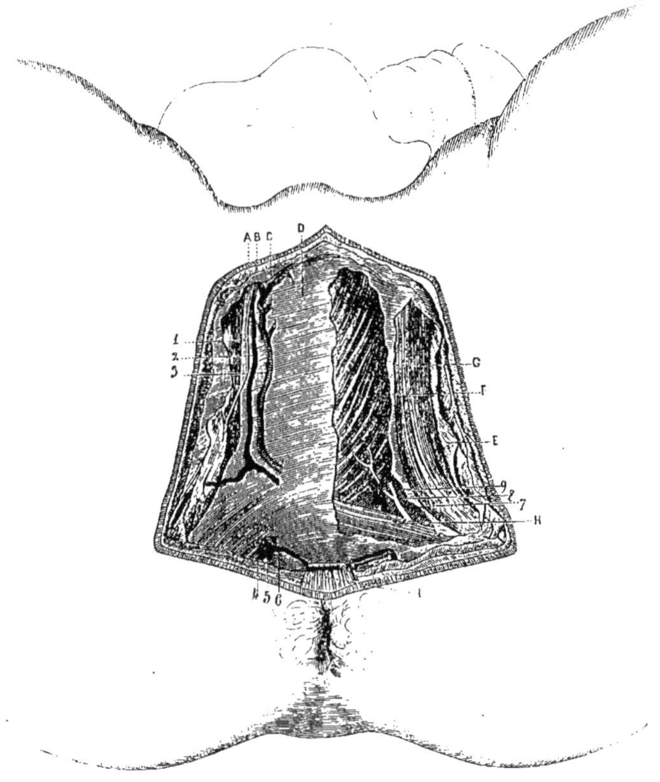

FIG. 359. — Couche superficielle du périnée (d'après B.-J. Béraud).

1, nerf périnéal superficiel; — 2, artère périnéale superficielle; — 3, veine correspondante; — 4, veine anale de la périnéale superficielle; — 5, rameau anal de l'artère périnéale superficielle; — 6, nerf correspondant; — 7, 8, 9, coupe des vaisseaux et du nerf périnéal superficiels; — A, peau; — B, fascia sous-cutané superficiel; — C, second fascia profond; — D, aponévrose périnéale superficielle; — E, gaine de l'ischio-caverneux; — F, muscle bulbo-caverneux; — G, muscle ischio-caverneux; — H, muscle transverse superficiel; — I, section des fibres du sphincter externe.

portent en haut et en avant, en contournant le bulbe et le corps spongieux de l'urèthre, et se terminent de la façon suivante : les fibres postérieures se fixent sur la partie postérieure du bulbe en se rapprochant de la ligne médiane à la façon des barbes d'une plume; — les fibres antérieures contournent la racine de la verge et se perdent sur un tendon membraniforme qui se confond avec celui de l'ischio-caverneux et s'insère sur le fascia du pénis. — Ces faisceaux antérieurs s'unissent assez fréquemment à des faisceaux des ischio-caverneux, et forment avec eux une sangle qui embrasse les corps caverneux, et constituent les *muscles de Houston*, qui sont inconstants, nous le rappelons.

Les deux bulbo-caverneux constituent donc à proprement parler un muscle unique et médian penniforme, composé de deux moitiés symétriques réunies par un raphé médian. Composés de deux couches, leur couche profonde entoure la saillie postérieure du bulbe à la manière d'une fronde et s'attache à une lame fibreuse qui sépare le bulbe des corps caverneux.

Rapports. — En bas, avec l'aponévrose superficielle et quelques fibres du sphincter; — en haut, avec le bulbe et la portion spongieuse de l'urèthre.

Action. — Compresseur du bulbe, le bulbo-caverneux chasse, pendant l'érection, le sang du bulbe vers le gland dont il détermine la turgescence par secousses répétées. — En comprimant l'urèthre, il expulse en outre les dernières gouttes d'urine et de sperme (*accelerator urinæ et seminis*).

Variétés. — Il est ordinaire que ce muscle reçoive des faisceaux surnuméraires : 1° du transverse superficiel; — 2° du sphincter de l'anus avec lequel il paraît s'entre-croiser; — 3° du releveur de l'anus, faisceaux ano bulbaires; — 4° des faisceaux détachés de l'ischion. — J. CRUVEILHIER rapporte avoir vu le bulbo-caverneux recouvert par une nappe de fibres musculaires (voy. p. 712).

3. — Transverse superficiel.

Le *transverse superficiel* du périnée, *transverso-anal*, ou *ischio-périnéal* (CHAUSSIER), présente de grandes variations. — Ordinairement triangulaire, à base dirigée vers la ligne médiane, il est situé transversalement de l'ischion à l'espace ano-bulbaire (H, fig. 359, et C, fig. 360).

Insertions. — Il s'attache en dehors à la partie inférieure de la face interne de la tubérosité de l'ischion, au-dessus de l'ischio-caverneux; — de là il se porte transversalement en dedans, et se termine, tantôt en se confondant sur la ligne médiane avec son congénère du côté opposé, tantôt en s'insérant sur un raphé fibreux qui double le raphé ano-bulbaire. — Le plus souvent ses fibres antérieures se continuent avec le bulbo-caverneux et ses fibres postérieures avec le sphincter de l'anus.

Rectangulaire chez les sujets très musclés, ce muscle est ordinairement très mince, et peut faire absolument défaut.

Rapports. — En bas, avec l'aponévrose superficielle recouverte par la peau; — en haut, avec le feuillet inférieur de l'aponévrose périnéale moyenne, qui le sépare du muscle transverse profond. — Le transverse superficiel forme le côté postérieur d'un triangle, *triangle ischio-bulbaire*, dont le côté interne est constitué par le bulbo-caverneux, et le côté externe par l'ischio-caverneux. — C'est dans ce triangle qu'on rencontre parfois un petit muscle surnuméraire appelé *muscle ischio-bulbaire* par JARJAVAY, et qui n'est autre chose qu'un faisceau isolé ou accessoire du transverse. — Dans son aire on aperçoit une partie de l'aponévrose périnéale moyenne. C'est également par la partie postérieure du triangle ischio-bulbaire, comblé par de la graisse que traverse

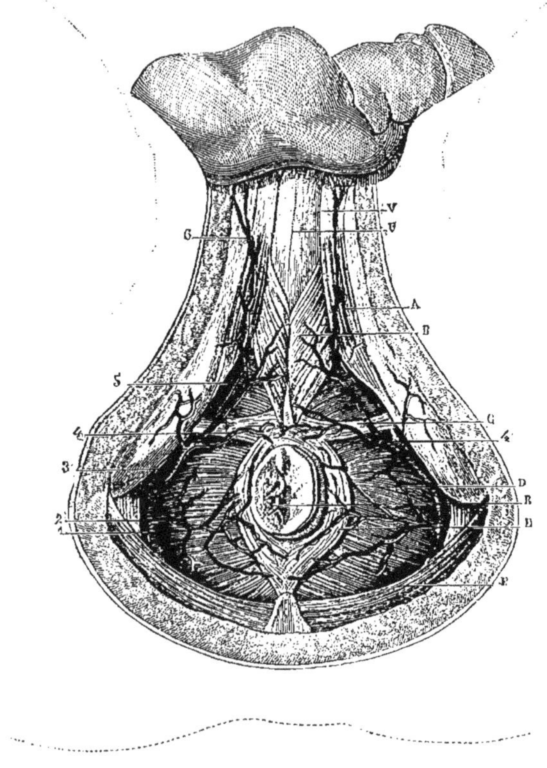

FIG. 360. — Muscles et artères du périnée.

V, corps caverneux; — U, canal de l'urèthre; — R, anus; — A, muscle ischio-caverneux; — B, muscle bulbo-caverneux; — C, muscle transverse du périnée; — D, muscle releveur de l'anus; — E, sphincter externe de l'anus; — F, grand fessier; — 1, tronc de l'artère honteuse interne; — 2, artère hémorrhoïdale inférieure; — 3, artère superficielle du périnée; — 4, artère transverse du périnée; — 5, artère profonde du périnée ou pénienne; — 6, branches terminales de l'artère périnéale superficielle.

l'artère bulbeuse, que l'on passe dans la *taille latéralisée*, taille de frère Jacques.

Action. — Les deux muscles transverses superficiels constituent, par leur union sur la ligne médiane, une sangle qui comprime le rectum, et concourent ainsi à la défécation. — Ils fixent en outre le bulbe de l'urèthre pendant l'érection et contribuent de la sorte à gorger les organes érectiles de la verge.

Variétés. — Elles sont nombreuses, nous l'avons dit. Le transverse peut recevoir des faisceaux accessoires de l'ischion, dont on a fait le *muscle ischio-bulbaire* ou *transverse antérieur et supérieur*, de l'ischio-caverneux, du sphincter externe et du releveur de l'anus, de l'aponévrose moyenne du périnée, de l'aponévrose obturatrice ou du fascia qui recouvre le grand oblique; il donne presque constamment des faisceaux, nous l'avons fait remarquer plus haut, au bulbo-caverneux et au sphincter de l'anus; — d'autres vont à la peau. Selon Lesshaft, le transverse superficiel existerait à peine huit fois sur cent. —

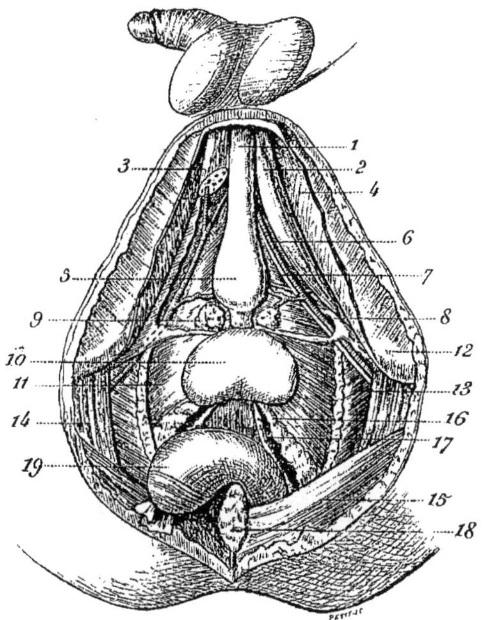

Fig. 361. — Le périnée vu par sa face inférieure.

1, urèthre; — 2, corps caverneux; — 3, corps caverneux coupé pour montrer la pénétration de l'artère caverneuse; — 4, aponévrose périnéale superficielle; — 5, bulbe de l'urèthre; — 6, artère honteuse interne; — 7, nerf honteux interne; — 8, feuillet superficiel de l'aponévrose périnéale moyenne; — 9, glande de Cooper; — 10, prostate; — 11, base de la vessie; — 12, ischion; — 13, muscle releveur de l'anus; — 14, grand fessier; — 15, ischio-coccygien; — 16, vésicule séminale; — 17, canal déférent; — 18, coccyx; — 19, rectum.

Sous le nom de *transverse sous-cutané du périnée* (Theile), on range des faisceaux épars qui infiltrent le fascia superficialis de la région, faisceaux dont les uns doivent être rattachés au transverse, les autres au sphincter ou au releveur de l'anus.

4. — Transverse profond du périnée.

Préparation. — Enlevez l'ischio-caverneux, le transverse, la racine correspondante du corps caverneux et la lame inférieure de l'aponévrose périnéale moyenne.

Le *transverse profond du périnée*, *transverso-uréthral*, *muscle orbiculaire uréthral*, *muscle de Guthrie*, est situé autour de la portion membraneuse du canal de l'urèthre, dans l'épaisseur de l'aponévrose périnéale moyenne (5, fig. 363), — au-dessus et en avant du précédent.

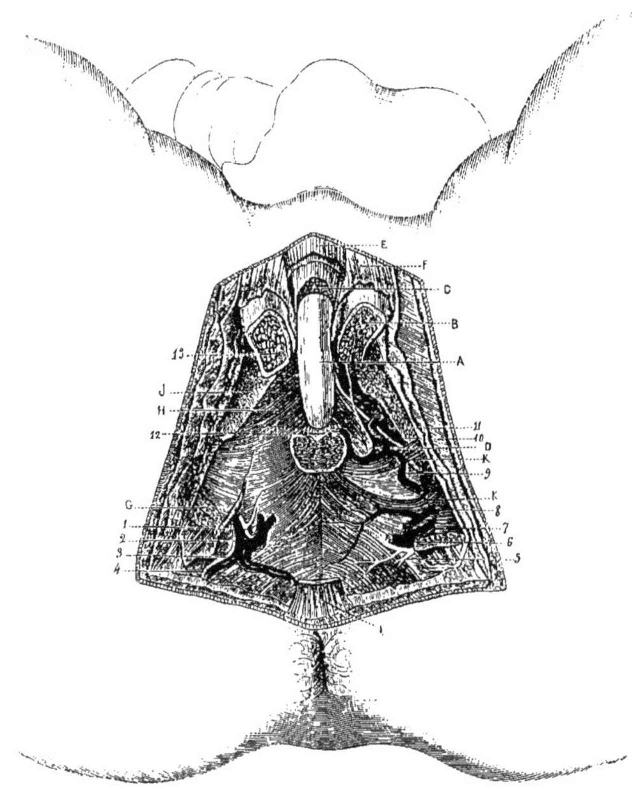

Fig. 362. — Couche moyenne du périnée (d'après B.-J. Béraud).

A, racine de l'urèthre; — B, racine du corps caverneux; — C, coupe du bulbe de l'urèthre; — D, coupe du bulbe à sa partie postérieure; — E, coupe du bulbo-caverneux; — F, coupe de l'ischio-caverneux; — G, coupe de la partie postérieure de l'ischio-caverneux; — H, aponévrose moyenne du périnée; — I, coupe du sphincter externe; — J, loge aponévrotique de l'ischio-caverneux; — K, K, faisceaux ischio-bulbaires; — 1, nerf superficiel du périnée; — 2, artère périnéale superficielle; — 3, veine périnéale superficielle; — 4, vaisseaux et nerfs postérieurs émanant des branches superficielles; — 5, rameau anal du nerf superficiel périnéal; — 6, 7, 8, troncs des vaisseaux et nerf superficiels du périnée; — 9, 10, artère profonde du périnée; — 11, veine honteuse interne; — 12, coupe du rameau bulbaire de l'artère superficielle du périnée; — 13, coupe de l'artère du corps caverneux fournie par la honteuse interne.

Insertions. — Il s'attache à la lèvre interne de l'arcade du pubis; — de là ses fibres se portent en rayonnant vers la portion membraneuse du canal de l'urèthre, sur lequel elles se fixent, en l'entourant plus ou moins, — ainsi que sur l'aponévrose périnéale moyenne.

Rapports. — En haut, avec le feuillet supérieur de l'aponévrose moyenne du périnée, qui le sépare du releveur de l'anus et du muscle de Wilson ; — en bas, avec le feuillet inférieur de cette même aponévrose qui le sépare des muscles ischio et bulbo-caverneux et du transverse superficiel du périnée. — Assez fréquemment les glandes de Cowper sont logées dans son épaisseur.

Action. — Il fixe (?) la portion membraneuse de l'urèthre qu'il dilate (?) pendant sa contraction (voy. plus loin).

On a beaucoup discuté sur la disposition du muscle de Guthrie. — RICHET le décrit comme un plan musculaire, rayonnant de l'urèthre vers les branches ischio-pubiennes; — TILLAUX, comme un muscle triangulaire dont la base s'attache à l'arcade du pubis et le sommet à la portion membraneuse de l'urèthre. — SAPPEY le décrit comme s'insérant, d'une part, à l'arcade pubienne, et, d'autre part, à l'aponévrose périnéale moyenne, lui refusant toute connexion avec l'urèthre. — PAULET, au contraire, admet que l'ischio-uréthral s'insère à la branche ischio-pubienne et à la face antéro-latérale de la portion membraneuse de l'urèthre, tout près du bulbe. — Ainsi, le muscle de Guthrie, pour les uns est un muscle uréthral à insertions aux os voisins (CRUVEILHIER, RICHET, TILLAUX, PAULET, LESSHAFT, etc.); — pour les autres, un muscle indépendant de l'urèthre (SAPPEY).

CADIAT, de son côté, considère qu'en dehors de la gaine musculaire de l'urèthre, il n'existe, chez le nouveau-né, aucun muscle intrinsèque qui réponde au nom de muscle de Guthrie ou de muscle de Wilson (*Journal de l'anatomie*, 1877), et CROS partage cette opinion en ce qui regarde l'adulte aussi bien que le nouveau-né (*Gazette hebdomadaire des sciences médicales de Montpellier*, 1887). — D'autres regardent le muscle de Guthrie comme un sphincter incomplet (MOREL et DUVAL) ou complet (QUÉNU), surajouté au sphincter uréthral, mais ne prenant ni insertion sur l'urèthre, ni sur le bassin (QUÉNU). — LESSHAFT et GEGENBAUR avec lui enfin, admettent l'existence d'un muscle uréthral qui répond assez bien à l'orbiculaire de l'urèthre de Jarjavay aux dépens duquel on a fait les *muscles transverso-uréthral* et *transverse moyen du périnée*. — Le muscle de Guthrie en effet est coupé en plusieurs faisceaux et plans par de nombreuses veines qui le traversent. Il manquait huit fois sur cent quatre-vingts sujets disséqués par LESSHAFT.

5. — Muscle de Wilson.

Préparation. — Enlevez le corps du pubis, repoussez la vessie en arrière, détachez l'aponévrose pubio-prostatique, et cherchez les fibres charnues du muscle entre les bords internes de l'extrémité antérieure des releveurs de l'anus.

Situé entre la symphyse du pubis et la prostate, au-dessus de l'aponévrose moyenne du périnée (6, fig. 363), le muscle de Wilson est décrit d'une façon des plus contradictoires et nié par beaucoup d'anatomistes.

Insertions. — Il s'attache, en haut, au ligament inférieur de la symphyse, aux parois des veines du sinus post-pubien, et aux branches descendantes du pubis; — de là ses fibres descendent sur la moitié supérieure de la portion membraneuse de l'urèthre, et s'y terminent, les fibres latérales en embrassant l'urèthre dans une anse qui se fixe sur le raphé sous-uréthral, les moyennes en s'attachant sur la face supérieure de l'urèthre.

Cette description du muscle de Wilson est à peu de chose près la description de DENONVILLIERS, RICHET, TILLAUX, SAPPEY et QUÉNU. — Au contraire, PAULET nie absolument l'existence du muscle de Wilson (*Journal de l'anatomie*, 1877), et CADIAT le considère, non pas comme un muscle distinct et autonome, mais comme la fin du sphincter externe de l'urèthre. — LESSHAFT affirme qu'il s'attache aux parois des veines du plexus de Santorini et au tissu cellulaire qui les entourent, mais jamais au pubis par un tendon comme le disait WILSON, et GEGENBAUR estime que le muscle de Wilson n'est qu'une partie isolée du muscle transverso-uréthral ; — d'autres enfin croient qu'il n'est constitué que par les fibres antérieures des releveurs ou qu'on le taille aux dépens des ligaments antérieurs de la vessie.

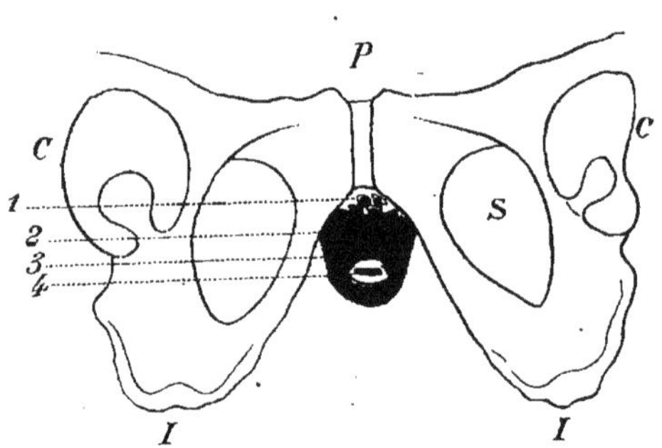

FIG. 363. — Muscles de Wilson.

P, symphyse du pubis ; — I, I, ischions ; — C, C, cavités cotyloïdes ; — S, S, trous obturateurs ; — 1, sinus veineux sous-pubien ; — 2, portion moyenne du muscle de Wilson et 3, sa portion latérale ; — 4, urèthre.

Chez les sujets très musclés, quelques fibres du muscle de Wilson se portent sur la prostate et jusque sur le rectum (DENONVILLIERS). — WINSLOW donnait à ces faisceaux le nom de *muscles pubio-prostatique* et *pubio-rectal*, réservant le nom de *muscle pubio-uréthral* à la partie moyenne du muscle de Wilson, c'est-à-dire aux fibres qui vont directement à l'urèthre. — Sur deux cents sujets, LESSHAFT a vu la portion prostatique faire défaut quarante et une fois.

Rapports. — Le muscle de Wilson est situé derrière le pubis, en avant de la prostate, au-dessus de l'aponévrose périnéale moyenne, au-dessous du plexus pubio-prostatique, entre les deux releveurs de l'anus dont le séparent les aponévroses latérales de la prostate. — Il est traversé par de nombreuses veines qui se rendent au plexus de Santorini.

Action. — Le muscle de Wilson tire l'urèthre vers la symphyse et comprime le canal; il peut donc concourir à accélérer l'expulsion de l'urine et du sperme. LESSHAFT lui accorde la double action suivante : 1° occlusion de l'urèthre ; — 2° dilatation des veines du plexus de Santorini.

Sous le nom de *muscle orbiculaire de l'urèthre*, JARVAVAY a décrit un muscle composé de fibres qui entourent en anneau la portion membraneuse de l'urèthre. — Il comprend deux couches : l'une superficielle, qui se continue en haut avec le sphincter prostatique à fibres striées (voy. p. 684) ; — l'autre profonde, constituée par deux bandes, l'une antérieure, l'autre postérieure, attachées toutes deux aux ligaments ischio-prostatiques et formant une boutonnière dans laquelle passe l'urèthre.

b. — Muscles de l'anus ou muscles de la région ano-coccygienne.

Préparation du sphincter et du releveur de l'anus. — Gonflez le rectum avec du crin ou de l'étoupe; — enlevez la peau et le tissu cellulaire qui masque le sphincter; — disséquez le releveur comme il a été dit plus haut, page 703, par le périnée et par le bassin, en enlevant d'une part le tissu cellulaire qui recouvre sa face inférieure, et d'autre part le péritoine et l'aponévrose pelvienne; — suivez avec soin les fibres musculaires sur les côtés de la prostate et du rectum. — J. Cruveilhier conseille de faire la coupe du bassin suivante pour faciliter la dissection du releveur de l'anus : « Enlevez par deux traits de scie obliques toute la partie postérieure du bassin dont on aura préalablement séparé par un trait de scie horizontal le coccyx et la partie inférieure du sacrum. — Les traits de scie obliques n'enlèveront que la partie de l'os coxal qui s'articule avec le sacrum, et laisseront intacte la partie inférieure de l'os coxal, y compris l'épine sciatique. »

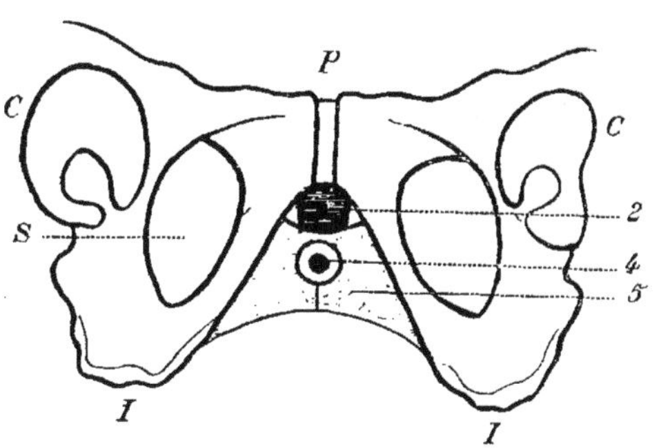

Fig. 364. — Muscle de Guthrie.

I, I, ischions; — C, C, cavités cotyloïdes; — S, S, trous obturateurs; — 2, muscle de Wilson caché en partie, par 5, muscle de Guthrie situé au-dessous de lui.

1° Sphincter externe de l'anus. — C'est un muscle annulaire, haut de 2 à 3 centimètres, qui entoure l'extrémité inférieure du rectum. — Il a la forme d'une ellipse dont le grand diamètre est antéro-postérieur (E, fig. 360).

Insertions. — Il s'insère : 1° par ses fibres superficielles, *sphincter sous-cutané* ou *superficiel*, en avant du coccyx et en arrière du bulbe, sur le *fascia superficialis* et à la face profonde de la peau; — 2° par ses fibres profondes, *sphincter profond*, en arrière, sur un raphé fibreux étendu de la pointe du coccyx à l'anus, le *raphé ano-coccygien* ou *ligne blanche ano-coccygienne;* — en avant, sur une intersection fibreuse, *raphé ano-bulbaire*, qui est commun aux transverses, aux bulbo-caverneux et au sphincter.

Les divers faisceaux du sphincter de l'anus décrivent donc des courbes qui embrassent dans leur concavité la partie latérale correspondante du rectum. — Les plus internes s'entre-croisent au-devant de l'anus et vont se continuer avec les faisceaux du bulbo-caverneux du côté opposé, en affectant la forme d'un 8 de chiffre; — les faisceaux supérieurs embrassent le bord inférieur du sphincter interne (voy. p. 419), et s'unissent au bord inférieur du releveur de l'anus, de telle façon qu'on a pu considérer le releveur de l'anus et le sphincter externe comme un seul et même muscle en forme d'entonnoir, dont le sphincter constituerait le goulot et le releveur le pavillon.

Chez la Femme, le sphincter de l'anus se comporte de la même façon que chez l'Homme. Toutefois le raphé fibreux, sur lequel s'attachent antérieurement les fibres les plus superficielles du muscle, se prolonge dans l'épaisseur des grandes lèvres, et il est de règle que quelques-uns de ses faisceaux passent directement dans le constricteur du vagin du même côté.

Rapports. — Il répond aux fibres musculaires propres de l'intestin rectum par sa face interne, et au tissu cellulo-graisseux sous-cutané du périnée. — Un certain nombre de fibres longitudinales du rectum le traversent pour venir s'insérer à la peau (voy. p. 418).

Action. — Il est constricteur de l'anus qu'il maintient constamment fermé par sa tonicité.

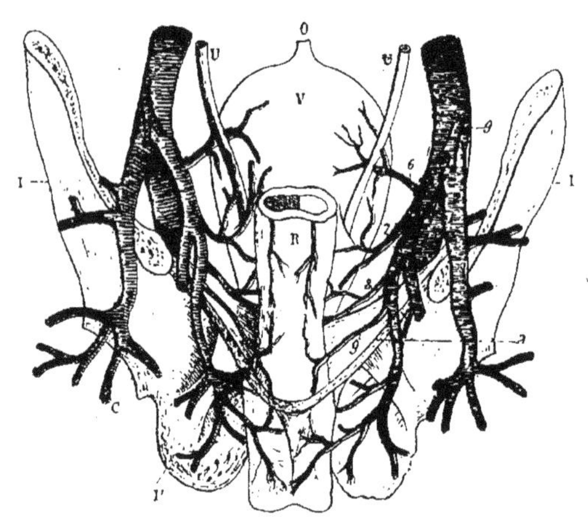

Fig. 365. — Releveur de l'anus.

I, os iliaque; — C, cavité cotyloïde; — I', ischion; — R, rectum; — V, vessie; — O, ouraque; — U, uretère; — *a*, releveur de l'anus; — 1, artère hypogastrique; — 2, artère fessière supérieure; — 3, tronc commun à la fessière inférieure, 4, et à la honteuse interne, 5; — 6, artère vésicale supérieure; — 7, artère vésicale moyenne; — 8, artère vésicale inférieure; — 9, artère hémorrhoïdale moyenne; — 9', artère iléo-lombaire.

2° Releveur de l'anus. — Les releveurs de l'anus (D, fig. 360, et A, fig. 365) représentent une sorte de diaphragme périnéal dont la concavité regarde en haut, et que traversent le col de la vessie et le rectum chez l'Homme, les mêmes organes et le vagin chez la Femme.

Insertions. — Il s'attache en avant à la partie inférieure et sur les côtés de la symphyse du pubis; en arrière, à la face interne de l'épine sciatique; — entre ces deux points (sur les côtés), par l'intermédiaire d'une arcade fibreuse dépendante de l'aponévrose pelvienne (aponévrose qui recouvre la face interne de l'obturateur), au détroit supérieur du bassin. — De là ses fibres se portent en bas et en dedans, et vont se fixer sur la ligne médiane : les antérieures ou pubiennes, à la vessie, où elles se continuent avec les fibres longitudinales de cet organe; — les latérales ou intermédiaires, d'autant plus longues et plus nombreuses qu'elles sont plus reculées, se dirigent obliquement en arrière en contournant les faces latérales de la prostate et du bas-fond de la vessie, et s'entre-croisent au-devant du rectum en formant une anse qui embrasse la prostate dans sa concavité (*muscle compresseur de la prostate*) : quelques-unes de ces fibres se continuent avec les fibres longitudinales du rectum (*fibres vésico-rectales*); — les faisceaux charnus les plus postérieurs, qui sont aussi les plus nombreux, glissent sur les côtés du rectum en lui abandonnant quelques fibres qui se confondent avec les siennes, puis passent derrière cet organe, où elles aboutissent : les unes, *fibres précoccygiennes*, au raphé ano-coccygien; les autres, *fibres ano-coccygiennes*, sur la pointe et les bords latéraux du coccyx; — quelques-unes de ces fibres s'entre-croisent aussi d'un côté à l'autre derrière le rectum, et d'autres se perdent dans l'épaisseur du sphincter externe, et vont avec elles à la peau de la marge de l'anus.

Chez la Femme, le releveur de l'anus se comporte, à l'égard du vagin, comme il le fait par rapport à la vessie et au rectum.

Rapports. — La face supérieure du releveur de l'anus est recouverte par l'aponévrose périnéale supérieure ou pelvienne qui la sépare du péritoine; — sa face inférieure est en rapport, en avant, avec l'aponévrose moyenne du périnée, et en arrière, avec du tissu cellulo-graisseux abondant qui la sépare de l'aponévrose qui recouvre l'obturateur interne et comble une sorte de fosse en forme de cône aplati (RICHET), la fosse ischio-rectale (p. 726).

Action. — Il soulève l'anus et tend à le dilater. Il agit donc dans la défécation. Il agit aussi dans le mécanisme de l'effort en se relevant et en rétrécissant ainsi la cavité abdominale.

3° Ischio-coccygien. — Petit muscle aplati et rayonné, situé en dedans du ligament sacro-sciatique, entre le releveur et le pyramidal (5, fig. 364).

Insertions. — Il s'attache à l'épine sciatique, à la face antérieure du ligament sacro-sciatique; — de là ses fibres se portent de dehors en dedans, en divergeant, et vont s'insérer aux bords et sur les parties latérales de la face antérieure du coccyx.

Rapports. — Par sa face supérieure, concave, il répond à l'aponévrose périnéale supérieure et au rectum; — par sa face inférieure, convexe, il se met en relation avec les ligaments sacro-sciatiques et le grand fessier et constitue une partie de la paroi interne de la fosse ischio-rectale; — par son bord antérieur, il est contigu au bord postérieur du releveur de l'anus; — par son bord postérieur, il touche le pyramidal. — Ce muscle semble continuer le releveur de l'anus en arrière et complète ainsi le diaphragme musculaire du détroit inférieur du bassin.

Action. — Il relève le coccyx et l'entraîne de son côté (*releveur* et *abducteur du coccyx*).

Variétés des muscles de l'anus. — Au sphincter externe et au releveur de l'anus, on rattache d'ordinaire des faisceaux isolés dont on a pu faire des *muscles surnuméraires*. Les faisceaux à peu près constants sont : 1° les *faisceaux ano-bulbaires*, représentés par deux bandelettes musculaires, une de chaque côté, qui se jettent sur le muscle, au-dessous du bulbo-caverneux; chez les Cynocéphales, ces faisceaux du sphincter externe se prolongent sur le pénis et arrivent jusqu'au gland (GEGENBAUR); — 2° les *faisceaux ano-uréthraux*, qui sont plus profonds, se portent sur la portion membraneuse de l'urèthre, en passant au-dessus du transverse profond qu'il faut détacher pour les apercevoir.

Le *releveur de l'anus*, par suite de son mode d'innervation, doit être regardé comme primitivement indépendant du sphincter du cloaque. Le nerf qu'il reçoit du plexus sacré pénètre dans le muscle *en dedans*, tandis qu'il devrait y pénétrer *en dehors*, comme c'est le cas pour tous les autres muscles dérivés du sphincter primitif, si réellement il n'était qu'une partie individualisée de ce sphincter du cloaque (GEGENBAUR).

Nous ajouterons aussi que bien que nous ayons décrit les muscles du périnée comme autant de muscles distincts, la plupart de ces muscles ne sont isolés qu'à l'une de leurs extrémités; ils présentent, en effet, sur la ligne médiane, un entre-croisement remarquable et s'envoient souvent des faisceaux les uns aux autres. Cette disposition, qui assure la solidité du plancher du bassin au point de vue physiologique, montre que ces muscles sont encore mal autonomisés, ce qui prouve une fois de plus leur origine commune d'un sphincter primitif de l'intestin postérieur, le sphincter du cloaque.

A cette région se rattache l'étude d'autres muscles inconstants du coccyx, les *sacro-coccygiens antérieur* et *postérieur*.

Le muscle *sacro-coccygien antérieur* ou *fléchisseur du coccyx*, naît de la partie antéro-latérale et inférieure de la cinquième vertèbre sacrée et du bord supérieur de la première coccygienne, et va se fixer d'autre part sur la face antérieure des deuxième, troisième et quatrième vertèbres coccygiennes en se rapprochant de la ligne médiane et de son congénère du côté opposé. — JACOBI l'a rencontré trois fois sur cinquante-six cas.

Le muscle *sacro-coccygien postérieur* ou *extenseur du coccyx*, s'étend de la dernière vertèbre du sacrum à la première vertèbre du coccyx, les deux muscles de chaque côtés étant séparés par le ligament sacro-coccygien superficiel. — JACOBI l'a rencontré une fois seulement sur cinquante-six sujets (*Beitrage zur nat. der Steissbeinmusculatur des Menschen*, in *Arch. f. Anat. u. Phys.*, 1888).

c. — Aponévroses du périnée.

Les *aponévroses* ou *fascias du périnée* sont au nombre de trois, superposées en trois étages : 1° l'aponévrose périnéale superficielle ou inférieure; — 2° l'aponévrose périnéale moyenne; — 3° l'aponévrose périnéale supérieure ou profonde, aponévrose pelvienne qui appartient plutôt au bassin qu'au périnée.

1° Aponévrose périnéale superficielle. — L'*aponévrose périnéale inférieure* ou *superficielle* du périnée, *aponévrose ano-pénienne*, qu'il ne faut pas confondre avec le *fascia superficialis* (1), est une

(1) Le *fascia superficialis*, compris entre la peau et l'aponévrose superficielle de la

lamelle triangulaire qui présente trois bords, trois angles et deux faces. — Ses *bords latéraux* s'attachent au bord antérieur des branches ischio-pubiennes. — Son *bord postérieur* s'étend d'une tubérosité de l'ischion à l'autre, se réfléchit sur le bord postérieur du muscle transverse superficiel du périnée, et se continue avec le feuillet inférieur de l'aponévrose périnéale moyenne (9, fig. 366).

Son *angle antérieur* se perd sur le fascia pénis et jusque dans le dartos du scrotum. — Ses *angles postérieurs* s'attachent aux ischions. — Sa *face supérieure* recouvre les muscles ischio, bulbo-caverneux et transverse du périnée, et d'elle se détachent des prolongements cellulo-fibreux qui vont former des gaines à ces muscles. — La *face inferieure* de l'aponévrose périnéale superficielle enfin, est en rapport avec le dartos en avant, avec les fibres les plus élevées du sphincter de l'anus en arrière, qui prennent sur elle quelques insertions, et dans le reste de son étendue avec les vaisseaux et nerfs superficiels du périnée.

En réalité, l'aponévrose périnéale superficielle du périnée est un produit artificiel de la dissection; — ce n'est que la paroi inférieure des gaines des muscles superficiels du périnée, isolée du reste de ces gaines, dont la paroi supérieure peut être considérée comme formée par l'aponévrose moyenne et les parois latérales par des cloisons s'étendant de cette dernière à l'aponévrose superficielle.

Chez la *Femme*, l'aponévrose superficielle du périnée diffère de celle de l'Homme par les dispositions suivantes : 1° son extrémité antérieure se continue avec le tissu cellulaire des grandes lèvres et du mont de Vénus; — 2° au niveau de l'orifice vulvaire, elle présente une ouverture dont les bords se fixent aux grandes lèvres; — 3° elle recouvre, outre les muscles ischio-caverneux et bulbo-caverneux (constricteur du vagin), la racine des corps caverneux du clitoris et la glande vulvo-vaginale.

2° Aponévrose périnéale moyenne. — L'*aponévrose périnéale moyenne, ligament de Carcassonne, fascia propre* ou *profond du périnée, ligament triangulaire suspenseur de l'urèthre, diaphragme uro-génital*, d'une structure complexe, est formée de deux feuillets réunis en dehors, mais séparés dans la région moyenne par un

région (B, C, fig. 359), est divisé en deux feuillets par MALGAIGNE, l'un *superficiel*, l'autre *profond*, et jusqu'à cinq feuillets par THOMPSON. — Le *feuillet superficiel*, séparé de la peau par une mince couche de graisse, est doublé d'une autre couche de graisse très épaisse. — Le *feuillet profond, aponévrose ano-scrotale* de Velpeau, séparé de l'aponévrose superficielle du périnée par quelques pelotons adipeux, s'attache en arrière sur les bords du coccyx et sur le *fascia lata* qui recouvre le bord périnéal du grand fessier; — en avant, il s'entre-croise avec les parties périnéales du dartos : c'est dans l'épaisseur de ce feuillet que rampent les vaisseaux et nerfs superficiels du périnée. — Le *fascia superficialis* du périnée de la Femme comprend également deux feuillets : l'un profond, fibreux; l'autre superficiel, mince et celluleux. Tous les deux se perdent en arrière dans la couche cellulo-graisseuse de la fosse ischio-rectale; — en avant, le superficiel se continue avec le fascia superficialis du pénil et de l'abdomen, le profond vient envelopper le ligament rond dans la grande lèvre pour former le *sac dartoïque* (PAULET).

intervalle dans lequel on trouve le muscle de Guthrie, les vaisseaux et nerf honteux internes, les vaisseaux et nerf bulbeux, enfin les deux glandes de Méry. Elle est triangulaire et s'attache : 1° par son *sommet*, au ligament sous-pubien ; — 2° par ses *bords latéraux*, à la lèvre interne des branches ischio-pubiennes ; — 3° par son *bord*

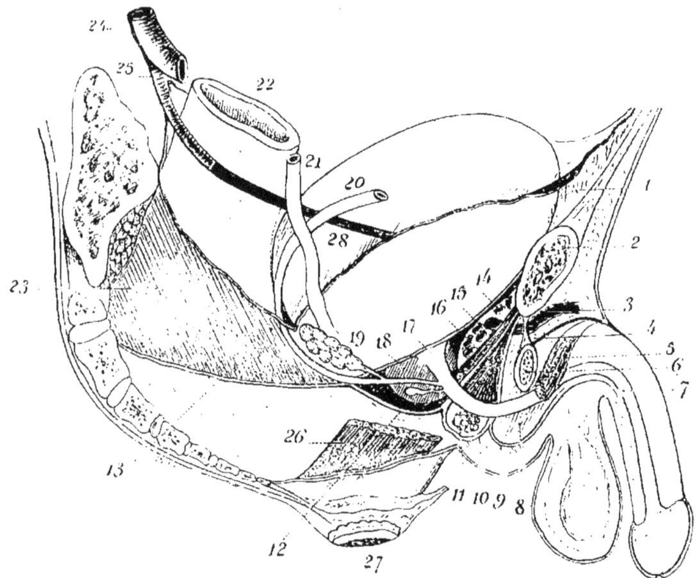

Fig. 366. — Aponévroses du périnée de l'Homme.

1, cavité prévésicale ; — 2, pubis ; — 3, veine dorsale de la verge ; — 4, ligament suspenseur de la verge ; — 5, muscle de Houston ; — 6, coupe du corps caverneux de la verge ; — 7, urèthre ; — 8, bulbe de l'urèthre ; — 9, aponévrose périnéale superficielle ; — 10, aponévrose périnéale moyenne ; — 11, glande de Méry ; — 12, aponévrose prostato-péritonéale ; — 13, aponévrose pelvienne ; — 14, plexus veineux de Santorini ; — 15, muscle de Wilson ; — 16, muscle de Guthrie ; — 17, col de la vessie ; — 18, prostate ; — 19, vésicule séminale ; — 20, canal déférent ; — 21, uretère ; — 22, rectum ; — 23, tunique musculaire du rectum mise à nu ; — 24, artère hypogastrique ; — 25, artère ombilicale oblitérée dans toute la partie noire ; — 26, releveur de l'anus ; — 27, anus ; — 28, vessie.

postérieur, elle se continue, en bas avec l'aponévrose périnéale inférieure (10, fig. 366), en haut avec l'aponévrose prostato-péritonéale. — Sa *face inférieure* répond aux muscles superficiels du périnée, au bulbe qui semble comme enclavé dans son épaisseur, et au triangle ischio-bulbaire ; — sa *face supérieure* est en rapport, sur la ligne médiane, avec le plexus de Santorini, le muscle de Wilson et la prostate (15, fig. 366), et sur les côtés avec les releveurs de l'anus ; c'est sur cette dernière face que s'attache, de chaque côté de la prostate, l'aponévrose pubio-rectale ou latérale de la prostate. — A 2 centimètres ou 2 centimètres et demi en arrière du pubis, cette aponévrose est percée d'un large orifice que traverse la portion membraneuse de l'urèthre. En avant, derrière la symphyse, elle livre passage à la veine dorsale de la verge et aux artères et nerfs dorsaux du même organe. Cette aponévrose protège et soutient l'urèthre, d'où le nom de *ligament triangulaire suspenseur de l'urèthre*, que lui a donné COLLES.

Elle contribue à former le *sinus veineux sous-pubien*, sorte de canal curviligne situé au-dessous du ligament sous-pubien, recevant la veine dorsale en avant, et communiquant en arrière par de orifices béants avec le plexus de Santorini.

Le *feuillet inférieur* de l'aponévrose périnéale moyenne est mince, nacré et résistant; il se voit dans le triangle ischio-bulbaire, et mieux encore après l'ablation des muscles superficiels du périnée et celle des corps caverneux et de la portion bulbo-spongieuse de l'urèthre. Sa partie antérieure, plus épaisse, isolée par la dissection du reste du feuillet, constitue une bandelette que l'on a décrite à part sous le nom de *ligament transverse* (HENLE). — Ce feuillet, arrivé au bord postérieur du muscle transverse, se recourbe derrière ce muscle et va se confondre avec l'aponévrose périnéale superficielle.

Le *feuillet supérieur* de l'aponévrose périnéale moyenne, mince en avant, réduit à une lame celluleuse à peine démontrable en arrière, tapisse la face inférieure du releveur de l'anus. Arrivé au bord postérieur du transverse (ligne bi-ischiatique), il se rapproche du feuillet inférieur, et se comporte différemment selon qu'on l'envisage sur la partie médiane ou sur les côtés. — Les parties latérales s'unissent au feuillet inférieur et vont avec lui se souder à l'aponévrose périnéale superficielle, derrière le muscle transverse; — la partie médiane, loin de descendre, remonte entre le rectum et la prostate, et va se perdre dans le tissu cellulaire sous-péritonéal du cul-de-sac recto-vaginal. — Cette lame, infiltrée de fibres musculaires lisses, constitue l'*aponévrose prostato-péritonéale* (DENONVILLIERS) ou *aponévrose postérieure de la prostate*, et ferme en arrière la loge prostatique (12, fig. 366). — Sur les côtés, elle se perd dans le tissu cellulaire du voisinage; en bas, elle forme, en s'unissant à l'aponévrose pubio-rectale ou aponévrose latérale de la prostate, deux ligaments qui vont se fixer à l'ischion, *ligaments ischio-prostatiques*.

Chez la *Femme*, la division de l'aponévrose périnéale moyenne en deux feuillets est plus distincte que chez l'Homme : le feuillet inférieur s'attache au bord interne de la branche ischio-pubienne et se perd en dedans du bulbe du vagin; — le feuillet supérieur s'insère à la face postérieure du même os et au vagin. — Entre ces deux feuillets se trouvent les vaisseaux et nerfs honteux internes et transverses du périnée (13, fig. 369).

3° Aponévrose périnéale supérieure. — L'*aponévrose périnéale supérieure, aponévrose pelvienne, fascia pelvia*, est une lame fibreuse, nacrée et résistante, qui recouvre le diaphragme musculaire du détroit inférieur du bassin. Elle est formée par la réunion des aponévroses supérieures de contention des muscles qui consti-

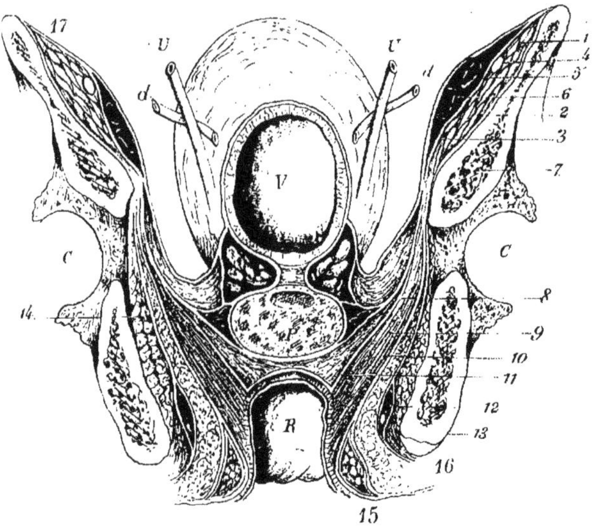

Fig. 367. — Coupe frontale du bassin passant par la vessie pour montrer les aponévroses périnéales, le plancher du bassin et la loge prostatique.

V, vessie ouverte en arrière; — P, prostate; — R, rectum ouvert; — C, C, cavités cotyloïdes; — U, U, uretères; — *d*, *d*, canaux déférents; — 1, psoas iliaque; — 2, périoste de la fosse iliaque interne; — 3, fascia iliaca; — 4, nerf crural; — 5, artère iliaque externe; — 6, veine iliaque externe; — 7, os iliaque; — 8, fascia pelvia; — 9, releveur de l'anus; — 10 et 11, loge aponévrotique du releveur; — 12, vaisseaux et nerfs honteux internes dans l'épaisseur de l'aponévrose obturatrice; — 13, ischion; — 14, plexus veineux prostatique; — 15, sphincter de l'anus; — 16, fosse ischio-rectale; — 17, péritoine.

tuent le plancher du bassin, l'obturateur interne, le pyramidal, l'ischio-coccygien et le releveur de l'anus. — Cette aponévrose s'attache, par sa périphérie, sur les os du bassin aux mêmes points que les muscles qu'elle recouvre. — Sur les côtés, elle paraît s'insérer sur l'aponévrose de l'obturateur interne; — en avant de la prostate et du col de la vessie, elle se confond de chaque côté avec les ligaments pubio-prostatiques et pubio-vésicaux (voy. p. 626); — en arrière, elle se perd sur les côtés du rectum, et envoie des faisceaux qui s'attachent entre les trous sacrés; — sur les côtés de la prostate et du col vésical, elle descend entre la prostate et le releveur de l'anus, pour s'attacher sur la face supérieure de l'aponévrose périnéale moyenne. — C'est à cette dernière portion, qui ferme latéralement la loge prostatique, que DENONVILLIERS (1837) a donné le nom d'*aponévrose latérale de la prostate* ou *pubio-rectale*. — Cette aponévrose s'unit par son bord supérieur avec l'aponévrose du releveur de l'anus, et ainsi est fermée de toutes parts la loge fibreuse qui

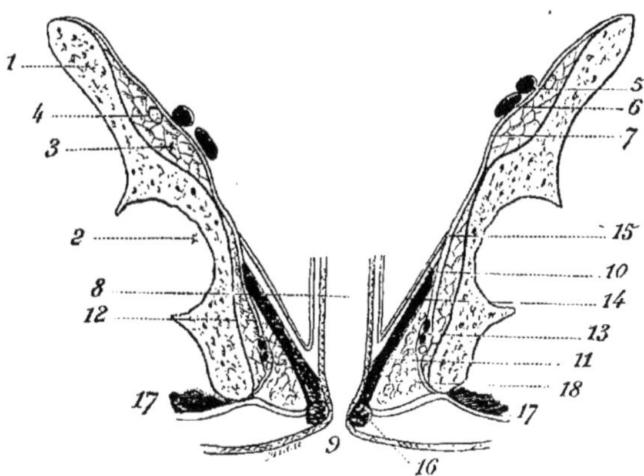

FIG. 368. — Coupe frontale du bassin passant par le rectum et l'anus.

1, os iliaque; — 2, cavité cotyloïde; — 3, muscle iliaque; — 4, nerf crural; — 5 et 6, artère et veine iliaque externe; — 7, fascia iliaca; — 8, cavité du rectum; — 9, anus; — 10, fascia pelvia; — 11, releveur de l'anus; — 12, aponévrose obturatrice; — 13, vaisseaux et nerf honteux internes; — 14, fascia pelvia; — 15, arc tendineux de l'obturateur; — 16, sphincter de l'anus; — 17, grand fessier; — 18, fosse ischio-rectale.

contient la prostate. — Entre les deux ligaments pubio-vésicaux, elle se déprime en une sorte de godet, *ligament pubio-prostatique median*, et complète par le haut la loge prostatique. — A ce niveau elle est traversée par les veines dorsales de la verge, qui vont se rendre dans le plexus veineux du bas-fond de la vessie.

La face supérieure du *fascia pelvia* est concave, et répond au péritoine, auquel elle est unie par un tissu cellulaire lâche plus ou moins chargé de graisse, le *tissu cellulaire sous-péritonéal*. — Au niveau du rectum, ce tissu, qui communique avec le tissu cellulaire sous-péritonéal des fosses iliaques et de la région hypogastrique, est assez abondant, logé dans un espace compris entre le *fascia pelvia*, le péritoine, le rectum et les parois du bassin, que RICHET a décrit sous le nom d'*espace pelvi-rectal supérieur*, par opposition à un autre espace rempli de graisse et situé au-dessous, la fosse ischio-rectale, que le même anatomiste appelle *espace pelvi-rectal inférieur*, sur lequel nous allons revenir (fig. 368).

L'aponévrose pelvienne est traversée par le col de la vessie et la prostate chez l'Homme, par le col de la vessie et le vagin chez la Femme. — De la présence de trois aponévroses dans la région périnéale résulte la formation de deux loges superposées : 1° une *loge inférieure*, située entre les aponévroses périnéales superficielle et

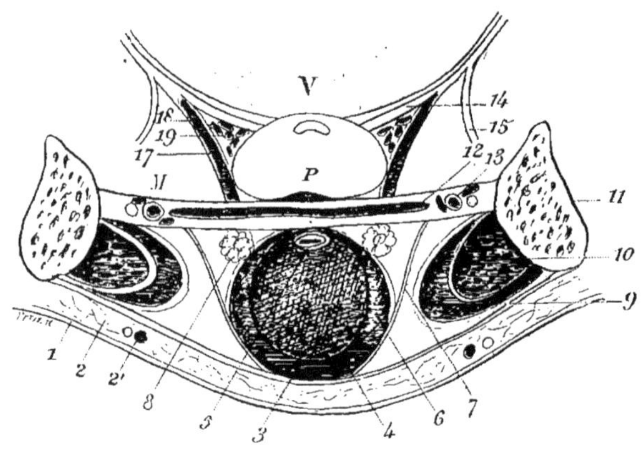

Fig. 369. — Schème d'une coupe frontale du périnée de l'Homme (deux plans superposés).

V, base de la vessie; — P, prostate traversée par l'urèthre; — 1, peau du périnée; — 2, fascia superficialis; — 2', artère et nerf superficiels du périnée; — 3, aponévrose périnéale superficielle; — 4, bulbe de l'urèthre; — 5, canal de l'urèthre; — 6, muscle bulbo-caverneux; — 7, aponévrose latérale du bulbe; — 8, glande de Méry; — 9, muscle ischio-caverneux; — 10, racine du corps caverneux de la verge; — 11, ischion; — 12, muscle de Guthrie; — 13, vaisseaux et nerf honteux internes dans l'épaisseur de l'aponévrose périnéale moyenne, M; — 14, fascia pelvia; — 15, aponévrose obturatrice; — 17, releveur de l'anus; — 18, aponévrose latérale de la prostate; — 19, plexus veineux péri prostatique.

moyenne, et renfermant le bulbe de l'urèthre, les racines des corps caverneux et les muscles bulbo-caverneux, ischio-caverneux et transverse du périnée (4, 6, 9, 10, fig. 369); — 2° une *loge supérieure*, comprise entre les aponévroses moyenne et supérieure, et qui renferme une partie de la portion membraneuse de l'urèthre et la prostate : celle-ci est donc contenue dans une loge fibreuse, *loge prostatique*, dont la paroi inférieure est formée par le ligament de Carcassonne, la paroi supérieure par le *fascia pelvia* et les ligaments pubio-vésicaux, la paroi postérieure par l'aponévrose prostato-péritonéale, et les parois latérales par les deux aponévroses latérales de la prostate tendues de champ de chaque côté entre le *fascia pelvia* et le ligament de Carcassonne (18, fig. 369). — Dans cette loge, on trouve, outre la prostate, le muscle de Wilson et des veines nombreuses (plexus prostatique) qui entourent la prostate (19, fig. 369).

Chez la *Femme*, JARJAVAY a signalé l'existence de deux prolongements fibreux de l'aponévrose pelvienne dans l'épaisseur des ligaments larges. — Au nombre de deux de chaque côté, l'un antérieur, l'autre postérieur, ces prolongements émanent de l'aponévrose qui recouvre le releveur de l'anus et l'ischio-coccygien, en dehors, et viennent se fixer, en dedans, au col de l'utérus, au vagin, à la cloison recto-vaginale et au rectum.

d. — Fosse ischio-rectale.

A la description des aponévroses du périnée se rattache celle de l'*aponévrose de l'obturateur interne* et de la *fosse ischio-rectale.*

Du pourtour du détroit supérieur du bassin, part un fascia qui plonge dans la cavité pelvienne qu'il tapisse, et où il ne tarde pas à se diviser en deux feuillets bien distincts : un externe, *aponévrose pelvienne latérale* ou *obturatrice*, qui tapisse la paroi latérale du bassin et revêt le muscle obturateur interne (12, fig. 368) ; — un, interne, qui abandonne presque aussitôt le premier, se porte en dedans, recouvre le diaphragme musculaire du détroit inférieur du bassin et se perd sur les côtés de la vessie et du rectum, *aponévrose recto-vésicale* de Carcassonne, *aponévrose périnéale supérieure* ou *fascia pelvien.*

L'espace angulaire à base inférieure, que RICHET a comparé à un bonnet de police, et qui résulte de l'écartement de l'aponévrose pelvienne de l'aponévrose obturatrice, porte le nom de *fosse ischio-rectale* (VELPEAU).

Cette fosse est située de chaque côté du rectum, entre cet organe et la face interne de l'ischion (18, fig. 368).

On peut lui considérer un orifice ou base, un fond ou sommet, des parois latérales et un contenu.

La *base* est limitée par le bord postérieur du muscle transverse du périnée en avant, par le bord inférieur du grand fessier et le grand ligament sacro-sciatique en arrière, par l'ischion en dehors, et le sphincter de l'anus en dedans.

Le *sommet* est constitué par la rencontre du fascia pelvia, doublé du releveur de l'anus, et de l'aponévrose de l'obturateur interne (15, fig. 368).

La *paroi externe* est formée par la face interne de l'ischion et du muscle obturateur interne, recouverte par l'aponévrose obturatrice, qui se perd en bas sur le grand ligament sacro-sciatique et la gaine du grand fessier. — Cette aponévrose applique contre l'ischion et le muscle obturateur les vaisseaux et nerf honteux internes (13, fig. 368).

La *paroi interne* est formée par la face inférieure des muscles releveur de l'anus et ischio-coccygien, tapissée d'une mince couche celluleuse. Cette paroi, constituée par des muscles, est très mobile et modifie incessamment la forme de la fosse ischio-rectale.

La *cavité* de la fosse ischio-rectale est remplie par une grande quantité de tissu cellulo-graisseux qui se continue avec le tissu

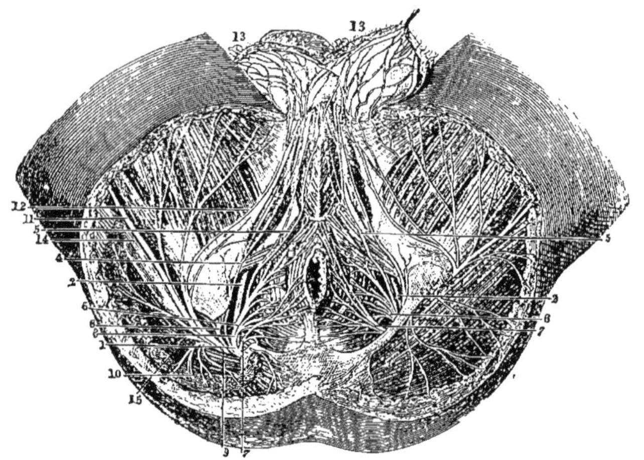

Fig. 370. — Muscles et nerfs du périnée.

1, nerf honteux interne, sortant du bassin et contournant le petit ligament sacro-sciatique; — 2, sa branche supérieure ou dorsale de la verge; — 3, sa branche inférieure ou périnéale; — 4, rameau périnéal externe; — 5, rameau superficiel du périnée; — 6, rameau bulbo-uréthral ou musculo-bulbaire; — 7, nerf hémorrhoïdal ou anal cutané; — 8, nerf du muscle obturateur interne; — 9, nerf fessier inférieur ou petit nerf sciatique; — 10, sa branche fessière; — 11, sa branche cutanée fémorale ou génito-crurale; — 12, rameau récurrent interne; — 13, réseau nerveux du dartos; — 14, grand nerf sciatique; — 15, nerf du muscle pyramidal.

graisseux sous-cutané de la région fessière, et traversée à sa partie supérieure par l'artère hémorrhoïdale inférieure.

Vaisseaux et nerfs du périnée. — Les *artères* viennent de la honteuse interne qui, vers le transverse du périnée, fournit l'*artère périnéale superficielle*, se portant à la peau de la région périnéale antérieure et au scrotum; — un peu plus loin, elle donne l'*artère bulbeuse* ou *transverse du périnée*, qui se porte au bulbe en traversant le triangle ischio-bulbaire. — Dans ses régions supérieures, le périnée reçoit en outre des branches des vésicales. — Dans la fosse ischio-rectale, on trouve des ramuscules de l'hémorrhoïdale inférieure, branche de la honteuse interne (voy. t. I, p. 620).

Les *veines* se divisent en deux groupes : l'un antérieur, l'autre postérieur ou anal. Les veines du premier groupe se jettent, soit dans la veine honteuse interne et avec elle dans la veine hypogastrique, soit dans le plexus de Santorini, et de là dans le plexus vésico-prostatique; — les veines du groupe postérieur se jettent, les unes dans la veine honteuse, les autres dans les hémorrhoïdales moyennes et constituent une partie des racines rectales de la veine porte.

Les *lymphatiques superficiels* se rendent dans les ganglions inguinaux; les profonds vont se jeter dans les ganglions pelviens et lombaires.

Les *nerfs* viennent du honteux interne qui se divise au niveau de l'ischion en *branche périnéale* et en *branche dorsale de la verge* (voy. t. I, p. 832). — La première se distribue à la peau du périnée et aux muscles superficiels (3, fig. 370).

II. — Organes génitaux de la Femme.

Les *organes génitaux de la Femme*, comme ceux de l'Homme, se composent d'un organe sécréteur, l'*ovaire;* — d'un conduit vecteur, la *trompe de Fallope;* — d'une cavité de réception ou réservoir, l'*utérus;* — d'un canal excréteur et copulateur, le *vagin* avec la *vulve.*

Cette division, quelque rationnelle qu'elle soit, se prêterait mal à l'exposition des organes génitaux de la Femme; — aussi, à l'exemple de la plupart des anatomistes, étudierons-nous séparément et successivement : 1° les *organes génitaux internes;* — 2° les *organes génitaux externes.*

ORGANES GÉNITAUX INTERNES

Les *organes génitaux internes* de la Femme se composent : 1° de la glande femelle, l'*ovaire;* — 2° des deux trompes utérines, les *oviductes;* — 3° de la cavité de réception où se développe l'œuf fécondé, l'*utérus;* — 4° du canal de copulation et d'expulsion du produit de la conception, le *vagin.*

1. — OVAIRES

Les *ovaires* (3, fig, 373, et 6, fig. 374) sont des organes glanduliformes, qui sont aux organes génitaux de la femelle ce que sont les testicules aux organes génitaux du mâle. — Aussi ont-ils été appelés *testes muliebres* par GALIEN et les anciens.

Il ne faut pas dire avec certains anatomistes que l'ovaire est l'organe sécréteur des ovules, mais plutôt qu'il est un lieu de dépôt, de croissance et d'achèvement des *ovules primordiaux.*

Les ovaires sont au nombre de deux, l'un droit, l'autre gauche, placés symétriquement de chaque côté de l'utérus, dans l'aileron postérieur (*mesoarium*) des ligaments larges. — Ils sont maintenus dans leur situation par le ligament large dans lequel ils sont contenus et par un cordon musculeux, *ligament de l'ovaire*, qui les rattache aux bords de l'utérus.

Chez certains Oiseaux (Poule, etc.) et Poissons, l'une des ébauches ovariques s'atrophie pendant l'ontogénie et il ne reste chez l'adulte qu'un seul ovaire, le gauche chez la plupart des Oiseaux.

La *forme* des ovaires est à peu près celle d'un ovoïde aplati d'avant en arrière, à grand diamètre transversal.

Leur *surface* est blanchâtre; lisse et unie chez la jeune fille, elle se couvre de cicatrices à partir de la puberté et prend avec l'âge l'aspect chagriné et crevassé. Nous verrons que ces cicatrices résultent de la rupture d'un ovisac à chaque époque menstruelle.

Après la ménopause l'ovaire devient dur et coriace et ses nombreuses cicatrices lui donnent l'aspect d'un noyau de pêche.

Le *volume* des ovaires est très variable, mais on peut dire qu'ils ont ordinairement celui d'un œuf de Pigeon. — D'après Sappey, leurs diamètres moyens seraient les suivants : diamètre transversal ou longueur = 38 millimètres; — diamètre vertical ou hauteur = 18 millimètres; — diamètre antéro-postérieur ou épaisseur = 15 millimètres. — Leur *poids* ordinaire est de 6 à 8 grammes. — Mais il faut savoir : 1° qu'à chaque époque menstruelle, le volume de l'ovaire augmente temporairement; — 2° que l'ovaire droit est un peu plus gros que le gauche (Puech); — 3° que l'on a pu trouver des ovaires d'un volume double à celui qu'ils ont ordinairement, presque toujours, chez les Femmes adonnées à la débauche, ou douées de passions violentes (Négrier, Puech).

On considère à l'ovaire deux faces, deux bords et deux extrémités. — Les *deux faces*, un peu convexes, sont entièrement libres et recouvertes par le péritoine qui leur adhère intimement. L'une regarde en avant et en haut (face antéro-supérieure), l'autre en arrière et en bas (face postéro-inférieure). — Des *deux bords*, l'un est postéro-supérieur, l'autre antéro-inférieur. — Le *bord postéro-supérieur*, plus ou moins convexe, épais, est tapissé par le péritoine et libre dans la cavité pelvienne, où il est en rapport avec les circonvolutions intestinales. — Le *bord antéro-inférieur*, droit ou un peu concave dans son milieu, donne attache au repli du péritoine qui forme l'aileron postérieur du ligament large; c'est à son niveau que pénètrent et sortent les vaisseaux et les nerfs de l'organe qui cheminent entre les deux feuillets de l'aileron des ligaments : ce bord représente donc le *hile* de l'ovaire. — L'*extrémité externe*, arrondie, donne attache à une frange du pavillon de la trompe de Fallope, *ligament de la trompe* ou *ligament tubo-ovarique;* —

l'*extrémité interne*, plus ou moins effilée, regarde vers l'utérus auquel elle est fixée par un cordon de fibres musculaires lisses, long de 30 à 35 millimètres, épais de 3 à 4, le *ligament de l'ovaire* ou *ligament utéro-ovarique*, dont les fibres se continuent avec celles de la paroi postérieure de l'utérus.

Indépendamment du ligament de l'ovaire et du ligament de la trompe, qui fixent l'ovaire à l'utérus et à l'oviducte, CH. ROUGET a fait remarquer que l'ovaire était encore relié au fascia sous-péritonéal de la région lombaire, par la partie moyenne du *ligament rond postérieur*, *supérieur* ou *lombaire ligament infundibulo-pelvien* de Henle. — Ce ligament, formé d'une sorte de lame de fibres musculaires lisses, descend parallèlement aux vaisseaux utéro-ovariens, pénètre dans le ligament large correspondant et s'irradie en affectant une disposition rayonnée, vers l'utérus, l'ovaire et la trompe. Ses fibres moyennes se perdent dans le hile de l'ovaire.

Le *hile* de l'ovaire renferme, entre les deux feuillets du péritoine qui forment le mésoarium, un amas considérable de vaisseaux, auquel on a donné le nom de *bulbe de l'ovaire* (JARJAVAY, ROUGET), qu'il ne faut pas confondre avec la substance médullaire ou bulbeuse de l'ovaire. Le bulbe de l'ovaire est constitué : 1° par l'artère ovarique et l'artère utérine qui s'anastomosent à ce niveau en une arcade d'où partent une dizaine d'artérioles hélicines s'enfonçant dans le hile ; — 2° d'un plexus veineux abondant qui communique avec le plexus pampiniforme (veine ovarique) et avec le plexus utérin (veine utérine).

Les *rapports* des ovaires avec les organes voisins sont les suivants : ils répondent aux oviductes en avant, au rectum en arrière, dont ils sont le plus souvent séparés par les circonvolutions les plus déclives de l'intestin grêle.

Des recherches récentes de HASSE, SCHULTZE, HIS et P. VALLIN, il résulte que l'ovaire est presque vertical, exactement un peu oblique en bas et en avant, et logé normalement dans l'angle de bifurcation de l'artère iliaque primitive. Il est accolé à la paroi pelvienne, occupe la fossette ovarienne (1) et se trouve suspendu au-dessus de la fossette sous-ovarienne qui est sus-jacente au ligament utéro-sacré.

La mobilité et la laxité des ligaments de l'ovaire permettent les déplacements physiologiques ou pathologiques de la glande, aussi bien ceux qui surviennent pendant la grossesse, que ceux qui ont pour résultat de conduire l'ovaire dans une hernie inguinale.

Structure de l'ovaire. — L'ovaire est composé, comme le démontre nettement une coupe de l'organe, de deux substances tout à fait différentes : l'une périphérique, blanche, homogène, épaisse d'environ 1 millimètre à 1 millimètre et demi, la *substance corticale ;* — l'autre centrale, molle, spongieuse et rougeâtre, la *substance médullaire*. — Enfin, le microscope permet de constater

(1) La fossette ovarienne, qui n'est autre qu'une dépression ovoïde du péritoine entre différents organes qui font saillie, est située à 1 ou 2 centimètres en avant de l'articulation sacro-iliaque, limitée en haut par le relief des vaisseaux iliaques externes, en bas par celui de l'artère ombilicale, en arrière par la saillie des vaisseaux hypogastriques, en avant par l'insertion du ligament large sur la paroi pelvienne.

que la surface libre de l'ovaire est revêtue d'un épithélium particulier, *épithélium ovarique*, reposant sur une mince nappe fibroïde, l'*albuginée de l'ovaire*.

a. *Épithélium ovarique*. — La séreuse péritonéale, disait-on naguère, enveloppe l'ovaire et constitue l'épithélium qui revêt cet

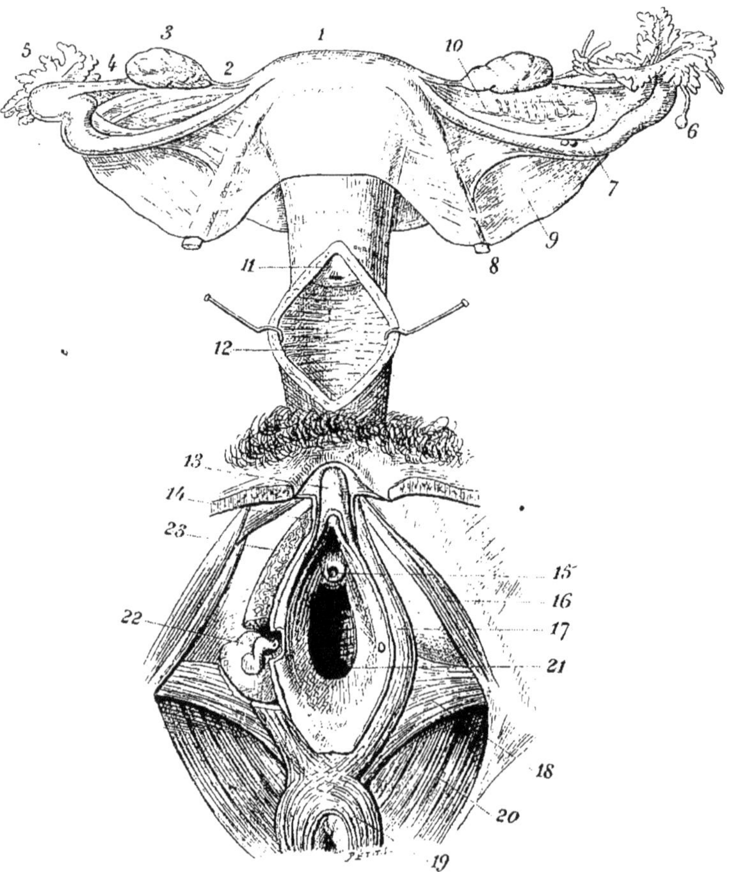

Fig. 371. — Organes génitaux de la Femme.

1, utérus; — 2, ligament utéro-ovarien; — 3, ovaire; — 4, ligament tubo-ovarique; — 5, pavillon de la trompe de Fallope; — 6, hydatide pédiculée de la trompe; — 7, trompe de Fallope; — 8, ligament rond de l'utérus; — 9, ligament large; — 10, organe de Rosenmüller; — 11, museau de tanche; — 12, cavité du vagin: — 13, capuchon du clitoris; — 14, clitoris; — 15, méat urinaire; — 16, muscle ischio-caverneux; — 17, muscle constricteur du vagin; — 18, muscle transverse du périnée; — 19, sphincter de l'anus; — 20, grand fessier; — 21, fosse naviculaire; — 22, glande de Bartholin découverte d'un côté seulement; — 23, bulbe du vagin.

organe. Le péritoine, arrivé au hile de l'ovaire, aurait tapissé ses deux faces et son bord supérieur d'une façon continue. Mais on sait maintenant que l'épithélium qui recouvre l'ovaire est bien différent de celui de la séreuse abdominale; — il est constitué par un épithélium cylindrique simple, tout à fait distinct de l'endothélium du péritoine. — Ce dernier, en effet, peut être considéré comme s'arrêtant au hile de l'ovaire, et l'épithélium ovarique, nous le verrons, est le reste de l'*épithélium germinatif* de la cavité pleuro-péritonéale de l'embryon. — DE SINETY a signalé l'existence de cils vibratiles sur les cellules de cet épithélium de revêtement.

b. *Albuginée de l'ovaire.* — La *membrane d'enveloppe* ou *albuginée de l'ovaire* a été comparée à l'albuginée du testicule. — Ainsi comprise, nous pouvons dire que cette membrane n'existe pas. — En effet, il n'y a pas d'enveloppe fibreuse isolable par la dissection à la surface de l'ovaire. Tout ce que l'on peut y reconnaître, c'est la condensation à la périphérie de la trame fibreuse de la couche corticale. A la rigueur on peut donc réserver le nom de *membrane albuginée* de l'ovaire à cette couche fibreuse, qui se distingue encore du reste de la couche corticale par l'absence d'ovisacs.

c. *Substance corticale.* — La *couche corticale*, *couche parenchymateuse, couche ovigène* (SCHRÖN, SAPPEY), est la partie essentielle de la glande génitale femelle, puisque c'est dans son sein que sont accumulés les follicules de Graaf ou ovisacs, dont chacun renferme un ovule. — Elle est essentiellement constituée par une trame fibreuse, dans les mailles de laquelle sont contenus les ovisacs. Pour les uns, cette trame serait exclusivement composée de fibres conjonctives et d'éléments fusiformes, en un mot par du tissu conjonctif (KÖLLIKER); — pour les autres, outre les fibres connectives, elle contiendrait des fibres lisses en continuité avec celles de la substance médullaire centrale (AEBY, HIS, ROUGET, SAPPEY, etc.).

Les *ovisacs*, *vésicules de Graaf*, *follicules de l'ovaire*, mentionnés par VÉSALE, FALLOPE, RIOLAN, etc., bien décrits qu'en 1672 par DE GRAAF, semés dans cette trame, sont extrêmement nombreux. L'observation directe a permis d'évaluer leur nombre à plus de trois cent mille pour chaque ovaire (SAPPEY), de telle sorte que si tous les œufs que porte une jeune fille dans ses ovaires étaient fécondés et s'ils pouvaient une fois fécondés parcourir tous les cycles de leur développement, une seule Femme aurait dans ses flancs de quoi peupler une ville plus grande que la ville de Lyon. — Ces corps sont sphériques, d'un diamètre de 30 à 40 μ. — Les plus gros sont les plus profonds et proéminent dans la substance médullaire; mais par suite de leur accroissement progressif et successif, ils empiètent sur les zones sub-jacentes (zones sub-corticale et corticale de His) et arrivent à faire saillie à la surface de l'ovaire lorsqu'ils sont complètement développés et mûrs.

A l'état adulte, c'est-à-dire lorsqu'ils sont arrivés à maturité, les follicules de Graaf ont le volume d'un pois et même d'une cerise. Ils se présentent sous la forme d'une vésicule transparente, composée : 1° d'une enveloppe externe mince et molle de nature fibreuse, adhérente au stroma de l'ovaire, et parcourue par de nombreux vaisseaux, *tunique externe* du follicule, *theca folliculi;* — 2° d'une

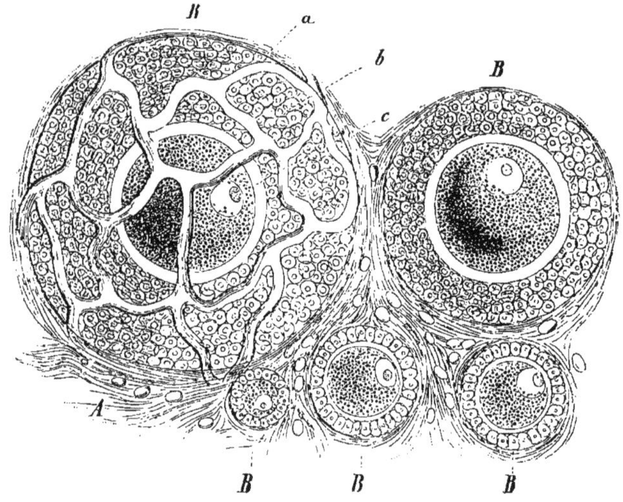

FIG. 372. — Ovaire de la Taupe.

A, stroma de l'ovaire; — B, B, ovisacs à divers degrés de développement; — *a*, capsule de l'ovisac; — *b*, membrane granuleuse; — *c*, membrane vitelline renfermant l'ovule. — Le plus gros des follicules est recouvert de son réseau vasculaire.

enveloppe interne, composée de plusieurs assises de cellules épithéliales cylindriques ou polyédriques, rangées en membrane, *epithelium de l'ovisac, membrane granuleuse* (4, fig. 373); — 3° d'une saillie discoïdale à la partie la plus profonde du follicule, résultant d'une agglomération en ce point des cellules de la membrane granuleuse, *cumulus proligère, disque ovigère* (9, fig. 373), qui contient une cellule spéciale, l'*ovule* (*c*, fig. 372); — 4° d'un liquide transparent et visqueux, qui remplit la cavité du follicule (5, fig. 373). Il est très rare de rencontrer plusieurs ovules dans un même ovisac.

A la surface des ovisacs, le tissu fibreux de la couche corticale est condensé en zones superposées. C'est à cette sorte de coque fibroïde que certains auteurs ont donné le nom de *tunique fibreuse externe de l'ovisac*, réservant celui de *tunique fibreuse interne, tunique muqueuse, tunique propre* (Henle) à la membrane d'enveloppe propre du follicule. — D'autres (Benkiser, Nægel) font mention d'un liséré mince et amorphe qui séparerait la membrane granuleuse de la membrane propre du follicule. Si cette membrane existe, elle serait comparable aux membranes vitrées ou basales. Slavianski décrit à tort cette couche amorphe sous le nom de membrane propre du follicule.

La tunique fibreuse interne est plus riche en vaisseaux que la tunique fibreuse externe ; Slavianski et de Sinety lui accordent une structure réticulée analogue à celle des ganglions lymphatiques et y signalent des cellules lymphatiques que Ch. Robin a décrites sous le nom de *cellules de l'oariule.* D'autres y mentionnent enfin, dans les follicules mûrs, des cellules spéciales, cellules à lutéine, qui prendraient part à la formation du corps jaune (Benkiser, Nægel, Paladino). — Avant l'accumulation du *liquor folliculi*, l'ovule, entouré de sa granuleuse, granuleuse ovulaire, disque proligère, occupe le centre du follicule.

d. *Substance médullaire.* — La *substance médullaire, substance bulbeuse centrale*, forme la masse principale de l'ovaire. D'aspect rougeâtre, cette substance est essentiellement composée de tissu conjonctif, de fibres musculaires lisses et de nerfs, mais surtout de vaisseaux sanguins. — Les vaisseaux proviennent des artères et des plexus veineux qui constituent le bulbe de l'ovaire. Les artères sont remarquables par leur disposition enroulée en tire-bouchon ; — les veines sont larges, variqueuses, et largement anastomosées en plexus, à ce point que l'on a pu comparer (Rouget) la substance médullaire de l'ovaire au tissu érectile. — Le noyau central, en continuité avec le bulbe, est surtout remarquable par le volume de ses vaisseaux.

Les fibres musculaires de la substance bulbeuse, signalées par Rouget, ne sont que l'épanouissement des cordons musculaires tubo-ovarique et utéro-ovarique. — Elles sont isolées ou réunies en faisceaux et cheminent autour des vaisseaux.

Quant au tissu conjonctif, il relie entre eux les vaisseaux et les muscles lisses.

Vaisseaux et nerfs de l'ovaire. — Les *artères* de l'ovaire proviennent de l'arcade anastomotique sous-ovarique des artères utérine et ovarique. De cette artère utéro-ovarienne s'échappent huit ou dix branches qui s'engagent dans le hile de l'ovaire et de là dans la substance médullaire en se contournant en volute (artères hélicines). — Aux divisions de ces artères, surtout destinées aux ovisacs, fait suite un *réseau capillaire*, dont les mailles sont très serrées dans la paroi des follicules, et de ce réseau naissent les *veines*, qui s'entre-croisent et s'anastomosent en une sorte de plexus caverneux dans l'épaisseur de la substance médullaire, avant d'aller se jeter dans la veine utéro-ovarienne. — Elles forment au-dessous du hile de l'ovaire un plexus abondant, *plexus sous-ovarique*, qui communique avec les plexus pampiniforme et utérin.

Les vaisseaux de la substance bulbeuse pénètrent dans la substance corticale, mais seulement sous la forme de fines ramifications. La zone la plus superficielle de la couche corticale est presque dépourvue de vaisseaux ; — mais sur les follicules qui ont acquis un certain volume, on trouve toujours un réseau capillaire assez riche intermédiaire à des artérioles et à des veinules, et circulant dans l'épaisseur de la tunique fibreuse propre du follicule. — Aucun vaisseau ne pénètre dans la membrane granuleuse.

Les *vaisseaux lymphatiques* accompagnent la veine utéro-ovarienne et vont se jeter dans les ganglions lombaires. — Leur origine se ferait dans un réseau qui occupe l'épaisseur de la tunique fibreuse propre des follicules de Graaf (His). — Mais malgré les recherches de Buckel, His, Benkiser et Exner, on ne connaît pas encore exactement leur point de départ.

Les *nerfs* viennent du *plexus ovarien* qui accompagne l'artère ovarienne. Leur terminaison est inconnue.

Développement de l'ovaire. Origine de l'ovule. — Nous savons que l'ébauche de la glande génitale apparaît sous la forme d'une saillie allongée, de couleur blanchâtre, située sur la face interne du corps de Wolff (voy. p. 658). Cette saillie, formée de tissu conjonctif embryonnaire d'où proviendra le stroma de l'ovaire, est recouverte par l'*épithelium germinatif*, qui fournit les éléments femelles, les *œufs*.

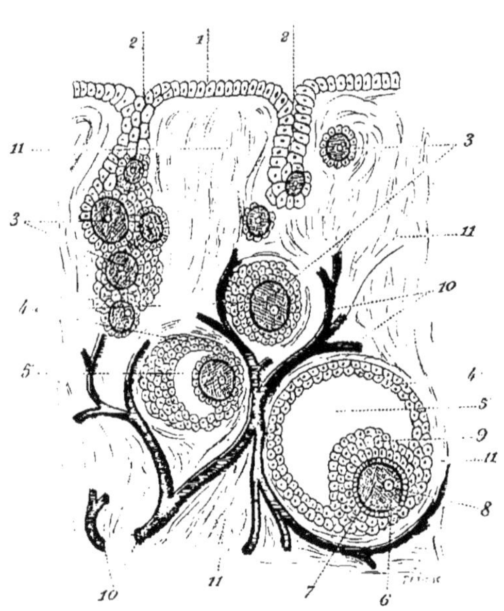

Fig. 373. — Développement des ovules.

1, épithélium germinatif; — 2, 2, tubes de Valentin-Pflüger; — 3, 3, ovoblastes; — 4, 4, épithélium folliculaire (membrane granuleuse); — 5, 5, cavité des follicules de Graaf; — 6, membrane vitelline; — 7, vitellus, — 8, vésicule germinative; — 9, cumulus proligère; — 10, vaisseaux sanguins; — 11, stroma conjonctif de la substance ovigène.

Si la glande génitale doit évoluer vers le type mâle, l'épithélium germinatif ne tarde pas à s'atrophier et les grosses cellules sphériques à noyau volumineux, *ovules primordiaux*, qu'il contient disparaissent (1).

Si, au contraire, la glande génitale doit évoluer vers le type femelle, l'épithélium germinatif qui la recouvre prend un développement de plus en plus considérable, et les ovules primordiaux y deviennent plus abondants, mieux caractérisés encore, et acquièrent tous les caractères de vrais *ovoblastes*. Ces cellules, ovules primordiaux, sphériques et nucléés, ne sont que des dérivés des cellules épithéliales de l'épithélium germinatif, éparses dans l'épaisseur de ce dernier, qui est formé par des cellules cylindriques.

(1) La disparition des ovules primordiaux n'est pas complète chez les mâles de toutes les espèces. — Chez le *Bufo cinereus*, en effet, il existe, durant toute la vi , un ovaire rudimentaire en avant du testicule, et dans cet ovaire, on reconnaît de véritables ovisacs et des ovules. — Chez le Triton également il existe une disposition analogue, car l'on peut voir à la surface de son testicule un bel épithélium cylindrique.

Chez le fœtus de trois mois, l'épithélium germinatif s'enfonce dans le stroma de l'ovaire sous forme de bourgeons, *tubes de Valentin-Pflüger* (2, fig. 373), qui se ramifient et s'anastomosent avec les branches des tubes voisins pour donner lieu à un réseau épithélial dans l'épaisseur de la couche ovigène de l'ovaire. Dans l'épaisseur de ces cordons on rencontre çà et là des ovules primordiaux (3, fig. 373). — A la naissance, les cordons épithéliaux renfermant les ovules sont plus réguliers, et, comme ils s'étranglent entre les ovules, ils prennent l'aspect de chapelets dont chaque grain représente un *follicule de Graaf primordial :* — l'ovule est au centre, entouré de l'épithélium germinatif qui peut être appelé maintenant épithélium folliculaire ou membrane granuleuse (4, fig. 373). La cause de la segmentation des cordons de Valentin-Pflüger est la prolifération du tissu conjonctif embryonnaire qui constitue la charpente de l'ovaire. — Autour des follicules primitifs, ce tissu conjonctif se condense en une sorte de capsule ou de coque qui deviendra la tunique fibreuse propre de l'ovisac.

Nous pouvons donc dire que les follicules primitifs et les ovules se développent : 1° par prolifération, dans la profondeur, de l'épithélium germinatif qui s'enfonce dans le stroma sous-jacent sous forme de bourgeons multiples comme le font les bourgeons formatifs des glandes ; — 2° par différenciation de certaines des cellules de ces bourgeons épithéliaux en ovules, alors que les autres restent à l'état de cellules épithéliales ou cellules folliculeuses (1).

Ainsi se développe la glande génitale de la Femme et de la femelle des animaux, comme cela ressort des travaux de WALDEYER, confirmés par ROMITI, LÉOPOLD, BALBIANI, ROUGET, MAX BRAUNE, SEMPER, BALFOUR, FLEMMING, NÆGEL, JANOSIK, etc. — Seul FOULIS admet que les cellules de l'épithélium germinatif s'atrophient autour de l'ovule primordial, et que l'épithélium du follicule dérive des cellules du tissu conjonctif embryonnaire du stroma de l'ovaire. — KÖLLIKER aussi pense que l'épithélium germinatif ne fournirait que l'ovule, mais il croit, contrairement à FOULIS, que la membrane granuleuse provient du mésovaire.

Au début la substance ovigène constitue à elle seule presque tout l'ovaire ; — ce n'est qu'après la naissance, mais surtout lors de la puberté, que la substance médullaire prend tout son développement. — L'albuginée de l'ovaire ne s'établit qu'après les premières années de la vie, alors que les tubes de Valentin-Pflüger ont perdu toute connexion avec l'épithélium germinatif.

Pour certains auteurs, les cordons ovariques dériveraient de prolongements des canalicules de la portion sexuelle du corps de Wolff et ces cordons seraient ultérieurement envahis par les ovules primordiaux émigrant de la périphérie vers le centre (MAX BRAUNE, ROUGET). Mais, si des canalicules du corps de Wolff s'engagent dans l'ébauche de l'ovaire, ils ne représentent jamais qu'une formation rudimentaire, homologue aux canaux excréteurs des testicules, et constituée par le *rete ovarii* (voy. p. 658) (2).

(1) La membrane granuleuse ne joue pas seulement un rôle passif par rapport à l'ovule ; — elle intervient pour former l'oolemme (voy. EMBRYOLOGIE) et fournit encore des matériaux nutritifs à l'ovule.

(2) D'après les recherches de LAULANIÉ (*Soc. de biol.*, 1886 et 1888), les cordons ovariques interviendraient dans certaines espèces (Carnassiers, Ruminants) dans la constitution des tubes de Pflüger et la formation des ovules, tandis que dans d'autres (Oiseaux, Vertébrés inférieurs) ces cordons appelés cordons sexuels par l'auteur, n'auraient qu'une existence éphémère. — Les cordons médullaires de l'ovaire, dit le même auteur, ont avec les corps de Wolff les mêmes connexions que les tubes séminifères de la glande mâle, et leur homologie avec ces derniers s'impose ; comme eux ils s'ouvrent dans un

On s'est demandé s'il continuait à se former des ovisacs après la naissance. — Pour les uns (WALDEYER, SAPPEY, etc.) l'ovaire contient, dès la première année de la vie, la quantité de follicules qu'il renfermera jamais, et nous savons si ces follicules sont nombreux. D'autres, au contraire, pensent qu'il se forme encore de nouveaux ovisacs après la naissance, soit par division des ovules dans les tubes de Pflüger, soit par bourgeonnement des follicules préexistants (KÖLLIKER, MAC LEOD, GERLACH, BALBIANI). — PFLÜGER, entre autres, aurait constaté qu'il se produit toute la vie des tubes de Valentin-Pflüger dans l'ovaire de la Chienne et de la Lapine, et plus récemment VAN BENEDEN (*Arch. de biol.*, 1880) et F. PALADINO (*Arch. ital. de biol.*, t. II, p. 283, 1882) confirmaient les observations de PFLÜGER. — Selon PALADINO (*Ricerche sulla distruzione e rinnovamento continuo del parenchima ovarico nei Mammiferi*, Napoli, 1887) en effet, de la période fœtale à la ménopause, il y aurait destruction et régénération du parenchyme ovarique. La régénération se fait par invagination de l'épithélium germinatif, d'où les tubes de Pflüger se formeraient à toutes les périodes de la vie, et tous les éléments cellulaires du follicule se développeraient par karyokinèse.

Dans la suite, le nombre des ovisacs diminue avec l'âge : — ils disparaissent même déjà par atrophie à partir de la naissance (SLAVIANSKI, DE SINETY).

En traçant l'histoire de l'ovulation, nous étudierons le développement des follicules depuis la naissance jusqu'à la puberté. Achevons préalablement l'étude de l'ovaire embryonnaire, en traitant de sa migration.

Migration de l'ovaire. — Si l'ovaire reste là où il a pris naissance chez les Vertébrés inférieurs et chez les Oiseaux, il n'en est pas de même chez les Mammifères, et notamment dans l'espèce humaine.

En effet, l'ovaire, comme le testicule, quitte la région lombaire avec l'atrophie du corps de Wolff, c'est-à-dire à partir du troisième mois, — et se dirige vers le bassin. Ce mouvement de descente porte le nom de *migration* ou *descente de l'ovaire*.

L'ovaire, enveloppé dans un pli du péritoine, le *mésovarium*, change de position à partir de la quatorzième semaine ; — jusque-là très allongé et verticalement dirigé, il se raccourcit et s'incline vers l'horizontale. Vers la vingtième semaine, il arrive dans la fosse iliaque. Le gubernaculum s'engage dans le canal inguinal, tout comme celui du testicule, après la formation préalable d'une fossette péritonéale, le *diverticule vaginal* ou *diverticule de Nuck*, qui n'est pas aussi évident, tant s'en faut, que le disent les auteurs et qui, dans tous les cas, disparaît plus tard.

Ce gubernaculum devient le *ligament rond* de l'utérus. Mais l'ovaire, au lieu de s'engager dans le canal inguinal à la façon du testicule, ne dépasse pas la cavité du bassin dans laquelle il prend définitivement place à côté de l'utérus vers la dixième année. Jusque-là il reste dans la fosse iliaque, mais dès le huitième ou le neuvième mois il a tout à fait acquis sa direction horizontale.

En même temps que ces phénomènes s'accomplissent, le repli du péritoine

réseau de canaux droits qui, par sa pénétration et son extension dans le corps de Wolff, résume à la fois le *rete testis* et les vaisseaux efférents. Comme eux aussi ils communiquent par l'intermédiaire du *rete testis* avec les tubes de l'extrémité antérieure du corps de Wolff qui dès lors constituent l'ébauche d'un épididyme. Et, comme à cette époque, on aperçoit sur les coupes transversales la section fort réduite du canal de Wolff à côté de celle du conduit de Müller, on peut penser qu'à un certain moment de son développement, l'ovaire (embryon de Chatte de 10 centimètres) embrasse un testicule pourvu d'un appareil excréteur complet : *rete testis*, vaisseaux efférents, épididyme et canal déférent (LAULANIÉ). S'il en était ainsi, l'hermaphrodisme serait complet : la glande génitale serait d'abord tout à la fois testicule et ovaire.

qui enveloppait le rein primitif, désormais atrophié, vient envelopper l'ovaire et les organes développés aux dépens des canaux de Müller, c'est-à-dire les oviductes et l'utérus, pour de là se prolonger sur les parois latérales du bassin. — Ce repli porte dès lors le nom de *ligament large de l'utérus.*

La situation et la disposition des organes génitaux internes dans la cavité du bassin dépendent absolument du développement de l'utérus et de la descente des ovaires. A mesure que s'allonge la partie médiane et impaire des canaux de Müller qui donne naissance au canal vagino-utérin, les replis longitudinaux du péritoine qui enveloppent les restes des reins primitifs, les oviductes et les ovaires, se trouvent réunis à l'utérus, et, comme ils se portent horizontalement de chaque côté du bassin à mesure que l'ovaire descend et que l'utérus s'allonge, il s'ensuit que bientôt la cavité pelvienne est séparée en deux parties par une cloison transversale qui renferme dans son épaisseur l'utérus, l'oviducte et l'ovaire. — Concurremment les vaisseaux sanguins de l'ovaire s'allongent et prennent leur situation définitive dans l'épaisseur des ligaments larges.

La cause de la descente des ovaires, tout comme celle de la descente du testicule, réside dans des phénomènes de croissance inverses et opposés (voy. p. 659). — Le *gubernaculum testis*, qui provient du ligament inguinal du corps de Wolff, est représenté chez la Femme par le ligament rond et par le ligament utéro-ovarien. Ce ligament descend dans le canal inguinal et vient s'unir à des faisceaux des muscles larges de l'abdomen qui représentent le muscle crémaster de l'Homme. — Le raccourcissement du ligament inguino-génital de l'ovaire (ligament rond de l'utérus) pourrait donc contribuer à la descente de l'ovaire comme fait le gubernaculum testis par rapport au testicule.

Parfois les ovaires descendent jusque dans le canal inguinal et le canal de Nuck persiste; — d'autres fois, et plus fréquemment, leur descente est incomplète, et ces organes restent dans la fosse iliaque, — position qu'ils conservent, nous l'avons dit, pendant toute la première jeunesse.

Usages de l'ovaire. — Ovulation. — Jusqu'à l'époque de la naissance la substance ovigène constitue à peu près toute la masse de l'ovaire qui, à cette époque, est assez allongé et parcouru la plupart du temps par des sillons superficiels. Mais à partir de la naissance la substance molle, grisâtre que la couche ovigène recouvre et dans laquelle viennent se ramifier des vaisseaux, *ébauche de la substance médullaire,* s'accroît progressivement, tandis que la couche ovigène ne présente, jusqu'à la puberté, que peu de modifications. C'est à l'accroissement de la substance bulbeuse que l'ovaire doit de prendre une forme ovoïde, sa forme définitive.

La substance bulbeuse formant une masse de cette configuration, la substance ovigène qui avait primitivement l'aspect d'un fuseau, s'incurve en gouttière pour recouvrir cet ovoïde. et s'étend en surface pour l'enserrer comme dans une bourse dont l'ouverture est représentée par le hile de l'ovaire. — Quant aux follicules de cette substance, ils ne changent guère avant la puberté. — Comme le remarque Sappey, les ovisacs d'une fillette de douze à quatorze ans sont à peu près ce qu'ils étaient à la fin de la vie utérine. — Cependant il est manifeste qu'à la naissance l'ovaire éprouve une sorte de poussée évolutive analogue à celle qui se montre sur la mamelle et sur le testicule. — En effet, on a remarqué (De Sinety) que quelques jours après la naissance quelques ovisacs augmentaient considérablement de volume, devenaient kystiques et contenaient des ovules.

Mais les ovisacs qui subissent cette évolution prématurée sont l'exception ; — l'immense majorité de ces corps demeurent rudimentaires jusqu'à la puberté.

Évolution des follicules de Graaf. — Dès le début, le follicule de Graaf se réduit à une cellule centrale déjà hautement différenciée, la *cellule-œuf*, entourée d'une simple rangée de cellules épithéliales prismatiques, *cellules de l'épithélium folliculaire*. — A partir de la naissance, mais spécialement au moment de la puberté, ce follicule prend un grand accroissement par suite des transformations qu'a subies l'épithélium folliculaire. Les cellules de ce dernier prolifèrent, et l'ovule se trouve bientôt entouré par un épithélium cubique stratifié (membrane granuleuse). — Dans le cours ultérieur de l'évolution de l'organe il apparaît au centre du follicule un liquide albuminoïde qui détermine la formation d'une cavité au centre du follicule et le refoulement à la périphérie de l'ovule entouré du cumulus proligère (voy. p. 733).

Ce liquide est sécrété par les cellules de l'épithélium folliculaire. — Une fois qu'il s'est amassé dans le centre du follicule, celui-ci s'est transformé en une vésicule, *vésicule de Graaf*, qui, tout à fait mûre, a le volume d'un pois ou d'une cerise.

Pendant ce temps l'ovule a également subi quelques modifications. — Représenté, dès le début, comme toutes les cellules indifférentes, par une masse de protoplasma renfermant un noyau et un nucléole, il voit apparaître, dans son protoplasma, à mesure qu'il s'accroît, des granulations de plus en plus abondantes qui infiltrent son corps cellulaire et l'amènent à l'état de *vitellus* (voy. EMBRYOLOGIE).

Sur ces entrefaites le noyau s'est transformé en *vésicule germinative*, et le nucléole en *tache germinative* (voy. EMBRYOLOGIE).

Chez les Vertébrés inférieurs (Poissons, Amphibiens) le follicule de Graaf n'est qu'une simple évagination de l'épithélium germinatif, qui peut même jamais ne se séparer de cet épithélium. — Chez ces animaux, les relations entre la cellule-œuf et l'épithélium folliculaire d'une part, et l'épithélium germinatif de l'autre, sont donc beaucoup plus directes. — Chez tous les Vertébrés moins élevés que les Mammifères, la structure du follicule est essentiellement la même : il est formé de l'ovule entouré d'une simple couche de cellules épithéliales. Ce n'est que chez les Mammifères que la discordance se manifeste entre l'accroissement de l'ovule et celui de l'épithélium folliculaire. — Chez eux la cellule-œuf reste *relativement* petite, tandis que l'épithélium folliculaire s'accroît beaucoup et se dispose sur plusieurs assises. La complication que l'on observe dans la texture des follicules de Graaf s'est donc produite dans le cours de la phylogénie des Vertébrés ; cette complication, nous la décelons sur le vif en étudiant l'ontogénie de l'Homme. Mais chez tous, Mammifères ou autres, tout le développement du follicule consiste en la métamorphose d'une cellule de l'épithélium germinatif, l'*ovule primordial*, en un élément beaucoup plus volumineux, hautement spécialisé et jouissant de fonctions spéciales : l'œuf.

Au fond, les œufs et l'épithélium folliculaire dérivent directement des cellules de l'épithélium germinatif, c'est-à-dire du péritoine qui tapisse les glandes génitales. — Chez les Vertébrés inférieurs, les œufs, après la rupture des ovisacs, tombent dans la cavité péritonéale, comme ils tombent dans la cavité du corps chez les Cœlentérés et sont évacués par un pore génital situé derrière l'anus (Lamproies, Myxinoïdes, Salmonides). — Chez les Squales, les Ganoïdes, les Amphibiens, des canaux spéciaux se sont développés pour conduire les œufs au dehors, et l'épithélium péritonéal est garni de cils vibratiles dont les mouvements concourent avec la contraction des parois du corps à la progression des œufs vers l'ouverture péritonéale des oviductes (STANNIUS, VOGT, LEYDIG). — Chez les Reptiles, les Oiseaux et les Mammifères, cet épithélium cilié s'est localisé sur le pavillon de la trompe.

Ce qu'il y a de remarquable, c'est que chez les Vers, les canaux segmentaires servent aussi bien à l'expulsion des produits sexuels que de l'urine, et que chez les Vertébrés supérieurs, ce sont les homologues des organes segmentaires, c'est-à-dire les canaux du corps de Wolff, qui servent aussi de canaux d'expulsion de la glande génitale.

L'épithélium germinatif, d'origine endodermique (voy. p. 658), est donc la matrice des glandes génitales, c'est-à-dire que dans la région génitale, le péritoine des Mammifères a conservé des qualités d'organisation homologues à celles de la région génitale de la cavité intestinale ou de la cavité cœlomique des animaux inférieurs.

Le péritoine étant l'homologue du cœlome, qui lui-même est primitivement un diverticulum de la cavité intestinale primitive, le développement ontogénique de l'appareil génito-urinaire des Vertébrés reproduit le type primitif des Métazoaires (Cœlentérés), chez lesquels les éléments sexuels se développent, soit sur les parois de la cavité endodermique, soit sur celles de la cavité du corps qui n'est qu'une annexe de l'archentère (Ch. Rouget).

Chez les vrais Entérocœliens les éléments sexuels (ovules et spermatozoïdes) et leurs conduits excréteurs ne sont en définitive que des portions différenciées des épithéliums cœlomiques, puisque, d'une part, les organes segmentaires des Vertébrés ne sont que des portions séparées du cœlome primitif, et que l'épithélium germinatif dérive des bandes mésoblastiques, également d'origine cœlomique.

Rupture des follicules de Graaf. — Chute de l'ovule. — Corps jaunes. — D'après la description précédente, l'ovaire renferme un nombre immense de follicules de Graaf perdus dans la substance ovigène. Les plus jeunes et les moins volumineux sont situés près de la surface de l'ovaire; — les plus développés sont plus profondément placés. — Vers trois ou quatre ans, les premiers ont environ 50 à 70 μ, les seconds 1 à 2 millimètres de diamètre. — A l'époque de la puberté, un certain nombre de ces follicules deviennent très volumineux, atteignent la surface de l'ovaire, soulèvent la tunique albuginée, et, lorsqu'ils sont tout à fait mûrs, font saillie à la surface de l'ovaire sous la forme de grosses vésicules remplies d'un liquide translucide. A ce moment ils ont de 10 à 15 millimètres de diamètre. — Par suite de la pression du *liquor folliculi*, les parois du follicule, au niveau de sa partie libre et saillante, s'amincissent, et le follicule finit par se crever comme le fait un abcès chaud, laissant échapper son contenu, y compris l'ovule entouré des cellules du cumulus proligère. La cause de cette rupture est sans aucun doute la pression du liquide qui s'accumule progressivement dans l'ovisac. Cette pression amincit l'ovisac là où il n'est pas soutenu par le stroma de l'ovaire; ses vaisseaux disparaissent en ce point par suite de cette pression et il finit par se déchirer.

De l'âge de la puberté à l'âge de retour, on observe périodiquement des ruptures de follicules de Graaf à la surface de l'ovaire, et ces ruptures, qui se répètent tous les mois lunaires, sont accompagnées de phénomènes congestifs du côté des organes génitaux et d'un écoulement sanguin par les parties génitales, dont l'ensemble porte le nom de *flux menstruel* ou de *menstruation* (voy. Embryologie) (1).

(1) Des faits observés par Terrier, Pozzi, Malassez, Goodmann, Storer, Bailly, Beigel, Goodell, etc., il semble que l'ablation des ovaires n'entraîne pas *nécessairement*, bien que ce soit le cas de beaucoup le plus fréquent, la disparition des règles. — Jackson admet même que l'ovulation a lieu à tout âge (??), et Scanzoni et Meyerhofer, Négri et Parona croient que la grossesse ne l'interrompt pas. Barker et Barié ont rapporté des cas de grossesse survenue trois ou quatre ans après la cessation des règles. De ces diverses observations, on peut conclure avec Beigel, Barbier,

Cette rupture, qui se fait ordinairement vers la fin des règles, met l'ovule en liberté, qui est alors recueilli par la trompe de Fallope (voy. p. 747).

L'ouverture des follicules de Graaf laisse à sa suite une cicatrice étoilée à la surface de l'ovaire. Mais celle-ci est précédée d'une formation spéciale à laquelle on a donné le nom de *corps jaune*. — Après sa rupture, le follicule graaffien se rétracte un peu, et sa cavité, par suite de la rupture des vaisseaux, se remplit de sang coagulé. En même temps, la membrane granuleuse se plisse, s'hypertrophie et prend une coloration jaunâtre, qui forme la partie principale de l'organe et qui lui a valu le nom de *corps jaune*. Trois semaines après la rupture de l'ovisac, ce dernier est représenté par une tumeur arrondie, solide, du volume d'une petite noix, faisant saillie à la surface de l'ovaire et présentant une cicatrice au point où l'ovisac s'est crevé. — Si l'œuf tombé n'est pas fécondé, le corps jaune, *corps jaune de la menstruation, faux corps jaune*, s'atrophie rapidement; — dès la quatrième semaine il a beaucoup diminué, et à la fin du deuxième mois il ne reste plus à sa place qu'une petite cicatrice jaunâtre, dont les dernières traces ne disparaissent que trois ou quatre mois plus tard. — Au contraire, si l'ovule tombé est fécondé, le corps jaune, *corps jaune de la grossesse, vrai corps jaune*, subit une évolution beaucoup plus lente. — Loin de s'atrophier à partir de la quatrième semaine, il continue à grossir jusque vers la fin du sixième mois; — ce n'est qu'à cette époque qu'il entre en régression, et deux mois après il ne se reconnaît qu'à une petite cicatrice jaunâtre, dont les derniers vestiges se voient encore sept à huit mois après. — Dans tous les cas, à chaque rupture d'un follicule de Graaf, correspond une petite cicatrice étoilée et persistance, d'où l'aspect chagriné et crevassé de la surface de l'ovaire des Femmes adultes.

Le corps jaune a une structure qui varie avec ses deux stades de développement ascensionnel et de régression. — Dans son *stade de développement*, il est essentiellement constitué par un caillot sanguin central qui, lorsqu'il est abondant, peut donner une coloration noire à l'ensemble de l'organe, *corpus nigrum*, mais surtout par l'hypertrophie de la tunique fibreuse propre du follicule et de la membrane granuleuse, qui se plisse et présente des cellules fusiformes, chargées de granulations graisseuses, *cellules de l'ovariule* de Ch. Robin. Cette hypertrophie s'accompagne d'une vascularisation abondante des parois du follicule.

Dans le *stade de régression*, le noyau sanguin central se décolore et diminue progressivement de volume; — en même temps la paroi du follicule subit la dégénérescence graisseuse, se résorbe graduellement et se distingue de moins en moins du stroma ovarique. — Selon Paladino, le corps jaune ne serait qu'une néoformation conjonctive, essentiellement vasculaire; — ni le sang, ni l'épithélium folliculaire n'y participeraient. — En un mot la cicatrisation de l'ovisac se ferait comme se fait celle d'une plaie qui se répare par des bourgeons charnus (1).

De Sinety, que le flux menstruel et l'ovulation sont deux phénomènes ordinairement connexes, bien que non liés nécessairement l'un à l'autre. Cette indépendance avait été présumée par Aran.

(1) Pouchet, Raciborski, Joulin, etc., pensaient que le corps jaune était le résultat des transformations du caillot sanguin extravasé dans le follicule de Graaf au moment de la rupture des vaisseaux de ce follicule; — Coste, Meigs, Ch. Robin, A. Benckiser, croient au contraire, qu'il n'est que la conséquence de l'hypertrophie et de l'hyperplasie des cellules de la membrane granuleuse qui subissent en même temps la dégénération granulo-graisseuse. Mais il est probable que les deux processus sont associés dans ce travail formatif.

Anomalies des ovaires. — L'*absence* complète des deux ovaires est tellement rare, en dehors des monstruosités, qu'elle a été révoquée en doute. — Il n'en est pas de même de l'absence d'un seul ovaire, dont VIDAL DE CASSIS, THUDICHUM, etc., ont rapporté des exemples incontestables. — L'existence d'un ou deux *ovaires surnuméraires* est plus certaine, quoique très rare. — KŒBERLÉ en a cité un exemple, et plus récemment BEIGEL, WINCKLER, DE SINETY, PALADINO, etc., ont observé des faits du même genre. — On a encore observé : 1° l'atrophie et l'hypertrophie des ovaires; — 2° leurs déplacements ou ectopies. — Il est digne de remarque enfin que l'ovaire peut être à sa place normale alors que l'utérus et les trompes font défaut.

Bibliographie. — NÉGRIER, *Rech. sur les ovaires dans l'espèce humaine*, Paris, 1840. — F.-A. POUCHET, *Théorie positive de l'ovulation*, etc., Paris, 1847. — ROUGET, *Organes érectiles de la Femme* (*Journ. de la phys.* de Brown-Séquard, 1858). — CH. ROBIN, *Mém. sur les modifications de la muqueuse utérine pendant et après la grossesse* (*Mém. de l'Acad. de médecine*, 1861). — PFLÜGER, *Die Eierstöcke der Saügethiere u. des Menschen*, Leipzig, 1863. — O. SCHRÖN, *Beitrag. z. Kenntniss der Anat. u. Physiol. der Eierstocke der Saügethiere* (*Zeitschr. f. wissench. Zoologie*, 1863). — SAPPEY, *Rech. sur la structure des ovaires* (*Comptes rendus de l'Acad. des sc.*, 1865). — CH. PÉRIER, *Anat. et physiol. des ovaires* (*Thèse de concours*, 1866). — W. WALDEYER, *Eierstock u. Ei*, Leipzig, 1870. — A. PUECH, *Des ovaires* (*Mém. de l'Acad. de Montpellier*, 1870-1871). — VAN BENEDEN, *De l'origine du testicule et de l'ovaire* (*Acad. des sc. de Belgique*, 1874). — J. FOULIS, *On the develop. of the ova and structure of the ovary* (*Quarterly Journ. of microsc. sc.*, 1876). — MATHIAS DUVAL, art. « Ovaire » du *Dict. de méd. et chir. pratiques*, t. XXV, p. 462, 1878. — CH. ROUGET, art. « Ovaires » du *Dict. encyclop. des sc. médicales*, 2e série, t. XVIII, p. 649, 1882. — H. MEYER, *Arch. f. Gynäk.*, Bd XXIII, Heft 2, 1884. — P. VALLIN, *Situation et prolapsus des ovaires* (*These de Paris*, 1887). — J. LUQUET, *Contrib. à l'étude des corps jaunes* (*Thèse de Paris*, 1888).

2. — TROMPES DE FALLOPE

Les *trompes de Fallope*, *trompes utérines*, *oviductes* (7, fig. 371, et 5, fig. 374), sont deux conduits flottants, situés dans l'épaisseur des ligaments larges, de chaque côté de l'utérus et chargés de conduire l'ovule dans la cavité utérine.

Chaque trompe de Fallope est *située* dans l'épaisseur de l'aileron moyen du ligament large correspondant, dont elle occupe le bord libre. Sa *forme* a été comparée, depuis FALLOPE, à une trompette dont le pavillon est tourné vers l'ovaire, tandis que l'autre extrémité vient s'unir à l'angle supérieur correspondant de l'utérus. — *Rectiligne* près de l'utérus, elle devient d'autant plus *flexueuse* qu'elle se rapproche de l'ovaire; — *dirigée* transversalement de l'utérus vers les parois latérales de la cavité pelvienne, elle commence à s'infléchir en arrière et en dedans lorsqu'elle arrive au niveau de l'ovaire, de manière à décrire un crochet qui amène le pavillon en regard de l'ovaire. — Mais la situation du pavillon, par rapport à l'ovaire, est loin d'être constante. Il se dirige le plus souvent en arrière, en dedans et en bas vers l'ovaire; mais on peut l'observer en avant, au-dessus, en arrière ou en dehors de l'extrémité externe de la glande génitale. Dans la règle, le corps de la trompe est situé au-dessus et en avant de l'ovaire.

La *longueur* moyenne des trompes oscille entre 12 et 15 centimètres, mais on peut en rencontrer qui n'ont que 4 centimètres et d'autres qui en ont 20 (HENLE, BEIGEL, BARKOW). La trompe d'un côté peut être plus longue que celle du côté opposé. — Leur *diamètre* augmente de l'extrémité utérine vers le pavillon; — de 4 millimètres d'épaisseur près de l'utérus, les trompes atteignent 8 millimètres vers l'ovaire.

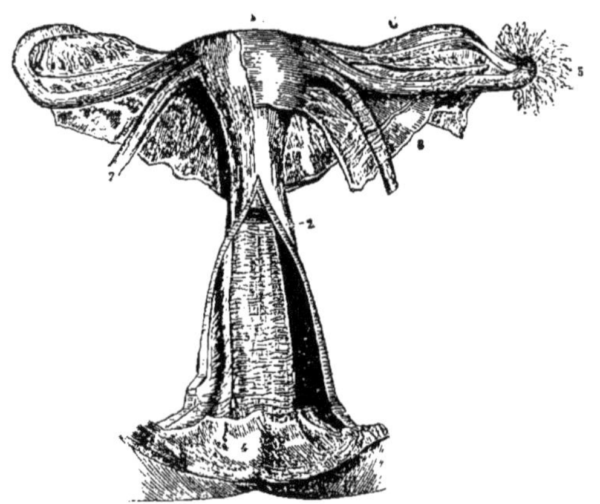

FIG. 374. — Organes génitaux de la Femme.

1, utérus; — 2, col de l'utérus; — 3, vagin; — 4, vulve; — 5, pavillon de la trompe; — 6, ovaire; — 7, ligament rond; — 8, ligament large.

La trompe est divisée en corps et en pavillon. Le corps présente lui-même deux segments, l'un interne, plus étroit et rectiligne, *isthme de Barkow*, l'autre externe, sinueux et irrégulièrement dilaté, *ampoule de Henle*. La trompe est en rapport, en avant, avec les anses de l'intestin grêle lorsque la vessie est vide, avec celle-ci lorsqu'elle est pleine d'urine.

La trompe, étant un tube creux, présente à considérer une extrémité interne, une extrémité externe et un canal.

L'*extrémité interne* de la trompe ou *extrémité utérine* s'enfonce dans la paroi de l'utérus, au niveau de son angle supérieur correspondant, qu'elle traverse (*portion parietale*), et vient s'ouvrir au sommet de l'infundibulum que présentent les angles de l'utérus par un orifice très étroit, d'un diamètre de 1 millimètre, l'*orifice utérin* de la trompe.

L'*extrémité externe*, *pavillon de la trompe*, élargie comme le pavillon d'une trompette ou d'un cor de chasse (5, fig. 374), porte en son centre un orifice infundibuliforme, qui conduit dans le canal de la trompe, *orifice abdominal* de la trompe. — La circonférence du pavillon est découpée en dix ou douze languettes lancéolées, irrégulières et dentelées sur les bords, auxquelles on a donné le nom de *franges*. L'une de ces franges, beaucoup plus développée que les autres et repliée sur elle-même en gouttière, rattache le pavillon à l'extrémité externe de l'ovaire; c'est la *frange ovarique* qui recouvre le ligament infundibulo-ovarien, et forme avec lui le ligament tubo-ovarique. Elle porte sur ses bords de petites dentelures ou frangettes secondaires. Au bord du pavillon se rattache une petite vésicule appendue la plupart du temps à un long filament, l'*hydatide de Morgagni*. — Parfois on rencontre un ou deux *pavillons accessoires* conformés sur le même type que le pavillon normal; — la trompe porte également alors plusieurs ouvertures abdominales. — D'après les recherches de G. Richard, cette anomalie se rencontrerait à peu près une fois sur dix.

La surface interne du pavillon est revêtue par la muqueuse de la trompe, qui se continue sur le pavillon; sa face externe est recouverte par le péritoine. Au niveau du bord du pavillon il y a donc continuité entre une muqueuse (muqueuse de la trompe) et une séreuse (péritoine).

Le *corps de la trompe* est creusé, dans toute son étendue, d'un canal (2, fig. 378), qui fait communiquer la cavité utérine avec la cavité péritonéale, et donne passage à l'ovule, qui tombe de l'ovaire et se rend dans la matrice, et au spermatozoïde, qui monte de l'utérus vers l'ovaire, pour aller féconder l'ovule. — Très étroit dans le tiers interne (1 millimètre de diamètre), ce canal augmente progressivement dans les deux tiers externes de la trompe, jusqu'à atteindre un calibre de 4 millimètres près du pavillon. — Il s'ouvre dans le péritoine par l'orifice abdominal et dans l'utérus par l'orifice utérin de la trompe. Sa cavité est remarquable par l'existence de plis longitudinaux et parallèles à l'axe du canal; — ces plis sont eux-mêmes décomposés en plis secondaires, d'où l'aspect étoilé du canal de l'oviducte lorsqu'on le coupe en travers. — Ces plis, bien visibles sous l'eau, ne sont que des replis de la membrane muqueuse, et sont maintenus par du tissu cellulaire qui comble l'intervalle des deux lames du pli. — Ils interceptent entre eux des sillons plus ou moins racémeux et profonds.

Structure de l'oviducte. — Les trompes de Fallope, dont les parois ont environ 1 millimètre d'épaisseur, sont composées de trois tuniques superposées : une externe, séreuse; une moyenne, musculeuse; et une interne, muqueuse.

a. La *tunique externe* ou *tunique séreuse*, constituée par le péritoine, entoure les trois quarts de la trompe, et forme, à sa face inférieure, un méso-salpinx qui n'est autre chose que l'aileron moyen des ligaments larges. Cette tunique est unie à la tunique sous-jacente par une sous-séreuse celluleuse et vasculaire, le tissu cellulaire sous-péritonéal; — elle se continue avec la muqueuse tubaire au niveau du pourtour du pavillon.

b. La *tunique musculeuse* est composée de deux ordres de fibres lisses formant une couche externe longitudinale irrégulière, et une couche interne annulaire plus régulière et plus épaisse. Mais il faut savoir que cette régularité n'est pas absolue. — Presque partout la couche des fibres circulaires est entremêlée de fibres longitudinales. Ces deux ordres de fibres sont en continuité avec celles de l'utérus. Au niveau du pavillon, les fibres longitudinales se groupent en un gros faisceau qui forme le corps de la frange tubo-ovarique. Les fibres circulaires constituent une sorte de sphincter au niveau de l'*ostium abdominale*.

c. La *tunique interne* ou *membrane muqueuse*, d'un gris rosé, est remarquable par ses plis longitudinaux. Dans la région de l'isthme de Barkow, la lumière du canal offre, sur les coupes transversales, un aspect étoilé; — dans l'ampoule de Henle, les plis étant beaucoup plus multipliés et constituant des lamelles foliacées, arborescentes, la coupe du canal se présente sous la forme d'une cavité munie d'une foule de prolongements latéraux en doigts de gant, simples ou ramifiés. Ce sont ces prolongements qui ont été pris pour des glandes en tubes par Bowman, Henning, B. Sutton, alors qu'en réalité la muqueuse tubaire n'a point de glandes.

Le *derme muqueux* est formé d'une trame de fibres lamineuses ondulées à direction généralement longitudinale et entremêlées de cellules fusiformes ou étoilées de tissu conjonctif. — Il est intimement uni à la tunique muqueuse sans interposition de tissu sous-muqueux, d'où il résulte que les plis permanents de la muqueuse ne sont pas dus à la laxité d'une couche celluleuse sous-muqueuse. — La *muscularis mucosæ*, admise par Grundwaldt et Frey, n'existe pas; tout ce que l'on peut voir, c'est que, dans certains endroits, les fibres longitudinales de la tunique musculaire font saillie et s'avancent jusque dans l'épaisseur du chorion muqueux. — Quant à l'épithélium de la muqueuse, c'est un épithélium cylindrique simple et à cils vibratiles (Leydig, Frey, Henle, Kölliker, etc.), malgré l'opinion opposée de Frommel (1886). — Les mouvements de ces cils sont dirigés vers l'utérus.

Vaisseaux et nerfs. — Les *artères* sont fournies par les branches tubaire et ampullaire de l'*artère intermédiaire* ou arc anastomotique de l'utérine et de l'ovarienne.

Ces artères s'enfoncent dans les parois de la trompe par son bord inférieur en glissant entre les deux feuillets de son méso péritonéal et s'enroulent souvent en tire-bouchon (*a. hélicines*) dans l'épaisseur de la musculeuse; — elles vont former un riche réseau dans la muqueuse.

Les *veines* naissent d'un réseau qui court parallèlement à la trompe, et vont se jeter dans le plexus utéro-ovarien.

Les *lymphatiques* se réunissent à ceux de l'ovaire et de l'utérus et vont se rendre aux ganglions qui avoisinent la bifurcation de l'artère hypogastrique et dans les ganglions lombaires.

Les *nerfs* émanent des plexus utéro-ovariens; — ils forment un riche plexus, comparable à celui d'Auerbach de l'intestin, dans l'épaisseur de la trompe (G. DUTILLEUL).

Développement. — Les oviductes dérivent des parties restées indépendantes des deux conduits de Müller, autrement dit les parties supérieures des conduits de Müller se transforment en trompes de Fallope, tandis que ces deux conduits se fusionnent par leur extrémité inférieure pour donner lieu au canal utéro-vaginal. — Nous décrirons un peu plus loin l'origine des conduits de Müller; disons seulement ici qu'il résulte des recherches de BALFOUR et SEDGWICK que ces conduits ne sont que des évaginations tubulées de la cavité pleuro-péritonéale qui se frayent un chemin entre l'épithélium germinatif et le canal de Wolff pour venir déboucher dans le cloaque. L'ouverture péritonéale persiste et forme le pavillon. — Or, comme il paraît démontré que ces conduits débutent sous forme d'involutions multiples de l'épithélium germinatif, qui s'unissent pour donner naissance à un tube longitudinal unique, on conçoit que la persistance accidentelle de plusieurs involutions donne lieu aux pavillons et aux orifices tubaires abdominaux multiples. — Ultérieurement les trompes s'allongent et acquièrent leurs diverses propriétés, mais leur croissance est assez tardive (TOURNEUX). Les conduits de Müller, qui s'atrophient et disparaissent presque en entier chez le mâle, jouent donc un grand rôle chez la femelle puisque ce sont eux qui constituent les conduits excréteurs des œufs.

Anomalies. — Les oviductes peuvent manquer d'un côté ou des deux côtés à la fois. Dans ces conditions l'ovaire fait ordinairement défaut aussi. — Ils peuvent être rudimentaires ou rester non canaliculés. — L'absence ou l'état des trompes coïncide ordinairement avec une malformation de l'utérus. — Les franges du pavillon peuvent présenter de très grandes variations, et l'*ostium abdominale* peut rester fermé. — Une des anomalies les plus fréquentes est celle des pavillons multiples.

L'étude de l'oviducte dans la série des Vertébrés permet de dire que dans toutes les espèces, l'oviducte est un canal musculeux, toujours revêtu d'un épithélium cilié, ne contenant des glandes que chez les Batraciens et les Poissons (LEYDIG, GRÜNDWALD, G. DUTILLEUL). — Dans certains groupes (Sélaciens, Amphibiens) ovaire et trompe sont absolument indépendants, et l'œuf tombé de l'ovaire dans la cavité du corps arrive au pavillon grâce aux contractions de la paroi abdominale et aux mouvements des cils vibratiles de la cavité péritonéale. — Dans les autres groupes, l'ovaire et l'oviducte, plus ou moins indépendants l'un de l'autre, sont reliés simplement par une frange tubo-ovarienne (Femme), ou enfermés dans une poche commune (Carnassiers), et la coaptation du pavillon à l'ovaire est assurée par une musculature spéciale (CH. ROUGET).

Usages. — Les trompes de Fallope servent de canaux de transmission à l'ovule qui descend de l'ovaire et se porte vers l'utérus. — Le cheminement de l'ovule le long du canal de la trompe est le résultat : 1° de la contraction vermiculaire de la trompe; — 2° des mouvements des cils vibratiles qui se renversent vers l'orifice utérin et poussent l'ovule de ce côté. Quant à la pénétration de l'ovule dans le pavillon, les uns admettent qu'elle se fait par coaptation (par érection, contraction) du pavillon à l'ovaire (CH. ROUGET); d'autres croient que l'ovule est recueilli par la gouttière ciliée (WALDEYER) de la frange tubo-ovarique et que ce sont les cils de cette frange qui conduisent l'œuf dans l'*ostium abdominale* de l'oviducte (HENLE, MATHIAS DUVAL, etc.), passage considérablement favorisé par un courant séreux qui coule de la surface de l'ovaire vers le pavillon (KIWISCH, SCHRŒDER, HAASSE, PINNER).

Ce courant serait même assez fort pour porter l'œuf au pavillon opposé dans le cas d'oblitération du pavillon correspondant comme on l'a observé (DREJER, ROKITANSKY, LÉOPOLD, OLDHEM, etc.).

On sait que c'est dans la portion ampullaire de la trompe que se fait la fécondation (COSTE, GERBE, BISCHOFF), bien que LAWSON TAIT affirme que l'imprégnation normale de l'œuf ne se fasse que dans l'utérus. — L'œuf met en moyenne huit à dix jours à parcourir la trompe chez la Femme (VALENTIN, PURKINJE), six jours chez la Chienne (COSTE), trois mois chez le Cheval (PŒCKELS-ZIEGLER). — Que la trompe est un canal de transmission pour l'ovule, cela est démontré : 1° par la stérilité des femelles auxquelles on a lié les trompes; — 2° par l'existence des grossesses tubaires.

3. — UTÉRUS

Préparation. — Ouvrez l'abdomen et examinez la dispositions des ligaments larges, les rapports de l'utérus avec ces ligaments et avec les organes voisins. Pour achever la dissection, voy. p. 786.

L'*utérus* ou *matrice* est un organe creux, situé dans l'excavation pelvienne, entre la vessie et le rectum, destiné à recevoir l'œuf fécondé, à le conserver pendant la gestation et à l'expulser quand il est arrivé à maturité.

Forme. — On a comparé l'utérus à une poire tapée ou à une calebasse. — C'est un conoïde aplati d'avant en arrière, à sommet tronqué, dirigé en bas. — Un étranglement, *isthme de l'utérus*, situé un peu au-dessous de sa partie moyenne, le divise en deux parties, l'une supérieure, *corps de l'utérus;* l'autre inférieure, *col de l'utérus.*

Situation. — L'utérus est situé sur la ligne médiane du petit bassin, entre la vessie et le rectum, au-dessus du vagin dans lequel son col fait saillie et avec lequel il se continue, au-dessous des circonvolutions de l'intestin qui le recouvrent.

La position exacte de l'utérus dans la cavité pelvienne a donné lieu à de nombreuses discussions. — Les uns admettent que l'utérus est rectiligne et que son axe se confond avec celui du détroit supérieur du bassin (LEGENDRE, SAPPEY, KOHLRAUCH, SIMS, etc.); — certains qu'il est rectiligne et dans l'axe de l'excavation pelvienne (LANGER, A. KÖLLIKER, BANDL); — d'autres que la position normale de l'utérus est l'antéflexion (PIACHAUD, BOULAND, HIS, KOCHS); — enfin pour une autre catégorie d'anatomistes (ARAN, RICHET, COURTY, TILLAUX) que l'utérus est légèrement incurvé en avant (antécourbure) et que son axe est à peu près parallèle à celui du canal pelvien. Mais, d'une part, il résulte des recherches de PANAS et CRÉDÉ, que l'antéflexion physiologique se présente à des degrés divers dans la moitié, et l'utérus droit dans un tiers des cas; et d'autre part, des recherches de SCHULTZE, JOSEPH, FRITSCH que si l'antéflexion est la règle chez la jeune fille, c'est l'antéversion que l'on observe chez la multipare, et d'autant plus accusée que la vessie est plus vide.

Au fond, l'utérus n'est ni entièrement rectiligne, ni fortement infléchi au niveau de l'isthme, mais soit en antécourbure, soit en antéflexion légère, accompagnées d'un certain degré d'antéversion, puisque son fond regarde directement en haut et en avant, c'est-à-dire selon l'axe du détroit supérieur. Du reste, cette position change à chaque instant. Si la vessie est vide, l'antéflexion et l'antéversion s'accusent; si elle est pleine, l'utérus devient droit et se trouve sur le prolongement du vagin. Ajoutons enfin qu'une légère latéro-version droite (HYRTL, CRUVEILHIER) est la règle.

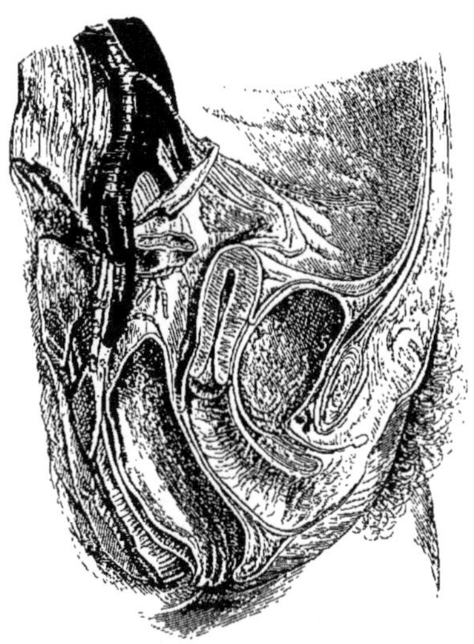

FIG. 375. — Organes génito-urinaires de la femme (coupe antéro-postérieure).

1, sacrum; — 2, rectum; — 3, cul-de-sac recto-vaginal du péritoine; — 4, vagin; — 5, vessie; — 6, artère iliaque primitive; — 7, veine iliaque primitive.

Volume, poids, consistance. — Le volume de l'utérus varie selon qu'on envisage cet organe chez la vierge, la nullipare ou la multipare, pendant la menstruation ou dans son intervalle.

En faisant abstraction des variétés individuelles, on peut admettre les moyennes suivantes, qui résultent des chiffres de RICHET, P. DUBOIS, ARAN, SAPPEY et COURTY.

	VIERGES	NULLIPARES	PLURIPARES
Longueur........	50 à 55 millimètres	60 à 65 millim.	65 à 70 millim.
Largeur.........	30 à 35 —	40 à 45 —	45 à 50 —
Épaisseur........	20 à 22 —	22 à 23 —	25 à 26 —

Pendant les règles, l'utérus augmente de volume; à partir de la ménopause, il diminue et devient beaucoup plus dur (ARAN).

Le volume respectif du corps et du col varie avec l'âge. Chez la petite fille, le col occupe les 3/5 de la hauteur de l'utérus; chez la nullipare, le col et le corps ont sensiblement la même hauteur (TILLAUX, GUYON), tandis que chez la pluripare la proportion devient exactement inverse de ce qu'elle était chez l'enfant, puisque le corps forme alors les 3/5 de la longueur de l'organe.

Le *poids* moyen de l'utérus est d'environ 45 ou 50 grammes. Henle, cependant, accorde 33 à 41 grammes au poids de l'utérus de la vierge, et de 105 à 120 grammes à celui de la Femme qui a eu des enfants.

L'épaisseur des parois n'est pas uniforme; elle varie de 8 à 12 millimètres selon les points de la cavité utérine.

La *consistance* de l'utérus n'est pas la même pendant la vie et après la mort. Souple et élastique pendant la vie (Depaul, Sappey), la matrice devient rigide après la mort. — Elle est beaucoup plus souple chez l'enfant et la vierge que chez la Femme qui a eu des enfants.

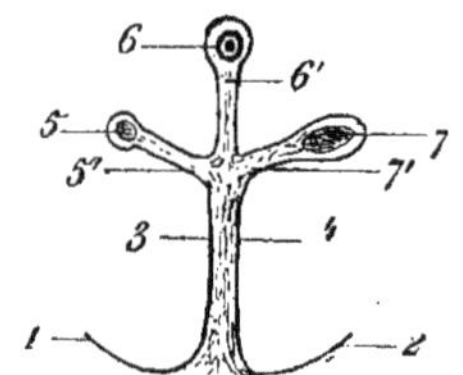

Fig. 376. — Coupe antéro-postérieure et verticale du ligament large de l'utérus.

1 et 3, feuillet antérieur, et 2 et 4, feuillet postérieur du ligament large; — 5, ligament rond de l'utérus; — 5', aileron antérieur du ligament large; — 6, trompe de Fallope; — 6', aileron moyen; — 7, ovaire; — 7', aileron postérieur du ligament large.

Moyens de fixité. — Ligaments larges. — Ligaments ronds et ligaments utéro-sacrés. — L'utérus est maintenu dans sa situation par des replis du péritoine contenant dans leur dédoublement du tissu cellulaire, des fibres musculaires lisses, et les vaisseaux et les nerfs qui se portent à l'organe. — Ces ligaments sont au nombre de six, symétriquement placés; ce sont : deux latéraux, *ligaments larges;* deux antérieurs, *ligaments ronds;* deux postérieurs, *ligaments utéro-sacrés.*

a. *Ligaments larges.* — Les *ligaments larges* sont deux larges replis du péritoine, étendus des bords de l'utérus aux parties latérales de l'excavation pelvienne. Ils constituent une sorte de cloison qui contient l'utérus dans son épaisseur et divise la cavité pelvienne en deux parties : l'une antérieure, qui contient la vessie; — l'autre postérieure, qui renferme le rectum. Placés ainsi de champ d'un côté à l'autre, ces ligaments présentent une forme quadrilatère, et offrent à examiner une face antérieure et une face postérieure, séparées, l'une de la vessie, l'autre du rectum, par les culs-de-sac vésico-utérin et recto-utérin, et quatre bords.

Le *bord supérieur* du ligament large ou bord libre, est subdivisé en trois replis ou ailerons : un antérieur, qui renferme le ligament rond; un moyen, le plus élevé des trois, qui contient la trompe de Fallope; un postérieur, le plus mobile des trois, qui renferme l'ovaire et le ligament utéro-ovarien.

Le *bord inférieur* des ligaments larges répond à l'aponévrose pelvienne; c'est là que les deux feuillets péritonéaux qui forment le ligament large s'écartent l'un de l'autre, l'antérieur à un niveau plus élevé que le postérieur, pour aller se jeter sur la vessie; le postérieur, pour se porter sur le rectum. — C'est par ce bord que pénètrent les vaisseaux et les nerfs, ainsi que le tissu cellulaire des ligaments, qui se continue avec le tissu cellulaire sous-péritonéal du bassin.

Le *bord interne* répond à l'utérus, puisque, à ce niveau, le ligament large se dédouble pour envelopper la matrice; — il contient entre ses deux feuillets l'artère utérine et les plexus veineux correspondants.

Le *bord externe* se continue avec le péritoine pariétal du bassin.

Les ligaments larges sont formés par deux feuillets péritonéaux entre lesquels on trouve du tissu cellulaire, des fibres musculaires, des vaisseaux et des nerfs, et un organe rudimentaire, l'organe de Rosenmüller.

Le *tissu cellulaire*, réduit à la partie supérieure et sur le bord externe des ligaments à une mince lame de tissu cellulaire, s'épaissit au niveau des bords latéraux, mais surtout vers le plancher du bassin, où il se continue avec le tissu cellulo-adipeux qui recouvre l'aponévrose pelvienne et entoure le vagin, la vessie et le rectum, et aussi avec celui des fosses iliaques et de la région fessière, de sorte qu'un abcès pelvien peut fuser dans ces différentes directions. — ALPH. GUÉRIN est un des seuls anatomistes qui admettent que l'intervalle compris entre les deux feuillets du ligament large constitue une cavité close de toutes parts par le *fascia propria*.

Les *faisceaux musculaires lisses* des ligaments larges ont été très bien étudiés par CH. ROUGET, qui a montré qu'ils ne sont qu'une expansion de la couche la plus superficielle du muscle utérin. Ces faisceaux forment deux plans : l'un antérieur, qui se porte en partie sur le ligament rond, qu'il contribue à former; l'autre postérieur, qui se continue avec les ligaments ronds postérieurs et utéro-sacrés, qu'ils constituent en grande partie. — Dans la lame cellulo-musculaire courent les artères utérine et utéro-ovarienne, les veines utérines et utéro-ovariennes, qui constituent de chaque côté de la matrice les plexus pampiniformes, les lymphatiques et les nerfs utérins. — Enfin, vers le bord supérieur du ligament large, nous rencontrons l'organe de Rosenmüller ou époophore, que nous étudierons plus loin.

Les ligaments larges sont donc à la fois des organes destinés à envelopper et à maintenir les annexes de l'utérus, et de véritables organes de sustentation (ligaments suspenseurs latéraux de l'utérus). Quand la vessie se remplit, l'utérus est repoussé en arrière, la lame antérieure ou utéro-vésicale des ligaments se tend et la postérieure se relâche ; — lorsque le réservoir urinaire se vide, la lame postérieure ou utéro-rectale se tend et la lame antérieure se relâche, l'utérus se mouvant pour ainsi dire autour d'un axe transversal représenté par le bord inférieur des ligaments que Kocks appelle *ligamentum cardinalium*. Pendant la grossesse, l'utérus dédouble les ligaments larges et se loge dans

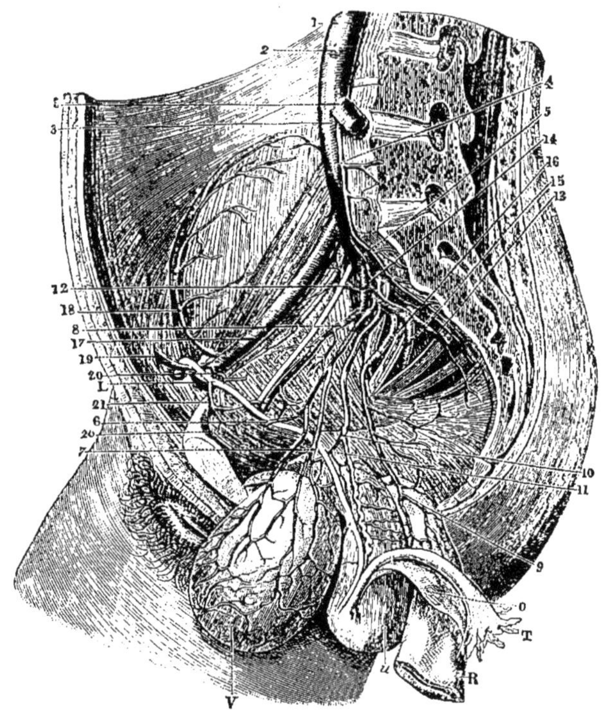

Fig. 377. — L'utérus et ses annexes.

V, vessie ; — U, utérus ; — O, ovaire ; — T, trompes de Fallope ; — R, rectum ; — L, ligament rond ; — 1, artère aorte abdominale ; — 2, tronc de la mésentérique inférieure ; — 3, 3, artère iliaque primitive ; — 4, artère sacrée moyenne ; — 5, artère iliaque interne ou hypogastrique ; — 6, artère ombilicale ; — 7, artères vésicales nées de l'ombilicale ; — 8, artère obturatrice ; — 9, artère hémorrhoïdale moyenne ; — 10, artère utérine ; — 11, artère vaginale ; — 12, artère ilio-lombaire ; — 13, artère sacrée latérale ; — 14, artère fessière ; — 15, artère ischiatique ; — 16, artère honteuse interne ; — 17, artère iliaque externe ; — 18, artère circonflexe iliaque ; — 19, artère épigastrique ; — 20, 20, rameau pubien de l'épigastrique ; — 21, rameau anastomotique de l'épigastrique et de l'obturatrice.

leur écartement. Après l'accouchement ces lames s'accolent à nouveau et les ligaments se reconstituent.

b. *Ligaments ronds de l'utérus*. — Les *ligaments ronds* naissent des angles supérieurs et des bords latéraux de l'utérus sous la forme de deux larges bandes qui ne tardent pas à se ramasser sur elles-mêmes pour constituer un cordon arrondi, long de 12 à 15 centimètres qui se porte vers le canal inguinal, qu'ils traversent, et vont se perdre, en se dissociant, dans la partie supérieure de la grande lèvre correspondante. — Au niveau de l'orifice interne du canal inguinal, ils décrivent une courbe qui embrasse comme dans une anse les vaisseaux épigastriques, c'est-à-dire qu'ils se comportent comme le canal déférent de l'Homme par rapport aux mêmes vaisseaux. — Ils sont enveloppés par le péritoine dans leur *trajet abdominal* (aileron antérieur des ligaments larges); mais, au moment où ils s'engagent dans le canal inguinal, la séreuse les abandonne, excepté chez le fœtus, où, du quatrième au sixième mois, elle les accompagnerait dans leur *trajet inguinal*, et formerait un diverticule analogue au prolongement vagino-péritonéal, auquel on a donné le nom de *canal de Nuck;* je dis formerait, car, comme DUPLAY et BEURNIER, j'ai en vain cherché le diverticule de Nuck.

Le ligament rond est un ligament fibro-musculaire ; ses fibres musculaires se continuent avec celles des couches superficielles de l'utérus. Mais, outre les fibres lisses, il vient s'ajouter au ligament rond des fibres musculaires striées que l'on peut poursuivre jusque dans le milieu du ligament, et parfois jusqu'auprès de l'utérus. Ces fibres, homologues au crémaster externe de l'Homme, viendraient, selon SAPPEY, de l'épine du pubis et de la paroi inférieure du canal inguinal; mais nous avons constaté, comme CH. ROUGET, qu'ils proviennent du muscle transverse de l'abdomen. Le ligament rond renferme une *artère* qui vient généralement de l'épigastrique, remonte le long du ligament et vient s'anastomoser avec l'artère utérine. Plusieurs *veines* l'accompagnent; les unes vont se jeter dans l'épigastrique ou l'iliaque externe; les autres sortent par l'orifice inguinal externe et s'anastomosent avec les veines des grandes lèvres et du pénil. Dans la grossesse, ces veines deviennent fréquemment variqueuses.

Les *nerfs* viennent du rameau génital de la branche génito-crurale du plexus lombaire.

Les ligaments ronds contribuent à maintenir le fond de l'utérus et à le ramener en avant après la déplétion de la vessie.

c. *Ligaments utéro-sacrés.* — Les *ligaments utéro-sacrés* ou *ligaments postérieurs de l'utérus* s'étendent de la partie postéro-inférieure de l'utérus aux parties latérales du sacrum (ligaments utéro-sacrés), et parfois jusqu'au promontoire et la cinquième vertèbre lombaire, d'où le nom de *ligaments utéro-lombaires*, que leur a encore donné HUGUIER. — Ils se présentent sous la forme de deux croissants, dont la concavité regarde en haut et en dedans et embrasse le rectum. Dans leur trajet, ils soulèvent le péritoine, et forment ainsi deux replis, *plis de Douglas*, qui interceptent entre eux une cavité, la *cavité de Douglas*. Leur face supérieure se continue avec le feuillet postérieur du ligament large, et forme avec lui une fossette appelée *fossette rétro-ovarienne* (SAPPEY), située sur un plan supérieur à celui de la cavité de Douglas.

Le relief du ligament utéro-lombaire subdivise l'espace latéral de Douglas, la fossette rétro-ovarienne de Sappey, en deux étages, dont le supérieur constitue la fosse sous-ovarienne.

Ces ligaments sont constitués par un repli du péritoine qui contient dans son intérieur des fibres musculaires lisses, du tissu cellulaire, des vaisseaux et des filets nerveux. — Les fibres musculaires se continuent avec celles des ligaments larges et celles qui doublent le péritoine pelvien. — Elles s'attachent en avant à l'union de l'utérus avec le vagin, et certaines d'entre elles s'entre-croisent derrière le col de l'utérus avec celles du côté opposé pour constituer une sorte de muscle demi-annulaire qui embrasse l'extrémité inférieure de l'utérus; en arrière, elles s'insèrent aux troisième et quatrième vertèbres sacrées, et quelques-unes se perdent sur les parois du rectum (*ligaments recto-utérins*). LUSCHKA a appelé ces ligaments : *muscles rétracteurs de l'utérus*, mais ce sont plutôt des *suspenseurs* ou *élévateurs postérieurs de l'utérus* (MALGAIGNE, RICHET, TILLAUX, SCHULTZE). Suspendu au sacrum supérieur ou vrai par ces ligaments, adhérant d'autre part à la vessie en avant, et celle-ci se rattachant au pubis par les ligaments pubio-vésicaux, il s'ensuit que la partie inférieure de l'utérus (et partant le vagin, qui se continue avec les parois de l'utérus) est maintenue par une sorte d'appareil suspenseur qui se fixe sur le pourtour du bassin.

Configuration générale. — L'utérus, dont la forme est celle d'une gourde ou d'une poire aplatie d'avant en arrière, présente à considérer une *surface extérieure* et une *surface intérieure* ou *cavité*.

A. — SURFACE EXTÉRIEURE ET RAPPORTS

La *surface extérieure de l'utérus* présente à étudier une *face antérieure*, une *face postérieure*, deux *bords latéraux*, une *extrémité supérieure*, *fond* ou *base*, et une *extrémité inférieure*, *col* ou *sommet*.

1° *Face antérieure*. — Elle est convexe et lisse, recouverte par le péritoine qui y adhère intimement dans ses trois quarts supérieurs, et séparée de la vessie par un cul-de-sac péritonéal, *cul-de-sac vésico-utérin*, dans lequel plongent les anses de l'intestin grêle lorsque la vessie est vide. Chez les multipares, la séreuse péritonéale descend un peu plus bas et recouvre une partie du col (COURTY, KRAUSE), parfois même toute son étendue (SAPPEY). Le reste du col se met en rapport immédiat avec le bas-fond de la vessie, auquel il est uni par du tissu cellulaire assez dense.

2° *Face postérieure*. — Lisse comme la précédente et plus convexe qu'elle, cette face est entièrement recouverte par le péritoine, qui lui adhère intimement, et descend un peu sur la face postérieure du vagin, dans une étendue de 10 à 20 millimètres (3, fig. 375). A ce niveau le péritoine se réfléchit et se porte sur le rectum, et forme le cul-de-sac utéro-rectal, qui descend plus bas que le cul-de-sac utéro-vésical, et forme dans sa partie la plus déclive la cavité de Douglas. — Cette face répond à la portion sus-ampullaire du rectum. — Selon la plupart des anatomistes français, les anses intestinales descendent dans le cul-de-sac utéro-rectal, tandis que, d'après les auteurs allemands (AUTENRIETH, CLAUDIUS, HOLSTEIN, MIHALKOWICZ, W. KRAUSE), quatre-vingt-dix fois sur cent le cul-de-sac est vide, l'utérus répondant au rectum sans interposition d'anses intestinales.

3° *Bords latéraux.* — Alternativement convexes, concaves et convexes de haut en bas, convexes d'arrière en avant, les bords latéraux de l'utérus répondent à l'insertion des ligaments larges sur l'utérus, c'est-à-dire qu'ils répondent au dédoublement du ligament large, dont le feuillet antérieur passe en avant, le feuillet postérieur en arrière de l'utérus. C'est à leur niveau que se fixent les ligaments ronds et que pénètrent dans les parois de la matrice les vaisseaux et nerfs de cet organe.

4° *Fond de l'utérus.* — Le *bord supérieur*, *base* ou *fond de l'utérus*, convexe d'avant en arrière, à peu près rectiligne chez les vierges, bombé et saillant au-dessus des ligaments larges, chez les Femmes mères, est en rapport avec les anses intestinales, qui laissent sur lui leurs empreintes (DEPAUL). — Il répond à environ 2 centimètres au-dessous du détroit supérieur du bassin (SAPPEY).

5° *Col de l'utérus.* — L'*extrémité inférieure*, *sommet* ou *col de l'utérus*, a la forme d'un barillet que l'insertion du vagin divise en deux portions, l'une supérieure ou *portion sus-vaginale*, l'autre inférieure, *portion sous-vaginale* ou *museau de tanche*. La portion sus-vaginale, de 18 à 20 millimètres de hauteur, plus longue en avant qu'en arrière par suite de l'insertion du vagin à un niveau plus élevé sur la face postérieure du col, est en rapport avec le bas-fond de la vessie par l'interposition d'un tissu cellulaire peu dense.

C'est à travers ce tissu cellulaire, situé au-dessous du cul-de-sac vésico-utérin, que passait JOBERT DE LAMBALLE dans la cure des fistules vésico-vaginales. — Sur les côtés la portion vaginale du col est en rapport avec les uretères ; elle est entourée à son union avec le corps de l'utérus d'un cercle artériel formé par les artères utérines sur lequel HUGUIER en particulier a appelé l'attention. Elle est de plus environnée d'une lame de tissu cellulaire, que l'on retrouve même sous le cul-de-sac péritonéal utéro-rectal (GALLARD) ; — ce tissu cellulaire se continue avec celui des ligaments larges et contient sur les côtés du col les prétendus ganglions lymphatiques signalés par LUCAS-CHAMPIONNIÈRE.

La *portion sous-vaginale* ou *intravaginale* du col, *museau de tanche*, regarde en bas et en avant. Elle forme, dans le vagin, une saillie conoïde, percée à son sommet d'un orifice étroit et arrondi chez les Femmes qui n'ont point eu d'enfants. — Chez les Femmes qui ont eu des enfants, cet orifice se présente sous la forme d'une fente transversale, et le col, plus ou moins effacé, prend l'aspect d'une bouche de tanche (museau de tanche) limitée par deux lèvres, une *anterieure*, plus épaisse et plus courte, par suite de l'insertion du vagin sur le col à un niveau moins élevé en avant qu'en arrière; — l'autre *posterieure*, plus longue.

Chez le fœtus, le corps de l'utérus est à peu près cylindrique; — il devient triangulaire chez l'enfant et son bord supérieur présente une légère concavité

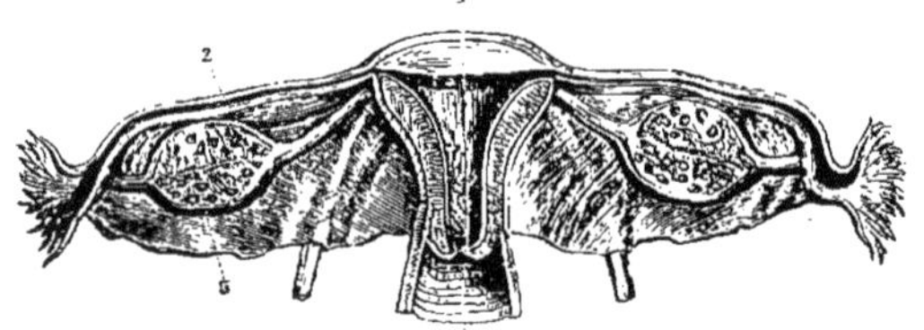

Fig. 378. — Cavité de l'utérus et coupe des ovaires.

1, cavité de l'utérus; — 2, canal de la trompe; — 3, ovaire; — 4, cavité du col utérin et du vagin.

qui accuse la trace de la fusion des deux cornes utérines primitives. Il n'y a presque pas trace d'isthme, et en raison du peu de développement du bassin à cette époque de la vie, l'utérus déborde le détroit supérieur. Cylindroïde chez la petite fille, il se renfle légèrement à sa partie moyenne chez la Femme pubère de façon à prendre la forme d'un barillet.

B. — SURFACE INTÉRIEURE OU CAVITÉ

L'utérus, muscle cavitaire, est creusé d'une cavité qui se continue avec celle des trompes de Fallope d'une part, et avec celle du vagin de l'autre.

La capacité de cette cavité, qui est de 3 à 4 centimètres cubes chez la nullipare (Sappey, Guyon), atteint 5 à 6 centimètres cubes chez la multipare. — Sa hauteur, étudiée par Aran, Richet, Guyon, Sappey, mesure 52 à 54 millimètres chez la nullipare et 65 à 70 millimètres chez la multipare. Quant au diamètre transversal pris au niveau des orifices utérins des trompes, il mesure environ la moitié du diamètre vertical. — Dans la longueur totale, soit 52 millimètres, la cavité du corps occupe 22 millimètres, celle du col 25, et l'isthme 5 chez la nullipare (Sappey); — chez la multipare, au contraire, le col n'occupe que le tiers de la hauteur (Hagemann).

La cavité de l'utérus est plus nettement séparée encore que la surface extérieure de l'organe en deux segments par un rétrécissement appelé orifice interne ou utérin du col.

La *cavité du corps* est triangulaire; ses faces sont planes, et, de ses trois bords, l'un correspond au bord supérieur de l'utérus, les deux autres à ses bords latéraux. A chacun des angles du triangle se voit un orifice; les deux supérieurs et latéraux corespondent à l'orifice utérin des oviductes, l'inférieur à l'orifice interne du col.

Chez la nullipare, les bords sont convexes en dedans, droits ou même convexes en dehors chez la Femme qui a eu des enfants. — Les deux angles supérieurs sont infundibuliformes chez les Femmes nullipares, arrondis chez les pluripares. Au niveau des embouchures des trompes, on a signalé des replis que DE GRAAF et VHARTON ont à tort regardés comme des valvules.

La *cavité du col* est fusiforme, un peu aplatie d'avant en arrière, et porte sur la ligne médiane, en avant et en arrière, une saillie verticale, de laquelle partent à droite et à gauche des crêtes mousses et ascendantes, *plis palmés*, dont l'ensemble a été comparé à une feuille de fougère, et désigné sous le nom de *lyre* ou d'*arbre de vie*.

Les plis palmés de l'arbre de vie de la face antérieure, qui se dévient à droite, s'engrènent avec les plis palmés de l'arbre de vie postérieur, qui se dévient à gauche. Ils règnent d'un bout à l'autre de la cavité cervicale et même jusque dans la cavité du corps de l'utérus dans le jeune âge (GUYON, MORICKE); mais, chez l'adulte, ils s'effacent dans la partie inférieure du col (FRIEDLANDER, SAPPEY), et dans le corps.

La cavité du col s'ouvre dans le vagin par l'*orifice vaginal*, *orifice externe*, *orifice inférieur* ou *museau de tanche;* elle s'ouvre dans la cavité du corps par l'*orifice interne*, *orifice supérieur* ou *utérin* du col. Ce dernier est plutôt un détroit (portion intermédiaire) qu'une simple ouverture, puisqu'il mesure 5 à 6 millimètres de hauteur. C'est à tort que HÉLIE et CHENANTAIS, RICHET, ont décrit un véritable sphincter à son niveau. — Après la ménopause, cet orifice s'oblitère fréquemment (MAYER (de Bonn), GUYON, RICHET).

Structure de l'utérus. — Les parois de l'utérus sont formées par trois tuniques superposées, qui sont, en allant de dehors en dedans : une tunique séreuse, une tunique musculeuse et une tunique ou membrane muqueuse. Il entre de plus, dans leur constitution, des vaisseaux et des nerfs.

1° *Tunique séreuse.* — La *tunique séreuse* est constituée par le péritoine, qui enveloppe l'utérus comme dans un pli, et recouvre son fond et ses deux faces, excepté le quart inférieur de sa face antérieure.

En avant, cette tunique se réfléchit sur la vessie pour former le *cul-de-sac utéro-vésical* et les *plis utéro-vésicaux;* en arrière, elle se réfléchit sur le rectum pour former le *cul-de-sac utéro-rectal* et les *plis de Douglas* ou *utéro-rectaux*. — Sur les côtés, les deux lames du péritoine qui tapissent, l'une la face antérieure, l'autre la face postérieure de l'organe, se rejoignent et s'étendent vers les parois latérales du bassin pour constituer les *ligaments larges*.

La séreuse est très adhérente au tissu de l'utérus sur la ligne médiane; elle lui est beaucoup plus lâchement unie au niveau du col, et laisse libres les bords latéraux de l'organe.

2° *Tunique musculaire*. — La *musculature de l'utérus* forme presque toute l'épaisseur des parois de l'organe (10 à 15 millimètres), et se compose d'une façon très générale de trois plans superposés de fibres musculaires lisses.

Le *plan superficiel* ou *externe* forme une bande médiane verticale ansiforme (HÉLIE et CHENANTAIS), qui embrasse le fond de l'utérus et court le long de ses deux faces. A la partie inférieure, quelques-uns des faisceaux de cette bande se continuent en arrière avec ceux de la couche superficielle du rectum (*muscles utéro-rectaux*), et en avant avec la musculature du bas-fond de la vessie (*muscles utéro-vésicaux*). — Outre cette bande ansiforme antéro-postérieure, le plan superficiel comprend une série de fibres transversales qui se portent en dehors, quittent l'utérus et s'engagent entre les deux feuillets des ligaments larges, où les fibres antérieures forment en grande partie le ligament rond, les postérieures le ligament de l'ovaire. — Au niveau du fond de l'utérus ces fibres se jettent sur la trompe.

Le *plan moyen*, de beaucoup le plus épais, est formé de faisceaux entre-croisés dans tous les sens. Il constitue une véritable *couche plexiforme* remarquable par les nombreux vaisseaux (veineux surtout) qui circulent dans ses mailles, et qui donnent à cette couche un aspect caverneux ou spongieux. — Cette nappe contractile forme des manchons qui entourent les veines; — aussi celles-ci restent-elles béantes sur les coupes et ont-elles le cachet des sinus veineux.

Le *plan profond* ou *interne* est surtout formé de fibres orbiculaires qui, ayant les orifices des trompes comme centres, sont disposées en zones concentriques, de façon à former dans leur ensemble un double cône dont le sommet répond aux deux orifices des oviductes, et la base à la ligne médiane, où les deux cônes entre-croisent réciproquement leurs fibres. — Au niveau de l'isthme (portion intermédiaire de l'utérus), on trouve une zone orbiculaire plus ou moins régulière qu'on a décrite comme un sphincter (sphincter de l'orifice interne du col).

Dans le col, les faisceaux musculaires sont également disposés sur trois plans, mais qui ne correspondent pas à ceux du corps. — Il y a une couche externe de fibres longitudinales qui se continuent en haut avec celles de la surface du corps, en bas avec les tuniques musculeuses du vagin, de la vessie et de l'urèthre. Au-dessous, on trouve une couche circulaire, la plus épaisse des trois, qui se continue avec la couche profonde du corps; et, enfin, une couche de faisceaux longitudinaux et obliques qui constituent l'axe et les branches de l'arbre de vie, en pénétrant dans le derme muqueux, sous la forme de faisceaux saillants.

Les recherches de A. PILLIET (*Texture de l'utérus des Mammifères*, in *Bull. Soc. zool.*, 1886) ont démontré que la couche musculaire profonde du conduit génital de la femelle est la partie fondamentale, celle qui dérive de la tunique propre des conduits de Müller. La tunique superficielle n'est qu'une sorte d'enveloppe adventice commune à tout le système et se continuant sur les annexes. Quant à la couche moyenne, elle résulte de l'envahissement d'une couche celluleuse intermusculaire primitive par des faisceaux obliques et des tractus périvasculaires issus des deux plans musculaires précédents.

Hors l'état de grossesse, le tissu de l'utérus est dense et résistant, d'apparence fibreuse, et traversé par de nombreux vaisseaux. Nous verrons combien il change pendant la grossesse. — Outre les fibres musculaires, il contient des fibres élastiques dont quelques-unes vont se perdre dans le réseau élastique sous-péritonéal.

3° *Membrane muqueuse.* — Longtemps ignorée à cause de son adhérence intime à la tunique musculaire, la *muqueuse utérine* fut mise hors de doute par COSTE et bien étudiée par CH. ROBIN. — Elle diffère suivant qu'on l'envisage dans le corps ou dans le col, et se continue avec celle des oviductes et du vagin.

Dans le corps, la muqueuse est blanc rosé, lisse ou veloutée, et humectée par une couche de mucus. Son épaisseur est de 3 à 4 millimètres en dehors des époques menstruelles, et diminue vers les orifices des trompes et l'orifice cervical. — Pendant la menstruation, elle devient turgescente et augmente beaucoup d'épaisseur. — Sa surface profonde adhère intimement à la couche musculeuse, qui envoie quelques faisceaux dans le derme muqueux; — sa surface superficielle est criblée d'une multitude de petits orifices déjà entrevus par VÉSALE, SPIGEL et MALPIGHI, qui sont les orifices des glandes que renferme la membrane.

Elle se compose d'un chorion et d'un revêtement épithélial. Le *chorion* est formé d'une trame lamineuse contenant une grande quantité de matière amorphe, et de nombreuses cellules fusiformes et arrondies qui ne sont, y compris les *cellules propres* ou *interstitielles* de Ch. Robin, que des cellules fixes de tissu conjonctif. — L'*épithélium* est un *épithélium cylindrique simple à cils vibratiles*, pendant la période d'activité génitale. — Ces cils se meuvent du col vers les trompes, et n'existent ni avant la puberté, ni après la ménopause (DE SINETY, WYDER).

JOHN WILLIAMS admet l'existence d'une sous-muqueuse de nature celluleuse dans l'utérus, et de plus une *muscularis mucosæ*.

La muqueuse utérine renferme des glandes, *glandes utérines*, étudiées en premier lieu chez la Femme par Weber en 1841. — Ce sont des glandes en tube simples ou bifurquées, rarement trifurquées vers leur fond, qui est légèrement renflé, repose sur la tunique musculeuse, et s'étend même parfois jusque dans les cloisons celluleuses intermusculaires. Ces glandes, longues de 2 à 3 millimètres, et légèrement sinueuses, sont tapissées d'un épithélium prismatique

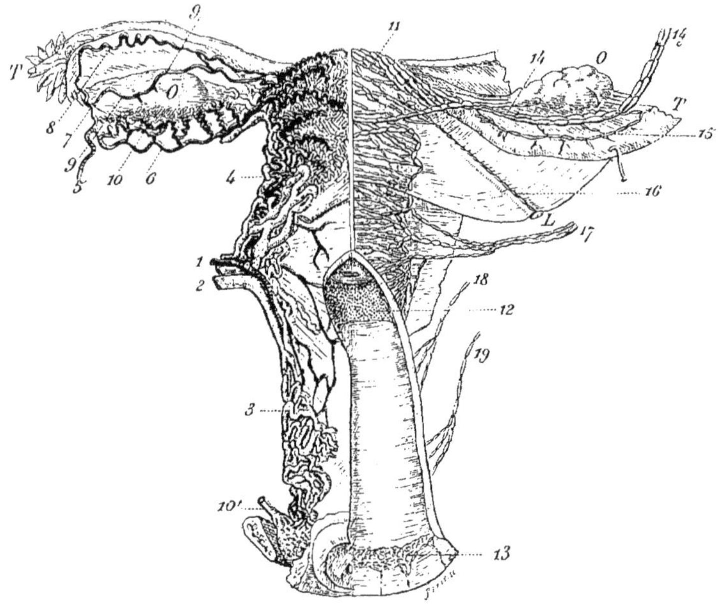

Fig. 379. — Vaisseaux sanguins (à gauche) et lymphatiques (à droite) des organes génitaux de la Femme.

L, ligament rond de l'utérus; — O, O, ovaires; — T, T, trompes de Fallope; — 1, artère utérine; — 2, veine utérine; — 3, plexus vaginaux; — 4, plexus utérins; — 5, artère utéro-ovarienne; — 6, artère intermédiaire; — 7, artère ovarique; — 8, 9, 9, artère tubaire; — 10, artères du hile de l'ovaire; — 10', veine bulbeuse (bulbe du vagin); — 11, lymphatiques du fond de l'utérus; — 12, réseau lymphatique de la muqueuse vaginale; — 13, réseau de la muqueuse vulvaire; — 14, 15, vaisseaux lymphatiques de l'utérus, de l'ovaire et de la trompe se rendant dans les ganglions lombaires; — 16, lymphatiques qui suivent le ligament rond et se rendent dans les ganglions inguinaux; — 17, 18 et 19, vaisseaux lymphatiques du col de l'utérus et du vagin se rendant dans les ganglions hypogastriques.

simple, portant des cils vibratiles (Nylander, Mœricke, Lott, etc.), et reposant sur une membrane propre anhyste (Weber, Chroback, Hagemann, Mœricke, etc.), — qui n'est que la continuation de la membrane vitrée superficielle.

L'épithélium cilié des glandes utérines semble contester la nature glandulaire de ces follicules, dont la principale fonction paraît être de fournir à la régénération de l'épithélium utérin après sa chute au moment de la muc cataméniale et après l'accouchement (De Sinety).

La *muqueuse du col* diffère notablement de celle du corps de l'utérus. Elle est plus blanche, moins épaisse et plus résistante. Dans le voisinage de l'orifice vaginal du col, elle acquiert le cachet dermo-papillaire, et son épithélium perd ses cils et se transforme en épithélium à type épidermique. Les glandes du col sont des glandes tubuleuses ramifiées analogues à celles de l'estomac, et des glandes en grappe simples dans la portion vaginale de l'organe (H. Klotz), regardées comme des cryptes muqueux par Henle, Wagner, Kölliker et J. Veit. — Elles sont tapissées par un épithélium cylindrique caliciforme (Friedlander, J. Renaut), et leur transformation kystique donne lieu à de petites tumeurs perlées qui portent le nom d'*œufs de Naboth*. — L'épithélium de la surface repose sur une mince lame vitrée ou « basement membrane » (Farre, Mœricke), qui se continue dans les glandes, dont elle constitue la paroi propre (Robin, Cornil).

Vaisseaux et nerfs. — Les *artères* de l'utérus proviennent de l'utéro-ovarienne, branche de l'aorte abdominale (t. I, p. 548) et de l'utérine, branche de l'hypogastrique (t. I, p. 613). — Les deux utéro-ovariennes s'engagent dans les ligaments larges, courent au-dessous de l'ovaire en décrivant une courbe à convexité supéro-interne et arrivent aux angles latéraux de l'utérus où elles s'anastomosent à plein canal avec les utérines, et se distribuent au fond et aux parties supérieures de l'organe, après avoir fourni les artères de l'ovaire et de la trompe. Les utérines se portent vers le col où elles s'engagent dans l'épaisseur des ligaments larges, puis se réfléchissent en haut, suivent les bords latéraux de l'utérus en serpentant, et s'anastomosent avec les utéro-ovariennes. — A leur point de réflexion, elles donnent quelques rameaux au vagin et à la vessie ; — au niveau du col elles donnent deux branches transversales, dont l'une passe en avant et l'autre en arrière du col, pour venir s'anastomoser avec les branches similaires du côté opposé et donner lieu à un cercle artériel, *cercle artériel du col*, spécialement signalé par Huguier. — Plus loin, c'est-à-dire dans le reste de leur trajet, les utérines fournissent de nombreuses branches dont les unes se jettent dans la paroi antérieure et les autres dans la paroi postérieure de la matrice. Toutes les ramifications des artères de l'utérus ont une disposition serpentine remarquable. Cette disposition s'accentue encore pendant la grossesse en même temps que les vaisseaux s'épaississent et que leur lumière grandit.

Outre l'artère utérine et l'artère utéro-ovarienne, l'utérus reçoit encore deux petites artères qui viennent des épigastriques et gagnent l'utérus en suivant les ligaments ronds.

Les artères d'un côté s'anastomosent largement avec celles du côté opposé, — et les *capillaires* auxquels elles donnent naissance fournissent un réseau qui entoure les glandes comme dans un filet.

Les *veines* sont extrêmement nombreuses. Elles se portent transversalement vers les bords latéraux de l'utérus où elles s'anastomosent dans l'épaisseur des ligaments larges en un plexus longitudinal, considérable chez la Femme adulte, le *plexus utéro-ovarien* (Richet et Devalz).

De la partie supérieure de ces plexus naissent les veines utéro-ovariennes qui vont se jeter, à droite dans la veine cave inférieure, à gauche dans la veine rénale, après avoir formé le *plexus pampiniforme* dans l'épaisseur du ligament large (t. I, p. 703). — De même que les veines utéro-ovariennes résument la partie supérieure de ces plexus, les veines utérines résument leur

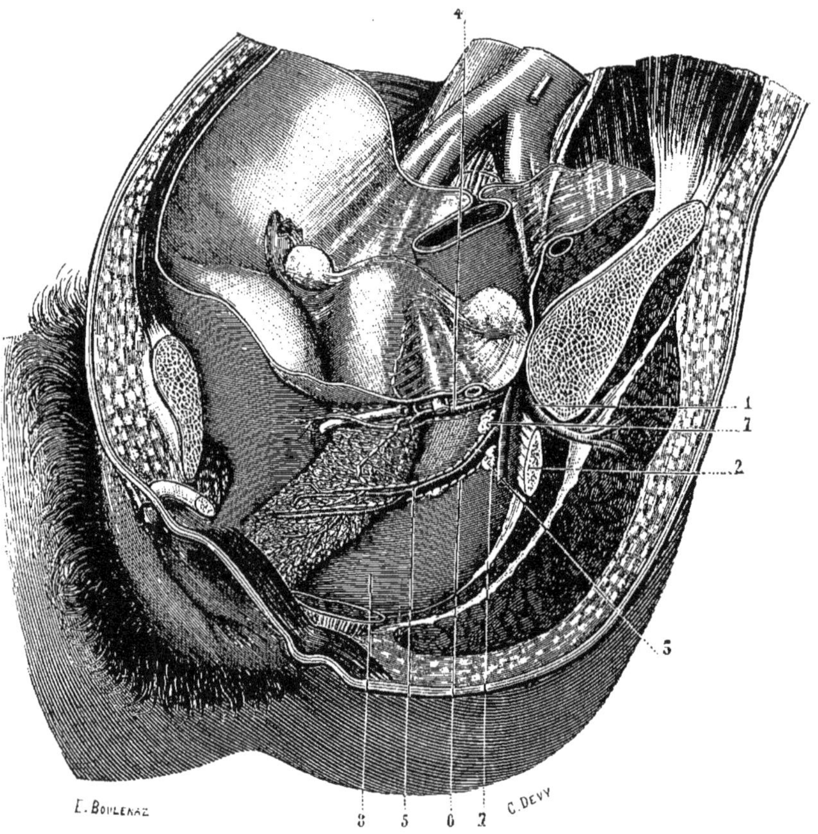

Fig. 380. — Vaisseaux lymphatiques du tiers moyen du vagin et ganglions dans lesquels ils se rendent (d'après P. Poirier).

1, artère fessière; — 2, nerf sciatique; — 3 et 6, lymphatiques qui se rendent aux ganglions vaginaux, 7, 7; — 4, artère utérine; — 5, artère vaginale; — 8, rectum.

partie inférieure. Ces dernières vont se jeter par un tronc commun dans la veine hypogastrique.

Outre ces veines, nous devons signaler les veines du ligament rond qui établissent une anastomose entre les veines utérines et l'épigastrique ou l'iliaque externe. Les veines de l'utérus sont privées de valvules. — Elles adhèrent au tissu propre de l'organe et, acquérant un développement considérable pendant la gestation, elles se transforment en véritables sinus, *sinus utérins*.

Les *vaisseaux lymphatiques* de l'utérus naissent de deux réseaux, tous deux très riches, l'un profond ou musculo-muqueux, l'autre superficiel ou sous-séreux. Les troncs collecteurs auxquels ils donnent lieu, se portent dans les gros lymphatiques du ligament large et se rendent, ceux du corps dans les ganglions lombaires en suivant les vaisseaux utéro-ovariens, ceux du col dans les ganglions pelviens latéraux en suivant les artères utérines, et aussi, d'après CRUVEILHIER et AL. GUÉRIN, à un ganglion situé à l'entrée de la gouttière obturatrice. — La plupart des troncs collecteurs sont noueux et présentent des saccules latéraux ampulliformes.

LUCAS-CHAMPIONNIÈRE a mentionné l'existence de quelques petits ganglions autour des vaisseaux utéro-ovariens, et aussi un autre ganglion ou tout au moins un plexus très riche, de chaque côté du col. Mais FIOUPE (*Thèse de Paris*, 1876) et POIRIER n'ont pas retrouvé ces ganglions.

MASCAGNI et depuis P. POIRIER et DELBET ont signalé à nouveau des lymphatiques utéro-ovariens qui se rendent aux ganglions de l'aine en suivant le ligament rond (*Bull. Soc. anat.*, p. 17, 1889). — Tout récemment notre savant collègue de la Faculté de Paris, P. POIRIER (*Progrès médical*, déc. 1889), leur consacrait une excellente description et des planches remarquables. — POIRIER a montré : 1° que les *lymphatiques du vagin* dont les origines sont deux plexus très riches, l'un muqueux, *reseau muqueux*, l'autre musculaire, *réseau musculaire*, se divisent en trois groupes : *a.* un *groupe inférieur*, qui se rend par deux ou trois troncs dans les ganglions inguinaux ; — *b.* un *groupe moyen*, composé de deux troncs, qui suivent l'artère vaginale et se dirigent sur les côtés du rectum où ils aboutissent au ganglion inférieur du plexus iliaque interne ; — *c.* un *groupe supérieur*, qui s'unit aux troncs collecteurs de la portion cervicale de l'utérus et se porte avec eux dans les ganglions hypogastriques ; — 2° que les *lymphatiques de l'utérus*, qui naissent de trois réseaux, l'un muqueux, le deuxième musculaire et le troisième séreux (appartenant au péritoine utérin), se divisent en deux groupes : *a.* un *groupe inférieur* ou *cervical*, composé de deux ou trois troncs volumineux, qui suivent l'artère utérine le long du bord périnéal ou inférieur du ligament large d'abord, puis le long du bord pelvien ou latéral du même ligament pour aboutir dans les ganglions situés dans l'angle de bifurcation de l'artère iliaque primitive et le long de l'hypogastrique ; — *b.* un *groupe supérieur* ou *utérin*, composé des lymphatiques du corps de l'utérus, de la trompe et de l'ovaire très riche en lymphatiques, et qui suit les vaisseaux utéro-ovariens pour aller se rendre dans les ganglions lombaires.

Les *nerfs* de l'utérus viennent des plexus hypogastriques, constitués eux-mêmes, nous le savons (t. I, p. 941-945), par des filets du grand sympathique venant du plexus lombo-aortique et de la portion sacrée du grand sympathique, ainsi que par des rameaux émanés des troisième et quatrième paires sacrées. — De ces plexus hypogastriques émanent les plexus utérins qui cheminent dans l'épaisseur des ligaments larges et abordent la matrice par ses bords latéraux. Les filets les plus élevés s'anastomosent avec ceux du plexus ovarique ; les filets les plus inférieurs avec ceux du plexus vaginal. Les uns et les autres suivent le plus ordinairement un trajet indépendant de l'artère utérine, et sont composés de fibres grises et de fibres à myéline. Dans l'épaisseur de l'utérus ils forment de riches réseaux intramusculaires et portent de petits ganglions (BOULARD, KÖRNER), mais rien qui rappelle les plexus musculaire et sous-muqueux de l'intestin. De chaque côté du col, on rencontre un ganglion plexiforme remarquable par son volume d'où émanent presque tous les filets nerveux qui vont se perdre dans les parois utérines (REMAK, LÉE, FRAKENHAUSER). Une partie

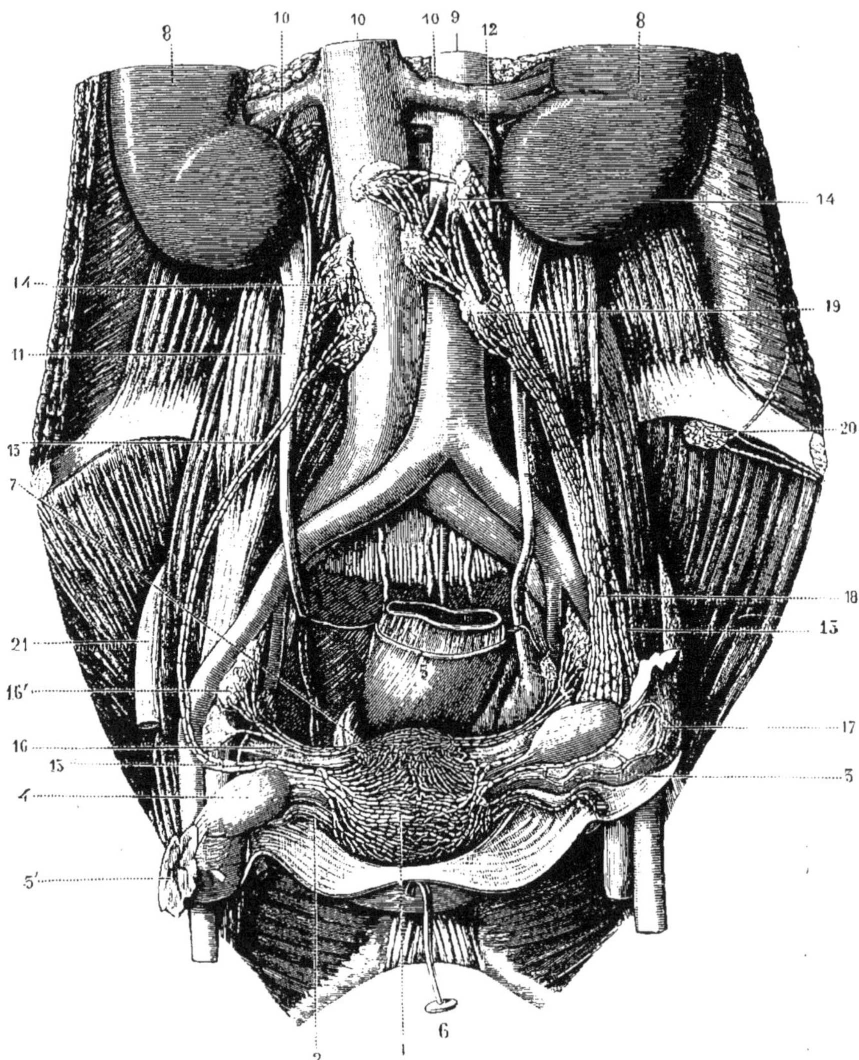

Fig. 381. — Vaisseaux lymphatiques de l'utérus (d'après P. Poirier).

1, utérus renversé en avant; — 2, ligament rond avec son lymphatique; — 3, oviducte; — 4, ovaire; — 5, pavillon de la trompe de Fallope; — 6, vessie érignée; — 7, ligaments utéro-sacrés; — 8, 8, reins; — 9, aorte; — 10, veine cave et veines rénales; — 11, uretères; — 12, anastomose de la veine rénale avec les veines lombaires et vertébrales; — 13, 13, lymphatiques du corps de l'utérus se rendant dans les ganglions lombaires, 14, 14; — 15, lymphatiques du col se rendant dans les ganglions hypogastriques, 16'; — 17, lymphatiques de la trompe; — 18, lymphatiques de l'ovaire se rendant dans les ganglions lombaires, 19'; — 20, ganglion lymphatique; — 21, nerf crural.

des filets terminaux iraient se perdre dans les glandes de la muqueuse, selon TH. PATENKO (1880).

Modifications de l'utérus pendant la menstruation. — Pendant la menstruation, l'utérus subit une fluxion active, une sorte d'érectilité, qui le gonfle et le fait notablement augmenter de volume. Mais les modifications les plus importantes se passent du côté de la muqueuse. Celle-ci augmente considérablement d'épaisseur, forme des plis ondulés, et sa surface devient tomenteuse. Tous ses éléments constitutifs sont hypertrophiés, ses vaisseaux sont gorgés de sang et tout son tissu est comme infiltré de sucs. Le sang menstruel est surtout fourni par des transsudations, mais un peu aussi par ruptures vasculaires. L'épithélium s'exfolie et tombe, et parfois des lambeaux de muqueuse se détachent avec lui, sans qu'il y ait lieu toutefois, dans les conditions ordinaires, d'admettre l'expulsion de la *membrana dysmenorrhoica* ou *decidua menstrualis* des anciens.

Lorsque la muqueuse s'affaisse après l'hémorrhagie, les glandes qui s'étaient allongées et élargies, se pelotonnent sur elles-mêmes en spirale, et les pertes de substance superficielle subies par la muqueuse sont réparées par une prolifération active des cellules conjonctives et des épithéliums glandulaires (voy. KUNDRAT et ENGELMANN, *Stricker's med. Jahrbücher*, 1873; — LÉOPOLD, *Arch. f. Gynäk.*, Bd XI, 1877; — MŒRICKE, *Centralb. f. Gynäk.*, 1880; — WYDER, *Zeitschr. f. Geburtsh. u. Gynäk.*, 1883).

Modifications de l'utérus pendant la grossesse. — Pendant la gestation, le volume de l'utérus augmente jusqu'à devenir cinquante fois plus grand. Sa longueur, à la fin de la grossesse, atteint 35 à 40 centimètres, sa largeur au niveau du fond 25 à 30 centimètres, et son épaisseur près de 2 centimètres. En même temps que le volume de l'utérus augmente, ses parois s'épaississent donc. — Toutefois, alors que la dilatation de l'organe augmente jusqu'à la fin de la gestation, l'hypertrophie des parois, au contraire, ne s'accroît que jusqu'au cinquième mois; — dans la suite les parois s'amincissent alors que l'utérus continue à se dilater. — La forme du viscère change en même temps. L'isthme disparait et tout l'organe prend la forme ovoïde; jusqu'au neuvième mois la portion vaginale du col conserve sa forme, mais dans la dernière semaine elle s'efface et prend part à la cavité utérine. — Toute distinction entre la cavité cervicale et la cavité du corps a disparu; — il ne reste plus qu'une vaste cavité qui renferme le produit de la conception et s'élève jusque dans l'épigastre.

Tous les éléments de l'utérus participent à cette hypertrophie physiologique, mais c'est surtout la couche musculaire qui fait les frais de ce grand développement.

La *tunique séreuse* n'est pas seulement déplacée et distendue, mais sa surface est considérablement augmentée. — C'est donc par une mobilité plus grande et par une hyperplasie graduelle de ses éléments constituants que le péritoine s'accommode à l'augmentation de volume de la matrice.

La *musculature de l'utérus* subit d'énormes changements pendant la gestation. Grisâtre, tenace et consistante chez la Femme hors l'état de grossesse, elle devient molle et comparable à la musculature du gésier des Oiseaux. Son volume est augmenté à la fin de la grossesse, de vingt à vingt-quatre fois, son poids jusqu'à trente fois. Ce grand développement est le résultat de la formation, pendant la première moitié de la grossesse, de nouvelles fibres musculaires, et ultérieurement de l'hypertrophie colossale des fibres lisses qui, ne mesurant à l'état de vacuité de l'utérus que 50 μ de long sur 10 à 15 μ de large, peuvent acquérir, dans l'utérus gravide, 500 μ de long sur 50 à 60 μ de large. En même temps, tout le système vasculaire acquiert un développement considérable, et le tissu conjonctif interstitiel subit la même poussée. Les *artères*, plongées dans une gaine épaisse de tissu conjonctif hyalin, deviennent extrêmement flexueuses et augmentent en longueur, en épaisseur et en calibre; — les *veines*, considérablement dilatées, font corps avec le tissu utérin et constituent de larges sinus qui restent béants à la coupe. — Les *lymphatiques* enfin, devenus très volumineux, sont faciles à suivre dans leur trajet.

Certains auteurs (FRANKENKAUSER) ont même prétendu que les *nerfs* subissaient aussi cette hypertrophie momentanée qui envahit tout le système utérin pendant la grossesse.

Mais c'est encore la *muqueuse utérine* qui subit les changements les plus profonds. — Elle participe en effet à la formation des annexes de l'embryon, *enveloppes fœtales*, qui sont expulsées au moment de l'accouchement et portent pour cette raison le nom de *membranes caduques* (voy. MEMBRANE CADUQUE, p. 921) (G. LÉOPOLD, *Modifications de la muqueuse utérine pendant la grossesse*, in *Arch. f. Gynäk.*, t. XII et XIII, 1877-78; — TOURNEUX et HERRMANN, art. « Utérus » du *Dict. encyclop. des sc. médicales*, p. 681, 1886).

Modifications de l'utérus après la délivrance. — Après l'accouchement, l'utérus revient sur lui-même, mais il ne reprend jamais sa forme primitive. Il reste plus gros, son fond s'élargit, et ses faces, au lieu de rester planes ou bombées en dedans, deviennent plutôt creuses.

La diminution de volume se fait surtout par le retour des éléments musculaires à leur volume primitif dont beaucoup disparaissent par dégénération graisseuse. Quant à la muqueuse, nous verrons qu'elle se régénère (voy. EMBRYOLOGIE).

Développement de l'utérus. — Il est aujourd'hui admis par tous que les trompes, l'utérus et le vagin se développent aux dépens des conduits de Müller (LEUCKART, THIERSCH, KÖLLIKER, FÜRST, LANGENBACHER, etc.).

C'est donc à tort que RATHKE, J. MÜLLER et LILIENFELD faisaient provenir l'utérus d'une évagination sacciforme de la paroi postérieure du sinus uro-génital.

Les conduits de Müller, on se le rappelle (voy. p. 746), sont deux tubes qui dérivent de l'invagination de l'épithélium pleuro-péritonéal et descendent de chaque côté en compagnie des canaux de Wolff pour venir s'ouvrir dans le cloaque (M, M, fig. 324) (1).

Les portions de ces conduits situés au-dessous de l'insertion des ligaments de Hunter (ligaments ronds) se fusionnent sur la ligne médiane, le long du cordon génital de Thiersch (2), en un canal unique, *canal utéro-vaginal*, *canal génital* de Leuckart, aux dépens duquel se forment ultérieurement le vagin et l'utérus et dont nous retrouvons le vestige chez l'Homme (3); — leurs portions supé-

(1) Pour les uns, chaque canal de Müller dériverait d'une involution en gouttière de l'épithélium cœlomique qui recouvre le corps de Wolff. La gouttière se transformerait en canal par rapprochement de ses bords, et dès lors le canal s'enfoncerait peu à peu dans la masse intermédiaire pour venir s'ouvrir dans le cloaque. — Pour d'autres, il débute sous forme d'invaginations multiples qui s'unissent dans la profondeur pour donner lieu à un tube longitudinal (canal de Müller) qui s'avance peu à peu vers le cloaque en suivant le canal de Wolff. — L'involution supérieure persisterait seule pour donner lieu au pavillon de l'oviducte (BALFOUR et SEDGWICK, E. SIEMERLING).

(2) La réunion, à l'aide d'une gangue de tissu conjonctif embryonnaire, des canaux de Müller, des canaux de Wolff et des uretères allant tous déboucher dans le sinus uro-génital constituent le « cordon génital ».

(3) Certains auteurs (TOURNEUX), admettant que la partie inférieure des canaux de Müller se fusionne avec la partie adjacente des canaux de Wolff, pensent que le segment inférieur ou hyménial du vagin dérive en partie de cette portion des canaux de Wolff.

rieures divergentes donnent naissance aux trompes de Fallope (voy. p. 746).

Mais, si tous les embryologistes sont d'accord pour faire sortir l'utérus et le vagin des extrémités inférieures des conduits de Müller, ils ne le sont plus lorsqu'il s'agit de déterminer l'endroit exact où débute la fusion de ces conduits. — Pour les uns (Kölliker), ce serait au milieu même du cordon génital; — pour d'autres (L. Fürst, H. Dohrn), à l'union du tiers inférieur avec les deux tiers supérieurs de ce cordon. D'autres, avec Langenbacher, admettent que la fusion se fait en premier lieu au niveau des extrémités vestibulaires des conduits, et Tourneux accepte que cette union débute tantôt par le milieu, tantôt vers l'extrémité inférieure du cordon.

Quoi qu'il en soit, la fusion des conduits de Müller s'étend peu à peu sur toute

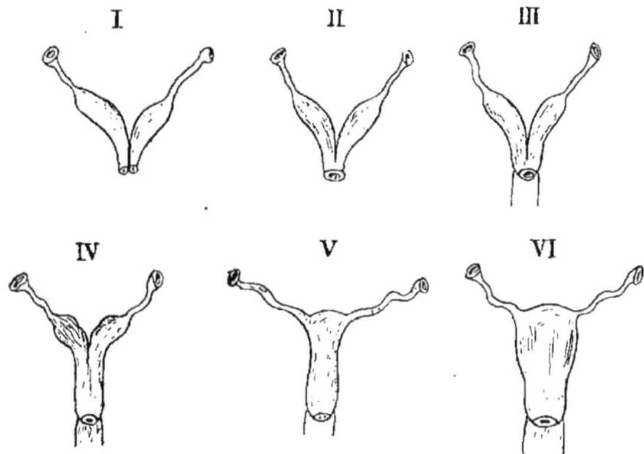

Fig. 382. — Développement de l'utérus.

De I à IV, fusion progressive des deux canaux de Müller, donnant successivement naissance : 1° à deux utérus et deux vagins (type des Marsupiaux); — 2° à deux utérus et un vagin (type des Rongeurs); — 3° à un utérus bicorne (type des Carnassiers, Ruminants, Solipèdes, Insectivores, Cétacés, la plupart des Cheiroptères, les Lémuriens); — 4° à deux oviductes, mais à un seul utérus et à un seul vagin (forme simienne et hominienne).

l'étendue du cordon génital, et de cette fusion résulte un canal unique qui fournira à la fois l'utérus et le vagin. — On conçoit, d'après cela, que suivant que la fusion s'opère dans toute la hauteur, ou seulement dans une étendue plus ou moins grande du cordon, il en résulte un utérus et un vagin ordinaires, un utérus simple et un vagin double. — Si la fusion porte jusqu'à l'insertion du ligament de Hunter, le corps de l'utérus n'aura point de cornes; si, au contraire, la fusion ne s'avance pas jusque-là, il en résulte une matrice bicorne. Enfin, si les deux canaux de Müller ne se réunissent pas en un seul canal et évoluent séparément, il survient deux utérus et deux vagins s'ouvrant par deux orifices distincts dans le vestibule comme chez les Didelphes (1). — Toutes ces dispositions

(1) Si les deux conduits de Müller ne se fusionnent pas chez les Marsupiaux, cela semble résulter du passage des uretères au milieu des conduits de Wolff et de Müller; ce passage décompose le cordon génital en deux moitiés latérales comprenant chacune un canal de Wolff et un conduit de Müller et il en résulte un double utérus et un double vagin. — Dans les autres espèces, les uretères ne traversent pas normalement, mais contournent le cordon génital.

se rencontrent dans la Nature, soit comme disposition permanente, soit comme anomalie.

Le développement ontogénique ne fait que répéter la disposition phylogénique.

Ordinairement les extrémités hyméniales des conduits de Müller restent assez longtemps divergentes et se fusionnent en dernier lieu. La persistance chez la Femme adulte de ce stade de divergence se traduit par l'existence d'un double hymen.

Chez l'embryon humain de deux mois, la cloison qui résulte de l'adossement et de la soudure des canaux de Müller a disparu, et désormais le canal génital

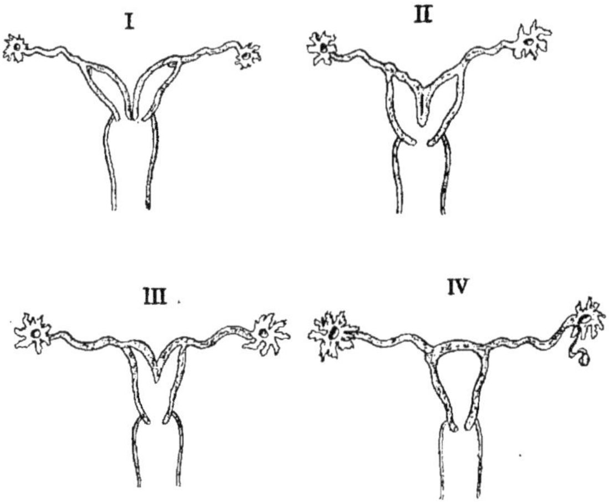

Fig. 383. — Malformations de l'utérus (arrêt de développement).

I, Utérus duplex (forme de certains Rongeurs : Écureuil, Lièvre, Marmotte, Cabiai) ; — II, Utérus bipartibus (type d'autres Rongeurs : Cobaye, Rat, Agouti, Paca) ; — III, Utérus bicornis (type des Carnassiers, Ruminants, Solipèdes, Pachydermes, Insectivores, de la plupart des Cheiroptères, des Cétacés et des Lémuriens) ; — IV, Utérus simplex (type de l'Homme et des Singes).

est ébauché. Dès son origine, ce canal ne présente aucune trace de division en portion utérine et portion vaginale, et son épithélium, reposant sur une basale, est partout polyédrique et stratifié. — Dans le cours du troisième mois, l'épithélium du canal se transforme en épithélium pavimenteux stratifié dans la portion inférieure ou vaginale du canal, et en épithélium cylindrique stratifié dans sa portion supérieure ou utérine. Jusque-là l'utérus reste franchement bicorne (Meckel, J. Müller). A la fin du quatrième mois, au niveau de la réunion des deux portions se fait un renflement notable qui représente la première trace du col utérin. La différenciation de la muqueuse et de la musculeuse commence, et les premiers sillons de l'arbre de vie s'accusent. Le museau de tanche se montre au cinquième mois. Au sixième mois apparaît le premier rudiment de l'isthme, et au neuvième mois on aperçoit les premières involutions de l'épithélium du col qui donneront naissance aux glandes de cet organe. Celles du corps n'existent pas encore à la naissance et les cellules épithéliales de cette partie de la muqueuse ne sont pas encore garnies de cils (Guyon, De

SINETY, TOURNEUX). — Les glandes du corps ne paraissent que vers six ou sept ans (DE SINETY).

Anomalies. — Les anomalies de l'utérus ne sont que des arrêts de développement, la survie d'un état embryonnaire ordinairement transitoire. Toutes trouvent leur explication dans une perturbation apportée au travail de jonction et de fusion des deux canaux de Müller. — 1° Les canaux de Müller peuvent ne pas s'unir dans toute la portion qui correspond ordinairement à l'utérus : on a dès lors un utérus double (*utérus duplex*, *utérus didelphis*) ; — 2° les conduits de Müller s'unissent dans leur portion utérine, mais sans atteindre le niveau des ligaments de Hunter : il en résulte un utérus à deux cornes (*utérus bicornis*), dont une disposition moins accusée fournit l'*utérus cordiformis ;* — 3° les conduits de Müller s'atrophient et disparaissent dans leur portion utérine : il en résulte une absence ou un état rudimentaire de l'utérus (*utérus deficiens*, *utérus rudimentaire*) ; — 4° un seul des conduits s'atrophie : une seule corne se développe (*utérus unicornis*) ; — 5° la cloison qui résulte de l'adossement des deux conduits de Müller persiste le long du canal utérin : il en résulte deux utérus (*utérus septus*, *utérus bipartitus*) (1) ; — 6° la résorption ne s'est faite que dans la partie inférieure, et persiste dans le fond de l'utérus : on a devant soi un col utérin unique et deux corps utérins (*utérus subseptus*, *utérus semipartitus*) ; — 7° l'arrêt de développement laisse persister la cloison dans toute l'étendue du canal utéro-vaginal : il en résulte un utérus double et un vagin double dont les cas sont assez nombreux dans la science et dont j'ai rapporté moi-même un remarquable exemple observé sur le cadavre d'une petite fille en 1888 (*Bull. Soc. anat.*, p. 514, 1888) ; — 8° le travail de résorption ne frappe pas le bouchon vaginal (voy. p. 666), le vagin ne s'ouvre pas à l'extérieur (*oblitération*, *absence partielle du vagin*) ; — 9° enfin, l'arrêt d'évolution peut laisser l'utérus à l'état fœtal (utérus fœtal) à un stade pré-pubescent (*utérus pubescent*).

La cause de l'absence de fusion des conduits de Müller qui conduit aux malformations précédentes nous échappe le plus ordinairement. On peut cependant admettre qu'une cloison pelvienne vésico-rectale accidentelle passant entre les deux canaux de Müller du genre de celle qu'a rencontrée SECHEYRON (*Ann. de gynécol.*, 1886) peut jouer le rôle des uretères dans la formation des deux vagins des Marsupiaux et aboutir à la formation d'un vagin et d'un utérus double. Quoi qu'il en soit, l'utérus didelphis est une anomalie réversive remarquable qui nous ramène vers les types des Marsupiaux, des Rongeurs et des Édentés, — car il est bon de rappeler : 1° qu'au deuxième mois de la vie utérine, les deux canaux de Müller sont indépendants l'un de l'autre et qu'ils s'ouvrent séparément dans le cloaque, d'où, à cette époque de la vie, il y a deux utérus et deux vagins dans l'espèce humaine pouvant accidentellement persister par arrêt de développement (type des Marsupiaux) ; — 2° que plus tard les deux canaux de Müller se rapprochent par leur extrémité inférieure et s'unissent de façon à donner lieu à un vagin cloisonné et à deux utérus d'abord, puis à un vagin unique (par disparition de la cloison médiane) ; — 3° qu'à un stade ultérieur, les deux utérus se soudent à leur tour, de façon qu'il n'existe plus qu'un utérus, cloisonné d'abord, unique ensuite par disparition de la cloison médiane. — Qu'un arrêt de développement frappe les organes génitaux internes de la Femme à des époques variables et en rapport avec ces divers stades de développement, et nous aurons, soit deux vagins et deux utérus (types des Marsupiaux), soit deux vagins et un utérus, soit encore un utérus bicorne (type des Ruminants et des

(1) Je rappelle que la duplicité utérine est la seule façon scientifique d'expliquer les faits de *superfétation*, dont l'un des plus curieux est celui que rapporte BUFFON, — concernant l'histoire de deux jumeaux dont l'un était blanc et l'autre nègre.

(Carnassiers), — et même deux utérus s'ouvrant dans un vagin unique (type des Rongeurs).

Bibliographie. — Kussmaul, *Von dem Mangel, der Verkrümmerung u. Verdopplung der Gerbarmutter*, Wurburg, 1858. — Guyon, *Étude sur les cavites de l'utérus* (*These de Paris*, 1858). — L. Le Fort, *Vices de conformation de l'utérus et du vagin* (*These d'agrég.*, Paris, 1863). — Lott, *Zur Anat. u. Phys. der cervix uteri*, Erlangen, 1872. — B. Schultze, *Pathol. u. Therapie der Gebarmutter*, Berlin, 1881. — Imbert, *Développement de l'utérus* (*These d'agrég.*, 1883). — Tourneux et Legay, *Mém. sur le développement de l'utérus* (*Journ. de l'anat.*, 1884). — O. Cadiat, *Dévelop. de l'uterus et du vagin* (*Journ. de l'anat.*, 1884). — Tourneux et Herrmann, art. « Utérus » du *Dict. encyclop. des sc. médicales*, 1886. — H.-O. Lindgren, *Studier öfver lifmodrens biggnad hos menniskan* (*Stockholmer. med. Arch.*, t. III, 1866-67). — Waldeyer, *Anat. Anzeiger*, p. 42, 1886. — Wertheimer, art. « Utérus » du *Dict. encyclop. des sc. medicales*, 1887. — Dunning, *Utérus et vagin doubles* (*Amer. med. Assoc.*, 9 mai 1888). — P. Poirier, *Les lymphatiques de l'utérus* (*Progrès médical*, 1889-90).

4. — VAGIN

Le *vagin* (4, fig. 375) est un conduit musculo-membraneux qui s'étend de la vulve au col de l'utérus, et sert au coït et au passage du fœtus et du sang menstruel.

Direction, longueur, forme et calibre. — Le vagin est oblique de bas en haut et d'avant en arrière; — il est presque horizontal chez la Femme en décubitus, presque vertical chez la Femme debout. Sa direction générale est parallèle à l'axe du détroit inférieur du bassin; celle de l'utérus se trouvant, au contraire, parallèle à l'axe du détroit supérieur, il en résulte que le vagin forme avec l'utérus un angle ouvert en avant. L'axe du vagin n'est pas rectiligne; mais ce canal décrit une légère courbure à concavité antérieure.

La *longueur moyenne* du vagin varie de 8 à 10 centimètres, la paroi postérieure du conduit étant un peu plus longue que la paroi antérieure. — Son *calibre*, qui varie avec l'âge, la virginité, l'excès du coït, etc., présente un rétrécissement au niveau de l'orifice vulvaire, puis s'élargit progressivement jusqu'au col de l'utérus, où il présente souvent une vaste ampoule. — Du reste, il faut savoir que le vagin est très élastique, et que les dimensions de sa cavité sont presque impossibles à déterminer avec exactitude. — Sa *cavité* est purement virtuelle à l'état ordinaire, car ses parois sont toujours appliquées l'une contre l'autre à l'état de vacuité, de façon à figurer sur une coupe transversale une H à jambages courts, à ligne d'union horizontale longue.

Conformation extérieure et rapports. — Très extensible et très dilatable, le vagin est situé dans la cavité pelvienne, entre la vessie et le rectum, maintenu en place par des adhérences très intimes avec les parties environnantes.

On lui considère *une face antérieure, une face postérieure, deux bords et deux extrémités.*

a. *Face antérieure.* — Elle répond, en haut, au bas-fond de la vessie, au col vésical et à la partie terminale des uretères. Elle adhère à la vessie par du tissu cellulaire serré de façon à former une *cloison vésico-vaginale* de 4 à 6 millimètres d'épaisseur, qui explique la possibilité de l'existence de la cystocèle vaginale et des fistules vésico-vaginales. — Plus bas la paroi antérieure du vagin est en rapport avec le canal de l'urèthre, qui paraît comme creusé dans son épaisseur.

b. *Face postérieure.* — Elle est en rapport avec le rectum, dont elle est séparée par le péritoine dans son quart supérieur (cul-de-sac utéro-rectal), et auquel elle est unie dans les trois quarts inférieurs par du tissu cellulaire assez lâche, de façon à constituer une cloison commune à laquelle on a donné le nom de *cloison recto-vaginale.* — Il est bon d'ajouter que le cul-de-sac péritonéal utéro-rectal descend sur le vagin de 15 millimètres (SAPPEY) à 30 millimètres (TILLAUX), — et qu'en bas le vagin se sépare du rectum pour se porter en avant et laisser entre lui et ce dernier canal une sorte de coin qui représente une bonne partie du périnée de la Femme.

c. *Bords latéraux.* — Les *bords latéraux* (faces latérales de certains auteurs) sont en rapport, en haut, avec le tissu cellulaire compris entre les deux feuillets du péritoine qui forment les ligaments larges, avec l'aponévrose pelvienne et les releveurs de l'anus; — en bas, avec les bulbes du vagin, le constricteur du vagin et les racines du clitoris.

d. *Extrémité supérieure.* — Elle embrasse le col de l'utérus et se continue directement avec lui. Elle forme autour de cet organe une rigole circulaire, plus profonde en arrière (cul-de-sac postérieur) qu'en avant et sur les côtés, et d'autant plus profonde que la Femme n'a pas eu d'enfants.

e. *Extrémité inférieure.* — C'est la partie la plus étroite du vagin (anneau vulvaire); — elle est représentée par un orifice ovoïde situé au fond de la vulve, et garni à son pourtour, chez la Femme vierge, d'une sorte de repli ou valvule circulaire, la *membrane hymen* (voy. p. 781).

Conformation intérieure. — La *conformation intérieure* ou *surface interne* du vagin est remarquable par ses saillies ou crêtes transversales beaucoup plus développées à l'origine du vagin que dans ses parties profondes. — Ces saillies viennent aboutir à deux raphés médians saillants situés sur les deux faces antérieure et postérieure du vagin; — ces raphés portent le nom de *colonnes du vagin*, et l'ensemble des crêtes et des raphés constitue la *lyre du vagin*. — La colonne antérieure est plus développée que la postérieure; elle commence aussitôt derrière le méat urinaire par un gros tubercule qui guide le doigt du chirurgien dans le cathétérisme. Elle est assez souvent bifide à son origine, et les deux colonnes, aussi bien la postérieure que l'antérieure, peuvent être légèrement déviées d'un côté ou de l'autre de la ligne médiane.

Structure du vagin. — Les parois du vagin, de 3 à 4 millimètres d'épaisseur, sont formées de trois tuniques superposées : une externe, cellulo-fibreuse; une moyenne, musculeuse; une interne, muqueuse. Elles ont en même temps des vaisseaux et des nerfs.

a. *Tunique cellulo-fibreuse.* — Elle est composée de tissu conjonctif contenant de nombreuses fibres élastiques. Ce n'est pas, à proprement parler, une tunique autonome, mais une couche de tissu cellulaire qui unit le vagin aux organes voisins. — Elle se confond avec le tissu cellulaire sous-péritonéal en haut, et au-dessous avec le tissu cellulaire de l'aponévrose périnéale moyenne et celui du périnée.

b. *Tunique musculeuse.* — Elle constitue les deux tiers de l'épaisseur des parois du vagin, et ses fibres lisses sont disposées, d'une façon très générale, sous deux plans, l'un superficiel, à direction longitudinale, l'autre profond, à disposition plexiforme. — Quelques-unes des fibres longitudinales abandonnent le vagin en avant pour aller s'insérer sur les branches ischio-pubiennes; d'autres s'en détachent en arrière pour pénétrer dans l'épaisseur des ligaments utéro-sacrés. — En haut, ces fibres se continuent avec celles du col de l'utérus. — A la partie inférieure, il vient s'ajouter, à la musculature lisse du vagin, un anneau de fibres striées, haut de 5 à 6 millimètres, qui entoure l'extrémité inférieure du vagin, et l'urèthre qui fait corps avec le conduit vaginal à ce niveau : c'est le *sphincter* ou *constricteur du vagin* (voy. p. 787).

Les fibres musculaires lisses de la musculature du vagin sont unies entre elles par du tissu conjonctif et un réseau de fibres élastiques.

c. *Tunique muqueuse.* — La *muqueuse du vagin*, épaisse de 1 millimètre à 1 millimètre 1/2, de couleur rosée ou gris cendré, est très adhérente à la tunique musculeuse. A la partie supérieure du vagin, elle se réfléchit sur le museau de tanche, qu'elle tapisse, et à la partie inférieure se continue avec la muqueuse vulvaire. — Cette muqueuse est composée d'un *chorion* très riche en fibres élastiques, et contient des fibres musculaires que lui envoie la tunique mus-

jacente, et qui pénètrent jusque dans les papilles (De Sinety), et d'un *epithelium pavimenteux stratifié*. Elle est pourvue de papilles vasculaires et nerveuses, et, malgré l'opinion de Huschke, Preuschen et Holstein, elle ne contient aucun follicule mucipare (Robin, Sappey, Cadiat, Ruge), aucune espèce de glandes. Henle dit qu'on peut cependant y rencontrer exceptionnellement quelques follicules clos, et Veith (*Arch. f. path. Anat.*, 1889) affirme que si le vagin ne contient pas de glandes, il renferme des cryptes nombreux, et même exceptionnellement des glandules *aberrantes* au voisinage de la vulve. — Le liquide vaginal résulte donc purement et simplement de la mue épithéliale.

Vaisseaux et nerfs. — Les *artères* du vagin viennent de la vaginale, branche de l'hypogastrique, mais aussi des artères voisines : rameaux des utérines, des vésicales inférieures et des honteuses internes. — Les *veines*, nombreuses et volumineuses, forment un plexus abondant sur les côtés du vagin, *plexus vaginaux*, qui communiquent en haut avec les plexus utérins et vésicaux, en bas avec les plexus hémorrhoïdaux et les veines du bulbe. — Les veines qui en partent vont se jeter soit dans l'hypogastrique, soit dans un de ses affluents.

Les *lymphatiques* se rendent dans les ganglions pelviens, et, pour la portion vulvaire du vagin, dans le riche réseau de la vulve, et de là dans les ganglions inguinaux (voy. fig. 380).

Les *nerfs* viennent de la quatrième et de la cinquième paire sacrée et des plexus hypogastriques. Le constricteur du vagin reçoit un rameau du nerf honteux interne.

Développement du vagin. — Le vagin se développe aux dépens de l'extrémité inférieure des deux canaux de Müller. Ces deux canaux s'unissent, se soudent et se fusionnent en un conduit unique, le conduit génital ou utéro-vaginal, dont l'extrémité inférieure se transforme en vagin (voy. p. 765).

Anomalies. — On a observé : l'*absence*, l'*imperforation*, le *rétrécissement congénital*, le *cloisonnement*, et l'*abouchement anormal* du vagin, soit dans la vessie, soit dans le rectum. — Toutes ces anomalies s'expliquent par des arrêts ou des perversions dans le développement. — Les cas de *vagin double*, *vagin unilatéral*, *vagin double antérieur et postérieur* (Fleetwood Churchill, Leblond), seront facilement expliqués si l'on veut se reporter à la page 768. — Le vagin unilatéral n'est qu'un vagin double dont un côté s'est atrophié ; — il coïncide avec un utérus bicorne. L'absence du vagin peut coïncider avec l'absence de l'utérus, des oviductes et des ovaires (J. Balin, etc.), ou au contraire faire défaut alors que le reste des organes génitaux internes est au complet, ou que les ovaires seuls sont présents (J. R. Chadwich, etc.).

L'espèce d'androgynisme dans lequel le vagin s'ouvre dans l'urèthre, n'est qu'un arrêt de développement, puisque primitivement les canaux de Müller s'ouvrent dans le canal uro-génital et que ce dernier est représenté, chez l'adulte, par l'urèthre. Le cloaque lui-même peut persister (Bonnain, Chambrelent, Bourneville et Bricon, etc.), et le rectum et le vagin venir y déboucher. Malgré cette conformation vicieuse, la fécondation peut avoir lieu. — Témoin l'histoire de cette Piémontaise racontée par Rossi, à laquelle les sages-femmes cherchèrent en vain l'orifice vaginal, et qui n'en accoucha pas moins cependant d'un gros enfant.

ORGANES GÉNITAUX EXTERNES ET URÈTHRE DE LA FEMME

Préparation. — Voy. p. 786.

1. — Canal de l'urèthre de la Femme.

L'*urèthre de la Femme*, qui correspond à la portion prostatique de l'urèthre de l'Homme, s'étend du col de la vessie au sommet du sinus uro-génital ou vestibule du vagin. — Il est situé sur la ligne médiane, contre la paroi antérieure du vagin, auquel il adhère intimement dans ses trois quarts inférieurs. — Sa *direction* est rectiligne, parfois légèrement curviligne avec concavité antéro-supérieure, et, dans la station debout, son grand axe se confond presque avec la verticale.

Sa *longueur* varie de 25 à 40 millimètres; mais, le plus ordinairement, elle oscille autour de 30 millimètres. — Son *calibre* est de 7 à 8 millimètres; mais, comme l'urèthre de la Femme est très dilatable, on y introduit facilement des sondes de 10 et 12 millimètres. Au niveau du col vésical et au niveau du méat, ce calibre se rétrécit notablement.

Conformation extérieure et rapports. — On peut considérer à l'urèthre deux faces et deux extrémités ou orifices. — La *face antérieure* répond, de haut en bas, aux ligaments pubio-vésicaux, aux plexus veineux rétro-pubiens, au bulbe du vagin et au muscle constricteur du vagin, qui la séparent de l'arcade du pubis. — La *face postérieure* est directement en rapport avec la paroi antérieure du vagin dans ses trois quarts inférieurs, et séparée de ce conduit dans son quart supérieur par un espace rempli de tissu cellulo-graisseux traversé par un plexus veineux assez fourni (Richet). — En réalité, le canal de l'urèthre fait corps avec le vagin, et la réunion des deux conduits constitue la cloison uréthro-vaginale.

L'*orifice supérieur* de l'urèthre, irrégulièrement circulaire, se confond avec celui du col de la vessie.

L'*orifice inférieur* ou *méat*, de forme elliptique, s'ouvre dans le vestibule du vagin, au-dessous du clitoris, immédiatement au-dessus du tubercule qui termine l'extrémité inférieure de la colonne de la paroi antérieure du vagin.

De chaque côté de cet orifice, on trouve un bourrelet qui porte très souvent un orifice conduisant dans un petit cul-de-sac qui s'enfonce parallèlement à l'urèthre. — Ces petits canaux borgnes, *canaux uréthraux*, ont été considérés par Kocks, et moi-même comme représentant la partie terminale des canaux de Wolff (canaux de Gaertner), mais qu'il serait peut-être plus exact de regarder comme des cryptes muqueux.

Surface intérieure. — La *surface intérieure* du canal de l'urèthre est d'une couleur gris cendré. — Elle est parcourue par des plis longitudinaux qui s'effacent par la distension, et présente de nombreux petits orifices disposés en séries linéaires conduisant dans les lacunes et glandes de l'urèthre.

Structure. — L'urèthre de la Femme est composé de deux tuniques, l'une externe, de nature musculaire, l'autre interne, formée par la membrane muqueuse.

La *tunique musculaire* est composée de deux couches : une externe, formée de fibres musculaires striées, circulairement disposées; — l'autre interne, composée de fibres musculaires lisses longitudinales. — La première couche forme un véritable sphincter en anneau (SAPPEY) ou en parabole (ÉTIENNE) qui s'étend du col de la vessie au méat urinaire. — Elle est très épaisse, et nombre de ses fibres se prolongent latéralement dans les parois du vagin. — La couche des fibres lisses longitudinales fait suite à la couche plexiforme de la vessie.

La *membrane muqueuse* ressemble à celle du canal de l'urèthre de l'Homme. Son chorion est également riche en fibres élastiques, moins que celui de l'Homme cependant, et son épithélium est également cylindrique stratifié, se rapprochant du type pavimenteux à mesure qu'on descend vers le méat. — Dans certains points, la muqueuse se déprime en petits culs-de-sac sans changer de caractères : ce sont les *sinus uréthraux*, dont la profondeur peut aller jusqu'à 5 ou 6 millimètres, et qui ont été bien décrits par RICHET, A. MARTIN et LÉGER, qui les appellent *cryptes muqueux* (*Arch. gén. de méd.*, t. XIX, p. 76, 1862). Elle contient, en outre, des glandes en tubes et des glandes en grappes analogues aux glandes muqueuses de l'urèthre de l'Homme, — et quelques papilles assez rares.

La muqueuse est séparée de la tunique musculeuse par une couche de tissu cellulaire lâche, dans lequel circule un plexus veineux abondant et qui permet le glissement des deux tuniques l'une sur l'autre.

Vaisseaux et nerfs. — Les *artères* proviennent de la honteuse interne, de la vaginale et de la vésicale inférieure.

Les *veines* forment un riche plexus sous-muqueux et vont se rendre dans les plexus périvaginaux. — Des réseaux sont logés dans l'épaisseur de la tunique musculaire, ce qui donne aux parois de l'urèthre de la Femme un aspect spongieux.

Les *lymphatiques*, de moins en moins nombreux à mesure qu'on remonte vers le col de la vessie, se rendent dans les ganglions pelviens latéraux.

Les *nerfs* viennent mi-partis du honteux interne, mi-partis du plexus hypogastrique.

Développement. — En exposant le développement de l'urèthre de l'Homme, nous avons indiqué les différences qui existent à cet égard entre le type mâle et le type femelle. L'étude anatomique de ce canal chez la Femme semble confirmer que l'urèthre de celle-ci représente bien l'urèthre postérieur de l'Homme. — GEGENBAUR cependant admet que le canal de l'urèthre de la Femme n'a pas d'équivalent chez l'Homme, car dit-il, le canal que l'on appelle l'urèthre de l'Homme est le canal uro-génital lui-même.

Anomalies. — On a observé : 1° l'*atrésie congénitale* de l'urèthre ; — 2° le *méat situé au-dessus* du clitoris (GOSSELIN) ou encore (une observation de MALGAIGNE) s'ouvrant en avant de la symphyse du pubis, le canal embrassant cette dernière dans son trajet curviligne ; — 3° la *persistance d'un cloaque*, dans lequel on a vu s'ouvrir l'intestin, le vagin et un canal formé par la fusion des deux uretères et la vessie ; — 4° la *persistance partielle du canal uro-génital* dans lequel s'ouvre, par un canal commun avec le vagin, un urèthre rudimentaire ; — 5° l'*hypospadias* (HEPPNER, LEBEDEFF, etc.), qui peut simuler l'hermaphrodisme apparent lorsque le clitoris est volumineux, ce qui est le cas ordinaire ; — 6° l'*épispadias* (DOHRN), coexistant avec la séparation des petites lèvres, l'absence du clitoris, du méat et du vestibule qui sont remplacés par un large orifice conduisant dans la vessie (GUYON, HENRY).

2. — Vulve.

On désigne sous le nom de *vulve* l'ensemble des parties génitales externes de la Femme, c'est-à-dire : le *pénil* ou *mont de Vénus*, les *grandes* et les *petites lèvres*, le *clitoris*, et le *vestibule*, dans lequel viennent s'ouvrir : le *méat urinaire*, l'*orifice du vagin* et les *glandes vulvo-vaginales*. Nous y adjoindrons l'étude du *bulbe du vagin* et de la *membrane hymen*.

a. **Pénil ou mont de Vénus.** — On nomme ainsi une éminence triangulaire à sommet inférieur, qui recouvre le pubis et surmonte la vulve. Il est formé par du tissu cellulo-adipeux qui soulève la peau, et se couvre de poils à l'époque de la puberté.

b. **Grandes lèvres.** — Les *grandes lèvres* sont deux replis de la peau, saillants et allongés, limitant une ouverture antéro-postérieure en forme de fente, la *vulve* proprement dite. Elles présentent : 1° une *face externe*, convexe, recouverte de poils et séparée de la racine de la cuisse par un sillon profond, *sillon génito-crural* ; — 2° une *face interne*, d'apparence muqueuse, lisse et humide, plane, de couleur rosée et contiguë à celle du côté opposé ; — 3° un *bord antérieur* convexe, et offrant les caractères de la face externe ; — 4° une *extrémité antérieure*, qui se continue avec le mont de Vénus ; — 5° une *extrémité postérieure*, qui se réunit à celle du côté opposé. En se rejoignant en haut, les grandes lèvres forment une commissure en arcade, *commissure antérieure*, qui surmonte le clitoris ; — en se réunissant en bas, elles constituent une nouvelle commissure, *commissure postérieure*, représentée par une sorte de bride mince et saillante à laquelle on a donné le nom de *fourchette*. — Celle-ci est séparée de l'orifice du vagin par une dépression, *fosse naviculaire*, et l'espace de 15 à 20 millimètres qui la sépare de l'anus constitue le périnée des accoucheurs.

Les grandes lèvres sont arrondies, fermes et appliquées l'une contre l'autre chez les petites filles et la jeune Femme; — flasques et ballantes chez les Femmes âgées et amaigries, de telle façon que la vulve reste constamment entre-bâillée.

Structure des grandes lèvres. — La grande lèvre est constituée par un pli de la peau analogue au scrotum de l'Homme, qui renferme dans son intérieur du tissu cellulo-adipeux, et un sac élastique analogue à l'appareil de suspension des bourses (voy. p. 645).

La *peau des grandes lèvres* est remarquable par le volume de ses glandes sébacées, de ses follicules pileux et par sa pigmentation. — Sur la moitié postérieure de la face interne, les follicules pileux disparaissent, mais les glandes sébacées persistent. Autour des follicules pileux s'ouvrent des glandes sudoripares.

La face profonde de cette peau est doublée d'une couche mince et irrégulière de fibres musculaires lisses qu'on peut regarder comme l'analogue du dartos de l'Homme. — Immédiatement au-dessous, on rencontre la nappe de tissu cellulo-graisseux sous-cutanée.

Le *sac élastique* des grandes lèvres, *sac dartoïque* de Broca, est une sorte de bourse à goulot long et étroit, dont le fond regarde vers la fourchette, tandis que son ouverture correspond à l'anneau inguinal externe. La paroi antérieure de ce sac est séparée de la peau par la couche de tissu cellulo-graisseux sous-cutané; sa paroi postérieure, libre dans sa partie supérieure, se confond avec l'aponévrose périnéale superficielle dans sa partie inférieure; — ses bords latéraux, libres d'adhérence dans leur partie supérieure, s'attachent dans leur partie inférieure, l'externe à la branche ischio-pubienne, l'interne au bord interne de la peau de la grande lèvre.

L'appareil élastique des grandes lèvres, qui ne répond pas au dartos de l'Homme, comme le croyait Broca, mais à l'appareil de suspension des bourses, est formé par un ensemble de lames élastiques qui descendent de l'hypogastre et du pubis, des bords de l'anneau inguinal externe et des branches ischio-pubiennes, et viennent former le sac de la grande lèvre. Les fibres médianes ou pubiennes se comportent, par rapport au clitoris, comme le ligament suspenseur de la verge par rapport au pénis (voy. p. 645).

Dans la cavité de ce sac élastique s'accumule du tissu cellulo-adipeux, *boule graisseuse de la grande lèvre*, qui donne à la grande lèvre sa consistance et sa fermeté, et dans lequel vient se perdre l'extrémité inférieure du ligament rond de l'utérus. — D'après certains auteurs, un prolongement du péritoine, le prétendu canal de Nuck, accompagnerait le ligament rond dans le goulot du sac dartoïque jusqu'au huitième mois de la vie fœtale (voy. p. 752).

Les *artères* des grandes lèvres viennent de la branche périnéale inférieure de la honteuse interne et des honteuses externes. Les *veines* forment un plexus abondant d'où partent des troncs qui suivent les artères, ou bien vont s'unir aux veines du bulbe du vagin. — Les *lymphatiques* se rendent aux ganglions inguinaux. — Les *nerfs* sont fournis par la branche génito-crurale du plexus lombaire et par la branche périnéale du honteux interne.

c. **Petites lèvres.** — Les *petites lèvres* ou *nymphes* sont deux replis cutanés, d'aspect muqueux et chagriné, situés à la face interne des grandes lèvres, sur les côtés du vestibule; — leur forme a été comparée à une crête de coq (BOYER), et on peut leur considérer deux faces, deux bords et deux extrémités.

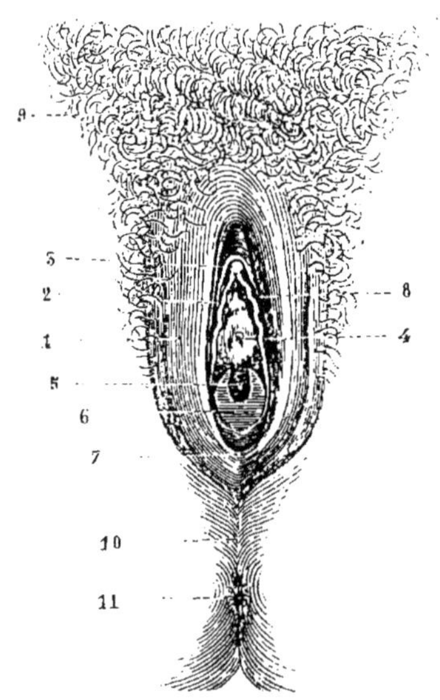

FIG. 384. — Organes génitaux externes de la Femme.

1, grandes lèvres; — 2, petites lèvres; — 3, clitoris; — 4, méat urinaire; — 5, orifice du vagin; — 6, membrane hymen; — 7, fourchette; — 8, vestibule; — 9, mont de Vénus; — 10, périnée; — 11, anus.

Leur *face externe* répond à la face interne des grandes lèvres; — leur *face interne* s'applique à la même face de la lèvre du côté opposé; — leur *bord libre* est convexe, et souvent denticulé; — leur *bord adhérent* se continue en dehors avec la peau de la grande lèvre correspondante, en dedans avec la muqueuse du vestibule. Leur *extrémité antérieure*, plus large et plus épaisse que l'extrémité postérieure, se bifurque: les branches supérieures, de chaque côté, se réunissent au-dessus du clitoris, qu'elles embrassent, et auquel elles forment un capuchon appelé *prépuce du clitoris*; — les branches inférieures s'unissent entre elles, et à la partie inférieure du clitoris, dont elles forment le frein, *frein du clitoris*. L'*extrémité postérieure* des petites lèvres se perd en mourant sur la face interne des grandes lèvres, à peu près vers le milieu de leur étendue. Dans certains cas cependant, elles font le tour de l'anneau vulvaire, et se rejoignent en arrière en formant une commissure.

Le volume des petites lèvres est variable selon les sujets, selon l'âge et selon les races. — Elles débordent ordinairement les grandes lèvres chez les petites filles, et encore assez souvent chez beaucoup de Femmes de race blanche. — On sait que chez les Boschimanes elles acquièrent d'énormes dimensions (12 à 15 centimètres), et constituent ce que l'on a appelé le *tablier des Hottentotes*.

Structure. — Les petites lèvres sont formées par un pli de la peau, renfermant dans son épaisseur du tissu conjonctif riche en fibres élastiques et en vaisseaux, mais dépourvu de cellules adipeuses. — Leur épithélium est analogue à l'épiderme de la peau, et leur derme porte de nombreuses papilles enfouies dans l'épiderme. — Ces papilles contiennent des corpuscules du tact. — Les nymphes possèdent en outre des glandes sébacées qui se développent tardivement, restent stationnaires jusqu'à la puberté, et n'acquièrent toute leur ampleur que pendant la grossesse (WERTHEIMER, *Journal de l'anatomie*, 1883).

Ajoutons que pour KÖLLIKER, FREY, KLEIN, GERLACH, les petites lèvres seraient des replis muqueux, et que pour LANGER, HENLE, TOLDT, ce seraient des replis dont la nature est intermédiaire à la nature de la peau et à celle des muqueuses. Mais GARRAD (*Zeitsch. f. Geb. u. Gynäk.*, 1884) a récemment montré que leur structure est fondamentalement celle de la peau.

Les *artères* viennent des rameaux de la honteuse interne. — Les *veines* forment un plexus en connexion avec les veines du clitoris et du bulbe du vagin. Comme ce plexus veineux est entremêlé de fibres lisses, GASSENBAUR a rapproché le tissu des petites lèvres de celui du tissu caverneux. — Les *lymphatiques* se rendent aux ganglions inguinaux, et les *nerfs* émanent de la branche périnéale du honteux interne. KRAUSE a observé que ces nerfs se terminaient par des corpuscules sphériques (corpuscules sensoriels), et SCHWEIGGER-SEIDEL a signalé des corpuscules de Pacini sur leur parcours.

d. **Clitoris.** — Le *clitoris* est un organe érectile, qui représente en petit les corps caverneux de la verge de l'Homme. — Cylindroïde, long d'environ 3 centimètres à l'état de flaccidité, le clitoris naît par deux racines, *racines du clitoris*, qui s'attachent comme les racines du corps caverneux de la verge aux branches ischio-pubiennes. De là, ces racines montent et convergent l'une vers l'autre au-devant du pubis pour former un organe unique, que soutient un appareil suspenseur, *ligament suspenseur du clitoris*, analogue à celui de la verge, et qui, après un trajet de quelques millimètres, se recourbe en bas en forme de crosse, pour se terminer par une extrémité libre et conoïde à laquelle on a donné le nom de *gland du clitoris*. Ce gland est imperforé et se trouve embrassé par la branche supérieure de bifurcation des petites lèvres, qui constituent le *prépuce* ou *capuchon du clitoris*. Inférieurement, il présente deux crêtes qui se continuent avec la branche inférieure de bifurcation des petites lèvres pour former le *frein du clitoris*. — Retenu par le ligament suspenseur en haut, et par le frein en bas, le clitoris ne peut ni s'abaisser ni s'élever. Aussi conserve-t-il sa situation courbe, même pendant l'érection.

Le gland du clitoris est incontestablement l'homologue du gland du pénis, et, s'il est vrai d'admettre que le gland du clitoris n'est pas un organe érectile, il ne le serait pas d'accepter l'opinion de SAPPEY qui pense que le gland n'est pas représenté chez la Femme. — Le gland, comme l'avait dit LACUIRE, est une dépendance de l'urèthre, ou mieux il est constitué par l'union des petites lèvres au sommet des corps caverneux du clitoris. Le « gland » du clitoris dérive donc comme le gland du pénis des replis génitaux de l'embryon.

La partie libre du clitoris mesure environ 1 centimètre; — elle est assez souvent parcourue à sa partie inférieure par un léger sillon qui se continue sur le gland et accuse la bilatéralité primitive. Ce sillon peut aller jusqu'à la bifidité du clitoris (DOLBEAU, etc.). — Dans les premiers temps de la vie, le clitoris est relativement très volumineux. Chez certaines Femmes, il acquiert des dimensions excessives, puisque TARNIER et CHANTREUIL en signalent un de 13 centimètres de long !

Structure. — Le clitoris a la même structure érectile que celle des corps caverneux de la verge (voy. p. 698). — Le gland est recouvert par un prolongement de la muqueuse du vestibule, c'est dire qu'il porte de nombreuses papilles enfouies dans l'épaisseur de l'épithélium pavimenteux stratifié de revêtement. — Son tissu propre rappelle celui des petites lèvres; il est constitué par un tissu conjonctif riche en fibres élastiques et en vaisseaux sanguins. — Ses nerfs portent des corpuscules de Pacini et se terminent dans des corpuscules spéciaux et plus volumineux, les *corpuscules génitaux* de Krause, les *corpuscules de la volupté* de Finger.

WERTHEIMER a observé une seule fois une petite glande en grappe vers la base du gland, à laquelle il a donné le nom de *glande clitoridienne ;* — mais on rencontre fréquemment à sa place un crypte muqueux que TOURNEUX assimile au sinus de Guérin du mâle.

Les *artères* du clitoris viennent des honteuses internes; au nombre de deux de chaque côté, ce sont les *artères caverneuses* et *dorsales du clitoris*, vaisseaux homologues à ceux de l'Homme (voy. p. 702), mais bien moins importants.

Les *veines* du prépuce, veines dorsales superficielles, vont se jeter dans les veines saphènes internes ; — les veines des corps caverneux constituent la veine dorsale profonde qui se rend dans les veines vésicales antérieures ; — d'autres, veines inférieures, se rendent dans le bulbe du vagin.

Les *lymphatiques* vont se jeter dans les ganglions inguinaux.

Les *nerfs* viennent des honteux internes sous le nom de nerfs dorsaux du clitoris, — et sont principalement destinés au gland.

e. **Vestibule.** — Le *vestibule* est une cavité infundibuliforme qui précède le vagin et s'étend depuis son orifice inférieur jusqu'à la vulve. — Ses limites sont : en haut, le clitoris; — en bas, la fosse naviculaire, qu'elle comprend ; — latéralement, les petites lèvres ; —

profondément la membrane hymen ou les caroncules myrtiformes qui la remplacent.

Cette petite région correspond à l'infundibulum primitif commun aux voies génito-urinaires. — En effet, pendant que l'extrémité inférieure de la vessie s'allonge et se rétrécit pour devenir l'urèthre, le vagin s'avance de son côté de plus en plus dans le sinus uro-génital. Celui-ci persiste et se continue en haut avec le sillon génital qui s'y ouvre vers la fin du deuxième mois et dont les lèvres restent écartées. Réduit à cette portion comprise entre l'orifice du vagin et les bords de la dépression cloacale externe sur lesquels se sont développées les petites lèvres, il constitue le vestibule. On peut donc diviser ce dernier en deux régions, l'une supérieure ou uréthrale, l'autre inférieure ou vaginale.

Le vestibule est tapissé par une muqueuse dermo-papillaire qui se continue avec la peau au niveau des petites lèvres. Cette muqueuse est dépourvue de glandes si l'on fait abstraction des glandes vulvo-vaginales et des glandes péri-uréthrales d'Huguier qui sont les homologues des glandes prostatiques du mâle (Tourneux).

f. **Méat urinaire.** — Le *méat urinaire*, orifice extérieur du canal de l'urèthre, est situé de 2 à 3 centimètres en arrière du clitoris, juste au-dessus du tubercule antérieur du vagin, qui guide le doigt pour sonder les Femmes sans les découvrir. — Il est arrondi, étoilé ou en forme de fente et souvent entouré d'un petit bourrelet arrondi et saillant. Sur ce bourrelet, de chaque côté du méat, on rencontre un orifice qui conduit dans une cavité en cul-de-sac, profonde de 1 à 2 centimètres, ce sont les *canaux juxta-uréthraux*, bien développés seulement dans l'âge adulte, — et à peu près constants (Schüller, Ch. Debierre, Skene, Kochs). Ces conduits correspondent à ce que Huguier avait désigné sous le nom de follicules uréthraux; des glandes uréthrales viennent s'ouvrir dans leur fond.

Les glandules qui occupent le pourtour du méat urinaire sont connues depuis longtemps. Régnier, De Graaf, Bartholin, Morgagni, les considéraient dans leur ensemble comme la prostate de la Femme. Plus récemment étudiées par Robert, Huguier, Martin et Léger, Robin et Cadiat, et enfin par Tourneux, ces glandes, tour à tour appelées sinus uréthraux (Morgagni, Haller), follicules mucipares (Robert, Huguier), cryptes muqueux (Martin et Léger), existent d'un bout à l'autre du canal de l'urèthre, mais se concentrent spécialement au pourtour du méat. — Ce sont des utricules, des follicules et des glandes en grappes qui rappellent tout à fait les glandes prostatiques avortées de la région inférieure du trigone de la vessie de l'Homme. Elles peuvent être également le siège de sympexions (Virchow) et sont très probablement les homologues des glandes prostatiques (Tourneux).

Voy. Martin et Léger, *Arch. gén. de médecine*, 1862. — Robin et Cadiat, art. « Muqueux » du *Dict. encyclop.*, p. 436. — Tourneux, *Sur le dévelop. du tubercule génital chez le fœtus humain* (*Journ. de l'anat.*, 1889).

g. **Glandes vulvo-vaginales.** — Les *glandes vulvo-vaginales, glandes de Bartholin*, découvertes par Duverney chez la Vache, par

Bartholin chez la Femme (1680), bien étudiées par Huguier en 1841, sont deux glandes en grappe, l'une droite, l'autre gauche, situées de chaque côté et un peu en arrière de l'orifice du vagin (22, fig. 371). — Elles ont ordinairement le volume d'une amande, et répondent en dedans au vagin, auquel elles adhèrent à l'aide d'un tissu cellulaire serré, et sont recouvertes par le muscle constricteur du vagin. — Les conduits émanés des grains glanduleux se réunissent en un canal excréteur unique qui se porte en haut, en avant et en dedans, et vient s'ouvrir, après un trajet de 15 à 18 millimètres environ, dans le sillon qui sépare le vestibule de l'hymen ou des caroncules myrtiformes, un peu au-dessous du diamètre transversal de l'orifice vaginal. — La masse totale de la glande est enveloppée d'une capsule cellulo-fibreuse qui envoie des cloisons dans sa profondeur, isolant les unes des autres les granulations glandulaires. — Dans certains cas, les grains glanduleux restent indépendants et sont séparés les uns des autres par du tissu cellulaire et des fibres musculaires striées, dépendantes du constricteur du vagin (De Sinety). C'est dans ces circonstances que le scalpel ne rencontre pas la glande et que l'on croit qu'elle fait défaut. — Exceptionnellement on a trouvé deux canaux excréteurs pour une seule glande (Martin et Léger, Lang, E. Lamy).

Les glandes de Bartholin sont les homologues des glandes de Méry. — Leurs *artères* viennent de la branche clitoridienne de la honteuse interne. — Les *veines* se rendent, les unes dans les veines honteuses, les autres dans les plexus du bulbe et du vagin. — Les *lymphatiques* se portent dans les ganglions placés dans l'espace latéral vagino-rectal (Tarnier). — Les *nerfs* proviennent de la branche périnéale du honteux interne.

h. **Orifice du vagin. Membrane hymen.** — L'*extrémité inférieure* du vagin s'ouvre dans le vestibule par un orifice arrondi, *entrée du vagin*, qui est garnie chez les petites filles et les Femmes vierges d'une sorte de diaphragme membraneux que l'on a appelé *membrane hymen*.

L'*hymen* est constant (Tardieu, Orfila, Tarnier), bien que dans des cas très rares il soit si rudimentaire qu'il semble faire défaut. — Sa forme est variable et l'on a décrit les types suivants : 1° l'*hymen bilabié*, consistant en une fente linéaire limitée par deux lèvres ; — 2° l'*hymen annulaire*, représenté par une membrane diaphragmatique percée d'un orifice central ; — 3° l'*hymen en croissant* à concavité antérieure (fréquent) ou postérieure (plus rare).

Autour de ces types principaux viennent se grouper diverses variétés qui sont : 1° l'*hymen en pomme d'arrosoir ;* — 2° l'*hymen en bride* ou *hymen biperforé ;* — 3° l'*hymen frangé* ou *foliacé*, très rare, mais ayant une grande importance en médecine légale, parce qu'il pourrait être pris pour un hymen déchiré dans une tentative de viol ; — 4° l'*hymen en diaphragme*, percé dans sa partie supérieure, qui n'est en somme qu'une sorte d'*hymen en fer à cheval*, dont les branches s'avancent jusqu'au méat urinaire sous forme de cornes (cornes de l'hymen) ; — 5° l'*hymen imperforé*, qui a pu amener la rétention du sang des règles jusqu'à distendre l'utérus et faire croire qu'une jeune fille est enceinte (TILLAUX, etc.). — Enfin, on a pu rencontrer, à titre d'exceptions très rares, deux membranes hyménéales superposées à l'entrée du vagin (TARNIER).

Après la déchirure de la membrane hymen par le coït, ce qui donne lieu à une légère hémorrhagie (*hémorrhagie de la défloraison*), ou à la suite d'attouchements, ses débris se retrouvent sous la forme de petits tubercules ou de languettes, d'aspect et de dimensions variables, qu'on désigne sous le nom de *caroncules myrtiformes*, *caroncules hyménéales*. — La déchirure de l'hymen par le coït ne fait cependant pas disparaître l'hymen en tant que membrane; dans ces circonstances les lambeaux de l'hymen ne s'abandonnent pas complètement, et ce dernier phénomène n'a réellement lieu qu'après l'accouchement (SCHRŒDER, BUDIN).

La membrane hymen n'est autre chose que l'extrémité inférieure du canal vaginal qui vient faire saillie dans le vestibule (BUDIN, *Rech. sur l'hymen*, in *Progrès médical*, 1879) (1). — Aussi l'hymen est-il double, *hymen double*, quand il y a deux vagins. Il représente chez la Femme le verumontanum de l'Homme (H. MECKEL, LEUCKART, TOURNEUX).

Malgré son origine, l'hymen est dépourvu de musculature. Il est formé par un simple repli de la muqueuse vaginale qui vient s'adosser à la muqueuse vestibulaire. — Il est en effet formé par une lame fibro-élastique riche en vaisseaux sanguins et en filets nerveux, et tapissé sur ses deux faces, vaginale ou supérieure, et vestibulaire ou inférieure, d'un épithélium pavimenteux stratifié.

L'hymen n'est pas spécial à l'espèce humaine. On le rencontre chez les Carnassiers, les Ruminants, les Pachydermes, les Solipèdes, les Amphibies, etc. — WIEDERSHEIM dit cependant qu'on ne rencontre jamais de véritable hymen chez les Singes.

3. — Bulbes du vagin.

Les *bulbes du vagin* sont deux organes veineux, l'un droit, l'autre gauche, disposés symétriquement de chaque côté de l'entrée du vagin et remplissant l'intervalle qui sépare cette entrée des racines du clitoris. — Leur forme est celle d'une sangsue, gorgée de sang (KOBELT), dont la petite extrémité ou extrémité buccale se réunirait à celle du côté opposé entre le clitoris et le méat urinaire, tandis que la grosse extrémité serait dirigée en arrière et en bas, où elle correspond aux parties latérales de l'orifice vaginal. — Cet organe, qui manque à la partie postérieure du vagin, a été considéré comme un organe impair par certains auteurs. Dans cette dernière conception, on pourrait dire que le bulbe du vagin forme un cintre ogival à cheval sur les deux tiers antérieurs de l'entrée du vagin.

(1) S. POZZI (*Soc. de biol.*, 1884), H. GERVIS, (*Clinical obs. on the anat. relations of hymen*, in *Saint-Thomas's hosp. Rep.*, XIV, p. 33, 1886), en s'appuyant sur certains cas d'absence du vagin, avec présence, malgré cela, de la membrane hymen, ont contesté la théorie de BUDIN.

Sa *face externe*, convexe, est recouverte par le constricteur du vagin ou bulbo-caverneux; — sa *face interne*, concave, embrasse le pourtour de l'orifice du vagin; — son *extrémité antérieure*, effilée, se continue avec celle du côté opposé au-dessous du clitoris; — son *extrémité postérieure*, volumineuse et arrondie, répond, en dedans, à la glande de Bartholin.

Le bulbe du vagin doit être considéré comme l'homologue du bulbe et de la portion spongieuse de l'urèthre de l'Homme. — Cependant on ne peut pas dire que les bulbes du vagin soient des organes érectiles, comme on le lit dans tous les traités d'anatomie, car les bulbes n'ont point de tunique albuginée et ne possèdent point non plus la musculature caractéristique des organes érectiles. Ces corps sont en réalité constitués par un lacis veineux extrêmement serré, à structure caverneuse, il est vrai, et susceptible de turgescence sous l'influence de la réplétion sanguine, mais non pas à structure érectile. — Entre les veines, on trouve du tissu fibro-élastique et quelques fibres musculaires lisses.

Les *artères* du bulbe viennent de la honteuse interne et le pénètrent par sa grosse extrémité. Les *veines* qui s'en dégagent vont aux plexus vésicaux, aux veines honteuses internes, et communiquent avec les veines honteuses externes, les veines hémorrhoïdales et obturatrices. — Des extrémités antérieures des deux bulbes, partent des veines qui font communiquer le bulbe avec le gland et les corps caverneux du clitoris (*reseau intermédiaire* de Kobelt).

ORGANES RUDIMENTAIRES. ÉPOOPHORE ET PAROOPHORE

Dans l'épaisseur du ligament large, entre le hile de l'ovaire et la trompe de Fallope, on trouve un organe avorté, aplati, de 2 à 3 centimètres d'étendue : c'est l'*organe de Rosenmüller*, *parovaire*, *époophore* (1, fig. 385).

Cet organe est composé de quinze à vingt canalicules, irréguliers et ondulés, terminés en cul-de-sac vers le hile de l'ovaire, réunis en un canal commun par leur extrémité opposée dans lequel ils se jettent perpendiculairement. — Il est plus ou moins développé selon les sujets et représente une partie du corps de Wolff qui a persisté, celle qui correspond à la tête de l'épididyme de l'Homme. — Ses canalicules proviennent des canalicules de la portion sexuelle du corps de Wolff; son canal commun représente un reste du canal de Wolff, qui peut exceptionnellement se continuer jusqu'au vagin et rappeler le *canal de Gaërtner* de certaines femelles de Mammifères.

Des *hydatides* analogues à celles de la tête de l'épididyme peuvent également prendre naissance aux dépens de l'organe de Rosenmüller.

Les canalicules du parovaire sont constitués par un épithélium cubique à cils vibratiles reposant sur une paroi fibreuse contenant quelques fibres musculaires lisses.

La partie du corps de Wolff qui ne se transforme pas en parovaire, et qui, chez l'Homme, devient l'organe de Giraldès, persiste aussi chez la Femme, sous la forme d'un petit corps jaunâtre situé également dans les ligaments larges en dedans de l'organe de Rosenmüller : c'est le *paroophore*, constitué par des canalicules tortueux et des restes de canalicules (voy. FOLLIN, *Le corps de Wolff*, Thèse de Paris, 1850. — WALDEYER, *Eierstock u. Ei*, Leipzig, 1870. — TOUR-

NEUX, *L'organe de Rosenmüller et le parovarium chez les Mammifères*, in *Journ. de l'anat.*, 1888).

Développement des organes génitaux externes. — Nous avons vu, à propos du développement des organes génitaux internes que par son union avec les conduits excréteurs des glandes génitales, la partie inférieure de l'allantoïde s'était transformée en *sinus* ou *canal uro-génital*, qui débouche avec l'extrémité inférieure de l'intestin dans une cavité commune, le *cloaque* (voy. p. 426). — Une fois formé, le sinus uro-génital comprend deux portions distinctes : une portion supérieure ou allantoïdienne, recevant l'abouchement des uretères, des conduits de Wolff et de Müller, et une portion inférieure ou cloacale, qui se prolonge par une gouttière à la face inférieure du tu-

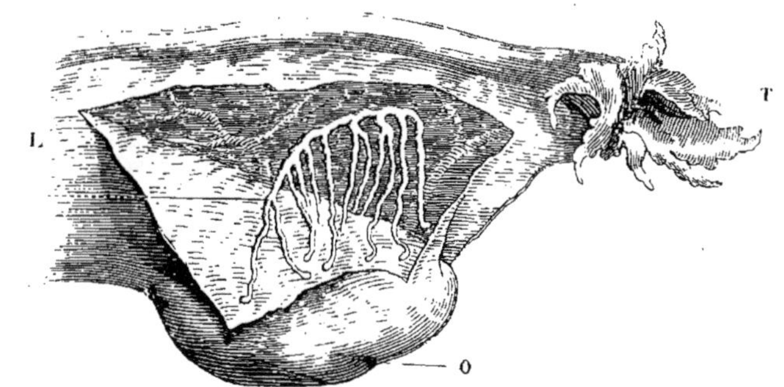

Fig. 385. — Organe de Rosenmüller.

1, organe de Rosenmüller; — L, ligament large; — O, ovaire; — T, trompe utérine.

bercule génital. — Chez le mâle, l'épithélium du bouchon cloacal fournit le canal uréthral dans la portion spongieuse du pénis; chez la femelle, il donne toute la portion du vestibule comprise entre les petites lèvres jusqu'au sommet du clitoris (Tourneux). — A la fin du deuxième mois le tubercule génital est parcouru dans toute sa longueur par la lame uro-génitale qui prolonge ainsi directement en avant l'épithélium de la portion cloacale du sinus uro-génital. L'ouverture cutanée de ce sinus, *orifice uro-génital*, *aditus uro-genitalis*, se continue à la face inférieure du tubercule par une gouttière creusée dans le bord libre de la lame uro-génitale, *gouttière uréthrale*, et dont les lèvres font suite à celles de la fente uro-génitale.

En avant du sinus uro-génital s'élève, à la sixième semaine (voy. p. 703), une éminence conoïde à laquelle on a donné le nom de *tubercule génital* (1, fig. 361), sur la face inférieure duquel se prolonge sous la forme d'une gouttière, *sillon génital*, le sinus uro-génital. Un bourrelet cutané, *bourrelet génital*, borde l'orifice cloacal (3, fig. 386), et les deux lèvres du sillon génital constituent deux replis longitudinaux auxquels on a donné le nom de *replis génitaux* (2, fig. 386). — A cette époque du développement la disposition des organes génitaux externes est la même dans les deux sexes (voy. p. 704).

Dans la suite, le bourrelet génital, divisé en deux moitiés distinctes, donne naissance aux *grandes levres*, entre lesquelles fait saillie en haut le tubercule génital, et l'aditus uro-génital se transforme en une cavité infundibuliforme peu profonde, le *vestibule*, au fond duquel s'ouvre le vagin, et au-dessus l'entrée de l'urèthre. — Les deux replis génitaux, qui délimitent latéralement le vestibule et se prolongent jusque sur le tubercule génital, deviennent les *petites lèvres*, et le *tubercule génital* lui-même se transforme en clitoris. — En un mot, alors que chez l'Homme, les deux moitiés du bourrelet génital se sont réunies pour former le scrotum, et les replis génitaux pour constituer l'urèthre spongieux, chez la Femme les organes génitaux externes sont restés fendus et ont grandi sans changer de forme. — D'où l'on peut dire que dans le sexe féminin le sillon génital ne se ferme pas et devient le vestibule du vagin; les

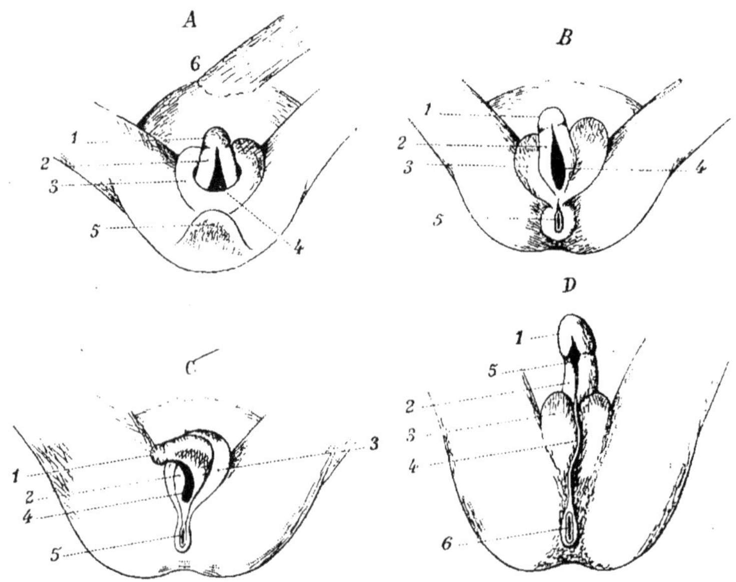

Fig. 386. — Développement des organes génitaux externes.

A. Embryon de huit semaines. — Indifférence sexuelle. — 1, tubercule génital; — 2, repli génital; — 3, bourrelet génital; — 4, cloaque; — 5, queue (tubercule coccygien); — 6, cordon ombilical.

B. Embryon de douze semaines. — Indifférence sexuelle. — 1, tubercule génital; — 2, repli génital; — 3, bourrelet génital; — 4, fente génitale; — 5, anus.

C. Embryon ♀ de douze semaines — 1, clitoris; — 2, petites lèvres; — 3, grandes lèvres; — 4, sinus uro-génital; — 5, anus.

D. Embryon ♂ de douze semaines. — 1, phallus; — 2, replis génitaux qui achèvent de se souder; — 3, scrotum; — 4, raphé ano-scrotal et pénien; — 5, reste de la fente uréthrale; — 6, anus.

bords de la gouttière génitale ne se réunissent pas et forment les petites lèvres, tandis que les replis génitaux deviennent les grandes lèvres et le tubercule génital le clitoris (voy. p. 704).

Anomalies des organes génitaux externes. — On a signalé : 1° l'absence congénitale de la vulve (très rare); — 2° l'hypertrophie du même organe (1). Nous

(1) Bechtinger, Para et Brazil (*Annals of Gynæcol.*, 1888) ont rapporté le cas et donné la photographie d'une Femme des plus curieuses, portant deux vulves séparées l'une de l'autre par un membre inférieur entier, inséré au bas du ventre (monstre hétéradelphe).

avons signalé l'hypertrophie ethnique des petites lèvres (peuplades de l'Afrique du Sud) et BILLINGS a réuni une vingtaine de cas d'hypertrophie du clitoris; — 3° l'arrêt de réunion des parties constituantes des organes génitaux externes, ou la perversion de cette réunion, donnant lieu : *a*. à la persistance du sinus uro-génital avec abouchement ou non du conduit cloacal externe dans le cloaque interne, la vulve et l'anus n'étant représentés que par une fente unique; — *b*. à une vulve et pas d'anus : la vulve donne accès dans une cavité où débouchent la vessie, le vagin et le rectum; — *c*. à un canal vulvaire étroit dans lequel aboutissent la vessie et le vagin; — *d*. à l'absence de l'urèthre, le col vésical s'ouvrant directement dans le vestibule (*hypospadias* de la Femme); — *e*. à l'ouverture du col vésical au-dessus du clitoris (GUYON, RICHELOT, EMMET, BAZY, etc.), ce dernier pouvant être absent (GUYON) ou double (GOSSELIN) par défaut de réunion des corps caverneux clitoridiens (*épispadias* de la Femme). Enfin, nous devons mentionner la persistance de l'hymen et l'imperforation congénitale de cette membrane.

MUSCULATURE DU SINUS URO-GÉNITAL DE LA FEMME.

MUSCLES DU PÉRINÉE

Préparation. — Examinez la conformation des parties génitales externes et passez à la dissection du périnée. Pour cela, le sujet étant disposé comme pour l'opération de la taille, distendez légèrement le rectum et le vagin avec de l'étoupe ou du crin, et circonscrivez la vulve par une incision qui encadre les grandes lèvres et le mont de Vénus. — Faites ensuite une incision peu profonde sur le raphé ano-vulvaire, et préparez le sphincter de l'anus, et les autres muscles du périnée comme nous l'avons indiqué à propos de la dissection du périnée de l'Homme (voy. p. 707). — Après cela, faites la coupe latérale du bassin qui a pour but d'abattre une portion de l'un des os iliaques par désarticulation de la symphyse sacro-iliaque et section du pubis en dehors de la symphyse d'un côté (voy. p. 416), et ménagez dans toute son étendue le ligament rond de l'utérus. Sur le profil de cette préparation vous pourrez alors facilement préparer le muscle constricteur du vagin, les bulbes du vagin, les corps caverneux du clitoris. Quand vous aurez étudié toutes ces parties en place, détachez-les en rasant avec le scalpel les branches ischio-pubiennes, comme cela a été dit à propos des organes génitaux de l'Homme (p. 675), — placez-les sur une planchette et achevez-en la dissection. — Pour cela, fendez l'urèthre et la vessie par leur face antérieure pour en examiner la cavité, et fendez de même le vagin en passant un peu à côté de la ligne médiane pour respecter la colonne antérieure de cet organe. Dans le fond du vagin, vous étudierez la disposition du col de l'utérus, et vous ouvrirez ensuite ce dernier organe en vous guidant sur une sonde cannelée introduite dans sa cavité, et en ayant soin de bifurquer l'incision vers le fond de l'utérus pour la porter vers les angles supérieurs de l'organe où vous trouverez l'orifice utérin des trompes de Fallope. — Une soie de porc introduite par le pavillon de la trompe vous permettra de mettre nettement cet orifice en évidence. — Pour étudier le pavillon, placez-le sous l'eau, et, pour vous rendre compte de la disposition intérieure de la trompe, fendez-la sous l'eau. — Enfin, on étudie l'intérieur de l'ovaire en le fendant suivant sa longueur; mais la structure de tous ces organes, cela se comprend, ne peut être étudiée qu'avec l'aide des coupes microscopiques. — Les plexus du vagin, de l'utérus et le bulbe de l'ovaire se remplissent d'ordinaire quand on injecte les artères, mais on peut aussi injecter directement le bulbe et les corps caverneux du clitoris en s'y prenant comme il a été dit page 675.

Le *périnée* de la Femme, comme celui de l'Homme, peut être divisé en deux régions, l'une antérieure ou *génito-urinaire*, l'autre postérieure ou *ano-périnéale*. — Mais il faut savoir que les accoucheurs réservent le nom de périnée à la partie inférieure de la cloison recto-vaginale ou pont ano-vulvaire.

Dans la *région postérieure* ou *ano-périnéale*, nous rencontrons les muscles *sphincter de l'anus*, *releveur de l'anus*, et *ischio-coc-*

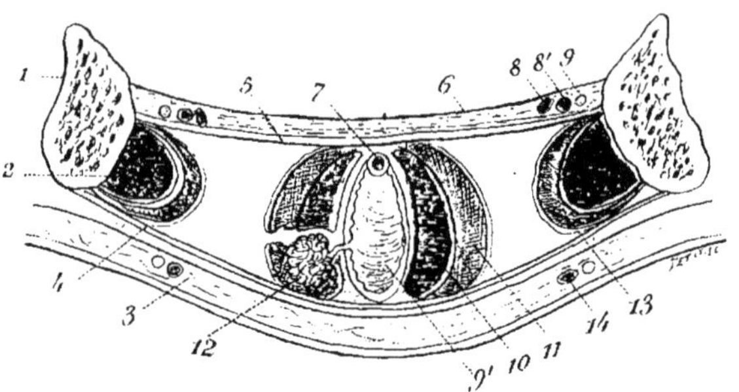

Fig. 387. — Coupe frontale du périnée de la Femme (schème).

1, branche ascendante de l'ischion; — 2, corps caverneux du clitoris; — 3, fascia superficiel; — 4, aponévrose superficielle du périnée; — 5 et 6, les deux feuillets de l'aponévrose périnéale moyenne; — 7, canal de l'urèthre; — 8, 8' et 9, vaisseaux et nerf honteux internes; — 9', vagin; — 10, bulbe du vagin; — 11, muscle constricteur du vagin; — 12, glande vulvo-vaginale dégagée par section du bulbe et du constricteur du vagin; — 13, muscle ischio-caverneux; — 14, artère périnéale et nerf périnéal superficiels.

cygien, qui sont disposés comme chez l'Homme (voy. p. 708), à cette exception près que la partie antérieure du releveur de l'anus est moins développée que dans le sexe mâle.

Dans la *région antérieure* ou *génito-urinaire* (périnée proprement dit), la disposition du plan fibro-musculaire qui forme le plancher du bassin, reproduit ce que nous avons rencontré chez l'Homme, avec des différences faciles à saisir et en rapport avec ce fait, à savoir que chez la Femme le raphé périnéal est en grande partie remplacé par la fente vulvaire, et que le bulbe médian et impair de l'Homme, est divisé chez la Femme en deux parties paires et latérales, les bulbes du vagin. — C'est pourquoi le *bulbo-caverneux* est divisé en deux moitiés et forme le *constricteur du vagin*. Il s'insère en arrière sur le raphé commun au sphincter de l'anus et au transverse, puis entoure l'orifice du vagin pour aller s'attacher par des tendinets sur la racine du clitoris. — Entre-croisé en 8 de chiffre avec le sphincter de l'anus (17 et 19, fig. 371), il est *constricteur de l'orifice vulvaire.*

L'*ischio-clitoridien* (16, fig. 371), homologue à l'ischio-caverneux de l'Homme, s'insère sur la branche ischio-pubienne, entoure la racine correspondante des corps caverneux du clitoris et va se fixer sur les parties latérales et le dos de cet organe.

Le *transverse superficiel* (18, fig. 371) s'étend de l'ischion à l'intersection fibreuse ano-vulvaire et ressemble absolument au transverse de l'Homme.

Quant au *transverse profond*, il est représenté par l'anneau de fibres musculaires striées qui, comme pour la portion membraneuse de l'urèthre de l'Homme, entoure le canal de l'urèthre de la Femme. — Voici, dit Tillaux, comment j'ai l'habitude de faire la démonstration de cette région afin de montrer l'analogie que présente le périnée dans les deux sexes. « Je représente au tableau le bulbe de l'urèthre, le triangle ischio-bulbaire, l'aponévrose moyenne, comme ils se présentent chez l'Homme. Séparant alors le bulbe en deux moitiés latérales, on obtient le dessin du périnée de la Femme : la fente médiane figure la vulve ; chaque moitié du bulbe de l'urèthre devient le bulbe du vagin ; — les glandes de Méry se changent en glandes de Bartholin ; — le bulbo-caverneux se transforme en constricteur du vagin. » — En examinant comparativement les figures 369 et 387, le lecteur se rendra aussitôt compte de cette analogie.

L'*aponévrose superficielle* se comporte comme chez l'Homme, se portant en avant sur le clitoris, se réfléchissant en arrière sur le bord postérieur du transverse, se perdant dans le tissu cellulaire des grandes lèvres de chaque côté au niveau de la vulve, où elle est largement perforée. — Au-dessus d'elle vient le plan musculaire formé par le *transverse*, l'*ischio-clitoridien* et le *constricteur de la vulve*. — Au-dessus de ce plan musculaire, nous rencontrons comme chez l'Homme, l'*aponévrose périnéale moyenne*, formée aussi de deux feuillets, et renfermant dans son épaisseur le *bulbe du vagin* homologue au bulbe de l'urèthre, la *glande vulvo-vaginale* représentant celle de Méry, les vaisseaux et nerfs honteux internes et bulbaires, mais rien d'analogue au muscle de Guthrie (1). — Au lieu d'un petit orifice pour le passage de l'urèthre, cette aponévrose est percée d'une large ouverture pour le passage du vagin. — Enfin, l'*aponévrose périnéale supérieure* n'offre rien de particulier, si ce n'est qu'elle est très rapprochée de l'aponévrose moyenne et séparée

(1) Selon Tschaussow (*Arch. f. Anat.*, 1885), le muscle de Wilson n'existe pas non plus chez la Femme.

seulement d'elle par un peu de tissu cellulaire et des vaisseaux, à cause de l'absence de la prostate chez la Femme.

HOMOLOGIE DES ORGANES GÉNITAUX DANS LES DEUX SEXES

Les organes génitaux se composent dans l'Homme comme dans la Femme 1° d'un organe producteur de la cellule sexuelle, *glande génitale;* — 2° d'un appareil de conduits excréteurs, *conduits excréteurs des glandes génitales;* — 3° d'un appareil annexe de copulation et d'éjaculation, *organes génitaux externes.*

Ces différentes parties sont autrement différenciées dans l'un et l'autre sexe, mais elle dérivent d'une *ébauche commune*, neutre et indifférente pendant assez de temps. — Cette ébauche prend naissance aux dépens de la paroi du cœlome, c'est-à-dire qu'elle dérive du péritoine. Elle apparaît sous la forme d'une saillie longitudinale, *pli génital*, *éminence génitale* ou *sexuelle*, qui court de chaque côté de la colonne vertébrale primitive, et que recouvre l'épithélium péritonéal épaissi à ce niveau, *epithelium germinatif*. — C'est de cet épithélium que dérive la glande génitale, qui ultérieurement se transforme en testicule chez l'Homme, en ovaire chez la Femme. Le pli péritonéal qui l'enveloppe se prolonge jusque vers la région inguinale : c'est le *gubernaculum de Hunter*, qui deviendra le *gubernaculum testis* dans l'Homme, le ligament rond de l'utérus chez la Femme.

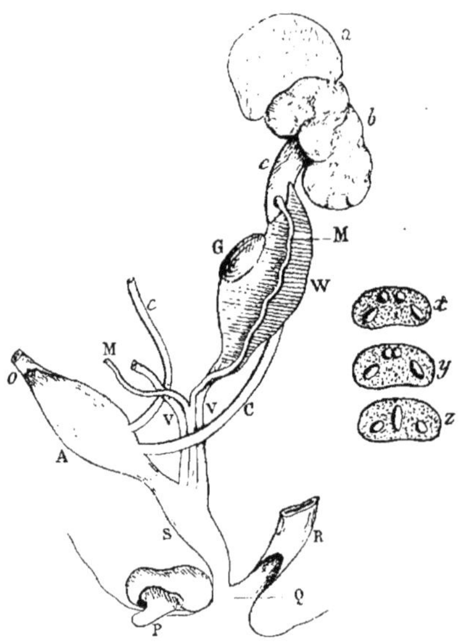

FIG. 388. — Schème des organes génito-urinaires de l'embryon avant la différenciation sexuelle.

a, capsule surrénale; — *b*, rein; — *c*, *c*, uretère; — A, vessie urinaire; — S, sinus uro-génital; — R, rectum; — Q, cloaque; — P, phallus; — G, glande génitale; — W, corps de Wolff; — V, V, canaux de Wolff; — M, M, canaux de Müller; — *x*, *y*, *z*, sections horizontales du cordon génital à différentes hauteurs pour montrer la fusion progressive des deux canaux de Müller.

En dehors de la glande génitale, on trouve un nouveau soulèvement de la paroi postérieure du cœlome. — Ce soulèvement constitue ce que l'on a appelé le *pli uro-génital*. Il contient le *corps de Wolff*, y compris son canal excréteur, le *canal de Wolff*, et un autre conduit, le *conduit de Müller*. — Cette nouvelle formation dérive, elle aussi, de la paroi du cœlome (p. 616); — elle est au début identiquement la même chez le mâle et la femelle. — Les canaux de Wolff et les conduits de Müller vont se rendre dans le sinus uro-génital. Unis les uns aux autres par du tissu conjonctif jeune, ils constituent un cordon auquel on a donné le nom de *cordon génital* de Thiersch. — Tandis que les deux canaux de Wolff restent indépendants et fournissent le *bourgeon renal* correspondant (voy. p. 617), les canaux de Müller se réunissent dans leur partie inférieure, de façon à produire un canal unique, le *canal génital*. Ce dernier s'ouvre alors dans le sinus uro-génital entre les deux canaux de Wolff (M, fig. 388). — De son côté le canal uro-génital reste encore uni avec l'extrémité terminale de l'intestin postérieur, et à cette cavité, dans laquelle débouchent à la fois l'intestin et le canal uro-génital, est réservé le nom de *cloaque*. A ce moment, le cloaque ne s'ouvre pas encore à l'extérieur. — L'orifice qui établit cette communication apparaît sous la forme d'une dépression de l'ectoderme, *dépression sous-caudale*, qui s'enfonce vers le cloaque et dont le fond finit par se perforer (1). A ce moment le tube digestif et le système uro-génital s'ouvrent à l'extérieur par un orifice commun, *orifice cloacal*, qui se subdivise plus tard par suite de la formation de la cloison périnéale, et fournit un orifice spécial pour chacun de ces systèmes d'organes, l'*anus* d'une part, l'*orifice uro-génital* de l'autre (2).

Cette ébauche des organes génitaux est au début absolument la même dans les deux sexes; mais bientôt elle subit des transformations qui entraînent la *différenciation des sexes*. Dans l'un des deux sexes, c'est une partie de l'ébauche qui continue à se développer, tandis que l'autre partie reste à l'état rudimentaire.

Dans l'autre sexe, le développement se fait en sens inverse. — Ceux des organes qui s'arrêtent dans leur développement constituent ces « organes rudimentaires » que nous avons étudiés chemin faisant dans l'un et l'autre sexe, et dont l'explication ne pouvait être donnée qu'en les rapportant à l'état indifférent primitif de l'appareil sexuel.

Voyons la *transformation de l'ébauche sexuelle*, et la *destinée de ses diverses parties*.

Destinée du corps de Wolff. — Examinons successivement ce que deviennent dans l'un et l'autre sexe le canal de Wolff et les canalicules du corps de Wolff.

Chez le *mâle*, le canal de Wolff persiste dans toute son étendue et fournit le *canal de l'épididyme*, le *canal déférent* avec son diverticule, la *vésicule séminale*, et finalement le *conduit éjaculateur*.

Chez la *Femme*, les deux canaux de Wolff disparaissent dans toute leur longueur, excepté dans la portion supérieure qui subsiste et devient le canal de l'époophore (p. 783). Mais il n'en est pas de même chez tous les Mammifères. Ils persistent en effet chez les Ruminants, les Solipèdes, les Suidés, l'Aâs, la Chatte, etc. — et constituent deux canaux qui longent la paroi du vagin et viennent s'ouvrir dans le vestibule de chaque côté du méat urinaire. — Ces canaux, *canaux de Gaertner* (3), peuvent du reste se présenter, plus ou moins complets, dans l'espèce humaine à titre d'anomalie.

Le *corps de Wolff* subit également des transformations différentes chez le

(1) Cette dépression est pleine dès le début et représente une sorte de bouchon épithélial, *bouchon cloacal*, qui se creuse ultérieurement et devient dès lors ce que l'on a appelé le *cloaque externe*, le *canal cloacal*.

(2) Le cloaque peut exceptionnellement persister, comme HAMY, BONNAIN, CHAMBRELENT, etc., en ont rapporté des exemples.

(3) Chez la Femme les vestiges des canaux de Gaertner (persistance des canaux de Wolff) ont été observés par COLOMBUS, MAURICEAU, DULAURENS, BAUDELOCQUE, Mme BOIVIN; mais les observations de ces auteurs ne sont pas à l'abri de toute critique. — Au contraire les cas rapportés par VALENTI, DOHRN, MERKEL, MOREAU et FŒRSTER, FÜRST, RIEDER, FISCHEL, OZENNE, BOIS, CH. DEBIERRE sont indubitables (voy. CH. DEBIERRE, *Bull. Soc. anatomique*, p. 514, 1888).

mâle et chez la femelle. — Chez le *mâle*, les canaux de la portion sexuelle de ce corps se transforment en *cônes efférents* du testicule, ou canaux de la tête de l'épididyme. — Peut-être fournissent-ils aussi les *tubuli recti* et le *rete testis* (voy. p. 666). — C'est des débris de quelques-uns de ces canalicules, qui ont manqué leur jonction avec le réseau testiculaire, que naissent les *vascula aberrantia de Haller*, *conduits efférents borgnes de A. Cooper*, *appendices de Lauth*, *appendices de Roth*, et l'*hydatide pédiculée de Morgagni* (voy. p. 666).

Chez la *femelle*, les canalicules supérieurs du corps de Wolff persistent dans

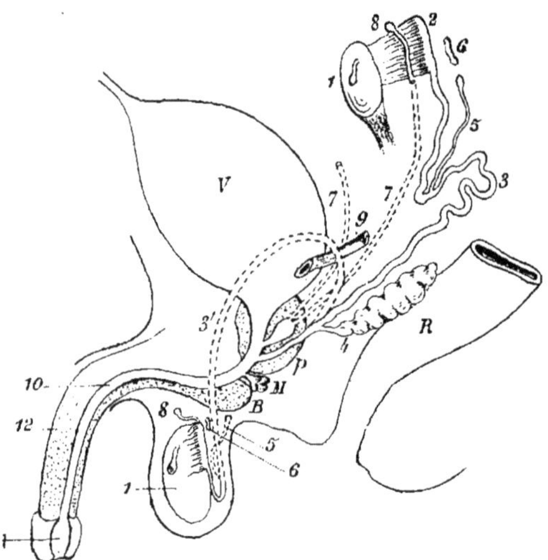

Fig. 389. — Évolution des organes génitaux internes de l'Homme avant et après la descente du testicule.

V, vessie urinaire; — R, rectum; — B, bulbe de l'urèthre; — M, glandes de Méry; — *p*, prostate; — 1, 1, testicule avec le gubernaculum; — 2, épididyme; — 3, 3', canal déférent (ancien canal de Wolff); — 4, vésicule séminale; — 5, vas aberrans de Haller (canalicule aberrant du corps de Wolff); — 6, 6, corps de Giraldès; — 7, 7, conduits de Müller disparus dans leur partie moyenne (en pointillé); — 8, 8, hydatide pédiculée de Morgagni; — 9, uretère; — 10, canal de l'urèthre; — 11, fosse naviculaire; — 12, corps caverneux de la verge.

les *canaux efférents de l'organe de Rosenmüller*, canaux homologues aux canaux efférents de la tête de l'épididyme comme le canal collecteur du corps de Rosenmüller (époophore) l'est du canal de l'épididyme lui-même. — L'*hydatide pédiculée de la trompe de Fallope* est encore le reste d'un de ces tubes, — qui fournissent en outre un *rete ovarii* chez beaucoup d'animaux (Vache, Brebis, Pouliche, Baleine, etc.) absolument comparable au *rete testis* (voy. p. 658).

Quant aux tubes inférieurs du corps de Wolff (portion urinaire), ils donnent chez l'*Homme :* le *corps innominé de Giraldès* (paradidyme), et chez la *Femme*, son homologue, le *parovaire* ou *paroophore* (6, 9, fig. 389 et 390). — Aucune portion du corps de Wolff ne concourt donc à la constitution du système urinaire permanent, à l'exception de l'extrémité cloacale du canal de Wolff qui fournit le bourgeon urétéro-rénal (voy. p. 617). Il n'en est pas de même chez les Vertébrés inférieurs (Poissons, Batraciens) chez lesquels le corps de Wolff sert de rein permanent et en même temps de spermiducte, nouvelle et frappante analogie avec les organes segmentaires des Vers qui fonctionnent en même temps comme organes d'excrétion et d'oviductes (Annélides femelles) ou de spermiductes (Annélides mâles).

Destinée du canal de Müller. — Chez la *femelle*, les canaux de Müller persistent dans toute leur longueur et fournissent en se fusionnant en un seul canal par leur partie inférieure le *canal vagino-utérin* (vagin et utérus) et par leur partie supérieure où ils restent isolés, les *trompes de Fallope*. La soudure de ces canaux à des hauteurs différentes explique très bien l'existence d'un double utérus (Rongeurs) et d'un double vagin (Marsupiaux), aussi bien que l'existence de l'utérus bicorne (Carnassiers, Ongulés, Cétacés, etc.) et du vagin mâle double de certains Mammifères (Dauphin, Ane), toutes dispositions que l'on a rencontrées dans l'espèce humaine à titre d'anomalie.

Chez le *mâle*, les conduits de Müller disparaissent entièrement, sauf dans leur extrémité inférieure où ils donnent naissance à ce que l'on a appelé la « matrice philosophique », le *vagin mâle*, autrement dit l'*utricule prostatique*. — L'*hydatide non pédiculée de Morgagni* paraît également dériver de ces conduits (voy. p. 652), — qui peuvent rester exceptionnellement plus longs qu'à l'ordinaire et donner lieu à un utricule prostatique très développé, à une sorte de vagin en miniature (voy. p. 691). — Ces conduits peuvent du reste exceptionnellement persister (J.-A. BOOGARD, RÉMY, MARTIN, ORD, etc.). — Au lieu de se fusionner par leur extrémité inférieure en un petit conduit unique comme cela a lieu d'ordinaire, ils peuvent aussi rester indépendants et donner lieu à un utricule prostatique double, rappelant absolument l'anomalie caractérisée par un vagin double chez la Femme (1).

L'indifférence primitive de la *glande génitale*, qui donnera plus tard ici un testicule, là un ovaire, et la présence des corps de Wolff et des conduits de Müller aussi bien chez le mâle que chez la femelle attestent donc une sorte d'hermaphrodisme anatomique primitif.

Cet hermaphrodisme a pu dans certains cas persister chez l'adulte (*hermaphrodisme vrai*, *bisexuel unilatéral*, *bisexuel bilatéral*), et le sujet être mâle d'un côté et femelle de l'autre, ou à la fois mâle et femelle des deux côtés.

Parmi les sujets les plus curieux de ce genre sont ceux d'Angélique Courtois, morte en 1848, qui, à côté d'un utérus et d'un vagin rudimentaires, portait une trompe à droite, mais pas d'ovaire, et une trompe et un testicule à gauche (FOLLIN); — le cas de Hohmann, qui portait deux ovaires, un utérus rudimentaire avec oviductes, et de plus un testicule avec spermiducte contenant des spermatozoïdes (ROKITANSKI) ! Ce sujet, mort en 1869, avait un pénis imperforé et un scrotum bifide; — il était régulièrement menstrué. — Que fût-il arrivé si l'on avait porté le sperme de cet individu à la rencontre des œufs qui tombaient périodiquement de ses ovaires?

PETIT (de Namur), VON FRANQUÉ, HEPPNER, ODIN, LUKOMSKY, OBOLONSKY, etc., ont rapporté des exemples du même genre. Dans le cas de VON FRANQUÉ, dont les pièces sont déposées au Musée de Wurzbourg, il y a des organes génitaux mâles bien développés et à côté un vagin s'ouvrant dans la portion prostatique de l'urèthre suivi d'un utérus avec oviductes. MARC SÉE, AHLFELD ont

(1) Dans l'Écureuil cet utricule est représenté par deux canaux allongés et distincts, rapprochés par leur extrémité inférieure, et s'ouvrant isolément dans l'urèthre. Cette disposition rappelle à l'évidence le vagin double des Marsupiaux.

rencontré de leur côté sur un même individu, deux glandes, dont l'une était un *ovaire*, l'autre un *testicule* (voy. CH. DEBIERRE, *L'hermaphrodisme et l'hermaphrodite devant le Code civil*, in *Arch. de l'anthrop. criminelle*, 1887).

L'hermaphrodisme vrai a donc été incontestablement observé dans l'espèce humaine où il a rappelé l'hermaphrodisme constant de certains Poissons (Serrans, Chrysophrys) (1). — L'embryon des animaux supérieurs est donc non seulement dans un état d'indifférence sexuelle (GEOFFROY SAINT-HILAIRE, J. MÜLLER, LEUCKART) pendant un certain temps de sa vie, mais il est tout aussi bien à la fois mâle et femelle (SEMPER, WALDEYER).

Destinée du sinus uro-génital et de l'ébauche des organes génitaux externes. — Nous avons vu (p. 427 et 703) comment par suite de l'abaissement de la

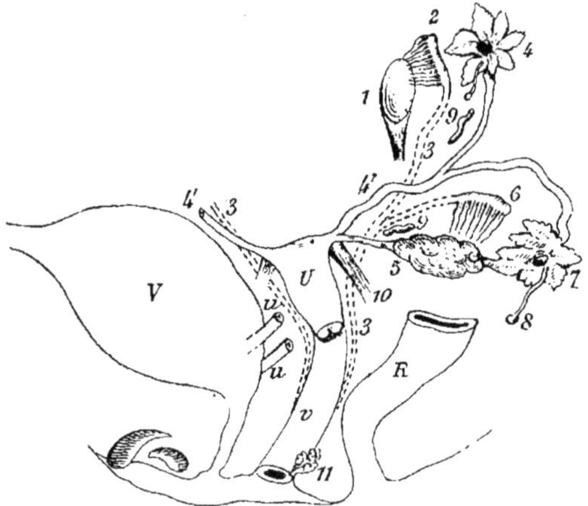

FIG. 390. — Évolution des organes génitaux internes de la Femme avant et après la descente de l'ovaire.

1 et 5, ovaire; — V, vessie; — *u*, *u*, uretères; — U, utérus; — *v*, vagin; — R, rectum; — 2 et 6, corps de Rosenmüller; — 3, 3, canal de l'époophore, canal de Gaertner (ancien canal de Wolff); — 4 et 7, pavillon de la trompe de Fallope; — 4', 4', oviductes; — 8, hydatide de la trompe; — 9, 9, parovaire; — 10, ligament rond de l'utérus; — 11, glande de Bartholin.

cloison de séparation du rectum et de l'allantoïde (fig. 324), le cloaque se trouvait divisé en deux cavités secondaires, l'une antérieure ou génito-urinaire, l'autre postérieure ou ano-rectale.

La cavité antérieure, en forme de canal, a reçu le nom de *sinus uro-génital* (J. MÜLLER), de *canal uro-génital* (VALENTIN). Elle reçoit les uretères, les canaux de Wolff et les conduits de Müller dans sa partie supérieure, tandis que son extrémité inférieure s'ouvre au dehors par une fente, *fente uro-génitale, aditus uro-genitalis, orifice uro-génital*, qui se prolonge par une gouttière, *gouttière génitale* ou *uréthrale*, à la face inférieure du tubercule génital.

Le *sinus uro-génital* se prolonge en haut jusqu'à l'origine des uretères. L'allongement de l'extrémité supérieure de ce conduit écarte les uretères des

(1) On sait que chez le Crapaud et l'Escargot on trouve aussi un testicule à côté d'un ovaire sur le même individu, et que chez les Crapauds, les Tritons et les Chimères, les canaux de Müller persistent chez le mâle à côté des canaux de Wolff.

conduits génitaux (canaux de Wolff et de Müller). — Le segment compris entre ces deux catégories de canaux (uretères et conduits génitaux) formera, en plus du bas-fond de la vessie, chez l'Homme, la portion prostatique du canal de l'urèthre, et chez la Femme, l'urèthre tout entier, qui dérive ainsi du pédicule de l'allantoïde entraîné dans sa descente derrière le pubis par les canaux de Müller dans la paroi desquels il s'incruste pour ainsi dire.

Chez la Femme, le segment inférieur du conduit uro-génital se transforme en *vestibule*, les bords de la gouttière génitale persistant sans se rejoindre ni se souder sous le nom de petites lèvres.

Chez l'Homme, les lèvres de la fente uro-génitale (segment inférieur du sinus uro-génital) s'allongent, se rencontrent et se soudent sur la ligne médiane, transformant ainsi la fente uro-génitale et la gouttière génitale en un conduit cylindrique, le canal de l'urèthre. — L'épithélium du sinus uro-génital fournit ainsi chez l'Homme l'épithélium des portions prostatique, membraneuse et bulbeuse du canal de l'urèthre. — C'est de ses involutions dans la profondeur que naissent les culs-de-sac glandulaires de la prostate, de Cowper et des glandules uréthrales. La portion pénienne (portion spongieuse) prend naissance aux dépens de la gouttière génitale, dont le raphé persiste indéfiniment comme pour en attester la soudure des lèvres.

Chez la Femme, l'urèthre tout entier est formé par le conduit uro-génital, car les lèvres du sillon génital ne se soudent jamais (petites lèvres). L'épithélium du conduit devient l'épithélium de l'urèthre avec ses glandules. Le vestibule (*introitus vaginæ*) n'est que la gouttière génitale agrandie (1). — Cette étude morphologique conduit fatalement à l'homologie des glandes bulbo-uréthrales (glandes de Cowper) de l'Homme et des glandes vulvo-vaginales (glandes de Bartholin), — et à regarder l'appareil génital externe comme commençant sous la forme féminine.

Si l'Homme peut être hermaphrodite par ses organes génitaux internes, il peut l'être également par ses organes génitaux externes. Les cas dans lesquels les organes génitaux externes laissent le sexe apparent douteux, constituent l'*hermaphrodisme apparent* ou *pseudo-hermaphrodisme*. Les cas les plus curieux de *pseudo-hermaphrodites de sexe féminin* sont ceux de Marie-Madeleine Lefort et de Marzo Joséphine ; — les *pseudo-hermaphrodites de sexe masculin* sont des hypospades du dernier degré et les cas de ces « hommes femmes » sont nombreux dans la science. Celui d'Alexina B..., ceux de Maria Arsano, Alexandrine Hortense, Adélaïde Fréville, etc., sont des plus intéressants (voy. CH. DEBIERRE, *L'hermaphrodisme et l'hermaphrodite devant le Code civil*, in *Arch. de l'anthrop. criminelle*, 1887).

Le mécanisme de formation de l'hermaphrodisme apparent est des plus simples. Si l'on veut bien se rappeler que la Femme, de par ses organes génitaux externes, est un Homme hypospade du dernier degré, tandis que l'Homme hypospade, de par ses organes génitaux externes, est une Femme, — on comprendra facilement qu'un simple arrêt de développement des organes génitaux externes chez un sujet mâle quant au reste, donne lieu au pseudo-hermaphrodisme féminin, de même que la soudure anormale des deux grandes lèvres et le développement exagéré du clitoris engendre le pseudo-hermaphrodisme masculin chez un sujet, quant au reste d'ailleurs femelle de tous points.

Les homologies des organes génitaux internes dans les deux sexes sont faci-

(1) Je ne fais que mentionner que selon S. POZZI, à l'urèthre postérieur de l'Homme correspondrait la partie inférieure du vagin de la Femme, et qu'au bulbe de l'urèthre de l'Homme correspondrait l'hymen. — Pour ISSAURAT d'autre part, l'hymen serait représenté dans le sexe masculin par le verumontanum.

lement reconnaissables en comparant les figures 389 et 390, l'état neutre primitif ou embryonnaire étant représenté dans la figure 388.

Nous résumons dans le tableau ci-dessous les homologies générales des organes génitaux que nous sommes maintenant en état d'apprécier et de comprendre.

HOMOLOGIES DES ORGANES GÉNITAUX DE LA FEMME ET DE L'HOMME.

Organes génitaux internes.

EMBRYON.		FEMME.	HOMME.
Glande génitale		Ovaire	Testicule.
		Cordons médullaires	Canaux séminifères.
Conduit de Müller		*Portion supérieure :* Trompe ; utérus	Hydatide du testicule.
		Portion inférieure : Vagin	Utricule prostatique.
		Hymen	Verumontanum.
Corps de Wolff.	Portion supérieure ou génitale.	Hydatide pédiculée de la trompe	Hydatide pédiculée de l'épididyme.
		Canalicules de l'époophore	Canaux efférents de la tête de l'épididyme.
		Rete ovarii	Rete testis.
	Portion inférieure ou urinaire.	Parovaire	Paradidyme.

EMBRYON.	FEMME.	HOMME.
Canal de Wolff	Canal de l'époophore.	Canal de l'épididyme.
	Canal de Gaertner	Canal déférent, y compris la vésicule séminale et le conduit éjaculateur.

Organes génitaux externes.

EMBRYON.			FEMME.	HOMME.
Sinus uro-génital.	Portion allantoïdienne.		Urèthre tout entier	Urèthre postérieur (portion prostato-membraneuse) (1).
	Portion vestibulaire.	Bourgeon génital.	Clitoris	Verge.
		Replis génitaux.	Petites lèvres et gland du clitoris	Urèthre antérieur (portion spongieuse et gland du pénis).
		Bourrelet génital.	Grandes lèvres	Bourses.

(1) C'est donc une erreur de dire avec SAPPEY que la prostate est homologue à la matrice, tout aussi bien que de dire avec MECKEL, CARUS, SCHMIDT que les vésicules séminales sont homologues à l'utérus.

Bibliographie. — MARTIN, *Persistance du canal de Müller* (*Journ. de l'anat.*, t. XIV, p. 21, 1878). — F. TOURNEUX, *L'organe de Rosenmüller* (*Journ. de l'anat.*, p. 169, 1888). — CH. DEBIERRE, *L'hermaphrodisme* (*Arch. de l'anthrop. criminelle*, Lyon, 1887). — A. ISSAURAT, *Le sinus uro-génital* (*Thèse de Paris*, 1888). — REUTEN, *Étude sur l'hermaphrodisme*, Wurzbourg, 1886. — GUINARD, *Thèse d'agrégation*, Paris, 1886. — MARSSET, *Menstruation précoce (trois ans)* (*Gaz. des hôp.*, 18 mars 1886).

MAMELLES

Préparation. — Choisissez les mamelles d'une Femme morte en couches ou en lactation; — injectez les vaisseaux (veines et artères), puis détachez la mamelle en emportant toutes les parties molles qui recouvrent la poitrine jusque vers l'aisselle et plongez le tout dans l'eau tiède; — recherchez, sur le mamelon, les orifices des conduits galactophores, introduisez dans chacun d'eux une soie de porc, et passez à leur injection successive; — disséquez ensuite la glande avec beaucoup de soin pour ne pas couper les conduits lactifères qui sont très tortueux. — Conservez l'organe préparé dans l'alcool ou desséchez-le après l'avoir fait macérer dans un mélange d'alcool et de térébenthine. — On peut aussi injecter les conduits avec le mercure, mais alors la dissection devient très laborieuse, à cause des fuites qui se produisent presque fatalement.

Les *mamelles, glandes mammaires,* sont deux glandes destinées à la sécrétion du lait chez la femelle et situées de chaque côté de la ligne médiane, sur la partie antérieure et supérieure de la poitrine. Leur importance en zoologie descriptive est telle qu'elles ont servi à caractériser un grand groupe d'animaux, les Mammifères.

Malgré leur spécialisation les glandes mammaires sont des glandes de la peau absolument comparables au point de vue morphologique aux glandes acineuses sébacées (1). Aussi doivent-elles être considérées comme s'étant formées, chez les premiers Mammifères, aux dépens de glandes purement cutanées, et comme n'ayant acquis que progressivement le cachet morphologique et la valeur fonctionelle qu'elles possèdent actuellement.

Chez les Monotrèmes, ces glandes sont tubuleuses et pelotonnées comme les glandes sudoripares; — il n'existe pas de mamelon. — Chez l'Échidné, cet appareil glanduleux est renfermé dans une poche cutanée qui sert d'asile à l'embryon en voie de développement. Plus tard, le jeune, une fois éclos, se nourrit du produit de sécrétion de ces glandes « qui n'est pas encore du lait ». — Ce qui les distingue en outre des mamelles des animaux supérieurs, c'est qu'elles sont en rapport avec des follicules pileux. — Chez les Marsupiaux, il existe un grand nombre de poches mammaires cutanées où s'ouvrent de véritables glandes laiteuses analogues au point de vue anatomique aux glandes sébacées, mais toujours accompagnées de follicules pileux. — Seulement la concentration des glandes a fait un pas de plus. Elles sont enveloppées dans le « marsupium », poche cutanée dans laquelle le fœtus achève son développement et chacune d'elles porte un mamelon.

Le nombre des mamelles semble augmenter en proportion des produits qui

(1) Si nous décrivons les Mamelles après les organes génitaux, et non pas avec les glandes de la peau, c'est pour nous conformer à l'usage et à la tradition.

composent une portée : il n'existe qu'une paire de mamelles chez l'Homme, l'Anthrophoïde, les Quadrumanes, etc., et quelques grands Mammifères tels que l'Éléphant, le Rhinocéros, l'Hippopotame, les Solipèdes, les Cétacés ; — un grand nombre d'espèces ont quatre mamelles ; — on en compte douze chez les Rongeurs, jusqu'à quatorze chez le Porc.

Le plus souvent placées de chaque côté de la ligne médiane, sur la paroi thoracique ou abdominale, on les rencontre dans les aines chez la Brebis et la Jument, au voisinage de la vulve chez les Cétacés. — Toutes ces dispositions sont indispensables à connaître pour se rendre compte de la valeur réelle de la glande mammaire.

Rudimentaires chez l'Homme pendant toute la vie, chez la Femme jusqu'à la puberté, les mamelles prennent un développement très considérable pendant la grossesse et surtout après l'accouchement. — Leur forme type est celle d'une calotte demi-sphérique, dont la base, large d'une dizaine de centimètres, est appliquée sur la région thoracique latérale, de la troisième à la septième côte, et dont le sommet se prolonge en une sorte de grosse papille ou bouton conoïde que l'on appelle le *mamelon*. — L'épaisseur de la mamelle est en moyenne de 5 à 6 centimètres, mais il y a dans la forme et dans le volume de cet organe de très nombreuses variations. — Conoïde, résistante, élastique et bien plantée chez la jeune fille, elle devient molle, dépressible, flasque et pendante chez les Femmes maigres, fatiguées par l'allaitement, fanées ou âgées. Les mamelles allongées et pendantes jusqu'aux aines sont presque caractéristiques de certaines races africaines (CAFRES, HOTTENTOTS, BOSCHIMANS).

On peut considérer à la mamelle une *face postérieure*, une *face antérieure* et une *circonférence*.

La *face postérieure* ou *adhérente* de la glande mammaire est plane et séparée du muscle grand pectoral par une lame cellulo-fibreuse qui prend dans certains cas les caractères d'une bourse séreuse de glissement, *bourse de Chassaignac*.

La *face antérieure*, convexe, est formée par la peau. Celle-ci est lisse, fine et blanche, couverte d'un duvet délicat ; — autour du mamelon, dans une zone de 4 à 5 centimètres de diamètre, elle présente un disque rosé chez les jeunes filles, brun chez les femmes qui ont eu des enfants. Ce disque, que l'on appelle *aréole* ou *auréole* du mamelon, est rugueux par suite de l'infiltration de la peau à ce niveau par de grosses glandes sébacées, annexées à des follicules pileux. Quelques-unes de ces glandes qui avoisinent la base du mamelon forment des saillies tuberculeuses, *tubercules de Morgagni*, qui prennent un développement remarquable pendant la grossesse et constituent ce que l'on a appelé les *glandes de Montgomery*, sortes de glandes mammaires aberrantes qui peuvent sécréter du lait pendant la lactation, et qui prouvent une fois de plus que les glandes mammaires dérivent des glandes sébacées. — La face profonde de la peau de l'aréole mammaire est doublée d'une couche de fibres musculaires lisses, *muscle sous-aréolaire* de Sappey, sorte de muscle peaucier disposé concentriquement, à la manière des sphincters, autour du faisceau constitué par la réunion des conduits galactophores à leur entrée dans le mamelon.

Le *mamelon* occupe le centre de l'aréole. Il répond au quatrième espace intercostal, et sa forme, très variable du reste, est le plus généralement conoïde ou hémisphérique. — Il forme une éminence rugueuse, rose ou brune, plus ou moins saillante; — sa surface est couverte de grosses papilles qui restent séparées par des sillons dans lesquels viennent s'ouvrir les conduits galactophores, et autour des orifices de ces derniers on aperçoit l'embouchure des glandes sébacées du mamelon. — Celui-ci contient dans son intérieur des fibres élastiques entre-croisées avec des fibres musculaires lisses entourant les canaux galactophores, mais rien ne permet de voir dans cette disposition quelque chose qui ressemble à du tissu érectile. — Si le mamelon s'érige quand on l'excite, c'est uniquement par contraction des fibres musculaires qu'il contient.

La *circonférence* de la mamelle se confond avec la peau environnante.

Structure de la mamelle. — La mamelle est constituée : 1° par du *tissu glandulaire;* — 2° du *tissu cellulo-adipeux;* — 3° des *vaisseaux* et des *nerfs*.

1° *Tissu glandulaire.* — La glande mammaire, *hors le temps de lactation*, est représentée par un disque blanchâtre, d'aspect fibroïde, dans lequel on rencontre à peine quelques culs-de-sac glandulaires atrophiés. La glande en est réduite à ses canaux excréteurs groupés au-dessous du mamelon. — Au moment de la lactation, ces conduits végètent dans la profondeur, et alors la mamelle est représentée par une lentille plan convexe, volumineuse, d'un rouge pâle, composée de quinze à vingt lobes ou petites glandes mammaires séparés par du tissu conjonctif et donnant naissance chacun à un canal excréteur, les *canaux galactophores.* — Dans son ensemble la glande mammaire est une glande en grappe composée, une agglomération de quinze à vingt glandules, dont chacune représente une petite masse polyédrique de 1 à 3 centimètres de diamètre. — Le canal galactophore se divisant en plusieurs branches dans le lobe, celui-ci peut être décomposé en lobules, qui se laissent décomposer à leur tour en acini, de manière à former une grappe. — Chaque acinus ou grain glanduleux de 1 à 2 millimètres de diamètre, est lui-même composé de culs-de-sac glandulaires de 60 à 120 μ de largeur. —

Les culs-de-sac se réunissent pour former l'acinus, et de celui-ci part un petit canal qui s'unit à ses voisins pour constituer un canal d'un plus fort calibre. — Les canalicules d'un même lobule se réunissent ainsi en un canal unique, et de la fusion des canaux des lobules d'un même lobe, résulte pour chacun des lobes de la mamelle un *canal galactophore* ou *lactifère*, qui reste indépendant pour se rendre dans le mamelon, où il s'ouvre à l'extérieur, dans les sillons interpapillaires, par un orifice étroit. — Au voisinage du mamelon, les canaux galactophores ont de 1 à 2 millimètres de large, et se dilatent en véritables réservoirs, appelés *ampoules* ou *sinus galactophores*. — Ils convergent de la périphérie vers le mamelon, et d'ordinaire ne s'anastomosent pas entre eux. — Les parois des conduits galactophores, ainsi que celles des acini glandulaires, sont constituées par une tunique fibreuse représentant le derme de la peau invaginé pendant l'introrsion des bourgeons épidermiques glandulaires. — A part ROBIN, SAPPEY et quelques autres, les auteurs rejettent l'existence des fibres musculaires lisses dans les parois des conduits galactophores. — L'épithélium est cubique et à une seule couche avant l'établissement de la sécrétion lactée; — dans les acini il devient polyédrique. — Il repose sur une membrane vitrée. — Vers la fin de la grossesse, l'épithélium glandulaire prolifère activement et l'on trouve alors dans les acini un nombre infini de cellules bondées de gouttelettes graisseuses. Ces éléments nagent dans un liquide séreux qui est également sécrété par les acini, et dès lors le premier produit de sécrétion de la mamelle est un liquide séreux dans lequel nagent des éléments sphériques, provenant d'une transformation graisseuse des cellules glandulaires. — Ce liquide, c'est le *colostrum*, et ses éléments cellulaires sont appelés *corpuscules du colostrum*. — Ce liquide s'écoule pendant les trois ou quatre premiers jours qui suivent l'accouchement, et fait place à l'écoulement du *lait*, liquide émulsif, alcalin, sucré et albuminoïde (caséine), dont les corpuscules, *globules du lait* (beurre), sont

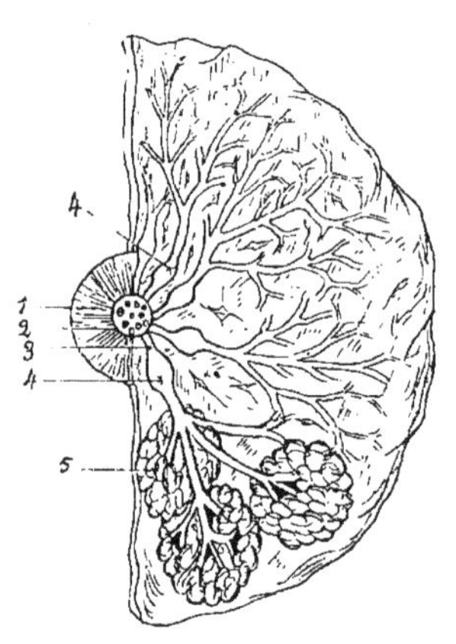

FIG. 391. — Structure de la glande mammaire.

1, aréole; — 2, mamelon percé des orifices des conduits galactophores, 3; — 4, 4, ampoules des conduits galactophores; — 5, lobules de la glande.

formés par des globules graisseux provenant de la fonte ou de l'éclatement des cellules épithéliales glandulaires engraissées.

2° *Tissu cellulo-adipeux.* — La mamelle est située dans un dédoublement de la couche cellulo-graisseuse sous-cutanée, ce qui prouve une fois de plus qu'elle n'est qu'une dépendance de la peau. Cette couche, qui forme à elle seule presque toute la glande en dehors de l'époque de la lactation, s'infiltre entre les lobes et les lobules de l'organe qu'elle réunit les uns aux autres, et auxquels elle fournit une coque cellulo-fibreuse plus ou moins chargée de vésicules adipeuses. — Autour de la mamelle, elle constitue une sorte de capsule générale qui se continue insensiblement avec le tissu cellulo-adipeux sous-cutané environnant. — A la partie supérieure, le fascia superficialis qui contient ce pannicule adipeux, s'épaissit et se prolonge jusqu'à la clavicule où il s'attache. C'est là ce que GIRALDÈS a appelé le *ligament suspenseur de la mamelle.*

3° *Vaisseaux et nerfs.* — Les *artères* de la mamelle viennent des mammaires interne et externe et de quelques intercostales aortiques. Toutes ces branches, très grêles hors l'époque de la lactation, acquièrent un calibre beaucoup plus considérable pendant cette période. — Du réseau qu'elles forment à la surface des acini, naissent les *veines*, qui forment un plexus superficiel abondant, et parfois une couronne veineuse à la périphérie de la glande, avant d'aller se jeter dans la veine mammaire interne et l'axillaire. — Les *lymphatiques* sont disposés en un réseau superficiel développé dans le mamelon et son aréole (réseau sous-aréolaire), et en un réseau profond qui prend son origine autour des acini glandulaires. Les vaisseaux profonds s'unissent aux troncs collecteurs du réseau superficiel et se rendent dans les ganglions axillaires. Les *nerfs* viennent des intercostaux et des branches thoraciques du plexus brachial.

Développement. — Les premiers, LANGER et KÖLLIKER ont démontré que les conduits lactifères ne naissent pas isolément comme une série de glandes juxtaposées, mais que tous sont issus d'un bourgeon plein unique qui représente l'organe générateur de toute la glande. — Depuis HUSS, REIN, F. CURTIS ont démontré que le bourgeon épidermique (corps muqueux) qui donne naissance à la mamelle se dégage de la peau de la région pectorale dès le commencement du troisième mois de la vie fœtale et qu'il apparaît tout d'abord sous la forme d'une invagination discoïdale du corps muqueux de Malpighi, autour de laquelle le derme prolifère, se condense et se soulève pour constituer la *zone* ou *éminence mamillaire primitive.* — Du troisième au quatrième mois, ce bourgeon s'enfonce dans la profondeur du mésoderme sous-jacent et prend l'aspect piriforme, — stade du *bourgeon primitif.* — Un peu plus tard, du quatrième au septième mois, il se couvre de tubercules qui ne sont que les premiers vestiges de bourgeons secondaires pleins, stade des *bourgeons secondaires.* L'éminence mamillaire tend à s'effacer et une fossette centrale qu'elle portait à son sommet s'étale et tend à disparaître ; — le stroma glandulaire paraît et s'accroît. — Dans une nouvelle phase qui se passe du septième mois à la naissance, le bourgeon primitif perd sa forme pédiculée, il régresse, tandis que les bourgeons secondaires s'allongent et se ramifient tout en s'élargissant en ampoule à leur extrémité. — Bientôt ils se creusent et la canalisation de la glande apparaît. — En même temps se développent les glandes de Montgomery.

— Langer, *Ueber den Bau u. die Entw. de Milchdrüse* (*Deukschriften der Wiener Akad. der Wissenschaften*, Bd III, 1851). — Kölliker, *Beiträge z. Entw. der Milchdrüse* (*Jenaische Zeitschr.*, Bd VII, 1873). — Huss, *Thèse d'Iéna*, 1873. — G. Rein, *Unters. ü die embryonale Entwickl. de Milchdrüse* (*Arch. f. mikr. Anat.*, Bd XX et XXI, 1881 et 1882). — A. Bowlby, *Brit. med. Journ.*, p. 1143, 1882. — F. Curtis, *Le dévelop. de la mamelle*, etc. (*Rev. biologique du nord de la France*, n° 12, sept. 1889).

En un mot, la glande mammaire est une glande de la peau qui ne se développe pas autrement que les glandes sébacées ordinaires. — Elle est encore fort incomplète au moment de la naissance, et ce n'est que dans le cours de la première année que l'on voit s'élever au milieu du champ mammaire la saillie qui forme le mamelon, et la zone rougeâtre qui l'entoure et donne lieu à l'aréole. — Le mamelon est dû au développement d'une sorte d'étui que fournit la peau autour des conduits galactophores. A la naissance il se fait une poussée ; les bourgeons s'accroissent, se ramifient et se terminent par des renflements ou culs-de-sac terminaux; mais ces culs-de-sac ne sont pas encore pourvus d'alvéoles, il n'y a pas encore d'acini. — Néanmoins cette poussée glandulaire peut s'accompagner, dans les deux sexes, d'un écoulement blanchâtre auquel on a donné le nom de *lait des nouveau-nés*. — Les mamelles persistent ainsi pendant tout le jeune âge dans l'un comme dans l'autre sexe. Ce n'est qu'à la puberté que surviennent des différences importantes. Chez la Femme, déjà avant la puberté, l'aréole augmente d'étendue, et au moment de la première menstruation, les conduits galactophores bourgeonnent pour donner naissance aux évaginations alvéolaires et aux acini. — A cette époque il n'est pas rare d'observer une nouvelle sécrétion, aussi bien chez les garçons que chez les filles. — Chez l'Homme la glande ne continue pas à se développer; — loin de là, n'ayant aucune fonction à remplir, elle s'atrophie partiellement et devient rudimentaire. — Il n'en est pas de même chez la Femme. — Au moment de la grossesse, et surtout au moment de la lactation, la mamelle acquiert un énorme développement, et prend tous les caractères d'une grosse glande composée. — Après la lactation beaucoup de culs-de-sac glandulaires s'atrophient, et il ne persiste guère que les canaux galactophores perdus dans le stroma de la glande qui s'est considérablement condensé. — A une nouvelle lactation, les canaux galactophores prolifèrent à nouveau pour reformer la glande, et ainsi jusqu'à la ménopause, époque à laquelle la mamelle est frappée d'atrophie définitive.

Anomalies. — Une ou les deux mamelles peuvent faire défaut, absence coïncidant d'ordinaire avec des malformations du thorax ou l'absence de l'utérus ou des ovaires (Scanzoni, Cooper, Pears, etc.). — Ces glandes peuvent rester à l'état rudimentaire; — elles peuvent aussi être frappées d'une hypertrophie telle que leur ablation en devienne nécessaire (Manec, Labarraque). — Rudimentaires chez l'Homme, elles peuvent prendre chez lui un développement aussi grand que chez la Femme. Cette *gynæcomastie* peut s'accompagner de sécrétion lactée (W. Grüber, *Mém. de l'Acad. imp. de Saint-Petersbourg*, VIIe série, t. X, n° 10, 1866). — On a aussi signalé l'existence de *deux* mamelons sur une *seule* mamelle, et la présence d'une troisième mamelle. — Mais les cas les plus curieux sont ceux que l'on a décrits sous le nom de *mamelles surnuméraires* ou *polymastie*. — Cette anomalie est caractérisée par la présence au-dessous des mamelles normales d'autres mamelles disposées symétriquement à droite et à gauche de la ligne médiane. — Ces organes rappellent alors les mamelles multiples d'une foule de Prosimiens, et sont des phénomènes d'atavisme. — Il semble que chez les ancêtres des Primates il existait, de chaque côté de la ligne médiane, une double série de mamelles, dont deux seulement ont persisté dans la région thoracique (GEGENBAUR). — CHAMPION, JEAN BOREL, MAROTTE, FUECH, F. GODFRAIN, LEICHTENSTERN, DE MORTILLET, R. BLANCHARD, NATALUCCI, EDWARDS, CHAMPNEYS, FAVRA, etc., ont rapporté de nombreux cas de mamelles surnuméraires (voy. R. BLANCHARD, *Bull. de la Soc. d'anthrop. de Paris*, 1885; — NEUGEBAUER, *Centralbl. f. Gynäk.*, 1886), que FRANÇOIS, BLANDIN, DE MORTILLET, etc., ont également signalées chez l'Homme. — Le nombre le plus grand que l'on ait signalé comportait huit mamelles, quatre de chaque côté. — Ainsi s'expliquent les mamelles inguinales qui répètent l'état des Mammifères les plus inférieurs. — Si, d'autre part, nous nous rappelons que les glandes mammaires dérivent des glandes sébacées de la peau, nous n'aurons aucune peine à expliquer ces « curiosités » dans lesquelles on a constaté la présence, même dans le *sexe masculin*, de mamelles siégeant, non pas sur la poitrine ou l'abdomen, mais sur la cuisse ou dans le dos.

PÉRITOINE (1)

Préparation. — Choisissez un sujet jeune qui n'ait pas succombé à une inflammation ou autre lésion de l'abdomen. — Placez un billot sous la région lombaire, et incisez crucialement le ventre. — Disséquez alors les quatre lambeaux de façon à découvrir le feuillet pariétal du péritoine, et conservez les cordons fibreux qui représentent les vaisseaux ombilicaux et l'ouraque oblitérés. — Décollez ensuite le péritoine des parois abdominales, de la surface antérieure des reins, du rachis et des gros troncs vasculaires en glissant les doigts peu à peu d'avant en arrière. — Vous isolerez ainsi tout le sac péritonéal avec les organes sur lesquels il se réfléchit.

Ouvrez ensuite le péritoine par une incision transversale qui passera juste au-dessous de l'ombilic; — soulevez la partie supérieure du sac, vous verrez alors le ligament de la veine ombilicale se continuant plus loin avec le ligament suspenseur du foie; — glissez ensuite les doigts entre le foie et le diaphragme et vous tombez sur le ligament coronaire supérieur; — tirez à droite et à gauche les lambeaux abdominaux en les écartant des extrémités droite et gauche du foie, et vous verrez les ligaments triangulaires du foie; — introduisez le doigt recourbé en crochet dans l'hiatus de Winslow, en renversant le foie en haut et en passant derrière la veine porte, et vous mettrez en évidence l'arrière-cavité des épiploons et l'épiploon gastro-hépatique. — Insufflez l'arrière-cavité chez un fœtus et vous verrez que cette arrière-cavité se prolonge entre les feuillets du grand épiploon. — Recherchez la rate, attirez-la à vous et voyez comment la séreuse se comporte à son égard. — Répétez la même opération pour l'intestin grêle, le gros intestin et les viscères pelviens. — Déchirez enfin l'épiploon gastro-hépatique, vous voyez alors au fond de l'arrière-cavité le duodénum et le pancréas, et vous jugez de la disposition du péritoine à leur surface.

Le *péritoine* (de περί, autour, et τείνειν, étendre : étendu autour) est une vaste membrane séreuse qui tapisse les parois de l'abdomen et se réfléchit de ces parois sur la presque totalité des vis-

(1) Je place ici la description du péritoine parce que j'estime que pour comprendre la disposition de cette séreuse, il faut préalablement connaître tous les organes que renferme l'abdomen.

cères contenus dans cette cavité auxquels il forme une enveloppe presque complète. — La portion du péritoine qui revêt les parois abdominales porte le nom de *péritoine parietal;* celle qui entoure les viscères, celui de *péritoine viscéral.* — En se réfléchissant des parois abdominales sur les viscères abdominaux et pelviens, ou en passant d'un viscère à l'autre, il forme des replis composés de deux feuillets adossés l'un à l'autre, et renfermant entre eux les vaisseaux et les nerfs de ces viscères. — Ces replis portent le nom de *ligaments*, *mésentère*, *épiploons*.

§ I. — DISPOSITION GÉNÉRALE DU PÉRITOINE

Comme toutes les membranes séreuses, le péritoine, la plus considérable et la plus compliquée des séreuses, est un sac sans ouverture qui recouvre tous les organes sans les renfermer dans sa cavité. — Il présente donc une surface adhérente qui l'unit plus ou moins fort aux parois ou aux organes qu'il tapisse à l'aide d'un tissu cellulaire, lâche ici, très dense et très serré ailleurs; — une surface libre, lisse, en contact avec elle-même; car, à l'état normal, la *cavité* du péritoine est virtuelle, et se réduit aux interstices qui séparent les uns des autres les viscères abdominaux accolés les uns aux autres. — Chez l'Homme, ce sac est absolument clos; — chez la Femme, il communique à l'extérieur par l'intermédiaire de la trompe de Fallope. Au-dessous du foie, entre la veine cave et la veine porte, il s'invagine de façon à former une sorte de bourse, *arrière-cavité des épiploons* (20, fig. 392), comprise dans la grande cavité péritonéale, et ne communiquant avec elle que par l'orifice de la bourse que l'on a appelé *hiatus de Winslow* (19, fig. 392).

Le *péritoine pariétal* se continue sans interruption avec le *péritoine viscéral.* — Le premier est épais et résistant, et peut être détaché des parties qu'il recouvre. Un tissu cellulaire, plus ou moins serré et abondant, le double dans toute son étendue. Peu développé à la face inférieure du diaphragme, ce tissu cellulaire forme une nappe continue au niveau des parois abdominales, où il constitue le *fascia propria,* mais une couche plus épaisse dans les fosses iliaques et le petit bassin. Au niveau du rein ce tissu se dédouble pour envelopper l'organe et former sa capsule externe. — La séreuse adhère d'une façon très intime au pourtour de l'ombilic, et là le tissu cellulaire sous-péritonéal fait défaut.

Le *péritoine viscéral* est beaucoup moins épais que le péritoine pariétal. Il forme une membrane transparente, tellement fine et adhérente à la surface de certains viscères (foie, rate, ovaire, utérus), qu'elle en est inséparable par le scalpel, et comme réduite à sa couche épithéliale; — ailleurs, au contraire, sur l'estomac, l'intestin, le pancréas, il forme une membrane extrêmement ténue, il est vrai, mais, cependant, séparable par la dissection.

L'union des deux feuillets pariétal et viscéral se fait à l'aide de replis qui se portent des parois de l'abdomen sur les viscères, ou qui sont étendus entre les viscères. — Nous les étudierons plus tard sous les noms de *mésentère*, *mésocôlons*, *ligaments coronaires*, *ligaments larges*, etc., et d'*épiploons*.

§ II. — TRAJET ET RAPPORTS DU PÉRITOINE

Pour comprendre le péritoine, il faut s'imaginer pour un instant qu'il n'y a pas de viscères dans l'abdomen; — dans ces conditions, la séreuse ne se composera que d'un feuillet, le feuillet pariétal, exactement appliqué sur la paroi abdominale comme une tapisserie ininterrompue. — Supposons maintenant que des organes de formes variées prennent place sous cette tapisserie en différents points, et aussitôt nous voyons qu'ils ne peuvent s'y loger et y trouver domicile qu'en soulevant cette tapisserie et en y déterminant des reliefs en rapport avec leur configuration particulière. — Les uns, peu volumineux ou noyés dans le tissu cellulaire sous-séreux, la soulèveront si peu que le péritoine passera au-devant d'eux sans presque subir de modification dans sa marche. Il en est ainsi sur le pancréas, le duodénum, les reins, les artères ombilicales et l'ouraque. D'autres, au contraire, proémineront dans la cavité abdominale en se coiffant de la séreuse (cæcum, côlons ascendant et descendant, foie, utérus, vessie) ; certains, enfin, se dégagent complètement de la paroi de l'abdomen pour s'avancer au loin dans sa cavité : la tapisserie qu'ils repoussent devant eux leur formant dès lors un pédicule qui les rattache à la paroi (estomac, côlon transverse et côlon iliaque, foie, rate). — Tous ces replis, en même temps qu'ils fixent ou suspendent les viscères abdominaux, en assurent l'indépendance, — et aucun de ces derniers n'est véritablement placé dans la cavité séreuse : tous sont extrapéritonéaux.

Pour poursuivre avec fruit et facilité le trajet et la disposition du péritoine, nous pensons que le mieux est de l'étudier sur une série de coupes : 1° sur une coupe sagittale médiane de l'abdomen; — 2° sur plusieurs coupes horizontales superposées, passant par l'ombilic, par la région sous-ombilicale, par la région pelvienne, et par la région sus-ombilicale. — En suivant le trajet du péritoine sur la ligne de section de ces coupes, nous constaterons aisément que les feuillets pariétal et viscéral de la séreuse sont en continuité l'un avec l'autre, et qu'ils décrivent un circuit plus ou moins long et compliqué, mais ininterrompu.

1° *Coupe sagittale.* — Si nous prenons le péritoine à partir de l'ombilic, et que nous le suivions vers la cavité pelvienne, nous voyons (fig. 392) qu'il tapisse la paroi antérieure de l'abdomen, où il rencontre trois cordons : l'ouraque au milieu, les artères ombilicales de chaque côté. —Le péritoine forme, sur ces trois cordons fibreux, trois replis falciformes, *petites faux du péritoine*, qui circonscrivent deux espaces triangulaires à sommet dirigé vers l'ombilic. — Soulevé de chaque côté de la vessie par les cordons fibreux qui remplacent les artères ombilicales (*ligaments latéraux ou postérieurs de la vessie*), il constitue les replis *ombilico-hypogastriques.* Arrivé au niveau du pubis, il se réfléchit assez brusquement en arrière pour gagner le sommet de la vessie, sur lequel il est refoulé par l'ouraque, et laisse, entre le pubis, la paroi abdominale antérieure et la vessie, un espace triangulaire, *espace sus-pubien*, par lequel passe le chirurgien dans la taille hypogastrique (13, fig. 392).

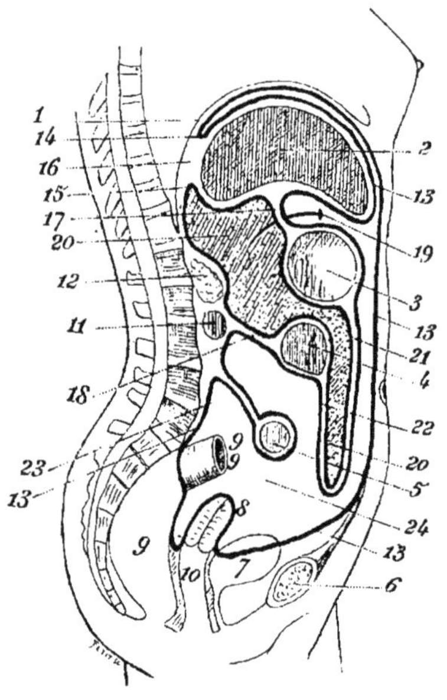

FIG. 392. — Coupe sagittale médiane de la cavité abdomino-pelvienne.

1, diaphragme; — 2, foie; — 3, estomac; — 4, côlon transverse; — 5, intestin grêle; — 6, pubis; — 7, vessie; — 8, utérus; — 9, rectum; — 10, vagin; — 11, duodénum (troisième portion); — 12, pancréas; — 13, 13, péritoine pariétal; — 14, ligament coronaire supérieur; — 15, ligament coronaire inférieur; — 16, bord postérieur du foie dépourvu de péritoine; — 17, épiploon gastro-hépatique; — 18, méso-côlon transverse; — 19, épingle engagée dans l'hiatus de Winslow; — 20, 20, arrière-cavité des épiploons; — 21, feuillet antérieur, et 22, feuillet postérieur du grand épiploon; — 23, mésentère; — 24, grande cavité péritonéale (le péritoine est en rouge).

En quittant la paroi abdominale pour se porter sur la vessie, le péritoine pariétal est devenu péritoine viscéral, et forme le *cul-de-sac vésico-abdominal.* Du sommet de la vessie il passe alors sur la face postérieure et les faces latérales de cet organe, et descend jusqu'au bas-fond vésical, où il recouvre en partie les vésicules séminales. Là il se réfléchit en arrière et en haut en formant un cul-de-sac, *cul-de-sac vésico-rectal* (9, fig. 393), maintenu par l'aponévrose prostato-péritonéale (1), et arrive sur le rectum, sur lequel il remonte obliquement (13, fig. 392). De chaque côté de la ligne médiane il forme un pli étendu du bas-fond de la vessie au rectum, ce sont les *replis vésico-rectaux*.

Chez la Femme, le péritoine se réfléchit de la vessie sur la face antérieure de l'utérus (13, fig. 392), en formant un cul-de-sac, *cul-de-sac vésico-utérin*, limité de chaque côté par les replis vésico-utérins, tapisse les deux tiers supérieurs de l'utérus, sa face antérieure, puis son fond, qu'il contourne d'avant en arrière, pour descendre enfin sur sa face postérieure, qu'il revêt dans toute son étendue, et gagne la face postérieure du vagin, dont il tapisse le tiers supérieur. Du vagin il se porte en arrière, en formant un cul-de-sac, *cul-de-sac vagino-rectal*, et remonte sur le rectum, où il se comporte comme chez l'Homme. Le cul-de-sac utéro-rectal est limité à droite et à gauche par les replis de Douglas, qui se réunissent en arrière du vagin pour former un repli curviligne, le *ligament de Petit*. Il résulte de cette disposition que la partie inférieure et antérieure du col utérin et toute la face antérieure du vagin sont dépourvues de péritoine.

Après avoir formé le *mésorectum*, le péritoine continue sa marche ascendante sur la paroi postérieure de l'abdomen; — il recouvre l'angle sacro-vertébral, passe au-devant de l'aorte, de la veine cave inférieure, des artères et veines spermatiques, des uretères, et, arrivé à la seconde vertèbre lombaire, se réfléchit brusquement d'arrière en avant, et de haut en bas, pour constituer le *feuillet gauche* ou *inférieur du mésentère* (29, fig. 394), qui suit les vaisseaux mésentériques supérieurs pour arriver à l'intestin grêle, dont il recouvre toute la circonférence, excepté le point correspondant à l'entrée des vaisseaux (hile de l'intestin). — Puis, il abandonne l'intestin, s'applique sur le feuillet précédent, et regagne la colonne vertébrale en formant le *feuillet supérieur* ou *droit du mésentère* (28, fig. 394). — Nous reviendrons plus loin sur le mésentère.

En quittant le feuillet supérieur de ce repli, et en remontant sur le rachis, le doigt qui suit le trajet du péritoine est vite arrêté par un nouveau repli de la séreuse. — En effet, au niveau de la première vertèbre lombaire, le péritoine se détache à nouveau du rachis et de la troisième portion du duodénum, qu'il recouvre en partie (11, fig. 394), et se porte en avant pour atteindre le bord postérieur du côlon transverse, et former, dans ce trajet, le *feuillet*

(1) Le péritoine descend plus bas sur la paroi postérieure de la vessie chez l'enfant que chez l'adulte, ce qui tient à la situation plus élevée de la vessie dans l'enfance par suite du peu de développement relatif du bassin.

inferieur du méso-côlon transverse. — Il tapisse ensuite la demi-circonférence inférieure de cet intestin (1), et, parvenu au niveau de son bord antérieur, il l'abandonne pour descendre vers l'hypogastre; — mais bien tôt il se réfléchit en formant une anse, et remonte jusqu'à la grande courbure de l'estomac, après avoir passé en avant du côlon transverse sans y adhérer en aucune sorte (21, fig. 392). — Cette partie du péritoine, étendue en anse du côlon transverse à la grande courbure de l'estomac, constitue le *feuillet superficiel du grand épiploon, epiploon gastro-colique.*

De la grande courbure de l'estomac, le péritoine monte sur la face antérieure de cet organe qu'il revêt, et gagne la petite courbure. Là il devient libre et se dirige en haut et à droite vers le sillon transverse du foie, trajet dans lequel il représente le *feuillet superficiel* ou *anterieur du petit epiploon, epiploon gastro-hepatique* (17, fig. 392). — Arrivé au hile du foie, le péritoine est arrêté dans sa marche en arrière par les vaisseaux qui entrent ou sortent de ce viscère; — il se réfléchit alors en avant, tapisse toute la face inférieure du foie située en avant du sillon transverse, contourne son bord antérieur et gagne sa face supérieure, qu'il revêt jusqu'au bord postérieur de l'organe. — A ce niveau le doigt est arrêté par un cul-de-sac, *ligament coronaire superieur* (14, fig. 392), parce que le péritoine abandonne le foie pour se porter sur le diaphragme, dont il revêt toute la concavité ou face inférieure, en se portant d'arrière en avant. Il gagne ainsi la paroi abdominale antérieure, qu'il tapisse dans sa portion sus-ombilicale, et revient à l'ombilic d'où nous l'avions fait partir. Mais, dans ce dernier trajet, il est soulevé en un pli considérable par le ligament rond du foie (débris fibreux de la veine ombilicale), *pli falciforme de la veine ombilicale, grande faux du peritoine,* qui se continue sans interruption avec le *ligament suspenseur du foie,* qui partage la face convexe du foie en deux parties inégales et la rattache au diaphragme.

Il nous reste à voir comment le péritoine se comporte à la face postérieure de l'estomac, sur le pancréas, la demi-circonférence supérieure du côlon transverse, et la partie de la face inférieure du foie situé en arrière du sillon transverse; — enfin, comment il arrive à constituer le feuillet supérieur du mésocôlon transverse et le feuillet profond du grand et du petit épiploon.

Pour cela, pénétrons dans l'*arrière-cavite des epiploons, bursa*

(1) Nous verrons qu'il serait plus exact de dire que le mésocôlon transverse recouvre le côlon comme le mésentère recouvre l'intestin grêle, et que c'est seulement lorsque son feuillet supérieur a atteint le rachis qu'il se réfléchit et s'adosse à lui-même pour se continuer ensuite avec le feuillet profond du grand épiploon. — D'où il s'ensuit que le grand épiploon n'est pas un épiploon gastro-colique comme on le dit. S'il paraît en être ainsi chez l'adulte, cela résulte d'adhérences secondaires (voy. p. 821).

omentalis, diverticule de la grande séreuse abdominale qui ne communique avec elle que par un orifice assez étroit appelé *hiatus de Winslow*.

L'*hiatus de Winslow* (19, fig. 392, et 6, fig. 396) est un orifice arrondi, assez grand pour admettre le doigt. Il est limité, en avant, par le ligament hépato-duodénal (bord droit du petit épiploon) qui contient le canal cholédoque, l'artère hépatique et la veine porte (7, fig. 396); — en arrière, par la veine cave inférieure, et le ligament hépato-rénal; — en bas, le duodénum; — en haut, le col de la vésicule biliaire. — Pour y pénétrer, il suffit de glisser l'index de bas en haut sur le côté droit du col de la vésicule biliaire et de le pousser à gauche : il traverse un orifice et apparaît dans l'arrière-cavité des épiploons, où l'œil l'aperçoit par transparence à travers l'épiploon gastro-hépatique. — C'est par cet orifice que nous ferons pénétrer le péritoine dans l'arrière-cavité des épiploons, et que nous l'en ferons sortir.

Après s'être recourbé sur la veine porte et les conduits biliaires, le péritoine couvre la face postérieure de ces vaisseaux, forme le *feuillet postérieur* ou *profond de l'épiploon gastro-hépatique*, arrive à la petite courbure de l'estomac, tapisse la face postérieure de ce viscère, et gagne sa grande courbure. — A partir de là, il descend en doublant le feuillet superficiel du grand épiploon, c'est-à-dire que de la grande courbure de l'estomac il descend vers le bassin, puis se recourbe en anse, et remonte ensuite pour gagner le bord antérieur du côlon transverse, et constituer de la sorte le *feuillet profond du grand épiploon*. — Arrivé au côlon transverse, il en recouvre la demi-circonférence supérieure, et se porte ensuite horizontalement en arrière, en s'appliquant sur le feuillet inférieur du mésocôlon, trajet dans lequel il contribue à former chez l'adulte le *feuillet supérieur du mésocôlon transverse*. — Arrivé au-devant de la colonne vertébrale, il rencontre la troisième portion du duodénum, en avant de laquelle il passe, puis se porte directement en haut en glissant au-devant du pancréas, des vaisseaux spléniques, de l'aorte, de la veine cave inférieure, des piliers du diaphragme, et arrive à la partie inférieure du bord postérieur du foie, où il se réfléchit de haut en bas en formant le *ligament coronaire* inférieur (15, fig. 392), tapisse la face inférieure du foie située en arrière du sillon transverse, y compris le lobule de Spigel, et arrive à l'hiatus de Winslow (1, fig. 393).

Dans ce long circuit, le péritoine n'est interrompu en aucun endroit. — Nous verrons plus tard que, comme les feuillets du grand épiploon se soudent entre eux après la naissance, il en résulte que l'arrière-cavité des épiploons de l'adulte, sur laquelle nous reviendrons plus loin, ne dépasse guère, à la partie inférieure, le niveau du côlon transverse.

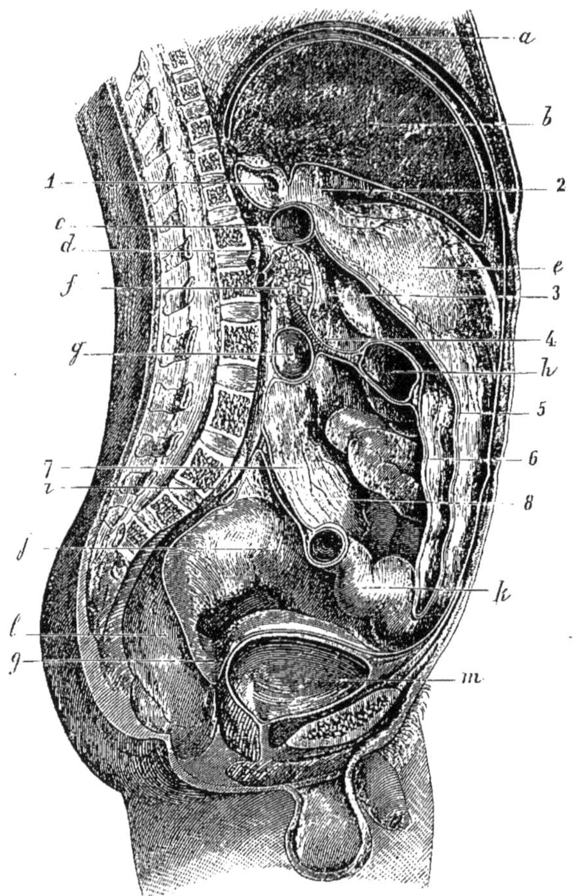

Fig. 393. — Coupe verticale du péritoine pratiquée un peu à droite de la ligne médiane (Farabeuf).

a, coupe du diaphragme ; — *b*, coupe du foie ; — *c*, coupe de la première portion du duodénum ; — *d*, coupe des vaisseaux rénaux droits ; — *e*, face antérieure de l'estomac ; — *f*, pancréas au-dessous duquel se voit l'artère mésentérique supérieure ; — *g*, coupe de la troisième portion du duodénum ; — *h*, coupe du côlon transverse ; — *i*, vaisseaux iliaques primitifs droits ; — *j*, S iliaque du côlon ; — *k*, intestin grêle ; — *l*, rectum ; — *m*, vessie ; — 1, ouverture de l'hiatus de Winslow ; — 2, épiploon gastro-hépatique ; — 3, arrière-cavité des épiploons (feuillet tapissant la face antérieure du pancréas) ; — 4, feuillet supérieur du mésocôlon transverse ; — 5, les deux feuillets antérieurs du grand épiploon ; — 6, les deux feuillets postérieurs du grand épiploon ; — 7, feuillet droit du mésentère ; — 8, les deux feuillets mésentériques ; — 9, cul-de-sac recto-vésical.

Si nous nous portons maintenant sur les côtés au lieu de suivre la ligne médiane, nous voyons que de chaque côté le péritoine tapisse les parois latérales de l'abdomen. En dehors du repli des artères ombilicales, — et dans la *portion sous-ombilicale* de la séreuse, — il est soulevé par la saillie des artères épigastriques. Il en résulte trois dépressions de chaque côté, que l'on appelle *fossettes inguinales :* une interne, *fossette inguinale interne* ou *vésico-pubienne*, comprise entre le repli de l'ouraque et celui de l'artère ombilicale; — une moyenne, *fossette inguinale moyenne,* comprise entre le repli de l'artère ombilicale et le repli de l'artère épigastrique; — une externe, *fossette inguinale externe,* située en dehors du repli de l'artère épigastrique, et répondant à l'anneau inguinal interne. C'est par cette dernière que se font les *hernies inguinales obliques externes.* — Dans certains cas, chez la Femme, le péritoine s'enfonce un peu dans l'orifice inguinal interne, et constitue un cul-de-sac que l'on a pu décorer du nom de *canal de Nuck.* — Au niveau de l'anneau crural, le péritoine présente une dépression légère, la *fossette crurale.* — Nous verrons bientôt, d'autre part, que, dans la cavité pelvienne, le péritoine rencontre, sur les côtés, les ligaments ronds de l'utérus, les trompes de Fallope et les ovaires qu'il enveloppe dans un pli désigné sous le nom de *ligament large de l'utérus.*

Dans sa portion lombaire enfin, la coupe transversale sous-ombilicale nous indiquera comment la séreuse se comporte vis-à-vis du cæcum, des côlons ascendant et descendant et de l'S iliaque (voy. p. 813).

Dans sa *portion sus-ombilicale*, le péritoine se continue du ligament suspenseur sur la face convexe du foie jusqu'aux deux extrémités de l'organe; — là il rencontre la paroi abdominale et se réfléchit pour se continuer avec la séreuse qui tapisse la face inférieure du diaphragme, en formant à droite et à gauche le *feuillet supérieur des ligaments triangulaires du foie* (2, fig. 598). — De même, à droite du sillon transverse, le péritoine continue son trajet sur la face inférieure du foie, *forme le feuillet inférieur du ligament triangulaire droit*, puis rencontre la paroi abdominale, se réfléchit en bas, recouvre le rein droit et la capsule surrénale du même côté, se porte sur le côlon ascendant et revient pénétrer dans l'arrière-cavité des épiploons par l'hiatus de Winslow. — A gauche du sillon transverse, il se continue sur la face inférieure du foie, rencontre l'œsophage, qu'il recouvre et forme le *feuillet inférieur du ligament triangulaire gauche*, après quoi rencontrant la paroi abdominale, il se réfléchit sur l'estomac où nous le retrouverons sur notre coupe transversale sus-ombilicale (p. 815).

2° *Coupes horizontales passant par l'ombilic et par la région sous-ombilicale.* — *Au niveau de l'ombilic* (fig. 394) la disposition du péritoine est des plus simples. — Si nous le poursuivons de l'ombilic vers la droite, nous voyons qu'il s'applique à la paroi abdominale qu'il contourne d'avant en arrière jusqu'au moment où il rencontre le côlon lombaire droit ou ascendant (26, fig. 394). — Là il forme un cul-de-sac, en se dirigeant d'arrière en avant, pour recouvrir cet intestin avec lequel il se comporte de deux façons

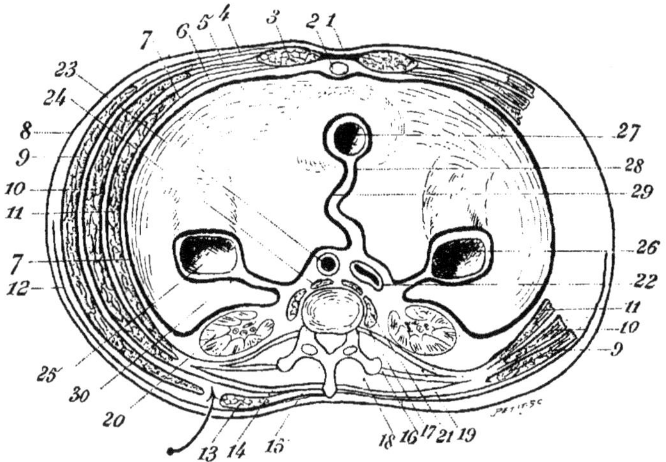

Fig. 394. — Coupe horizontale de l'abdomen au niveau de l'ombilic pour montrer la disposition du péritoine.

1, ligne blanche abdominale; — 2, ligament rond du foie; — 3, muscle grand droit, — 4, aponévrose du grand oblique; — 5, aponévrose du petit oblique; — 6, aponévrose du transverse; — 7, 7, péritoine pariétal; — 8, peau; — 9, grand oblique; — 10, petit oblique; — 11, transverse; — 12, aponévrose superficielle ou lombaire; — 13, grand dorsal; — 14, 16 et 17, les trois feuillets de l'aponévrose du muscle transverse; — 15, aponévrose du grand dorsal; — 18, loge des muscles spinaux; — 19, loge du carré des lombes; — 20, rein; — 21, psoas; — 22, veine cave; — 23, aorte; — 24, piliers du diaphragme; — 25, côlon lombaire gauche; — 26, côlon lombaire droit; — 27, intestin grêle; — 28, feuillet droit, et 29, feuillet gauche du mésentère; — 30, mésocôlon lombaire. — Une épingle est passée dans l'espace de J.-L. Petit.

différentes : le plus souvent il ne fait que passer au-devant de lui et laisse sa face postérieure directement en rapport avec le rein correspondant; — d'autres fois, il l'enveloppe de toutes parts et forme un *mésocôlon* (30, fig. 394), qui permet une plus grande liberté de mouvement au côlon. — Après avoir simplement contourné la demi-circonférence antérieure du côlon lombaire droit ou l'avoir enveloppé dans un pli, le péritoine arrive sur le côté droit de la colonne vertébrale, passe au-devant de la veine cave, rencontre les vaisseaux mésentériques supérieurs, s'applique sur leur côté droit et les suit d'arrière en avant jusqu'à l'intestin grêle, en formant le *feuillet droit* ou *supérieur du mésentère* (28, fig. 394). — Arrivé sur l'intestin grêle, il le revêt complètement comme nous le savons déjà (voy. p. 806), puis s'applique sur le côté gauche des mêmes vaisseaux mésentériques, en se portant en arrière et en formant le *feuillet gauche* ou *inférieur du mésentère* (29, fig. 394). — Il se

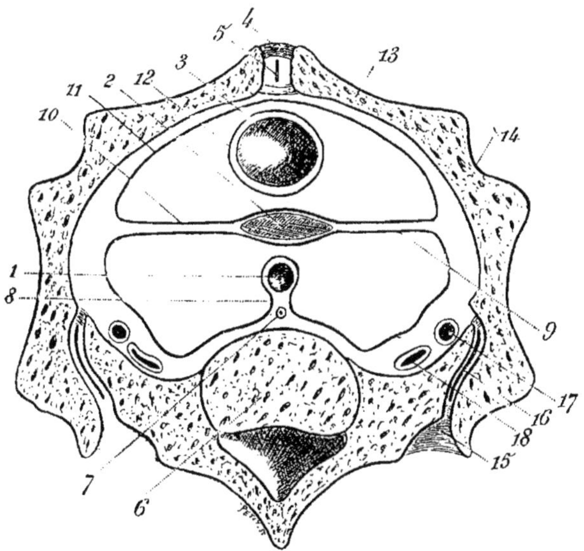

FIG. 395. — Coupe transversale du bassin de la Femme.

1, rectum; — 2, utérus; — 3, vessie; — 4, symphyse du pubis; — 5, synoviale rudimentaire de l'articulation des pubis; — 6, première vertèbre sacrée; — 7, artère sacrée moyenne (aorte caudale); — 8, mésorectum; — 9, feuillet postérieur, et 10, feuillet antérieur des ligaments larges de l'utérus; — 11, péritoine pariétal; — 12, péritoine vésical; — 13, branche horizontale du pubis; — 14, cavité cotyloïde; — 15, ligament sacro-iliaque profond ou interosseux; — 16, synoviale de la symphyse sacro-iliaque; — 17, artère iliaque interne; — 18, veine iliaque interne.

porte ensuite à gauche en glissant au-devant de l'aorte (23, fig. 394), et arrive sur le côlon lombaire gauche ou descendant sur lequel il se comporte exactement comme sur le côlon lombaire droit (25, fig. 394), puis rencontre le côté gauche de la paroi abdominale, sur laquelle il s'applique et qu'il contourne d'arrière en avant pour regagner l'ombilic (7, fig. 394), d'où il passe directement du côté droit. — Le circuit est complet et sans interruption.

Dans la *région sous-ombilicale* ou la *région des fosses iliaques*, le péritoine rencontre à droite le cæcum et là se comporte de deux façons différentes : le plus souvent, il passe au-devant du cæcum et l'applique contre la fosse iliaque droite, laissant sa face postérieure complètement dépourvue de feuillet séreux ; — d'autres fois, il l'enveloppe entièrement, excepté à son bord postérieur, et lui forme un *mésocæcum*. — Sur l'appendice vermiculaire il se comporte différemment suivant les sujets : tantôt il lui forme un petit mésentère, d'autres fois il l'applique contre le cæcum.

A gauche, le péritoine qui vient de former le mésorectum, se

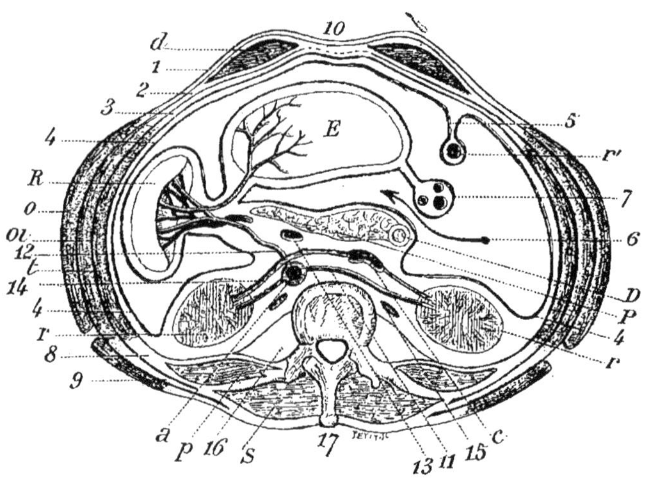

FIG. 396. — Coupe transversale de l'abdomen passant par la première vertèbre lombaire pour montrer la disposition du péritoine.

d, grand droit de l'abdomen ; — O, grand oblique ; — *Oi*, petit oblique ; — *t*, transverse de l'abdomen ; — S, muscles des gouttières vertébrales ; — *p*, carré des lombes ; — *r*, rein ; — R, rate ; — E, estomac ; — *r'*, ligament rond du foie ; — D, deuxième portion du duodénum ; — P, pancréas ; — C, veine cave ; — *a*, aorte ; — 1, aponévrose du grand oblique ; — 2, aponévrose du petit oblique ; — 3, aponévrose du transverse de l'abdomen ; — 4, 4, péritoine pariétal ; — 5, ligament falciforme du foie ; — 6, hiatus de Winslow ; — 7, bord droit du petit épiploon renfermant la veine porte, l'artère hépatique et le canal cholédoque ; — 8 et 9, les trois feuillets de division de l'aponévrose du transverse ; — 10, ligne blanche abdominale ; — 11, artère rénale ; — 12, artère splénique ; — 13, veine splénique ; — 14, veine rénale ; — 15, pilier du diaphragme ; — 16, loge du psoas. — Le péritoine est en rouge.

continue sur l'S iliaque du côlon en lui formant un *mésocôlon iliaque*.

3° *Coupe horizontale, faite au niveau du bassin* (fig. 395). — *Chez l'Homme*, le trajet du péritoine à ce niveau est des plus simples. En le suivant du pubis vers les parties latérales, on voit qu'il tapisse les parois latérales du bassin jusqu'au moment où, arrivé sur les côtés du sacrum, il rencontre le rectum. Là, ou bien il se borne à contourner la face antérieure de cet intestin pour passer de l'autre côté, ou bien il l'enveloppe dans un pli et lui forme un *mésorectum* (8, fig. 395). — La première disposition est ordinaire à la partie inférieure du rectum, la seconde la plus commune à la partie supérieure du même organe. — Arrivé à la vessie, il abandonne les parois de l'excavation pelvienne, et se jette sur le réservoir urinaire en devenant feuillet viscéral, et le revêt dans tout son pourtour si la coupe passe au sommet de la vessie, dans ses faces latérales et postérieure si la section est faite plus bas (12, fig. 395).

Chez la Femme, la disposition est un peu plus complexe, à cause de la présence de l'utérus. En avant et en arrière, le péritoine se comporte sur la vessie et sur le rectum, comme il le fait chez l'Homme. Mais il n'en est pas de même dans la partie moyenne des parois latérales du bassin. A ce niveau, si l'on suit le péritoine pariétal du côté gauche, d'avant en arrière, on le voit former un cul-de-sac et se réfléchir directement de dehors en dedans pour gagner le bord gauche de l'utérus et former dans ce parcours peu étendu le *feuillet antérieur du ligament large gauche;* — il passe ensuite sur la face antérieure de l'utérus qu'il revêt dans toute son étendue, et arrive au bord latéral droit de l'organe qu'il abandonne aussitôt pour se porter vers la paroi latérale droite de l'excavation pelvienne, et regagner son point de départ en formant le *feuillet antérieur du ligament large droit* (9, 10, fig. 395). — Si maintenant nous suivons le péritoine pariétal du rectum vers la partie moyenne de la paroi latérale du bassin, nous rencontrons une disposition tout à fait analogue à la précédente. Du rectum, le péritoine se porte en avant, en contournant la partie postérieure des parois latérales du bassin ; — arrivé dans la région moyenne, il rencontre le feuillet antérieur du ligament large, se réfléchit brusquement, de dehors en dedans, pour gagner les bords latéraux de l'utérus, et forme le *feuillet postérieur des ligaments larges*, après quoi il tapisse la face postérieure de l'utérus (9, 10, fig. 395). — Le circuit est complet.

Le bord externe des ligaments larges peut donc être considéré comme s'insérant sur les parois latérales de l'excavation pelvienne; — leur bord interne se fixant sur le bord correspondant de l'utérus. Nous savons que leur bord inférieur adhère au plancher du bassin (voy. p. 749) et que leur bord supérieur seul est libre. De ce dernier côté, le ligament large présente trois replis secondaires appelés *ailerons des ligaments larges*. Ces plis, qu'une coupe verticale (fig. 376) permet de bien voir, contiennent les annexes de l'utérus. L'aileron moyen, et en même temps le plus élevé, contient la trompe de Fallope (6', fig. 376) ; — l'aileron antérieur renferme le ligament rond de l'utérus (5', fig. 376), et l'aileron postérieur contient l'ovaire et son pédicule (7', fig. 376). — Comme les ligaments larges renferment les vaisseaux utéro-ovariques, on a proposé de les appeler *épiploons utéro-ovariques.*

4° Coupe horizontale passant par l'estomac, la rate, le pancréas (région sus-ombilicale) *et l'hiatus de Winslow* (fig. 396 et 397). — Si nous poursuivons le péritoine de la ligne blanche abdominale sus-ombilicale de droite à gauche, nous voyons que la séreuse revêt

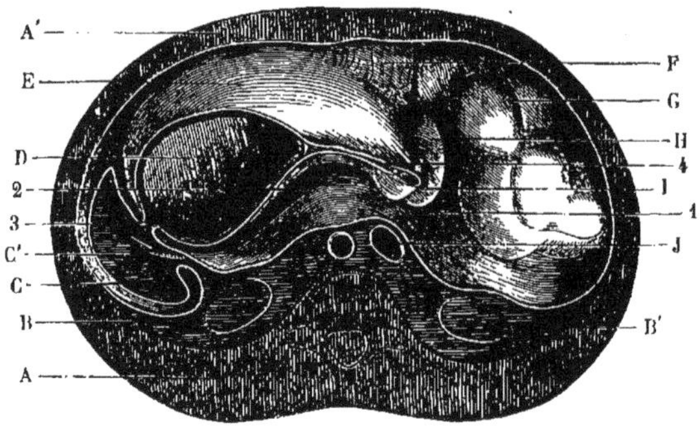

FIG. 397. — Coupe horizontale du péritoine passant par l'hiatus de Winslow. Vue de la surface de section inférieure (Farabeuf).

A, A', coupe des parois abdominales ; — B, B', capsules surrénales ; — C, coupe de la rate ; — C', arrivée de l'artère splénique au hile de la rate ; — D, coupe de la grosse tubérosité de l'estomac ; — E, face antérieure de l'estomac ; — F, grand épiploon ; — G, extrémité droite du côlon transverse ; — H, deuxième portion du duodénum ; — I, angle formé par la première et la deuxième portion du duodénum ; — J, coupe de la veine cave inférieure, à côté de l'aorte ; — 1, hiatus de Winslow ; — 2, arrière-cavité des épiploons et saillie formée par le pancréas ; — 3, coupe de l'épiploon gastro-splénique ; — 4, coupe de l'épiploon gastro-hépatique, renversé en avant et montrant la coupe des vaisseaux biliaires et de la veine porte, sur lesquels se réfléchit le péritoine.

la paroi abdominale en se portant vers la gouttière lombaire ou la gouttière costo-vertébrale. — Arrivé là, le péritoine forme un cul-de-sac et se réfléchit en avant pour gagner le bord postérieur de la rate ; — il contourne ce bord, revêt la face externe de l'organe dans toute son étendue, contourne son bord antérieur et arrive sur la partie de sa face interne située en avant du hile qu'il tapisse également. — Parvenu à ce point, il rencontre les vaisseaux courts et les vaisseaux spléniques qui l'obligent à changer de direction ; — il glisse au-devant des vaisseaux courts et arrive avec eux sur la grosse tubérosité de l'estomac en formant le *feuillet antérieur de l'épiploon gastro-splénique* (3, fig. 397). De la grosse tubérosité de l'estomac, le péritoine passe sur la face antérieure de l'estomac, qu'il revêt, et parvient ainsi au duodénum, où il rencontre la veine porte, le canal cholédoque et l'artère hépatique, formant un cordon placé au-devant de l'hiatus de Winslow (7, fig. 396). — Il enveloppe ces organes en les contournant d'avant en arrière et de droite à gauche et forme les *feuillets droit et gauche du petit épiploon* ou *épiploon gastro-hépatique* (4, fig. 397) ; — il parvient alors sur la face postérieure de l'estomac en formant le pourtour antérieur de l'hiatus de Winslow (4, 4, fig. 396), et longe la face postérieure du gaster où il représente la paroi antérieure de l'arrière-cavité des épiploons. — Arrivé au niveau de la grosse tubérosité, il rencontre à nouveau les vaisseaux courts, suit la face postérieure de ces vaisseaux et forme le *feuillet postérieur de l'épiploon gastro-splénique* (4, 4, fig. 396), tout en se portant vers le hile de la rate. — De ce point, il se dirige en arrière, puis à droite, en suivant la face antérieure des vaisseaux spléniques qui lui ont barré la route au niveau du hile de la rate (4, 4, fig. 396), tapisse la paroi postérieure de l'abdomen, en passant au-devant de l'aorte, puis de la veine cave inférieure, où il constitue la partie postérieure du pourtour de l'hiatus de Winslow, et forme le long de la paroi abdominale postérieure la paroi postérieure de l'arrière-cavité des épiploons (4, 4, fig. 396). — Sorti de l'hiatus, le péritoine revêt la paroi latérale de l'abdomen du côté droit et revient à la ligne blanche, là où nous l'avions fait partir. — A ce niveau il est soulevé par le ligament rond du foie et forme la *grande faux du péritoine* (1). — En suivant avec soin ce long circuit, on voit au premier coup d'œil que la grande cavité péritonéale se continue sans interruption avec la petite cavité ou arrière-cavité des épiploons par l'hiatus de Winslow.

On voit aussi que les parois de l'arrière-cavité sont représentées : en avant, par le péritoine qui tapisse la face postérieure de l'estomac, le feuillet antérieur du grand épiploon (chez le fœtus) et le ligament gastro-splénique ; — en arrière, par celui qui revêt la face antérieure du pancréas ou feuillet postérieur du grand épiploon ; — à gauche (fond de l'arrière-cavité), par le péritoine qui tapisse la partie de la face interne de la rate située en avant du hile, autrement dit par le grand épiploon et l'épiploon gastro-splénique ; — en bas, par la réflexion des feuillets du grand épiploon (chez le fœtus) ; — en haut, par le lobule de Spigel et le ligament coronaire

(1) De l'ombilic partent donc quatre replis falciformes, un supérieur, *grande faux du péritoine*, qui se porte vers la face inférieure du foie, et trois inférieurs, *petites faux du péritoine*, qui se dirigent vers le pubis.

inférieur; — enfin, à droite, où l'on aperçoit l'orifice de communication de la grande avec la petite cavité péritonéale ou orifice d'invagination du péritoine (*hiatus de Winslow*), — l'arrière-cavité est limitée par le grand épiploon et le ligament duodéno-rénal.

Nous savons que l'arrière-cavité des épiploons, diverticulum de la grande séreuse abdominale, ne présente son complet développement que chez le fœtus. — A cet âge de la vie, elle s'étend, en effet, aussi loin que la grande bourse épiploïque elle-même, et ses limites sont les parois mêmes du grand épiploon (voy. p. 826).

§ III. — REPLIS ET LIGAMENTS DU PÉRITOINE

Pour achever l'étude du péritoine, il ne nous reste qu'à étudier ses replis en détail.

Les *replis péritonéaux* sont de deux ordres : 1° ceux qui rattachent les organes abdominaux aux parois abdominales; — 2° ceux qui rattachent les viscères entre eux.

1° Replis du péritoine rattachant les organes aux parois de l'abdomen. — Ces replis sont appelés *mésentères* lorsqu'ils se rendent à l'intestin, et *ligaments* lorsqu'ils aboutissent aux autres organes.

Les mésentères contiennent des vaisseaux, les autres ligaments n'en renferment ordinairement pas.

Mésentère. — Le *mésentère* proprement dit est exclusivement en relation avec l'intestin grêle (23,fig.392). C'est un repli remarquable qui s'étend en éventail de la paroi abdominale postérieure à toute la longueur de l'intestin grêle qu'il enveloppe. — Son sommet, tronqué, *racine du mésentère*, s'étend obliquement de la deuxième vertèbre lombaire jusqu'à la fosse iliaque droite; — sa base, qui décrit un arc à convexité inférieure, répond au hile de l'intestin. — Nous savons que ce ligament suspenseur de l'intestin grêle est formé par deux feuillets superposés (voy. p. 806) ; — sa partie supérieure enveloppe les anses jéjunales et recouvre la portion inférieure du duodénum; — sa partie inférieure enveloppe les anses de l'iléon. — A la suite de l'allongement du jéjuno-iléon, le mésentère s'est allongé; — aussi forme-t-il une série de replis froncés, et sa hauteur dans sa portion moyenne, qui est la plus longue, varie-t-elle de 10 à 20 centimètres; cette portion n'est jamais assez longue cependant pour permettre à l'intestin de franchir d'emblée (sans allongement progressif) les orifices herniaires (MALGAIGNE, TRÈVES). — Entre les deux feuillets du mésentère qui entourent l'intestin et se continuent l'un avec l'autre, on rencontre les vaisseaux mésentériques supérieurs, les vaisseaux chylifères, de nombreux ganglions lymphatiques, des nerfs et des pelotons adipeux.

La racine du mésentère croise en écharpe la portion pré-aortique du duodénum : le feuillet gauche, après avoir recouvert la partie du duodénum située à gauche de la racine du mésentère, va se perdre : en bas, dans le feuillet droit du mésocôlon iliaque, en passant sur les vaisseaux mésentériques inférieurs ; — à gauche, dans le péritoine prérénal, et au delà dans le feuillet droit du mésocôlon descendant ; — en haut dans le feuillet inférieur du bord gauche du mésocôlon transverse.

Le *feuillet droit* du mésentère, parti de la racine de ce dernier, recouvre les portions du duodénum placées à droite de cette racine, et va se continuer à droite, avec le feuillet gauche du mésocôlon ascendant ; — en bas, sur l'angle iléo-cæcal ; en haut, avec le mésocôlon transverse. Ces deux feuillets, en passant dans le mésocôlon, embrassent l'angle duodéno-jéjunal, et parfois, ne se réunissant pas immédiatement au-dessus de cet angle, ils forment deux plis (ligaments duodéno-mésocôliques de Huschke) qui limitent une sorte de nid de pigeon ouvert en haut, la *fossette duodéno-jéjunale de Huschke* (voy. p. 390). Pareillement le feuillet gauche du mésentère en se portant de l'angle duodéno-jéjunal sur la racine du mésocôlon transverse peut former un repli falciforme (ligament duodéno-mésocôlique supérieur) dont le bord libre regarde en bas et limite une autre fossette, la *fossette duodénale supérieure* (voy. p. 390).

Mésocôlons et mésorectum. — Le *mésocôlon* commence dans la fosse iliaque droite en recouvrant seulement la face antérieure et le fond du cæcum, ou bien en formant un repli qui enveloppe le cæcum et auquel on donne le nom de *mésocæcum*. — L'appendice vermiculaire, au contraire, présente toujours un *mésentériolum*, qui le fixe au cæcum ou l'unit au feuillet inférieur gauche du mésentère ou à la fosse iliaque. — Ce mésentériolum a la forme d'une lame triangulaire dont le sommet répond à la jonction iléo-cæcale, et dont les deux bords adhèrent, l'un au cæcum et à l'appendice vermiculaire, l'autre à l'iléon. — Il en résulte trois replis triangulaires, tendus entre le cæcum et l'iléon, qui limitent deux fossettes auxquelles on donne le nom de *fossettes iléo-cæcales*.

Au niveau du côlon ascendant, le péritoine, soixante-quatre fois sur cent (Trèves), se borne à recouvrir la demi-circonférence antérieure de cet intestin, disposition qui permet la *colotomie lombaire* sans apercevoir le péritoine. — Dans les autres cas il y a un *mésocôlon ascendant*, généralement assez court (1).

Fr. Trèves a observé dans deux sujets sur cent, que le côlon ascendant était enveloppé d'un repli péritonéal continu avec le mésentère. D'une façon générale, du reste, on peut dire que le feuillet gauche du mésentère se continue au niveau de la face postérieure du cæcum avec le feuillet droit du mésocôlon ascendant, tandis que le feuillet droit du mésentère devient le feuillet gauche du même mésocôlon.

(1) Allingham admet l'existence d'un mésocôlon dans 80 pour 100 des cas, mais Fromont a montré que cette proportion était beaucoup trop élevée, et devait être ramenée à environ 30 pour 100 (*Thèse de Lille*, 1890).

Au niveau du côlon ascendant le péritoine se comporte d'une façon tout à fait analogue à celle que nous venons de décrire pour le côlon ascendant. Il y a donc ou il n'y a pas de *mésocôlon descendant.*

J. CRUVEILHIER a vu le côlon lombaire gauche descendre directement vers la fosse iliaque droite en pénétrant dans l'épaisseur du bord adhérent du mésentère et se continuer ensuite directement avec le rectum.

Le *mésocôlon transverse* se continue avec les mésocôlons lombaires droit et gauche. Il constitue une cloison horizontale, interposée à l'intestin grêle d'une part, au foie, à la rate et à l'estomac d'autre part. — Son bord postérieur ou pariétal s'étend d'un rein à l'autre en passant comme un pont au-devant de la troisième portion du duodénum qui chemine au-dessous de lui (11, fig. 392); — son bord antérieur ou intestinal entoure le côlon transverse (4, fig. 392). — Il se compose de deux feuillets, nous le savons, dont l'un, postérieur ou inférieur, se continue avec le feuillet supérieur ou droit du mésentère, et l'autre, antérieur ou supérieur, se continue avec le feuillet postérieur du grand épiploon, qui passe au-dessus de lui et avec lequel il se soude intimement après la vie intra-utérine (3, fig. 401). — En se coudant au niveau des courbures du côlon transverse pour se continuer avec les mésocôlons lombaires, le mésocôlon transverse forme un repli secondaire, qui continue à peu près sa direction transversale jusqu'à la rencontre de la paroi latérale de l'abdomen. — Ces replis servent à maintenir les deux courbures du côlon transverse et soutiennent, à droite le foie, *sustentaculum hepatis*, à gauche la rate, *ligament phrénico-colique.*

Le *mésocôlon iliaque* continue le mésocôlon lombaire gauche; — son insertion pariétale est obliquement dirigée, au-dessus du muscle psoas, vers le détroit supérieur du bassin. — Sa hauteur, dans sa partie moyenne, peut atteindre jusqu'à 20 centimètres et plus, ce qui explique la situation si variable de l'S iliaque. — Du détroit supérieur du bassin, le mésocôlon iliaque se continue sans interruption avec le *mésorectum*, qui unit le rectum au sacrum (8, fig. 395). — Le feuillet gauche du mésocôlon iliaque peut s'enfoncer en dedans de l'artère de l'S iliaque ou dans la bifurcation des vaisseaux iliaques et donner lieu à une fossette, *fossette intersigmoïde* (TRÈVES), assez accusée dans certains cas pour permettre l'invagination et l'étranglement de l'intestin (LAWRENCE, EVE). — Cette fossette a été rencontrée quinze fois sur cent cadavres par FR. TRÈVES.

Ligament suspenseur du foie. — Le *ligament suspenseur du foie* ou *ligament falciforme* (1, fig. 398) est un ligament triangulaire qui contient le *ligament rond du foie* ou *cordon fibreux de la veine ombilicale*, ainsi que quelques veines portes accessoires et des lymphatiques; — il part de l'ombilic et se porte de là en arrière et à droite pour gagner le sillon transverse du foie. — Son bord antérieur ou adhérent se continue avec le péritoine pariétal au niveau de la ligne blanche; — son bord postérieur ou libre s'étend de l'ombilic au sillon longitudinal gauche du foie, dans lequel le conduit la veine ombilicale; — sa base embrasse le foie, dont elle détermine la séparation en deux lobes.

Ligaments coronaires et triangulaires du foie. — Les *ligaments coronaires*, au nombre de deux, l'un supérieur, l'autre inférieur (14 et 15, fig. 392), sont formés par la réflexion du péritoine pariétal sur les deux arêtes du bord postérieur du foie. — Ces ligaments s'étendent aux deux extrémités de l'organe hépatique pour former les *deux ligaments triangulaires droit et gauche* (2, 2, fig. 398).

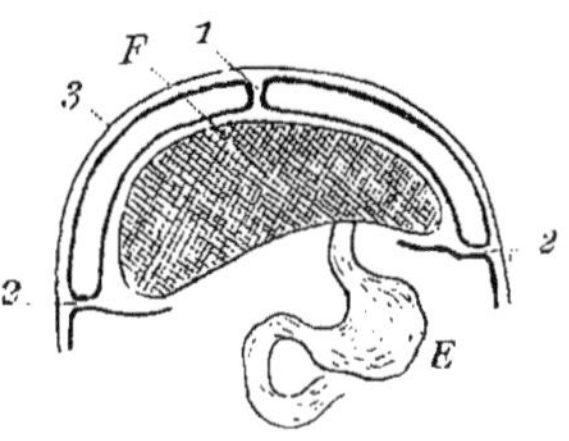

FIG. 398. — Coupe verticale et transversale au niveau du foie pour montrer les ligaments suspenseur et triangulaires.

1, ligament suspenseur; — 2, 2, ligaments triangulaires ou latéraux; — 3, diaphragme; — F, foie; — E, estomac.

Composé de deux feuillets, le ligament suspenseur continue sur la face inférieure du diaphragme la ligne d'insertion diaphragmatique du petit épiploon. Ses deux feuillets adossés vont du diaphragme à la face convexe du foie et s'écartent en arrivant sur cet organe : le feuillet gauche tapisse successivement la face supérieure, le bord libre et la face inférieure du foie jusqu'au sillon de la veine ombilicale, et là se continue en se réfléchissant en avant avec le feuillet antérieur du petit épiploon et la faux de la veine ombilicale; — le feuillet droit tapisse la face supérieure, le bord libre et la face inférieure du lobe droit jusqu'à ce qu'il rencontre le précédent. Il s'ensuit que le foie est inclus entre les deux feuillets du ligament suspenseur, qui se dédouble à la manière de tous les mésos. En un mot l'épiploon gastro-hépatique, la faux de la veine ombilicale, les ligaments suspenseur, coronaires et triangulaires du foie ne sont que les diverses parties d'un même repli du péritoine.

Ligament hépatico-rénal. — C'est un repli qui s'étend de la face inférieure du lobe droit du foie au rein; — son bord libre, curviligne et tourné à gauche, limite l'hiatus de Winslow en arrière.

Ligament hépato-duodénal. — C'est le bord droit de l'épiploon gastro-hépatique. Il contient le canal cholédoque, la veine porte, l'artère hépatique, les lymphatiques et les nerfs du foie.

Ligaments phrénico-splénique et phrénico-gastrique. — Le *ligament phrénico-splénique* est un repli qui s'étend du diaphragme à la rate, au niveau de laquelle il s'écarte pour envelopper l'organe splénique. — Le *ligament phrénico-gastrique* n'est que la continuation du précédent, qui se prolonge jusqu'au cardia, et de là sur le côté gauche de l'orifice œsophagien du diaphragme.

Ligaments larges de l'utérus. — Ce sont deux replis qui réunissent les bords de l'utérus aux parois latérales du petit bassin (voy. p. 749).

2° Ligaments du péritoine rattachant les organes entre eux. — Ces ligaments sont les *épiploons* et les ligaments interviscéraux.

Grand épiploon. — Le grand *épiploon*, encore appelé à tort *épiploon gastro-colique*, est un large repli qui s'attache, en haut, le long de la grande courbure de l'estomac, descend en avant des circonvolutions intestinales en formant une sorte de tablier (*feuillet antérieur du grand épiploon*, 5, fig. 393), puis, parvenu plus ou moins bas, remonte (*feuillet postérieur du grand épiploon*, 6, fig. 393), s'adosse et s'accole intimement chez l'adulte, au feuillet supérieur du mésocôlon transverse, et parvient à la paroi abdominale postérieure. Là, les deux feuillets dont il se compose s'écartent l'un de l'autre; — le feuillet inférieur se réfléchit aussitôt pour constituer le feuillet supérieur du mésocôlon transverse (4, fig. 393), et le feuillet supérieur remonte le long de la paroi abdominale postérieure en glissant en avant du pancréas pour aller former le ligament coronaire inférieur du foie (15, fig. 392).

Il suit de là que le mésocôlon transverse n'est pas, comme on le dit souvent, formé par les deux feuillets postérieurs du grand épiploon, qui s'écarteraient pour envelopper le côlon. — Ce qui a accrédité cette erreur parmi les anatomistes, ce sont les adhérences qui se sont établies chez l'adulte entre le mésocôlon transverse et le feuillet postérieur du grand épiploon. Mais chez le fœtus on peut facilement les séparer (3, fig. 401).

C.-B. Lockwood admet que le côlon transverse est situé entre les deux feuillets de la paroi postérieure de l'arrière-cavité des épiploons (11, fig. 392).

A droite et en haut, le grand épiploon se continue avec le ligament hépato-colique; — à gauche, avec l'épiploon gastro-splénique. — Entre ses deux lames est comprise la partie inférieure de l'arrière-cavité des épiploons; — mais comme chez l'adulte ces deux lames sont ordinairement soudées, l'arrière-cavité ne descend plus au delà du côlon tranverse. — Il s'ensuit que le grand épiploon est constitué par quatre feuillets péritonéaux superposés et soudés les uns aux autres. Les vaisseaux sanguins qui descendent de la grande courbure de l'estomac dans cet organe sont accompagnés de pelotons adipeux, et assez souvent entre les vaisseaux l'organe aminci présente des lacunes (trous de l'épiploon). Nous verrons plus tard que le grand épiploon dérive du mésogastre postérieur et que son origine est liée au mouvement de rotation que l'estomac subit dans le cours de l'ontogénie (voy. p. 826).

Petit épiploon. — Le *petit epiploon* ou *épiploon gastro-hépatique* (17, fig. 392) est un repli mince et transparent, tendu entre le sillon transverse du foie et la petite courbure de l'estomac et la première portion du duodénum. Il contient dans son épaisseur le canal excréteur et les vaisseaux et nerfs du foie. — Son bord libre ou droit borde en avant l'hiatus de Winslow. Certains anatomistes ont réservé à ce bord le nom de *ligament hépato-duodénal* ou *ligament suspenseur du duodénum*, et celui de *repli phrénico-œsophagien* à la partie un peu épaissie du petit épiploon qui confine à l'œsophage. Un autre repli, étendu de l'angle duodénal supérieur sur la vésicule biliaire, porte le nom de *ligament cystico-duodénal*. — A gauche, l'épiploon gastro-hépatique se continue avec le ligament phrénico-gastrique; — à droite, avec le ligament hépatico-colique, et au niveau du foie il se continue avec le ligament suspenseur de cet organe (voy. p. 820). — Il limite en haut et en avant l'arrière-cavité des épiploons en laissant voir au travers de lui par transparence le lobule de Spigel qui plonge dans l'arrière-cavité. — Parfois le péritoine, qui tapisse la face inférieure du foie, forme un petit méso au col de la vésicule biliaire, et dans d'autres cas ce col est rattaché au côlon transverse par un prolongement du grand épiploon.

Ligament duodéno-rénal. — C'est un repli péritonéal curviligne, *ligament duodéno-rénal de Huschke*, qui s'étend souvent sur le flanc droit de l'angle duodénal supérieur à l'extrémité supérieure du rein droit.

Ligament gastro-splénique. — Ce repli s'étend du hile de la rate à la grosse tubérosité de l'estomac, et contient les vaisseaux courts entre ses deux feuillets. — Son feuillet postérieur forme paroi à l'arrière-cavité des épiploons (fig. 392 et 393).

Épiploon pancréatico-splénique. — La queue du pancréas est assez souvent réunie au hile de la rate par un repli, *épiploon pancréatico-splénique*, qui n'est autre chose qu'une partie du grand épiploon (4, fig. 396).

Ligament hépatico-colique. — Ce ligament est constitué par le bord droit de l'épiploon gastro-hépatique, qui se prolonge jusque sur la partie supérieure du côlon lombaire droit.

§ IV. — ARRIÈRE-CAVITÉ DES ÉPIPLOONS

Nous savons que la grande cavité péritonéale s'invagine en dedans d'elle-même pour former l'arrière-cavité des épiploons et que l'orifice de communication des deux cavités (lieu d'étranglement) porte le nom d'*hiatus de Winslow* (p. 808). — Nous connaissons aussi les parois de cette cavité (p. 816). — Nous ajouterons seulement qu'un repli de la séreuse, *ligament gastro-pancréatique*, étendu obliquement de gauche à droite, du cardia vers la face antérieure du pancréas et la partie postérieure du duodénum, sépare en deux parties l'arrière-cavité en isolant le lobule de Spigel de la face postérieure de l'estomac. La partie supérieure, *cavité supérieure, petite bourse épiploïque*, loge le lobule de Spigel et reçoit directement l'hiatus de Winslow; — la partie inférieure, *cavité inférieure, grande bourse épiploïque*, comprend tout le reste de l'arrière-cavité des épiploons.

Quant aux *appendices épiploïques* du gros intestin, ce sont de petits culs-de-sac du péritoine, déterminés par l'accumulation de pelotons graisseux pour lesquels ils servent de réservoirs.

Structure du péritoine. — Le péritoine est une membrane séreuse partout distincte et autonome, quelque mince qu'elle soit à la surface des viscères. — Il est composé d'une trame de tissu conjonctif que l'on a justement regardée comme un derme (RICHET), analogue au chorion ou derme des muqueuses (CH. ROBIN), sur lequel repose un endothélium.

Le *derme du péritoine* est constitué par un feutrage de fibres lamineuses mélangées à des fibres élastiques minces et anastomosées, et dont les espaces sont comblés par de la matière amorphe et hyaline. — Cette matière amorphe forme à la surface libre du derme une couche limitante vitrée, basement membrane de Todd et Bowman, qui s'étale comme un vernis à sa surface. — A la face profonde du derme péritonéal enfin, BIZZOZERO et SALVIOLI, CH. ROBIN, ont décrit une couche élastique sous-séreuse.

L'*endothélium* repose sur cette lame vitrée. Il est constitué par une seule couche de cellules pavimenteuses polygonales, et à bords rectilignes ou légèrement sinueux. — Certains auteurs ont prétendu qu'il était interrompu par places, et qu'il existait de ce fait des stomates ou lacunes intercellulaires sur la séreuse péritonéale (HIS, RECKLINGHAUSEN, SCHWEIGGER-SEIDEL, KLEIN, DYBLOWSKY, etc.), mais RANVIER a démontré que ce n'était là qu'une illusion due à une imprégnation argentine imparfaite. — Mais, s'il n'y a pas de stomates à la surface générale du péritoine, il y a à la surface du centre phrénique des sortes d'excavations bondées de cellules lymphoïdes auxquelles SCHWEIGGER-SEIDEL et DOGIEL les premiers ont accordé la valeur d'orifices de communication entre la cavité du péritoine et celles des vaisseaux lymphatiques du centre phrénique. — Ces excavations ce sont les *puits lymphatiques* de Ranvier. — Alors que pour SCHWEIGGER-SEIDEL, DOGIEL, KLEIN, etc., il y aurait là de véritables stomates, RANVIER admet que ces orifices seraient toujours bouchés par des cellules lymphatiques. — TOURNEUX et HERRMANN, au contraire, ont considéré les puits lymphatiques de RANVIER comme des centres de prolifération cellulaire.

Au niveau du grand épiploon, la séreuse péritonéale est trouée et forme une sorte de dentelle dont les mailles sont exactement recouvertes par l'endothélium qui se moule à leur surface.

L'accumulation en certains points de cellules connectives et de cellules lymphatiques donne lieu à ce que RANVIER a décrit sous le nom de *taches laiteuses* dans l'épiploon du Lapin.

Enfin, ajoutons que le péritoine repose sur une couche de tissu cellulaire lâche qui relie la membrane aux parties sous-jacentes, et dont on a fait le *tissu cellulaire sous-péritonéal*, encore ici appelé *fascia transversalis*, ailleurs *fascia propria*. — Plus ou moins abondant selon les points, ce tissu s'engraisse chez les sujets gras; il est sujet aux infiltrations et aux inflammations de toute nature.

Les *vaisseaux* du péritoine, très peu nombreux, viennent des organes sous-jacents. SAPPEY refuse des *lymphatiques* propres à cette séreuse comme à toutes les autres. Cependant ces lymphatiques sont admis pour le centre phrénique (Ranvier, Ch. Robin, Bizzozero et Salvioli, Dubar et Rémy, etc.) où ils communiquent avec ceux du péricarde, et Grenet (*Thèse de Lyon*, 1883) les aurait aussi observés dans le péritoine du plancher pelvien. V. Mierzejwski et P. Poirier les ont décrits dans le péritoine utérin.

Les *nerfs* du péritoine paraissent être avant tout des nerfs vasculaires. Ils portent des corpuscules de Pacini pendant leur trajet dans le tissu cellulaire sous-péritonéal. L. Jullien (*Lyon médical*, 1872) admet que des filets de ces nerfs s'enfoncent dans l'épaisseur même de la séreuse.

Développement du péritoine. — Le premier rudiment de la *cavité péritonéale* est une fissure qui se montre de très bonne heure dans le feuillet moyen du blastoderme, et le divise de chaque côté des lames protovertébrales, comme par une sorte de clivage, en deux lames dont l'une, externe, reste adhérente à l'ectoderme pour constituer la somatopleure, et dont l'autre, interne, reste attachée à l'endoderme pour former la splanchnopleure. Cette cavité, c'est la *cavité pleuro-péritonéale* (voy. p. 886), sorte de sinus arrondi qui existe entre les lames ventrales et le tube intestinal que deux cloisons verticales et latérales viennent séparer en loges péricardique et pleurales dans la portion thoracique du corps et en cavité péritonéale dans la portion ventrale par suite de la formation d'une autre cloison transversale qui aboutit à la constitution du diaphragme.

L'origine ancestrale du cœlome ou cavité pleuro-péritonéale paraît être dans les diverticules parentériques qui se réunissent pour former une cavité périviscérale (cavité générale du corps, cavité péritonéale). — Le cœlome dériverait donc de la « cavité gastro-vasculaire » des Cœlentérés (Ray Lankester). Seulement alors que l'excroissance entérique est creusé d'emblée chez les Cœlentérés, elle est pleine au début chez les Vertébrés et ne se creuse que plus tard. Mais il n'en reste pas moins vrai que les Vertébrés et les Mammifères eux-mêmes sont de vrais entéro-cœliens chez lesquels primitivement intestin et cœlome ne forment qu'une cavité (E. Van Beneden) et le cœlome une cavité qui provient de la cavité gastruléenne (archentère) par une invagination (Waldeyer).

Quant à la *séreuse péritonéale*, elle ne naît pas sous la forme d'un sac primitivement clos dans lequel viendraient s'invaginer les viscères, mais elle prend naissance sur place comme une couche séreuse limitante sur toute l'étendue de la cavité cœlomique. Cette membrane se différencie à la surface de la fissure du mésoderme, c'est-à-dire que le feuillet pariétal du péritoine se développe à la face profonde de la somatopleure, et le feuillet viscéral à la face superficielle de la splanchnopleure.

Formation des replis du péritoine. — Tous ou presque tous les replis du péritoine dérivent d'une lame verticale mésodermique qui rattache l'anse intestinale primitive à la colonne vertébrale et que la fissuration du mésoderme a respectée. Cette lame c'est le *mésentère primitif*, — qui contient la série des vaisseaux gastriques, entériques et coliques, et prend part à la formation du médiastin dans sa portion supérieure et devient le mésentère abdominal dans le reste de son étendue après la formation du diaphragme.

Chez un grand nombre de Vertébrés, chez la Roussette, etc., parmi les Mammifères, l'évolution de l'intestin s'arrête là ; — il s'allonge et décrit des sinuosités, mais la continuité du mésentère général ne subit aucune séparation. — Exceptionnellement chez l'Homme, la torsion de l'intestin n'a pas lieu, il conserve sa disposition embryonnaire. Ce sont des cas de ce genre qu'ont décrits Farabeuf, John Reid, Bruce Young.

Le mésentère primitif subit des remaniements considérables et exclusivement en rapport avec les changements remarquables qu'éprouvent les diverses parties de l'intestin dans le cours de l'ontogénie. Bien que partout continu à lui-même, il n'en présente pas moins dès lors plusieurs segments dont la physionomie est absolument particulière. Deux de ces segments méritent surtout d'attirer l'attention : ce sont le segment stomacal ou mésogastre, et le segment intestinal ou mésentère proprement dit qui relie à la colonne vertébrale l'anse intestinale dont se formeront l'intestin grêle et le gros intestin. — Les autres, ceux du duodénum et du rectum, se modifient très peu. Celui du duodénum reste même très court, et par suite cette portion d'intestin reste accolée à la paroi postérieure de l'abdomen. Au-dessous des bourgeons hépatique et pancréatique qui dérivent du duodénum, l'intestin primitif est complètement libre par son bord antérieur ; — au-dessus, au contraire, il est rattaché à la paroi ventrale, au foie et au diaphragme par une cloison, *mésogastre antérieur*, qui deviendra l'épiploon gastro-hépatique. — De leur côté le mésogastre postérieur et le mésentère abdominal primitif donnent naissance, le premier au grand épiploon et à l'épiploon gastro-splénique, le second au mésentère définitif et aux mésocôlons.

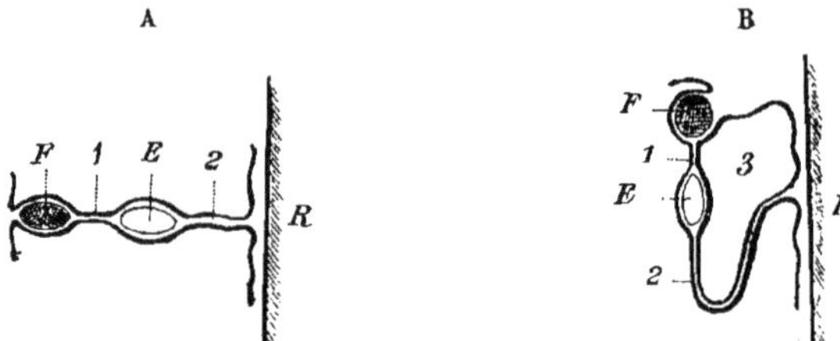

FIG. 399. — Développement des mésogastres et formation de l'arrière-cavité des épiploons.

A, avant la rotation et l'incurvation du ventricule (estomac), et B, après la rotation et l'incurvation ; — R, R, colonne vertébrale ; — E, estomac ; — F, foie ; — 1, mésogastre antérieur (petit épiploon) ; — 2, mésogastre postérieur (grand épiploon) ; — 3, arrière-cavité des épiploons.

Transformation du mésentère abdominal primitif en mésentère définitif. — Le segment du mésentère abdominal, qui relie l'anse intestinale primitive à la colonne vertébrale, se présente tout d'abord sous la forme d'une sorte de raquette sans manche appuyée par son sommet sur la colonne vertébrale et bordée par une anse intestinale dont la demi-circonférence supérieure et une partie de la demi-circonférence inférieure se transformeront en intestin grêle, tandis que le reste de cette dernière formera le gros intestin. — Au début la raquette est située dans un plan vertical et antéro-postérieur, et les vaisseaux mésentériques supérieurs qui se portent à l'anse intestinale sont compris dans son épaisseur, ayant au-dessus d'eux le duodénum, au-dessous une portion du futur côlon. — Bientôt la raquette exécute sur son axe un double mouvement de rotation qui porte à droite sa demi-circonférence supérieure, et à gauche sa demi-circonférence inférieure. Il en résulte que les branches nées du côté droit de l'artère mésentérique vont à l'intestin grêle, celles qui sortent du bord gauche au gros intestin. — Avec le temps, le bord de la raquette s'étend beaucoup pou accompagner l'intestin dans son allongement progressif. — Puis, le pédicule de la raquette continue à se tordre de plus en plus : le bord inférieur de la raquette passe successivement à gauche et au-dessus du bord supérieur, tandis que celui-ci se porte en bas et devient inférieur. — Il en résulte que la face droite du mésentère finit par regarder à gauche et inversement, et que par suite les artères de l'intestin grêle viennent définitivement du bord gauche de l'artère mésentérique. D'autre part, la torsion du mésentère ayant entraîné à gauche la dernière portion du duodénum, il s'ensuit que l'artère mésentérique passe maintenant au-dessus et en avant de cette portion d'intestin au lieu de continuer à demeurer au-dessous.

La rotation du mésentère ayant porté le côlon transverse futur en avant du duodénum et le cæcum dans le flanc droit, il s'établit des adhérences entre les faces du mésentère et le péritoine sous-jacent, adhérences d'où résultent les mésocôlons et la prolongation de l'insertion mésentérique jusque vers la fosse iliaque droite (1).

Transformation des mésogastres antérieur et postérieur en petit et grand épiploon. — Au début l'estomac est un renflement fusiforme à grand axe vertical ; — ce renflement est rattaché à la paroi abdominale postérieure par une lame verticale, le *mésogastre postérieur*, de même qu'il est uni à la paroi abdominale antérieure, au foie, au diaphragme par une autre cloison verticale, le *mésogastre antérieur*. — Bientôt le bord postérieur de l'estomac se développe pour former la grande courbure ; ce viscère pivote sur lui-même de gauche à droite et s'incurve pour constituer la petite courbure, entraînant dans ce double mouvement de rotation qui porte son bord postérieur à gauche et son bord antérieur à droite, les deux mésogastres qui s'insèrent à ces bords. — Ce mouvement détermine une dépression en cul-de-sac sur le flanc droit du mésogastre postérieur. Cette dépression s'accentuant de plus en plus, il en résulte la formation d'une cavité rétro-stomacale, limitée à gauche et en bas par le mésogastre, cavité dont l'ouverture péritonéale, considérable au début, se trouve à droite et au-dessous du bord inférieur du mésogastre inférieur qui s'est porté à droite en devenant sensiblement parallèle à la paroi abdominale postérieure. — La cavité, c'est l'*arrière-cavité des épiploons ;* l'orifice, c'est l'*hiatus de Winslow* (1, fig. 393).

Après s'être porté à gauche, le mésogastre postérieur continue à s'allonger. — Il formait une lame courbe allant de la paroi abdominale à la grande courbure de l'estomac, il devient trop long pour rester directement tendu entre ce viscère et la paroi abdominale postérieure, et se plie sur lui-même en formant un sinus ouvert en haut (A et B, fig. 399).

Il possède dès lors deux feuillets, l'un antérieur, l'autre postérieur, qui s'allongent et débordent en avant le côlon transverse et les circonvolutions de l'intestin grêle jusqu'à ce que le grand épiploon soit complètement achevé. — La cavité rétro-stomacale, ou arrière-cavité des épiploons, s'étend naturellement d'une quantité égale et adéquate. — A la naissance, les deux feuillets du grand épiploon sont encore séparables en grande partie, et l'arrière-cavité des épiploons s'étend jusqu'au bord libre de l'organe, comme on peut s'en assurer par

(1) Ce n'est donc qu'au fur et à mesure que le côlon s'allonge, que le cæcum, amorcé dans sa marche par l'iléon, décrit sa révolution et vient prendre sa place définitive dans la fosse iliaque droite, tout en entraînant après lui le côlon lui-même qu'il précède en lui traçant le chemin (6, 7, fig. 243). — C'est alors seulement aussi que le mésentère primitif, qui flotte librement au début (deuxième au troisième mois) dans la cavité abdominale (dont le pédicule n'adhère à la paroi abominale qu'à l'origine de l'artère mésentérique supérieure), se transforme en mésentère définitif qui va adhérer au péritoine sous-jacent.

l'insufflation. Parfois on obtient encore le même résultat quelques années après la naissance. Plus tard, les deux parois de la grande bourse épiploïque s'unissent et se soudent l'une à l'autre, et il s'y forme des trous qui les transforment en membranes réticulées. — La cavité des épiploons diminue donc d'autant, et nous savons qu'elle ne dépasse plus le côlon transverse chez l'adulte. — Au début, le feuillet postérieur du grand épiploon passait au-devant du mésocôlon et du côlon transverse sans contracter aucune adhérence avec eux; — plus tard il adhère à ces parties et dès le milieu de la vie utérine le grand épiploon est déjà devenu ce que l'on a pu appeler par erreur l'*épiploon gastro-colique*.

Méso-duodénum. — Un point de l'anse intestinale primitive, située au-

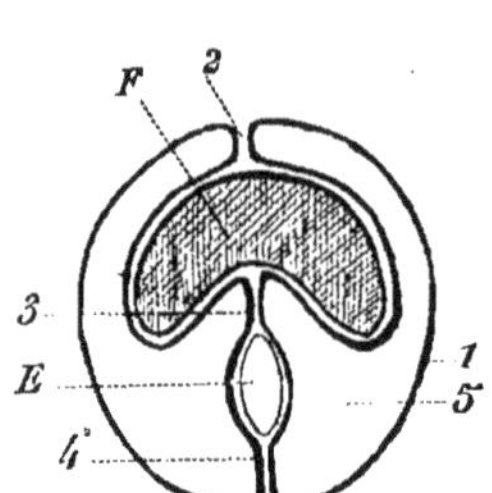

Fig. 400. — Coupe verticale au niveau du foie et de l'estomac pour montrer les mésogastres.

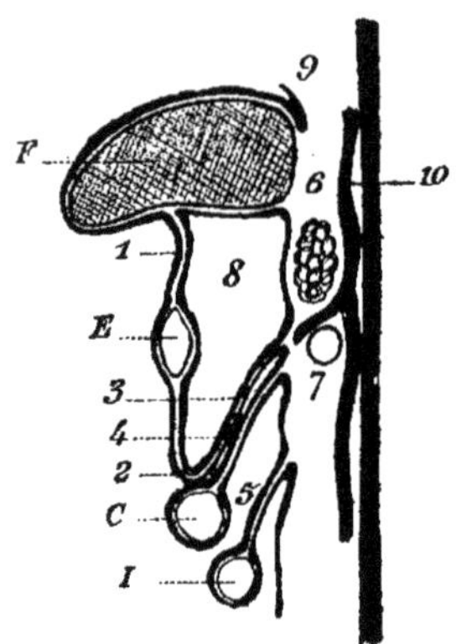

Fig. 401. — Développement du mésentère et des épiploons.

Fig. 400. — E, estomac; — F, foie; — 1, péritoine; — 2, ligament suspenseur du foie; — 3, ligament hépato-gastrique (mésogastre antérieur); — 4, mésogastre postérieur; — 5, cavité péritonéale.

Fig. 401. — F, foie; — E, estomac; — C, côlon; — I, intestin grêle; — 1, mésogastre antérieur (petit épiploon); — 2, 3, mésogastre postérieur (grand épiploon improprement appelé gastro-colique); — 4, mésocôlon transverse; — 5, mésentère; — 6, pancréas; — 7, duodénum; — 8, arrière-cavité des épiploons; — 9, ligament coronaire supérieur; — 10, aorte.

dessous de la racine de l'artère mésentérique supérieure (futur angle duodéno-jéjunal), est attiré de droite à gauche par-dessous le tronc de l'artère (fig. 242 et 243). Ce point de l'intestin remonte sur le flanc gauche de la colonne lombaire où il se trouve bientôt fixé par le muscle de Treitz. — La portion de l'anse intestinale placée en amont de ce point deviendra le duodénum; celle située en aval formera le jéjuno-iléon, qui flotte alors tout entier à gauche de la grande artère mésentérique. C'est donc par suite du déplacement et fixation de l'angle duodéno-jéjunal d'une part, et la rotation sur l'axe de l'estomac de l'autre, que le duodénum a pris sa forme annulaire et sa situation. Après ces phénomènes accomplis, la portion initiale du duodénum s'est fixée contre la veine cave et le méso-duodénum qui existe jusque vers le quatrième mois (Tarenetzky, Toldt, etc.) a disparu en ce point. Plus tard, les viscères abdominaux croissent activement et attirent sur eux le manteau péritonéal, aux dépens du mésentère du duodénum qui est ainsi utilisé pour recouvrir de séreuse les organes voisins, jusqu'au point de disparaître. Parfois cependant le méso-duodénum est moins généreux et conserve une partie de son mésentère. Cette disposition, normale chez un grand nombre d'animaux, a été observée dans l'espèce humaine, à titre d'anomalie, par GRÜBER, HIS, SCHIEFFERDECKER, etc. — Quant à l'*épiploon gastro-splénique*, il ne représente que la portion supérieure (celle qui répond à la grosse tubérosité de l'estomac) du mésogastre postérieur ou grand épiploon dans laquelle s'est développée la rate (1). De leur côté les *appendices épiploïques* sont déjà formés à la naissance, mais ils ne contiennent pas de graisse, d'où leur peu de visibilité à cet âge (HUSCHKE).

Il résulte de cet exposé que c'est la torsion du pédicule mésentérique qui a porté à gauche et au-dessous de la grande artère mésentérique la dernière

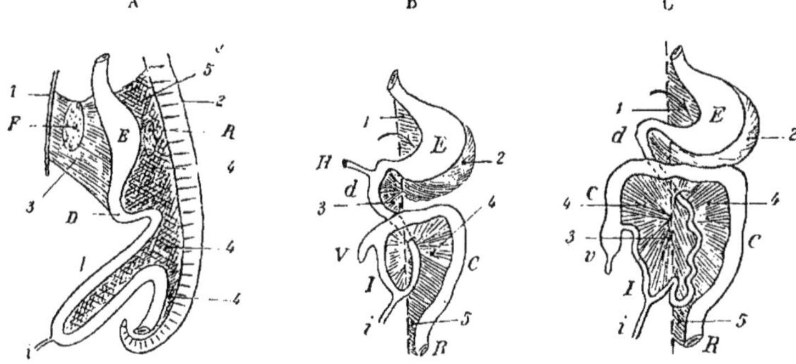

FIG. 402. — Torsion de l'anse intestinale et formation du mésentère et des épiploons.

A. Avant la torsion : E, estomac ; — F, foie ; — R, rate ; — D, duodénum ; — I, anse intestinale ; — *i*, pédicule intestino-vitellin ; — 1, paroi abdominale antérieure ; — 2, rachis ; — 3, mésogastre antérieur ; — 4, 4, mésentère primitif ; — 5, mésogastre postérieur.

B et C. Torsion progressive : E, estomac ; — *d*, duodénum ; — H, canal cholédoque ; — *c*, *c*, côlon ; — I, I, intestin grêle ; — R, rectum ; — *i*, pédicule de la vésicule ombilicale ; — V, cæcum ; — 1, mésogastre antérieur ; — 2, mésogastre postérieur ; — 3, mésentère ; — 4, 4, mésocôlon ; — 5, mésorectum. — La flèche indique l'invagination qui donne naissance à l'arrière-cavité des épiploons.

portion du duodénum en même temps qu'elle amenait le futur côlon transverse en avant du duodénum. C'est à la suite de ce changement dans les relations

(1) La poche stomacale primitive, y compris la portion initiale du duodénum, est donc contenue dans une cloison verticale qui relie la paroi abdominale postérieure à la paroi abdominale antérieure. Ce sont les mésogastres, qui se continuent en bas avec le mésoduodénum.

Bientôt deux glandes, qui poussent du duodénum, viennent se loger dans les mésogastres : le foie dans le mésogastre antérieur, la rate dans le mésogastre postérieur. Le foie en se développant écarte les deux lames du mésogastre antérieur qui, lorsqu'il est devenu l'épiploon gastro-hépatique (ligament gastro-duodéno-hépatique), semble tendu entre la petite courbure de l'estomac et le hile du foie, par suite de la progression à droite du pylore. Mais en réalité le repli gastro-duodéno-hépatique, après avoir enveloppé le foie par écartement de ses deux feuillets, va se reconstituer au-dessus pour former le *ligament suspenseur du foie* (voy. fig. 400 et p. 820).

respectives de ces deux portions de l'intestin qu'il s'établit entre elles des adhérences qui deviendront le mésocôlon transverse. — Ce dernier ne provient donc pas directement du mésentère primitif, et l'on peut en dire autant du mésentère définitif et du côlon ascendant, qui sont le résultat d'adhérences produites entre le mésentère primitif tordu sur son pédicule et le péritoine sous-jacent. Le mésocôlon descendant et la partie gauche du mésocôlon transverse reconnaîtraient aussi, pour quelques auteurs, la même origine que les précédents, et le mésentère primitif à l'état de pureté ne serait plus représenté que par le méso-rectum ; mais d'autres anatomistes croient que le mésocôlon descendant et la partie gauche du mésocôlon transverse sont des représentants en ligne directe

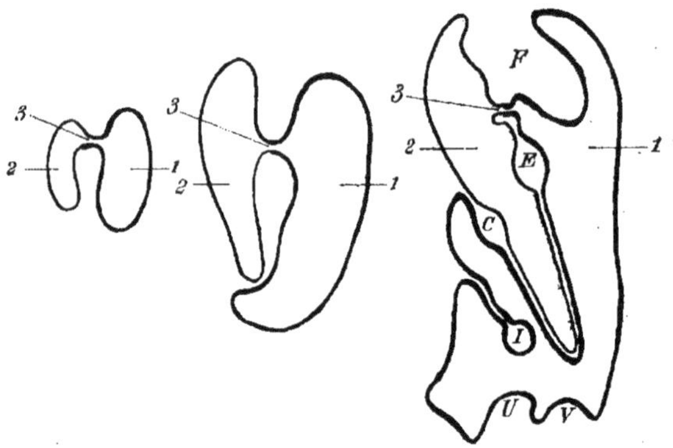

FIG. 492 *bis*. — Développement de l'arrière-cavité des épiploons.

1, 1, grande cavité du péritoine ; — 2, 2, arrière-cavité du péritoine ; — 3, 3, hiatus de Winslow ; — E, estomac ; — F, foie ; — C, côlon ; — I, intestin grêle ; — V, vessie ; — U, utérus.

du mésentère primitif, écartés de leur situation médiane originelle par un véritable glissement sur la paroi abdominale.

Anomalies du péritoine. — Lorsqu'il y a *renversement* ou *transposition des viscères*, il va sans dire que le péritoine participe à cette transposition, et que ses parties droites sont alors situées à gauche et réciproquement. Il en est de même des anomalies corrélatives de celles dans lesquelles il y a absence, soit d'un organe, soit d'une partie de l'abdomen. Parmi les vices de conformation propres du péritoine, on a signalé : 1° son absence (LAWSON TAIT), tout le paquet intestinal étant plongé dans une sorte de gangue de tissu cellulaire ; — 2° son absence partielle ou sa brièveté : dans un cas observé par LAWSON TAIT, le péritoine passait directement de la paroi antérieure de l'estomac sur la paroi antérieure du côlon transverse, et de là revenait à la paroi abdominale, sans entrer en relation aucune avec le foie, la rate, les reins, la vessie ; — 3° des duplicatures, des arrière-cavités surnuméraires, des fossettes, etc. Dans un cas cité par DEVILLE, l'intestin grêle n'était pas placé dans la grande cavité péritonéale, mais dans une cavité accessoire située au-dessus du côlon transverse. — Toutes ces malformations de brièveté ou d'allongement de la séreuse péritonéale sont intéressantes à cause des étranglements intestinaux auxquels elles peuvent donner lieu.

Usages du péritoine. — Le péritoine a pour principales fonctions : 1° de rendre chaque viscère indépendant de ses voisins et des parois abdominales de façon que ses mouvements ne soient pas gênés; — 2° de favoriser les glissements des organes les uns sur les autres ou sur les parois de l'abdomen à l'aide du vernis onctueux (sérosité péritonéale) qui recouvre sa surface; — 3° de contribuer à la fixité, à la contention et à la suspension des viscères. — Le péritoine constitue en outre une paroi absorbante considérable, et, s'il n'est peut-être pas tout à fait exact de dire avec BICHAT que « les absorbants s'ouvrent par une infinité d'orifices sur les membranes séreuses », il n'en demeure pas moins que RANVIER considère les taches laiteuses de l'épiploon comme des ganglions lymphatiques étalés en surface et la cavité péritonéale comme un vaste sac lymphatique dont les voies d'écoulement sont les « puits lymphatiques » du centre phrénique. — Ces puits lymphatiques de Ranvier, canaux de communication de Klein, existent du reste sur d'autres points de la cavité péritonéale des Batraciens où ils siègent au niveau des sacs lymphatiques si développés que ces animaux présentent sous le péritoine.

Bibliographie. — DEVILLE, *Disposition anormale du péritoine* (*Bull. Soc. anat.*, 1851). — OGLE, *Malformation of the peritoneum*, 1859. — STONHAM, *Persistance de la disposition fœtale du péritoine* (*Tr. path. Soc.*, London, 1866-67). — CLÉLAND, *The peritoneum of the human subject* (*Journ. of Anat.*, 1867-69-70). — MACALISTER, *Obs. on the arrangement of the reflexions of the peritoneum* (*Med. Press*, 1869). — H.-J. HARTMANN, *Die Bauchfelltraschen in der Umgebung des Blinddarms*, Tubingen, 1870. — MOUTARD-MARTIN, *Anomalie du péritoine*, 1870. — FARABEUF, *Le système séreux* (*Thèse d'agrég.*, Paris, 1875). — WHIPHAM, *Congenital abs. of the mesocolon and mesocæcum* (*Med. Times and Gaz.*, London, 1876). — E. ZŒRNER, *Bau u. Entwickl. des Peritoneum*, etc., Halle, 1881. — CH. ROBIN et O. CADIAT, art. « Séreux » du *Dict. encyclop. des sc. méd.* Paris, 1881. — PEPPER, *The anat. and surgery of the peritoneum* (*Lancet*, 1880). — R.-J. ANDERSON, *The arrangement of the peritoneum in Man and other animals*, Dublin, 1883, et *Journ. of Anat.*, 1884. — LOCKWOOD, *The develop. of the great omentum and transverse mesocolon* (*Journ. of Anat.*, 1883-1884). — D'ANTIN, *Étude sur l'épithélium ovarien* (*Thèse de Paris*, 1883). — DUBAR et RÉMY, *Absorption par le péritoine* (*Journ. de l'anat.*, 1882). — LOCKWOOD, *Artères de l'abdomen et formation du péritoine* (*Proceedings of the roy. Soc.*, n° 238, juin 1885). — FRED. TREVES, *The anatomy of the intestinal canal and peritoneum in Man* (*Hunterian Lectures*, London, 1885). — ALLIS, *The anat. bearings of the serous covering of the viscera*, 1886. — TUFFIER, *Rapports du péritoine et du cæcum* (*Bull. Soc. anat.*, 1886). — FR. GLÉNARD, *L'entéroptose*, Paris, 1886. — PHELPS, *An anomaly in the reflexion of the peritoneum* (*Med. Press West.*, N.-York, 1888). — JONNESCO, *Anat. du duodénum* (*Thèse de Paris*, 1889). — FROMONT, *Anat. de l'abdomen* (*Thèse de Lille*, 1889).

LIVRE HUITIÈME

EMBRYOLOGIE

L'Homme, comme le plus simple des animaux, n'est qu'un agrégat d'organismes microscopiques réunis en colonies, hiérarchisés et adaptés à des fonctions spéciales. — Cet organisme élémentaire, c'est la *cellule* (1).

Non seulement le corps des animaux n'est qu'un composé d'organismes élémentaires, mais encore il commence par n'être qu'une simple cellule, ou plutôt il résulte de la conjugaison de deux cellules, l'une qui provient du père, élément mâle, l'autre qui émane de la mère, élément femelle. — Le point initial des organismes vivants, c'est donc la cellule, l'ovule n'étant lui-même qu'une *cellule spécialisée*. — L'histoire du développement doit donc fatalement commencer par l'étude de la cellule.

Quant au développement lui-même, il se divise naturellement en deux parties : l'une, qui traite de l'œuf et de son développement (ontogénèse); l'autre, qui s'occupe de l'évolution des êtres dans le cours des âges (phylogénèse).

CHAPITRE PREMIER

DE LA CELLULE

La « base physique de la vie », a justement dit HUXLEY, c'est le *protoplasma*. — Or la cellule n'est qu'une parcelle de matière albu-

(1) On peut considérer le corps des êtres vivants comme constitué par des colonies d'êtres monocellulaires qui vivent avec une autonomie relative, soumis à la loi commune de la division du travail, dans cette espèce de république fédérale que représentent les individus dont ils sont les éléments anatomiques. Plongé dans le sang ou les humeurs de l'individu collectif auquel il appartient, chaque élément anatomique se nourrit, respire et fonctionne, vit en un mot « comme le Poisson dans l'eau » ou la Bactérie dans son « bouillon de culture ».

minoïde, une petite masse de protoplasma renfermant un noyau.

La notion et l'expression de *cellule* ont été étendues des végétaux aux animaux. La constitution cellulaire des végétaux, entrevue par Crew, en 1682, sous le nom de *vésicules végétales*, par Malpighi en 1686, sous le nom d'*utricules*, et par Leuwenhœck en 1719, a été définitivement établie par de Mirbel en 1800. En 1831, R. Brown complète l'histoire de la cellule végétale; il en voit et décrit le noyau. Hugo Mohl enfin donne le nom d'*utricule azoté* à la couche protéique qui double la couche cellulosique ou paroi cellulaire, et celui de *protoplasma* au liquide contenu dans l'intérieur de l'utricule azoté. Bichat, en 1801, réduit les organes des animaux en tissus élémentaires et ouvre la voie aux histologistes qui décomposent, à l'aide du microscope, les tissus élémentaires de Bichat en éléments anatomiques. — Schleiden, en 1838, agrandit les idées de Mirbel et Turpin, Raspail et Dutrochet sur la constitution cellulaire des plantes, et enfin Schwann, en 1839, applique aux animaux les idées des auteurs précédents. A partir de cette époque est fondée la *théorie cellulaire*, qui a si considérablement révolutionné les sciences biologiques, et le corps des animaux, comme celui des végétaux, est désormais considéré comme formé par des organismes élémentaires, des sortes de colonies de protozoaires, les *cellules*.

La *cellule animale*, qui constitue l'élément anatomique primordial, est essentiellement formée par une petite masse de substance molle, vivante, de nature albuminoïde, appelée *protoplasma* depuis Hugo Mohl, au sein de laquelle on trouve un *noyau* renfermant un ou plusieurs *nucléoles*. La cellule est donc essentiellement caractérisée par un globule de protoplasma renfermant un noyau (Max Schultze). Elle est la forme élémentaire de la substance organisée, irréductible en parties *figurées* plus simples. A l'état indifférent et quand elle n'est pas comprimée par les éléments constitutifs voisins, la cellule affecte une forme sphérique. Mais différenciée et arrivée à son stade suprême de développement, elle présente les formes les plus variées, en rapport avec son origine, son adaptation au milieu dans lequel elle vit et sa fonction. Élément microscopique, ses dimensions peuvent varier en moyenne de 6 μ à 150 μ.

a. Le *protoplasma* se présente à l'observation sous deux formes fondamentales : la forme molle, hyaline ou homogène, dans laquelle un mouvement physico-chimique peut développer un second état répondant à la forme granuleuse, soit diffuse, soit ordonnée. D'autres fois, il peut encore apparaître sous la forme demi-solide, translucide et tenace. Teint en jaune par l'iode, en rose magnifique par les solutions faibles d'éosine, en rose par le chlorure d'or, qui colore en même temps ses granulations en violet. Le protoplasma, matière albuminoïde complète, renfermant de la vitelline, de la myosine, de la plasmine, des graisses phosphorées, des sels, de la matière glycogène, des ferments solubles et de l'eau, est la matière essentiellement vivante et changeante des cellules. Il est sans cesse le siège d'opérations chimiques qui déterminent dans son sein un mouvement moléculaire qui est l'essence même de la vie. C'est lui qui possède la propriété de se mouvoir, de transformer les matériaux nutritifs captés au dehors et d'éprouver une série d'incitations qui déterminent les réactions les plus diverses, soit d'ordre nutritif, soit d'ordre moteur. La constitution chimique du protoplasma varie donc incessamment dans une même cellule, et à plus forte raison dans les cellules d'ordres différents. Sans cesse ses molécules se choquent et se heurtent en un mécanisme insensible, et ses granulations sont agitées du *mouvement brownien*. Les substances qu'il renferme sont ou bien les aliments ou bien les produits de son incessante activité, et de ses nutriments il tire ou fabrique ou les corps les plus doux et les plus savoureux, ou les poisons les plus redoutables.

b. Le *noyau* est un corps sphérique ou ovalaire nettement délimité et plus consistant que le protoplasma qui l'entoure; c'est lui qui donne à la cellule son individualité et sa signification organique précise. Le carmin, la purpurine teignent en rouge et avec élection les noyaux cellulaires; l'hématoxyline les colore en violet, et le vert de méthyle acidifié en est le véritable réactif colorant.

Dans ces derniers temps, la structure intime du noyau a donné lieu à d'importants travaux. Le plus ordinairement, le noyau des cellules des animaux supérieurs se présente sous la forme d'une matière transparente homogène et réfringente au sein de laquelle on aperçoit un ou plusieurs nucléoles. Mais les travaux de STRASBURGER, W. FLEMMING, MAYZEL, RETZIUS, PFITZNER, AUERBACH, BUTSCHLI, GUIGNARD, etc., ont montré que le noyau, « à l'état de repos », est constitué par une membrane d'enveloppe, *membrane nucléaire*, et par un contenu nucléaire. Ce contenu consiste en une *substance nucléaire*, dense et réfringente, qui se dispose en traînées filamenteuses plus ou moins réticulées (squelette nucléaire), dont le nucléole n'est qu'un épaississement nodal plus ou moins libre, et dans un *suc nucléaire* moins dense, qui reste incolore en présence des réactifs des noyaux (substance achromatique) et qui est contenu dans les mailles du réseau précédent. La substance nucléaire forme le *réseau chromatique*, si important à connaître dans la multiplication des cellules, et le réseau chromatique est formé par des grains de chromatine placés à la file, en réalité par un filament alternativement clair et foncé replié en boudin (filament du noyau).

Les cellules forment dans les rangs inférieurs du monde organisé des êtres jouissant d'une individualité propre. Elles constituent des *organismes monocellulaires* d'espèces les plus diverses, mais dont l'*amibe* de nos eaux dormantes peut nous donner une juste idée. Le corps de l'animal le plus complexe, de l'Homme, du Singe comme celui de l'Oiseau, est formé de semblables éléments, et, dans cet ordre d'idées, l'Homme ne forme pas encore un règne à part dans le monde des corps organisés. Dissociez les tissus, dissociez les organes, ces parties constituantes du corps, que l'on peut comparer aux différentes pièces d'une machine, et vous ne trouverez que des cellules ou des produits qui en dérivent. C'est donc ce même élément, constituant à lui seul le corps d'une amibe, qui compose nos tissus, non toutefois sans perdre un peu de son indépendance et de sa forme. Mais la diversité de structure qu'il présente est le résultat d'une différenciation qui s'exerce dès le début de l'évolution du germe. L'élément embryonnaire se multiplie par bipartitions répétées et forme un organisme dont les cellules groupées par catégories ou tissus se spécialisent fonctionnellement en même temps que leur forme s'adapte à la fonction majeure qu'elles remplissent et prennent le cachet ou la physionomie de leur emploi. Les cellules issues du germe ne restent pas longtemps équipotentielles. En se différenciant isolément ou en se modelant par groupes pour former des organes, elles développent par séries des qualités organiques capitales. Certaines deviennent sensitives ou sensorielles, d'autres motrices, d'autres acquièrent des propriétés sécrétoires ou arrivent à faire partie du canal digestif ou du système de l'irrigation générale, de la lymphe ou du sang; certaines acquièrent même des qualités si hautes que notre esprit qui en résulte en est émerveillé sans presque pouvoir s'en rendre compte. Toutes ces opérations de flexion, à la fois fonctionnelle et morphologique, répondent à la division du travail organique qui conduit à la différenciation et à l'adaptation. Au fur et à mesure qu'elles s'opèrent, les tissus et les organes s'influencent les uns les autres et se subordonnent les uns aux autres; la cellule primitive qui constitue tout l'être monocellulaire ou amibiforme est entrée au service d'une autre puissance, elle représente une unité du corps, mais se soumet et se prête à la vie en commun. — Les éléments anatomiques ne fléchissent leur forme, ne s'arrêtent à un stade larvaire ou ne se développent complètement que par une sorte de lutte pour l'influence (J. Renaut), qui commande une adaptation de forme en relation directe avec la fonction. La différenciation organique résulte donc des nécessités physiologiques. De cette différenciation réglée par l'hérédité résulte la forme des organe et du corps de l'animal.

MANIFESTATIONS VITALES ET ÉVOLUTION DE LA CELLULE

La cellule *exprime des manifestations vitales;* elle vit, grandit et meurt; elle possède des aptitudes réactionnelles diverses et se reproduit. Ces phénomènes sont les mêmes que nous voyons s'accomplir dans l'organisme tout entier.

Certaines cellules ne font que naître, se développer, se nourrir et se reproduire; d'autres, plus ou moins modifiées par adaptation, ont de plus la contractilité ou la névrilité, l'aptitude à sentir ou à percevoir.

a. L'évolution de la cellule est variable avec les catégories ou espèces cellulaires. Lorsqu'elle vient au monde, c'est bien un globule de protoplasma nucléé, ou bien même une petite masse de protoplasme sans noyau, un de ces corps auxquels on a donné le nom de *cytodes* ou *protamibes.* Cette cellule primordiale, embryonnaire, comme on l'appelle, se multiplie par division avec la plus grande facilité. Il en est de même des cellules du corps adulte qui ont conservé cette forme primitive. Tels sont les globules blancs de la lymphe et du sang. Mais la plupart subissent différentes métamorphoses nutritives qui finissent par transformer le corps cellulaire en amidon, en graisse, en sucre, en principes cristallisables; un grand nombre devenues *fixes*, c'est-à-dire ayant pris une forme déterminée pour satisfaire à une condition de fonctionnement particulière, se différencient en deux portions : l'une que l'on appelle *endoplasme* et qui consiste en une série de propriétés analogues à celles qui étaient répandues dans tout le protoplasma, l'autre que l'on nomme *exoplasme*, parce que d'ordinaire elle se forme à la périphérie de l'élément anatomique auquel elle donne une sorte d'écorce qu'on appelle encore *membrane cellulaire,* formation que l'on considérait naguère comme une partie essentielle de la cellule. Parmi les productions exoplastiques, nous citerons les *capsules*, les *cuticules*, les *basales*. Dans cette conception, la cellule fixe du tissu conjonctif chargée de graisse, les capsules du cartilage, la gaine de Schwann des fibres nerveuses à moelle, le sarcolemme des faisceaux musculaires striés sont des productions capsulaires. Les *productions cuticulaires* et les *membranes basales* appartiennent en propre aux épithéliums. Dans d'autres cas, la substance qui s'est différenciée dans le protoplasma, et qui a été en quelque sorte excrétée par la cellule, se fusionne avec celle qu'ont produite, de la même manière, les cellules voisines. C'est ainsi que naissent les *substances intercellulaires*, les ciments interépithéliaux, la substance fondamentale du tissu connectif, du cartilage et des os, toutes substances qui résultent de l'élaboration du protoplasma, de la nutrition et de la vie même des cellules.

L'*endoplasme cellulaire*, c'est-à-dire la zone de protoplasma demi-fluide qui persiste autour du noyau, est la seule partie restée active de la cellule. C'est dans cette zone que l'on trouve la graisse de nutrition, la substance glycogène, la matière pigmentaire, etc. C'est elle qui est capable de donner lieu à des productions que l'on a appelées *endoplastiques*, telles que les bâtonnets des épithéliums striés des *tubuli contorti* du rein ou des canaux excréteurs des glandes salivaires, les fibrilles musculaires. — C'est avec juste raison que Ch. Robin considérait ces parties organisées amorphes, qu'il appelle *exocellulaires*, comme des produits dérivés des éléments cellulaires par l'intermédiaire des principes immédiats élaborés par ces derniers et comme exsudés par eux. Ce sont ces principes, ainsi élaborés et devenus libres pour un laps de temps variable, qui représentent les *blastèmes* du même anatomiste. Ainsi la cellule primitive du sang, le protohématoblaste, se charge d'hémoglobine que l'on ne rencontre pas dans les matériaux nutritifs ambiants; la cellule du foie fabrique réellement des sels biliaires et de la matière colorante de la bile, car ces matières font défaut dans le sang et existent dans la bile dont elles deviennent les parties constituantes essentielles. Ces exemples, qu'il serait facile de multiplier, suffisent pour démontrer le double mouvement d'assimilation et de désassimilation, mouvements à la fois connexes et simultanés qui caractérisent la nutrition des cellules et la vie cellulaire. L'évolution de la cellule peut aller plus loin. Elle peut perdre son noyau en vieillissant comme dans les couches les plus externes de l'épiderme qui couvre la peau. Dans d'autres cas, au contraire, elle peut grandir considérablement, renfermer de nombreux noyaux, *myéloplaxes* ou *cellules géantes* de la moelle des os. Les cellules augmentent donc de volume, elles s'accroissent et édifient des productions endoplastiques ou exoplastiques variables, mais en rapport avec leurs fonctions et leur potentialité. Ces phénomènes sont tous le résultat de la nutrition de la cellule, qui absorbe par voie endosmotique, dans le milieu où elle vit, les matériaux qui lui sont nécessaires et élabore des substances qui sont, au point de vue physico-chimique, absolument différentes de son propre corps cellulaire et qu'elle excrète ou fait servir à ses usages personnels. En un mot, la cellule, et elle seule, possède la puissance créatrice.

b. Si la cellule se nourrit, elle se meut aussi. Indépendamment des *expansions sarcodiques* signalées par Dujardin et qui sont le résultat de la simple rétractilité du protoplasma et constituent un phénomène de diffluence, beaucoup de cellules sont douées de mouvements. — Les diatomées circulent librement; les zoospores des plantes, les spermatozoïdes des animaux se meuvent et se déplacent à l'aide d'un style comme le font les Infusoires flagellates. Ici le globule blanc de la lymphe et du sang pousse un prolongement protoplasmique appelé pseudopode; là sa surface se déprime et, grâce à ses modifications, il se meut dans l'espace par une sorte de mouvement de reptation. C'est grâce à ces mouvements actifs du protoplasma découverts par Wharton Jones, et auxquels on a donné le nom de *mouvements amiboïdes*, parce que les amibes les manifestent d'une façon majeure, que les leucocytes circulent à travers la trame des organes. Aussi a-t-on appelé ces cellules errantes de notre corps *cellules migratrices*. La température et d'autres agents physiques, les agents chimiques, l'électricité exercent une influence sur les phénomènes de motilité. Sous l'action de ces agents, on peut constater que les caractères de la cellule subissent des modifications. C'est en raison de ces modifications que l'on a pu dire que les cellules éprouvent des sensations.

La cellule, comme l'organisme complet, est donc le siège de phénomènes de nutrition. Dans sa jeunesse, l'absorption prédomine, elle grandit et se reproduit; durant sa vieillesse, l'absorption est défectueuse, elle dépérit et meurt. Le monde organique tout entier est fatalement soumis à cette destruction. Depuis l'amibe, dont l'existence est éphémère, jusqu'au chêne séculaire de nos forêts, partout la durée de la vie est limitée, et la cellule, comme l'Homme, ce composé de cellules le plus complexe que l'on connaisse, est nécessairement frappée un jour par le doigt du fossoyeur. On peut même dire qu'en général la durée de son existence est assez courte. Les cellules de notre épiderme, celles de la plupart de nos muqueuses se desquament, se désagrègent et tombent; celles de nos glandes sont frappées d'un processus liquéfiant qui les fait disparaître; nos globules du sang qui émigrent du torrent circulatoire sont vite frappés de mort. Les cellules kératinées de l'ongle, qui paraissent bien inertes, se renouvellent cependant plus de cent fois durant la vie moyenne de l'Homme, ainsi que l'a démontré Berthold, de Göttingue.

c. Mais, si la cellule meurt, elle se reproduit aussi, et c'est grâce à ce mécanisme que l'harmonie persiste et que le corps, ce composé de cellules, se maintient en équilibre un certain temps. Schwann disait : « Le cristal est pour le monde organique ce qu'est la cellule dans le domaine de la vie. » Le cristal se forme dans les eaux mères; de même se développent, dans les liquides appropriés, les blastèmes de Ch. Robin, et par appositions moléculaires les cellules du corps des végétaux ou des animaux. Cette naissance correspondrait à une véritable génération spontanée. Mais REMAK et VIRCHOW les premiers, l'un en embryogénie, le second en pathologie, ont renversé depuis longtemps déjà la *genèse* de SCHWANN et CH. ROBIN. Aujourd'hui, nous savons que la cellule, munie de son noyau, vit d'une vie propre et autonome. Elle est le seul des éléments anatomiques aptes à se multiplier en engendrant un autre élément semblable à elle-même. — L'aphorisme de HARVEY : « *Omne vivum ex ovo* »; celui de VIRCHOW : « *Omnis cellula e cellula* », récemment transformé en ce dernier : « *Omnis nucleus e nucleo* », restent solidement établis en face de la génération spontanée des cellules (genèse) au sein d'un blastème, qui n'a jamais pu être établie d'une façon irrécusable.

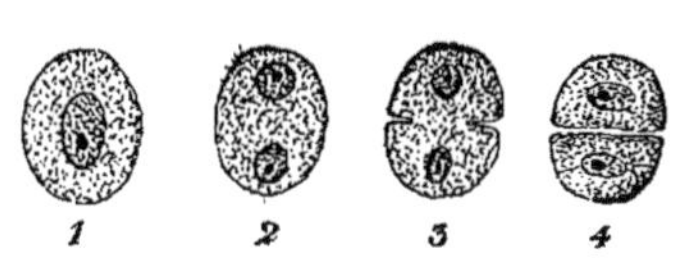

FIG. 403. — Division directe de la cellule. 1, 2, 3 et 4, phases successives de la division.

La *multiplication des cellules* s'effectue de deux manières : par *division directe* et par *division indirecte*. Sans vouloir entrer dans l'étude du mécanisme de ces processus de génération, disons cependant que la *division* ou *cytodiérèse directe* a beaucoup perdu de sa généralité dans ces derniers temps. KLEIN et RANVIER les premiers ont bien vu se diviser sous leurs yeux les globules blancs de la lymphe et du sang du Triton et de l'Axolotl, mais ce processus de division cellulaire paraît spécial aux cellules indifférentes de la lymphe et du sang, et encore récemment N. KULTSCHISKY décrivait-il la multiplication des globules blancs du sang du jeune Chien par le procédé de la division indirecte. Quoi qu'il en soit, RANVIER a vu le noyau des leucocytes, « manié et remanié comme une pâte molle par les mouvements du protoplasma qui l'entoure », finir par se diviser en deux noyaux secondaires, qui eux-mêmes se scindent ensuite en deux autres noyaux entraînant après eux une certaine masse du protoplasma primitif, et ainsi de suite. Dans la *division indirecte* ou *karyokinèse*, le filament du noyau décolle ses anses et grossit et se replie sur lui-même comme de la ficelle emmêlée. En même temps, le protoplasma se gonfle et il se passe dans son sein une série de courants dessinant autour du noyau une sorte d'étoile : c'est la *phase du peloton chromatique et de l'aster*. Un peu plus tard, le filament du noyau se contracte, ses anses, contournées à la façon des anses intestinales, deviennent plus simples et plus espacées; l'aster se dédouble en deux asters, dont chacun va occuper l'un des pôles du noyau, qui lui-même va se scinder à son équateur : c'est la *phase de la contraction du peloton chromatique et du dédoublement de l'aster*. Bientôt le nucléole et la membrane nucléaire disparaissent; le protoplasma pénètre dans le noyau en voie de division et s'étend d'un pôle à l'autre sous la forme d'un faisceau de filaments, entouré à ses deux bouts du double aster : c'est le *stade du fuseau nucléaire et de l'amphiaster*. Les bâtonnets

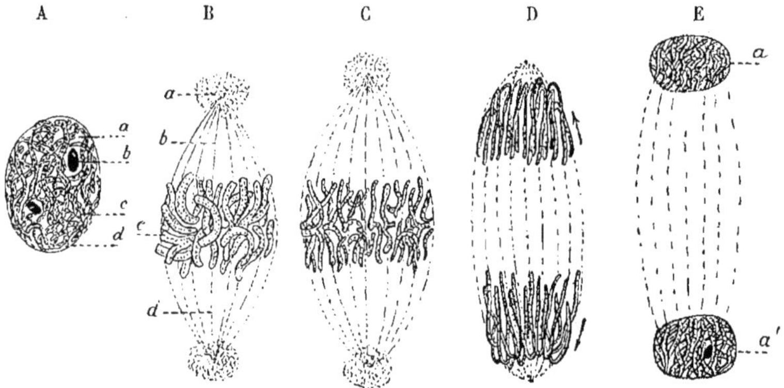

FIG. 404. — Division indirecte du noyau (karyokinèse).

A, noyau au repos : *a*, suc du noyau; — *b*, nucléole; — *c*, filament chromatique; *d*, membrane du noyau.

B, C, D, E, noyau en voie de division : *a*, aster; — *b*, filaments du fuseau; — *c*, plaque équatoriale. — En D, les filaments chromatiques en V remontent aux pôles de la cellule. — En E, les deux noyaux filles *a* et *a'* sont achevés.

qui résultent du morcellement du filament chromatique affectent la forme d'un V, dont la pointe regarde le centre du noyau; entraînés par les mouvements du protoplasma vers l'équateur de la cellule, ils s'y disposent en une couronne qui entoure le plan équatorial de l'amphiaster : c'est le *stade de l'individualisation des bâtonnets et de la formation de la couronne équatoriale*. Dans le stade suivant, chaque bâtonnet se dédouble, le V prend l'aspect d'un W à branches inégales : c'est la *phase du dédoublement du fuseau et de la plaque équatoriale*. Puis chaque bâtonnet contourné en W dédoublé se retourne de façon à présenter à l'équateur, non plus sa pointe, mais son ouverture; une moitié de chaque W tourne et se porte, l'une dans le pôle supérieur, l'autre dans le pôle inférieur de la cellule : c'est la *phase de l'ascension des bâtonnets aux pôles et de la double couronne polaire*. Dès lors, les bâtonnets de chaque couronne polaire se réunissent en forme de peloton, puis en un réseau, en même temps que les asters et les filaments du fuseau s'effacent; la membrane nucléaire ainsi que le nucléole reparaissent dans chaque nouveau noyau, le protoplasma se divise dans l'intervalle de ces deux noyaux néoformés, et la division karyokinétique se termine par la production de deux cellules filles nées d'une cellule : c'est le *stade de la formation des cellules filles.* Les anses jumelles ou secondaires (les W), résultant du dédoublement d'une anse simple ou primaire (les V), se rendent donc en sens opposé, l'une à l'un des pôles, l'autre à l'autre pôle de la figure dicentrique, c'est-à-dire que les anses ou les V primaires se séparent en deux moitiés destinées chacune à former l'un des noyaux nouveaux, noyaux secondaires ou noyaux filles.

Cette évolution du noyau a été observée dans la plupart des organes et des tissus, depuis l'ovule et le spermatoblaste jusque dans les éléments des tumeurs.

La *multiplication des cellules par bourgeonnement* et la *formation des cellules plurinucléées* dérivent du mode de division précédent. Dans le premier cas, la multiplication des noyaux est suffisamment active pour que chacun d'eux individualise immédiatement autour de lui une certaine portion du protoplasma de la cellule préexistante; dans le second, la multiplication nucléaire n'entraîne pas la divison du protoplasma ambiant. Lorsque le germe, organisme unicellulaire ou ovule fécondé, se divise pour donner naissance par ses bipartitions successives aux cellules qui formeront les éléments essentiels de tous les tissus de l'être nouveau, il le fait suivant le processus de la division indirecte. D'où les deux noyaux néoformés renferment chacun la moitié de la substance du noyau primitif. Or, comme le filament nucléaire du germe provient de la fusion des filaments nucléaires de deux cellules, l'une mâle (spermatozoïde), l'autre femelle (ovule), il s'ensuit qu'il n'y a pas une seule cellule de l'organisme qui ne contienne une parcelle du père ou de la mère. C'est là le substratum anatomique de l'hérédité. L'ovule maternel d'un côté, le spermatozoïde paternel de l'autre, considérés comme cellules de l'organisme des deux parents, relient ainsi les générations futures aux générations passées.

En résumé, par tous les phénomènes qu'elle manifeste, la cellule se comporte comme un organisme ; de là le nom d'*organisme élémentaire* que lui donnait BRUCKE. Les divers phénomènes de la vie qui se passent dans son sein sont comparables à ceux qui s'accomplissent dans les corps organisés complexes, plante ou animal. Cette interprétation de la cellule en tant qu'être élémentaire est des plus évidentes quand on considère que l'ensemble de l'organisme, non seulement n'est formé que de cellules, mais qu'il consiste lui-même primitivement en une cellule unique, la *cellule-œuf*. Les phénomènes qui, chez les *Protozoaires*, amènent la reproduction, c'est-à-dire la multiplication des individus et la multiplication de l'espèce, déterminent chez les êtres supérieurs la multiplication des éléments constitutifs dont se compose l'organisme. C'est donc aux dépens d'organismes très simples, monocellulaires et correspondant aux *Protozoaires*, que nous voyons naître, par agrégation de cellules, des organismes de plus en plus compliqués, les *Métazoaires*. La morula, la gastrula, le blastoderme dérivent des bipartitions successives du noyau de l'œuf; — les Cœlentérés ne sont que des colonies de plastides, d'amibes (CARTER) ou d'Infusoires flagellates (CLARKE, SAVILLE, KENT), si l'on veut, dans lesquelles chaque cellule ou chaque amibe a pris la figure de son emploi en raison même de la division du travail physiologique. Des cellules sorties d'un même germe restent unies et constituent un organisme pluricellulaire; puis intervient le grand principe formateur des organes, la division du travail; des cellules primitivement semblables se réunissent en colonies, se spécialisent et acquièrent des fonctions particulières. Elles deviennent plus parfaites en s'adaptant à leur nouveau genre de vie ou de travail; elles cessent d'être indifférentes et subissent des modifications diverses en rapport avec la fonction qu'accomplit l'organe qu'elles ont constitué. C'est alors qu'elles élaborent de nouvelles matières et qu'elles édifient autour d'elles des substances exocellulaires qui contribuent à former les rouages de l'organisme, à en assurer le fonctionnement et le maintien.

L'ovule de tous les animaux arrivé à maturité et propre à être fécondé, n'est autre chose qu'une *cellule de l'organisme du parent*, spécialisée et préparée pour sa fonction future. — A un moment donné, la couche membraniforme qui limitait la vésicule germinative s'évapore et celle-ci ne forme plus qu'une tache diffuse au sein de l'œuf, dans laquelle les réactifs fixateurs décèlent une *plaque équatoriale* et un *fuseau nucléaire* : la vésicule s'est étirée en un barillet ou fuseau qui paraît formé de stries parallèles. En même temps, le protoplasma ovulaire, situé aux deux pointes du fuseau, subit un remaniement : ses granulations s'ordonnent en série autour de chaque pointe, de façon à figurer une sorte d'étoile, *aster double* ou *amphiaster* de Fol. Bientôt le fuseau qui était couché se redresse; le pôle relevé s'engage dans une protubérance en forme de mamelon, déterminée par la saillie au dehors du protoplasma ovulaire. Cette saillie, avec la portion de fuseau nucléaire qu'elle contient, ne tarde pas à se séparer de l'ovule pour former un *glo-*

bule polaire. — Le premier globule polaire expulsé, le fuseau se reforme ; un nouveau mamelon apparaît, l'extrémité superficielle du fuseau s'y engage, et un second globule polaire est expulsé de la même façon que le premier (voy. p. 851).

Ce qui reste du fuseau ne tarde pas à prendre la configuration d'un noyau embryonnaire arrondi et nucléolé, autour duquel le protoplasma s'ordonne de nouveau en étoile, et ce noyau devient, nous le verrons, le *pronucléus femelle,* que viendra copuler un *pronucléus mâle,* pour donner naissance au « germe ».

CHAPITRE II

L'ŒUF ET SON DÉVELOPPEMENT

(ONTOGÉNÈSE)

Pour arriver à *comprendre* l'organisme achevé, il est indispensable de le suivre pas à pas pendant son développement et ses complications successives. En séparant l'anatomie de l'étude des stades successifs de la formation de l'animal, on en détruit fatalement la portée scientifique.

L'embyologie humaine laissant encore beaucoup à désirer dans ses premiers stades, on comprendra qu'il soit nécessaire de recourir à l'embryologie des animaux les plus voisins pour combler les lacunes du développement de l'Homme. — Loin de nuire à la valeur positive de l'ontogénie humaine, cette façon de faire n'y apporte le plus souvent que des éclaircissements et un plus grand intérêt, car plus on descend l'échelle des animaux, plus le développement est simple et l'enchaînement des stades évolutifs facile à suivre. — C'est ainsi que l'histoire du développement des Mammifères complète l'embryologie de l'Homme, et que l'étude du développement de l'Oiseau, des Vertébrés inférieurs et des Invertébrés nous permet de saisir des faits et d'établir des relations que nous serions impuissants à déceler sans cela.

L'embryogénie générale peut se diviser en plusieurs parties, d'après l'ordre même des modifications successives que subit l'œuf pour arriver à reproduire un animal semblable à ceux qui lui ont donné naissance. — Partant de ce principe, nous étudierons en premier lieu les transformations de l'œuf jusqu'à l'apparition de l' « ébauche » embryonnaire; puis la différenciation progressive de l'ébauche et la naissance des tissus et des organes, et enfin la formation des annexes de l'embryon, dont l'apparition est nécessitée par une vie spéciale transitoire.

I. — Période ovogénique.

§ I. — L'ŒUF OVARIEN OU OVULE

Le corps des animaux provient d'une cellule, la « cellule-œuf » ou *ovule*. — Cette cellule, découverte par VON BÆR en 1827, chez les Mammifères, naît dans l'ovaire (voy. p. 738), où on la trouve dans les follicules de Graaf (1). Au début, c'est un gymnocytode; à l'état adulte (2), elle se présente sous la forme d'une cellule sphérique d'un diamètre moyen, chez la Femme, de 200 μ, et composée : 1° d'une membrane d'enveloppe transparente et striée, *membrane vitelline* (zone pellucide, oolemme, premier chorion); — 2° d'un contenu protoplasmique granuleux, *vitellus* (deutoplasma); — 3° d'un noyau vésiculeux et transparent de 30 à 40 μ de diamètre, et possédant, du reste, tous les caractères des noyaux, *vésicule germinative* ou *vésicule de Purkinje* (3); — 4° d'un *nucléole* rond et brillant, *tache germinative* ou *tache de Wagner*. — Enfin BALBIANI a signalé l'existence très générale dans le protoplasma d'un corps nucléiforme, *vésicule embryogène*, que d'autres micrographes avaient observé déjà dans diverses espèces animales, et sur la nature duquel on n'est pas encore bien fixé.

La membrane vitelline jadis regardée comme une production cuticulaire d'origine ovulaire (BÆR, SCHWANN, WAGNER, etc.) est généralement considérée aujourd'hui comme une membrane adventice produite par la couche épithéliale de l'ovisac (REICHERT, WALDEYER, E. VAN BENEDEN, etc.). — Ses stries parallèles et rayonnées ont été regardées comme des canalicules, mais cette disposition, bien visible dans l'œuf des Insectes et des Poissons osseux, n'est pas à l'abri de toute contestation chez les Mammifères. — Quant au micropyle que l'on voit sur l'œuf des Poissons, et que PRÉVOST et DUMAS avaient bien observé chez certains Batraciens, il n'existe pas chez les Mammifères (NÆGEL, *Arch. f. mikr. Anat.*, XXXI, Heft 3, 1888).

Telle que nous venons de la décrire, et à part des variantes sans importance essentielle, la « cellule-œuf » est le point de départ de tous les animaux à reproduction sexuée.

En apparence l'œuf des Sélaciens, des Reptiles et des Oiseaux est essentiel-

(1) Il n'y a généralement qu'un ovule par ovisac, mais exceptionnellement on peut en rencontrer plusieurs, comme l'a montré G. KIRCH au congrès de Rome en 1886.

(2) Durant le premier stade de son existence, l'ovule est une cellule nue. — Chez beaucoup d'Invertébrés (Cœlentérés, Méduses, Céphalopodes, etc.) elle est animée de mouvements amiboïdes très prononcés.

(3) BALBIANI dans les Invertébrés, AUERBACH dans les Poissons, HERTWIG dans les Batraciens ont observé que la vésicule germinative est douée de mouvements amiboïdes. — La vésicule germinative de l'œuf des Mammifères est également animée de ces mouvements (REIN, NAGEL, etc.).

lement différent de celui que nous venons d'exposer. — Mais il est facile de démontrer que cet œuf comprend deux parties distinctes : 1° le *vitellus blanc*, *vitellus de formation*, *archilécithe*, *protoplasme* (cicatricule de l'œuf d'Oiseau), moins abondant, presque exclusivement employé à la formation de l'ébauche embryonnaire et représentant seul le vitellus des Mammifères; — 2° le *vitellus jaune*, *vitellus de nutrition*, *deutoplasme*, *paralécithe*, qui constitue la plus grande partie de l'œuf et sert à nourrir l'embryon. — Ce dernier constitue une réserve nutritive indispensable aux animaux dont l'incubation se fait en dehors de la mère, mais devenue inutile aux Mammifères qui se déve-

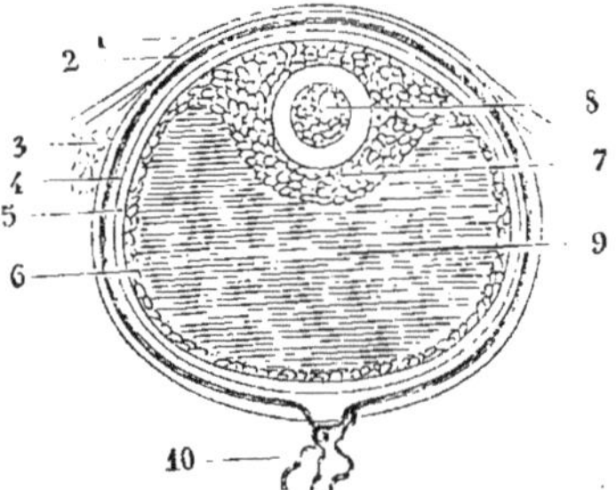

Fig. 405. — L'œuf ovarien dans la vésicule de Graaf.

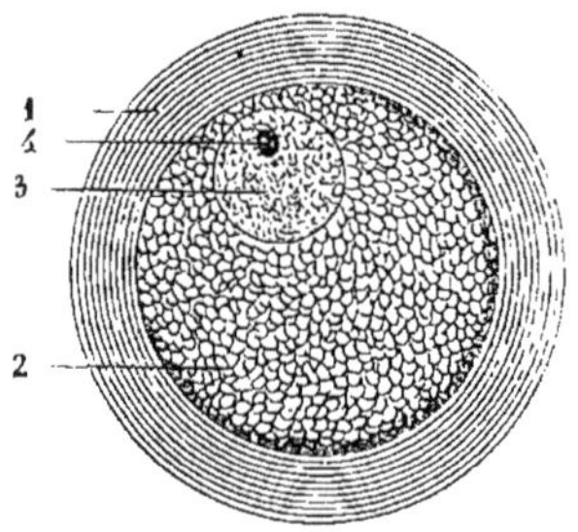

Fig. 406. — L'ovule avant la fécondation.

Fig. 405. — 1, tunique péritonéale de l'ovaire ; — 2, tunique fibreuse de l'ovaire ; — 3, parenchyme ovigène de l'ovaire ; — 4, tunique fibroïde externe, et 5, tunique fibroïde interne de l'ovisac ; — 6, membrane granuleuse ; — 7, disque ou cumulus proliger ; — 8, ovule ; — 9, cavité de l'ovisac remplie de liquide ; — 10, vaisseaux de l'ovisac.

Fig. 406. — 1, membrane vitelline ; — 2, vitellus ; — 3, vésicule germinative ; 4, tache germinative.

loppent dans le sein de leur mère, l'œuf se greffant sur l'organisme maternel, d'où il extrait les matériaux destinés à sa croissance.

Ces variations dans la conformation intérieure des œufs les ont fait classer en : 1° *œufs alécithes*, dans lesquels le vitellus est simple et uniforme (Amphioxus) ; — 2° *œufs télolécithes*, à vitellus partagé en vitellus de formation et vitellus de nutrition, rangés aux deux pôles de l'œuf (Plagiostomes, Téléostéens, Reptiles, Oiseaux, Mammifères) ; — 3° *œufs centrolécithes*, dans lesquels le vitellus de formation entoure le vitellus de nutrition (Arthropodes). — Dans les Batraciens l'œuf est intermédiaire à l'œuf télolécithe des Mammifères et à l'œuf des Vertébrés ovipares, en ce sens que le vitellus plastique et le vitellus nutritif y sont intimement mêlés.

Il est à remarquer enfin que le vitellus jaune intervient en partie dans la construction du corps de l'embryon (Sarazin, Mathias Duval, Henneguy, etc.), d'où la distinction établie entre lui et le vitellus blanc ne saurait être absolue.

§ II. — LE SPERMATOZOÏDE

Le *spermatozoïde*, découvert par L. Hamm dans le sperme de l'Homme en 1677, jadis considéré comme un animalcule, est un élément mobile qui constitue la partie essentielle du liquide fécondant du mâle et dérive de l'épithélium des tubes testiculaires (voy. p. 662). — C'est un filament pourvu d'une extrémité renflée, *tête*, et comparable à un Infusoire flagellé minuscule. — Chez l'Homme, la tête du spermatozoïde a la forme d'une amande, et se compose d'un noyau entouré d'une lame de protoplasma extrêmement mince; — à cette tête fait suite une sorte de col, *segment intermédiaire*, suivi d'un filament long et grêle, *queue* du spermatozoïde. — La tête mesure 5 μ de longueur, la portion intermédiaire 6 μ et la queue 40 μ, soit environ 50 μ, pour la longueur totale de l'élément (1). — Ces corps ont, du reste, une forme extrêmement variable, selon l'espèce envisagée, et chez certains Vertébrés du genre Batracien anoure, ils sont assez volumineux pour être visibles à l'œil nu.

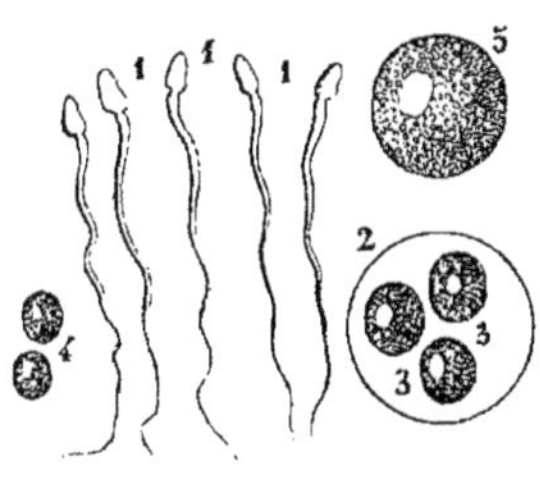

Fig. 407. — Spermatozoïdes.

1, 1, spermatozoïdes; — 2, kyste spermatique, avec 3, spermatides; — 4, 5, spermatides.

La caractéristique du spermatozoïde est sa mobilité. — Il progresse par suite des ondulations de sa queue « à la façon d'une anguille qui nage » et s'avance comme poussé par un instinct fatal vers l'œuf qu'il doit féconder dans le canal utéro-tubaire. — La résistance de ces filaments est assez grande (dans les liquides appropriés) et il n'est pas extraordinaire de les voir encore « vivants » six et huit jours après le coït (Prévost et Dumas, Bischoff, R. Percy, etc.) dans les organes génitaux de la femelle; — mais dans le sperme abandonné à lui-même il est rare qu'ils continuent « à vivre » plus de vingt-quatre heures. — La mort elle-même de l'individu qui les porte n'éteint pas immédiatement de leur vitalité, — puisqu'on en a vu de vivants dans les vésicules séminales ou le canal déférent plus de soixante heures après la mort (Valentin, Godard). — On peut donc dire, qu'on nous pardonne le paradoxe, que l'Homme pourrait « faire des enfants » après sa mort!

Les spermatozoïdes apparaissent dans le sperme au moment de la puberté, et on peut les y voir jusque dans l'extrême vieillesse (Casper, Wagner, Duplay, Dieu, Desnos).

Leur nombre et leur vigueur chez l'adulte sont des plus variables; — il n'est même pas rare (Casper, Hirtz, Mantegazza) de constater leur absence.

§ III. — L'OVULATION

Jusqu'à la puberté, les ovisacs qui contiennent les ovules restent petits et comme inertes. — Mais, à partir de quinze ou seize ans, quelques-uns gonflent et se rapprochent de la surface de l'ovaire où

(1) Selon Wagener, Engelmann, Ballowitz, Jensen, la queue du spermatozoïde a une structure fibrillaire et présente des stries transversales qui lui donnent un aspect spiroïde très net dans le spermatozoïde du Rat.

ils font saillie. — Peu à peu, leur partie libre s'amincit et se crève, « à la façon d'un abcès chaud », et l'ovule tombe avec le liquide du follicule graaffien. — Ce travail de maturité et de déhiscence des ovisacs s'appelle l'*ovulation* ou *ponte périodique*, travail qui se répète chaque mois lunaire jusqu'à la ménopause, chez la Femme, et coïncide avec la menstruation (1). — Chez les Mammifères, la déhiscence coïncide avec l'époque du rut.

Le mécanisme de la rupture de l'ovisac est encore imparfaitement connu, mais il est probable que cette rupture est sous la dépendance de la congestion ovarique d'ordre réflexe qui envahit tout l'appareil génital de la Femme au moment des époques menstruelles. — Cette congestion, qui n'est pas sans avoir certaines analogies avec les phénomènes de l'érection, détermine une hydropisie folliculaire sous l'influence de laquelle le follicule éclate et met l'ovule en liberté, assez généralement six à huit jours après le début de la congestion cataméniale, bien que l'on ait soutenu (Lœvenhardt, etc.) que l'ovule est expulsé avant l'établissement de l'écoulement menstruel.

Peut-être la rupture des vaisseaux sanguins des parois de l'ovisac, dont la conséquence serait le décollement de la membrane granuleuse et la déhiscence du follicule (Chandelux), y est-elle également pour quelque chose. — Quoi qu'il en soit, le résultat de cette rupture est la formation des *corps jaunes* (voy. p. 741), dont l'importance pratique en médecine légale n'échappera à personne.

La déhiscence des follicules de Graaf s'effectue en dehors de l'acte copulateur puisqu'on a rencontré des corps jaunes chez des vierges (Buffon, Brugnone, Négrier, Raciborski, etc.); — cependant le spasme vénérien peut en activer la réalisation en provoquant l'érection *prochaine* qui doit lui donner naissance (Coste).

Le flux menstruel est-il absolument corrélatif de l'ovulation, et réciproquement?

D'une façon très générale on peut dire que l'ablation des ovaires conduit à la ménopause (Percival-Pott, Barnes, Scanzoni, Péan, etc.); — mais, comme on a constaté l'existence de follicules de Graaf avortés chez la petite fille (Aran, Raciborski, Henle, Slaviansky, De Sinety, etc.) et chez la Femme adulte (Grohe, Slaviansky, His, etc.), il s'ensuit qu'on est obligé d'admettre que le développement des follicules de Graaf n'est pas fatalement le corollaire de la menstruation. — Ce qui le prouve encore mieux, c'est la persistance de

(1) Les grossesses doubles, triples, etc., démontrent qu'il peut tomber plus d'un œuf par mois, ce qui peut tenir, ou bien à l'existence de plusieurs ovules dans le même ovisac, ou bien à la rupture de plusieurs follicules graaffiens.

Il peut y avoir deux conceptions coup sur coup, comme dans le cas rapporté par Buffon de cette femme qui accoucha de deux jumeaux, l'un blanc et l'autre mulâtre. — Dans ces circonstances, il faut admettre que deux ovules sont tombés à peu de temps l'un de l'autre, et que le second a été fécondé par un autre père que le premier, à moins qu'une première imprégnation n'ait laissé des traces assez marquées pour se manifester par la naissance d'un enfant ressemblant au père d'un rejeton antérieur. — On sait en effet que cette « hérédité par influence » s'observe fort bien dans les races de Chevaux et de Chiens et qu'elle peut être accusée à ce point dans l'espèce humaine elle-même que l'enfant d'un deuxième mari soit davantage l'enfant du premier que le sien propre.

La grossesse double se voit une fois sur quatre-vingts, — la grossesse triple cinq fois sur trente-sept mille quatre cent quarante et un, soit une fois sur sept cent quarante-huit.

Lorsqu'il y a superfétation, c'est qu'il y a un utérus double.

l'ovulation alors que les règles sont suspendues, et le meilleur exemple que l'on en puisse donner est certainement celui des Femmes qui deviennent enceintes pendant l'allaitement, ou même après la ménopause (PUECH, LEMOINE, RENAUDIN, JOUX, DESHAYES); — c'est encore l'établissement de l'ovulation avant celui de la menstruation (NÉGRIER, GIRAUDET, GUBLER, etc.), l'ovulation pendant la grossesse (MAYHOFER, SLAVIANSKY, etc.), ou bien enfin la menstruation sans ovulation (GODARD, PAGET, etc.) comme après l'ablation *totale* des ovaires (GOODMANN, KŒBERLÉ, SPENCER-WELLS, L. LE FORT, TILLAUX, etc.).

On peut donc conclure qu'il y a une incessante formation d'ovisacs chez la Femme, aussi bien pendant la grossesse que pendant la période intermenstruelle, mais que ces ovisacs n'arrivent jamais à complète maturité et qu'ils avortent et disparaissent par atrésie avant de s'ouvrir (SLAVIANSKY, DE SINETY, etc.) (1).

Ce sont ces follicules avortés, flétris et rétractés, qui donnent naissance à la troisième variété de corps jaunes admise par COURTY et LONGET.

La chute de l'œuf telle que nous venons de l'exposer ne se fait pas ainsi chez tous les animaux. Chez les Oiseaux, les Reptiles, les Poissons et les Invertébrés, c'est l'œuf lui-même qui opère sa délivrance en faisant éclater la poche qui le contient et cela par suite de son grossissement progressif (COSTE).

§ IV. — MIGRATION DE L'OVULE ET DES SPERMATOZOÏDES

Les organes génitaux du mâle et de la femelle sont conformés de façon à pouvoir réciproquement se correspondre; en un mot, ils sont adaptés l'un à l'autre dans le but suprême de perpétuer l'espèce. — Le spermatozoïde et l'ovule devant se rencontrer et se fondre l'un dans l'autre, il était indispensable qu'ils marchassent l'un vers l'autre; — cette marche constitue la *migration des ovules et des spermatozoïdes*.

L'ovule qui tombe de l'ovisac est recueilli par le pavillon de la trompe de Fallope (1) et chemine le long de ce canal, poussé par les cils vibratiles de l'épithélium tubaire et par les mouvements vermiculaires de la trompe. — En une huitaine de jours, il a parcouru toute la longueur de ce canal et parvient dans l'utérus.

On n'est pas encore bien fixé sur le mécanisme suivant lequel l'œuf est recueilli par la trompe.

Les uns (HALLER, ROUGET) admettent que le pavillon de la trompe, participant à l'érection de tout l'appareil génital au moment du rut ou de la menstruation, vient s'appliquer sur l'ovaire et y « déglutit » l'ovule comme cela a lieu en effet chez les Oiseaux (COSTE, BALBIANI); — d'autres (KIWISCH, BECKER, O. PINNER, etc.) pensent que l'ovule est porté dans le pavillon de la trompe par un flux séreux qui coule de la surface de l'ovaire vers le pavillon, et certains auteurs (SCHRŒDER, G. LÉOPOLD, etc.) estiment que le courant séreux est assez fort pour pousser l'ovule jusque dans la trompe du côté opposé

(1) LÉOPOLD (*Arch. f. Gynäk.*, XX et XXI, 1883) a même soutenu, en se fondant sur l'état des corps jaunes, que pendant la période intermenstruelle il peut y avoir rupture d'un ovisac et expulsion d'un œuf.

lorsque celle du côté de l'ovaire d'où s'est détaché l'ovule est oblitérée (ROKITANSKI, OLDHAM, CZIHAK, LÉOPOLD, etc.) (1); — enfin, certains estiment que l'ovule parvient dans le pavillon de la trompe en suivant une gouttière creusée dans le ligament tubo-ovarique (HENLE, BIKINSKEAD) poussé par des cils vibratiles que porte l'épithélium péritonéal à ce niveau (WALDEYER) (2).

Quand l'œuf manque la trompe, il se perd dans la cavité péritonéale, accident qui doit être fréquent, eu égard à la disposition réciproque de l'ovaire et du pavillon de la trompe, et que confirment les résultats si souvent négatifs du coït et les grossesses extra-utérines (3). Si celles-ci ne sont pas plus fréquentes, c'est sans doute parce que l'œuf meurt avant d'avoir rencontré le spermatozoïde, ou périt avant de s'être greffé sur le péritoine.

Chez les Mammifères, l'œuf met de quatre à douze jours en moyenne, selon les espèces, pour arriver dans l'utérus (COSTE, BISCHOFF); — chez les Oiseaux il parcourt la trompe en un temps beaucoup plus court, — cinq à six heures chez la Poule, — bien que la trompe soit beaucoup plus longue chez les Oiseaux. — C'est dans ce parcours que ce dernier acquiert sa membrane chalazifère, sa coque d'albumen et sa coquille calcaire doublée de la membrane coquillière. — Celui des Mammifères s'enveloppe aussi d'une couche d'albumen, mais cette couche est toujours très mince et vite épuisée. — Ces constitutions différentes des œufs sont en rapport avec leur mode même de développement. L'œuf du Mammifère qui se greffe sur l'utérus n'avait pas besoin de traîner avec lui un grenier bondé de provisions et il n'en a pas; — au contraire, l'œuf d'Oiseau, dont l'incubation se fait en plein air, devait fatalement apporter avec lui à l'extérieur des moyens de nutrition et de protection.

Si l'ovule se dirige de l'ovaire vers l'utérus en suivant la voie de l'oviducte, les spermatozoïdes, eux, se portent vers l'ovaire en montant le long du canal utéro-tubaire. — Déposés dans le vagin ou à l'ouverture de la vulve (4), ces filaments franchissent le col, gagnent

(1) Dans ces circonstances le corps jaune vrai est placé du côté de l'oviducte oblitéré, et, comme néanmoins il y a fécondation, on est obligé d'admettre que l'œuf a gagné le côté opposé.

(2) L'existence de ces cils est constante, d'après WALDEYER, chez la Lapine. — Chez les Batraciens, il n'est pas douteux que ce sont eux qui poussent l'œuf jusque dans l'ouverture péritonéale de l'oviducte (MAYEN, THIRY, SCHWEIGGER-SEIDEL, WALDEYER, NEUMANN et GRUNAU, etc.). — Chez les Invertébrés et les Poissons, l'oviducte faisant suite à l'ovaire, l'œuf ne peut manquer son chemin.

(3) LAMY et SMET ont observé des grossesses extra-utérines en même temps que des grossesses normales : un œuf fécondé avait suivi le bon chemin, l'autre s'était égaré dans la cavité péritonéale. — Cependant LAWSON TAIT tend à admettre que les grossesses extra-utérines sont toujours primitivement tubaires, et, que la trompe se rompt vers la dixième ou la douzième semaine au point d'implantation du placenta (*Brit. med. Journ.*, p. 778, 1885). — Cette opinion est exagérée, et, si l'on s'en rapporte aux chiffres de HECKER, on peut dire que sur deux cent vingt-deux grossesses extra-utérines on en trouve cent trente-deux abdominales, soixante-quatre tubaires et vingt-six interstitielles. — On sait que le fœtus peut vivre dans le péritoine et en être retiré par gastro-hystérotomie, ou plutôt par laparotomie.

(4) Il peut y avoir persistance de l'hymen, point de coït proprement dit, et néanmoins y avoir grossesse. — MARTIN SAINT-ANGE en a observé un bel exemple en 1834, et il n'est pas de médecin-légiste qui n'ait eu l'occasion de faire la même observation.

l'utérus et progressent peu à peu vers la trompe en vertu de leurs mouvements propres. — D'après les observations faites sur les Mammifères par Barry, Bischoff, Hensen, E. Van Beneden, etc., on peut admettre qu'en douze ou quinze heures ils ont gagné l'ovaire chez la Femme.

La rencontre de l'ovule et du spermatozoïde peut se faire dans l'utérus et le long de l'oviducte; mais, pour qu'il y ait fécondation, il paraît bien établi que cette rencontre doit avoir lieu à la surface de l'ovaire, dans le pavillon ou le tiers supérieur de la trompe de Fallope (Coste, Gerbe, Bischoff, etc.). — Quand cette rencontre favorable a lieu, le spermatozoïde traverse la membrane vitelline et pénètre dans le vitellus de l'œuf où il s'unit à la vésicule germinative. — Cette conjugaison constitue la *fécondation*, le signal du début du développement.

Elle a lieu au moment de la rupture de l'ovisac, c'est-à-dire au moment de la cessation des règles chez la Femme, du rut chez les femelles des Mammifères. — D'où l'adage des accoucheurs : « c'est après les règles que la conception se fait avec le plus de facilité ». Mais comme les spermatozoïdes peuvent rester vivants dans le mucus utéro-tubaire ou l'humeur qui baigne le pavillon de la trompe et la surface de l'ovaire plusieurs jours, il s'ensuit qu'un coït pratiqué avant l'époque menstruelle peut fort bien être fertile. C'est même le coït qui précède de peu l'apparition des règles qui paraît avoir le plus de chances de réussite, car celui qui est pratiqué après court risque d'arriver trop tard. — Les spermatozoïdes saisissent l'œuf au passage ; mais, pour que la conjonction des éléments mâle et femelle soit productive, il est nécessaire que l'œuf ne soit pas trop mûr. — Or il paraît bien qu'il n'est fécondable que durant son passage à travers la moitié supérieure de l'oviducte.

§ V. — LA FÉCONDATION

Nous avons vu que l'œuf ovarien est assimilable à une cellule; — nous avons dit aussi qu'à un moment donné, cet œuf se détache de l'ovaire et s'engage dans l'oviducte, où il est pénétré, lorsqu'il est dans les conditions voulues de maturité, par une autre cellule, le spermatozoïde, qui vient à sa rencontre. Il nous faut maintenant étudier les caractères de cette pénétration, qui constitue la *fécondation*.

Jusque dans ces derniers temps, la majorité des biologistes, Bær, Remak, Coste, Bischoff, Ch. Robin, Kœlliker, admettaient que la vésicule germinative disparaît (1) avant la fécondation, soit par désintégration moléculaire (Warthon Jones, Ch. Robin), soit par expulsion (Œllacher). — L'œuf dès lors correspondrait à une

(1) Cette opinion toutefois n'a jamais été celle de Purkinje, Wagner, Barry et Wogt.

cellule sans noyau (cytode d'Hæckel). — Ce serait la phase monérienne de l'œuf. — A la suite, serait apparu spontanément dans l'œuf fécondé le noyau vitellin.

Les recherches récentes de Fol, Hertwig, Butschli, Strasburger, Auerbach, Van Beneden, etc., ont montré que les choses ne sont pas si simples. — Lorsque l'œuf quitte l'ovaire, la vésicule germinative perd ses contours et semble se dissoudre et s'évanouir

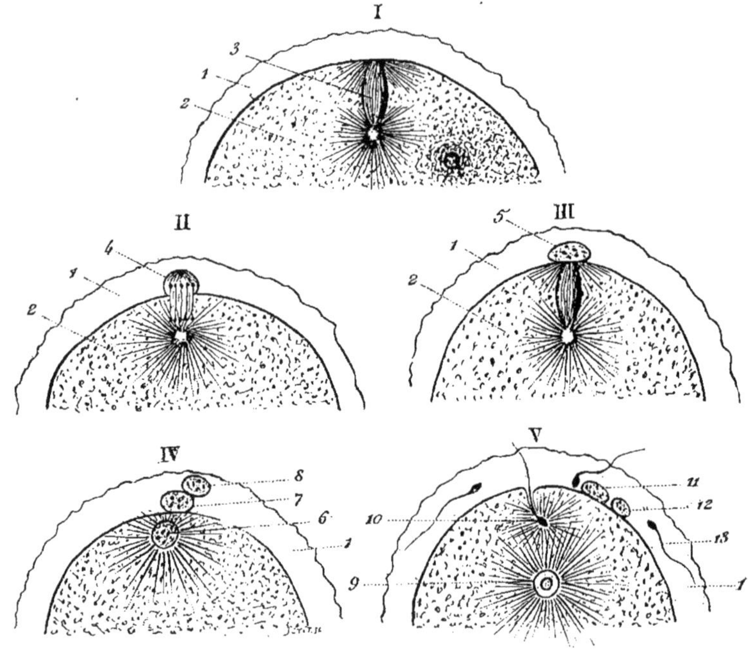

Fig. 408. — La fécondation de l'œuf.

I, II, III, IV, V, phases successives de la fécondation : 1, membrane vitelline ; — 2, vitellus ; — 3, vésicule germinative transformée en amphiaster ; — 4, origine des globules polaires ; — 5, premier globule polaire émis ; — 6, vésicule germinative ; — 7 et 8, les deux globules polaires ; — 9, pronucléus femelle ; — 10, pronucléus mâle ; — 11 et 12, globules polaires ; — 13, spermatozoïde.

comme dans un nuage. — Mais les réactifs appropriés ont permis de montrer qu'à la place de cette tache, il existe une figure caryolytique, un amphiaster (voy. p. 838), c'est-à-dire un noyau en voie de division. — Ce noyau, qui ordonne ses granulations de façon à former un aster, c'est la vésicule germinative en voie de segmentation indirecte.

Une fois formé, l'amphiaster, poussé sans doute par les mouvements du vitellus, qui ont lieu à cette époque, s'avance vers la périphérie de l'œuf, et vient s'accoler à la membrane vitelline sous la forme d'une lentille, *plaque nucléolaire* de Van Beneden.

D'abord transversalement couché, l'amphiaster se redresse, l'une de ses extrémités vient faire saillie à la surface du vitellus, et finit par se détacher et être expulsé sous la forme d'un corps nucléolaire auquel on a donné le nom de *globule polaire*, *corpuscule de direction*, que déjà CARUS avait observé en 1828. — L'expulsion de ce corps est bientôt suivie de la formation et de l'expulsion d'un second globule polaire (1). — Ce qui reste alors de l'amphiaster, c'est-à-dire de la vésicule germinative, rentre dans le vitellus en se condensant et forme un nouveau noyau, le *noyau de l'œuf* ou *pronucléus femelle*, formé antérieurement à la pénétration du spermatozoïde dans l'œuf. — A ce stade, l'ovule est mûr; il a achevé son évolution personnelle propre, et, si un spermatozoïde ne vient pas se conjuguer avec lui, il meurt, se désorganise et se désagrège. — Mais dans la fécondation, à l'encontre de l'ovule s'avance le spermatozoïde qui pénètre dans l'œuf en perforant la membrane vitelline

(1) D'après E. VAN BENEDEN, l'émission des globules polaires, chez la Lapine, a lieu dans l'ovaire. — SEMPER, SELENKA, FOL, SEDGWICK MINOT, SABATIER, HOEK, ont regardé ces globules comme des produits d'excrétion de l'œuf, des « corpuscules de rebut » (FOL); — FRITZ MÜLLER et E. VAN BENEDEN, comme des « corpuscules de direction » dans la segmentation de l'œuf; — V. YHÉRING, STRASBURGER, comme un moyen pour la vésicule germinative de se débarrasser de sa trop grande prépondérance vis-à-vis du noyau mâle (réduction de la moitié de l'idioplasma de la vésicule germinative); — GIARD, BÜTSCHLI, comme des cellules rudimentaires à signification atavique, rappelant ontogéniquement le stade protozoaire dans l'évolution des Métazoaires; — WEISSMANN, comme le rejet de l'*idioplasma ovigène* ou *histogénique*, et d'une partie du *plasma germinatif* ou *sexuel*. — D'après SEDGWICK MINOT et BALFOUR enfin, la cellule fécondée étant l'union d'un œuf et d'un spermatozoïde doit être bisexuelle; — comme de cette cellule dérivent toutes les autres par des bipartitions successives, toutes les cellules seraient hermaphrodites si le globule polaire n'était l'élément mâle ou femelle dont se débarrasse le noyau de l'œuf. Les œufs qui se développent sans fécondation (parthénogénèse) ne devraient donc pas expulser de globules polaires. C'est ce que pensait BALFOUR. Mais voilà que WEISSMANN et ISCHIKAWA viennent de trouver que ces œufs, chez plusieurs Crustacés, en expulsent un, mais *un seul*, tandis que dans les autres êtres, il s'en développe toujours deux, rarement trois. La théorie de la bisexualité de l'ovule qui ne pouvait expliquer les faits de transmission des particularités ancestrales mâles par la mère, puisque celle-ci aurait expulsé de ses œufs par les globules polaires tous les éléments mâles qui lui auraient été transmis par son père, devient donc impossible.

Nous devons encore ajouter qu'il s'est formé récemment d'autres et curieuses opinions sur la signification des globules polaires. — D'après BALBIANI, chez *Chironomus*, ces globules après être sortis du vitellus y rentreraient par une invagination de l'ectoderme au niveau de la neuvième métamère lorsque le blastoderme est formé, et formeraient alors rien moins que les ovules primitifs de la glande génitale. — En est-il de même chez les Vertébrés? — Selon WEISSMANN et C. ISCHIKAWA d'autre part, chez *Moina paradoxa*, une « cellule de copulation » se conjugue avec l'un des blastomères au stade 4 ou au stade 8, et ce phénomène est surajouté à la fécondation ordinaire. Ce blastomère copulé est-il le seul d'où dérivent plus tard les cellules génitales de l'embryon? (A. WEISSMANN et C. ISCHIKAWA, *Bericht. der naturforschenden Gesellschaft zu Friburg*, Bd IV, p. 51 et 53, et *Bull. sc. de la France et de la Belgique*, p. 225 et 483, 1888.)

au moment de la formation des globules polaires (1), descend vers le centre en s'entourant d'un aster et forme le nouveau corps nucléiforme, auquel on a donné le nom de *noyau spermatique* ou *pronucléus mâle* (2). — C'est alors que le pronucléus mâle et le pronucléus femelle, chacun faisant un pas, se rencontrent et sé fusionnent. Il en résulte un noyau unique entouré d'un bel aster, le *noyau vitellin*, *noyau embryonnaire*, *globule graisseux de Coste*, découvert par Bergmann et Bagge en 1841, et observé par Ed. Van Beneden sous la forme d'une cellule claire de 40 à 50 μ de diamètre, dix heures après la fécondation chez le Lapin. — La cellule ovulaire, arrivée à ce stade, est devenue non plus une cellule spécialisée de l'épithélium-germe, non plus un élément sexuel, femelle du spermatozoïde, comme précédemment, mais le *germe*, c'est-à-dire un être cellulaire individualisé et propre à donner naissance à l'organisme, la première cellule de l'organisme nouveau dont la segmentation indirecte va fournir tous les éléments du corps.

En même temps que ces phénomènes s'opèrent, il survient plusieurs autres modifications au sein de l'œuf. — Ces modifications sont celles-ci : 1° *retrait* ou *concentration du vitellus*, observé par Bagge, Bischoff, Ch. Robin, Van Beneden, Kupffer, Beneke, Nuel, etc., soit sur les Invertébrés, soit sur les Mammifères, retrait qui amène un vide entre le vitellus et la membrane vitelline, comblé bientôt après par un liquide albumineux; — 2° *déformation* et *mouvements giratoires du vitellus*, aperçus par Ch. Robin dans l'œuf des Hirudinées et des Mollusques; —par Œllacher, His, Rusconi, Van Bambeke, etc., dans les Poissons; — par de Quatrefages, dans l'œuf de l'Hermelle; — par Reichert, Vogt, Purkinje, Valentin, Baumgartner, Ch. Robin, dans les Batraciens; — par Œllacher, dans l'œuf d'Oiseau; — par Bischoff, Pflüger, etc., chez les Mammifères, pendant l'émission des globules polaires et la segmentation du vitellus; — 3° *changements de structure* des granules vitellins qui deviennent volumineux et réfringents.

Au fond, on peut ainsi résumer les phénomènes essentiels qui se passent pendant la maturation et la fécondation de l'œuf :

1° La vésicule germinative perd son contour et se porte à la surface du vitellus; — 2° ses éléments se transforment en un corps fusiforme (fuseau nucléaire de Mayzel) aux deux extrémités duquel

(1) L'éjaculation des globules polaires peut suivre ou précéder la fécondation (Fol, Hertwig), ce qui démontre l'indépendance des deux phénomènes.

(2) Le pronucléus mâle se constitue aux dépens de la chromatine du spermatozoïde (structure d'un noyau), le pronucléus femelle aux dépens de celle de la vésicule germinative. Les globules polaires qui se produisent suivant un processus karyokinétique type, sont donc des éléments de la vésicule germinative rejetés au dehors (N. Kultschisky, *Arch. f. mikr. Anat.*, XXXII, 1888).

le vitellus ambiant se dispose sous forme d'une étoile (aster de Fol); — 3° l'un des asters de l'étoile double (amphiaster) fait saillie à la surface du vitellus sous forme de mamelon, se détache du fuseau et donne naissance au premier globule polaire; — 4° l'amphiaster, comme décapité dans l'une de ses extrémités, se reforme et émet ordinairement un second globule polaire; — 5° la portion restante du fuseau nucléaire regagne le centre de l'œuf et se transforme en pronucléus femelle; — 6° un spermatozoïde pénètre dans l'intérieur de l'œuf, il perd sa queue et sa tête se transforme en pronucléus mâle; — 7° ce dernier, autour duquel le protoplasma voisin s'ordonne en rayons stellaires, se rapproche du pronucléus femelle; — 8° enfin, les pronucléi mâle et femelle se réunissent, et de cette fusion résulte un noyau unique, le noyau embryonnaire ou première sphère de segmentation, qui, par ses divisions successives, va donner naissance à l'ébauche embryonnaire.

Ce processus est général; — il s'observe même dans la fécondation des végétaux, et l'ancienne notion de la disparition de la vésicule germinative et de la formation spontanée par genèse du noyau vitellin doit être définitivement abandonnée.

Au fond, dans la formation de l'embryon, chaque parent est présent sous la forme d'un noyau. — Le noyau embryonnaire est en effet un mélange de la matière du père et de la mère, et chaque noyau cellulaire du nouvel être renferme des molécules de ce mélange, puisque c'est le noyau embryonnaire qui, par des bipartitions successives, donne naissance aux noyaux de toutes les cellules qui forment le corps de l'animal. — C'est là le substratum matériel de l'hérédité (1).

Nous devons ajouter que la vésicule germinative subit les phéno-

(1) Lorsque le *germe* (organisme unicellulaire = ovule fécondé) se divise pour donner naissance, par ses bipartitions successives, aux cellules qui formeront les éléments essentiels de tous les tissus de l'être nouveau, il le fait suivant le mode de division que l'on appelle indirecte. D'où les deux noyaux néoformés renferment chacun la moitié de la substance du filament du noyau primitif; d'où pas une seule cellule (par suite des générations cellulaires successives) de l'organisme adulte qui ne soit une des filles du germe en descendance directe. Or le filament nucléaire du noyau du germe provient de la fusion des filaments nucléaires des deux pronucléus dont l'un, le pronucléus femelle, est ce qui reste du noyau de l'ovule maternel quand il a rejeté ses globules polaires et dont l'autre, le pronucléus mâle, provient directement du spermatozoïde paternel. — Le filament pelotonné (spirème) du noyau du germe contient donc réunies, alors qu'il va se diviser, dans une même formation une série de parcelles matérielles venues les unes de l'organisme paternel, les autres de l'organisme maternel. C'est là le substratum anatomique de l'hérédité. En effet, l'ovule maternel d'une part, le spermatozoïde de l'autre, considérés comme cellules de l'organisme des deux parents, renferment, au sein de leur noyau, une portion du filament nucléaire des deux germes respectifs dont le père et la mère avaient autrefois pris eux-mêmes naissance. Par ces germes, les deux parents étaient de leur côté reliés à leurs propres parents, et ainsi de suite dans la série des générations antérieures.

mènes de la karyokinèse et qu'elle émet des globules polaires avant la fécondation, et alors même que l'œuf ne sera jamais fécondé.

Le phénomène de la *fécondation* de l'œuf par le spermatozoïde est général dans le monde animal : il constitue la *reproduction sexuelle*, — seul mode de reproduction qui existe dans les types supérieurs, notamment chez les Vertébrés. — Dans les rangs inférieurs des Invertébrés il y a un autre mode de perpétuation de l'espèce, la *reproduction asexuelle*. — Celle-ci consiste essentiellement en la *conjugaison* (*Protozoaires*) de deux organismes élémentaires semblables, et l'élément unique qui en résulte donne naissance par division de son corps (*scissiparité*, *gemmiparité*, *sporogonie*), à un nombre plus ou moins grand de nouveaux organismes (1). — La reproduction sexuée dérive de cette forme de multiplication asexuée par conjugaison. Alors que chez les êtres monocellulaires, c'est tout l'organisme qui joue le rôle de reproducteur, dans les êtres pluricellulaires c'est une cellule spéciale qui joue ce rôle. — Il s'est donc produit une différenciation qui s'est accusée davantage le jour où les deux éléments générateurs destinés à se conjuguer sont devenus différents l'un de l'autre : l'un se transformant en cellule spermatique, l'autre en cellule-œuf. — Plus tard, par suite de la complication des organismes, la division du travail physiologique a été poussée plus loin encore, et c'est à une partie spéciale de l'organisme qu'a été dévolu le rôle d'organe formateur des éléments mâle et femelle. — Ces parties sont devenues les organes sexuels. — Mais dans la conjugaison de l'ovule et du spermatozoïde, on peut encore reconnaître le fusionnement primitif de deux organismes de même espèce.

Enfin, pour être normale, la fécondation paraît devoir s'effectuer par un seul spermatozoïde (Fol, Calberla, Hertwig, etc.). — Les filaments spermatiques peuvent fort bien pénétrer l'œuf en plus ou moins grand nombre, mais un seul dépasse le liquide périvitellin où l'on peut les voir en grand nombre (Coste, Ch. Robin, Van Beneden, Tourneux, etc.).

Dès que celui-là a pénétré dans le vitellus, on voit la zone périphérique de ce dernier se condenser davantage et former une membrane à double contour, la *véritable membrane vitelline*, qui ferme l'accès de l'œuf à tous les spermatozoïdes qui sont en retard de quelques instants. — Quand, exceptionnellement, plusieurs spermatozoïdes pénètrent dans l'œuf, il en résulte un *noyau embryonnaire monstrueux*. Deux spermatozoïdes se sont-ils conjugués avec le pronucléus femelle, on voit survenir un *tétraster*, une *double gastrula* (Fol, Selenka, Chabry, W. Roux) et finalement le *monstre double*. — Ces phénomènes observés chez les Invertébrés, sont peut-être également l'origine des monstres doubles ou triples dans les animaux supérieurs (superfécondation).

Quant à l'*origine des sexes*, la science est encore muette à ce sujet. — Malgré les intéressantes recherches de Girou de Buzareingues, Boudin, Thury, Cornaz, Sanson, Lagneau, etc., nous devons avouer que nous ignorons encore pourquoi il naît cent six garçons contre cent filles (Ch. Debierre, *Manuel d'Embryologie*, p. 59, et *Rev. intern. des sc.*, p. 339, 1883. — A. Cleisz, *Recherches des lois qui président à la création des sexes*, Thèse de Paris, 1889).

(1) On appelle « *parthénogénèse* » ou « *génération alternante* », un mode de digenèse (génération double, alternativement asexuelle et sexuelle) caractérisé par l'alternance régulière d'une génération sexuelle, avec une génération asexuelle (Arthropodes, Rotateurs). Cette « reproduction virginale » ne se rencontre pas chez les Vertébrés, ce qui exclut le « dogme de l'Immaculée conception » !

II. — Développement de l'œuf fécondé.

§ I. — SEGMENTATION DE L'ŒUF ET FORMATION DE LA GASTRULA

La conséquence de la fécondation de l'œuf est la formation du noyau embryonnaire. Une fois formé, ce noyau va subir la division indirecte telle que l'ont décrite STRASBURGER, FLEMMING, BUTSCHLI, AUERBACH et autres, et cette division entraîne à sa suite celle du vitellus. — C'est cette division nucléaire qui donne naissance aux *sphères* ou *globes vitellins*, c'est-à-dire à des cellules qui dérivent du noyau de l'œuf; c'est à cette division, entrevue par BARRY, et démontrée par BISCHOFF, que l'on a donné le nom de *segmentation de l'œuf* ou *segmentation du vitellus*. On l'appelle encore *fractionnement* ou *sillonnement*, parce qu'elle se manifeste extérieurement par l'apparition de véritables sillons à la surface de l'œuf.

Nous avons divisé les œufs (p. 845) en trois variétés. Chacune d'elles a son mode propre de fractionnement. Nous réunissons dans le tableau suivant les caractères généraux de ces trois classes d'œufs avec le genre de leur processus de segmentation :

1° Œuf alécithe.....	Holoblastique.	Segmentation totale et régulière :	Cœlentérés, Échinodermes, Vers, Tuniciers, Amphioxus (1).
2° Œuf télolécithe...	Holoblastique.	Segmentation totale et irrégulière (inégale):	Mammifères, Batraciens.
	Méroblastique.	Segmentation partielle et inégale :	Monotrèmes, Oiseaux, Reptiles, Poissons osseux, Céphalopodes.
3° Œuf centrolécithe.	Méroblastique.	Segmentation partielle, superficielle, régulière ou irrégulière :	Arthropodes.

1° Œuf alécithe. — C'est l'œuf le plus simple. Il est dépourvu de vitellus nutritif, et tout son vitellus prend part à la formation du blastoderme (*segmentation totale*). — C'est donc un *œuf holo-*

(1) ED. VAN BENEDEN et JULIN admettent également que la segmentation est inégale chez l'Amphioxus (c'est également l'opinion de HATSCHECK) et chez les Tuniciers (Claveline). — Elle marche plus rapidement dans l'hémisphère ectodermique et le nombre des blastomères endodermiques est encore très restreint quand commence l'invagination gastruléenne.

blastique. — D'autre part, sa segmentation est toujours *égale* ou *régulière*.

Le noyau embryonnaire se divise en deux, puis quatre, huit, seize, trente-deux, soixante-quatre, etc., cellules ou blastomères. Quand le fractionnement est achevé, l'œuf a l'aspect d'une mûre, d'où le nom de *morula* (fig. 409). — La cellule embryonnaire unique a donné naissance à une colonie cellulaire, mais dont les cellules sont de volume différent. — Bientôt ces cellules sont refoulées à la périphérie, par suite de l'apparition, au centre de l'œuf, d'une cavité qui va sans cesse grandissant; c'est la cavité de *segmentation, cavité de von Bær*, ou encore *blastocèle* (II, fig. 410). Quand son développement est achevé, la morula a disparu; l'œuf est formé d'une vésicule dont la paroi est formée par le rangement à la périphérie des blastomères en un feuillet épithélial. Cette poche, c'est la *blastula, blastosphère* ou *vesicule blastodermique*. Sa paroi, c'est le *blastoderme* à sa première phase ou *stade monodermique*. — Toutefois les cellules qui constituent cette paroi sont d'un volume inégal; — les grosses cellules de segmentation se sont groupées à l'un des pôles de l'œuf, tandis que les petites se groupaient à l'autre pôle (fig. 412 et 413). — Le premier porte le nom de *pôle végétatif* de l'œuf, le second celui de *pôle animal*.

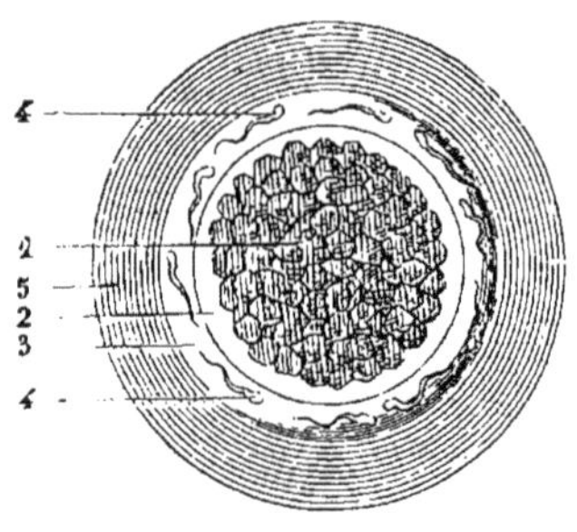

Fig. 409. — Segmentation du vitellus. 1, corps mûriforme; — 2, zone de liquide albumineux dans lequel flotte le corps mûriforme; — 3, membrane vitelline; — 4, spermatozoïdes; — 5, couche albumineuse provenant de la trompe.

La blastosphère ne reste pas longtemps à cet état. — Bientôt se produit, à la surface de l'un de ses hémisphères, une dépression qui gagne peu à peu et s'enfonce toujours davantage vers son centre. — En un mot, l'une de ses calottes s'invagine dans l'autre, diminuant d'autant la cavité de segmentation. — A un moment donné la paroi invaginée vient s'accoler à la paroi de l'hémisphère resté en place. — La blastula s'est alors transformée en une nouvelle poche, formée cette fois de deux feuillets et ouverte au dehors par un pore. — Cette poche, c'est la *gastrula;* ses feuillets sont les deux feuillets primordiaux du blastoderme, l'*ectoderme* en dehors, l'*endoderme* en dedans; — sa cavité, c'est l'*intestin primitif*, l'*archentère* ou *protogaster;* — le pore, c'est le *blastopore, prostome* ou *anus de Rusconi* (IV, fig. 410).

En raison de son importance lors de la formation du troisième feuillet du blastoderme, *feuillet moyen* ou *mésoderme*, le pourtour du blastopore mérite un nom spécial : on lui a donné celui de *propéristome*.

Mais, si la gastrula prend le plus ordinairement naissance comme

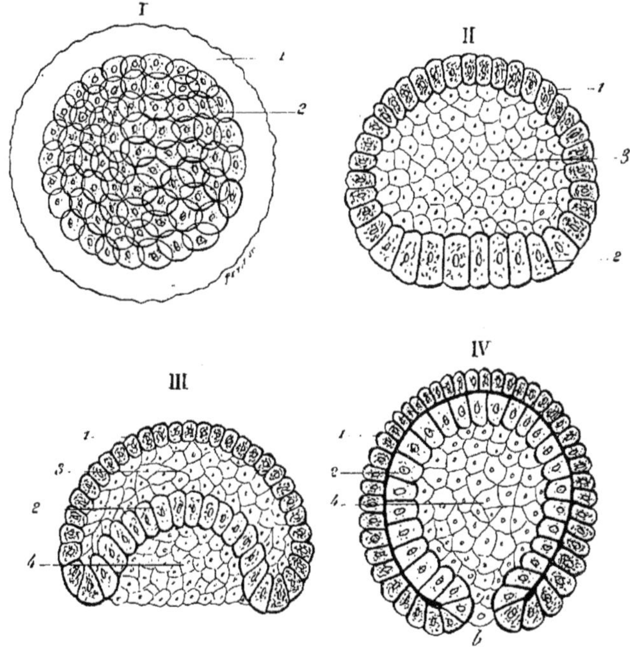

Fig. 410. — Évolution de l'œuf fécondé. Formation de la gastrula par invagination chez l'Amphioxus.

I, *morula* : 1 zone pellucide; — 2, les blastomères.

II, *blastula* : 1, pôle animal (ectoderme); — 2, pôle végétatif (endoderme); 3, cavité de la blastula (cavité de segmentation).

III, *gastrula* en voie de formation : 1, ectoderme; — 2, endoderme; — 3, cavité de segmentation ; — 4, commencement de la cavité digestive.

IV, *gastrula* achevée : 1, ectoderme; — 2, endoderme; — 4, cavité de la gastrula (archentère); — *b*, blastopore.

nous venons de le décrire, c'est-à-dire par *épibolie* et *invagination*, il n'en est pas toujours ainsi. Elle peut également naître par *délamination*. C'est le cas pour l'œuf de l'Hydroïde appelé *Geryonia* (H. Fol). — Mais c'est là un procédé rare, une sorte de déviation de l'invagination. Du reste, entre les deux, il y a des transitions nombreuses et presque insensibles. — Dans la délamination, les cellules de la blastula se différencient en deux zones : l'externe reste claire et homogène ; l'interne se charge de granulations. — Puis, le noyau de la cellule se segmente et le protoplasma suit le mouvement, de telle sorte que finalement toutes les cellules du feuillet unique de la blastula se dédoublent suivant un plan tangentiel à la surface de la sphère blastodermique. Il en résulte que, ce processus achevé, la blastula se montre composée d'un double feuillet épithélial, dont l'interne prend les caractères de l'endoderme, l'externe ceux de l'ectoderme. C'est là la *diblastula* de Salensky.

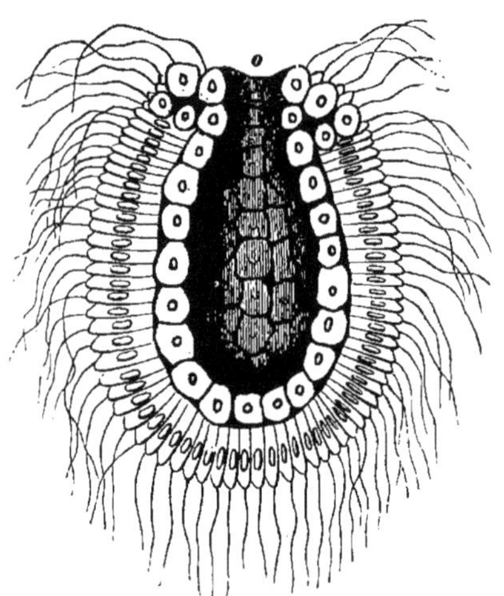

FIG. 411. — Gastrula type (Cœlentérés).
a, blastopore.

La *diblastula* ne diffère de la gastrula que par l'absence de blastopore. Mais celui-ci ne tarde pas à apparaître à l'un des pôles de l'œuf par le *déplacement* de quelques cellules. — La gastrula, car c'en est bien une maintenant, formée par délamination, ne diffère plus dès lors de la gastrula formée par invagination, sauf qu'alors que dans la première l'archentéron et la cavité de segmentation sont une seule et même cavité, dans la seconde ces deux formations sont bien différentes, ainsi que nous l'avons vu plus haut.

On connaît enfin un troisième mode de formation du blastoderme dans l'œuf alécithe. Il a été observé par C. de MÉREJKOWSKY chez *Obelia*, et par KOWALESKY chez *Eucope*.

Chez ces êtres, la blastula se garnit de cils vibratiles et se met à nager, — mais chose curieuse, sa paroi est percée de pores qui mettent sa cavité en communication avec l'extérieur.

Cet état se conserve un certain temps, puis on aperçoit, à la face interne de la blastula, quelques cellules animées de mouvements amiboïdes : ces cellules nées de la paroi de la blastosphère (stade monodermique), ce sont les premiers éléments de l'endoderme. Ce processus continue, et bientôt la cavité de segmentation est remplie en grande partie par un amas de cellules, amas que l'on peut appeler *amas endodermique*, au milieu duquel apparaîtra l'intestin primitif sous forme d'un canal, par écartement des cellules. — C'est à cette forme particulière de la diblastula que l'on a donné le nom de *parenchymula*. A un stade ultérieur, se creuse la bouche primitive.

METSCHNIKOFF estime que la parenchymula, que l'on a observée chez les Hydroméduses et quelques Éponges, est la forme la plus primitive des Métazoaires, et les gastrulas par délamination et invagination ne seraient que des formes plus récentes, des abréviations en quelque sorte, du procédé primitif de l'immigration. Ces idées sont en opposition avec celles d'HÆCKEL, qui considère tous les Métazoaires comme sortis d'une gastrula par invagination, antique *Gastrea* des mers laurentiennes, mais elles se rapprochent de celles de RAY LANKESTER qui croit à la grande ancienneté de la délamination (dont se rapproche évidem-

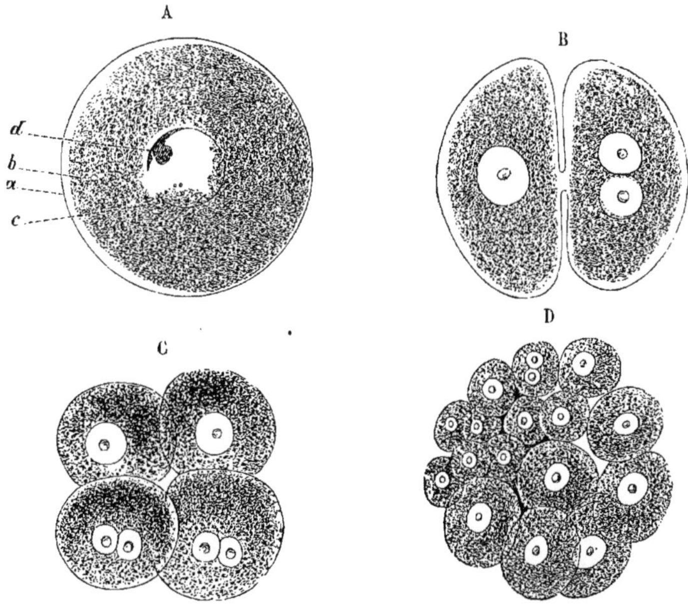

FIG. 412. — Segmentation de l'œuf.

A, œuf : *a*, membrane vitelline ; — *b*, vitellus ; — *c*, vésicule germinative ; *d*, tache germinative ; — 4, commencement de la cavité digestive.

B, début de la segmentation (œuf divisé en deux blastomères),

C, en quatre blastomères, et D, en seize blastomères.

ment l'immigration) et ne considère l'invagination que comme un procédé plus récent substitué à la délamination.

2° Œuf télolécithe. — Nous avons vu qu'il existait deux sortes d'œufs télolécithes ; les uns, *holoblastiques*, sont propres aux Mammifères et aux Batraciens ; les autres, *méroblastiques*, se rencontrent chez la plupart des Poissons et chez les Vertébrés allantoïdiens ovipares.

a. *Œuf des Mammifères et des Batraciens.* — 1° *Mammifères.* — Dans cet œuf observé par VAN BENEDEN chez le Lapin, et le même auteur et CH. JULIN chez les Cheiroptères, le noyau embryonnaire se dispose en fuseau nucléaire et se sépare au niveau du cercle équatorial, d'après le procédé ordinaire à la karyokinèse. Cette scission du noyau de l'œuf est le signal de la segmentation du vitellus, qui, lui-même, se partage en deux sphères au centre de chacune desquelles se trouve la moitié correspondante du noyau divisé. Ces deux sphères se divisent à leur tour en quatre, huit,

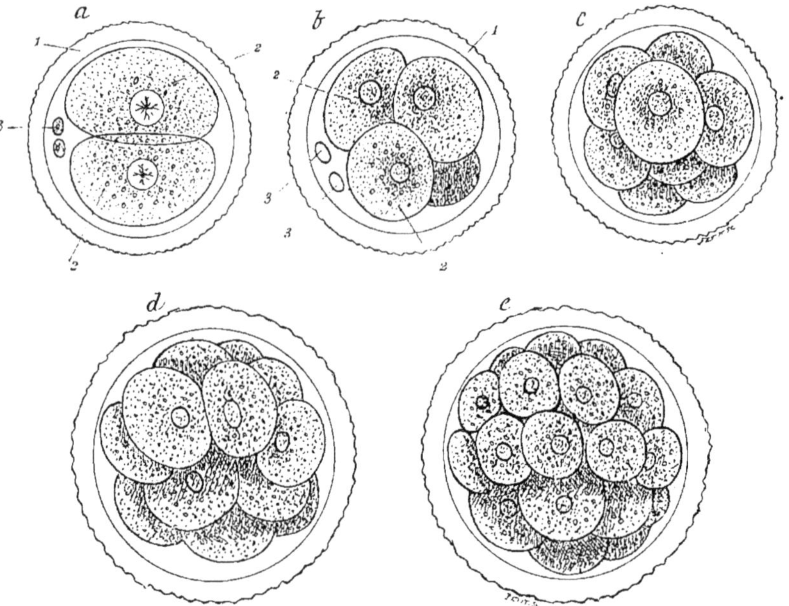

FIG. 413. — Cinq stades de la segmentation de l'œuf des Mammifères.

1, 1, zone-pellucide; — 2, 2, blastomères (2, ectomère; — 2', entomère); — 3, 3, globules polaires; — *a*, division en deux blastomères; — *b*, stade des quatre premiers blastomères; — *c*, stade 8 de la division : les ectomères enveloppent en partie les entomères; — *d* et *e*, division plus avancée et inclusion presque complète des entomères dans les ectomères.

trente-deux, etc., sphères. Mais ce qu'il faut retenir, c'est que dès la première division, l'un des blastomères formés est plus gros que l'autre (1). — Or on a remarqué que du globe vitellin le plus

(1) Des recherches de VAN BENEDEN et JULIN sur l'œuf de la Claveline et de l'Amphioxus (*Arch. de biologie*, 1887), il résulte que dès la première segmentation du noyau embryonnaire en deux sphères, le partage du corps est déjà effectué; la sphère gauche contient en puissance tout le futur côté gauche de l'individu, la droite, le futur côté droit. CHABRY a montré sur les œufs des Ascidies (*Soc. de biol.*, 1885 et 1886) que si l'on vient à détruire l'une d'elles, on peut donner naissance à un monstre hémilatéral (demi-morula, demi-gastrula). W. ROUX a fait la même observation sur l'œuf de Grenouille; la piqûre de l'une des deux premières sphères de segmentation donne lieu à une demi-morula, à une demi-blastula, à une demi-gastrula latérale, à une demi-plaque médullaire, demi-notocorde et demi-mésoderme (*Arch. f. path. Anat.*, t. CXIV, 1889).

petit dérivent les cellules de l'ectoderme, et du plus grand, les cellules de l'endoderme. — Dès la première segmentation, il existe donc un *globe ectodermique* et un *globe endodermique* (1). Une fois les deux premières sphères de segmentation formées, on peut voir que la plus petite se segmente avant l'autre. D'où, à un moment donné, il y a dans l'œuf deux petites sphères et une grosse. Cette dernière ne se segmente qu'une heure ou deux après.

Dans les phases ultérieures, la rapidité de la segmentation présente des différences plus accusées encore dans la division des globes. — Les plus petits (ectomères), groupés à la périphérie, se multiplient plus vite que les plus grands (entomères) placés au centre. Alors qu'il y a huit globes ectodermiques, il n'y en a encore que quatre endodermiques.

Ce stade a été observé par Bischoff chez le Lapin, le Chien et le Chevreuil, par le même embryogéniste et Reichert sur le Cobaye.

Van Beneden a trouvé dans la trompe des œufs fécondés par un même coït, divisés les uns en huit, les autres en douze ou seize globes.

C'est vers la quarantième heure que la subdivision en huit globes endodermiques porte de douze à seize le nombre total des blastomères. Vers la quarante-huitième heure, l'œuf des Lapines, arrivé dans le tiers inférieur de la trompe, présente trente-deux sphères. Il y en a quatre-vingt-seize vers la soixante-dixième heure après l'accouplement (Ed. Van Beneden).

Si l'on cherche à se rendre compte de la disposition réciproque des globes ectodermiques et des globes endodermiques, on constate que les globes ectodermiques forment une couche superficielle périphérique tapissant la face interne de la membrane vitelline et renfermant une masse centrale composée par les globes endodermiques. Les premiers sont des protoblastes prismatiques réguliers, allongés; les seconds sont des cellules polygonales, plus grandes et plus foncées que celles de la couche ectodermique ou superficielle, ce qui permet de nettement les différencier les uns des autres. En un point de la couche superficielle, toutefois, il y a une lacune, comme si une cellule ectodermique manquait à la membrane cellulaire superficielle; ce trou, comblé par un bouchon formé de cellules

(1) Cette inégalité de grosseur des globes vitellins avait été signalée dès 1821 par Prévost et Dumas sur les œufs de Grenouille (*Ann. des sc. nat.*, II, p. 110); par Rusconi sur les œufs de Poissons en 1826 (*Muller's Arch.*, 1836); par Grube en 1844 sur ceux des Glossiphonies (*Unters. ü. d. Entw. der Anneliden*, Kœnigsberg, 1844); par de Quatrefages en 1848 sur les œufs d'Hermelle (*Ann. des sc. nat.*, *Zool.*, x, p. 182): par Coste et Gerbe en 1849 sur les œufs de Lapine (*loc. cit.*, pl. III); par Ch. Robin sur les Hirudinées en 1875 (*Mém. Acad. des sc.*, Paris, 1875).

endodermiques, c'est le blastopore sur lequel nous reviendrons à propos de la vésicule blastodermique.

En résumé, les petites cellules ectodermiques, par suite de leur multiplication plus rapide, empiètent petit à petit sur les grosses cellules endodermiques, les enveloppent de plus en plus, à tel point qu'elles se rencontrent au pôle oral de l'œuf, en circonscrivant là un orifice qui n'est autre que le blastopore. — Ce stade, *méta-gastrula* de Van Beneden, correspond à la gastrula des œufs précédents. — Nous pouvons donc dire que la gastrula des Mammifères se forme par *enveloppement* ou *épibolie*.

A ce moment le blastopore est bouché par des cellules endodermiques qui forment le *bouchon vitellin* (ECKER) ou *bouchon endodermique* (VAN BENEDEN).

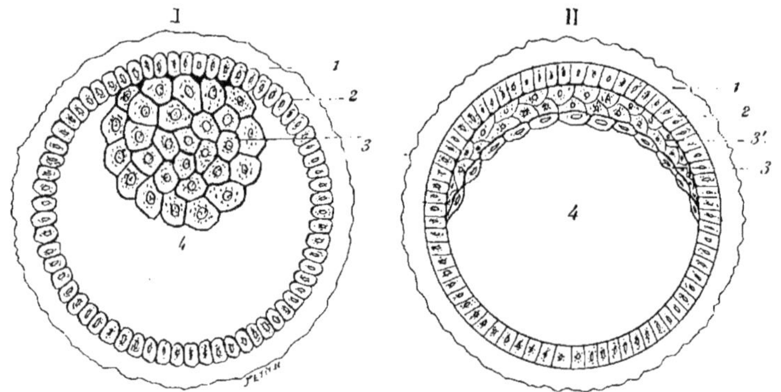

FIG. 414. — Deux stades de la vésicule blastodermique de l'œuf du Lapin (E. Van Beneden).

I. — 1, zone pellucide; — 2, ectoderme: — 3, amas endomésodermique; 4, cavité blastodermique.

II. — 1, membrane vitelline; — 2, ectoderme; — 3, endoderme; — 3', mésoderme.

A partir de cette époque, l'œuf augmente beaucoup de volume, moins par la multiplication de ses éléments constitutifs que par suite de la formation d'une cavité dans son épaisseur. En un point, pôle aboral de l'œuf, l'amas endodermique quitte l'ectoderme et s'en éloigne (I, fig. 414). — Par ce mécanisme commence une cavité que l'on a appelée la *cavité blastodermique* (4, fig. 414). L'ectoderme grandit et avec lui la cavité blastodermique. — Il finit par se transformer en une cavité close dont la paroi est constituée dans sa plus grande étendue par une seule assise de cellules. — Le point où l'endoderme lui reste uni, porte le nom de *gastrodisque* (VAN BENEDEN), et l'épaississement médian de celui-ci constitue l'ébauche de la *tache embryonnaire*.

Plus tard, l'endoderme grandit à son tour et tend à s'étaler de plus en plus à la face interne de l'ectoderme. Mais sa marche est lente, et il faut plusieurs jours avant que la vésicule blastodermique soit constituée par deux feuillets complets, emboîtés l'un dans l'autre.

Sur un œuf de soixante-dix heures (I, fig. 414), VAN BENEDEN a trouvé le blastoderme composé de deux lames distinctes : une couche superficielle ou ectodermique, à cellules régulières, transparentes, prismatiques et disposées sur une seule rangée, et une couche profonde ou endodermique à cellules polyédriques et gra-

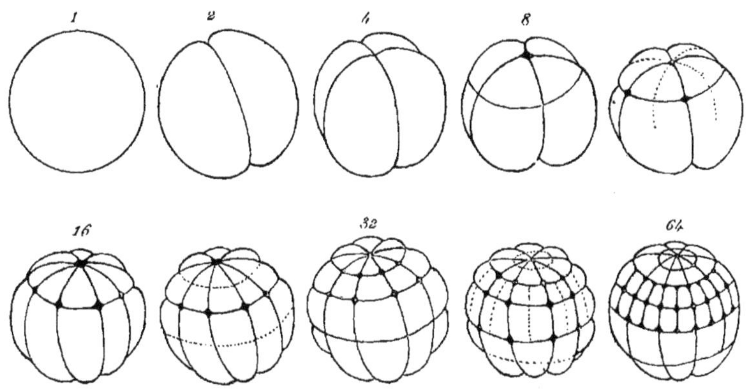

FIG. 415. — Segmentation de l'œuf de la Grenouille (Ecker). — Les numéros placés au-dessus des figures indiquent le nombre des segments du stade figuré.

nuleuses, remplissant presque complètement la cavité du blastoderme (vésicule blastodermique).

Sur l'œuf de Lapine de quatre-vingt-quinze heures, cette vésicule a environ 1 millimètre de diamètre, mais son feuillet interne n'est pas encore complet. On voit les éléments polygonaux et irréguliers de l'amas endodermique, accolé en un point de la face interne de la vésicule, subir une différenciation. — Les cellules les plus profondes et les cellules périphériques s'aplatissent, de façon à former un feuillet; ce feuillet, c'est le feuillet endodermique. — Les éléments centraux du gastrodisque, qui n'ont point subi cette transformation, forment une couche intermédiaire à l'ectoderme et à l'endoderme; c'est l'ébauche du mésoderme (II, fig. 414). — Le mésoderme et l'endoderme dérivent donc de l'amas endodermique, d'où CH. ROBIN a-t-il eu raison de l'appeler *amas endo-mésodermique*.

A ce moment l'endoderme, dont l'extension se fait par la multiplication de ses cellules périphériques (VAN BENEDEN, HENSEN), n'est pas encore complet. — Au centre du gastrodisque (tache embryonnaire), le blastoderme est *tridermique;* — à la périphérie du gastrodisque, il est *didermique;* — le reste de la vésicule blastodermique n'est formé que par l'ectoderme, c'est-à-dire que le blastoderme n'est là que *monodermique* (2, fig. 414).

2° *Œuf des Batraciens.* — Sur l'œuf de la Grenouille la segmentation devient inégale (1) à partir du stade 8 (8, fig. 415). A ce

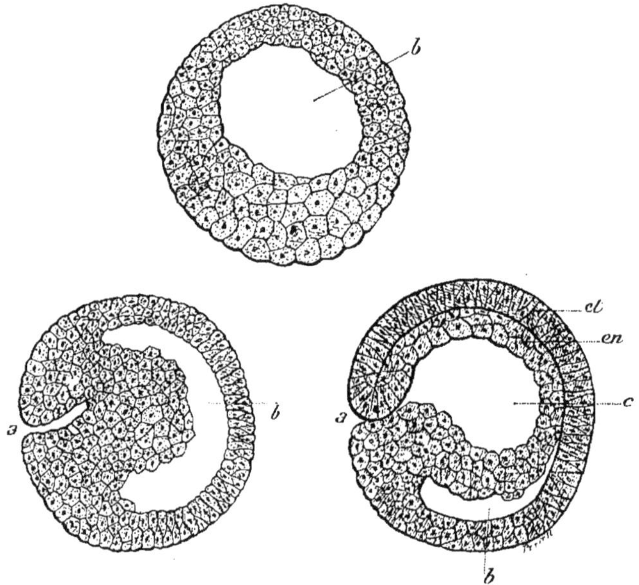

Fig. 416. — Vésicule blastodermique et gastrula d'un Amphibien (*Siredon*) d'après Gegenbaur.

a, blastopore; — *b*, cavité de segmentation; — *c*, archentère (cavité digestive ou intestinale primitive); — *et*, ectoderme; — *en*, endoderme.

(1) La segmentation inégale dérive de la segmentation égale. — Si, de prime abord, l'œuf des Mammifères paraît être un œuf alécithe, sa segmentation inégale et la formation de la blastosphère par épibolie viennent montrer que c'est en réalité un œuf télolécithe dans lequel les deux vitellus sont intimement mélangés, ce qui rapproche cet œuf de celui des Batraciens. — L'inégalité de segmentation et l'épibolie semblent, en effet, être l'indice d'un état ancien dans lequel l'œuf renfermait une certaine quantité de vitellus de nutrition distinct du vitellus de formation : la segmentation était vraisemblablement alors partielle et le développement de l'embryon devait se faire en partie en dehors de l'organisme maternel, comme cela se voit encore aujourd'hui chez les Monotrèmes. — Il n'est donc pas irrationnel de considérer le fractionnement inégal et l'épibolie comme des restes de cet état primitif, et l'absence d'un vitellus nutritif autonome comme une modification secondaire déterminée par le passage de l'oviparité à la viviparité, dernier état dans lequel les réserves nutritives n'étaient plus nécessaires. — Chez les Mammifères vivipares à naissance prématurée (Marsupiaux) il persiste en effet encore une certaine quantité de vitellus de nutrition distinct du reste (Selenka).

moment un sillon horizontal, qui passe entre l'équateur et le pôle supérieur de l'œuf, conduit au stade 16 et divise cet œuf en quatre petits et quatre gros blastomères. Entre ces huit cellules se manifeste un petit espace qui correspond à la cavité de segmentation. — Au stade 128, l'œuf est composé de quatre-vingt-seize blastomères ectodermiques et de trente-deux blastomères endodermiques. Par la suite, l'hémisphère supérieur ou ectodermique continue toujours à se fractionner plus vite que l'autre, et la cavité de segmentation s'accroît. Finalement le plancher de cette dernière est formé par de grosses cellules de vitellus nutritif, et son toit est formé par les petites cellules du pôle formatif.

b. *Œuf des Téléostéens et des Vertébrés allantoïdiens ovipares.* — L'œuf d'Oiseau est le type des œufs *méroblastiques*. Nous savons que chez lui le vitellus formatif est limité à la cicatricule (*disque germinatif*) et à la latébra en continuité avec elle et enfoncée dans le jaune de nutrition.

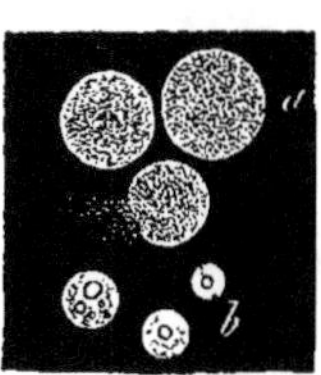

Fig. 417. — Éléments du vitellus de l'œuf d'Oiseau.

En examinant le germe par sa face superficielle, on voit qu'un sillon vertical le sépare en deux moitiés; puis un second sillon apparaît, qui croise le premier à angle droit. A ce moment la cicatricule est partagée en quatre segments. Chacun de ceux-ci est alors partagé à son tour en deux autres par des sillons verticaux rayonnants. — Ensuite d'autres sillons perpendiculaires aux précédents les partagent en deux parties : l'une périphérique, plus large; l'autre centrale, plus petite. A partir de ce stade, la segmentation paraît se faire sans ordre. Toutefois, elle marche plus vite au centre qu'à la périphérie.

Une coupe du blastoderme fait constater que le fractionnement s'effectue, non seulement dans le sens vertical, mais aussi dans le sens horizontal, d'où le germe se trouve divisé en un grand nombre de blastomères, d'autant plus grands qu'on s'éloigne du centre.

Dans l'œuf de Poule, le disque germinatif ou cicatricule est un petit disque blanchâtre de 4 millimètres de diamètre environ, situé à l'un des pôles de l'œuf à la surface du vitellus et sous la membrane vitelline (fig. 418). Étalé sur le vitellus blanc, sorte de carafon à goulot évasé, qui s'enfonce dans le jaune, le disque germinatif empiète un peu sur le jaune, d'où son aspect foncé et opaque à son pourtour (comme sera plus tard l'aire opaque), clair au centre (comme sera l'aire transparente), parce que, à ce niveau, le disque n'a au-dessous de lui qu'une cavité (cavité de segmentation) pleine de liquide, cavité qui a pour toit la cicatricule et pour sol le vitellus blanc. Au centre du disque germinatif, on voit une opacité, c'est le noyau de la cicatricule de Pander, aspect dû à la portion supérieure du goulot évasé du vitellus blanc. — Nous verrons plus tard que si le disque blastodermique est dessiné par une partie centrale claire, c'est qu'il est en cet endroit plus mince, et que, s'il est bordé par un anneau périphérique plus foncé, c'est que ses bords sont plus épais et formés de plusieurs assises de cellules (bourrelet marginal de Gœtte et Disse, bourrelet blastodermique de Mathias Duval), indépendamment de l'aspect dû à la présence sous-jacente

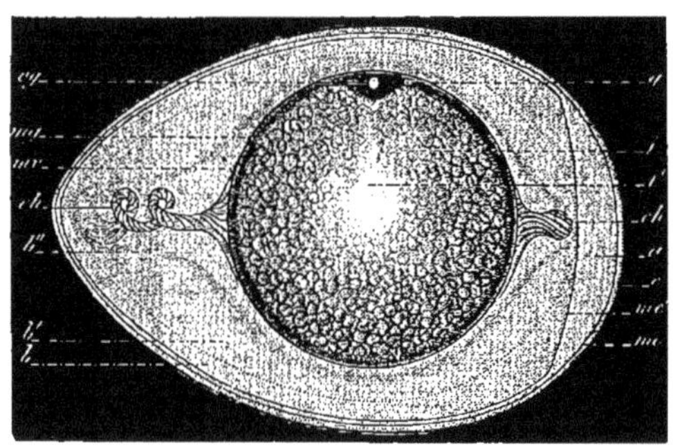

FIG. 418. — Œuf d'Oiseau.

vg, vésicule germinative; — *g*, cicatricule ou blastoderme; — *mg*, couche granuleuse doublant la membrane vitelline; — *j*, jaune, et *j'*, latebra; — *mv*, membrane vitelline; — *ch*, chalazes; — *b*, *b'*, *b''*, zones du blanc ou albumen; — *mc* et *mc'*, membrane coquillière; — *a*, chambre à air; — *c*, coquille.

du vitellus jaune à la périphérie et des cavités de segmentation et sous-germinale au centre.

Chez les *Reptiles*, le type du développement est le même que chez l'Oiseau. Avant que le vitellus soit à moitié recouvert par le blastoderme, celui-ci prend la forme d'un écusson. — A l'extrémité postérieure, l'ectoderme s'invagine et forme ainsi le blastopore (KUPFFER, chez le Lézard; BENEKE, chez la Tortue). — C'est au-dessus du blastopore que prend naissance la plaque médullaire; c'est également à ce niveau que paraît en premier lieu le mésoderme, et la présence du canal neurentérique (BALFOUR) vient compléter les homologies.

Chez les *Poissons osseux*, certains globules se déplacent et se rassemblent au pôle du vitellus qui correspond au micropyle et y forment l'amas ou plaque appelée cicatricule qui, seule, est le siège de la segmentation.

Il en est à peu près de même dans l'œuf des *Plagiostomes*.

Mais c'est là la segmentation typique, schématique en quelque sorte, et dans la nature les œufs holoblastiques ne sont pas si profondément séparés des œufs méroblastiques. C'est ainsi que LANKESTER, BOBRETSKY, GŒTTE, KÖLLIKER, VAN BENEDEN, mais surtout MATHIAS DUVAL et HENNEGUY, ont bien montré l'existence dans l'œuf méroblastique, pendant et après la segmentation, d'un certain nombre de noyaux vitellins qui, nés au voisinage du blastoderme, s'unissent aux cellules embryonnaires du disque germinatif. — La délimitation du vitellus formatif n'est donc pas à ce point précise que le vitellus nutritif ne participe point du tout à la formation du germe.

D'autre part, outre les segmentations totale et partielle types, il y a des formes intermédiaires, comme celles dans lesquelles l'œuf subit à l'origine une segmentation totale, puis plus ou moins tard une différenciation en deux parties, l'une employée à former l'embryon (vitellus plastique ou formatif), l'autre destinée aux réserves nutritives (vitellus de nutrition). — Cette forme de segmentation s'observe chez les Batraciens, chez quelques Poissons (Petromyzon, Esturgeon), et aussi chez beaucoup de Mollusques et de Crustacés (GŒTTE, ED. VAN BENEDEN).

3° **Œuf centrolécithe.** — Dans cet œuf, propre aux Arthropodes, la segmentation est partielle (œufs méroblastiques). Le vitellus nutritif est accumulé au centre, tandis que le vitellus formatif est disposé à la périphérie. — La segmentation est régulière ou irrégulière, mais dans tous les cas elle est partielle et superficielle. — Ce fractionnement a été décrit par HÆCKEL, chez *Penœus;* par BOBRETZKY, chez *Palœmon;* par REICHENBACH et HUXLEY, chez *Astacus fluviatilis;* par P. MAYER, C. DE MEREJKOWSKY, chez les Crustacés décapodes; par GANIN, WEISMANN, BÜTSCHLI, KOWALEVSKY, TICHOMIROFF, METSCHNIKOFF, GRASSI, chez les Insectes. Cette évolution équivaut à une véritable gastrulation.

En somme, pour résumer sous une forme synthétique la segmentation du vitellus, nous dirons qu'un noyau (noyau embryonnaire), par ses divisions successives, entraînant avec elles la division correspondante du protoplasma vitellin, a donné naissance aux cellules embryonnaires qui vont former le blastoderme. A l'adage *omnis cellula e cellula* on peut substituer cet autre: *omnis nucleus e nucleo* (STRASBURGER).

Enfin, il faut ajouter que la segmentation de l'œuf commence et va jusqu'à une certaine période sans qu'il y ait fécondation. Il semble qu'il y ait dans ce fait comme une tendance ou un vague souvenir de la parthénogénèse.

On peut dire avec VAN BENEDEN et CH. JULIN que la clef de l'interprétation de tous les modes de segmentation et de formation des feuillets germinatifs est contenue dans cette double observation : 1° la rapidité de segmentation plus grande des petits blastomères (ectodermiques) ; — 2° l'abondance relative du deutoplasme dans les gros blastomères (endodermiques) et leur tardivité relative de division, ce qui semble être en harmonie avec leur fonction nutritive.

Chez les Batraciens déjà toutes les cellules provenant de la segmentation de l'œuf ne servent pas à former les feuillets du blastoderme; une partie d'entre elles, accumulées au pôle végétatif de l'œuf et rattachées à l'endoderme, sont utilisées peu à peu pour la nutrition de l'embryon et finissent par disparaître (8, fig. 420).

L'œuf des Batraciens contient donc déjà une certaine réserve nutritive, son fractionnement n'est plus absolument uniforme et son vitellus ne contient plus que des éléments plastiques. — Cette disposition est un acheminement vers l'œuf des Sélaciens, des Reptiles et des Oiseaux, dans lequel la segmentation ne s'opère plus que sur une partie restreinte du vitellus (vitellus blanc). — La formation de la gastrula, déjà modifiée chez les Amphibiens par suite de l'existence de l'amas nutritif susmentionné, a subi ici une réduction considérable. — Il se forme bien encore une gastrula (RÜCKERT), mais celle-ci est si peu accusée qu'elle est presque entièrement représentée par le blastopore; — mais la couche de cellules qui entourent ce dernier et contribue à délimiter la cavité de segmentation donne naissance, ici comme chez les Batraciens, au feuillet interne du blastoderme, et la cavité de segmentation est toujours située entre les deux feuillets primordiaux. — D'autre part, l'amas nutritif entouré par l'endoderme, encore peu considérable chez les Amphibiens, s'étant énormément accru chez les Sélaciens et les Sauropsidés, est devenu un grenier rempli de réserves nutritives, contenu dans une sorte d'évagination de l'archentère, le *sac vitellin.*

Chez les Mammifères enfin, la nutrition de l'œuf se faisant par l'intermédiaire de la mère, les réserves nutritives sont devenues inutiles. — Le sac vitellin est rudimentaire et ne fonctionne guère plus comme « organe de nutrition »; — la cellule-œuf a perdu en grande partie son deutoplasma, sa segmentation est totale et son développement raccourci.

Ce qu'il y a à retenir, c'est que la *gastrula* qui s'est maintenue dans la nature actuelle sous la forme des *Gastréades*, et qui *réapparaît dans le cours du développement de tous les Metazoaires, est l'état le plus inférieur de ces animaux et le lien qui les unit tous.* — Chez la gastrula les deux feuillets germinatifs, ectoderme et endoderme, aux dépens desquels se forment tous les organes du corps (feuillets primordiaux), fonctionnent comme organes, l'ectoderme comme organe de sensibilité, de protection et de mouvement, l'endoderme comme organe de nutrition et de reproduction, et le blastopore comme bouche; or les *deux feuillets primordiaux de la gastrula sont des formations qui apparaissent chez tous les Métazoaires.*

Morula, blastula ou blastoderme, feuillets, voilà les premiers stades de la différenciation qui se passent dans la colonie de cellules toutes émanées de la cellule-œuf, le premier stade de la division du travail.

§ II. — LA VÉSICULE BLASTODERMIQUE

Dans l'œuf de Poule, pondu, mais non encore couvé, le blastoderme mesure de 3 à 4 millimètres de diamètre; — à la fin du premier jour de l'incubation, il en a 10 à 12, et, s'étendant progressivement, il s'est étalé sur le vitellus tout entier dès le quatrième jour, sauf en un point de l'œuf opposé au disque embryonnaire, où il reste une lacune à laquelle on a donné le nom d'*ombilic blastodermique.* — La couche endodermique s'est étendue à la face profonde de l'endoderme, et la vésicule blastodermique est composée de deux feuillets qui enveloppent le vitellus. — Au sixième jour (KÖLLIKER) l'ombilic blastodermique a disparu.

Il y a plus de deux siècles que DE GRAAF avait observé que l'œuf des Mammifères, arrivé dans l'utérus, n'était qu'une vésicule remplie de liquide, n'adhérant pas à l'utérus et qu'on déplaçait rien qu'en soufflant dessus. — COSTE, qui confirma cette observation, donna à cette vésicule, pleine d'un liquide limpide et incluse dans la membrane vitelline, le nom de *vésicule blastodermique*, en la comparant avec juste raison au blastoderme des Oiseaux. — Les recherches modernes n'ont fait que confirmer ces vues.

Sur un œuf de Lapine de soixante-dix heures (fig. 414), VAN BENEDEN a rencontré le blastoderme composé de deux feuillets : l'un externe, ectoderme, composé de cellules cylindriques et transparentes, disposées sur un seul rang; l'autre interne, endoderme, constitué par des cellules polyédriques et granuleuses, remplissant complètement la vésicule formée par le feuillet ectodermique. — Ce dernier n'est pas tout à fait complet, il présente en un point une lacune, blastopore, par laquelle vient faire saillie sous la membrane vitelline l'amas endodermique. Un peu plus tard, au moment où l'œuf pénètre dans les cornes utérines (fin du troisième jour), le blastopore a disparu et la vésicule blastodermique, tout en se complétant, grossit et devient transparente par suite de l'accumulation dans son intérieur d'un liquide limpide. Ce liquide apparaît dès la formation de la fente qui écarte l'un de l'autre les deux feuillets primordiaux et s'accumule dans son intérieur. — Cette fente s'étend dans toute l'étendue de l'œuf, excepté dans le point correspondant à l'ancien blastopore, où l'amas endodermique reste toujours uni au feuillet ectodermique, et par suite de son extension et du refoulement de l'amas endodermique contre l'ectoderme, elle finit par se transformer en une large cavité sphéroïdale, remplie de liquide. — C'est ce que nous avons appelé la *vésicule blastodermique*, et les feuillets qui en forment la paroi constituent le *blastoderme*.

Au cinquième jour, l'œuf a atteint 3 à 4 millimètres de diamètre; — l'ectoderme est resté composé de sa seule rangée de cellules prismatiques, mais l'amas endodermique s'est considérablement modifié. — Ses cellules les plus profondes se sont aplaties et se sont rangées en une couche continue, qui s'étale à la face profonde de l'ectoderme, et représente désormais un véritable feuillet interne, l'endoderme, analogue au feuillet externe. — Quant à ses cellules les plus superficielles, elles forment maintenant au centre du gastrodisque, entre l'ectoderme et l'endoderme, une nouvelle couche aux dépens de laquelle se développera le feuillet moyen, le mésoderme. — En ce point le blastoderme est désormais triploblastique, c'est-à-dire que la paroi de la vésicule blastodermique est à ce niveau composé de trois feuillets superposés (II, fig. 414). — Ce point correspond à la *tache* ou *aire germinative* de Bischoff et Coste, à l'*éminence blastodermique* de Hensen, au *gastrodisque central* de Van Beneden, à la *portion embryogène du blastoderme* de Ch. Robin (1).

A ce stade de développement le mésoderme ne dépasse pas les bords de l'aire germinative, et l'endoderme lui-même est loin d'être complet, car c'est à peine s'il arrive jusqu'à l'équateur de l'œuf (fig. 419). — Sur des œufs de sept à huit jours, dont le diamètre égale 7 à 8 millimètres, le feuillet interne a continué à progresser, et peu à peu il arrive à tapisser toute la surface de la vésicule blastodermique.

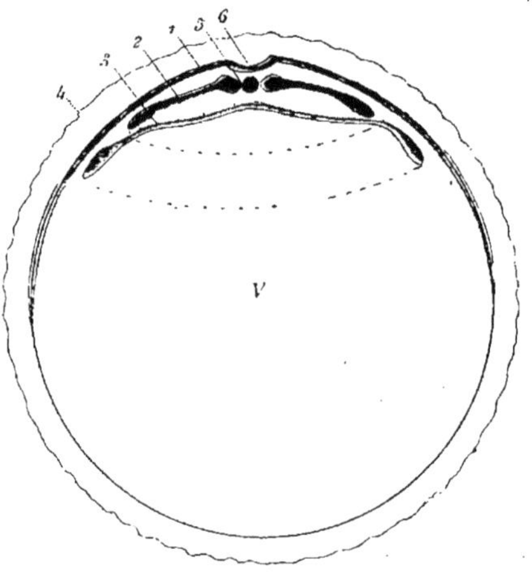

FIG. 419. — Coupe transversale du blastoderme après la formation des trois feuillets.

1, ectoderme; — 2, mésoderme; — 3, endoderme; — 4, membrane vitelline; — 5, corde dorsale; — 6, sillon médullaire; — V, jaune.

A cet état cette vésicule est représentée par deux ballons épithéliaux, emboîtés l'un dans l'autre, et représentant les deux feuillets germinatifs primordiaux du blastoderme, ectoderme en dehors, endoderme en dedans, feuillets entre lesquels est interposée, au niveau de l'aire embryonnaire, une nappe de cellules irrégulières qui représente l'ébauche du feuillet moyen ou mésoderme. Ce dernier épaissit le blastoderme à cet endroit, et, comme il progresse à son tour sur les côtés, il tend à séparer l'un de l'autre dans une étendue de plus en plus grande les deux feuillets primordiaux. — Au dixième jour, il n'a pas encore envahi la région axiale; — là, la notocorde seule sépare l'ectoderme de l'endoderme, et la petite

(1) COSTE, BISCHOFF, REMAK avaient admis que la vésicule blastodermique n'était formée tout d'abord que par un seul feuillet, qui, épaissi au niveau du point appelé tache embryonnaire, se dédoublait plus tard en deux assises. — Cependant BISCHOFF déclare que chez la Chienne, le feuillet profond nouvellement survenu provient de « sphères vitellines résiduelles ». — N'est-ce pas là la reconnaissance de l'amas endodermique de VAN BENEDEN, GŒTTE, C. WEILL, HENSEN, etc.? — Ne serait-ce pas également cet amas que REICHERT a décrit sous le nom « d'embryon vésiculiforme » et COSTE sous celui « d'amas cellulaire »?

portion de l'aire transparente, située en avant de l'extrémité céphalique de l'embryon, est également restée didermique (pro-amnios de Van Beneden et Ch. Julin). — Enfin, à son tour, il s'étend sur toute la surface du blastoderme, qui dès lors est tridermique dans toute son étendue. — L'aire embryonnaire ne se distingue plus alors du reste de la surface de la vésicule blastodermique que par sa plus grande épaisseur. — C'est elle seule cependant qui donnera naissance à « l'ébauche » du corps du nouvel être, le reste de la vésicule étant employé à fournir les « enveloppes fœtales ».

Il est à remarquer avec GEGENBAUR que la périphérie de la vésicule blastodermique appartient néanmoins au corps de l'embryon, *attendu que les enveloppes fœtales ne sont primitivement rien autre chose que des parties du corps*, des extensions de la paroi du corps, qui, chez les animaux supérieurs, sont progressivement devenus des organes accessoires, des organes caducs, qui ne fonctionnent que pendant la vie fœtale (GEGENBAUR).

En résumé, le blastoderme est une sorte de disque étalé à la surface profonde de la membrane vitelline, et en rapport par sa surface interne « avec les matières nutritives nécessaires au premier développement de l'embryon, cela aussi bien chez le Mammifère que chez l'Oiseau ». Seulement chez ce dernier, la substance nutritive (vitellus de nutrition) préexiste à la formation de la vésicule blastodermique, tandis que dans les Mammifères les matériaux nutritifs ne s'accumulent dans la vésicule blastodermique sous la forme d'un liquide albumineux que pendant la formation même de cette vésicule.

§ III. — FORMATION ET ORIGINE DES FEUILLETS BLASTODERMIQUES (1)

La *formation des feuillets du blastoderme*, chez les Mammifères, n'est pas encore absolument éclaircie.

Au moment où paraît la tache embryonnaire, nous l'avons vu, la vésicule blastodermique est composée de trois feuillets au niveau du gastrodisque, et nous avons dit que le feuillet moyen, survenu le dernier, dérivait du feuillet interne, — selon les recherches de VAN BENEDEN sur la Lapine, confirmées par celles de HEAPE sur la Taupe (1883).

KÖLLIKER, RAUBER, LIEBERKÜHN, à ce stade de l'œuf de Mammifère, n'ont cependant observé que les deux feuillets primordiaux, et KÖLLIKER estime que le feuillet moyen ne procède pas du centre de la tache embryonnaire, mais apparaît en même temps que la ligne primitive (voy. p. 876) à la partie postérieure de cette tache. — Pour le même embryogéniste, la tache embryonnaire ne serait

(1) Synonymie des feuillets : — *Feuillet externe* = ectoderme, ectoblaste, épiblaste : — *Feuillet moyen* = mésoderme, mésoblaste ; — *Feuillet interne* = endoderme, entoblaste, hypoblaste.

pas non plus déterminée au début par l'amas endodermique, mais procéderait d'un épaississement local de l'ectoderme.

La formation des feuillets est mieux connue chez l'Oiseau.

Comme celui de l'Amphioxus ou du Batracien, l'œuf d'Oiseau est pourvu d'une *cavité de segmentation*, située entre les deux feuillets germinatifs primordiaux, mais petite et éphémère. — Il présente également, peu après la naissance de la précédente, une cavité secondaire qui apparaît sous le blastoderme, *cavité sous-germinale* (MATHIAS DUVAL), *cavité secondaire de segmentation* (HIS), homologue à la cavité gastruléenne. A ce moment le germe est composé de deux couches cellulaires : l'une externe, constituée par des cellules cubiques, unies sur une seule rangée, *ectoderme;* — l'autre interne, formée d'une masse irrégulière de cellules sphériques ou polyédriques sous-jacente à la précédente, *amas endodermique* (MATHIAS DUVAL). — C'est absolument la même constitution que dans le blastoderme du Mammifère. — Un peu plus tard le germe s'étale et se termine à la périphérie par un bord épaissi, *bourrelet blastodermique* (MATHIAS DUVAL), considéré par GŒTTE comme constitué par la périphérie de l'ectoderme seul, et comme l'origine d'un bourgeonnement qui aboutirait à la formation de l'endoderme. — Puis, l'amas endodermique s'aplatit et s'étend en s'appliquant à la face profonde du feuillet externe; — en même temps *il se dédouble et donne naissance au feuillet moyen* (MATHIAS DUVAL).

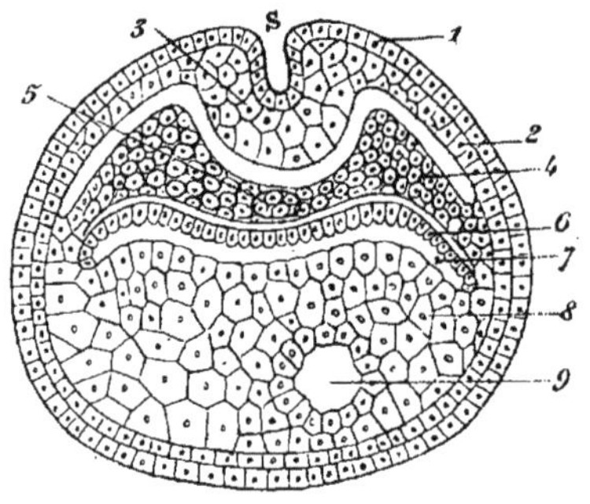

FIG. 420. — Coupe de l'œuf d'un Batracien.

1, ectoderme périphérique ou cutané; — 2, ectoderme (deuxième couche); — 3, plaque médullaire (ectoderme interne); — 4, mésoderme; — 5, corde dorsale; — 6, endoderme; — 7, cavité intestinale; — 8, vitellus; — 9, reste de la cavité de segmentation; — S, sillon médullaire.

Mais, comme dans la partie antérieure du blastoderme, l'endoderme primitif n'a aucune connexion avec l'ectoderme au moment du dédoublement, tandis que dans la partie postérieure il est encore uni à ce dernier feuillet au niveau de la plaque axiale (blastopore), il s'ensuit que le mésoderme présente des connexions bien différentes en avant et en arrière. — C'est à cette disposition différente qu'il faut attribuer les divergences d'opinion des auteurs relativement à l'origine du mésoderme. — Ceux qui n'ont examiné que des coupes de la partie antérieure du germe, ont accepté l'origine endodermique de ce feuillet, tandis que ceux qui n'ont observé que des coupes de la région postérieure lui accordaient une origine ectodermique.

Il s'ensuit que nous devons abandonner aussi bien l'opinion de ceux (KÖLLIKER, O. CADIAT, etc.) qui font provenir le mésoderme du feuillet externe, que celle de ceux qui le font sortir tantôt de l'ectoderme, tantôt de l'endoderme selon les points envisagés du blastoderme (HIS, HENSEN, etc.), et nous rallier aux idées de REMAK, DISSE, GŒTTE, MATHIAS DUVAL, RAUBER, VAN BENEDEN, etc., qui font provenir le feuillet moyen de l'endoderme. — Je ne rappelle que pour mémoire que WALDEYER, PEREMESKO, STRICKER, KLEIN, HEAPE, ŒLLACHER ont fait sortir le mésoderme de cellules migratrices, émanées des bords du germe.

Ces divergences d'opinion, nous les retrouvons si nous envisageons l'origine du mésoderme chez les Vertébrés inférieurs (1).

Mais l'étude du développement de cette formation chez l'Amphioxus et les Tuniciers a permis d'affirmer que le mésoderme provient de l'endoderme.

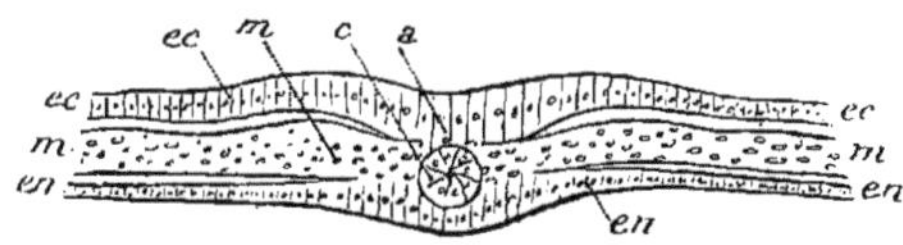

FIG. 421. — Coupe transversale de la région caudale de l'ébauche embryonnaire.

ec, ectoderme; — *m*, mésoderme; — *en*, endoderme; — *c*, corde dorsale; — *a*, plaque axiale.

Chez l'Amphioxus comme chez la Claveline (KOWALEWSKY, METSCHNIKOW, VAN BENEDEN et CH. JULIN) les portions dorso-latérales de l'endoderme primitif s'invaginent et donnent naissance à deux bandes mésoblastiques placées de chaque côté de la corde dorsale (p. 880). La grande différence entre ces colonnes mésoblastiques qui se développent d'arrière en avant, *à partir du blastopore*, c'est qu'elles restent creuses chez l'Amphioxus et se segmentent en somites, alors que chez la Claveline comme chez *Torpedo ocellata*, étudiée par A. SCHWÆN (*Arch. de biologie*, t. VII, p. 537, 1887), ces diverticules cœlomiques se transforment en une ébauche pleine ou mésenchyme et qu'elles ne subissent pas la métamérisation (2).

(1) *Cyclostomes :* — Le mésoderme se différencie sur place (NUEL), est en partie formé par l'invagination de l'ectoderme (SCOTT, SHIPLEY).

Plagiostomes : — Il vient de l'endoderme (BALFOUR), en partie des cellules indifférentes des bords du blastoderme (HOFFMANN).

Ganoïdes : — Il naît en partie par invagination chez l'Esturgeon (BALFOUR), par différenciation sur place chez le Sterlet (SALINSKY).

Téléostéens : — Il vient de l'endoderme (BALFOUR, HOFFMANN, HENNEGUY).

Amphibiens : — Il provient de l'ectoderme par délamination (REMAK) ou par différenciation sur place (STRICKER, BALBIANI); — d'une invagination de l'endoderme (O. HERTWIG, MATHIAS DUVAL, BELLONCI), en partie de l'ectoderme et en partie de l'endoderme (VAN BAMBEKE, GŒTTE, MISS JOHNSON, SCOTT et OSBORN).

Reptiles : — Il naît par invagination de l'endoderme comme chez l'Amphioxus et les Tuniciers (C.-K. HOFFMANN, WELDON). — (Voy. ASSAKY, *Thèse d'agrég.*, Paris, 1886.)

(2) On pourrait penser que cette différence, en apparence capitale, suffit pour empêcher de considérer les bandes mésoblastiques de la Claveline comme homologues de celles de l'Amphioxus. Peut-être si l'on n'envisage que le tronc de la larve des Tuniciers. — Mais la composition segmentaire de la queue des Ascidiens et des ébauches particulières de l'extrémité antérieure des bandes mésoblastiques nous permet de conclure que l'absence de métamérisation dans l'ébauche primitive du mésoblaste chez les

Il n'est pas douteux d'après cela que le mode d'apparition du mésoderme chez un grand nombre de Vertébrés sous forme de deux plaques solides détachées de l'endoderme aux lèvres du blastopore (Amphibiens, Lacertiens, Oiseaux, Mammifères), dans lesquelles se développe secondairement une cavité, soit une déviation du processus qui s'observe chez l'Amphioxus, c'est-à-dire que ces plaques nées de l'hypoblaste axial de chaque côté de la corde dorsale qui, elle-même, provient de cette partie de l'hypoblaste aux lèvres du blastopore (*plaque axiale*), dérivent *originairement* d'une paire de diverticules archentériques. Quant à l'endoderme, il provient ordinairement d'une différenciation sur place des cellules du vitellus (Amphibiens, Oiseaux, Mammifères) (1).

Au fond, l'on peut dire que le mésoderme se forme d'arrière en avant, à partir de la plaque axiale ou anus de Rusconi et qu'il dérive de l'endoderme.

III. — Développement de l'embryon.

§ I. — AIRE TRANSPARENTE. — AIRE OPAQUE. — AIRE VASCULAIRE SILLON PRIMITIF ET SILLON MÉDULLAIRE

Au début, la tache embryonnaire est uniformément opaque et circulaire. — Un peu plus tard elle change de forme, devient ovalaire et son centre s'éclaircit. — Chez l'Oiseau, elle apparaît alors

Ascidiens « n'est point palingénétique, mais bien cœnogénétique; l'ébauche mésoblastique non segmentaire de la Claveline et des autres Ascidiens a perdu secondairement la segmentation ancestrale, et le processus génétique primitif, conservé chez l'Amphioxus, a disparu secondairement chez les Ascidiens » (Ed. Van Beneden et Ch. Julin, *Morphologie des Tuniciers* in *Archives de biologie*, t. VI, p. 384, 1885). Selon H.-E. Ziegler (*L'origine des tissus mésenchymateux chez les Sélaciens*, in *Arch. f. mikr. Anat.*, t. XXXII, 1888), le mésoderme serait, chez les Vertébrés, un bourgeon plein de la paroi de l'intestin primitif : la cavité générale se développerait secondairement comme une lacune creusée dans ce bourgeon. Il n'y aurait donc plus lieu de distinguer un mésoderme et un mésenchyme, car le dernier vient du premier. — Dès lors aussi à la cœlomthéorie, il conviendrait de substituer une schizocœlomthéorie. — C. Rabl, de son côté (*Théorie des mésodermes*, in *Morph. Jahrb.*, t. XV, p. 130, 1889), fait naître le feuillet moyen de deux façons, de deux ébauches symétriques : incorporé initialement aux feuillets primaires, ou bien il perd de bonne heure ses caractères d'épithélium, quitte les bords du blastopore et s'enfonce dans la profondeur pour former entre les deux feuillets primaires le feuillet moyen ou bande mésodermique; — ou bien il demeure incorporé à l'endoderme, conserve son caractère épithélial et s'invagine lors de la gastrulation en même temps que le feuillet interne. Dans le premier cas, la formation du mésoderme est celle d'un pseudocœlien ; dans le second, celle d'un entérocœlien.

(1) Chez les Téléostéens, Gœtte, Hæckel, Kingsley, Conn, Ziegler le font provenir d'une réflexion de l'ectoderme, tandis que Lereboullet, Kupffer, Van Beneden, Van Bambeke le font sortir des cellules du parablaste. Chez l'Esturgeon, il prendrait naissance par invagination (Balfour). L.-P. Henneguy (*Recherches sur le développement des Poissons osseux*, in *Journal de l'anatomie*, t. XXIV, 1889) a montré de plus qu'une formation parablastique qui naît du vitellus au pourtour et au-dessous du germe vient s'ajouter aux sphères de segmentation. La substance plastique n'est donc pas non plus totalement séparée du vitellus nutritif dans l'œuf méroblastique des Téléostéens.

composée de deux zones concentriques : l'une périphérique, *aire opaque;* l'autre centrale, *aire transparente* (1).

Mais chez les Mammifères, il n'y a à proprement parler ni aire transparente, ni aire opaque. — Les deux zones de la tache embryonnaire prennent part à la formation de l'embryon. — Ce dernier apparaît maintenant sous la forme d'un biscuit dans lequel on peut distinguer deux parties : une partie centrale, qui paraît plus claire lorsqu'on l'examine par transparence, *zone rachidienne;* une partie périphérique, plus foncée, *zone pariétale.* — L'aspect de cette dernière est le résultat de l'extension du mésoderme, qui se

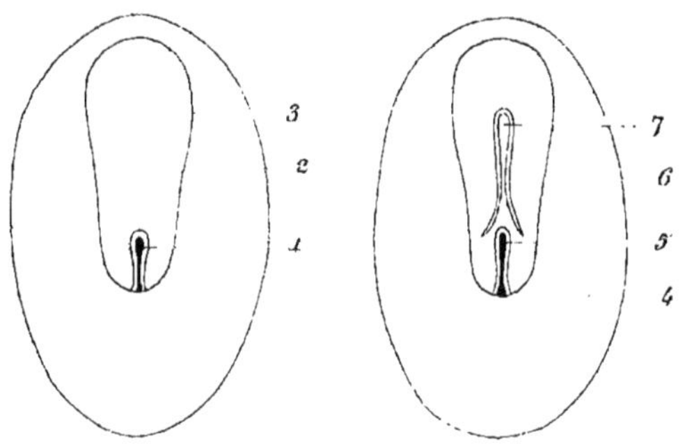

FIG. 422. — Schème de la tache embryonnaire.

1, 5, ligne primitive ; — 2, 4, aire opaque ; — 3, 6, tache embryonnaire ; 7, sillon médullaire.

développe de la partie postérieure de l'ébauche embryonnaire vers la partie antérieure, et de chaque côté de la ligne axiale médiane vers la périphérie, et correspond à une surface circulaire dans laquelle est placée l'ébauche embryonnaire, immédiatement entourée d'une zone plus claire, la zone rachidienne.

En même temps que ces phénomènes s'accomplissent, on voit apparaître à la partie la plus reculée du petit bout de la tache embryonnaire, qui est devenue piriforme, une ligne sombre et mal limitée, la *ligne primitive* ou *plaque axiale,* qui s'élève peu à peu vers la grosse extrémité de l'ébauche. — A peine formée, elle se creuse d'un léger sillon, *gouttière primitive,* dont les bords relevés portent le nom de *replis primitifs.* — Cette formation est en étroite relation avec une multiplication active des cellules de l'ectoderme

(1) Cet aspect, chez les Oiseaux, n'est qu'apparent, car il suffit d'isoler et d'enlever le blastoderme pour voir qu'il est uniformément opaque. — KÖLLIKER pensait que l'opacité de l'aire opaque tenait à l'épaisseur de l'endoderme à ce niveau, mais MATHIAS DUVAL a démontré que cela tient à ce que le centre du blastoderme (aire transparente) repose sur la cavité sous-germinale pleine d'un liquide limpide, d'où sa réfringence, et sa périphérie (aire opaque) sur le vitellus.

dans cette région. — De plus, le long de la ligne primitive, les deux feuillets interne et externe sont soudés entre eux, et c'est à partir de là que le mésoderme commence à se séparer de l'endoderme. Cette union (plaque axiale) des deux feuillets primitifs représente la lèvre dorsale du véritable blastopore des Vertébrés inférieurs. — La seule différence qui existe entre ceux-ci et les Mammifères, c'est que chez ces derniers on n'a pas encore découvert le canal neurentérique (1). — N'ayant aucune fonction à remplir ni aucun rôle à jouer *actuellement*, la ligne primitive n'a qu'une existence transitoire. Elle ne tarde pas à disparaître, mais sa présence est d'une importance capitale en l'espèce, car elle représente l'ouverture rusconienne des œufs des Vertébrés inférieurs dont elle n'est que le vestige atavique.

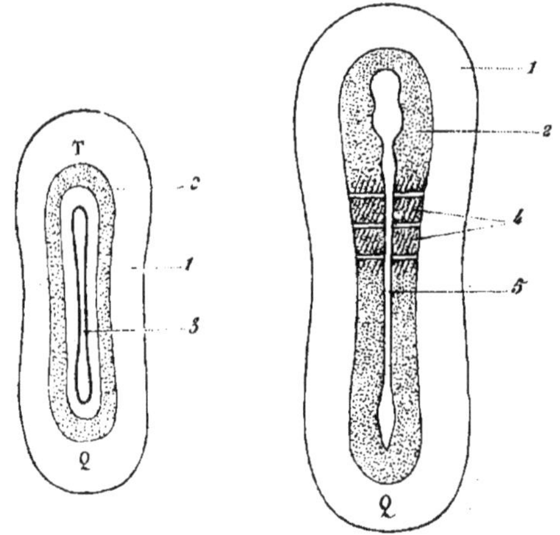

Fig. 423. — Schème de l'ébauche embryonnaire.

T, extrémité céphalique; — Q, extrémité caudale; — 1, zone pariétale; — 2, zone rachidienne; — 3, gouttière médullaire; — 4, les premières protovertèbres; — 5, canal neural.

La transformation du blastopore en sillon primitif a déjà lieu chez les Reptiles et les Oiseaux, mais chez eux cette ouverture peut encore persister exceptionnellement à l'état rudimentaire (Mathias Duval). — La ligne primitive n'est donc qu'un caractère ancestral; — elle est en connexion avec le développement de la gastrula, et se creuse d'un canal médullaire et constitue le *canalis neurentericus* (2), lorsque l'ébauche du système nerveux central s'étend au

(1) Spée, qui a décrit un embryon humain de 2 millimètres, croit avoir découvert chez lui le « canal neurentérique » (*Arch. f. Anat.*, 1888).

(2) Giacomini (*Arch. ital. de biol.*, t. X, 1888, p. 273) a bien démontré qu'il s'établit chez les Mammifères (Lapin) à deux périodes très précoces (embryons d'une à trois protovertèbres) mais différentes, deux connexités entre l'ectoderme et l'endoderme : l'une, située au niveau de l'extrémité antérieure de la ligne primitive, correspond au *canal neurentérique*; — l'autre, placée à l'extrémité postérieure sur la même ligne, représente le *canal anal*. — Ce dernier indique l'emplacement de l'ouverture de l'anus. C'est la répétition chez les Mammifères de ce que Oscar Hertwig a observé chez les Amphibies, à savoir la division du blastopore en deux parties, l'une antérieure qui devient le canal neurentérique, l'autre postérieure, l'ouverture anale.

point de rencontrer le blastopore comme cela a lieu chez les Poissons osseux et encore chez les Amphibiens (fig. 426).

Naguère encore, on croyait que la gouttière primitive donnait naissance à la gouttière médullaire. — Mais il est avéré, depuis les recherches de DURSY, GŒTTE, MATHIAS DUVAL, etc., que formation très précoce, le sillon primitif ne prend aucune part à la constitution de l'embryon (1).

La *gouttière médullaire, sillon dorsal,* naît au-dessus de la ligne primitive, c'est-à-dire dans la moitié supérieure de l'ébauche du corps, sous la forme d'un sillon (2) plus large, limité à la partie supérieure par un repli courbe, qui n'est autre que le premier rudiment du *repli céphalique.* — Ses lèvres latérales, légèrement saillantes, se poursuivent jusqu'à l'extrémité supérieure de la gouttière primitive qu'elles embrassent (fig. 422), et, tandis que la gouttière primitive subit la régression de haut en bas, la gouttière médullaire progresse de plus en plus d'avant en arrière jusqu'à ce qu'elle atteint l'extrémité postérieure de la tache embryonnaire. — La transformation que l'ectoderme avait précédemment subie au niveau de la gouttière primitive, se renouvelle le long de la gouttière médullaire. — Ses cellules se divisent et se multiplient ; elles se disposent sur plusieurs rangées de façon à donner lieu à un épithélium stratifié, qui forme le fond et les bords de la gouttière et se continue latéralement avec le reste de l'ectoderme pariétal, resté beaucoup plus mince. — Cet épaississement axial de l'ectoderme, c'est ce que l'on a appelé la *plaque médullaire* (2, fig. 424), première ébauche du système ner-

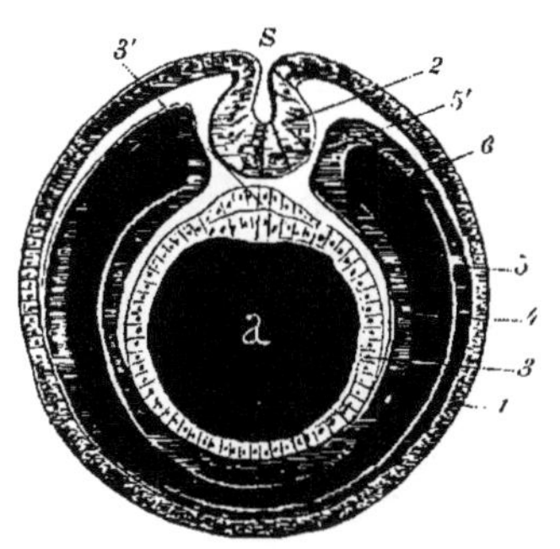

FIG. 424. — Développement de la corde dorsale et de la moelle épinière.

a, cavité intestinale; — S, sillon médullaire; — 1, ectoderme; — 2, épaississement neural de l'ectoderme; — 3, endoderme; — 3', ébauche de la corde dorsale dérivant de l'endoderme; — 4, feuillet fibro-intestinal; — 5, feuillet fibro-cutané; — 5', mésoderme de la lame latérale; — 6, cœlome.

(1) G. FASOLA aussi a montré que toute la ligne primitive des Vertébrés supérieurs peut être considérée comme un blastopore rudimentaire dont les lèvres sont soudées en une sorte de raphé antéro-postérieur. Cette ligne, comme le canal neuro-entérique rudimentaire qui se développe également chez les Mammifères, représente un stade dans le processus général de la gastrulation qui conserve fondamentalement le même type chez tous les Vertébrés (*Archives italiennes de biologie*, t. III, p. 82, 1890).

(2) D'après HENNEGUY, le tube neural des Téléostéens dérive d'une ébauche massive qui ne se creuse que secondairement.

veux central (1). — Les lèvres de la gouttière sont relevées sous la forme de deux bourrelets longitudinaux; — elles portent le nom de *replis médullaires*, *bourrelets dorsaux*, et se continuent de chaque côté avec le reste de l'ectoderme, auquel on réserve le nom de *lames épidermiques*, *lames cornées*, parce qu'elles fourniront l'épiderme du corps.

L'union des lames épidermiques et de la plaque médullaire se fait le long d'une double crête saillante qui limite à droite et à gauche la gouttière neurale; ces crêtes sont appelées *crêtes dorsales*. — Ce sont ces crêtes qui se rapprocheront sur la ligne médiane et s'uniront pour transformer la gouttière médullaire en *canal médullaire* ou *canal neural*. — Elles sont le résultat de l'épaississement relativement considérable du mésoderme à ce niveau (zone rachidienne), qui soulève les bords de la plaque axiale (4, fig. 420). — D'où il paraît rationnel de penser que la gouttière médullaire est moins le résultat d'une invagination longitudinale du feuillet externe dans les parties sous-jacentes, que la conséquence des deux épaississements longitudinaux du feuillet moyen (4, fig. 420). — Quoi qu'il en soit, que le sillon médullaire soit le fait d'un reploiement *actif* longitudinal de l'ectoderme, ou le résultat des deux saillies latérales du mésoderme, il ne s'ensuit pas moins que les parois du sillon formeront la moelle et le cerveau, et sa cavité le canal central de la moelle et les ventricules cérébraux. — La fermeture débute

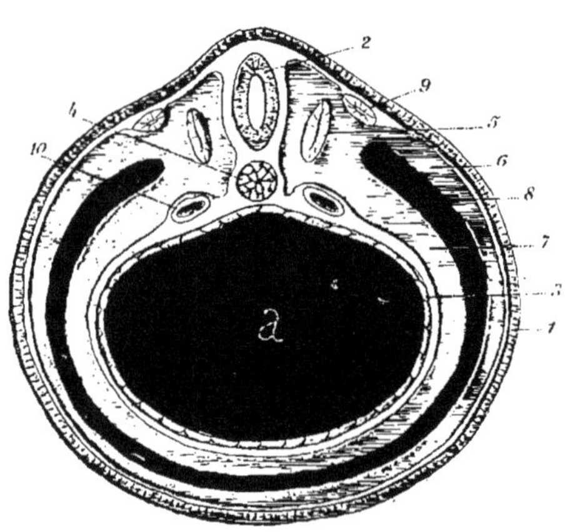

Fig. 425. — Coupe horizontale de l'embryon.

a, cavité intestinale; — 1, ectoderme; — 2, paroi du canal médullaire; — 3, paroi de l'intestin (endoderme); — 4, corde dorsale; — 5, protovertèbres (somites); — 6, feuillet fibro-cutané (somatopleure); — 7, feuillet fibro-intestinal (splanchnopleure); — 8, cœlome (cavité pleuro-péritonéale); — 9, canal du rein précurseur; — 10, aortes descendantes.

(1) On s'explique les relations étroites qui existent entre les centres nerveux, siège de la perception des impressions extérieures, et le revêtement cutané, siège de la réception de ces mêmes impressions, puisque si une partie de l'ectoderme fournit l'épithélium tégumentaire, l'autre, qui s'est séparée du reste, fournit le système nerveux.

là où sera plus tard le cerveau moyen et progresse à la fois en avant et en arrière. — Une fois fermé, nous l'avons vu (p. 40), le tube neural se détache de l'ectoderme, et plus tard le mésoderme s'interpose entre eux sous le nom de *membrana reuniens superior*. — Dès le début, il présente les dilatations qui seront, en avant, les vésicules cérébrales; en arrière, le sinus rhomboïdal (fig. 423).

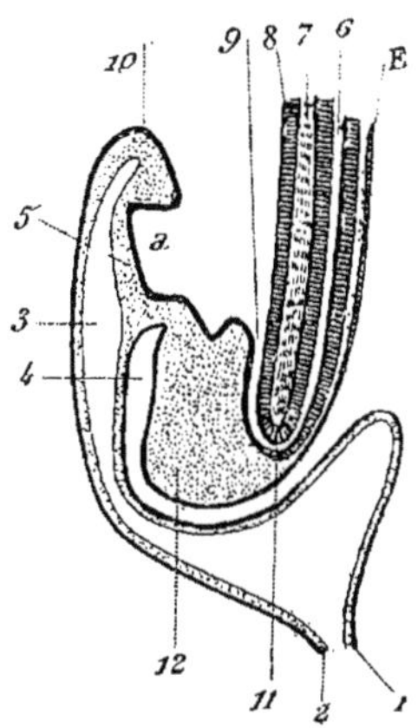

Fig. 426. — Coupe sagittale de l'extrémité caudale d'un embryon d'Oiseau pour montrer le canal neurentérique.

a, ébauche de l'allantoïde; — E, ectoderme; — 1, somatopleure (amnios); — 2, splanchnopleure; — 3, cavité périviscérale; — 4, dépression anale; — 5, mésoderme; — 6, canal neural; — 7, corde dorsale; — 8, endoderme; — 9, intestin post-anal; — 10, endoderme; — 11, canal neurentérique; — 12, restes de la ligne primitive repliée du côté ventral.

Chez les Tuniciers, comme chez les Poissons, les Amphibiens, les Amniotes, la plaque médullaire siège en avant du blastopore.

Chez les Tuniciers, elle est déjà différenciée du reste de l'ectoderme au moment où se fait l'invagination du blastoderme qui donne naissance à la gastrula. Elle affecte la forme d'un anneau notablement plus large en avant qu'en arrière et sur les côtés du blastopore. Au même stade, l'ébauche commune de la notocorde et du mésoderme, placée sous la plaque médullaire et entourant également le blastopore, se sépare du reste de l'endoderme, qui, lui, deviendra l'intestin de la larve (Van Beneden et Ch. Julin, *Arch. de biol.*, t. VI, 1885).

Chez l'Amphioxus et les Tuniciers (Claveline), le tube médullaire se développe aux dépens de la plaque médullaire dont les bords latéraux se relèvent et se soudent. C'est donc le même processus que pour les Vertébrés (Kowalevsky, Hatschek, Van Beneden et Ch. Julin).

Dans l'un comme dans l'autre cas, le tube médullaire se continue, au niveau du blastopore, avec la cavité de l'intestin, *canal neurentérique*, *canal myelentérique*, qui répond à la ligne primitive des Oiseaux et des Mammifères. (1).

§ II. — CORDE DORSALE. — PROTOVERTÈBRES. — FENTE PLEURO-PÉRITONÉALE.

1. Corde dorsale. — Pendant que se forme le sillon dorsal, par suite d'une dépression longitudinale de l'ectoderme, il se fait, du côté de l'endoderme, une involution axiale analogue qui aboutit à la forma-

(1) Selon Kupffer (*Sitz. der Gesellschafft f. Morph. u. Phys. zu München*, 11 janvier 1887), certains animaux (*Petromyzon planeri*, *Triton tæniatus*, *Rana temporaria*, *Salamandra*, etc.) seraient dépourvus de canal neurentérique et leur blastopore deviendrait l'anus définitif. — Il n'y a que lorsque le blastopore, représenté par la ligne primitive, est refoulé à l'extrémité postérieure de cette ligne par suite de l'évolution envahissante du canal médullaire où il représente un canal neurentérique qui ne peut plus fonctionner comme anus qu'il se développe un *anus secondaire*.

tion d'un cordon cellulaire longitudinal sous-jacent au sillon dorsal, et que l'on connaît sous le nom de *notocorde* ou *corde dorsale* (*c*, fig. 437).

Cette formation commence à paraître au niveau de la ligne primitive; — comme le mésoderme lui-même naît à ce niveau et de chaque côté de l'ébauche de la corde dorsale, on conçoit qu'on ait admis pendant longtemps (KÖLLIKER, FORSTER et BALFOUR, etc.) que cette dernière prenait naissance aux dépens du mésoderme dans lequel elle se différencierait, alors qu'en réalité notocorde et mésoderme viennent tous deux de l'endoderme (BALFOUR, CALBERLA, HOFFMANN, HENSEN, VAN BENEDEN, VAN BAMBEKE, WALDEYER, etc.), aux lèvres du blastopore ou de la plaque axiale, soit sous la forme de diverticules, soit sous celle de

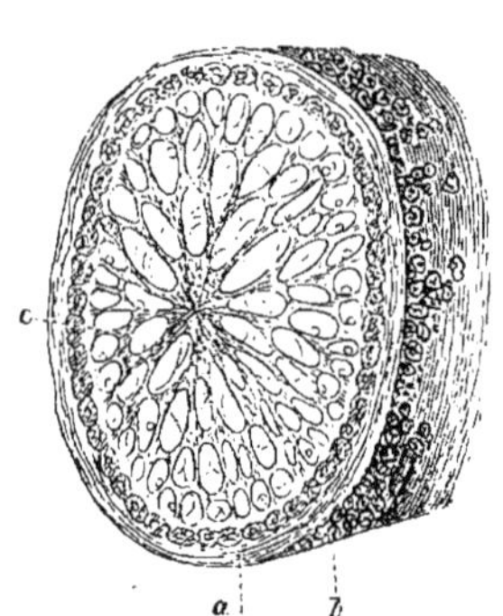

FIG. 427. — Coupe transversale de la corde dorsale du *Polypterus*.

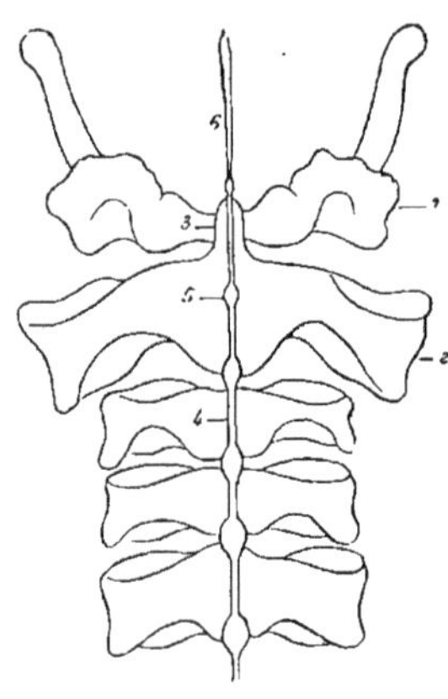

FIG. 428. — Corde dorsale traversant le corps des vertèbres.

FIG. 427. — *a*, gaine fibroïde de la corde; — *b*, incrustations calcaires; — *c*, tissu de la corde.

FIG. 428. — 1, atlas; — 2, axis; — 3, apophyse odontoïde; — 4, étranglements, et 5, renflements de la corde; — 6, extrémité crânienne de la corde.

formations pleines. — La corde se sépare de l'endoderme comme le tube neural se sépare de l'ectoderme et dérive d'une ébauche qui lui est commune avec le mésoderme.

La *corde dorsale*, qui constitue la première *ébauche du squelette axial*, s'isole du mésoderme qu'elle sépare en deux moitiés latérales (fig. 437), et règne le long du corps, de l'extrémité caudale à l'extrémité céphalique où elle s'étend jusqu'où sera plus tard le corps du sphénoïde (1). — Tous les corps des vertèbres, du basi-

(1) L'extrémité supérieure de la corde dorsale se recourbe en avant et se continuerait directement, selon G. ROMITI, avec la poche hypophysaire. Cette adhérence, d'origine secondaire, expliquerait peut-être comment la poche pharyngienne de Rathke est entraînée peu à peu dans le crâne, la corde dans son retrait entraînant l'enfoncement

sphénoïde à la dernière vertèbre coccygienne, sont traversés par elle « comme un fil traverse un chapelet ». — Au début, elle est représentée par une tige cylindroïde pleine, constituée par des cellules polyédriques, à protoplasma granuleux, renfermant un gros noyau d'un volume de 25 à 40 μ de diamètre et entourée d'une sorte d'étui cuticulaire hyalin, *gaine de la corde dorsale.* — Un peu plus tard, le noyau et le protoplasme des éléments cellulaires sont refoulés à la

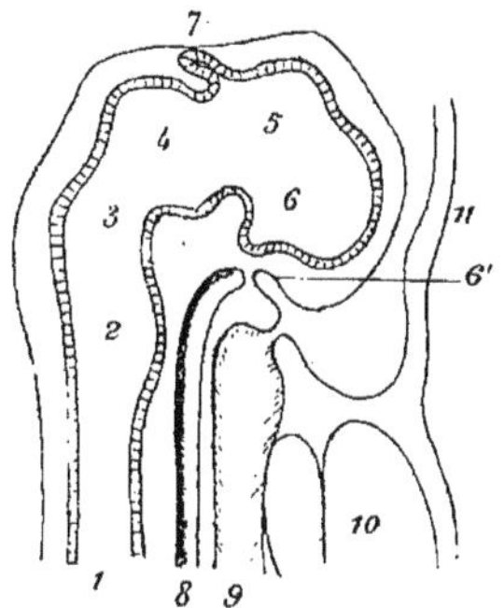

FIG. 429. — Coupe sagittale schématique de l'extrémité céphalique de l'embryon.

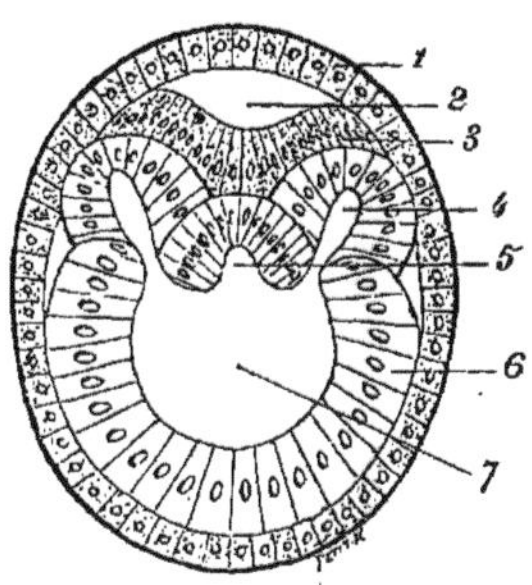

FIG. 430. — Coupe transversale de l'Amphioxus pour montrer le développement de la corde dorsale et des protovertèbres.

FIG. 429. — 1, moelle épinière; — 2, arrière-cerveau; — 3, cerveau postérieur; — 4, cerveau moyen; — 5, cerveau intermédiaire, et 6, cerveau antérieur; — 6', évagination hypophysaire; — 7, évagination épiphysaire; — 8, corde dorsale; — 9, intestin antérieur; — 10, cavité cardiaque; — 11, repli céphalique de l'amnios.

FIG. 430. — 1, ectoderme; — 2, sillon médullaire; — 3, ébauche de paroi de la moelle; — 4, parentères (protovertèbres); — 5, ébauche de la corde; — 6, paroi de l'intestin (endoderme); — 7, cavité de l'intestin.

périphérie par suite de la formation, dans les corps cellulaires, de grandes vacuoles. — Cette disposition donne au tissu de la corde, — vu sur une coupe transversale de l'organe, — l'aspect d'un réseau élégant, dont les points d'intersection des lignes sont occupés par des noyaux. — Entre ces cellules, il n'y a aucune substance intercellulaire. — Ce n'est qu'à la périphérie qu'on trouve, sous la gaine, un peu de liquide hyalin et visqueux (fig. 427).

Primitivement uniforme, la corde devient moniliforme au moment où se forme le cartilage du corps des vertèbres. — Elle présente des renflements (fig. 428) dans les points où seront les disques intervertébraux, des étranglements dans le corps des ver-

épithélial qui constitue la poche hypophysaire (fig. 429). — Cette union contribuerait de plus (DURSY) à la formation de la courbure céphalique.

Lorsque la corde ne subit pas d'inflexion (Poissons, Batraciens), la tête de l'animal reste sur la même ligne axiale que le reste du corps (DARESTE).

tèbres. — Cette disposition, qui paraît ordinaire chez les Poissons et les Mammifères (CH. ROBIN, KÖLLIKER, etc.), n'est pas générale, car, chez les Batraciens, les Reptiles et les Oiseaux, les étranglements sont placés non pas dans le corps des vertèbres, mais entre ces dernières (GEGENBAUR, FORSTER et BALFOUR, etc.).

Chez les Leptocardes, la Lamproie et l'Esturgeon, elle reste uniforme, sa gaine se double d'une membrane élastique et persiste toute la vie, repré-

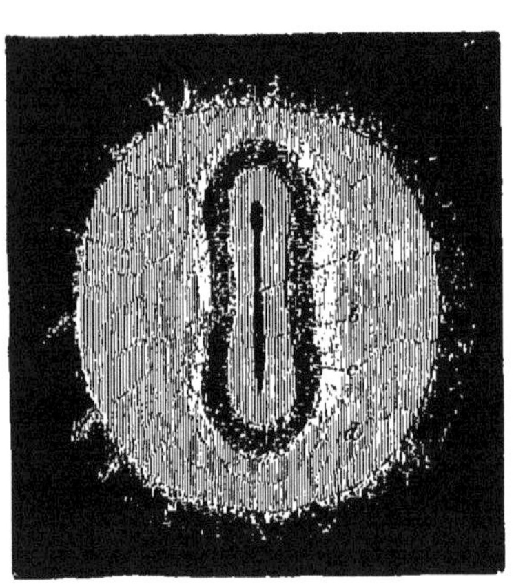

FIG. 431. — Ébauche embryonnaire du Lapin.

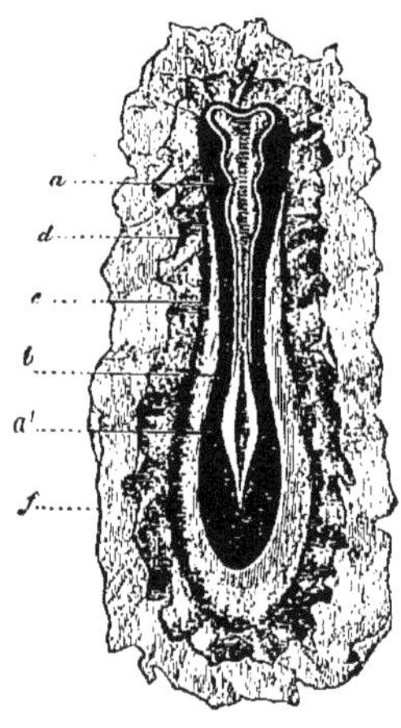

FIG. 432. — Ébauche embryonnaire du Chien.

FIG. 431. — *a*, sillon médullaire; — *b*, ébauche du corps de l'embryon; — *c*, aire transparente; — *d*, aire opaque.

FIG. 432. — *a*, vésicules cérébrales; — *a'*, sinus rhomboïdal; — *b*, protovertèbres; *c*, paroi du corps; — *d* et *f*, membranes embryonnaires déchirées.

sentant à elle seule l'axe vertébral; — chez les Poissons osseux, elle prend l'aspect moniliforme, ses renflements occupent les cavités des vertèbres biconcaves de cet ordre de Vertébrés et persiste toute l'existence; — chez les Vertébrés supérieurs, l'ossification de la colonne vertébrale la segmente, et on en retrouve les débris au centre de chaque disque intervertébral (voy. t. I, p. 200). — Telle est l'évolution de la corde dorsale qui ne se transforme pas en rachis, mais sert seulement d'*axe de direction* à la colonne vertébrale. C'est un organe transitoire chez les Vertébrés supérieurs autour duquel se développent les vertèbres.

2. **Provertèbres.** — En même temps que s'ébauchent le sillon dorsal et la notocorde, il survient d'autres modifications importantes dans la tache embryonnaire.

Jusqu'ici l'ébauche du corps était restée uniforme, sans aucune trace de cette division en parties superposées et de même valeur qui est la caractéristique des Vertébrés. — Mais bientôt dans la partie supérieure de la zone rachidienne et de chaque côté du sillon dorsal, nous voyons se former des disques sombres, cubiques, qui s'empilent successivement les uns au-dessous des autres, en s'avançant ainsi peu à peu vers l'extrémité caudale de l'embryon (*b*, fig. 432). — Ces pièces, superposées par paires, ce sont les *protovertèbres*, *métamères*, *somites*, *segments mésodermiques*. — C'est là la première trace de la *division transversale* du corps en segments successifs, en un mot, la première ébauche de la *métamérie*. — Celle-ci n'envahit primitivement que le mésoderme de l'ébauche embryonnaire qui avoisine la ligne axiale, c'est-à-dire ce que l'on a appelé les *bandes vertébrales*, les *plaques protovertébrales*, mais plus tard elle se propage au reste du mésoderme de l'ébauche embryonnaire, dans les parties connues sous le nom de *lames* ou *plaques latérales*. — Nous savons de plus que la segmentation du squelette axial se fait deux fois, et qu'il y a une *segmentation primaire* et une *segmentation secondaire* ou *définitive* (voy. fig. 433 et t. I, p. 46).

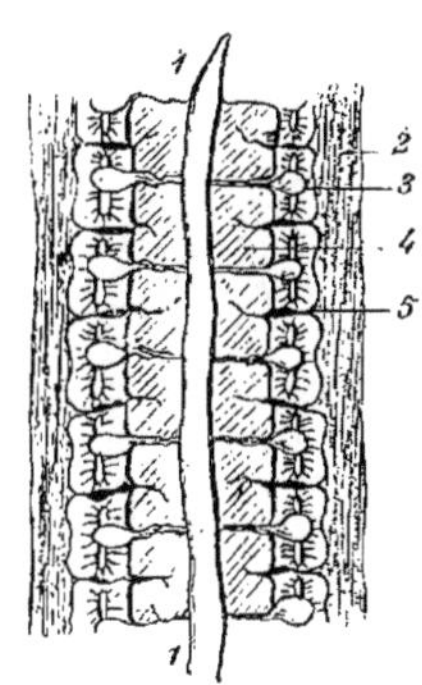

Fig. 433. — Schème de la segmentation primaire et secondaire des protovertèbres.

1, corde dorsale; — 2, lame latérale ; — 3, plaques musculaires creuses encore; —4, protovertèbres; — 5, segmentation secondaire et définitive.

Les *protovertèbres* se présentent d'abord chez l'*Amphioxus* (Kowalevsky, Hatscheck, Van Beneden, etc.), comme deux diverticules de l'archentère situés de chaque côté de l'invagination notocordale (4, fig. 430). — Ces diverticules s'isolent bientôt comme la corde dorsale le fait elle-même, et deviennent des vésicules closes, placées entre l'ectoderme et l'endoderme, de chaque côté de la corde et du tube médullaire (4, fig. 441). — C'est-à-dire que les portions dorso-latérales de l'endoderme primitif donnent naissance au mésoderme, sous forme de deux bandes interposées entre le feuillet cutané et le feuillet intestinal et s'allongeant à droite et à gauche des ébauches de la moelle et de la corde dorsale. — Ces bandes mésodermiques contiennent les diverticules cœlomiques (entérocèle), c'est-à-dire que la cavité de l'archentère s'y engage (5, 6, fig. 434); — elles poussent d'arrière en avant et se coupent plus tard en métamères séparées par des partitions transversales.

Chez les *Vertébrés supérieurs*, le mésoderme apparaît d'abord comme une ébauche pleine (blastocèle) de chaque côté de la notocorde, dérivant de la partie dorso-latérale de l'archentère; mais *secondairement* apparait dans cette ébauche une cavité dans laquelle il est facile de reconnaitre le représentant de l'entérocèle archaïque de l'Amphioxus (1). — Cette portion du mésoderme constitue les *bandes vertébrales*, *plaques protovertébrales*, qui ne tardent

(1) Chez les Vertébrés aussi, le mésoblaste commence par se présenter sous la forme d'un mésenchyme; ce n'est que lorsque apparaissent les bandes mésoblastiques avec leur fente cœlomique, que ses cellules se groupent et présentent dès lors un aspect franchement épithélial.

pas à se segmenter en *protovertèbres* de la région céphalique vers la région caudale.

Les protovertèbres se présentent primitivement sous la forme de petites masses cubiques, situées par paires de chaque côté de la corde dorsale et composées d'éléments fort peu différenciés encore. — Ces éléments se séparent par la suite en deux portions : l'une centrale, composée de cellules rondes ; — l'autre périphérique, constituées par des cellules prismatiques affectant une disposition rayonnée autour de la masse centrale. — Puis les protovertèbres se creusent d'une cavité qui apparaît sous la forme d'une fissure. — Cette fente sépare la protovertèbre en deux formations secondaires : l'une antéro-interne, à laquelle nous réservons le nom de *prévertèbre;* l'autre postéro-externe, que l'on connaît sous le nom de *plaque musculaire.*

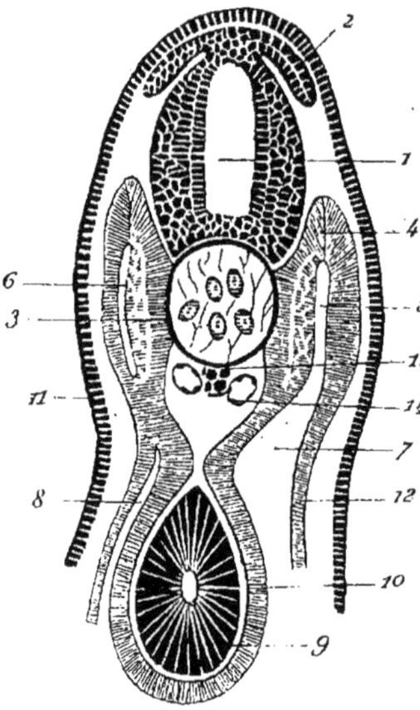

Les cavités des protovertèbres ne représentent rien moins que les diverticules latéraux de l'archentère. — Ces diverticules, creux au début (sacs de Schneider), se transforment en ébauches pleines à la suite d'une multiplication de leurs éléments épithélioïdes. — Ce sont ces plaques qui fourniront les muscles du corps (t. I, p. 295 et 461). Ceux-ci dérivent donc de l'épithélium de la cavité viscérale, puisque nous venons de dire que chez les Vertébrés inférieurs (Sélaciens, Urodèles) il existe dans chaque protovertèbre une cavité centrale, simple dépendance de la cavité pleuro-péritonéale, et que cette cavité est représentée par une fissuration secondaire chez les Vertébrés supérieurs (1). — Cette cavité est tapissée par l'épithélium viscéral qui a pris les caractères d'un épithélium prismatique.

2
1
4
6
3
5
13
11
14
7
8
12
10
9

Fig. 434. — Coupe transversale du tronc d'un embryon de *Pristiurus* (Balfour).

1, canal médullaire ; — 2, ébauche d'une racine postérieure d'un nerf spinal ; — 3, corde dorsale ; — 4, plaque musculaire ; — 5, cavité des protovertèbres ; — 6, portion de la protovertèbre transformée en muscle ; — 7, 8, cœlome ; — 9, endoderme (intestin) ; — 10, mésoderme splanchnique ; — 11, ectoderme cutané ; — 12, mésoderme somatique ; — 13, tige subnotocordale ; — 14, aortes primitives.

Les cellules de cet épithélium sont beaucoup plus allongées sur toute la face

(1) Comme l'ont bien montré Van Beneden et Ch. Julin, l'altération du processus primitif, répétons-le, n'est pas palingénétique, mais bien cœnogénétique. Alors que l'entérocèle est *secondaire* chez les Vertébrés, il est *primitif* et reste tel que chez l'Amphioxus ; primitif aussi il est chez les Tuniciers, mais il se transforme ultérieurement en blastocèle.

de la protovertèbre adjacente au névraxe embryonnaire et à la corde dorsale, et constituent une *couche myogène*, dont chaque cellule a la valeur d'un *myoblaste*.

Il n'y a pas que les muscles du tronc qui dériveraient des plaques musculaires. — Chez l'Amphioxus, les Cyclostomes, les Élasmobranches (BALFOUR), divers Batraciens (OSBORN et SCOTT) ou Reptiles (PARKER), la cavité générale envoie de chaque côté de la tête des diverticules qui finissent par se détacher de la cavité mère. — Ces diverticules vont constituer des *protovertèbres céphaliques*, aux dépens desquelles se développent les muscles de la tête. — S'il est donc vrai que les *plaques céphaliques* des Mammifères, qui ne sont que la continuation des plaques protovertébrales, ne se divisent pas en métamères, il paraît certain que c'est là une acquisition secondaire. — Des plaques musculaires encore dériveraient eux-mêmes les muscles des membres (t. I, p. 181).

Quant aux *prévertèbres* (vertèbres primitives), elles formeront une gaine solide au névraxe et le point d'appui de tous les leviers mobiles du corps, puisqu'elles donnent naissance au rachis (t. I, p. 45 et 46).

3. Cavité pleuro-péritonéale. — Cœlome. — Pendant la division des bandes vertébrales en protovertèbres, il se fait une fissure (*p'*, fig. 440) dans les lames latérales qui les dédoublent en deux feuillets (1) : l'un superficiel, qui reste accolé à l'ectoderme et forme le *feuillet fibro-cutané* ou *somatopleure* (*m*, fig. 441); l'autre profond, qui reste uni à l'endoderme et constitue le *feuillet fibro-intestinal* ou *splanchnopleure* (*m'*, fig. 441). — L'espace que limitent ces deux feuillets porte le nom de *cavité pleuro-péritonéale*, *cavité générale du corps*, *cavité viscérale*, *cœlome* (5, fig. 441).

A droite et à gauche de la ligne axiale du corps, ces deux lames se continuent l'une avec l'autre; — la masse de mésoderme comprise entre la cavité viscérale et l'ectoderme d'une part, la même cavité et l'endoderme de l'autre, constitue le *mésenchyme*, tissu conjonctif embryonnaire des lames fibro-cutanée et fibro-intestinale.

A la partie supérieure et à la partie inférieure de l'ébauche embryonnaire, le dédoublement du mésoderme se perd dans les replis qui terminent l'embryon à ses deux extrémités, *repli céphalique* et *repli caudal*; — or, dans sa partie céphalique, le mésoderme ne se divise jamais. — Sur les parties latérales, la fente

(1) Chez l'Amphioxus (KOWALEVSKY), les Élasmobranches (BALFOUR) et même chez des embryons aussi élevés que ceux des Tritons (O. et R. HERTWIG), l'embryon est formé par l'ectoderme et l'endoderme disposés en gastrula. — De plus le feuillet moyen est constitué par un troisième feuillet épithélial à double paroi, une sorte de double sac résultant d'une invagination de l'endoderme de chaque côté des lèvres du blastopore (fig. 435) : c'est le rudiment de l'épithélium du cœlome.

Dans les Entérocœliens, les diverticules archentériques donnent naissance à la cavité du cœlome et les parois épithélioïdes de ces diverticules fournissent les muscles. — Dans les Pseudocœliens, le tissu musculaire se différencie des cellules du mésenchyme, et la cavité générale du corps, quand elle existe, n'est qu'un clivage du mésenchyme (HERTWIG, *Die Cœlomtheorie*, Iéna, 1881).

pleuro-péritonéale envahit non seulement la partie des lames latérales d'où dérivent les parois du tronc (*c*, fig. 442), mais se prolonge encore plus loin dans toute l'étendue de la vésicule blastodermique, où elle forme la *cavité innominée*, *cavité amnio-choriale*, *cœlome externe* (*ce*, fig. 442). — La cavité pleuro-péritonéale dérive donc, chez les animaux supérieurs, d'un clivage du feuillet moyen, dans lequel paraîtront tous les organes destinés au soutènement, à l'irrigation générale et aux mouvements de l'être futur. Dans le feuillet fibro-cutané se développeront les muscles striés; — dans le feuillet fibro-intestinal, les muscles lisses, en général tubiformes (intestin, canaux glandulaires, vaisseaux). — La cavité représente une sorte de système lymphatique rudimentaire réduit à une poche séreuse, analogue aux sacs lymphatiques des Vertébrés inférieurs (J. RENAUT). Cette cavité se cloisonne plus tard, et de ce cloisonnement résultent les plèvres et le péritoine. — L'arachnoïde elle-même est une cavité séreuse qui prend également naissance dans le mésoderme de l'arc neural.

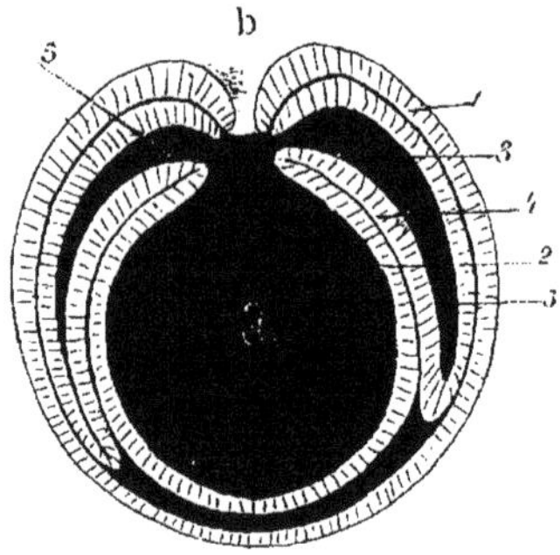

FIG. 435. — Formation du mésoderme et du cœlome.

a, cavité intestinale (archentère); — *b*, blastopore; — 1, ectoderme; — 2, endoderme; — 3, feuillet somatique, et 4, feuillet splanchnique du mésoderme; — 5, cœlome.

Les parentères *permanents* des Cœlentérés ont été retrouvés, à l'état *temporaire*, par A. AGASSIZ en 1864, — chez les larves d'Échinodermes; — plus récemment METSCHNIKOW et KOWALEVSKY ont observé des faits analogues. — L'opinion de LEUCKART, à savoir que l'appareil gastro-vasculaire des Cœlentérés représenterait à la fois l'appareil digestif et la cavité du corps des autres animaux, se trouve donc confirmée.

Or la cavité pleuro-péritonéale dérive des parentères des Cœlentérés (RAY LANKESTER), qu'elle soit primitivement formée par des diverticules archentériques avec cavité d'emblée (Entérocœliens), ou qu'elle dérive d'une fissuration secondaire des bandes protovertébrales (Pseudocœliens). — La distinction absolue établie entre ces deux ordres d'animaux par O. et R. HERTWIG ne saurait être acceptée, car RAY LANKESTER, E. VAN BENEDEN et CH. JULIN ont démontré qu'un entérocèle peut se transformer (Tuniciers) en un schizocèle ou cavité mésenchymatique.

VAN BENEDEN regarde les Mammifères comme de vrais Entérocœliens chez lesquels primitivement intestin et cœlome ne formaient qu'une seule et même cavité, et WALDEYER, de son côté, croit que le cœlome est sorti de la cavité de la gastrula par invagination.

En résumé : que les bandes protovertébrales soient pleines ou creuses d'emblée, elles naissent toujours sur les bords de la plaque axiale ou du blastopore, et toujours elles s'identifient avec le mésoderme. Leur cavité est, ou primitive, et dérive dès lors directement (par séparation) de la cavité viscérale, ou bien elle est secondaire, et résulte de la fissuration du mésoderme. — Dans tous les cas, chez les Vertébrés, les bandes protovertébrales se segmentent en protovertèbres et les lames latérales subissent une délamination qui donne lieu au cœlome. Les lames mésodermiques se séparent ainsi en deux portions, l'une centrale qui donne naissance aux bandes protovertébrales (*pr*, fig. 440), l'autre périphérique d'où proviennent les lames latérales (*p'*, fig. 440). — Les bandes protovertébrales, par suite de coupures transversales, fournissent les protovertèbres d'où dérivent les prévertèbres et les plaques musculaires; — les lames latérales se délaminent, et alors que leurs parois vont contribuer respectivement à former la somatopleure et la splanchnopleure, la cavité qui résulte de leur séparation devient la fente pleuro-péritonéale.

§ III. — SUBDIVISION DE LA VÉSICULE BLASTODERMIQUE (*Embryon et sac vitellin*).

La tache embryonnaire, on se le rappelle, n'est qu'un segment épaissi et différencié de la vésicule blastodermique. — Cette tache, qui donne naissance à l'embryon, n'est, au début, qu'un disque

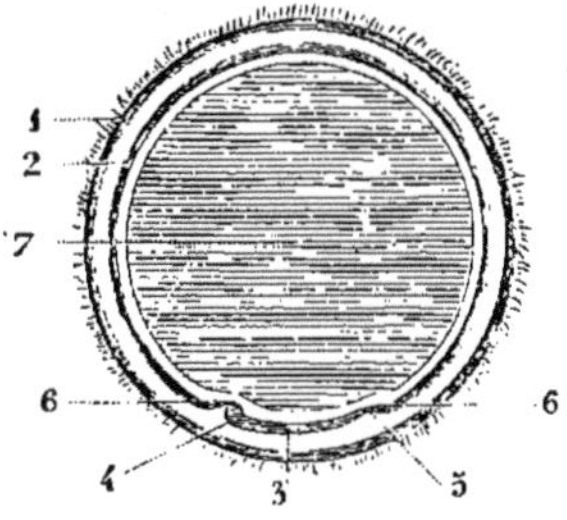

FIG. 436. — Coupe de la vésicule blastodermique à ses débuts.

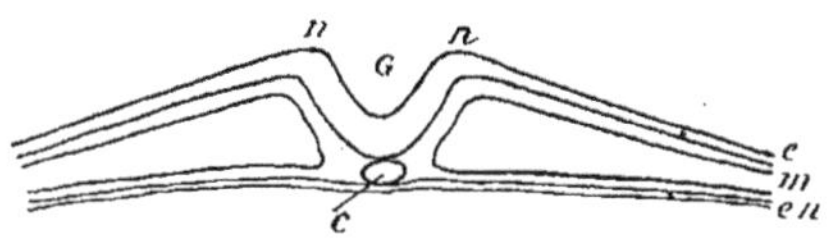

FIG. 437. — Coupe transversale de l'ébauche embryonnaire.

FIG. 436. — 1, membrane vitelline avec ses villosités (premier chorion); — 2, feuillet externe du blastoderme; — 3, ébauche de l'embryon; — 4, extrémité céphalique; — 5, extrémité caudale; — 6, 6, commencement des capuchons céphalique et caudal; — 7, cavité de la vésicule ombilicale.

FIG. 437. — *e*, ectoderme; — *m*, mésoderme; — *en*, endoderme; — *c*, corde dorsale; *G*, sillon médullaire; — *n*, *n*, crêtes médullaires.

étalé dont les bords se continuent insensiblement avec le reste du blastoderme (3, fig. 436). — Par suite des progrès du développement, l'embryon s'incurve vers le centre de l'œuf; — les extrémités céphalique et caudale se rapprochent l'une de l'autre, les lames latérales se portent d'arrière en avant et convergent l'une vers l'autre. — L'embryon prend alors l'aspect d'un sabot renversé (fig. 436, 443, 485).

Par suite de leur incurvation vers le centre de l'œuf, les bords de la tache embryonnaire donnent lieu à la formation d'un repli qui circonscrit l'embryon. Ce repli commence vers l'extrémité céphalique, sous la forme d'un croissant, *repli céphalique*, puis se des-

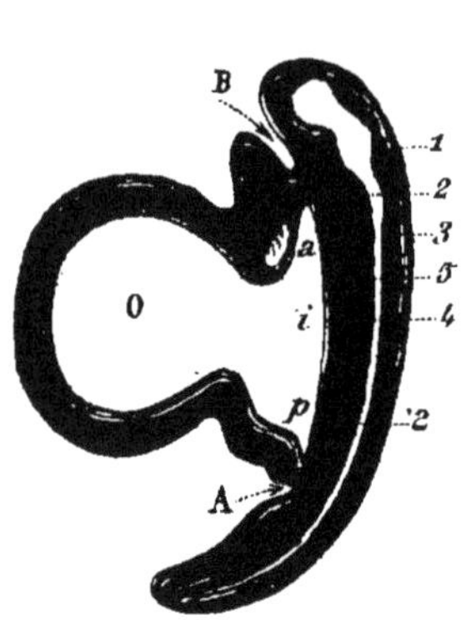

FIG. 438. — Coupe verticale schématique de l'embryon.

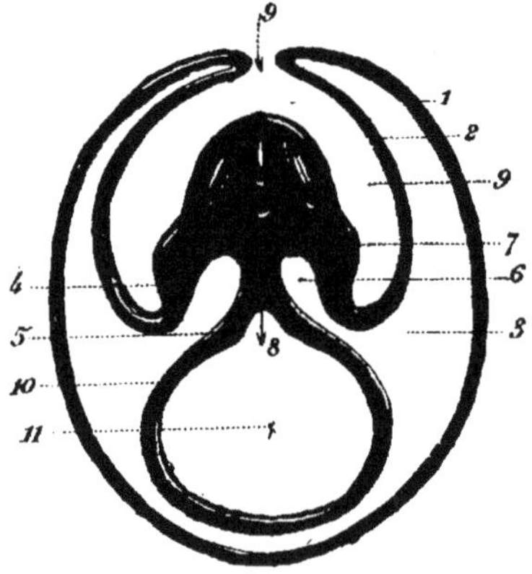

FIG. 439. — Développement du tronc et des membres. — Coupe transversale.

FIG. 438. — A, dépression anale; — B, dépression buccale; — *a*, proentéron en avant duquel on aperçoit l'ébauche du cœur; — *p*, intestin postérieur; — *o*, sac vitellin; — *i*, intestin encore largement ouvert et en communication avec le sac vitellin; — 1, ectoderme; — 2, canal neural; — 3, mésoderme; — 4, endoderme; — 5, corde dorsale.

FIG. 439. — 1, membrane séreuse; — 2, repli amniotique latéral; — 3, cœlome externe (cavité amnio-choriale); — 4, somatopleure (lame ventrale); — 5, splanchnopleure; — 6, cœlome interne; — 7, éminence de Wolff; — 8, gouttière intestinale; — 9, cavité de l'amnios; — 9', ombilic amniotique ou dorsal; — 10, paroi de la vésicule ombilicale; — 11, cavité de la même vésicule.

sine à l'extrémité caudale, *repli caudal*, et enfin il gagne les parties latérales de l'embryon, *replis latéraux*. — Ce pli est le résultat du reploiement de la somatopleure du côté du jaune. — Mais en même temps qu'elle se porte ainsi en avant, la somatopleure se recourbe en arrière par ses bords de façon à venir recouvrir peu à peu le dos de l'embryon : c'est le *repli amniotique* (2, fig. 439). — Ce double reploiement de la somatopleure paraît être déterminé par suite de l'enfoncement de l'embryon vers le centre de la vésicule blastodermique. — La splanchnopleure pendant ce temps reste appliquée sur le jaune où elle forme la paroi du sac vitellin. — Mais comme dans leur marche en avant les lames ventrales (somatopleures) rencontrent les lames fibro-intestinales (splanchnopleures) sur les limites de la zone pariétale, au niveau précisément du repli amniotique, il en résulte que le cœlome est désormais subdivisé en deux

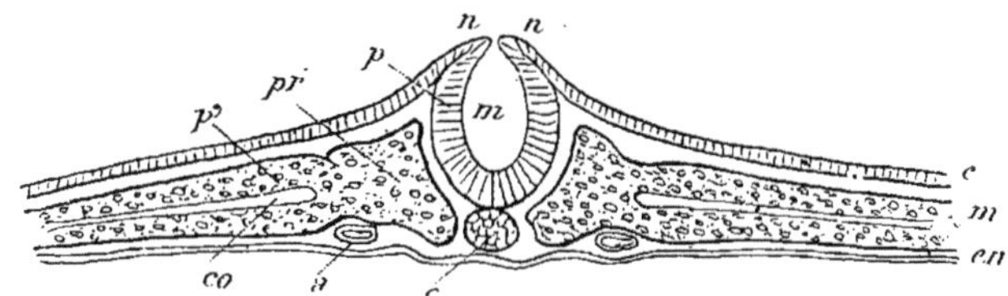

Fig. 440. — Coupe transversale du corps d'un embryon de Poulet de la deuxième moitié du deuxième jour.

e, ectoderme; — *m*, mésoderme; — *en*, endoderme; — *c*, corde dorsale; — *m*, sillon médullaire presque transformé en canal; — *p*, paroi de la moelle épinière; — *n*, *n*, crêtes neurales; — *pr*, bandes protovertébrales; — *p'*, bandes latérales; — *a*, aortes primitives.

parties : une embryonnaire, *cœlome interne*, *cavité pleuro-péritonéale;* l'autre, extra-embryonnaire, *cœlome externe* (*c* et *ce*, fig. 442). — L'incurvation de l'embryon s'accentuant de plus en

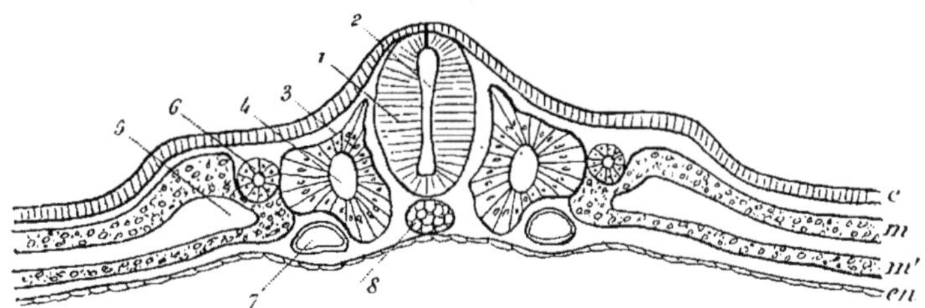

Fig. 441. — Coupe transversale d'un embryon de Poulet du commencement du troisième jour.

e, ectoderme; — *m*, feuillet externe, et *m'*, feuillet interne du mésoderme; — 1, moelle épinière; — 2, canal de la moelle; — 3, protovertèbres; — 4, cavité des protovertèbres; — 5, cavité pleuro-péritonéale; — 6, canal du rein primitif; — 7, aortes primitives; — 8, corde dorsale.

plus, les lames ventrales dépriment les lames fibro-intestinales et déterminent la formation d'une gouttière à la face ventrale de l'embryon : c'est la *gouttière intestinale* (I, fig. 442), qui doit également son origine à l'épaississement des bandes protovertébrales. — Comme, pendant ce temps, les extrémités céphalique et caudale continuent à s'incurver vers le jaune, il en résulte la formation de deux culs-de-sac limités par les replis céphalique et caudal. —

Le culde-sac supérieur, de beaucoup le plus développé, ouvert en bas et en avant (*a*, fig. 438), c'est l'*aditus anterior ad intestinum*, la *cavité céphalo-thoracique*, *pré-intestin*, *intestin antérieur ;* — le cul-de-sac inférieur porte le nom d'*aditus posterior*, *cavité pelvi-intestinale*, *intestin postérieur* (*p'*. fig. 438).

Les parois du cul-de-sac supérieur sont formées par les trois feuillets du blastoderme, accolés et recourbés en forme de capote, qui communique en bas avec la cavité de la vésicule blastodermique. — Au contraire, au-dessous du repli céphalique, ces trois feuillets ne sont plus unis ; — la fente pleuro-péritonéale pénètre

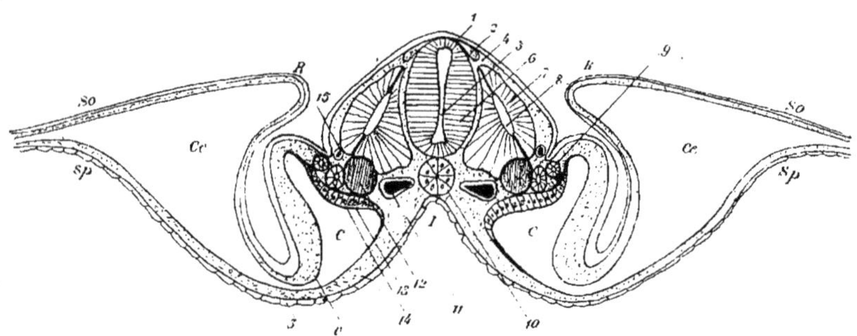

FIG. 442. — Coupe transversale d'un embryon de Poulet du troisième jour.

So, somatopleure ; — Sp, splanchnopleure ; — Ce, cœlome externe ; — C, cœlome interne ; — I, gouttière intestinale ; — *v*, lames ventrales ; — R, R, crêtes neurales ; — 1, ectoderme ; — 2, bourgeons des racines postérieures des nerfs spinaux ; — 3, endoderme ; — 4, mésoderme ; — 5, canal central de la moelle ; — 6, paroi de la moelle ; — 7, protovertèbre ; — 8, cavité de la protovertèbre ; — 9, conduit de Müller ; — 10, corde dorsale ; — 11, aortes primitives ; — 12, corps de Wolff ; — 13, épithélium germinatif ; — 14, canal de Wolff ; — 15, veine cardinale postérieure ; — 16, aortes primitives.

jusque-là (11, fig. 444), et l'on aperçoit sa présence dans l'épaisseur des lames latérales sur les côtés de la région céphalique sous la forme de deux petites cavités occupées par un repli de la splanchnopleure (2, fig. 447). — Ce double repli tubiforme de la splanchnopleure, c'est l'origine de la double ébauche du cœur (voy. t. I, p. 494).

En même temps s'est développé un organe que nous connaissons déjà, le *canal de Wolff* (6, fig. 441) ; — la gouttière médullaire a commencé sa fermeture par soulèvement et rapprochement de ses bords, et sa partie antérieure a commencé à se différencier du reste en donnant lieu à trois élargissements que nous avons étudiés sous le nom de *vésicules cérébrales primitives* (fig. 432).

Les transformations précédentes de la tache embryonnaire la

séparent de plus en plus de la vésicule blastodermique. — Au début cette vésicule était sphérique et sa cavité régulière; — après l'incurvation de l'embryon en nacelle, elle a considérablement changé de forme. — Entraînée par l'embryon dans son mouvement de reploiement, elle subit un étranglement tout autour de lui, étranglement qui se resserre de plus en plus et finit par la diviser en deux cavités secondaires, l'une intra-embryonnaire, l'autre extra-em-

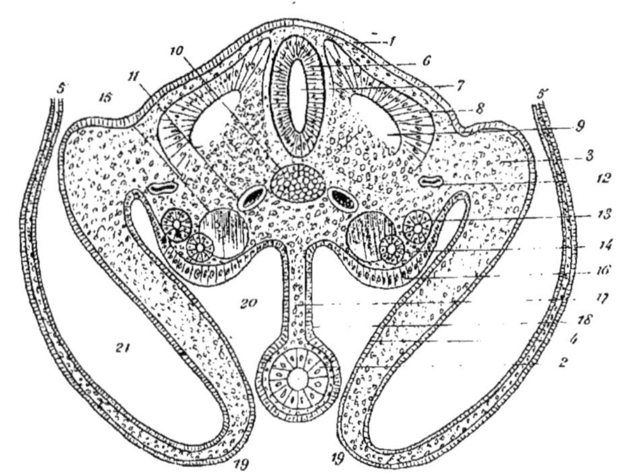

Fig. 443. — Coupe transversale d'un embryon d'Oiseau après la fermeture de la gouttière intestinale.

1, ectoderme; — 2, endoderme (intestin); — 3, mésoderme; — 4, somatopleure; — 5, amnios; — 6, paroi, et 7, canal central de la moelle; — 8, plaque musculaire; — 9, cavité des protovertèbres; — 10, corde dorsale; — 11, aortes primitives; — 12, veines cardinales postérieures; — 13, conduit de Müller; — 14, canal de Wolff; — 15, corps de Wolff; — 16, épithélium germinatif; — 17, splanchnopleure; — 18, épithélium péritonéal; — 19, lames ventrales (ombilic cutané).

bryonnaire. La première, plus petite, a pour paroi la cavité elle-même du corps de l'embryon, et cette cavité tapissée par l'endoderme, c'est l'*intestin primitif*, qui s'enfonce tout aussi bien dans la tête que dans l'extrémité caudale (*a*, *p*, fig. 438) ; — la seconde cavité, beaucoup plus grande, c'est la *vésicule ombilicale*, le *sac vitellin* (O, fig. 438). — L'intestin primitif et le sac vitellin communiquent ensemble par un orifice très large au début, *ombilic intestinal* de Von Bær, plus tard par un canal étroit, *canal vitello-intestinal* ou *omphalo-mésentérique*, qui finit du reste par s'oblitérer complètement. — A ce moment, l'intestin qui avait commencé par n'être représenté que par une gouttière (sac intestinal), devient un tube complet, par suite du rapprochement et de la soudure des bords de la splanchnopleure (2, fig. 443). — De leur côté, les lames ventrales (somatopleures), convergeant vers un centre, *ombilic cutané*, placé en avant du tronc de l'embryon, finissent par transformer ce dernier en un autre tube, qui contient le premier et tous ses dérivés. — L'union sur la ligne médio-ventrale des somatopleures droite et gauche a réuni les deux fentes pleuro-péritonéales en une cavité unique, le *cœlome*, qui communique encore quelque temps avec la cavité amnio-choriale par l'ombilic cutané. — C'est par cette porte que s'échappe l'allantoïde, qui va s'épanouir en dehors de l'embryon (19, fig. 443).

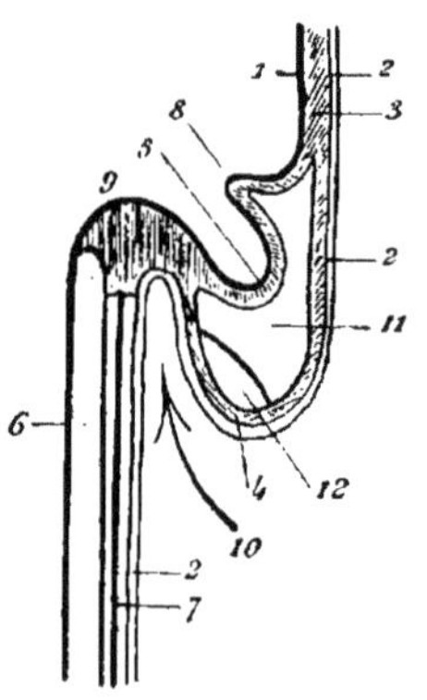

FIG. 444. — Schème d'une coupe sagittale de l'extrémité céphalique d'un embryon d'Oiseau.

1, ectoderme; — 2, endoderme; — 3, mésoderme; — 4, repli céphalique de la splanchnopleure; — 5, repli céphalique de la somatopleure; — 6, moelle épinière; — 7, corde dorsale; — 8, commencement du repli amniotique; — 9, extrémité céphalique; — 10, proentéron; — 11, cavité cardiaque ou péricardique; — 12, cœur.

Le rapprochement des deux ébauches du cœur est lié à ce mouvement d'extension des lames splanchnopleurales et somatopleurales. — En se rapprochant l'un de l'autre en avant, les bords de l'intestin céphalique amènent fatalement l'une contre l'autre les deux ébauches du cœur, développées dans leur épaisseur. — Ces dernières finissent par se trouver, avec les fentes pleuro-péritonéales qui les entourent, accolées l'une contre l'autre sur la ligne médiane (fig. 449 et 450).

Comme les bords de la gouttière intestinale, elles s'unissent, et bientôt les deux tubes cardiaques se sont fusionnés en un tube unique (*co*, fig. 450). — Les cavités cœlomiques qui les entouraient de toutes parts se mettent également en communication sur la ligne ventrale, par extension à ce niveau du processus qui réunit les deux cavités pleuro-péritonéales au niveau du tronc. — Il en résulte une cavité unique, placée au-dessous de la tête, *cavité cardiaque de Wolff*, *cavité péricardique*, *cavité cervicale*, *cavité pariétale* (11, fig. 444), qui finit par se séparer tout à fait du reste du cœlome. — La cloison de séparation primitive des deux moitiés du cœur persiste en arrière, alors que le cœur s'est transformé en un tube unique, et devient le *mésocarde*, qui unit le tube cardiaque à la paroi postérieure de la cavité péricardique (GEGENBAUR).

Le corps de l'embryon ne se développe donc qu'aux dépens d'une partie de la paroi de la vésicule blastodermique; le reste devient le sac vitellin. — Mais on acquiert la preuve que la cavité blastodermique avait primitivement la même valeur que la cavité digestive, dans ce fait que la splanchnopleure ne s'arrête pas aux limites de la cavité intestinale, mais qu'elle s'étend sur tout le reste de la vésicule blastodermique (*sp*, fig. 442).

§ IV. — ÉVOLUTION GÉNÉRALE DE L'EMBRYON

La cellule-œuf par un travail merveilleux de bipartitions successives a donné lieu à la *morula*, sorte de colonie d'amibes; — la morula s'est transformée en *vésicule blastodermique*, espèce de larme vésiculiforme non sans analogie avec celles de certains Flagellates; — les *deux feuillets blastodermiques primordiaux* ont pris naissance par invagination du blastocyste, et la même invagination donnait lieu en même temps à la *cavité intestinale* et à la *bouche primitive*, sorte de larve intestinale (gastrula), ressemblant aux polypes de nos étangs; — un épaississement localisé du blastocyste a fourni l'*ébauche de l'embryon*, le reste demeurant à l'état de *sac vitellin*, sorte d'appendice sacculaire qui joue le rôle d'organe nutritif temporaire; — le *mésoderme* a pris naissance par dédoublement de l'endoderme aux lèvres du blastopore et le germe s'est trouvé composé de *trois feuillets;* — le mésoderme s'est dédoublé et la *fente pleuro-péritonéale* a fait son apparition; — après avoir pris la forme d'une semelle de soulier, la *tache embryonnaire* s'est subdivisée en *aire transparente* et en *aire opaque;* — à la *ligne primitive* a succédé la *gouttière médullaire*, qui, par exhaussement et rapprochement de ses bords, s'est ensuite transformée en *canal neural* (1); — la *corde dorsale* a fait son apparition, et après formation du canal médullaire le blastopore s'y est ouvert sous la forme du

(1) Le tissu des centres nerveux dérive de ce canal primitif aussi bien que le tissu névroglique qu'il contient. La névroglie est édifiée par une simple flexion morphologique du neuro-épithélium commandée par la mise en jeu des aptitudes évolutives générales de l'ectoderme : prolifération des éléments, formation d'un réseau communicant; dégagement au sein de ce réseau de filaments particuliers nés de cellules déterminées; végétation de ces filaments d'abord au sein du neuro-épithélium, puis au loin en dehors de lui (voy. p. 44). Cette loi remplace celle de l'étirement de Hensen (RENAUT). — Toutefois il faut ajouter que selon les recherches de FALZACAPA et de RAMON Y CAJAL, partout les éléments névrogliques seraient indépendants et non pas anastomosés (cerveau, moelle, rétine, etc.), contrairement à l'opinion de RANVIER, J. RENAUT et VIGNAL. — Cette opinion est à rapprocher de celle de GOLGI, HIS, FOREL, etc., qui nient le réseau de Gerlach, c'est-à-dire l'anastomose des prolongements des cellules des centres nerveux; de telle sorte que les communications dans le cerveau et la moelle seraient des communications de contact, des résultantes pour ainsi dire de secousses analogues à celles de l'électricité au moment où s'établit le contact des électrodes.

canal neurentérique; — le mésoderme, dans sa « lame latérale », a subi la délamination qui a transformé le blastoderme en *quatre feuillets* et a donné lieu à l'ébauche de la cavité pleuro-péritonéale, — tandis que la « bande protovertébrale » se séparait de la précé-

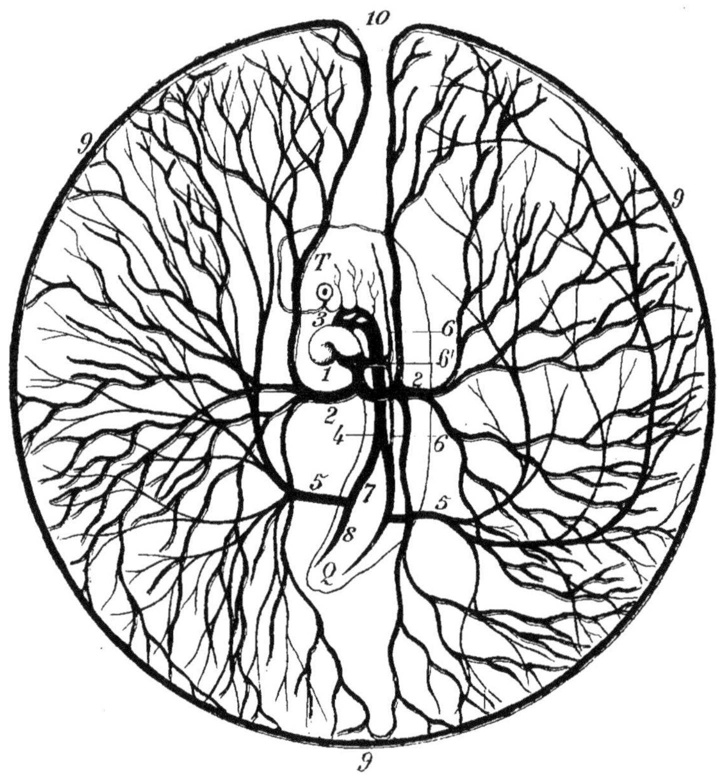

FIG. 445. — Schème de la circulation embryo-vitelline du Poulet à la fin du troisième jour.

T, tête, et Q, queue de l'embryon; — 1, cœur; — 2, 2, veines omphalo-mésentériques; — 3, arcs aortiques; — 4, aorte descendante; — 5, 5, artères omphalo-mésentériques; — 6, 6, veines cardinales; — 6', canal de Cuvier; — 7, 8, les aortes primitives; — 9, 9, sinus circulaire; — 10, lacune antérieure de l'aire vasculaire.

dente et se segmentait pour fournir les *protovertèbres;* — après la segmentation des *diverticules archentériques* en *protovertèbres*, celles-ci se sont dédoublées en *plaques musculaires* et *prévertèbres;* — le germe s'est enroulé sur lui-même, incurvé en nacelle renversée, et s'est soulevé au-dessus du reste de la surface générale du blastoderme, donnant ainsi lieu successivement : 1° aux *capuchons cépha-*

lique et caudal, dans lesquels s'enfoncent les extrémités borgnes de l'intestin primitif (*aditus anterior, aditus posterior*); — 2° aux *replis latéraux;* — 3° à l'étranglement de la vésicule blastodermique, qui sépare cette dernière en deux portions qui s'isoleront de plus en plus l'une de l'autre, l'embryon d'un côté, le sac vitellin de l'autre; — les feuillets fibro-cutanés se sont reployés en arrière pour constituer les *replis amniotiques;* — le *canal du rein primitif* court maintenant sous l'ectoderme entre les bandes protovertébrales et les plaques latérales (6, fig. 441); — le *cœur* et les *premiers vaisseaux* ont fait depuis longtemps déjà leur apparition, en un mot le corps est ébauché. — Voyons ses transformations ultérieures.

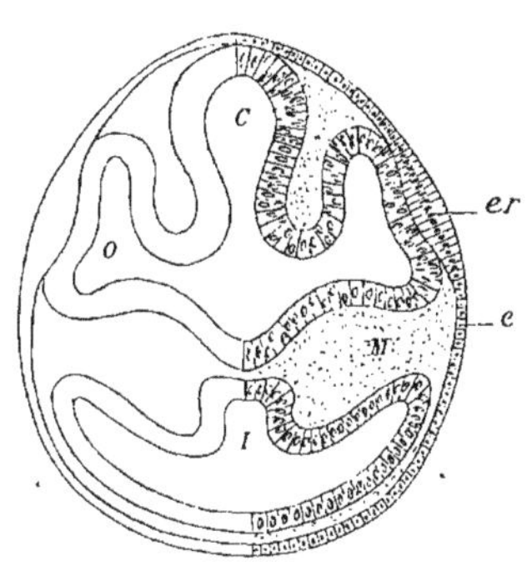

FIG. 446. — Coupe de la partie antérieure de la tête d'un embryon de Lépidostée (Balfour).

e, ectoderme de la tête; — *er*, ébauche du cristallin; — C, vésicule cérébrale antérieure; — O, vésicule optique; — I, pharynx; — M, mésoderme.

Alors qu'une partie des formations précédentes n'a pas encore paru, les premières *îles de sang* et les *premiers vaisseaux* ont pris naissance entre la splanchnopleure et l'endoderme de la partie interne de l'aire opaque, qui, dès lors, a pris le nom d'*aire vasculaire*. Ces vaisseaux rampent à la surface de la blastosphère, dans l'épaisseur des parois du sac vitellin, où ils puisent les matériaux nutritifs qu'ils vont porter au cœur de l'embryon, lorsque ce cœur a fait son apparition dans l'épaisseur de la paroi ventrale du pharynx. — Ce sont les *artères* et les *veines omphalo-mésentériques* ou *vitellines* (t. I, p. 659), qui vont se jeter à la périphérie de l'aire vasculaire dans un cercle vasculaire, le *sinus terminal*. — Les premiers se jettent dans les *aortes primitives* peu après leur incurvation (5, fig. 445); — les veines vitellines se mettent en relation avec l'extrémité inférieure du tube cardiaque (2, fig. 445, et t. I, p. 659). — C'est ainsi qu'est réalisée la première circulation, *circulation omphalo-mésentérique, du sac vitellin ou de la vésicule ombilicale*, qui porte à l'embryon les matières nutritives du jaune. — Ce processus s'est conservé chez les Mammifères, bien que chez eux le sac vitellin ait considérablement perdu de son importance, ce qui prouve qu'il s'agit là d'une disposition fondamentale, et ce qui rapproche encore l'œuf des Mammifères des œufs des Vertébrés inférieurs.

Ultérieurement l'embryon lui-même a acquis des vaisseaux que lui envoie le cœur. — Ces vaisseaux, *arcs aortiques* et *aortes descendantes* (5, fig. 451, et t. I, p. 521) sont chargés de porter à ses tissus et à ses organes, en voie de naissance et de croissance, les matériaux nutritifs indispensables à leur développement.

Mais porté à l'embryon, le sang devait faire retour au cœur et de

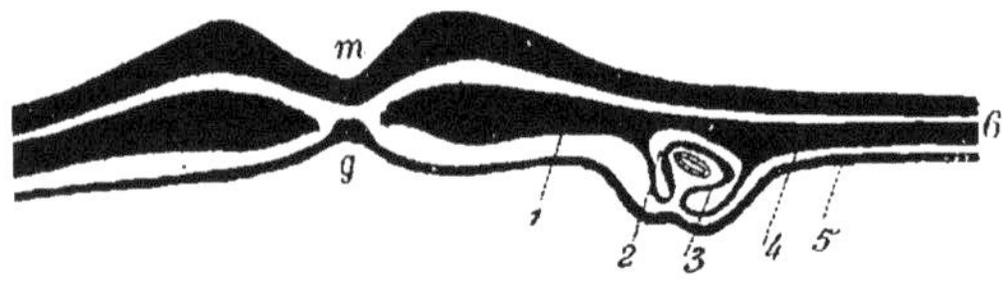

Fig. 447. — Coupe transversale de l'extrémité antérieure d'un embryon de Lapin pour montrer la formation du cœur (Kölliker).

1, 4, mésoderme; — 2, cavité péricardique (portion de la cavité générale du corps); — 3, paroi musculeuse du cœur renfermant la couche épithélioïde (endocarde) et dérivant du mésoderme splanchnique; — 5, endoderme; — 6, ectoderme; — *m*, gouttière médullaire; — *g*, gouttière intestinale au fond de laquelle on voit l'ébauche de la corde dorsale. On ne voit que l'ébauche cardiaque du côté gauche.

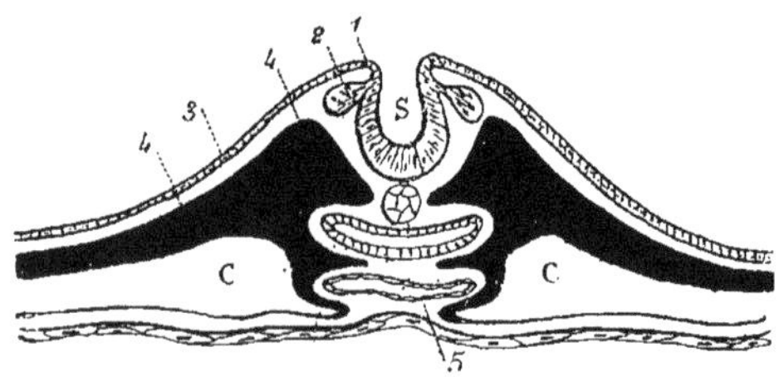

Fig. 448. — Schème destiné à montrer le développement des mésocardes, prolongements du mésoderme, 4, en avant et en arrière du cœur.

1, crêtes neurales; — 2, ébauches des racines postérieures des nerfs rachidiens; — 3, ectoderme; — 4, mésoderme; — 5, cœur; — S, gouttière médullaire; — C, cavité pleuro-péritonéale. En arrière du cœur on voit la coupe de l'intestin et de la corde.

là à la vésicule ombilicale, où il doit se rajeunir et se régénérer. — Des veines étaient donc indispensables. — Elles ont paru sous le nom de *veines cardinales*, qui débouchent dans le cœur par les *canaux de Cuvier* (1) (8, 8, fig. 460, et t. I, p. 660). — Ce qu'il faut

(1) D'après Mathias Duval (chez le Poulet) et Phisalix (chez l'embryon humain), les deux veines ombilicales remontent dans la paroi abdominale jusqu'au niveau du cœur, et là se jettent tout d'abord séparément dans les canaux de Cuvier; — de leur côté, les veines vitellines se portent à la face inférieure du foie, pour de là aboutir par deux grands sinus hépatiques également dans les canaux de Cuvier.

A une période ultérieure, ces rapports changent; — les veines ombilicales perdent toute communication directe avec les canaux de Cuvier et se jettent dans les veines

retenir, c'est que le premier système vasculaire commence par paraître dans la portion du blastoderme située en dehors de l'embryon.

Pendant ce temps le canal médullaire s'est infléchi en avant et renflé en ampoule par son extrémité antérieure.

De ce renflement sont sorties trois ampoules secondaires, les *trois*

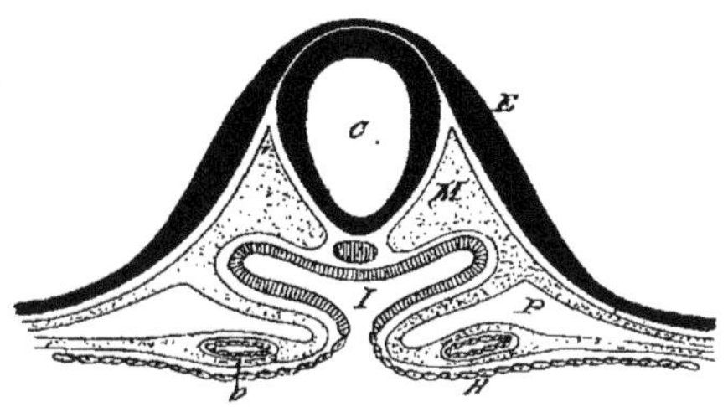

Fig. 449. — Coupe transversale de l'extrémité céphalique d'un embryon de Poulet pour montrer le développement du cœur (Balfour).

E, ectoderme; — H, endoderme; — M, mésoderme; — P, cavité pleuro-péritonéale; O, double ébauche cardiaque ; — I, intestin; — C, moelle.

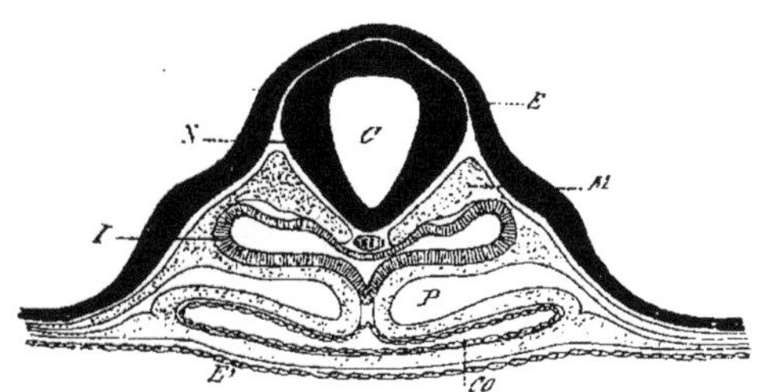

Fig. 450. — Coupe transversale de l'extrémité céphalique d'un embryon de Poulet plus âgé pour montrer l'ébauche du cœur désormais unifiée (Balfour).

E, ectoderme; — E', endoderme; — M, mésoderme; — P, cavité pleuro-péritonéale (portion péricardique); — *co*, cœur; — I, intestin; — N, paroi, et C, canal central de la moelle.

vésicules cérébrales primitives, dont la première, cerveau antérieur, ne tarde pas à fournir deux bourgeons creux, les *vésicules des hémisphères* (t. II, p. 164), et les deux hernies qui constituent les *vésicules oculaires primitives* (*o*, fig. 453), — puis les *vésicules olfactives* (t. II, p. 208).

vitellines à la face inférieure du foie. — L'atrophie de la portion sus-hépatique des veines ombilicales et leur union secondaire avec les veines omphalo-mésentériques sont probablement le résultat d'une compression des veines ombilicales par l'énorme développement du foie embryonnaire qui presse fortement contre les parois ventrales (*Compte rendu de la Société de biologie*, p. 261 et 265, 1890).

La même extrémité s'est enroulée sur l'extrémité antérieure de la corde dorsale, et de là est résultée l'*inflexion crânienne* (fig. 429).

Les *vésicules acoustiques* paraissent, et aussi les *fossettes olfactives*; — le *cristallin* se détache de l'ectoderme, et la vésicule oculaire primitive se transforme en *vésicule oculaire secondaire* (t. II, p. 265); — les *nerfs* émergent du tube céphalo-médullaire (1); — les lames céphaliques enveloppent les vésicules cérébrales et donnent naissance à une capsule membraneuse, le *crâne primordial* (voy. t. I, p. 93); — l'enroulement de l'embryon sur lui-même s'accentue encore, et les replis amniotiques s'étant rejoints et soudés, l'embryon est désormais contenu dans un sac clos de toutes parts, le *sac amniotique* (13, fig. 483); — l'intestin, terminé précédemment en cul-de-sac en haut et en bas, communique maintenant à l'extérieur par suite de la formation de la *bouche* et de l'*anus*; — de chaque côté du cou se forment des boutonnières, *fentes branchiales*, qui font communiquer la cavité du pharynx avec l'extérieur; — entre ces fentes les trois feuillets blastodermiques sont soudés (la fente pleuro-péritonéale ne s'étend pas jusque-là) et se sont épaissis sous le nom d'*arcs branchiaux*, au milieu desquels courent les *arcs aortiques*; — avec la formation des arcs branchiaux s'est développé le *cou*, et en même temps le cœur, placé primitivement sous la bouche, est descendu dans la poitrine; — de tous côtés du tube intestinal poussent des bourgeons qui donneront naissance à l'*allantoïde*, à l'*hypophyse*, au *thymus*, au *corps thyroïde*, aux *poumons*, au *foie*, au *pancréas*, aux *glandes intestinales*; — avec le développement du foie et des intestins a pris naissance la *veine porte abdominale*; — les *membres* naissent à leur tour sous la forme de bourgeons coniques sur un épaississement de la somatopleure (lames ven-

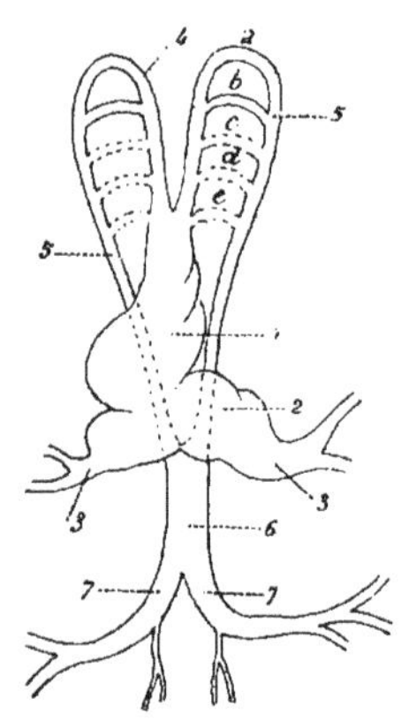

Fig. 451. — Développement du cœur et des vaisseaux.

1, ventricule; — 2, atrium; — 3, 3, veines omphalo-mésentériques; — 4, 5, tronc ventral et dorsal des aortes primitives; — 6, aorte descendante; — 7, 7, artères omphalo-mésentériques; — *a*, *b*, *c*, *d*, *e*, premier, deuxième, etc., arcs aortiques qui ne coexistent jamais tous en même temps chez les Vertébrés supérieurs.

(1) E. Golowine (*Sur le développement du système ganglionnaire chez le Poulet*, in *Anat. Anzeiger*, p. 119, 15 février 1890) admet aussi, comme His et Mathias Duval, que les ganglions et les racines postérieures ne proviennent point de la moelle, mais d'une « ébauche ganglionnaire » qui naît de l'ectoderme au niveau des crêtes médullaires (2, fig. 448).

trales), paru précédemment, et connu sous le nom d'*éminence de Wolff;* — les éléments des plaques musculaires bourgeonnent pour donner les *muscles épisqueletliques;* — en même temps la *face* s'ébauche et la circulation subit d'importants changements; — avec la naissance de l'allantoïde, se développent les *artères* et les *veines*

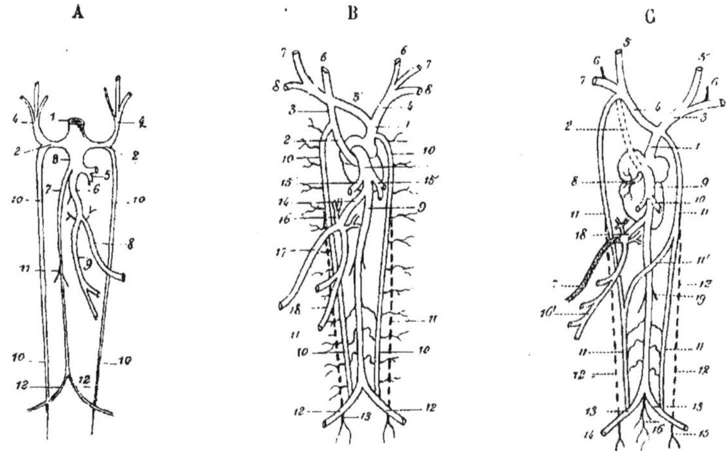

FIG. 452. — Développement des veines.

A. — 1, abouchement du sinus veineux dans le cœur; — 2, 2, canaux de Cuvier; — 3, sinus veineux; — 4, 4, veine cardinale antérieure; — 5, veines hépatiques; — 6, canal veineux; — 7, veine cave inférieure; — 8, veine ombilicale; — 9, veine omphalo-mésentérique; — 10, veines cardinales postérieures; — 11, veines rénales; — 12, 12, veines iliaques.

B. — 1, veine cave supérieure droite; — 2, 3, veine cave supérieure gauche; — 4, tronc brachio-céphalique droit; — 5, tronc brachio-céphalique gauche; — 6, jugulaire interne; — 7, jugulaire externe; — 8, sous-clavière; — 9, veine cave inférieure; — 10, 10, veines vertébrales; — 11, 11, veines cardinales postérieures en partie oblitérées; — 12, 12, veines iliaques; — 13, veines hypogastriques; — 14, canal veineux; — 15, 15, veines hépatiques; — 16, veine porte hépatique; — 17, veine ombilicale; — 18, veine omphalo-mésentérique.

C. — 1, veine cave supérieure droite; — 2, veine cave supérieure gauche oblitérée; — 3, tronc brachio-céphalique droit; — 4, tronc brachio-céphalique gauche; — 5, veine jugulaire interne; — 6, veine jugulaire externe; — 7, veine sous-clavière; — 8, veine coronaire; — 9, veine cave inférieure; — 10, veines hépatiques; — 11, 11, veines azygos (anciennes vertébrales); — 12, 12, veines cardinales oblitérées; — 13, 13, veines iliaques primitives; — 14, veine iliaque externe; — 15, veines hypogastriques; — 16, veine sacrée; — 16′, veine grande mésaraïque; — 17, veine ombilicale oblitérée; — 18, canal veineux oblitéré; — 19, veine rénale.

allantoïdiennes ou *ombilicales;* — les *corps de Wolff*, nés consécutivement aux canaux de même nom, avaient été le prélude de la formation des veines cardinales postérieures, le développement des *reins* voit naître la *veine cave inférieure* (t. I, p. 661); — un peu plus tard un épaississement localisé de la paroi du cœlome donne naissance à l'*epithélium germinatif*, d'où sortira la *glande génitale*, et l'involution de la même paroi fournit un nouveau canal, le *canal de Müller;* — peu après les canaux de Wolff, les conduits de Müller et les *uretères* débouchent dans un *cloaque;* — la cavité pleuro-péritonéale se divise en deux parties par suite de la formation d'une cloison transversale, *diaphragme*, qui sépare désormais le thorax de l'abdomen; — la portion caudale de l'embryon, très saillante pendant les premiers temps sous la forme

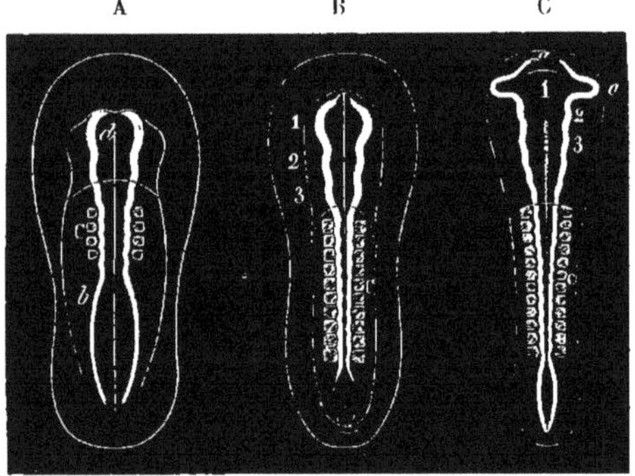

FIG. 453. — Trois ébauches embryonnaires du Poulet pour montrer le développement du système nerveux central et des protovertèbres (Wagner).

A, embryon de vingt-quatre heures; — B, embryon de trente-six heures, et C, de quarante à quarante-huit heures : — *a*, vésicule cérébrale antérieure; — *c*, protovertèbres; — *d*, dilatation céphalique du canal neural; — *b*, dilatation postérieure, sinus rhomboïdal; — 1, 2, 3, les trois vésicules cérébrales primitives; — *o*, vésicules oculaires.

d'un bourgeon conique, *queue*, commence à régresser (dixième semaine) (1).

(1) Certains auteurs ont soutenu que les éléments anatomiques de l'embryon étaient spécifiques avant même la constitution des feuillets. Par *spécificité* des éléments anatomiques, il faut entendre, selon mon savant collègue et ami de Lyon, le professeur BARD (*Arch. de physiol.*, 1885), ce fait que les divers types cellulaires constituent tous autant de familles, de genres et d'espèces, qui, comme les familles, les genres et les espèces animales, peuvent bien remonter dans la série ancestrale à une souche commune, mais qui ont poursuivi leur évolution collatérale et sont devenus inaptes à se transformer les uns dans les autres. BARD a étayé sa théorie sur de nombreux faits intéressants d'anatomie pathologique, mais il faut avouer que l'idée de spécificité cellulaire, que CH. ROBIN a également soutenue dans une autre direction, n'a pu jusqu'ici se vérifier en embryogénie. Sans aucun doute, à un moment déterminé, le cartilage costal n'est pas du cartilage sternal bien qu'appartenant tous deux au genre cartilage hyalin; mais aucun œil n'a encore pu déceler dans les cellules du feuillet externe, alors qu'il vient de se constituer, celles qui deviendront les cellules du cristallin, les cellules des centres nerveux d'avec celles qui demeureront à la surface du corps pour devenir l'épiderme. — Ce que l'on peut affirmer, c'est que les éléments cellulaires des feuillets possèdent dès le début de leur différenciation la propriété d'évoluer dans un certain sens. Ils le font, comme dit excellemment le professeur J. RENAUT, en obéissant à la loi de l'adaptation personnelle en vertu d'une plasticité large et comme dirigée par la mémoire ancestrale (hérédité phylogénique) mais cependant déterminée et limitée.

Nous avons décrit avec l'Organogénie, toutes ces formations; remarquons ici que pour édifier cet édifice si complexe les simples feuillets du blastoderme ont suffi.

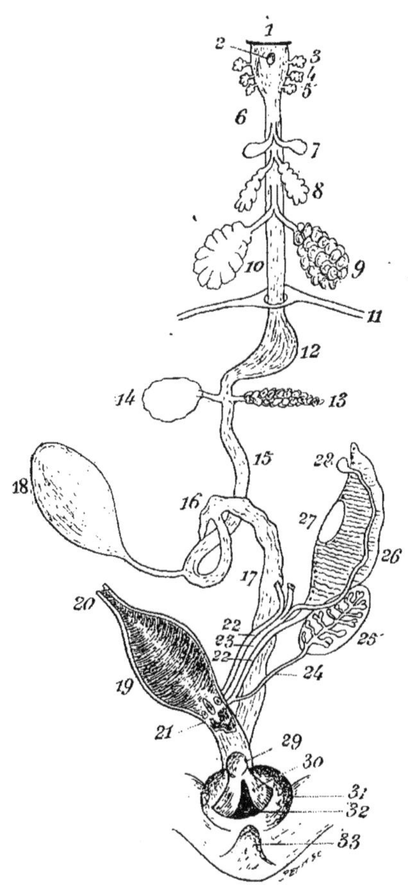

FIG. 454. — Schème des dérivés de l'intestin.

1, base du crâne; — 2, diverticule hypophysaire; — 3, 4, 5, glandes salivaires; — 6, tube pharyngo-œsophagien; — 7, ébauche de la glande thyroïde, — 8, du thymus, — 9, du poumon; — 10, œsophage; — 11, diaphragme; — 12, estomac; — 13, ébauche du pancréas, et 14, du foie; — 15, intestin grêle; — 16, cæcum; — 17, gros intestin; — 18, vésicule ombilicale; — 19, vésicule allantoïde ouverte; — 20, ouraque; — 21, sinus uro-génital; — 22, 22, canaux de Wolff; — 23, canal de Müller; — 24, bourgeon rénal; — 25, ébauche du rein; — 26, corps de Wolff; — 27, glande génitale; — 28, extrémité péritonéale du conduit de Müller; — 29, phallus; — 30, replis génitaux; — 31, bourrelet génital; — 32, orifice cloacal; — 33, tubercule caudal.

§ V. — DESCENDANCE DES ÉLÉMENTS ANATOMIQUES ET DÉRIVÉS DES FEUILLETS DU BLASTODERME

Ovule : Sphères de segmentation ; — ectoderme ; — endoderme ; — mésoderme.

Tableau des dérivés des trois feuillets blastodermiques.

L'ectoderme fournit :	L'épithélium du chorion et de l'amnios. Épiderme et ses annexes (ongles, poils, glandes sudoripares, glandes sébacées, glandes mammaires) ; l'épithélium de la bouche, du pharynx et de l'œsophage avec les glandes salivaires, les dents (organe adamantin), les glandules buccales et linguales, les amygdales, l'hypophyse ; l'anus et les glandes qui en dérivent ; peut-être l'épithélium vésical ; les vésicules cristalliniennes et auditives ; l'épithélium des fosses nasales, celui de l'oreille moyenne et de la trompe d'Eustache, de la conjonctive, des glandes et voies lacrymales ; la moelle épinière et le cerveau, dont l'épithélium cilié qui en tapisse le canal central est le reste non différencié de l'épiblaste primitif ; la vésicule optique originelle, le bulbe olfactif, les nerfs périphériques, y compris le sympathique et les cellules ganglionnaires ; les éléments épithéliaux du thymus et de la glande thyroïde ; l'arbre épithélial laryngo-bronchique.
L'endoderme fournit :	L'épithélium de la vésicule ombilicale ; — la corde dorsale ; — l'épithélium de l'intestin moyen avec ses culs-de-sac glandulaires, glandes de Lieberkühn, glandes de Brunner, et ses glandes annexes, foie, pancréas, et probablement la couche épithéliale de revêtement de l'allantoïde (vessie et ouraque) ; — la portion prostatique de l'urèthre avec les glandules prostatiques chez l'Homme, l'urèthre et les glandes chez la Femme ; — les canaux de Wolff et de Müller, les canaux segmentaires, l'uretère, les glandes génitales.
Le mésoderme fournit :	Les muscles, les os, le tissu conjonctif, les vaisseaux, le cœur et le sang, par conséquent les cellules du tissu conjonctif, des cartilages, des os, de la dentine, de la moelle osseuse. Par son *feuillet somatique* qui suit et s'unit à l'ectoderme, il donne le tissu conjonctif, les vaisseaux et les muscles de la peau et des organes tégumentaires ; par son *feuillet splanchnique*, tous les éléments musculaires, conjonctifs et vasculaires de l'intestin et de ses annexes ; les mêmes éléments des organes génitaux urinaires ; la rate et le tissu réticulé des glandes lymphatiques (1). — Le mésoderme fournit enfin les endothéliums vasculaires et ceux de l'arachnoïde et de la cavité pleuro-péritonéale.

(1) Suivant l'École allemande (His, Waldeyer), le germe proprement dit donnerait tous les *tissus archiblastiques* (épithéliums, tissus nerveux et musculaire) ; le germe accessoire ou parablaste fournissant les *tissus parablastiques* (tissus connectifs, sang). — C'est ainsi que J. Kollmann fait remarquer que le sang naît en dehors de l'embryon dans la région du bourrelet marginal du disque germinatif entre les deux feuillets du blastoderme, espace qui représente une partie de la cavité de segmentation, décrit par Rauber sous le nom de fente protolymphatique.

§ VI. — DÉVELOPPEMENT DES FORMES EXTÉRIEURES

Nous avons étudié avec l'Organogénie le développement des organes intérieurs, il nous reste à décrire le développement général de la tête, du tronc et des membres.

1. Développement de la tête. — Dans les Vertébrés inférieurs, les plaques céphaliques, qui ne sont que le prolongement des plaques protovertébrales, subissent la même segmentation que ces dernières. — Cette disposition métamérique de la tête n'apparaît plus que partiellement chez l'embryon des Mammifères.

Plusieurs sortes d'organes que renferme l'extrémité céphalique ont sur elle une influence prépondérante. C'est en premier lieu le *cerveau*, en second lieu les *organes des sens*, et enfin l'*intestin antérieur*.

En même temps qu'il se renfle par son extrémité antérieure, le canal médullaire s'infléchit et se recourbe en avant. — Il s'étrangle deux fois sur lui-même pour donner naissance aux *trois vésicules cérébrales primitives*, d'où dérivent les *cinq vésicules cérébrales secondaires* (t. II, p. 164). — Le cerveau antérieur se porte en avant et en bas ; il s'élargit en même temps que se développent les vésicules des hémisphères, et forme avec le cerveau moyen une éminence qui occupe le sommet de la tête, *éminence du vertex, éminence apicale*. — De cette incurvation résulte une courbure céphalique antérieure, la *courbure faciale*. — Semblablement l'inflexion de la tête en avant a déterminé une courbure au niveau du cerveau postérieur, la *courbure nuchale*, dont le point culminant porte le nom d'*éminence de la nuque* (fig. 463 et 464). — Mais en même temps qu'elles s'incurvent sur elles-mêmes, les vésicules cérébrales grossissent et se perfectionnent; or, la tête se moulant sur elles, il en résulte que la forme même que prend cette dernière est ordonnée par le grand développement de l'ébauche cérébrale (voy. t. I, p. 93).

Les *organes des sens* viennent à leur tour modeler une partie de l'extrémité céphalique. Les bourgeons frontaux et faciaux s'ordonnent en effet par rapport à des fossettes de l'ectoderme qui s'enfoncent dans la tête ou la face, *fossettes acoustiques, fossettes olfactives, fossettes cristalliniennes* (t. II, p. 208, 265, 309) ; ces fossettes dévient de leur destination première une partie des arcs branchiaux.

La cavité de l'*intestin antérieur*, nous l'avons vu, pénètre aussi dans la tête. — Or les parois latérales de cette extrémité sont percées de fentes qui font communiquer l'intestin antérieur avec l'extérieur; ces fentes sont séparées les unes des autres par des bourgeons annulaires, qui portent, chez les Poissons et les têtards des Batraciens, les organes respiratoires, les branchies. De là leur nom de *fentes branchiales* et d'*arcs branchiaux*. — Ces dispositions fondamentales, qui se répètent chez tous les Vertébrés, donnent à l'intestin antérieur la valeur d'un organe respiratoire, et de fait, c'est de cette partie du tube digestif que dérivent chez tous les Vertébrés les organes respiratoires, aussi bien les branchies des Poissons que les poumons des Mammifères (1). — Mais le perfectionnement organique a considérablement modifié cette partie de la tête et dévié de leur destination première les arcs branchiaux qui ne sont plus que des organes transitoires et représentatifs chez les Vertébrés supérieurs, chez qui ils servent à former les mâchoires et le cou.

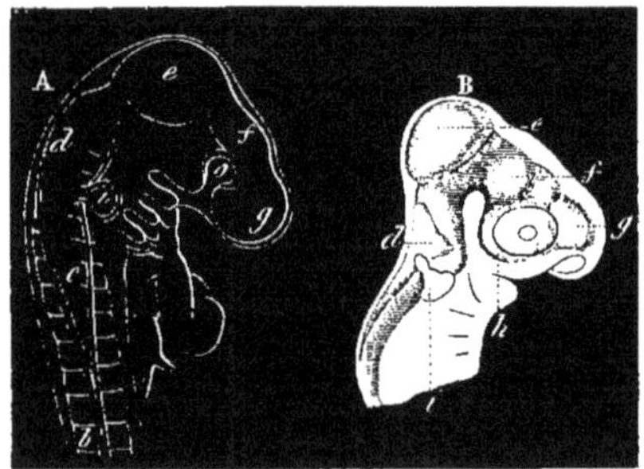

FIG. 455. — Développement de l'extrémité céphalique (embryon de Poulet).

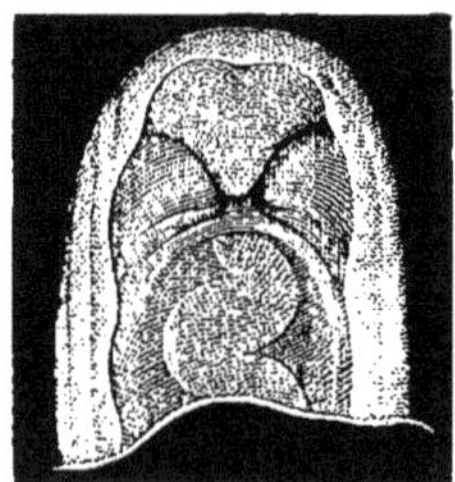

FIG. 456. — Développement de la face (embryon humain de vingt et un jours de Coste).

FIG. 455. — A, embryon de Poulet du troisième jour, et B, un peu plus âgé : — *b*, protovertèbres ; — *c*, moelle épinière ; — *d*, cerveau postérieur ; — *e*, cerveau moyen ; — *f*, cerveau intermédiaire ; — *g*, cerveau antérieur ; — *i*, vésicule auditive ; — *o*, œil.

FIG. 456. — On voit les bourgeons maxillaires et fronto-nasal qui limitent la fosse buccale, et au-dessous le cœur encore simplement tubuleux et contourné en S.

Au-dessous de la protubérance que forme en avant le cerveau antérieur, il se fait une invagination de l'ectoderme, *fosse buccale*, qui devient de plus en plus profonde, et dont les bords sont formés par le premier arc branchial. — C'est là le premier rudiment de la cavité buccale, qui vient à son tour considérablement modifier l'extrémité céphalique de l'embryon.

(1) L'intestin antérieur des Vertébrés a pour homologue la *vésicule précordale* de l'intestin des Tuniciers, le *sac branchial* de l'intestin de l'Amphioxus.

Mais le squelette viscéral de la tête est tellement important dans la formation de cette extrémité que nous devons nous y arrêter un instant.

Squelette viscéral de la tête. — Le crâne dérive des lames céphaliques qui constituent une capsule cartilagineuse (chondrocrâne) logeant le cerveau et les organes des sens ; moins précoce, la face prend naissance aux dépens d'un système d'arcs cartilagineux qui représentent de véritables côtes céphaliques (squelette viscéral) adaptées à diverses fonctions, et spécialement aux dépens du bourgeon fronto-nasal et du premier arc branchial.

Le capuchon céphalique, nous l'avons vu, circonscrit une cavité en cul-de-sac ouverte en bas et en avant, la *cavité céphalo-intestinale* (p. 890), dont les parois sont formées par les trois feuillets du blastoderme intimement unis, le mésoderme à ce niveau n'ayant pas subi la délamination qui donne naissance à la cavité pleuro-péritonéale. — La fosse buccale, limitée en haut par la saillie surplombante du cerveau antérieur, en bas par la saillie considérable du cœur, est immédiatement circonscrite par les bourgeons maxillaires dérivés du premier arc branchial (voy. p. 353). — En arrière de ces arcs, on en trouve encore deux nouvelles paires qui ne s'unissent pas sur la ligne médiane (espace méso-branchial de His) et entre lesquelles s'élève la saillie du cœur (1). — Entre ces *arcs branchiaux*, dont le nombre est réduit chez les Mammifères, on voit des sillons qui s'enfoncent vers la cavité de l'intestin céphalique. — De son côté, ce dernier envoie des évaginations latérales en forme de poches qui viennent s'adosser au fond des sillons précédents dérivés de l'ectoderme.

A un moment donné, la paroi qui sépare les poches des sillons disparaît, et il en résulte des sortes de boutonnières obliques en bas et en avant, *fentes branchiales* (2), qui font communiquer la cavité de l'intestin antérieur (pharynx) avec l'extérieur (3).

Les *fentes branchiales*, que Wolff, Bojanus, Sœmmerring, avaient vues, que Velpeau et Rudolphi ont vainement niées, et que Huschke, J. Müller, Valentin, Reichert, Burdach, mais surtout Coste et Bær ont nettement et définitivement établies, dont H. Fol a réellement démontré la perméabilité chez l'embryon humain, sont ordinairement au nombre de quatre de chaque côté et ne sont qu'une vieille réminiscence d'un passé inconnu, car leur existence est

(1) C'est à tort que Ecker pensait que le deuxième et le troisième arc branchial s'unissaient sur la ligne médio-ventrale. Ce n'est qu'à la suite de la descente progressive du cœur, qu'il s'établit une union entre les extrémités ventrales de ces arcs.

(2) Synonymie : fentes branchiales, fentes viscérales ou fentes pharyngiennes.

(3) E. Liessner a démontré (*Morphol. Jahrb.*, XXII, 1883) que les deux ou trois premières fentes branchiales s'ouvrent réellement chez les Vertébrés supérieurs (Oiseaux, Mammifères), et Katschenko a fait la même observation chez le Poulet (*Arch. f. Anat.*, 1887).

éphémère et jamais elles ne remplissent aucune fonction chez les Vertébrés supérieurs. — Toutes s'oblitèrent avant la fin du deuxième mois chez l'Homme, sauf la première, *fente hyo-mandibulaire*, qui donnera naissance au canal pharyngo-tympanique ainsi qu'au conduit auditif externe. — Leur persistance accidentelle donne lieu aux *fistules branchiales congénitales*, *fistules congénitales du cou*, — comme l'avait soupçonné HEUSINGER dès 1864.

Quant aux *arcs branchiaux*, ce sont des bourgeons mésodermiques dérivés des plaques protovertébrales que l'on a justement comparés aux côtes. — Ils descendent obliquement en avant de la base du crâne et apparaissent successivement de haut en bas comme les fentes qu'ils limitent. — En l'espace

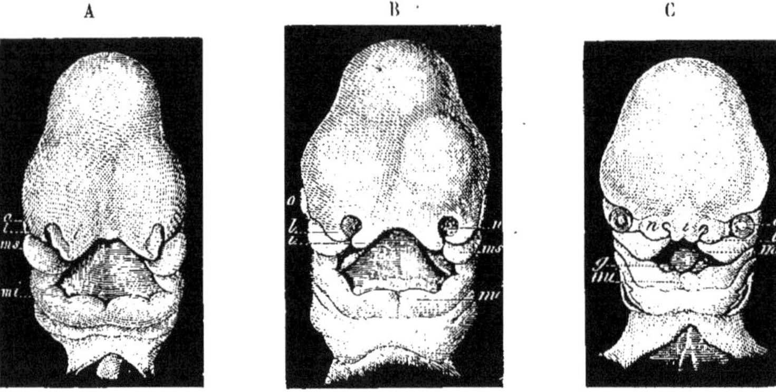

FIG. 457. — Développement de la bouche et de la face (Coste).

A, embryon de vingt-cinq jours; — B, embryon de trente jours; — C, embryon de trente-cinq jours: — *mi*, bourgeon maxillaire inférieur; — *ms*, bourgeon maxillaire supérieur; — *i*, bourgeon incisif; — *l*, bourgeon nasal externe; — *n*, fossette olfactive; — *o*, œil; — *g*, voûte palatine.

d'un mois ils sont complets. — Par la suite les trois premiers participent à la formation des parties molles et dures de la face et du cou. — Le premier ou supérieur constitue la face, d'où le nom d'*arc facial* que lui a donné MILNE EDWARDS; — les deux autres appartiennent au cou, d'où le nom d'*arcs cervicaux* sous lequel SAPPEY propose de les désigner.

Arc facial ou arc maxillaire. — Au moment où se développent les arcs branchiaux, les dépressions ou vésicules olfactives, optiques et auditives existent déjà. Autour d'elles, le feuillet moyen s'hypertrophie, végète et les entoure en forme de fer à cheval, dont l'ouverture inférieure se rétrécit de plus en plus. Il en résulte une série de bourgeons qui circonscrivent les fossettes sensorielles.

Vers le quinzième jour, la face est représentée par une fosse, premier rudiment de la cavité bucco-nasale, limitée en haut par le bourgeon frontal qui descend de la partie antérieure du crâne, et en bas par le premier arc branchial, dont, à cette époque, celui du côté droit n'est pas encore soudé à celui du côté gauche (fig. 456).

Peu à peu, la *dépression buccale* va se creuser; elle présente bientôt la forme d'un cul-de-sac qui s'ouvre à l'extérieur par une large fente transversale, et dont le fond n'est séparé du cul-de-sac intestinal antérieur que par une mince cloison, la *membrane prépharyngienne* (douzième jour), qui se perfore dans la suite (vers le quinzième jour) et laisse communiquer la fosse buccale avec l'intestin.

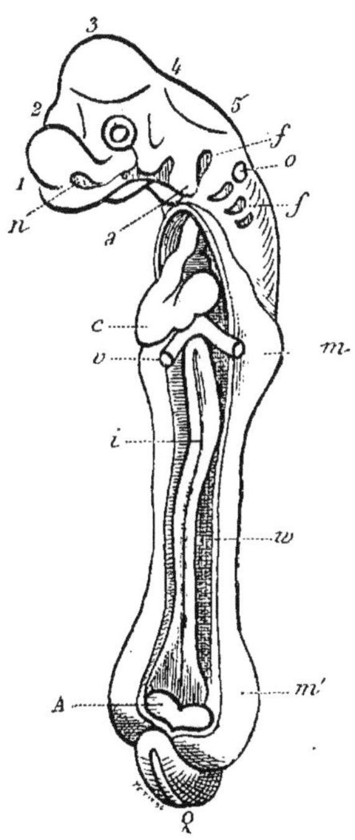

Fig. 458. — Embryon humain de vingt-cinq jours environ.

a, arc maxillaire inférieur; — *n*, fossette olfactive; — *f*, *f'*, fentes branchiales; — *o*, vésicule auditive; — *c*, cœur; — *v*, veines omphalo-mésentériques; — *i*, intestin; — *w*, corps de Wolff; — *m*, rudiment des membres supérieurs, et *m'*, des membres inférieurs; — A, ébauche de l'allantoïde; — Q, queue; — 1, 2, 3, 4 et 5, les cinq vésicules cérébrales secondaires.

Le *bourgeon frontal*, d'abord très large, descend entre les vésicules oculaires primitives. Simple dès l'origine, ce bourgeon se divise ensuite en deux parties, dites *bourgeons frontaux latéraux*. Chaque bourgeon latéral se subdivise lui-même en deux autres prolongements : *bourgeon nasal interne* ou *incisif* et *bourgeon nasal externe*, entre lesquels se voit la *fossette olfactive* (origine de la narine). — Un sillon descend de cette fossette (entre les deux bourgeons nasaux) et mène à l'entrée de la cavité buccale, c'est le *sillon nasal*.

Avant que les deux arcs faciaux se soudent sur la ligne médiane, chacun d'eux se divise à son extrémité antérieure en deux parties, l'une supérieure, c'est le *bourgeon maxillaire supérieur*, l'autre inférieure, c'est le *bourgeon maxillaire inférieur*. — Ce dernier se soude de bonne heure (vingt-cinquième au vingt-huitième jour) à son homologue de l'autre côté, pour former l'ébauche de la mâchoire et de la lèvre inférieures, ainsi que le plancher de la bouche (fig. 457). Les bourgeons maxillaires supérieurs, beaucoup plus en retard et restés en arrière, se portent peu à peu en avant et viennent s'appliquer de chaque côté contre le bourgeon nasal externe, laissant entre eux et lui un sillon plus ou moins oblique, qui s'étend de l'œil au sillon nasal; c'est là le *sillon lacrymal*, origine de la gouttière lacrymale et du canal nasal (fig. 457).

MATHIAS DUVAL et HERVÉ ont observé un monstre otocéphalien qui en était resté à cette période dans laquelle la cavité buccale ne communique pas encore avec le pharynx (*Soc. de biologie*, 1883). — Sur l'embryon humain de 2mm, 15 de HIS (douze jours) le cul-de-sac buccal ne s'est pas encore ouvert non plus dans le pharynx. — C'est la disposition que l'on voit sur l'embryon de Poulet de la cinquantième heure.

Après s'être réuni au bourgeon nasal externe, le bourgeon maxillaire supérieur se porte en dedans et arrive au sillon nasal qu'il borde en bas et en dehors; il finit, en continuant à se porter en dedans, par se souder au bourgeon nasal interne en passant au-devant du sillon nasal qu'il convertit ainsi en ébauche des *fosses nasales*.

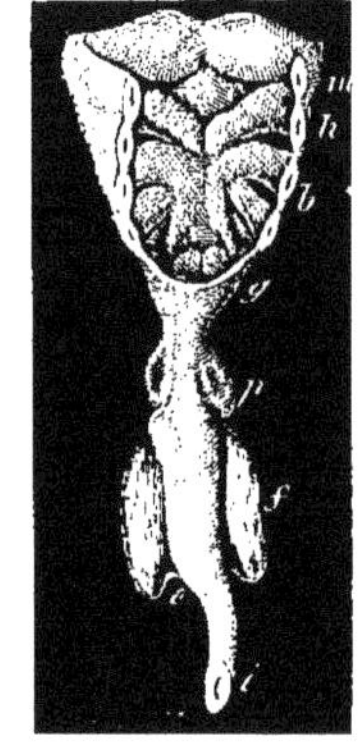

FIG. 459. — Développement des arcs viscéraux, des poumons, de l'estomac et du foie (embryon de trente-cinq jours, Coste).

m, arc mandibulaire; — *h*, arc hyoïdien; — *b*, arcs viscéraux inférieurs; — *g*, larynx; — *p*, poumons; — *f*, foie; — *e*, estomac; — *i*, intestin.

Continuant son accroissement, le bourgeon maxillaire supérieur repousse le bourgeon nasal interne ou incisif en dedans contre son congénère, qui est également poussé vers la ligne médiane par le bourgeon maxillaire supérieur du côté opposé. Ces deux bourgeons nasaux internes, ainsi rapprochés (trente-cinquième jour), constituent les bourgeons incisifs dans lesquels se développent l'os intermaxillaire et la portion médiane de la lèvre supérieure.

En même temps que se passent ces changements extérieurs, il s'en passe d'autres plus profonds. La première trace de la bouche et des fosses nasales, nous le savons maintenant, est représentée par une dépression du feuillet externe, situé entre l'arc facial et le bourgeon frontal. Ce *sinus buccal*, à un stade plus avancé, s'agrandit et devient plus profond. Il est alors circonscrit par les bourgeons maxillaires supérieurs et inférieurs droits et gauches, et par le bourgeon frontal. Cet enfoncement de l'ectoderme s'accentue de plus en plus, au fur et à mesure que se développe le cou, et marche à la rencontre du cul-de-sac par lequel se termine l'extrémité antérieure du proentéron, dans lequel il finit par s'ouvrir.

La *cavité bucco-nasale* est d'abord une seule et unique cavité. Mais pendant le cours du deuxième mois, chez l'Homme, elle commence à se subdiviser en deux portions, l'une supérieure, *respiratoire* ou *nasale*, l'autre inférieure, *digestive* ou *buccale*. Les cloisons qui divisent la cavité primitive sont au nombre de deux : l'une, *cloison nasale*, verticale et médiane, descend du bourgeon frontal. Elle donne naissance à la cloison du nez (lame perpendiculaire de l'ethmoïde et vomer), aux os intermaxillaires et à la partie correspondante de la lèvre supérieure. — L'autre, *cloison palatine*, horizontale, se détache sous forme de deux lames latérales (*lamelles palatines*), l'une à droite, l'autre à gauche, des bourgeons maxillaires supérieurs. — Ces lames sont d'abord séparées par une large fente; mais peu à peu elles s'allongent et poussent vers la ligne médiane, rétrécissant peu à peu cette fente palatine qui fait encore largement communiquer la bouche avec les fosses nasales et finissent par s'unir en avant aux bourgeons incisifs, en arrière l'une à l'autre. Dès lors, la fente palatine a disparu et la cavité buccale est désormais séparée de la cavité nasale (cinquantième jour).

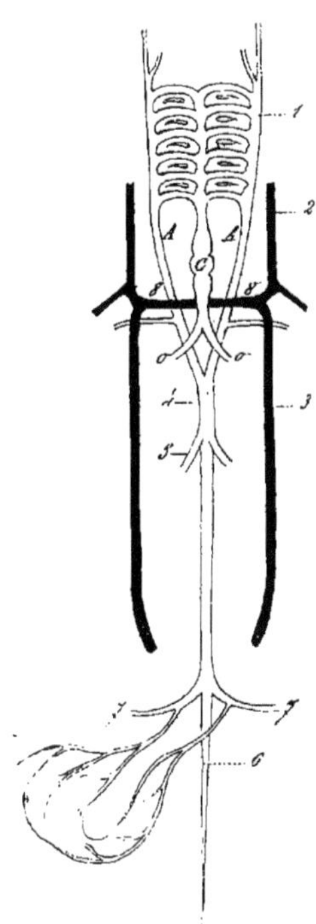

Fig. 460. — Développement des systèmes artériel et veineux primitifs.

O, O, veines omphalo-mésentériques; — C, cœur; — A, A, aortes dorsales; — 1, système des arcs aortiques; — 2, veine cardinale antérieure; — 3, veine cardinale postérieure; — 4, aorte descendante; — 5, artères omphalo-mésentériques; — 6, aorte caudale; — 7, 7, artères ombilicales; — 8, 8, canaux de Cuvier.

Le défaut ou l'arrêt de soudure de tous ces bourgeons donnent lieu aux divers vices de conformation connus sous les noms de « bec-de-lièvre », « fissure bucco-auriculaire », « fissure stomato-orbitaire », « gueule-de-loup », « fistules branchiales » (1).

(1) Les arrêts de développement, dit Geoffroy Saint-Hilaire, sont d'autant plus fréquents que la soudure des parties est plus tardive. Ainsi la division médiane, congénitale de la lèvre inférieure est-elle rare, mais elle existe, comme le prouvent les faits de Nicati, Bouisson, Parise, Ribell, et peut même intéresser toute la hauteur du maxillaire inférieur (cas de Faucon, *Soc. de chir.*, 1864).

L'arrêt de développement peut au reste frapper toutes les fentes interceptées par les bourgeons secondaires du premier arc, c'est-à-dire les fentes fronto-maxillaire, intermaxillaire, naso-maxillaire, interincisivo-maxillaire, cruciale médio-palatine et médio-mandibulaire. — Broca a vu dans un cas de bec-de-lièvre unilatéral la fissure cutanée se prolonger jusque dans le sillon naso-labial. On sait (Verneuil, Broca) que la fente fronto-orbitaire est celle de toutes les fentes de la face qui produit le plus souvent des kystes dermoïdes, dus à une inclusion anomale de la peau au niveau de la fente (Verneuil). C'est à cette théorie que s'est rangé Cusset dans la pathogénie des kystes branchiaux du cou (*Thèse de Paris*, 1877; — Gorron, *Thèse de Bordeaux*, 1888;

Chacun des arcs branchiaux reçoit une branche de l'aorte, autrement dit un *arc aortique* (fig. 451 et 460). Cinq arcs existent de chaque côté chez l'embryon du vingtième jour (3^{mm}, 2) ; ils partent, comme chez le Poulet, d'un tronc aortique antérieur (bulbe artériel) et aboutissent en arrière à la double aorte descendante. Chaque branche n'a pas une origine isolée ; les deux premières et les trois dernières naissent par un tronc commun (HIS). C'est grâce à la transformation successive de ces arcs que se constitue le système artériel de la tête, du cou, des membres supérieurs, ainsi que la circulation pulmonaire. Les arcs aortiques inférieurs sont destinés à former la circulation pulmonaire (t. I, p. 523).

L'arc branchial est en outre pourvu de nerfs. — Le facial fournit deux rameaux, l'un au premier arc, l'autre au second. Le glosso-pharyngien donne une branche au deuxième et une autre au troisième arc, circonscrivant ainsi la seconde fente branchiale aux environs de laquelle prend naissance l'organe du goût.

Le pneumogastrique fournit aux arcs inférieurs, disposition qui le désigne d'avance pour la fonction respiratoire.

Le trijumeau suit l'arc mandibulaire par son rameau masticateur, le bourgeon maxillaire supérieur par sa branche moyenne, le bourgeon fronto-nasal par sa branche ophthalmique (HUXLEY, HIS).

Les *muscles du cou, des mâchoires et de la face*, comme ceux du tronc, proviennent des plaques musculaires de la région.

Lorsque ces changements sont survenus dans l'extrémité céphalique, la tête est bien prête à revêtir la forme générale qu'elle aura plus tard. — D'une part, la région de la tête comprise entre l'éminence de la nuque et l'éminence du vertex ne continuant pas à s'accroître dans les mêmes proportions que la partie antérieure de la tête, et, d'autre part, les maxillaires augmentant beaucoup de volume, il s'ensuit que l'inclinaison de la tête en avant diminue progressivement.

Le développement du cou, au fur et à mesure de la superposition des arcs branchiaux, ajoute encore à ce mouvement de recul de la tête ; il sépare définitivement l'extrémité céphalique du tronc et fait descendre le cœur dans le thorax. — L'accroissement en largeur de la partie postérieure de la tête, enfin, reporte en avant les yeux qui jusqu'alors étaient restés placés sur les parties latérales de la tête (fig. 457).

Squelette branchial type. — L'arc mandibulaire, situé au-dessus de la fente hyo-mandibulaire, et l'arc hyoïdien, placé au-dessus de la fente hyo-bran-

BOUISSON, art. « Bec-de-lièvre » du *Dictionnaire encyclopédique des sciences médicales*, 1876, et GAYRAUD, art. « Palais », 1884).

Les kystes dermoïdes intracrâniens sont réunis aux téguments par un faisceau fibreux, preuve de l'enclavement d'une portion de la peau du crâne pendant la vie intra-utérine. D'où « tout kyste dermoïde émane de l'enclavement ou de la persistance de l'ectoderme provenant d'une fissure embryonnaire » (LANNELONGUE, *Acad. des sc.*, 1889). On a également cité la présence dans le cou de noyaux cartilagineux ou même osseux, développés vraisemblablement aux dépens des arcs branchiaux (voy. P. POIRIER et RETTERER, *Journal de l'anatomie*, p. 49, 1890).

chiale, se développent chez tous les types. Les arcs suivants, arcs branchiaux proprement dits, ne se développent complètement que chez les Ichthyopsidés.

Les arcs branchiaux ne conservent leurs fonctions branchiales que chez les Poissons et chez les Batraciens branchifères. Les deux premiers, arc mandibulaire et arc hyoïdien, se sont profondément modifiés et se sont adaptés à des fonctions nouvelles. Dans l'arc hyoïdien, on reconnaît encore toutefois, nous le verrons, les fonctions respiratoires.

Dans un arc branchial complètement développé, la tige cartilagineuse se divise en un certain nombre de segments, ordinairement quatre, articulés entre eux, et qui restent cartilagineux (Sélaciens) ou s'ossifient. Chaque tige est une véritable côte pharyngienne qui du crâne descend et vient se réunir en avant à un véritable sternum cervical dans les formes types, et encore chez les Animaux les plus élevés dans l'arc hyoïdien.

Le segment dorsal de chaque côte pharyngienne est désigné sous le nom de *pharyngo-branchial*, le suivant est connu sous celui d'*épibranchial*, le troisième sous l'épithète de *cérato-branchial*, et enfin le segment ventral est appelé *hypobranchial*. Le segment basilaire, impair et médian, qui réunit les arcs des deux côtés, porte le nom de *basi-branchial*. Nous avons vu toutes ces parties conservées dans l'arc hyoïdien de l'Homme lui-même.

Chez les Mammifères il n'y a que les deux arcs supérieurs qui se développent complètement. Le premier, en se modifiant et s'adaptant à de nouvelles fonctions, se transforme en mâchoires; le second est l'arc hyoïdien.

Les arcs mandibulaire et hyoïdien sont à peu près semblables dès l'origine; leurs extrémités dorsales ou crâniennes se recourbent un peu en dedans et s'articulent ensemble. A un stade un peu plus avancé, l'extrémité dorsale de l'arc mandibulaire se renfle sensiblement: cette portion donnera naissance au marteau; la portion ventrale devient le cartilage de Meckel.

L'arc hyoïdien s'est en même temps divisé en deux parties, une supérieure qui devient dans la suite l'enclume, et peut-être aussi l'étrier, et une inférieure qui constitue la côte hyoïdienne proprement dite. Ces deux pièces continuent à être reliées ensemble par un trousseau fibreux, et l'enclume s'articule avec l'extrémité malléofère de l'arc mandibulaire.

La portion ventrale se divise également en plusieurs segments qui portent successivement les noms, à partir de la région dorsale, de stylhyal, cérato-hyal et apohyal, et les côtes hyoïdiennes droite et gauche se réunissent en avant en s'articulant avec une pièce basilaire, le basi-hyal, de l'arc suivant (troisième arc), contrairement aux arcs mandibulaires droit et gauche qui s'unissent sur la ligne médio-ventrale (symphyse du menton chez l'Homme) sans l'interposition d'un segment basilaire, impair et médian (1).

Le marteau et l'enclume sont d'abord plongés dans le tissu muqueux qui touche à la cavité tympanique et en dehors de ces osselets se développe l'anneau tympanal, de sorte qu'ils arrivent à être placés entre ce dernier et la capsule périotique. Dans la seconde période de la vie fœtale, ils s'engagent complètement dans la cavité du tympan, qui n'est, ainsi qu'on le sait, que le reste de la fente hyo-mandibulaire.

L'extrémité uncique (enclume) de l'arc hyoïdien se sépare du reste de l'arc, comme l'extrémité malléofère (marteau) de l'arc mandibulaire s'était séparée du cartilage de Meckel. Après cette séparation, l'extrémité dorsale de cet arc

(1) MECKEL a cependant observé cette anomalie chez un enfant de trois mois, et parfois la mandibule est composée de deux segments (MECKEL-EYSSON), d'un méta et hypomandibulaire, analogie frappante avec l'arc hyoïdien d'une part, et avec la disposition permanente des Sauropsidés de l'autre.

s'ossifie, et devient le tympano-hyal, se confondant dans la suite avec les parties adjacentes de la capsule périotique. (REICHERT, *Muller's Arch.*, 1837; — HUXLEY, *On the Malleus and Incus*, in *Proc. Zool. Soc.*, 1869; — PARKER, *Philos. Trans.*, 1874.)

Nous avons vu que les quatre chondrosselets de l'oreille moyenne sont homologues à la columelle auditive des Sauropsidés non malléofères et des Amphibiens Columellifères et du suspensorium de la mâchoire des Poissons.

Une seule des *fentes branchiales* de l'embryon des animaux supérieurs persiste chez l'adulte. Cette fente, la première ou fente hyo-mandibulaire, homologue au spiracle des Sélaciens, donne naissance au canal tubo-tympanique, autrement dit à la trompe d'Eustache, à l'oreille moyenne et au conduit auditif

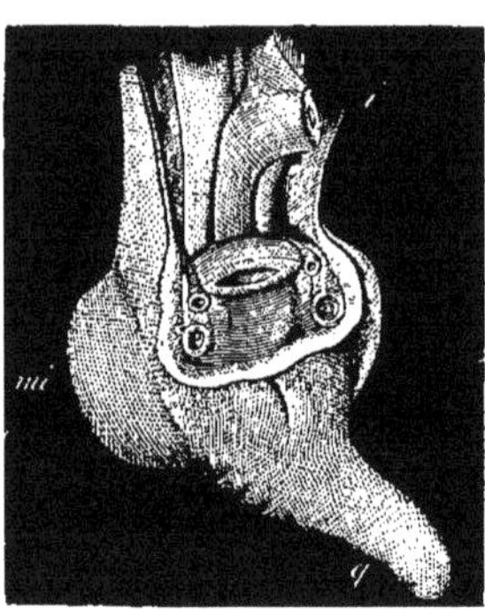

FIG. 461. — Développement de l'extrémité caudale (embryon de trente-cinq jours de Coste).

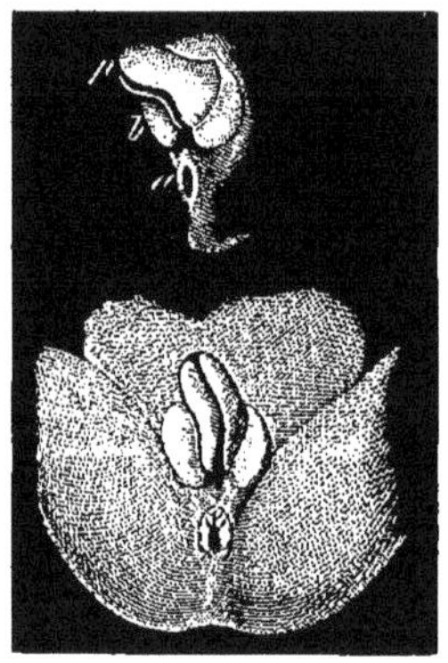

FIG. 462. — Développement de l'anus et des organes génitaux externes.

FIG. 461. — *i*, rectum de chaque côté duquel on aperçoit les corps de Wolff, — et au-dessous la section de l'ouraque et des vaisseaux ombilicaux, — et plus bas encore l'orifice cloacal; — *q*, queue; — *mi*, bourgeon du membre inférieur.

FIG. 462. — *p*, tubercule génital parcouru à sa face inférieure par le sillon génital qui aboutit à l'orifice uro-génital; — *b*, bourrelet génital (scrotum ou grandes lèvres); — *a*, anus.

externe, canal que le développement de la membrane du tympan vient subdiviser en deux portions plus tard. — (Voy. OREILLE.)

2. Développement du tronc et de la queue. — Pendant que s'effectue la différenciation de l'extrémité céphalique de l'embryon, d'autres modifications se passent dans l'ébauche du corps.

Après la séparation des lames latérales en deux feuillets secondaires, on a devant soi les nouvelles formations appelées *somatopleure* et *splanchnopleure*. — La splanchnopleure (feuillet fibro-intestinal) forme à la fois la paroi de la gouttière intestinale et du sac vitellin (6, fig. 486); — la somatopleure (feuillet fibro-cutané) constitue la *lame ventrale* (1, fig. 484), qui règne le long du corps de l'embryon et s'avance progressivement vers la ligne médiane tout en se recourbant en arrière, *pli ventral* (9, fig. 484), pour donner naissance au *repli amniotique* (9, fig. 484). — Les lames ventrales se développent moins rapidement que les capuchons céphalique et caudal, de telle sorte qu'alors que les deux extrémités

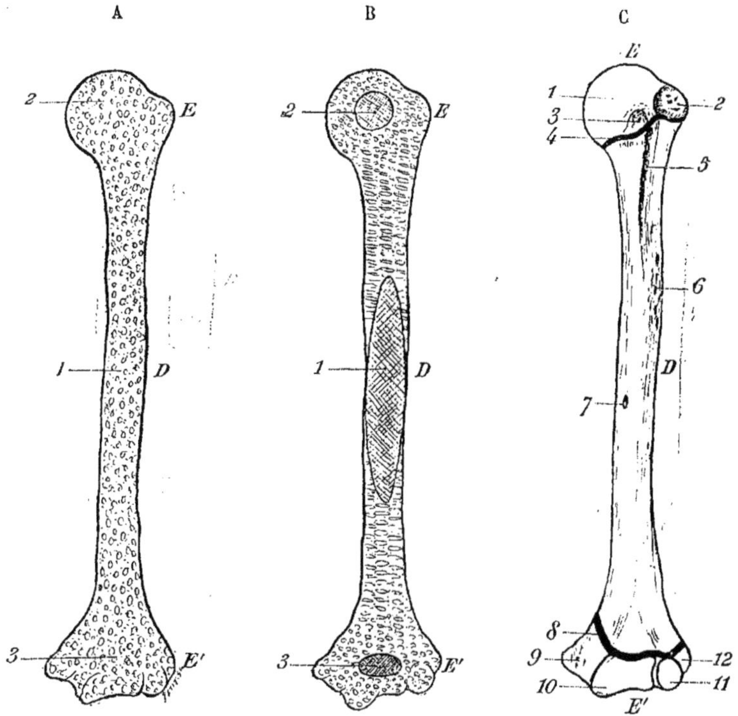

Fig. 463. — Transformation du squelette cartilagineux en squelette osseux (ossification d'un os long, l'humérus).

A, humérus encore entièrement cartilagineux; — B, humérus avec trois points osseux: — E, extrémité supérieure; — E', extrémité inférieure; — D, corps de l'os; — 1, centre osseux diaphysaire; — 2, centre osseux de la tête (épiphyse supérieure); — 3, centre osseux de l'épiphyse inférieure. — C, humérus totalement ossifié, sauf au niveau des cartilages de conjugaison qu'il porte encore: — 1, tête; — 2, point osseux de la grosse tubérosité; — 3, point osseux de la petite tubérosité; — 4, cartilage de conjugaison; — 5, coulisse bicipitale; — 6, empreinte deltoïdienne; — 7, trou nourricier de l'os; — 8, cartilage de conjugaison; — 9, point osseux de l'épitrochlée; — 10, point d'ossification de la trochlée; — 11, point osseux du condyle; — 12, point d'ossification de l'épicondyle.

de l'embryon sont déjà nettement séparées du sac vitellin, le tronc reste encore largement ouvert en avant, *ombilic ventral*, par où continuent à communiquer ensemble l'intestin primitif et le sac vitellin, *ombilic intestinal*. Mais néanmoins les lames ventrales convergent l'une vers l'autre, et l'ombilic ventral qui ressemblait précédemment à une large éventration, se rétrécit peu à peu au point de se réduire à un anneau, *anneau ombilical*.

Les *parois ventrales primitives* sont fort minces et uniquement constituées par le feuillet fibro-cutané (1). Ces parois diffèrent donc notablement des parois dorsales du corps, qui sont beaucoup plus épaisses grâce aux dérivés des protovertèbres et des plaques musculaires qu'elles renferment. — Mais ces organes de la paroi dorsale s'avancent progressivement dans les lames ventrales et convergent

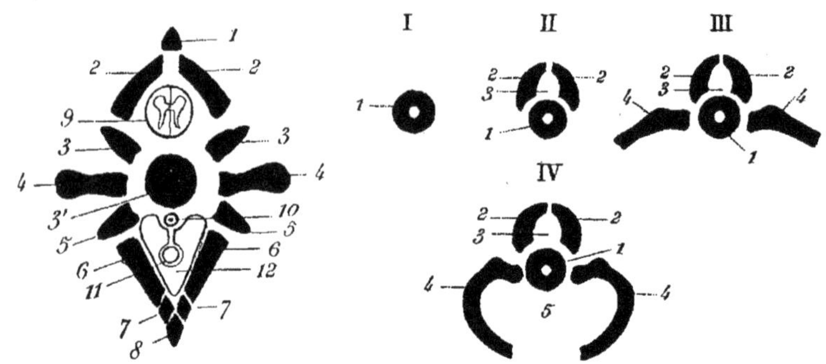

FIG. 464. — Vertèbre type.

FIG. 465. — Schème du développement de l'appareil costo-vertébral.

FIG. 464. — 1, neurépine (apophyse épineuse); — 2, 2, neurapophyses (lames vertébrales); — 3, 3, zygapophyses (apophyses articulaires); — 3', centrum (corps vertébral); — 4, 4, parapophyses (apophyses transverses); — 5, 5, diapophyses (apophyses transverses antérieures); — 6, 6, pleurapophyses; — 7, 7, hémapophyses (côtes vertébrales); — 8, hémépine (sternum); — 9, moelle épinière (canal neural); — 10, vaisseau aortique; — 11, intestin; — 12, cavité viscérale.

FIG. 465. — I, II, III, IV, stades successifs : — 1, corps de la vertèbre qui se forme autour de la corde; — 2, 2, arcs neuraux; — 3, 3, trou vertébral; — 4, arcs hémaux ou costaux; — 5, cavité ventrale.

pour s'unir sur la ligne médio-ventrale. — C'est de la sorte que se constituent les *parois ventrales secondaires*.

La *paroi ventrale définitive* du corps est faite lorsque ces lames ont envahi toute l'étendue de la paroi antérieure et des parois latérales du tronc et qu'elles se sont réunies autour de l'ombilic cutané. — Cette paroi délimite aussi bien la région du tronc qui devient plus tard le thorax que celle qui devient l'abdomen. — Ce n'est que par suite du développement des parties squelettiques et du diaphragme que le thorax finit par constituer une portion spéciale du tronc. — Les muscles dérivent des plaques musculaires (myotomes), primiti-

(1) La portion qui descend et ferme en avant la poitrine porte le nom de *paroi cervico-thoracique primitive, membrane unissante de Rathke, capuchon cardiaque de Remak*.

vement en aussi grand nombre que les protovertèbres (1); — mais permanent chez les Vertébrés inférieurs, cet état n'est plus que transitoire dans les Vertébrés supérieurs. — On en retrouve cependant encore les vestiges chez l'Homme lui-même dans les intersections aponévrotiques transversales des muscles de l'abdomen. — La segmentation du reste est restée complète au niveau de la poitrine.

A l'extrémité postérieure du tronc, les lames ventrales se terminent dans un bourrelet, *bourrelet allantoïdien*, situé à la partie

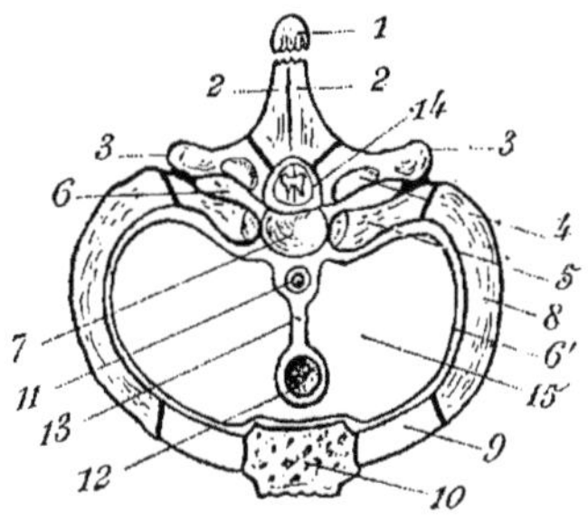

Fig. 466. — Coupe de la cage thoracique pour retrouver les divers éléments de la vertèbre type et complète.

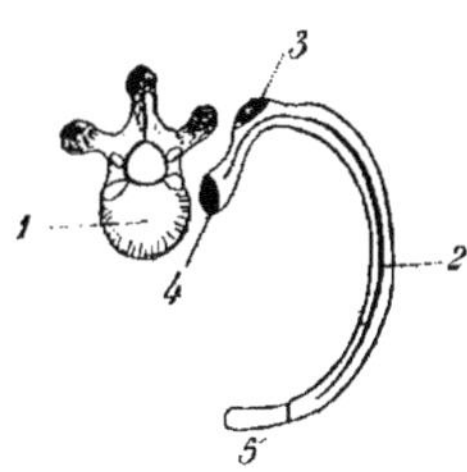

Fig. 467. — Ossification des côtes (arc hémal).

Fig. 466. — 1, neurépine ou apophyse épineuse; — 2, 2, neurapophyses ou lames vertébrales; — 3, 3, parapophyses ou apophyses transverses; — 4, 4, zygapophyses ou apophyses articulaires; — 5, diapophyses, apophyses transverses antérieures ou apophyses costiformes; — 6, trou intertransversaire; — 6', péritoine; — 7, centrum ou corps vertébral; — 8, pleurapophyse ou côte vertébrale; — 9, hémapophyse ou côte sternébrale; — 10, hémépine ou sternum; — 11, vaisseau aortique; — 12, intestin; — 13, mésentère; — 14, 14, cavité dorsale ou neurale; — 15, cavité viscérale.

Fig. 467. — 1, corps d'une vertèbre; — 2, lame osseuse principale ou diaphyse de la côte (deuxième mois de la vie fœtale); — 3, épiphyse de la tubérosité (paraît à la puberté, se soude de dix-huit à vingt ans); — 4, épiphyse de la tête (paraît à la puberté et se soude de vingt à vingt-cinq ans); — 5, cartilage costal.

antérieure de l'intestin postérieur et constitué par un épaississement de la splanchnopleure (12, fig. 426).

A l'extrémité antérieure, les mêmes lames se continuent avec les parois du capuchon céphalique dans lequel se développent la capsule crânienne primordiale et le squelette viscéral de la tête.

Quant à l'*extrémité postérieure du tronc*, elle se prolonge en un appendice conoïde qui, lorsque les bourgeons des membres postérieurs ont paru, représente l'*extrémité caudale* du corps, autrement dit la *queue*. — Dans cette portion, on rencontre les rudiments d'un

(1) Je rappelle que des protovertèbres dérivent les muscles intervertébraux; — que les vertèbres et les ligaments (disques) intervertébraux proviennent d'une segmentation des protovertèbres et d'une ébauche composée de deux moitiés de deux protovertèbres (Remak) (voy. V. Ebner, *Sitz. d. k. Ak. der Wiss.*, Wien, 1888).

plus grand nombre de vertèbres que chez l'adulte. — Ces vertèbres se réduisent peu à peu (t. I, p. 50), et la queue s'atrophie au point de ne persister que sous la forme d'une petite saillie conique, l'*éminence coccygienne*.

La peau de cette région du corps porte encore assez souvent l'empreinte de la disposition primitive dans une petite dépression qu'elle présente à l'extrémité du coccyx, la *fossette coccygienne*.

Dès le début, à l'extrémité caudale de la ligne primitive, on trouve un cordon épithélial qui unit les épithéliums entoblastique de l'in-

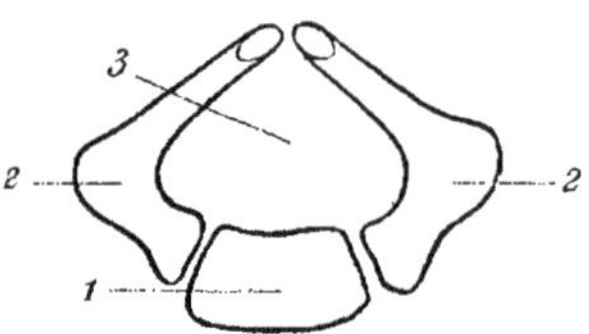

Fig. 468. — Ossification type d'une vertèbre (points d'ossification primitifs).

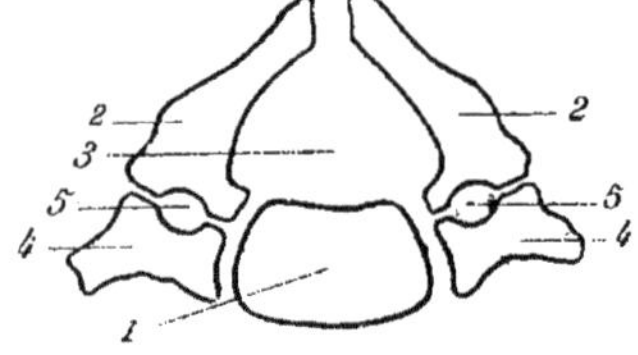

Fig. 469. — Ossification d'une vertèbre cervicale.

Fig. 468. — 1, centre d'ossification du corps; — 2, 2, points des masses latérales 3, trou vertébral.

Fig. 469. — 1, corps; — 2, 2, lames; — 3, trou vertébral; — 4, 4, apophyses transverses; — 5, 5, trous intertransversaires.

testin postérieur et ectoblastique de la gouttière primitive : c'est le début de la *membrane anale*, dont la perforation donnera naissance à l'orifice anal (Bonnet, Strahl) (1).

En arrière de l'anus se prolonge l'extrémité coccygienne ou caudale du tronc, et pendant un certain temps la moelle épinière elle-même (Tourneux et Herrmann).

En résumé, une fois que se sont formés le canal médullaire et la corde dorsale, le mésoderme s'étale à droite et à gauche de ces formations. Près de la ligne axiale, il reste indivis et porte le nom de *lame vertébrale* (*pr*, fig. 440); — plus loin, il se dédouble en deux feuillets superposés et a été appelé *lame latérale* (*p'*, fig. 440). — Le feuillet le plus profond s'accole à l'endoderme pour former la *splanchnopleure* (*sp*, fig. 445), le feuillet le plus superficiel s'unit à l'ectoderme pour donner lieu à la *somatopleure* (*so*, fig. 442).

(1) C'est au niveau de la membrane anale que se fait également le canal neurentérique. A la ligne primitive, vestige de la gastrulation chez les Mammifères, répétons-le se rattache aussi le « canal chordal », s'ouvrant à l'extérieur par un « blastopore chordal » et dans la cavité entoblastique, canal représentant un rudiment du canal neurentérique des Vertébrés inférieurs (voy. Keibel, *Développement de l'extrémité postérieure de l'embryon du Cobaye*, in *Arch. f. Anat.*, 1888).

La corde dorsale se renfle en intervalles équidistants à la façon des grains d'un rosaire : autour d'elle la lame vertébrale se divise en segments cubiques, les *protovertèbres*, qui s'empilent les uns au-dessus des autres. — Chaque protovertèbre se coupe bientôt en deux pièces verticales : l'une antérieure, la *prévertèbre;* l'autre postérieure, la *plaque musculaire* (8, fig. 443). — Ainsi la corde dorsale s'entoure d'un étui mésodermique, qui constitue l'*arc hémal,* d'où s'échappent à la partie postérieure, à droite et à gauche, des prolongements, *arcs vertébraux,* qui vont s'unir en

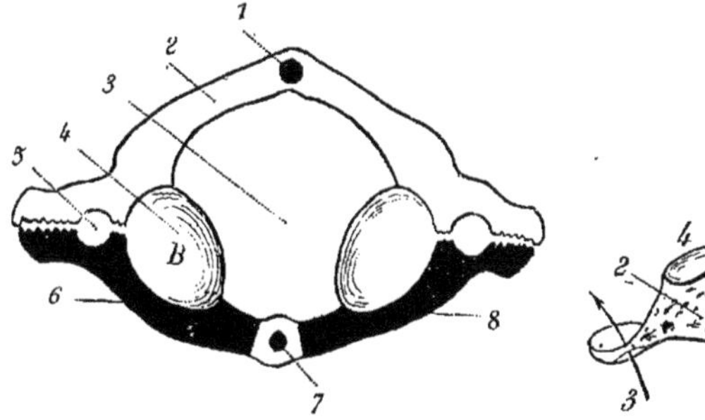

Fig. 470. — Ossification de l'atlas.

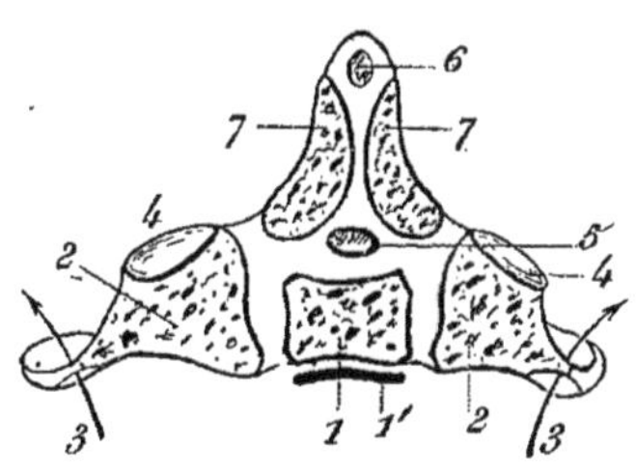

Fig. 471. — Ossification de l'axis.

Fig. 470. — 1, point d'ossification de l'arc antérieur; — 2, arc antérieur encore cartilagineux; — 3, trou vertébral; — 4, cavité glénoïde; — 5, trou intertransversaire; — 6, 8, arc postérieur presque totalement ossifié; — 7, point d'ossification épineux.

Fig. 471. — 1, corps de l'axis; — 1', épiphyse inférieure du corps; — 2, 2, masses latérales; — 3, 3, trou intertransversaire; — 4, apophyses articulaires supérieures; — 5, épiphyse supérieure du corps; — 6, épiphyse du sommet de l'apophyse odontoïde; — 7, points d'ossification latéraux de l'apophyse odontoïde.

arrière et entourer la moelle à laquelle ils forment une enveloppe mésodermique, et constituent l'*arc neural* (2, 2, fig. 465). — A la partie antérieure, l'étui prévertébral dégage aussi des prolongements qui s'enfoncent dans les parois ventrales du corps : ce sont les *côtes*, qui, en s'unissant à la partie antérieure du tronc, donnent naissance à un *hémisternum* (4, fig. 465).

Tout ce tissu mésodermique, hautement différencié déjà, qui constitue les prévertèbres et les arcs neuraux et hémaux, passe successivement par les trois stades squelettogène, cartilagineux et osseux (1). — Autour de ce squelette s'enroulent des muscles qui

(1) Le squelette cartilagineux ou squelette provisoire est le moule du squelette osseux ou définitif. Seulement alors qu'il est d'une seule coulée (A, fig. 463), le squelette osseux se compose d'une charpente dont les pièces s'édifient par plusieurs segments (B, C, fig. 463). Mais il est remarquable que dans toute la série des Vertébrés le squelette axial est bâti sur un même plan et sur le même type. Certaines pièces sont atrophiées ou ont individuellement disparu en se soudant avec le corps principal de l'os auxquelles elles sont adjointes et appendues; mais l'œil de l'anatomiste philosophe sait les isoler et les reconnaître (Lire à ce sujet les fig. 464 à 478).

dérivent des plaques musculaires, des vaisseaux émanés de l'aorte, des nerfs sortis de l'axe médullaire, et l'épiderme directement sorti de l'ectoderme.

Entre la splanchnopleure qui forme d'abord une gouttière en

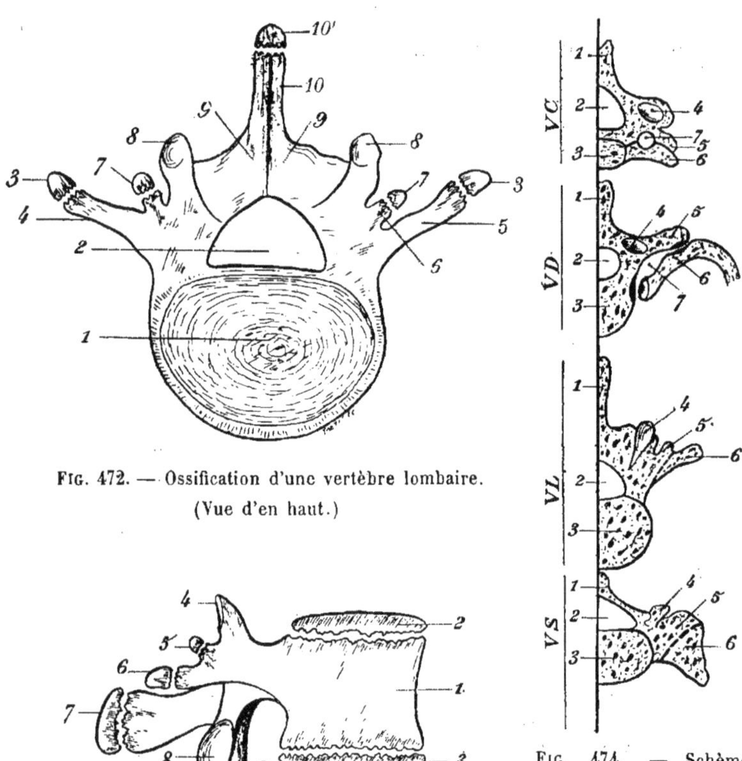

FIG. 472. — Ossification d'une vertèbre lombaire. (Vue d'en haut.)

FIG. 473. — Ossification d'une vertèbre lombaire. (Vue latérale.)

FIG. 474. — Schème représentant les homologies dans les vertèbres des diverses régions.

FIG. 472. — 1, corps; — 2, trou; — 3, épiphyse de l'apophyse transverse, 4, 5; — 6, tubercule mamillaire, avec 7, son épiphyse; — 8, apophyse articulaire; — 9, 9, lames vertébrales; — 10, apophyse épineuse, avec 10', son épiphyse.

FIG. 473. — 1, corps; — 2, épiphyse supérieure, et 3, épiphyse inférieure du corps; — 4, apophyse articulaire; — 5, épiphyse du tubercule mamillaire; — 6, épiphyse de l'apophyse transverse; — 7, épiphyse de l'apophyse épineuse; — 8, 9, apophyses articulaires inférieures.

FIG. 474. — VC, vertèbre cervicale; — VD, vertèbre dorsale; — VL, vertèbre lombaire; VS, vertèbre sacrée. : — 1, apophyse épineuse; — 2, trou vertébral; — 3, corps de la vertèbre; — 4, apophyse articulaire; — 5, apophyse transverse; — 6, apophyse costiforme ou costale; — 7, trou intertransversaire.

communication avec le sac vitellin, et se constitue bientôt en tube complet (intestin), et la somatopleure qui forme la paroi du tronc, existe une cavité, c'est la *cavité viscérale*, le *cœlome* ou *cavité pleuro-péritonéale* (*c*, fig. 442).

Bientôt cette cavité est divisée en deux par la formation d'une cloison musculaire transversale, le *diaphragme*, et dès lors la cavité du tronc se trouve définitivement dédoublée en deux cavités superposées : la *cavité thoracique* et la *cavité abdominale*.

La cage thoracique reste grêle pendant la vie intra-utérine.

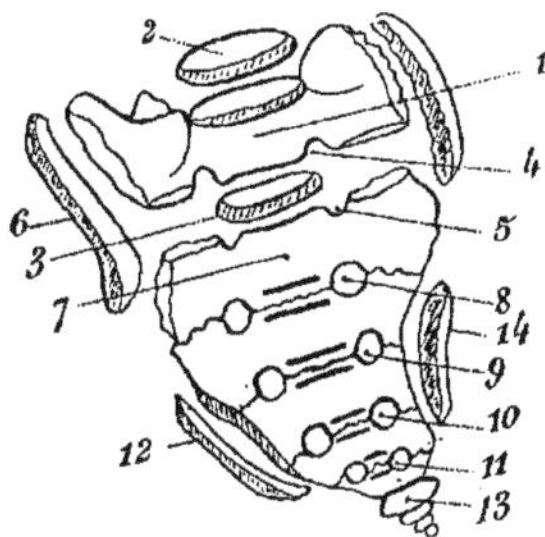

FIG. 475. — Ossification du sacrum. (Il est aisé de reconnaître le type de l'ossification des vertèbres.)

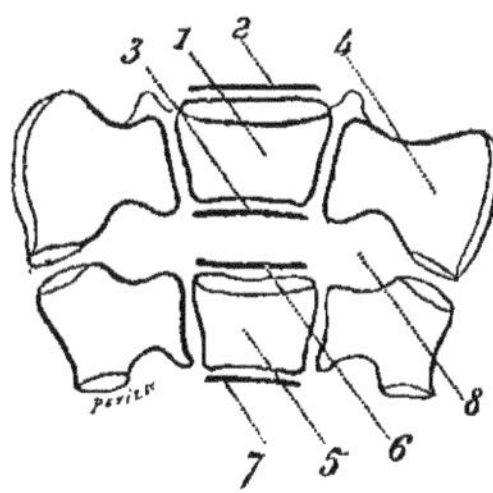

FIG. 476. — Ossification du sacrum. — Les deux premières vertèbres sacrées seules sont représentées et les pièces composantes sont écartées pour qu'elles soient mieux visibles.

FIG. 475. — 1, corps de la première vertèbre sacrée; — 2, plaquette épiphysaire supérieure du corps, et 3, plaquette épiphysaire inférieure; — 4, échancrure inférieure, et 5, échancrure supérieure formant les trous de conjugaison; — 6, épiphyse marginale ou latérale du sacrum vrai; — 7, corps de la deuxième vertèbre sacrée; — 8, 9, 10, 11, trous de conjugaison: — 12, épiphyse latérale du sacrum accessoire; — 13, coccyx.

FIG. 476. — 1, corps de la première vertèbre; — 2, 3, plaquettes épiphysaires du corps; — 4, masses latérales; — 5, corps de la deuxième vertèbre, avec 6 et 7, ses épiphyses supérieure et inférieure.

Comme je l'ai dit ailleurs : « L'Homme est tout tête et tout ventre à cet âge de la vie; la poitrine est étroite et le bassin fluet. » — Ce n'est qu'avec l'établissement de la respiration que la poitrine commence à subir cette poussée générale de croissance qu'elle n'achèvera qu'après la puberté. — Aussi peut-on dire avec justesse, je crois, que si le poumon se moule sur la cage thoracique, celle-ci subit non moins l'influence plastique de l'organe respiratoire.

Le système cartilagineux forme, chez l'embryon de la plupart des Vertébrés, un *squelette transitoire*, et un *squelette permanent* à certains groupes d'animaux, les Sélaciens et les Céphalopodes. — Ce squelette cartilagineux fœtal persiste en partie chez les animaux supérieurs et fournit les cartilages permanents (cartilages articulaires, costaux, de l'oreille, du larynx, etc.).

Le reste subit l'ossification (voy. ce mot) et se transforme en squelette osseux. — Le cartilage se développe directement aux dépens des cellules embryonnaires du feuillet moyen du blastoderme, comme le tissu conjonctif lui-même. Sur certains cartilages, tels que les cartilages basilaire et hyoïdien (CH. ROBIN, KÖLLIKER), on a pu suivre la filiation directe entre la cellule du cartilage et la cellule blastodermique. Il se montre de fort bonne heure autour de la corde dorsale sous la forme d'un tissu mou et blanchâtre, presque uniquement composé de cellules ovoïdes pressées les unes contre les autres. — Un peu plus tard, la caractéristique du tissu se dessine. Les cellules sont écartées par l'interposition entre elles de la substance cartilagineuse fondamentale qu'elles sécrètent elles-mêmes, car dès le début les cartilages de l'embryon ne renferment point de cartilagéine (SCHWANN et HOPPE) et à la différence de composition anatomique est intimement liée la diffé-

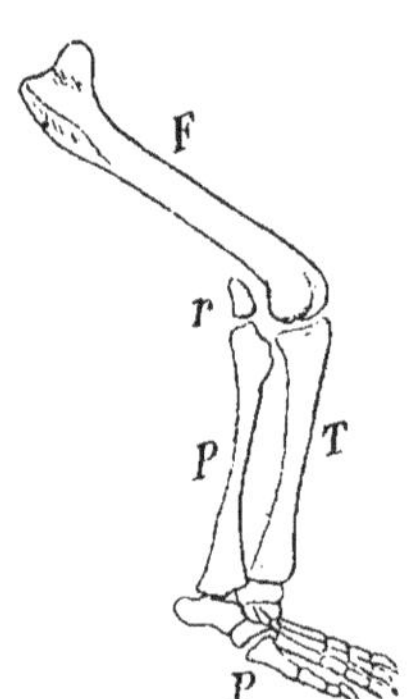

FIG. 477. — Membre postérieur du Phascolome Wombat.

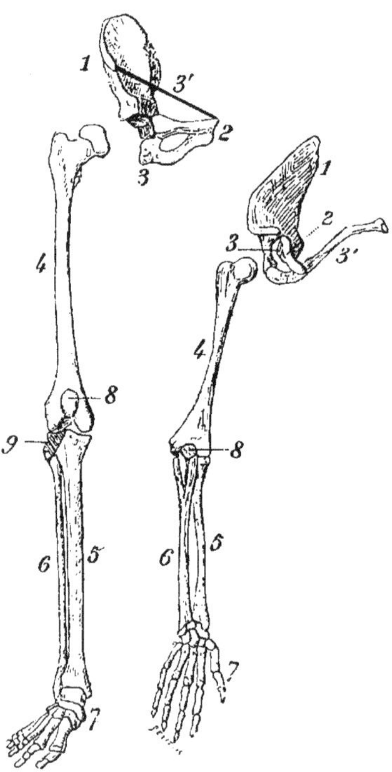

FIG. 478. — Homologie des membres supérieurs et inférieurs.

FIG. 477. — F, fémur; — T, tibia; — P, péroné, d'où se détache une rotule, r; — P, pied.

FIG. 478. — 1, 1, ilium = scapulum; — 2, 2, pubis = coracoïdien; — 3, 3, ischion = sus-glénoïdien; — 3', 3', arcade crurale ou ligament de Fallope = clavicule; — 4, fémur = humérus; — 5, 5, tibia = radius; — 6, 6, péroné = cubitus; — 7, 7, pied = main; — 8, 8, rotule = olécrâne; — 9, surface qui se détache de l'extrémité supérieure des os de la jambe pour aller constituer la rotule.

rence dans la composition chimique. Plus tard le cartilage grossit et achève son développement : 1° par multiplication des cellules, soit par division directe, soit par scission indirecte (karyokinèse), soit par prolifération endogène, ou bien encore, pour certains cartilages, par addition de cellules d'origine périchondrale (POUCHET et TOURNEUX); — 2° par augmentation progressive du volume de ces mêmes éléments cellulaires (HARTING, etc.);

— 3° par augmentation continue de la substance fondamentale. Les capsules n'existent qu'à une période avancée du développement; un groupe de cellules est enveloppé par la matière fondamentale, il en résulte un chondroplaste dans lequel les cellules continuent à se développer de façon que dans une capsule cartilagineuse on peut rencontrer jusqu'à vingt et trente cellules. — Les cartilages réticulé et fibreux commencent par être du cartilage hyalin pendant la vie fœtale ; ce n'est que plus tard qu'apparaît la fibrillation de la substance hyaline fondamentale.

A un moment donné de la vie embryonnaire, notre squelette presque tout entier est formé de cartilage hyalin, à l'exception des pièces de la voûte du crâne.

Ces cartilages n'ont qu'une durée éphémère, et au moment de la naissance, la

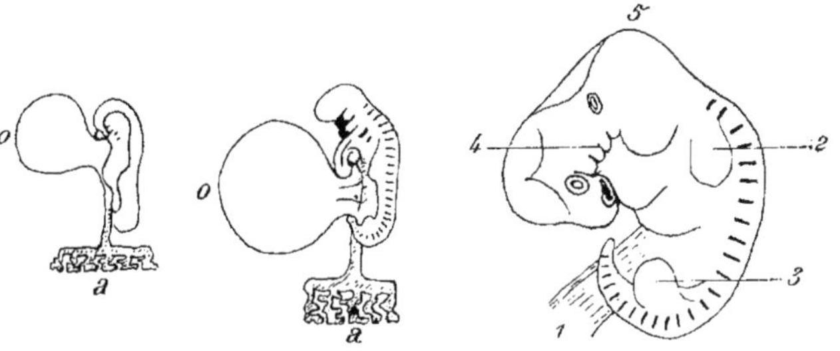

Fig. 479. — Développement des membres.

a, attache chorio-placentaire ; — *o*, vésicule ombilicale ; — 1, cordon ombilical ; — 2, bourgeon du membre supérieur, et 3, bourgeon du membre inférieur ; — 4, fentes branchiales ; — 5, éminence du vertex. — Les deux premiers embryons ont de douze à quinze jours (3 à 4 millimètres) ; le troisième de vingt-cinq à vingt-huit jours (10 millimètres).

presque totalité a disparu et a été remplacée par le tissu osseux. Leurs restes persistent à l'état de cartilages permanents.

Le cartilage fœtal se *vascularise* parallèlement à son envahissement par le processus de l'ossification (voy. t. I, p. 21) ; mais, avant de s'ossifier, le cartilage ostéogène passe par une double phase ; — là où il va subir l'ossification, il est envahi par des vaisseaux et se remarque par une zone claire bleuâtre qui contraste avec l'aspect opaque du reste de la pièce cartilagineuse : c'est le « tissu chondroïde » de P. Broca, dans lequel apparaîtra bientôt un point opaque précurseur de l'ossification vraie, le « point ostéoïde » (voy. t. I, p. 20).

Au fond, le « squelette intérieur » tout entier est établi sur trois formations primitivement épithéliales : 1° l'ectoderme tégumentaire ; — 2° l'épithélium chordal ; — 3° l'épithélium myogène des sacs ou cases musculaires (sacs de Schneider), et dérive d'un seul et même tissu, le tissu fibreux (J. Renaut).

3. Développement des membres. — Vers la troisième semaine de la vie utérine, l'ensemble du corps est courbé en arc à concavité dirigée en avant, c'est-à-dire que l'extrémité postérieure est très rapprochée de l'extrémité céphalique. — Celle-ci est relativement très volumineuse, et au-dessous d'elle le cœur fait une forte saillie seulement revêtue par une membrane très mince, la paroi ventrale primitive. — Plus bas l'ébauche du foie commence également à faire saillie.

L'abdomen, encore très peu développé, se continue par sa *partie la plus reculée* (fig. 464) avec un gros pédoncule, le *cordon ombilical*, et se termine par une portion conoïde incurvée en avant, l'*extrémité caudale*, dont les parois latérales commencent à se recourber en avant; mais il n'y a pas encore de région pelvienne à

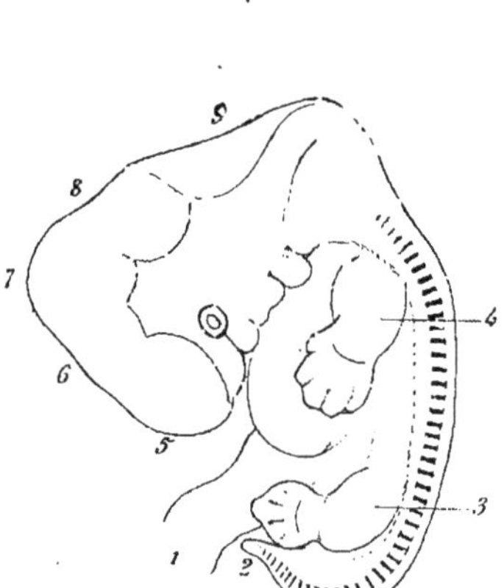

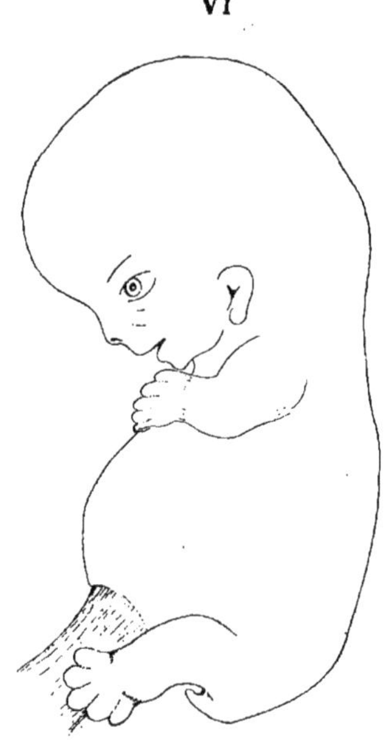

FIG. 480. — Développement des membres. — IV, V, VI, stades successifs du développement.

IV. Embryon de trente-cinq jours (12 millimètres) : — 1, cordon ombilical ; — 2, bourgeon du membre inférieur ; — 3, bourgeon du membre supérieur ; — 4, fente branchiale hyo-mandibulaire ; — 5, ébauche de l'oreille externe ; — 6, œil ; — 7, fossette olfactive.

V. Embryon de cinq à six semaines (14 millimètres) : — 1, cordon ombilical ; — 2, queue ; — 3, membre inférieur, et 4, membre supérieur ; — 5, cerveau frontal ; — 6, cerveau intermédiaire ; — 7, cerveau moyen ; — 8, cerveau postérieur ; — 9, arrière-cerveau.

VI. — Embryon de sept à huit semaines (23 millimètres).

proprement parler. — Il faut le développement des viscères abdominaux et pelviens pour voir ces régions apparaître et grandir.

La moitié antérieure de l'embryon prédomine de beaucoup en volume sur le reste du corps pendant toute la vie embryonnaire et même fœtale. — L'équilibre ne s'établit qu'après la croissance achevée du bassin et des membres inférieurs.

Sur les parties latérales du tronc règnent, de chaque côté, un épaississement longitudinal des somatopleures ; cet épaississement, c'est la *crête de Wolff* (7, fig. 439). — Les membres naissent de ces saillies latérales du corps, le supérieur un peu avant l'inférieur. — Les bourgeons qui leur donnent naissance apparaissent d'abord sous la forme d'un mamelon (douzième au quinzième jour), qui ne tarde pas à se pédiculiser et dont l'extrémité s'aplatit un peu en forme de palette, *palette primitive*, dont la direction est parallèle au plan sagittal du corps. — Nous savons comment de ces bourgeons dérivent les bras et les jambes, la main et le pied (t. I, p. 181), nous n'ajouterons donc ici qu'une chose, c'est qu'ils proviennent d'un surdéveloppement localisé des crêtes de Wolff, qui, dans l'intervalle, subissent l'atrophie.

Le membre supérieur apparaît à peu de distance derrière la dernière paire de fentes branchiales; — l'inférieur en arrière de l'ombilic (fig. 463).

Leur *situation primitive* exacte est donnée par l'émergence des nerfs qui se rendent dans leur intérieur. — Leur tissu squelettogène primitif, ainsi que leurs muscles, proviennent des protovertèbres correspondantes et de la portion similaire des lames ventrales.

Le squelette primitif ou cartilagineux des membres se développe au sein du tissu squelettogène (état muqueux des anciens auteurs) et à celui-ci succède le squelette osseux. — Nous avons vu que ce squelette appendiculaire est un dans toute la série des Vertébrés et qu'il atteste d'une façon lumineuse la parenté de ces animaux (t. I, p. 186). — D'autre part, nous savons que l'on retrouve l'homologue de la ceinture scapulaire dans la ceinture pelvienne ; — que le scapulum se compose de trois pièces : le corps de l'omoplate (1), l'apophyse coracoïde (2), le point sus-glénoïdien (3), qui représentent les trois pièces constituantes, ilion (1), pubis (2) et ischion (3), de l'os coxal. Si à l'épaule, l'humérus, homologue au fémur, ne s'articule qu'avec les représentants de l'ilion (1) et de l'ischion (3), c'est-à-dire avec le corps de l'omoplate et le point sus-glénoïdien (3), tandis qu'à la hanche, la cavité cotyloïde, homologue à la cavité glénoïde, se met en rapport avec les trois pièces constituantes de l'os coxal, c'est vraisemblablement par suite de l'atrophie de l'os coracoïdien (2) qui représente le pubis et ne prend plus part à la constitution de la cavité articulaire scapulo-humérale. — Cette déviation dans les connexions s'observe du reste dans la ceinture pelvienne des Crocodiles (Cuvier), chez lesquels le pubis est exclu de la cavité cotyloïde, comme son homologue à l'épaule, l'apophyse coracoïde, est exclue de la cavité glénoïde.

L'extrémité distale de l'humérus, homologue à l'extrémité condylienne du fémur, s'articule avec les deux os de l'avant-bras, radius (1) et cubitus (2), qui ont pour homologues à la jambe, le tibia (1) et le péroné (2). — Mais l'extrémité condylienne du fémur ne s'articule qu'avec le tibia (1), le péroné (2) étant exclu de l'articulation du genou, tandis qu'au coude homologue du genou, le cubitus (2) fait partie de l'articulation. — Ce changement dans les connexions résulte de l'hypertrophie adaptative de l'extrémité fémorale du tibia, hypertrophie qui, en vertu de la loi du « balancement des organes », se fait aux dépens de l'extrémité correspondante du péroné.

Chez l'Ornithorynque (CUVIER), le péroné s'articule avec la tête du tibia et le condyle externe du fémur, comme au coude le cubitus s'articule avec l'humérus. — Enfin, si l'extrémité carpienne du radius (1) et du cubitus (2) s'articule avec les trois premiers os de la première rangée du carpe, c'est-à-dire avec le scaphoïde (1), le lunaire (2) et le pyramidal (3), tandis que l'extrémité tarsienne du tibia (1) et du péroné (2) ne s'articule, au contraire, qu'avec un seul os de la première rangée du tarse, l'astragale (2), c'est que cette dernière qui représente le lunaire de la main, ayant pris un grand développement adaptatif en rapport avec ses fonctions, a pour ainsi dire éloigné des os de la jambe, le scaphoïde (1) homonyme de son homologue carpien, et le calcanéum (3) homologue du pyramidal et du pisiforme réunis.

§ VII. — CHRONOLOGIE DU DÉVELOPPEMENT

Nous ne pouvons pas ici décrire méthodiquement un à un les divers embryons humains bien conservés, qui ont été observés, et minutieusement étudiés à l'aide des procédés techniques de l'histologie moderne. — Ce serait là un travail analytique qui, s'il avait de l'intérêt pour quelques-uns, serait fastidieux pour le plus grand nombre. — Mais nous prendrons trois types spéciaux : un Oiseau, un Mammifère et l'Homme, et nous présenterons en un tableau succinct le *résumé chronologique du développement ontogénique* qui pourra être utile à ceux qui ont le temps et le courage d'entreprendre des travaux d'embryogénie.

(1) Les *œufs humains* bien observés de la *deuxième semaine* (douze à quinze jours) sont ceux de REICHERT, de BREUS, de J. TH. WHARTON JONES, d'AHLFELD, de BEIGEL et LŒVE, de KOLLMANN ; — ceux de la *troisième semaine* (quinze à vingt et un jours) appartiennent à COSTE, THOMPSON, HIS, SCHRÆDER, VAN DER KOLK, ECKER, etc. ; — ceux de la *quatrième semaine* sont l'*œuf de Coste de vingt et un jours ;* d'autres ont été décrits par HENSEN, WAGNER, J. MUELLER, ECKER, HIS, FOL, G. CHIARUGI, etc. L'*œuf de Coste de vingt-huit jours* commence la série du deuxième mois, date à partir de laquelle les embryons observés sont beaucoup plus nombreux.

Résumé du développement chronologique d'un Oiseau (Poulet), d'un Rongeur (Lapin) et de l'Homme.

EMBRYON DE POULET	EMBRYON DE LAPIN	EMBRYON DE L'HOMME
Première moitié du 1er jour d'incubation. Blastoderme comprend : l'épiblaste, les sphères de segmentation. Constitution de l'endoderme. Tache embryonnaire. { Aire transparente. Aire opaque. Ligne primitive. Apparition du mésoderme. Axe de l'embryon perpendiculaire au grand axe de l'œuf, le côté gauche de l'embryon tourné vers le gros bout de l'œuf. Halos du disque proligère.	**Œuf utérin avant le 6e jour.** Œuf constitué par { membrane vitelline. le blastocyste { épiblaste, amas vitellin. **7e jour.** Constitution de l'endoderme. Tache embryonnaire. { Ligne primitive. Apparition du mésoderme.	**2e semaine.** Œuf à l'état de blastocyste. Rudiment de l'embryon sous forme d'un amas cellulaire de 1 à 2 millimètres de diamètres Métagastrula. Villosités du chorion commencent. La membrane vitelline disparait.
Deuxième moitié du 1er jour. Sillon médullaire et corde dorsale. Soulèvement de l'extrémité céphalique commence. Repli céphalique. Le sillon médullaire commence à se fermer pour constituer le tube neural. Atrophie de la ligne primitive. Premières protovertèbres. Fissuration du mésoderme : { cœlome { somatopleure. splanchnopleure. Aire vasculaire commence à poindre. Pli amniotique céphalique. Rudiment embryonnaire, 4 millimètres.	**8e jour.** Sillon médullaire. Corde dorsale. Chorion villeux. Extension de l'aire opaque, preuve de l'extension du mésoderme. Atrophie de la ligne primitive. Premières protovertèbres. **9e jour.** Repli céphalique. Aire transparente et aire opaque. Formation du cœlome. Premiers vaisseaux dans l'aire vasculaire. Incurvation de l'embryon. Soulèvement amniotique. [illegible]	**3e semaine.** Œufs de 14 à 16 jours (10 à 12 mill.). (E. 2 à 2 mm,5.) Sillon dorsal. Repli céphalique. Premières protovertèbres. Sac vitellin communiquant largement avec le sac intestinal. Chorion villeux. Amnios complet. Gros et court pédicule abdominal rattachant l'embryon à la face interne du chorion. Formation du cœur.

	[illegible] laire dans sa partie céphalique : ébauches des vésicules cérébrales primitives. Naissance de l'allantoïde. Capuchon caudal. Coupe rappelle celle du Poulet du troisième jour.	
Première moitié du 2e jour. Occlusion progressive du canal neural. Trois à cinq protovertèbres. Saillie de la portion céphalique de l'embryon au-dessus du plan du blastoderme. Formation des vaisseaux omphalo-mésentériques. Naissance d'un cœur tubuleux dans la cavité cardiaque du cœlome. Apparition du canal de Wolff. Extension à la périphérie de l'aire vasculaire. Formation du sinus terminal à la limite des zones vasculaire et vitelline.	**10e jour.** (E. 4 mill.) La gouttière médullaire commence à se convertir en canal. Coalescence des deux ébauches cardiaques primitives. Canal de Wolff. L'embryon a neuf protovertèbres. Circulation embryo-vitelline. Aditus anterior et aditus posterior s'accusent.	Œufs de 16 à 21 jours, grosseur d'un pois. (E. de 2^{mm},5 à 4 mill.) Gouttière médullaire presque entièrement transformée en tube. — Vésicules cérébrales primitives. — Vésicules oculaires. — Fossettes acoustiques. Incurvation progressive de l'embryon. Corde dorsale et protovertèbres bien dessinées. Cœur tubulaire qui a déjà commencé son incurvation. — Canal de Wolff. — Naissance de l'allantoïde.
Deuxième moitié du 2e jour. Soulèvement général de l'embryon au-dessus du plan du blastoderme. Formation des cinq vésicules cérébrales primitives. Naissance des vésicules optiques. Sinus rhomboïdal. Fossettes auditives. L'inflexion céphalique prend naissance (flexion crânienne). Capuchons céphalique, caudal et latéraux mieux dessinés. Accroissement rapide de l'amnios. Velum (BÆR) ou faux amnios (WOLFF). Incurvation du cœur en S. Aortes primitives. Veines omphalo-mésentériques. Cœur commence à battre et la circulation embryo-vitelline à se faire régulièrement. A la fin du jour l'embryon a 5 à 6 millimètres et possède quinze à seize protovertèbres.	Occlusion progressive du tube médullaire. Inflexion céphalique s'accuse davantage. Naissance des capuchons céphalique et caudal. Le cœur s'incurve en S. Arcs branchiaux et fentes branchiales. Dépression buccale. Vésicules oculaires et acoustiques.	L'embryon est étroitement enfermé dans l'amnios. Les culs-de-sac antérieur et postérieur de l'intestin sont bien dessinés. Arcs branchiaux et fentes branchiales. Dépression buccale. La vésicule ombilicale a de 2 à 3 millimètres de diamètre. La première circulation ou embryo-vitelline est bien établie.

EMBRYON DE POULET (*Suite*)	EMBRYON DE LAPIN (*Suite*)	EMBRYON DE L'HOMME (*Suite*)
3e jour.		**4e semaine.**
Aire vasculaire de la grandeur d'une pièce de 1 franc. — Embryon 6 à 8 millimètres. L'embryon se retourne du côté gauche. Enroulement de l'extrémité céphalique sur l'extrémité antérieure de la corde dorsale. Incurvation de l'extrémité caudale. Achèvement de la circulation vitelline. Cœur divisé en trois segments. Apparition de nouveaux arcs aortiques, des veines cardinales et des canaux de Cuvier. Il y a trois arcs branchiaux et quatre fentes branchiales.	Cœur à trois segments.	Œufs de 21 à 25 jours (20 mill.). (E. 4 à 5 mill.). Chorion à villosités rameuses. Inflexion du corps très accentuée. — Commencement de la torsion. Cœur incurvé en S, à trois segments. Cinq paires d'arcs aortiques. Trois arcs branchiaux et quatre fentes branchiales. Arc facial subdivisé en bourgeons maxillaires supérieurs et inférieurs. Vésicule ombilicale de 3 millimètres de long — avec pédicule large et court encore. Artères et veines ombilicales. — Système des veines cardinales.
Formation des vésicules hémisphériques; subdivision de la vésicule cérébrale postérieure en vésicules cérébelleuse et bulbaire. Vésicules olfactives. Achèvement de l'intestin antérieur et de l'intestin postérieur. Naissance de la vésicule allantoïde. Subdivision en : œsophage, estomac et intestin. Cloaque.	Les cinq vésicules cérébrales ont pris naissance. Fermeture du tube digestif : commencement du mésentère. Diverticule hypophysaire.	Cinq vésicules crâniennes. Vésicules des hémisphères. Intestin : renflement stomacal, duodénum montrant le bourgeon hépatique; — intestin grêle soulevé en anse, commencement du mésentère; cloaque étroit et allongé.
Bourgeons hépatique et pancréatique. Bourgeons pulmonaire et thyroïdien. Rate. Les lames musculaires se séparent du reste des protovertèbres. Apparition des nerfs crâniens.	Bourgeons hépatique et pancréatique. Bourgeons pulmonaire et thyroïdien. Aortes primitives réunies en une aorte impaire. Lames musculaires se séparent de la protovertèbre proprement dite.	Bourgeons lingual, pulmonaire et thyroïdien.
Invagination cristallinienne : vésicule oculaire secondaire. Fossettes nasales.	Rudiments du cristallin. Fossettes olfactives.	Involution cristallinienne : vésicules oculaires secondaires.

mésentère. Intestin rectiligne toujours fermé en haut et en bas, en large communication avec le sac vitellin en son milieu dans cette portion dite *intestin médian* par WOLFF.

4e jour.

Accentuation de la flexion crânienne et de la courbure du corps (enroulement de l'embryon sur lui-même).

Accroissement du capuchon caudal; sac amniotique clos.

Apparition des membres sous forme de bourgeons.

Investissement de la corde et de la moelle par les protovertèbres.

Sillons olfactifs.

Résorption de la membrane pharyngienne.

Rétrécissement du canal vitello-intestinal (ombilic-intestinal).

Soudure commencée entre les somatopleures au-dessus et au-dessous du pédicule vitellin (ombilic ventral).

Canal de Müller.

Épithélium germinatif donnant naissance à l'éminence génitale. Développement de la cinquième paire d'arcs aortiques et oblitération de la deuxième paire.

Rudiments du limaçon et de l'aqueduc du vestibule.

Veines sus-hépatiques.

Cloisonnement du cœur (ventricule).

Le duodénum commence son détour autour du pancréas (BÆR).

Incurvation de l'estomac.

11e jour. (E. 6 à 7 mill.)

Resserrement de l'orifice ombilical.

Apparition des membres.

Racines et ganglions des nerfs.

Apparition de la substance blanche des centres nerveux.

Rein et uretère.

Fermeture de l'amnios.

Première ébauche de la circulation placentaire.

12e jour. (E. 7 à 9 mill.)

Fermeture du sac amniotique.

Involution cloacale.

Capsule surrénale.

13e jour.

Épithélium germinatif.

Conduit de Müller.

Ébauche de la glande génitale.

Œufs de 25 à 28 jours. (E. 5 à 8 mill.)

Racines antérieures des nerfs. — Ganglions rachidiens et crâniens. — Apparition de la substance blanche des centres nerveux.

Membres en forme de palettes.

Bourgeon pulmonaire bilobé.

Torsion et inflexion de l'estomac.

Distinction des cœurs droit et gauche.

Foie volumineux, lobé, remplissant tout le ventre.

Bourgeon pancréatique. — Uretère (évagination du canal de Wolff).

Réseau vasculaire allantoïdien, doublant entièrement le chorion.

Involution cloacale (anale) de l'ectoderme.

Il n'y a plus qu'une artère et une veine omphalo-mésentérique. — Queue encore bien saillante.

5e semaine.

Occlusion des fentes branchiales.

Bourgeon frontal s'approche et va se souder aux bourgeons maxillaires supérieurs.

Cartilage de Meckel.

Pigment choroïdien.

Cloisonnement du bulbe artériel.

EMBRYON DE POULET (*Suite*)	EMBRYON DE LAPIN (*Suite*)	EMBRYON DE L'HOMME (*Suite*)
Début de la veine porte. Veine cave inférieure. — Naissance des reins. Tête égale en volume tout le reste de l'embryon. Aire vasculaire grande comme un sou, appliquée contre la membrane coquillière. Les plaques musculaires se sont avancées dans les parois du corps.		
5ᵉ jour. (E. 10 mill.) Développement de l'allantoïde et des vaisseaux ombilicaux. Allantoïde du volume d'un petit pois. Segments et cartilages des membres. Cartilages des arcs viscéraux et cartilage de la base du crâne et du rachis. Développement de la face. Cloisonnement du bulbe artériel : aorte, artère pulmonaire, et de l'oreillette primitive du cœur. Apparition des valvules sigmoïdes. Péricarde. Involution cloacale. Différenciation des substances grise et blanche de la moelle : cuisses du cerveau se prolongent autour de l'entonnoir et jusque dans les hémisphères. Les deux premiers arcs aortiques ont disparu. Premiers rudiments de la carotide interne et de la carotide externe.	**14ᵉ jour.** (E. 10 à 12 mill.) Cartilaginification de la base du crâne et de la colonne vertébrale membraneuse.	Atrophie de la veine ombilicale droite. — Le placenta s'ébauche. Anse intestinale plus longue. Rudiment du cæcum. Conduit de Müller et glande génitale. Rudiment des organes génitaux externes. Augmentation du liquide amniotique. Segments des membres et première ébauche de la main et du pied. Points d'ossification de la clavicule et du maxillaire inférieur.
6ᵉ jour. L'embryon commence à prendre les caractères qui le font reconnaître comme appartenant		**6 à 8 semaines.** Courbure céphalique du corps commence à

Le nerf optique est plein. Chiasma commence. Dure-mère et pie-mère.

7e jour.

Fentes branchiales fermées.

Langue fait son apparition.

Conduits artériels de Botal.

Chambre à air grandit. Vitellus diminue et la circulation vitelline également. Allantoïde entoure l'embryon de toutes parts. Les arcs neuraux se ferment.

8e jour.

Bec, griffes, sacs plumifères.

Ossification commence (tibia, omoplate, métatarsiens).

Valvules auriculo-ventriculaires.

Naissance des artères vertébrales. Sinus terminal est en voie de régression et le jaune se liquéfie.

Jabot, bourse de Fabricius.

Commencement des paupières. Iris naît comme un étroit anneau à l'ouverture de la choroïde en avant.

Cloison auriculaire complète, sauf au niveau du trou de Botal.

13e jour.

Squelette cartilagineux complet.

Système musculaire assez bien développé.

Points osseux aux os longs, à la clavicule, l'omoplate, à la base du crâne, aux vertèbres.

Capsules surrénales ébauchées.

Iris se colore.

Diminution du jaune et du blanc.

Intestin grêle commence ses circonvolutions.

Formation du grand épiploon et du cæcum.

Le foie très développé emplit tout le ventre.

Corps de Wolff en régression, glande génitale bien ébauchée.

Queue s'atrophie.

Le phallus s'élève sous la forme d'un gland sessile entre les plis génitaux.

La rate a fait son apparition.

Les quatre compartiments du cœur sont ébauchés.

Vésicule ombilicale réduite à un petit corps piriforme rattaché à un grêle et long pédicule.

L'artère omphalo-mésentérique droite, seule persistante, envoie des ramifications à l'anse intestinale qui répondent aux artères mésentériques supérieures.

Ouraque encore perméable, évasé dans son pédicule sous la forme de la vessie urinaire.

Apparition des cartilages de la base du crâne, des vertèbres, des côtes et bientôt des cartilages des membres.

Les paupières se forment, les deux moitiés de la voûte palatine se soudent.

EMBRYON DE POULET (*Suite*)	EMBRYON DE LAPIN (*Suite*)	EMBRYON DE L'HOMME (*Suite*)
L'aire vasculaire s'est rapprochée de la coquille à travers laquelle elle vient puiser l'oxygène nécessaire à l'embryon. Le pli amniotique s'élève des capuchons céphalique, caudal et latéraux, de façon à donner lieu à un pli elliptique continu, qui s'élève du pourtour de l'embryon, se reploie en arrière de lui, monte et l'enveloppe (sac de l'amnios). Du quatorzième au vingtième jour, l'embryon se complète, le sac vitellin s'affaisse et au vingt et unième jour le jeune Poulet brise la coquille de son bec et fait son premier pas dans le monde.		

A la fin du deuxième mois, chez l'Homme, la période embryonnaire est close; les phénomènes de formation les plus essentiels sont accomplis et l'ossification a fait de grands progrès. — La période d'accroissement et de perfectionnement s'ouvre.

Le *fœtus* proprement dit n'est cependant fait que pendant le troisième mois, alors que le chorion s'est subdivisé en chorion lisse et en chorion villeux ou placentaire; que les dépendances de l'épiderme (follicules pilo-sébacés, ongles, bourgeons mammaires) sont nés, les organes génitaux externes différenciés, la cloison périnéale faite et les arcs cartilagineux des vertèbres soudés.

IV. — Développement des annexes embryonnaires ou fœtales.

Les *annexes de l'embryon*, parmi lesquelles rentrent les *enveloppes fœtales*, comprennent : 1° la *vésicule ombilicale;* — 2° la *vésicule allantoïde;* — 3° l'*amnios;* — 4° le *chorion blastodermique;* 5° la *membrane caduque;* — 6° le *placenta.*

1. Vésicule ombilicale. — La *vésicule ombilicale* ou *sac vitellin*, confondue avec la vésicule allantoïde par DIEMERBROECK, ALBINUS, BOEHMER, ROUX et LOBSTEIN, est formée par la splanchnopleure extra-embryonnaire (6, fig. 486). Au début, elle communique largement avec l'intestin, qui est encore réduit à l'état de gouttière dans presque toute son étendue. — Plus tard, par suite de la formation des capuchons céphalique et caudal et des replis latéraux, l'orifice de communication, *ombilic intestinal*, entre l'intestin et la vésicule ombilicale, se rétrécit progressivement; — la vésicule se pédiculise et son canal, *canal omphalo-mésentérique, canal vitellin*, finira par s'oblitérer du trentième au quarantième jour.

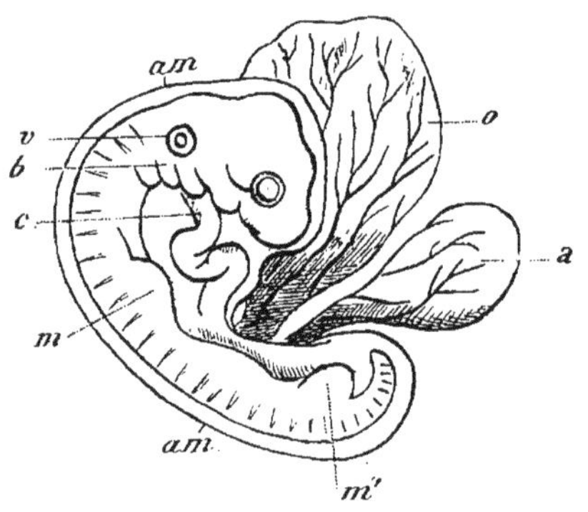

FIG. 481. — Embryon humain de quatre semaines.

a, allantoïde; — *o*, vésicule ombilicale; — *am*, amnios; — *c*, tube cardiaque incurvé en S; — *b*, arcs branchiaux; — *v*, vésicule acoustique; — *m* et *m'*, bourgeons des membres.

Au fond l'intestin et le sac vitellin dérivent d'une seule et même formation, le feuillet fibro-intestinal (cavité digestive primordiale), étranglé en deux cavités secondaires, l'intestin d'une part, le sac vitellin de l'autre, par suite de l'enroulement de l'embryon sur lui-même et du développement de ses capuchons céphalique et caudal et de ses lames ventrales (3, fig. 482).

Développée dans le cœlome externe, la vésicule ombilicale est en relation avec le chorion blastodermique (10, fig. 486); — son développement est complet vers la quatrième semaine, époque à laquelle elle a le volume d'une grosse noisette. — Sa paroi se compose de deux tuniques, l'une externe, constituée par du tissu conjonctif, l'autre interne, formée d'un épithélium polyédrique. — Ses vaisseaux, *vaisseaux omphalo-mésentériques*, ne sont autres que ceux qui couvraient l'aire vasculaire du blastoderme (14, fig. 482). Ils n'existent que dans l'hémisphère de la vésicule qui regarde l'embryon et sont admirablement disposés pour pomper les sucs nutritifs, puisqu'ils englobent le jaune (dans les œufs méroblastiques), comme un filet enveloppe le ballon qu'il contient.

A partir de la cinquième ou sixième semaine, époque à laquelle se développe l'allantoïde, la vésicule ombilicale s'atrophie. Du quatrième au cinquième mois, elle est cependant encore visible

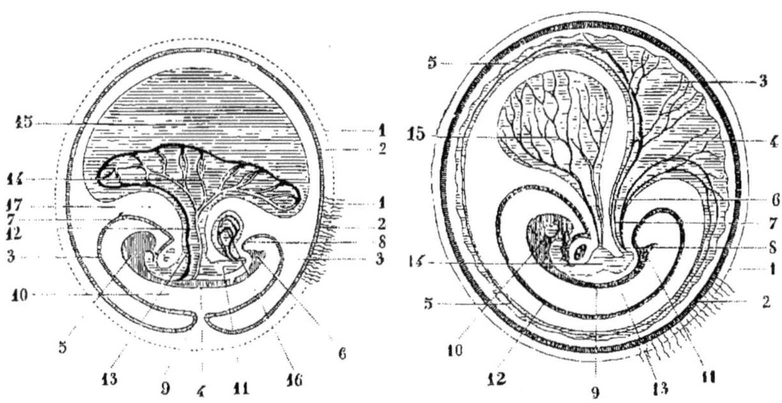

Fig. 482. — Œuf de vingt à vingt-cinq jours. — Développement de l'amnios et origine de la vésicule allantoïde.

Fig. 483. — Œuf d'environ trente jours. — Formation de l'allantoïde et du placenta.

Fig. 482. — 1, membrane vitelline (premier chorion) ; — 2, membrane séreuse (deuxième chorion dont les villosités ont été représentées en un point seulement de la surface de l'œuf) ; — 3, portion réfléchie de la membrane séreuse ou chorion blastodermique constituant l'amnios ; — 4, 5, 6, embryon ; — 7, capuchon céphalique, et 8, capuchon caudal de l'amnios ; — 9, ombilic amniotique ou dorsal ; — 10, cavité de l'amnios ; — 11, intestin ; — 12, conduit vitello-intestinal ou cordon omphalo-mésentérique ; — 13, 14, vaisseaux omphalo-mésentériques allant se ramifier sur la vésicule ombilicale, 15 ; — 16, début de la vésicule allantoïde ; — 17, cavité amnio-choriale.

Fig. 483. — 1, membrane vitelline atrophiée (premier chorion) ; — 2, chorion blastodermique (deuxième chorion ou vésicule séreuse) ; — 3, allantoïde, avec 4, sa portion placentaire, et 5, la portion qui formera le chorion allantoïdien ou vasculaire ; — 6, vaisseaux ombilicaux ; — 7, pédoncule de l'allantoïde, dont une portion, 8, deviendra la vessie urinaire ; — 9, 10 et 11, embryon ; — 12, amnios ; — 13, cavité de l'amnios ; — 14, intestin donnant naissance à l'allantoïde par son extrémité postérieure ; — 15, vésicule ombilicale en voie d'atrophie.

sous la forme d'un petit corps piriforme et blanchâtre, à peu près de la grosseur d'un pois, situé entre l'amnios et le chorion, vers la marge du placenta. Son pédicule et ses vaisseaux, quoique très atrophiés, sont encore visibles (1). — A la fin de la gestation, on la retrouve tantôt sur la marge du placenta, tantôt dans l'épaisseur du cordon. — Son pédicule (2) n'est plus qu'un cordon fibreux très grêle, souvent rompu, et son contenu a subi la dégénération graisseuse et alcalino-terreuse.

La vésicule ombilicale est loin d'avoir conservé chez les Placentaliens l'importance qu'elle a chez les Oiseaux, les Reptiles et les Squales. Chez les premiers elle ne contient jamais qu'un peu de liquide albumineux ; — son existence n'est plus que très temporaire et son rôle est terminé quand paraît l'allantoïde (3).

2. Allantoïde. — La *vésicule allantoïde* naît du douzième au quinzième jour sous la forme d'un bourgeon creux émané de la paroi antérieure de l'intestin terminal (4), et s'avance progressivement dans le cœlome externe (16, fig. 482, et *al*, fig. 486).

Lorsque le rapprochement des parois ventrales a réduit l'éven-

(1) Les vaisseaux omphalo-mésentériques disparaissent au troisième mois de la vie utérine en commençant par la vésicule. — Ils peuvent cependant persister exceptionnellement jusqu'à l'anneau ombilical.

(2) Le conduit vitello-intestinal pourrait persister à titre très exceptionnel (VELPEAU, MÜLLER, BÆR, TIEDEMANN, SCHOTTELIUS, etc.). — (Voy. BURDACH, *Physiol.*, t. III, p. 450 ; — SCHOTTELIUS, *Berlin. klin. Woch.*, 8 nov. 1880.) — La dernière portion de l'iléon porte environ une fois sur quatre-vingts à cent sujets (voy. p. 393) *un diverticule* unique plus ou moins long et plus ou moins volumineux, relié à l'ombilic ou perdu dans le ventre par une extrémité libre ; ce diverticule, *diverticule de l'iléon, diverticule de Meckel*, est le vestige du canal omphalo-mésentérique. Certains auteurs pourtant estiment que cette explication est insuffisante lorsque le diverticule est terminé par une extrémité libre, et surtout lorsqu'il est double. C'est alors qu'ils invoquent l'existence d'une anomalie atavique représentant les appendices iliaux qu'on rencontre chez nombre d'animaux, notamment les Rongeurs. Quoi qu'il en soit, ces diverticules peuvent devenir le siège d'étranglement intestinal (voy. MECKEL, *Manuel d'anatomie*, t. III, p. 431 ; — CAZIN, *Thèse de Paris*, 1862, et *Académie de médecine*, 1877 ; — SIDNEY COUPLAND, *Journ. of Anat.*, p. 617, 1876 ; — L. AUGIER, *Thèse de Paris*, 1888).

(3) VAN BENEDEN et JULIN, en rapprochant leurs observations de celles de KUPFFER et de SELENKA, pensent trouver dans le proamnios céphalique du Lapin la clef de la curieuse disposition des membranes des Cheiroptères connues sous le nom de renversement des feuillets (voy. p. 910). Les enveloppes fœtales de la Souris, telles que les décrit SELENKA, formeraient le passage entre le proamnios du Lapin réduit à un capuchon céphalique et les modifications extrêmes avec apparence d'inversion complète des feuillets blastodermiques que présente l'embryon du Cobaye.

(4) Les embryologistes ne sont pas d'accord sur l'origine de l'allantoïde. — Les uns (COSTE, BÆR, RATHKE, BISCHOFF, BALFOUR, HIS, HENSEN, KUPFFER, BORNHAUPT, MATHIAS DUVAL, BONNET, etc.) la font provenir d'un diverticulum de l'intestin terminal, par conséquent d'une évagination endodermique ; — les autres (CH. ROBIN, O. CADIAT, etc.) la font sortir d'un cæcum cloacal, de provenance ectodermique par conséquent si l'on admet avec eux que le cloaque est en partie d'origine ectodermique (voy. p. 425). Enfin, certains (REICHERT, REMAK, KÖLLIKER, etc.) accordent bien que la vésicule allantoïde est tapissée par un prolongement de l'endoderme, mais ils soutiennent qu'elle paraît d'abord comme un renflement plein, simple ou double, provenant de la splanchnopleure à la paroi ventrale de l'intestin postérieur.

L'existence de l'*exstrophie vésicale* et de l'*épispadias* laisse supposer que la paroi de la vésicule allantoïde peut manquer dans un de ses points.

tration primitive de l'embryon à un petit orifice, *ombilic cutané*, la vésicule allantoïde sort de l'abdomen par cette ouverture, et dès lors elle est subdivisée en deux portions : une intra-embryonnaire, qui s'ouvre dans l'intestin postérieur, ou plutôt le cloaque, et donnera naissance à la vessie, à l'ouraque et au sinus uro-génital ; l'autre extra-embryonnaire, qui s'étend dans le cœlome externe, sous la forme d'un parapluie (*al*, fig. 488), et s'épanouit à la face profonde du chorion blastodermique (1). Ses parois sont formées par la splanchnopleure, puisque nous avons dit qu'on peut la considérer comme une évagination de la paroi ventrale de l'intestin postérieur.

Lorsque la vésicule allantoïde s'est pédiculisée, on trouve dans ce pédicule deux artères, les *artères allantoïdiennes, artères ombilicales*, qui proviennent des aortes descendantes, et plus tard des iliaques, lorsque les deux aortes descendantes se sont fusionnées (t. I, p. 523), et deux veines, *veines allantoïdiennes, veines ombilicales* (t. I, p. 659), qui ramènent le sang au tronc des veines omphalo-mésentériques (fig. 495 et 496).

Une fois qu'elle a pénétré dans le cœlome externe, elle filtre, pour ainsi dire, entre le chorion, l'amnios et la vésicule ombilicale, et vient s'étaler à la face profonde de la séreuse de von Bær, avec laquelle elle contracte des connexions intimes (allanto-chorion). — Ses vaisseaux pénètrent les villosités du chorion, et ainsi se forment à la surface de l'œuf des saillies arborescentes et vasculaires (chorion villeux), constituées par le tissu allantoïdien et doublées par la séreuse de von Bær (chorion blastodermique). Nous verrons qu'une partie seulement de ces villosités persiste dans la suite pour former le placenta fœtal.

L'allantoïde est toujours formée de deux tuniques : l'une, externe, de nature lamineuse, dans laquelle rampent les vaisseaux ; l'autre, interne, de nature épithéliale. — Elle contient un liquide, *liquide allantoïdien*.

De couleur jaune ambré, ce liquide contient de l'albumine (LASSAIGNE, DASTRE), du sucre (CL. BERNARD, MAJEWSKI, etc.), de l'acide urique et de l'urée (WÖHLER, SCHLOSSBERGER, etc.) et de l'allantoïne (VAUQUELIN, LASSAIGNE, LIEBIG, etc.). — Sa réaction est alcaline, et sa densité augmente à mesure que l'on s'approche du terme de la gestation. L'existence de l'urée (3 pour 1000) dans le liquide allantoïdien a conduit certains auteurs à le rapprocher de l'urine, et peut-être les reins primordiaux y déversent-ils le produit de leur sécrétion.

(1) Suivant JANOSIK (*Arch. f. mikr. Anat.*, XXX, 1887) qui a étudié l'organe chez un embryon de 3 millimètres, il n'existe pas d'allantoïde libre et vésiculeuse chez l'embryon humain. De l'intestin postérieur part un canal épithélial qui accompagne les artères ombilicales, et canal et artères ombilicales abandonnent le corps de l'embryon et vont se jeter dans le chorion.

— Cependant la vésicule allantoïde ne saurait être considérée chez les Vertébrés supérieurs uniquement comme une vessie urinaire primitive. — Son rôle essentiel, dans ces animaux, est de créer entre la mère et le fœtus un appareil intermédiaire qui permet au second d'emprunter à la première les matériaux nutritifs et l'oxygène de son sang. — Dès que cet appareil, qui porte le nom de placenta, existe, la mission de l'allantoïde extra-embryonnaire est accomplie. — Elle s'atrophie et disparaît. On en retrouve les débris entre l'amnios et le chorion, où, mélangés au tissu interannexiel, ils constituent le *magma réticulé* de Velpeau, *membrane intermédiaire* de Bischoff, *membrane lamineuse* de Joulin, *membrane limite* de Jungbluth.

Si la vésicule ombilicale existe chez tous les Vertébrés, il n'en est pas de même de la vésicule allantoïde.

Celle-ci n'existe que chez les animaux qui respirent par des poumons. — D'où la grande division des Vertébrés en *allantoïdiens* et en *anallantoïdiens* établie par MILNE-EDWARDS, division qui correspond à celle dans laquelle les mêmes animaux sont classés en deux grands groupes : les *amniotes* et les *anamniens*, car *l'existence de l'allantoïde suppose celle de l'amnios.*

En effet, l'allantoïde est un organe qui sert à la respiration des animaux plongés dans les eaux de l'amnios (Oiseaux) ou qui sert par ses villosités vasculaires à l'absorption des matériaux nutritifs fournis par la mère (Mammifères).

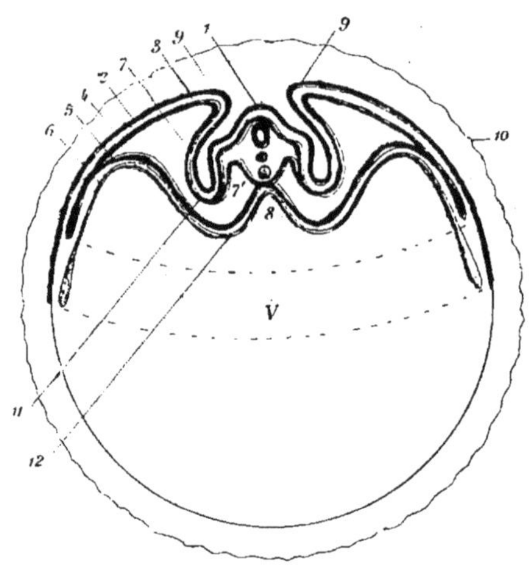

FIG. 484. — Coupe transversale du blastoderme pour montrer la formationde l'amnios.

1, ectoderme embryonnaire; — 2, ectoderme extra-embryonnaire ; — 3, 3, mésoderme somatique, et 5, mésoderme splanchnique; — 6, endoderme; — 7, cœlome externe, et 7', cœlome interne ou cavité pleuro-péritonéale ; — 8, gouttière intestinale ; — 9, replis amniotiques latéraux limitant l'ombilic amniotique; — 10, membrane vitelline; — 11, lames ventrales; — 12, bords de la gouttière intestinale.

Chez les Amphibiens, l'allantoïde ne sort point du ventre; elle représente toute la vessie urinaire. — Chez les Vertébrés plus élevés, elle émerge de l'abdomen, mais elle meurt peu de temps avant l'éclosion ou au moment de la naissance soit dans sa totalité (Reptiles, Oiseaux), soit seulement dans sa portion extra-embryonnaire (Mammifères).

Dans ce dernier cas, la portion intra-embryonnaire, celle qu'emprisonnent dans l'abdomen les lames ventrales en se rapprochant, donne naissance à la vessie et à l'ouraque.

Chez les Marsupiaux et les Monotrèmes qui n'ont point de placenta, l'allantoïde reste ce qu'elle était chez les Sauropsidés, un simple sac rempli de liquide étalé à la face profonde du chorion, et il est à supposer que comme chez l'Oiseau elle fonctionne comme vessie urinaire pendant la vie fœtale.

La vésicule allantoïde paraît donc bien avoir été originairement une vessie urinaire qui a acquis plus tard des fonctions respiratoires (Reptiles, Oiseaux, Marsupiaux) ou de nutrition (Mammifères) (1).

3. Chorion blastodermique et amnios. — L'étude de la formation du *chorion* ne peut être séparée de celle du développement de l'*amnios*. — Ce sont là deux formations, nous allons le voir, qui ont une commune origine.

Nous avons déjà dit qu'à un moment donné un étranglement circulaire séparait en deux parties la vésicule blastodermique, l'embryon, d'une part, le sac vitellin, de l'autre (p. 888), — et qu'au niveau de l'étranglement, et plus loin encore, le feuillet moyen était aussi bien dédoublé qu'il l'est dans l'intérieur de l'embryon. — Il s'ensuit que la paroi de la vésicule blastodermique, en dehors de l'embryon, est formée de deux feuillets séparés par une fente, le *cœlome externe*.

Le feuillet interne répond à la splanchnopleure extra-embryonnaire et constitue la paroi du sac vitellin ; — le feuillet externe est formé par la somatopleure : c'est de lui que dérivent à la fois et le *chorion blastodermique* et l'*amnios*. — L'un et l'autre proviennent de la paroi ventrale primitive du corps de l'embryon de la façon suivante.

Tandis que l'embryon s'incurve en avant et s'enfonce vers le centre de la vésicule blastodermique, la partie marginale de sa somatopleure s'incurve en arrière et donne naissance aux capuchons amniotiques céphalique et caudal (2, fig. 482) et aux replis amniotiques latéraux (9, 9, fig. 484). — Ces replis du feuillet fibro-cutané se portent en arrière, de façon à se prolonger en forme de voûte sur le dos de l'embryon (9, fig. 484) et au delà, et se continuent à la face profonde de la membrane vitelline avec le reste de la somatopleure (4, fig. 485).

La portion des replis qui remonte sur le dos de l'embryon formera l'amnios (11, fig. 486) ; — celle qui tapisse la face interne de la membrane vitelline donnera naissance au chorion blastodermique (2, fig. 486). Entre les deux se trouve un espace qui communique avec le cœlome interne et qui n'est autre que le prolongement en arrière de l'embryon du cœlome externe. — Tant que les replis amniotiques ne se sont point rejoints, il y a entre eux, au niveau du dos de l'embryon, et entre celui-ci et la membrane vitelline, un trou, un hiatus, l'*ombilic amniotique* ou *ombilic dorsal*

(1) La vésicule allantoïde atteint tout son développement chez les Carnivores, les Solipèdes et les Ruminants. — Dans ces derniers son développement est tellement grand que l'embryon se trouve finalement englobé dans son allantoïde.

Chez les Rongeurs, au contraire, l'embryon est environné par sa vésicule ombilicale qui persiste avec ses vaisseaux jusqu'à la fin de la gestation.

(3, fig. 486). — Mais comme ces replis convergent progressivement vers ce trou, ils finissent par se rejoindre, par s'unir et se souder. — A partir de ce moment, l'ombilic amniotique a vécu, et les somatopleures du blastocyste (7, 8, 9, 10, fig. 485) ont donné naissance à deux poches membraneuses renfermées l'une dans l'autre. — L'une, interne, enveloppe directement l'embryon, c'est l'*amnios* (1) (1, fig. 486); — l'autre, externe, c'est le *chorion blastodermique*, *membrane séreuse de von Bær*, *faux amnios de Pander*, *membrane subzonale de Turner* (12, fig. 486). — Les parois de la poche amniotique se continuent avec celles du ventre de l'embryon au niveau de l'ombilic cutané; — dans sa cavité s'amasse un liquide, *eaux de l'amnios*, dans lequel baigne l'embryon. — Quant au chorion, il est pénétré plus tard par les houppes vasculaires de l'allantoïde, et acquiert des villosités rameuses, sur lesquelles nous allons bientôt revenir.

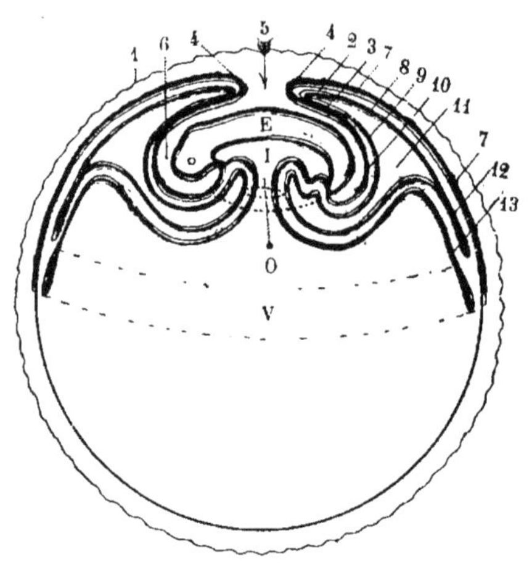

Fig. 485. — Coupe sagittale du blastoderme pour montrer la formation de l'amnios.

E, embryon; — V, vésicule ombilicale; — I, intestin; — O, orifice intestino-vitellin; — 1, membrane vitelline; — 2, mésoderme, et 3, ectoderme du capuchon amniotique caudal; — 4, replis amniotiques céphalique et caudal limitant l'ombilic amniotique ou dorsal, 5; — 6, capuchon céphalique de l'amnios; — 7 et 8, feuillet fibro-cutané; — 9 et 10, feuillet fibro-intestinal; — 11, cœlome externe; — 12, terminaison périphérique du mésoderme; — 13, terminaison périphérique de l'endoderme. — L'ectoderme est en *bleu*, le mésoderme en *rouge* et l'endoderme en *vert*.

Pendant quelque temps les deux poches sont reliées entre elles par un petit filament, vestige de la cicatrice de l'amnios au niveau de l'ombilic amniotique (3, fig. 486). — Plus tard, ce filament

(1) Le cœur est recouvert par l'amnios, qui s'insère au-dessous de l'enfoncement bucco-nasal, descend jusqu'à l'ouverture de l'*aditus anterior* et remonte ensuite en se rejetant en arrière pour couvrir et englober l'extrémité céphalique (E, fig. 488).

Quand les fentes et les arcs branchiaux sont développés, l'amnios s'insère au-dessous, et finalement avec le développement de ces arcs qui donnent origine à la partie inférieure de la face, au cou et à la région thoracique, il descend jusqu'au voisinage du point où sera l'ombilic. Ce mouvement de descente, ainsi que celui du cœur, est purement relatif, ce n'est point l'insertion du repli amniotique qui s'abaisse, c'est la face et la région cervico-thoracique qui se développent.

disparaît, le chorion est absolument indépendant de l'amnios. — Ces deux organes laissent entre eux un espace dans lequel viendra se loger plus tard l'allantoïde, et qui diminue d'étendue au fur et à mesure que l'amnios prend plus d'extension. C'est à cet espace (*a*, fig. 488) que l'on a donné le nom de *cavité amnio-choriale* (cœlome externe), remplie de liquide albumineux ou comblée par un tissu muqueux (Ruminants), auquel DASTRE a donné le nom de *tissu interannexiel*.

Chez les Rongeurs et les Cheiroptères, l'amnios, selon VAN BENEDEN et CH. JULIN, ne se formerait pas tout à fait comme nous venons de l'exposer. — Dans ces groupes, tout l'amnios dériverait du capuchon amniotique caudal; — la mince enveloppe qui revêt l'extrémité céphalique, *proamnios* (1), disparaîtrait à mesure que la gaine amniotique caudale se développe et grandit (2).

L'importance de ces deux enveloppes fœtales nous oblige à nous arrêter un instant sur chacune d'elles.

a. *Amnios.* — L'amnios constitue l'*enveloppe interne* de l'œuf. — Lorsqu'il vient de se séparer du chorion blastodermique, il constitue une membrane transparente qui recouvre immédiatement la surface du corps de l'embryon, — et, à ce moment, la plus grande partie de l'œuf est occupée par la vésicule ombilicale, l'allantoïde et le cœlome externe. — Mais, au fur et à mesure que s'accroît la paroi ventrale de l'embryon et à mesure que se produit, par conséquent, la fermeture de la cavité générale du corps, l'amnios prend de l'extension; sa cavité s'accroît et le liquide amniotique s'y accumule progressivement, en même temps que les vésicules ombilicale et allantoïde et que la cavité amnio-choriale subissent la régression. — Il s'ensuit que l'amnios finit par tapisser toute la surface

(1) Le *proamnios* est cette partie didermique précéphalique de la gaine amniotique dépourvue de mésoderme. — L'embryon se coiffe de ce proamnios lorsqu'il s'incurve en avant et paraît passer à travers la lacune qui existe à ce niveau dans l'aire vasculaire (*trou interamniotique*) pour faire saillie dans la cavité blastodermique. — A mesure que l'embryon descend dans le vrai amnios (gaine caudale), le proamnios s'atrophie et disparaît.

VAN BENEDEN et JULIN pensent trouver dans le proamnios du Lapin la clef du *renversement des feuillets* chez le Cochon d'Inde. — Il suffirait pour cela, suivant eux, de supposer que l'embryon effectue sa descente vers le centre du blastocyste à un stade très jeune, alors que l'expansion du mésoderme n'a pas encore dépassé les bords de la tache embryonnaire; — dans ces conditions, il se formera un sac proamniotique complet et l'allantoïde ne pourra se mettre plus tard en rapport avec le placenta utérin qu'à la condition de s'insinuer entre les deux feuillets de ce sac.

On trouverait un stade intermédiaire à cette disposition achevée dans les enveloppes fœtales de la Souris telles que les a décrites SÉLENKA, et des ébauches de la même formation chez le Lézard, le Poulet et le Chien (VAN BENEDEN).

(2) His également admet que l'amnios de l'embryon humain se forme exclusivement aux dépens du capuchon caudal seul, le pédicule abdominal rattachant toujours l'embryon au chorion (l'allantoïde monte dans ce pédicule muqueux), et l'amas endodermique se différenciant sur place en intestin primitif et sac vitellin qui est toujours loin d'occuper toute la cavité du blastocyste.

interne du chorion avec les parties qui sont placées en dehors du corps de l'embryon. Il se réfléchit sur le canal omphalo-mésentérique et sur le pédoncule de l'allantoïde, autrement dit sur ce qui sera plus tard le cordon ombilical, et vient se continuer avec les parois du corps au niveau de l'ombilic (*am*, fig. 481).

Les parois de l'amnios sont composées de deux feuillets : l'un interne, épithé-

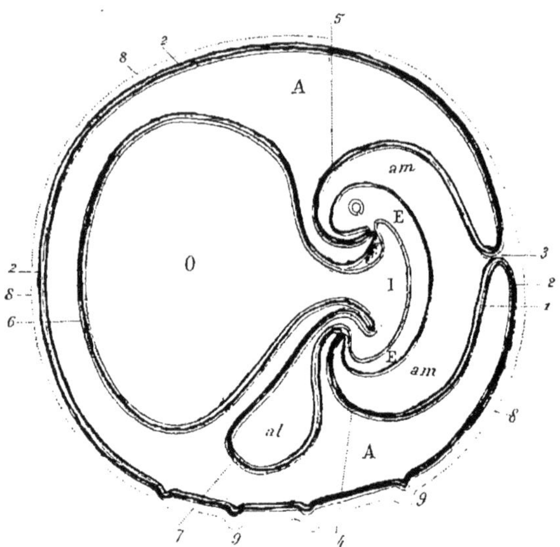

Fig. 486. — Développement de l'amnios et de l'allantoïde.

E, E, embryon ; — O, vésicule ombilicale ; — A, cavité amnio-choriale ; — I, intestin ; — *al*, allantoïde ; — *am*, cavité de l'amnios ; — 1, amnios (somatopleure extra-embryonnaire) ; — 2, séreuse de Von Bær ou chorion blastodermique ; — 3, ombilic amniotique ; — 4, capuchon caudal, et 5, capuchon céphalique de l'amnios ; — 6, paroi de la vésicule ombilicale (splanchnopleure extra-embryonnaire) ; — 7, paroi de l'allantoïde (splanchnopleure extra-embryonnaire) ; — 8, membrane vitelline ; — 9, 9, ébauches des villosités choriales.

lial, — l'autre externe, fibreux (1). — Au niveau du cordon ombilical, l'épithélium pavimenteux simple de l'amnios devient stratifié et se continue avec l'épiderme de la peau du ventre ; le feuillet fibreux se continue avec le derme de la peau au pourtour de l'ombilic.

L'épithélium de l'amnios, surtout au voisinage du cordon, fournit à peu près constamment (Winckler) de petits prolongements auxquels A. Müller a donné le nom de *caroncules amniotiques*. — Ces caroncules peuvent devenir rameuses ; c'est ce que Ahlfeld a appelé des villosités amniotiques.

Quant à la tunique fibreuse, la plupart estiment qu'elle est dépourvue de

(1) On y a admis l'existence de fibres musculaires lisses pour expliquer la contractilité de la poche amniotique observée par certains auteurs (Bær, Remak, Vulpian, etc.).

vaisseaux sanguins; mais il résulte des recherches de JUNGBLUTH, WALDEYER, WISSOTSKY, DASTRE, PEYROT et CAMPENON, que l'amnios renferme quelques vaisseaux qui s'oblitèrent dans les derniers mois de la gestation. — Lorsque, par exception, ils persistent, ils donnent lieu à l'hydropisie de l'amnios (TARNIER et CHANTREUIL).

Le *liquide amniotique* (eaux de l'amnios) est un liquide alcalin dont la composition rappelle celle du sérum sanguin. — Sa densité est de 1007 à 1010 et sa quantité, variable avec l'époque de la gestation, atteint près d'un litre vers le sixième mois pour décroître un peu ensuite. — Son origine a donné lieu à diverses controverses.

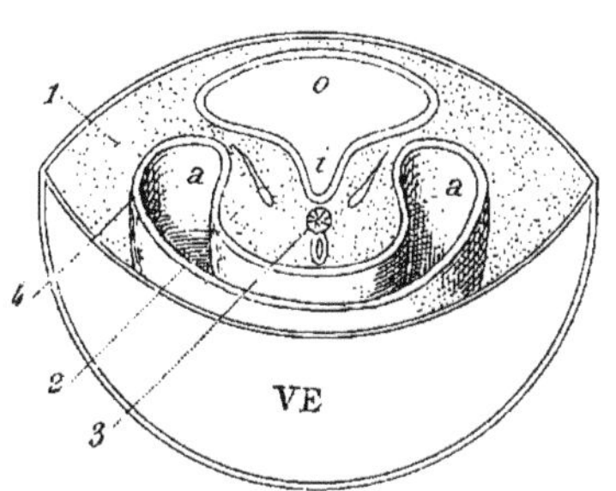

FIG. 487. — Coupe horizontale de l'œuf vue de profil.

VE, vésicule séreuse; — *a*, *a*, amnios; — O, vésicule ombilicale (sac vitellin); — *i*, gouttière intestinale; — 1, cavité amnio-choriale; — 2, fente pleuro-péritonéale; — 3, corde dorsale.

Chez les Sauropsidés dont le développement se fait en dehors de la mère, il est incontestable que le liquide amniotique provient du fœtus. — JUNGBLUTH le considère comme étant fourni par exsudation des *vasa propria* de l'amnios, tandis que PROCHOWNICK soutient qu'il provient en grande partie des reins et de la peau du fœtus.

Ce qui ne veut pas dire cependant que la mère ne soit pour rien dans sa production. — On sait en effet que l'hydramnios coïncide souvent avec l'anasarque de la mère. Les récentes recherches de FEHLING (1886) semblent même démontrer que le liquide amniotique n'est qu'un produit de transsudation du sérum du sang maternel.

Quoi qu'il en soit, le liquide amniotique joue un double rôle; il permet au fœtus de se développer sans entraves environnantes et le met à l'abri des compressions et des chocs extérieurs.

Nous ne connaissons pas encore dans les Vertébrés inférieurs d'organe qui ait pu donner naissance à l'amnios des Vertébrés supérieurs.

b. *Chorion*. — Le *chorion* constitue l'*enveloppe moyenne* de l'œuf. — Dans les premiers jours, il est représenté par une membrane mince, transparente et lisse. — Dès la seconde semaine, il s'élève de sa surface un grand nombre de prolongements villeux, qui donnent à l'œuf l'aspect d'une pomme épineuse. — C'est là l'origine des *villosités choriales*, qui ne deviennent vasculaires que lorsque l'allantoïde est venue s'adosser à la face interne du chorion et a détaché des vaisseaux qui pénètrent les villosités du chorion dont ils se coiffent (1, fig. 488).

A la cinquième semaine le chorion est recouvert de villosités vasculaires dans toute son étendue (*chorion touffu*, *chorion rameux*, *chorion frondosum*). — Mais cette disposition n'est que temporaire.

— Bientôt le chorion perd ses villosités dans la plus grande partie de sa surface (*chorion lisse*, *chorion lœve*); — elles ne persistent que dans la région de l'œuf qui répond à la paroi utérine. — Là, c'est-à-dire au niveau de la caduque sérotine (voy. p. 945), non seulement les villosités choriales persistent, mais elles se développent considérablement, s'enchevêtrent avec les nombreux vaisseaux

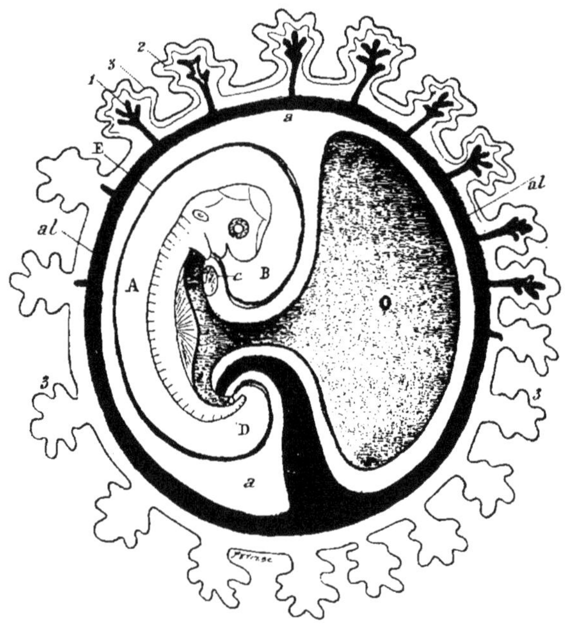

Fig. 488. — Développement de l'allantoïde.

1, 2, 3, villosités allanto-choriales : 1, houppe vasculaire terminale des vaisseaux allantoïdiens; — 2, chorion blastodermique ou membrane séreuse, et 3, membrane vitelline; — *al*, allantoïde; — *a*, cavité amnio-choriale ou cœlome externe; — E, amnios; — A, cavité de l'amnios; — B, capuchon céphalique, et D, capuchon caudal de l'amnios; — *i*, *i*, intestin; — V, canal vitello-intestinal; — O, vésicule ombilicale; — *c*, cœur.

qui sillonnent cette caduque, et finalement donnent naissance au placenta fœtal (voy. p. 958).

Par sa surface intérieure, le chorion est en rapport dans les premiers temps de la gestation avec le cœlome externe (cavité amnio-choriale), et par son intermédiaire avec la vésicule ombilicale, l'amnios et l'allantoïde en voie de développement. — Puis la cavité amnio-choriale disparaît et l'amnios vient se mettre en contact avec la surface du chorion, non pas directement cependant, mais par l'intermédiaire de ce que nous avons appelé le magma réticulé (p. 935).

A la fin de la gestation, le chorion se présente sous l'aspect d'une membrane fibreuse peu résistante, si intimement accolée à la face profonde de la caduque ovulaire (voy. p. 947), qu'il est difficile d'en reconnaître exactement les limites.

La constitution intime du chorion a donné naissance à diverses opinions : la membrane vitelline, la somatopleure extra-embryonnaire et la vésicule allantoïde entrent dans la texture du chorion. — Pour les uns, ces trois feuillets coexistent superposés jusqu'à la fin de la grossesse; — pour les autres, ils se succèdent. — Selon COSTE, la membrane vitelline forme un *premier chorion* (avec villosités) qui s'atrophie dans la suite et disparaît lorsque les enveloppes ovulaires sont complètement formées ; — un *deuxième chorion* est représenté par la membrane séreuse de Von Bær; — enfin, celui-ci serait à son tour remplacé par un *troisième chorion*, qui ne serait autre chose que l'allantoïde atrophiée. — Mais on peut admetttre aujourd'hui que seule la membrane vitelline disparait; — le *chorion définitif* est représenté à la fois par la séreuse de Von Bær et par la vésicule allantoïde, intimement unies l'une à l'autre (*allanto-chorion*, *chorion amniogène*).

Le chorion comprend deux couches : l'une externe, épithéliale; — l'autre interne, fibreuse. — C'est dans l'épaisseur de cette dernière que rampent les vaisseaux du chorion qui proviennent des artères et des veines ombilicales. — Chez les Ruminants, DASTRE a signalé dans cette couche l'existence de *plaques calcaires* qui paraissent tenues là en réserve pour le moment où commencera l'ossification, car elles disparaissent quand celle-ci se fait.

Les destinées du chorion sont très voisines de celles de l'allantoïde. — Si celle-ci semble ne s'étaler au dehors de l'embryon que pour servir de guide aux vaisseaux ombilicaux qui se portent dans les villosités, le chorion de son côté parait ne se développer que pour présider à la formation du placenta.

Les dispositions les plus primitives du chorion sont réalisées chez les Cétacés, quelques Ruminants, le Cheval et le Porc. — Il consiste chez eux dans de simples villosités qui s'enfoncent dans les parois de l'utérus. — Chez la plupart des Ruminants, ces villosités se concentrent en petits groupes qui constituent ce que l'on connait sous le nom de *cotylédons* (voy. p. 958).

4. Membrane caduque. — Jusqu'alors les enveloppes ovulaires que nous avons étudiées provenaient directement de la vésicule blastodermique, et peuvent être considérées comme émanant des parois primitives de l'embryon. — Mais avec la greffe de l'œuf sur la paroi de l'utérus, il survient des modifications considérables de la muqueuse utérine, qui aboutissent à la formation de ces enveloppes qui entourent celles du fœtus et auxquelles on a donné le nom de *membranes caduques*, à cause même de leur chute ultérieure.

La membrane caduque est l'*enveloppe externe* de l'œuf. — Elle recouvre le chorion et se constitue aux dépens de la muqueuse utérine (1).

(1) Signalée par ARÉTÉE, F. D'ACQUAPENDENTE, HARVEY, HALLER, ALBINUS; tenue comme une exsudation plastique, une couche de lymphe coagulable sécrétée par la

Lorsque l'œuf fécondé arrive dans l'utérus, huit jours environ après la rupture de l'ovisac, il rencontre la muqueuse gonflée, turgescente et formant des plis que l'on a comparés aux circonvolutions cérébrales. — Il ne peut longtemps cheminer dans ce dédale sans s'y perdre. — Aussi le voit-on se greffer le plus ordinairement au voisinage de l'embouchure utérine des trompes (1, fig. 489).

La muqueuse utérine continue son mouvement d'hypertrophie autour de l'œuf; — elle s'élève autour de lui, l'environne et l'enlace de façon à lui former une sorte de niche ou de nid. — A un moment donné ce bourrelet ou repli circulaire constitue une sorte de calice, qui ne communique plus avec la cavité utérine que par un petit orifice, appelé *ombilic de la caduque*, et l'œuf apparaît comme logé dans une capsule à la façon du gland du chêne; — un peu plus tard, cet orifice se ferme, et dès lors l'œuf est en possession de sa *troisième enveloppe*, la *membrane caduque*, ainsi appelée parce qu'elle tombe et est expulsée avec l'œuf au moment de l'accouchement.

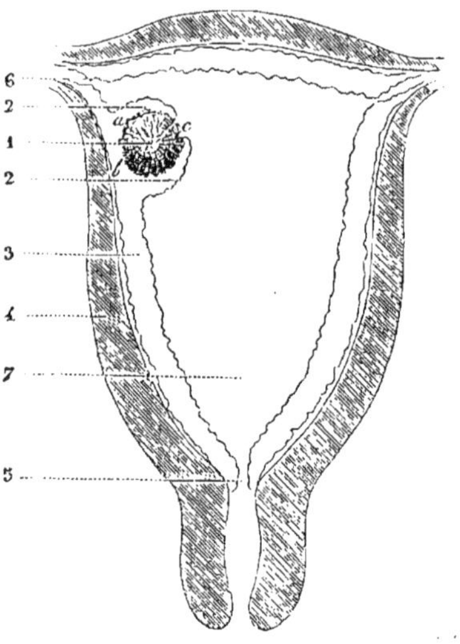

Fig. 489. — Formation de la membrane caduque.

1, ovule revêtu des villosités du premier chorion; — 2, coupe du bourrelet circulaire de la muqueuse utérine qui végète autour de l'ovule et qui formera la caduque réfléchie ou fœtale; — 3, caduque maternelle formée par la muqueuse utérine hypertrophiée; — 4, corps de l'utérus; — 5, orifice inférieur de la caduque; — 6, son orifice tubaire droit; — 7, cavité utérine; — *a*, *b*, caduque inter-utéro-placentaire; — *c*, ombilic ovulaire de la caduque.

A partir de ce moment, la muqueuse de l'utérus est subdivisée en trois portions : 1° une partie qui enveloppe l'œuf, *caduque ovulaire*, *caduque réfléchie*; — 2° une partie située entre l'œuf et la paroi utérine, *caduque intermédiaire*, *caduque sérotine*, *caduque utéro-placentaire*; — 3° le reste de la muqueuse, *caduque directe*, *caduque vraie*, *caduque utérine*, qui continue à tapisser la cavité utérine et qui se continue autour de l'œuf avec la caduque ovulaire.

surface intérieure de la matrice par Hunter, Moreau, Bojanus, Breschet et Velpeau, la *membrane caduque* fut reconnue comme la muqueuse de l'utérus par Sabatier, Meyer, Seigler, Geohegan, Mongoméry, C.-H. Weber, Ed. Weber, John Reid, Robert Lee, Sharpey, opinion qui a été mise hors de doute par Coste, Courty et Ch. Robin.

Autrement dit, l'œuf fécondé, lorsqu'il parvient dans l'utérus, y subit un véritable enkystement, et de la sorte acquiert son enveloppe externe. — Ses houppes villeuses s'enfoncent dans les caduques ovulaire et sérotine, et comme autant de racines vont y puiser les matériaux nutritifs nécessaires à la vie et au développement de l'embryon dans ses premiers jours.

Dès le début, on le conçoit, l'œuf est si petit qu'il n'occupe qu'une faible partie de la cavité utérine. — Mais dans la suite, vers le troisième mois, il est devenu assez volumineux pour que sa périphérie vienne se mettre en contact avec les parois de l'utérus. — C'est alors que la caduque ovulaire vient s'appliquer contre la caduque utérine en passant en pont au niveau des orifices utérins des oviductes et de l'orifice interne du col.

Jusqu'alors cependant, il n'y a que contact entre les deux caduques utérine et ovulaire; mais, à partir du quatrième mois, ces deux membranes commencent à s'unir et à se souder, de telle façon qu'elles ne forment bientôt plus qu'une seule et unique enveloppe, qui, en se fusionnant avec la séreuse de Bær, donne naissance à l'enveloppe la plus externe de l'œuf ou chorion définitif.

Mais, au fur et à mesure que l'œuf se développe, les caduques subissent d'autres modifications sur lesquelles nous devons nous arrêter un instant.

Pendant les premiers mois de la gestation, la *caduque pariétale, decidua vera*, conserve à peu près les caractères de la muqueuse utérine. Bien mieux, tous ses éléments subissent une hypertrophie remarquable; ses glandes éprouvent un énorme accroissement (Bischoff, Coste, Ch. Robin, Friedländer, Kölliker, etc.), et celui-ci se propage également aux vaisseaux et au chorion dont les cellules, *cellules propres, cellules de la caduque, cellules déciduales* (Friedländer), *cellules interstitielles* (Tourneux), grossissent et se multiplient; les artères deviennent plus épaisses et plus flexueuses, les veines présentent de larges dilatations, et autour du placenta se développe un large sinus, le *sinus coronaire* ou *marginal du placenta*. — En même temps, son épithélium cilié s'exfolie et tombe, et un épithélium pavimenteux vient le remplacer (Ch. Robin) (1).

Plus tard, au contraire (à partir du quatrième mois), après cette poussée hypertrophique, la caduque utérine subit une atrophie qui mène à la chute de l'épithélium, à la disparition des glandes, excepté dans leur extrémité la plus profonde (Friedländer, Kundrat, Engelmann, Kölliker, Ercolani, de Sinety, etc.), à l'oblitération des

(1) Kölliker et Friedlander mettent en doute ce remplacement, que Tourneux et Herrmann ont cependant observé au deuxième mois de la gestation.

vaisseaux et à la régression de toute la membrane. Il semble que la caduque ait conscience de sa destinée, elle marche vers la mort et s'apprête à tomber.

La *caduque ovulaire*, *épichorion de Chaussier*, subit les mêmes modifications, mais chez elle la période atrophique débute de meilleure heure. — Elle commence dès le deuxième mois par le pôle de l'œuf opposé à la caduque utéro-ovulaire et s'étend progressivement à toute la surface de la membrane. — Ainsi disparaissent les villosités choriales, excepté au niveau de la caduque sérotine, et vers le milieu de la gestation, épithélium, glandes, vaisseaux, tout a disparu, la membrane a pris les caractères d'une enveloppe fibroïde.

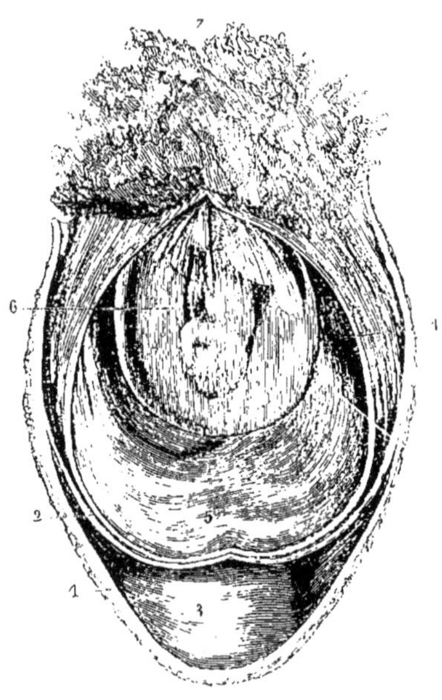

Fig. 490. — L'œuf vers le quatrième mois.

1, caduque maternelle; — 2, caduque réfléchie ou épichorion; — 3, cavité utérine; — 4, chorion en rapport avec la caduque réfléchie, et dont les villosités sont atrophiées; — 5, face interne du chorion séparée de l'amnios par les fausses eaux de l'amnios (liquide de la cavité amnio-choriale); — 6, sac amniotique; — 7, placenta.

La coalescence des caduques utérine et ovulaire a fatalement pour résultat de faire disparaître l'espace interposé entre l'œuf et les parois de l'utérus (espace de l'hydropérione de Breschet et Velpeau); — comme d'autre part, la caduque ovulaire s'est soudée à la membrane séreuse de Von Bær, il s'ensuit que, si l'on ouvre un utérus gravide, on tombe en premier lieu sur une enveloppe fibreuse d'aspect jaunâtre, constituée par les caduques et la séreuse de Von Bær, fusionnées ensemble, et immédiatement après sur l'amnios dans lequel baigne le fœtus.

Loin de subir une régression analogue à celle des caduques utérine et ovulaire, la *caduque sérotine*, *caduque placentaire*, prend un accroissement considérable, *caduque intermédiaire*, *membrane utéro-épichoriale*, qui aboutit à la formation du *placenta maternel*. — En regard, les villosités du chorion subissent de leur côté un développement analogue, d'où résulte le *placenta fœtal*.

Au moment de l'accouchement, il se fait une déchirure entre la muqueuse du col et celle du corps de l'utérus. — Cette dernière, qui n'est autre chose que la caduque, est expulsée avec le fœtus. — Dans ce travail l'œuf entraîne avec lui toute la caduque ovulaire et les parties superficielles des caduques utérine et sérotine. — Seules les parties profondes de ces dernières restent adhérentes à la paroi musculaire de l'utérus avec les restes des culs-de-sac glandulaires et servent à la régénération de la muqueuse (1).

5. **Placenta.** — Le *placenta* est un corps dans lequel les vaisseaux

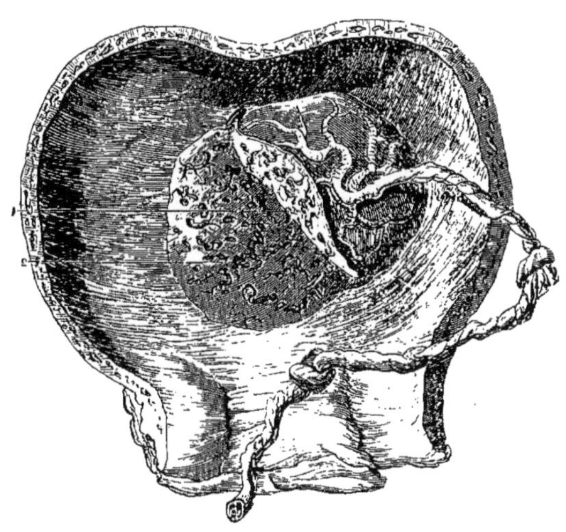

FIG. 491. — Placenta avec le cordon ombilical.

1, placenta fœtal en partie détaché; — 2, placenta maternel mis à nu en partie par décollement du placenta fœtal.

du fœtus et de la mère viennent se mettre en contact, sans cependant se confondre ni s'aboucher.

Lorsqu'il vient de parvenir dans l'utérus, l'œuf est libre de toute

(1) CH. ROBIN admettait qu'une muqueuse de nouvelle formation sous-jacente à la caduque s'organisait à partir du quatrième mois de la gestation, et que toute la caduque utérine était expulsée au moment de l'accouchement. G. PALADINO a démontré que le développement de la caduque est précédé d'une période préparatoire qui consiste en une accumulation d'éléments lymphoïdes dans le stroma de la muqueuse utérine avec chute partielle de l'épithélium. Lorsque l'œuf n'est pas fécondé, il y a disparition de ces éléments qui infiltrent la muqueuse, d'où l'on peut dire qu'il y a une *caduque du rut* ou une *caduque menstruelle*. Lorsque l'œuf est fécondé, l'infiltration ci-dessus indiquée augmente, et en même temps que l'épithélium tombe, les glandes de la muqueuse disparaissent. Plus tard, les cellules lymphatiques croissent par karyokinèse, et le travail nucléaire aboutit à la genèse de nouveaux vaisseaux et de nouveau sang. Cette caduque prémonitoire est donc un organe hématogénique et angioblastique qui doit servir à la première nutrition de l'œuf avant la formation des rapports allantoïdiens qui sont subséquents (*Des premiers rapports entre l'embryon et l'utérus*, etc., in *Arch. it. de biol.*, vol. III, p. 59, 1890).

adhérence avec les parois utérines. — Un peu plus tard sa membrane vitelline pousse quelques villosités qui peuvent bien s'enfoncer dans les anfractuosités de la muqueuse de l'utérus, mais à cela se bornent les relations de l'embryon avec la matrice. — Vers le vingt-cinquième jour, alors que la membrane vitelline (premier chorion) disparaît par atrophie et que l'allantoïde s'est engagé dans le cœlome externe, la séreuse de Von Bær (deuxième chorion) est recouverte à son tour de villosités plus ou moins rameuses et arborescentes (1, fig. 488). — Une fois que l'allantoïde a recouvert la surface intérieure de la séreuse de Bær, les vaisseaux qu'elles portent enfoncent leurs ramifications dans les villosités précitées, et dès lors il s'établit des connexions vasculaires entre l'œuf et les parois utérines. — Au début, les villosités occupent toute la surface de l'œuf; mais bientôt elles s'atrophient dans presque toute sa surface, excepté en un point où elles bourgeonnent, se multiplient et s'enfoncent dans l'épaisseur de la caduque intermédiaire, s'enchevêtrent et s'entremêlent. — De cette pénétration réciproque résulte le placenta (9, fig. 493).

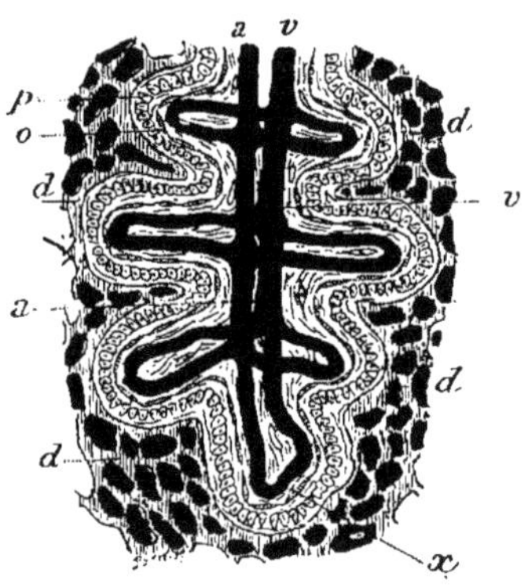

Fig. 492. — Schème de la structure du placenta (Turner).

a, artère, et *v*, veine du placenta fœtal; — *x*, anastomose de ces deux vaisseaux; — *d*, *d*, placenta maternel; — *o*, épithélium du chorion; — *p*, épithélium de la muqueuse utérine.

Ce dernier est un disque mou et spongieux, de 15 à 18 centimètres de diamètre et d'un poids moyen une fois achevé d'à peu près 500 grammes. — Sa circonférence se continue au dehors avec la caduque, et de son centre se détache le cordon ombilical qui réunit le placenta au fœtus.

La surface fœtale du placenta, lisse et humide, est recouverte par le chorion et l'amnios. — Au-dessous de celui-ci on rencontre les vaisseaux ombilicaux qui rampent dans le tissu interannexiel (*endochorion de Dutrochet*) et rayonnent du centre vers la périphérie du placenta. — Sa face utérine est tomenteuse, divisée en un certain nombre de lobes (cotylédons), qui s'enfoncent dans les anfractuosités de la caduque utéro-placentaire.

Le placenta résulte donc de la pénétration réciproque de deux formations, dont l'une est alimentée par les vaisseaux du fœtus et l'autre par les vaisseaux de la mère. — Il y a donc deux placentas : l'un fœtal, l'autre maternel.

Le *placenta fœtal* est essentiellement composé de villosités vasculaires arborescentes qui s'enfoncent dans les vaisseaux de l'utérus largement dilatés et anastomosés (ERCOLANI). — Chaque villosité se compose de la périphérie au centre : 1° d'une gaine épithéliale, épithélium de revêtement (1); — 2° d'un contenu constitué par du tissu muqueux, simple prolongement du tissu interannexiel dans

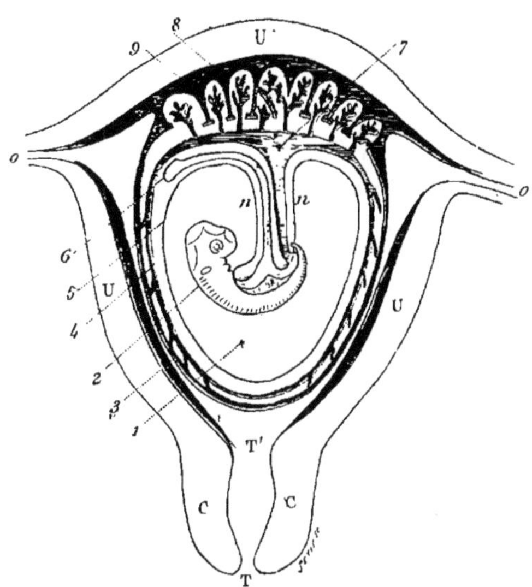

FIG. 493. — Coupe frontale schématique de l'utérus et de l'œuf qu'il contient.

U, U, parois de l'utérus; — C, C, col utérin; — T, orifice vaginal, et T', orifice utérin du col; — o, orifices des trompes de Fallope; — n, n, cordon ombilical reliant l'embryon à l'utérus; — 1, cavité de l'amnios; — 2, embryon; — 3, caduque réfléchie ou ovulaire; — 4, chorion lisse; — 5, amnios; — 6, restes de la vésicule ombilicale; — 7, placenta; — 8, placenta maternel; — 9, placenta fœtal.

les villosités dans lequel s'enfoncent une artère et une veine réunies à la périphérie par un réseau capillaire.

Ce réseau est presque sous-jacent à la gaine épithéliale de la villosité, d'où le sang du fœtus n'est séparé du sang qui baigne les lacs sanguins du placenta de la mère que par l'épaisseur d'une mince couche épithéliale (2).

(1) Pour les uns, cet épithélium est d'origine ovulaire (KÖLLIKER, etc.); — pour d'autres (GOODSIR, TURNER, ERCOLANI), il provient de l'épithélium de la caduque sérotine.

(2) Certains auteurs (GOODSIR, SCHRŒDER VAN DER KOLK, DASTRE) décrivent une membrane amorphe sous-épithéliale, que d'autres (SCHENK, etc.) mettent en doute. — D'autre part, WEBER, SHARPEY, JASSINSKY ont soutenu qu'en s'accroissant les villosités pénètrent dans les glandes de la muqueuse utérine (caduque sérotine), de telle façon

Quoi qu'il en soit, les villosités du placenta fœtal s'enfoncent et plongent dans les lacs sanguins de la caduque placentaire, de telle

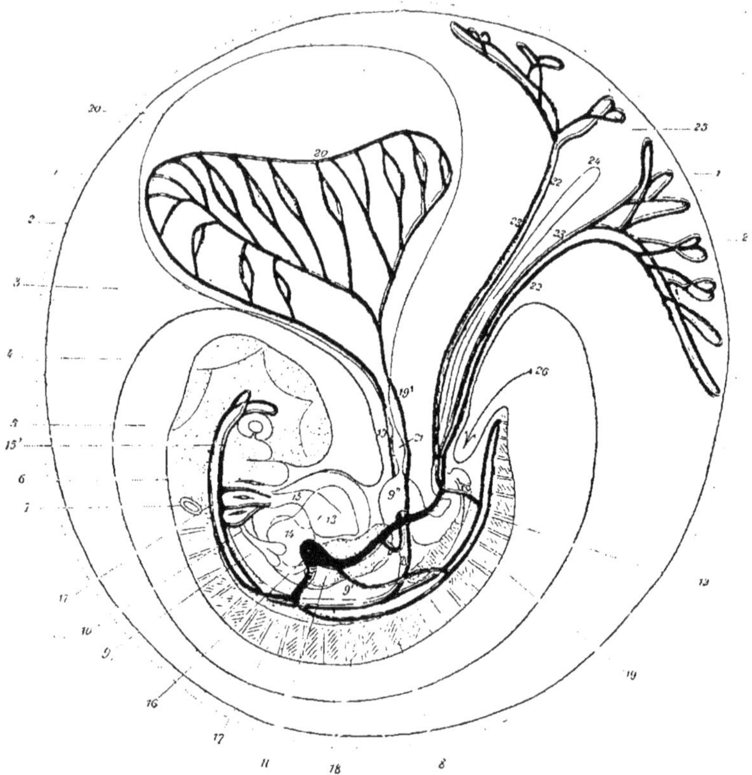

Fig. 494. — L'embryon et ses annexes vus de profil.

1, membrane vitelline; — 2, membrane séreuse; — 3, cavité amnio-choriale; — 4, amnios; — 5, cavité de l'amnios; — 6, l'embryon; — 7, vésicule auditive; — 8, protovertèbres; — 9, tube pharyngo-œsophagien; — 9', estomac; — 9'', intestin; — 10, bourgeons pulmonaires; — 11, foie; — 12, canal et corps de Wolff; — 13, cœur ventriculaire, — 14, cœur auriculaire; — 15, bulbe aortique; — 15', artère céphalique; — 16, sinus veineux; — 17, canal de Cuvier; — 17', veine cardinale supérieure; — 18, veine cave inférieure; — 19, aorte descendante; — 19', veine omphalo-mésentérique; — 20, vésicule ombilicale; — 21, canal vitello-intestinal; — 22 et 23, artères et veines ombilicales; — 24, restes de l'allantoïde; — 25, région placentaire.

que la villosité pourrait être recouverte non seulement de sa gaine épithéliale propre, mais d'une seconde enveloppe épithéliale, formée par l'épithélium glandulaire (Henning). — Combattue par Ch. Robin, Kundrat, Kölliker, Schröder van der Kolk, Léopold, etc., cette opinion n'a guère de vraisemblance, car nous avons vu que les glandes de l'utérus disparaissent presque totalement pendant la gestation. — Cependant les villosités sont recouvertes d'une couche gélatiniforme représentant l'épithélium de la caduque sérotine qui a subi la dégénérescence muqueuse.

sorte qu'il y a pénétration réciproque des placentas fœtal et maternel (1).

Le *placenta maternel* est formé par la muqueuse de l'utérus elle-même, au lieu dit *caduque intermédiaire*. A ce niveau, la muqueuse s'hypertrophie considérablement et s'enfonce entre les villosités du placenta fœtal, déterminant ainsi des sortes de nids multiples dans lesquels viennent se loger les villosités. — Son chorion devient mou, ses cellules prolifèrent et donnent naissance à de grands éléments multinucléés (cinquième mois), auxquels on a donné le nom de *cellules géantes, éléments déciduels ;* mais c'est surtout son système vasculaire qui subit les plus importantes modifications.

Ce système, *système vasculaire du placenta utérin* ou *maternel*, se compose d'artères et de veines reliées entre elles par des espaces remplis de sang, *lacs sanguins*, qui communiquent tous entre eux et occupent l'intervalle des villosités compris dans l'épaisseur des cloisons de la caduque sérotine (*lame de fondation de Winckler*) jusqu'à toucher la surface des villosités (*lame de clôture de Winckler, couche sous-choriale de Kölliker*). — Ces lacs sont considérés comme des capillaires de la muqueuse énormément dilatés. — Les uns (Ch. Robin, Winckler) pensent qu'ils ont conservé une paroi ; — les

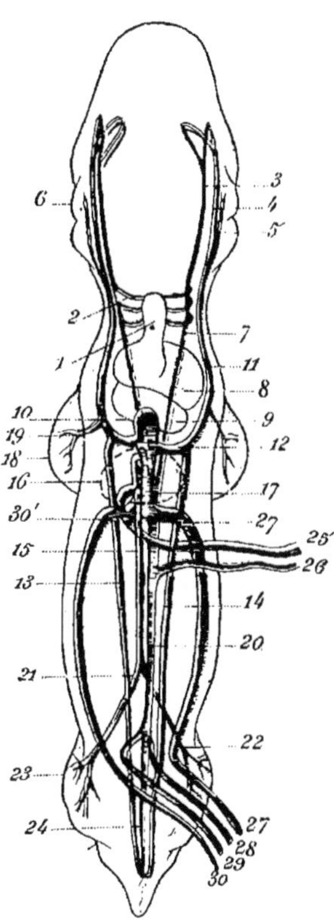

Fig. 495. — Système circulatoire de l'embryon.

1, bulbe aortique ; — 2, arcs aortiques ; — 3, artère céphalique ; — 4, veine céphalique ; — 5, veine céphalique externe ; — 6, arcs branchiaux ; — 7, aortes descendantes primitives ; — 8, ventricule du cœur ; — 9, oreillette ; — 10, sinus veineux ; — 11, veines cardinales supérieures ; — 12, canaux de Cuvier ; — 13, 14, veines cardinales inférieures ; — 15, veine cave inférieure ; — 16, foie ; — 17, fusion de deux aortes primitives ; — 18, bourgeons des membres supérieurs ; — 19, vaisseaux de ces membres ; — 20, aorte ventrale ; — 21, veines iliaques ; — 22, veines iliaques externes ; — 23, bourgeons des membres inférieurs ; — 24, aorte caudale ; — 25, veine omphalo-mésentérique ; — 26, artère omphalo-mésentérique ; — 27 et 30, veines ombilicales ; — 28 et 29, artères ombilicales.

(1) Toutes les villosités choriales ne se vascularisent point ; quelques-unes restent sans vaisseaux. C'est à elles qu'on a réservé le nom de *bourgeons épithéliaux*.

autres (Kölliker, Weber, Virchow) croient qu'ils ne sont plus que des espaces lacunaires dans lesquels ont pénétré par effraction les touffes villeuses et vasculaires (cotylédons) du placenta fœtal (1).

A ces lacs aboutissent des artères flexueuses roulées en spirale, et tellement amincies à ce niveau qu'elles sont presque réduites à leur tunique endothéliale. — Elles font corps avec le tissu de la caduque et ne se distinguent guère des veines. — Les veines rayonnent des lacs sanguins vers la marge du placenta où elles se jettent dans une large veine circulaire, le *sinus coronaire* de Jacquemier, la *grande veine circulaire* de Meckel, qui, d'autre part, laisse échapper de nombreux canaux qui portent le sang veineux dans les veines de la tunique musculaire de l'utérus (1).

D'après ce que nous venons de dire, le sang maternel baigne donc directement les villosités du chorion de l'œuf, séparé seulement du sang des vaisseaux du fœtus par une simple couche épithéliale, celle des vaisseaux capillaires des villosités, plus la gaine épithéliale des mêmes organes, puisque, d'une part, l'épithélium de la caduque a subi la fonte muqueuse, et que, d'autre part, l'endothélium des vaisseaux utérins (lacs sanguins) a disparu. — On peut donc admettre avec Mathias Duval que le

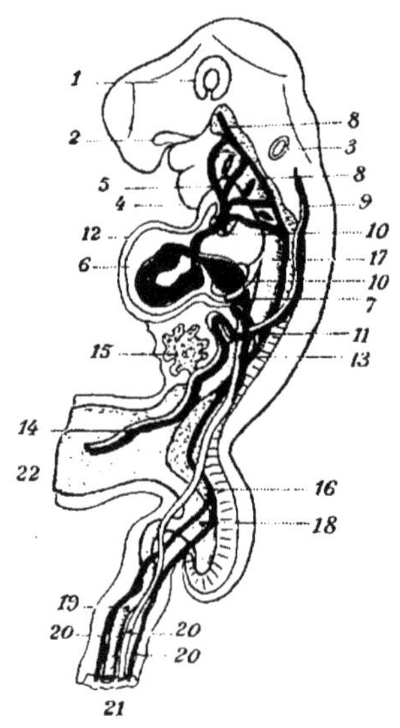

Fig. 496. — Système branchial et système circulatoire d'un embryon humain de vingt à vingt-cinq jours. Schème d'une coupe sagittale d'après His.

1, vésicule oculaire; — 2, fossette olfactive; — 3, vésicule acoustique; — 4, arcs branchiaux; — 5, arcs aortiques; — 6, cœur encore à l'état de tube contourné sur lui-même; — 7, sinus veineux; — 8, aorte dorsale; — 9, veine cardinale supérieure; — 10, 10, coupe du sac péricardique; — 11, aorte descendante; — 12, péricarde; — 13, veine ombilicale persistante; — 14, veine omphalo-mésentérique persistante; — 15, ébauche du foie; — 16, aorte descendante se divisant en artères ombilicales; — 17, intestin; — 18, cloaque; — 19, ouraque; — 20, 20, vaisseaux ombilicaux; — 21, cordon ombilical; — 22, conduit omphalo-mésentérique.

(1) Les villosités des cotylédons seraient recouvertes d'un épithélium qui dériverait, non pas de l'épithélium du chorion, lequel s'atrophierait, mais, selon Turner, de l'épithélium de la caduque sérotine.

(2) Le *sinus terminal* manque chez les Carnivores; — il a les caractères d'un sinus artériel chez les Mammifères (lorsqu'il existe) et d'un sinus veineux chez les Sauropsidés (Fleischmann, Wiesbaden, 1889).

sang de la mère est contenu dans de simples espaces lacunaires traversés par les vaisseaux des villosités choriales du fœtus, de telle sorte qu'on pourrait considérer le placenta comme une vaste nappe hémorrhagique dans laquelle plongeraient, comme les racines d'un arbre, les ramifications vasculaires des vaisseaux ombilicaux du fœtus (MATHIAS DUVAL, *Structure du placenta*, in *Soc. de biologie*, 1887).

On n'est pas encore absolument d'accord sur la genèse du placenta. — Il résulte des recherches récentes de VAN BENEDEN, MATHIAS DUVAL, J. MASIUS, que chez le Murin (VAN BENEDEN) et chez le Lapin (DUVAL et MASIUS), le sang maternel circule dans des espaces lacunaires provenant en grande partie de la transformation de vaisseaux primitivement pourvus d'une paroi endothéliale. Ces lacunes sont délimitées, après la disparition de leur endothélium, — car celui-ci disparaît pendant le cours du développement du placenta, — par une masse protoplasmique diffuse dans laquelle sont répandus d'innombrables noyaux, provenant elle-même de l'ectoderme embryonnaire, qui s'épaissit exprès à l'endroit de la fixation du blastocyste. — Quant aux villosités conjonctivo-vasculaires allantoïdiennes, elles sont entourées dans les placentas jeunes, par un épithélium cylindrique qui les sépare des masses protoplasmiques multinucléées environnantes. — STRAHL et FROMMEL cependant continuent à faire dériver la couche protoplasmique à noyaux de la muqueuse utérine. — Chez le Chien, affirme STRAHL (1), les villosités conjonctivo-vasculaires du placenta fœtal sont recouvertes de deux épithéliums : l'un interne, d'origine fœtale; l'autre externe, d'origine maternelle.

Nous ne savons pas encore comment les choses se passent chez l'Homme, mais chez le Lapin le processus de formation du placenta est le suivant, selon J. MASIUS (*Archives de biologie*, t. IX, fasc. I, p. 83, 1889) : 1° préalablement à la fixation du blastocyste, la muqueuse utérine s'épaissit beaucoup et se couvre de grosses papilles dermatiques qui forment une large saillie sur laquelle vient se fixer l'ectoderme et se développer le placenta; — 2° à ce niveau l'épithélium utérin tombe et disparaît; — 3° les vaisseaux de la muqueuse s'entourent d'une gaine périvasculaire dont les éléments cellulaires (cellules sérotines, cellules déciduelles) dérivent des cellules fixes du derme de la muqueuse utérine; — 4° l'endothélium des vaisseaux de la muqueuse dégénère et disparaît, et le sang maternel, à partir de ce moment, peut filtrer à travers les gaines périvasculaires; — 5° l'ectoderme embryonnaire se différencie en deux couches, dont la plus superficielle constitue une épaisse nappe protoplasmique nucléée par laquelle se fait l'union à la saillie utérine, et dans laquelle la couche ectodermique profonde envoie des papilles ectodermo-somatopleurales, d'abord non vasculaires, vascularisées plus tard par suite de la soudure de l'allantoïde à la séreuse de Von Bær; — 6° des capillaires sanguins maternels s'engagent dans le protoplasma multinucléé d'origine fœtale susmentionné, ils perdent bientôt leur endothélium et se continuent dès lors dans un système de lacunes sans paroi propre.

MATHIAS DUVAL a abordé récemment cette question avec son talent ordinaire (*Le placenta des Rongeurs*, in *Journ. de l'anat.*, 1889-90). De ses recherches qui concordent assez bien avec celles de MASIUS, il résulte que le placenta

(1) STRAHL, *Beitrage zur Kentniss der Entw. von Säugethierembryonen* (*Sitz. der Gesellsch. zur Beförderung der gesammte Naturw. zu Marburg*, 1888).

se forme de la façon suivante : 1° avant la fixation de l'œuf sur la paroi utérine il s'élève de celle-ci, à l'endroit où l'œuf se greffera, une saillie, *saillie utérine cotylédonaire*, et la muqueuse perd son épithélium ; — 2° puis l'ectoderme de l'œuf se transforme en une couche plasmodiale (*ectoplacenta*) qui végète et entoure les vaisseaux des cotylédons utérins qui perdent leur endothélium et restent dès lors à l'état de sinus (lacunes sangui-maternelles) creusés dans l'ectoplacenta (*période de formation de l'ectoplacenta*) ; — 3° il y a ensuite pénétration des vaisseaux fœtaux dans l'ectoplacenta (*période de remaniement*

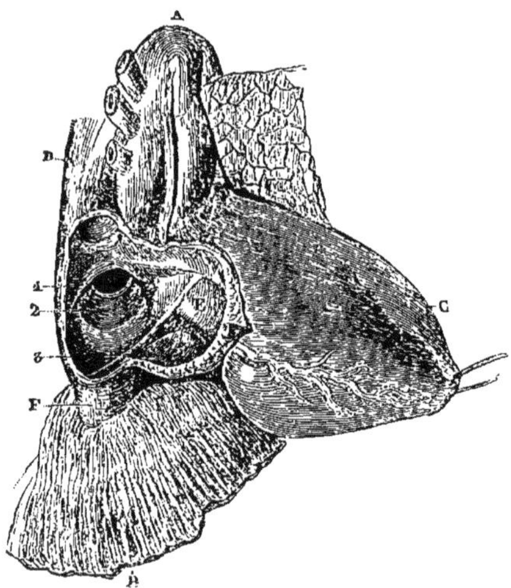

Fig. 497. — Disposition de l'oreille droite avant la naissance. — Trou de Botal. Valvule d'Eustachi.

1, trou de Botal, faisant communiquer les deux oreillettes ; — 2, valvule du trou de Botal en voie d'accroissement ; — 3, valvule d'Eustachi cloisonnant l'oreillette droite en deux chambres, l'une antérieure et inférieure, E, ventriculaire, l'autre communiquant avec l'oreillette gauche et recevant, F, la veine cave inférieure, et D, la veine cave supérieure ; — A, réunion du canal artériel à l'aorte ; — B, diaphragme renversé en bas ; — C, cœur tiré à gauche.

de l'ectoplacenta) ; — 4° enfin il y a résorption de la paroi plasmodiale des canalicules de l'ectoplacenta, de manière que les vaisseaux fœtaux arrivent à plonger directement et à nu dans le sang maternel (*période d'achèvement de l'ectoplacenta*). C'est donc à l'ectoderme ovulaire (ectoplacenta) qu'est dévolu le plus grand rôle dans la formation du placenta, ce que l'on ignorait encore avant les recherches si intéressantes du professeur Mathias Duval.

En somme, la portion villeuse du placenta se développerait aux dépens de l'épiblaste fœtal, constituant une formation considérable qui se soude au derme de la muqueuse utérine dénudée (les glandes utérines ne participent nullement à l'édification du placenta). — Dans cette nappe ectodermique, parcourue par un système de trouées vasculaires où circule du sang maternel, s'allongent et se ramifient les villosités conjonctivo-vasculaires chorio-allantoïdiennes autour desquelles l'ectoderme s'interrompt de place en place pour laisser le sang maternel, qui circule dans les espaces lacunaires, venir se mettre en contact avec le sang fœtal des villosités chorio-allantoïdiennes par l'intermédiaire d'une simple couche de cellules déciduelles.

On ne saurait plus accepter aujourd'hui l'abouchement des vaisseaux de la mère avec ceux du fœtus dans l'intérieur du placenta, comme l'acceptait FLOURENS, et comme E. CURIE, plus récemment, a encore tenté de l'établir avec des injections fines et à fortes pressions. — Les injections de RUYSCH et de BONAMY avaient déjà mis en doute cette opinion, mais ne sait-on pas, depuis les observations de WRISBERG, RŒDERER, OSIANDER, etc., que, chez les enfants qui paraissent à la lumière du jour avec leur placenta, la circulation peut continuer une dizaine de minutes sans que le moindre écoulement sanguin se montre par les vaisseaux utérins béants à la surface utérine du placenta? — Si, en effet, certains bacilles infectieux (STRAUS et CHAMBERLAND, ARLOING, CORNEVIN et THOMAS, KOUBASSOW, E. PERRONCITO) peuvent passer de la mère au fœtus, contrairement à la loi posée par DAVAINE, BRAUELL et BÖLLINGER, il ne faut pas oublier qu'il s'agit là de *corpuscules vivants*. — Les grains les plus impalpables (poudre de cinabre, etc.) ne peuvent en faire autant (MIROPOLSKY).

Les échanges qui se font entre le sang de la mère et celui du fœtus dans le placenta n'ont du reste pas besoin d'une communication directe entre les vaisseaux des deux parties. — Le placenta est à la fois un *organe de nutrition et de respiration* pour le fœtus; mais les phénomènes osmotiques sont suffisants pour faire passer le plasma sanguin et l'oxygène du sang de la mère dans les vaisseaux du fœtus. — Les globules rouges du sang de ce dernier ne sont-ils pas plus petits que ceux du sang de la mère? — Or, s'il y avait ouverture des vaisseaux de l'un dans les vaisseaux de l'autre, en serait-il ainsi? — Évidemment non.

Variétés du placenta. — Chez les monstres paracéphales et acardiaques (VAN DEN BOSCH, etc.), le placenta fait généralement défaut. REYNOLDS a rapporté l'observation d'une grossesse gémellaire dans laquelle un seul cordon, partant un seul placenta, se divisait plus loin en deux portions aboutissant chacune à un fœtus. Cette disposition peut s'expliquer par une réunion précoce et exceptionnelle des deux allantoïdes.

Lorsqu'il y a grossesse gémellaire, il y a deux placentas comme il y a deux chorions. — FRIEDRICH SCHATZ a montré (*Arch. f. Gynäk.*, t. XXIV, 1884) que lorsque deux jumeaux dépendent d'un même œuf, les placentas particuliers à chacun d'eux présentent entre eux des villosités (une à vingt) qui représentent un troisième petit placenta commun (voy. CORNET, *Contribution à l'histoire des grossesses gémellaires*, Thèse de Paris, 1889).

Généralement unique dans l'espèce humaine et les Anthropoïdes, le placenta peut être double comme chez les Singes de l'ancien continent, et le placenta bilobé (P. DUBOIS, CAZEAUX, EBERT, SIRÉLIUS, BUSTAMANTE, LUGEOL, TARNIER, GUÉNIOT, etc.) n'est pas chose très rare (voy. VERRIER, *Bulletin de la Société d'anthropologie de Paris*, 1884); — il peut même (DANZ, HYRTL) être composé de cinq à six, et jusqu'à trente à quarante cotylédons séparés, ce qui rappelle le placenta des Ruminants (1).

Ordinairement le cordon émerge du centre du placenta, mais il peut sortir près de son bord marginal (placenta en raquette). — Cette insertion marginale du cordon a été observée également par HUXLEY chez le Chimpanzé, et par DENIKER chez le Gibbon.

Le placenta dans les diverses espèces animales. — Chez les Reptiles et les Oiseaux l'allantoïde est un sac volumineux qui entoure l'embryon, mais qui ne se soude pas avec la séreuse de Von Bær. — Cette disposition s'est conservée chez les Mammifères inférieurs, Monotrèmes et Marsupiaux, établissant pour ainsi dire une nouvelle preuve de la filiation des espèces animales entre elles. — Les Oiseaux au reste, s'ils ne pos-

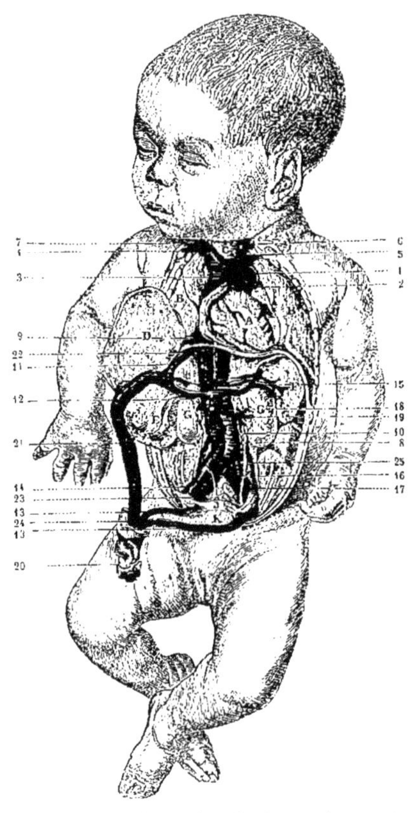

FIG. 498. — Circulation du fœtus (fœtus ♀).

1, origine de l'aorte; — 2, origine de l'artère pulmonaire; — 3, veine cave supérieure; — 4, veine brachio-céphalique droite; — 5, veine brachio-céphalique gauche; — 6, veine jugulaire interne; — 7, carotide primitive droite; — 8, aorte ventrale; — 9, veine cave inférieure; — 10, artère mésentérique inférieure; — 11, canal veineux; — 12, veine porte; — 13, 13, artères ombilicales; — 14, vaisseaux utéro-ovariens; — 15, tronc cœliaque et au-dessous la mésentérique supérieure coupée; — 16, veine iliaque primitive gauche; — 17, uretère; — 18, veine rénale; — 19, artère rénale; — 20, cordon ombilical; — 21, veine ombilicale; — 22, diaphragme; — 23, rectum; — 24, ouraque; — 25, artère utéro-ovarienne gauche; — A, cœur; — B, B, poumons; — C, corps thyroïde; — D, foie; — E, vésicule biliaire; — F, rate; — G, G, reins; — I, utérus; — K, vessie.

(1) A peu près une fois sur trois cent cinquante (dix-neuf fois sur six mille sept cent un accouchements faits à la Maternité de Paris de 1883 à 1887), on rencontre des placentas avec un ou plusieurs lobes accessoires. Mais les placentas véritablement doubles dans la grossesse simple sont beaucoup plus rares. — GUÉNIOT en a présenté un exemple à l'Académie de médecine en 1888 (voy. RIBEMONT-DESSAIGNES, *Annales de gynécologie*, janvier 1887, p. 45; LUGEOL, *Journal de médecine de Bordeaux*, 1889).

sèdent pas une allantoïde qui se soude au chorion secondaire, en un point déterminé, pour aboutir à la formation d'un placenta, n'en ont pas moins un organe analogue au placenta des Mammifères dans leurs villosités allantoïdiennes; seulement, au lieu de plonger dans le terrain maternel, ces villosités s'enfoncent dans l'albumine de l'œuf (Mathias Duval).

Dans les Mammifères, ou bien le fœtus est seulement en contact avec l'utérus, ou bien il lui est intimement relié. — De là la division des Mammifères en *Implacentalia* (R. Owen) ou *Mammifères achoria* (Kölliker) et en *Placentalia* ou *Mammifères choriata*. — Parmi les premiers, nous trouvons les Monotrêmes (Ornithorynque, Échidné) et les Marsupiaux (Kanguroo); — dans les seconds, le reste des Mammifères, aussi bien les *Déciduates* (placenta avec caduque) que les *Indéciduates* (placenta sans caduque).

Parmi les *Indéciduates*, les uns (Tapir, Cochon, Hippopotame, Solipèdes, Cétacés, Dugong, Pangolin, Lémuriens, etc.) ont un *placenta diffus*, c'est-à-dire que le chorion porte des villosités vasculaires qui s'enfoncent dans des fossettes que présente la muqueuse utérine, et qu'à proprement parler, il n'y a pas de placenta; — les autres (Ruminants) ont une quantité de petits placentas espacés les uns des autres, placentas fœtaux et maternels qui s'enchevêtrent et se correspondent : ce sont les *cotylédons*.

Dans les *Déciduates*, nous trouvons les *Zonoplacentaliens*, c'est-à-dire les animaux à *placenta zonaire* (Carnivores, Éléphant, Loutre, Daman, Phoque, Oryctérope, etc.), et les *Discoplacentaliens* (Homme, Singes), ou ceux qui ont un *placenta discoïdal*.

Au point de vue de la descendance il est facile de concevoir que les diverses formes dites placenta zonaire des Carnivores, placenta discoïdal de l'Homme et des Singes, placenta polycotylédonaire des Ruminants, dérivent toutes d'un placenta diffus pareil à celui des Lémuriens ou des Tapiridés par suite d'une concentration des villosités choriales précédemment dispersées sur toute la surface de l'œuf.

Cordon ombilical. — Le cordon ombilical est un organe qui relie le système circulatoire du fœtus au placenta. — Il n'apparaît qu'avec le développement de l'allantoïde et la formation des vaisseaux ombilicaux. — Dans le courant du deuxième mois, ce cordon est composé : 1° d'une gaine périphérique, *gaine amniotique;* — 2° d'un contenu constitué par le pédicule de la vésicule ombilicale avec ses vaisseaux et du pédicule de l'allantoïde avec les siens, le tout plongé dans du tissu muqueux.

Plus tard, le conduit vitello-intestinal s'oblitère, s'atrophie et disparaît, en même temps que les vaisseaux omphalo-mésentériques subissent le même sort. — A une période plus avancée encore, le canal allantoïde s'oblitère à son tour, tandis que les vaisseaux allantoïdiens s'accroissent de plus en plus; le tissu muqueux, qui environne et enveloppe les éléments du cordon et se continue avec le tissu interannexiel dont il n'est qu'une dépendance, prend un accroissement considérable et se transforme en ce que l'on connaît sous le nom de *gélatine de Wharton*. — A partir de ce moment (troisième mois), le cordon ombilical n'a plus qu'à acquérir ses bosselures et ses torsions spiroïdes pour apparaître tel que nous le voyons au moment de la naissance. — A cette époque, il est généralement de la grosseur du doigt et long de 45 à 60 centimètres. — Il faut toutefois savoir que son volume varie avec l'abondance même de la gelée de Warthon, d'où l'on voit des cordons gros comme le bras d'un nouveau-né (*cordons gras*), et d'autres qui ne dépassent pas le volume d'une plume d'oie (*cordons maigres*). — Sa longueur est également variable, et si l'on a vu des cordons de 1^{m},20 (Chantreuil) à 1^{m},78 (Neugebauer), on en a aussi observé qui ne dépassaient pas 20 centimètres (Cazeaux) et même moins (Mende).

Selon A. Lacassagne, le cordon a 2 centimètres de long du cinquante-septième au quatre-vingt-quatrième jour; — 19 au cent douzième jour; — 31 au cent quarantième jour; — 37 au cent soixantième jour; — 42 au cent quatre-vingt-seizième jour; — 46 au deux cent vingt-quatrième jour; — 47 au deux cent cinquante-deuxième jour, et 50 au deux cent quatre-vingtième jour. — Ces appréciations de longueur ne doivent pas être méconnues, car elles peuvent être très utiles en médecine légale. — Dans le même ordre d'idées il faut également se rappeler que l'endroit par lequel le cordon sort de l'abdomen (ombilic) est d'autant plus reculé que le fœtus est plus jeune.

Ordinairement le cordon est *tordu à gauche* (1); on en ignore la cause. — Habituellement inséré au centre du placenta, il se fixe parfois sur son bord (*insertion marginale*), d'autres fois même en dehors du placenta (*insertion vélamenteuse*). — Au lieu de rester unique, il peut aussi se bifurquer et s'attacher par deux racines sur le placenta.

La *structure du cordon* se déduit de son origine. — Si, à la naissance, le cordon ne comprend que les deux artères ombilicales et la veine ombilicale plongées dans la gélatine de Warthon entourée elle-même par une gaine que lui fournit l'amnios, à une date plus récente, une coupe transversale de cet organe permet de retrouver les restes du pédicule de la vésicule ombilicale entourée des vaisseaux omphalo-mésentériques en voie de disparition, et les vestiges du canal allantoïdien.

Les *vaisseaux définitifs du cordon ombilical* ne sont qu'au nombre de trois, par suite de l'atrophie d'une des deux veines allantoïdiennes. — Les deux artères cheminent autour de la veine en décrivant à sa surface une série de tours de spire. — Cet enroulement spiroïde des artères autour de la veine ombilicale n'est peut-être pas sans influence sur la torsion du cordon.

Les artères sont plus petites que la veine; elles sont moniliformes, très musclées et remarquables par les replis semi-lunaires (Hyrtl, P. Berger) que présente leur lumière. — Ces replis sont formés par un véritable plissement de toute la paroi du vaisseau,

(1) En rassemblant les observations de Hecker, Neugebauer et Tarnier nous obtenons six cent vingt-cinq cas sur lesquels quatre cent soixante-quatre fois le cordon était tordu à gauche.

et on les rencontre également dans la veine ombilicale dix-sept fois sur vingt (P. BERGER). — Ce ne sont donc pas des valvules comparables à celles des veines. — Au reste, elles sont incapables d'obturer la lumière du vaisseau, et leur destination est encore inconnue (HYRTL, *Variétés du placenta et des vaisseaux ombilicaux*, Wien, 1870; — PAUL BERGER, *Archives de physiologie*, 1872).

CARL RUGE, TAIT ont signalé la présence de *vasa propria*, émanés des vaisseaux ombilicaux, dans les cordons des jeunes fœtus. — Quelques-uns y ont admis des canaux du suc (VIRCHOW) ou des canaux lymphatiques (KÖSTER, FOHMANN); mais il résulte des recherches de SAPPEY, de J. RENAUT et de G. LEMOINE que ces canaux n'existent pas. — Par contre, on trouve à la surface des vaisseaux ombilicaux des nerfs vaso-moteurs (VALENTIN, SCHOTT, KÖLLIKER), qui viennent du plexus hépatique pour la veine et du plexus hypogastrique pour les artères ombilicales.

Anomalies des annexes fœtales. — Dans des *conditions anormales* l'œuf peut s'arrêter dans l'oviducte, s'y greffer et donner lieu à une *grossesse tubaire*; — il peut aussi tomber dans la cavité péritonéale et produire une *grossesse abdominale*.

Dans les deux cas, les enveloppes fœtales se constituent comme à l'ordinaire, et chose plus curieuse, le péritoine et la muqueuse de la trompe remplacent la muqueuse utérine dans la formation d'une caduque ovulaire et d'un placenta maternel.

Dans les *grossesses doubles* ou *gémellaires* il peut y avoir : 1° deux œufs entièrement séparés avec deux caduques et deux placentas; — 2° deux œufs séparés, mais avec une seule caduque; — 3° une seule caduque, un seul chorion, un seul placenta, mais deux cordons ombilicaux et deux amnios. Pour se produire, le premier cas demande que deux œufs arrivent chacun par une trompe et qu'ils se greffent sur la paroi utérine à une certaine distance l'un de l'autre; — pour survenir, le second exige que deux œufs se greffent assez près l'un de l'autre, et pour que le troisième cas se réalise il faut, ou bien que l'œuf ait deux vitellus (BARRY, W. JONES), ou deux vésicules germinatives (COSTE, PANUM, THOMPSON, KÖLLIKER, DAVAINE, etc.), ou encore deux taches embryonnaires sur un même blastoderme (PANUM, KÖLLIKER, LEGGE) (1).

WOLFF et ALLEN THOMPSON ont observé une vésicule blastodermique unique avec deux embryons sur la même tache embryonnaire. — Dans ces conditions, il y a deux fœtus inclus dans un même amnios. — Que les deux ébauches embryonnaires se rapprochent et s'unissent et il en résulte un monstre double (2).

(1) A. MILNE-EDWARDS a observé que le Talou porte quatre embryons dans un seul chorion et avec un placenta unique.

(2) DARESTE (1862), SANGALLI (1867) admettaient l'hypothèse de la nécessité de deux vitellus pour produire un monstre double. — Comme il peut exceptionnellement y avoir deux ovules dans un même ovisac (BÆR, BISCHOFF, BIDDER, BRUCH, etc.), E. GEOFFROY SAINT-HILAIRE, DE QUATREFAGES pensaient que de leur rencontre pouvait survenir un monstre double. — Mais lorsque JACOBI, puis LEREBOULLET, COSTE, LAURENT, THOMPSON, KÖLLIKER, etc., eurent montré que le monstre double se développe toujours dans un œuf à un seul vitellus, on en arriva à l'hypothèse de BENEKE, DALTON et CALORI dans laquelle les monstres doubles sont considérés comme le résultat de la fusion plus ou moins précoce (d'où toutes les variétés) de deux embryons nés

On connaît des *grossesses triples* dans lesquelles il y avait : 1° un chorion unique ; — 2° des chorions et des caduques ovulaires distincts. — Kölliker enfin cite un cas de *grossesse quintuple* dans lequel trois embryons avaient en commun un seul amnios et un seul placenta, et les deux autres un amnios et un placenta communs.

Les anomalies des annexes de l'embryon jouent en tératologie un rôle considérable. — C'est ainsi que les arrêts de développement de l'amnios conduisent aux monstruosités simples autositaires (Dareste) par suite de compression partielle ou totale de l'embryon. — Il en résulte des déviations, des arrêts de développement, des fusions, etc., qui aboutissent à l'exencéphalie, à la célosomie, à l'ectromélie, à la symélie, à la scoliose, au pied bot, etc., etc. (1).

Bibliographie. — Regnier de Graaf, *De mulierum organis generationi*, etc., Leid, 1672. — A. Haller, *Elementa physiologiæ*, 1765. — G. Fr. Wolff, *Theoria generationis*, Berlin, 1759. — C. Pander, *Beitr. z. Entwick. des Hühnchens im Ei*, Würburg, 1817. — Prévost et Dumas, *Mem. sur la génération des Mammifères, des Oiseaux et des Batraciens* (*Ann. des sc. nat.*, 1824-26). — C.-E. Von Bær, in Burdach, *Physiologie*, t. II, 1828. — Rathke, *Lehrbuch der vergleichenden Embryologie*, 1861. — J. Müller, *Handb. der Physiol. des Menschen*, 1834. — Valentin, *Handb. der Entwick. des Menschen*, Berlin, 1835. — R. Wagner, *Lehrb. der speziellen Physiologie*, Leipzig, 1838, et *Icones physiologicæ*, 1839. — B. Reichert, *Das Entwickelungsleben im Wirbelthierreich*, Berlin, 1840. — Bischoff, *Développ. des Mammifères*, in *Encyclop. anat.*, Paris, 1843. — Coste, *Hist. des corps organisés*, Paris, 1847-1859. — Remak, *Unters. üb. d. Entwick. der Wirbelthiere*, Berlin, 1851. — A. Thomson, art. « Ovum » in *Todd's Cyclopedia*, 1852-1856. — Ecker, *Icones physiologicæ*, Leipzig, 1851-1859. — Lereboullet, *Rech. d'embryol. comp.* (*Ann. des sc. nat.*, 1861-1863). — Pflüger, *Die eirstöcke d. Säugethiere u. d. Menschen*, Leipzig, 1863. — Kowalevsky, *Entwick. des Amphioxus*, in (*Mém. Acad. St.-Pétersbourg*, 1867, et *Arch. f. mikr. Anat.*, 1877). — Valdeyer, *Eierstock u. Eie*, Leipzig, 1870. — S. Stricker, *Handb. der Lehre von dem Geweben des menschen u. der Thiere*, Leipzig, 1871-1872. — V. Hensen,

de deux vésicules germinatives sur le même œuf (Davaine). — Bær, Müller, Valentin, Lereboullet, et plus récemment Ahlfeld, Dœnitz, Knoch, Rauber, ont combattu cette manière de voir et se sont rattachés à la théorie de la *division du germe*. On voit quelle obscurité règne encore sur l'origine des monstres doubles. — Voy. Ch. Debierre et G. Dutilleul, *Contrib. à l'étude des monstres doubles* (*Arch. de physiol.*, janv. 1890), et Ch. Debierre, *La théorie de la monstruosité double* (*Ibid.*, juillet 1890).

(1) En tératologie la *théorie pathologique*, soutenue par Morgagni, Haller, Santorini, Valsinieri, Otto, P. Béclard, Rudolphi, Jules Guérin, etc., a dû en grande partie s'incliner devant la *théorie de l'arrêt de développement* défendue par Meckel, Geoffroy Saint-Hilaire, Serres, etc. — Les anencéphaliens, les pseudencéphaliens, les exencéphaliens trouvent leur explication dans des arrêts de développement de la gouttière médullaire ; l'otocéphalie dans un arrêt de développement des deux premières fentes branchiales (Huschke), la cyclocéphalie dans la soudure des deux excroissances oculaires ou dans une fermeture précoce de la vésicule cérébrale antérieure ; l'omphalocéphalie est le résultat de l'exagération de la courbure céphalique (Fol, Warynski) qui, avant la fermeture de la gouttière pharyngienne, fait passer la tête entre les deux cœurs primitifs qui se réunissent ensuite au-dessus d'elle, ce qui fait que cette dernière a l'air de sortir de l'ombilic ; — la cœlosomie est le fait de l'arrêt de développement des lames ventrales, le bec-de-lièvre de l'absence de soudure des bourgeons intermaxillaires, etc., etc.

Beobachtungen üb. d. Befrucht. u. Entwick. d. Kaninchens u. Meerschweinschens (*Zeit. f. Anat. u. Entwick.*, I, 1873). — LONGET, *Traité de physiologie*, t. III, 2e édit., 1873. — L. SCHENK, *Lehrb. der vergleich. Embryologie*, Wien, 1874. — GOETTE, *Entwick. der Unke*, Leipzig, 1874. — E. VAN BENEDEN, *La maturation de l'œuf des Mammifères* (*Bull. Acad. de méd. de Belgique*, 1875, et *Arch. de biol.*, 1880). — P. PACKARD, *Life histories of animals*, etc., New-York, 1876. — S. C. SEMPER, *Die Verwandtschaftbeziehungen d. gegliederten Thiere* (*Arb. f. d. zool. zoot. Institute Würzburg*, III, 1876-1877). — VAN BAMBEKE, *Rech. sur l'embryol. des Batraciens* (*Bull. acad. royale de Belgique*, 1876, et *Acad. des sc. de Belgique*, 1886). — W. TURNER, *Lectures on the anatomy of the placenta*, Edinburg, 1876. — FORSTER et BALFOUR, *Éléments d'embryologie*, Paris, 1877. — E. HAECKEL, *L'anthropogénie*, Paris, 1877. — KUPFFER U. BENECKE, *Die erste Entwick. am Eie der Reptilien*, Königsberg, 1878, et KUPFFER, *Arch. f. Anat.*, 1882. — R. LANKESTER, *Embryology and Classification* (*Quat. Journ. micr. Science*, 1878). — BALBIANI, *Leçons d'embryologie comparée*, Paris, 1879. — O. CADIAT, *Anat. générale*, 1879. — CH. ROBIN, art. « Œuf », « Fécondation », « Génération » du *Dict. encyclopédique des sciences médicales*. — MATHIAS DUVAL, *Sur la ligne primitive* (*Ann. des sc. naturelles*), 1879, et *Le placenta des Rongeurs* (*Journ. de l'anat.*, 1889-1890). — A. SCHÆFER, *Some teachings of development* (*Quat. J. microsc. Sc.*, 1880). — O. et R. HERTWIG, *Die Cœlomtheorie*, Iéna, 1881. — ERCOLANI, *Nuove ricerche sulla placenta*, etc., Bologna, 1880. — W. HIS, *Anat. mensli. Embryonen*, Leipzig, 1880-1882. — B. HATSCHEK, *Studien ü. Entwick. des Amphioxus* (*Arbeiten aus dem zool. Institut zu Wien und Triest*, Bd IV, 1881). — A. KÖLLIKER, *Embryologie*, Paris, 1882. — FOL, *Embryon humain de 5 mill.* (*Rev. méd. de la Suisse romande*, 1884). — GUIGNARD, *Rech. sur la structure et la division du noyau cellulaire chez les plantes* (*Ann. des sc. nat.*, *Bot.*, t. XVII, 1884). — F. BALFOUR, *Embryologie comparée*, Paris, 1885. — TOURNEUX et HERRMANN, art. « Embryon » du *Dict. encyclop. des sc. médicales*, 1886. — CH. DEBIERRE, *Embryologie humaine et comparée*, Paris, 1886. — O. HERTWIG, *Lehrb. der Entwicklungsgeschichte des menschen u. der Wirbelthiere*, Iéna, 1886-1888. — J. RENAUT, *Anatomie générale*, fasc. I, 1889. — GIULIA CHIARUGI, *Anatomie d'un embryon humain de la quatrième semaine* (*Arch. ital. de biologie*, t. XII, p. 273, 1889).

CHAPITRE III

SIGNIFICATION DU DÉVELOPPEMENT

GÉNÉALOGIE DE L'HOMME (PHYLOGÉNÈSE)

Ou l'Homme est sorti un beau jour tout d'une pièce du limon de la Terre, — ou bien il s'est développé lentement en passant dans le cours des âges par une série de formes qu'il répète plus ou moins pendant son développement embryonnaire. — Ceux qui adoptent la première hypothèse admettent la *Création;* ce sont des orthodoxes. — Ceux qui défendent la deuxième opinion, acceptent la *Doctrine de l'Évolution*, ce sont des transformistes.

C'est sans contredit dans l'Anatomie comparée et l'Embryologie qu'on a trouvé les meilleurs arguments pour soutenir le Transformisme, édifié par LAMARCK, comme on le sait, et développé avec une science profonde et une patience remarquable par DARWIN.

Nous n'avons pas à faire ici l'histoire du Transformisme; mais ce que nous devons faire, c'est montrer qu'il semble bien établi que l'Homme n'a pas toujours été ce qu'il est, et qu'on retrouve dans son organisation les traces de sa parenté avec le reste du monde animal. — Que tous les animaux qui peuplent la surface asséchée ou encore inondée du globe soient issus d'une seule souche, souche mère primitive (*monogénisme*), ou qu'ils dérivent de plusieurs souches originelles irréductibles formant des sortes de point de départ de grandes familles (*polygénisme*), il n'en demeure pas moins évident que les représentants fossiles ou actuels du monde animal portent dans leurs flancs les traces incontestables d'une organisation bâtie sur un plan général semblable.

Qu'on envisage l'organisme de l'Homme adulte, ou qu'on étudie le développement embryonnaire de cet Homme, cette constatation prend les caractères d'une vérité indéniable.

C'est ce que vont nous prouver le rapprochement et la comparaison des pièces du squelette ou des organes de l'Homme avec les pièces du squelette ou les organes des animaux, et la synthèse du développement des animaux d'ordre plus inférieur. Le développement historique de l'Homme apparaîtra ainsi avec évidence aux yeux de tous ceux qui savent lire dans le grand Livre de la Nature.

§ I. — PARALLÈLE ANATOMIQUE DE L'HOMME ET DES ANIMAUX

Ce n'est pas ici le lieu de développer la *généalogie de l'Homme;* — d'essayer de montrer que vraisemblablement des *Gastréades* sont sortis deux rameaux divergents : l'un comprenant les *Zoophytes*, l'autre les *Vers*, auxquels se rattachent les *Vertébrés.* — Les 22 degrés de la généalogie humaine de Hæckel ne nous arrêteront pas davantage, mais peut-être ne sera-t-il pas sans intérêt d'esquisser en quelques mots les grands traits qui réunissent l'Homme au reste des Mammifères et ceux-ci aux Vertébrés d'ordre plus inférieur. — Les arguments ne manquent pas pour établir cette filiation. — Les travaux de Rutimeyer, A. Gaudry, Filhol, Marsh, Cope, etc., sont si riches à ce sujet que l'on n'a que l'embarras du choix. Les chaînons ne sont cependant pas complets, et à l'heure actuelle encore on ne peut faire qu'une esquisse bien imparfaite de la parenté des animaux entre eux.

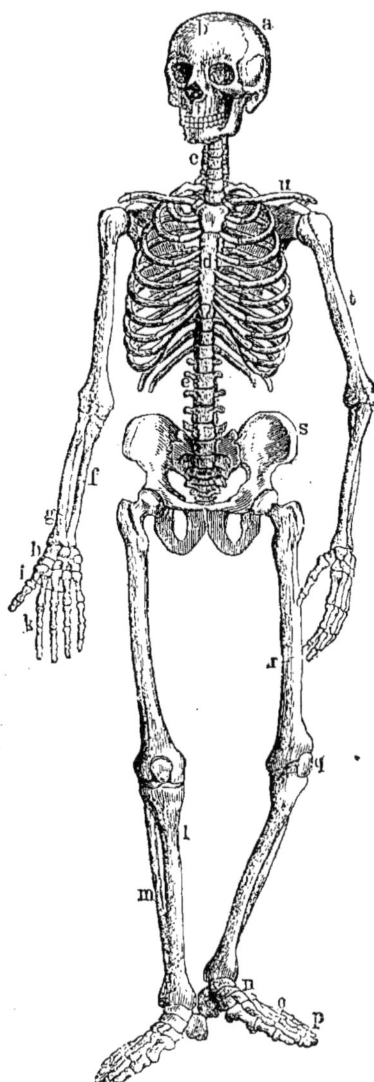

Fig. 499. — Squelette humain. *a*, os pariétal ; — *b*, frontal ; — *c*, vertèbres cervicales ; — *d*, sternum ; — *e*, vertèbres lombaires ; — *f*, cubitus ; — *g*, radius ; — *h*, carpe ; — *i*, métacarpe ; — *k*, phalanges ; — *l*, tibia ; — *m*, péroné ; — *n*, tarse ; — *o*, métatarse ; — *p*, phalanges des orteils ; — *q*, rotule ; — *r*, fémur ; — *s*, os iliaque ; — *t*, humérus ; — *u*, clavicule.

Nous nous bornerons, pour donner une idée de cette histoire, à esquisser quelques-uns des traits du *parallèle anatomique de l'Homme et des animaux.*

Chez les Mammifères la mâchoire inférieure s'articule directement avec le crâne, et non par l'intermédiaire d'un os carré qu'on retrouve du Poisson à l'Oiseau. — Mais l'anatomie du développement, aidée de sa sœur l'anatomie comparée, a montré que, si cet os s'est déplacé chez les Mammifères, il n'a pas pour cela disparu : on le retrouve pour la plupart des auteurs dans un des osselets de l'oreille moyenne, pour d'autres dans le zygomatique. — Chez tous les Mammifères le thorax et l'abdomen sont séparés l'un de l'autre par le muscle diaphragme, dont la présence joue un si grand rôle dans la mécanique respiratoire ; — chez tous on trouve des glandes mammaires et chez la plupart un placenta. — Mais chez les Amphibiens nous trouvons les rudiments d'un diaphragme ; chez tous les Vertébrés nous observons des glandes dans la peau, dont les glandes mammaires ne sont qu'une variété (voy. p. 796), et il n'y a qu'un pas de la distribution des vaisseaux sanguins embryonnaires sur l'allantoïde des Reptiles et des Oiseaux, à la constitution du placenta dont la perfection, du reste, est très manifeste chez les Mammifères eux-mêmes au fur et à mesure qu'on s'élève dans la série de ces animaux (voy. p. 957).

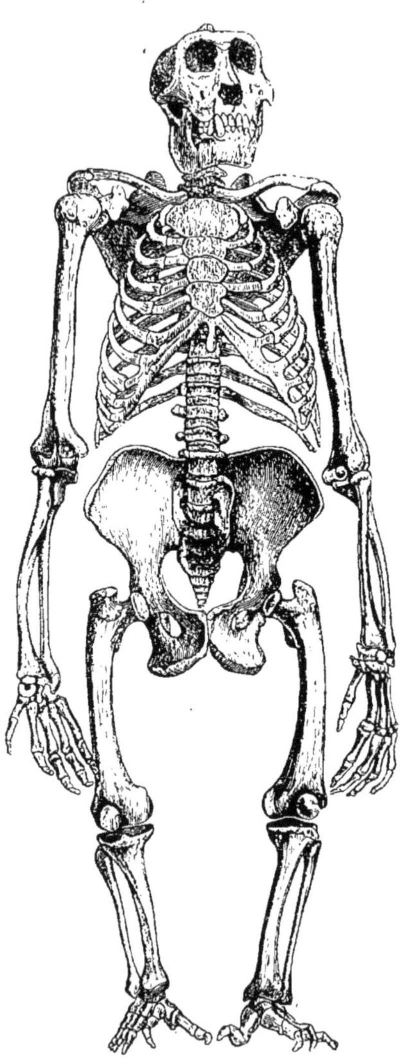

Fig. 500. — Squelette d'un vieux Gorille.

Gegenbaur a montré depuis longtemps l'identité entre les dents des Requins et des Raies et les productions écailleuses de la peau. Les dents sont le résultat de la transformation de plaques ou tubercules solides de la peau, adaptés à la préhension et à la mastication des aliments. — Pendant son développement, la dent du Mammifère nous apparait encore comme une production de la muqueuse buccale; seulement chez ces animaux les dents se sont localisées sur les mâchoires au lieu d'occuper toute la cavité bucco-pharyngienne comme chez les Poissons ou d'être restées mobiles sur les gencives, comme chez les Reptiles.

Chez l'Homme et la plupart des Mammifères on ne trouve pas dans le jeune âge toutes les dents de l'adulte : il y a une première dentition ou dents de lait, et une deuxième dentition ou dents de remplacement. — Or Rutimeyer a démontré que la dentition de lait de beaucoup de Mammifères présente avec celle de leurs ancêtres géologiques une ressemblance beaucoup plus intime que la dentition définitive; — et Baume, de son côté, estime que la cause de l'existence de la dentition de lait réside dans le raccourcissement du squelette de la face, ce qui a naturellement resserré de plus en plus l'espace propre au développement des bourgeons dentaires qui, au lieu de se placer côte à côte, ont été obligés de se superposer. Ainsi s'explique aussi l'existence de molaires en *série croissante* chez l'Anthropoïde, et en *série uniforme* chez les races humaines inférieures (Néo-Calédoniens, etc.), alors qu'elles sont en série *décroissante* chez les Européens. — Si chez les Marsupiaux et les Pinnipèdes, nous trouvons des exemples de la disparition des dents de lait, ce phénomène appartient sans doute à la loi de « l'accélération du développement ». — Si les Ruminants ont les germes des dents incisives supérieures à l'état fœtal, et parfois accidentellement plus tard, c'est qu'ils dérivent d'espèces fossiles qui avaient des incisives aux deux mâchoires et dont on a retrouvé les traces dans les terrains quaternaires. — Que signifient les germes des dents chez le fœtus de Baleine, si ce n'est que la Baleine a eu comme ancêtres des animaux pourvus de dents ?

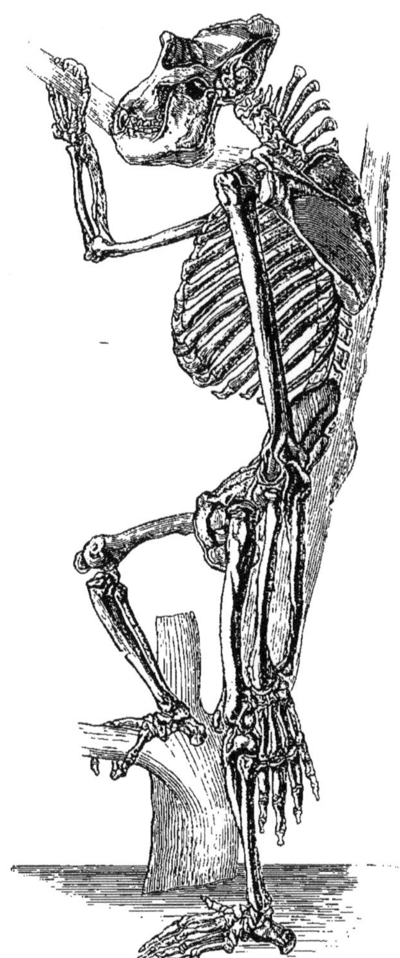

Fig. 501. — Squelette d'un vieux Gorille mâle.

Les Caméliens ont encore conservé des restes d'incisives à la mâchoire supérieure, et comme les Chevrotains et beaucoup de Cervidés, ils ont aussi conservé des canines. — La disparition de ces dents chez les Ruminants est, sans aucun doute, le résultat de leur genre de vie. — Devenues inutiles dans le cours des âges au fur et à mesure que se développaient sur le globe les prairies et les pâturages, elles ont disparu. — C'est aussi à leur genre de mastication que les animaux doivent la forme spéciale du condyle de la mâchoire inférieure et la disposition de l'articulation temporo-maxillaire qui permet la trituration des aliments (voy. t. I, p. 218). — Plus la mastication est parfaite, plus la branche montante de la mâchoire inférieure est longue (Ruminants, Solipèdes, etc.); moins elle a besoin d'agir pour triturer et broyer les aliments, plus cette branche est courte (Carnassiers). Plus l'énergie des mâchoires est puissante, plus l'apophyse coronoïde (bras de la puissance représenté par les muscles masséters et temporaux) est rapprochée de la dernière molaire (Carnivores, Rongeurs). Le mode d'alimentation introduit donc dans le nombre et la forme des dents, ainsi que dans la forme et les mouvements du maxillaire inférieur, des modifications profondes du squelette qui sont d'excellents caractères zoologiques.

Le double condyle de l'occipital se retrouve chez les Amphibiens de la période permo-carbonifère, et dans l'humérus de *Stereorachis* et de *Brithopus* du permien de l'Oural nous retrouvons le trou sus-condylien de l'humérus des Lémuriens et des Carnassiers. — Le port et la structure des membres des Oiseaux se retrouvent chez divers Reptiles jurassiques. — Le crâne des Ptérodactyles et des Rhamphorhynques possède des caractères aviens avérés. — Les os de beaucoup de Dinosauriens sont, comme ceux des Ptérodactyles, creusés de ces cavités aériennes que l'on a crues pendant si longtemps comme caractéristiques des os des Oiseaux. — L'*Archéoptéryx* avait une épaule, un bassin et des pattes d'Oiseau, un bec, de vraies plumes à la base du cou et aux pattes, des pennes aux ailes et à la queue, mais ses mâchoires portaient des dents, et sa queue rappelait celle d'un Lézard; — presque demeuré Reptile par ses princi-

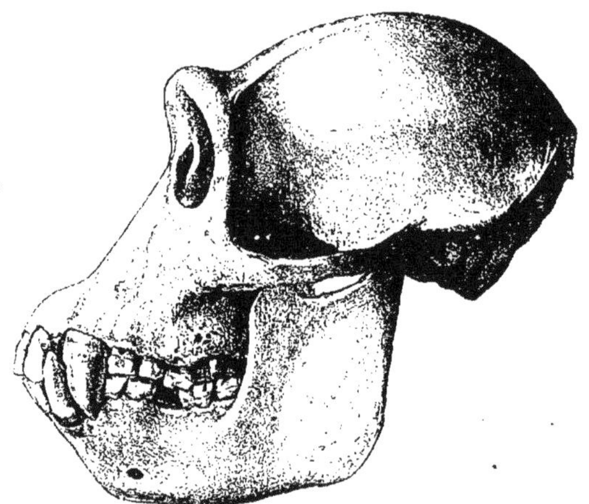

Fig. 502. — Crâne d'un vieux Chimpanzé mâle.

paux caractères, il portait encore dans ses vertèbres biconcaves la trace de son origine piscienne. — L'*Hesperornis*, oiseau à dents, n'avait que des ailes rudimentaires terminées par des griffes comme sont encore celles de l'Autruche, et son épaule ressemblait à celle des Dinosauriens. — L'*Ichthyornis*, de son côté, a conservé d'un âge antérieur les vertèbres biconcaves des anciens Poissons Ganoïdes. — C'est ainsi qu'on arrive par une transition ininterrompue des Poissons Ganoïdes aux Batraciens Stégocéphales, de ces Batraciens aux Reptiles, et parmi ces derniers deux groupes, les Reptiles volants et les Reptiles bipèdes, peuvent nous conduire aux Oiseaux.

Le double condyle occipital des Batraciens Stégocéphales, le trou huméral des Théromorphes, la différenciation des dents chez les *Cynodraco*, tous caractères qui manquent chez les Reptiles vrais, nous autorisent à exclure les Reptiles de la généalogie des Mammifères. — Tout au moins peut-on dire que les Mammifères se rattachent aux Batraciens par des formes reptiliennes autres que celles qui ont fourni les Sauropsidés. — Ces formes sont inconnues, mais l'Échidné, l'Ornithorhynque ont encore avec les Reptiles des affinités indéniables. — Comme les vrais Reptiles, les Mammifères Monotrèmes ont leur humérus et leur fémur presque horizontaux qui laissent le ventre traîner à terre; — comme eux ils ont un épisternum, de véritables os coracoïdes et une fourchette à l'épaule ; — comme eux ils ont un cloaque, et, quoique pourvus de mamelles, peu développées il est vrai, ils pondent des œufs coquillés, et dans leurs os marsupiaux peut-être est-il permis de retrouver les vestiges des dernières côtes abdominales des Crocodiles. — Chez les Monotrèmes, il se fait une soudure précoce et à peu près complète des os du crâne, caractère essentiellement avien. L'Ornithorhynque n'a point de dents et possède un bec de Canard avec plaques cornées. Les osselets de l'ouïe sont en partie soudés chez ces Mammifères inférieurs et l'étrier est columelliforme ; leurs os ptérygoïdes sont articulés comme chez beaucoup d'Oiseaux avec le tympanique et le basisphénoïde.

Certains Squales présentent sur les parties latérales de l'œsophage deux petits diverticules qui sont l'ébauche des poumons ; — ils sont vivipares, et dans quelques espèces, le fœtus implante dans les tissus de la mère des sortes de villosités de son sac vitellin, qui rappellent ce qui se passe chez les Mammifères. — Certains Reptiles ithcyoïdes fossiles avaient de véritables nageoires sans doigts, comme nous les voyons chez les Cétacés actuels qui paraissent en

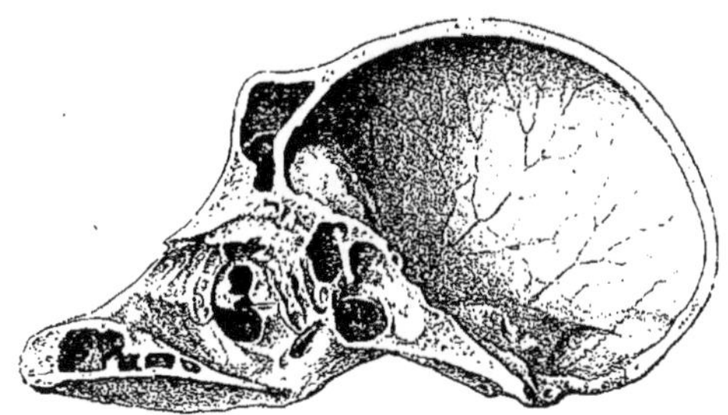

FIG. 503. — Coupe sagittale du crâne du Chimpanzé.

être les descendants directs. — L'Ornithoryngue et l'Échidné pondent des œufs semblables à ceux des Reptiles, avec cette différence que le jeune, au sortir de la coquille, est alimenté par le lait maternel. — Les os de l'épaule de ces espèces sont conformés sur le modèle de ceux des Reptiles, et si les membres postérieurs n'existent pas chez les Cétacés et les Syrénoïdes herbivores (*Lamantins, Dugongs*), ne retrouve-t-on pas les débris du fémur chez l'*Halitérium*, espèce fossile de ce genre ? — Sans doute, les Ornithodelphes n'ont plus de côtes abdominales réunies par un sternum médian comme le Crocodile, mais ce massif osseux n'est-il pas représenté chez eux par les os marsupiaux ? — Si nos Marsupiaux ne pondent plus d'œuf, ils n'en restent pas moins ovovipares comme certains Reptiles, et un grand nombre de Squales nous conduisent vers les Mammifères ordinaires chez lesquels l'allantoïde une fois formée ne s'atrophie pas comme chez eux, mais donne lieu à un placenta qui permet au fœtus d'achever son développement dans l'utérus au lieu d'être extrait de l'œuf et enfoui dans le « marsupium » comme le jeune Marsupiau qui, sans cela, ne saurait venir au monde à bon port.

D'après cet ensemble de dispositions organiques des ancêtres reptiliens des Mammifères, il est évident que les formes primitives de ces derniers devaient être toutes pentadactyles, plantigrades et multidentées. Or COPE, pour ne parler que des Ongulés herbivores, a admirablement montré comment s'est effectuée dans le cours des âges géologiques la réduction des dents et des doigts pour aboutir à la forme actuelle de nos Ongulés périssodactyles et artiodactyles (voy. t. I, p. 186). — Quelle est la source de toutes ces modifications ? Une variation héritée ou acquise. — Dérivée de l'adaptation au milieu ou de la sélection naturelle, une variation de ce genre se transmet par hérédité et devient la source d'une nouvelle forme. — L'oiseau qui perd ses ailes modifie du même coup son breschet et ses côtes en s'habituant à la course. Témoin l'Autruche qui, ayant pris l'attitude d'un Oiseau coureur, a perdu ses ailes, a vu son breschet s'aplatir et prendre le caractère d'un sternum, et ses côtes perdre presque complètement leurs apophyses récurrentes. — Cette

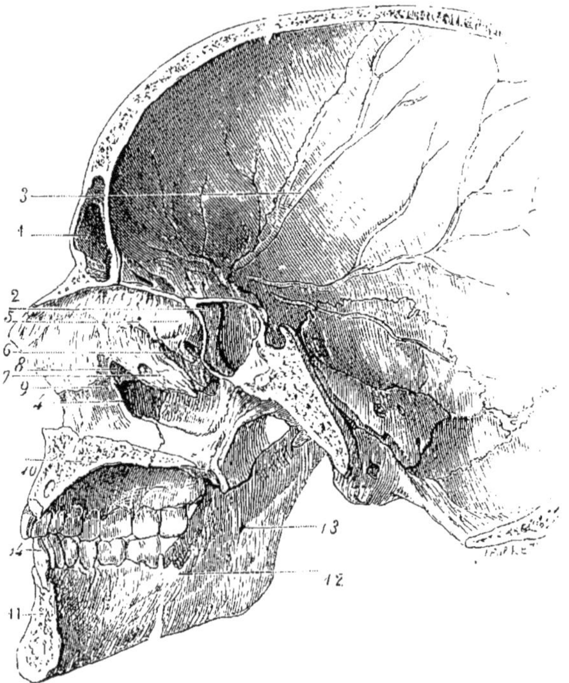

FIG. 504. — Coupe sagittale du crâne de l'Homme.

1, sinus frontal; — 2, sinus sphénoïdal; — 3, sillon de l'artère méningée moyenne; — 4, antre d'Highmore, sinus maxillaire; — 5, cornet supérieur des fosses nasales; — 6, méat supérieur; — 7, cornet moyen; — 8, méat moyen; — 9, orifice du canal nasal; — 10, voûte palatine ou plancher des fosses nasales; — 11, maxillaire inférieur; — 12, ligne oblique du maxillaire inférieur; — 13, orifice du canal dentaire; — 14, dents.

attitude nouvelle a également modifié son bassin qui se réunit en avant et forme un cercle complet. — Les membres se disposent-ils de manière que le poids du corps porte principalement sur le doigt médian de chaque pied, les métatarsiens latéraux s'atrophient et se soudent au métatarsien médian. C'est de cette façon que s'est formé le canon de nos Chevaux. — Les Monotrèmes parmi les Mammifères ont seuls un coracoïdien qui atteint le sternum, comme cela a lieu chez les Vertébrés inférieurs. — Mais la comparaison du développement montre avec évidence que l'os coracoïdien des Mammifères supérieurs réduit à l'état de courte apophyse doit être considéré comme un os réduit pendant le cours du développement sérial. — La clavicule n'est apparue (Primates, Cheiroptères, une partie des Insectivores et des Rongeurs) que pour permettre les mouvements étendus et variés des membres thoraciques; — lorsque ces membres ne possèdent plus que des mouvements de flexion et d'extension, elle disparaît (Ongulés, Cétacés). — Si les phalanges des doigts se sont considérablement allongées chez les Cheiroptères, c'est pour permettre le développement de l'aile; si ces mêmes phalanges ont augmenté de nombre chez les Cétacés, c'est pour favoriser l'ampleur des pattes natatoires.

La caractéristique de la marche quadrupède est visible sur la colonne vertébrale qui est dès lors divisée en *train antérieur* sur lequel prend son point d'appui le membre antérieur, et en *train postérieur* qui sert de point d'appui au membre postérieur. — Les muscles longs du rachis, qui s'étendent d'un train à l'autre, prennent tour à tour leur insertion fixe en avant et en arrière; — la colonne vertébrale, ainsi décomposée en deux parties, dont l'une tient à l'épaule, l'autre au bassin, présente, dans ces deux régions, des caractères respectifs qui sont en rapport avec l'alternance des actions musculaires (P. Broca). — Dans la marche bipède il en est tout autrement. — Le point d'appui du corps est toujours fourni par les membres inférieurs; le point d'insertion fixe des muscles se fait toujours du côté du bassin; — il n'y a ni train antérieur ni train postérieur, et ce sont toujours les parties supérieures qui se meuvent sur les inférieures. — De plus, si le poids des viscères thoraciques et abdominaux, des Bipèdes, celui de la tête elle-même, tendent toujours à entraîner vers le sol, comme chez les Quadrupèdes, la face antérieure du corps vers le sol, cette tendance est chez eux contre-balancée : 1° par l'articulation de la tête sur la colonne vertébrale, articulation qui se fait fort peu en arrière du centre de gravité de la boîte crânienne; — 2° par les trois courbures alternatives du rachis, qui ont pour résultat d'amener la ligne de gravité de la tête et du tronc presque au-dessus (en réalité un peu en avant) de la base de sustentation fournie par le bassin (t. I, p. 126 et 208). — Il en résulte qu'une faible action musculaire (muscles de la nuque et muscles spinaux) ou élastique (ligaments jaunes des vertèbres) suffit pour maintenir sans fatigue l'équilibre vertical, que la disposition particulière de la partie antérieure de la capsule des articulations coxo-fémorales vient parachever.

Dans ses mouvements d'ensemble, soit pendant la station, soit pendant la marche, la colonne vertébrale, chez l'Homme, prend toujours son point fixe sur le bassin; en outre dans les divers mouvements du rachis, le point fixe est toujours fourni par la vertèbre la plus rapprochée du bassin. Il en résulte que l'action des muscles extenseurs de l'épine se fait toujours sentir de la tête vers le bassin. — Cette action constante, soutenue, a incliné en arrière les apophyses épineuses de la région dorsale, et si le même effet ne s'est pas produit sur les vertèbres des régions cervicale et lombaire, c'est que ces régions ont résisté à cette action par suite de leur courbure concave du côté des muscles extenseurs et de leur mobilité. — Il suffirait, comme le dit P. Broca, que la courbure de la colonne lombaire cessât d'être concave en arrière pour devenir concave en avant, comme à la région dorsale, pour que les apophyses épineuses de cette région s'inclinassent obliquement vers le bassin comme celles du dos, — c'est ce qui a lieu chez les Anthropoïdes qui n'ont point de courbure lombaire (t. I, p. 49), — ou encore, que les muscles extenseurs de la colonne vertébrale cessassent de prendre constamment leur point fixe sur le bassin, et que dans la mécanique de la marche elles le prissent alternativement sur le bassin et sur l'épaule; dans ces conditions, attirées vers la tête au même titre que les apophyses dorsales le sont vers le bassin, les apophyses épineuses lombaires s'inclineraient vers la tête comme les apophyses dorsales le font sur le bassin. — C'est ce que l'on observe dans les Quadrupèdes, qui n'ont qu'une courbure cervicale et une courbure dorso-lombaire à leur rachis, et dont les apophyses des vertèbres lombaires sont en *antéversion*, tandis qu'elles sont horizontales dans les Bipèdes.

L'antéversion des apophyses épineuses des vertèbres lombaires est donc un caractère décisif de la marche quadrupède (P. Broca), et nous pouvons en dire autant des apophyses transverses ou costiformes également en antéversion chez les Quadrupèdes, alors qu'elles sont transversales chez l'Homme et les grands Singes.

L'existence des apophyses styloïdes descendantes sur les vertèbres lombaires et les fausses vertèbres dorsales est un autre caractère de la marche quadrupède. Ces apophyses, en vestige parfois dans les vertèbres lombaires de l'Homme (t. I, p. 50), sont des apophyses de consolidation qui transforment les deux arthrodies latérales supérieures de chaque vertèbre en une double mortaise limitée en dedans par l'apophyse articulaire inférieure de la vertèbre précédente et en dehors son apophyse styloïde, et dans laquelle l'apophyse articulaire supérieure de chaque vertèbre vient s'emboîter.

Partout donc la colonne vertébrale du Quadrupède se distingue de celle du Bipède par l'existence de *deux trains*, et la mécanique de la marche seule a suffi pour modifier à ce point le squelette axial fondamental. — La colonne de l'Anthropoïde qui ressemble à ce point de vue au rachis de l'Homme ; la colonne vertébrale des Semnopithèques (les plus élevés des Singes non Anthropoïdes) qui présente quelques traits de transition vers le type bipède, confirment la règle. — La courbure lombaire est de même qualité chez l'Homme et le Chimpanzé, et Cunningham a démontré que chez les races humaines inférieures (Australiens, Nègres, Andamanites) cette courbure était encore fort peu accusée (1).

Corollairement tout le système des muscles qui relient la tête, la colonne vertébrale, l'omoplate et le thorax, est beaucoup plus développé chez les Quadrupèdes que chez l'Homme. — Ainsi chez les Cynocéphales le rhomboïde monte jusqu'à l'occipital (rhom-

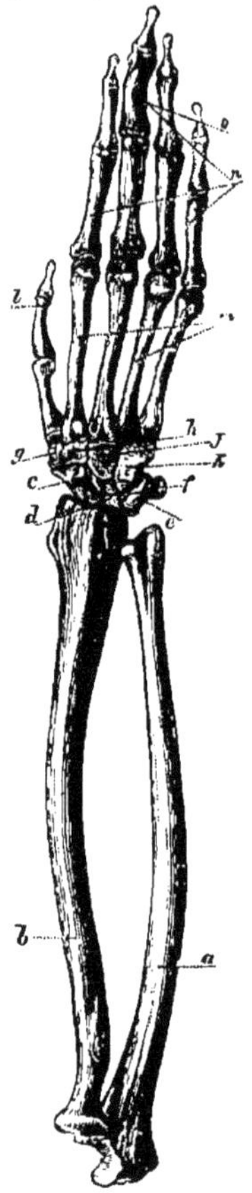

Fig. 505. — Squelette de l'avant-bras et de la main du Chimpanzé.

a, cubitus ; — *b*, radius ; — *c*, scaphoïde ; — *d*, semi-lunaire ; — *e*, pyramidal ; — *f*, pisiforme ; — *g*, trapèze ; — *h*, trapézoïde ; — *i*, grand os ; — *k*, os crochu ; — *l*, phalanges du pouce ; — *m*, métacarpiens ; — *n*, phalanges des doigts.

(1) La bifurcation des apophyses épineuses cervicales est en rapport avec l'amplitude des mouvements de rotation de la tête, et n'est pas absolument caractéristique de l'Homme ; — elle s'efface en partie dans certaines races inférieures (Hottentots Nègres), et d'autre part on la retrouve souvent chez le Chimpanzé.

boïde du cou); — le peaucier embrasse toute la nuque; — il y a un acromio-trachélien et l'espace compris entre le trapèze et l'angulaire de l'omoplate est comblé par un muscle qui n'est pas représenté normalement chez l'Homme.

Si nous envisagions le bassin, nous pourrions également montrer que ses modifications dans la série sont également en rapport avec la marche et la station.

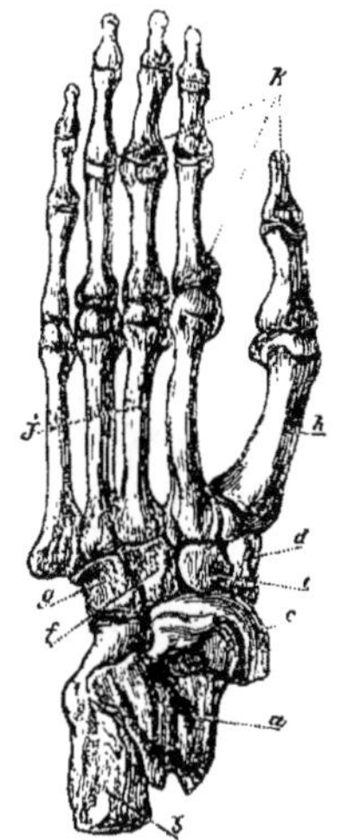

Fig. 506. — Squelette du pied du Chimpanzé.

a, astragale; — *b*, calcanéum; — *c*, scaphoïde; — *d*, premier, *e*, deuxième, et *f*, troisième cunéiforme; — *g*, cuboïde; — *h*, premier métatarsien; — *j*, métatarsien; — *k*, phalanges des orteils.

C'est ainsi que le nombre des vertèbres sacrées diminue de l'Homme, de l'Orang et du Gorille où l'on en trouve le plus ordinairement cinq, à trois et même deux chez les autres Singes. — La force du sacrum s'atténue donc à mesure que son importance physiologique diminue, et en même temps on voit les vertèbres coccygiennes augmenter et la queue apparaître. La queue est donc également un caractère quadrupède.

Chez les Bipèdes, le sacrum, supportant tout le poids du corps, est large et épais; — chez les Singes à marche quadrupède, il ne transmet plus aux os iliaques que le poids du train postérieur, et comme le dit P. Broca, son volume décroît avec sa fonction. De son côté encore l'Anthropoïde se sépare des Singes ordinaires (P. Broca). — Chez les Quadrupèdes, le bassin ne transmet aux membres pelviens qu'une partie du poids du corps, et ne supporte point le poids des viscères abdominaux qui sont suspendus au-dessous du rachis. Chez les Bipèdes, il supporte non seulement tout le poids du corps, mais sur ses valves viennent aussi reposer les viscères abdominaux. — De cette disposition résulte un bassin allongé chez les Quadrupèdes, un bassin élargi et étalé chez les Bipèdes. Le bassin des Anthropoïdes tient le milieu entre ces deux formes.

Chez l'Homme, les deux fosses iliaques internes qui constituent le *grand bassin*, s'écartent et se déploient sous la forme de deux valves, concaves en dedans (fosses iliaques internes), convexes en dehors (fosses iliaques externes); — chez les Quadrupèdes, au contraire, y compris les Cébiens, les Pithéciens, la fosse iliaque interne est convexe et la fosse iliaque externe concave. — La conformation des fosses iliaques est donc en rapport avec l'attitude verticale ou horizontale du corps (Broca), et la véritable *fosse* iliaque externe est caractéristique de la marche quadrupède.

L'existence du *sacrum supplémentaire* (1) est aussi en rapport avec les fonctions d'un bassin adapté à l'attitude bipède, comme l'a montré P. Broca, un caractère de perfectionnement ou d'évolution dont on suit la filiation du dernier des Anthropoïdes à l'Homme.

Le grand développement des fessiers et des gastrocnémiens n'est-il pas en rapport avec l'attitude bipède?

(1) Le *sacrum nécessaire* est l'ensemble des vertèbres sacrées qui s'articulent avec les os iliaques; — le *sacrum supplémentaire* (vertèbres sacrées accessoires), l'ensemble

Le squelette des membres n'est qu'un dans la série des Mammifères, et celui des membres des Reptiles et des Amphibiens (fig. 507) prouve à l'évidence que ce squelette est fondamentalement le même dans toute la série des Vertébrés.

Tous les Mammifères ongulés, pour ne parler que d'eux, ont quatre doigts (Porcins), deux ou quatre (Ruminants), trois (Rhinocéros) ou un seul doigt (Équidés). — Or toutes ces formes actuelles sont le résultat de l'évolution de formes ancestrales à cinq doigts, appelées *Protungulés*, datant de la fin de la période secondaire et du commencement de la période tertiaire.

Pour comprendre comment les *Protungulés* fossiles à cinq doigts ont donné le jour, par réduction progressive de ces derniers, aux Ongulés actuels, les uns à doigts pairs (*Artiodactyles*), les autres à doigts impairs (*Périssodactyles*), il suffit d'étudier le mode de répartition du poids du corps sur les différents doigts. — Chez les Artiodactyles, l'axe du membre passe par l'intervalle des doigts médians (troisième et quatrième), tandis que ce même axe, chez les Périssodactyles, passe par le doigt unique du milieu (Solipèdes).

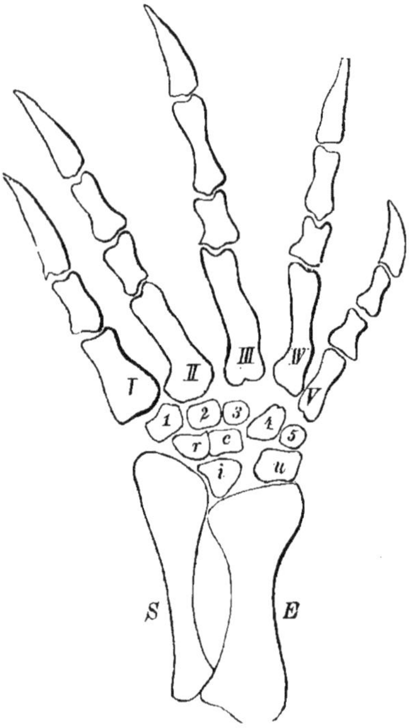

FIG. 507. — Membre antérieur droit de Tortue.

E, cubitus; — S, radius; — *r*, radial; — *i*, intermédiaire; — *u*, ulnaire; — *c*, central; — 1, 2, 3, 4 et 5, les cinq carpiens de la rangée distale; — I, II, III, IV, V, les cinq métacarpiens.

Admettons que les formes ancestrales pentadactyles aient déjà réalisé les deux conditions dans l'architecture de leur squelette appendiculaire. — Il est évident que dans celles où l'axe passait entre le troisième et le quatrième doigt, ces deux doigts supportaient seuls le poids du corps. — Or, la « fonction développant l'organe », les doigts médians se sont fortifiés peu à peu dans l'accomplissement de leur fonction de soutien, tandis que les doigts extrêmes, soumis à un travail bien moins accusé, ont été bientôt mis hors d'usage, et par suite, condamnés à disparaître dans un avenir plus ou moins éloigné, comme tous les organes sans fonction. Ainsi se sont constitués les Ongulés à deux doigts.

des vertèbres qui viennent s'ajouter dans quelques espèces aux précédentes en augmentant la longueur du sacrum aux dépens de la longueur de la queue (vertèbres caudales).

La disparition de la queue est un caractère de perfectionnement lié à l'attitude bipède qui se réalise par la soudure avec le sacrum nécessaire du premier segment caudal (sacrum supplémentaire), le dernier segment constituant le coccyx.

Si maintenant nous envisageons un Protungulé, chez lequel l'axe du membre passait par l'axe du troisième doigt, c'est ce dernier qui supportera la charge la plus grande. — Pour les mêmes raisons que précédemment ce doigt se développera au détriment des autres, et la régression, commençant par les doigts extrêmes, se continuera sur le deuxième et le quatrième doigt. — Ainsi se sont développés successivement les Ongulés à trois doigts, et les Ongulés à un seul doigt. — Ces réductions, qui se sont opérées dans le cours des âges géologiques, sont particulièrement intéressantes à étudier dans le pied du Cheval, chez lequel elles correspondent nettement à une adaptation progressive

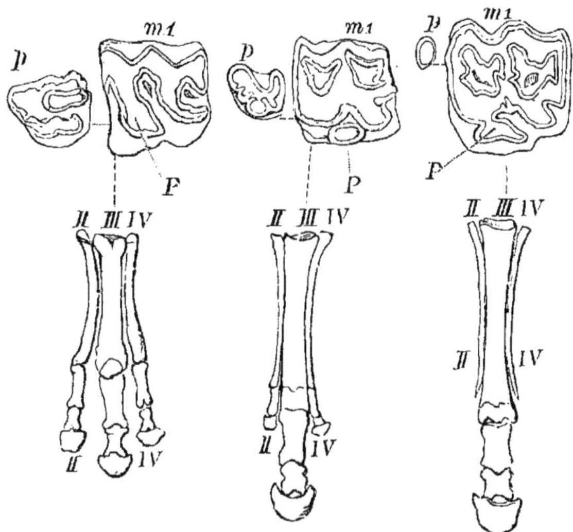

FIG. 508. — Dents et extrémités du Palæothérium, — de l'Hipparion, — et du Cheval (R. Owen).

de l'animal à la course. — Les figures 508 et 509 résument ces transformations (voy. t. I, p. 186).

L'anatomie comparée nous montre que, dans toute la série des Mammifères terrestres, comme chez tous les Vertébrés pourvus de quatre membres, le membre thoracique et le membre pelvien se composent l'un et l'autre de quatre segments ayant respectivement des analogies frappantes, mais aussi des différences en rapport avec leurs fonctions. — Le membre postérieur est caractérisé : 1° à la racine du membre par une articulation fortement constituée, dont les mouvements s'effectuent surtout dans le sens antéro-postérieur, c'est-à-dire dans le sens de la marche ; — 2° par l'absence de mouvements notables de pronation et de supination ; — 3° par la flexion du segment terminal (pied) qui se détache de l'axe de la jambe pour se diriger en avant et devenir horizontal pour s'opposer au sol.

Les caractères types du membre antérieur du bipède qui le distinguent du membre antérieur du quadrupède, sont les suivants : 1° l'axe de la tête de l'humérus est compris dans le sens transversal, condition extrêmement avantageuse au mouvement d'adduction, au lieu d'être compris dans le plan antéro-postérieur; — 2° la cavité glénoïde, au lieu d'être tournée en avant, est tournée en dehors, ce qui, uni à la présence d'une clavicule longue et très développée, permet au bras de se détacher entièrement du thorax et lui accorde une grande indépendance; — 3° le radius, articulé par trochoïde avec le cubitus au lieu de lui être invariablement fixé, tourne autour du cubitus et permet une excursion de 180 degrés, qui porte la face palmaire de la main tantôt en avant, tantôt en arrière (supination et pronation); — 4° enfin, l'axe de la main, dans l'attitude naturelle, est placé sur le prolongement de l'axe de l'avant-bras. — Ces modifications assurent au membre supérieur une mobilité beaucoup plus grande, nécessairement acquise aux dépens de la fixité qu'exigent la station et la marche, et l'indépendance qui fait de la main l'instrument précieux du toucher, de la préhension et du travail. — La différence d'usage a engendré la différence dans la conformation anatomique. — Ce qui le prouve, c'est que les animaux

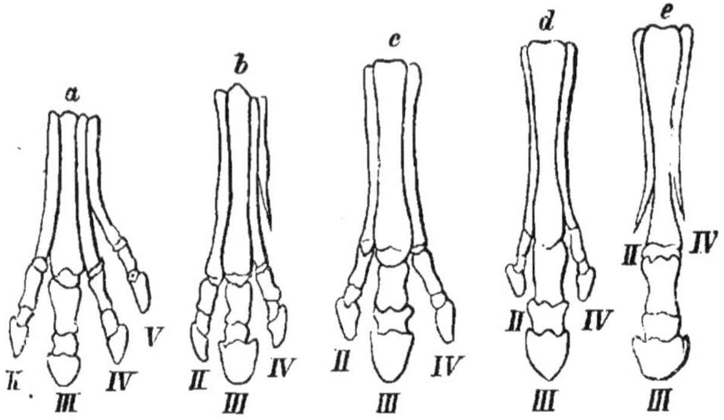

Fig. 509. — Pied des Chevaux fossiles de l'Amérique du Nord.

a, Orohippus; — *b*, Mésohippus; — *c*, Miohippus; — *d*, Protohippus; — *e*, Equus.

quadrupèdes qui se servent aussi de leurs membres antérieurs pour la préhension des objets ont également aussi un radius qui tourne plus ou moins autour du cubitus (Singes, Félins, Cheiroptères, Marsupiaux).

Ch. Martins a cherché à démontrer comment s'étaient effectuées les transformations dans les articulations de l'épaule et les modifications dans la tête de l'humérus. — Nous savons que pour cet éminent anatomiste, le coude est comparable à un genou dont la face antérieure serait devenue postérieure, par suite d'un mouvement de torsion d'un demi-cercle (180 degrés) autour de l'axe du bras. — Ce fait s'observe chez tous les Mammifères, à part les Cheiroptères, chez lesquels le bras ne présente, par rapport au fémur, qu'une torsion d'un quart de cercle (90 degrés), comme cela a lieu encore chez les Oiseaux et les Reptiles. — Mais, tandis que cette torsion de deux angles droits du bras de tous les Mammifères terrestres et amphibies se fait tout entière dans le corps de l'humérus chez les Bipèdes, chez les Quadrupèdes elle se fait mi-partie dans le corps de l'humérus (torsion d'un quart de cercle), et mi-partie au-dessus de l'humérus (torsion d'un quart de cercle), par suite de la position de l'omoplate, dont la cavité glénoïde regarde en bas et en avant, au lieu de regarder en bas et en dehors, comme la cavité cotyloïde de l'os coxal (P. Broca). — En effet, on peut remarquer, en examinant le fémur dans toute la série, que la tête de cet os est toujours placée sur la partie interne de l'os, sur le prolongement du condyle interne; — mais, si l'on étudie l'humérus d'un Quadrupède, on constate que la tête est située sur le prolongement de la face postérieure de cet os au-dessus de la cavité olécrânienne, tandis que dans l'humérus de l'Homme, cette tête est située sur le prolongement du bord interne de l'os, c'est-à-dire au-dessus de l'épitrochlée. — Il semble donc que l'humérus des Bipèdes ait conservé le type du fémur dans lequel la tête est également placée sur le prolongement du condyle interne du genou, homologue à l'épitrochlée ou condyle interne du coude. — Mais en y regardant de plus près, on s'aperçoit que le côté interne du coude correspond au côté externe du genou, et réciproquement, la face postérieure du coude à la face antérieure du genou. — D'où la conclusion : l'humérus de l'Homme est comparable à un fémur, dont le corps aurait été tordu d'un demi-cercle. — Autrement dit l'axe de la tête de l'humérus passe par l'axe transversal du coude dans les Bipèdes, tandis que l'axe de la tête de l'humérus dans les Quadrupèdes coupe à angle droit l'axe transversal du coude (CH. MARTINS).

A cette différence anatomique correspondent des différences fonctionnelles fondamentales. — La cavité glénoïde de l'omoplate des Bipèdes n'est plus comme la cavité cotyloïde une profonde cavité qui emboîte la tête du fémur, ni comme la cavité glénoïde du Quadrupède une cavité qui regarde en bas, mais c'est une petite cavité à peine excavée qui ne s'articule que par contact avec la tête de l'humérus et qui regarde en dehors. — Si donc on fait prendre au Bipède une attitude quadrupède, l'humérus devenu vertical et l'omoplate horizontale, se rencontrent par des surfaces presque parallèles l'une à l'autre, et chevaucheraient aussitôt l'une sur l'autre, si n'était la tension permanente des ligaments articulaires et des muscles. — Aussi cette attitude est-elle anormale, manque-t-elle de solidité et ne peut-elle être que passagère. — En revanche, une fois le corps redressé, l'humérus détaché du tronc et n'appuyant par sa tête tournée en dedans que sur une surface verticale tournée en dehors, peut rouler librement et permettre au bras ses mouvements si étendus et si variés en harmonie parfaite avec les fonctions de la main.

En outre, comme chez le Bipède, la tête de l'humérus regarde en dedans et les tubérosités en dehors, les muscles qui s'insèrent sur ces tubérosités et qui viennent des fosses de l'omoplate sont abducteurs et rotateurs du bras, de même que le deltoïde inséré sur le V deltoïdien, situé au-dessous des tubérosités de l'humérus, est élévateur et abducteur de cet os. — Au contraire, chez les Quadrupèdes, dans lesquels la tête est dirigée en arrière et les tubérosités en avant, les muscles qui s'attachent à ces tubérosités ne sont plus ni rotateurs ni abducteurs, mais exercent leur traction presque exclusivement dans le plan antéro-postérieur, mouvement approprié au balancement en avant et en arrière du bras dans la marche quadrupède. — La torsion du membre thoracique est donc, au point de vue ostéologique, le caractère décisif de la marche bipède ou de la marche quadrupède (P. BROCA), que cette torsion se soit effectuée du reste sur le corps de l'humérus (CH. MARTINS) ou dans la jointure scapulo-humérale (A. SABATIER, A. JULIEN).

A CH. MARTINS, nous l'avons vu (t. I, p. 184), on a opposé que l'absorption de la tête du péroné par le chapiteau du tibia est loin d'être démontrée; — que la rotule rattachée directement au tibia n'est pas l'homologue de l'olécrâne; — que la torsion de l'humérus n'existe pas, car, si cet os présente une « gouttière de torsion », ses bords ne sont nullement tordus, ce qui n'aurait pas manqué d'arriver si réellement l'os avait été tordu sur lui-même.

Enfin, CH. MARTINS, en constatant l'orientation inverse de l'humérus et du fémur, et en admettant une torsion de l'humérus d'un demi-cercle pour expliquer ce fait, considère la position actuelle du fémur comme étant la disposition primitive, et le membre pelvien comme le membre type, le prototype des membres. Or cette assertion est inexacte. — Pendant le cours de l'ontogénie, nous l'avons dit encore (t. I, p. 184), les membres antérieurs et postérieurs primitivement identiques et pareillement orientés sur les côtés du corps, subissent chacun une rotation d'un quart de cercle (90 degrés), mais en *sens inverse*, d'où il s'ensuit que le coude se porte en arrière et le genou en avant.

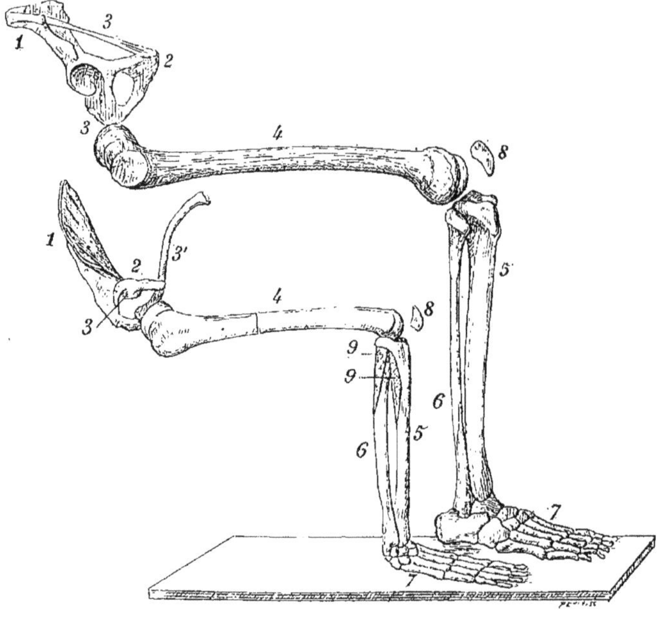

Fig. 510. — Homologie des os des membres.

1, 1, ilium = scapulum; — 2, 2, pubis = coracoïdien; — 3, 3, ischion = sus-glénoïdien; — 3', 3', ligament de Fallope = clavicule; — 4, 4, fémur = humérus; — 5, 5, tibia = radius; — 6, 6, péroné = cubitus; — 7, pied = main; — 8, 8, rotule = olécrâne; — 9, 9, surfaces détachées du tibia et du péroné et destinées à constituer la rotule.

— Ainsi s'explique la différence d'un demi-cercle (180 degrés) qui sépare l'orientation des deux membres de l'adulte, orientation différente qui peut trouver son explication, comme le dit Testut, dans une *double torsion en sens inverse* du corps de l'humérus et du fémur, ou peut-être plutôt dans la *rotation articulaire* admise par Sabatier et Julien. — Mais d'autre part on peut encore soutenir contre Ch. Martins, que le membre type n'est pas plus le membre postérieur que le membre antérieur, car, si je ne m'abuse, la ceinture thoracique n'est pas plus la ceinture pelvienne chez la Grenouille, le Kanguroo ou le Bœuf que chez l'Homme : dans tous les Vertébrés la ceinture thoracique est initialement construite sur un autre modèle que la ceinture pelvienne.

Enfin, si nous rappelons que la torsion de l'humérus est à son maximum dans l'espèce humaine, mais qu'elle est moins accusée chez les races fossiles et les races inférieures actuelles que chez l'Européen de nos jours; et que d'autre part, elle est moins forte chez le fœtus que chez l'adulte, moins élevée chez les Carnassiers que chez les Singes inférieurs, moins aussi chez ces derniers que chez les Anthropoïdes où elle se rapproche de la torsion du bras de l'Homme, nous en arriverons fatalement à conclure que la main de l'Homme s'est de plus en plus appropriée à ses fonctions et qu'elle s'est perfectionnée. — L'exercice seul pourrait déjà atteindre ce but, s'il est vrai que l'humérus droit est ordinairement plus tordu que le gauche. Rien à cela d'extraordinaire du reste. — Qui ne sait que la clavicule de l'artisan se distingue par ses fortes courbures de celle de l'Homme de cabinet ou de la Femme ?

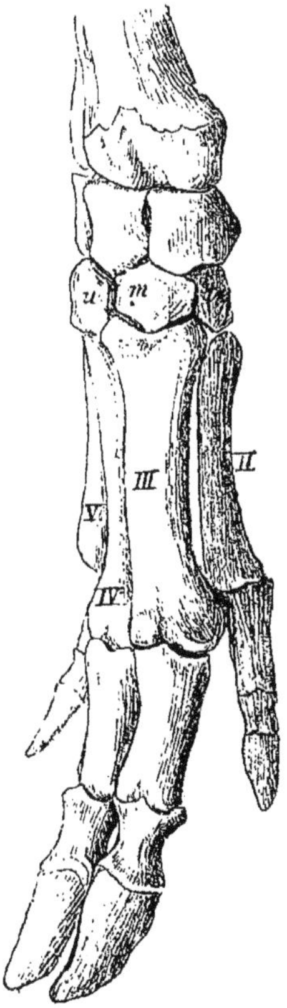

FIG. 511. — Membre antérieur droit du Cochon.

La main qui termine le membre antérieur, peut-on dire avec G. HERVÉ, n'est jusqu'à un certain point qu'un pied modifié, un pied transformé par des fonctions nouvelles. A mesure qu'on s'élève dans la série des Mammifères, on voit l'extrémité du membre thoracique abandonner progressivement le type anatomique du pied pour acquérir celui de la main. Cette transformation, l'Homme en offre le dernier terme, mais elle est déjà faite quand on arrive aux Singes, et chez les Anthropoïdes elle est parfaite. — Comme chez l'Homme, l'axe de la main du Singe continue celui de l'avant-bras, tandis que le pied du Singe comme celui de l'Homme est fortement fléchi sur la jambe et porte un talon. L'étendue des mouvements de supination (la pronation constituant chez les Singes quadrupèdes l'attitude naturelle du membre) n'est, à la vérité, que de 90 degrés chez les Cébiens et les Pithéciens; mais, si ces animaux ne peuvent pas encore tourner en avant les paumes de leurs mains, combien cependant ils exécutent ce mouvement avec facilité par rapport aux vrais Quadrupèdes. — Chez les Pithéciens supérieurs, l'amplitude de la supination atteint 100 degrés, et chez les Anthropoïdes elle s'élève, comme chez l'Homme, à 180 degrés. — Chez les Singes comme chez l'Homme, la supination caractérise exclusivement le membre antérieur; il n'y a rien de pareil au membre postérieur, où toujours les deux os de la jambe sont immobiles l'un sur l'autre. — Si nous envisageons les mouvements du bras, commandés par la direction des surfaces articulaires de l'épaule et par le degré de torsion de l'humérus, nous arrivons à la même conclusion. — Si par le sens et l'étendue des mouvements de l'articulation scapulo-humérale, par la disposition réciproque des surfaces articulaires et la direction de l'axe de la tête de l'humérus, les Pithéciens et les Cébiens sont à peine dégagés des Quadrupèdes, les Anthropoïdes se rapprochent considérablement de l'Homme. — Les Singes les plus inférieurs n'ont, à l'égal des Quadrupèdes, qu'une torsion humérale voisine d'un angle droit; — mais, dès qu'on s'élève dans la série des Primates, on voit tout de suite cette torsion s'accroître progressivement (1).

Trois caractères myologiques principaux séparent radicalement le pied de la main : 1° la main n'a que des extenseurs longs; le pied a des extenseurs longs et courts; — 2° la main n'a que des fléchisseurs longs; le pied a des fléchisseurs longs et courts; — 3° la main possède un muscle, la chair carrée de Sylvius, que le pied ne possède pas. — Ces trois caractères, les Singes le possèdent essentiellement aussi bien que l'Homme, et comme ce dernier, les Singes sont bimanes et bipèdes; rien n'autorise à les qualifier du nom de Quadrumanes. — Si l'on remarque quelques différences entre la myologie de la main de l'Homme et celle de la main du Singe, ce ne sont que des différences secondaires, et les anomalies reproduisent d'ailleurs chez l'Homme, par voie de variations réversives, les diverses dispositions observées chez les grands Singes, depuis la fusion partielle ou complète du fléchisseur propre du pouce avec le fléchisseur profond jusqu'à la disparition totale du tendon destiné au pouce. — D'une part, ce que l'on a décrit chez le Singe, sous le nom de *court extenseur du gros orteil*, n'est que le premier faisceau du *muscle pédieux*, déjà plus ou moins isolé chez l'Homme, et davantage encore dans le pied simien; — et d'autre part, aussi bien chez l'Homme que chez le Singe le fléchisseur propre du gros orteil s'unit au fléchisseur commun des orteils par quelques expansions, la chair carrée n'est pas exclusivement accessoire du long fléchisseur commun, mais des deux fléchisseurs (CHUDZINSKI), et si chez le Singe, le court fléchisseur n'a que deux tendons, les orteils extrêmes étant fournis par des faisceaux émanés des tendons du long fléchisseur commun, la même chose a été fréquemment observée chez les Nègres (CHUDZINSKI), et même dans les races blanches, treize fois sur cent (TURNER, WOOD), le faisceau fourni au cinquième orteil par le court fléchisseur est remplacé par un faisceau émané des tendons du long fléchisseur commun.

Le *long abducteur du gros orteil*, accordé comme propre au Singe, n'est lui aussi qu'un dédoublement du jambier antérieur que l'on observe parfois chez l'Homme.

Le pied de l'Homme enfin, par l'obliquité de la facette métatarsienne du premier cunéiforme (WYMAN, LEBOUCQ), par son angle astragalo-calcanéen (AEBY), par ses muscles, se rapproche d'autant plus du pied simien que l'on remonte plus haut dans la série des stades embryonnaires. Ce qui revient à dire que le pied de l'Homme a perdu ses caractères simiens pendant son développement.

Nombre d'autres particularités anatomiques ne sont pas davantage des bizarreries de la Nature. — La disposition variable des branches de la crosse de l'aorte, par exemple, n'est que la conséquence et l'expression de différences morphologiques d'un ordre plus général (P. BROCA).

Ces branches varient d'une à trois, et leur nombre est la conséquence de la distance comprise entre la crosse de l'aorte et la base du cou d'une part, et de la largeur de l'ouverture qui fait communiquer le thorax avec le cou. — Cette ouverture est-elle étroite et la distance de l'aorte au cou considérable, la divergence des branches artérielles est au minimum, leur fusion est au maximum et la crosse de l'aorte n'émet qu'un seul tronc volumineux, *aorte ante-*

(1) Carnassiers, 94 degrés; — Maki, 95 degrés; — Atèle, 98 degrés; — Alouate, 100 degrés; — Magot, 106 degrés; — Semnopithèque, 110 degrés; — Gibbon, 112 degrés; — Orang, 120 degrés; — Chimpanzé, 128 degrés; — Gorille, 141 degrés; — Nègre, 144 degrés; — Européen, 164 degrés (voy. P. BROCA, *La torsion de l'humérus*, in *Rev. d'anthropologie*, 1882).

rieure, qui, parvenu à la base du cou, se divise pour fournir les quatre artères de la tête et des bras (type des Solipèdes). Dans les conditions opposées, la divergence est au maximum et la fusion au minimum ; les quatre artères de la tête et des bras naissent par trois troncs (type de l'Homme, du Gorille et du Chimpanzé). — Enfin, dans les conditions intermédiaires, les vaisseaux de la crosse de l'aorte sont au nombre de deux (type des Cheiroptères, Insectivores, Carnassiers, Lémuriens, Cébiens et Pithéciens et du Gibbon). — Si l'on considère enfin, comme le remarque encore P. BROCA, que la courbure de la crosse de l'aorte est toujours située à gauche, qu'elle est par conséquent plus éloignée de la moitié droite de la base du cou que de la moitié gauche, on comprendra

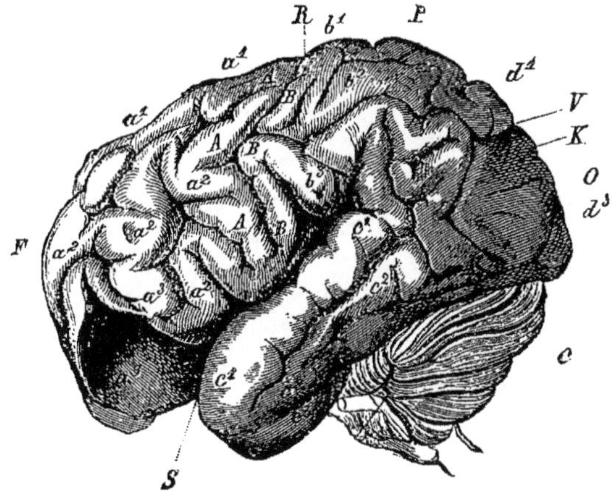

FIG. 512. — Encéphale d'Orang vu de côté.

F, lobe frontal; — P, lobe pariétal ; — O, lobe occipital ; — R, sillon de Rolando ; — S, scissure de Sylvius; — C, cervelet.

que les deux artères du côté droit aient plus de tendance à se fusionner pour constituer un tronc brachio-céphalique que les deux du côté gauche qui naissent isolément de l'aorte lorsque le cou est large et court (Homme), tandis que celles du côté droit sont toujours fusionnées à leur origine en un tronc qui peut encore fournir, en outre, la carotide gauche.

Mais ce qu'il y a de plus remarquable peut-être, c'est que le progrès dans les séries animales est partout intimement lié à la réduction dans la dentition ou dans les membres (voy. t. II, p. 965 et 973). — Certes nos connaissances relativement à la généalogie de l'Homme et des Primates sont encore des plus restreintes ; mais nous savons pertinemment que pendant le cours de notre évolution paléozoïque, notre dentition a été réduite à chaque mâchoire et des deux côtés, d'une ou deux incisives, de deux prémolaires et d'une molaire.

Le Chimpanzé et le Gorille sont, parmi les Singes Anthropoïdes, ceux qui se rapprochent le plus de l'Homme, et chacun d'eux peut se disputer par des côtés différents le premier rang, mais ces animaux sont encore loin de l'espèce humaine (1).

(1) Je n'en veux prendre qu'un exemple que j'emprunte à E. ROLLET (1) qui a bien

Le *Dryopithecus*, tailleur de silex, dit-on, grâce à son anthropomorphisme physique, a été l'objet d'une hypothèse hardie ; mais il faut encore convenir, malgré cela, que l'Homme ne descend d'aucune des espèces actuellement vivantes d'Anthropoïdes.

Dans le cours de leur évolution corporelle, les Anthropoïdes s'éloignent de plus en plus de l'organisation humaine (R. HARTMANN), l'enfant simien étant sous tous les rapports plus voisin de l'enfant humain que le Singe adulte ne l'est de l'Homme adulte (C. VOGT). — Les Singes et l'Homme se développent donc dans une *direction divergente*, ce qui indique que l'Homme ne peut descendre ni des Singes actuels ni des Singes fossiles découverts jusqu'à ce jour.

L'Homme qui sait voir et qui réfléchit « est forcé d'admettre que l'étroite res-

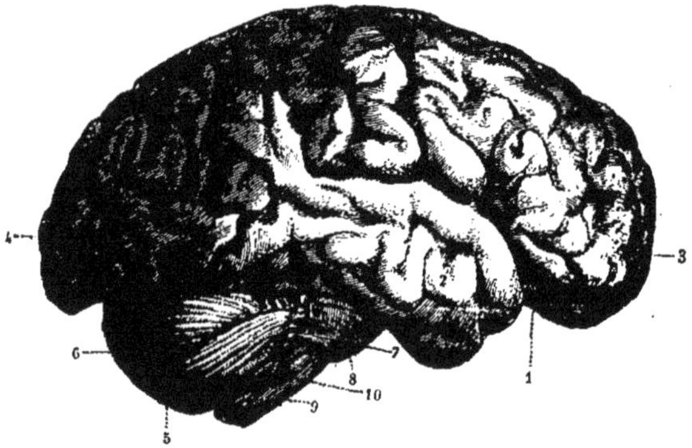

FIG. 513. — Encéphale de l'Homme vu de côté.

1, origine de la scissure de Sylvius; — 2, lobe sphénoïdal ou lobe de Sylvius; — 3, lobe antérieur; — 4, lobe postérieur ou occipital; — 5, cervelet; — 6, scissure moyenne du cervelet; — 7, lobule du pneumogastrique; — 8, protubérance annulaire; — 9, bulbe rachidien; — 10, olive.

semblance qui existe entre l'embryon humain et celui d'un Chien par exemple, — que la conformation de son crâne, de ses membres et de toute sa charpente édifiée tout entière sur le même plan que celle des autres Mammifères, quels que puissent être les usages de ces différentes parties ; — que la réapparition accidentelle de diverses structures, comme celle de plusieurs muscles distincts que l'Homme ne possède pas normalement, mais qui sont communs à tous les Quadrumanes ; — qu'une foule de faits analogues ; — que tout enfin mène de la manière la plus claire à la conclusion que l'Homme descend, ainsi que d'autres Mammifères, d'un ancêtre commun (DARWIN).

A chaque pas en étudiant le squelette, les muscles et les viscères, nous avons montré les retours aux formes ancestrales. — Dans le doigt supplémentaire ou

étudié la taille de l'Homme et des Anthropoïdes. — En supposant, dit-il, que le péroné d'un Gorille d'une taille environ $1^m,70$ soit un péroné humain, il devrait appartenir à un Homme de $1^m,32$ seulement ; — le radius du même Gorille indiquerait au contraire une taille gigantesque, il devrait appartenir à un Homme de $2^m,55$! — Il est difficile d'admettre que deux espèces séparées par de si grandes différences ostéologiques dérivent *directement* l'une de l'autre. (E. ROLLET, *La taille des grands Singes*, in *Soc. d'anthrop. de Lyon*, 1889.)

le sabot fendu du Cheval nous avons reconnu un retour aux formes fossiles ; — dans le troisième trochanter du fémur de l'Homme une réversion vers le type solipède ou herbivore ; — dans l'os central du carpe, dans la crête sagittale, etc., etc., des caractères simiens; — dans le malaire biparti, la persistance de la suture métopique des caractères normaux chez nombre de Mammifères ; — dans les trois pièces transitoires de l'os coxal, les trois pièces temporaires de l'occipital, les quatre pièces primitives (squamosal, mastoïdien, rocher et tympanal) du temporal, etc., etc., des caractères permanents propres aux Vertébrés inférieurs.

§ II. — L'ONTOGÉNIE ET LA PHYLOGÉNIE DE L'HOMME COMPARÉE A CELLE DES ANIMAUX

On a divisé le règne animal en trois grandes classes : 1° les *Protozoaires*, organismes monocellulaires ou cytodiques dont le développement consiste dans la différenciation progressive d'une cellule (Infusoires); — 2° les *Mésozoaires*, essentiellement caractérisés par l'existence de deux feuillets épithéliaux : ectoderme, endoderme. — La gastrula en est le type et l'on en trouve des représentants chez les Cœlentérés inférieurs, les Orthonectidæ et les Dicyémides ; — 3° les *Métazoaires* enfin sont caractérisés par les trois feuillets blastodermiques appelés ectoderme, endoderme et mésoderme (des Cœlentérés supérieurs aux Mammifères). — Tout Métazoaire passe dans le cours de sa vie embryonnaire par le stade protozoaire et ensuite par le stade mésozoairé.

RAY LANKESTER divise ainsi le développement général dans le règne animal, suivant que la blastosphère est simple ou *homoloblastique*, double ou *diploblastique*, triple ou *tripoblastique*.

Chez tous les Métazoaires, il y a toujours deux *feuillets primaires*, l'ectoderme et l'endoderme, nés par délamination, par invagination ou par épibolie. En un mot, la blastosphère à paroi simple (blastula) devient blastosphère à double feuillet par la formation d'une couche d'éléments cellulaires externes ou dériques (*ectoderme* ou *déron*) et par une couche d'éléments cellulaires internes ou entériques (*entoderme* ou *entéron*). — Ces deux feuillets en forme de poche limitent une cavité qui n'est autre que la cavité intestinale primordiale (*archentéron*) qui communique au dehors par un orifice connu sous le nom de *blastopore* ou d'*anus de Rusconi*.

Nombre de faits observés dans plusieurs classes montrent qu'il y a ségrégation des éléments dériques et des éléments entériques dès la formation des deux premières sphères de segmentation ; d'où, dans l'invagination du blastoderme, une des calottes est déjà formée, en raison de la routine héréditaire (mémoire ancestrale), de cellules dériques, l'autre de cellules entériques. La première se différencie finalement en une portion neuro-dermale et peut-être en une partie myo-squelettale chez certains animaux, car dans quelques groupes les cellules ectodermiques sont à la fois tactiles et contractiles (KLEINEMBERG) ; la seconde donne naissance à l'intestin moyen ou mésentéron.

Le *mésoderme* ou *feuillet moyen du blastoderme* n'est historiquement apparu que plus tard. Il ne se rencontre dans un état de complet développement que chez les formes plus élevées en organisation que les Cœlentérés. Il provient des deux feuillets primaires, mais on ne saurait dire encore si dans tous les groupes il provient plutôt de l'un que de l'autre. Dans certains cas, il naît sous forme d'une paire de diverticules des parois de l'archentéron. Dans d'autres, il se forme aux lèvres du blastopore ou de son représentant, la ligne primitive, de deux ébauches pleines qui semblent provenir de l'endoderme.

Dans tous les groupes pourvus d'une cavité générale, il se divise en deux couches: l'une, dite *mésoderme somatique*, accompagne l'ectoderme; l'autre, appelée *mésoderme splanchnique*, s'unit à l'endoderme.

L'archentéron de la blastosphère se transforme toujours en partie, en une portion de la cavité digestive à laquelle on donne le nom de *mésentéron*.

La cavité digestive comprend en outre deux portions additionnelles : la bouche, formée par une invagination ectodermique appelée *stomodœum*, et l'intestin postérieur sous-cloacal, dérivé également d'une invagination de l'ec-

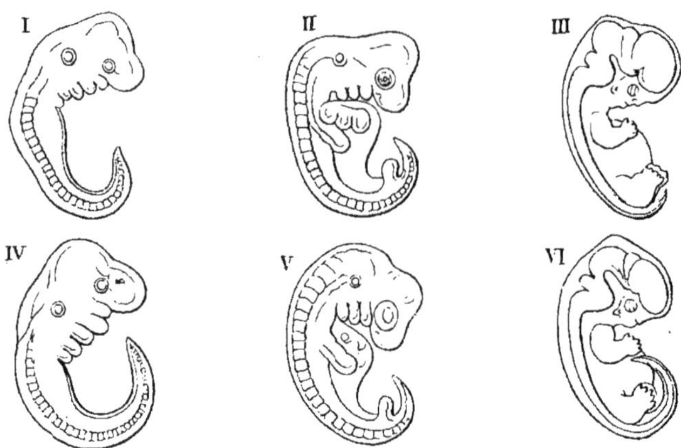

FIG. 514. — Embryon de l'Homme et du Chien à divers stades de développement.

I, II, III, Homme. — IV, V, VI, Chien.

toderme et appelée *proctodœum*. Les extrémités orale et anale du tube digestif sont donc dérivées de l'ectoderme.

L'archentère de la gastrula est borgne, communiquant à l'extérieur par une seule ouverture, le blastopore, servant à la fois de bouche et d'anus. — C'est encore ce que l'on observe chez les Cœlentérés. Chez les vrais Métazoaires, au contraire, il existe une bouche et un anus. Lequel des deux a pour origine le blastopore?

Pour HÆCKEL et HUXLEY, le blastopore représente la bouche. RAY-LANKESTER, au contraire, le considère comme une formation secondaire, comprise dans le mécanisme de la formation de la gastrula et non pas développé en vue d'une fonction spéciale. La bouche et l'anus ne seraient historiquement survenus que plus tard.

Quoi qu'il en soit, c'est au niveau du blastopore que se ferait l'invagination stomodœale chez certains Gastéropodes prosobranches (BOBRETZKY), le Ver de terre, quelques Zoophytes (KOWALEVSKY), les Nématodes (BÜTSCHLI), d'où le nom d'animaux *archéostomatés* qui leur a été donné par HUXLEY. — Chez d'autres, au contraire (Échinodermes, *Paludina* parmi les Gastéropodes), c'est le *proctodœum* qui s'adapterait au blastopore, ce qui a fait donner à ces êtres le nom de *Deutérostomates*. Enfin, la bouche et l'anus peuvent se former d'une façon indépendante, et dans beaucoup d'espèces, chez les Mollusques

Piscidium et *Unio*, dans beaucoup de Gastéropodes et de Vers, dans les Céphalopodes et les Vertébrés, le blastopore se ferme et la *bouche* et l'*anus* sont des orifices secondaires.

Le *canal neurentérique* représente à l'évidence le reste du blastopore. — Il en résulte que ce dernier est à peu près sûrement identique en position avec l'anus *primitif*, mais non pas avec l'anus *définitif*, car l'embryologie des Vertébrés a montré qu'il y a encore chez eux les vestiges d'un intestin post-anal et d'une moelle post-anale.

Nous savons que lorsque l'involution nerveuse, formée aux dépens du feuillet externe, commence à paraître chez le Vertébré, elle affecte la forme qui rappelle, relativement au blastopore, la disposition du collier œsophagien des Articulés relativement à l'orifice buccal : à ce premier stade, l'embryon, quel que soit le type selon lequel il doit ultérieurement évoluer, présente une forme intermédiaire, une forme ancestrale entre le Vertébré et l'Invertébré ; puis, bientôt il se différencie selon l'un ou l'autre de ces types, c'est-à-dire que, s'il prend le type articulé, les deux bandes nerveuses périrusconiennes forment un collier œsophagien, en même temps que l'orifice de Rusconi devient bouche, tandis que, s'il prend le type Vertébré, les bandes nerveuses périrusconiennes s'atrophient, l'orifice rusconien devient ce que l'on connaît sous le nom de ligne primitive, et une bouche, de nouvelle formation, apparaît à l'extrémité opposée de l'embryon (MATHIAS DUVAL, *Le darwinisme*, p. 56).

On sait que DOHRN (1), considérant d'une part que la chaîne nerveuse ventrale des Annelés est homologue de la moelle épinière des Vertébrés, et d'autre part que la *bouche primitive* aurait été dorsale, en conclut que la *bouche secondaire* ou *définitive*, d'*apparition tardive* et de *situation reculée*, serait *homodine* à une fente branchiale, et que le Vertébré pourrait être considéré comme un *Invertébré retourné*.

Si les analogies, dirons-nous avec MATHIAS DUVAL (*Le darwinisme*, Introd., p. 50), permettent de supposer une parenté successive entre les divers degrés de l'échelle animale, c'est-à-dire que s'il est possible de supposer qu'il n'y a eu tout d'abord que des êtres monocellulaires comme les amibes, puis des êtres formés d'une colonie d'amibes (synamibes) et dérivant des précédents par le seul fait de la division et subdivision de la cellule-être ; si l'on peut supposer que de ces synamibes sont dérivés les êtres, qui, comme les Cœlentérés (Éponges, Zoophytes), présentent un corps formé d'un sac à double ou triple feuillet épithélial avec un seul orifice servant à la fois de bouche et d'anus ; si de ces animaux, réduits à une sorte de poche, on peut concevoir que, par le fait de la formation d'un nouvel orifice qui sera la bouche, l'orifice primitif devenant exclusivement l'anus, soient sortis les animaux de la classe des Vers, de ceux-ci, par l'apparition de bourgeons latéraux qui se développent en membres, les Vertébrés inférieurs, se transformant eux-mêmes dans le cours des âges en Vertébrés supérieurs ; si, disons-nous, toutes ces suppositions sont permises, y-a-t-il des notions scientifiques qui puissent venir à l'appui de ces conceptions hypothétiques? Les preuves de cette théorie ne seraient-elles pas acquises si les différentes phases du développement d'un Vertébré, par exemple, reproduisaient successivement les diverses formes animales que nous avons mentionnées plus haut, c'est-à-dire si l'embryon en question se présentait d'abord comme une simple cellule (amibe), puis comme une colonie de cellules (synamibe), provenant de la division de la cellule mère, puis comme un sac à double feuillet avec une ouverture unique (gastrula) ; puis, que ce sac acquit une seconde

(1) A. DOHRN, *Ursprung der Wirbelthiere*, Leipzig, 1875.

ouverture, la bouche ; qu'ultérieurement les bourgeons des membres fissent leur apparition, etc. ; de manière que le Vertébré, dans son développement ontogénique, aurait été successivement une amibe, une synamibe, une gastrœa comme celle des Cœlentérés, puis un Ver, puis un Poisson, et enfin un Vertébré supérieur ; si, dis-je, les phases du développement d'un Vertébré reproduisaient successivement ces formes, l'hypothèse précédente ne deviendrait-elle pas *comme si* elle était la réalité même ?

Or c'est ce qui a lieu. Depuis longtemps en effet, les embryogénistes ont remarqué que chacune des phases par lesquelles passe un animal pendant le cours de son évolution embryonnaire représente une forme de la série animale. — De sorte que FRITZ MÜLLER et HÆCKEL ont pu dire : l'histoire du développement de l'individu est la récapitulation de l'histoire de l'espèce à laquelle il appartient à travers le temps, la répétition brève de sa généalogie (1). — Prenons par exemple la Grenouille.

Au sortir de l'œuf la Grenouille subit les mêmes métamorphoses qu'ont dû éprouver les Vertébrés inférieurs des périodes dévonienne et carbonifère, alors qu'ils changèrent leur vie aquatique pour la vie terrestre.

Le Têtard est, non pas un amphibie, mais un animal purement aquatique, pourvu d'une longue nageoire caudale, respirant par des branchies l'air dissous dans l'eau, et mourant asphyxié comme un Poisson lorsqu'on le laisse à l'air libre, hors de son élément liquide ; ce Têtard est un poisson, par son appareil circulatoire, par son appareil rénal cervical (rein précurseur), homologue de celui des Poissons osseux les plus inférieurs (voy. MATHIAS DUVAL, *Cours de la Soc. d'anthrop.*, in *Tribune médicale*, p. 76, 1881).

Mais ce Poisson n'est qu'un état transitoire de la Grenouille ; bientôt on lui voit apparaître des appendices latéraux sous formes de bourgeons qui se développent en membres, en même temps que les branchies s'atrophient et que de la paroi ventrale du pharynx émergent deux bourgeons creux, donnant quelque chose de comparable à la vessie natatoire des Poissons, mais fonctionnant bientôt comme poumons aériens.

Et ce n'est pas que la larve de la Grenouille qui passe par le stade Poisson. — Si, chez les Vertébrés supérieurs, l'appareil branchial n'a qu'une durée très courte et jamais d'usage fonctionnel, c'est que chez eux ces organes n'ont plus raison d'être : il s'est développé un placenta par lequel l'embryon respire dans le sang de la mère comme le Poisson respire dans l'eau.

La dégradation des arcs branchiaux chez les Amniotes est le fait de la disparition absolue de la respiration branchiale à toutes les périodes de la vie, et l'adaptation des deux arcs mandibulaire et hyoïdien est un phénomène remarquable. La puissance de l'adaptation est telle que par la vie aquatique forcée on peut prolonger et faire persister la période branchiale des amphibies. Si on oblige les larves de nos Salamandres et Tritons à ne pas quitter le milieu aquatique, on peut réussir à leur faire garder leurs branchies (voy. à ce sujet : CAMERANO, *Sur le dévelop. des amphibies*, in *Arch. ital. de biol.*, V, p. 27, 1884). A cet état, ils se reproduisent. L'Axololt du Mexique (*Siredon pisciformis*) con-

(1) On conçoit dès lors que si dans l'évolution individuelle il se produit, à une certaine phase, un arrêt de développement, il s'ensuivra que des dispositions organiques, qui ne devaient être que transitoires, deviendront permanentes ; l'Homme pourra ainsi conserver des formes propres à quelque type inférieur plus ou moins éloigné. Dans le protoplasma, qui perpétue les formes organisées, il y a une sorte d'inertie (hérédité) qui lutte sans cesse contre l'adaptation au milieu (variations). Que cette force vienne à triompher, pour une raison ou pour une autre, et l'on voit survenir la reproduction (atavisme) d'une forme ancestrale parfois très éloignée.

serve ses branchies toute la vie; le force-t-on à vivre à l'air, il les perd. L'eau manque-t-elle aux Grenouilles, la larve qui sort de l'œuf n'est plus un Têtard à branchies et à queue, mais une Grenouille sans queue et sans branchies : les Têtards branchifères ne peuvent se passer d'eau douce, les Grenouilles se sont adaptées à la localité comme cela a eu lieu pour les Grenouilles de certaines îles océaniques.

Et ce n'est pas seulement la Grenouille qui subit ces différentes métamorphoses. — L'embryon humain, comme celui du Lapin ou du Chien, comme celui d'ailleurs des Oiseaux et des Reptiles, présente sur les côtés du cou des fentes branchiales, un cœur qui commence par être le cœur d'un Poisson, puis celui d'un Batracien, le cœur et l'aorte d'un Oiseau; enfin son appareil rénal reproduit dans ses deux premières phases les types permanents chez les Poissons, puis chez les Batraciens (1).

L'homme, ayant, à l'état embryonnaire, une queue et des branchies, n'a-t-il pas eu pour ancêtres des animaux branchifères à longue queue? La perte totale des branchies et la métamorphose des arcs branchiaux en d'autres organes (mâchoires, hyoïde), le développement plus considérable de l'allantoïde et la formation de l'amnios marquèrent le passage de l'Amphibie aux Sauropsidés et aux Mammifères.

Le processus du développement embryonnaire est donc foncièrement le même chez tous les Vertébrés; mais de plus les premiers stades du développement de ces animaux ont les plus grands rapports avec l'évolution embryonnaire des Invertébrés. Le processus embryonnaire, considéré dans ses grandes lignes, est donc un et universel, phénomène des plus importants en zoologie philosophique.

Durant la période permienne déjà, les jeunes larves des *Stéréorachis*, *Protérosaurus*, *Parasaurus*, etc., cessent de présenter des arcs branchiaux aptes à fonctionner; cela suppose l'apparition d'un nouvel appareil respiratoire embryonnaire qui ne peut être que l'allantoïde.

La perte des branchies et la métamorphose des arcs branchiaux en d'autres organes, la formation de l'allantoïde et de l'amnios, sont les modifications qu'a dû subir le type Vertébré pour passer de l'Amphibien à l'Amniote (Hæckel).

Dès le début, et comme cela a lieu à tous les âges de la vie chez les Amphibies, les Reptiles, les Oiseaux et les Monotrèmes, la vessie de l'Homme s'ouvre dans un cloaque servant à la fois de réservoir pour l'urine et pour les excréments. — Plus tard, chez lui comme chez tous les Mammifères autres que les Ornithodelphes, le mésoderme de l'éperon périnéal descend vers l'ectoderme de la région et se soude avec lui sous la forme d'une cloison frontale, qui sépare désormais le cloaque en deux cavités secondaires, l'une antérieure ou génito-urinaire (sinus uro-génital), qui ne conduira plus à l'extérieur que l'urine et le liquide séminal; — l'autre postérieure ou anale (sinus ano-rectal), qui ne livrera plus passage qu'aux excréments.

Si l'on n'admet pas que toutes ces relations sont des pièges que la Nature a

(1) La *parthénogénèse* ou *génération alternante* est un mode de digenèse (génération double, alternativement asexuelle et sexuelle) caractérisé par l'alternance régulière d'une génération sexuelle, avec une génération asexuelle (Arthropodes, Rotateurs). Dans cette « reproduction virginale » que l'on ne rencontre pas chez les Vertébrés, un animal sexué, au lieu de donner naissance à un être semblable à lui, en produit un (nourrice) qui ne lui ressemble pas, mais qui donnera par génération agame une progéniture semblable au premier parent, ce qui, pour le dire en passant, paraît être un mode de transformation à deux degrés dont la « doctrine de la descendance » peut donner une bonne idée.

tendus au-devant de notre entendement pour le tromper et le dévoyer, il nous paraît indubitable qu'elles indiquent que nous avons eu des animaux à cloaque parmi nos ancêtres.

Si les protovertèbres sont des dépendances de la cavité générale du corps; — si les canalicules des reins primordiaux naissent par paires le long des somites et en nombre égal à ces dernières (1), l'idée de la descendance se présente tout de suite à l'esprit : le Vertébré a les Vers parmi ses ancêtres. — C'est de cette idée générale qu'est sortie la *théorie des somites* ou *théorie des métamères*.

La queue des Appendiculaires et des larves urodèles des Tuniciers est segmentée à la manière du tronc de l'Amphioxus; mais, de même que chez les Vertébrés, des Cyclostomes et des Sélaciens aux Mammifères, ces plaques vertébrales sont d'abord d'une seule coulée: la métamérisation (formation des protovertèbres) n'est qu'un phénomène secondaire.

Ces données suffisent pour établir que les Ascidiens et les Vertébrés dérivent d'une même souche, organismes vermiformes dont la larve d'Amphioxus peut donner une idée.

En résumé, la gastrula qui se présente la même dans les embryons de toutes les classes des Métazoaires n'indique-t-elle pas que tous ces animaux descendent tous d'une forme ancestrale, l'antique *gastrœa* des mers laurentiennes (HÆCKEL)? Que manquait-il à la gastrula des antiques et primitifs Vertébrés pour se transformer en blastocyste des Vertébrés actuels? Faire une provision de nourriture. C'est ce qui s'est passé avec la subdivision de l'archentéron en un sac vitellin et en un tube digestif. — Ce n'est donc pas sans raison qu'on a pu dire : Le développement de l'individu est une récapitulation du développement de l'espèce, interrompue et modifiée par l'adaptation.

§ III. — SIGNIFICATION DU DÉVELOPPEMENT

Les phénomènes fondamentaux qui s'accomplissent pendant le cours du développement rentrent tous dans le processus de la multiplication et de la différenciation des éléments cellulaires qui composent aussi bien l'organisme achevé que celui qui en est encore réduit à l'état de blastocyste. — Seulement, alors que dans les premières périodes du développement ce sont des différenciations qualitatives qui se manifestent, comme dit GEGENBAUR, plus tard ce sont surtout des différenciations quantitatives.

Dans les premières semaines les ébauches des organes sortent des feuillets du blastoderme, et des parties qui n'existaient pas font leur apparition; — plus tard ces parties s'achèvent et se perfectionnent.

Si l'on compare le développement ontogénique dans les individus d'une même espèce, d'un même genre ou d'un même embranchement, on constate que le processus fondamental du phénomène est essentiellement le même. Ce sont les mêmes formes qui se répètent, la constance de la succession des stades est évidente, et plus l'on se rapproche du début, moins les différences entre les embryons d'espèces ou de genres différents sont accusées. — La grande loi qui gouverne cette évolution est l'*hérédité*. — Nous sommes ainsi ramené à envisager nos origines dans un état d'organisation moins élevé et plus reculé, car,

(1) Les canalicules des reins primitifs correspondent exactement, chez les Sélaciens, aux canalicules segmentaires primitifs qui font communiquer chaque somite avec la cavité viscérale. Lorsque les somites se séparent de cette dernière, ces canaux de communication sont transformés en culs-de-sac qui continuent à s'ouvrir dans le cœlome et paraissent en être un diverticule (SEDGWICK, VAN WIJHE).

si l'on admet avec raison l'hérédité des caractères corporels et psychiques, on ne peut refuser l'hérédité des caractères généraux.

Avec sa grande autorité GEGENBAUR dit excellemment que l'organisme se développe de la même manière que celui dont il dérive, parce qu'il en a hérité à la fois et le substratum matériel et le mode de développement.

Les différents stades de l'ontogénie sont des dispositions héritées et acquises dans le cours du développement phylogénique.

Seulement la *parenté* n'est pas toujours évidente et facile à dévoiler, parce que les stades successifs que parcourt dans son développement l'embryon des animaux supérieurs ne sont que transitoires et qu'ils ne permettent pas aux différents états d'organisation auxquels ils correspondent.de se développer complètement. En un mot l'ontogénie est abrégée et ne reproduit que l'*esquisse* de l'histoire de son origine, c'est-à-dire de sa phylogénie. Elle répète seulement d'une façon transitoire les *traits fondamentaux* des ancêtres, mais cela suffit pour reconnaître les relations et la parenté, — parenté voilée encore du reste par les complications qui surviennent à cause des adaptations en rapport avec la formation de nouvelles parties (allantoïde, amnios, etc.).

Nous avons appris que la cellule-œuf n'est qu'un être monocellulaire ; — que cette cellule donne naissance par ses bipartitions successives aux feuillets du blastoderme d'où dérivent à leur tour tous les organes par suite des proliférations et des différenciations des cellules des feuillets blastodermiques.

L'apparition des protovertèbres a élevé l'organisme au type Vertébré ; — l'existence des fentes branchiales et des arcs branchiaux dans la région céphalique rappelle l'organisation des Vertébrés inférieurs, et la disparition de ces fentes en même temps que la formation de l'allantoïde et de l'amnios a transformé le Vertébré inférieur en Vertébré supérieur.

Et comme le remarque GEGENBAUR, cette interprétation des stades ontogéniques que nous considérons comme des états hérités pendant la phylogénèse, n'empêche pas de considérer le processus général du développement comme réglé par des *conditions mécaniques*, car les facteurs qui règlent les phénomènes du développement ne sont eux-mêmes que des caractères hérités et résidant dans la structure même de l'organisme. — En héritant de l'élément, on hérite en même temps de ses moyens de division et de développement ordonné. — Un caractère hérité par un organisme a été une fois acquis par ses prédécesseurs ; il s'est formé par les mêmes procédés mécaniques que l'organisme achevé acquiert des dispositions nouvelles que l'adaptation engendre : « La somme des caractères d'organisation que l'organisme a reçus en héritage et qu'il transmet à ses descendants, n'est que le total de dispositions acquises progressivement dans la série infinie des stades phylogéniques » (GEGENBAUR).

Les phénomènes de développement ne cessent nullement avec la fin de la vie fœtale. — La croissance des organes et du corps atteste assez qu'ils continuent. — Jusqu'à la puberté ces phénomènes sont assez vifs et l'organisme s'achève et se perfectionne. Mais à tous les âges de la vie, les rénovations moléculaires changent et modifient l'économie. — Il n'y a donc jamais de temps d'arrêt absolu.

Pendant les âges embryonnaires le corps se développe à peu près exclusivement sous l'action des influences héréditaires. — Après la naissance il subit l'action des milieux extérieurs qui le modifient lentement et lui impriment certains cachets indélébiles. — Les organes s'accroissent en relation directe avec les fonctions qu'ils exercent et les ouvriers et la machine animale tout entière s'adaptent aux diverses conditions d'existence qui leur sont faites.

La *cellule indifférente* possède la totalité des attributs fondamentaux de la vie (nutrilité, évolutilité, sensibilité, motilité, reproductilité); — lorsqu'elle se différencie, elle se spécialise; elle perd certaines de ses fonctions pour voir les autres se développer et se perfectionner énormément. — Cette séparation qui s'opère dans les cellules du blastoderme n'engendre donc rien de nouveau, elle ne fait qu'accentuer une des propriétés de l'élément aux dépens des autres. — La division du travail a réglé les associations cellulaires, et ces associations ont donné naissance aux tissus, ceux-ci déterminant la formation des organes.

Toutes les cellules du mésoderme se ressemblent dès le début. — Ce sont de petits éléments arrondis, dont le protoplasma granuleux contient un noyau qui se colore fortement, et ayant tous un air de parenté des plus serrés. Et cependant de ces cellules sortiront des éléments aussi différents que le sont ceux du cartilage, de l'os, du muscle, etc. — Il en est de même des cellules des deux feuillets primaires qui ont une commune forme et des caractères tous équivalents dès le début. — De l'ectoderme sortiront cependant des éléments aussi différents que la cellule de l'épiderme, de l'ongle, du poil, de la dent, de la glande sébacée ou salivaire, de la cellule nerveuse ; — et les cellules de l'endoderme fourniront des éléments aussi éloignés que le sont les cellules des glandes pepsiques, du foie ou du pancréas. — Dans le mésoderme se différencient également les endothéliums des séreuses, ceux des vaisseaux sanguins et lymphatiques, l'endothélium du cœur.

Si tous les tissus dérivent du blastoderme, combien les cellules primitives de cet organe ont subi de changements dans le cours de l'ontogénie ! — Combien le « germe » n'a-t-il pas dû se métamorphoser pour arriver par ses divisions successives et répétées à donner les éléments des feuillets blastodermiques, et combien les cellules de ces derniers n'ont-elles pas dû se modifier, se différencier, s'adapter à de nouvelles fonctions et prendre une figure nouvelle à seule fin de constituer la charpente du corps et ses rouages si compliqués !

L'étude de l'évolution cellulaire des organismes est à peine ébauchée. — La direction évolutive, comme je l'ai dit ailleurs, est sans aucun doute imprimée à l'élément anatomique par la mémoire ancestrale (hérédité histologique), et bien que le microscope soit resté impuissant jusqu'ici à nous dévoiler les différences, il ne me semble point téméraire de prédire que la « spécificité cellulaire » date de très loin, de la formation des feuillets, et de plus loin encore peut-être. — La notion de « cellule embryonnaire », apte à tout faire, est en effet fort hasardée. — Le professeur Ollier et d'autres après lui, en transplantant la couche ostéogène du périoste, ne nous a-t-il pas appris que la cellule osseuse n'est apte qu'à faire de l'os ? — Le greffage des cellules pathologiques, bactéries, bacilles, microcoques, éléments des tumeurs malignes, ne nous montre-t-il pas tous les jours que la cellule porte en elle sa spécificité et son action propre ? — Sans aucun doute, dans la série des âges, au fur et à mesure que l'être monocellulaire s'accouplait à d'autres pour former une colonie de cellules, chacune de celles-ci prenait peu à peu le cachet de l'emploi nouveau qu'elle avait dû prendre dans l'intérêt de la vie commune, et transmettait ultérieurement à ses descendantes les propriétés qu'elle avait acquises. — Comme dans les sociétés bien organisées, les corporations, les corps de métiers prenaient jour dans ces colonies animales, et détachaient pour ainsi dire une parcelle d'eux-mêmes, jusque dans la cellule sexuelle, chargée de propager l'espèce et de lui donner sa forme typique et ses caractères anatomo-physiologiques propres.

§ IV. — FACTEURS DES MODIFICATIONS ORGANIQUES. — TRANSFORMISME

En étudiant les systèmes et les organes de la machine animale nous avons constaté qu'ils se relient tous et semblent avoir conservé entre eux la parenté d'une commune ébauche, d'un plan uniforme, ce qui ne veut pas dire, qu'on y prenne garde, que ce plan soit préconçu ou préétabli (1). — Les espèces se relient aux espèces par d'insensibles transitions et le monde animal nous apparaît comme une sorte d'arbre gigantesque dont les rameaux, les branches et les subdivisions d'ordre plus élevé sont les enfants, les arrière-enfants, les neveux, les arrière-neveux et les cousins d'une forme souche, le tronc de l'arbre. — Il y a sans doute de larges coupures dans cet arbre, mais l'esquisse n'en reste pas moins debout dans sa généralité. — S'il en est ainsi, quels sont les agents qui ont modifié les organismes issus les uns des autres ? En un mot quels sont les facteurs de l'Évolution?

Pour répondre à cette question, il nous faut brièvement rappeler les grands principes de la *théorie de l'évolution naturelle*, qui a remplacé la *théorie des créations successives* qui n'est plus aujourd'hui en harmonie avec les faits les mieux établis. — Cette théorie, encore appelée *doctrine de la descendance*, *transformisme*, considère toutes les espèces comme unies les unes aux autres par un véritable lien de parenté, sans s'occuper si elles dérivent d'une forme commune unique (monogénisme, monophylétisme), ou, au contraire, de plusieurs formes ancestrales (polygénisme, polyphylétisme). Les deux grands créateurs de cette doctrine, encore qu'elle soit en germe dans les écrits de Bacon, de Robinet, de Buffon, de Diderot, et même de Lucrèce, sont Lamarck et Darwin.

Toute la doctrine de Darwin se résume dans les propositions suivantes :

Les êtres d'une même espèce présentent entre eux de légères variations que l'hérédité peut transmettre ; — parmi ces variations, il en est qui constituent pour celui qui les possède un avantage dans la vie et dans la reproduction, d'où ces avantages sont, à l'exclusion des autres, transmis et développés par l'hérédité. — De là dérive le mécanisme si simple de la transformation des espèces, de leur adaptation à leur milieu. — Les variations avantageuses font le triomphe de l'individu dans la lutte pour l'existence et pour la reproduction ; le triomphe des uns, la disparition des autres, c'est-à-dire la sélection par la survivance des plus aptes.

Au contraire, pour Lamarck : le milieu crée des besoins ; — les besoins entraînent des habitudes ; — les habitudes modifient les organes ; — la fonction fait l'organe. — L'un et l'autre sont arrivés à la certitude de la variation de l'espèce sous l'influence des modificateurs extérieurs et intérieurs, à la notion de l'unité fondamentale du règne animal, et enfin à l'idée de la génération successive des différentes classes d'animaux, sortant les unes des autres comme dans un arbre les branches, les rameaux et les feuilles.

(1) Faut-il rappeler avec Cl. Bernard qu'il « n'y a rien dans la loi d'évolution de l'herbe, qui indique qu'elle doit être broutée par l'herbivore ; rien dans la loi d'évolution de l'herbivore qui indique qu'il doit être mangé par le carnassier ; rien dans la loi de végétation de la canne qui indique que son sucre devra sucrer le café de l'Homme ; le sucre, formé par la betterave, n'est pas destiné non plus à entretenir la combustion respiratoire des animaux qui s'en nourrissent ; il est destiné à être consommé par la betterave elle-même, dans la seconde année de la végétation, lors de sa floraison et de sa fructification ».

Influence du milieu. — Chacun sait combien la chaleur, la lumière, l'altitude, le climat, la nutrition, etc., impriment de variations aux organismes. L'extension géographique exerce parfois une telle influence, que des êtres, plantes ou animaux, provenant de la même souche, mais recueillis dans des régions éloignées les unes des autres, ont été pris souvent pour des espèces distinctes. Un couple de nos Lapins domestiques importé en 1419 dans l'île de Porto-Santo, près de Madère, est devenu la souche mère d'individus qui sont devenus sauvages, ont pris des caractères qui les rapprochent des Rats, et *ne donnent plus aujourd'hui de produits avec les Lapins européens* (1).

Si dans les temps géologiques il a vécu en Gaule une flore et une faune tropicales, c'est sans contredit par suite d'un milieu climatérique qui a depuis complètement changé (voy. Ch. Debierre, *L'Homme avant l'histoire*, p. 9 à 37, Paris, 1888).

Influence de l'exercice ou de l'inaction des organes. — L'emploi ou inversement le non-usage d'un organe en modifie la nutrition, et consécutivement le développement. Les *organes rudimentaires* dériveraient d'un défaut d'usage de ces organes, selon la théorie de Lamarck.

La vie parasitaire, en général, fait disparaître les organes de la locomotion. — Le Canard sauvage, comme le remarque Carlet, a des ailes et un bréchet relativement beaucoup plus développés (os, muscles) que le Canard domestique, tandis que c'est l'inverse si l'on considère les pattes (os et muscles). A quoi tient cette différence? Sans aucun doute à ce que le Canard sauvage est un voilier qui se sert beaucoup plus de ses ailes que de ses pattes, tandis que le Canard domestique, au contraire, se sert beaucoup plus de ses pattes que de ses ailes. Nous pourrions dire que les hautes pattes de derrière des animaux coureurs (Lièvres, etc.) sont sortis du même mécanisme, et que les hautes pattes postérieures et la grande queue pédestre du Kanguroo n'ont pas une autre origine.

Les Pleuronectes (Plie, Sole), obligés de se coucher sur le côté par suite de leur centre de gravité, ont vu la moitié de leur mâchoire en contact avec le sol qui leur fournit les aliments se fortifier considérablement et leur œil inférieur traverser la tête pour venir se placer à côté de son homologue du côté opposé, en regard de la lumière. — Les animaux qui vivent dans les cavernes obscures ou sous terre (Taupe, *Proteus anguinus*, etc.), ont vu pareillement leurs yeux s'atrophier et jusqu'aux centres nerveux du cerveau qui les actionnent.

J'en dirai autant du système olfactif central qui s'est amoindri considérablement chez l'Homme et chez les Singes par suite d'un usage restreint des fonctions olfactives si vives et si intenses chez les Carnassiers (action de flairer, de pister) (2).

(1) La question de l'hybridité ne peut trancher la question de l'espèce; car dans le règne animal, aussi bien que dans le règne végétal, il y a des hybrides féconds, et, d'autre part, il y a des races d'une même espèce infécondes entre elles (le Lapin de Porto-Santo issu du Lapin domestique européen ne donne pas de fruit en s'accouplant avec ce dernier; — *id.* du Cobaye domestique et du Cobaye sauvage; — *id.* du Chat du Paraguay marron avec le Chat domestique), et il paraît bien qu'en affirmant la fécondité illimitée des métis humains, on a été trop loin. — P. Broca, dans son remarquable *Mémoire sur l'hybridité*, a fait remarquer le peu de valeur de ce prétendu critère absolu de l'espèce, d'après lequel le Taureau et le Bison, le Bouc et la Brebis, le Lièvre et le Lapin seraient de même espèce, tandis que le Cheval et l'Ane seraient d'espèce différente! — On l'a dit avec juste raison, les espèces ne sont que des variétés fixées et les variétés les espèces de l'avenir.

(2) L'appareil olfactif de l'Homme et des Singes, qui comprend comme centres corticaux le lobe olfactif, l'espace perforé antérieur, une partie du lobe du corps calleux et la circonvolution de l'hippocampe; — comme système d'irradiation de l'écorce au tha-

Lutte pour l'existence. — Les êtres engagent, soit entre eux, soit contre les conditions physiques de la vie, une lutte incessante, une lutte âpre et de tous les instants, la plupart du temps pour satisfaire leurs besoins, pour plaire à leur ventre ou à leurs amours. — Cette lutte (combat pour la vie, concurrence vitale) prend les caractères d'un véritable carnage chez les habitants des eaux salées, et, si elle apparaît sous des dehors moins sanglants dans les sociétés humaines elles-mêmes, nous savons tous combien de misère et de détresse causent chaque jour la lutte du capital et du travail, la lutte pour l'influence et le bien aise dans le monde. *Bellum omnium contra omnes!* — Combien de déshérités et de vaincus ne viennent pas se plaindre et s'éteignent lentement ou brutalement en maudissant l'organisation sociale ! — L'aphorisme de HOBBE si triste dans sa concision : *homo homini lupus*, n'est pas un vain mot. — *Væ victis!* Voilà l'inexorable loi de la Nature.

Sélection naturelle. — La lutte pour l'existence a pour résultat la *sélection naturelle*, dans laquelle généralement le vainqueur est la *persistance du plus apte* qui servira de reproducteur. C'est ainsi que se transmettent les avantages des sujets les mieux doués, avantages qui sont transmis aux descendants. — Parmi ces derniers, les uns l'emporteront à leur tour sur leurs voisins, rivaux moins bien armés pour la lutte, et ainsi de suite de génération en génération, de telle sorte qu'au bout d'un certain laps de temps, les organismes ainsi modifiés différeront grandement de leurs premiers parents. La nature fait naître les variations; celles qui sont avantageuses dans la lutte se conservent et se perpétuent. Ce sont toujours les mieux doués et les plus aptes qui font souche, et, comme la compétition ne cesse pas, la sélection qui en résulte continue son action éliminatrice, ne laissant subsister que les plus aptes. Les caractères acquis se transmettent par l'hérédité et s'accentuent et s'accumulent progressivement par la sélection à travers les générations successives. La *sélection sexuelle* est une forme de la sélection naturelle par laquelle ont été acquises les armes offensives et défensives (cornes des Ruminants, ergots des Gallinacés, etc.), ou les moyens de séduction (voix, plumage des Oiseaux), qui donnent aux mâles la victoire dans la possession des femelles. — Par la *sélection artificielle* ou choix dans les reproducteurs, l'Homme lui-même, en un court espace de temps, arrive à obtenir des produits tellement différents de l'espèce souche, que quelques-uns peuvent être considérés comme des espèces nouvelles. — Mais ces produits, trop vite obtenus, retournent souvent au type primitif.

La sélection naturelle conduit le plus ordinairement à la destruction des variations nuisibles ou inutiles, ou conserve et améliore les variations utiles et avantageuses, et les modifications que subit un même organe dans les différentes espèces zoologiques, ont, en général, pour effet de rendre les animaux qui les portent plus aptes à vivre et à se reproduire dans les milieux extérieurs où ils sont placés. — Mais, dans certains cas, au lieu d'amener le perfectionnement, elle conduit à la rétrogradation. Il en est souvent ainsi dans les sociétés humaines hautement civilisées, dans lesquelles les mœurs font de la *sélection à rebours*. — Le même fait se passe aussi dans le reste du monde animal. — C'est ainsi que les Coléoptères des îles de Madère ont perdu leurs ailes, parce que ceux qui volent sont emportés par le vent dans la mer, et que

lamencéphale, le trigone cérébral, la bandelette demi-circulaire, et comme système d'association, la bandelette diagonale, les nerfs de Lancisi, le faisceau de l'ourlet et une partie de la commissure blanche antérieure, n'est qu'un faible appareil si on le compare au puissant développement que prennent ces mêmes organes chez les animaux osmatiques (Loutre, Chien), chez lesquels l'odorat est le sens le plus développé, tandis que chez nous il est tombé au dernier rang (P. BROCA, ZUCKERKAND).

ceux qui ont des ailes imparfaites servent exclusivement de reproducteurs.

Notre monde n'est qu'un arène immense où se livrent d'incessants et sanglants combats. La guerre est de tous les instants, elle est implacable et *Væ victis*, il n'y a place au banquet de la vie que pour les triomphateurs.

Dans le *struggle for life*, le plus intelligent, le plus rusé, celui qui possède une plus haute spécialisation des aptitudes, le mieux doué (1), enfin, triomphe de ses rivaux et fait souche en donnant naissance à des rejetons qui possèdent ses qualités. Avec le temps, les caractères utiles acquis s'accentuent et s'accumulent, et, par suite de la loi de la variation corrélatrice des caractères, les formes organiques fixées par l'hérédité se perfectionnent et se développent de plus en plus. Fatalement, sans dessein ni plan, il s'opère dans la Nature une élimination incessante; — aveugle et sourde, la sélection naturelle, « comme si elle était une sarcleuse intelligente », arrive à laisser persister le plus apte (2). Dans le *struggle for existence*, la sélection conduit à l'utile; mais ce résultat favorable n'est pas une conformité au but, conséquence d'un dessein préfixé : c'est le résultat d'un triage graduel inconscient dû à l'adaptation des êtres au milieu dans lequel ils vivent; c'est une *finalité* de source purement mécanique. La concurrence est l'âme de tout progrès. C'est en s'efforçant de se surpasser et de s'assurer l'hégémonie, que les individus et les nations grandissent et se perfectionnent. S'arrêter un seul instant, c'est être dépassé et remplacé par un autre; car, comme le dit QUINET : « Celui qui ne grandit pas déchoit, et celui qui diminue périt. »

Dans la *sélection artificielle*, l'Homme, par un triage méthodique, conserve les individus qui diffèrent de leurs semblables par quelque caractère spécial et avantageux; répétant ce choix de génération en génération, et ne conservant toujours pour la reproduction que la forme qui se distingue le plus par le caractère qu'il désire obtenir, on conçoit que les traits particuliers qui avaient motivé son choix, le plus souvent à peine appréciables à l'origine, se développeront rapidement. Ces traits s'accentuant de plus en plus, ils finiront par devenir spécifiques et permanents et donneront naissance à des races et à des espèces nouvelles. Ce que l'éleveur obtient par la sélection méthodique et raisonnée, la Nature l'atteint par la concurrence vitale; grâce à l'adaptation et à l'hérédité progressives, les formes organiques accumulent lentement des caractères spécifiques qui les élèvent au rang d'espèces nouvelles.

Si l'hérédité fixe les caractères et si la sélection assure la prépondérance des caractères utiles et avantageux, le progrès est fatal. — Cela est ainsi, en effet, pour les espèces comme pour l'humanité tout entière, mais non pas toujours vrai pour les peuples considérés individuellement. Sans doute le flambeau de la civilisation brille toujours et d'un éclat de plus en plus vif, mais ce n'est pas toujours la même main qui le tient : les peuples, eux aussi, *quasi cursores vitai lampada tradunt.*

Le *mimétisme*, qui permet à nombre d'animaux de prendre la couleur du milieu dans lequel ils vivent (couleurs protectrices), ou de changer d'aspect « en revêtant une sorte de déguisement », conduit les animaux à résister à

(1) Mais il faut se souvenir que la Mouche peut terrasser le Lion, le Microbe faire succomber l'Homme.

(2) Dans la société cependant tant de médiocrités parviennent aux situations les plus élevées, qu'on pourrait se demander si, dans la concurrence vitale, c'est bien toujours le plus apte qui triomphe. Qu'on se rappelle, à cet égard, l'histoire du cuirassier du pont de la Bérézina dont parle HUXLEY, et l'on ne sera pas surpris de ce résultat. Combien effet, dans la vie, n'arrivent-ils à la rive qu'en s'accrochant au manteau d'un soldat aux jarrets d'acier!

leurs ennemis ou à les terrasser. Cette livrée, qui les dissimule, se transmet aux descendants et devient la couleur de l'espèce, tout en devenant un moyen de triomphe dans la lutte.

La *ségrégation*, d'autre part, ou isolement des espèces, et la *migration*, dont MORITZ WAGNER a un peu exagéré l'action, en mettant obstacle aux croisements avec la souche ou les variétés nouvellement formées, conduit aussi à la modification des espèces. — Elle explique que des ruisseaux appartenant à des versants opposés d'une même montagne soient très souvent peuplés de variétés différentes.

Variations corrélatives, extinction des formes intermédiaires et divergence des caractères. — La modification d'un organe implique dans d'autres organes certaines modifications corrélatives (CUVIER), et conduit à la *corrélation des organes* (loi d'adaptation ou de variation corrélative des organes) et au *balancement des organes* ou compensation de croissance (GEOFFROY SAINT-HILAIRE). — Ainsi un Mammifère à sabots est forcément herbivore, car il lui est impossible de saisir une proie qui chercherait à lui échapper ; — d'autre part, comme l'herbe dont il se repaît est peu nutritive et de digestion difficile, elle devra être ingérée en grandes quantités et soumise à une longue mastication, ce qui amènera la dilatation du tube digestif et l'aplatissement des molaires. — En conséquence, des molaires plates et un canal intestinal volumineux coïncideront avec la présence des sabots et seront l'apanage des Mammifères herbivores (CARLET).

Au contraire, le genre de vie des Carnassiers produit chez eux une série de modifications organiques qui mènent à une gueule largement fendue, à des dents tranchantes et à un tube digestif étroit, coïncidant avec des griffes préhensibles (1).

GŒTHE et GEOFFROY SAINT-HILAIRE ont montré, de leur côté, que l'accroissement ou, au contraire, la diminution d'un organe ne se fait pas sans qu'un autre organe de son système, ou en connexion avec lui, diminue ou augmente en même temps de plus en plus, à mesure que s'accumule la sélection naturelle. — Le principe de la lutte pour l'existence, dans laquelle la victoire appartient au mieux armé, au plus fort ou au plus rusé, explique la disparition des types intermédiaires ou aberrants, moins bien doués pour la lutte (2).

Cette extinction des formes intermédiaires et les variations corrélatives expliquent de même la *divergence des caractères*, à tel point que les variétés dérivées d'une même souche arriveront à différer suffisamment les unes des autres pour ne plus donner de produits entre elles ou avec l'espèce souche, s'élevant ainsi au rang de vraies espèces. — Cette divergence des caractères s'observe également dans le cours de l'ontogénie. — Certaines parties, très

(1) Cependant il faut dire que la loi de la *corrélation des formes*, posée par CUVIER, n'a pas l'inflexible rigueur scientifique que lui attribuait son auteur, et reconstruire un animal tout entier à l'aide d'un seul de ses os n'est possible que lorsqu'il s'agit d'animaux dont les formes sont très voisines d'un type déjà connu et bien déterminé (MARSH). C'est ainsi que les Tillodontes ont les molaires d'un pachyderme, les incisives d'un rongeur, les os de la patte d'un carnassier.

(2) Pour la généralité des êtres l'adaptation de l'organisme aux mille conditions d'existence dans lesquelles il vit, a eu pour conséquence une spécialisation de plus en plus haute des aptitudes et des fonctions en vertu de la loi de la division du travail physiologique, ce qui revient à dire que l'évolution a été progressive. Mais comme pour vivre, il suffit d'être adapté aux conditions du milieu où l'on est plongé, il est survenu des circonstances dans lesquelles certains êtres, au lieu de progresser, ont dégénéré et ont subi une rétrogradation. C'est particulièrement le cas de tous les animaux parasites.

dissemblables entre elles, quand on les compare chez deux animaux adultes d'espèces différentes, se ressemblent singulièrement quand on les observe chez les embryons.

La *divergence des fonctions* ou *division du travail physiologique* (MILNE-EDWARDS) a été produite par les mêmes procédés de sélection que la divergence des caractères. — Elle consiste dans ce fait qu'à mesure qu'on s'élève dans la série des animaux, on voit les fonctions s'exercer par un nombre d'organes ou d'ouvriers de plus en plus grands et de plus en plus spécialisés, entre lesquels se divise le travail. Ainsi, chez les Vers, tous les segments du corps sont à peu près identiques, tandis que chez les Vertébrés chaque segment, pour ainsi dire, a acquis des attributions spéciales.

Chez les Batraciens, le canal excréteur du rein sert aussi de spermiducte, tandis que chez les Vertébrés supérieurs, il y a un canal excréteur particulier pour chacune des glandes rénale et spermatique.

La division du travail contribue considérablement au perfectionnement des organismes, mais elle les met en même temps dans des conditions d'existence délicates. — Apte à tout faire, on se suffit à soi-même; — spécialisé, on fait mieux ce que l'on a coutume de faire, mais on court risque de faire très mal ce qui est couramment fait par d'autres spécialistes. A mesure qu'il se perfectionne, le corps devient une machine de précision, mais le dérangement ou la cassure d'un rouage empêche toute la machine de fonctionner.

Les cellules qui forment l'organisme animal, issues des bipartitions successives du germe, ne restent pas longtemps équipotentielles au milieu des cellules blastodermiques. En se différenciant isolément ou en se modelant par groupes pour former des organes, comme le remarque le professeur RENAUT, elles développent par série des qualités organiques majeures. Certaines deviennent sensitives ou sensorielles, d'autres motrices; d'autres acquièrent des propriétés sécrétoires (glandes) ou arrivent à faire partie du système de l'irrigation générale (vaisseaux), etc. — Toutes ces opérations de flexion à la fois fonctionnelle et morphologique répondent à la différenciation, à l'adaptation et à la division du travail organique. Au fur et à mesure qu'elles s'effectuent, les tissus et les organes s'influencent les uns les autres et se subordonnent les uns aux autres. Certains prennent le pas sur d'autres et exercent sur eux une subordination en rapport avec leur évolution elle-même (1).

Le foie embryonnaire était comme celui des Invertébrés, une glande vraie dont le canal émissaire provenait de l intestin. A l'extrémité des canaux ramifiés, des bourgeons pleins comme ceux d'un grand nombre de glandes ont végété, se sont anastomosés et ont constitué de la sorte un système de travées solides composées de boudins épithéliaux. Mais ensuite les vaisseaux sont intervenus; ils ont végété entre les travées et les ont morcelées. — Comme les

(1) Déjà BORDEU disait que la vie de l'animal n'est que la somme des vies partielles des organes. L'animal supérieur est une fédération d'individus élémentaires ayant leur vie propre, véritable État dont ils sont les citoyens, citoyens innombrables qui ont bien chacun leur indépendance, mais qui sont liés les uns aux autres par un pacte social auquel il faut se soumettre sous peine de mort.

DÉMOCRITE avait déjà considéré les organes des sens comme des parties différenciées de la peau. La science a, depuis, démontré que tous les éléments cellulaires des organes des sens sont, en effet, la postérité des cellules épidermiques différenciées, modifiées et spécialisées par l'adaptation. Les sensibilités spécifiques de l'ouïe, de la vue, de l'odorat et du goût, ne sont que des cas de spécialisation de la sensibilité générale, et sont sorties de la sensibilité tactile. Cette diversité spécifique, acquise par l'adaptation et fixée par l'hérédité, transportée aux cellules des centres nerveux, permet de comprendre les différents centres sensitifs et sensoriels de l'écorce du cerveau.

éléments du système musculaire primordial nés d'un épithélium myogène, comme ceux du névraxe sortis de l'ectoderme, ceux du foie nés de l'entoderme intestinal, ont, par suite de leur pénétration par les vaisseaux, perdu leur signification épithéliale régulière sans perdre néanmoins leurs qualités épithéliales. Ils sont devenus des *paraépithéliums* (J. RENAUT).

En se multipliant par bipartitions répétées pour former un organisme, l'élément embryonnaire donne naissance à des éléments anatomiques qui se groupent par catégories ou tissus, se spécialisent fonctionnellement en même temps que leur forme s'adapte à la fonction majeure qu'ils remplissent et prennent le cachet ou la physionomie de leur emploi.

Les tissus et les organes ne fléchissent leur forme, n'arrêtent à un stade larvaire ou ne se développent complètement que par une sorte de lutte pour l'influence (RENAUT) qui commande une adaptation de forme en relation directe avec la fonction. La différenciation organique résulte donc des nécessités physiologiques.

La *connexion des organes*, l'*homologie* et l'*analogie des organes*, les *organes rudimentaires*, ne plaident pas moins en faveur de la doctrine de la descendance que l'*évolution parallèle de l'individu et de l'espèce* ou que la *succession géologique des êtres organisés*.

L'existence des *organes homologues* est la conséquence d'une origine commune, et les modifications que ces organes présentent, dues à leur adaptation à des usages différents, ne les empêchent nullement d'avoir la même valeur anatomique.

Cette explication rend inutile l'hypothèse d'un soi-disant « plan d'organisation », dont les types de transition suffisent d'ailleurs à démontrer l'inexactitude (CARLET). — Les *organes analogues* qui, n'ayant pas la même valeur anatomique, ont la même valeur physiologique, militent également en faveur de la théorie de l'Évolution, en montrant que des parties originairement dissemblables par la conformation et le développement, peuvent, néanmoins, devenir similaires, par suite de l'adaptation soutenue aux mêmes usages. — C'est ainsi que les Cétacés, bien qu'appartenant à la classe des Mammifères, ont l'apparence générale des Poissons, par suite de leur existence aquatique.

La *présence d'organes rudimentaires*, pour la plupart sans usages, est inconciliable, comme on l'a justement fait remarquer, avec l'idée d'un « plan préconçu d'organisation », avec celle des « créations successives » ou celle des « causes finales (1) ». La doctrine de la descendance, au contraire, en donne

(1) « La conformité au but n'a été imaginée que par un esprit réfléchi, qui s'extasie devant un miracle dont il est lui-même l'auteur. » (KANT.)

La *doctrine des causes finales* reconnaît un plan, un ordre préétabli dans le monde; cet ordre supposant un ordonnateur, elle est arrivée à conclure de l'œuvre à l'artisan, de la création au créateur. La conformité au but n'est pas voulue, n'est pas préfixée, elle n'est que le résultat du triage opéré par une nature aussi marâtre qu'inconsciente dans la sélection naturelle, la conséquence de cette bataille de tous les instants, dans laquelle le faible est impitoyablement terrassé. Et, d'autre part, l'harmonie entre l'organe et sa fonction est loin d'être toujours la règle; nous traînons après nous une foule d'organes inutiles, qui ne sont que des legs que l'hérédité conservatrice perpétue à l'état rudimentaire. Vestiges d'époques reculées, les organes rudimentaires, pareils aux caractères effacés d'une vieille chronique, nous racontent l'histoire de l'espèce qui les conserve en trahissant les diverses phases qu'elle a traversées (VIANNA DE LIMA), ou encore pareils à ces lettres inutiles conservées par notre orthographe, et qui retracent l'étymologie du mot filiation, mais qui ont cessé d'avoir une fonction physiologique, la prononciation (SCHLEICHER, DARWIN, etc.).

On peut dire, avec BERNARDIN de SAINT-PIERRE, que « le melon a été divisé en tran-

une explication aussi simple que rationnelle. — En effet, si ces organes ont existé chez les ancêtres, avec leur plein développement, on conçoit leur persistance par suite de l'action héréditaire, et aussi leur amoindrissement successif par défaut d'usage ou la sélection naturelle. — La présence chez l'Homme de muscles peauciers délabrés, des muscles rudimentaires du pavillon de l'oreille, le vestige de la troisième paupière, tous organes très développés chez beaucoup d'animaux, n'a pas d'autre origine.

L'appendice vermiculaire du cœcum ne serait de même que l'indice de la poche, que présentent en ce point beaucoup d'herbivores. Que signifient les germes des dents chez les fœtus des Baleines, les aiguilles osseuses placées de chaque côté du métatarsien unique du Cheval, s'ils n'indiquent pas que la Baleine a eu parmi ses ancêtres des animaux pourvus de dents, et le Cheval un ancêtre multidigité? — Que signifient les mamelles surnuméraires, si elles ne sont pas considérées comme le vestige atavique ou la réversion vers un ancêtre à mamelles multiples? — L'apparition accidentelle d'un double utérus et d'un double vagin dans l'espèce humaine n'est-elle pas la reproduction de la forme des organes génitaux femelles des Marsupiaux? — Le muscle sus-sternal accidentel de l'Homme n'est-il pas le représentant du même muscle normal des Quadrupèdes? L'*elevator claviculæ*, qu'on rencontre environ deux fois sur cent cinquante sujets, ne rappelle-t-il pas le même muscle propre à beaucoup de Singes? Le petit psoas, si dégradé dans l'espèce humaine, ne représente-t-il pas le même muscle si développé chez les animaux sauteurs et toujours présent chez les Primates inférieurs? — Que représentent le troisième péronier et le deuxième jambier antérieur, que l'on observe chez l'Homme à titre d'anomalie, si ce n'est, le premier le péronier du cinquième doigt des Mammifères, et le second le long abducteur du gros orteil des Anthropoïdes? — Les muscles pyramidaux de l'abdomen, si atrophiés chez l'Homme, ne semblent-ils pas être les vestiges des pyramidaux qui servent à fermer la bourse des Marsupiaux? — Si l'on observe accidentellement des doigts latéraux chez le Cheval ou des incisives à la mâchoire supérieure de nos jeunes Moutons, cela n'indique-t-il pas que notre Solipède descend d'animaux qui avaient plusieurs doigts, et notre Mouton d'herbivores qui portaient des incisives à leur mâchoire supérieure? — Ce qui le prouve, c'est qu'il est démontré que notre Cheval descend de l'Hipparion, animal à trois doigts, et que les premiers Ruminants de l'époque géologique moderne avaient des incisives aux deux mâchoires. Si le fléchisseur propre du pouce est spécial à l'Homme, sa fusion, partielle ou complète avec le fléchisseur profond, que l'on observe parfois, et jusqu'à la disparition totale du tendon destiné au pouce, ne nous rappelle-t-elle pas la disposition que l'on observe chez les Singes? — Les extenseurs propres de l'index et du petit doigt, qui font de la main un outil si parfait, appartiennent aussi au Chimpanzé et au Gorille.

Le long fléchisseur propre du gros orteil, qui manque chez l'Orang et les Singes non Anthropoïdes, mais qui existe chez le Chimpanzé, n'est-il pas comparable à celui de l'Homme, puisqu'il envoie comme lui une expansion au deuxième et troisième orteil? (P. BROCA, CHUDZINSKI.)

ches par la nature, afin d'être mangé en famille », mais il n'en reste pas moins un fait acquis que la machine humaine est remplie de défectuosités et point du tout « réussie », au point de vue mécanique. Le « chef-d'œuvre » de la création fait à l'image de l'Éternel ne se dégrossit qu'avec bien de la peine, et toujours il se reconnaît aux chaînes qui le retiennent à l'animalité. C'est en vain que nous demanderions au cause-finalier pourquoi le jeune Baleineau a des dents, et pourquoi le Protée des cavernes a un œil atrophié sous la peau!

Le plantaire grêle, constant chez le Nègre (CHUDZINSKI) alors qu'il ne l'est plus chez l'Européen, n'est-il pas le descendant dégénéré du plantaire grêle tenseur de l'aponévrose plantaire des Singes quadrupèdes ? — les muscles sacro-coccygien et extenseur du coccyx, les représentants des extenseurs de la queue des animaux ? — Qu'est le débris de l'organe de Jacobson, si ce n'est un reste ancestral en voie de disparition ? — Si l'accessoire du long dorsal (dorso-épitrochléen) reparaît par anomalie, n'est-ce pas pour rappeler, si je puis m'exprimer ainsi, qu'il descend du dorso-épitrochléen (1) des animaux grimpeurs ?

La *paléontologie* a eu une influence non moins grande sur la doctrine de l'évolution en exhumant des organismes qui marquent les traits de passage entre les espèces éteintes ou entre celles-ci et les espèces actuelles.

A l'époque paléozoïque, vivaient les Labyrinthodontes qui réunissent certains caractères des Batraciens, des Sauriens et des Poissons (2) ; les *Pterosaurus*, qui présentent combinés des caractères appartenant aux Monitors et aux Crocodiles ; certains Ganoïdes possédant les dents des Labyrinthodontes ; les Lépidodendrons et les Sigillaires, qui occupent une position intermédiaire aux cryptogames et aux conifères (3).

Les transformations de la surface du globe et les modifications climatériques qui avaient commencé pendant l'époque précédente se continuent pendant la période mésozoïque, c'est-à-dire pendant que se déposent les terrains triasique, jurassique et crétacé. Aussi rencontre-t-on dans ces terrains, lits des anciennes mers mésozoïques, un grand nombre de formes de transition. Le *Mastodosaurus* offre à la fois des caractères propres aux Sauriens et certains caractères particuliers aux Poissons ; le *Nothosaurus* tient des Crocodiles et des Lézards. Ces animaux indiquent ainsi nettement le passage des Vertébrés aquatiques aux Vertébrés aériens, passage déterminé par le dessèchement des terres qu'ils habitent. D'autre part, la transition commence à se faire entre les Vertébrés aériens inférieurs et les Vertébrés plus élevés dans le série animale. L'*Iguanodon* et tous les Dinosauriens tiennent à la fois des Lézards, des Crocodiles, des Oiseaux et des Mammifères.

L'*Icthyornis* et l'*Odontornis* sont des Oiseaux à vertèbres de Poisson et à dents de Reptiles, marquant ainsi la parenté de ces trois groupes, tandis que l'*Archæopterix* des schistes de Solenhofen indique plus particulièrement le passage des Reptiles aux Oiseaux (4). Pendant ce temps, ce sont aussi les plantes

(1) La bandelette fibreuse épitrochléo-olécrânienne, destinée, d'après le cause-finalier, à protéger le nerf cubital, n'est que le vestige fibreux d'un muscle que possèdent certains Animaux dont le coude est mobile latéralement, et assez souvent encore chez l'Homme on trouve quelques fibres musculaires disséminées dans cette bandelette fibreuse.

(2) Des Amphibies découverts aux États-Unis se rapprochent à ce point de certains Poissons, tels que les Ganoïdes, que l'on a hésité à les ranger parmi les Poissons ou les Amphibies. Les Labyrinthodontes et les Ganocéphales sont également des Amphibies fossiles, qui possèdent à la fois les caractères des Batraciens et des Sauriens. D'autre part, les Dipneustes, qui forment le passage du Poisson à l'Amphibie, nous racontent, pour ainsi dire, comment s'est effectuée dans la nuit des temps la transformation de l'animal aquatique en animal terrestre.

(3) CREDNER, *Géologie et paléontologie*, Paris, 1879.

(4) L'*Hesperornis regalis* était un grand Oiseau avec des ailes rudimentaires, des vertèbres d'Oiseau, mais avec un bassin reptilien, et portait des mâchoires garnies de dents analogues à celles des Sauriens aquatiques, les Pythomorphes du Kansas.

L'*Ichthyornis dispar* était un oiseau voilier et nageur, qui portait aussi des dents à sa mâchoire ; mais, de plus, il portait des vertèbres orbiculaires et biconcaves, comme elles sont chez les Poissons et les Amphibies, *excepté sa troisième cervicale, qui se rapprochait beaucoup de la forme sellaire des vertèbres d'Oiseaux actuels* (MARSH). Ces êtres ne marquent-ils pas le passage du Reptile et du Poisson à l'Oiseau ?

aquatiques qui entrent en régression (cryptogames vasculaires), laissant la place aux formes terrestres (conifères et angiospermes).

L'*Anoploterium* ne ressemble-t-il pas aux Ruminants d'une part, et aux Cochons de l'autre? Le *Palæotherium* ne tient-il pas à la fois du Tapir, du Rhinocéros et du Cheval? L'*Amphicyon*, plantigrade fossile des terrains tertiaires, donne l'idée d'une parenté entre l'Ours et le Chien. Le genre *Hyænictis* relie la Hyène à la Civette; l'*Anchylotherium* est à la fois allié aux Mastodontes éteints et au Pangolin actuel; l'*Helladotherium* relie la Girafe au Daim et à l'Antilope (1). De nos jours, dit HUXLEY, le groupe des Poissons dits Ganoïdes est si différent des Dipneustes, que les naturalistes en font deux ordres distincts; et cependant le terrain dévonien renferme des types dont on ne saurait dire avec certitude s'ils appartiennent aux Dipneustes ou aux Ganoïdes (2).

Durant l'époque éocène supérieure, vécut un groupe de Mammifères alliés aux Suidés, les *Pachysimiens*, offrant par la forme des dents molaires, l'élévation, le raccourcissement du crâne, la forme de l'articulation temporo-maxillaire, des analogies de forme avec les Singes (P. GERVAIS, FILHOL) et semblant être le lien généalogique qui réunit ces deux groupes d'animaux. Les découvertes de FALCONER en Afrique, dans l'Inde et en Amérique, et celles de LEIDY dans ce dernier pays, ont permis d'intercaler vingt-six espèces entre le Mammouth et le Mastodonte, et la reconstruction de la chaîne a montré que ces trois types, Mammouth, Mastodonte, Éléphant, sont trois branches sorties d'un même tronc.

Les fossiles nous prouvent que les plus lointains ancêtres du Cheval étaient des Quadrupèdes à cinq doigts onguiculés, avec radius et cubitus, tibia et péroné entiers et normaux, à quarante-quatre dents. MARSH a démontré en outre l'agrandissement graduel de la cavité crânienne du Cheval depuis l'époque éocène (3).

Les représentants les plus élevés du règne animal, et c'est l'aveu d'AGASSIZ

(1) GAUDRY, *Mammifères tertiaires*, 1878, p. 210.

(2) HUXLEY, *Revue scientifique*, mai 1882.

(3) La *pathologie comparée*, comme l'a fort bien montré BORDIER, peut aussi fournir la preuve de la parenté des animaux entre eux Il y a en effet des familles pathologiques qui suivent les familles naturelles et l'aptitude plus ou moins grande à prendre une même maladie peut révéler jusqu'au degré de métissage d'un individu. Ainsi, le Cheval prend facilement la morve, l'Ane moins facilement, et le Mulet est, sous ce rapport, intermédiaire au Cheval et à l'Ane. — Le microbe de la peste bovine sait fort bien retrouver les « siens » au milieu de nombreux animaux. En 1865, deux Gazelles venues de Londres dans un wagon qui avait contenu un Bœuf atteint du charbon apportent cette maladie au Jardin d'acclimatation et aussitôt les Antilopes, les Cerfs, les Aurochs, les Zébus, les Moutons, etc., sont frappés, en un mot, tous les Ruminants. — Les Ruminants ont donc un fond commun qui constitue un excellent terrain de culture pour le bacille de la peste bovine; — mais cependant ce « fond » n'est pas adéquat chez tous les Ruminants, car dans les épidémies, alors qu'on voit succomber quatre-vingt-dix Bœufs sur cent atteints par la peste, on ne voit mourir que soixante Moutons.

Les hôtes du Jardin d'acclimatation ne présentèrent qu'une exception à cette loi que semble se commander la peste bovine de ne frapper que les Ruminants : un *Pécari* fut atteint. — Mais qui ne sait que le Pécari est un *Suidé*, et que les Suidés sont des Ruminants en herbe, qu'on nous pardonne le mot ?

Qui ne sait que le Nègre est bien moins sujet à la malaria que le blanc, et qu'au contraire il est beaucoup plus souvent que lui frappé par la phthisie ? — Cela ne prouve-t-il pas, mieux que toute analyse chimique, la différence dans les tissus, le sang et les humeurs ? — Qui ne reconnaîtra dans l'abondance de l'acide urique dans les excrétions des Reptiles et des Oiseaux, une analogie dans la composition de leur tissu et comme une parenté directe entre ces deux classes d'animaux ?

lui-même (1), font défaut dans les plus anciens dépôts, et la gradation des animaux les plus anciens aux animaux les plus élevés de l'époque actuelle est évidente. C'est ainsi, nous venons de le voir, qu'on rencontre les Poissons sauroïdes avant les Reptiles, les Ptérodactyles et les *Archæopteryx* avant les Oiseaux. C'est dire qu'à un moment donné il a existé une forme intermédiaire d'où sont sorties deux souches distinctes.

L'embryologie répète les mêmes faits pour ainsi dire. Au début, il est impossible de distinguer l'embryon de l'Homme, de celui du Chien, de l'Oiseau ou de la Tortue (fig. 514). Puis, et successivement, se présentent les caractères distinctifs de classe, de genre et d'espèce.

L'*embryologie*, en montrant que, durant son développement embryonnaire, le Mammifère passe par une série de phases pendant lesquelles ses organes prennent successivement l'aspect que l'on observe chez les Poissons, les Batraciens et les Sauropsidés; la *paléontologie*, en prouvant que les changements successifs de la flore et de la faune, pendant les époques géologiques, ne sont pas dus à des « révolutions » ou cataclysmes subits, qui auraient anéanti le monde vivant d'alors pour laisser apparaître ultérieurement des êtres nouveaux, et en montrant que tous les changements survenus à la surface de la Terre n'ont été produits que par l'action lente et continue des causes qui agissent encore à l'époque actuelle (LYELL, DARWIN) (2); la *distribution géographique* des animaux, enfin, en faisant voir que dans un même continent, malgré des conditions extérieures très diverses, les différents êtres d'un même groupe n'en ont pas moins un cachet évident de parenté, tandis que dans les continents isolés depuis les temps les plus reculés, et malgré des conditions de latitude et de climat analogues, les espèces végétales ou animales n'en présentent pas moins des écarts énormes, tous ces faits plaident en faveur de la doctrine de la descendance.

Nous avons montré que les modifications organiques sont toutes en rapport avec la fonction que les organes sont appelés à remplir. Nous avons montré la gradation et l'évolution lente, mais indéniable, que l'on observe de la partie inférieure à la partie supérieure de la série animale.

C'est en vain que l'on a cherché dans l'architecture du corps de l'Homme des caractères spéciaux et spécifiques; c'est en vain que l'on a regardé comme tels avec R. OWEN : 1° la cavité ancyroïde; — 2° le petit hippocampe; — 3° le lobe occipital; — 4° le lobe de l'insula radié; — 5° les tubercules mamillaires; — toutes ces formations ont été retrouvées dans le cerveau des Anthropoïdes.

(1) Agassiz, *An essay on classification*, p. 167. Boston, 1867; Paris, 1869.

(2) La paléontologie n'a-t-elle pas prouvé qu'il y a beaucoup de fossiles communs à plusieurs assises successives, et qu'il y a des espèces datant d'époques anciennes qui vivent encore de nos jours? N'a-t-elle pas démontré en outre que plus une forme est ancienne, plus elle diffère des formes actuelles, et qu'entre les unes et les autres on découvre tous les jours des formes de transition qui viennent combler, comme le dit excellemment mon éminent collègue, le professeur CARLET, les lacunes des archives géologiques?

AGASSIZ a dit lui-même : « Je puis affirmer ce fait général, à savoir que les embryons et les jeunes de tous les animaux actuellement existants, à quelque famille qu'ils appartiennent, sont la vivante miniature des représentants fossiles de leurs familles. » — C'est presque dire avec HECKEL que « la phylogénèse est la cause mécanique de l'ontogénèse ». L'être nouveau est un produit des milieux intérieurs et de la série de ses ancêtres. C'est le passé qui détermine sa nature et ses formes. Dans son évolution fœtale, il subit l'action du milieu intérieur de la mère, puis l'influence des relations extérieures. Il vient ainsi au monde avec un capital que lui ont légué ses parents, et ce capital, qu'il accroît lui-même pendant sa vie, il le transmet à ses descendants.

On sait que l'on a prétendu que l'Homme se séparait absolument des Singes par l'absence d'un os intermaxillaire; mais on a démontré que l'Homme, comme les autres Mammifères, avait un intermaxillaire, et, si cet os paraît différer de celui des Singes, en ce qu'il ne porte pas « d'apophyse montante », encore faut-il dire que HAMY a retrouvé ce caractère sur l'os incisif du fœtus humain de deux mois et demi (voy. t. I, p. 99).

L'Homme n'est donc, au point de vue anatomique, qu'un Mammifère monodelphien ou placentaire, de l'ordre des Primates et du genre le plus élevé, le genre *Homo*, caractérisé au point de vue biologique : 1° par son grand crâne; — 2° par ses condyles occipitaux, presque situés au centre de la base du crâne, ce qui permet l'équilibre presque sans effort de la tête sur le sommet du rachis; — 3° la grande ouverture de l'angle facial zoologique; — 4° l'angle orbito-occipital, presque constamment négatif (il est constamment positif chez les animaux); — 5° l'attitude verticale et la marche bipède, — d'où dépend sa supériorité anatomique; — 6° le développement hors pair de son cerveau et le langage articulé, d'où résulte sa suprématie intellectuelle.

L'Homme est le « Roi » des Animaux, le premier des premiers; cela ne suffit-il pas à sa gloire et à son ambition?

Le « pouvoir de la vie » de LAMARCK, c'est la force organique qui préside au développement normal de chaque individu; c'est à ce pouvoir qu'il faut attribuer la conservation de la forme, la composition croissante de son organisation, et son évolution progressive à travers la série des générations. Les causes modifiantes qui entraînent les variations de cette forme, ce sont les milieux intérieurs et extérieurs.

Les transformations dans la nature étant extrêmement lentes, nous sommes fatalement entraînés à croire à la permanence des choses, et inconsciemment nous sommes aussi naïfs à ce sujet que la rose dont parle FONTENELLE, qui disait que « de mémoire de rose, on n'avait jamais vu mourir un jardinier » (1).

(1) La « science nouvelle », au reste, la « Bactériologie », nous a montré évoluant sous nos yeux une infinité d'infiniment petits que nous pouvons surprendre en flagrant délit de transformation. Le microcoque se transforme en bacille et celui-ci en spirille au gré de l'expérimentateur. Il y a même plus. Certains auteurs ont prétendu que le *Bacillus anthracis* pouvait se transformer en *Bacillus subtilis*, et celui-ci reproduire le *B. anthracis;* en un mot, un micro-organisme inoffensif pourrait se transformer en un microbe virulent et dangereux, et celui-ci se changer à son tour en un micro-organisme inoffensif. — Et pour cela que faut-il faire? Simplement changer le milieu, c'est-à-dire le genre de vie du microbe. — Dans une jeune culture, la bactéridie du charbon se reproduit par *scissiparité;* — dans une vieille, par *spores* qui reproduisent la bactéridie lorsqu'elles tombent sur un terrain favorable. Cette curieuse alternance ou digenèse des bactéridies n'est-elle pas comparable à la génération alternante des *Méduses*, par exemple, qui donnent naissance à des œufs d'où sort un être tout à fait différent de la Méduse, la *Planule*, planule qui se transforme elle-même en *Hydre*, d'où sortira par scissiparité une série de petites Méduses qui, à leur tour, produiront des œufs?

Nous ne voyons pas seulement des espèces microbiennes qui étaient redoutables pour l'Homme, dit BORDIER, dans son *Traité de pathologie comparée* (1889), assouplies, cultivées, domestiquées et rendues bienfaisantes (atténuation des virus, vaccinations préventives), côté utilitaire qui n'est certes pas à dédaigner; mais nous voyons, en outre, et c'est là le point de vue scientifique, des organismes profondément transformés par le milieu, toutes les fois que ce milieu agit d'une manière continue sur un nombre considérable de générations, c'est-à-dire pendant un temps prodigieusement long. — Cette transformation n'est pas superficielle; elle change non seulement la forme et le mode de reproduction, mais ce que nous appelons la *virulence*, c'est-à-dire la manifestation de la vie. — Il y a mieux, chacune de ces formes modifiées pro-

Ne sommes-nous pas en droit de dire maintenant que le triple parallélisme, exposé ci-dessus : *évolution historique* (phylogénique), *évolution systématique* (hiérarchique actuelle), *évolution individuelle* (ontogénique), démontre à l'évidence la parenté et l'origine commune de tous les êtres?

Mais, si nous voulions porter le débat plus haut, il nous serait aisé de montrer que les phénomènes de la vie sont d'essence physico-chimique, et qu'ils résultent de mouvements moléculaires analogues à ceux qui se passent dans la matière qui ne fait pas partie *au moment* des êtres vivants.

§ V. — LA MATIÈRE. — LA VIE. — LA PENSÉE

Tous les corps vivants sont exclusivement composés d'éléments empruntés au milieu cosmique. — DESCARTES, LEIBNIZ, LAVOISIER nous ont montré que la matière et ses lois ne diffèrent pas dans les corps vivants et les corps bruts, et qu'il n'y a pas dans le monde deux chimies ni deux mécaniques. La loi de l'équivalence et de la conservation des forces domine aussi bien le monde vivant que la nature morte. Entraînés les uns vers les autres, en vertu de leurs affinités chimiques, les atomes se rapprochent, s'entremêlent, s'entre-choquent et s'associent de mille manières pour constituer les substances de la nature ; — ici, deux corps simples s'unissent et se combinent pour former un composé binaire; là, une combinaison ternaire ou quaternaire s'effectue, un corps protéique survient et s'élève au rang de bioplasson.

Dans ses métamorphoses sans nombre, la matière parcourt des cycles éternels. Formation et destruction, synthèse et usure, croissance et décroissance, ces deux ordres de phénomènes opposés mais connexes, dont l'exercice simultané constitue essentiellement la vie, règnent par tout le monde.

Rien ne se crée, rien ne se perd dans la nature, tout se transforme et se continue. — Dans l'échange incessant qui se passe entre le monde extérieur et les corps vivants, les molécules inorganiques les plus diverses, une fois absorbées et assimilées, se vitalisent, entrent dans la circulation de la vie pour faire partie intégrante du corps, puis, oxydées peu à peu, retournent au monde minéral. Les êtres vivants absorbent sans cesse les éléments du milieu qui les entoure, les transforment, les brûlent et utilisent leurs forces vives, puis les rejettent dans le monde extérieur comme des matériaux usés et désormais inutiles.

Emportée dans un double tourbillon de synthèse et de destruction, la matière est incessamment charriée à travers notre corps qui peut être comparé à un moule qui s'écroule et se reforme tout à la fois. Pareil à la flamme d'une bougie qui demeure inaltérée dans sa forme bien qu'elle soit produite par la combustion de matières incessamment renouvelées, notre corps s'effondre et disparait bien que sa forme reste immuable.

Tout être est comme un moule dans lequel de la matière nouvelle, sans cesse charriée, vient s'animer un instant en entrant dans le tourbillon vital. La vie n'est point éternelle comme la matière; elle n'est qu'un état passager de la

duit des microbes pareils à elle-même, de telle sorte qu'en réalité ce sont des *espèces* qui sont formées (BORDIER).

Mais, si tout le monde accepte le polymorphisme des microbes, tous n'acceptent cependant pas la transformation à ce point qu'elle donnerait lieu à une espèce nouvelle. Ainsi, selon Ch. BOUCHARD, si l'on peut changer la forme et le fonctionnement des microbes, on ne le peut que pour un temps; — ce ne serait pas un changement d'espèce que l'on obtient, ce seraient des *races* qui reviennent assez vite au type originel.

matière, qu'une modalité de l'énergie, incompatible avec l'absence d'humidité, de chaleur, d'air, de lumière, etc.

La machine animale est une machine avec ses appareils et ses rouages spéciaux, mais c'est une machine qui, comme toute autre, fonctionne conformément aux lois physico-chimiques. Elle fonctionne et fournit du travail en raison du carbone qu'elle consomme ; — elle s'use et s'arrête comme s'arrête toute machine dès qu'on la prive des agents extrinsèques qui entretiennent son jeu (air, eau, aliments, chaleur, etc.). Pareil au feu qui s'éteint et ne laisse après lui que des cendres lorsqu'on le prive d'air et de combustible, la vie s'arrête comme s'éteint le feu. Lorsqu'on dit : « le flambeau de la vie s'éteint », on exprime presque une vérité physiologique, car il se passe dans le sein des tissus une continuelle combustion qui engendre la chaleur et l'énergie qui constituent la vie.

Les phénomènes du monde extérieur impressionnent nos organes des sens, et les nerfs qui relient ceux-ci à nos centres nerveux comme les fils télégraphiques relient l'appareil transmetteur à l'appareil récepteur, portent au cerveau les ébranlements sensoriels sous forme de signaux ou de télégrammes qui sont répartis dans divers appareils récepteurs spéciaux où ils sont traduits en langage moléculaire. Or ces mouvements moléculaires dus aux incitations parties du monde extérieur, contiennent le substratum mécanique de la sensation et de la perception. De plus, comme ces mouvements, une fois arrivés dans certains groupes déterminés de cellules du système cérébro-spinal, y persistent plus ou moins longtemps, grâce à une sorte de « phosphorescence organique », il en résulte une faculté de rétention qui est la base physique de la mémoire. — La cellule nerveuse conserve l'impression partie de l'extérieur, comme la plaque collodionnée saisit et conserve l'image la plus fugitive. Que fait-on, dit LUYS, lorsqu'on expose aux rayons lumineux une plaque de collodion, et que plusieurs semaines après l'exposition à la lumière on développe l'image latente qu'elle contient? On fait surgir des ébranlements persistants, on recueille un *souvenir* « du soleil absent ». Et la plaque photographique, pour compléter l'analogie, « oublie » après un certain temps cette impression (LUYS, *Le cerveau*, p. 106).

Les effets matériels de l'activité cérébrale sont mécaniques et chimiques. Comme cela a lieu pour tout travail mécanique, les processus de l'activité psychique exigent un certain temps que le physiologiste sait mesurer, et en même temps le cerveau s'échauffe et l'on retrouve dans les urines les matériaux phosphorés témoins de son usure (1). — Le travail cérébral, la pensée, consume donc le cerveau comme le travail musculaire, le mouvement, use et détruit le muscle, et dans l'un et l'autre cas, ces deux rouages de la machine animale se renouvellent de la même façon. — A mesure que l'intelligence s'éveille, le cerveau grossit et sa structure se complique. — Tout trouble de la raison s'accompagne de lésions du cerveau ; la folie est le résultat de modifications matérielles de la substance cérébrale ; — les anesthésiques endorment la sensibilité et les sens et éteignent la conscience et le *moi;* — un trouble cérébral détruit la notion de la personnalité, substitue un nouveau moi à l'ancien et dédouble la personnalité humaine ; — l'ablation des hémisphères cérébraux détruit la spontanéité des mouvements, éteint l'intelligence et ne conserve que la vie

(1) Cette vérité a été démontrée par SCHIFF, P. BROCA, etc., le jour où ils ont mis en lumière que tout cerveau qui travaille s'échauffe, et aussi par BYASSON démontrant que la matière cérébrale qui fonctionne use ses matériaux phosphorés et que ces déchets de l'énergie cérébrale, comme les autres excrétions organiques, se déversent au dehors de l'organisme en passant dans les urines.

végétative ; — le moindre faux pas du cœur, chargé de fouler le sang dans le cerveau, détermine la chute et la perte de connaissance; — la moindre altération de la troisième circonvolution frontale gauche changera un grand orateur en un pauvre aphémique; — telle altération intime déterminée du cerveau fera d'un héros un lâche et d'un honnête homme un criminel.

L'étude des centres nerveux a de tout temps vivement attiré l'attention des anatomistes. — Devant un pareil sujet, il n'y a pas seulement en effet, le désir de pénétrer l'organisation intime de cette partie de l'organisme, il y a encore cette attraction inconsciente qui attire toujours l'Homme vers les régions inexplorées de l'inconnu, vers ces parages mystérieux où s'élaborent silencieusement les forces vives de nos activités mentales, et où se dérobe, à mesure qu'on la poursuit, la solution de ces éternels problèmes des rapports du physique et du moral, de l'organisation matérielle de l'être vivant avec les actes de sa vie pensante et intellectuelle.

La cellule nerveuse a son individualité propre, sa sensibilité spéciale, mais elle est reliée à ses congénères et participe à la vie commune du système; — elle est l'ouvrier silencieux et infatigable, qui élabore discrètement ces forces nerveuses de l'activité psychique, qui se dépensent incessamment dans toutes les directions, et sous les modalités les plus variées, suivant les appels qui le sollicitent et qui viennent le mettre en vibration.

Comme toutes les cellules, les cellules nerveuses ont leur histoire, leur généalogie, leurs périodes de croissance et de décrépitude; — elles sont soumises à des phases alternatives de travail et de repos, et comme elles, sont douées d'une sensibilité spécifique qui leur donne une dynamique spéciale et caractéristique.

C'est le sang seul qui les fait vivre; — c'est lui qui est l'unique agent de leur incessante activité. Cela est si vrai, que si la circulation du sang vient brusquement à se suspendre dans le cerveau, tout travail cérébral cesse, toute activité disparaît dans la machine animale. — Plongées au sein de cette atmosphère humide, oxygénée et surchargée de phosphates, elles puisent dans ce milieu les éléments de leur fonctionnement et de leur reconstitution; — c'est ainsi qu'elles font face avec succès aux dépenses de l'activité diurne, et qu'elles peuvent maintenir l'équilibre dans le bilan de leurs recettes et de leurs dépenses.

Le système nerveux, et par conséquent la vie psychique, est soumis à une loi simple et fondamentale. Le froid paralyse son activité; la chaleur l'exagère. Mais c'est dans des limites très étroites; car, pour peu qu'on dépasse un certain degré de froid ou de chaleur, le système nerveux meurt.

L'élément nerveux consomme incessamment de l'oxygène et ne vit que si la circulation incessamment lui en fournit.

« A ce point de vue, comme à bien d'autres, le système nerveux est soumis à des lois physiologiques qui ressemblent beaucoup à celles du muscle. Or la fonction du muscle est la contraction, et la fonction du système nerveux est l'intelligence : la chaleur en excitant, puis en détruisant le tissu, excite puis supprime la fonction. Dans l'un et l'autre cas l'origine de la force qui se dégage est dans les combustions chimiques interstitielles.

« Il est impossible de ne pas penser qu'un phénomène si rigoureusement soumis à cette loi est un phénomène sinon d'ordre physico-chimique, au moins d'ordre matériel. » (Ch. Richet.)

Au fond, la vie psychique suit rigoureusement, et pas à pas pour ainsi dire, les affections de son organe. « L'âme » est soumise à la même loi que son organe. Comme « l'organe cerveau », « la fonction » âme est jeune, adulte ou vieille, et s'il est vrai que les phénomènes physiologiques sont d'ordre physico-chimique, il s'ensuit que les phénomènes psychiques sont, eux aussi, physico-chimiques, au même titre que la lueur d'une lampe, ou la force électro-motrice d'un couple voltaïque (Ch. Richet). Et si les phénomènes psychiques sont si complexes et si relevés chez l'Homme, c'est que, comme on l'a dit fort justement, « la fonction n'est qu'un acte organique inséparable de son substratum matériel et proportionnelle à l'énergie et à la perfection de l'organe ».

La conception mécaniste des phénomènes d'ordre psychique est donc irréfutable. — La psychologie a été trop longtemps le monopole des philosophes de cabinet; discourir sur la pensée sans connaître un traître mot de son organe ne peut que conduire à une vaine philosophie. C'est ainsi qu'on arriva, en s'arrêtant exclusivement au phénomène sans tenir compte de ses conditions matérielles de production, à faire de la fonction une entité; on érigea en une *archée*, en un *principe vital* immatériel, ce qui n'était, en réalité, que la somme des propriétés et des manifestations du cerveau et du système cérébro-spinal tout entier. Faire de la fonction du cerveau une entité immatérielle, une « âme », est tout aussi absurde que de faire de la mécanique pulmonaire, de la respiration, une entité extra-matérielle. « Discourir sur l'immortalité de l'âme, — ce substratum imaginaire de nos émotions, — et sur sa nature immatérielle, est aussi absurde que de s'inquiéter si la nutrition ou la digestion est immortelle, et d'affirmer qu'elle est un principe à part et immatériel, et qu'elle peut exister indépendamment des conditions matérielles où elle a lieu. » — A cet égard, on ne peut que répéter avec Cl. Bernard : « Le cerveau est l'organe de l'intelligence, au même titre que le cœur est l'organe de la circulation, que le larynx est l'organe de la voix. »

« L'âme », principe subtil et insaisissable, immatériel et indépendant, principe supérieur et aristocratique, agiterait et gouvernerait *directement* la « vile » matière brute avec laquelle elle ne saurait avoir rien de commun, puisqu'un abîme infranchissable l'en sépare; — « essence merveilleuse qui se charge de sentir, de vouloir, de penser pour nous; — qui anime notre corps on ne sait comment, s'empare de nous on ne sait quand, réside on ne sait où et nous quitte on ne sait pourquoi; — souffle puissant, immortel, divin, qui nous mène comme un autocrate, mais qu'un peu de « vile matière », qu'une goutte de poison suffit pour supprimer; — pur esprit, libre de tout entrave, dégagé de toute matérialité « qui partage cependant humblement toutes les vicissitudes de notre corps et qui est atteint de tous les maux dont souffre l'organisme »; océan immatériel compris entre deux rives matérielles, la sensation et l'action...

Nihil est in intellectu quod non prius fuerit in sensu. — Supposez un homme privé de ses appareils sensoriels; — figurez-vous pour un instant que vous n'ayez jamais possédé aucun de vos organes des sens si sensibles et si délicats, et dites-moi ce que vous sauriez du monde extérieur? De la parole, cette faculté si précieuse et qui distingue tant l'Homme du reste du monde animal, vous ne sauriez rien; — semblable à un aveugle-né, à un sourd-muet de naissance, vous ignoreriez et le monde et les Hommes; ballotté pour ainsi dire, comme un être sans pensée, au milieu d'un abîme dont les rives vous seraient à jamais inaccessibles, vous seriez comme cette feuille que le vent détache, emporte, balance en cadence et jette sur la grève, inconsciente du mouvement qui la porte, inconsciente d'elle-même. — Le monde serait pour vous comme s'il n'était pas, et sans aucune sensation que seriez-vous? La sensation, c'est l'émotion, c'est le plaisir ou la douleur, mais c'est l'action, c'est la vie; son absence, le *nirvana*, le néant; c'est le cerveau qu'un foyer de ramollissement a désagrégé et désorganisé, c'est la pensée perdue, c'est le souvenir disparu, c'est la perte des sentiments, la chute irréparable de la raison...

Les spiritualistes auront beau s'abîmer dans la contemplation du *moi*, en butte aux *fata morgana*, ils tourneront en vain dans un cercle vicieux, sans jamais montrer comment une essence immatérielle peut être influencée par les excitations matérielles de nos sens et nos actions corporelles, et comment elle peut déterminer des mouvements matériels. Le mouvement ne résulte que du mouvement, et il n'y a de mouvement que dans le domaine de la matière. Dès lors la pensée peut-elle être autre chose que de la matière en mouvement?

La vie, suspendue et sur le point de s'éteindre, sous l'action du curare, est maintenue et rendue par le soufflet qui pratique la respiration artificielle. — Ce corps dans lequel toutes les manifestations vitales de l'ensemble ont cessé, ce corps déjà si voisin de la mort définitive et qui, bientôt après, serait en proie à la dissolution, le physiologiste sait donc le faire revivre. Que fait dans tout cela la « force vitale »?

Le biologiste sait arrêter la vie dans une plante ou dans un animal comme on arrête une horloge. Il dessèche des graines, le bacille du charbon, les Rotifères, il congèle des Poissons, des Grenouilles et les fait revivre à volonté (reviviscence, anabiose) en leur donnant de l'humidité, de l'air, de la chaleur Que fait la « force vitale » pendant ce temps? Pourquoi se conforme-t-elle à nos caprices, cessant d'être quand nous le voulons, reparaissant lorsque nous le désirons (1)?

La création *ex nihilo* sur laquelle repose toute la légende mosaïque est un des plus grands contresens que l'on ait soutenus. Faire sortir le monde de rien, c'est de la prestidigitation; c'est violenter la grande loi de causalité qui régit l'univers entier. Jamais personne n'a vu ni ne verra naître quelque chose de rien. Tout se modifie et se métamorphose, mais tout se continue. Rien ne se crée, rien ne se perd, la matière est éternelle, et sa circulation est aussi vieille qu'elle-même. L'énergie apparaît sous les formes les plus variées (chaleur, lumière, électricité, affinités chimiques, attraction, etc.), mais elle n'est qu'une modalité de la matière éternellement changeante en mouvement perpétuel. L'univers n'est que de la matière en mouvement. — A celui qui affirme que l'univers atteste la cause efficiente primordiale, le « grand architecte », à celui-là on peut répondre par son propre raisonnement, et, s'il est logique, il devra admettre une cause antécédente dont celle qu'il invoque ne serait à son tour que l'effet, et ainsi de suite en remontant toujours sans jamais pouvoir s'arrêter dans cette recherche de la cause première. Ce qui reviendrait à tenir ce langage enfantin : si le monde est l'enfant de Jéhovah, quel est le père de Jéhovah?

« Tout change, tout passe, s'écrie DIDEROT, dans son admirable rêve de d'Alembert, il n'y a que le Tout qui reste. — Le monde commence et finit sans cesse;

(1) Les propriétés fondamentales de la matière sont les mêmes dans les corps animés et dans les corps inanimés; — mais, si ces propriétés sont les mêmes quant au *substratum*, on ne peut nier qu'elles ne se manifestent d'une façon différente. En d'autres termes, l'activité générale de la matière, qui est fondamentalement une et constante, se traduit par des modalités différentes dans les corps bruts et les corps vivants. Aussi bien la pensée et la sensation, ces deux modalités essentielles du fonctionnement psychiques, sont subordonnées à l'observation expérimentale autant et au même titre que les autres fonctions de la matière organique, notamment celle du mouvement, dans lesquelles, d'ailleurs, se résument par la transformation et l'équivalence, les fonctions générales de la matière. — La substitution du résultat de l'observation positive à celui de la spéculation de la philosophie scolastique, c'est-à-dire aux divagations des métaphysiciens et des animistes, est aujourd'hui un fait accompli. Les conceptions à priori, les croyances traditionnelles et la révélation ont cédé devant le char triomphant de la méthode expérimentale.

— il est à chaque instant à son commencement et à sa fin; — il n'en a jamais eu d'autre et n'en aura jamais d'autre. »

La cosmogonie judaïque n'est au reste qu'un naïf enfantillage. Nous n'entreprendrons pas de la combattre. — Ses hérésies cosmogoniques, son anthropomorphisme orgueilleux et puéril nous en dispensent. — Nous préférons croire, au surplus, avec CLAPARÈDE, qu'il vaut mieux être un Singe perfectionné qu'un Adam dégénéré.

L'échelle des êtres est infiniment graduée et les caractères de démarcation si tranchée que l'on reconnaissait entre les espèces, n'ont le plus souvent qu'une valeur provisoire. *Natura non fecit saltum.*

Les affinités morphologiques et physiologiques des animaux ne s'expliquent que par la consanguinité. — Les liens de parenté qui relient tous les êtres, qui tous dérivent d'une souche ou de plusieurs souches communes, nous rendent facilement compte de cette ressemblance, comme la variabilité — variation individuelle et ses résultats accumulés avec le temps, conservés, transmis et développés chez les descendants, grâce à l'hérédité de l'individu, sous l'action du milieu, — est la raison des divergences finales des caractères que présentent les termes éloignés de la série. *Descendance commune* d'une part, *variation* de l'autre, voilà les facteurs des similitudes comme des différences que nous voyons dans cette ramification graduelle qui constitue la grande famille animale, que l'on considère son évolution historique, ontogénique ou hiérarchique actuelle.

La Nature est un perpétuel devenir, et dans l'arbre généalogique les branches naissent et s'écartent de plus en plus du tronc en vertu de la divergence des caractères, les espèces n'étant que des variétés montées en grade (DARWIN).

Grâce à la variation individuelle sous l'action directe ou indirecte du milieu, grâce aussi au sarclage incessant qui se produit dans la lutte pour l'existence, et conduit à la persistance du plus apte et à la destruction de ceux qui ne peuvent s'adapter aux circonstances; — grâce, enfin, à la force conservatrice de l'hérédité, qui tend à transmettre aux descendants les caractères graduellement acquis, par l'effet des divers facteurs de transformation, on comprend comment les formes, à l'origine les plus semblables, se sont différenciées dans le cours des temps, et, se séparant toujours davantage, ont fini par devenir tout à fait distinctes et dissemblables.

C'est le milieu (climat, nourriture, mœurs, habitudes, croisements (1), etc.) qui produit les caractères nouveaux, c'est la sélection consécutive à la lutte pour l'existence qui les fixe en variétés et en espèces nouvelles; et c'est l'hérédité qui transmet les caractères acquis. Le grand ouvrier de la Nature, comme le disait le grand BUFFON, c'est le temps!

Bibliographie. — LAMARCK, *Philosophie zoologique*, éd. Ch. Martins, Paris, 1875. — ÉT. GEOFFROY SAINT-HILAIRE, *Études progressives d'un naturaliste*, Paris, 1835. — GŒTHE, *Œuvres d'histoire naturelle*, trad. par Ch. Martins, Paris, 1837. — CH. DARWIN, *L'origine des espèces*, 1876, et *La descendance de l'Homme*, Paris, 1872. — C. VOGT, *Leçons sur l'Homme*, Paris, 1878. — RUTI-

(1) A. GIARD (*Rev. scient.*, p. 647, 23 nov. 1889) classe les facteurs de l'évolution en *facteurs primaires* et *secondaires*. — Les *facteurs primaires* sont *directs* (milieu biologique) et *indirects* (réaction étiologique contre le milieu cosmique : adaptation, convergence; réaction contre le milieu biologique, mimétisme). Les *facteurs secondaires* sont l'hérédité vitale et la sélection naturelle, la concurrence sexuelle et la sélection sexuelle, la ségrégation, la sélection physiologique, etc.

MEYER, *Versuch. einer natürl. Geschichte des Rüdes* (*Abhandl. der Schweizerischen palæont. Gesellschaft*, XXII, 1877). — HÆCKEL, *L'anthropogénie*, ou *Histoire de l'évolution de l'Homme*, Paris, 1877. — HUXLEY, *La place de l'Homme dans la nature*, Paris, 1876. — P. ALBRECHT, *Beitrage z. Torsions* (*théorie des humeurs*), etc. (*Inaug. Dissert. Erlangen*, 1876). — DE QUATREFAGES, *L'espèce humaine*, Paris, Alcan, 1887. — P. BROCA, *Mém. d'anthrop.*, t. III, Paris, 1877, et *Mém. sur l'hibridité* (*Bull. Soc. d'Anthrop.* de Paris, 1858. — A. GAUDRY, *Les enchainements du monde animal*, Paris, 1883, et Paris, 1888. — H. FILHOL, *Rech. sur les phosphorites du Quercy*, Paris, 1877. — MARSH, *Introd. u. succession of Vertebrate life in America*, 1877. — E.-D. COPE, *On the evolution of the Vertebrata* (*American naturalist.*, Philadelphie, 1885). — HARTMANN, *Les Singes anthropoïdes et l'Homme*, Paris, Alcan, 1886. — O. SCHMIDT, *Les Mammifères et leurs ancêtres zoologiques*, Paris, Alcan, 1887. — DE LANESSAN, *Le transformisme*, Paris, 1885. — MATHIAS DUVAL, *Le darwinisme*, Paris, 1886. — E. PERRIER, *Le transformisme*, Paris, 1888. — CH. DEBIERRE, *L'Homme avant l'histoire*, Paris, 1888. — CARLET, *Zoologie médicale*, 2e édit., Paris, 1888. — CH. RICHET, *Essai de psychologie générale*, Paris, 1887. — A. VIANNA DE LIMA, *Les théories transformistes*, 1886, et *L'Homme selon le transformisme*, 1888. — A. GAUTIER, *L'activité psychique* (*Rev. scientifique*, n° 24, 11 décembre 1886, et n° 1, 1er janvier 1887). — T. DORTA, *Etude critique et expérimentale de la température cérébrale à la suite d'excitations sensitives et sensorielles* (*Thèse de Genève*, 1889).

TABLE DES MATIÈRES

DU TOME SECOND

LIVRE CINQUIÈME (SUITE)

NÉVROLOGIE

LIVRE SIXIÈME

ORGANES DES SENS

LIVRE SEPTIÈME

SPLANCHNOLOGIE

LIVRE HUITIÈME

EMBRYOLOGIE

FIN DE LA TABLE ANALYTIQUE DES MATIÈRES DU TOME SECOND.

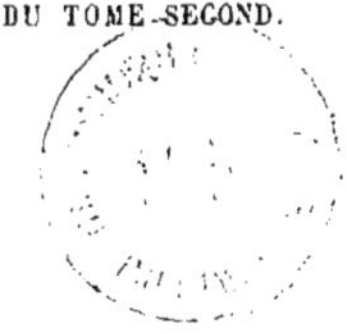

TABLE ALPHABÉTIQUE

DES MATIÈRES ET DES NOMS D'AUTEURS

A

D

F

G

I

J

K

M

N

O

P

Q

R

S

T

U

V

X

Y

Z

FIN DE LA TABLE ALPHABÉTIQUE DES MATIÈRES ET DES NOMS D'AUTEURS

ADDENDA

Tome I, PRÉFACE, p. II, lire à la suite de la ligne 16 :

car l'histoire des anomalies de l'organisme (en raison de leur caractère atavistique fréquent) prête un puissant concours à l'anatomie pure et la rend à la fois instructive et attrayante.

Tome I, p. 819, après nerf radial, lire :

6° *Nerf axillaire ou circonflexe.*

Le *nerf axillaire* ou *circonflexe* naît de la partie inférieure et postérieure du plexus brachial, par un tronc qui lui est commun avec le radial (1, fig. 333). De là il descend obliquement en dehors en croisant la face antérieure du tendon du sous-scapulaire dont il contourne bientôt le bord inférieur pour s'engager dans un espace quadrilatère, limité en haut par le petit rond, en bas par le grand rond, en dedans par la longue portion du triceps et en dehors par le col chirurgical de l'humérus. Après avoir traversé cet espace en compagnie des vaisseaux circonflexes postérieurs, ce nerf décrit une courbe qui embrasse la partie postérieure du col chirurgical et parvient à la face profonde du deltoïde, où il se divise en un grand nombre de rameaux divergents (*rameaux terminaux*) qui s'épuisent dans le muscle deltoïde (*rameaux deltoïdiens*) et l'articulation scapulo-humérale (*rameaux articulaires*). Quelques filets (*rameaux cutanéo-musculaires*) traversent le deltoïde et se terminent dans la peau du moignon de l'épaule. Aussitôt sa sortie du quadrilatère sus-indiqué, le nerf circonflexe émet deux *rameaux collatéraux :* 1° un filet musculaire, *nerf du petit rond*, qui va innerver le muscle de ce nom ; — 2° un filet cutané, *rameau cutané de l'épaule*, qui contourne le bord postérieur du deltoïde, se réfléchit en avant sur la face superficielle de ce muscle et se divise en rameaux qui se distribuent à la peau de la région deltoïdienne.

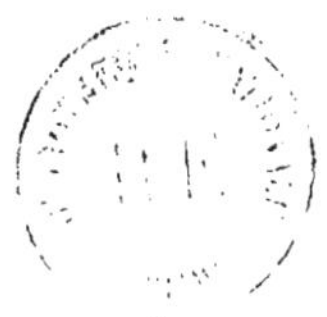

20938. — Imprimeries réunies, A, rue Mignon, 2, Paris.

www.ingramcontent.com/pod-product-compliance
Ingram Content Group UK Ltd.
Pitfield, Milton Keynes, MK11 3LW, UK
UKHW022314190726
13856UKWH00001B/7